Dermatologie : l'essentiel

Chez le même éditeur

Dermatologie et infections sexuellement transmissibles, 6e édition, par J.-H. Saurat, D. Lipsker, L. Thomas, L. Borradori, J.-M. Lachapelle, 2017, 1288 pages.
Dermatologie de la diversité, par A. Mahé, O. Faye, 2022, 304 pages.
Précis de dermatologie esthétique, par P. André, 2022, 160 pages.
Manuel de dermoscopie, par L. Thomas, 2021, 208 pages.
Dermatologie génitale, masculine et féminine, par J.-N. Dauendorffer, D. Lipsker, S. Ly, 2021, 336 pages.
Guide de l'examen clinique et du diagnostic en dermatologie, 2e édition, livre + site internet, par D. Lipsker, 2020, 400 pages.
Dermatologie esthétique, par S. Dahan, O. Cogrel, J.-M. Mazer, B. Pusel, C. Raimbault-Gérard, 2020, 392 pages.
Dermatologie de l'enfant, Guide pratique des pathologies et infections cutanées du nourrisson à l'adolescent, par A.-J. Mancini, D.-P. Krowchuk, A. Phan, 2019, 742 pages.
Chirurgie dermatologique, 2e édition, par J.-M. Amici, 2017, 416 pages.
Dermatologie – De la clinique à la microscopie, par B. Cribier, M. Battistella, 2015, 464 pages.
Dermatologie infectieuse, par M. Mokni, N. Dupin, P. Del Giudice, 2014, 360 pages.
Lupus érythémateux, par D. Lipsker, J. Sibilia, 2013, 316 pages.

Dermatologie : l'essentiel

2e édition

Jean L. Bolognia, MD
Professor of Dermatology
Yale Medical School
New Haven, CT, USA

Julie V. Schaffer, MD
Professor of Pediatrics
Hackensack Meridian School of Medicine
Hackensack, NJ, USA

Karynne O. Duncan, MD
Private Practice
St Helena, CA, USA

Christine J. Ko, MD
Professor of Dermatology and Pathology
Yale Medical School
New Haven, CT, USA

Traduction française
Gérard Lorette
Professeur émérite de dermatologie
Faculté de médecine, Université de Tours
Ancien chef de service et chef de pôle
CHU de Tours, France

Elsevier Masson

ELSEVIER

Elsevier Masson SAS, 65, rue Camille-Desmoulins, 92442 Issy-les-Moulineaux cedex, France

Dermatology Essentials
© 2022, Elsevier Inc. All rights reserved.
ISBN : 978-0-323-62453-4

This translation of *Dermatology Essentials*, by Jean L. Bolognia, Julie V. Schaffer, Karynne O. Duncan and Christine J. Ko, was undertaken by Elsevier Masson SAS and is published by arrangement with Elsevier Inc.
Cette traduction de *Dermatology Essentials*, de Jean L. Bolognia, Julie V. Schaffer, Karynne O. Duncan et Christine J. Ko, a été réalisée par Elsevier Masson SAS et est publiée avec l'accord d'Elsevier Inc.
Dermatologie : l'essentiel, de Jean L. Bolognia, Julie V. Schaffer, Karynne O. Duncan et Christine J. Ko.
© 2023, Elsevier Masson SAS.
ISBN : 978-2-294-77853-7
e-ISBN : 978-2-294-77876-6
Tous droits réservés.

Les indications et posologies de tous les médicaments cités dans ce livre ont été recommandées dans la littérature médicale et concordent avec la pratique de la communauté médicale. Elles peuvent, dans certains cas particuliers, différer des normes définies par les procédures d'AMM. De plus, les protocoles thérapeutiques pouvant évoluer dans le temps, il est recommandé au lecteur de se référer en cas de besoin aux notices des médicaments, aux publications les concernant et à l'Agence du médicament. L'auteur et l'éditeur ne sauraient être tenus pour responsables des prescriptions de chaque médecin.

Traduction française

Gérard Lorette, professeur émérite de dermatologie, faculté de médecine, Université de Tours (France), ancien chef de service et chef de pôle au CHU de Tours.

Sommaire

Traduction française V

Préface X

Remerciements XI

Dédicace XIII

Liste des abréviations XIV

SECTION 1

PRINCIPES FONDAMENTAUX

1 Principes de base en dermatologie 1

2 Diagnostics au lit du malade 21

3 Fièvre et éruption 29

SECTION 2

PRURIT

4 Prurit et dysesthésies 39

5 Affections psychocutanées 50

SECTION 3

DERMATOSES PAPULOSQUAMEUSES ET ECZÉMATEUSES

6 Psoriasis 57

7 Autres affections papulosquameuses 72

8 Érythrodermie 81

9 Lichen plan et dermatoses lichénoïdes 89

10 Dermatite atopique 97

11 Autres éruptions eczémateuses 109

12 Dermatites de contact irritatives et allergiques, dermatoses professionnelles et dermatoses dues aux plantes 115

13 Approche clinique des dermatoses régionales 127

SECTION 4

URTICAIRES, ÉRYTHÈMES ET PURPURA

14 Urticaire et angio-œdème 135

15 Érythèmes figurés 142

16 Érythème polymorphe, syndrome de Stevens-Johnson et nécrolyse épidermique toxique 149

17 Réactions aux médicaments 159

18 Purpura et affections dues à une occlusion microvasculaire 184

19 Vascularites 194

20 Dermatoses éosinophiliques 207

21 Dermatoses neutrophiliques 211

22 Dermatoses de la grossesse 221

SECTION 5

MALADIES VÉSICULOBULLEUSES

23 Pemphigus 228

24 Pemphigoïde bulleuse, pemphigoïde muqueuse et épidermolyse bulleuse acquise 235

25 Dermatite herpétiforme et dermatose bulleuse à IgA linéaires 241

26 Épidermolyses bulleuses 247

27 Autres maladies vésiculobulleuses 254

28 Affections vésiculopustuleuses et érosives chez les nouveau-nés et nourrissons 257

SECTION 6

MALADIES DES ANNEXES

29 Acné vulgaire 264

30 Rosacée et dermatite périorificielle 274

31 Folliculites 282

32 Affections des glandes eccrines et apocrines 298

SECTION 7

DERMATOLOGIE RHUMATOLOGIQUE

33 Lupus érythémateux 303

34 Dermatomyosite 316

35 Sclérodermie systémique et affections sclérodermoïdes 326

36 Morphée et lichen scléreux 338

37 Autres maladies rhumatologiques et maladies auto-inflammatoires 346

SECTION 8

MALADIES MÉTABOLIQUES ET SYSTÉMIQUES

38 Mucinoses 355

39 Amylose 360

40 Maladies de surcharge 365

41 Porphyries 368

42 Calcinose cutanée et ostéome cutané 374

43 Désordres nutritionnels 379

44 Maladie du greffon contre l'hôte 396

45 Manifestations cutanées des maladies systémiques 403

SECTION 9

GÉNODERMATOSES

46 Ichtyoses et érythrokératodermies 424

47 Kératodermies 436

48 Maladie de Darier et maladie de Hailey-Hailey 442

49 Déficits immunitaires primitifs 447

50 Neurofibromatose et sclérose tubéreuse de Bourneville 455

51 Mosaïques cutanées 468

52 Autres génodermatoses 479

53 Anomalies du développement 489

SECTION 10

TROUBLES PIGMENTAIRES

54 Vitiligo et autres affections avec hypopigmentation 503

55 Maladies avec hyperpigmentation 520

SECTION 11

PILOSITÉS, ONGLES ET MUQUEUSES

56 Alopécies 540

57 Hypertrichose et hirsutisme 550

58 Affections des ongles 561

59 Affections orales 574

60 Maladies anogénitales 585

SECTION 12

INFECTIONS, INFESTATIONS ET PIQÛRES

61 Maladies bactériennes 599

62 Infections à mycobactéries 619

63 Rickettsioses 631

64 Maladies fongiques 640

65 Manifestations cutanées de l'infection VIH 663

66 Papillomavirus humains 672

67 Herpèsvirus humains 680

68 Autres maladies virales 698

69 Infections sexuellement transmissibles 710

70 Protozoaires et vers 723

71 Infestations 733

72 Morsures et piqûres 742

SECTION 13

TROUBLES DUS À DES AGENTS PHYSIQUES

73 Photodermatoses 749

74 Atteintes cutanées liées à l'environnement et au sport 768

75 Signes cutanés des toxicomanies, maltraitances sur enfants ou personnes âgées 780

SECTION 14

AFFECTIONS DES CELLULES DE LANGERHANS ET DES MACROPHAGES

76 Histiocytoses 789

77 Xanthomes 795

78 Affections granulomateuses non infectieuses, incluant les réactions à corps étrangers 801

SECTION 15

ATROPHIES ET AFFECTIONS DU TISSU CONJONCTIF DERMIQUE

79 Affections perforantes 812

80 Anomalies héréditaires du tissu conjonctif 817

81 Hypertrophies dermiques 824

82 Atrophies du tissu conjonctif 827

SECTION 16

AFFECTIONS DE LA GRAISSE SOUS-CUTANÉE

83 Panniculites 834

84 Lipodystrophies 844

SECTION 17

AFFECTIONS VASCULAIRES

85 Hémangiomes infantiles et malformations vasculaires 849

86 Ulcères 871

87 Autres affections vasculaires 886

SECTION 18

NÉOPLASIES CUTANÉES

88 Kératose actinique, carcinome basocellulaire et carcinome spinocellulaire 895

89 Tumeurs et proliférations épithéliales bénignes 911

90 Kystes 917

91 Tumeurs annexielles 922

92 Néoplasmes mélanocytaires bénins 930

93 Mélanome cutané 950

94 Tumeurs vasculaires et proliférations réactionnelles 972

95 Tumeurs fréquentes des tissus mous/Proliférations 977

96 Mastocytose 985

97 Lymphomes cutanés à cellules B 993

98 Lymphomes cutanés à cellules T 1001

99 Autres maladies lymphoprolifératives et myéloprolifératives 1017

100 Métastases cutanées 1022

Annexes 1027

Index 1037

Pour approfondir la lecture, un renvoi est indiqué à la fin de chaque chapitre vers le sujet correspondant dans *Dermatology Fourth Edition*, Bolognia, Schaffer & Cerroni, editors. ISBN 9780702062759, publié par Elsevier.

Préface

Le but de notre manuel *Dermatologie : l'essentiel* est de présenter d'une manière simple le large spectre des maladies cutanées, mais en maintenant dans le même temps un degré de sophistication nécessaire. La partie texte dans chaque section est relativement brève et facile à passer en revue, avec des schémas et des tableaux fournissant des informations supplémentaires et plus détaillées. Tout au long du manuel, des algorithmes présentent une approche pratique pour l'évaluation, le diagnostic différentiel et le traitement des affections cutanées. Les photographies cliniques ont été choisies avec deux objectifs à l'esprit – fournir des exemples caractéristiques des maladies spécifiques et offrir des points clés pour l'enseignement. Notre espoir est que ce manuel permette d'améliorer la prise en charge dermatologique des patients et qu'il donne aux cliniciens plus d'assurance dans leur approche des patients ayant des maladies cutanées.

Remerciements

Nous tenons à remercier tous les dermatologues dont les photographies cliniques sont publiées dans ce manuel comme dans *Dermatology*. Nous remercions en particulier Kalman Watsky, MD, dont les photographies apparaissent dans tout l'ouvrage et sur la couverture. L'équipe d'Elsevier nous a considérablement encouragés, notamment Joanne Scott et Joanna Souch. Charlotta Kryhl a également fourni des conseils pour le projet.

Les éléments suivants sont issus de la **Yale Dermatology Residents' Slide Collection (YDRSC)** :

1.3C, 1.3F, 1.4Aiii, 1.5B, 1.6Cii, 1.13A, 2.1B, 2.3, 4.8D, 5.7A, e5.12C, 6.4B, 6.9, 6.12A, 6.15, 6.16, 6.17A, 6.17C, 7.2A, 7.2B, 7.3C, 7.3D, 7.6A, 7.8, 7.9A, 8.3B, 8.6, 8.8, 9.5A, 9.5D, 9.5E, 9.5G, 9.6A, 9.6B, 9.6C, 9.7, 9.9A, 9.9B, 9.11A, 10.3A, 10.7, 10.8A (vignettes), 10.9A, 12.12B, 12.12E, 12.17, 13.2B, 13.2I, 14.1B, 14.1C, 15.1A, 15.1B, 15.2A, 15.2B, 15.6, 16.1B, 16.1C, 16.1E, 16.2A, 16.4, 16.7A, 16.7B, 16.8, 16.9, 16.10A, 17.3, 17.7C, 17.8, 17.9B, 17.10A, 17.12, 17.13D, 18.1D, 18.8, 18.9C, 18.11A, 18.12A, 18.18, 19.1C, 19.2B, 19.4A, 19.4B, 19.5B, 19.10A, 19.10B, 19.10D, 20.2A, 21.5C, 21.6B, 21.7A, 22.1A, 22.1B, 22.1C, 22.1D, 22.7A, 22.7C, 23.6A, 24.2B, 24.5B, 24.10, 25.2A, 25.2B, 26.3A, 26.5A, 26.6A, 26.6C, 26.8A, 27.3, 27.4, 28.2A, 28.2B, 28.15, 29.3C, 29.4B, 30.6B, 30.12, 31.2B, 31.3A, 31.4D, 31.5, 31.11C, 31.11D, 32.6, 32.7A, 33.3A, 33.3B, 33.3D, 33.3E, 33.3F, 33.3G, 33.4A, 33.5, 33.6, 33.7C, 33.10, 33.11, 34.2A, 34.11B, 35.4, 36.6B, 37.1A, 38.6, 38.8B, 39.3A, 39.7A, 39.8B, 40.1, 41.2A, 41.5A, 42.5C, 42.7B, 42.8B, 42.10, 43.7A, 43.8A, 43.9B, 43.9D, 43.9E, 44.1A, 45.3B, 46.6A, 46.6B, 46.8C, 46.10C, 46.10D, 47.3B, 47.4B, 47.9, 47.10A, 48.1B, 48.1D, 48.9, 48.10, 48.11A, 48.11B, 51.2C, 51.2E, 51.3B, 51.3D, 52.2B, 52.8C, 53.2B, 53.15, 54.14, 54.15A, 54.15E, 54.15F, 54.15G, 54.16, 54.17, 54.18A, 54.19, 54.23A, 54.23B, 55.3B, 55.8B, 55.17B, 56.4A, 56.4D, 56.11C, 56.11D, 56.11E, 56.11G, 56.11H, 56.11J, 56.11K, tableau 59.3 (vignettes), 60.9A, 61.5, 61.9A, 61.9B, 61.12, 61.17, 62.9, 62.10, 62.11B, 62.13, 62.15, 62.16, 62.17A, 62.17B, 62.17C, 63.5, 63.6, 64.3D, 64.8A, 64.8C, 64.10, 64.13A, 64.13C, 64.13D, 64.13E, 64.13F, 64.15F, 64.19A, 64.25A, 64.25B, 64.25D, 64.25E, 65.7, 65.9A, 65.9B, 65.11A, 65.12, 65.14, 65.17, 67.4A, 67.6A, 67.6B, 67.6C, 67.9A, 67.9D, 67.9E, 67.9H, 67.11A, 67.11B, 67.13, 68.7A, 68.7C, 69.2B, 69.4A, 69.4B, 69.4C, 69.4D, 69.5A, 69.5B, 69.5C, 69.6A, 69.6B, 69.9, 69.13A, 69.13C, 70.1B, 71.1, 71.2D, 71.11, 72.7, tableau 72.1 (vignette 1), 73.2C, 73.4C, 73.13, 74.7A, 76.1A, 76.1C, 76.1E, 76.5, 76.8, 76.10, 77.2, 77.3A, 77.10, 78.1A, 78.1C, 78.1D, 78.1E, 78.2C, 78.2D, 78.3B, 78.4, 78.19, 79.2, 79.4A, 79.4B, 79.5, 80.2A, 80.2B, 81.4B, 81.7, 82.2C, 83.6A, 84.6B, 85.3, 85.4C, 85.6A, 85.16A, 85.22, 85.26, 86.2A, 86.2B, 86.3A, 86.4A, 86.5E, 86.10, 86.11B, 86.13B, 86.15A, 87.9, 87.12A, 87.14, 88.3A, 88.3C, 88.4, 88.6B, 88.6C, 88.7B, 88.9C, 89.2B, 89.6A, 89.8A, 90.1A, 90.2, 90.6B, 90.12, 91.2, 91.3, 91.4A, 91.5, 91.6, 91.7A, 91.8A, 91.9A, 91.11, 91.13, 91.14, 91.15, 92.1, 92.4, 92.6, 92.7, 92.10B, 93.6E, 94.3, 94.4, 95.5, 95.11, 95.12, 95.17A, 96.5, 96.6, 99.1, 99.3A, 100.3B et 100.3C.

Les éléments suivants sont issus de la **NYU Dermatology Slide Collection (NYUDSC)** :

8.3A, 8.4, 8.5, 9.5C, 9.8B, 11.2C, 12.18, 20.3, 23.6B, 23.6C, 24.4, 36.5C, 40.4A, 46.7B, 53.11C, 55.3A, 55.4A, 55.4B, 56.6B, 57.12, 59.6, 61.10C, 61.10D, 61.13, 63.7A, 63.7B, 65.5, 65.11B, 68.6A, 68.6B, 69.8, 73.4B, 73.5B, 78.7A, 78.7B, 95.6, 95.9, 95.10 et 95.20.

Les éléments suivants sont issus de la **USC Dermatology Residents' Slide Collection (USCDRSC)** :

4.6, 36.10, 38.1, 51.7C, 54.13, 64.16A, 64.16B, 64.18, 64.22A, 64.22B, 64.23, 71.2C, 82.2A, 85.28, 91.12 et 94.11.

L'élément suivant est issu de la **SUNY Stony Brook Dermatology Residents' Slide Collection (SUNYSBDRSC)** :

Figure 54.15C.

Chapitre 58, Affections des ongles – Les photographies d'ongles ont été fournies avec l'aimable autorisation d'Antonella Tosti, YDRSC, Julie V. Schaffer et Jean L. Bolognia.

Dédicace

À nos familles, en particulier nos maris – Dennis, Andy, David et Peter – qui nous ont fourni le soutien indispensable pour parachever ce livre, d'organes de réflexion à la création d'un environnement calme dans nos foyers animés.

Liste des abréviations

17-OHP	17-hydroxyprogestérone
AAN	Anticorps antinucléaires
ABCDE	*Asymmetry, border irregularity, color variegation, diameter >6 mm, evolution*
ACC	Aplasie cutanée congénitale
ACCC	Alopécie cicatricielle centrale centrifuge
ACR	*American College of Rheumatology*
ACTH	*Adrenocorticotropic hormone*
ADA2	Adénosine-déaminase 2
AD-HIES	*Autosomal dominant hyperimmunoglobulin E syndrome*
ADNdb	Acide désoxyribonucléique double brin
ADTC	Antidépresseur tricyclique
AEC	*Ankyloblepharon – ectodermal dysplasia – clefting*
AESOP	*Adenopathy and extensive skin patch overlying a plasmacytoma*
AGE	Acides gras essentiels
AIN	*Anal intraepithelial neoplasia*
AINS	Anti-inflammatoire non stéroïdien
AIRE	*Autoimmune regulator*
AJCC	*American Joint Committee on Cancer's*
AJI-DS	Arthrite idiopathique juvénile à début systémique
AMM	Autorisation de mise sur le marché
AMVC	Atrophie maculeuse varicelliforme cutanée
AN	Acanthosis nigricans
ANCA	*Antineutrophil cytoplasmic antibody*
AOC	Albinisme oculocutané
AOH	Angio-œdème héréditaire
AP	Angiome plan
APECED	*Autoimmune polyendocrinopathy – candidiasis – ectodermal dystrophy*
AR-HIES	*Autosomal recessive hyperimmunoglobulin E syndrome*
ARM	Angiographie par résonance magnétique
ARV	Antirétroviral
ASAP	*Acute syndrome of apoptotic pan-epidermolysis*
BCG	Bacille de Calmette-Guérin
BGS	Biopsie du ganglion sentinelle
BPCO	Bronchopneumopathie chronique obstructive
BPO	Benzoyle peroxyde
CAI	Connectivite auto-immune
CARD14	*Capsase recruitment domain family member 14*
CBC	Carcinome basocellulaire
CCNM	Cancer cutané non mélanome
CCP	*Cyclic citrullinated peptide*
CDC	*Centers for Disease Control and Prevention*
CHH	Syndrome de Conradi-Hünermann-Happle
CHILD	*Congenital hemidysplasia with ichthyosiform nevus and limb defects*
CIVD	Coagulation intravasculaire disséminée
CK	Carcinome des kératinocytes
CLOVES	*Congenital lipomatous overgrowth, vascular malformations, epidermal nevi and skeletal anomalies*
CMC	Candidose cutanéomuqueuse chronique
CMTC	*Cutis marmorata telangiectatica congenita*
CMV	Cytomégalovirus
CNH	Chondrodermatite nodulaire de l'hélix
Covid	*Coronavirus disease*
Cr	Créatinine
CRCC	Comportement répétitif centré sur le corps
CREST	*Calcinosis, Raynaud's phenomenon, esophageal dysmotility, sclerodactyly, telangiectasia*
CRP	*C-reactive protein*
CS	Corticostéroïde
CSA	Ciclosporine A
CSC	Carcinome spinocellulaire
CTLA-4	*Cytotoxic T-lymphocyte-associated protein 4*

DA	Dermatite atopique
DAC	Dermatite actinique chronique
DCA	Dermatite de contact allergique
DCI	Dermatite de contact irritative
DD	Diagnostic différentiel
DEET	Diéthyltoluamide
DEM	Dose érythémale minimale
DFA	*Direct fluorescent antibody*
DFG	Débit de filtration glomérulaire
DFSP	Dermatofibrosarcome protubérant
Dg	Diagnostic
DGI	Dermatite granulomateuse interstitielle
DGPN	Dermatite granulomateuse palissadique et neutrophilique
DH	Dermatite herpétiforme
DHEAS	Déhydroépiandrostérone sulfate
DHT	Dihydrotestostérone
DI	Déficit immunitaire
DICS	Déficit immunitaire combiné sévère
DICV	Déficit immunitaire combiné variable
DIgAL	Dermatose bulleuse à IgA linéaires
DIHS	*Drug-induced hypersensitivity syndrome*
DIRA	*Deficiency of the interleukin-1 receptor antagonist*
DOCK	*Dedicator of cytokinesis*
DPA	Dermatose perforante acquise
DPP	Dérivé protéique purifié
DRESS	*Drug reaction with eosinophilia and systemic symptoms*
Dsg	Desmogléine
DST	*Dexamethasone suppression test*
EAC	Érythème annulaire centrifuge
EB	Épidermolyse bulleuse
EBA	Épidermolyse bulleuse acquise
EBD	Épidermolyse bulleuse dystrophique
EBDD	Épidermolyse bulleuse dystrophique dominante
EBDR	Épidermolyse bulleuse dystrophique récessive
EBJ	Épidermolyse bulleuse jonctionnelle
EBS	Épidermolyse bulleuse simplex
EBV	*Epstein-Barr virus*
ECCE	Examen cutané du corps entier
ECG	Électrocardiogramme
EDP	Érythème dyschromique persistant
EDTA	Éthylène-diamine-tétra-acétate
EDV	Épidermodysplasie verruciforme
EEG	Électroencéphalogramme
EFG	*Elevated, firm, growing*
EGFR	*Epidermal growth factor receptor*
EIC	Érythrodermie ichtyosiforme congénitale
EKV	Érythrokératodermie variable
Elisa	*Enzyme-linked immunosorbent assay*
EM	Érythème migrant
EMF	Éruption médicamenteuse fixe
EMG	Électromyogramme
EMH	Ehrlichiose monocytique humaine
EN	Érythème noueux
EORTC	*European Organization for Research and Treatment of Cancer*
EP	Érythème polymorphe
EPG	Éruption polymorphe de la grossesse
EPS	Élastose perforante serpigineuse
Eular	*European League Against Rheumatism*
FAMMM	*Familial atypical multiple mole and melanoma*
FDA	*Food and Drug Administration*
FDE	*Fixed drug eruption*
FISH	*Fluorescence in situ hybridization*
FLG	Filaggrine
FMF	Fièvre méditerranéenne familiale
FPMR	Fièvre pourprée des Montagnes Rocheuses
FR	Facteur rhumatoïde
FSH	*Follicle stimulating hormone*
FSN	Fibrose systémique néphrogénique
FTA-ABS	*Fluorescent treponemal antibody absorption*
FXA	Fibroxanthome atypique
GA	Granulome annulaire
GAG	Glycosaminoglycane
GB	Globule blanc
G-CSF	*Granulocyte-colony stimulating factor*
GCSH	Greffe de cellules-souches hématopoïétiques
GI	Gastro-intestinal
GLY	Granulomatose lymphomatoïde
GM-CSF	*Granulocyte macrophage-colony stimulating factor*
GnRH	*Gonadotropin releasing hormone*
GR	Globule rouge
GRASE	*Generally recognized as safe and effective*
GU	Génito-urinaire
GVHD	*Graft-versus-host disease*
H&E	Hématoxyline et éosine
HAIR-AN	*Hyperandrogenism, insulin resistance, acanthosis nigricans*
HbA1c	Hémoglobine glyquée
HBOC	*Hereditary breast and ovarian carcinoma*
HCS-NC	Hyperplasie congénitale des surrénales non classique

HCTZ	Hydrochlorothiazide
HFM	Histiocytome fibreux malin
HHV	*Human herpes virus*
HI	Hémangiome infantile
HI-CMS	Hémangiome infantile à croissance minimale ou stoppée
HIDS	*Hyper IgD syndrome*
HMPT	Hypomélanose maculeuse progressive du tronc
HNLT	Hypermélanose nævoïde linéaire et en tourbillons
HPV	*Human Papillomavirus*
HQ	Hydroquinone
HSIL	*High grade squamous intraepithelial lesion*
HSM	Hépatosplénomégalie
HSV	*Herpes simplex virus*
HTAP	Hypertension artérielle pulmonaire
HTLV	*Human T-cell lymphotropic virus*
id	Idiosyncrasique
i.m.	Intramusculaire
i.v.	Intraveineux
IBIDS	*Ichthyosis, brittle hair, intellectual impairment, decreased fertility, short stature*
ICAR	Ichtyose congénitale autosomique récessive
IDR	Intradermoréaction
IE	Ichtyose épidermolytique
IEC	Inhibiteur de l'enzyme de conversion
IFAP	Ichtyose folliculaire, atrichie et photophobie
IFD	Immunofluorescence directe
IFI	Immunofluorescence indirecte
IFN	Interféron
IgIV	Immunoglobulines intraveineuses
IL	Interleukine
IMC	Indice de masse corporelle
INNTI	Inhibiteur non nucléosidique de la transcriptase inverse
INTI	Inhibiteur nucléosidique de la transcriptase inverse
IP	Incontinentia pigmenti
IPD	Interphalangienne distale
IPEX	*Immune dysregulation, polyendocrinopathy, enteropathy, X-linked*
IPP	Interphalangienne proximale
IPS	Index de pression systolique
IRLX	Ichtyose récessive liée à l'X
ISRS	Inhibiteur sélectif de recapture de la sérotonine
IST	Infection sexuellement transmissible
IUSTI	*International Union against Sexually Transmitted Infections*
IV	Ichtyose vulgaire
IVRS	Infection des voies respiratoires supérieures
JAK	Janus-kinase
Ka	Kératoacanthome
KA	Kératose actinique
KAH	Kératose actinique hypertrophique
KEI	Kyste épidermoïde d'inclusion
KID	*Keratitis, ichthyosis, deafness*
KOH	Hydroxyde de potassium
KPP	Kératodermie palmoplantaire
KPR	Kératose pilaire rouge
KS	Kératose séborrhéique
KTLP	Kératose de type lichen plan
LAGC	Lymphome anaplasique à grandes cellules
LAMB	*Lentigines, atrial myxoma, mucocutaneous myxomas, blue nevi*
LAM-CT	*Lymphome angio-immunoblastique à cellules T*
LC-AGC	Lymphome cutané anaplasique à grandes cellules
LCCB	Lymphome cutané à cellules B
LC-CT	Lymphome cutané à cellules T
LCCTP	Lymphome cutané à cellules T périphériques
LCP	Laser à colorant pulsé
LCS	Liquide cérébrospinal
LDP	Ligne de démarcation pigmentaire
LE	Lupus érythémateux
LEC	Lupus érythémateux cutané
LECA	Lupus érythémateux cutané aigu
LECC	Lupus érythémateux cutané chronique
LECS	Lupus érythémateux cutané subaigu
LECS-IM	Lupus érythémateux cutané subaigu induit par des médicaments
LED	Lupus érythémateux discoïde
LE-IM	Lupus érythémateux induit par des médicaments
LEN	Lupus érythémateux néonatal
LEOPARD	*Lentigines, ECG conduction abnormalities, ocular hypertelorism, pulmonic stenosis, abnormal genitalia, retardation of growth, sensorineural deafness*
LES	Lupus érythémateux systémique
LES-IM	Lupus érythémateux systémique induit par des médicaments

LGV Lymphogranulose vénérienne
LH *Luteinizing hormone*
LMA Leucémie myéloïde aiguë
LMMJ Leucémie myélomonocytaire juvénile
LP Lichen plan
LP Lucite polymorphe
LPC-CB Lymphome primitif cutané à cellules B
LPC-CB-ZM Lymphome primitif cutané à cellules B de la zone marginale
LPC-CF Lymphome primitif cutané centrofolliculaire
LPC-CT Lymphome primitif cutané à cellules T
LPC-CTGD Lymphome primitif cutané à cellules T gamma/delta
LPC-DGCB-J Lymphome primitif cutané diffus à grandes cellules B, type jambe
LPP Lichen plan pigmenté
LR Livedo réticulé
LS Lichen scléreux
LSC Lichen simplex chronique
LTSC-P Lymphome T sous-cutané de type panniculite
LUMBAR *Lower body/lumbosacral infantile hemangioma and lipomas, urogenital anomalies and ulceration, myelopathy (spinal dysraphism), bony deformities, anorectal and arterial anomalies, renal anomalies*
LyP Papulose lymphomatoïde
MAGIC *Mouth and genital ulcers with inflamed cartilage*
MAP Maladie artérielle périphérique
MAPK *Mitogen-activated protein kinase*
MAV Malformation artérioveineuse
MBEH Monobenzyl éther d'hydroquinone
MBL *Mannose-binding lectin*
MC Molluscum contagiosum
Mcap Malformation capillaire
MCI Méthylchloroisothiazolinone
MCTD *Mixed connective tissue disease*
MDD Maladie de Dowling-Degos
MEB Microscope électronique à balayage
MEC Mélanome cutané
MEK *Mitogen-activated extracellular-signal-regulated kinase*
MES Mélanome d'extension superficielle
MF Mycosis fongoïde
mFG *Modified Ferriman Gallwey method*
MGUS *Monoclonal gammopathy of undetermined significance*
MGV Malformation glomuveineuse
MH Maladie de Hodgkin
MHA *Microhemagglutination assay*
MI Méthylisothiazolinone
MICI Maladie inflammatoire chronique de l'intestin
MIS Mélanome in situ
ML Malformation lymphatique
MLA Mélanome lentigineux acral
MLM Mélanome lentigineux malin
MMF Mycophénolate mofétil
MN Mélanome nodulaire
MNC Mélanose neurocutanée
MOP Méthoxalène
MPS Mucopolysaccharidose
MRE Mucinose réticulée érythémateuse
MSA Maladie de Still de l'adulte
MSH *Melanocyte-stimulating hormone*
MTCD *Mixed connective tissue disease*
mTOR *Mammalian target of rapamycin*
MTX Méthotrexate
MV Malformation veineuse
NAME *Nevi, atrial myxoma, myxoid neurofibroma and ephelides*
NE Nævus épidermique
NEM Néoplasie endocrinienne multiple
NERDS *Nodules, eosinophilia, rheumatism, dermatitis and swelling*
NET Nécrolyse épidermique toxique
NEVIL Nævus épidermique verruqueux inflammatoire linéaire
NF Neurofibromatose
NFP Neurofibrome plexiforme
NFS Numération formule sanguine
NI Néoplasie intra-épithéliale
NICH *Non-involuting congenital hemangioma*
NK *Natural killer*
NLSD *Neutral lipid storage disease*
NLT Nævus lentigineux tacheté
NMC Nævus mélanocytaire congénital
NPH Névralgie post-herpétique
NPZ Névralgie post-zostérienne
OMS Organisation mondiale de la santé
p.o. Per os
PAC Polypose adénomateuse colique
PAI Porphyrie aiguë intermittente
PaIN *Perianal intraepithelial neoplasia*
PAN Périartérite noueuse
PAPA *Pyogenic arthritis, pyoderma gangrenosum and acne*

PAPASH	*Pyoderma gangrenosum, acne, psoriasis, arthritis and suppurative hidradenitis*
PAS	*Periodic acid Schiff*
PASH	*Pyoderma gangrenosum, acne and suppurative hidradenitis*
PASI	*Psoriasis area severity index*
PB	Pemphigoïde bulleuse
PCO	Pilule contraceptive orale
PCR	*Polymerase chain reaction*
PCT	Porphyrie cutanée tardive
PD-1	*Programmed cell-death 1*
PDGF	*Platelet-derived growth factor*
PD-L1	*Programmed cell-death ligand 1*
PEAG	Pustulose exanthématique aiguë généralisée
PEC	Porphyrie érythropoïétique congénitale
PFAPA	*Periodic fever, aphous stomatitis, pharyngitis and adenitis*
PFBC	Papulose fibreuse blanche du cou
PG	Pemphigoïde gravidique
PG	Pyoderma gangrenosum
PHACE(S)	*Posterior fossa malformations, hemangiomas, arterial, cardiac and eye anomalies, sternal cleft/supraumbilical raphe*
PIBIDS	*Photosensitivity, ichthyosis, brittle hair, intellectual impairment, decreased fertility, short stature*
PICH	*Partially involuting congenital hemangioma*
PID	Pneumopathie interstitielle diffuse
PIN	*Penile intraepithelial neoplasia*
PLC	Pityriasis lichénoïde chronique
PLEVA	Pityriasis lichénoïde et varioliforme aigu
PLy	Papulose lymphomatoïde
PNPF	Polyneuropathie des petites fibres
POEMS	*Polyneuropathy, organomegaly, endocrinopathy, M-protein, and skin changes*
PPE	Protoporphyrie érythropoïétique
PPH	Prurit post-herpétique
PPV	Phacomatose pigmentovasculaire
PR	Pityriasis rosé
PrEP	Prophylaxie pré-exposition
PRP	Pityriasis rubra pilaire
PSH	Purpura de Schönlein-Henoch
PTEN	*Phosphatase and tensin homolog tumor suppressor*
PUPPP	*Pruritic urticarial papules and plaques of pregnancy*
PUVA	Photothérapie aux ultraviolets A
PXE	Pseudo-xanthome élastique
RCIM	Réaction cutanée indésirable aux médicaments
RCMS	Réaction cutanée médicamenteuse sévère
REM	*Reticular erythematous mucinosis*
RICH	*Rapidly involuting congenital hemangioma*
RNS	Racine nerveuse sensitive
RPR	*Rapid plasma reagin* (test pour la syphilis)
RT	Radiothérapie
RT-PCR	*Reverse transcriptase polymerase chain reaction*
s.c.	Sous-cutané
SAPHO	Synovite, acné, pustulose, hyperostose, ostéite
SAPL	Syndrome des antiphospholipides
SARM	*Staphylococcus aureus* résistant à la méthicilline
SARM-AC	*Staphylococcus aureus* résistant à la méthicilline acquis communautaire
SARS	*Severe acute respiratory syndrome*
SASM	*Staphylococcus aureus* sensible à la méthicilline
SC	Surface corporelle
SCID	*Severe combined immunodeficiency*
ScS	Sclérodermie systémique
ScScd	Sclérodermie systémique cutanée diffuse
ScScl	Sclérodermie systémique cutanée limitée
ScSss	Sclérodermie systémique sans sclérodermie
SCT	Syndrome de choc toxique
SDRC	Syndrome douloureux régional complexe
SDRIFE	*Symetrical drug-related intertriginous and flexural exanthema*
SED	Syndrome d'Ehlers-Danlos
SG	Syndrome de Griscelli
SGA	Streptocoque du groupe A
SHBG	*Sex hormone-binding globulin*
SHE	Syndrome hyperéosinophilique
SHM	Syndrome d'hypersensibilité médicamenteuse
SHP	Syndrome de Hermansky-Pudlak
SIRI	Syndrome inflammatoire de reconstitution immunitaire
SMT	Syndrome de Muir-Torre
SNBC	Syndrome de nævomatose basocellulaire
SNC	Système nerveux central

SNP	Système nerveux périphérique
SOPK	Syndrome des ovaires polykystiques
SS	Syndrome de Sézary
SSJ	Syndrome de Stevens-Johnson
SSL	Syndrome de Sjögren-Larsson
SSSS	*Staphylococcal scalded skin syndrome*
STB	Sclérose tubéreuse de Bourneville
STT	Syndrome trophique trigéminé
SW	Syndrome de Waardenburg
T3	Tri-iodothyronine
T4	Tétra-iodothyronine
TB	Tuberculose
TCA	Temps de céphaline activée
TCH	Tissu cérébral hétérotopique
TCI	*Topical calcineurin inhibitor*
TCL	Tache café-au-lait
TCR	*T-cell receptor*
TDM	Tomodensitométrie
TEP	Tomographie par émission de positons
TGM	Transglutaminase
THH	Télangiectasie hémorragique héréditaire
TIH	Thrombocytopénie induite par l'héparine
TMEP	*Telangiectasia macularis eruptiva perstans*
TNF	*Tumor necrosis factor*
TNPSTB	Trouble neuropsychiatrique associé à la sclérose tubéreuse de Bourneville
TOC	Trouble obsessionnel-compulsif
TORCH	*Toxoplasmosis, other agents, Rubella, cytomégalovirus, herpes*
TP	*Treponema pallidum*
TSH	*Thyroid-stimulating hormone*
TT	Traitement
TTC	Test tuberculinique cutané
TTD	Trichothiodystrophie
TVP	Thrombose veineuse profonde
UD	Uroporphyrinogène-décarboxylase
UV	Ultraviolet
UVB-BE	Ultraviolet B bande étroite
VCPV	Vascularite cutanée des petits vaisseaux
VDRL	*Venereal disease research laboratory*
VEGF	*Vascular endothelial growth factor*
VHB	Virus de l'hépatite B
VHC	Virus de l'hépatite C
VIH	Virus de l'immunodéficience humaine
VIN	*Vulvar intraepithelial neoplasia*
VL	Vascularite leucocytoclasique
VS	Vitesse de sédimentation
VZV	Virus zona-varicelle
WHIM	*Warts, hypogammaglobulinemia, recurrent infections, myelocathexis*
XGJ	Xanthogranulome juvénile

Principes de base en dermatologie

1

• Dans l'approche diagnostique d'un patient qui a une maladie dermatologique, il est important de raisonner initialement par grandes catégories (fig. 1.1) ; cela permet des diagnostics différentiels plus complets et une approche logique.

• Les éléments clé de n'importe quelle description clinique incluent le modèle de distribution (tableau 1.1 ; fig. 1.2 et 1.3), le type de la lésion primitive et sa topographie (tableau 1.2 ; fig. 1.4), les manifestations secondaires (tableau 1.3), la consistance à la palpation (tableaux 1.4 et 1.5).

• Si une atrophie est présente, elle doit être répertoriée comme épidermique, dermique et/ou sous-cutanée (fig. 1.5).

• La couleur est aussi une manifestation importante (tableau 1.6), qui peut être influencée par le phototype cutané (annexe), ainsi une lésion inflammatoire qui paraît rose chez un patient de

Tableau 1.1 Principaux modèles de répartition des lésions cutanées.

- Généralisé versus localisé (cf. fig. 1.2) versus solitaire
- Unilatéral versus bilatéral
- Si bilatéral, modèle symétrique ou asymétrique
- Aléatoire versus linéaire (cf. fig. 1.3) ou groupé (p. ex. herpétiforme, en grappes)
- Modèles particuliers – acral (nez, oreilles, extrémités distales) ; zones séborrhéiques (cuir chevelu, visage, partie supérieure du tronc) ; photodistribué versus zones protégées de la lumière ; le long des lignes de clivage ; zones d'occlusion ; zones de pression ; zones en contact avec des allergènes ou des produits irritants

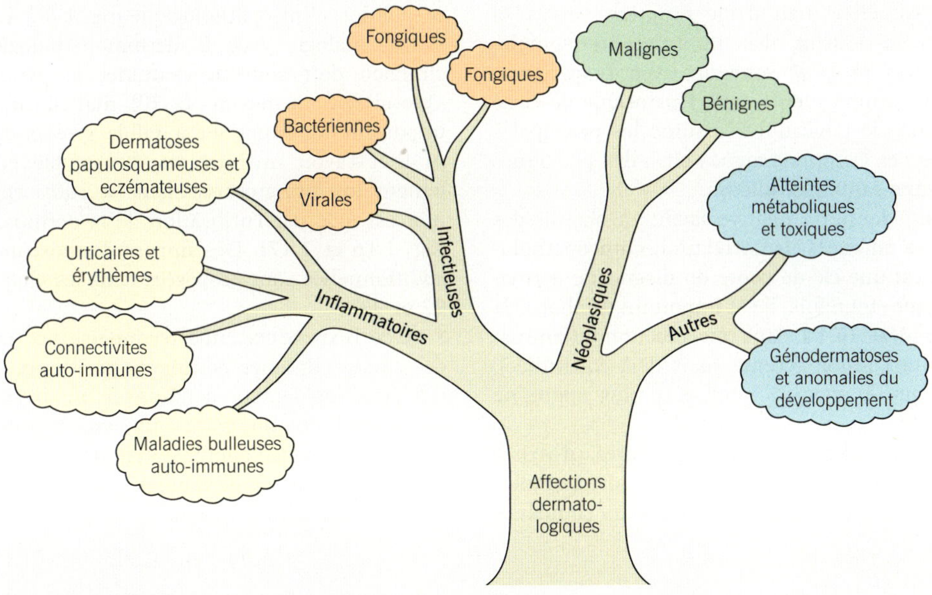

Fig. 1.1 Schéma de classification des affections dermatologiques. Ce schéma reprend la structure d'un arbre avec de multiples branches se terminant par des feuilles.

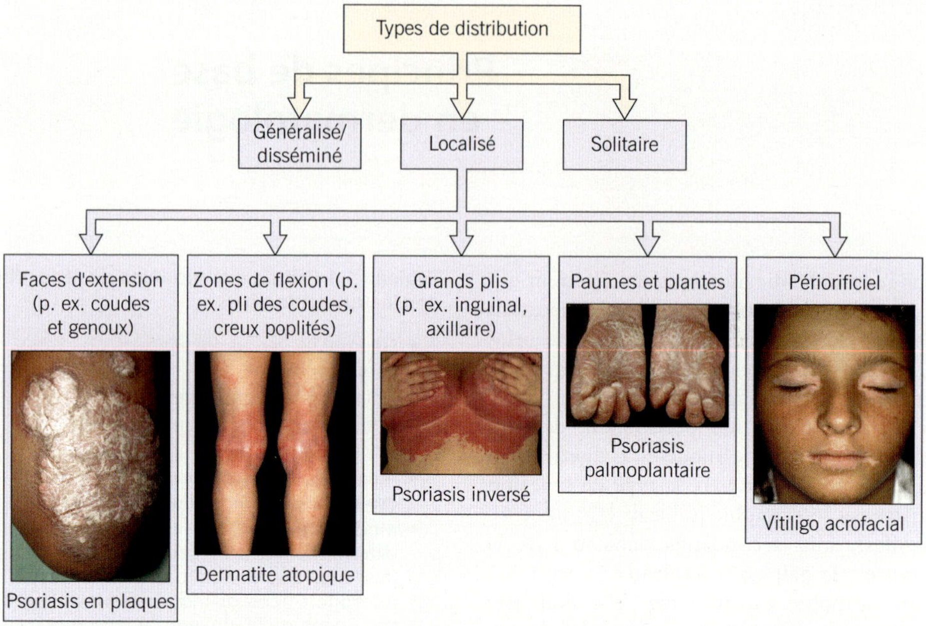

Fig. 1.2 Exemples de modèles de distribution localisés. Des modèles supplémentaires sont décrits tableau 1.1. Des lésions généralisées sont observées dans les éruptions médicamenteuses morbilliformes et les exanthèmes viraux. *Remerciements pour les photographies : Peter C.M. van de Kerkhof, MD; Thomas Bieber, MD et Julie V. Schaffer, MD.*

phototype I peut paraître de rouge brun à violette chez un patient de phototype IV.

- Le caractère aigu d'une éruption versus sa chronicité fournit des informations complémentaires et peut souvent, avec l'expérience, être déterminé même sans l'historique de cette éruption; le tableau 1.7 résume les principales causes des éruptions aiguës chez des personnes en bonne santé par ailleurs.
- Étant donné la relative facilité à obtenir des biopsies cutanées, la corrélation clinicopathologique est une clé de voûte du diagnostic dermatologique; toutefois, il est important de choisir la lésion idéale (p. ex. dans une affection inflammatoire, une lésion récente mais déjà constituée), ainsi que le type de biopsie le plus approprié (fig. 1.6).
- Pour les affections inflammatoires, il existe une classification avec des modèles histopathologiques principaux (fig. 1.7); plusieurs comparaisons côte à côte des présentations cliniques avec les signes histologiques illustrent le concept de corrélation clinicopathologique (fig. 1.8 à 1.15).
- Par analogie avec la dermatopathologie, le clinicien doit souvent examiner le patient à « grossissement moyen » (× 20), mais il est aussi important de l'analyser à faible grossissement (× 4) et d'avoir ainsi une vue d'ensemble, et également un fort grossissement (× 100); ce dernier est aidé par l'utilisation de la dermoscopie (fig. 1.16 et 1.17). Des images dermoscopiques additionnelles sont proposées dans les chap. 88, 92 et 93.
- Avec l'expérience, une reconnaissance rapide des signes cliniques pertinents positifs et négatifs peut rapidement conduire à un diagnostic différentiel plus fin, grâce à une vue d'ensemble. Cependant, pour l'apprentissage de la dermatologie, il est utile de désigner séparément chacun des éléments clés (cf. supra).

Pour plus d'informations, cf. chap. 0 de *Dermatology, Fourth Edition*.

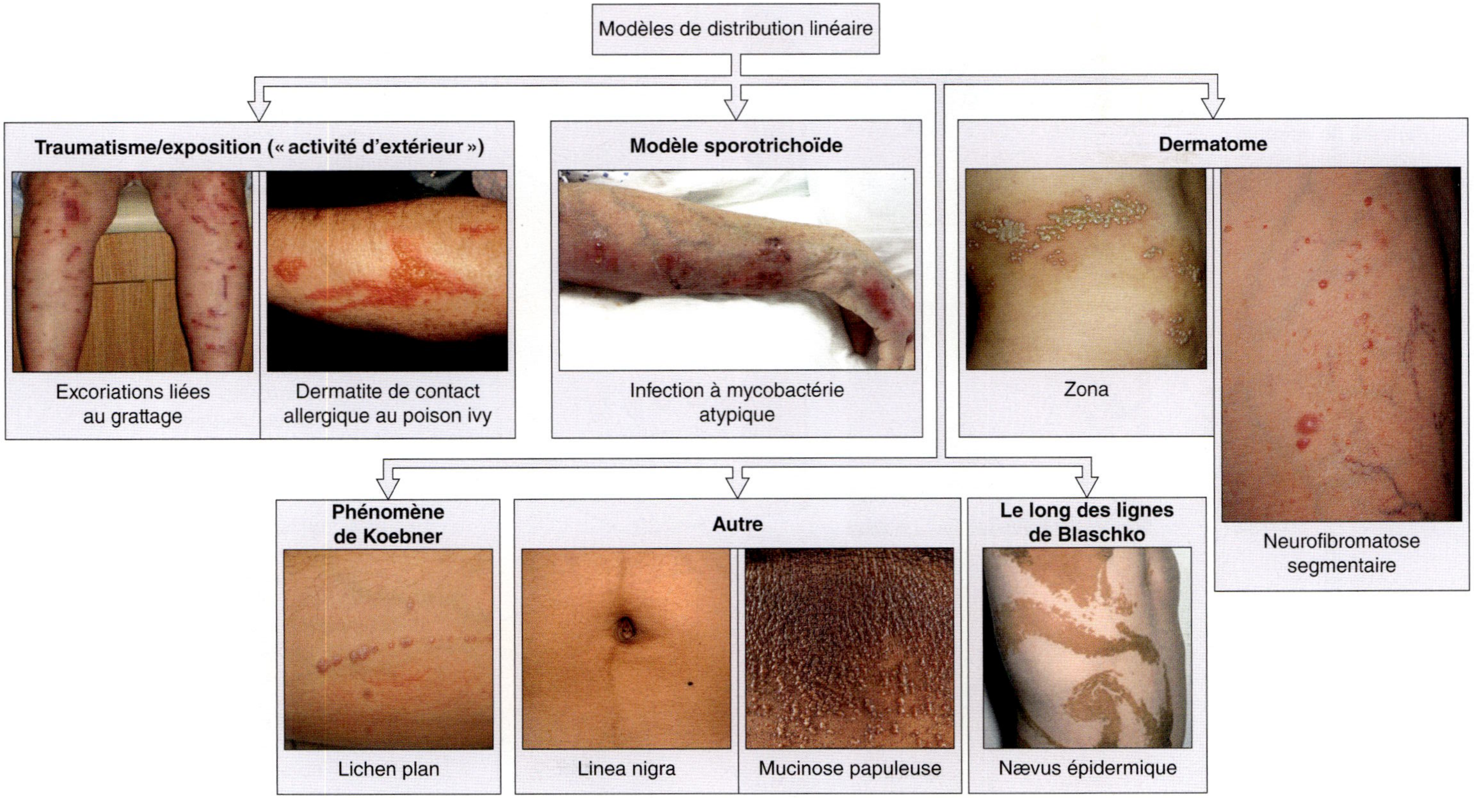

Fig. 1.3 Modèles de distribution linéaire. *Remerciements pour les photographies : Kathryn Schwarzenberger, MD; Jean L. Bolognia, MD; Whitney High, MD; Edward Cohen, MD; Withney High, MD; Joyce Rico, MD; Louis A. Fragola, MD et YDRSC.*

Tableau 1.2 Lésions élémentaires – termes morphologiques.

	Terme	Manifestations cliniques		Exemple clinique	Affections cliniques
Liées par la taille	Macule	• Plate, circonscrite, non palpable • <1 cm de diamètre • Souvent hypo ou hyperpigmentée • Aussi d'autres couleurs (p. ex. rose, rouge, violette) • Peut être de forme ronde, ovale ou irrégulière • Peut avoir une bordure nette, marginée ou mélangée à la peau voisine	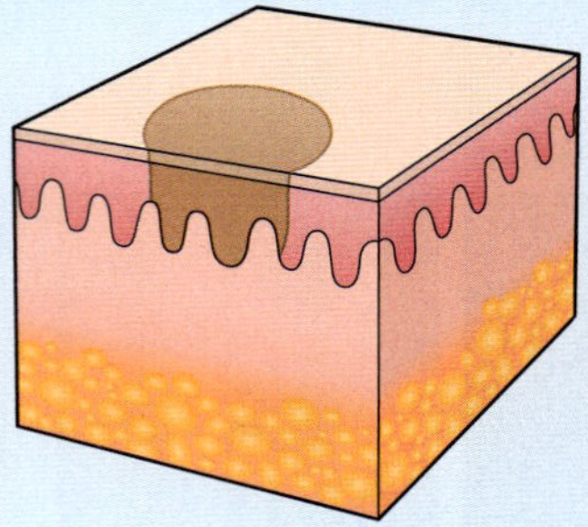	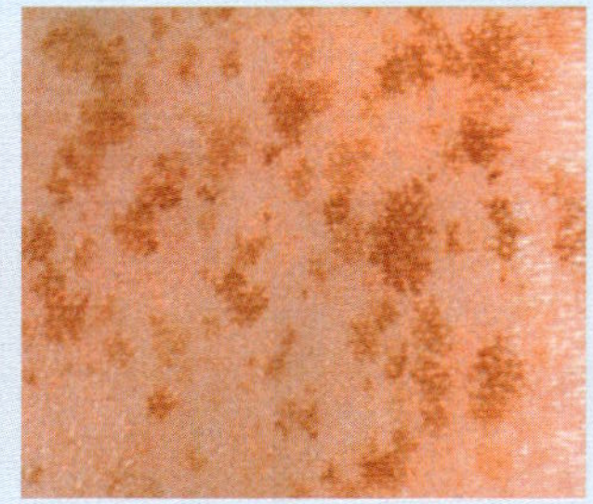 Lentigines solaires	• Éphélides • Lentigo • Hypomélanose Idiopathique en gouttes • Pétéchies • Composant plat des exanthèmes viraux • Nævus mélanocytaire jonctionnel
	Tache	• Plate, circonscrite, non palpable • > 1 cm de diamètre • Souvent hypo ou hyperpigmentée • Aussi d'autres couleurs (p. ex. bleue, violette)	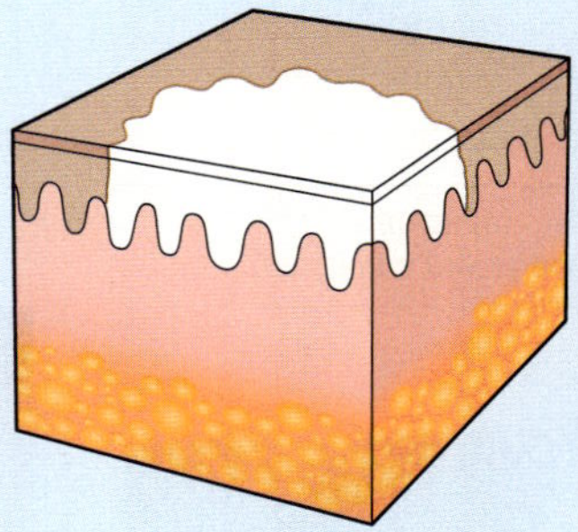	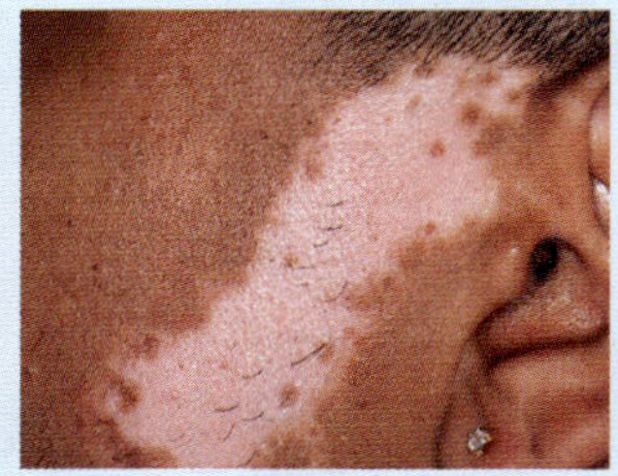 Vitiligo	• Vitiligo • Mélasma • Mélanocytose dermique (tache mongolique) • Tache café-au-lait • Nævus dépigmenté • Purpura solaire • Tache lie-de-vin (au début)
Liées par la taille	Papule	• En relief, circonscrite • <1 cm de diamètre • Relief dû à une augmentation de l'épaisseur de l'épiderme et/ou de dépôts dans le derme • Peut comporter des modifications secondaires (p. ex. squames, croûtes, érosions) • Nécessite d'être distinguée des vésicules ou pustules	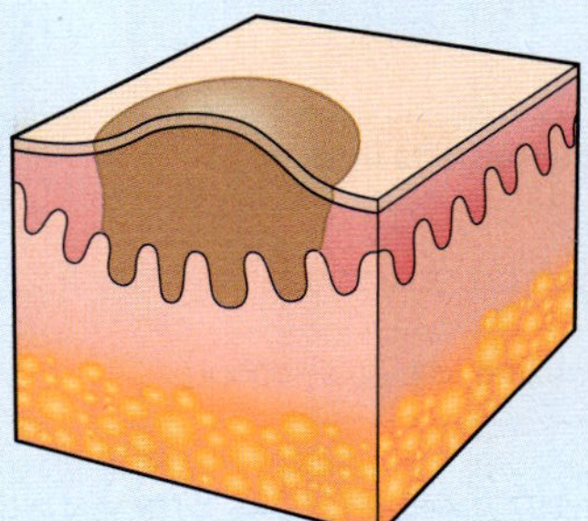	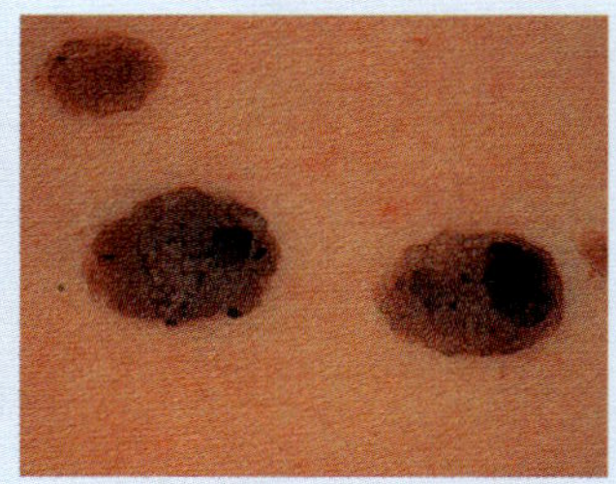 Kératose séborrhéique	• Kératose séborrhéique • Tache rubis • Nævus mélanocytaire composé ou intradermique • Verrue ou molluscum contagiosum • Acrochordon • Milium, papule fibreuse (angiofibrome)

(Suite)

Tableau 1.2 Suite.

	Terme	Manifestations cliniques		Exemple clinique	Affections cliniques
Liées par la taille		• À l'observation de profil, peut être à toit plat, à toit en dôme, filiforme, pédonculée, lisse, verruqueuse ou ombiliquée (cf. fig. 1.4)	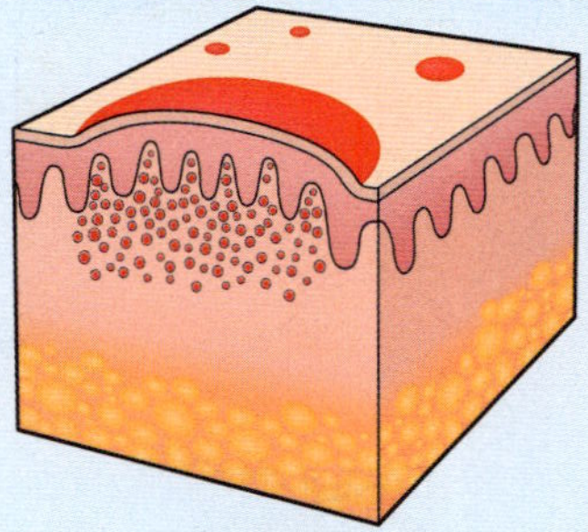	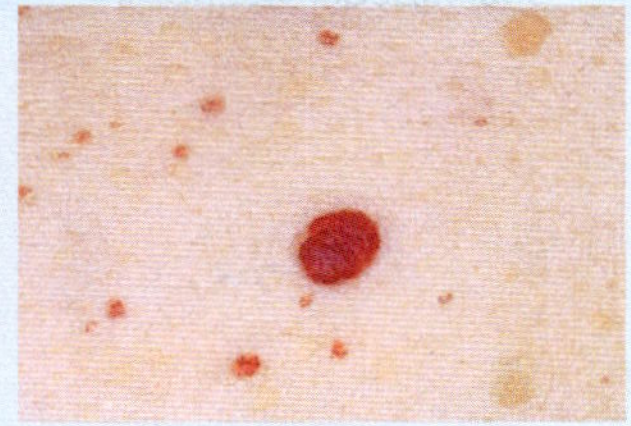 Tache rubis	• Hyperplasie sébacée • Vascularite des petits vaisseaux
	Plaque	• En relief, circonscrite • > 1 cm de diamètre • Relief dû à une augmentation de l'épaisseur de l'épiderme et/ou des cellules ou des dépôts dans le derme • Peut comporter des modifications secondaires (p. ex. squames, croûtes, érosions) • Peut être une lésion distincte ou résulter de la confluence de papules	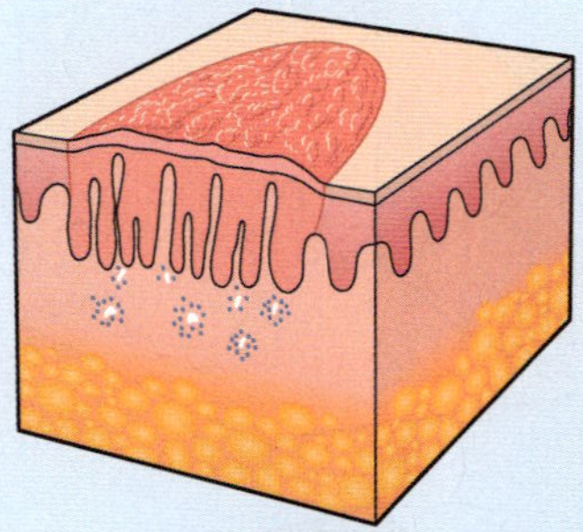 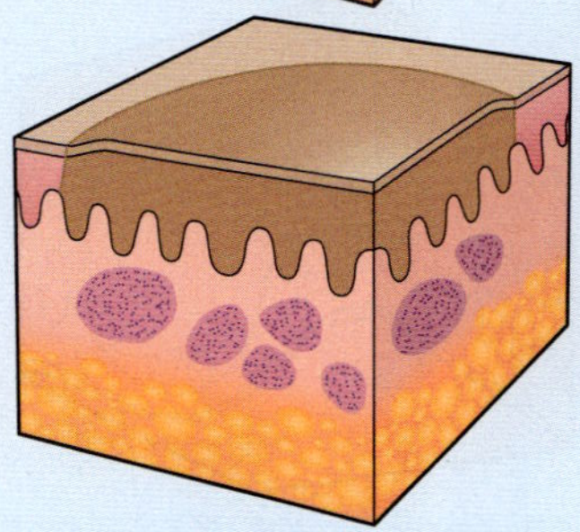 Sarcoïdose	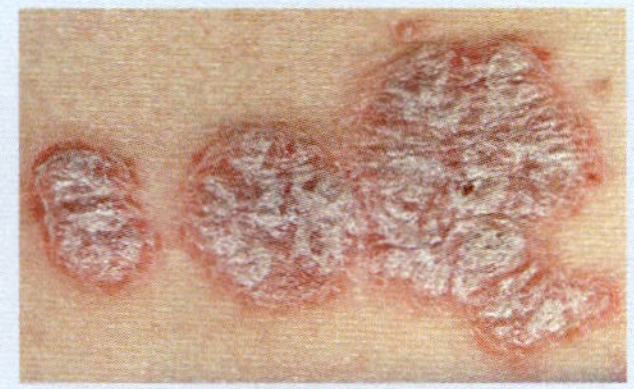 Psoriasis 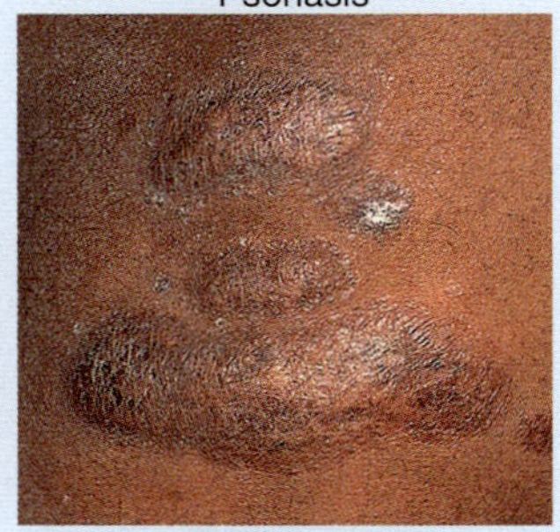 Sarcoïdose	*Principalement épidermique* • Psoriasis • Lichen simplex chronique • Dermatite nummulaire *Dermique* • Granulome annulaire • Sarcoïdose • Cicatrice hypertrophique, cicatrice chéloïde • Morphée *À la fois épidermique et dermique* • Lésions discoïdes du lupus érythémateux

(Suite)

Tableau 1.2 Suite.

	Terme	Manifestations cliniques		Exemple clinique	Affections cliniques
	Nodule	• En relief, circonscrit • Plus volumineux qu'une papule, souvent > 1,5 cm de diamètre • Localisé primitivement dans le derme et/ou sous-cutané • La masse la plus importante peut être située sous la surface cutanée • Peut être, à la palpation, souple, compressible, caoutchouteux ou ferme	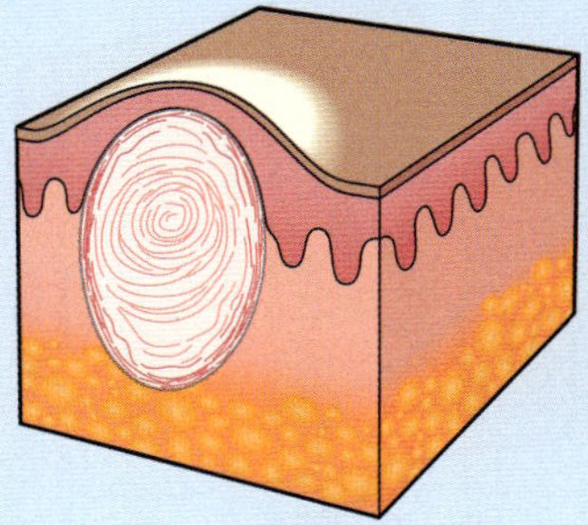	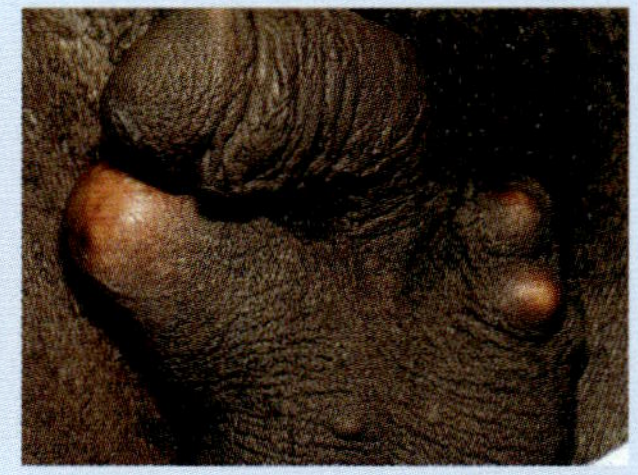 Kystes épidermoïdes d'inclusion	• Kyste épidermoïde d'inclusion • Kyste pilaire • Lipome • Neurofibrome • Mélanome nodulaire • Métastases • Nodule rhumatoïde • Panniculite, p. ex. érythème noueux
←Liées par la taille→	Vésicule	• En relief, circonscrite • <1 cm de diamètre • Le liquide contenu est habituellement clair ou séreux mais peut parfois être hémorragique • Peut devenir pustuleuse, ombiliquée ou érosive	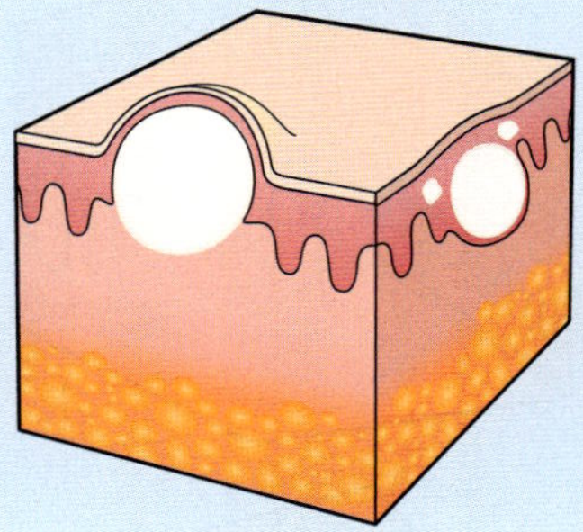	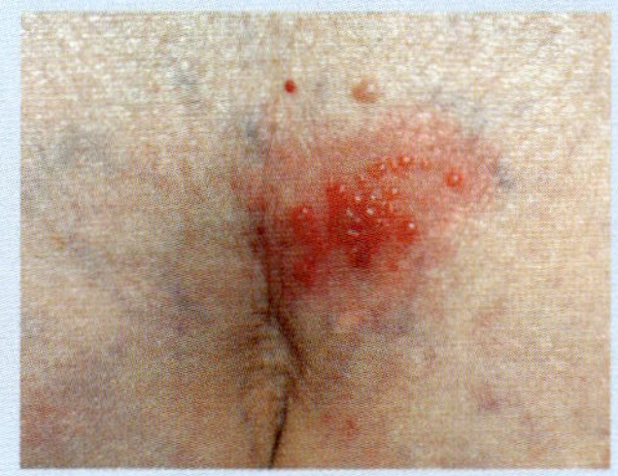 Herpès simplex	• Herpès simplex • Varicelle ou zona • Eczéma dysidrosique • Dermatite allergique de contact • Dermatite herpétiforme

(Suite)

Tableau 1.2 Suite.

	Terme	Manifestations cliniques		Exemple clinique	Affections cliniques
←Liées par la taille→	Bulle	• En relief, circonscrite • > 1 cm de diamètre • Le liquide contenu est habituellement clair ou séreux, mais peut être hémorragique • Peut devenir érosive ou ulcéreuse	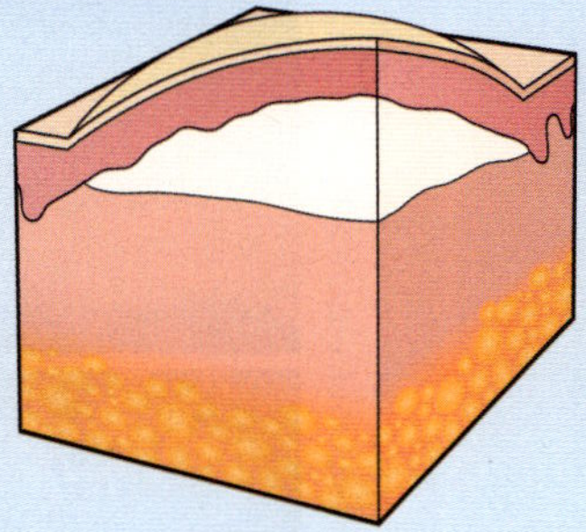	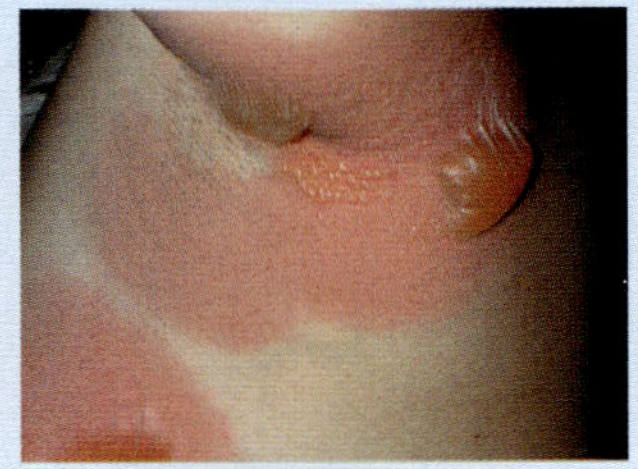 Éruption médicamenteuse fixe bulleuse	• Bulle de friction • Brûlure thermique (2e degré) • Pemphigoïde bulleuse • Dermatose bulleuse à IgA linéaires • Éruption médicamenteuse fixe bulleuse • Bulles d'un coma • Œdème bulleux
	Pustule	• En relief, circonscrite • Habituellement <1 cm de diamètre • Contenu purulent (neutrophiles >> éosinophiles) • Peut être infectieuse ou stérile	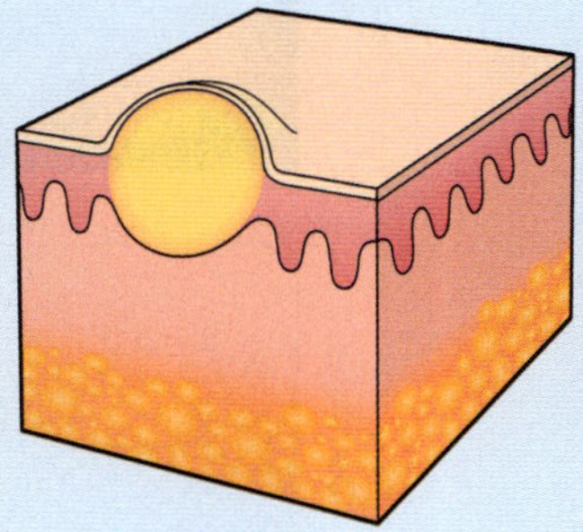	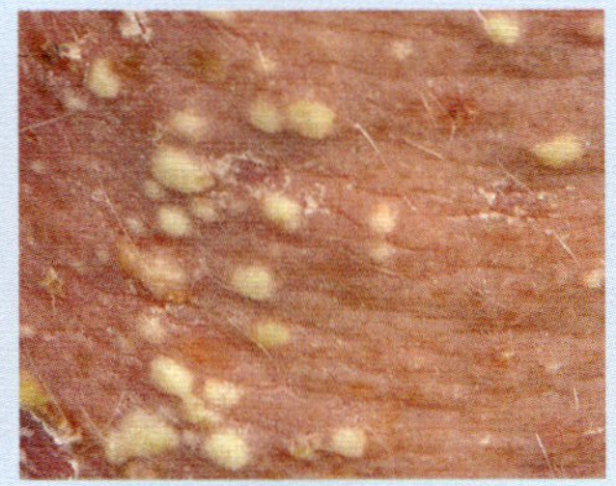 Folliculite	*Centrée par un follicule pileux* • Folliculite • Acné vulgaire • Rosacée *Non centrée par un follicule pileux* • Psoriasis pustuleux • Pustulose exanthématique généralisée • Dermatose pustuleuse sous-cornée
	Œdème cutané	• Élévation transitoire de la peau due à un œdème dermique	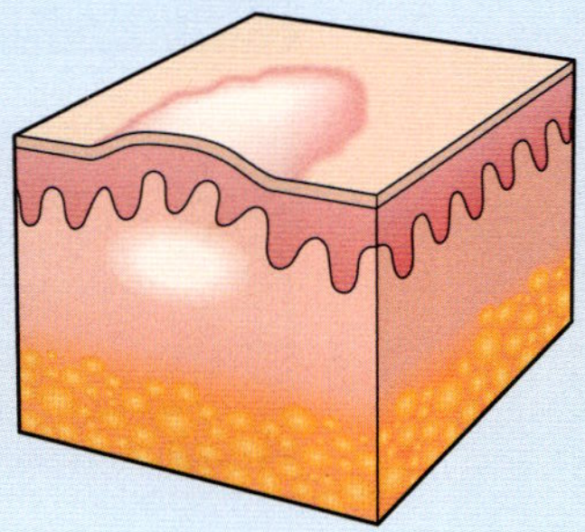	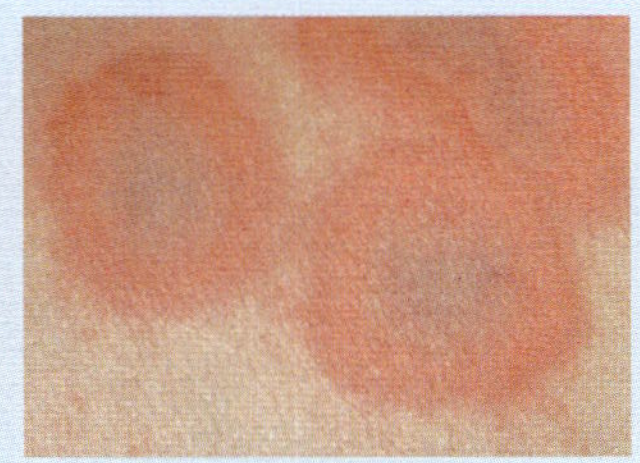 Urticaire annulaire aiguë	• Urticaire • Urticaire polymorphe

Remerciements pour les photographies : Jean L. Bolognia, MD; Lorenzo Cerroni, MD; Edward Cohen, MD; Louis A. Fragola, Jr., MD; Whitney High, MD et Kalman Watsky, MD.

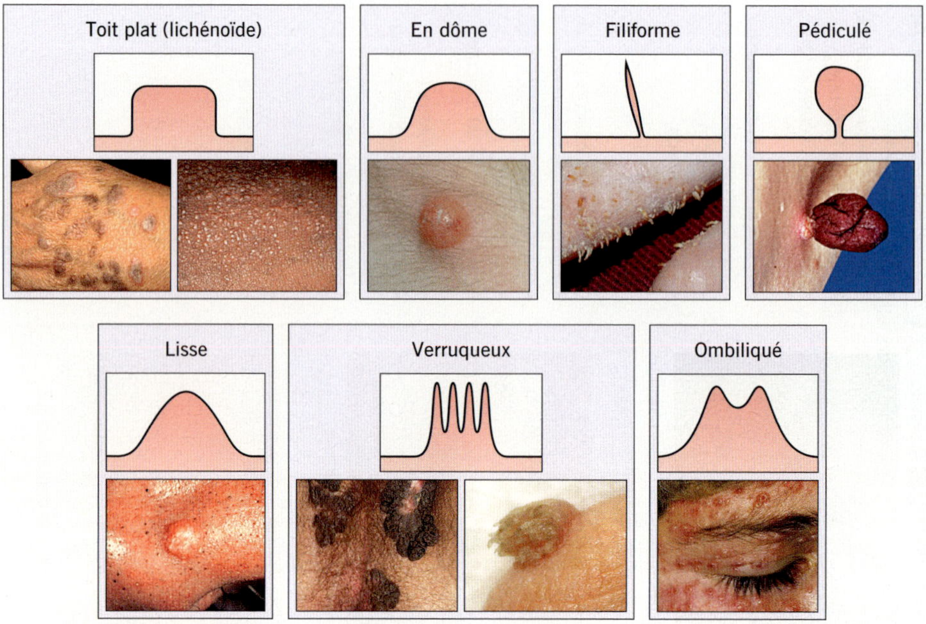

Fig. 1.4 Termes descriptifs pour la topographie. *Remerciements pour les photographies : Jennifer Choi, MD; Hideko Kamino, MD; Reinhard Kirnbauer, MD; Petra Lenz, MD; Frank Samarin, MD; Julie V. Schaffer, MD; Judit Stenn, MD et YDRSC.*

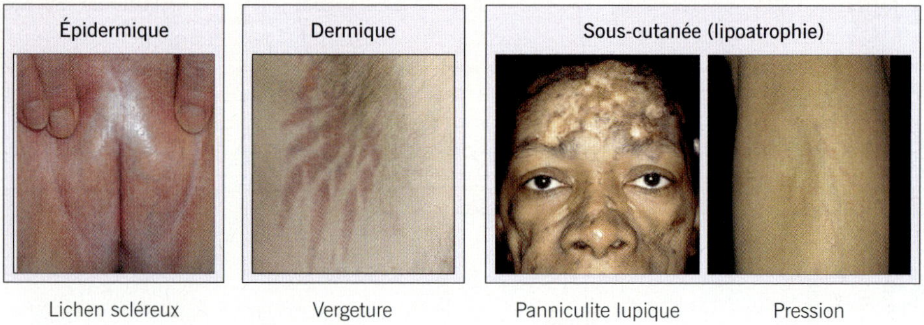

Fig. 1.5 Principaux types d'atrophie cutanée. *Remerciements pour les photographies : Susan M. Cooper, MD; Fenella Wojnarowska, MD; Jean L. Bolognia, MD et YDRSC.*

Tableau 1.3 Lésions secondaires – termes morphologiques.

Lésion	Description		Maladies
Croûte	• Sérosité desséchée (séreuse) , sang (hémorragique) ou pus en surface • Peut inclure des bactéries (habituellement *Staphylococcus*)	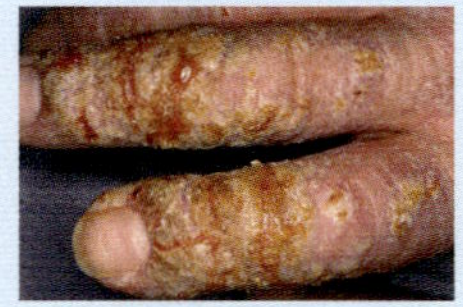 Dermatite de la main secondairement surinfectée	• Eczéma/dermatite (de multiples types) • Impétigo • Phase tardive d'un herpès simplex, varicelle ou zona • Érythème polymorphe
Squames	• Hyperkératose • Accumulation de stratum corneum due à une augmentation de la prolifération et/ou une desquamation retardée • Représente une manifestation primaire plutôt que secondaire dans les ichtyoses	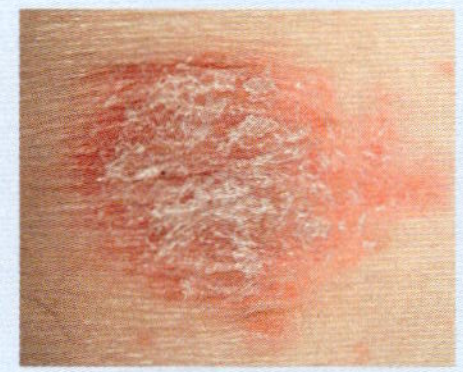 Psoriasis	• Psoriasis (squames micacées [argentées]) • Tinea • Érythème annulaire centrifuge • Kératoses actiniques (granuleuses) • Pityriasis rosé (collerette périphérique et/ou squame centrale) • Séborrhéique (grasse) • Tinea versicolor (poudreuse [furfuracée]) • Ichtyose lamellaire (comme des assiettes)
Fissure	• Fente linéaire dans la peau • Souvent douloureuse • Résulte d'une peau très sèche, épaissie, et d'une perte d'élasticité	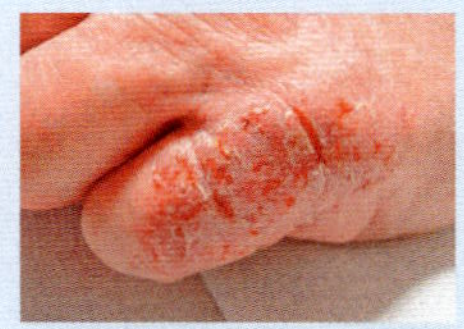 Dermatite de la main	• Chéilite angulaire • Dermatite de la main • Sébopsoriasis (pli interfessier) • Chéilite d'irritation
Excoriation	• Altérations exogènes de tout ou partie de l'épiderme • Habituellement dues au grattage	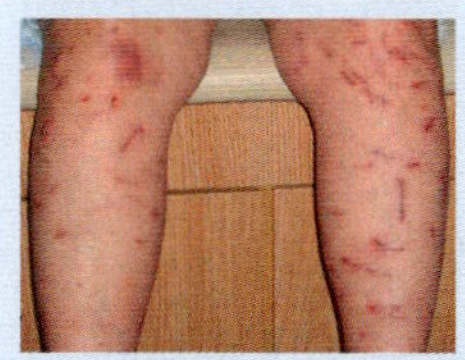 Excoriations névrotiques	• Manifestation secondaire de situations prurigineuses incluant les piqûres d'arthropodes et la dermatite atopique • Excoriations névrotiques • Acné excoriée

(Suite)

Tableau 1.3 Suite.

Lésion	Description		Maladies
Lichénification	• Épaississement (acanthose) de l'épiderme avec accentuation des lignes naturelles de la peau	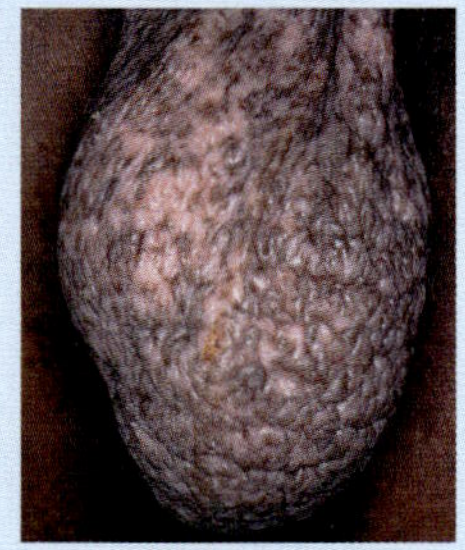 Lichen simplex chronique	• Lichen simplex chronique isolé ou associé à une affection prurigineuse, p. ex. dermatite atopique
Érosion	• Perte partielle ou parfois complète de l'épiderme • Lésion humide, suintante et/ou croûteuse 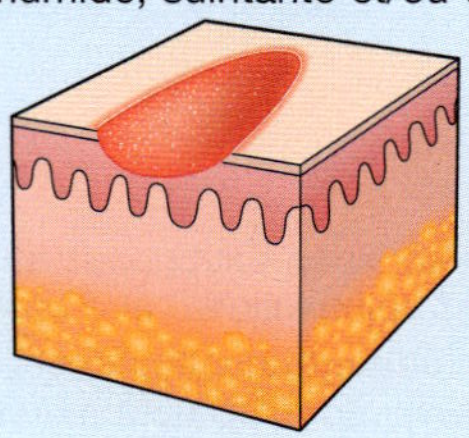	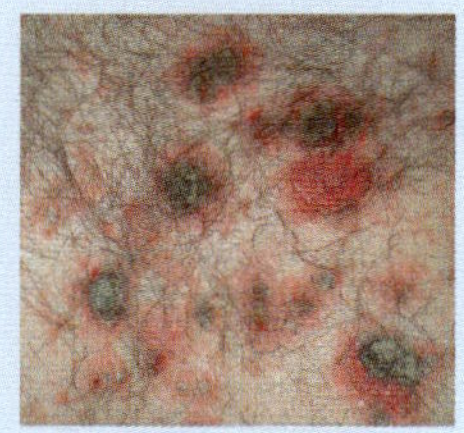 Pemphigus foliacé	• Impétigo • Friction • Traumatisme • Pemphigus, vulgaire et foliacé • Syndrome d'épidermolyse staphylococcique

(Suite)

Tableau 1.3 Suite.

Lésion	Description		Maladies
Ulcération	• Altération cutanée plus profonde (si on la compare à une érosion) avec perte d'au moins l'épiderme et du derme superficiel • Il peut y avoir une perte de tout le derme et éventuellement du tissu sous-cutané • La taille, la forme et la profondeur de l'ulcération peuvent être notées en plus des caractéristiques des bords, du fond et de la peau environnante 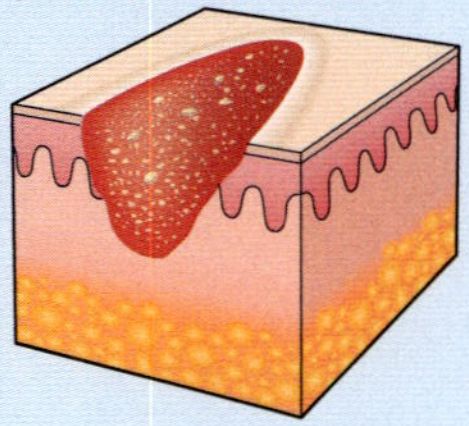	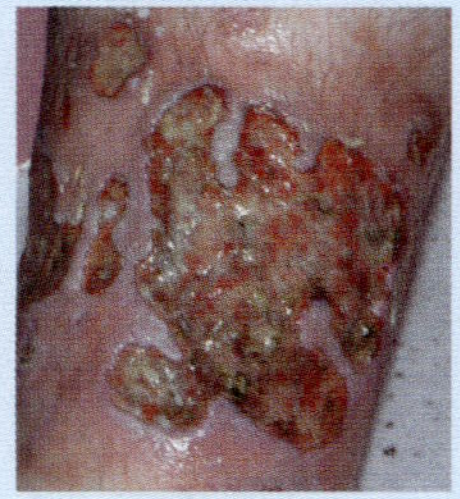 Ulcère dû à une vascularite des petits vaisseaux	• Ulcère veineux (stase) • Ulcère neuropathique • Ulcère artériel • Ulcère de décubitus • Aphte ulcéré • Ecthyma gangréneux • Ecthyma • Pyoderma gangrenosum
Atrophie	• Atrophie épidermique amincissement de l'épiderme conduisant à un aspect ridé avec une apparence brillante • Atrophie dermique – perte du collagène dermique et/ou de l'élastine entraînant une dépression cutanée (cf. tableau 1.4)	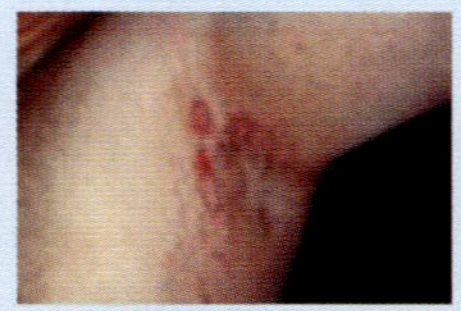 Vergetures consécutives à des corticostéroïdes puissants	• Lichen scléreux • Poïkilodermie • Vergeture • Anétodermie • Hypoplasie dermique focale (syndrome de Goltz)
Cicatrice	• Augmentation de l'épaisseur, habituellement du derme, due à une augmentation de la production de collagène par les fibroblastes 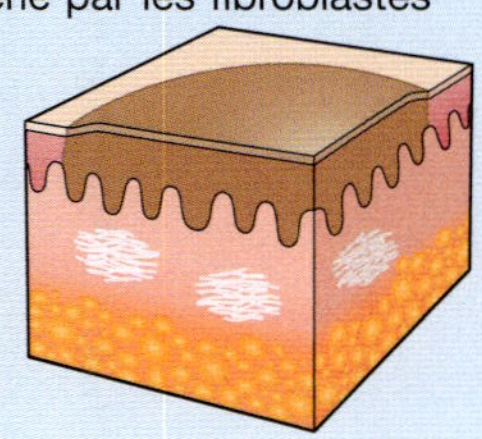	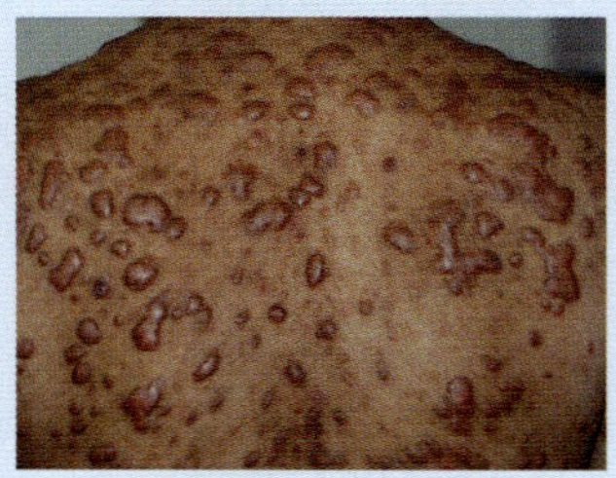 Cicatrices d'acné	• Traumatisme • Acné • Excision chirurgicale • Brûlure thermique

Remerciements pour les photographies : Louis A. Fragola, Jr., MD; Jeffrey C. Callen, MD; Julie V. Schaffer, MD et Whitney High, MD.

Tableau 1.4 Utilisation de la palpation pour l'analyse des lésions cutanées.

Types de lésion		Exemples
Macules et taches (non palpables)	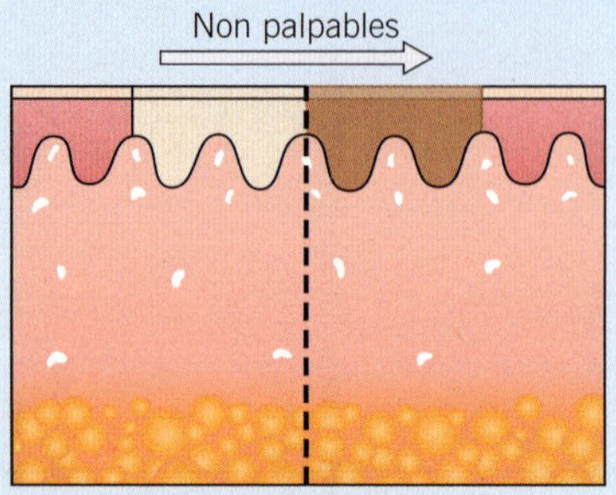	• Lentigines solaires • Hypomélanose en gouttes idiopathique • Mélasma • Vitiligo • Pétéchies • Mélanocytose dermique
Papules et plaques (palpables)	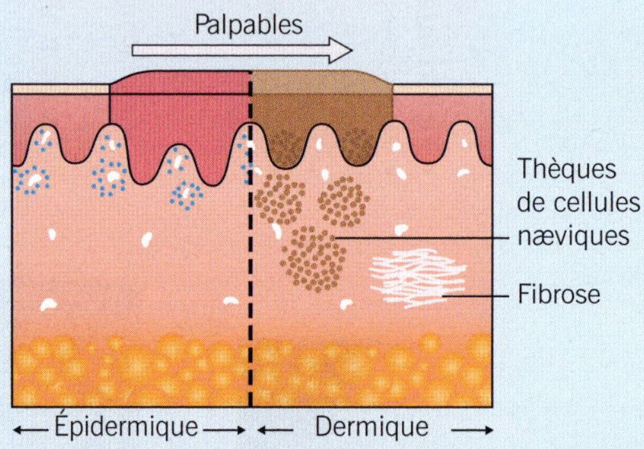	• Psoriasis • Lichen plan • Dermatitis • Nævus Intradermique ou composé • Cicatrice hypertrophique, chéloïde • Morphée
Atrophie – dermique et sous-cutanée	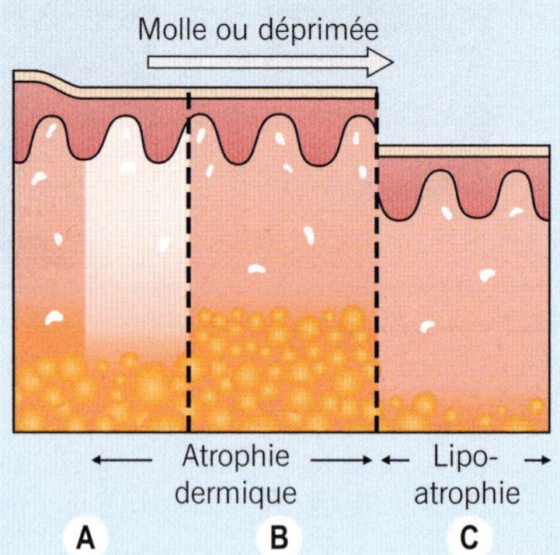	**A** • Anétodermie **B** • Hypoplasie dermique focale (syndrome de Goltz) **C** • Lipoatrophie due à des injections de corticostéroïdes • Lipoatrophie due à une panniculite

Remerciements : Whitney High, MD.

Tableau 1.5 Palpation des lésions cutanées.

- Souple (p. ex. nævus intradermique) versus ferme (p. ex. dermatofibrome) versus dure (p. ex. calcinose cutanée, ostéome cutané)
- Compressible (p. ex. lac veineux) versus non compressible (p. ex. papule fibreuse)
- Sensible (p. ex. kyste épidermoïde d'inclusion enflammé, angiolipome, léiomyome) versus non sensible
- Blanchissable (p. ex. érythème dû à la vasodilatation) versus non blanchissable (p. ex. purpura)
- Rugueux versus lisse
- Mobile versus fixé aux structures sous-jacentes
- Dermique versus sous-cutané
- Température – normale versus élevée
- Autres, p. ex. thrill, pulsatile

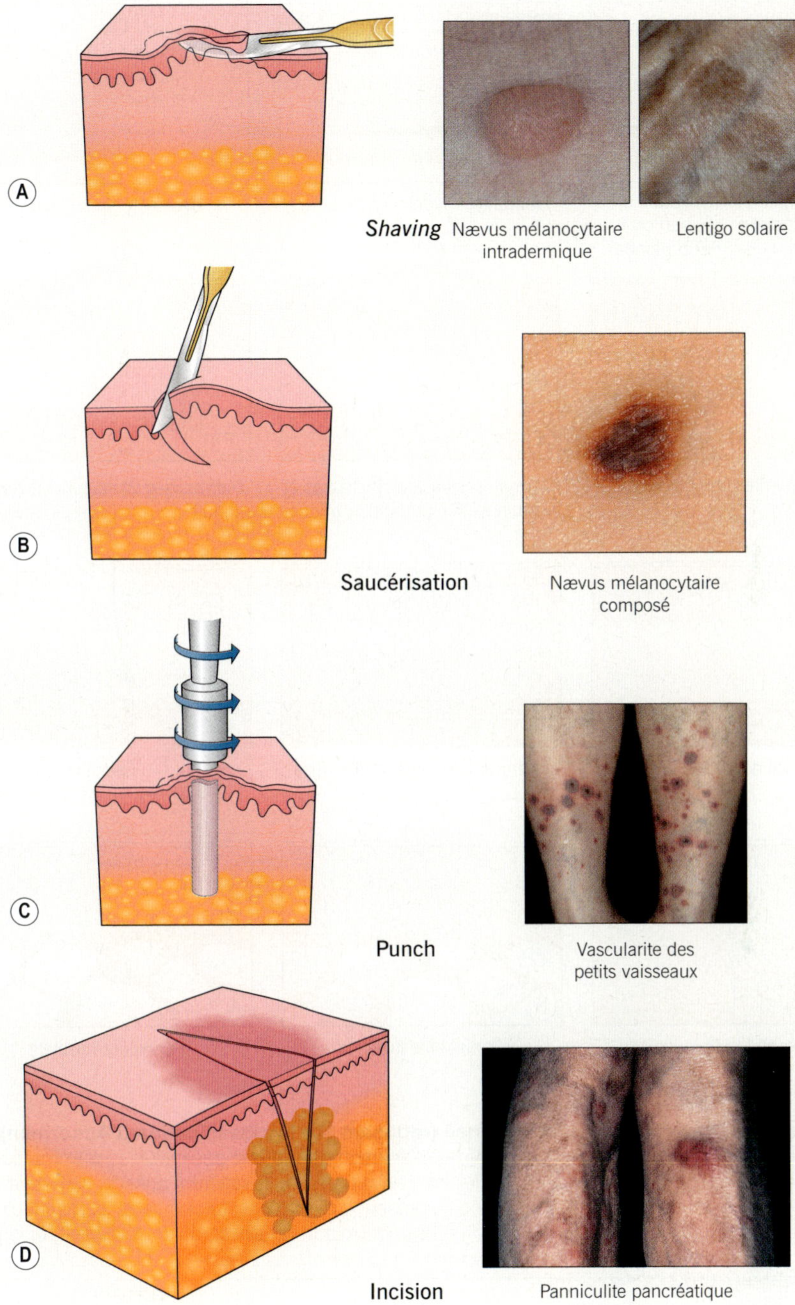

Fig. 1.6 Différentes techniques de biopsie cutanée. A Une biopsie superficielle avec une lame peut être réalisée pour enlever la portion surélevée d'un nævus intradermique ou pour distinguer un lentigo solaire (montré ici) d'un lentigo malin. **B** Biopsie profonde « en soucoupe » (saucérisation) ; réalisée pour enlever un nævus mélanocytaire composé ou un nævus mélanocytaire atypique. **C** Biopsie au punch (trépan) ; réalisée pour examiner le derme (ainsi que l'épiderme), c'est la technique préférée pour le diagnostic des vascularites des petits vaisseaux cutanés. **D** Biopsie par incision ; recommandée pour déterminer le type spécifique d'une panniculite. *Remerciements : Suzanne Olbricht, MD ; Raymond Barnhill, MD ; Kenneth Greer, MD ; Frank Samarin, MD, et YDRSC.*

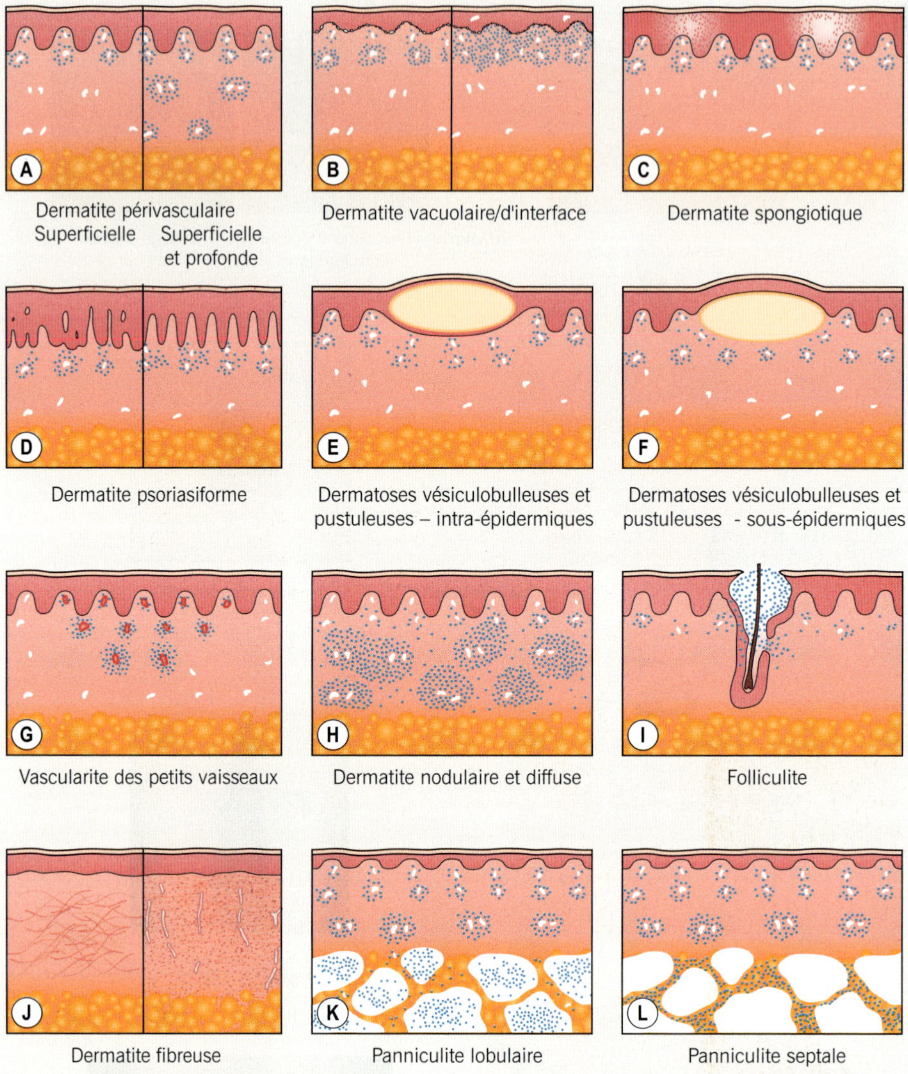

Fig. 1.7 Principaux types d'inflammation cutanée (reposant sur la classification d'Ackerman). Les types basiques d'inflammation résultent d'abord de la distribution de l'infiltrat des cellules inflammatoires dans le derme et/ou la graisse sous-cutanée (p. ex. nodulaire, périvasculaire). Ils reflètent aussi le caractère du processus inflammatoire lui-même (p. ex. pustuleux), la présence d'une atteinte des vaisseaux sanguins (p. ex. vascularite), des follicules pileux (p. ex. folliculite), d'un tissu dermique fibreux et/ou sous-cutané, et la formation de vésicules et de bulles. *Adapté de Ackerman AB. Histologic Diagnosis of Inflammatory Skin Diseases : A Method by Pattern Analysis. Philadelphia : Lea & Febiger, 1978.*

Tableau 1.6 Couleurs des lésions cutanées.

Couleur	Exemples cliniques
Blanche	Vitiligo, hypomélanose idiopathique en gouttes, calcinose cutanée
Ocre*	Hypopigmentation post-inflammatoire, nævus dépigmenté
Jaune	Hyperplasie sébacée, caroténodermie, xanthome
Rose à rouge brun (degré d'érythème influencé par le phototype cutané)	Psoriasis, dermatite, éruption médicamenteuse morbilliforme, exanthème viral
Orange rouge (saumon)	Pityriasis rubra pilaire
Vert	Infection ou colonisation à *Pseudomonas* (p. ex. d'une onycholyse)
Bleu	Ecchymose, lac veineux, mélanocytose dermique, nævus bleu, cyanose
Gris	Hyperpigmentation post-inflammatoire (dermique), érythème dyschromique persistant, argyrie
Pourpre/violacé	Purpura solaire, vascularite des petits vaisseaux, lichen plan, lymphome cutané
Brun	Kératose séborrhéique, nævus mélanocytaire composé, mélasma, hyperpigmentation post-inflammatoire (épidermique)
Noir	Infarctus avec nécrose, mélanome

** Ne pas confondre avec une augmentation de la pigmentation qui suit l'exposition aux ultraviolets.*

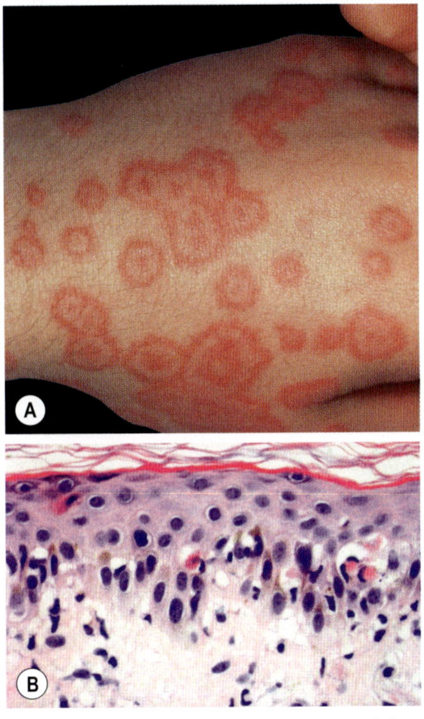

Fig. 1.8 Dermatite d'interface, type vacuolaire. **A** Érythème polymorphe – papules œdémateuses avec au centre un érythème sombre, entouré par un anneau d'œdème, puis un anneau d'érythème, produisant un aspect semblable à une cible **B** Altération vacuolaire le long de la jonction dermo-épidermique associée à une exocytose de kératinocytes. *Remerciements : Carlo F Tomasini, MD.*

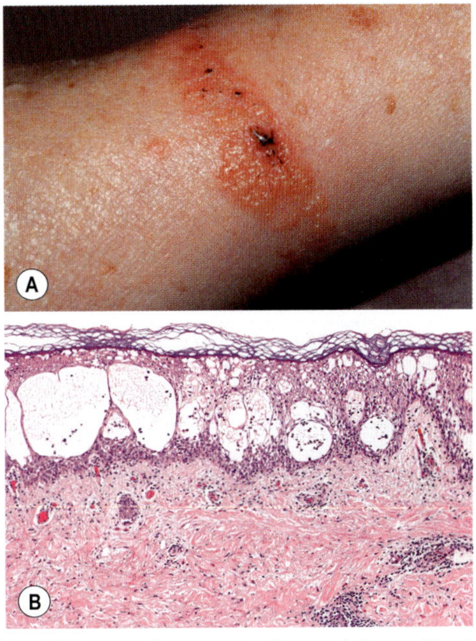

Fig. 1.9 Dermatite spongiotique. **A** Dermatite de contact allergique aiguë à *Toxicodendron radicans* (poison ivy). La coloration centrale noire est due à la résine de la plante. **B** Œdème intercellulaire (spongiose) et formation de vésicules dans l'épiderme. Des lymphocytes sont aussi observés à la fois dans l'épiderme et le derme. *Remerciements : A : Kalman Watsky, MD ; B : James Patterson, MD.*

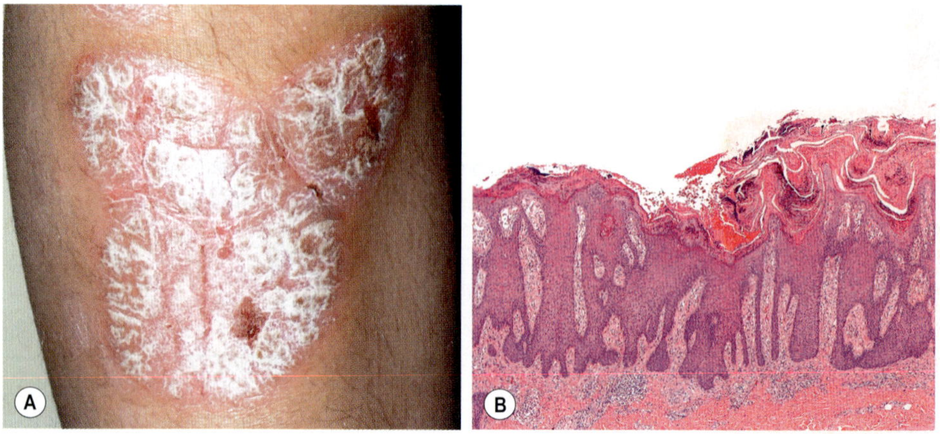

Fig. 1.10 Type psoriasiforme. A Plaque de psoriasis vulgaire – plaques roses avec des squames argentées sur la jambe ; cette description clinique utilise les éléments clés que sont la couleur, la lésion primitive, les modifications secondaires et le type de distribution (faces d'extension) dans le but d'arriver au diagnostic. **B** Hyperplasie épidermique habituelle et allongement des papilles dermiques avec de fines plaques suprapapillaires et une parakératose confluente. La parakératose est la représentation histologique des squames visibles. *Remerciements : A : Julie V. Schaffer, MD ; B : Lorenzo Cerroni, MD.*

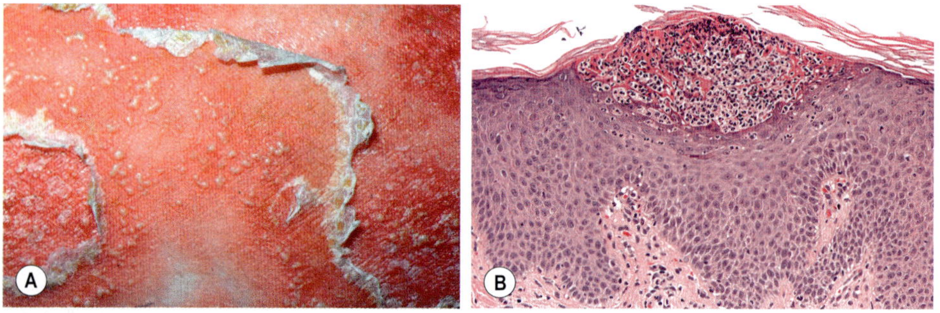

Fig. 1.11 Dermatose pustuleuse intra-épidermique. A Psoriasis pustuleux. **B** Collection de neutrophiles en dessous du stratum corneum (pustule sous-cornée). Neutrophiles dispersés dans la couche supérieure du corps de Malpighi. *Remerciements : A : Kenneth Greer, MD ; B : Lorenzo Cerroni, MD.*

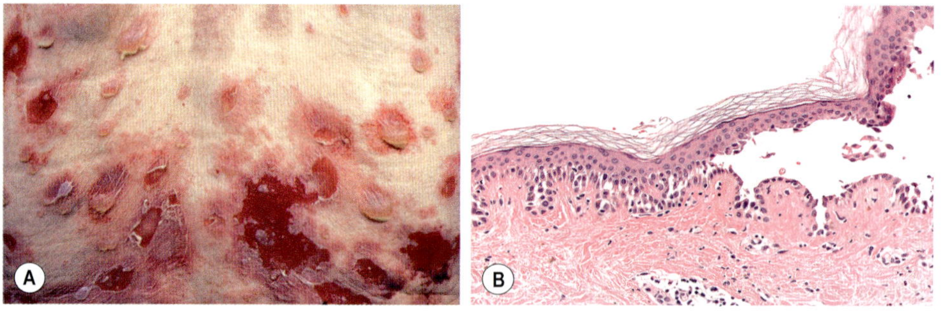

Fig. 1.12 Dermatose vésiculobulleuse intra-épidermique de type acantholytique. A Pemphigus vulgaire avec des bulles flasques et des érosions. Noter la localisation dépendante du contenu pustuleux des bulles. **B** Les kératinocytes dans l'épiderme profond ont perdu leurs attaches intercellulaires et ont été séparés les uns des autres, il en a résulté une bulle intra-épidermique. *Remerciements : A : Carlo Francesco Tomasini, MD ; B : Lorenzo Cerroni, MD.*

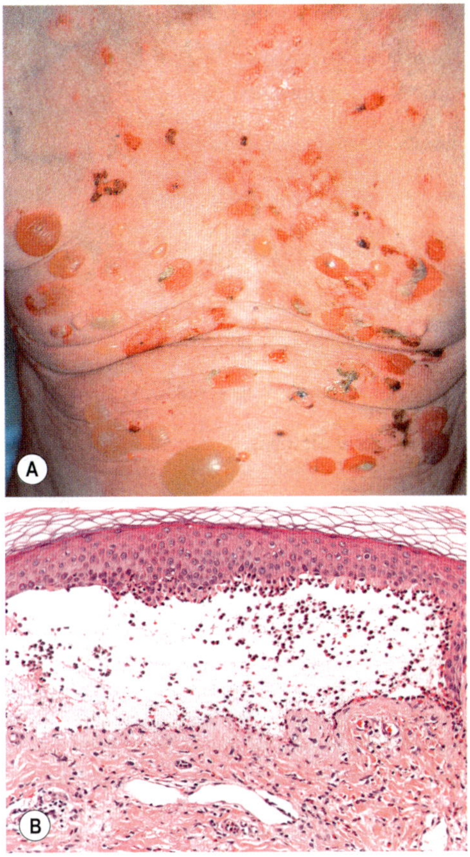

Fig. 1.13 Dermatose vésiculobulleuse sous-épidermique. A Pemphigoïde bulleuse avec bulles tendues. **B** Bulle sous-épidermique avec de nombreux éosinophiles dans la cavité bulleuse. *Remerciements : A : YDRSC ; B : Lorenzo Cerroni, MD.*

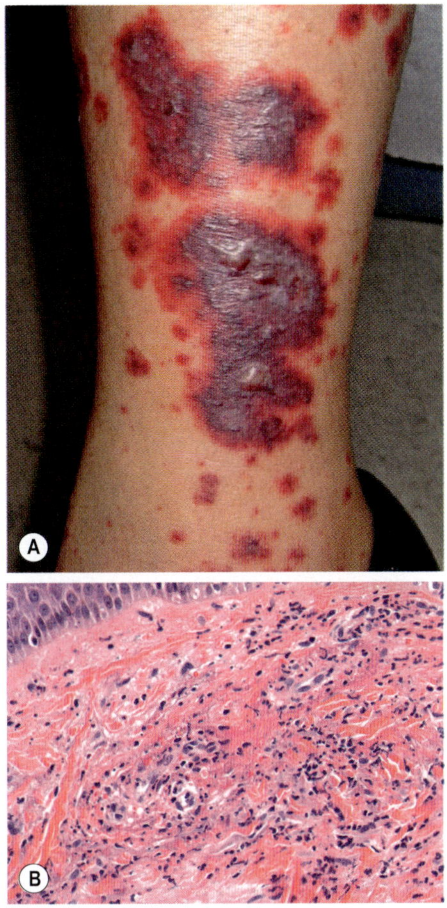

Fig. 1.14 Vascularite des petits vaisseaux. A Purpura palpable, inflammatoire, de la jambe. **B** Infiltrat périvasculaire et interstitiel de neutrophiles, avec poussière nucléaire (leucocytoclasie). On observe également de la fibrine dans la paroi des vaisseaux et une extravasation des érythrocytes. *Remerciements : A : Carlo F. Tomasini, MD ; B : Christine Ko, MD.*

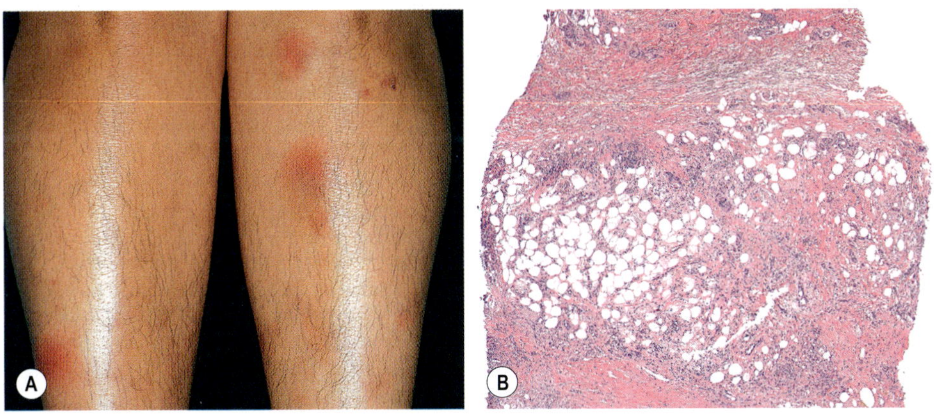

Fig. 1.15 Panniculite septale. A Multiples nodules rouge brun d'érythème noueux sur la face antérieure des jambes mêlés à des zones ayant l'apparence de cicatrisation ecchymotique. **B** Infiltrats granulomateux à prédominance septale avec formation de granulomes de Miescher caractéristiques. *Remerciements : A : Kenneth Greer, MD ; B : Christine Ko, MD.*

Tableau 1.7 Éruption cutanée aiguë chez une personne par ailleurs en bonne santé.

Affection	Manifestations caractéristiques
Urticaire (cf. chap. 14)	• La pathogénie comporte la dégranulation des mastocytes avec libération d'histamine • Lésion primaire : papule œdémateuse avec éruption érythémateuse • Distribution étendue • Très prurigineuse* • Les lésions prises individuellement sont transitoires (durée <24 heures) • Peuvent devenir chroniques (> 6 semaines)
Dermatite de contact allergique (cf. chap. 12)	• Mécanisme immunitaire et nécessitent une sensibilisation préalable • Lésion primaire : dermatite, avec vésicules, bulles et suintement quand sévère • Principalement sur les zones d'exposition; occasionnellement plus étendue en raison d'une autosensibilisation • Prurit, souvent marqué • Résolution spontanée en 2–3 semaines si pas de nouvelle exposition à l'allergène (p. ex. poison ivy, nickel)
Dermatite de contact irritative aiguë (cf. chap. 12)	• Effet toxique direct • Lésions primaires : de l'érythème aux bulles (p. ex. brûlure chimique) • Aux sites de l'exposition • Sensation de brûlure • Disparaît spontanément en 2–3 semaines s'il n'y a pas de nouvelle exposition à l'irritant (p. ex. acide fort, base forte)
Éruptions médicamenteuses exanthémateuses (morbilliformes) (cf. chap. 17)	• Mécanisme immunitaire, nécessite une sensibilisation préalable • Macules et papules de rose à rouge brun, s'effaçant à la pression; peuvent devenir prurigineuses à la partie distale des membres inférieurs • Distribution étendue • Peut être prurigineuse • Disparaît spontanément après 7–10 jours si pas de nouvelle exposition au médicament en cause
Pityriasis rosé (cf. chap. 7)	• Peut succéder à une maladie virale • Lésion primaire : papule ou plaque de forme ovale, rose à couleur saumon avec une fine squame blanche centrale et une collerette périphérique; occasionnellement vésiculeuse • La lésion initiale est souvent la plus grande (signe du médaillon) • Principalement le tronc et les extrémités proximales; peuvent avoir une disposition inversée (axillaire et inguinale); l'axe longitudinal des lésions est parallèle aux lignes de clivage de la peau • Régresse spontanément après 6–10 semaines; exclure une syphilis secondaire
Exanthèmes viraux (cf. chap. 68)	• Dus à une grande variété de virus, incluant rubéole, rougeole, entérovirus, parvovirus, adénovirus (cf. fig. 68.1) • Souvent associés à de la fièvre, un malaise, des arthralgies, myalgies, nausées, symptômes respiratoires supérieurs • Les lésions primaires vont de macules roses s'effaçant à la pression à des papules, des vésicules ou des pétéchies • La distribution varie d'une localisation acrale à une large distribution; il peut y avoir un énanthème • Disparaît spontanément après 3–10 jours

* *Il peut y avoir des brûlures plutôt que du prurit avec une vascularite urticarienne, et chacune des lésions de vascularite urticarienne peut durer plus de 24 heures.*

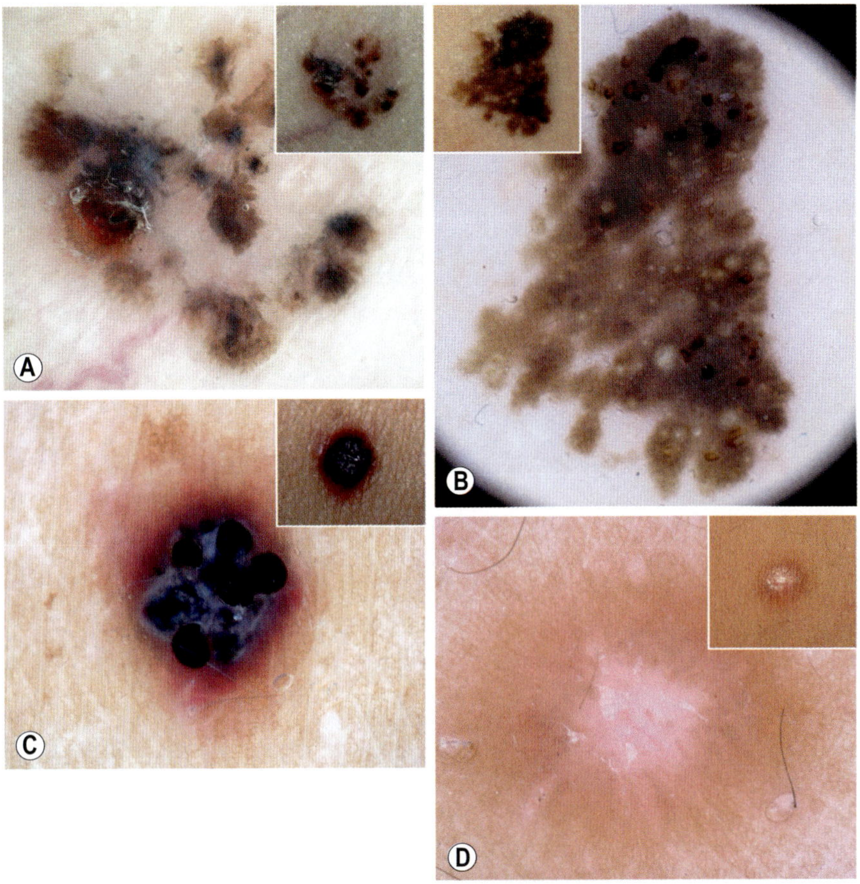

Fig. 1.16 Utilisation de la dermoscopie comme aide au diagnostic de quatre lésions cutanées pigmentées fréquentes (non mélanocytaires). A Carcinome basocellulaire pigmenté avec des zones ressemblant à des feuilles (îlots de couleur bleu gris) en périphérie et une petite érosion de couleur rougeâtre sur la partie gauche de la lésion. **B** Kératose séborrhéique avec des kystes typiques ressemblant à un milium (globules blanc brillant) et ouvertures comme des comédons (globules noirs en cibles). **C** Angiokératome avec des lacunes rouge noir clairement visibles de même que des structures arrondies bien délimitées. **D** Dermatofibrome avec tache blanche centrale caractéristique et pseudo-réseau périphérique. Les manifestations dermoscopiques de nævus mélanocytaire et de mélanome sont rappelées chap. 92 et 93.
Remerciements : Giuseppe Argenziano, MD et Iris Zalaudek, MD.

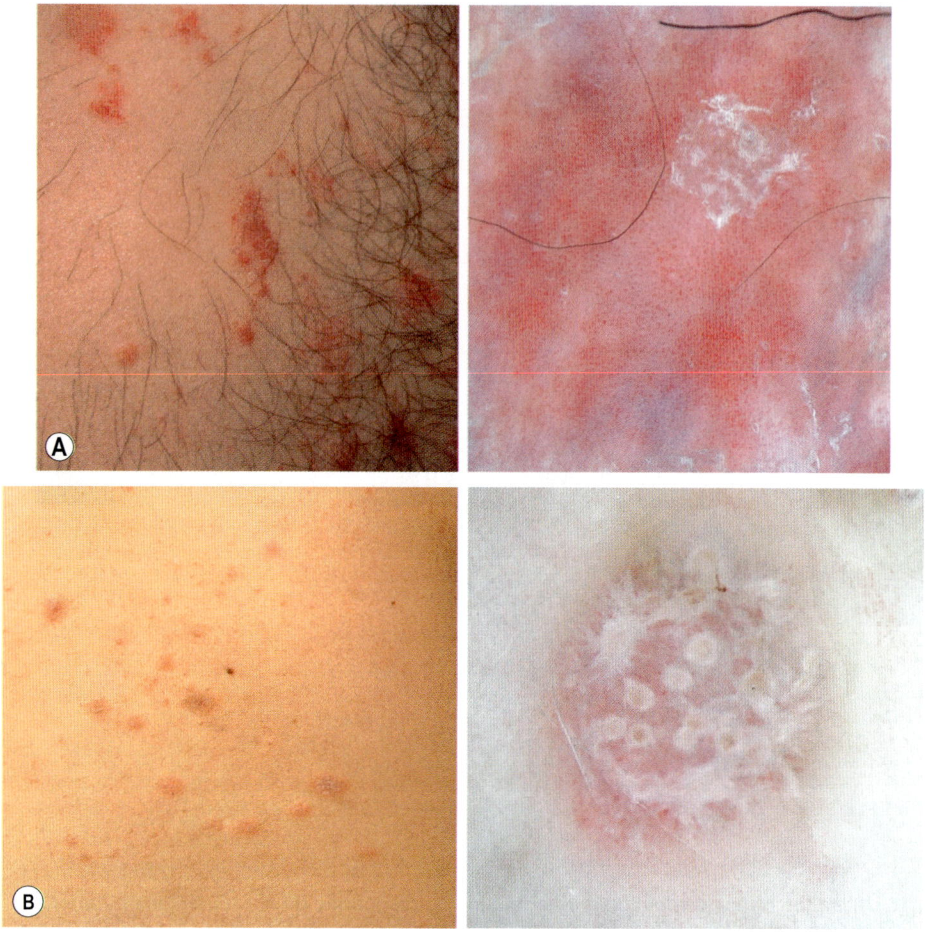

Fig. 1.17 Utilisation de la dermoscopie pour le diagnostic des affections inflammatoires. A En dermoscopie, le psoriasis en plaques habituel montre des vaisseaux en pointillés réguliers. **B** L'aspect dermoscopique du lichen plan est vraiment différent du précédent. Ici, les vaisseaux en pointillé sont situés en bordure des lignes blanches typiques et des mottes, ce qui ressemble beaucoup aux stries de Wickham trouvées dans le lichen plan de la muqueuse orale. *Remerciements : Giuseppe Argenziano, MD et Iris Zalaudek, MD.*

Diagnostics au lit du malade

2

- Un éventail de procédures diagnostiques réalisables au lit du malade est utilisé pour aider au diagnostic des affections cutanées.
- Les méthodes le plus souvent utilisées incluent l'examen microscopique d'un produit de grattage qui peut être monté en hydroxyde de potassium (KOH) ou en huile minérale et l'examen au microscope des tiges pilaires.

Hydroxyde de potassium (KOH) Préparation des squames

- L'examen microscopique des squames (*stratum corneum*), obtenu par grattage avec une lame métallique ou une lame de verre et monté en KOH, est communément réalisé pour chercher des infections fongiques cutanées superficielles (fig. 2.1).
- Ces infections fongiques incluent le pityriasis (*tinea*) versicolor, les dermatophytoses (*tinea*) corporelle/faciale/des mains/inguinale/des pieds et les candidoses cutanées (cf. chap. 64).
- L'addition de chlorazol noir au KOH peut améliorer la détection (cf. fig. 2.1B).
- Ni le genre ni l'espèce d'un dermatophyte ne peuvent être déterminés par l'examen de squames au KOH.
- Pour les onychomycoses, à la fois une partie de la tablette et des débris sous-unguéaux sont examinés ; de plus la partie de la tablette peut être fixée dans du formol et colorée au PAS (*periodic acid Schiff*) ou au Gomori (méthénamine d'argent) (cf. chap. 64).

Hydroxyde de potassium (KOH) Examen des tiges pilaires

- Les teignes du cuir chevelu (*tinea capitis*) sont divisées en deux formes principales : (1) endothrix – les conidies sont présentes dans les tiges pilaires ; et (2) ectothrix – tandis que les champignons se développent dans les tiges pilaires, les conidies se forment à leur surface (fig. 2.2 et 2.3 ; cf. chap. 64).
- Pour l'examen au KOH et les cultures fongiques, les cheveux fragiles et cassés sont préférés et peuvent être obtenus par raclage avec une lame métallique ou une lame de verre ou, chez les enfants, avec une brosse à dents stérile ou un coton-tige humecté.

Raclage avec de l'huile minérale pour suspicion de gale

- Placer 2–3 gouttes d'huile minérale sur une lame de verre. Immerger la lame métallique dans l'huile, puis racler les lésions suspectes, p. ex. sillons, papules inflammatoires. Ensuite, placer les produits du grattage cutané sur une lame de verre. Plusieurs lésions cutanées peuvent être raclées. La dermoscopie peut être utilisée avant le raclage pour mieux identifier les sillons et un parasite femelle adulte à l'extrémité du sillon (cf. chap. 71). Parfois, le KOH est utilisé plutôt que l'huile minérale. L'application ferme d'un ruban adhésif sur une lésion suspecte suivie d'un retrait rapide, puis d'un transfert sur une lame de verre, est une autre technique utilisable, elle permet un transport facile vers un laboratoire.
- En plus des parasites adultes, des œufs et des fèces (scybales) peuvent être observés à l'examen microscopique des produits de raclage (fig. 2.4 et 2.5).

Cytodiagnostic de Tzanck

- L'arrivée de l'examen en fluorescence directe (*direct fluorescent antibody* : DFA) et en PCR (*polymerase chain reaction*) pour détecter les infections virales par herpès simplex et VZV (*varicella-zoster virus*) a conduit à moins réaliser de cytodiagnostics de Tzanck.
- Néanmoins, il peut servir de test rapide, facile à réaliser au lit du malade, donnant des résultats immédiats, y compris dans les périodes de fermeture des laboratoires. Le test de Tzank est plus sensible quand il existe une vésicule ou une bulle intacte ; en cas d'immunodépression, les lésions croûteuses peuvent aussi être positives.
- Le toit est enlevé et le raclage du plancher de la vésicule doit être réalisé dans le but d'obtenir des kératinocytes infectés par le virus, qui sont finement dispersés sur une lame de verre, permettant le séchage, puis une coloration de Giemsa (fig. 2.6 et 2.7).

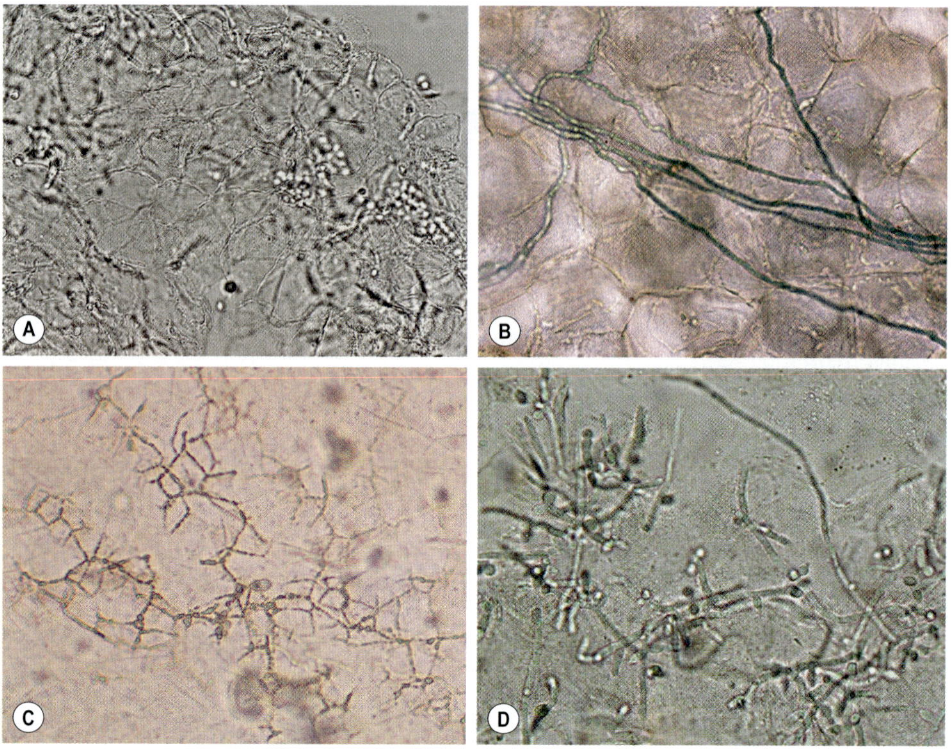

Fig. 2.1 Examen microscopique de préparations de squames avec l'hydroxyde de potassium (KOH). **A** Pityriasis (*tinea*) versicolor dû à *Malassezia* spp. avec des filaments courts et des grappes de levures. **B** Dermatophytose de la peau glabre (*tinea corporis*) due à un dermatophyte avec des hyphes qui traversent plus d'une cellule (squame) et sont ramifiées. Le noir chlorazol a été ajouté au KOH, les hyphes colorées sont faciles à détecter. **C** Modèle de ramifications en mosaïque qui représentent les jonctions des cellules épidermiques normales : cause de faux diagnostics positifs des examens au KOH. **D** Candidose cutanée avec des formes levuriques et des pseudo-hyphes. Les pseudo-hyphes peuvent parfois être difficiles à distinguer des hyphes.
Remerciements : A : Ronald Rapini, MD; B : YDRSC; C : Louis A Fragola, MD; D : Frank Samarin, MD.

Examen microscopique des molluscum contagiosum

- Chez certains patients, les lésions de molluscum contagiosum peuvent ne pas avoir l'apparence classique – pa ex. en raison d'une inflammation, de traitements antérieurs, d'une grande taille – aussi une confirmation du diagnostic sans recourir à une biopsie cutanée peut être utile.
- Le centre du papulonodule, qui est souvent d'une couleur pâle, est doucement cureté pour enlever un noyau composé de particules virales, le contenu est finement réparti sur une lame de verre; du sérum physiologique ou du KOH peut être ajouté avant de placer la lamelle (fig. 2.8).

Coloration de Gram

- Réalisée quand du matériel pustuleux est disponible pour identifier des bactéries aussi bien Gram-positives que Gram-négatives (fig. 2.9).
- De plus, des champignons (p. ex. *Candida*) peuvent être identifiés.

Raclages dermiques et appositions

- En cas de suspicion d'embole septique ou d'infection primaire atteignant le derme et/ou le tissu sous-cutané (bactérienne, fongique, parasitaire), en plus d'une biopsie cutanée stérile (fig. 2.10), une apposition ou un raclage du derme peut être réalisée. Souvent, le patient est immunodéprimé. S'il y a un écoulement de pus, alors une coloration de Gram et une préparation au KOH sont réalisées en priorité.
- Dans une apposition, la base de la biopsie cutanée incluant le derme plus ou moins le tissu sous-cutané est apposée à plusieurs reprises sur une lame de verre. Après séchage pendant plusieurs minutes, la lame est colo-

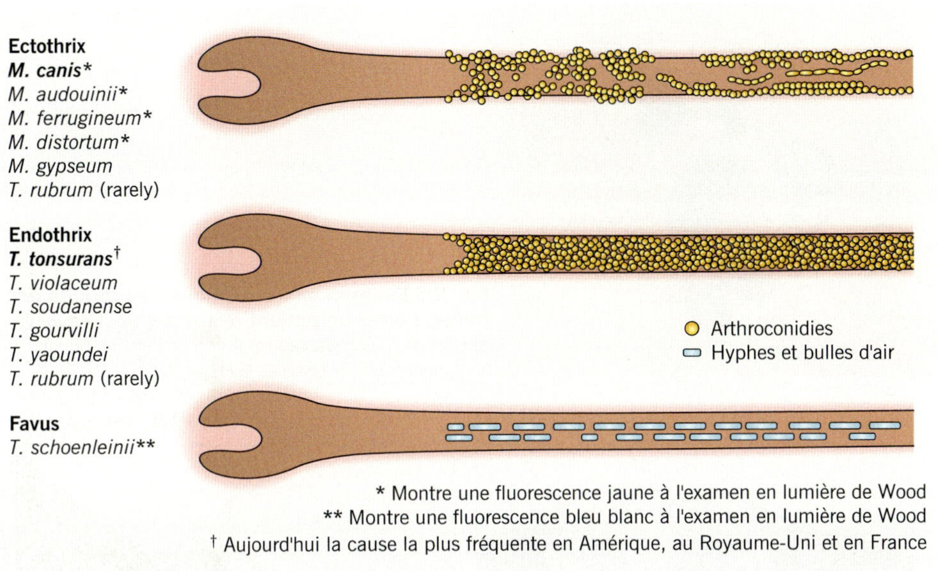

Fig. 2.2 Les trois types d'invasion des cheveux dans les teignes et les dermatophytes en cause. Cf. chap. 64 pour les détails supplémentaires.

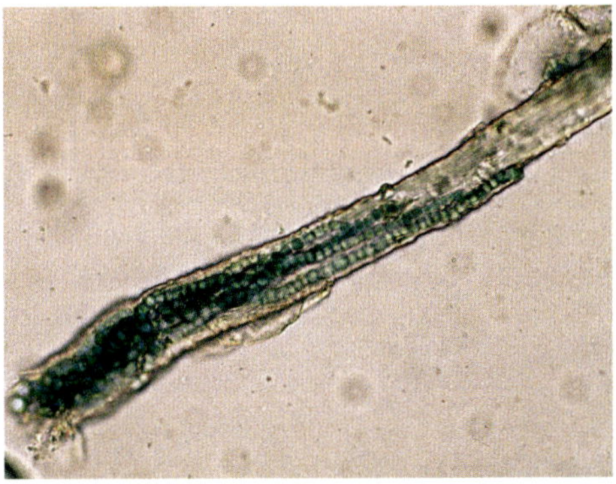

Fig. 2.3 Examen microscopique d'une préparation au KOH d'une tige pilaire avec une infection endothrix à dermatophytes (teigne du cuir chevelu, *tinea capitis*). L'espèce la plus fréquente pour une infection endothrix est *Trichophyton tonsurans*. Le noir chlorazol a été ajouté au KOH.

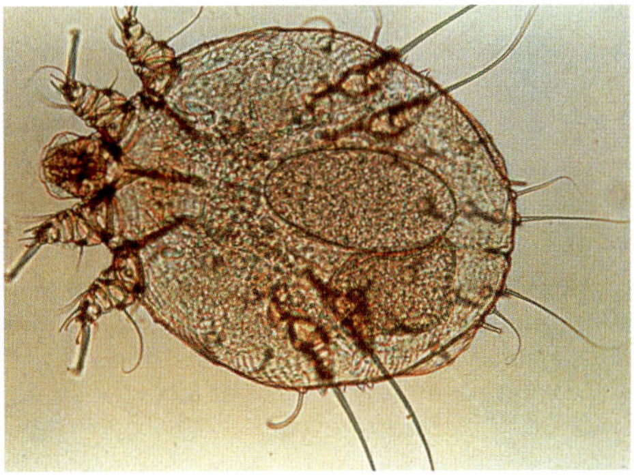

Fig. 2.4 Examen microscopique de produits de raclage chez un patient ayant une gale. Femelle *Sarcoptes scabiei* var. *hominis* acarien avec des œufs. Elle a un corps ovale, plat avec des ondulations comme des rides et huit pattes. *Avec l'autorisation de Taplin D, Meinking TL. Infestations. In : Schachner LA, Hansen RC (Eds.), Pediatric Dermatology, 4 th edn. Edinburgh, UK : Mosby, 2011 : 1141–1180.*

rée (p. ex. coloration de Gram, coloration de Giemsa ; fig. 2.11).

• Dans un raclage dermique, l'épiderme (s'il est présent) est repoussé après injection d'un anesthésique local, puis une curette est utilisée pour racler le tissu dermique et le mettre sur une lame.

Coloration de Giemsa pour éosinophiles ou amastigotes

• L'identification des éosinophiles peut aider à faire une distinction entre des vésiculopustules d'un érythème toxique du nouveau-né, d'une mélanose pustuleuse néonatale et d'une candidose congénitale.

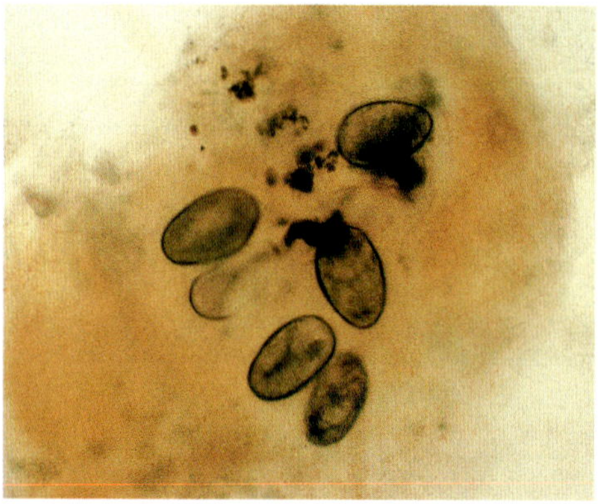

Fig. 2.5 Examen microscopique de produits de raclage chez un patient ayant la gale. Des œufs ovales et des scybales (fèces) sont visibles. *Remerciements : Craig N. Burkhart, MD, et Craig G. Burkhart, MD.*

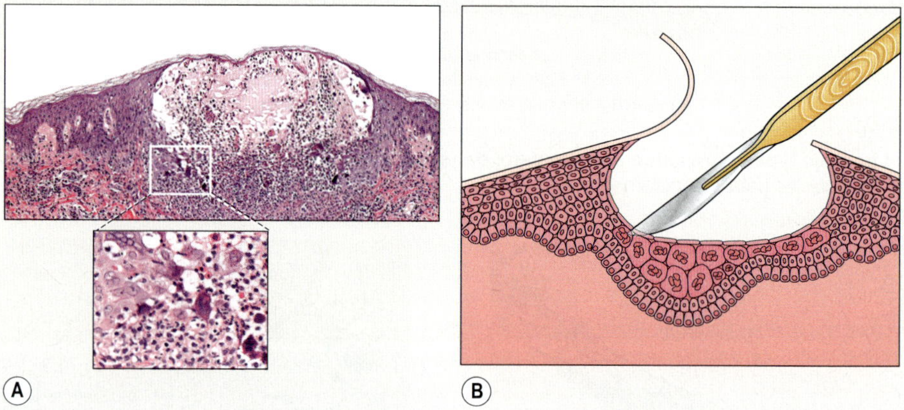

Fig. 2.6 Démonstration de la présence de kératinocytes infectés par des virus dans les lésions vésiculobulleuses d'herpès, de varicelle et de zona. A Histologiquement, modifications virales (p. ex. cellules géantes multinucléées) observées à la base des vésicules ; noter leur absence dans le toit. **B** Le raclage de la base de la vésicule est effectué après que le toit a été repoussé. *Remerciements : A : Lorenzo Cerroni, MD.*

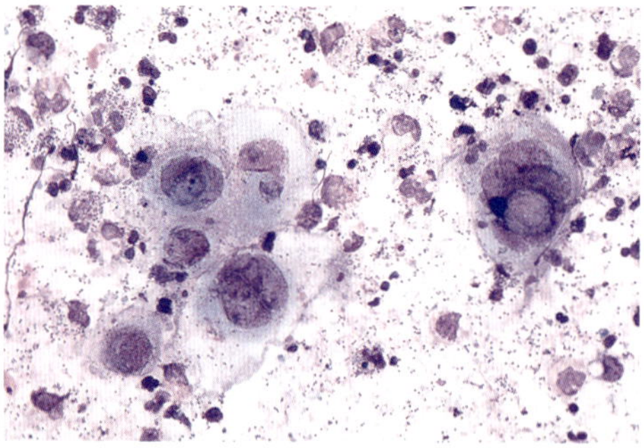

Fig. 2.7 Cytodiagnostic de Tzanck montrant des cellules géantes multinucléées. De telles cellules sont observées dans l'herpès, la varicelle et le zona (coloration de Giemsa). *Remerciements : Louis A Fragola, Jr, MD.*

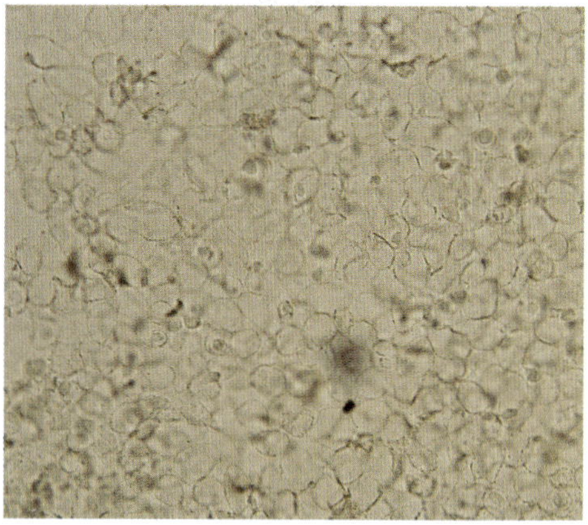

Fig. 2.8 Grands corps ronds de molluscum obtenus par raclage de la partie centrale d'un papulonodule. Les produits de raclage peuvent être montés avec du sérum physiologique ou une solution de KOH. *Remerciements : Bradley Bloom, MD.*

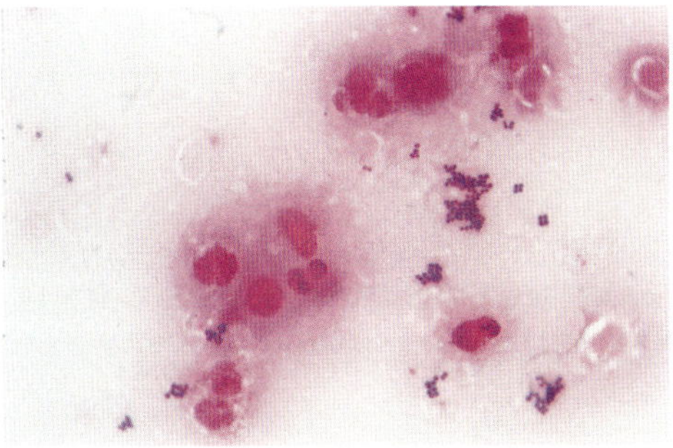

Fig. 2.9 Coloration de Gram sur du pus montrant des leucocytes polynucléaires (neutrophiles) et des cocci Gram-positifs en grappes (*Staphylococcus aureus*). *Ekkelenkamp, MB, Rooijakkers, SHM, Bonten, MJM. In : Cohen J, Powderly W, Opal S (Eds.),* Infectious Diseases, *3rd edn. Edinburgh, UK : Mosby, 2010.*

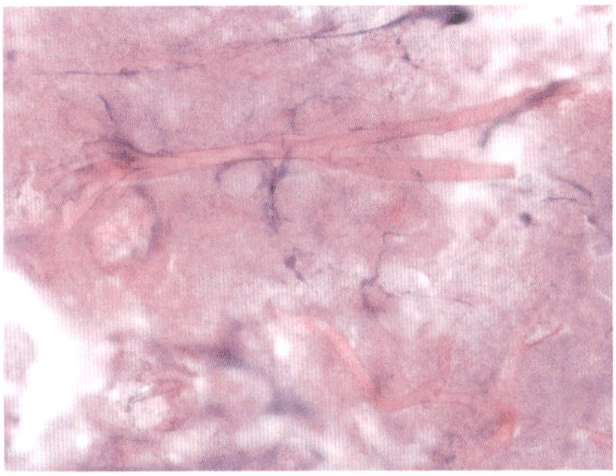

Fig. 2.11 Examen microscopique d'une apposition provenant d'une biopsie au bistouri effectuée sur une lésion nécrotique sur la poitrine d'un patient immunodéprimé. Noter les ramifications, comme du ruban, non cloisonnées, des hyphes, caractéristiques de *Rhizopus*. *Remerciements : Jean L. Bolognia, MD.*

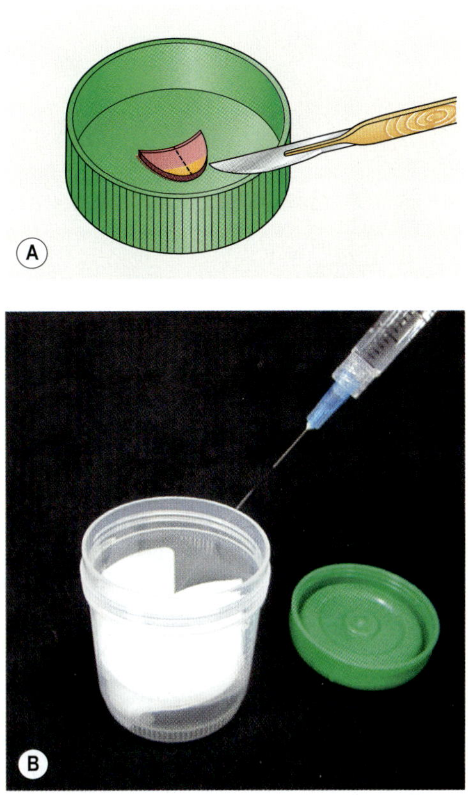

Fig. 2.10 Réalisation d'une biopsie cutanée stérile. En cas de suspicion d'embole septique ou d'infection cutanée primaire du derme et/ou sous-cutanée. Le matériel requis comporte un antiseptique chimique (p. ex. chlorhexidine), des tampons d'alcool, un anesthésique local, un punch pour biopsie ou un bistouri, des ciseaux stériles, des pinces, un récipient stérile collecteur d'urine contenant un tampon de gaze humecté avec une solution saline non bactériostatique et des lames de verre. Après avoir nettoyé la peau (antiseptique puis alcool), un anesthésique local est injecté dans la peau, et une biopsie du derme et du tissu sous-cutané est réalisée (cf. chap. 1). **A** L'échantillon est coupé en deux morceaux sur la face stérile du couvercle du récipient, tout en évitant une compression du tissu. Une alternative est de faire deux biopsies. **B** Une partie est placée dans la partie stérile du récipient collecteur d'urine, avec la gaze humectée, et la base de la seconde partie est appliquée à plusieurs reprises sur la lame de verre avant d'être placée dans du formol. Le récipient stérile scellé est transporté manuellement au laboratoire de microbiologie. Une fois la lame de verre séchée, l'empreinte peut être colorée pour détecter les organismes infectieux.

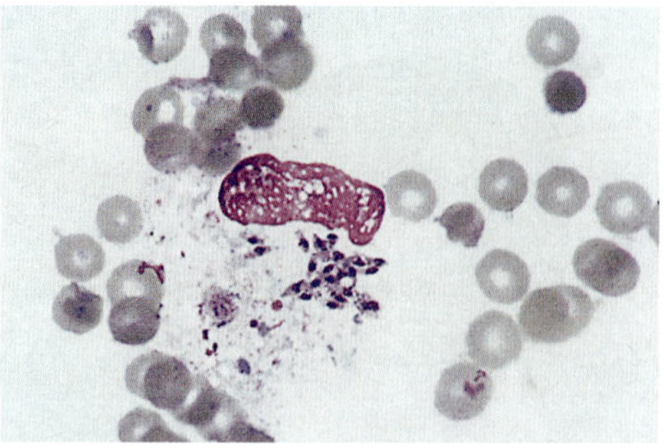

Fig. 2.12 Tissu dermique obtenu d'une incision cutanée et d'un raclage d'une lésion cutanée de leishmaniose montrant des amastigotes dans les macrophages. *Peters W, Pasvol G. Tropical Medicine and Parasitology, 6th edn. London : Mosby, 2007.*

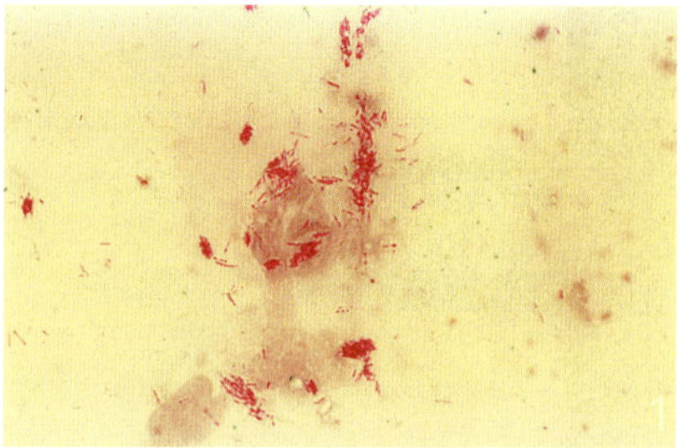

Fig. 2.13 Frottis coloré au Ziehl-Neelsen montrant des bacilles acido-résistants chez un patient ayant une lèpre. *Peters W, Pasvol G. Tropical Medicine and Parasitology, 6th edn. London : Mosby, 2007.*

• Une entaille cutanée et un raclage des lésions cutanées d'une leishmaniose peuvent montrer des amastigotes dans les macrophages après coloration au Giemsa (fig. 2.12).

Colorations acido-résistantes pour la lèpre

• Quand une lèpre est suspectée, un pli cutané est fermement pressé et une petite incision est faite avec un scalpel, le liquide est exprimé est étalé sur une lame, laissé sécher et coloré au Fite ou au Ziehl-Neelsen (fig. 2.13).

• Pour la bacilloscopie, les zones cutanées qui sont examinées sont les lobes des oreilles, les coudes, le dos des doigts, les lésions ou les zones infiltrées.

• Alors que *Mycobacterium leprae* acido-résistant est trouvé chez ≤ 5 % des patients qui ont une lèpre tuberculoïde, il l'est chez 100 % de ceux ayant une lèpre lépromateuse (cf. chap. 62).

Microscopie à fond noir pour les infections tréponémiques

• La microscopie à fond noir est utilisée sans coloration pour l'examen des organismes vivants et en dermatologie, principalement pour le diagnostic de la syphilis primaire et moins souvent de la syphilis secondaire (cf. chap. 69).

• L'exsudat séreux exprimé contenant un minimum de globules rouges est placé sur une lame, puis couvert d'une lamelle.

• *Treponema*, qui est un spirochète, a une morphologie caractéristique et un type particulier de mouvements (fig. 2.14).

Évaluation des folliculites

• Tandis que les formes les plus fréquentes de folliculite sont associées à une flore normale ou à *Staphylococcus aureus*, il existe des formes dues à des bacilles Gram-négatifs (p. ex. *Pseudomonas*), *Pityrosporum* (*Malassezia*) spp., herpes simplex et *Demodex* spp.

• Pour les bactéries, les cultures sont le principal moyen de diagnostic, mais pour les folliculites à *Pityrosporum* et *Demodex*, le diagnostic au lit du malade est la clé (fig. 2.15). Dans les folliculites à *Pityrosporum*, seules les formes levures sont observées.

Examen des tiges pilaires

• L'évaluation d'une chevelure clairsemée, qui peut être due à une miniaturisation, une perte de cheveux ou des cassures, comporte le plus souvent une traction douce et un examen des tiges pilaires plutôt coupées qu'arrachées ; certains cliniciens arrachent aussi vigoureusement des cheveux pour réaliser un trichogramme (20–40 cheveux avec une pince à hémostase dont les mâchoires sont couvertes de caoutchouc).

• En général, des cheveux télogènes sont obtenus par une traction légère, mais dans des affections telles que le syndrome des cheveux anagènes caducs, on peut trouver aussi des cheveux anagènes (cf. chap. 56).

• Dans un trichogramme, le ratio des cheveux anagènes/télogènes est déterminé par examen microscopique des bulbes pilaires (fig. 2.16). Le ratio normal anagènes/télogènes est de 9/1, mais

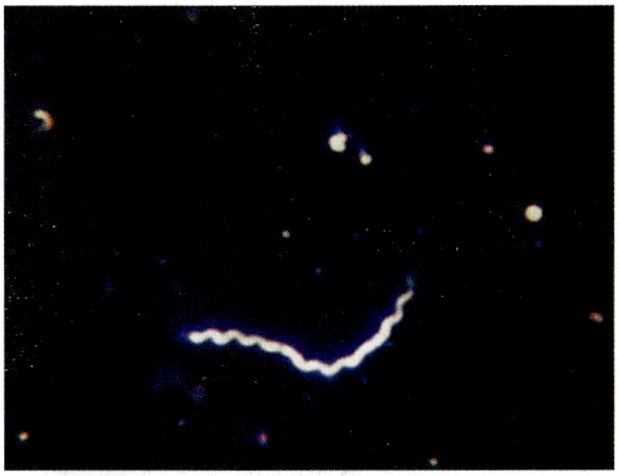

Fig. 2.14 Examen d'un spirochète au microscope à fond noir. Les tréponèmes sont reconnus par leur forme caractéristique en tire-bouchon et leurs mouvements d'avant en arrière avec rotation sur leur axe longitudinal. *Morse et al. Atlas of Sexually Transmitted Diseases and AIDS, 3rd edn. London : Mosby; 2003.*

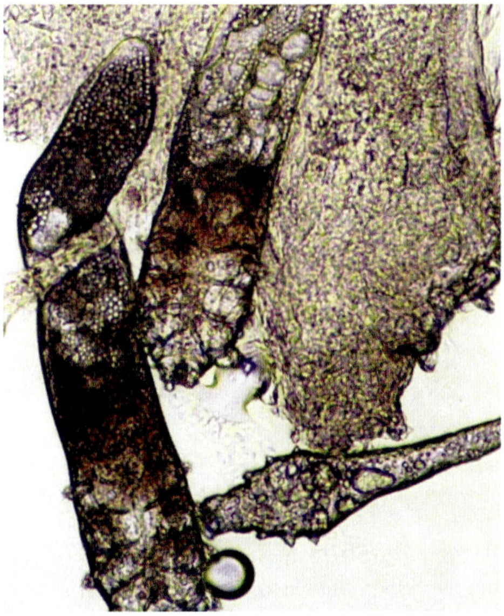

Fig. 2.15 Examen microscopique du contenu folliculaire chez un patient ayant une folliculite à *Demodex*.

dans l'effluvium télogène il peut être de 7/3 ou moins.

- L'examen de la tige pilaire peut aussi détecter une infection bactérienne ou fongique (p. ex. trichomycose axillaire, piedra blanche, piedra noire), des gaines coulissantes, des lentes dues à une infestation par des poux, et des anomalies de la tige pilaire (p. ex. trichorrhexie noueuse) (fig. 2.17) (cf. chap. 56, 64 et 71).
- Pour une détection optimale des anomalies de la tige pilaire, on réalise un montage dans du Permount™ (un adhésif composé de polymères dissous dans du toluène).

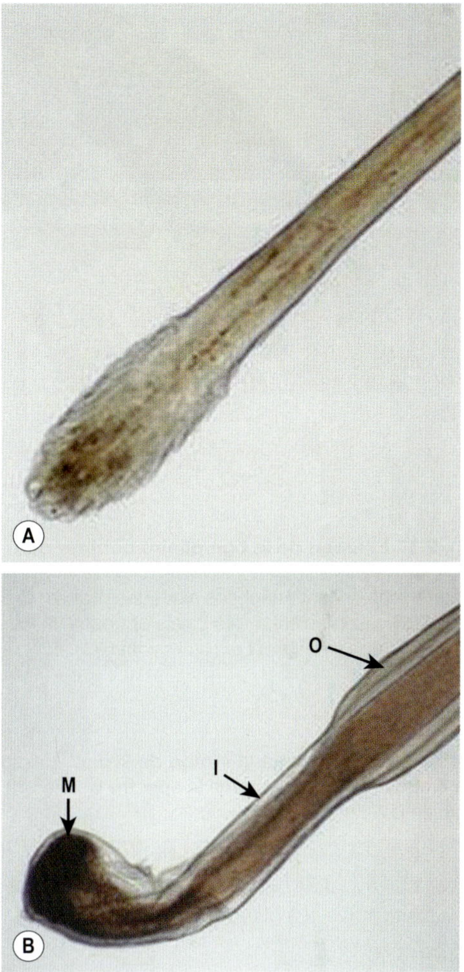

Fig. 2.16 Comparaison d'une tige pilaire télogène versus anagène. A Une tige pilaire télogène a un bulbe en forme de massue. **B** Un cheveu anagène ayant une gaine attachée à la racine ainsi qu'un bulbe pigmenté et déformé ressemble parfois à une crosse de hockey. I : gaine pilaire interne; M : matrice; O : gaine pilaire externe. *Remerciements : B : Leonard Sperling, MD.*

Identification d'arthropodes

- Une autre procédure diagnostique au lit du malade est l'identification de poux, d'insectes (p. ex. punaises) et d'arachnides (par. ex. tiques). Les chap. 71 et 72 passent en revue leur identification par leurs caractères cliniques et microscopiques.

Examen à la lampe de Wood

- Le tableau 2.1 donne les grands traits des couleurs fluorescentes observées après absorption des irradiations UVA par différentes substances.

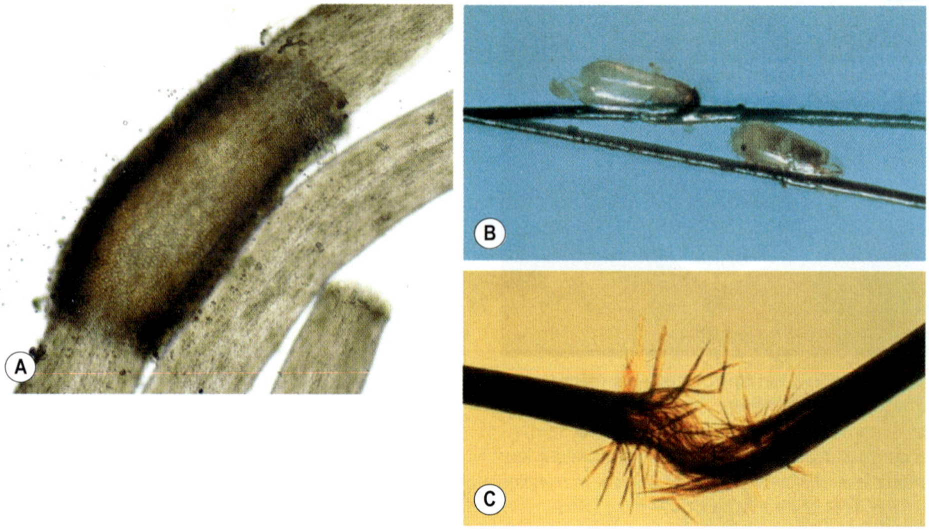

Fig. 2.17 Examen de la tige pilaire comme outil diagnostique. A Nodule composé de nombreuses conidies de *Trichosporon inkin* chez un patient ayant une piedra blanche. **B** Deux enveloppes d'œufs de pou de tête (lentes) sont attachées aux tiges pilaires. **C** Dans la trichorrhexie noueuse, les deux extrémités de la tige pilaire ressemblent à des balais opposés. *B : autorisation de Taplin D, Meinking TL. Infestations. In : Schachner LA, Hansen RC (Eds.), Pediatric Dermatology, 4 th edn. Edinburgh, UK : Mosby, 2011 : 1141–1180. Remerciements : C : Christine Ko, MD.*

Tableau 2.1 Examen à la lampe de Wood. L'irradiation UVA (pic de ~ 365 nm) est réalisée par une lampe de Wood. Les couleurs dans le spectre visible ont des longueurs d'onde plus grandes et moins d'énergie que les UVA.

Coloration/changement de couleur par fluorescence	Exemple(s) clinique(s)
De blanc crayeux à blanc bleuté	Vitiligo (lésion complètement constituée)
Rose corail	Érythrasma (cf.fig. 61.10B)
De doré à jaune vert	Pityriasis (*tinea*) versicolor
De bleu vert à jaune vert	*Tinea capitis* due à *Microsporum* spp.
Renforcement de l'hypopigmentation	Tache en feuille de sorbier
Renforcement de la pigmentation brune	Lentigines, hyperpigmentation épidermique post-inflammatoire
Coloration brune à gris brun devenant moins visible	Hyperpigmentation post-inflammatoire de type dermique

3 Fièvre et éruption

• Différents états infectieux et inflammatoires peuvent se présenter avec de la fièvre et une éruption (fig. 3.1). Les manifestations cutanées vont d'une éruption morbilliforme ou d'une urticaire (fig. 3.2 et 3.3) à des lésions pétéchiales, vésiculobulleuses et pustuleuses (fig. 3.4 à 3.7).

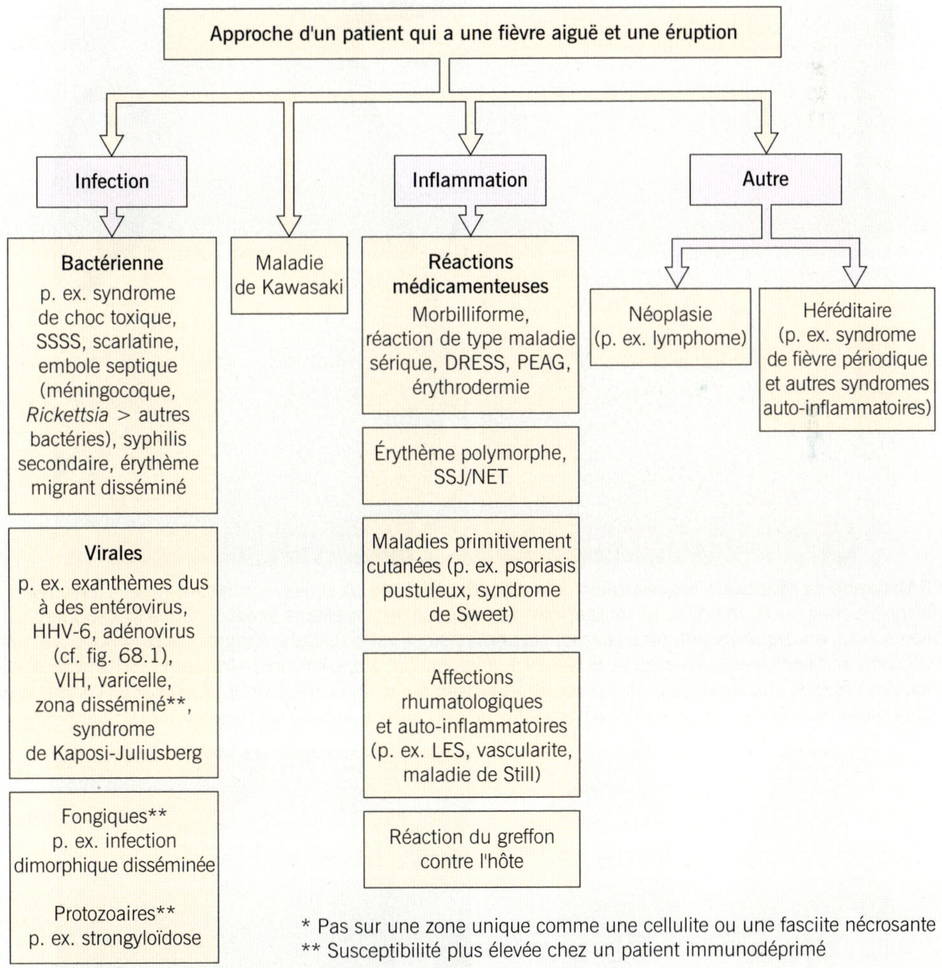

Fig. 3.1 Approche diagnostique d'un patient ayant une fièvre aiguë et une éruption. HHV : *human herpes virus* ; NET : nécrolyse épidermique toxique ; PEAG : pustulose exanthématique aiguë généralisée ; SSJ : syndrome de Stevens-Johnson ; SSSS : *staphylococcal scalded skin syndrome*.

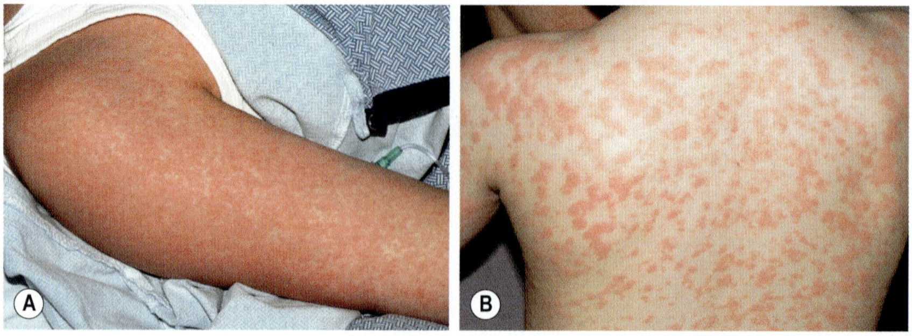

Fig. 3.2 Éruptions médicamenteuses morbilliformes. **A** Discrètes macules roses et fines papules, devenant confluentes à la face postérieure du bras, qui est une zone immobilisée chez ce patient hospitalisé. **B** Papules roses plus œdémateuses (« urticariennes ») ; à la différence de l'urticaire véritable, ces lésions ne sont pas fugaces. *Remerciements : Julie V. Schaffer, MD.*

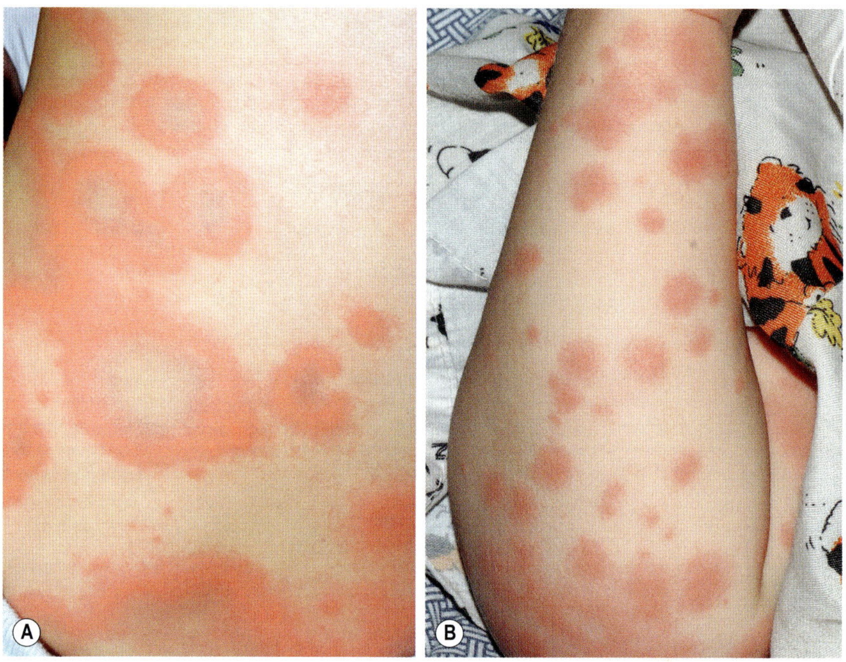

Fig. 3.3 Urticaire et réactions ressemblant à la maladie sérique. **A** Urticaire annulaire géante (urticaire « polymorphe ») chez un jeune enfant ayant une infection respiratoire supérieure virale. Chaque lésion dure <24 heures mais, en disparaissant, elles laissent souvent une coloration violacé sombre qui peut conduire à un diagnostic erroné d'érythème polymorphe. **B** Réaction ressemblant à une maladie sérique due à l'amoxicilline. Certaines des papules urticariennes et des plaques annulaires ont une composante purpurique, et l'éruption était accompagnée de fièvre élevée, lymphadénopathies, arthralgies et œdème acral. *Remerciements : Julie V. Schaffer, MD.*

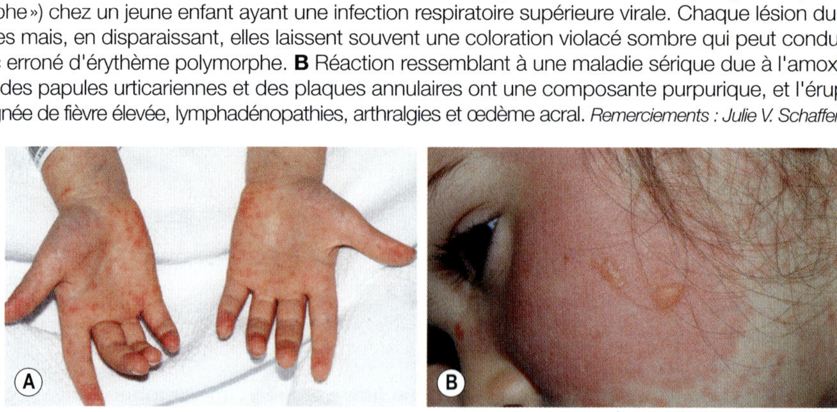

Fig. 3.4 Syndrome de Stevens-Johnson. Le patient a d'abord développé de multiples petites papules roses ressemblant à une éruption morbilliforme mais avec accentuation sur les paumes (**A**). Un jour plus tard, un érythème confluent et des bulles se sont développés (**B**), et une atteinte des lèvres vermillon et de la conjonctive était apparente. *Remerciements : Julie V. Schaffer, MD.*

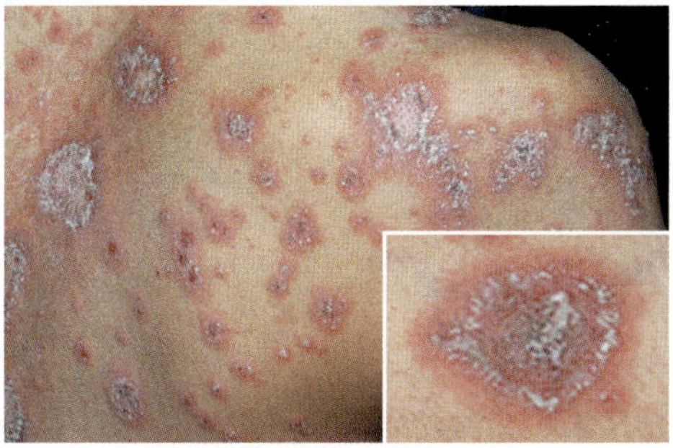

Fig. 3.5 Psoriasis pustuleux chez un patient pédiatrique. Multiples papulopustules et placards rouges extensifs avec formation de pustules sur la bordure de progression. Cette éruption était généralisée et associée à de la fièvre et un malaise. *Remerciements : Julie V. Schaffer, MD.*

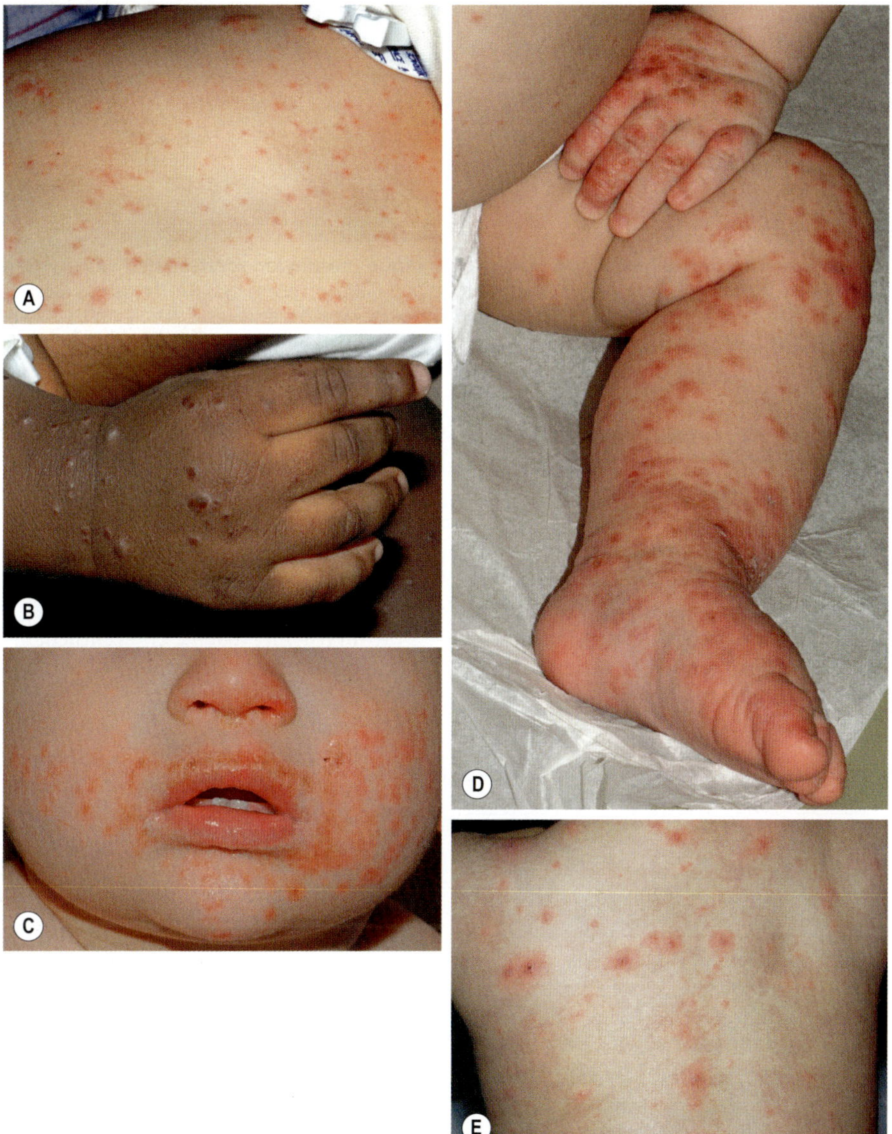

Fig. 3.6 Exanthèmes viraux. **A** Exanthème à entérovirus se présentant sous forme de petites papules roses disséminées, nombreuses pétéchies au centre. **B-D** Éruption vésiculeuse disséminée due à une infection à virus Coxsackie A6 avec une atteinte péri orale caractéristique (**C**) et un *eczema coxsackium* chez un nourrisson ayant une dermatite atopique (**D**). **E** Vésicules dispersées sur une base érythémateuse au cours de la varicelle, avec des lésions à différents stades d'évolution. *Remerciements : Julie V. Schaffer, MD.*

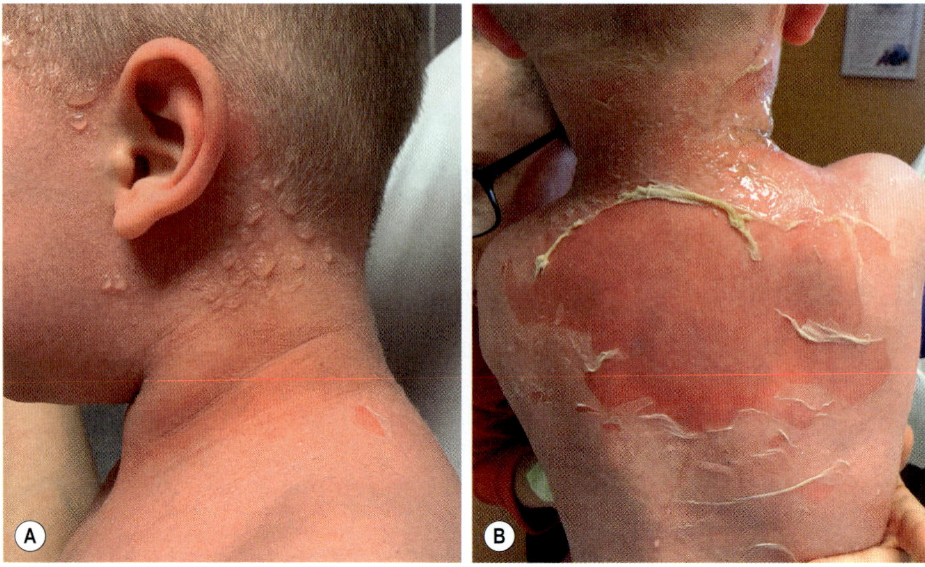

Fig. 3.7 Syndrome d'épidermolyse aiguë staphylococcique (*staphylococcal scaled skin syndrome*) chez un enfant de 2 ans. **A** Érythème diffus, tendu avec accentuation sur le cou. Noter les vésicules flasques, les plissements cutanés et les érosions superficielles. **B** Développement ultérieur de décollements extensifs, superficiels de la peau. *Remerciements : Julie V. Schaffer, MD.*

- Les manifestations cliniques permettant de faire le tri parmi les différentes entités pour le diagnostic différentiel de l'exanthème d'une éruption médicamenteuse sont résumées fig. 3.8.
- Bien que les manifestations cutanées initiales de certaines affections susceptibles de menacer le pronostic vital puissent ressembler à une affection bénigne plus fréquente, le développement d'autres manifestations cutanées ou extra-cutanées apporte des arguments pour corriger le diagnostic (tableau 3.1).

Maladie de Kawasaki

- Syndrome aigu fébrile avec vascularite multisystémique qui atteint principalement les enfants < 5 ans (rarement les adultes), avec une incidence 3 fois plus élevée chez les Asiatiques que chez les Caucasiens.
- Cause la plus fréquente d'atteinte cardiaque acquise aux États-Unis, avec la plus grande morbidité provenant d'anévrismes des artères coronaires.
- La cause demeure inconnue ; les facteurs supposés incluent une prédisposition génétique à une activation immune, et peut-être un élément déclenchant infectieux.
- Les critères diagnostiques incluent la fièvre (> 39 °C) pendant ≥ 5 jours plus la présence de ≥ 4 des 5 critères suivants :
  - Injection bilatérale, non purulente de la conjonctive bulbaire
  - Modifications oropharyngées telles que lèvres « gercées »/fissurées (fig. 3.9), langue « framboisée », et hyperémie diffuse
  - Lymphadénopathies cervicales (> 1,5 cm ; habituellement unilatérales)
  - Érythème, œdème et (éventuellement) desquamation des mains et des pieds (fig. 3.10A)
  - Exanthème polymorphe – morbilliforme ou urticarien > érythème de type polymorphe (fig. 3.10B), scarlatiniforme ou pustuleux
- Les manifestations initiales sont souvent érythémateuses dans la région périnéale, suivies d'une desquamation (fig. 3.10B à 3.10D) ; des manifestations subaiguës peuvent inclure une éruption psoriasiforme et une (pseudo) chromonychie transversale orange marron.
- Maladie de Kawasaki « incomplète » (plus fréquente chez les petits enfants), diagnostiquée en cas de fièvre depuis ≥ 5 jours et anomalies des artères coronaires (par échocardiographie ou angiographie) mais < 4 autres critères.
- D'autres atteintes peuvent survenir : cardiaques (ex : myo/péricardite, anomalies valvulaires), du SNC (ex : irritabilité, méningite aseptique), musculosquelettiques (ex : arthrite), gastro-intestinales et génito-urinaires.

Signe associé (+)	Diagnostics
Lésions transitoires*	**Urticaire**
Lésions transitoires* + Arthrite/arthralgies ± fièvre	Éruption de type maladie sérique Vascularite urticarienne Maladie de Still Syndrome de Schnitzler Syndromes de fièvre périodique
Malaise, céphalées, toux, fièvre, nausée, vomissements, diarrhée et/ou myalgies	**Exanthème viral** (cf. fig. 68.1) DRESS/SHM > EM/SSJ/NET Syphilis secondaire *Maladie de Kawasaki* GVHD Syndrome aigu de greffe Syndrome de choc toxique Méningococcémie, précoce Infection rickettsienne, précoce
Hypotension	Syndrome de choc toxique
Pharyngite	***Scarlatine* (strep. groupe A)** **Infection EBV > CMV** Syndrome VIH aigu Infection à *Aracnobacterium haemolyticum*
Atteinte muqueuse (p. ex. conjonctivale, orale, urétrale)	**Exanthème viral (conjonctival, oral)** **Varicelle (orale [érosive])** EM/SSJ/NET (multiple [érosive]) *Maladie de Kawasaki* (injection conjonctivale, orale) GVHD (multiple) Syndrome de choc toxique (injection conjonctivale, orale) Maladies bulleuses auto-immunes (possiblement induites par des médicaments) Syndromes de fièvre périodique (conjonctivale, orale)
Érythème confluent	*Scarlatine* *Syndrome d'épidermolyse aiguë staphylococcique* Syndrome de choc toxique DRESS/SHM ou SSJ/NET, précoce PEAG ou psoriasis pustuleux, précoce *Maladie de Kawasaki*
Œdème facial	**DRESS/SHM > PEAG** *Syndrome d'épidermolyse aiguë staphylococcique* *Œdème aigu hémorragique de l'enfant* Dermatomyosite Maladie de Still
Squames périphériques, lésions suivant les lignes de tension de la peau	Pityriasis rosé, précoce

* Chacune des lésions dure < 24 heures, ce qui peut être mis en évidence en les entourant avec un trait de stylo ; des exceptions incluent la vascularite urticarienne et, occasionnellement, la maladie de Schnitzler ou les syndromes de fièvre périodique

Fig. 3.8 Approche du diagnostic différentiel d'une réaction médicamenteuse exanthémateuse. En dehors de quelques exceptions (ex : pityriasis rosé, maladies bulleuses auto-immunes), les patients ayant ces affections peuvent être fébriles. *Les entités en italique surviennent principalement chez des enfants.* Le syndrome de choc toxique peut être staphylococcique ou streptococcique (cf. chap. 61). La pustulose exanthématique généralisée (PEAG) est aussi référencée comme éruption pustuleuse médicamenteuse. Les maladies bulleuses auto-immunes, qui peuvent être induites par des médicaments, incluent la pemphigoïde bulleuse ou la dermatose bulleuse à IgA linéaires > pemphigus. *Suite*

Pustules stériles	+	**PEAG** **Psoriasis pustuleux** DRESS/SHM (manifestation moins commune) Syndrome de Sweet
Vésicules, bulles, érosions, croûtes	+	**Varicelle, autres exanthèmes viraux (p. ex. virus Coxsackie)** **EM/SSJ/NET** Syndrome d'épidermolyse aiguë staphylococcique Zona disséminé ou herpès simplex** Réactions aux piqûres d'insectes, incluant la gale DRESS/SHM (manifestations moins fréquentes) Maladie bulleuse auto-immune induite par les médicaments Syndrome de Sweet PLEVA Lupus érythémateux (p. ex. syndrome de Rowell) GVHD sévère
Pétéchies, purpura (observables sur les jambes dans les éruptions médicamenteuses morbilliformes)	+	Exanthème viral (p. ex. entérovirus, parvovirus) Méningococcémie Fièvre des Montagnes Rocheuses et autres rickettsioses Fièvres virales hémorragiques Vascularite *Œdème aigu hémorragique de l'enfant*
Touchant surtout le dos de patients alités (une éruption médicamenteuse peut apparaître d'abord dans cette localisation)	+	Miliaire Folliculite (p. ex. non infectieuse, staphylococcique) Maladie de Grover (dans le cas de photodommages chroniques) Candidose

** Sujet immunodéprimé
PEAG : pustulose exanthématique aiguë généralisée
EM/SSJ/NET : érythème multiforme/syndrome de Stevens-Johnson/nécrolyse épidermique toxique
PLEVA : pityriasis lichénoïde et varioliforme aigu

Fig. 3.8 Suite.

Tableau 3.1 Affections mettant potentiellement en jeu la vie des patients avec des manifestations cutanées initiales qui peuvent évoquer une affection bénigne plus fréquente. Les manifestations cutanées ressemblent de façon plus probable à une atteinte modérée dans les premières 24 heures. L'érythème diffus commence souvent sur le tronc, un exanthème scarlatiniforme peut aussi être une manifestation précoce d'un syndrome de choc toxique.

Affection potentiellement létale	Affection bénigne qui peut être confondue en début d'évolution	Indices diagnostiques apparaissant au fur et à mesure de l'évolution
DRESS/SHM*	Éruption médicamenteuse morbilliforme/urticarienne > exanthème viral	• Gonflement facial • Fièvre élevée • Lymphadénopathie proéminente • Hyperéosinophilie sanguine marquée, lymphocytes atypiques • Transaminases élevées, autres signes d'une atteinte des organes internes
Syndrome de Stevens-Johnson/ nécrolyse épidermique toxique	Éruption médicamenteuse morbilliforme/urticarienne > exanthème viral	• Atteinte précoce des paumes et des plantes • Assombrissement ou bulles (souvent au centre des lésions au début) • Peau douloureuse/sensible • Érosions muqueuses (orales, nasales, oculaires, génitales)
Fièvre pourprée des Montagnes Rocheuses (FPMR)/ autres fièvres rickettsiennes tachetées	Exanthème viral	• Exposition possible à des tiques (ex : saison [printemps, fin de l'été pour FPMR], localisation géographique) • Fièvre élevée, myalgies, céphalées (souvent pendant 2–5 jours avant l'éruption) • L'éruption débute sur les poignets/ chevilles → s'étend de façon centripète (± paumes/plantes) • Pétéchies dans les macules érythémateuses/papules
Méningococcémie	Exanthème viral	• Pétéchies → purpura réticulé • Fièvre avec frissons, myalgies • Céphalées, raideur de la nuque
Maladie de Kawasaki	Exanthème viral, éruption médicamenteuse morbilliforme/ urticarienne, érythème polymorphe, « dermatite du siège » (pour l'éruption périnéale du début)	• Érythème périnéal débutant → desquamation • Injection conjonctivale • Lèvres « gercées », langue « framboisée » • Érythème acral et œdème • Fièvre élevée continue • Lymphadénopathie proéminente unilatérale
Syndrome d'épidermolyse aiguë staphylococcique (*staphylococcal scalded skin syndrome* : SSSS)	Dermatite séborrhéique, exanthème viral	• Peau douloureuse/sensible • Œdème périorificiel (autour de la bouche et des yeux) et (plus tard) squames-croûtes radiaires • Érythème confluent → érosions superficielles/desquamation, en particulier dans les zones intertrigineuses
Fasciite nécrosante	Cellulite	• Peau tendue, induration « ligneuse » • Douleur extrême *ou* (plus tard) anesthésie • Évolution rapide • Érythème → couleur gris sombre • Écoulement aqueux malodorant

** Débute généralement ≥2 semaines après le début du médicament et concerne un panel de médicaments suspects relativement limité (cf. chap. 17).*

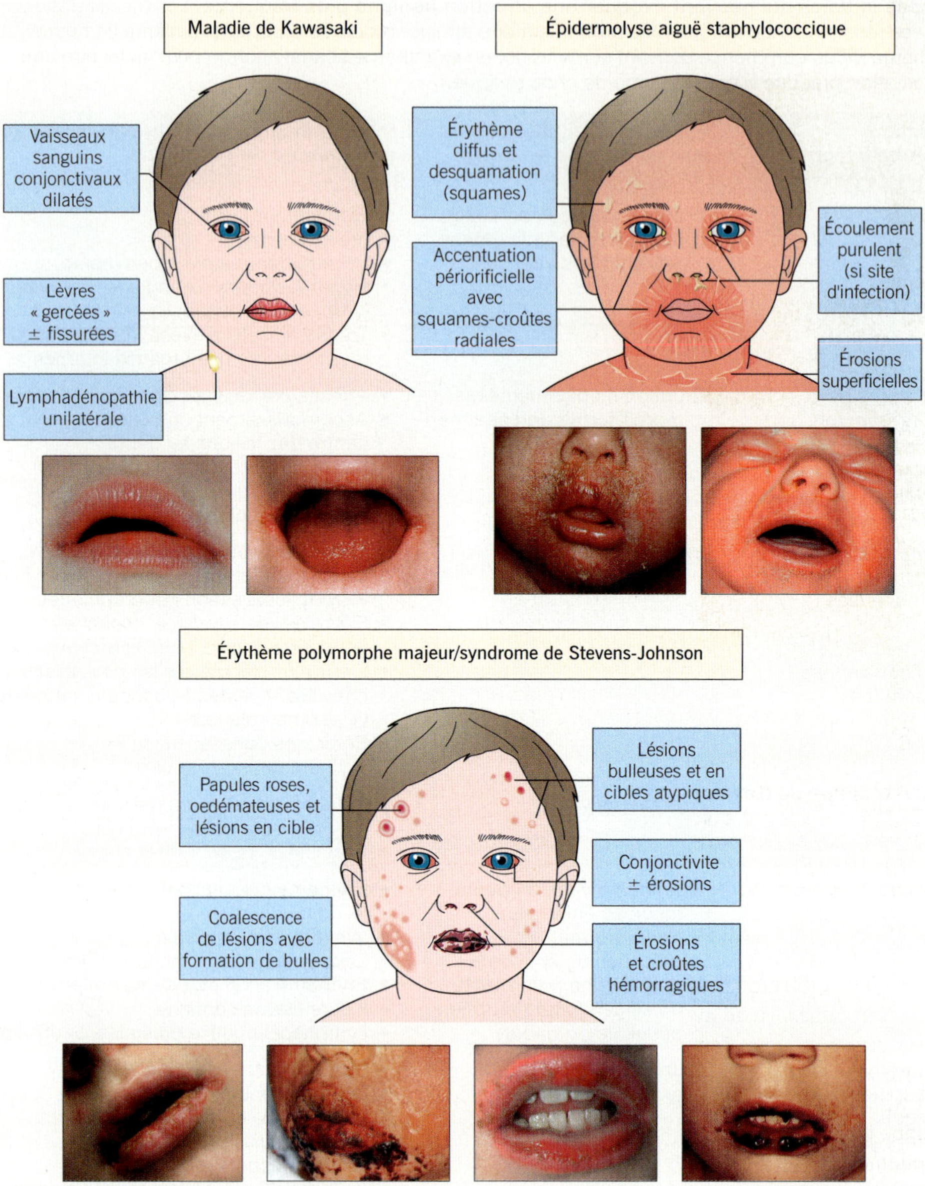

Fig. 3.9 Manifestations faciales de la maladie de Kawasaki, du syndrome de nécrolyse staphylococcique et de l'érythème polymorphe majeur/syndrome de Stevens-Johnson. Les croûtes hémorragiques et les érosions de la partie vermillon de la lèvre peuvent aussi être observées dans la gingivostomatite primitive due au virus herpès simplex, un pemphigus vulgaire ou un pemphigus paranéoplasique.

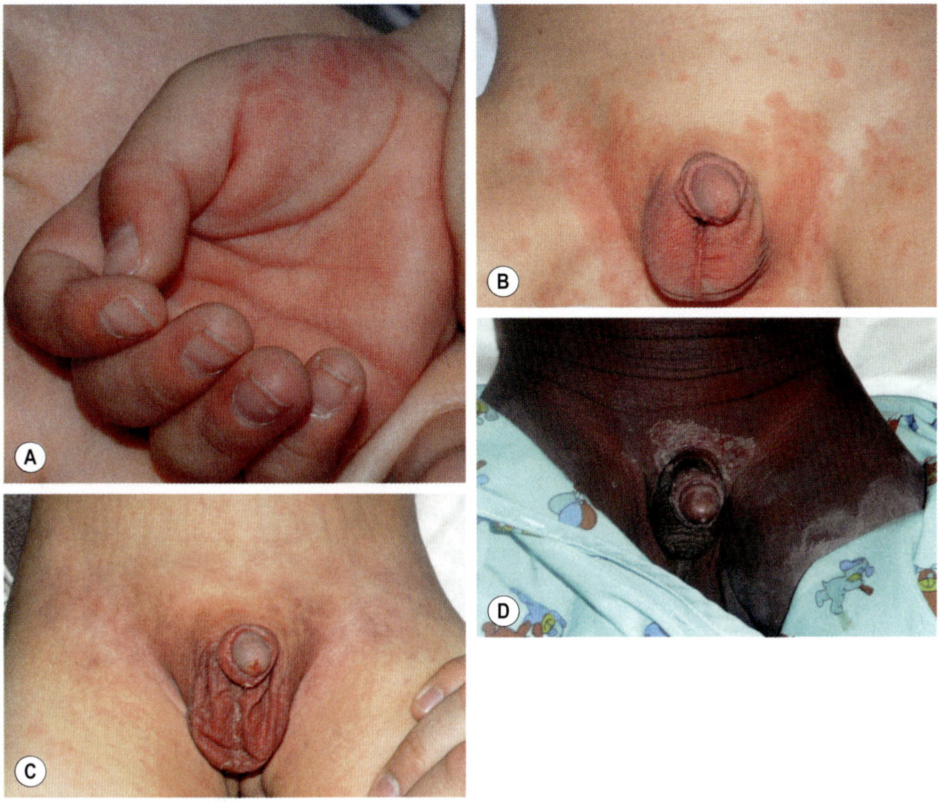

Fig. 3.10 Maladie de Kawasaki. **A** Érythème et œdème de la paume au début de l'évolution de la maladie. **B, C** Lésions ressemblant à un érythème polymorphe devenant confluentes dans la région périnéale au 2e jour de la fièvre (**B**), suivies d'une desquamation 2 jours plus tard (**C**). **D** Érythème (moins évident sur cette peau à la pigmentation sombre) et desquamation dans la région génitale. L'atteinte de la peau dans cette localisation est une manifestation précoce caractéristique de la maladie de Kawasaki. *Remerciements : A-C : Julie V. Schaffer, MD; D : Anthony Mancini, MD.*

• Les signes biologiques d'une maladie aiguë incluent une leucocytose avec neutrophilie, une anémie, une augmentation des VS/CRP et des transaminases hépatiques, une hypoalbuminémie et une pyurie stérile ; une thrombocytose se développe typiquement la 2e ou 3e semaine (occasionnellement une thrombocytopénie plus précocement).

• **DD :** exanthème viral, syndrome inflammatoire multisystémique associé au Covid-19, scarlatine, syndrome de choc toxique, syndrome d'épidermolyse bulleuse staphylococcique débutant (*staphylococcal scalded skin syndrome*), réaction médicamenteuse, érythème polymorphe, maladie de Still, syndrome de fièvre périodique.

• **TT :** IgIV et aspirine en 1re ligne ; corticostéroïdes et infliximab sont des options en cas de maladie réfractaire.

Syndromes de fièvre périodique

• Groupe d'affections héréditaires auto-inflammatoires comportant des épisodes de fièvre et d'éruption (tableau 3.2).

• Les manifestations cutanées vont d'un érythème érysipéloïde à des éruptions urticariennes, elles constituent des indices pour le diagnostic sous-jacent.

• L'inflammation aiguë d'autres organes peut conduire à des manifestations telles qu'une arthrite, une sérite ou une conjonctivite ; avec le temps, une amylose secondaire peut se développer.

Pour plus d'informations, cf. chap. 20, 21, 45 et 81 de *Dermatology, Fourth Edition*.

Tableau 3.2 Syndromes de fièvre périodique héréditaire se présentant avec une éruption. Dans toutes ces affections, des « attaques » épisodiques sont caractérisées par de la fièvre qui peut être associée à des céphalées. Le tableau 37.3 présente les manifestations cutanées d'autres maladies inflammatoires héréditaires.

	Fièvre méditerranéenne familiale (FMF)	**Syndrome hyper-IgD avec syndrome de fièvre périodique (HIDS)**	**Syndrome périodique associé au récepteur du TNF* (TRAPS)**	**Syndromes périodiques associés à la cryopyrine** (CAPS)**
Prédisposition ethnique	Arméniens, Turcs, Juifs (en particulier séfarades), Arabes, Italiens	Hollandais, Européens du Nord	Variable	Variable
Hérédité	AR	AR	AD	AD
Gène	*MEFV*	*MVK*	*TNFRSF1A*	*NLRP3* > *NLRP12*
Protéine	Pyrine	Mévalonate-kinase	TNF récepteur-1	Cryopyrine > monarch-1
Durée des épisodes	1–4 jours	3–7 jours	Souvent > 7 jours	< 1–3 jours
Manifestations cutanéomuqueuses et oculaires	Érythème érysipéloïde et œdème principalement de la jambe/pied ; ± purpura palpable (dû à une vascularite)	Macules/papules érythémateuses ; peuvent devenir purpuriques ; ± ulcères oraux ou génitaux	Taches/placards érythémateux annulaires/serpigineuses ; migration distale sur les membres ; plus tard ecchymotiques ; œdème périorbitaire, conjonctivite ; ± ulcères oraux	Papules et plaques urticariennes ; peuvent être induites par le froid ; conjonctivite > uvéite ; ± ulcères oraux
Manifestations musculosquelettiques	Monoarthrite, myalgies	Arthralgies, oligoarthrite	Myalgies migratrices > arthralgies > monoarthrite	Myalgies (membres), arthralgies ; arthrite et arthropathies dans le NOMID
Autres manifestations cliniques	Sérite (ex : péritonite mimant un abdomen aigu, pleurésie), tuméfaction scrotale, splénomégalie ; amylose	Douleurs abdominales, diarrhée, vomissements, LAN cervicale, HSM	Sérites, douleurs scrotales, splénomégalie > LAN ; amylose	Perte d'audition dans le MWS et le NOMID ; LAN, HSM, méningite aseptique chronique et faciès dysmorphique dans le NOMID ; amylose
Traitement	Colchicine prophylactique ; antagonistes de l'IL-1/IL-1R, inhibiteurs du TNF, tocilizumab	CS pour les attaques aiguës ; antagonistes de l'IL-1/IL-1R, inhibiteurs du TNF, tocilizumab	CS pour les attaques aiguës ; antagonistes de l'IL-1/IL-1R étanercept, tocilizumab	CS pour les attaques aiguës ; antagonistes de l'IL-1/IL-1R (rilonacept, canakinumab, anakinra)

* *Inclut la fièvre hibernienne familiale.*

** *Les syndromes familiaux associés à la cryopyrine incluent le syndrome familial auto-inflammatoire au froid, le syndrome de Muckle-Wells* (Muckle-Wells syndrome : *MWS) et le* neonatal-onset multisystem inflammatory disease *(NOMID ; aussi connu comme* chronic infantile neurologic, cutaneous and articular syndrome *[CINCA]).*

AD : autosomique dominant ; AR : autosomique récessif ; CS : corticostéroïde ; HSM : hépatosplénomégalie ; IL-1 : interleukine 1 ; LAN : lymphadénopathie ; TNF : *tumor necrosis factor*.

Prurit et dysesthésies 4

Définitions

- **Prurit :** sensation cutanée désagréable qui donne envie de se gratter.
- **Dysesthésie :** sensation déplaisante, anormale, qui peut être spontanée ou provoquée ; cette sensation anormale désagréable inclut la douleur, le prurit (« démangeaisons neuropathiques »), les picotements, les brûlures, les fourmillements.

Prurit

- Le plus fréquent des symptômes liés à la peau en dermatologie ; il peut avoir un impact profondément négatif sur la qualité de vie d'un patient.
- Il résulte de l'activation du système nerveux sensitif, qui comporte quatre niveaux successifs : système nerveux périphérique → ganglion nerveux de la racine dorsale → moelle → cerveau.
- Il existe de multiples causes au prurit, diagnostiquer la cause sous-jacente et la traiter de façon adéquate constituent souvent un défi clinique majeur.

Causes

- Le prurit peut être ***secondaire*** à de nombreuses affections :
  - Affections dermatologiques (tableau 4.1, fig. 4.1)
  - Syndromes allergiques ou d'hypersensibilité
  - Maladies systémiques (10–25 %) ou affections malignes (fig. 4.2 et 4.3)
  - Toxines consécutives à des dysfonctions rénales ou hépatiques
  - Médicaments (tableau 4.2)
  - Affections neurologiques (cf. infra)
  - Affections psychiatriques (cf. chap. 5)
- Peut aussi être ***primitif*** ou ***idiopathique*** – par maladie cutanée non encore apparente, cause sous-jacente ou affection associée.
- La plupart des patients qui ont un prurit dû à une affection dermatologique sous-jacente montrent des lésions cutanées caractéristiques ou des lésions cutanées permettant un diagnostic dermatologique (p. ex. dermatite des plis dans la dermatite atopique ; cf. tableau 4.1).
- Dans les prurits ***primitifs*** ou ***secondaires*** NON dus à une affection dermatologique sous-jacente, les lésions sont habituellement non spécifiques (p. ex. excoriations linéaires [fig. 4.1], prurigo simplex, prurigo nodulaire [fig. 4.5 et 4.6]).

Astuces diagnostiques

- Les patients ayant un prurit chronique idiopathique nécessitent une répétition des examens car le prurit peut précéder les manifestations cliniques de l'affection sous-jacente (p. ex. lymphome) ou bien des lésions plus spécifiques peuvent apparaître avec le temps (p. ex. pemphigoïde bulleuse).
- Le fait que la partie centrale du haut du dos soit épargnée est suggestif d'un prurit NON associé à une affection dermatologique car cette zone est inaccessible à la main du patient (« signe du papillon ») (cf. fig. 4.6) ; à noter cependant que ce signe n'est pas pertinent chez les personnes qui utilisent des « gratteurs de dos » ou des systèmes similaires.
- Le prurit aquagénique, provoqué par le refroidissement de la peau après la sortie du bain, est souvent idiopathique mais peut aussi être un signe de maladie de Vaquez.
- À noter que certains patients peuvent présenter une combinaison de lésions cutanées spécifiques et non spécifiques et les deux peuvent être dues à une affection systémique sous-jacente (p. ex. folliculite à éosinophiles associée à une infection VIH/sida).

Approche diagnostique d'un patient ayant un prurit

- Identifier la cause sous-jacente du prurit d'un patient est important pour déterminer la prise en charge appropriée.
- Une approche diagnostique simplifiée d'un patient qui a un prurit est présentée fig. 4.2 et tableau 4.3.

Prise en charge du prurit

- Les mesures thérapeutiques générales contre le prurit sont décrites tableau 4.4.

Tableau 4.1 Maladies dermatologiques fréquentes avec prurit comme symptôme majeur.

Infestations/morsures et piqûres
• Gale, pédiculose, piqûres d'arthropodes
Inflammation
• Dermatite : atopique, de stase, allergique > contact par irritation, séborrhéique (en particulier du cuir chevelu) • Psoriasis, parapsoriasis • Lichen plan • Urticaire, dermographisme (fig. 4.4), urticaire papuleuse, dermatite urticarienne • Éruptions médicamenteuses (p. ex. morbilliforme) • Maladies bulleuses (p. ex. PB, DH) • Mastocytose • Folliculite à éosinophiles • Éruption papuleuse, prurigineuse du VIH • LS (en particulier vulvaire), dermatomyosite, LE (systémique et cutané) • GVHD
Infection
• Bactérienne (p. ex. folliculite) • Virale (p. ex. varicelle) • Fongique (p. ex. teigne inflammatoire) • Parasitaire (p. ex. dermatite schistosomale cercarienne)
Néoplasie
• Lymphome cutané à cellules T (p. ex. mycosis fongoïde, syndrome de Sézary)
Autres
• Xérose/eczéma craquelé • Prurit associé à une cicatrice, prurit post-brûlure • Dermatite par fibre de verre • Lichen simplex chronique, prurigo nodulaire • Amylose cutanée primaire (maculeuse, lichénoïde) • Dermatoses de la grossesse • Démangeaisons neuropathiques (p. ex. notalgie paresthésique) • LP, prurigo actinique, dermatite actinique chronique • Maladies de Darier et de Hailey-Hailey • Porphyries • Ichtyoses

DH : dermatite herpétiforme ; PB : pemphigoïde bulleuse ; LE : lupus érythémateux ; LP : lucite polymorphe ; LS : lichen scléreux.

Manifestations cliniques classiques du prurit chronique

LICHEN SIMPLEX CHRONIQUE (LSC)

• Plaques couleur de la peau jusqu'à rose ou hyperpigmentées avec exagération des lignes de la peau et apparence tannée dues au grattage habituel ou à des frictions répétées (fig. 4.7).

• Touche principalement la partie postérieure du cou, la région occipitale du cuir chevelu (fig. 4.7B), la région anogénitale (cf. tableau 1.3) et les chevilles (cf. fig. 4.7A), de même que la face d'extension des avant-bras et la partie antérieure des jambes.

• Le LSC peut être superposé à une affection cutanée spécifique, le plus communément, la dermatite atopique.

• En plus d'un soulagement symptomatique (p. ex. anesthésiques topiques comme la pramoxine), la rupture du cycle prurit-grattage nécessite la discussion de possibles problèmes psychosociaux (p. ex. stress, dépression, anxiété).

• **TT :** les CS topiques puissants, souvent sous occlusion (p. ex. pansements hydrocolloïdes), peuvent être utiles.

• **Autres TT :** des CS intralésionnels ou l'utilisation de pansements appliqués au cabinet (p. ex. botte de Unna) peuvent être nécessaires.

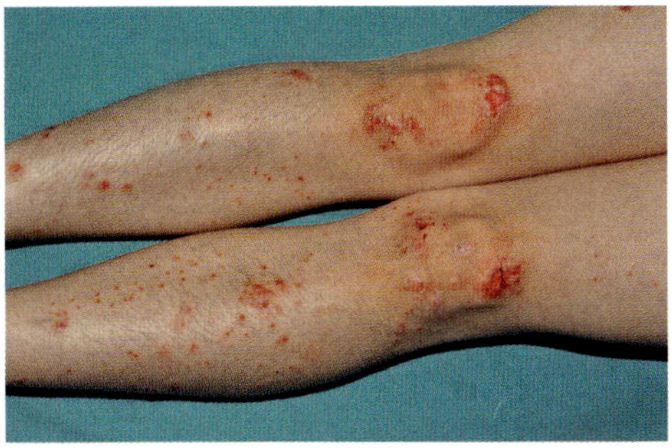

Fig. 4.1 Lésions non spécifiques de la dermatite atopique. Prurigo simplex, lésions de type prurigo nodulaire et ulcérations angulées ; ces deux dernières prédominent sur les genoux. Bien que ce patient ait une dermatite atopique, des lésions similaires peuvent être observées chez des patients ayant un prurit « primitif » ou « idiopathique ». *Remerciements : Antonio Torrelo, MD.*

PRURIGO NODULAIRE

- Multiples papulonodules, distincts, fermes, avec une squame-croûte centrale, dus au grattage et aux excoriations.
- Le degré de prurit peut varier de modéré à intense.
- Les lésions sont habituellement situées sur les faces d'extensions des membres (cf. fig. 4.5), le haut du dos, et les fesses, mais elles peuvent être plus disséminées, en particulier dans les zones facilement accessibles (cf. fig. 4.6).
- L'interruption du cycle prurit-grattage nécessite un soulagement symptomatique et la discussion des problèmes psychosociaux comme dans le LSC (cf. supra).
- **TT :** dépend du nombre de lésions, va de CS très puissants en topique ou intralésionnels à la photothérapie (UVB [à bande large ou étroite] ou PUVA) et au thalidomide.
- De nouveaux agents, en particulier des anticorps monoclonaux (p. ex. némolizumab, dupilumab) peuvent être utiles dans les cas résistants.
- Si aucune affection sous-jacente réversible n'est détectée (cf. tableau 4.3), le prurigo nodulaire peut être difficile à traiter.

Causes neurologiques de prurit et de dysesthésies

- Les mêmes maladies neurologiques qui causent des douleurs neuropathiques et des dysesthésies peuvent aussi être responsables de démangeaisons neuropathiques, avec quelques différences (p. ex. les analgésiques opioïdes qui aident à traiter les douleurs neuropathiques peuvent causer ou aggraver les démangeaisons neuropathiques).
- Les syndromes de démangeaisons neuropathiques sont typiquement dus à des atteintes soit du système nerveux périphérique (SNP), soit du système nerveux central (SNC), qui peuvent ensuite être catégorisées selon la présentation focale ou régionale.
- Les syndromes de démangeaisons neuropathiques liées au SNC comprennent les anomalies cérébrales.
- Les syndromes de démangeaisons liées au SNP comprennent les anomalies de la moelle spinale, des racines nerveuses crâniennes ou médullaires, ou des nerfs périphériques.
- Les démangeaisons neuropathiques se développent plus facilement dans les régions de la tête et du cou que sur la partie inférieure du corps (p. ex. le zona facial est plus volontiers une cause de démangeaisons post-zostériennes qu'un zona du tronc).
- Les démangeaisons neuropathiques diffèrent en qualité des autres formes de prurit car elles entraînent souvent chez les personnes atteintes l'envie de « creuser » ou d'« arracher » leur peau ; il n'y a pas de réponse aux antihistaminiques, mais les patients peuvent trouver un soulagement à appliquer des packs de glace.
- Les patients qui ont des démangeaisons neuropathiques sont souvent vus en premier par un dermatologue.

Syndrome trophique trigéminé (STT)

- Un type de démangeaisons neuropathiques faciales incurables caractérisées par un « grattage indolore » jusqu'à des automutilations et des ulcérations cutanées.
- Atteint classiquement l'aile du nez et résulte typiquement d'une blessure ou d'un dommage sur la portion sensitive du nerf trijumeau (fig. 4.8 et 4.9).
- Les facteurs en cause incluent action iatrogène (ablation du ganglion de Gasser pour traiter une névralgie résistante du trijumeau), infection (virus varicelle-zona [VZV], herpès simplex virus), accident vasculaire cérébral (infarctus de l'artère cérébelleuse postérieure), tumeurs du SNC ou le résultat de leur traitement.
- Peut se présenter cliniquement comme une petite croûte qui se développe en un ulcère en forme de demi-lune s'étendant progressivement pour atteindre la joue et la lèvre supérieure.
- Le bout du nez est habituellement épargné car son innervation provient de la branche externe du nerf ethmoïdal antérieur.
- Le traitement est difficile et nécessite des barrières protectrices, l'éducation du patient et une consultation chirurgicale ; l'utilité du pimozide oral et de la carbamazépine a été rapportée de façon anecdotique.

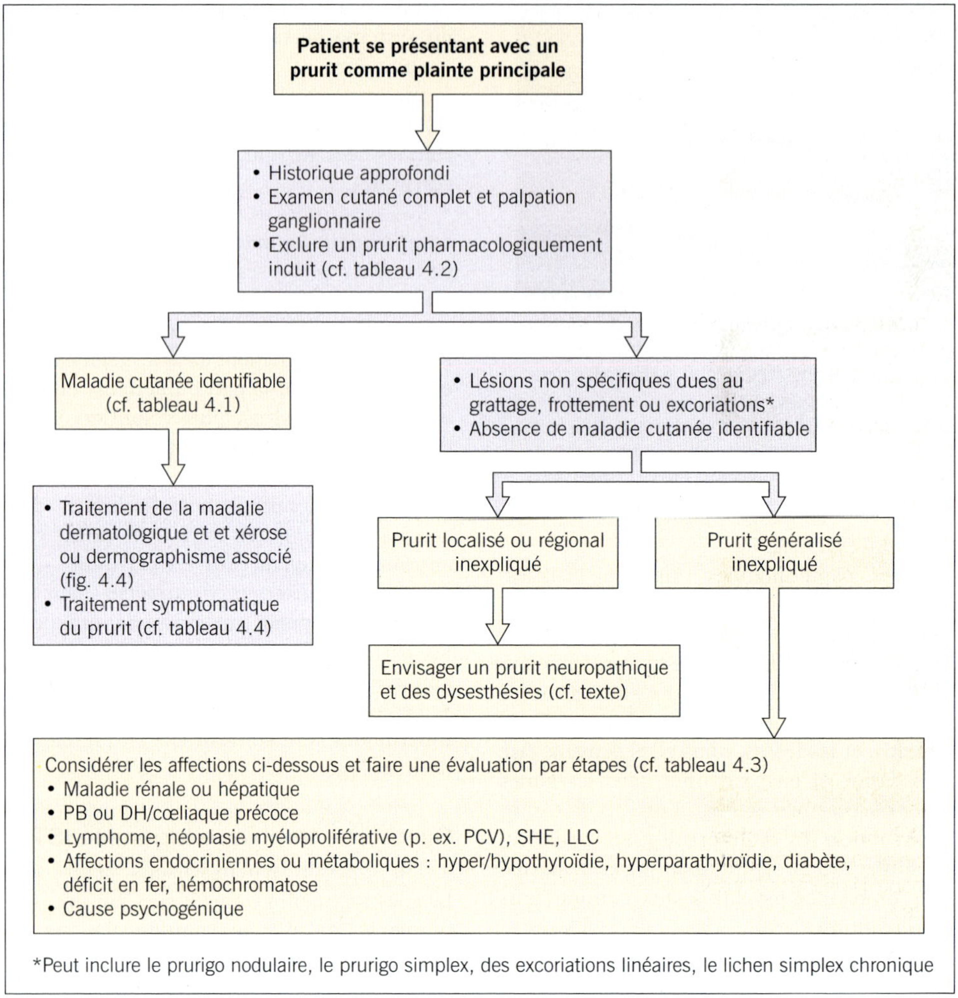

Fig. 4.2 Approche simplifiée d'un patient qui a un prurit. LLC : leucémie lymphoïde chronique ; DH : dermatite herpétiforme ; PCV : polycythemia vera (maladie de Vaquez) ; SHE : syndrome hyperéosinophilique.

(Mono)neuropathies sensitives avec prurit et dysesthésie (radiculopathies)

• Caractérisées par un type de dysfonction neurologique focale ou régionale causée par la « lésion » d'une racine nerveuse sensitive (RNS) ou moins souvent de plusieurs racines nerveuses adjacentes, causant un prurit ou une dysesthésie.

• Les « lésions » qui peuvent causer des dommages à ces RNS peuvent inclure (1) une compression par ostéoarthrite rachidienne ; (2) un obstacle distal ou une irritation par inflammation de muscles ou du tissu conjonctif ; (3) des infections (p. ex. VZV, maladie de Lyme, lèpre) ; et (4) d'autres causes rares, comme des tumeurs (schwannomes, métastases), des malformations vasculaires ou des kystes.

• La sensation anormale (p. ex. prurit ou autre dysesthésie) se manifeste dans la zone cutanée qui est innervée par la (les) RNS altérée(s), et ces zones sont répertoriées comme dermatomes (cf. fig. 67.10).

• Les présentations cliniques sont habituellement unilatérales et situées du côté de la RNS altérée, mais elles peuvent occasionnellement être bilatérales.

• L'évaluation d'une radiculopathie inexpliquée doit inclure un examen neurologique.

• Si les symptômes sont sévères, de survenue brutale ou s'aggravent de façon significative, on doit réaliser une imagerie neurologique (l'IRM est la plus sensible) de la zone concernée.

• Si l'imagerie radiologique est négative, un électromyogramme et une étude des conductions nerveuses doivent être envisagés.

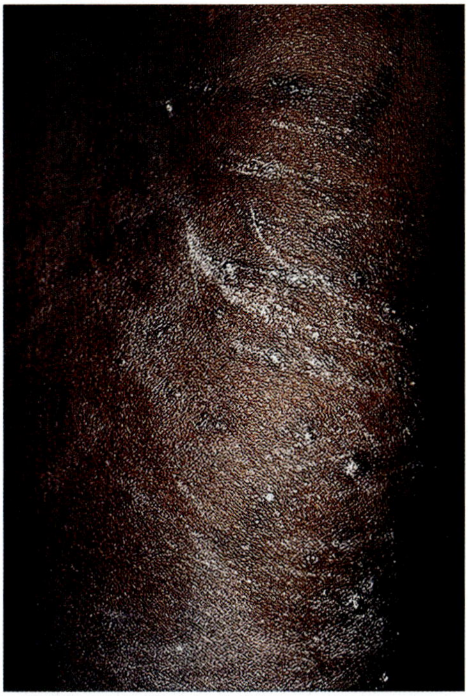

Fig. 4.3 Xérose et prurit chez un patient ayant une insuffisance rénale terminale en hémodialyse. Il y a des papules peu nombreuses d'une dermatose perforante acquise mélangées à des stries de grattage. *Remerciements : Jean L. Bolognia, MD.*

• En général, le traitement symptomatique peut comprendre (1) des agents topiques (p. ex. anesthésiques, capsaïcine) ; (2) divers neuromodulateurs oraux (p. ex. gabapentine, prégabaline, autres anticonvulsivants) ; (3) un traitement physique et de l'acupuncture (en cas d'inflammation sous-jacente du muscle ou du tissu conjonctif) ; et (4) des injections de toxine botulinique pour affaiblir les muscles gênants, s'ils sont jugés sains.

• Les diverses radiculopathies observées classiquement en dermatologie sont (1) le « zona » ou les névralgies post-zostériennes (NPZ), ainsi que le prurit post-herpétique (PPH) ; (2) la notalgie paresthésique ; (3) le prurit brachioradial ; et (4) la méralgie paresthésique (cf. fig. 4.8).

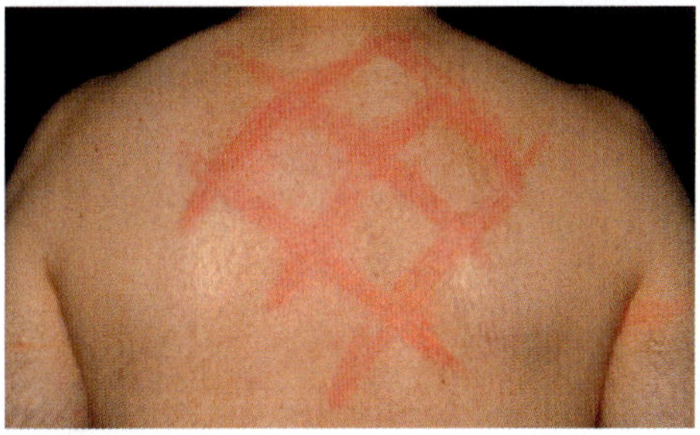

Fig. 4.4 Dermographisme. Stries d'urticaire linéaires induites par le grattage de la peau. Une recherche de dermographisme doit être effectuée chez tous les patients qui ont un prurit. *Remerciements : Franz J. Legat, MD.*

Tableau 4.2 Causes pharmacologiques fréquentes d'un prurit sans éruption cutanée. Le prurit peut aussi être un effet direct d'un traitement par interleukine 2. D'autres médicaments peuvent causer un prurit secondaire par cholestase (p. ex. sulfamides, pénicillines, estolate d'érythromycine).

Les plus fréquentes
• *Opioïdes* : tramadol, codéine, morphine*,**, butorphanol*, fentanyl* • *Drogues illicites* : méthamphétamine, cocaïne
Les moins fréquentes
• *Antihypertenseurs* : inhibiteurs calciques • *Antipaludéens* : chloroquine (plus fréquent chez les personnes d'ascendance africaine) • *Psychotropes* : inhibiteurs sélectifs de la recapture de la sérotonine • *Antinéoplasiques* : inhibiteurs de CTLA-4, inhibiteurs de PD-1, inhibiteurs d'EGFR, inhibiteurs sélectifs de BRAF ou de MEK, inhibiteurs de la tyrosine-kinase (p. ex. sorafénib [en particulier prurit du cuir chevelu]) • *Autres* : statines, hydroxyéthylamidon***, oméprazole, paclitaxel, tamoxifène, facteurs stimulant les colonies de granulocytes-macrophages, interféron

* *Le prurit est plus probable en administration intrathécale/épidurale qu'en administration systémique.*
** *Peut aussi provoquer la libération non immunologique d'histamine à partir des mastocytes.*
*** *NDT : les médicaments à base d'hydroxyéthylamidon ne peuvent plus être utilisés en France depuis le 3 octobre 2022.*
CTLA-4 : *cytotoxic T lymphocyte-associated antigen 4* ; PD-1 : *programmed cell death protein 1*.

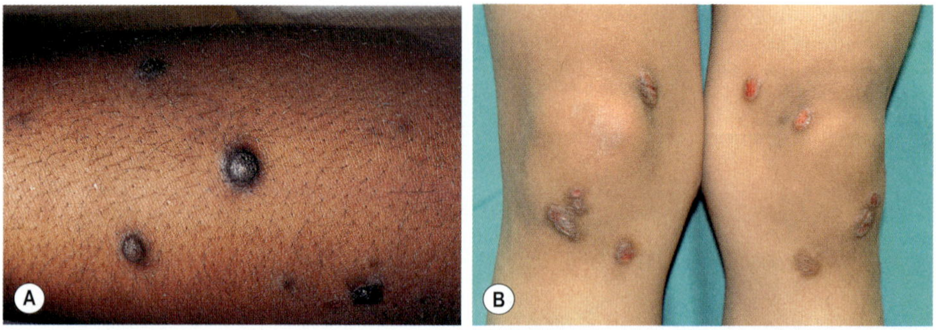

Fig. 4.5 Prurigo nodulaire. A Papulonodules fermes, hyperpigmentés sur la face d'extension d'un avant-bras, conséquences de grattages et d'excoriations répétés. **B** Papulonodules et plaques à différents stades sur les genoux d'un patient qui a une dermatite atopique. *Remerciements : A : Ronald P. Rapini, MD; B : Antonio Torrelo, MD.*

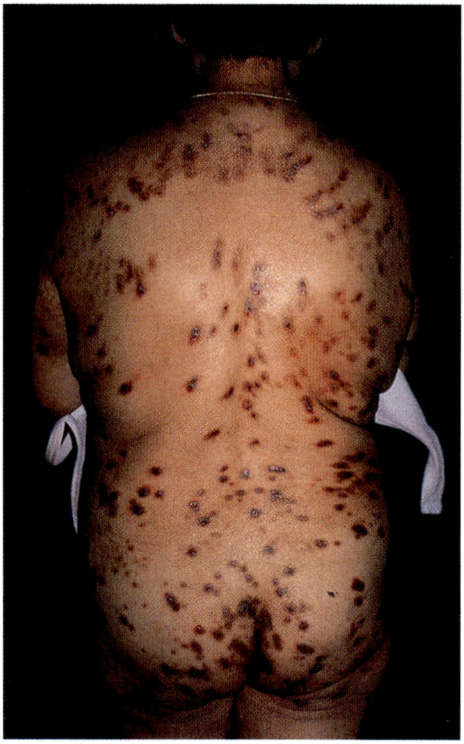

Fig. 4.6 Multiples lésions de prurigo nodulaire. Noter le respect de la partie supérieure et médiane du dos (« signe du papillon »). *Remerciements : USCDRSC*

NOTALGIE PARESTHÉSIQUE

- Atteint grossièrement 10 % de la population adulte et est considérée comme liée à un obstacle au niveau de la moelle spinale en raison d'une ostéoarthrite ou, de façon plus distale, à un obstacle ou une irritation à partir de muscles ou de tissus conjonctifs inflammatoires.
- Se présente par un prurit focal, intense, du haut du dos, le plus souvent le long du bord scapulaire médian (cf. fig. 4.8A et C); parfois le prurit est accompagné par d'autres dysesthésies (p. ex. douleurs, brûlures).
- Souvent, une tache hyperpigmentée résultant des frottements chroniques est observée dans la zone prurigineuse (fig. 4.8A et C).
- **DD :** amylose maculeuse, qui est aussi due à des frottements chroniques et constitue probablement une entité apparentée; les deux affections sont des marqueurs cutanés du syndrome de Sipple, en particulier si le début a lieu durant l'enfance ou l'adolescence.
- **TT :** l'application de capsaïcine topique, produit d'une plante qui déplète en substance P les terminaisons nerveuses cutanées, 5 fois/j pendant 1 semaine puis 3 fois/j pendant 3–6 semaines, peut être efficace.
- **Autres TT :** anesthésiques topiques, gabapentine et acupuncture.

PRURIT BRACHIORADIAL

- Prurit chronique, intermittent ou douleur brûlante de la partie dorsolatérale des avant-bras et des coudes; parfois zones atteintes plus étendues (p. ex. région de l'épaule) (cf. fig. 4.8A et B).
- La plupart des patients ont une peau photo-endommagée et une maladie dégénérative du rachis cervical, avec des expositions aux UV et à la chaleur comme éléments déclenchants.
- Le patient peut souvent délimiter précisément la zone atteinte avec un marqueur, et dans cette zone sont situées les excoriations, le prurigo simplex et parfois même des cicatrices (fig. 4.8B).

Tableau 4.3 Évaluation biologique et radiographique d'un patient qui a un prurit généralisé sans cause connue. Un examen physique général doit aussi être réalisé par le médecin traitant. Le choix de tests particuliers au-delà de l'évaluation basique initiale repose sur les antécédents du patient, les résultats de l'examen clinique et la sévérité du prurit. Les résultats des tests initiaux peuvent aussi aider à choisir les évaluations ultérieures.

Évaluation initiale de base
NFS, plaquettes VS, CRP Créatinine, urée sanguine, ionogramme Transaminases hépatiques, phosphatases alcalines, bilirubine LDH Glycémie à jeun TSH ± thyroxine libre
Explorations additionnelles possibles
Biopsie cutanée
Examen histologique de routine (s'il y a des lésions cutanées) Examens en immunofluorescence directe*
Autres examens de laboratoire
IgE sériques totales et/ou spécifiques Ferritine sérique, fer, capacité totale de fixation du fer Hémoglobine A1c Fonction parathyroïdienne Examen parasitologique des selles et recherche de saignement occulte Sérologies d'hépatites virales (y compris les hépatites B et C) Dépistage du VIH Ac antitransglutaminase tissulaire ± IgA antitransglutaminase épidermique** Ac anti-BP180 et anti BP-230 de la pemphigoïde bulleuse Ac antimitochondries et antimuscles lisses Taux sériques de tryptase, d'histamine et/ou de chromogranine A Analyse d'urine et du sédiment urinaire 5-HIAA (métabolite de la sérotonine) et porphyrines sur urines des 24 heures Électrophorèse des protéines sériques et immunofixation
Imagerie
Radiographie des poumons ou TDM des poumons Échographie abdominale et pelvienne ou TDM Échographie ganglionnaire
Autres investigations
Patch-tests Prick-tests pour l'atopie majeure et pour les allergènes professionnels suspects Recherche d'un cancer en fonction de l'âge (en collaboration avec un médecin traitant) Si un prurit à l'hydroxyéthylamidon (HES) est suspecté, biopsie de peau d'apparence normale pour microscopie électronique.

** Biopsie cutanée périlésionnelle ou de peau d'apparence normale (près d'une lésion le cas échéant) pour chercher respectivement une pemphigoïde bulleuse ou une dermatite herpétiforme.*

*** Souvent réalisée en même temps que les IgA sériques totales; chez les patients qui ont un déficit en IgA, il faut évaluer les anticorps IgG antitransglutaminase tissulaire.*

- Le «signe de la poche glacée» est un autre indice diagnostique car l'application de glace est souvent rapportée comme la seule modalité qui apporte un soulagement.
- **TT :** protection solaire, poches glacées, médicaments topiques (pramoxine, capsaïcine), médicaments neuromodulateurs oraux (gabapentine, amitriptyline).

MÉRALGIE PARESTHÉSIQUE

- Due à une compression du nerf fémoro-cutané quand il passe à travers le ligament inguinal; rarement causé par un traumatisme ou une ischémie.
- Se présente par un prurit ou une dysesthésie de la partie antérolatérale de la cuisse, le plus

Tableau 4.4 Mesures générales pour le traitement du prurit et de la dysesthésie.

Soins de la peau
• Bains ou douches tièdes avec utilisation minimum de savon (utiliser des savons doux ou des produits lavants sans savon) • Produits hydratants 2 fois/j, en particulier quand la peau est encore humide (pommade > crème) • Éviter les lainages, les tissus rugueux, les produits adoucissants • Garder les ongles coupés court • Traiter tout dermographisme associé
Topiques
• *Agents refroidissants/anti-irritants :* p. ex. menthol, camphre, capsaïcine (plus adaptée aux prurits localisés d'origine neuropathique) • *Anesthésiques :* p. ex. pramoxine, lidocaïne, prilocaïne, polidocanol, palmitoyléthanolamine • *Anti-inflammatoires :* corticostéroïdes, inhibiteurs de la calcineurine
Médicaments systémiques
• *Antihistaminiques* : en particulier s'il existe une composante de dermographisme ou d'urticaire; autrement l'efficacité est limitée en raison d'effets sédatifs; envisager la doxépine (en commençant à 10–25 mg au coucher) • *Neuromodulateurs :* gabapentine, prégabaline (mieux pour le prurit neuropathique, la névralgie post-herpétique, le prurit post-brûlure) • *Antidépresseurs :* ISRS (p. ex. fluoxétine, paroxétine, sertraline, venlafaxine), tricycliques (p. ex. amitriptyline, doxépine), mirtazapine (effets sédatifs) • *Antagonistes/agonistes des opioïdes :* p. ex. naltrexone, naloxone, nalfurafine*, spray nasal de butorphanol • *Autres :* thalidomide, anticorps monoclonaux (p. ex. némolizumab, dupilumab; en particulier pour le prurigo nodulaire); aprépitant (bénéfices rapportés dans la dermatite atopique, le LCCT et les démangeaisons induites par les inhibiteurs de l'EGFR et de la thyrosine-kinase)
Modalités physiques
• *Phototherapie* : UVB (bande large ou bande étroite), PUVA, UVA, UVA-1 • Acupuncture
Approches psychologiques
• Thérapie de modifications du comportement, biofeedback • Groupes de soutien
Traitement du prurit rénal
• *Topiques :* capsaïcine, pramoxine, acide γ-linolénique, cromoglycate sodique • *Mesures systémiques (1re ligne) :* gabapentine, prégabaline, UVB (bande large ou bande étroite) • *Mesures systémiques (2e ligne) :* naltrexone, nalfurafine*
Traitement du prurit hépatique
• *Systémiques (1re ligne)* cholestyramine, acide ursodéoxycholique • *Systémiques (2e ligne)* : rifampicine • *Systémiques (3e ligne) :* naloxone, naltrexone, nalfurafine*

* *Agoniste du récepteur opioïde kappa, disponible au Japon.*

souvent engourdissement ou douleur brûlante (fig. 4.8D).

• Les facteurs prédisposants sont l'obésité, la grossesse, les vêtements serrés et, rarement, un effet de masse lié à une tumeur ou hémorragie.

• **TT :** supprimer la cause de la compression, bloc anesthésique focal du ligament inguinal, et enfin décompression chirurgicale.

• Les médicaments neuromodulateurs ne sont généralement pas utiles.

Polyneuropathies des petites fibres (PNPF)

• Sans doute la cause la plus fréquente de prurit chronique dans les zones suivantes : les deux pieds; pieds et jambes; mains et jambes; ou d'autres atteintes corporelles bilatérales étendues.

• Se présente typiquement avec du prurit, des dysesthésies, des paresthésies et/ou des douleurs neuropathiques avec une distribution en «gants et chaussettes»; la fonction musculaire est habituellement intacte.

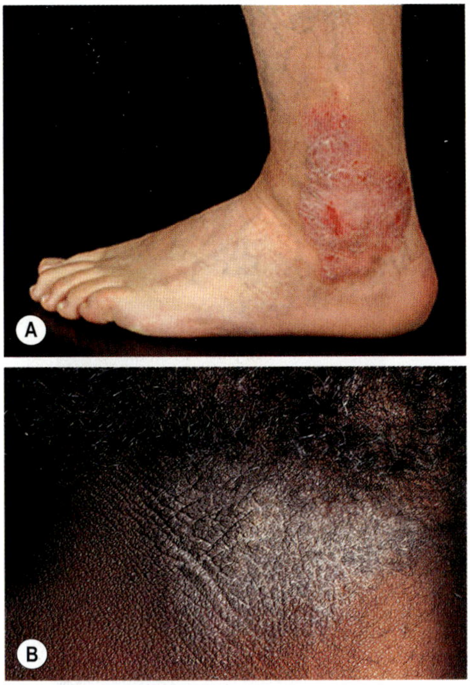

Fig. 4.7 Lichen simplex chronique. A Plaque lichénifiée de la cheville chez un homme jeune. **B** Noter l'accentuation des marques cutanées sur cette plaque hyperpigmentée de la partie postérieure du cou.
Remerciements : A : Franz Legat, MD; B : Ronald P. Rapini, MD.

- Si le diagnostic de PNPF est suspecté à partir des antécédents et de l'examen neurologique, les causes possibles à traiter doivent être identifiées, en particulier par :
  - Glycémie à jeun, HbA1c (diabète)
  - Taux de vitamine B_{12} sérique, folates érythrocytaires, acide méthylmalonique, homocystéine et cuivre (déficits en vitamine B_{12}, folates ou cuivre)
  - Électrophorèse des protides sériques et urinaires, immunofixation et analyse des chaînes légères libres (gammapathie monoclonale)
  - NFS et plaquettes (hémopathies malignes)
- Pour les polyneuropathies des petites fibres, deux tests sont diagnostiques :
  - Marquage immunohistochimique (p. ex. anti-PGP9.5) à partir d'une biopsie au punch de la peau distale de la jambe (non traumatisée), afin d'évaluer les petites fibres nerveuses (nécessite un fixateur spécial)
  - Test des fonctions auto-immunes (p. ex. tests de la fonction sudorale)

Syndromes dysesthésiques régionaux

- Typiquement causés par une anomalie neurologique sous-jacente (périphérique ou centrale), mais qui n'est pas toujours identifiable.
- Différents syndromes dysesthésiques locorégionaux sont rencontrés en dermatologie : syndrome de brûlures buccales (orodynie), syndrome de brûlures du cuir chevelu (dysesthésie du cuir chevelu) et divers syndromes dysesthésiques anogénitaux.
- **DD :** inclut les prurits/dysesthésies psychogéniques (cf. chap. 5).

Syndrome de brûlures buccales (orodynie)

- Douleur brûlante de la muqueuse buccale sans mise en évidence de lésions orales ; atteint le plus fréquemment les femmes d'âge moyen ou avancé.
- Typiquement bilatéral, atteignant les deux tiers antérieurs de la langue, le palais et la lèvre inférieure.
- Le diagnostic nécessite d'exclure les causes secondaires comme des affections malignes (p. ex. CSC oral), des déficits vitaminiques (p. ex. folates, vitamine B_{12}), une candidose, une xérostomie (p. ex. traitement antérieur par irradiation, syndrome de Sjögren), une stomatite de contact ou un dentier mal adapté.
- La dépression et l'anxiété sont plus fréquentes chez les patients ayant un syndrome de brûlures buccales.
- **TT :** antidépresseurs tricycliques oraux et gabapentine en plus d'anesthésiques topiques (p. ex. lidocaïne, dyclonine) et bains de bouche (combinaisons variées de tétracycline, hydrocortisone, diphénhydramine, nystatine et Maalox®).

Syndrome de cuir chevelu brûlant (dysesthésie du cuir chevelu)

- Brûlures diffuses du cuir chevelu, douleurs, prurit, engourdissement ou picotements sans lésions cutanées spécifiques.
- Fortement corrélé à une dépression et une anxiété sous-jacentes.
- Occasionnellement associé à des affections neurologiques primaires (p. ex. sclérose en plaques).
- Le diagnostic nécessite d'exclure et de traiter des causes secondaires, telles que dermatite séborrhéique, folliculite, lichen plan pilaire, allergie ou dermatite allergique ou de contact par irritation, dermatomyosite et lupus érythémateux discoïde.
- **TT :** antidépresseurs tricycliques oraux.

Syndromes dysesthésiques anogénitaux

- Des dénominations diverses sont utilisées : prurit anal, anodynie, prurit vulvaire, vulvodynie, prurit scrotal, scrotodynie, syndrome de douleurs péniennes.

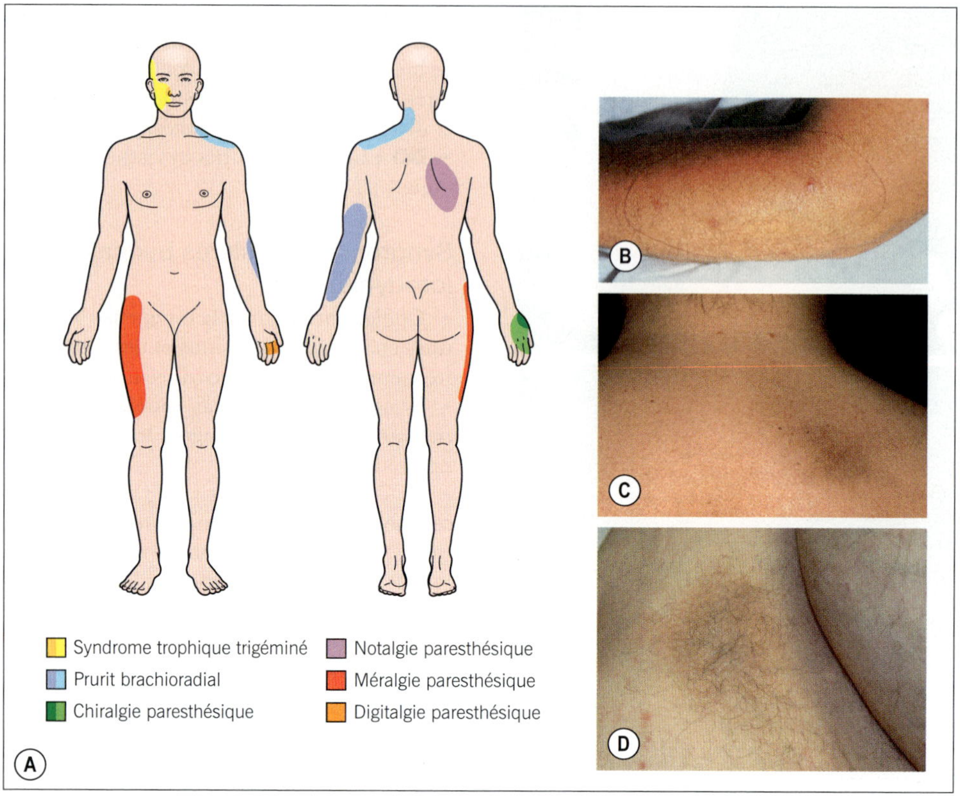

Fig. 4.8 Dysesthésies dans des neuropathies sensorielles. A Localisations des dysesthésies dans une sélection de neuropathies. Les fonds plus colorés indiquent des zones d'atteintes les plus fréquentes. **B** Prurit brachioradial avec cerclage d'un tait d'encre de la zone atteinte. **C** Notalgie paresthésique classique avec hyperpigmentation sur le haut du dos à droite à la partie moyenne du bord de la scapula. **D** Méralgie paresthésique montrant une hyperpigmentation et une lichénification dans une zone distincte de dysesthésie à la partie antérieure de la cuisse. *Remerciements : A : Karynne O. Duncan, MD ; B : Elke Weisshaar, MD. et Jeffrey D. Bernhard, MD ; C : Lorenzo Cerroni, MD ; D : YDRSC.*

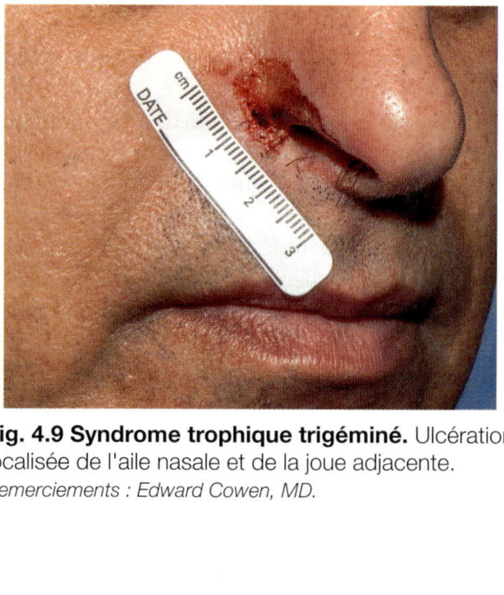

Fig. 4.9 Syndrome trophique trigéminé. Ulcération localisée de l'aile nasale et de la joue adjacente. *Remerciements : Edward Cowen, MD.*

- Prurit sévère, résistant aux traitements ou dysesthésies malgré un examen clinique normal ou la présence de lésions cutanées non spécifiques.
- Lorsque toutes les causes secondaires de prurit anogénital et de dysesthésie ont été explorées et traitées (p. ex. candidose, incontinence fécale ; cf. chap. 60) et que le patient a toujours des symptômes, il faut envisager une radiculopathie lombosacrée (imagerie), un dermographisme (essai d'antihistaminiques oraux) ou une dermatite de contact (patch-tests).
- Si aucune cause n'est mise en évidence, envisager un avis psychiatrique et un traitement par un médicament neuromodulateur (p. ex. antidépresseur tricyclique ou gabapentine).

Syndrome douloureux régional complexe (SDRC)

• Intitulé auparavant «dystrophie sympathique réflexe»; caractérisé par des douleurs régionales continues disproportionnées par rapport à l'évolution habituelle d'un traumatisme ou d'autres atteintes.

• Les membres supérieurs, en particulier les mains (fig. 4.10), sont les plus communément atteints, mais les membres inférieurs peuvent aussi être affectés.

• Dû à une agression régionale des récepteurs nociceptifs, il en résulte une cascade de signaux qui amplifient finalement la réponse à la douleur du SNC.

• Les manifestations caractéristiques incluent des douleurs brûlantes, une hyperalgie, une allodynie, des troubles vasomoteurs (p. ex. érythème, œdème, livédo réticulé, cyanose), une hypertrichose, une hyperhidrose, une dystrophie unguéale, une dysfonction motrice et éventuellement une atrophie.

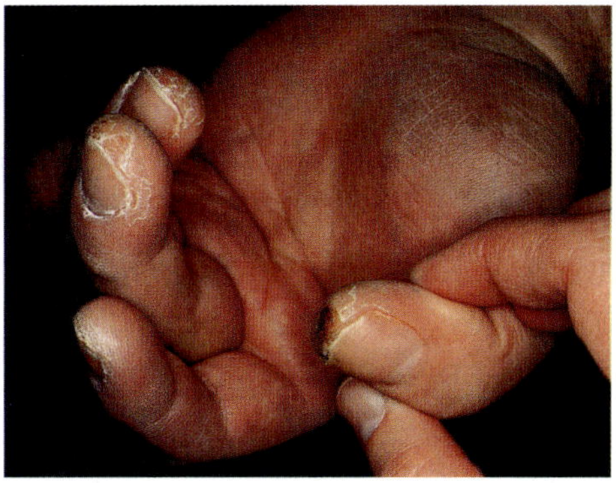

Fig. 4.10 Syndrome douloureux régional complexe avec squames et érosions du bout des doigts.
Remerciements : Kalman Watsky, MD.

• Les patients suspects de SDRC doivent être adressés à un neurologue pour une évaluation plus complète.

Pour plus d'informations, cf. chap. 6 de *Dermatology, Fourth Edition*.

5 Affections psychocutanées

Introduction

• La psycho-dermatologie se réfère à n'importe quel aspect de la dermatologie dans lequel des facteurs psychologiques jouent un rôle significatif.
• Les troubles psycho-dermatologiques peuvent être classés de deux façons : (1) selon l'affection psycho-dermatologique spécifique ou (2) selon la psychopathologie sous-jacente (fig. 5.1).
• Le traitement est simplifié en faisant reposer le choix du médicament psychotrope ou de la thérapie sur la psychopathologie sous-jacente (tableau 5.1).
• Les affections psychiatriques primitives les plus communément rencontrées en dermatologie incluent les dysmorphophobies, les excoriations psychogéniques, l'acné excoriée, la trichotillomanie, les autres troubles du comportement répétitifs centrés sur le corps, les délires parasitaires, les dermatites factices, et les automutilations non suicidaires.
• Comme nombre de ces patients ayant des affections psychiatriques primitives se présentent au dermatologue et non au psychiatre, il est important d'établir le diagnostic correct et de proposer des options thérapeutiques appropriées.

Affections psychiatriques primitives les plus communément observées en dermatologie

Troubles obsessionnels-compulsifs et apparentés : données générales

• Les *obsessions* sont des pensées récurrentes et persistantes, des images ou des impulsions intrusives et non désirées.
• Les *compulsions* sont des comportements ou des actes mentaux qui sont réalisés dans le but de réduire l'anxiété ou la détresse, en particulier celles qui surviennent à partir des obsessions.
• Dans tous ces troubles, les préoccupations et/ou les comportements conduisent à une détresse significative et une détérioration sociale, professionnelle, ou d'autres domaines de l'existence.
• Certaines de ces affections caractérisent les comportements répétitifs centrés sur le corps (CRCC ; p. ex. arrachage de cheveux, excoriations de la peau ; tableau 5.2, fig. 5.2).
• Le CRCC devient une maladie quand les critères suivants sont remplis : (1) les comportements répétitifs sont la cause des lésions cutanées ; (2) il y a des tentatives répétées de diminuer ou stopper le comportement ; (3) le comportement cause une détresse significative ou une existence perturbée ; (4) il n'y a pas d'autre affection médicale ou de désordre mental sous-jacent pour expliquer le comportement.

Dysmorphophobie

• Caractérisée par une détresse ou une préoccupation perturbante au sujet d'un défaut d'apparence minime ou inexistant.
• Sur un spectre psychiatrique allant de l'obsession au délire.
• L'âge moyen de survenue se situe entre 30–35 ans ; femmes = hommes ; présente chez plus de 10–15 % des patients dermatologiques.
• Les patients sont souvent soucieux de leur nez, leur bouche, leur chevelure, leurs seins ou leurs organes génitaux.
• Adoptent souvent des comportements compulsifs (p. ex. nombreuses visites chez le médecin pour se rassurer), rituels (p. ex. routines excessives de toilette) ou délirants (p. ex. multiples interventions chirurgicales non nécessaires).
• Envisager et évaluer pour ce diagnostic chez des patients recherchant des interventions cosmétiques multiples.
• **TT :** inhibiteurs sélectifs de la recapture de la sérotonine (ISRS) pour la variante trouble obsessionnel-compulsif (TOC) ou antipsychotiques pour les formes délirantes.

Dermatillomanie (triturage pathologique de la peau)

• Précédemment connue comme « excoriations névrotiques », classée dans le DSM-5™ comme

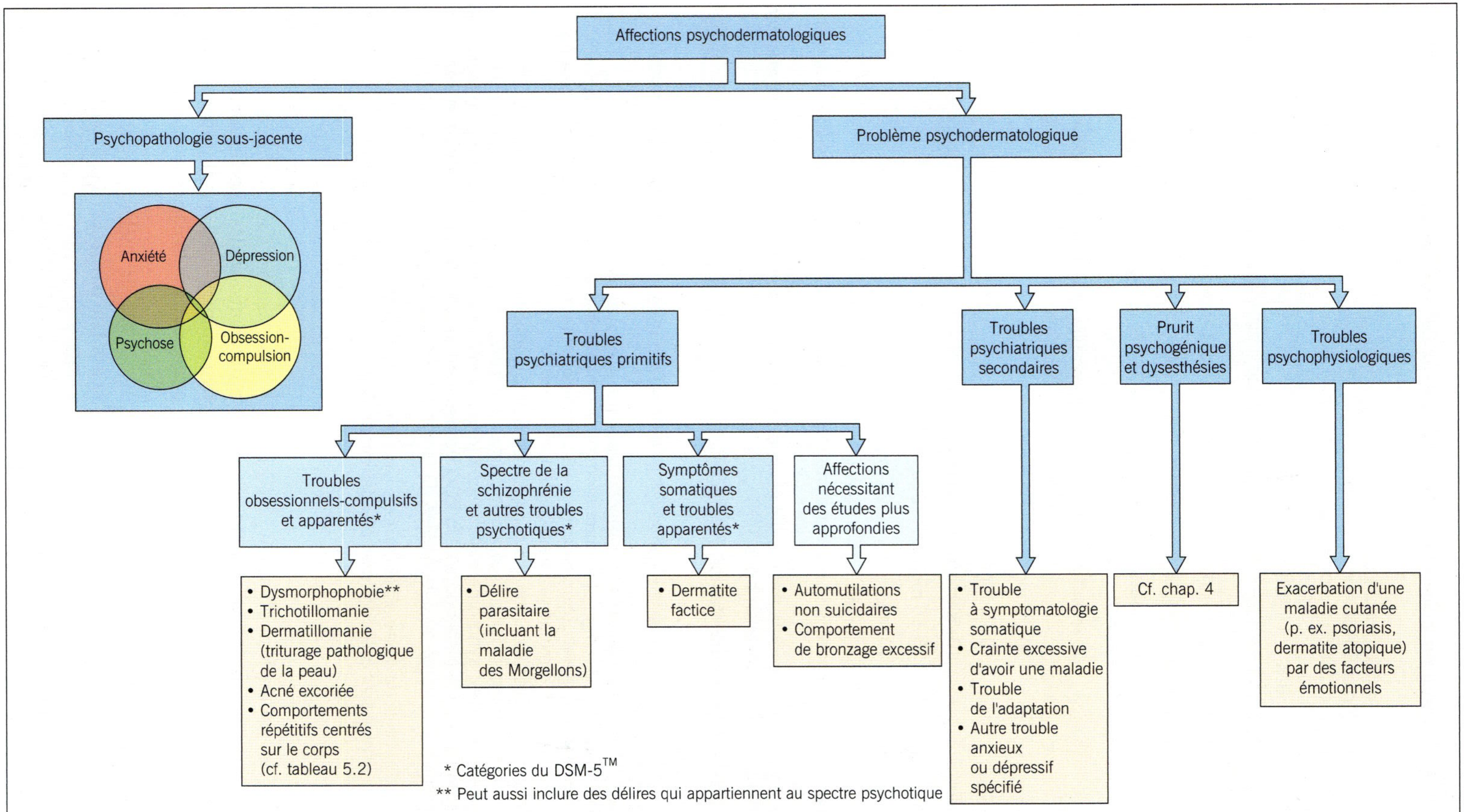

Fig. 5.1 Classification des affections psycho-dermatologiques.

Tableau 5.1 Médicaments psychotropes le plus souvent utilisés en dermatologie.

Traitement de l'anxiété précédant une intervention chez des adultes

Benzodiazépines
Diazépam : 10 mg p.o. 30 minutes avant
Alprazolam : 0,5 mg p.o. 30–60 minutes avant
Lorazépam : 2 mg p.o. 30–60 minutes avant

- Une réduction d'environ 50 % de la dose est nécessaire pour les personnes âgées (âge > 60 ans) ou les adultes fatigués, en insuffisance cardiaque ou hépatique
- Si la dose initiale n'a pas d'effet, 50–100 % de la dose initiale peut-être répétée 30 à 60 minutes plus tard
- Les patients doivent avoir un chauffeur pour les ramener à domicile

Traitement des troubles obsessionnels-compulsifs (TOC)

Inhibiteurs sélectifs de la recapture de la sérotonine (ISRS) (en plus de la thérapie cognitivo-comportementale)

ISRS	Dose initiale	Dose maximum (via une augmentation hebdomadaire de la dose**)
Fluoxétine	10–20 mg/j	60 mg/j*
Citalopram	10–20 mg/j	40 mg/j**
Paroxétine	10–20 mg/j	50 mg/j
Sertraline	25–50 mg/j	200 mg/j
Escitalopram	10 mg/j	20 mg/j**

- Une réponse clinique peut mettre 6–10 semaines pour devenir apparente
- Les enfants, les adolescents et les jeunes adultes doivent être étroitement surveillés à la recherche d'idées suicidaires
- La N-acétylcystéine (jusqu'à 2400 mg/j) seule ou en combinaison avec les ISRS s'est montrée prometteuse dans le traitement des TOC

Traitement des délires parasitaires

Antipsychotiques
Pimozide : débuter à 0,5–1 mg/j et augmenter graduellement (toutes les 2–4 semaines) jusqu'à 2–6 mg/j si nécessaire
Rispéridone : débuter à 0,5 mg/j et augmenter jusqu'à 1–4 mg/j si nécessaire
Olanzapine : débuter à 2,5 mg/j et augmenter graduellement jusqu'à 5–15 mg/j si nécessaire

- Une réponse est souvent observée après ~ 2 semaines et le traitement peut être continué pendant plusieurs mois, puis diminué progressivement
- Les effets indésirables incluent des symptômes extrapyramidaux, un allongement du QTc (pimozide : risque significatif; rispéridone : risque modéré); dyskinésie tardive (pimozide si utilisation prolongée); syndrome métabolique (rispéridone, olanzapine), prise de poids (olanzapine), et hyperprolactinémie (rispéridone). Un ECG de base est recommandé (pimozide) en cas d'antécédent d'arythmie ou d'anomalies de la conduction cardiaque.

** Faire des ajustements de doses après plusieurs semaines de traitement*
*** Des doses élevées sont associées à un allongement du QTc*

CRCC caractérisé par un désir conscient répétitif, incontrôlable de piquer, frotter ou gratter la peau, entraînant des lésions cutanées.

• Sur un spectre psychiatrique, plus proche d'un TOC mais peut aussi être l'expression d'une anxiété généralisée ou d'une dépression.

• Plus fréquent à un âge moyen; femmes > hommes.

• Principalement cuir chevelu, visage, haut du dos, face d'extension des avant-bras, face antérieure des jambes, fesses.

• Les lésions sont habituellement présentes à différents stades d'évolution : érosions (prurigo simplex) (fig. 5.3A), ulcérations circulaires profondes ou linéaires avec bordures hypertrophiques, cicatrices hypo ou hyperpigmentées (fig. 5.3B); le mélange avec des cicatrices normales fait remarquer la chronicité.

• **DD :** (1) causes sous-jacentes de prurit (cf. chap. 4); (2) affections cutanées primitives sous-jacentes (p. ex. folliculite); maladies comportant des mouvements stéréotypés.

Tableau 5.2 Comportements répétitifs centrés sur le corps (CRCC) et manifestations cutanéomuqueuses associées.

Comportements répétitifs centrés sur le corps	Manifestations cutanéomuqueuses associées
Léchage des lèvres	Dermatite de contact irritative, infections bactériennes ou levuriques secondaires
Excoriation ou morsure des lèvres	Érosions ou ulcérations multiples, HSV récurrent
Mastication ou morsure de la joue	Fibrome par morsure, morsicatio buccarum
Cuticule unguéale tirée, arrachée ou mordue (cf. fig. 5.2)	Paronychie, irrégularités de la surface des ongles
Ongles rongés (onychophagie) (cf. fig. 5.2)	Paronychie, dystrophie des ongles, morsure des cuticules, hémorragies sous-unguéales
Pincements ou traction des ongles (onychotillomanie)	
Déformation de l'ongle du pouce due à un tic habituel	Lignes de Beau multiples avec une dépression longitudinale centrale
Succion du pouce ou d'un doigt	Dermatite par macération cutanée, infections bactériennes ou mycosiques secondaires
« Curages » du nez (rhinotillexomanie)	Érosions, infections bactériennes secondaires
Trichotillomanie	Cf. texte
Dermatillomanie (triturage pathologique de la peau)	Cf. texte

Les CRCC surviennent de façon chronique avec des manifestations cutanéomuqueuses caractéristiques, dépendant de la partie du corps et du type de comportement. Ces comportements sont situés sur un spectre, avec d'un côté des habitudes et de l'autre des CRCC. Ces derniers persistent malgré des tentatives répétées d'arrêt et entraînent une altération du fonctionnement (p. ex. social, professionnel) ou une détresse se manifestant par la sensation de perte de contrôle, de gêne ou de honte.

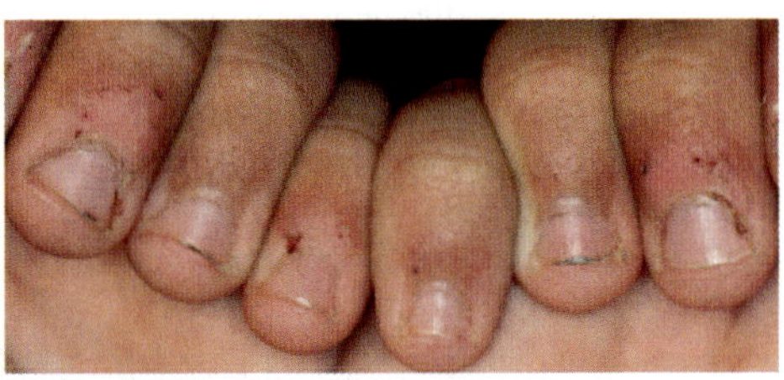

Fig. 5.2 Comportements répétitifs centrés sur le corps. Séquelles d'une habitude de se ronger les ongles (onychophagie) et d'arracher les cuticules.
Remerciements : Karynne O Duncan, MD.

- **TT :** traitement symptomatique du prurit (topiques, antihistaminiques oraux) ; antidépresseurs tricycliques (ADTC) ou ISRS (si dépression sous-jacente) ; ISRS (si TOC sous-jacent) ; consultation avec un psychiatre.

Acné excoriée

- À considérer comme un sous-groupe de dermatillomanie (triturage pathologique de la peau), caractérisé par des excoriations rituelles des lésions d'acné (fig. 5.4).
- Souvent associée à un TOC ; plus fréquente chez les femmes jeunes.
- **TT :** traiter énergiquement l'acné sous-jacente ; ADTC ou ISRS (si dépression sous-jacente) ; ISRS (si TOC sous-jacent) ; consultation psychiatrique.

Trichotillomanie

- Catégorisée dans le DSM-5™ comme un CRCC caractérisé par le fait de tirer sur ses cheveux de façon répétitive, aboutissant à leur chute.
- En pratique dermatologique, on observe souvent des cas allant d'une habitude inattentive de tirer ses cheveux à des manifestations psychopathologiques de TOC (CRCC).
- Le plus utile est d'aborder le patient selon l'âge de survenue, en termes d'évaluation pronostique et de traitement.
  - ***Survenue avant l'âge scolaire*** : évolution typiquement bénigne ; la plupart des enfants se débarrassent de l'habitude en grandissant ; le **TT** consiste en une prise de conscience des parents et de l'enfant
  - ***Survenue chez le préadolescent ou le jeune adulte*** : évolution plus chronique, plus récidivante ; sur un spectre allant de l'habitude/ignorance à une psychopathologie

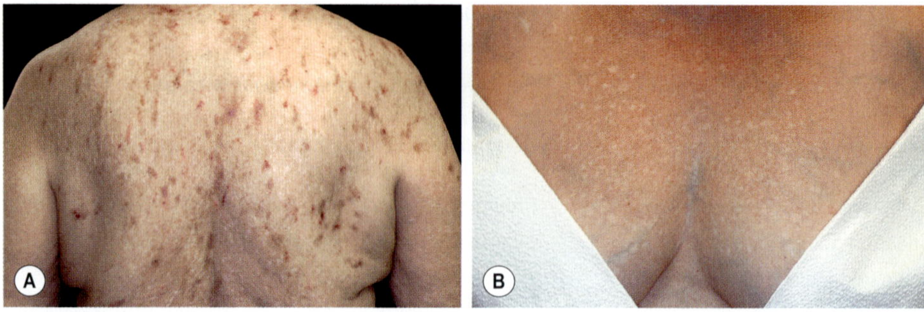

Fig. 5.3 Dermatillomanie (triturage pathologique de la peau). A Multiples excoriations linéaires et lésions de prurigo simplex sur le dos de cette femme qui grattait la peau de son dos plusieurs heures par jour, souvent en utilisant un couteau de service. **B** Nombreuses cicatrices hypopigmentées sur la poitrine de cette femme après des années d'intenses excoriations cutanées. *Remerciements : Karynne O. Duncan, MD.*

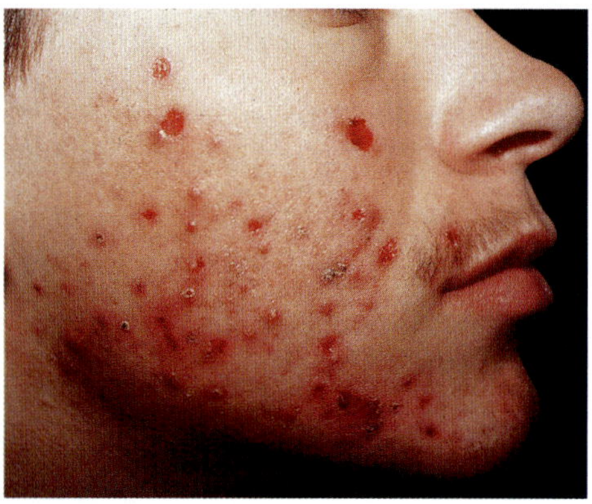

Fig. 5.4 Acné excoriée. Ce patient excoriait de façon compulsive ses lésions d'acné. *Remerciements : Richard Odom, MD.*

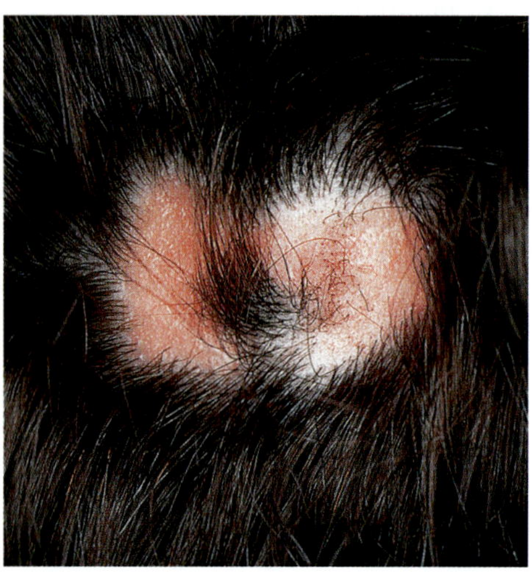

Fig. 5.5 Trichotillomanie. Manifestations classiques avec des petites zones épargnées. *Remerciements : John Koo, MD.*

sous-jacente ; le **TT** inclut une prise de conscience, une thérapie de modification comportementale, des médicaments psychotropes si nécessaire

- ***Survenue chez l'adulte :*** l'évolution est plus prolongée ; généralement due à la psychopathologie sous-jacente ; le **TT** implique le plus souvent un recours à un psychiatre/psychologue et un traitement de l'affection psychiatrique sous-jacente

- Pic de survenue 8–12 ans ; filles > garçons.
- Touche le plus souvent le cuir chevelu, mais peut aussi atteindre les sourcils, les cils ou les poils pubiens.
- On observe classiquement des cheveux de longueurs différentes répartis dans une aire alopécique ; les zones non atteintes sont normales (fig. 5.5).
- Parfois associée à des comportements rituels ou à une trichophagie.
- **DD :** autres causes d'alopécie non cicatricielle (p. ex. pelade, teigne).
- Un test diagnostique utile est le « carré de chevelure coupée », dans lequel une petite partie de chevelure est coupée très court avec des ciseaux ; en cas de trichotillomanie, les cheveux (trop courts pour être tirés) montrent une repousse uniforme.
- **TT :** modifications comportementales en premier lieu ; support psychosocial ; ISRS ; cas rapportés de traitements par olanzapine, *N*-acétylcystéine (1 200–2 400 mg/j pour les adultes) ou inositol pouvant être utiles.

Spectre de la schizophrénie et autres maladies psychotiques

DÉLIRE PARASITAIRE

- *Une expression somatique d'affection délirante* (dans le vaste groupe du *spectre de la schizophrénie et autres affections psychotiques*) dans laquelle les patients ont l'idée fixe et fausse

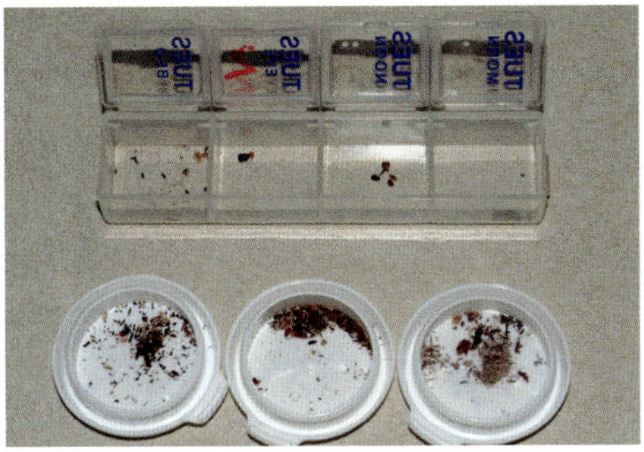

Fig. 5.6 Délire parasitaire. Échantillons de « parasites » allégués apportés par le patient (« signe de la boîte d'allumettes »). *Remerciements : Kalman Watsky, MD.*

(délire) que leur peau est infestée par des parasites en dépit de l'absence de donnée objective pour une telle infestation.

- Les critères DSM-5™ pour ce diagnostic sont les suivants : (1) le délire est présent depuis ≥ 1 mois ; (2) le patient n'a pas d'autre trouble fonctionnel ou de comportement bizarre en dehors de l'impact du délire ; (3) le délire ne peut pas être attribué aux effets d'une substance, d'un médicament, d'une affection médicale ou d'un autre trouble psychiatrique.
- Début typique dans le milieu des âges 50–60 ans.
- Les patients apportent souvent des morceaux de peau, de tissu et d'autres spécimens pour prouver l'existence des parasites supposés (fig. 5.6).
- Expérience fréquente de sensations cutanées de reptation d'insectes, de morsure et/ou de piqûre.
- Les manifestations cutanées qui sont auto-induites vont de l'absence de lésions à des excoriations, des lichénifications, un prurigo nodulaire ou des ulcérations.
- **DD :** véritable formication (hallucination tactile impliquant la sensation d'insectes rampant ou piquant la peau) liée au sevrage de la prise d'alcool ou d'autres drogues (p. ex. amphétamines, cocaïne), un problème médical (p. ex. affection neurologique) ou une autre affection psychiatrique (p. ex. schizophrénie)
- Une étude récente des *Centers for Disease Control and Prevention* considère la maladie des Morgellons comme une forme de délire parasitaire ; une caractéristique des Morgellons est qu'ils prétendent observer des « fibres » sortant de leur peau.
- **TT :** établir d'abord un lien avec les patients ; ne pas contester leur croyance délirante ; antipsychotiques (cf. tableau 5.1).

Symptômes somatiques et troubles apparentés

DERMATITE FACTICE (PATHOMIMIE)

- Un type d'affection factice dans la vaste catégorie DSM-5™ des symptômes somatiques et troubles apparentés.
- Caractérisée par des lésions auto-infligées comme moyen de satisfaire un besoin psychologique qui n'est pas compris consciemment ; déni personnel.
- Trouble rare, de nombreux patients souffrent d'un trouble borderline de la personnalité ; ils peuvent avoir une dépression sous-jacente et/ou une anxiété.
- Début typique dans l'adolescence ou au début de l'âge adulte ; femmes >> hommes.
- Les lésions apparaissent souvent dans des zones faciles à atteindre et dans des formes et configurations bizarres, réalisées parfois à l'aide d'objets extérieurs (fig. 5.7).
- **DD :** (1) affection dermatologique primitive ; (2) délire parasitaire ; (3) simulation (bénéfice conscient) ; (4) automutilation non suicidaire (les patients admettent s'être blessés eux-mêmes) ; (5) dommage factice imposé à autrui (précédemment appelé syndrome de Münchhausen par procuration).
- **TT :** traitement symptomatique des plaies ; soutien psychosocial ; médicaments psychotropes adaptés au problème psychopathologique sous-jacent.

Autres/Affections nécessitant des études plus approfondies

AUTOMUTILATIONS NON SUICIDAIRES (COUPURES)

- Réalisation répétée de blessures superficielles sur la surface du corps, typiquement par coupures, coups de couteau ou brûlures ; souvent avec un objet tranchant (p. ex. couteau ou rasoir), cigarette, ou gomme est employée.
- Il n'y a pas d'intention suicidaire ; le but est habituellement de réduire les émotions négatives ou de résoudre des difficultés relationnelles ; les patients admettent ce comportement mais souvent ne cherchent pas d'aide.
- Souvent associées à une dépression, de l'anxiété et parfois des troubles de la personnalité borderline.
- Le début est typiquement observé chez des jeunes adolescents et des jeunes adultes, le ratio femmes/hommes est d'environ 1,5/5.
- Les zones d'atteinte les plus fréquentes sont la face dorsale des mains/bras et la partie antérieure de cuisses ; les lésions se présentent comme un mélange d'érosions linéaires ou de cicatrices bien guéries (fig. 5.8), souvent sous forme d'un

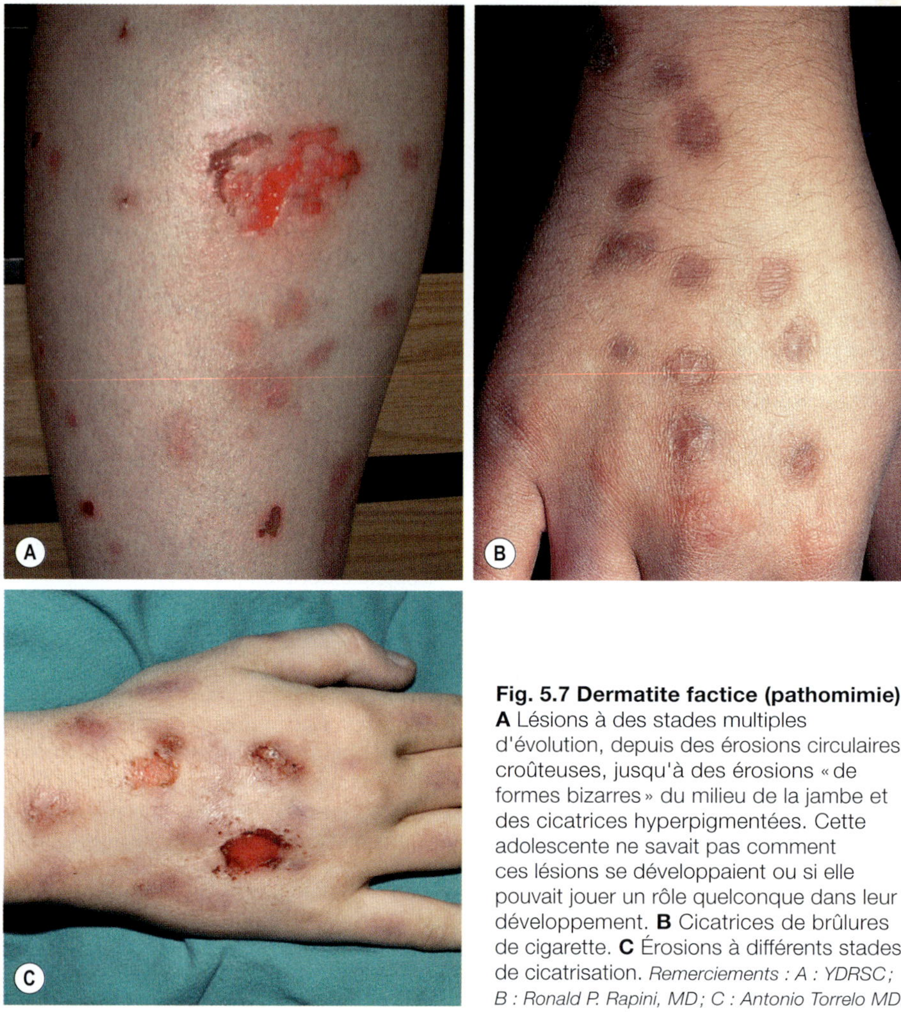

Fig. 5.7 Dermatite factice (pathomimie). **A** Lésions à des stades multiples d'évolution, depuis des érosions circulaires, croûteuses, jusqu'à des érosions « de formes bizarres » du milieu de la jambe et des cicatrices hyperpigmentées. Cette adolescente ne savait pas comment ces lésions se développaient ou si elle pouvait jouer un rôle quelconque dans leur développement. **B** Cicatrices de brûlures de cigarette. **C** Érosions à différents stades de cicatrisation. *Remerciements : A : YDRSC ; B : Ronald P. Rapini, MD ; C : Antonio Torrelo MD.*

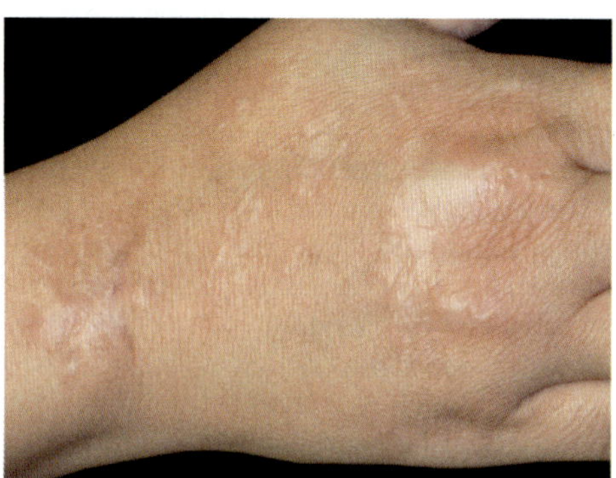

Fig. 5.8 Automutilation non suicidaire. Épisodes répétés de coupures auto-infligées, avec une lame de rasoir, entraînant ces cicatrices hypopigmentées sur le dos de la main et l'avant-bras, chez une jeune femme. *Remerciements : Karynne O. Duncan, MD.*

ensemble de lignes parallèles (comparées à des « traverses de chemin de fer ») ; certaines personnes peuvent graver des mots dans leur peau ; avec le temps ces coupures deviennent typiquement plus fréquentes et plus nombreuses.

- Des lésions inexpliquées, récidivantes de « coupures et égratignures » sur les avant-bras et les jambes d'adolescents doivent susciter une suspicion envers ce comportement.
- **DD** : contrairement à la dermatite factice, les patients reconnaissent qu'ils s'infligent eux-mêmes les lésions.
- **TT :** soutien familial et psychologique ; traitement de la psychopathologie sous-jacente.

Psoriasis

6

Points clés

- Atteint plus de 2 % de la population.
- Maladie chronique chez ceux qui ont une prédisposition polygénique associée à des facteurs déclenchants tels que des infections (en particulier des infections à streptocoques mais aussi à VIH) ou des médicaments (p. ex. interféron, bêtabloquants, lithium ou diminution de CS oraux).
- Phénomène de Koebner – création de lésions psoriasiques par traumatismes cutanés.
- Localisations habituelles (fig. 6.1)
  - Cuir chevelu
  - Coudes et genoux
  - Ongles, mains, pieds, tronc (pli interfessier)
- Lésions cutanées
  - Le plus souvent bien délimitées, plaques érythémateuses avec squames argentées (fig. 6.2)
  - Autres lésions incluant des pustules stériles, des plaques brillantes des plis
- Signes histopathologiques
  - Acanthose régulière, parakératose confluente avec neutrophiles, hypogranulose, vaisseaux sanguins dilatés (cf. chap. 1)
- La principale association systémique est l'arthrite psoriasique (tableau 6.1), se présentant le plus souvent comme une oligoarthrite asymétrique des mains et des pieds ; un syndrome métabolique est également fréquent.
- Pathogénie
  - Considérée comme une maladie liée aux cellules T atteignant les cytokines, impliquant le TNF-α et l'IL-23 (qui stimulent les cellules Th17)
  - Les gènes qui ont été associés au psoriasis incluent ceux qui encodent IL-12, IL-23, *capsase recruitment domain family member 14* (le gène *CARD14*, un régulateur du signal NF-κB) et, pour le psoriasis pustuleux généralisé, l'antagoniste du récepteur IL-36 (un régulateur de la production d'IL-8 et des réponses IL-1β)

Variantes

Psoriasis chronique en plaques

- Lésion typique – bien délimitée, plaque érythémateuse avec squames argentées.
- Souvent lésions symétriques des coudes et des genoux ; les sites additionnels comprennent le cuir chevelu, la région présacrée, les mains, les pieds, le pli interfessier et l'ombilic (fig. 6.3 à 6.5).
- Peut être généralisé (fig. 6.6).
- Les lésions peuvent être entourées d'un anneau périphérique blanc (anneau de Woronoff), en particulier si le patient reçoit une photothérapie.
- **DD :** *pour les lésions des coudes/genoux* – dermatomyosite, pityriasis rubra pilaire (chez les enfants) ; *pour les lésions du tronc* – différentes formes de dermatites incluant le parapsoriasis nummulaire, le mycosis fongoïde, le lupus érythémateux cutané subaigu, des éruptions psoriasiformes induites par des médicaments ; *pour les lésions palmoplantaires* (cf. fig. 13.1 et tableau 13.1) – mycose, eczéma hyperkératosique.

Psoriasis en gouttes

- La lésion typique est une petite papule ou plaque (3 mm à 1,5 cm) avec squames adhérentes (fig. 6.7).
- Atteinte diffuse.
- Atteint les enfants > les adultes.
- Souvent précédé par une infection des voies respiratoires supérieures.
- Chez les enfants, peut avoir une rémission spontanée mais répond généralement bien à la photothérapie UVB.
- **DD :** pityriasis rosé, syphilis, réaction id à distance d'une mycose du pied et parapsoriasis en petites plaques.

Psoriasis linéaire

- Lésions linéaires, érythémateuses, squameuses qui suivent souvent les lignes de Blaschko.

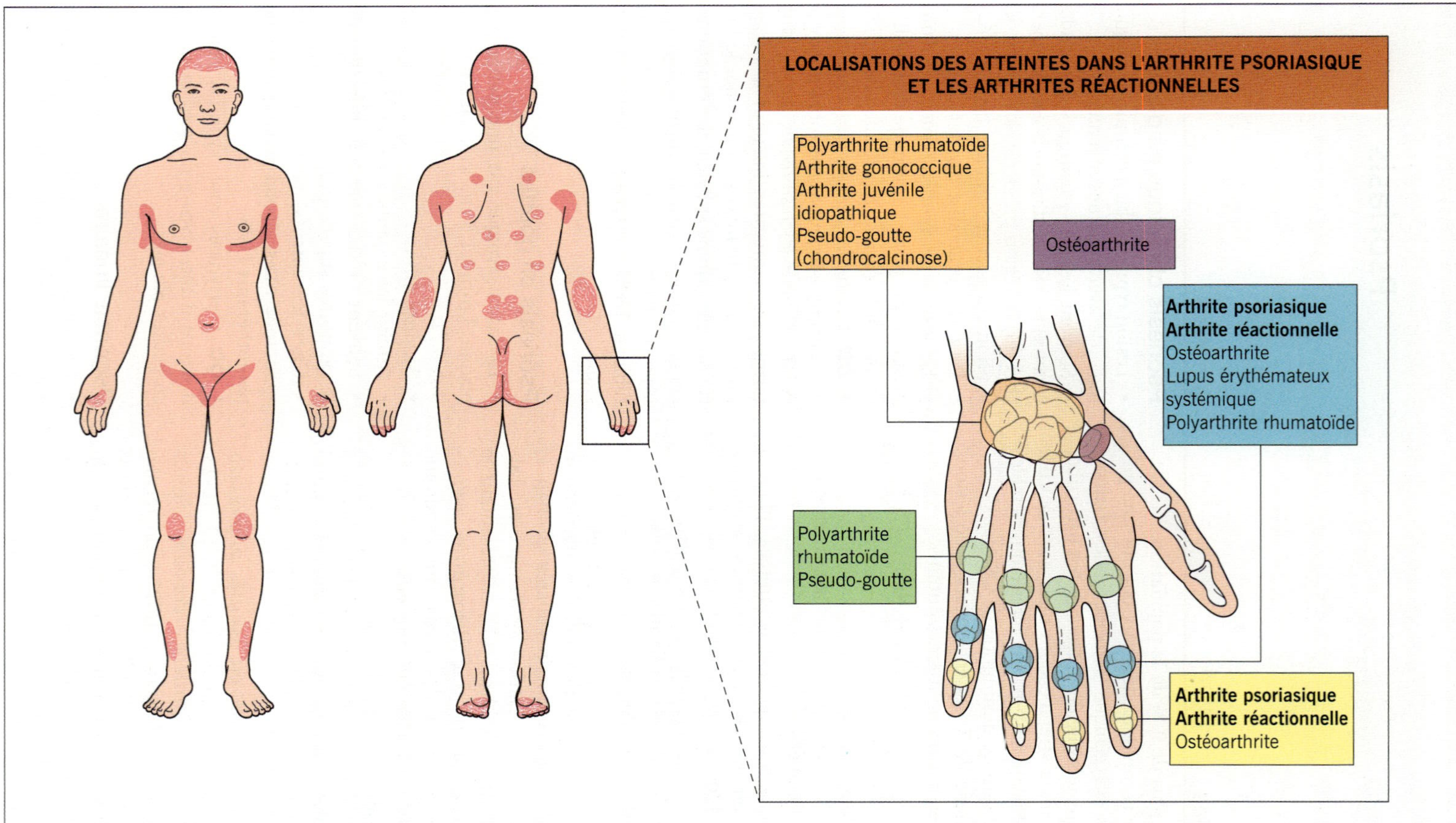

Fig. 6.1 Psoriasis – sites typiques d'atteintes cutanées et articulaires.

Tableau 6.1 Cinq types d'arthrite psoriasique.

- Mono- et oligoarthrite asymétrique
- Arthrite des articulations interphalangiennes distales
- Présentation de type polyarthrite rhumatoïde
- Arthrite mutilante
- Spondylite et sacro-iliite

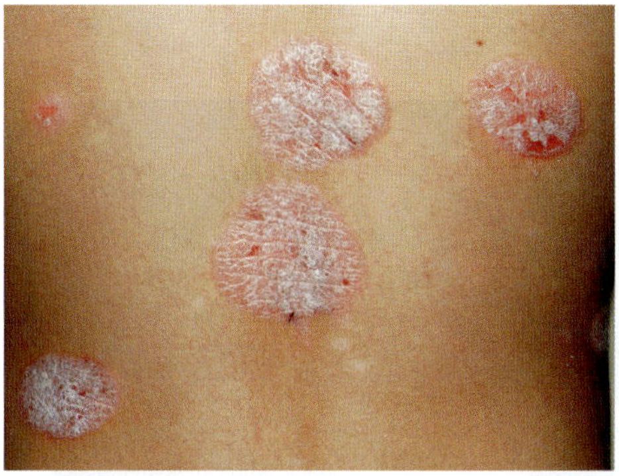

Fig. 6.2 Plaques psoriasiques. Noter la délimitation nette et les squames argentées. *Remerciements : Julie V. Schaffer, MD.*

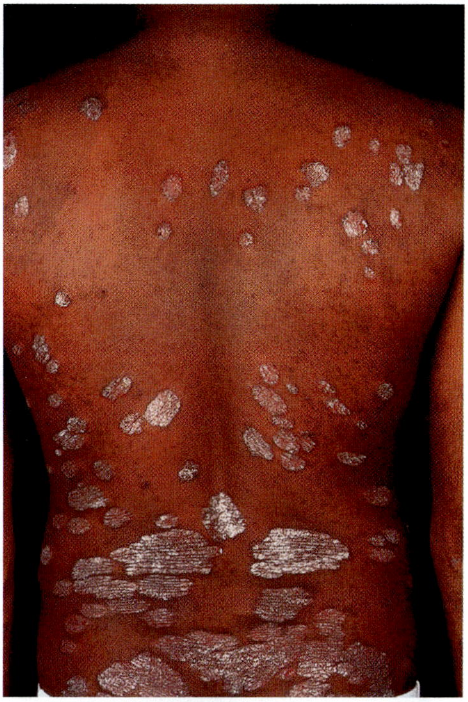

Fig. 6.3 Distribution symétrique des plaques de psoriasis. *Remerciements : Peter C. M. van de Kerkhof, MD.*

- **DD :** nævus épidermique verruqueux inflammatoire linéaire (NEVIL ; suit les lignes de Blaschko ; résiste aux traitements), nævus épidermique avec psoriasis surajouté.

Psoriasis érythrodermique

- Érythème cutané généralisé, avec zones de desquamation.
- Début progressif ou brutal.
- Des indices utiles peuvent être des modifications des ongles, le respect du visage et un antécédent de psoriasis en plaques typique.
- Peut-être observé après une diminution rapide de médicaments, spécialement les CS.
- **DD :** autres causes d'érythrodermie, par. ex. pityriasis rubra pilaire, dermatite atopique généralisée, syndrome de Sézary (cf. tableau 8.2).

Psoriasis pustuleux

- Psoriasis pustuleux généralisé (type Von Zumbusch)
  - Érythème et pustules stériles survenant dans les zones érythémateuses, peau douloureuse ; « lacs » de pus caractéristiques (fig. 6.8)
  - Fièvre souvent associée
  - Facteurs déclenchants : grossesse (appelé impétigo herpétiforme), diminution rapide des CS, hypocalcémie, infections
  - **DD :** pustulose exanthématique aiguë généralisée (PEAG ; réaction pustuleuse médicamenteuse) (cf. chap. 17)
- Palmoplantaire (pustulose)
  - Pustules stériles des paumes/des plantes (fig. 6.9)
  - Il peut n'y avoir aucune manifestation de psoriasis ailleurs
  - Facteurs déclenchants – infection, stress
  - Peut être aggravé par le tabagisme
  - Associé avec lésions osseuses inflammatoires (cf. chap. 21)
- Type annulaire (fig. 6.10)
  - **DD :** comprend la maladie de Sneddon-Wilkinson (cf. infra)
- Type exanthématique.
  - Chevauchement significatif avec la PEAG
- Aspect localisé – dans les plaques, souvent dû à des produits irritants (fig. 6.11).
- Acrodermatite continue (de Hallopeau)
  - Érythème et squames distales d'un doigt avec pustules (fig. 6.12)
  - Fièvre souvent associée

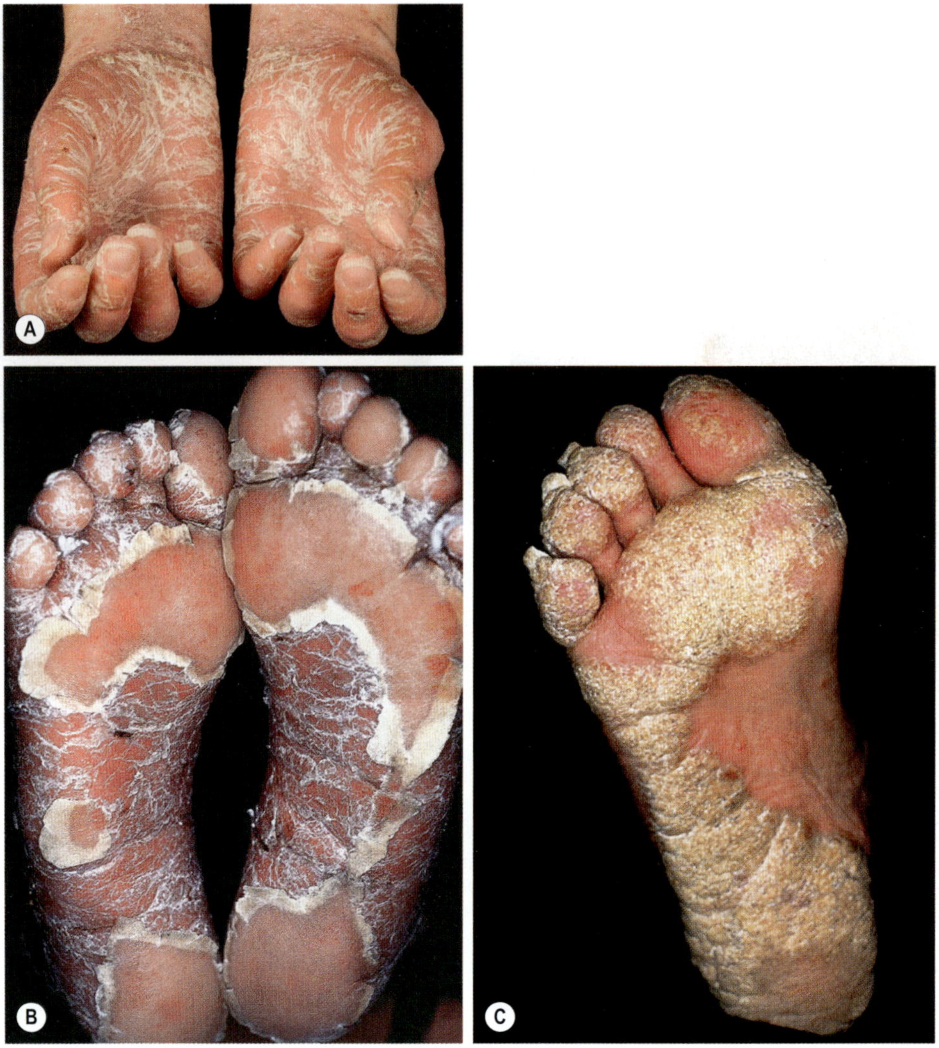

Fig. 6.4 Psoriasis palmoplantaire. Plaques érythématosquameuses des paumes (**A**) et des plantes (**B**). Occasionnellement, il peut y avoir une hyperkératose bien délimitée avec un érythème minime (**C**). *Remerciements : A : Peter C. M. van de Kerkhof, MD; B : YDRSC.*

Sites particuliers

Cuir chevelu

- Bien limité, plaques érythémateuses avec squames argentées.
- Les squames peuvent être attachées à une certaine distance sur les cheveux, donnant un aspect de type amiantacé (pityriasis amiantacé).
- Une alopécie peut être occasionnellement observée dans les lésions.
- **DD :** dermatite séborrhéique (aspect plus diffus), teigne du cuir chevelu (*tinea capitis*), dermatomyosite.

Plis (psoriasis inversé)

- Plaques fines roses, brillantes, bien délimitées, avec peu de squames (fig. 6.13).
- Les sites habituels comprennent les creux axillaires, les plis inguinaux, le pli interfessier, la zone sous-mammaire et les plis rétro-auriculaires.
- Sébopsoriasis – la dermatite séborrhéique et le psoriasis sont aux deux extrémités d'un spectre, avec une forme intermédiaire appelée sébopsoriasis.
- **DD** additionnel : dermatite séborrhéique, candidose, mycose inguinale (*tinea cruris*), érythrasma, parakératose granulaire (cf. fig. 13.4).

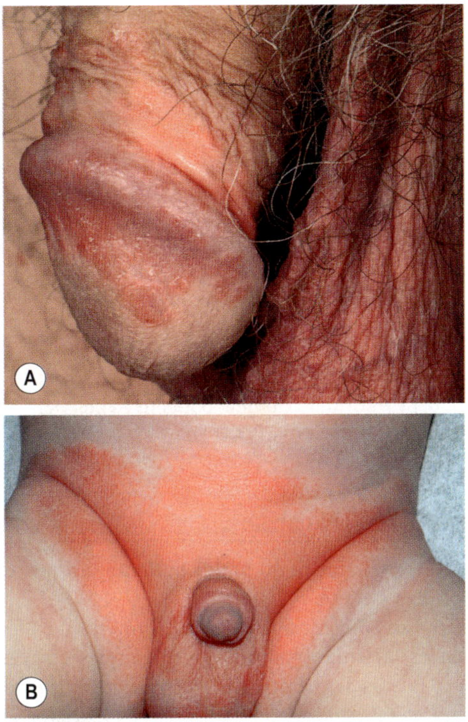

Fig. 6.5 Psoriasis génital. A Plaques érythémateuses bien limitées avec squames du gland et du fourreau chez un adulte. **B** Psoriasis infantile avec une plaque bien délimitée de la zone des couches, ainsi que du pénis et du scrotum, contrastant avec la dermatite atopique où la zone des couches est souvent épargnée. *Remerciements : A : Lorrenzo Cerroni MD; B : Julie V. Schaffer MD.*

Oral

- Lésions migratrices, annulaires avec des espaces centraux dénudés et des bordures blanches.
- Similaire à la langue géographique cliniquement et en histopathologie.

Ongles (cf. chap. 58)

- Ongles des mains > ongles des orteils (fig. 6.14).
- Associé à l'arthrite psoriasique.
- Les aspects comprennent des dépressions punctiformes (pitting), des taches d'huile (taches saumon), une onycholyse, un rebord proximal rouge, des hémorragies en flammèche, des débris sous-unguéaux.

Maladie de Sneddon-Wilkinson (dermatose pustuleuse sous-cornée)

- Débute souvent dans les plis corporels ou dans les zones intertrigineuses principales.

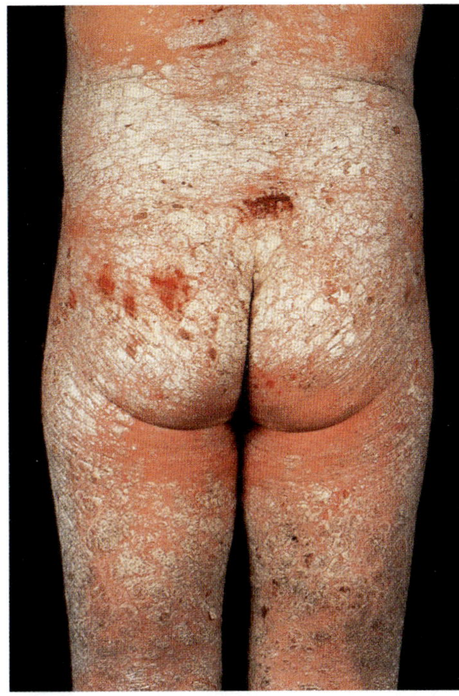

Fig. 6.6 Psoriasis en plaques disséminé chronique. *Remerciements : Peter CM van de Kerkhof, MD.*

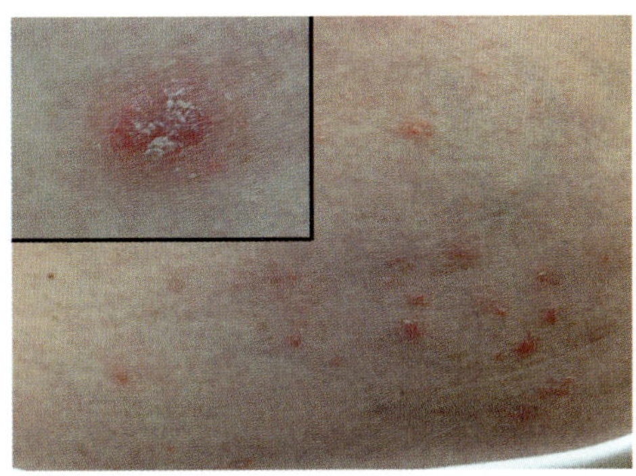

Fig. 6.7 Psoriasis en gouttes. Discrètes petites papules et plaques de psoriasis en gouttes. *Remerciements : Christine J Ko, MD.*

- Les lésions sont annulaires avec des pustules superficielles sur les bords.
- Le signe classique est dans la zone atteinte une pustule « moitié-moitié » avec une partie supérieure fluide claire et une partie inférieure (dépendante) pustuleuse.
- Deux écoles de pensée – cette maladie est (1) une variante du psoriasis ou (2) une entité séparée (fig. 6.15).

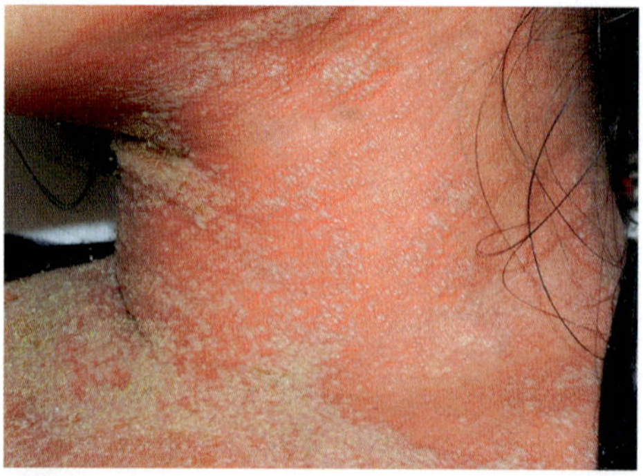

Fig. 6.8 Psoriasis pustuleux. Grandes zones d'érythème avec de nombreuses pustules. La confluence des pustules crée des « lacs » de pus. *Remerciements : Julie V. Schaffer, MD.*

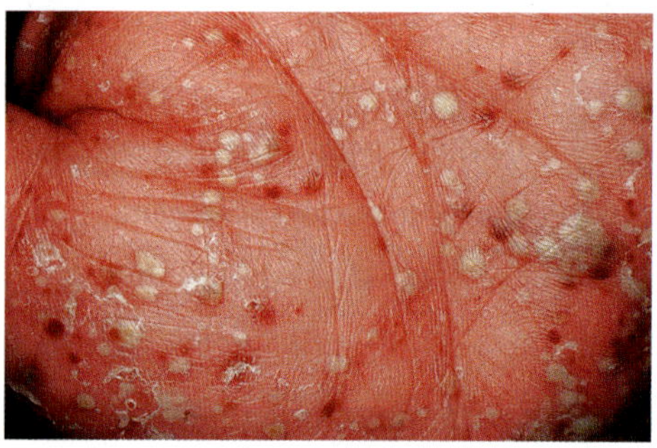

Fig. 6.9 Pustulose des paumes et des plantes. De multiples pustules stériles sont mêlées à des macules jaune brun de la paume. *Remerciements : YDRSC.*

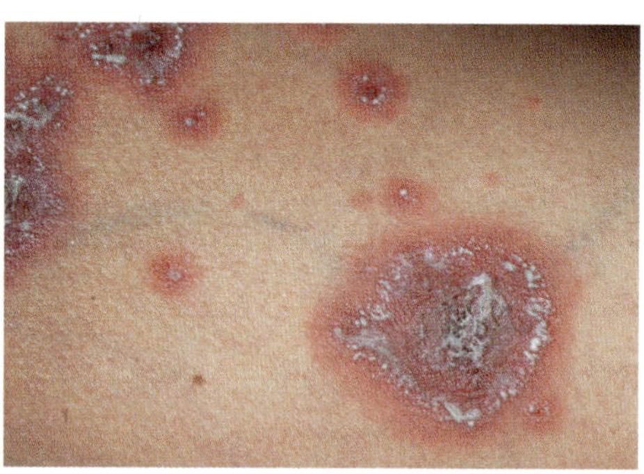

Fig. 6.10 Psoriasis pustuleux annulaire. Multiples plaques annulaires, inflammatoires, parsemées de pustules. *Remerciements : Julie V Schaffer, MD.*

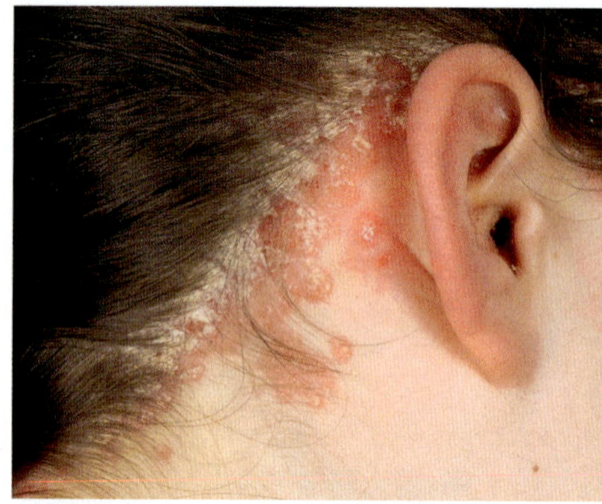

Fig. 6.11 Psoriasis du cuir chevelu avec extension sur le cou. Noter l'atteinte du conduit auditif externe. *Remerciements : Peter van de Kerkhof, MD.*

Arthrite psoriasique

- Présente chez 5–30 % des patients qui ont un psoriasis cutané.
- Le plus souvent oligoarthrite asymétrique affectant les articulations interphalangiennes distales, ou à la fois les articulations interphalangiennes proximales et distales (« en saucisse ») (fig. 6.16).
- Plus rarement, mais classiquement, c'est une arthrite de toutes les articulations interphalangiennes distales des doigts.
- Occasionnellement, présentation de type polyarthrite rhumatoïde, atteignant petites et moyennes articulations de façon symétrique.
- Arthrite mutilante – forme rare avec inflammation articulaire aiguë, rapidement progressive et destructrice, les doigts deviennent mous et télescopés.
- Spondylite et sacro-iliite – arthrite axiale aussi bien que des articulations des genoux et sacro-iliaques ; peut être HLA-B27-positive et peut être associée à une maladie inflammatoire de l'intestin ou une uvéite.
- **DD :** arthrite réactive (antérieurement dénommée maladie de Reiter)
  - Urétrite, arthrite, manifestations oculaires (p. ex. conjonctivite) et ulcérations orales en plus des lésions psoriasiformes, en particulier des plantes (kératodermie blennorragique) ou génitales (balanite circinée) (fig. 6.17)
  - Plus fréquente chez les hommes
  - Fortement associée avec HLA-B27
  - Évolution souvent autolimitée
  - Peut être sévère chez les personnes VIH+ (cf. tableau 6.1)

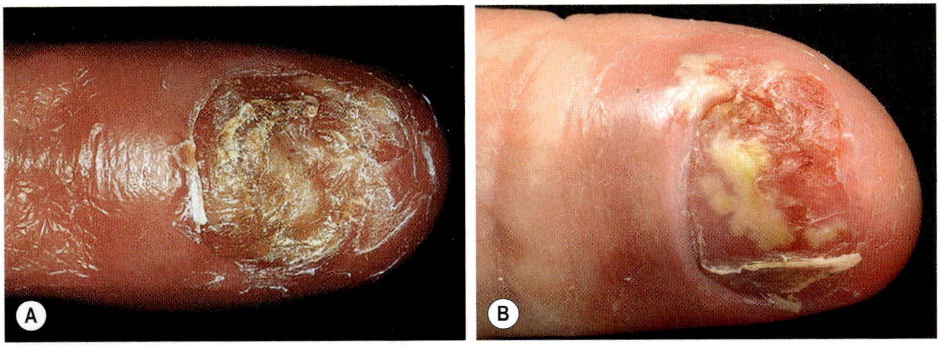

Fig. 6.12 Acrodermatite continue (de Hallopeau). A, B Érythème et squames de la partie distale du doigt, pustules dans le lit de l'ongle et perte partielle de la tablette unguéale. *Remerciements : A : YDRSC ; B : Peter Van de Kerkhof, MD.*

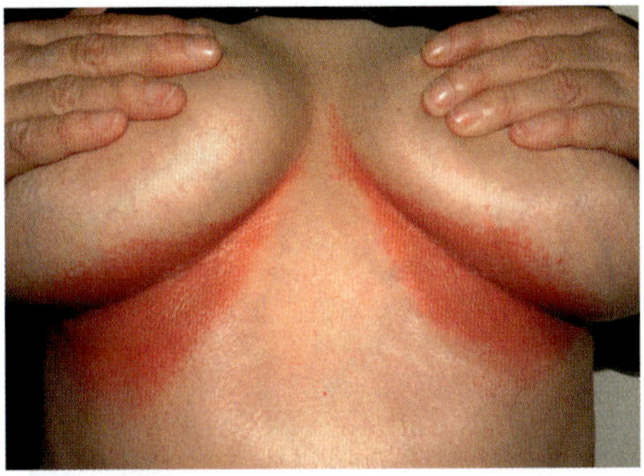

Fig. 6.13 Psoriasis inversé. Plaques érythémateuses brillantes des plis sous-mammaires, sans squames. *Remerciements : Luis Requena, MD.*

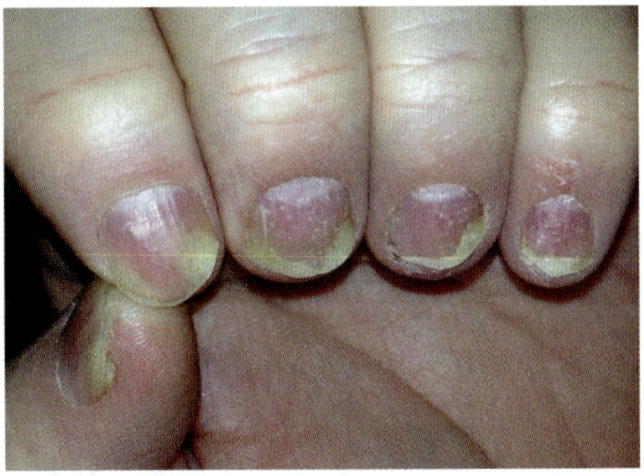

Fig. 6.14 Psoriasis unguéal. Les modifications comprennent une onycholyse distale, des dépressions punctiformes et des « taches d'huile » (couleur saumon).

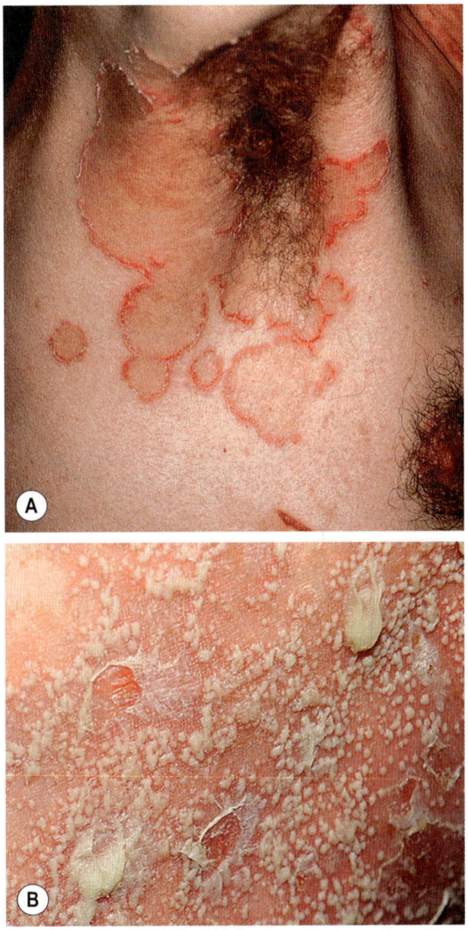

Fig. 6.15 Maladie de Sneddon-Wilkinson.
A Plaques axillaires annulaires et polycycliques.
B Nombreuses pustules sous-cornées, fragiles, apparaissant sur un fond d'érythème. Coalescence des contenus pustuleux dans certaines des lésions les plus étendues. Chevauchement significatif avec un psoriasis pustuleux. *Remerciements : A : YDRSC ; B : Department of Dermatology, Medical University of Graz.*

Traitement

- Topiques
  - 1re ligne
    - CS (tableau 6.2)
    - Analogues de la vitamine D_3 (calcipotriène (calcipotriol), calcitriol) (tableau 6.3)
  - 2e ligne
    - Inhibiteurs de la calcineurine (éventuellement en première ligne pour les zones sensibles comme le visage et les plis)
    - Goudrons
    - Anthraline
    - Tazarotène
- Photothérapie et agents systémiques
  - 1re ligne
    - Photothérapie – UVB (à bande étroite ou large) > PUVA (tableau 6.4) ; si plaques kératosiques épaisses, peut être combinée avec des rétinoïdes oraux. PUVA orale – 0,6-0,8 mg/kg de 8-méthoxypsoralène (MOP) oral 1 à 3 heures avant l'exposition à la lumière ; PUVA en bains – 0,5-5 mg de 8-MOP/L d'eau du bain avec irradiation immédiate après trempage pendant 15 à 20 minutes ; PUVA topique (p. ex. pour paumes/plantes) – 8-MOP 0,1-0,01 % en crème/pommade/lotion suivis d'une irradiation par UVA
    - Méthotrexate (oral ou intramusculaire, occasionnellement sous-cutané) (tableau 6.5)
    - Rétinoïdes oraux (p. ex. acitrétine, isotrétinoïne)

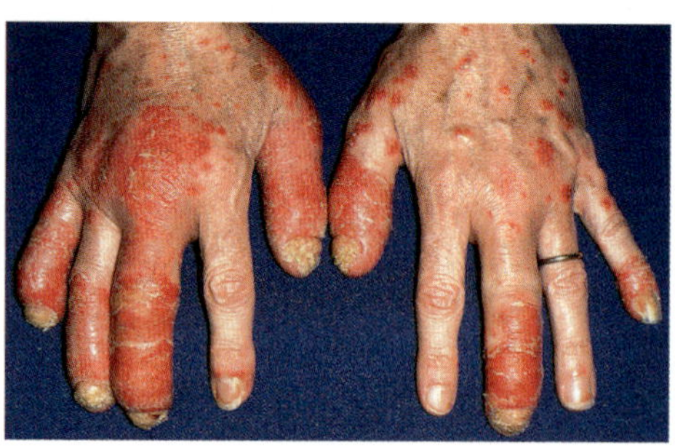

Fig. 6.16 Arthrite psoriasique. Atteinte asymétrique des articulations interphalangiennes distales (IPD) et proximales (IPP). Un « doigt en saucisse » (3e doigt de chaque côté) résulte de l'atteinte à la fois des articulations IPD et IPP. *Remerciements : YDRSC.*

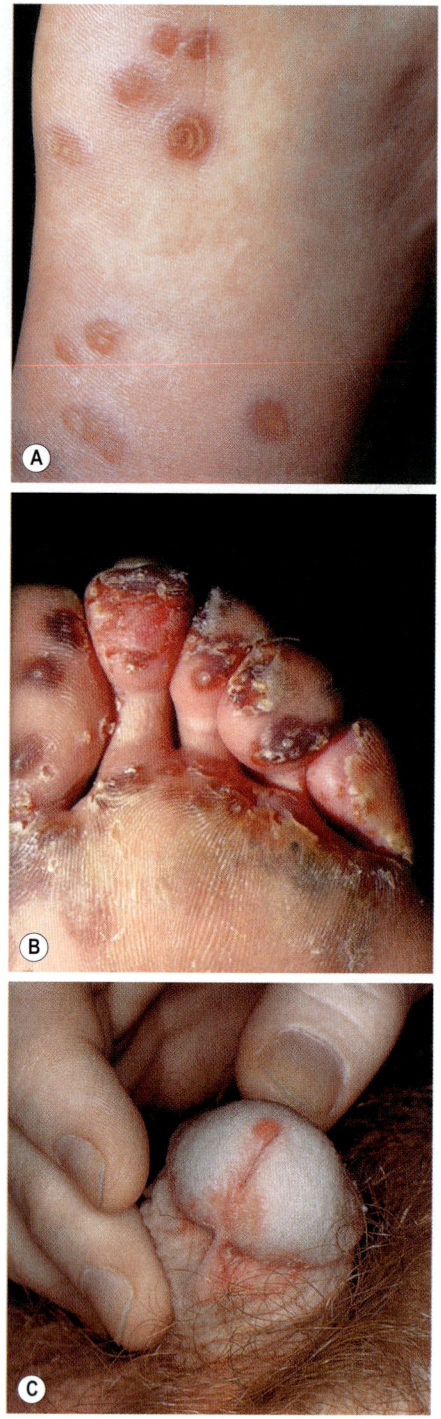

Fig. 6.17 Arthrite réactive (anciennement maladie de Reiter). A, B Lésions plantaires de kératodermie blennorragique. **C** Lésions papulosquameuses de balanite circinée du pénis. *Remerciements : A, C : YDRSC ; B : Eugene Mirrer, MD.*

Tableau 6.2 Indications et contre-indications des corticostéroïdes topiques. Quantités maximales : 50 g/semaine d'un corticostéroïde très puissant; 100 g/semaine d'un corticostéroïde puissant.

Indications
• Psoriasis léger à modéré : en 1re ligne en monothérapie ou en combinaison • Psoriasis sévère : souvent en combinaison avec un analogue de la vitamine D_3, un rétinoïde topique, l'anthraline ou le goudron • Monothérapie pour psoriasis des plis ou du visage (habituellement de force légère) • Les plaques récalcitrantes nécessitent souvent une occlusion (plastique, hydrocolloïde)
Contre-indications
• Infections bactériennes, virales, mycosiques • Atrophie cutanée • Dermatite allergique de contact due aux corticostéroïdes ou aux autres constituants de la formulation • Grossesse ou allaitement*

** Relative; on peut envisager une utilisation limitée de corticostéroïdes de puissance moyenne ou modérée.*
Remerciements : Peter C. M. van de Kerkhof, MD.

- 2e ligne – systémique
  - Immunomodulateurs (agents « biologiques ») (tableaux 6.6 et 6.7)
  - Ciclosporine

Tableau 6.3 Indications et contre-indications des analogues de la vitamine D_3. Si elles sont utilisées en même temps que la photothérapie, les préparations de vitamine D_3 doivent être appliquées après l'irradiation UV ou au moins plusieurs heures avant car elles peuvent réduire la pénétration des UV dans la peau.

Indications
• Psoriasis léger à modéré : traitement de 1re ligne en monothérapie ou en combinaison • Psoriasis sévère : en traitement combiné
Contre-indications
• Atteintes nécessitant plus que la dose maximale recommandée de calcipotriène/calcipotriol, p. ex. 100 g/semaine de calcipotriène • Anomalie osseuse ou du métabolisme calcique* • Insuffisance rénale • Allergie aux analogues de la vitamine D_3 ou aux autres constituants de la préparation • Grossesse ou allaitement

** Par exemple, sarcoïdose ou métastases osseuses.*
Remerciements : Peter C. M. van de Kerkhof, MD.

- Cf. tableau 6.8 pour les options thérapeutiques des sites particuliers.
- Cf. tableau 6.9 pour les options thérapeutiques chez les patients qui ont des comorbidités ou des situations particulières.
- Cf. annexe pour les examens de laboratoire recommandés chez les patients recevant des immunomodulateurs ciblés.

Pour plus d'informations, cf. chap. 8 de *Dermatology, Fourth Edition*.

Tableau 6.4 Indications et contre-indications de la photothérapie.

Indications
• Psoriasis modéré à sévère : traitement de 1re ligne en monothérapie ou en combinaison
Contre-indications (absolues ou relatives)
• Affections génétiques caractérisées par une photosensibilité accrue ou une augmentation du risque de cancer (UVB et PUVA)* • Peau de type I (UVB et PUVA)† • Dermatoses photosensibles (UVB et PUVA)† • Médicaments phototoxiques systémiques ou topiques indispensables (UVB et PUVA)† • Vitiligo (UVB et PUVA)† • Antécédents d'expositions à l'arsenic, aux radiations ionisantes, à une photothérapie excessive (UVB et PUVA) • Traitements par PUVA en nombre cumulatif excessif, soit > 150-200 (PUVA)* • Traitement par ciclosporine (UVB et PUVA)* • Médicament immunosuppresseur (UVB et PUVA) • Antécédent de cancer cutané (PUVA > UVB) • Nævus mélanocytaire atypique (UVB et PUVA) • Épilepsie (risque de chute/blessures ; UVB et PUVA) • Mauvaise compliance (UVB et PUVA) • Homme ou femme en âge de procréer, sans contraception (PUVA) • Grossesse ou allaitement (PUVA)* • Insuffisance hépatique ou médicament hépatotoxique (PUVA) • Cataracte (PUVA)

** Contre-indication absolue.*
† Nécessité d'ajuster la dose et de surveiller de près.
Remerciements : Peter C. M. van de Kerkhof, MD.

Tableau 6.5 Indications et contre-indications du méthotrexate (MTX).

Indications
• Psoriasis sévère • Psoriasis en plaques chronique (> 10-15 % SC ou perturbations des activités professionnelles ou sociales) • Psoriasis pustuleux (généralisé ou localisé) • Psoriasis érythrodermique • Arthrite psoriasique (modérée à sévère) • Psoriasis sévère des ongles • Psoriasis ne répondant pas aux traitements topiques, à la photothérapie et/ou aux rétinoïdes systémiques
Contre-indications (absolues ou relatives)
• Insuffisance rénale chronique (clairance de la créatinine < 60 mL/min)† • Anémie sévère, leucopénie, et/ou thrombocytopénie* • Anomalies significatives des fonctions hépatiques, hépatite (active et/ou récente), fibrose sévère, cirrhose, absorption excessive d'alcool* • Médicaments hépatotoxiques concomitants • Médicaments concomitants qui augmentent les taux de méthotrexate, p. ex. triméthoprime-sulfaméthoxazole* • Réduction significative des fonctions respiratoires* • Grossesse ou allaitement* • Procréation actuellement programmée (hommes et femmes)‡ • Syndromes d'immunodéficience • Infections sévères* • Infections en cours • Ulcère gastroduodénal (actif)* • Gastrite • Traitement concomitant par irradiation • Épanchement pleural ou ascite† • Hypersensibilité au MTX* • Patient non fiable*

** Contre-indication absolue.*
† Nécessite une réduction significative du dosage.
‡ En raison du risque mutagène ou tératogène, arrêter le MTX 3 mois avant la période de conception prévue; continuer la contraception durant ces 3 mois.
Remerciements : Peter C. M. van de Kerkhof, MD.

Tableau 6.6 Agents biologiques commercialisés et disponibles pour le traitement du psoriasis.

Cible		Agents biologiques (% estimé de patients qui atteignent le PASI75)
TNF		Étanercept (30-60), adalimumab (50-80), infliximab (75-85)
IL-12/IL-23	Sous-unité p40 de IL-12/IL-23	Ustékinumab (65-80)
	IL-23	Guselkumab (80-90)
IL-17		Sécukinumab (65-85), ixékizumab (85-90), risankizumab (63-98), tildrakizumab (61-66), brodalumab (60-85)

PASI : *psoriasis area severity index*.
Des produits biosimilaires, p. ex. adalimumab-atto, etanercept-szzs, infliximab-dyyb sont aussi disponibles commercialement.

Tableau 6.7 Alertes et précautions de la FDA pour les immunomodulateurs humains ciblés utilisés pour le psoriasis. L'administration de vaccins vivants est contre-indiquée chez les patients recevant ces traitements.

Inhibiteurs de TNF
• Augmentation du risque d'infections sérieuses incluant la tuberculose, les sepsis bactériens, les infections fongiques systémiques (p. ex. histoplasmose), et les infections dues à des agents pathogènes opportunistes
• Risque de réactivation d'une hépatite virale B
• Des affections malignes (en particulier des lymphomes) ont été rapportées chez des patients recevant ces médicaments, y compris chez des enfants et adolescents – Pour l'infliximab, des lymphomes ont été observés plus souvent que dans la population générale et des lymphomes hépatospléniques à cellules T se sont développés chez des patients ayant des affections intestinales inflammatoires et recevant de l'azathioprine ou de la 6-mercaptopurine – Un risque augmenté de cancer cutané non mélanome et de mélanome a été observé chez des patients ayant une polyarthrite rhumatoïde traitée par inhibiteur de TNF
• Une insuffisance cardiaque congestive (exacerbation ou nouvelle) a été observée
• Une maladie démyélinisante (exacerbation ou nouvelle) a été observée
• Une anaphylaxie ou des réactions allergiques sévères peuvent survenir, incluant des réactions de type maladie sérique à l'infliximab
• D'autres effets indésirables potentiels incluent une hépatite auto-immune, des cytopénies ou un syndrome de type lupus
Inhibiteurs d'IL-12/IL-23
• Des infections sérieuses ont été observées; ils peuvent augmenter le risque d'infection ou de réactivation d'infections latentes
• Les patients génétiquement déficients en IL-12/IL-23 ont un risque augmenté d'infections sévères par mycobactéries et *Salmonella*
• La vaccination par le BCG ne doit pas être réalisée dans l'année précédant l'instauration d'un traitement par ustékinumab ou l'année suivant la fin de ce traitement
• Susceptibles d'augmenter le risque d'affections malignes
• Des réactions d'hypersensibilité (p. ex. angio-œdème, anaphylaxie) peuvent survenir
• Le syndrome de leucoencéphalopathie postérieure réversible a été rapporté
Inhibiteurs d'IL-17
• Des infections sérieuses ont été observées; ils peuvent augmenter le risque d'infection ou de réactivation d'infections latentes – Les patients génétiquement déficients en IL-17 sont prédisposés à une candidose cutanéomuqueuse chronique
• Le déclenchement d'une maladie intestinale inflammatoire et son exacerbation sont survenus
• Des réactions d'hypersensibilité (p. ex. angio-œdème, anaphylaxie) peuvent se développer
• Pour le brodalumab : des idées et des comportements suicidaires, incluant de vrais suicides, sont survenus

BCG : bacille de Calmette-Guérin.

Tableau 6.8 Prise en charge du psoriasis dans des sites particuliers. Ces sites peuvent être améliorés par des traitements systémiques, mais une atteinte isolée de ces sites ne justifie habituellement pas un traitement systémique.

Sites particuliers	Considérations spéciales et traitements pratiques
Cuir chevelu	• Enlever les squames avec un topique d'acide salicylique à 5–10 %
	• Appliquer un corticostéroïde puissant ou très puissant en lotion, gel ou shampooing, seul ou associé au calcipotriène
Visage ; aines, aisselles et autres plis cutanés	• 1re ligne : corticostéroïdes topiques légers
	• 2e ligne : inhibiteurs de la calcineurine topiques ou tacalcitol/calcitriol associé à un corticostéroïde topique léger
Ongles	• Différencier l'atteinte proximale de l'ongle versus l'atteinte distale consécutive respectivement à une atteinte matricielle versus lit de l'ongle ; envisager une onychomycose coexistante
	• Pour une atteinte de la partie distale : analogues de la vitamine D_3 topiques (preuve limitée)
	• Pour une atteinte proximale : corticostéroïdes intralésionnels et/ou traitements antipsoriasiques systémiques

Remerciements : Peter C. M. van de Kerkhof.

Tableau 6.9 Traitements pour le psoriasis à privilégier dans un contexte de comorbidités.

Comorbidité ou situation particulière	Traitements topiques		Photothérapie	Traitements systémiques				
	Corticostéroïdes	Autres topiques		Aprémilast†	Rétinoïdes	MTX†^	CSA*	Immunomodulateurs (« biologiques »)**
Maladie hépatique	✓	✓	✓ (UVB)	✓				✓
Hépatite virale B	✓	✓	✓ (UVB)	✓				✓ (inhibiteurs d'IL-17 considérés comme plus sûrs) Tester pour Ac anti-HBc, Ag HBs ; si +, plus tard mesurer ADN VHB Consultation gastroentérologue prétraitement du VHB
hépatite virale C	✓	✓	✓ (UVB)	✓				✓ (inhibiteurs TNF > inhibiteurs d'IL-17 ou d'IL-23) Test pour Ac anti-VHC, ARN VHC pour évaluer la nécessité d'un traitement du VHC
Syndrome métabolique	✓	✓	✓	✓	✓^	✓^	✓	✓ (infliximab et ustékinumab sont dosés en fonction du poids)
Infection tuberculeuse latente	✓	✓	✓	✓	✓			✓ (inhibiteurs d'IL-17 considérés plus sûrs) Consulter pour un prétraitement par INH
VIH/sida, bien contrôlés	✓	✓	✓ (UVB)	✓	✓			✓ Prise en charge en commun avec un spécialiste de maladies infectieuses

Tableau 6.9 Suite.

Comorbidité ou situation particulière	Traitements topiques		Photothérapie	Traitements systémiques				
	Corticostéroïdes	Autres topiques		Aprémilast†	Rétinoïdes	MTX†^	CSA*	Immunomodulateurs («biologiques»)**
Grossesse	✓ (force légère à modérée)	✓ on peut utiliser certains topiques avec précaution (ex : anthraline, calcipotriène)	✓ (UVB)				✓ (grossesse catégorie C)	✓ (envisager inhibiteurs de TNF*** [en particulier le certolizumab qui produit peu de passage transplacentaire], ustékinumab***, inhibiteurs d'IL-17 [p. ex. sécukinumab***], d'IL-23) Prise ne charge en commun avec un gynécologue
Historique de malignité interne (p. ex. lymphome, cancer du poumon)	✓	✓	✓ (UVB)	✓	✓			Consultation avec un oncologue
Historique de cancers cutanés fréquents	✓	✓ (vitamine D_3 analogues des rétinoïdes)		✓	✓			

† *Une dysfonction rénale nécessite un ajustement des doses.*
* *Contre-indiqué chez les patients qui ont une dysfonction rénale*
** *Les inhibiteurs de TNF sont relativement contre-indiqués chez les patients ayant un lupus érythémateux; les inhibiteurs d'IL-17 doivent être évités chez les patients qui ont une maladie inflammatoire de l'intestin (maladie de Crohn et colite ulcéreuse).*
^ *Utilisés avec précautions chez les patients qui ont une stéatose hépatique non alcoolique.*
*** *Grossesse catégorie B.*
INH : isoniazide.

7 Autres affections papulosquameuses

Parapsoriasis

• Habituellement taches asymptomatiques ou plaques peu épaisses, chroniques, avec fines squames dont la couleur varie du rose au rouge brun ; peut être associé à une atrophie épidermique et occasionnellement à une poïkilodermie (parapsoriasis à larges plaques).
• Les deux principales formes de parapsoriasis sont à petites plaques (lésion habituellement < 5 cm de diamètre) et à grandes plaques (habituellement > 5 cm) ; le parapsoriasis digitiforme appartient à la première forme alors que le parapsoriasis rétiforme est une variante de la dernière (fig. 7.1 et 7.2).
• Bien que la distribution puisse être limitée ou plus diffuse, il y a une tendance à l'extension avec le temps ; le parapsoriasis en grandes plaques peut toucher préférentiellement les zones protégées du soleil ; les deux formes surviennent habituellement chez des adultes.
• Il existe une controverse concernant le pourcentage de cas de parapsoriasis en grandes plaques qui éventuellement peuvent évoluer en mycosis fongoïde.
• Histologiquement, une parakératose et une dermatite spongiotique non spécifique sont observées dans les petites et les grandes plaques ; les grandes plaques peuvent présenter un infiltrat plus lichénoïde.
• Un infiltrat de lymphocytes T CD4+, souvent clonal, est observé dans les grandes plaques > petites plaques de parapsoriasis, conduisant au terme de dermatite « clonale ».
• **DD :** petites plaques – pityriasis rosé (PR), éruption médicamenteuse de type PR, pityriasis lichénoïde chronique, psoriasis en gouttes, syphilis secondaire ; parapsoriasis en grandes plaques – mycosis fongoïde (MF) au stade de plaques, éruption médicamenteuse de type MF ; s'il y a peu de lésions, envisager une mycose corporelle.
• **TT :** CS topiques, lumière du soleil, photothérapie (p. ex. UVB à bande étroite).

Pityriasis lichénoïde et varioliforme aigu (PLEVA) et pityriasis lichénoïde chronique (PLC)

• Le PLEVA, aussi connu comme maladie de Mucha-Habermann, et le PLC sont situés dans un spectre clinicopathologique, ce qui fait que certains des patients peuvent avoir des lésions caractéristiques des deux affections, de façon concomitante ou associée.
• Dans les deux formes, il y a des efflorescences de papules avec certaines lésions qui disparaissent spontanément en quelques semaines (PLEVA) ou quelques mois (PLC) ; un élément déclenchant précis (p. ex. infection virale, médicament) existe seulement de façon occasionnelle. La durée totale de l'affection peut être de plusieurs années.
• Le PLEVA survient plus fréquemment dans les groupes d'âge jeune ; il est caractérisé par une atteinte disséminée de papules érythémateuses qui sont souvent croûteuses mais qui peuvent aussi être vésiculeuses ou pustuleuses (fig. 7.3A-C).
• La survenue du PLEVA peut être brutale, et typiquement des récurrences surviennent pendant des mois ou des années ; il existe une forme ulcérée inhabituelle qui est accompagnée de fièvre, d'adénopathies, d'arthrites et d'une atteinte muqueuse.
• Le PLC est caractérisé par des papules roses à rouge brun avec des squames et peut disparaître en laissant une hypopigmentation post-inflammatoire en gouttes (fig. 7.3D et E).
• Histologiquement, une parakératose, une dermatite d'interface avec kératinocytes nécrotiques et une extravasation de globules rouges sont observées ; l'infiltrat est composé de cellules T qui sont souvent monoclonales ; pour le PLEVA, l'infiltrat peut être cunéiforme et des neutrophiles peuvent être observés.
• **DD** : PLEVA – varicelle ou autre exanthème viral, p. ex. à virus *Coxsackie*, zona disséminé sans dermatome (durée plus limitée), papulose lymphomatoïde (souvent moins de lésions

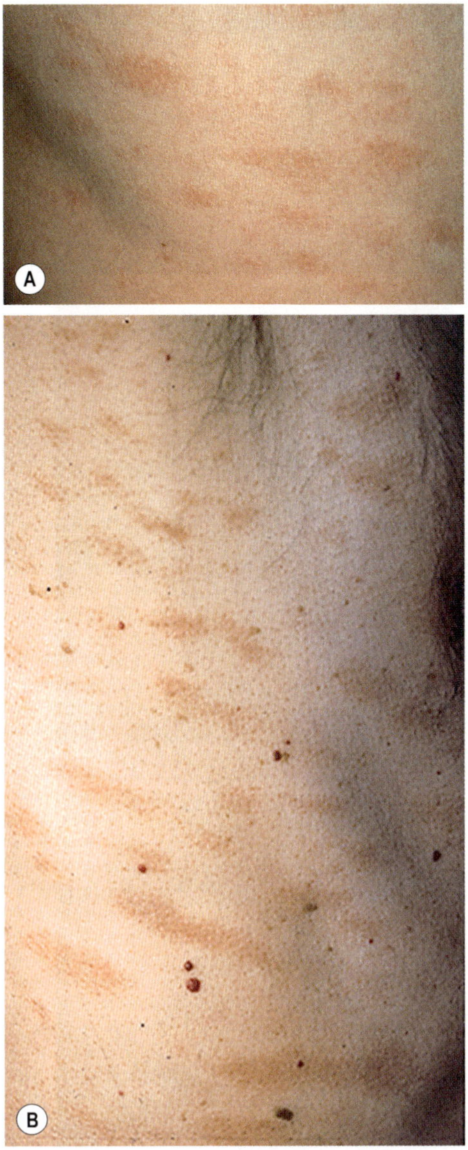

Fig. 7.1 Parapsoriasis en petites plaques. A Petites taches rose terne (< 5 cm), finement squameuses. **B** Dermatose digitiforme avec des lésions allongées, comme des doigts, sur le flanc. La dermatose digitiforme est l'exception à la règle des 5-cm puisque les lésions peuvent mesurer 10 cm ou plus sur leur axe le plus long. *Remerciements : A : Lorenzo Cerroni, MD; B : Gary Wood, MD, et George Reizner, MD.*

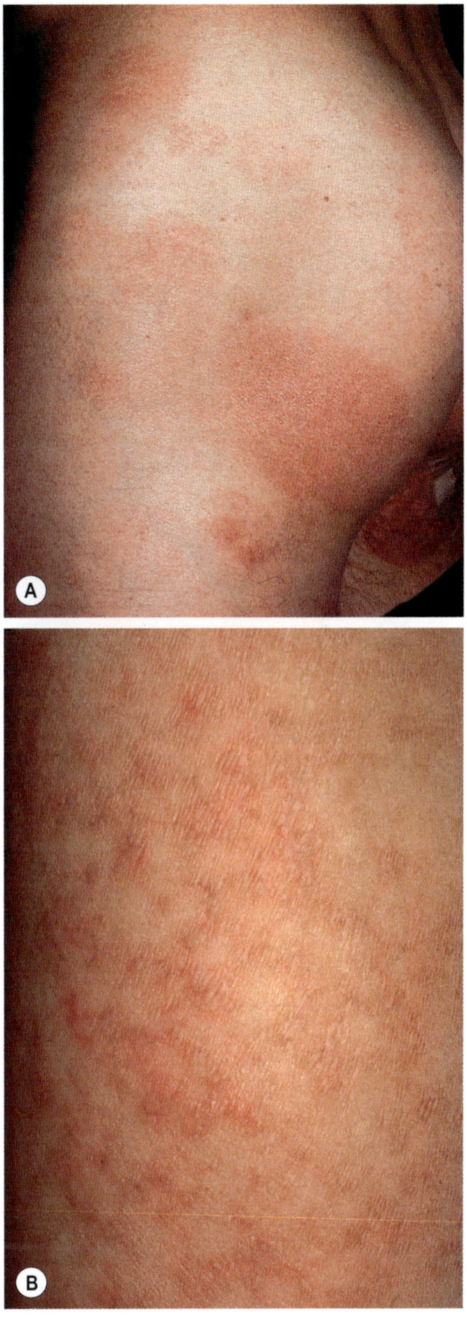

Fig. 7.2 Parapsoriasis en grandes plaques. A Grandes taches plus ou moins érythémateuses en maillot de bain – une présentation clinique classique. **B** Parapsoriasis rétiforme avec des lésions rose brun réalisant un aspect en filet, d'où le terme rétiforme ; noter l'aspect ridé dû à l'atrophie épidermique.

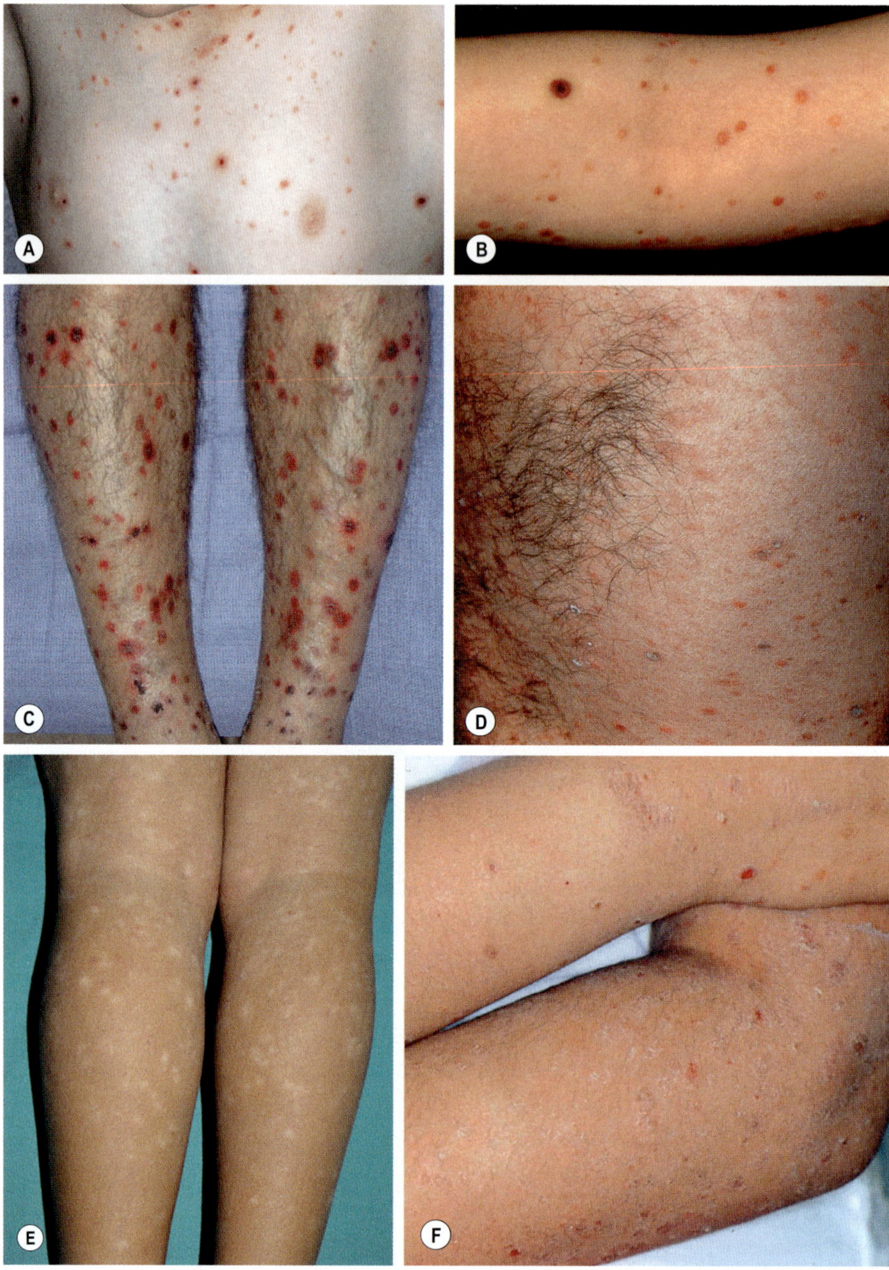

Fig. 7.3 Spectre clinique du pityriasis lichénoïde. Dans la forme aiguë (PLEVA), papules érythémateuses diffuses et papulovésicules sont mélangées avec des lésions croûteuses (**A**, **B**) ; il y a parfois une composante ulcérée (**C**). Les lésions peuvent cicatriser avec des cicatrices varioliformes. Les personnes qui ont une forme chronique (PLC) développent de multiples papules rouge brun, certaines avec des squames (**D**) ; ces lésions guérissent souvent avec une hypopigmentation, en particulier chez les patients qui ont une peau foncée (**E**). **F** Un certain nombre de patients ont à la fois des caractéristiques de PLEVA et PLC. *Remerciements : A : Julie V. Schaffer, MD ; B : Thomas Schwarz, MD ; C, D : YDRSC ; E, : Antonio Torrelo, MD ; F : Kalman Watsky, MD.*

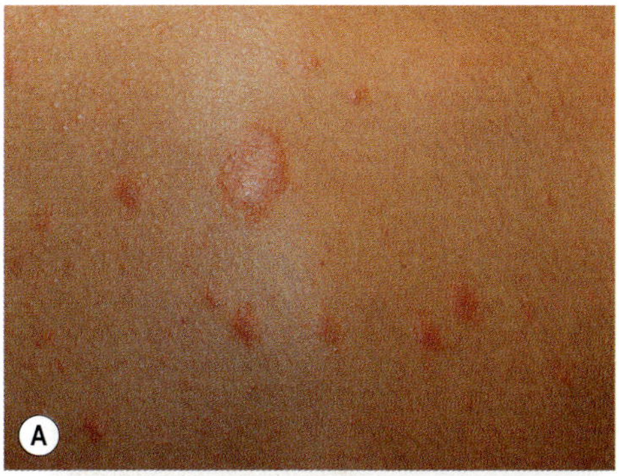

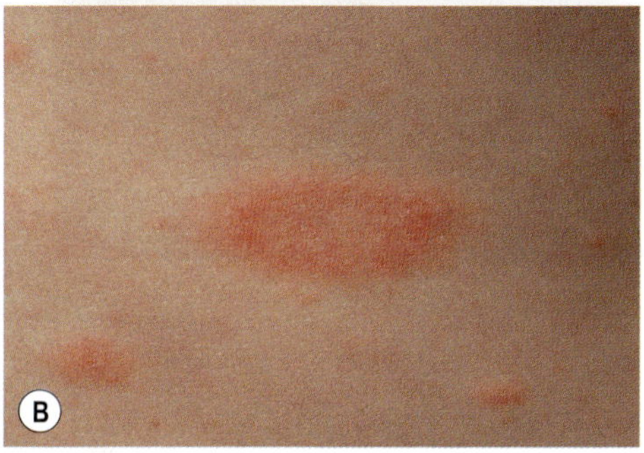

Fig. 7.4 Pityriasis rosé – signe du médaillon chez deux patients de phototypes cutanés différents. **A, B** Le signe du médaillon typique précède typiquement le développement d'une éruption plus diffuse. Des squames blanches centrales ou périphériques peuvent être observées. *Remerciements : A : Kalman Watsky, MD ; B : utilisé avec la permission de la Mayo Foundation for Medical Education and Research.*

étendues), réaction à des arthropodes, vascularite des petits vaisseaux ; PLC – parapsoriasis en petites plaques, pityriasis rosé, syphilis secondaire, psoriasis en gouttes, lichen plan.

• **TT :** CS topiques, traitement prolongé par antibiotiques (p. ex. érythromycine, tétracyclines), photothérapie (p. ex. UVB à bande étroite) ; les formes sévères peuvent nécessiter du MTX avec un suivi par un dermatologue.

Pityriasis rosé

• Survient plus fréquemment chez des adolescents et des jeunes adultes ; ils sont généralement en bonne santé et n'ont pas de signes fonctionnels ou généraux (cf. tableau 1.7).

• La cause est inconnue mais des infections virales peuvent servir d'élément déclenchant.

• Les lésions augmentent en nombre et s'étendent pendant quelques semaines, mais disparaissent ensuite spontanément ; classiquement, la lésion initiale, appelée « signe du médaillon », est souvent la plus grande (fig. 7.4).

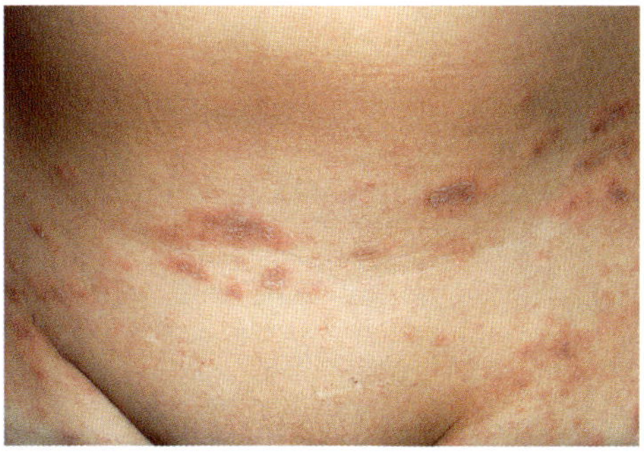

Fig. 7.5 Pityriasis rosé inversé. Dans cette variante, les lésions sont limitées à la région pelvienne et/ou axillaire. Les axes longs des lésions suivent les lignes de clivage. *Remerciements : Julie V. Schaffer, MD.*

• La distribution et celle d'une tenue de bain des années 1920 – extrémités proximales et tronc ; occasionnellement, un type inverse est observé pour lequel les lésions sont majoritairement axillaires et inguinales (fig. 7.5).

• Les papules roses ou de couleur saumon ou les plaques sont de forme arrondie ou ovalaire (fig. 7.6), avec leurs grands axes suivant les lignes de tension de Langer (fig. 7.7), créant un aspect en « arbre de Noël » sur le tronc ; les squames à la fois fines et blanches au centre et en collerette sur la bordure des lésions sont la manifestation secondaire la plus habituelle, mais occasionnellement des croûtes, des vésicules, du purpura, voire des pustules peuvent être observés.

• La durée moyenne est de 6–8 semaines, avec certains cas durant pendant plusieurs mois.

• Histologiquement, des amas de parakératose sont observés, accompagnés de spongiose et d'un infiltrat lymphocytaire modéré périvasculaire et interstitiel ; une extravasation de globules rouges peut survenir.

• **DD :** psoriasis en gouttes, syphilis secondaire (précédant le chancre, habituellement génital ; accompagné d'un malaise, d'adénopathies et d'autres signes cutanéomuqueux comme des syphilides, des lésions palmoplantaires ; un test VDRL [*venereal disease research laboratory*] positif ou un test rapide de la réagine plasmatique [RPR]), pityriasis lichénoïde chronique (en particulier si persistant), dermatite nummulaire (si vésiculeuse), éruption médicamenteuse de type pityriasis rosé (p. ex. inhibiteurs de l'enzyme de conversion, métronidazole).

• **TT :** lotions topiques antiprurigineuses ou CS (pour la minorité de patients ayant un prurit associé), lumière solaire naturelle, cure de 14 jours d'érythromycine, cure de 10 jours d'azithromycine, UVB à bande étroite.

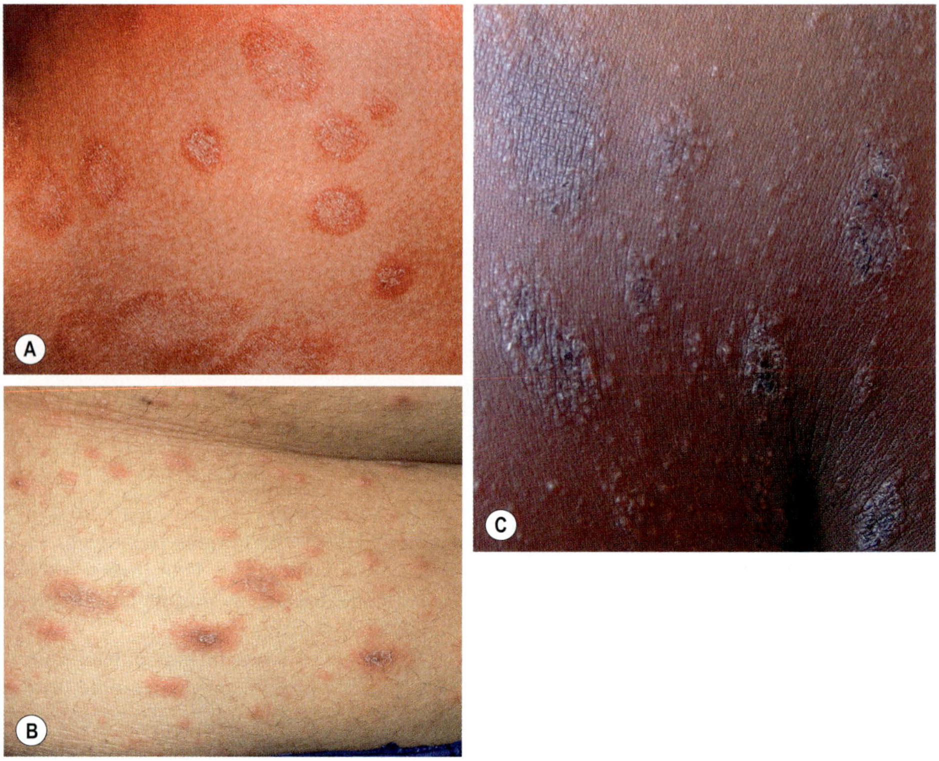

Fig. 7.6 Pityriasis rosé. **A, B** Des plaques rondes comme des plaques ovales peuvent être observées, de même que des fines squames blanches et des collerettes de squames. **C** Chez les patients ayant une peau plus foncée, une hyperpigmentation centrale peut se développer et il peut y avoir un aspect plus folliculaire.
Remerciements : A : YDRSC ; B : Julie V. Schaffer, MD ; C : Aisha Sethi, MD.

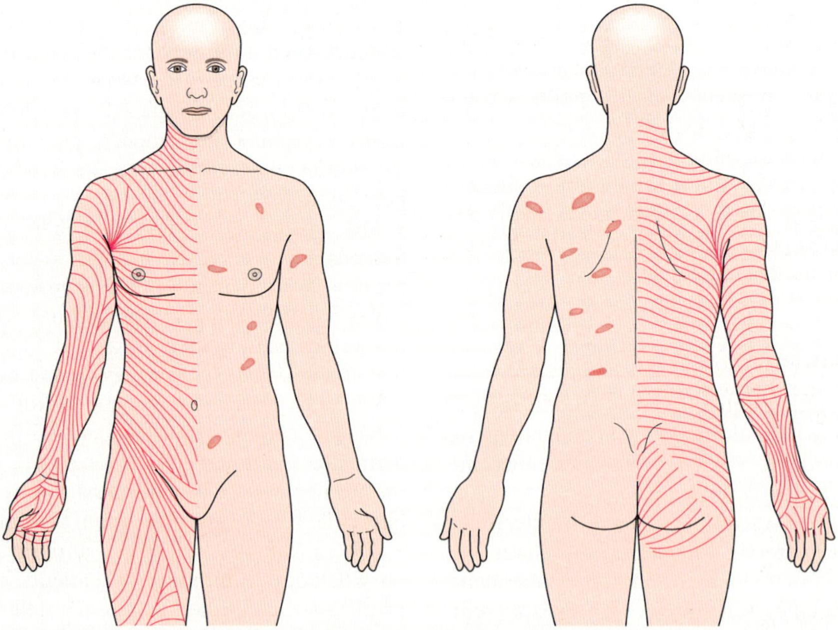

Fig. 7.7 Lésions de pityriasis rosé suivant les lignes de tension cutanée. Ces lignes sont souvent rapportées sous le nom de lignes de tension de Langer. L'axe long des lésions individuelles est aligné selon ces lignes.

Pityriasis rubra pilaire (PRP)

• Une des affections dermatologiques qui peut conduire à une érythrodermie (fig. 7.8), souvent avec un début à la tête et au cou; pics d'incidence – 1re-2e et 6e décennies de la vie.

• Il est caractérisé par une couleur saumon ou orange rouge, des îlots épargnés, des papules folliculaires (y compris dans les zones relativement épargnées et sur la face dorsale des doigts) et une kératodermie cireuse (fig. 7.9).

• Peut être exacerbé par l'exposition aux UV et rarement déclenché par des médicaments (p. ex. inhibiteurs de la tyrosine-kinase); les formes classiques disparaissent en 3-5 ans

• Cinq formes majeures ont été décrites, plus un type associé au VIH, avec des distinctions selon l'âge de survenue et la distribution; la forme classique de l'adulte est la plus fréquente (fig. 7.10 et 7.11); occasionnellement le PRP est familial et peut être dû à des mutations de *CARD14*.

• Histologiquement, il y a une alternance d'ortho et de parakératose, aussi bien verticalement qu'horizontalement, à l'intérieur du stratum corneum (modèle en échiquier); des manifestations additionnelles sont des bouchons folliculaires avec un épaulement de parakératose, une acantholyse dans l'épiderme et une inflammation variable.

• **DD :** autres causes d'érythrodermie, en particulier psoriasis et syndrome de Sézary (cf. tableau 8.2), et une forme inhabituelle de dermatomyosite observée plus souvent chez les Asiatiques (type Wong); chez les enfants, également érythrokératodermie progressive, symétrique; tôt : dermatite séborrhéique.

• **TT :** isotrétinoïne orale, acitrétine, méthotrexate, inhibiteurs de TNF (résultats mitigés); une réponse peut être observée dans les 6 mois.

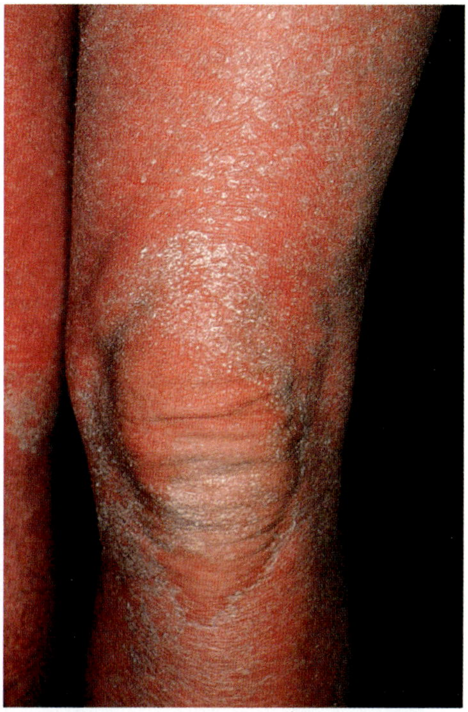

Fig. 7.8 Érythrodermie due au pityriasis rubra pilaire. Dans les zones d'érythème, l'hyperkératose folliculaire (genou) peut être plus difficile à apprécier que dans les zones relativement épargnées (comparer à la fig. 7.9A). *Remerciements : YDRSC.*

Pityriasis rotunda

• Observé principalement en Extrême-Orient, dans le bassin méditerranéen et en Afrique; touche principalement les personnes qui ont un phototype cutané foncé.

• Grandes taches circulaires et polycycliques, asymptomatiques, avec des squames souvent hyperpigmentées; les lésions sont aussi bien délimitées et cliniquement exemptes d'inflammation; elles surviennent sur le tronc et les membres.

• Associé à la malnutrition et en deuxième lieu à des affections malignes internes ou des infections systémiques; occasionnellement familial, en particulier chez les Caucasiens.

• Histologiquement, ressemble à une ichtyose vulgaire avec hyperkératose et réduction de la couche granuleuse.

• **DD :** lèpre, grande plaque de parapsoriasis, mycose corporelle (*tinea corporis*), pityriasis versicolor (*tinea versicolor*).

Parakératose granulaire

• Décrite à l'origine dans les zones axillaires des adultes (principalement des femmes) mais peut atteindre d'autres zones intertrigineuses, et chez les enfants la zone des couches.

• Plaques rouge brun avec des squames, souvent épaisses, qui peuvent être rattachées à une irritation chronique (fig. 7.12); elles peuvent être secondaires à la macération et au prurit.

• Diagnostic histologique, on trouve une importante parakératose compacte avec persistance des grains de kératohyaline dans le stratum corneum.

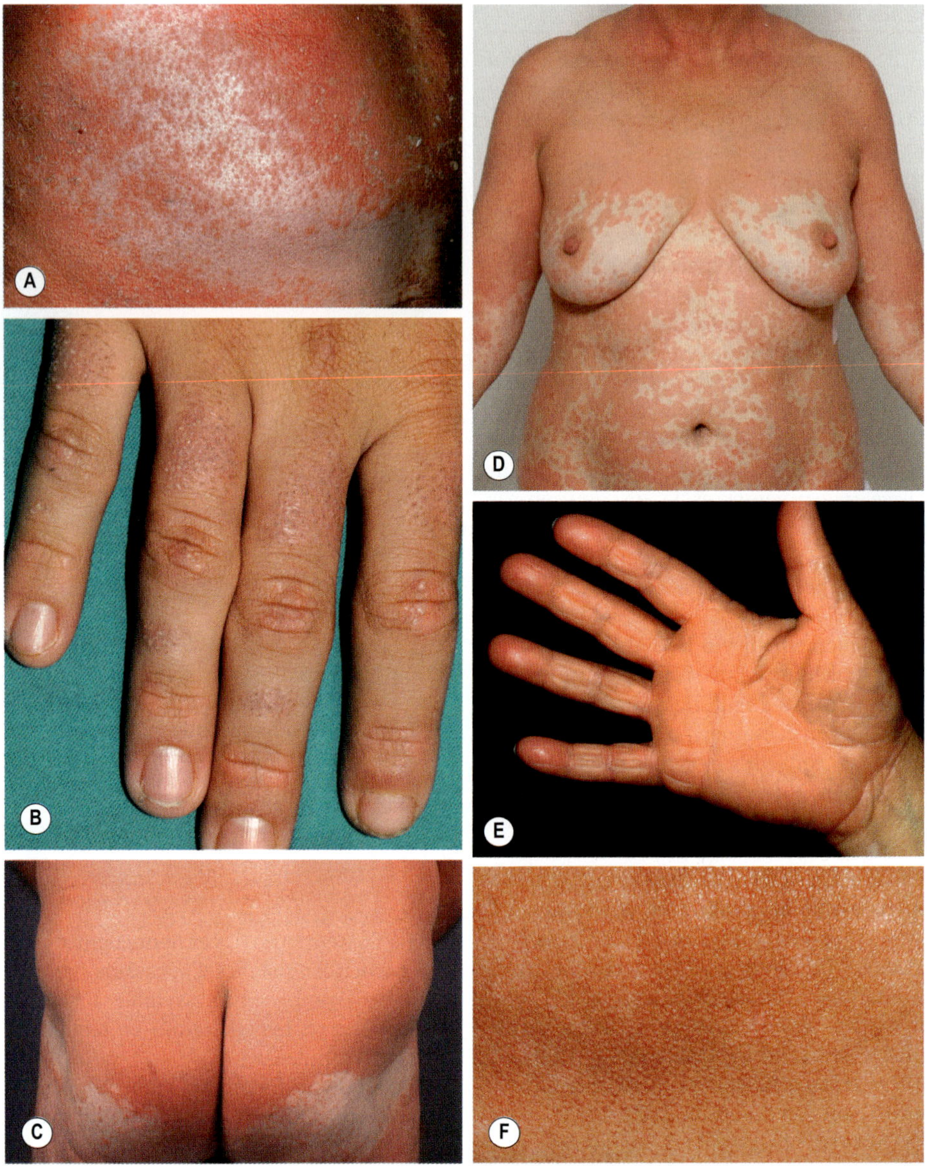

Fig. 7.9 Pityriasis rubra pilaire. **A** Papules folliculaires orange rouge confluant en vastes plaques squameuses, en plus d'îlots épargnés; l'hyperkératose folliculaire est souvent plus facile à apprécier à l'intérieur des îlots relativement épargnés. **B** Sur le dos des doigts, des papules kératosiques folliculaires groupées peuvent ressembler à un « grattoir à noix de muscade ». **C, D** Les îlots épargnés peuvent être à bords nettement délimités; noter la couleur saumon des plaques. **E** Kératodermie cireuse, avec à nouveau une teinte orangée. **F** Papules folliculaires kératosiques orange rouge. *Remerciements : A : YDRSC; B : Antonio Torrelo, MD; C : NYUDSC; D : utilisé avec la permission de la Mayo Clinic Foundation for MedicalE ducation and Research; E, F : Luis Requena, MD.*

- **DD :** autres causes d'intertrigo (p. ex. dermatite séborrhéique, psoriasis inversé, candidose), dermatite de contact par irritation ou allergie, érythrasma, maladie de Hailey-Hailey.
- **TT :** arrêt des topiques irritants (p. ex. sels minéraux contenant des cristaux utilisés comme déodorants « naturels », couches biodégradables), CS topiques faibles.

Pour plus d'informations, cf. chap. 9 de *Dermatology, Fourth Edition*.

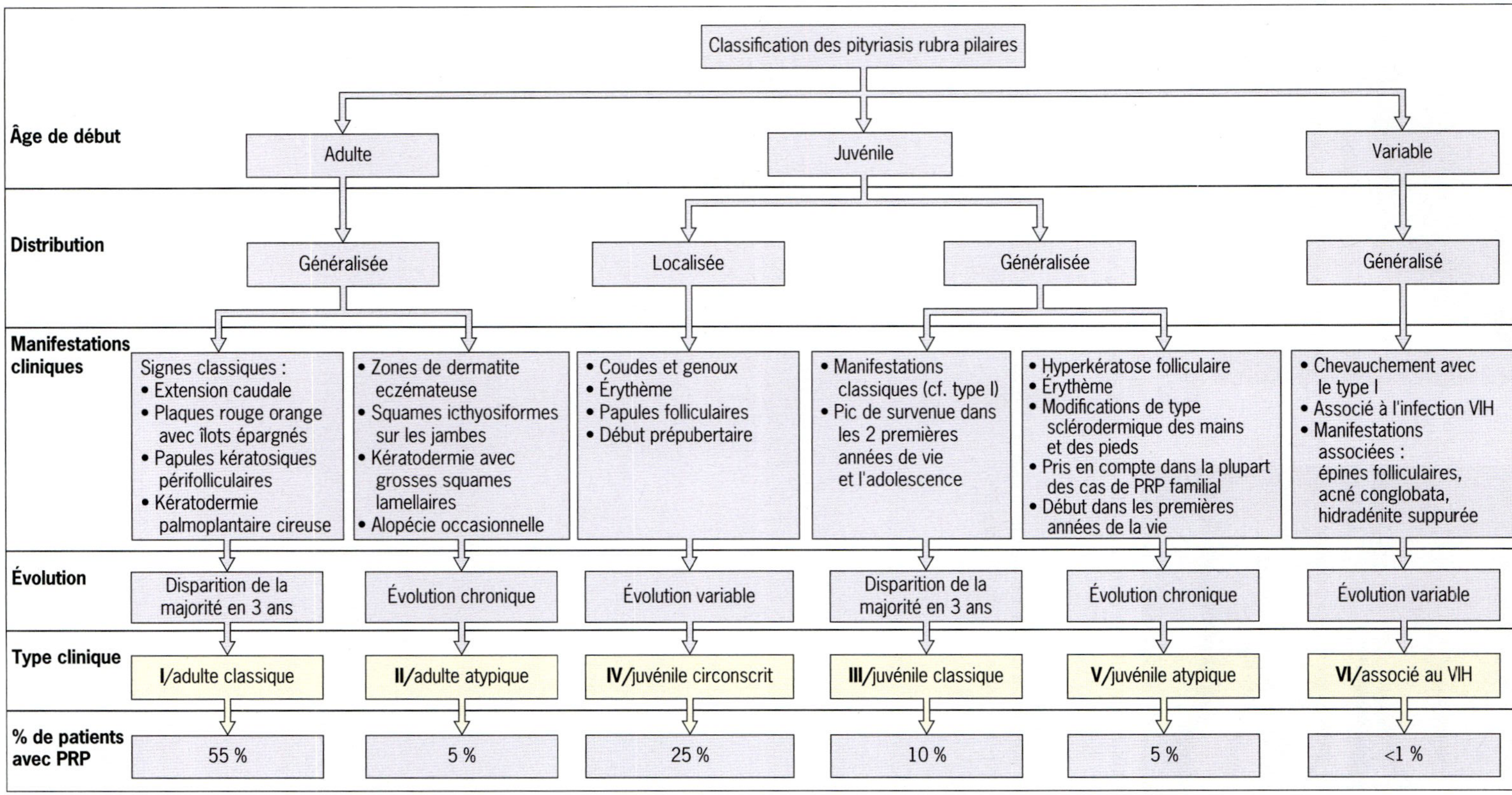

Fig. 7.10 Classification du pityriasis rubra pilaire (PRP). Le type VI du PRP est aussi répertorié comme syndrome folliculaire associé au VIH. Des mutations *CARD14* ont été détectées chez des patients ayant un PRP familial.

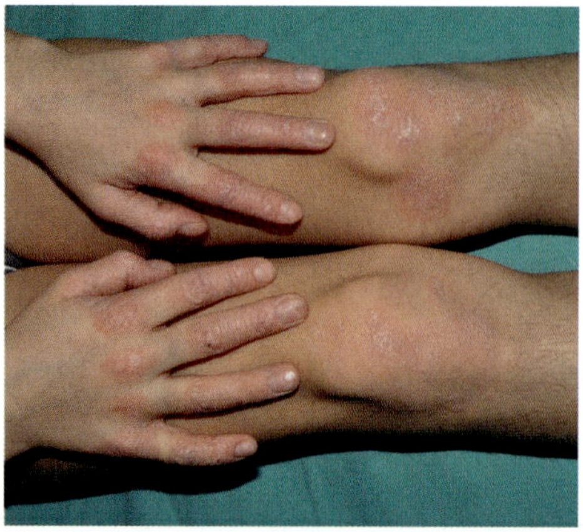

Fig. 7.11 Pityriasis rubra pilaire circonscrit juvénile (type IV). Des plaques roses symétriques, squameuses sont présentes sur le dos des doigts, les articulations métacarpo-phalangiennes et les genoux. Il y a des papules folliculaires kératosiques sur les genoux. *Remerciements : Antonio Torrelo, MD.*

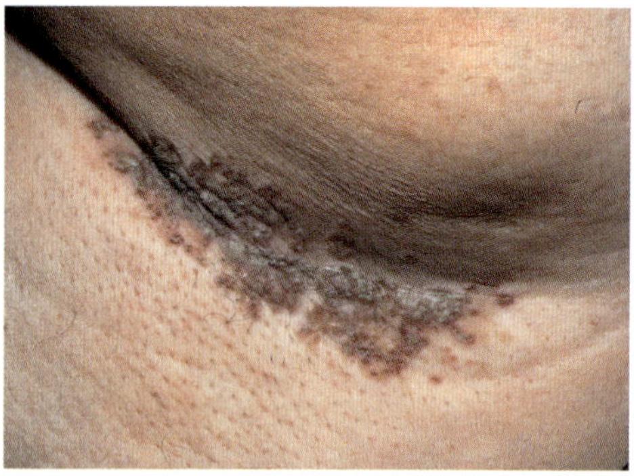

Fig. 7.12 Parakératose granulaire de la région axillaire. Papules brun rouge coalescentes avec hyperkératose et discrète macération. *Remerciements : Kalman Watsky, MD.*

Érythrodermie 8

• Définie comme une rougeur généralisée avec des squames, atteignant > 80–90 % de la surface corporelle (SC).
• C'est une présentation clinique qui peut survenir dans une variété de maladies, que l'on divise souvent en trois catégories principales : (1) affections primitivement cutanées ; (2) liées à des médicaments (tableau 8.1) ; et (3) affections malignes, en particulier syndrome de Sézary et mycosis fongoïde érythrodermique.
• Chez les adultes (tableau 8.2), les maladies primaires cutanées les plus fréquentes sont le psoriasis (fig. 8.1) et la dermatite atopique (fig. 8.2), avec moins fréquemment la dermatite de contact allergique ou le pityriasis rubra pilaire (fig. 8.3).
• En plus de la dermatite atopique, les causes chez les nourrissons et les nouveau-nés (tableau 8.3) incluent les ichtyoses héréditaires, les immunodéficiences, le syndrome d'épidermolyse staphylococcique aiguë (SSSS) et la dermatite séborrhéique.
• Malgré des causes variées, les patients ont en commun un certain nombre de traits cliniques : érythème généralisé avec desquamation (fig. 8.6), prurit avec modifications secondaires (par. ex. lichénification), troubles pigmentaires, kératoses séborrhéiques éruptives (fig. 8.7), infections cutanées secondaires, ectropion (fig. 8.8) et conjonctivite purulente ; d'autres manifestations comprennent kératodermie palmoplantaire, dystrophie unguéale et alopécie.

Tableau 8.1 Médicaments associés à une érythrodermie.

Fréquents	Moins fréquents*
• Allopurinol • Bêtalactamines • Carbamazépine/oxcarbazépine • Sels d'or • Phénobarbital • Phénytoïnes • Sulfasalazine • Sulfamides** • Zalcitabine	• Captopril/lisinopril • Carboplatine/cisplatine • Cytarabine • Cytokines (IL-2/GM-CSF) • Dapsone • Diflunisal • Fluindione • Hydroxychloroquine/chloroquine • Inhibiteurs de points de contrôle immunitaires*** • Isoniazide • Isotrétinoïne/acitrétine • Lithium • Composés mercuriels • Minocycline • Oméprazole/lansoprazole • Ribavirine • Télaprévir • Thalidomide • Tocilizumab • Vancomycine†

** Référence pour d'autres médicaments : Litt, JZ, Shear NH. Drug Eruptions & Reactions Manual, 23rd ed. Boca Raton : CRC Press; 2017.*
*** Incluant le furosémide.*
**** Ipilumumab, nivolumab, pembrolizumab.*
† Ne doit pas être confondu avec le syndrome de l'homme rouge dû à une perfusion rapide de vancomycine.

Tableau 8.2 Causes d'érythrodermie chez l'adulte.

Maladie sous-jacente	Signes principaux
Fréquentes	
Psoriasis (chap. 6) (cf. fig. 8.1)	• Plaques de psoriasis préexistantes • Visage souvent épargné • Signes unguéaux (dépressions, taches d'huile, onycholyse) • Pustules sous-cornées (psoriasis pustuleux) • Arthrite inflammatoire • Antécédent personnel ou familial de psoriasis • Début après arrêt des CS ou méthotrexate • Prend un médicament qui peut exacerber le psoriasis (p. ex. le lithium)
Dermatite atopique (chap. 10) (cf. fig. 8.2)	• Lésions préexistantes (p. ex. dans les plis) • Prurit sévère • Lichénification, incluant les paupières • Prurigo nodulaire • Augmentation des IgE sériques, hyperéosinophilie • Antécédent personnel ou familial d'atopie • Cataracte, kératocône
Réactions médicamenteuses (chap. 17) (cf. tableau 8.1)	• Souvent précédées d'un exanthème morbilliforme ou scarlatiniforme • Typiquement début plus brutal • Œdème facial • Peut devenir purpurique dans les zones concernées • Pas d'antécédents de maladies cutanées • Disparition habituelle en 2-6 semaines après l'arrêt du médicament coupable; avec exception possible pour le DRESS/SHM (cf. chap. 17)
Érythrodermie idiopathique (cf. fig. 8.4)	• Hommes âgés • Chronique, récidivante • Prurit sévère • Kératodermie palmoplantaire • Lymphadénopathie dermatopathique • Prendre en compte les médicaments moins souvent associés (tableau 8.1) • Réévaluer régulièrement pour dépister un lymphome à cellules T
Moins fréquentes	
Lymphome cutané à cellules T (LCCT, cf. chap. 98)	• Syndrome de Sézary, syndrome plus fréquent que le mycosis fongoïde érythrodermique ou que les autres formes de LCCT • Prurit intense • Couleur rouge pourpre • Kératodermie fissurée douloureuse • Alopécie • Faciès léonin • Lymphadénopathie • Augmentation du ratio CD4+/CD8+ (sang) • Détection d'une population clonale de cellules T dans la peau et le sang (cytométrie de flux)
Pityriasis rubra pilaire (chap. 7) (cf. fig. 8.3)	• Progression céphalocaudale • Érythème couleur saumon • Îlots de peau épargnés (nappes claires) • Kératodermie cireuse • Papules kératosiques périfolliculaires • Poussée après exposition solaire

(Suite)

Tableau 8.2 Suite.

Maladie sous-jacente	Signes principaux
Moins fréquentes	
Dermatite (non atopique) • de contact (chap. 12) • séborrhéique (chap. 11) • de stase avec autosensibilisation (chap. 11)	• Maladie préexistante localisée • Distribution des lésions initiales • Métier et loisirs • Patch-tests • Passer en revue les traitements oraux (dermatite de contact systémique)
Rares	
Gale croûteuse (gale norvégienne) (chap. 71)	• Personnes âgées, enfants, immunodéprimés • Kératodermie croûteuse
Dermatite actinique chronique (chap. 73)	• Photodistribution des lésions initiales • Historique des médicaments • Phototests UVA, UVB et lumière visible • Photo patch-tests
Papuloérythrodermie de Ofuji	• Papules à toit plat, disséminées, prurigineuses, rouge brun, peuvent devenir confluentes • Plis cutanés épargnés («signe de la chaise longue»). • Atteint plus communément les hommes âgés. • Peut être associée à un lymphome ou une infection VIH
Érythrokératodermie paranéoplasique	• Mélanoérythrodermie finement squameuse • Cachexie • Affections lymphoprolifératives (autres que le syndrome de Sézary), incluant des lymphomes et rarement des thymomes • En cas de malignité d'un organe solide, habituellement à un stade tardif
Autres	
• Syndrome hyperéosinophilique (chap. 20) • Lichen plan • Connectivite auto-immune (dermatomyosite, lupus) • Maladies bulleuses auto-immunes (p. ex. pemphigus foliacé [fig. 8.5]) • Infection à dermatophytes • Mastocytose • Réaction du greffon contre l'hôte (GVHD)	

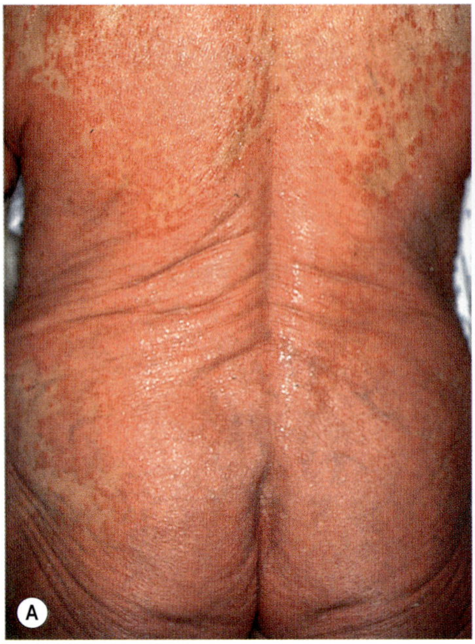

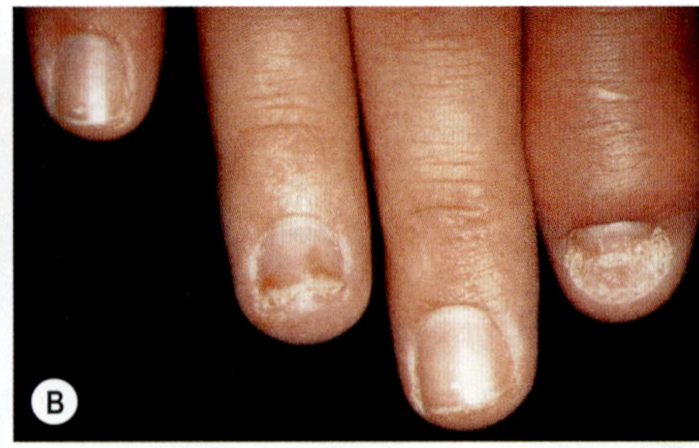

Fig. 8.1 Érythrodermie psoriasique. **A** La poussée de la maladie était corrélée à l'administration de lithium. **B** Les manifestations unguéales (hyperkératose sous-unguéale, épaississement de la tablette et taches d'huile) orientent vers le diagnostic de psoriasis. Il y a également un gonflement des tissus mous de l'index dû à une arthrite psoriasique. *A Remerciements, Jean L Bolognia, MD ; B, Remerciements Wolfram Sterry, MD.*

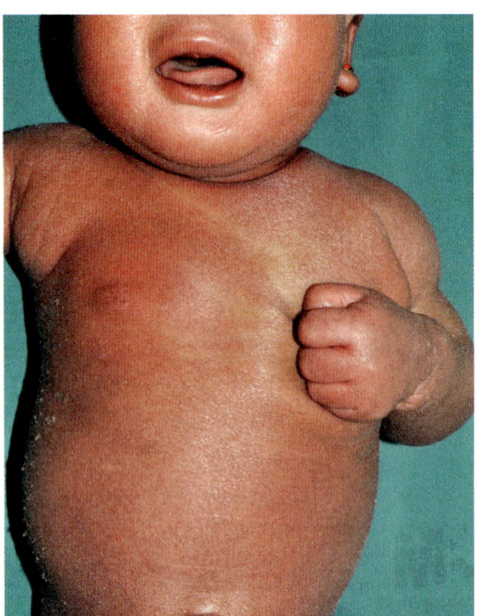

Fig. 8.2 Érythrodermie due à une dermatite atopique. Érythème généralisé, petites squames blanches et prurit en plus d'une pâleur périorale chez ce nourrisson. *Remerciements : Antonio Torrelo, MD.*

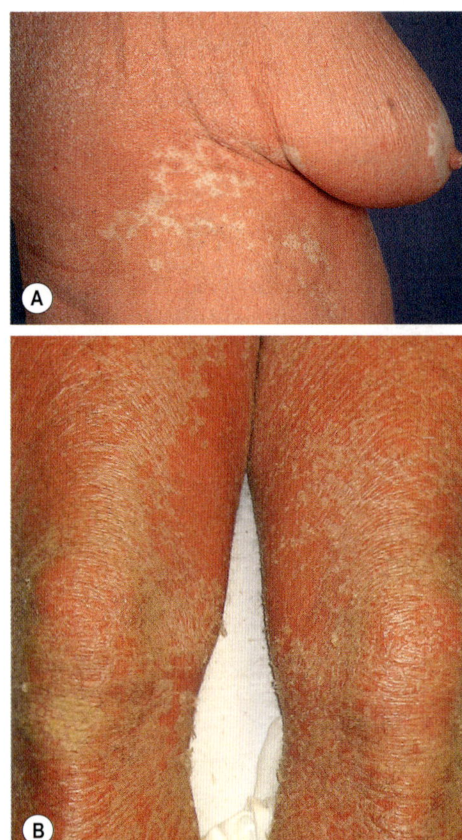

Fig. 8.3 Érythrodermie secondaire à un pityriasis rubra pilaire. **A** De rares îlots épargnés sont notés sur le flanc et la poitrine. **B** De grandes squames fines sont observées, de même que la couleur distinctive de saumon à rouge orange. *Remerciements : A : NYUDSC; B : YDRSC.*

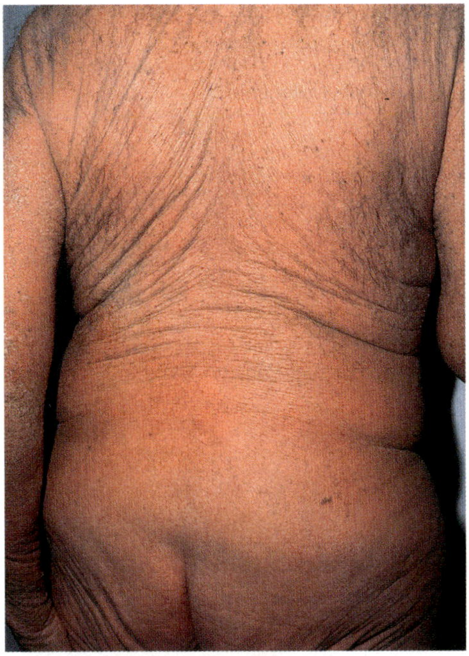

Fig. 8.4 Érythrodermie idiopathique. C'est le type de patient qui nécessite des évaluations dans le temps pour exclure le développement d'un lymphome cutané à cellules T. *Remerciements : NYUDSC.*

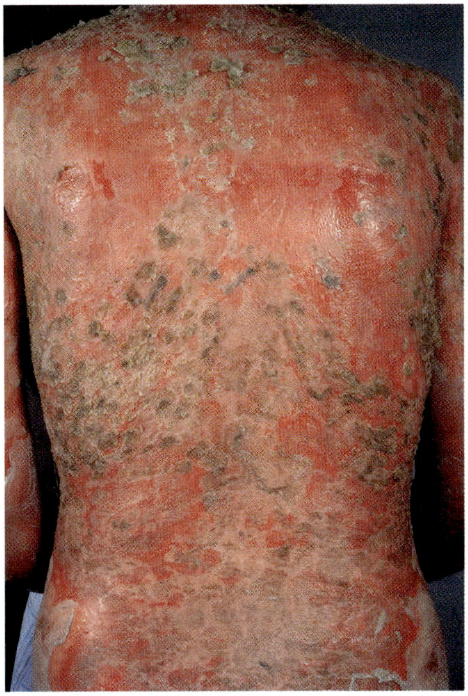

Fig. 8.5 Érythrodermie due à un pemphigus foliacé. Érythème généralisé avec squames-croûtes diffuses et vastes surfaces érosives. *Remerciements : NYUDSC.*

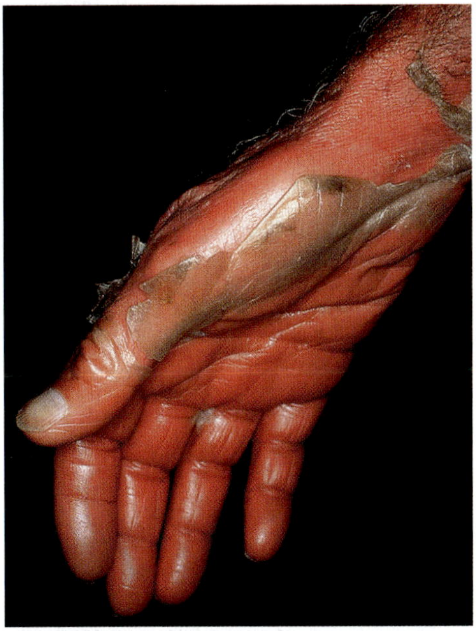

Fig. 8.6 Érythrodermie avec desquamation. Exfoliation manifeste de squames avec érythème sous-jacent. *Remerciements : YDRSC.*

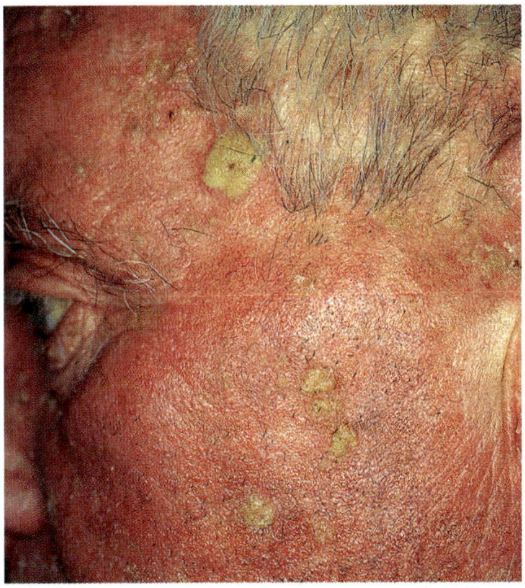

Fig. 8.7 Kératoses séborrhéiques éruptives chez un patient qui a une érythrodermie idiopathique. *Remerciements : Jean L. Bolognia, MD.*

Tableau 8.3 Causes d'érythrodermie chez les nouveau-nés et les nourrissons.

Ichtyoses héréditaires (chap. 46)
• Ichtyose épidermolytique (érythrodermie ichtyosiforme congénitale bulleuse) • Érythrodermie ichtyosiforme congénitale sèche (non bulleuse) • Syndrome de Nétherton • Syndrome de Conradi-Hünermann-Happle (chondrodysplasie ponctuée dominante liée à l'X)
Immunodéficiences (chap. 49)
• Syndrome de Omenn • Autres formes de DICS, agammaglobulinémie, déficit en complément (p. ex. C3, C5), syndrome IPEX • Syndrome de Wiskott-Aldrich, syndrome hyper-IgE
Dermatoses primitives
• Dermatite atopique • Dermatite séborrhéique • Psoriasis
Réactions médicamenteuses (cf. tableau 8.1)
Infections
• *Staphylococcal scaled skin syndrome* (SSSS) (chap. 61) • Exanthème néonatal ayant l'aspect d'un syndrome de choc toxique • Candidose cutanée congénitale
Autres
• Mastocytose cutanée diffuse • Pityriasis rubra pilaire (chap. 7) • Réaction du greffon contre l'hôte (GVHD) • Ichtyoses rares • Ankyloblépharon, dysplasie ectodermique et fente palatine ou labiale (syndrome AEC) (chap. 52) • Dermatite de cause nutritionnelle, incluant le kwashiorkor

DICS : déficit immunitaire combiné sévère ; IPEX : *immune dysregulation, polyendocrinopathy, X-linked*.

- En plus de ces caractéristiques communes, des manifestations cliniques plus spécifiques et les sites initiaux de l'atteinte peuvent suggérer la cause sous-jacente (cf. tableau 8.2).
- Complications systémiques potentielles : lymphadénopathies généralisées, œdème, tachycardie, insuffisance cardiaque à haut débit, hépatomégalie, troubles de la thermorégulation, hypermétabolisme compensatoire, cachexie, hypoalbuminémie et anémie.
- Le **DD** est souvent difficile parce que les signes cliniques et histologiques peuvent ne pas être spécifiques ; des examens cliniques répétés, des examens de laboratoire et des biopsies cutanées sont souvent nécessaires (fig. 8.9).
- Malgré une évaluation approfondie, la cause peut demeurer inconnue (idiopathique) dans plus d'un tiers des cas (cf. fig. 8.4).
- Parfois, certains malades ayant une érythrodermie idiopathique peuvent développer un lymphome cutané à cellules T (LCCT).

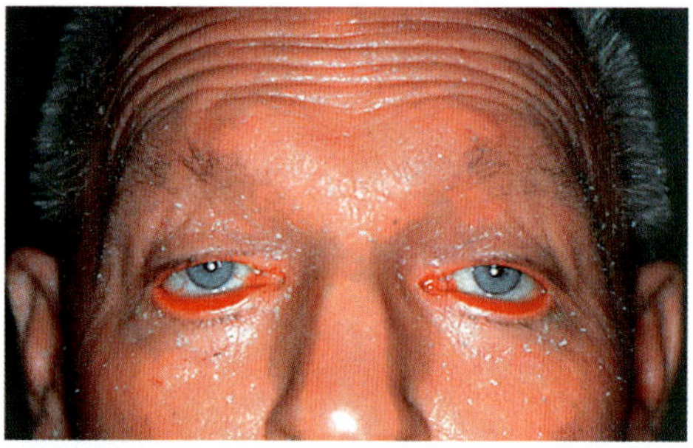

Fig. 8.8 Ectropion dans le contexte d'une érythrodermie. *Remerciements : YDRSC.*

- Les stratégies thérapeutiques doivent tenir compte des manifestations dermatologiques, des causes sous-jacentes et les complications systémiques associées (tableau 8.4).
- Peut représenter une menace médicale grave pour le patient et nécessiter une hospitalisation.

Tableau 8.4 Stratégies thérapeutiques générales pour les érythrodermies de l'adulte.

Mesures générales

- Envisager une hospitalisation
- Évaluation nutritionnelle
- Corriger les déséquilibres des fluides/électrolytes
- Prévention de l'hypothermie
- Traitement des infections secondaires (p. ex. *Staphylococcus aureus*)
- Antihistaminiques oraux pour supprimer le prurit (par sédation)

Mesures topiques

- Linges humides (cf. annexe)
- Émollients doux
- CS topiques faibles à modérés (pommades > crèmes)
- CS topiques forts réservés aux zones lichénifiées
- Éviter les pommades au goudron et à l'anthraline qui peuvent aggraver la situation

Mesures complémentaires

- Traiter des maladies spécifiques sous-jacentes, si elles sont connues
- Si idiopathique et/ou réfractaire aux médicaments topiques et aux mesures générales, discuter :
  - CS systémiques (dose de départ de prednisone : 1 mg/kg/j avec doses d'entretien ≤ 0,5 mg/kg/j et décroissance lente)
  - Méthotrexate (7,5-10 mg/semaine)
  - Ciclosporine (dose initiale de 4-5 mg/kg/j avec réduction à 1-3 mg/kg/j)
  - Azathioprine (comme prescrit dans la dermatite atopique; cf. chap. 10)
  - Mycophénolate mofétil
- Psoriasis
  - Éviter les CS systémiques
  - Discuter : méthotrexate*, acitrétine, ciclosporine, immunomodulateurs ciblés («biologiques»)
- Éruptions médicamenteuses
  - Arrêter les médicaments incriminés
  - Les cas sévères (p. ex. DRESS/SHM) peuvent nécessiter l'utilisation de CS systémiques

** Peut requérir 4–6 semaines pour montrer une amélioration significative.*

Pour plus informations, cf. ch 10 de *Dermatology. Fourth Edition*.

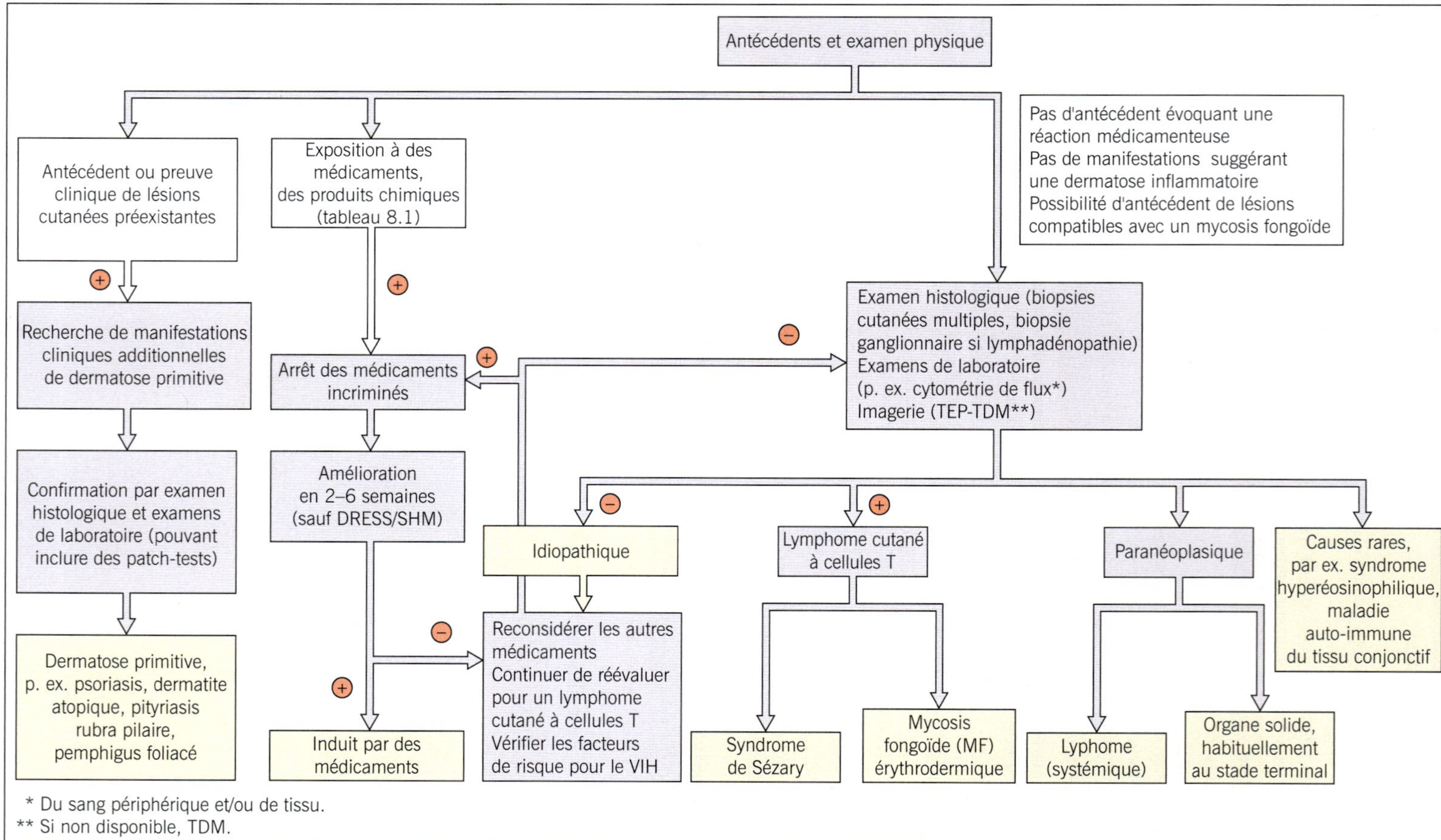

Fig. 8.9 Approche du diagnostic différentiel d'une érythrodermie de l'adulte. TEP : tomographie par émission de positons.

Lichen plan et dermatoses lichénoïdes

9

Lichen plan

• Affection idiopathique qui peut toucher la peau, le cuir chevelu, les ongles et/ou les muqueuses (orale, vulvovaginale) et qui atteint plus fréquemment les adultes.

• Peut représenter une affection médiée par les cellules T, autoréactive, contre les kératinocytes dont les autoantigènes ont été altérés par un traumatisme ou une infection.

• Les papules à toit plat (lichénoïdes), qui sont souvent de forme polygonale et de couleur pourpre, peuvent confluer en plaques (fig. 9.1) ; les lésions disparaissent habituellement en laissant une hyperpigmentation (fig. 9.2).

• Une manifestation caractéristique est la présence de stries de Wickham, un filet de fines lignes blanches à la surface des papules et plaques (fig. 9.3).

• Les sites cutanés les plus fréquents sont le cuir chevelu, la zone de flexion des poignets (fig. 9.4), les avant-bras, les organes génitaux, les membres inférieurs, en particulier la face antérieure des jambes, et la région présacrée.

• Il y a de multiples variantes de lichen plan, d'exanthémateux à hypertrophique (tableau 9.1 ; fig. 9.5 et 9.6).

• Histologiquement, un infiltrat lymphocytaire en bande est observé dans le derme superficiel contigu à l'épiderme, avec apoptose des kératinocytes (corps de Civatte ou boules colloïdes) et hypergranulose ; le contour de la partie inférieure de l'épiderme peut être en dents de scie et des mélanophages sont présents dans la partie supérieure du derme.

• **DD :** éruption médicamenteuse lichénoïde, lupus érythémateux, pityriasis lichénoïde chronique, lichen nitidus, GVHD, et réaction lichénoïde à distance (réaction id) due à une dermatite de contact au nickel (enfants), de même que les entités figurant dans les commentaires du tableau 9.1.

• **TT :** CS topiques ou intralésionnels, inhibiteurs de la calcineurine topiques, photothérapie (UVB à bande étroite) et en cas de sévérité, envisager un traitement systémique, p. ex. CS oraux, hydroxychloroquine [atteinte du cuir chevelu], acitrétine, inhibiteurs de JAK, aprémilast. Les options topiques pour le lichen plan oral sont indiquées tableau 59.2.

Éruption médicamenteuse lichénoïde

• Éruption induite par des médicaments ayant une apparence identique à un lichen plan ; souvent plus diffuse ou photodistribuée (p. ex. induite par HCTZ [fig. 9.7]).

• Fréquente période de latence de plusieurs mois après introduction du médicament.

• Les lésions tendent à être plus eczémateuses, psoriasiformes ou de type pityriasis rosé.

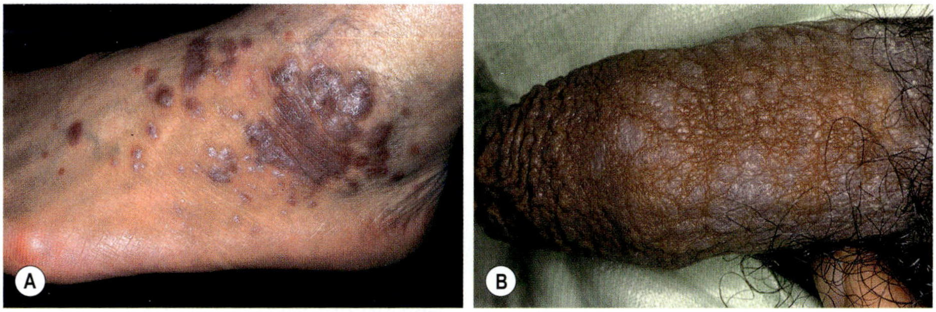

Fig. 9.1 Lichen plan. A Papules violacées et plaques avec des squames blanches et des stries de Wickham sur le dos du pied. **B** Noter le toit plat (lichénoïde) des papules violacées du pénis. *Remerciements : A : Tetsuo Shiohara, MD ; B : Louis A Fragola, Jr, MD.*

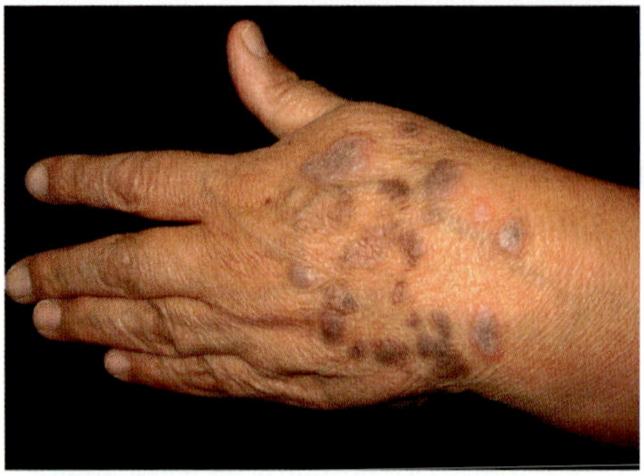

Fig. 9.2 Lichen plan du dos de la main. Noter le caractère plan du toit des papules et l'hyperpigmentation post-inflammatoire. *Remerciements : Frank Samarin, MD.*

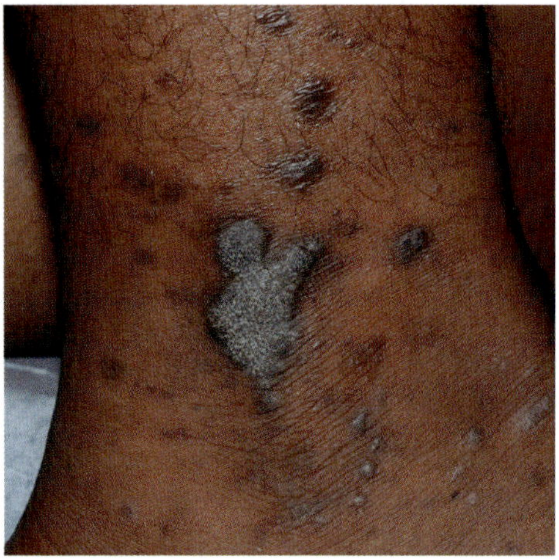

Fig. 9.3 Stries de Wickham du lichen plan. Ce patient a une lésion hypertrophique en plus des lésions classiques. *Remerciements : Julie V. Schaffer, MD.*

- Les médicaments le plus souvent incriminés sont les inhibiteurs de l'enzyme de conversion de l'angiotensine (IEC), les diurétiques thiazidiques, les antipaludéens, les β-bloquants, les inhibiteurs de TNF, la quinidine et les inhibiteurs de points de contrôle immunitaires (p. ex. nivolumab).
- Malgré l'arrêt du médicament en cause, l'éruption peut être persistante, nécessitant de recourir à des traitements utilisés pour le lichen plan (p. ex. corticostéroïdes topiques).

Lichen *striatus*

- Zone linéaire de papules à toit plat (lichénoïdes) de 2–4 mm, de couleur allant de la couleur de peau au rose, au marron (c.-à-d. hypopigmentées, en particulier chez les personnes à peau très foncée) (fig. 9.8).

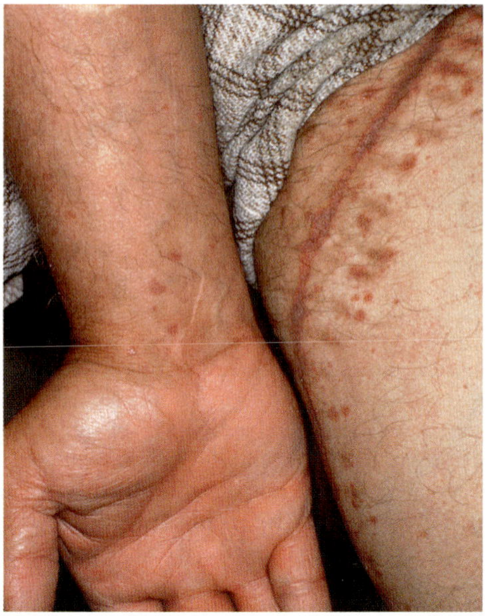

Fig. 9.4 Koebnérisation d'un lichen plan dans le site d'excision d'une veine saphène. Des lésions sont aussi apparues où des Steri-Strips™ avaient été appliqués. Noter la couleur rose à violet clair de la face interne des poignets chez ce patient à peau peu pigmentée. *Remerciements : Robert M Hartman, MD.*

- Les lésions apparaissent en plusieurs jours ou semaines le long des lignes de Blaschko (cf. chap. 51) et sont habituellement asymptomatiques.
- Atteint principalement les enfants (âge médian = 2–3 ans), avec une seule bande le long d'un membre ; disparaît spontanément après des mois à quelques années.
- Les bandes acrales peuvent être associées à une dystrophie unguéale (p. ex. onycholyse, division).
- Il n'y a pas d'élément déclenchant sérieusement identifié ni de mosaïcisme pour un gène particulier détecté à ce jour.
- **DD :** lichen plan linéaire, blaschkite (multiples bandes ; adultes ; évolution récidivante ; tronc > membres), nævus épidermique discret ou enflammé, nævus épidermique > GVHD linéaire (contexte particulier), porokératose linéaire, psoriasis linéaire.
- **TT :** pas de traitement efficace spécifique ; observation jusqu'à la résolution spontanée ; on peut essayer des CS topiques ou des inhibiteurs de la calcineurine topiques.

Lichen *nitidus*

- Multiples papules, minuscules, discrètes, à toit plat, uniformes en taille et souvent couleur

Tableau 9.1 Variantes de lichen plan (LP).

Type	Aspects cliniques	Commentaires
LP actinique	Zones exposées au soleil, en particulier le visage, le cou, la partie dorsale des bras Plaques rouge brun annulaires ou ayant l'aspect d'un mélasma	Moyen-Orient Jeunes adultes, enfants
LP aigu (exanthémateux ; éruptif) (fig. 9.5A)	Début brutal Distribution diffuse	Habituellement autolimité (3–9 mois) Exclure les éruptions lichénoïdes médicamenteuses, le pityriasis rosé, la syphilis secondaire
LP annulaire (fig. 9.5B)	Bordures en fins reliefs avec un centre hyperpigmenté ou couleur de la peau	Principalement axillaire, aines/pénis, membres
LP atrophique (fig. 9.5C)	Larges plaques avec atrophie épidermique Stade tardif de la maladie	**DD :** lichen scléreux Variante annulaire avec perte des fibres élastiques au centre
LP bulleux (fig. 9.5D)	Bulles dans des lésions préexistantes	Séparation entre le derme et l'épiderme avec un infiltrat lymphocytaire lichénoïde sous-jacent
LP hypertrophique (fig. 9.5E et fig. 9.3)	Principalement face antérieure des jambes et dos des pieds Plaques prurigineuses épaisses avec squames Un CSC peut se développer	Durée moyenne – 6 ans **DD :** lichen amyloïde, LSC, psoriasis rupioïde
LP inverse (fig. 9.5F)	Plaques violacées Axillaire > inguinal ou autres grands plis	Chevauchement avec le LP pigmentaire quand les lésions disparaissent en laissant une hyperpigmentation
LP pemphigoïde	Répartition variable des vésiculobulles, incluant des zones de peau antérieurement non atteintes	Histologie de routine et IFD des lésions bulleuses – similaires à une PB ; IFI : auto-Ac pour BPAG2
LP pigmenté (fig. 9.5G)	Macules et taches brunes à gris brun sur les zones exposées au soleil du visage et du cou ainsi que les zones intertrigineuses Phase inflammatoire habituellement absente	Phototypes cutanés III et IV Coexistence de lésions de LP chez 20 % des patients **DD :** érythème dyschromique persistant, après disparition d'un LP inversé
Lichen plan pilaire, (cf. chap. 56)	Bouchons kératosiques dans les follicules pileux avec dépression autour de la bordure rouge à violette Zones pileuses, en particulier le cuir chevelu	Forme d'alopécie cicatricielle Variante – alopécie fibrosante frontale (cf. chap. 56) **DD** pour le cuir chevelu : LE discoïde
LP linéaire (fig. 9.5H)	Nécessité de distinguer le phénomène de Koebner de lésions suivant les lignes de Blaschko	Cf. chap. 1 et 51 **DD :** lichen *striatus* si le long des lignes de Blaschko
Chevauchement LP/LE	Les lésions touchent principalement les zones acrales Manifestations de chevauchement	Spectre – depuis des lésions de LE uniquement cutané jusqu'au LE systémique
LP unguéal (fig. 9.6A et B) (cf. chap. 58)	Amincissement latéral, crêtes longitudinales, fissures Pterygium dorsal	Variante – dystrophie des 20 ongles, plus fréquente chez les enfants
LP oral (fig. 9.6C et D)	Forme réticulée – lignes blanches en dentelle ou cercles avec des petites lignes radiaires (muqueuse buccale) Forme érosive* – incluant la gingivite desquamative chronique	Les patientes peuvent avoir une atteinte en même temps gingivale et vulvovaginale Possibilité d'association à une infection VHC
LP ulcérosif	Faces plantaires > paumes	
LP vulvovaginal (cf. chap. 60)	Partie interne des petites lèvres Érythème vernissé qui saigne facilement	**DD :** lichen scléreux

* *Si variante érosive plus lésions cutanées lichénoïdes, le DD inclut le pemphigus paranéoplasique.*
Auto-Ac : autoanticorps ; BPAG2 : *bullous pemphigoid antigen 2* (collagène de type XVII) ; CSC : carcinome spinocellulaire ; IFD : immunofluorescence directe ; IFI : immunofluorescence indirecte ; LE : lupus érythémateux ; LSC : lichen simplex chronique ; PB : pemphigoïde bulleuse ; VHC : virus de l'hépatite C.

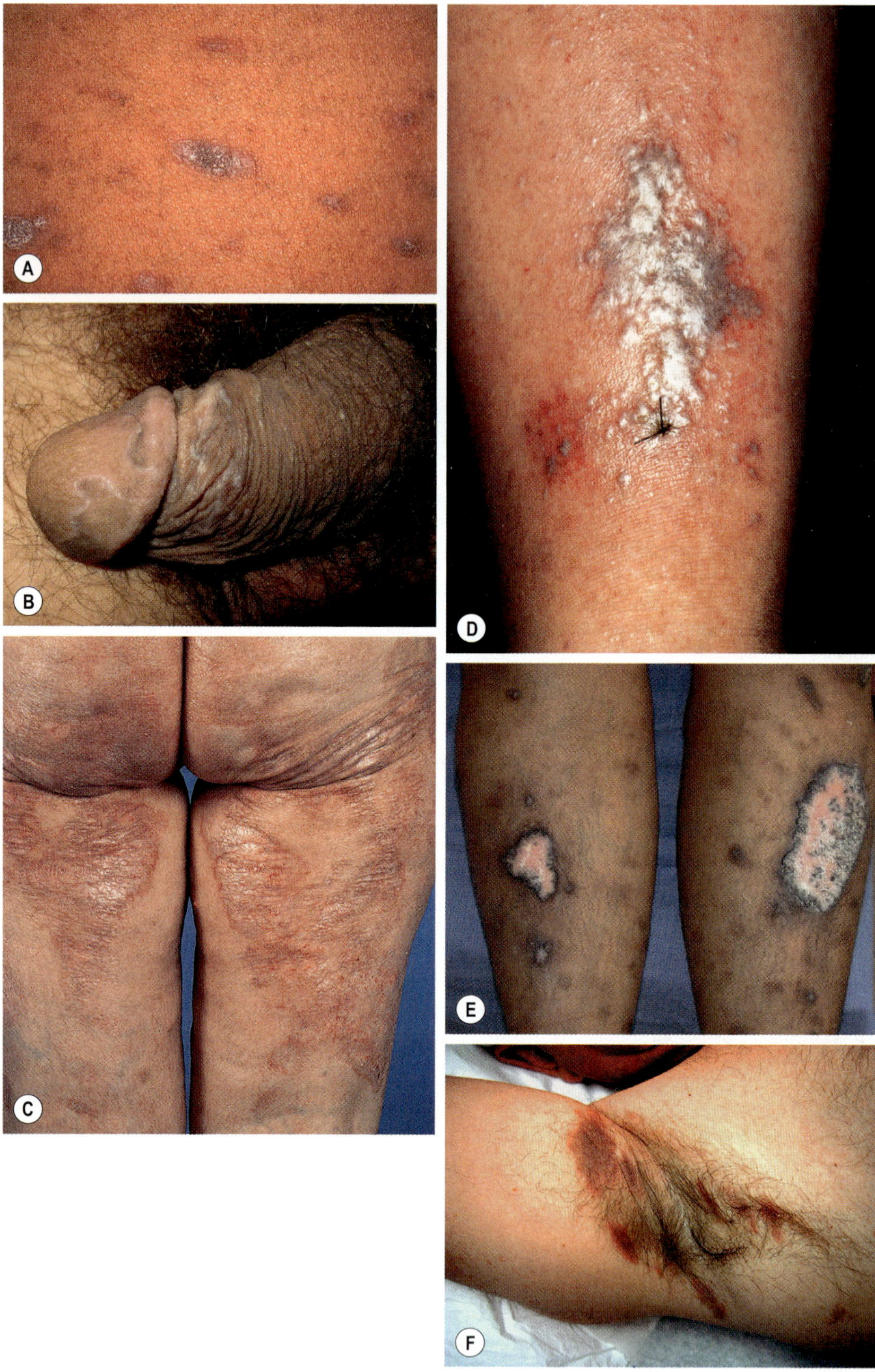

Fig. 9.5 Variantes de lichen plan. **A** Variante exanthémateuse avec de multiples lésions papulosquameuses. **B** Variante annulaire avec bord fin surélevé et hyperpigmentation centrale. **C** Variante atrophique avec grandes lésions persistantes. **D** Variante bulleuse avec vésiculobulles survenant sur une plaque préexistante. **E** Variante hypertrophique avec des plaques épaisses de la partie antérieure des jambes, une localisation fréquente pour cette variante. **F** Variante inversée axillaire ; noter la couleur pourpre. *Suite*

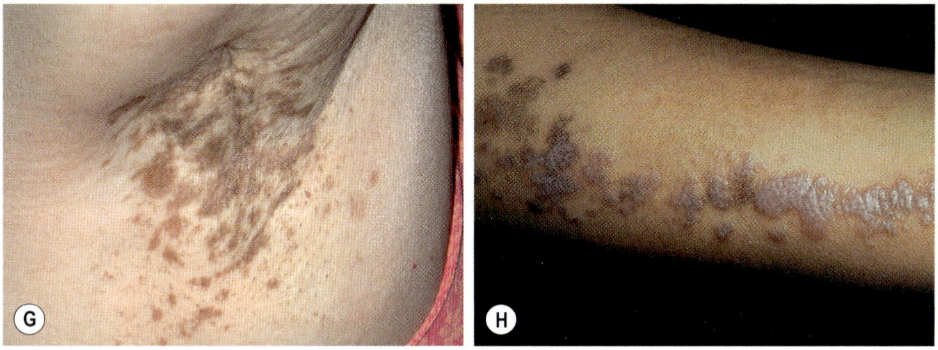

Fig. 9.5 Suite. **G** Variante pigmentée avec seulement des lésions hyperpigmentées d'une zone intertrigineuse. **H** Variante linéaire avec coalescence de lésions violacées et stries de Wickham le long des lignes de Blaschko sur un membre. Noter l'hyperpigmentation post-inflammatoire proximale. *Remerciements : A, D, E, G : YDRSC; B : Frank Samarin, MD; C : NYUDSC; F : Jeffrey Callen, MD; H : Joyce Rico, MD.*

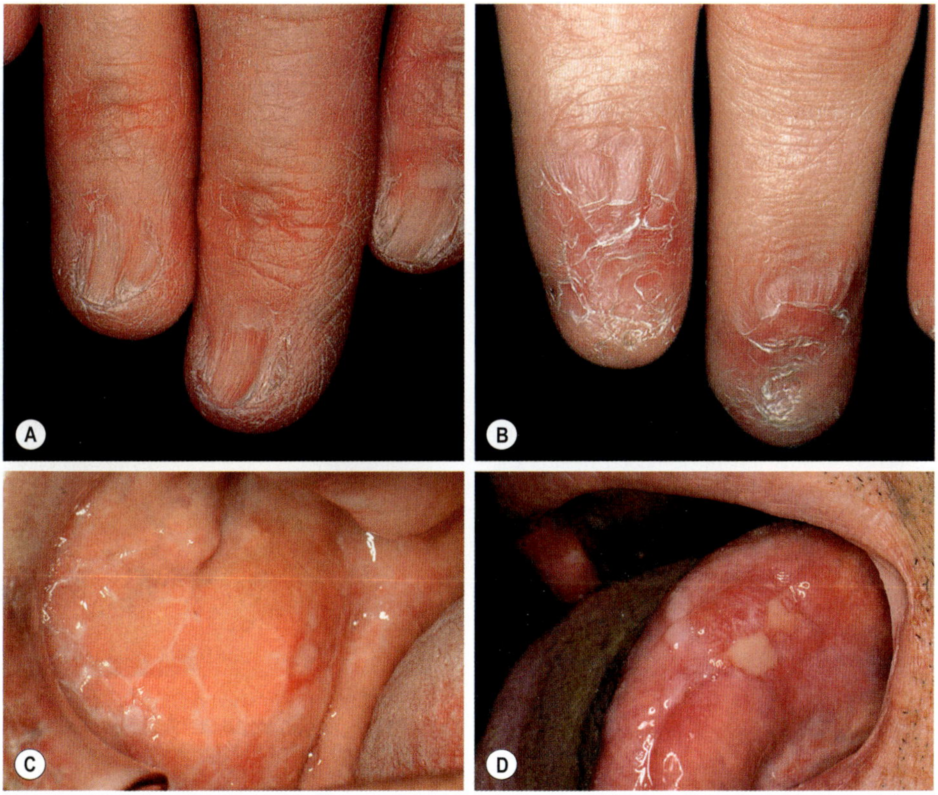

Fig. 9.6 Lichen plan des ongles et de la muqueuse orale. **A** Amincissement de la tablette unguéale avec disparition de la partie latérale. **B** Coloration violacée de la région périunguéale avec formation d'un pterygium. **C** Forme orale, réticulée, caractérisée par un lacis blanc composé de cercles avec de petites pointes radiaires ; il y a aussi une érosion de la muqueuse buccale. **D** Érosions, lacis et cicatrices de la langue. *Remerciements : A-C : YDRSC; D : Louis A Fragola, MD.*

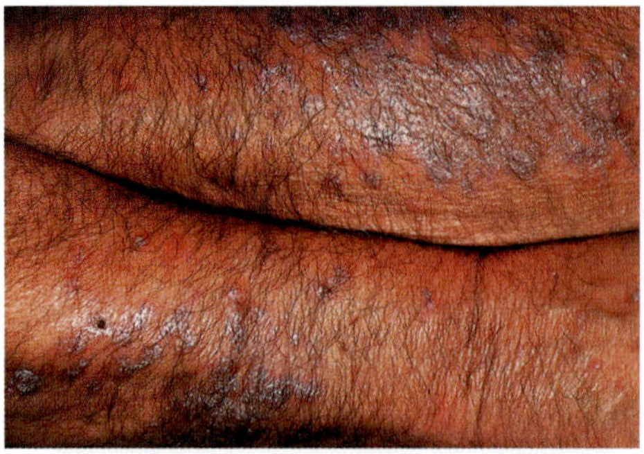

Fig. 9.7 Éruption médicamenteuse lichénoïde photodistribuée. Le patient prenait de l'hydrochlorothiazide (HCTZ). Noter le respect de la peau sous le bracelet de la montre. *Remerciements : YDRSC.*

de la peau (fig. 9.9) ; peuvent occasionnellement être roses ou brunes ou hypopigmentées (chez les personnes très pigmentées).

- Les lésions touchent principalement la partie antérieure du tronc, les organes génitaux, les membres supérieurs et tendent à être groupées ; des variantes incluent des lésions vésiculeuses, hémorragiques, linéaires ou épineuses.
- Un groupement linéaire des papules peut être observé, dû à un phénomène de Koebner (tableau 9.2).
- Il n'y a pas d'élément déclenchant identifié ; persistance pendant des mois ou des années.
- Histologiquement, le signe caractéristique consiste en un infiltrat superficiel, circonscrit, « en boule », formé de lymphocytes et de cellules épithélioïdes (2–3 papilles dermiques en largeur) entourées d'une « pince » épidermique.
- **DD :** eczéma papuleux, verrues planes, lichen plan, dermatite lichénoïde de friction des coudes et genoux, lichen *striatus* (quand le lichen *nitidus* est linéaire), syphilis secondaire, lichen *spinulosus*, lichen *scrofulosorum*, lichen *nitidus* actinique (cf. infra).
- **TT :** il n'y a pas de traitement spécifique efficace ; on peut essayer les CS topiques ou les inhibiteurs de la calcineurine topiques et pour les atteintes étendues la photothérapie (p. ex. UVB à bande étroite).

Érythème dyschromique persistant (EDP ; dermatose cendrée)

- Macules et taches multiples de forme ovale, grises ou gris brun, de distribution symétrique (0,5–2,5 cm ; fig. 9.10) ; occasionnellement, un fin halo érythémateux transitoire est présent.

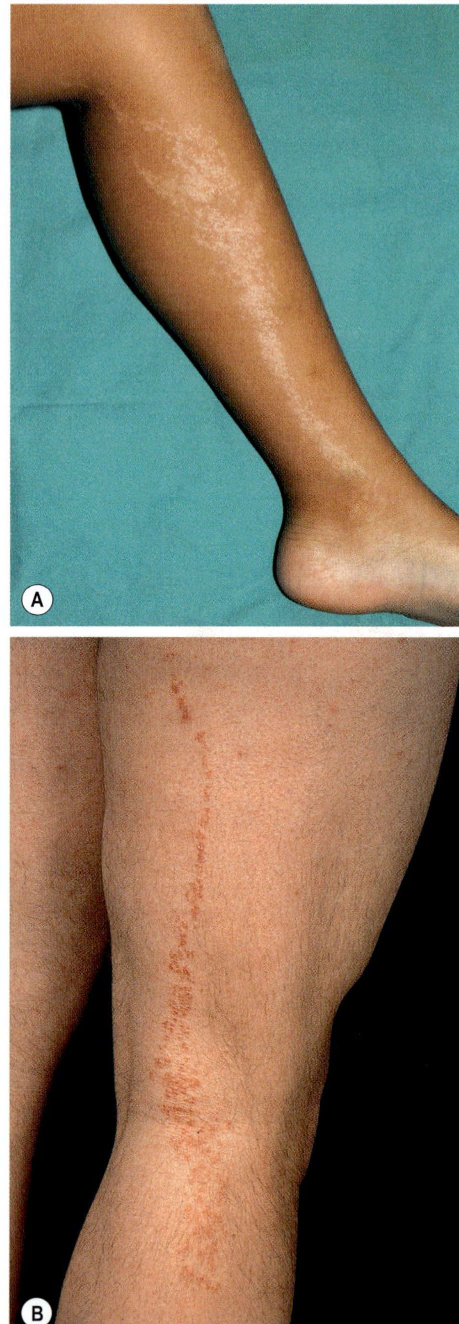

Fig. 9.8 Lichen *striatus*. A Strie linéaire de la jambe suivant les lignes de Blaschko. Elle est composée de nombreuses petites papules hypopigmentées (sur une peau bronzée). **B** Strie unique de la partie postérieure de la jambe composée de multiples papules roses à toit plat. Le diagnostic différentiel devrait inclure blaschkite et lichen plan linéaire. *Remerciements : A : Antonio Torrelo ; MD ; B : NYUDSC.*

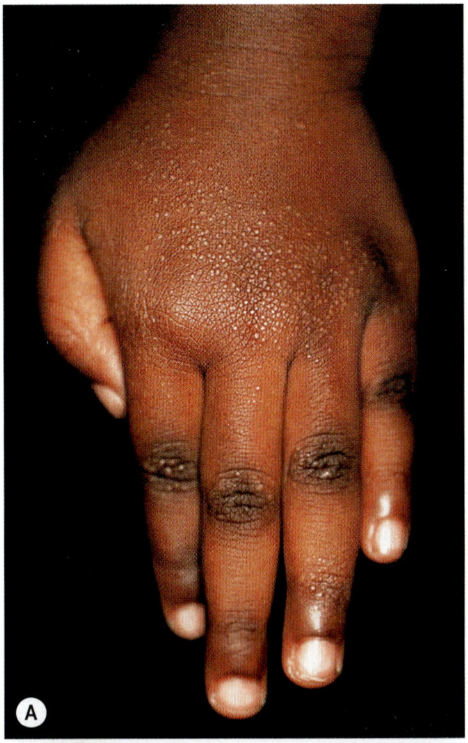

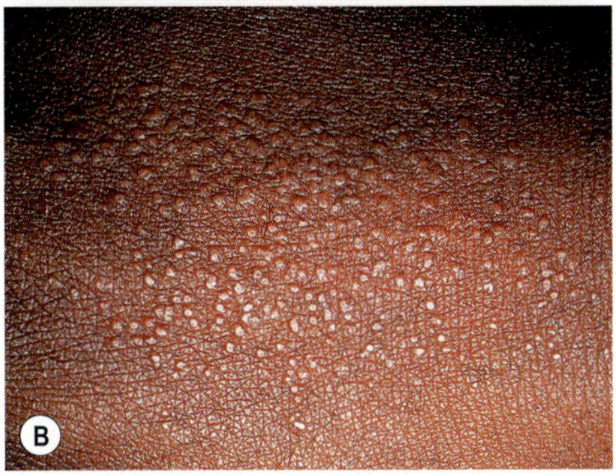

Fig. 9.9 Lichen *nitidus*. A Nombreuses papules à toit plat sur la main. **B** Une vue rapprochée montre la surface brillante. *Remerciements : YDRSC.*

• Touche principalement le cou, le tronc, la partie proximale des membres supérieurs ; comme dans le pityriasis rosé, le grand axe des lésions suit souvent les lignes de tension de la peau, c.-à-d. les lignes de Langer (cf. fig. 7.7).
• Affection asymptomatique lentement progressive qui touche principalement les enfants et les jeunes adultes, originaires en particulier d'Amérique latine et ayant des phototypes cutanés III et IV.
• Pas d'élément déclenchant notable.
• Peut disparaître chez les enfants après quelques années (~ 70 % des patients en 2 ou 3 ans), mais souvent plus chronique chez les adultes.

Tableau 9.2 Entités cliniques qui comportent communément un phénomène (isomorphique) de Koebner.

- Psoriasis
- Vitiligo
- Lichen plan
- Lichen niditus
- Vascularite des petits vaisseaux cutanés
- Maladie de Still
- Inoculation* – verrues, molluscum contagiosum

** Parfois répertoriée comme pseudo-phénomène de Koebner.*

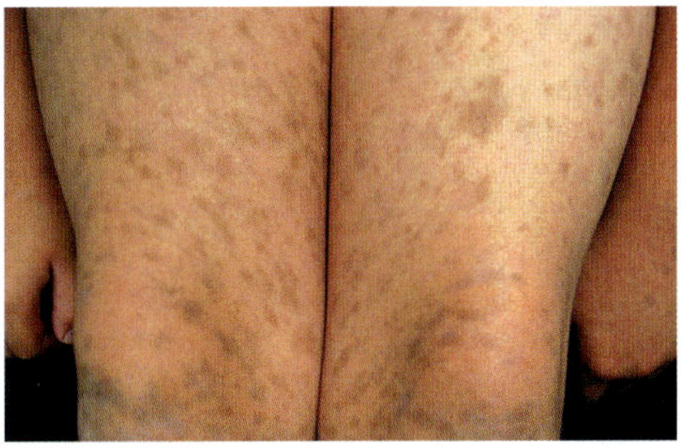

Fig. 9.10 Érythème dyschromique persistant (*erythema dyschromicum perstans*). Nombreuses macules des membres inférieurs ovales à polygonales, gris brun (couleur cendrée). *Remerciements : Graham Dermatopathology Library Collection, Wake Forest University.*

• Histologiquement, des macrophages dermiques contenant de la mélanine (mélanophages ; incontinence pigmentaire) constituent un signe prédominant.
• **DD :** érythème pigmenté fixe multiple (les lésions sont circulaires et plus brunes), hyperpigmentation post-inflammatoire (p. ex. suite à une éruption médicamenteuse lichénoïde, pityriasis rosé), lichen plan pigmentaire.
• La pigmentation maculeuse éruptive idiopathique est souvent considérée comme une variante de l'EDP.
• **TT :** pas de traitement spécifique efficace ; on peut essayer les crèmes solaires et les CS topiques modérés.

Lichen spinulosus

• Groupes de multiples papules folliculaires, chacune contenant une épine kératosique.
• Apparaît brutalement et habituellement sans symptômes associés.

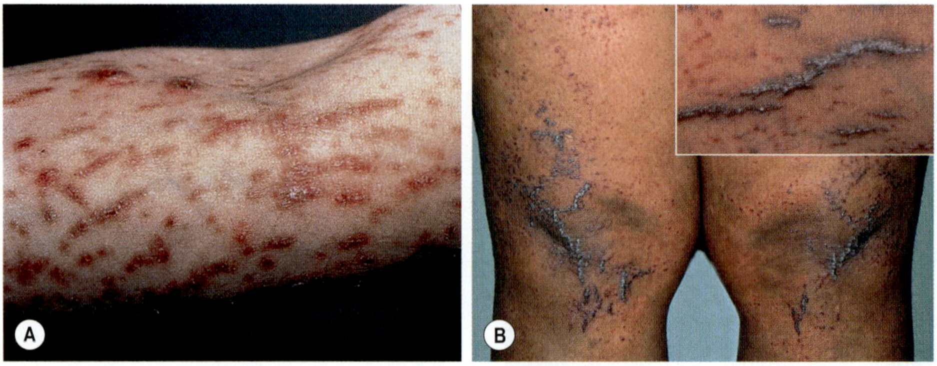

Fig. 9.11 Kératose lichénoïde chronique. **A** Plaques kératosiques linéaires et étoilées. **B** Distribution symétrique de plaques linéaires et réticulées mélangées avec des petites papules lichénoïdes violacées. *Remerciements : A : YDRSC ; B : Kathy Schwarzenberger, MD.*

• Principalement au cou, dans la zone d'extension des bras, l'abdomen et les fesses d'enfants et d'adolescents.

Kératose lichénoïde chronique

• Les papules kératosiques violacées sont disposées sur un mode linéaire ou réticulé (fig. 9.11) ; elles peuvent ressembler à des caractères chinois.
• Atteinte des membres et du tronc de façon symétrique, en plus des plaques faciales qui peuvent être psoriasiformes.
• Tend à être chronique, progressive et difficile à traiter ; occasionnellement répond à la photothérapie (UVB à bande étroite ou PUVA) ± rétinoïdes systémiques.

Lichen *nitidus* actinique (éruption lichénoïde actinique estivale)

• Papules de la taille de têtes d'épingle sur les zones exposées au soleil des jeunes adultes ayant un phototype cutané sombre (IV, V) ; les manifestations histologiques sont similaires au lichen *nitidus*.
• Certains cliniciens ont étendu le spectre clinique qui chevauche celui du lichen plan actinique.

Dermatite annulaire lichénoïde (juvénile)

• Nombre limité de lésions annulaires rouge brun avec une hypopigmentation centrale ; elles ont souvent 5–15 cm de diamètre et touchent en particulier les aines et les flancs.
• Plus communément observée chez les enfants et les jeunes adultes.
• **DD :** morphée inflammatoire, mycosis fongoïde, vitiligo inflammatoire, érythèmes figurés.

Pour plus d'informations, cf. chap. 11 de *Dermatology, Fourth Edition*.

Dermatite atopique 10

Introduction

• Maladie inflammatoire fréquente qui atteint 10–25 % des enfants et 2–10 % des adultes dans la plupart des pays à revenus élevés et certains pays à faibles revenus.
• La dermatite eczémateuse est caractérisée par un prurit intense et une évolution chronique ou des récidives chroniques.
• Les séquelles incluent souvent des troubles du sommeil, une détresse psychologique, des perturbations de l'équilibre familial, des difficultés scolaires ou professionnelles.
• Le début survient habituellement chez le nourrisson ou dans la petite enfance, avec une extension dans la 1re année de vie chez > 50 % et avant 5 ans chez > 85 % des personnes concernées.
• Souvent accompagnées par d'autres manifestations atopiques telles que l'asthme, la rhino-conjonctivite allergique (rhume des foins), qui se manifestent selon une séquence d'âge dénommée marche atopique (fig. 10.1).
• L'atopie est liée à la présence d'anticorps sériques de type IgE spécifiques d'allergènes, qui existent chez ~ 70 % des individus qui ont les critères diagnostiques d'une dermatite atopique (DA) (tableau 10.1).
• L'« hypothèse hygiéniste » considère qu'une diminution de l'exposition aux agents infectieux dans la petite enfance augmente la susceptibilité aux maladies atopiques.
• Une prédisposition génétique associée à des éléments déclenchants de l'environnement (p. ex. irritation, sensibilisation épicutanée, colonisation microbienne) a un rôle pathogénique dans la DA.
• Les variantes de perte de fonction du gène de la filaggrine (*FLG*), qui encodent une protéine importante pour la fonction barrière épidermique, constituent un facteur de prédisposition majeur pour la DA présent chez 20–50 % des patients DA d'origine européenne ou asiatique ; ces variantes *FLG* sont aussi impliquées dans l'ichtyose vulgaire.

Manifestations cliniques et stades de la DA

• Les lésions eczémateuses prurigineuses sont souvent excoriées et présentes selon un spectre d'acuité :
  – *Lésions aiguës* : œdémateuses, papules et plaques érythémateuses qui peuvent être vésiculeuses, suintantes et croûteuses (fig. 10.2B, 10.3B et C)
  – *Lésions subaiguës :* taches ou plaques érythémateuses avec squames et croûtes variables (fig. 10.4A)
  – *Lésions chroniques :* plaques épaisses avec lichénification (accentuation des stries cutanées) et squames (fig. 10.3A, 10.4B-E)
• Des variantes topographiques de la DA sont représentées fig. 10.5.
• Petites papules périfolliculaires (eczéma papuleux) particulièrement fréquentes chez les personnes à peau très pigmentée (fig. 10.6).
• Des hyper ou hypopigmentations ou des dépigmentations (dans les cas sévères) post-inflammatoires peuvent être observées après disparition des lésions de DA (fig. 10.8).
• **DD :** décrit tableau 10.2.
• La DA est divisée en stades de la petite enfance, enfance et adolescence/adulte avec des morphologies et des distributions caractéristiques (cf. fig. 10.2 et 10.5).

DA de la petite enfance (âge < 2 ans)

• Se développe habituellement après 6 semaines de vie avec souvent des caractéristiques de manifestations aiguës
• Débute fréquemment sur les joues, le front et le cuir chevelu (fig. 10.2) ; touche de préférence les zones d'extension des membres et du tronc (fig. 10.3A, B).
• Le siège et la partie centrale du visage ont tendance à être épargnés.

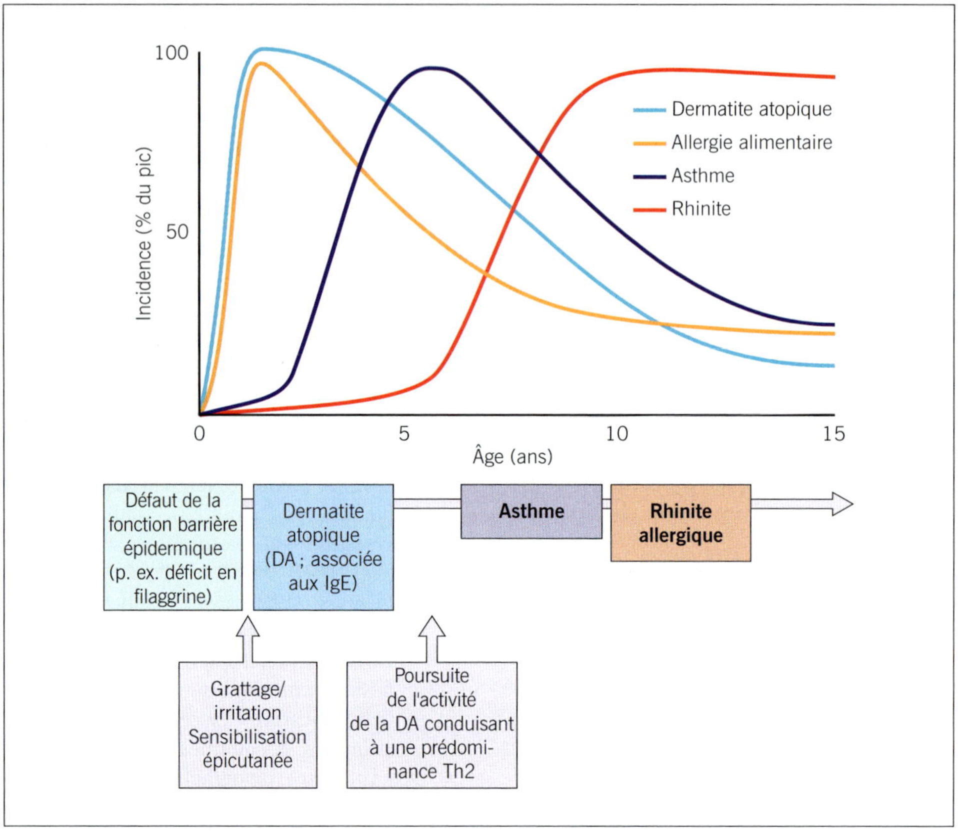

Fig. 10.1 La marche atopique.

Tableau 10.1 Caractéristiques diagnostiques et déclencheurs de la dermatite atopique (DA).

Caractéristiques essentielles ***(doivent être présentes et sont suffisantes pour le diagnostic)***

• Prurit
  – Frottement et grattage peuvent initier ou exacerber les poussées
  – Souvent plus important en soirée et déclenché par des facteurs exogènes (p. ex. sudation, vêtements rêches)
• Eczéma typique et type de distribution suivant l'âge (cf. texte et fig. 10.2 et 10.5)
• Évolution chronique ou récidivante

Manifestations importantes ***(observées dans la majorité des cas, confortant le diagnostic)***

• Début chez le nourrisson ou dans la petite enfance
• Antécédent personnel et/ou familial d'atopie (réactivité de type IgE)
• Xérose
  – Peau sèche avec fines squames dans des zones *sans* inflammation cliniquement apparente
  – Cause fréquente de prurit

Manifestations associées ***(utiles pour suggérer le diagnostic, mais moins spécifiques)*** **(cf. fig. 10.5 et 10.8)**
• Autres affections associées à un déficit en filaggrine : kératose pilaire, paumes hyperstriées et ichtyose vulgaire (IV ; cf. chap. 46 ; ~ 15 % des patients avec DA ont une IV modérée à sévère, et >50 % des patients avec IV ont une DA) • Prédominance folliculaire, lichénification, et lésions de prurigo • Manifestations oculaires (conjonctivite récurrente, cataracte antérieure sous-capsulaire) et modifications périorbitaires (plis, assombrissement) • Autres manifestations régionales (p. ex. dermatite périorale ou périauriculaire, pityriasis alba) • Réponses vasculaires atypiques (p. ex. pâleur médiofaciale, dermographisme blanc*, blanchiment retardé)

(Suite)

Tableau 10.1 Suite.

Éléments déclencheurs
• *Climat :* températures extrêmes (hiver ou été), faible humidité • *Irritants :* laine/produits rêches, transpiration, détergents, solvants • *Infections :* cutanées (p. ex. *Staphylococcus aureus*, molluscum contagiosum) ou systémiques (p. ex. infection des voies respiratoires supérieures) • *Allergies environnementales :* p. ex. acariens, pollens, allergènes de contact; envisager des patch-tests en cas de DA récalcitrante, notamment si distribution atypique • *Allergies alimentaires :* – Éléments déclencheurs dans une petite minorité de patients ayant un DA, p. ex. 10–30 % de ceux qui ont une DA modérée à sévère, réfractaire – Allergènes fréquents : œuf (lié le plus souvent à une poussée de DA) , lait, cacahuètes/noix, fruits de mer, soja, blé – Un test allergologique limité est recommandé chez les enfants d'âge <5 ans qui ont une DA modérée à sévère avec (1) une dermatite active malgré une prise en charge optimale; ou (2) un historique de réaction allergique de type immédiat après ingestion d'un aliment particulier – L'introduction d'aliments contenant de la cacahuète dès l'âge de 4–6 mois est recommandée pour réduire le risque d'allergie aux cacahuètes chez les nourrissons qui ont une DA; auparavant, la recherche d'IgE spécifiques à la cacahuète et/ou des prick-tests cutanés doivent être réalisés chez ceux qui ont une DA sévère ou une allergie à l'œuf – La détection d'IgE spécifiques d'allergènes (par tests sanguins ou prick-tests) ne signifie pas forcément que cette allergie a déclenché la DA du patient : quand des allergènes alimentaires pertinents ont été identifiés et supprimés, un traitement à visée cutanée de la DA demeure important

** Passer le doigt sur la peau provoque une strie blanche qui est le reflet d'une vasoconstriction excessive.*

Tableau 10.2 Diagnostic différentiel de la dermatite atopique (DA).

Dermatoses chroniques		
C	Dermatite séborrhéique	Courante (en particulier chez les enfants)
B	Dermatite de contact (allergique* ou irritative)	Courante
B	Psoriasis (en particulier palmoplantaire)	Courant
A > C	Eczéma nummulaire	Peu courant (bien que des lésions nummulaires puissent être observées au cours de la DA, le véritable eczéma nummulaire est peu courant)
A	Eczéma astéatosique	Courant
B	Lichen simplex chronique	Courant
Infections et infestations		
B	Gale	Courante
B	Dermatophytose*	Courante
B	Impétigo	En particulier pour des lésions nummulaires
Immunodéficiences primaires, p. ex. syndromes hyper-IgE et de Wiskott-Aldrich (C)		
Malignités, p. ex. mycosis fongoïde, syndrome de Sézary (A > C)		
Maladies génétiques/affections métaboliques, p. ex. syndrome de Netherton, dysplasies ectodermiques		
Affections auto-immunes, p. ex. dermatite herpétiforme, pemphigus foliacé, dermatomyosite		
Autres, p. ex. kératose pilaire, éruptions médicamenteuses photoallergiques, éruptions médicamenteuses eczémateuses**		

** Causes fréquentes de dermatites d'autosensibilisation (ou réactions id).*
*** Bien que les éruptions médicamenteuses soient fréquentes, celles qui ressemblent à une DA sont peu courantes.*
A : adultes; B : enfants et adultes; C : nourrissons/enfants.

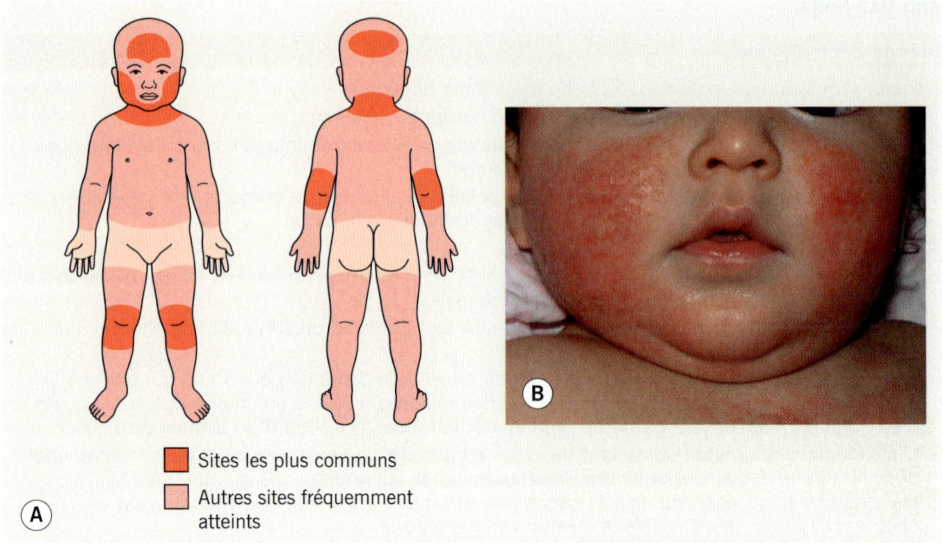

Fig. 10.2 Dermatite atopique du nourrisson. A Modèle de distribution de la dermatite atopique (DA). **B** Érythème et squames-croûtes des joues avec respect de la partie centrale du visage.

DA de l'enfance (âge 2–12 ans)

- Les lésions sont moins aiguës et typiquement deviennent lichénifiées.
- Touchent préférentiellement les plis des coudes et les creux poplités (eczéma des plis), les poignets/chevilles, mains/pieds et les zones périorificielles du visage (fig. 10.4 et 10.5).
- Souvent associée à une xérose étendue.
- $\geq$ 50 % des enfants avec DA entrent en rémission avant l'âge de 12 ans.

DA de l'adolescent/adulte (âge > 12 ans)

- Lésions subaiguës à chroniques, lichénifiées, avec distribution similaire à la DA de l'enfance.
- Certains patients ont une atteinte chronique limitée à un site particulier, p. ex. les mains ou le visage (en particulier les paupières) (fig. 10.7 ; cf. fig. 10.5).
- Des lésions papuleuses chroniques peuvent se développer sur les zones habituelles de grattage ou de frottement (fig. 10.6).
- Le plus souvent extension ou érythrodermie en cas d'évolution continue depuis l'enfance.

Manifestations associées à la DA

- Les fig. 10.8 et 10.9 présentent les manifestations fréquemment associées à la DA.

Kératose pilaire

- Affecte > 40 % des patients ayant une DA et ~ 15 % de la population générale.
- Débute typiquement dans l'enfance ; peut s'améliorer après la puberté (en particulier l'atteinte du visage).
- Atteint les parties latérales des bras, des cuisses et les joues (en particulier chez les enfants) ; le tronc et les extrémités distales sont moins souvent atteints.
- Papules folliculaires kératosiques, souvent avec une bordure érythémateuse (cf. fig. 10.9A) ou (en particulier sur les joues) un fond d'érythème inégal.
- *Kératose pilaire rouge* (KPR) avec un fond érythémateux confluant prédominant (cf. fig. 10.9B).
- *Kératose pilaire atrophiante*, rare variante atrophique principalement de la partie latérale des sourcils.
- Les agents kératolytiques (p. ex. acides lactique, glycolique ou salicylique) et les rétinoïdes topiques sont parfois utilisés pour diminuer la composante hyperkératosique, mais le bénéfice est limité et une irritation peut survenir, en particulier chez les patients ayant une DA.

Pityriasis alba

- Fréquent chez les enfants/adolescents, en particulier ceux qui ont une DA et une peau bronzée ou foncée.
- Macules et plaques hypopigmentées mal limitées (habituellement 0,5–3 cm) avec discrètes squames fines.

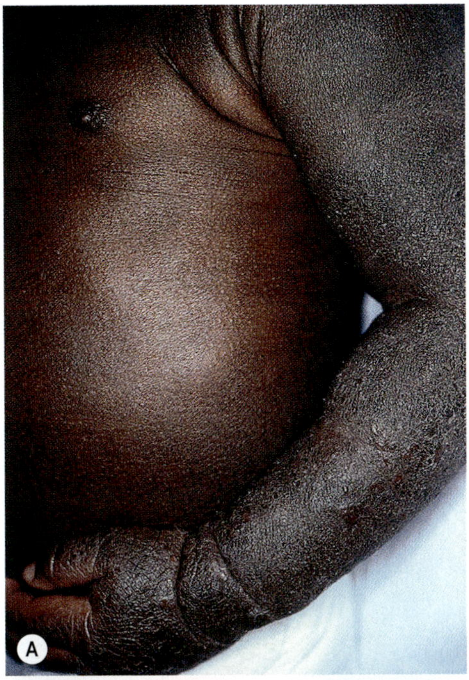

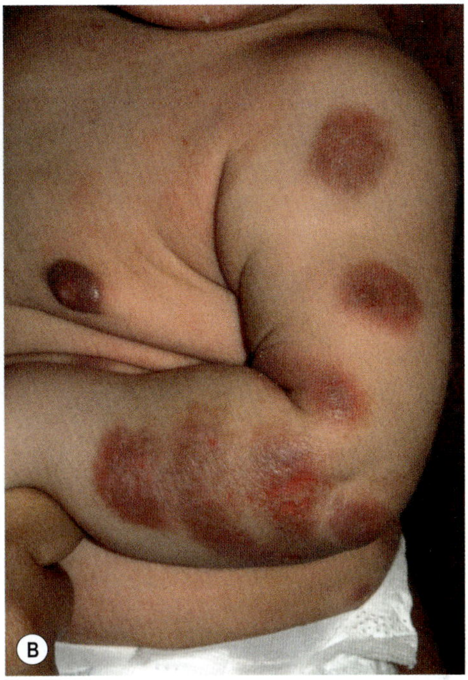

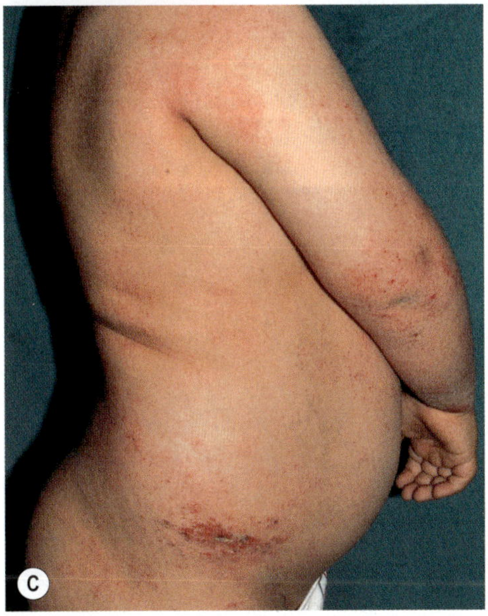

Fig. 10.3 Dermatite atopique (DA) extensive.
A DA de la face d'extension du membre supérieur d'un nourrisson, qui est une zone habituelle dans ce groupe d'âge. Noter la prédominance folliculaire sur le tronc. **B** Lésions nummulaires de la face d'extension du membre supérieur chez un nourrisson ayant une DA disséminée. Noter l'eczéma du mamelon. **C** DA étendue chez un jeune enfant avec excoriations, croûtes et lichénification. *Remerciements : A : YDRSC ; B : Julie V. Schaffer, MD ; C : Maeve McAleer, MD, Graine O'regan, MD, et Alan Irvine, MD.*

- Localisé sur le visage (en particulier les joues) (cf. fig. 10.9C) > épaules et bras.
- Représente une dermatite eczémateuse de bas grade avec une hypopigmentation post-inflammatoire comme manifestation clinique primitive.
- **DD :** hypopigmentation post-inflammatoire (p. ex. de DA, psoriasis ou pityriasis lichénoïde chronique ; habituellement aussi lésions extra-faciales), pityriasis versicolor (chaque lésion est plus nettement délimitée et plus petite), vitiligo (dépigmenté).
- **TT :** l'utilisation régulière de crèmes solaires peut rendre le pityriasis alba moins visible.

Complications de la DA

- Une barrière cutanée défectueuse et un milieu immunitaire modifié prédisposent les patients ayant une DA à des infections cutanées.

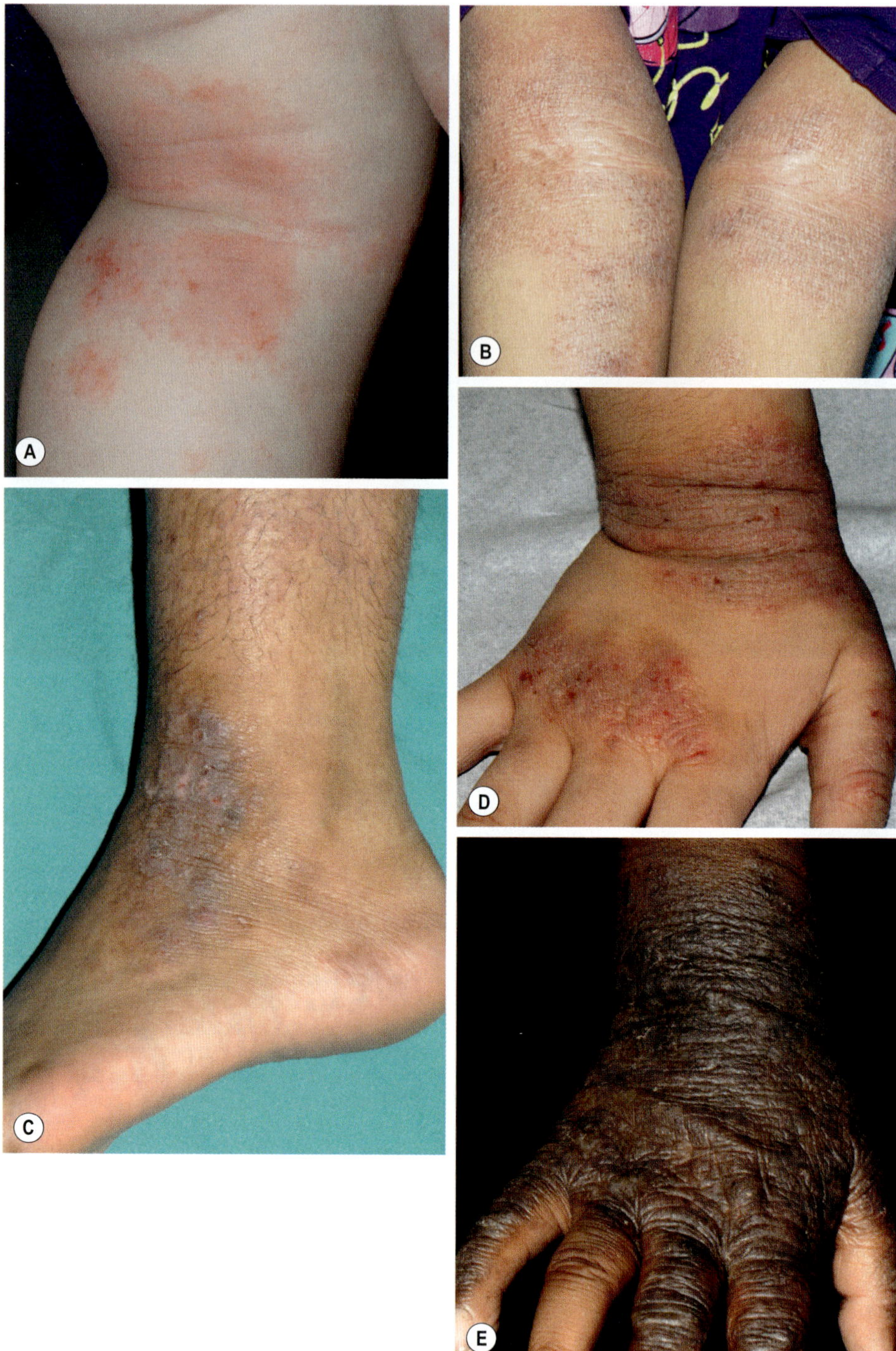

Fig. 10.4 Dermatite atopique de l'enfant. A Eczéma du creux poplité avec excoriations et croûtes hémorragiques. **B** Lichénification, squames, et excoriations ponctuées du pli des coudes. **C** Papules coalescentes et lichénification de la cheville due à un grattage chronique et des frictions. **D, E** Plaques eczémateuses épaisses avec excoriations (**D**) et lichénification marquée (**E**) du dos de la main et du poignet.
Remerciements : A, B, D, E : Julie V. Schaffer, MD ; C : Antonio Torrelo, MD.

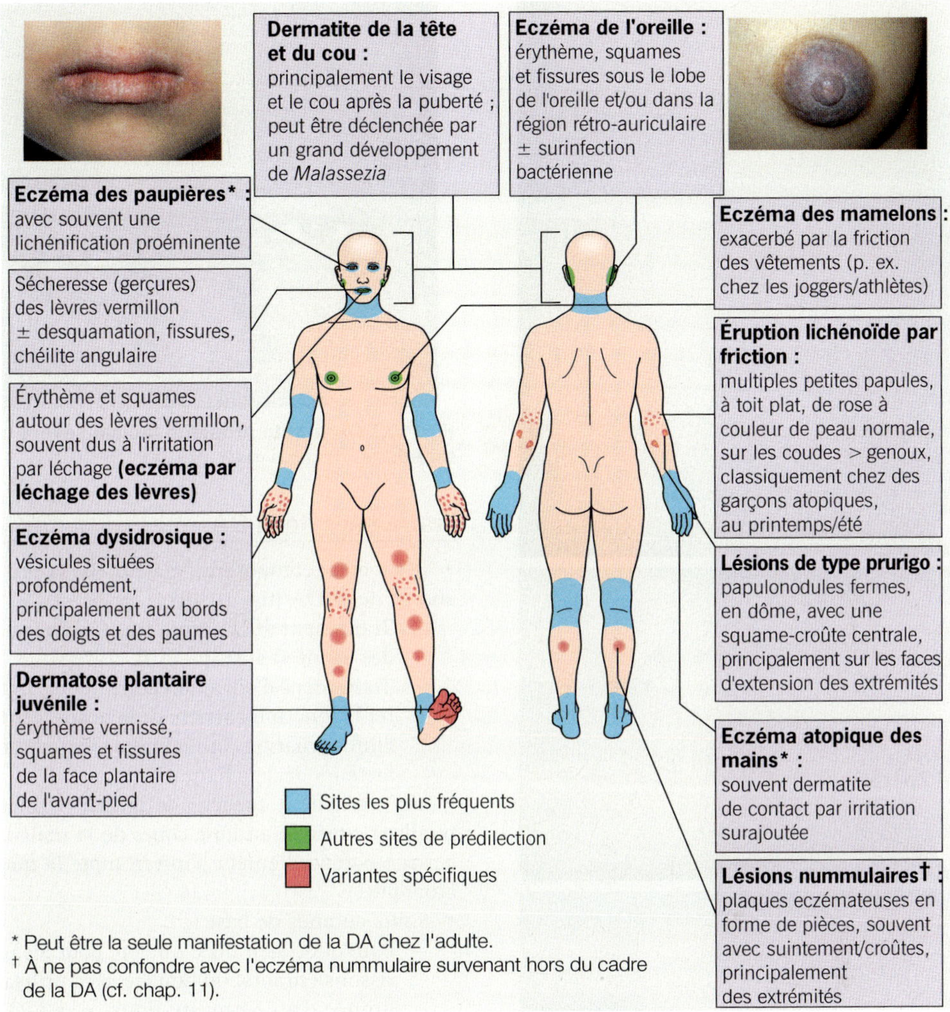

Fig. 10.5 Dermatite atopique (DA) de l'enfant et de l'adolescent, types de distribution et variantes régionales.

• La peau atteinte est habituellement colonisée par *Staphylococcus aureus* avec impétiginisation (qui peut aussi résulter d'une infection à *Streptococcus pyogenes*) (fig. 10.10), folliculite et furonculose surviennent fréquemment.

• Le syndrome de Kaposi-Juliusberg (*eczema herpeticum*) se présente typiquement avec le développement rapide de nombreuses érosions à l'emporte-pièce avec des croûtes hémorragiques (fig. 10.11) ; des vésicules peuvent être évidentes ou pas.

• Les infections à molluscum contagiosum se traduisent par une augmentation du nombre de lésions, habituellement avec une dermatite associée (cf. chap. 68).

• Les complications oculaires potentielles de la DA sont énumérées tableau 10.1.

Déclencheurs et prévention de la DA

• De nombreux facteurs environnementaux et psychologiques peuvent déclencher ou exacerber la DA (cf. tableau 10.1).

• Éviter les déclencheurs pertinents constitue une part importante de la prise en charge de la DA.

• L'administration de probiotiques/prébiotiques aux femmes enceintes et aux nourrissons peut aider à prévenir la survenue de DA chez les sujets à haut risque.

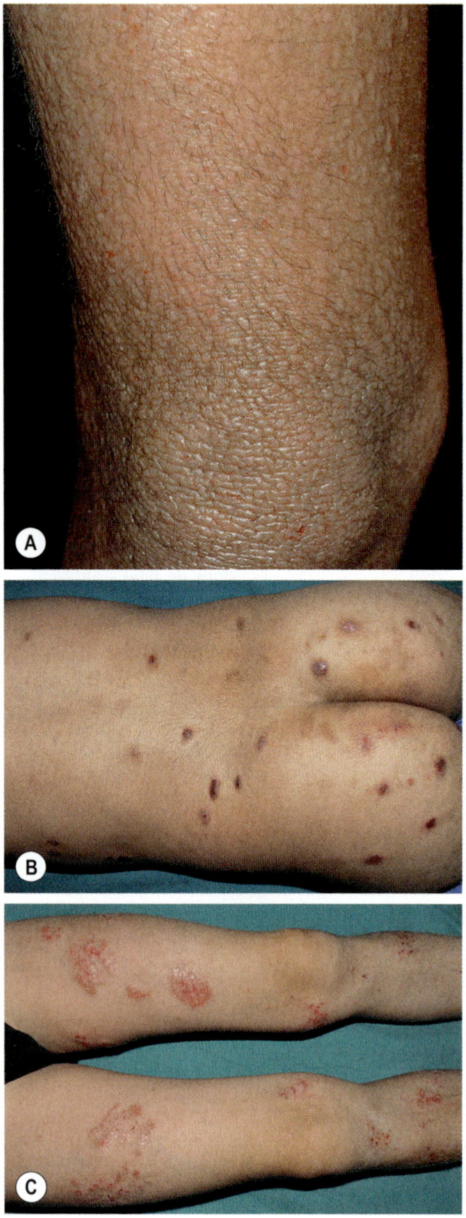

Fig. 10.6 Variantes de la dermatite atopique. **A** Lésions papuleuses chroniques résultant de frictions et de grattages dans le cadre d'une maladie de durée longue. **B** Lésions de prurigo se présentant sous forme de papules fermes, en dôme, et en nodules avec une croûte centrale hémorragique. **C** Plaques nummulaires avec suintements et croûtes sur les membres inférieurs. *Remerciements : A : Thomas Bieber, MD, et Caroline Bussman, MD; B, C : Antonio Torrelo, MD.*

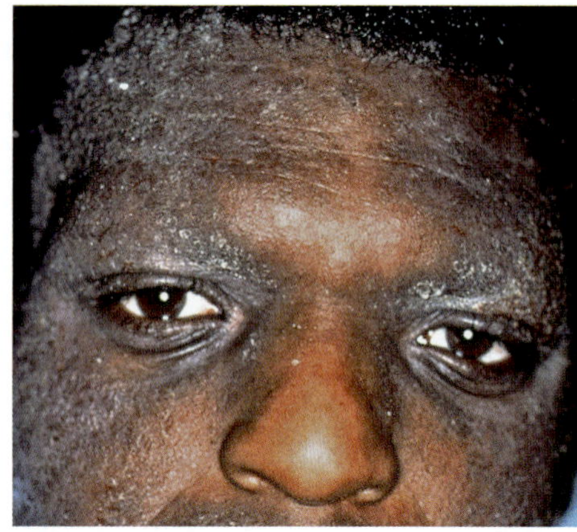

Fig. 10.7 Dermatite atopique faciale sévère chez un adulte. *Remerciements : YDRSC.*

Traitement de la DA

- Il y a deux composants majeurs de la prise en charge de la DA (fig. 10.12) :
  - Traitement de la dermatite active par un ou des agent(s) anti-inflammatoire(s)
  - Traitement d'entretien conçu pour améliorer la fonction barrière de la peau, contrôler l'inflammation infraclinique et éviter les facteurs déclenchants
- Un traitement proactif de la DA permet un meilleur contrôle au long cours de la maladie et permet potentiellement d'interrompre la marche atopique.
- Soins cutanés de base
  - Bain quotidien tiède (préféré pour les nourrissons/enfants) ou douche avec utilisation limitée d'un nettoyant doux
  - Dans les 3 minutes de la sortie du bain ou de la douche, (1) application d'un CS topique (ou un inhibiteur de la calcineurine/autre agent anti-inflammatoire) quand/où c'est nécessaire; et ensuite (2) utilisation large d'un émollient sur toute la surface cutanée
  - Pommades (minimisant les picotements) et crèmes (moins grasses) sont préférées aux lotions comme émollients et doivent être appliquées 2 fois/j; les produits contenant de l'acide lactique ou glycolique peuvent entraîner des picotements et devraient être évités
- Agents anti-inflammatoires topiques
  - 1re ligne : CS topiques de force appropriée, utilisés 1 ou 2 fois/j jusqu'à ce que l'eczéma ait complètement disparu (cf. fig. 10.12)

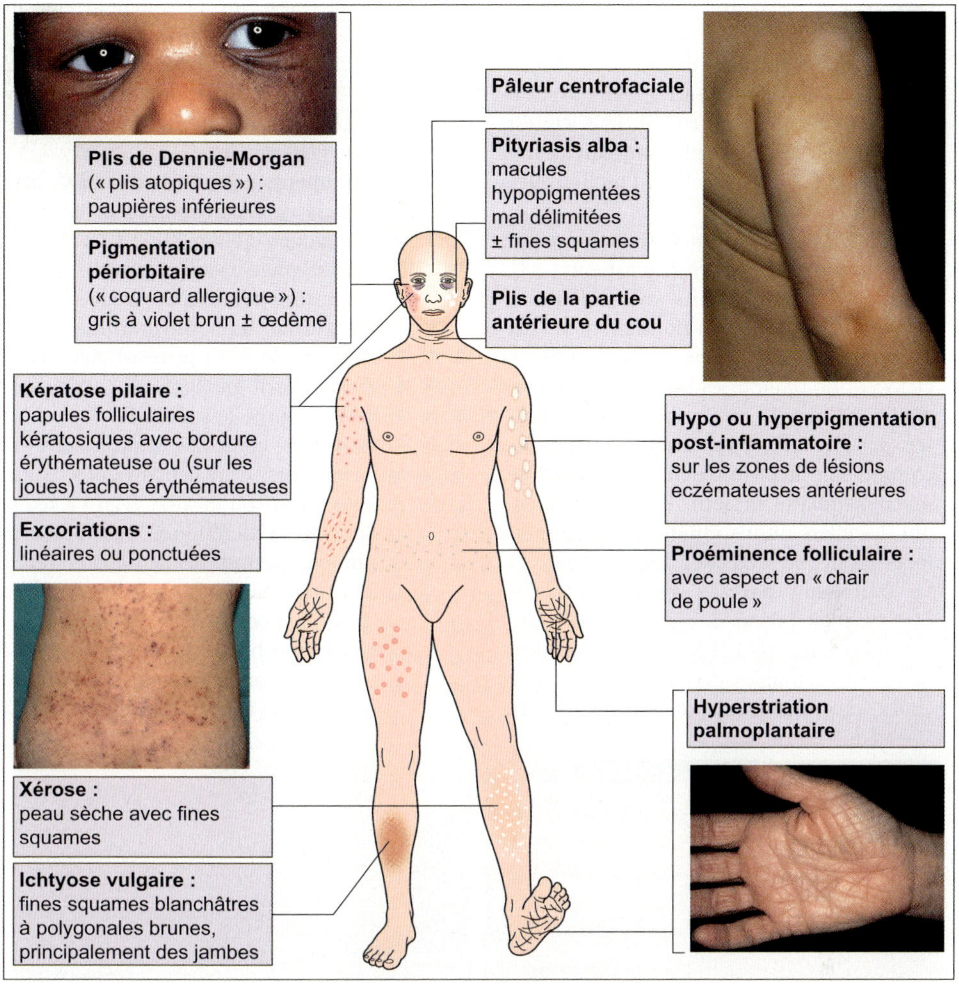

Fig. 10.8 Manifestations associées à la dermatite atopique. *Remerciements : insertion des yeux : YDRSC; insertion de la main : Jean L. Bolognia, MD; insertions des excoriations et de l'hypopigmentation : Antonio Torrelo, MD.*

- Les CS sous forme de pommades (minimisant les picotements) ou de crèmes sont généralement préférés, mais les CS en solutions, mousses et huiles sont utiles pour la DA du cuir chevelu
- Aborder avec les patients/parents les problèmes particuliers concernant l'utilisation des CS aide au renforcement de l'adhésion au plan de traitement
- Des compresses à l'eau du robinet suivies par l'application de CS ou des enveloppements humides après CS peuvent accélérer l'amélioration des poussées aiguës

– 2e ligne : les inhibiteurs topiques de la calcineurine (TCI ; p. ex. tacrolimus, pimécrolimus) ou le crisaborole sont utiles principalement pour les lésions fines du visage et des zones intertrigineuses

– Un entretien thérapeutique de niveau élevé avec usage intermittent de CS topiques et/ou TCI des zones habituelles d'eczéma, une fois celui-ci disparu peut aider à contrôler l'inflammation infraclinique et à prévenir les poussées (cf. fig. 10.12)

• Photothérapie et agents anti-inflammatoires systémiques

– UVB à bande étroite (induisent souvent une rémission) > UVA1 (pour les poussées aiguës) > combinaison UVA-UVB à bande large

– Le dupilumab, un anticorps monoclonal qui

cible IL-4 et IL-13 impliqués dans l'inflammation de type Th2, est approuvé par la FDA pour le traitement de la DA modérée à sévère chez les patients d'âge ≥ 6 ans (avec des études en cours chez des enfants plus jeunes) ; il peut être utilisé en même temps qu'un traitement par CS topique, et a un profil d'effets indésirables favorable, avec des réactions au site d'injection et de conjonctivite survenant pour chacun chez 5–10 % des patients
   - Parmi les autres agents anti-inflammatoires systémiques traditionnellement utilisés pour la DA sévère, récalcitrante, la ciclosporine orale a les meilleures preuves d'efficacité, mais son utilisation est limitée par des effets indésirables potentiels comme une néphrotoxicité ; azathioprine, mycophénolate mofétil et méthotrexate ont des effets moins rapides mais de meilleurs profils de sécurité à long terme
   - Le traitement par CS systémiques doit être évité en raison de risque élevé d'effet rebond (cf. fig. 10.12) et des effets indésirables inacceptables de leur usage au long cours ; exception rare : poussée aiguë sévère (p. ex. avec un déclencheur spécifique) résistante à un traitement topique agressif – ce traitement bref par CS systémiques doit être une transition vers un traitement topique, une photothérapie ou un autre agent systémique
- Des traitements émergents de la DA incluent les inhibiteurs de JAK topiques et oraux et les agents biologiques ciblant l'IL-13 ou l'IL-31.
- Traitements pharmacologiques associés
   - Les antihistaminiques sédatifs (p. ex. hydroxyzine, diphénhydramine, doxépine) donnés au coucher peuvent aider à rompre le cycle prurit-grattage, en particulier si le prurit perturbe le sommeil
   - Des essais contrôlés d'antihistaminiques non sédatifs, d'antileucotriènes, d'antibiotiques (oraux ou locaux) visant à réduire la colonisation bactérienne, et de probiotiques n'ont pas permis de démontrer régulièrement une efficacité comme traitements de la DA ; l'hypochlorite de sodium dilué (eau de Javel) en bains peut être bénéfique, en particulier chez les patients qui ont eu des surinfections staphylococciques récentes

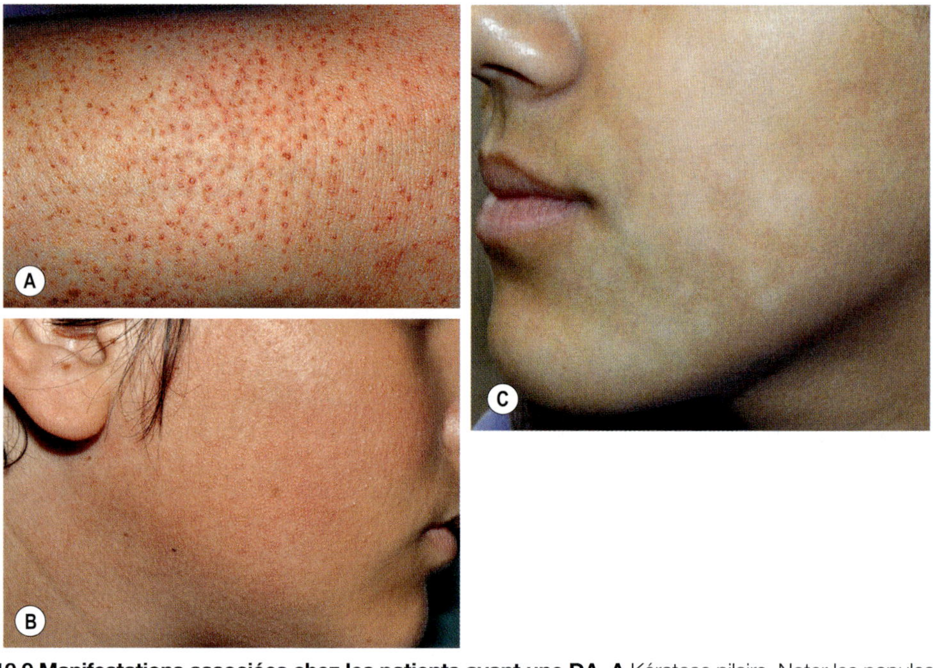

Fig. 10.9 Manifestations associées chez les patients ayant une DA. A Kératose pilaire. Noter les papules périfolliculaires discrètes avec des noyaux kératosiques centraux sur la face d'extension du haut du bras. Chaque papule a une bordure érythémateuse. **B** Kératose pilaire rouge sur la partie latérale du visage. Cette variante est caractérisée par des minuscules papules folliculaires, comme des grains, par-dessus un érythème confluent. **D** Pityriasis alba. Noter les fines squames associées à des macules et des plaques hypopigmentées des joues. *Remerciements : A : YDRSC ; B : Angela Hernadez-Martin, MD ; C : Julie V. Schaffer, MD.*

Pour plus d'informations, cf. chap. 12 de *Dermatology, Fourth Edition*.

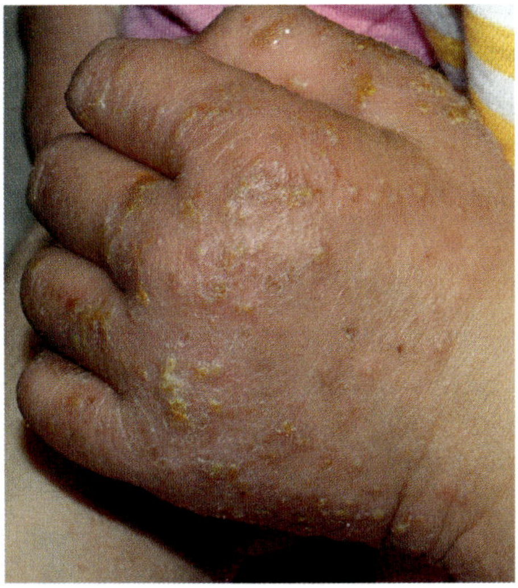

Fig. 10.10 Dermatite infectée de la main chez un patient ayant une dermatite atopique. Il y a des croûtes de type impétigo ainsi que des pustules. *Remerciements : Julie V. Schaffer, MD.*

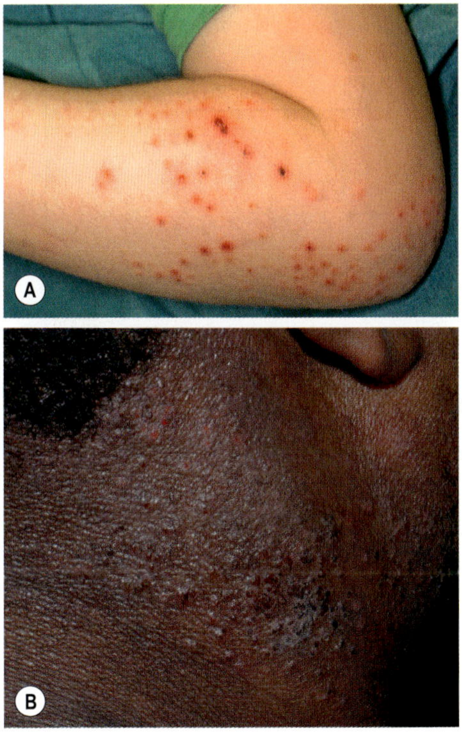

Fig. 10.11 Syndrome de Kaposi-Juliusberg (*eczema herpeticum*). Noter les érosions monomorphes et les croûtes hémorragiques du bras (**A**) et de la nuque (**B**). Les vésicules sont rarement évidentes. *Remerciements : A : Maeve McAleer, MD, Grainne O'Regan, MD, et Alan Irvine, MD ; B : Julie V Schaffer, MD.*

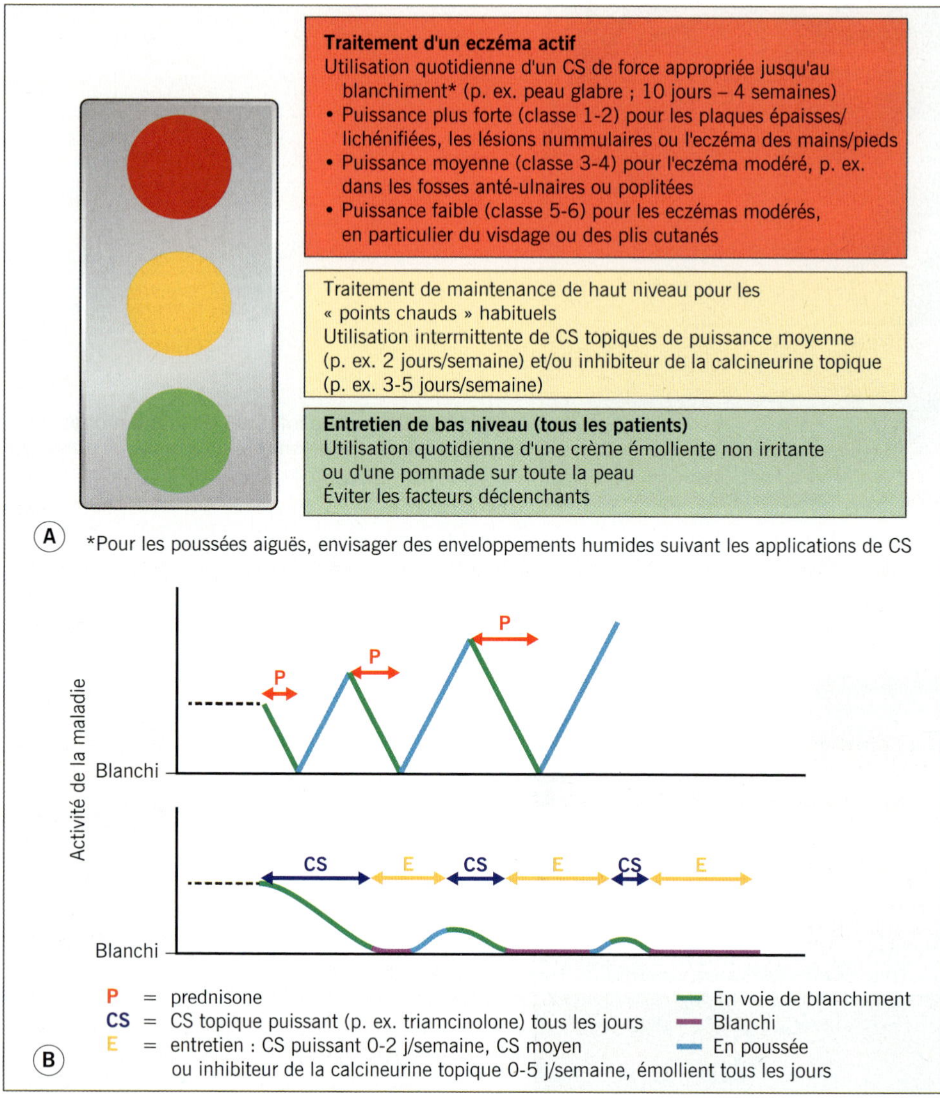

Fig. 10.12 Plan de prise en charge de la dermatite atopique. A Le programme thérapeutique doit inclure à la fois le traitement de l'eczéma en poussée et le traitement d'entretien (à bas niveau chez tous et à haut niveau chez certains patients) **B** Les traitements intermittents par des CS systémiques entraînent des poussées rebond et une aggravation de la maladie avec le temps. Au contraire, un programme proactif utilisant des CS topiques conduit à des périodes sans lésions plus prolongées et une maladie plus modérée avec le temps.

11 Autres éruptions eczémateuses

Les principales formes de dermatites comprennent les dermatites atopique (cf. chap. 10), de contact (cf. chap. 12), séborrhéique, astéatotique (xérotique), de stase et nummulaire. Les dermatites de sites particuliers – c.-à-d. mains, pieds, lèvres, siège et grands plis – sont analysées au chap. 13, et le pityriasis alba est analysé aux chap. 10 et 54.

Dermatite séborrhéique

- Affection fréquente avec une forme du nourrisson et une forme adulte (fig. 11.1 et 11.2); inhabituelle chez l'enfant.
- Elle peut être liée aux composants du sébum et à *Malassezia* spp.
- Une dermatite séborrhéique sévère ou récalcitrante peut être un signe d'infection VIH sous-jacente ou d'affection neurologique.
- Chez les adultes, elle tend à être chronique, récidivante; le stress ou l'arrêt progressif de CS systémiques peut entraîner une poussée.
- Type de distribution symétrique, incluant les sites de production sébacée les plus importants – cuir chevelu, oreilles (conduit auditif externe, pli rétro-auriculaire), partie médiane des sourcils, paupières supérieures, plis nasogéniens, partie centrale de la poitrine – et les grands plis.
- Les lésions sont de couleur rose jaune à rouge brun, dépendant du phototype, avec souvent des squames grasses, en particulier sur la tête et le cou; occasionnellement configuration annulaire.
- Sur le cuir chevelu, l'atteinte tend à être plus diffuse, à comparer aux plaques bien circonscrites avec des squames argentées plus épaisses qui sont plus caractéristiques du psoriasis.
- Chez certains patients, les lésions du cuir chevelu, des oreilles et des grands plis ont des caractéristiques à la fois de dermatite séborrhéique et de psoriasis, conduisant au terme de « sébopsoriasis ».
- **DD :** psoriasis, dermatite de contact, autres causes de dermatite du siège (cf. fig. 13.4), intertrigo (cf. fig. 13.2) ou blépharite (cf. fig. 13.6), pityriasis (*tinea*) versicolor (présternal), teigne du cuir chevelu (*tinea capitis*) (en particulier chez les enfants), dermatite atopique, pityriasis amiantacé et dermatomyosite (cuir chevelu); peut coexister avec une rosacée.
- **TT :** crèmes antifongiques et shampooings quotidiens (p. ex. kétoconazole, ciclopirox, sélénium sulfide ou shampooing contenant du zinc alternativement avec un shampooing doux), CS topiques de faible puissance sur le visage et dans les grands plis et CS topiques de moyenne puissance pour le cuir chevelu et les oreilles; inhibiteurs de la calcineurine topiques (p. ex. tacrolimus en pommade).

Eczéma craquelé (eczéma astéatotique, eczéma xérotique)

- Survient dans les zones de peau sèche, en particulier durant les mois d'hiver, dans les climats secs et chez les adultes âgés.
- Les zones de dermatite ressemblent à un « lit de rivière asséché » avec une peau superficiellement craquelée (fig. 11.3).
- Peut être associé à du prurit; des picotements peuvent apparaître avec l'application d'agents topiques contenant de l'eau, incluant ceux qui contiennent de l'acide lactique ou glycolique.
- Atteint surtout les faces antérieures des jambes, les cuisses, le bas des flancs et la ligne axillaire postérieure; peut devenir plus étendu mais en épargnant le visage, les paumes et les plantes.
- L'atteinte de la ligne axillaire postérieure se voit dans la GVHD chronique; quand elle est étendue, penser à la possibilité d'un lymphome systémique sous-jacent.
- **DD :** dermatite de stase ± autosensibilisation, ichtyose vulgaire, dermatite atopique adulte, dermatite de contact allergique ou irritative.
- **TT :** diminution de la fréquence des bains et de l'utilisation des savons, utilisation large des émollients eau dans l'huile, CS de puissance faible.

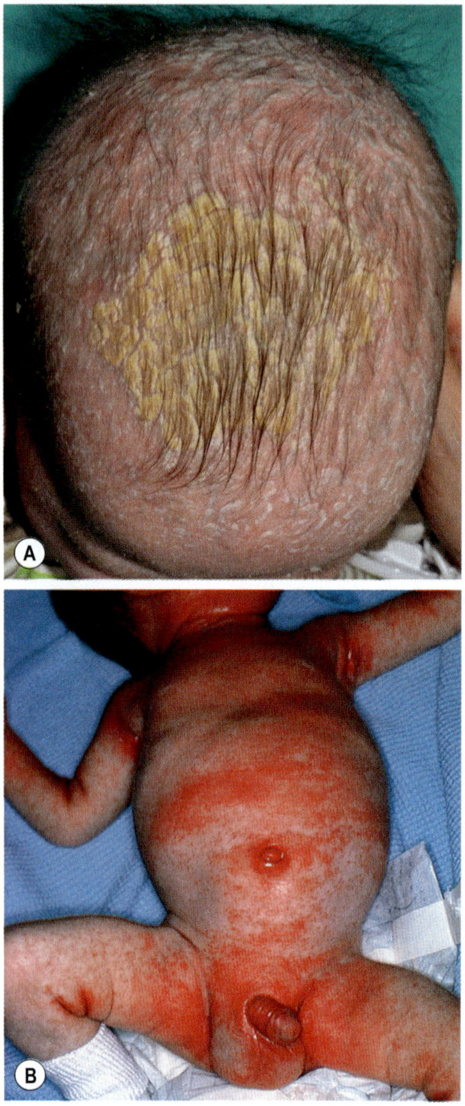

Fig. 11.1 Dermatite séborrhéique infantile.
A Atteinte du cuir chevelu avec des squames jaunes, épaisses, adhérentes couvrant une inflammation légère souvent dénommée « croûtes de lait ».
B Plaques rouge brillant sur le cou, axillaires, dans les plis inguinaux de même que le pénis et l'ombilic. Noter les lésions disséminées du tronc et des membres. *Remerciements : A : Antonio Torrelo, MD; B : Robert Hartman, MD.*

Dermatite de stase

- Dermatite prurigineuse avec squames-croûtes et parfois suintement touchant principalement la face antérieure des jambes et les mollets ; historiquement commence souvent près de la malléole interne.
- Les patients ont souvent un antécédent d'œdème chronique des membres inférieurs et peuvent avoir des antécédents de thromboses veineuses profondes et/ou de cellulite récidivante.
- Souvent accompagnée d'autres signes d'hypertension veineuse chronique (tableau 11.1).
- Une des causes les plus fréquentes d'autosensibilisation (fig. 11.4).
- **DD :** dermatite allergique de contact, dermatite irritative de contact, eczéma astéatotique, dermatite nummulaire ; peut accompagner les autres causes de jambe rouge, en particulier cellulite et lipodermatosclérose aiguë ou chronique (fig. 11.5) mais pour cette dernière, il n'y a pas de signes cliniques ou histologiques de dermatite.
- **TT :** exclure une dermatite de contact allergique surajoutée (p. ex. néomycine, conservateurs dans les topiques en crème) ou une composante de dermatite eczémateuse infectieuse en cas d'ulcère suintant ; laisser ouvert avec des linges humides pendant quelques jours, CS topiques de puissance faible en pommade, surélévation de la jambe, bas de contention (après avoir exclu une insuffisance artérielle par la mesure de l'index de pression systolique), ablation endovasculaire des grosses varicosités, émollients eau dans l'huile pour le traitement d'entretien.

Dermatite d'autosensibilisation (réaction id)

- Extension d'une dermatite après des jours ou des semaines d'évolution d'une dermatite touchant des zones limitées, p. ex. dermatite allergique de contact, dermatite de stase, mycose inflammatoire.
- Peut aussi constituer un phénomène de rebond quand il y a eu une diminution trop rapide des CS systémiques, comme une dégression en 6 jours de prednisone ou de méthylprednisolone pour dermatite à poison ivy.
- Les principaux sites d'atteinte (en dehors du site primaire) : faces d'extension des membres (cf. fig. 11.4), paumes et plantes, souvent de façon symétrique.
- Chez les enfants ayant une teigne, la réaction d'autosensibilisation atteint souvent la région de la tête et du cou.
- Les zones de dermatite, souvent mal délimitées, peuvent être accompagnées de papules excoriées (fig. 11.6).
- **DD :** dermatite atopique, dermatite de contact étendue (p. ex. textiles), syndrome de Gianotti-Crosti (enfants), éruption médicamenteuse à des

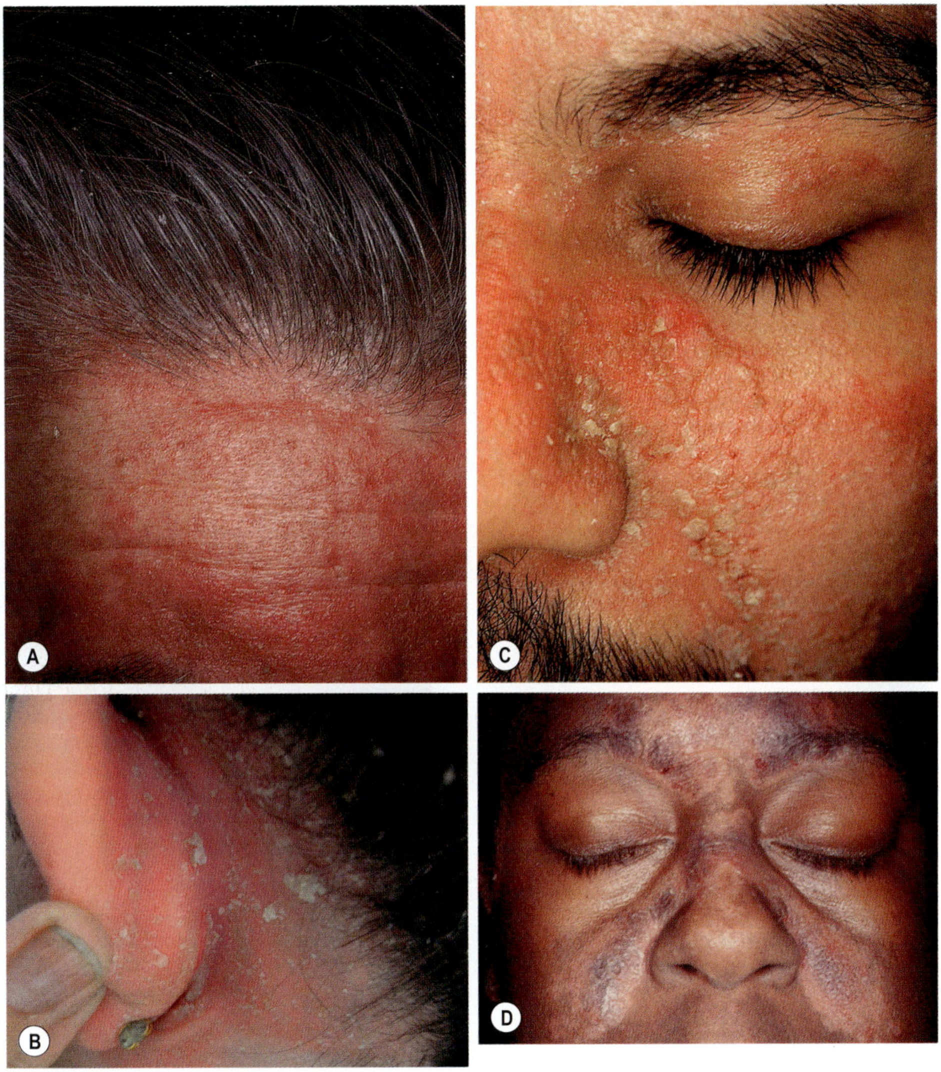

Fig. 11.2 Dermatite séborrhéique de l'adulte sur le cuir chevelu, l'oreille et le visage. **A** Desquamation diffuse du cuir chevelu en plus d'un érythème du front. **B** Plaques roses, assez bien délimitées, avec des squames blanches et grasses. Noter la fissure du pli rétro-auriculaire. **C** Plaques rose orange avec des squames jaunes, grasses, en particulier des sillons nasogéniens et des sourcils. **D** Plaques symétriques rouge brun à violet de la partie médiane du front, de la racine du nez et des joues dans leur partie médiane avec un bord figuré hypopigmenté. *Remerciements : A : Jean L Bolognia, MD ; B : Norbert Reider, MD, et Peter O Fritsch, MD ; C : NYUDSC ; D : Jeffrey Callen, MD.*

traitements systémiques antimycosiques (id de *tinea capitis*), éruptions médicamenteuses eczémateuses (p. ex. inhibiteurs calciques [inhabituel]). Si palmoplantaire : eczéma dysidrosique, mycose inflammatoire.

• **TT :** en plus de traiter de façon intensive la dermatite primitive, les CS topiques et les antihistaminiques oraux sont habituellement suffisants ; occasionnellement, en cas de sévérité, CS systémiques.

Dermatite infectieuse eczémateuse (eczématoïde)

• Dermatite qui atteint initialement la peau autour d'un site d'infection, habituellement bactérienne, qui est suintante ou se draine (par. ex. otite externe, ulcère de jambe, infection d'un orteil) (fig. 11.7).

• Une réaction d'autosensibilisation (réaction id) peut se développer et le traitement à la fois de l'infection et de la dermatite est recommandé.

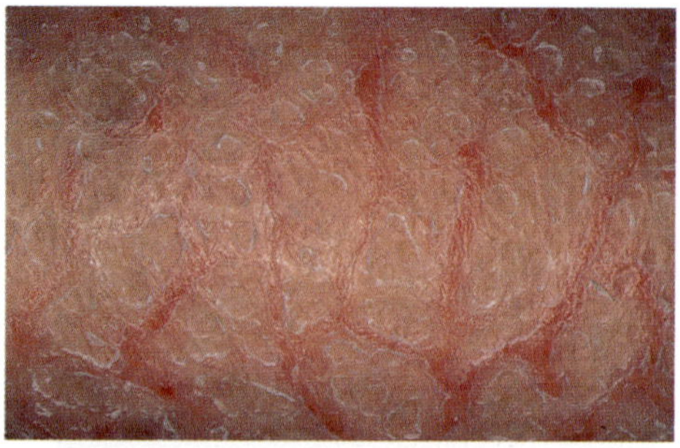

Fig. 11.3 Eczéma craquelé (eczéma astéatotique). La partie distale du membre inférieur présente une inflammation évidente et une xérose avec des squames blanches adhérentes (pseudo-ichtyose), de même qu'un aspect quadrillé des craquelures et fissures superficielles qui sont qualifiées de ressemblant à un lit de rivière à sec. *Remerciements : Louis A. Fragola, Jr, MD.*

Tableau 11.1 Signes cutanés de l'hypertension veineuse chronique.

- Œdème, souvent sensible
- Varicosités
- Dermatite de stase
- Pétéchies ajoutées à une dyschromie jaune brun due à des dépôts d'hémosidérine (purpura de stase)
- Lipodermatosclérose, aiguë et chronique
- Ulcères de stase, en particulier au-dessus de la malléole interne
- Acroangiodermatite (pseudo-sarcome de Kaposi)
- Vasculopathie livédoïde (cicatrices blanc porcelaine entourées de télangiectasies ponctuées et d'ulcérations douloureuses)*

** Nécessité d'exclure les causes d'hypercoagulabilité/thrombophilie.*

Eczéma nummulaire (dermatite nummulaire)

- Dermatite avec des lésions en forme de pièces de monnaie, très prurigineuses, mesurant habituellement 2 ou 3 cm de diamètre (fig. 11.8).
- Survient principalement sur les membres, classiquement les jambes chez les hommes et les bras chez les femmes.
- Atteint plus souvent les adultes et peut se développer en l'absence d'un terrain atopique ; une évolution chronique récidivante est habituelle.
- **DD :** dermatite atopique avec des lésions en forme de pièces de monnaie, dermatite d'autosensibilisation, impétigo, dermatite de stase, dermatite de contact allergique, mycose corporelle

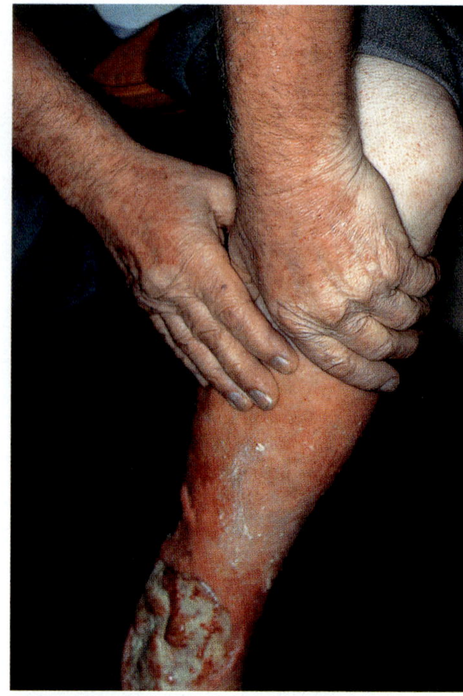

Fig. 11.4 Dermatite par autosensibilisation. Il y a une dermatite des faces d'extension des membres supérieurs chez ce patient qui a une dermatite de contact allergique à la néomycine, ainsi qu'une dermatite de stase et une ulcération veineuse. *Remerciements : Jean Bolognia, MD.*

(*tinea corporis*), pityriasis rosé vésiculeux, mycosis fongoïde.
- **TT :** en plus des CS topiques et des inhibiteurs de la calcineurine, nécessite souvent une photothérapie pour disparaître.

Eczéma dysidrosique (dermatite vésiculeuse aiguë et récurrente des mains)

- Vésicules fermes, prurigineuses des paumes > plantes, de même que des parties latérales et médianes des doigts (fig. 11.9) ; tendance à la récurrence.
- Des vésicules intactes dues à l'œdème, dans l'épiderme, persistent plus longtemps en raison du stratum corneum épais dans les zones acrales.
- Quand les vésicules sont petites et groupées, elles sont dites avoir l'apparence d'un pudding au tapioca.
- Quand de plus grosses vésicules se développent, le terme de pompholyx est parfois utilisé.

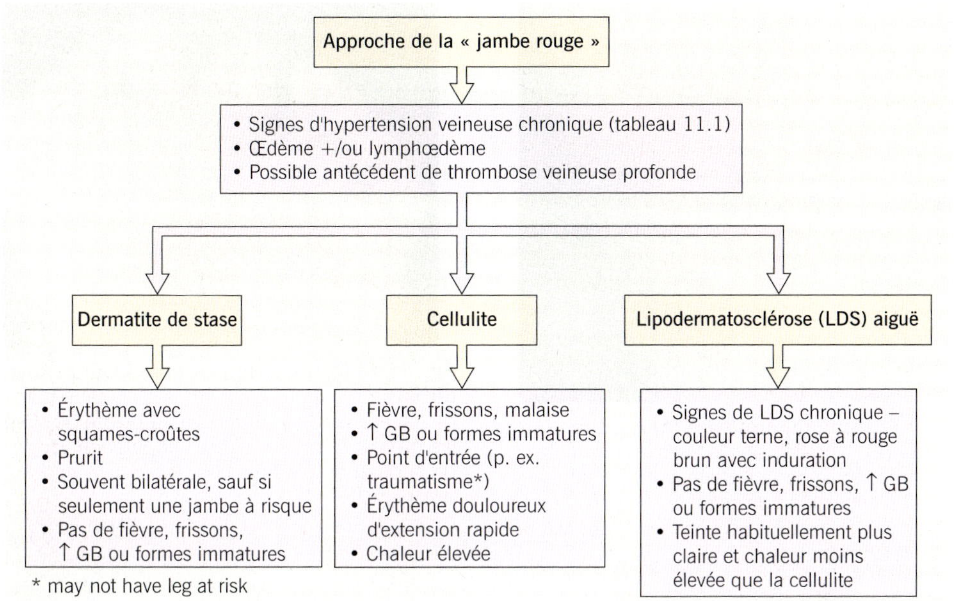

Fig. 11.5 Approche de la «jambe rouge». Les patients qui ont un œdème des membres inférieurs peuvent avoir une sensibilité à la palpation.

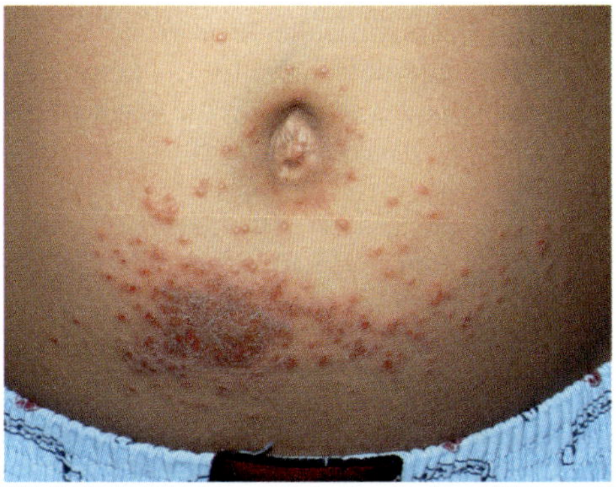

Fig. 11.6 Réaction d'autosensibilisation (réaction id) chez un enfant, due à une dermatite de contact allergique (DCA) au nickel. Zone de forme carrée de DCA due au nickel d'une boucle de ceinture, entourée de multiples papules œdémateuses et croûteuses. *Remerciements : Julie V. Schaffer, MD.*

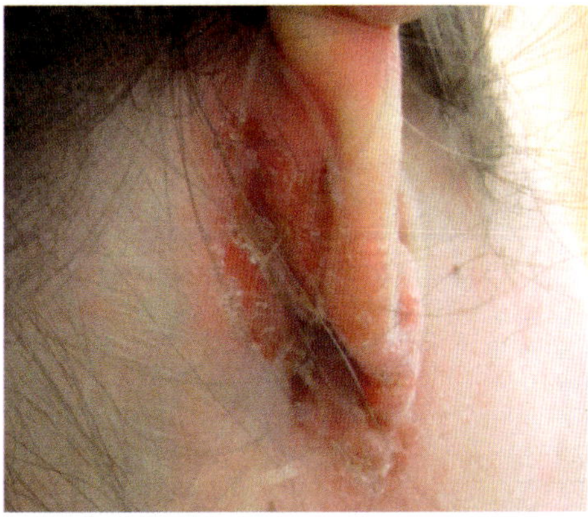

Fig. 11.7 Dermatite infectieuse eczématisée. Croûtes et squames en périphérie d'une otite externe due à *Staphylococcus aureus*. *Remerciements : Norbert Reider, MD et Peter O. Fritsch, MD.*

• Peut apparaître avec le stress, une dermatite de contact allergique ou irritative, et l'administration d'IgIV ; observé chez les patients ayant une dermatite atopique et une hyperhidrose.

• **DD :** réaction d'autosensibilisation, mycoses inflammatoires des pieds ou des mains, dermatite de contact allergique, gale, pemphigoïde bulleuse dysidrosiforme ; si secondairement infectée, pustulose palmoplantaire ; quand localisée à un seul doigt, panaris herpétique (infection à herpès simplex) ou dactylite bulleuse infectieuse (infection à staphylocoque ou streptocoque du groupe A).

• **TT :** exclure une dermatite de contact allergique ou irritative ; CS topiques, inhibiteurs de la calcineurine topiques, PUVA en bains ; occasionnellement, en cas de sévérité, CS systémiques.

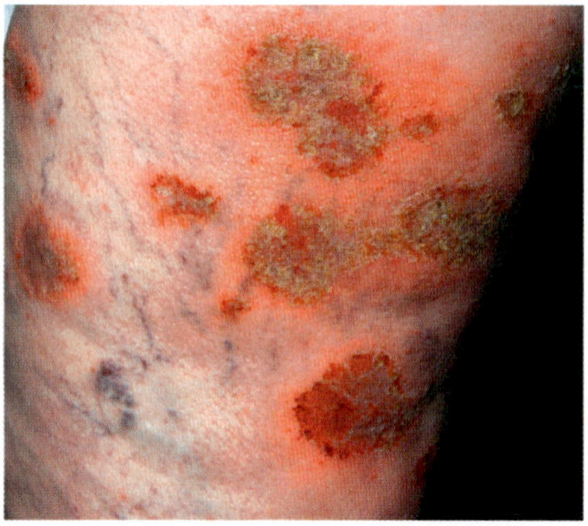

Fig. 11.8 Eczéma nummulaire (dermatite nummulaire). Nombreuses lésions en forme de pièces de monnaie de dermatite aiguë et subaiguë de la jambe assez bien délimitées. Il y a souvent un prurit marqué. *Remerciements : Norbert Reider, MD, et Peter O. Fritsch, MD.*

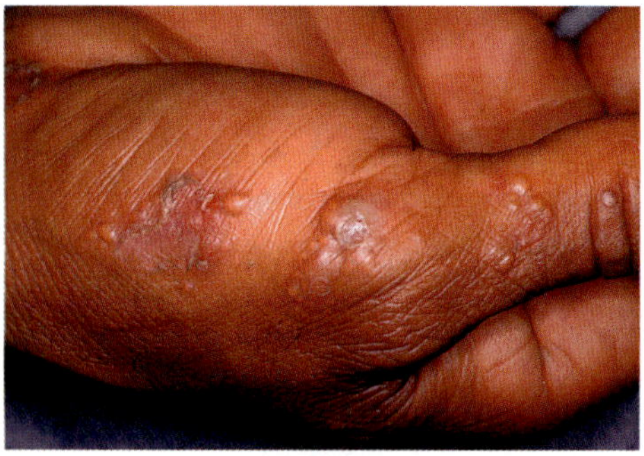

Fig. 11.9 Eczéma dysidrosique (pompholyx). Groupes de vésicules fermes le long de la face latérale du pouce et de l'éminence hypothénar. *Remerciements : Louis A. Fragola, MD.*

Dermatose plantaire juvénile

- Atteint surtout la face plantaire des avant-pieds chez des enfants prépubertaires, ayant habituellement un terrain atopique.
- La peau est sèche et squameuse avec une faible inflammation et un aspect caractéristique vernissé (fig. 11.10).

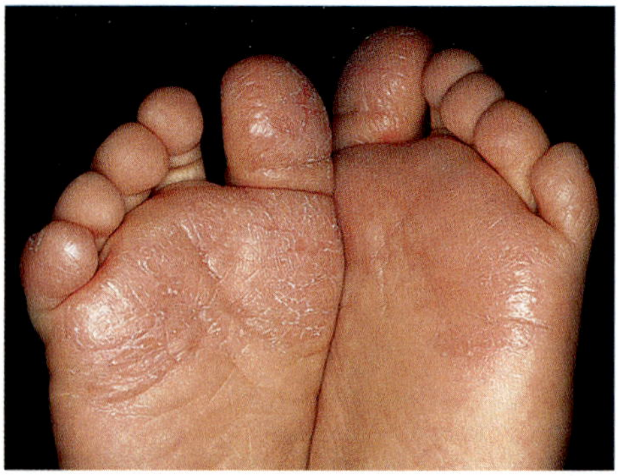

Fig. 11.10 Dermatose plantaire juvénile chez un enfant. Érythème et squames de la face plantaire de l'avant-pied, en particulier la plante du pied et les gros et 5e orteils. Noter l'apparence vernissée de la peau du pied gauche. *Remerciements : Kalman Watsky, MD.*

- Considéré comme en rapport avec l'hydratation du stratum corneum par le port de chaussures faites de matières imperméables, avec en conséquence abrasion de la peau par friction.
- **DD :** autres causes de dermatite des pieds (cf. tableau 13.1), en particulier le psoriasis, une dermatite allergique de contact (p. ex. caoutchouc, chromates dans les cuirs), mycose des pieds (les plis entre les orteils sont atteints), dermatite atopique.
- **TT :** chaussettes et chaussures perméables, émollients, CS en pommade, garder les pieds secs incluant de retirer les chaussettes humides et les chaussures humides.

Dermatite infectieuse

- Affection rare de l'enfance ou de l'adolescence associée à une infection par virus humain lymphotropique de type 1 (HTLV-1).
- Dermatite du cuir chevelu, des oreilles, du bord des paupières, des zones paranasale, axillaires et inguinales, qui disparaît avec des antibiotiques oraux.

Pour plus d'informations, cf. chap. 13 de *Dermatology, Fourth Edition*.

Dermatites de contact irritatives et allergiques, dermatoses professionnelles et dermatoses dues aux plantes

12

Points clés

- Dermatite de contact irritative (DCI)
  - Représente 80 % de toutes les causes de dermatite de contact
  - Secondaire à un effet toxique local causé par une substance topique ou une agression physique
- Dermatite de contact allergique (DCA)
  - Représente 20 % de toutes les causes de dermatite de contact
  - Hypersensibilité de type retardé à une substance à laquelle la personne a été sensibilisée précédemment
  - Comparée à la DCI, comporte plus communément un prurit durant la phase aiguë
- L'une des dermatoses professionnelles la plus fréquente est la DCI.
- Les plantes peuvent causer des réactions cutanées diverses, la plus fréquente en Amérique du Nord étant la DCA au poison ivy.

Dermatite de contact irritative

- Réaction inflammatoire cutanée, localisée, non immunologiquement médiée (fig. 12.1 à 12.5).
- Secondaire à un effet toxique direct
  - Chronique – érythème, lichénification, fissures et squames, souvent épaisses
  - Aiguë – érythème, œdème et vésiculation suivie d'érosions et de squames ; dans les cas sévères peut être suivie d'une nécrose épidermique (une « brûlure chimique »)
- Atteint fréquemment les mains (cf. fig. 13.1) ; le tableau 12.1 passe en revue les questions pertinentes quand une exposition à des facteurs environnementaux est suspectée.
- Une cause fréquente de chéilite (se lécher les lèvres ; cf. fig. 13.5).
- Peut être secondaire à une exposition professionnelle (tableau 12.2).
  - Les causes habituelles sont les savons et les travaux à l'humidité, et moins souvent des dérivés du pétrole, des huiles de coupe et des agents réfrigérants

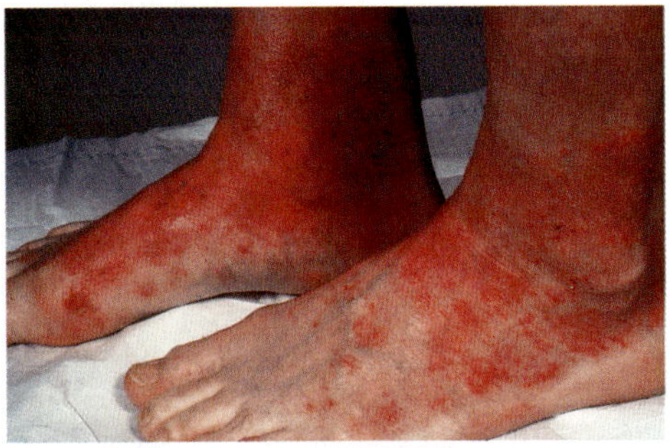

Fig. 12.1 Dermatite de contact bilatérale par irritation des pieds et chevilles due à une occlusion chronique par des chaussures. *Remerciements : David Cohen, MD.*

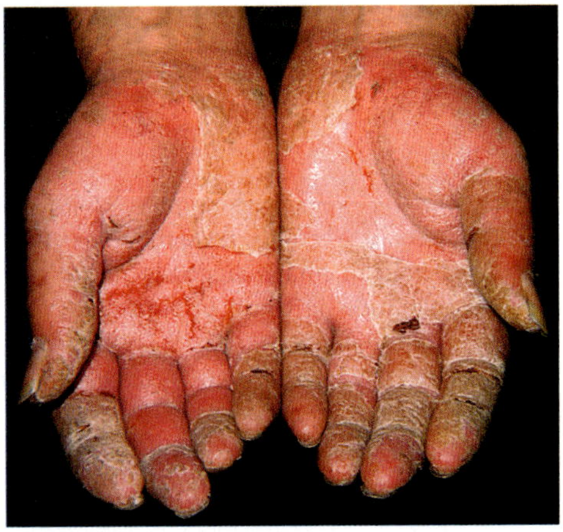

Fig. 12.2 Dermatite irritative de contact bilatérale des paumes secondaire à des contacts répétés avec des solvants de peintures. Des patch-tests multiples ont éliminé une allergie de contact chez cet illustrateur professionnel utilisant de la peinture et des crayons. *Remerciements : Kalman Watsky, MD.*

- **DD :** en cas de sévérité, brûlure thermique ; DCA et autres dermatites ; il peut s'agir d'une combinaison de causes, p. ex. DCI et DCA, DCI et dermatite atopique.
- **TT :** principalement éviter l'agent irritant.

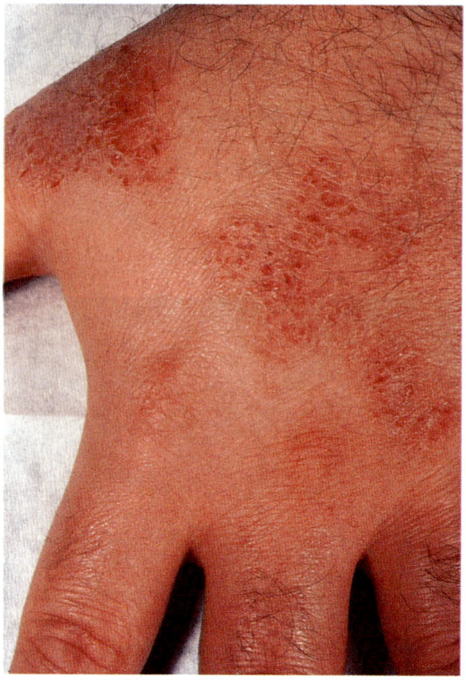

Fig. 12.3 Dermatite de contact des mains, par irritation, modérément sévère, due à une exposition chronique à des solutions désinfectantes et des antiseptiques. Les résultats des patch-tests, test de provocation au latex, et des RAST étaient négatifs chez ce dentiste. *Remerciements : David Cohen, MD.*

Dermatite de contact allergique

- À la différence de la DCI, il existe plus souvent du prurit durant la phase aiguë; la phase chronique est intriquée de façon importante avec la DCI (fig. 12.6).
- Initialement, bien délimitée et localisée au site de contact avec l'allergène (fig. 12.7 à 12.12).
  - Aiguë – en plus de l'érythème et de l'œdème, des vésiculobulles et des suintements peuvent se développer (fig. 12.7)
  - Chronique – souvent lichénifiée, avec des squames (fig. 12.6B et 12.9)
- Il peut exister une autosensibilisation avec extension au-delà de la zone de départ (cf. chap. 11); des allergènes aéroportés peuvent primitivement entrer en contact avec la peau exposée et mimer (ou se chevaucher) des réactions photoallergiques ou phototoxiques (fig. 12.11).
- Occasionnellement, il y a une distribution diffuse, irrégulière, dépendant de l'allergène (p. ex. produit de lavage pour le corps ou shampooing) et/ou une dermatite atopique concomitante.

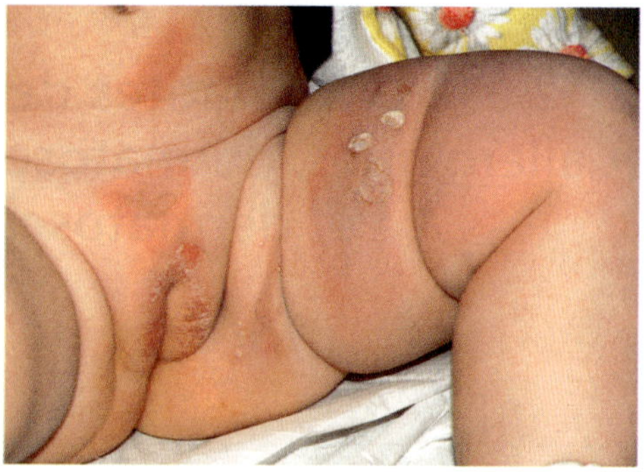

Fig. 12.4 Brûlure chimique par application topique de vinaigre de cidre simulant une maltraitance chez un nourrisson. Noter l'érythème nettement délimité avec des bords anguleux et épargnant le fond des plis, ainsi que les bulles superficielles et la desquamation. *Remerciements, Julie V Schaffer, MD.*

- Les allergènes habituels sont les métaux, les parfums, les conservateurs et les antibiotiques topiques, de même que les plantes, en particulier le poison ivy/oak (cf. infra) (fig. 12.12).
- Les causes habituelles de DCA professionnelles sont les caoutchoucs, le nickel, les résines époxy et les amines aromatiques.
- Les allergènes suspectés doivent être évités; un test ouvert répété peut être essayé en premier mais un patch-test est nécessaire pour un diagnostic précis; des listes détaillées de produits contenant des allergènes sont disponibles.
- Dans les patch-tests, des concentrations spécifiques d'allergènes sont dissoutes dans de la vaseline ou de l'eau et placées dans des cupules qui sont appliquées sur le dos du patient pendant 48 heures (fig. 12.13 et 12.14); la notation des réactions est effectuée à deux moments (tableau 12.3).
- **DD :** autres formes de dermatites (DCI, dermatite atopique, dermatite de stase, dermatite séborrhéique), rosacée érythémato-télangiectasique, infection par dermatophytes.
- **TT :** à court terme : CS topiques ou systémiques selon la sévérité; à long terme : éviter le(s) allergène(s).

Allergènes fréquents

Métaux

- Une réactivité croisée n'est pas rare entre chaque grande catégorie.
- Nickel – trouvé dans les bijoux fantaisie, boutons de jeans, dos des montres, boucles de

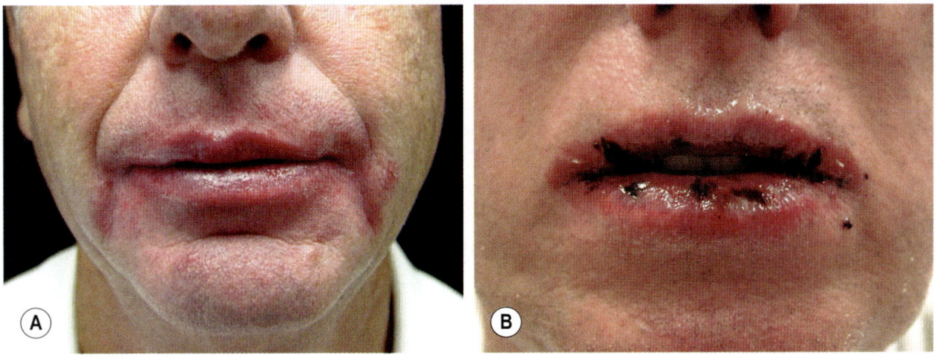

Fig. 12.5 Cheilite due à une irritation vs dermatite de contact allergique. **A** Dermatite irritative de contact – ce patient avait l'habitude de se lécher les lèvres et il y a une atteinte des lèvres vermillon et cutanée, ainsi que de la région périorale. **B** Dermatite allergique de contact à l'oxybenzone avec atteinte des lèvres supérieure et inférieure. *Remerciements : A : Jeffrey P. Callen ; B : Kalman Wattsky, MD.*

Tableau 12.1 Points à considérer pour l'évaluation d'une dermatite des mains et en cas de suspicion d'expositions à des facteurs environnementaux.

Métier	Les manifestations peuvent-elles être une cause en accord avec des expositions professionnelles ?
	Un temps d'exclusion procure-t-il une amélioration ?
Substances manipulées	Les étiquettes et fiches techniques de sécurité listent-elles des produits irritants ou des allergènes potentiels ?
	Y a-t-il un lien avec la manipulation de nourriture ?
	D'autres personnes sont-elles affectées sur le même lieu de travail ?
	Est-ce qu'un équipement de protection (p. ex. des gants) est utilisé ?
Antécédent de maladie cutanée ou d'atopie	Y a-t-il un antécédent d'eczéma dans l'enfance ?
Allergies connues	Y a-t-il une exposition ignorée ?
Traitements	Peuvent causer une dermatite de contact allergique
Passe-temps	Y compris une exposition aux plantes

Remerciements : Peter S Friedmann, MD.

ceintures (fig. 12.15 et 12.16) ; le test au diméthylglyoxime (fig. 12.15) identifie les objets qui libèrent du nickel.

- Chrome – trouvé dans les métaux, le cuir, le ciment.
- Cobalt – utilisé pour durcir les métaux ; dans les cosmétiques, émaux, céramiques, teintures pour cheveux, prothèses articulaires, un spot test au cobalt peut être utilisé.
- Or – trouvé dans les bijoux, plombages dentaires et certains appareils électroniques.

Antibiotiques topiques

- Sulfate de néomycine – trouvé dans des préparations en vente libre (p. ex. crèmes contre les hémorroïdes).
- Bacitracine – dans de nombreux produits.

Parfums

- Baume du Pérou (*Myroxylon pereirae*) – un des parfums d'origine naturelle ; trouvé aussi dans les épices (clous de girofle, poivre de la Jamaïque, cannelle) ; les parfums peuvent être utilisés pour masquer les odeurs dans les produits, y compris ceux qui sont étiquetés « non parfumé ». Les personnes allergiques devraient rechercher des produits « sans parfum », en sachant que malheureusement même des produits sont étiquetés comme tels bien que contenant un peu de parfum utilisé comme conservateur.

Conservateurs

- Formaldéhyde – cosmétiques et textiles, médicaments, peintures.

Tableau 12.2 Produits irritants courants et exemples d'expositions importantes.

Produits irritants	Exemples des principales expositions
Acides inorganiques	
Acide fluorhydrique	Gravure de verre/métal/pierre ; dissolvants : rouille/taches/calcaire
Acide sulfurique	Fabrication d'engrais, fibres textiles, explosifs, papier
Acide chlorhydrique	Fabrication d'engrais, colorants, peintures ; utilisé dans la préparation de produits alimentaires
Acide chromique	Utilisé dans le traitement des métaux
Acide nitrique	Fabrication d'engrais et d'explosifs ; dans des produits de nettoyage
Acide phosphorique	Utilisé dans les engrais, les produits pharmaceutiques, le traitement des eaux
Acides organiques	
Acide formique	Utilisé comme neutralisant dans l'industrie du cuir
Produits alcalins	
Hydroxyde de sodium Oxyde de calcium	Utilisés dans la fabrication des blanchissants, des colorants, des vitamines, de la pâte à papier, des plastiques, des savons et des détergents
Sels métalliques	
Trioxyde d'arsenic	Pulvérisé lors de la fonte des métaux
Composés de béryllium	Utilisés dans la production d'alliages durs, résistants à la corrosion
Solvants	
Solvant Stoddard	Utilisé dans le nettoyage à sec
Eau	Ubiquitaire
Alcools	
Glycols	Utilisés couramment dans les produits cosmétiques
Détergents et nettoyants	
Lauryl sulfate de sodium	Détergents et nettoyants
Cocamidopropyl bétaïne	Détergents, formulations thérapeutiques, produits de soins personnels
Désinfectants	
Oxyde d'éthylène	Stérilisation médicale
Chloroxylène	Poudres pour bébés et shampooings
Iode	Désinfectants chirurgicaux, shampooings, nettoyants cutanés
Chlorure de benzalkonium	Utilisé pour le nettoyage des instruments ; dans des solutions ophtalmologiques
Aliments	Ananas, ail, moutarde
Plantes	Chardons, figues de barbarie, graminées
Plastiques	
Fluides corporels	
Fabrication et travaux avec des fibres vitreuses (p. ex. fibre de verre)	

Remerciements : David Cohen, MD.

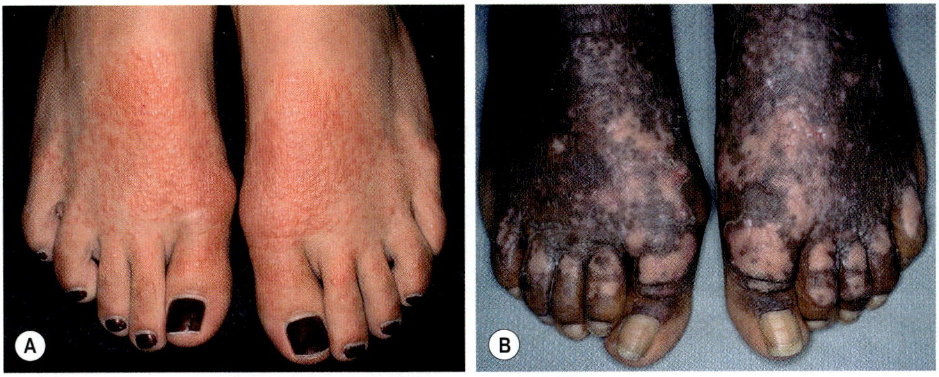

Fig. 12.6 Dermatite de contact allergique aux chaussures – aiguë versus chronique. **A** Papules érythémateuses très prurigineuses et papulovésicules apparues pendant les jours où ont été utilisées des nouvelles baskets ; noter le type de répartition. **B** Papules en plaques irrégulières et lichénifiées avec à la fois hypo et hyperpigmentation. Le patient avait un patch-test positif au bichromate de potassium. *Remerciements : Louis A. Fragola Jr, MD.*

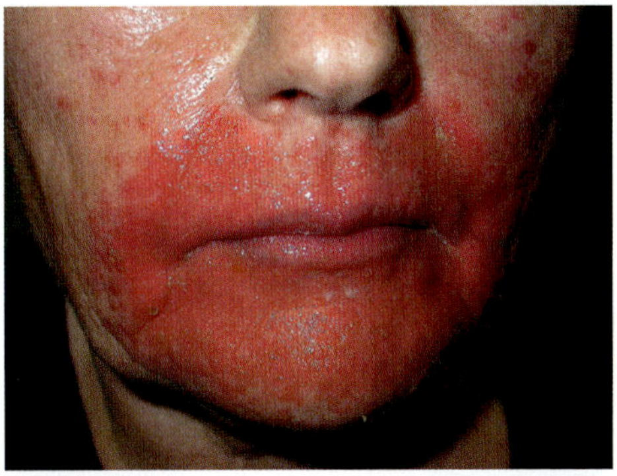

Fig. 12.7 Dermatite allergique de contact aiguë vésicobulleuse. L'allergène était la néomycine d'une pommade antibiotique. *Remerciements : Jonathan Chan, MD.*

- Thimérosal – trouvé comme conservateur dans des vaccins, solutions pour lentilles de contact, antiseptiques et cosmétiques.
- Quaternium-15 – conservateur libérant du formaldéhyde ; trouvé dans des shampooings, hydratants, cosmétiques et savons.
- Méthylisothiazolinone (MI)/méthylchloroisothiazolinone (MCI) — la MI est parfois présente en association avec la MCI ou seule dans des lingettes hygiéniques humides, des lingettes démaquillantes (cf. fig. 12.8), des savons liquides ainsi que des peintures.

Autres allergènes importants

Corticostéroïdes topiques

- Peuvent causer une DCA chez plus de 6 % des patients.
- Penser à une allergie aux CS si une dermatite existante s'aggrave lors de l'utilisation de CS ou ne disparaît pas ; un test avec du pivalate de tixocortol topique (groupe 1) et du budésonide (groupe 1) permet de détecter dans ~ 75 % des cas une allergie aux CS.
- Si une allergie aux CS est suspectée/confirmée, l'utilisation d'un CS d'une classe différente peut être envisagée (cf. annexe).

Autres

Des allergènes supplémentaires incluent la paraphénylènediamine dans les tatouages temporaires (cf. fig. 12.10) et les teintures pour cheveux, la propolis dans les baumes pour les lèvres, acrylates dans les ongles artificiels, le thiuram dans les caoutchoucs et applicateurs de maquillage, la résine formaldéhyde dans les vernis à ongles, les composants d'adhésifs et les colorants bleus des textiles.

Dermatite de contact systémique

- Exposition systémique à un produit chimique/allergène pour lequel le patient a eu précédemment une sensibilisation (tableau 12.4 ; fig. 12.17) ; p. ex. administration de diphénhydramine orale chez un patient préalablement sensibilisé à la formulation topique.

Dermatoses professionnelles

- Dermatites de contact plus souvent irritatives (p. ex. aux savons) > dermatites allergiques de contact (p. ex. au caoutchouc).
- Les autres dermatoses professionnelles incluent l'urticaire de contact (cf. chap. 14), les

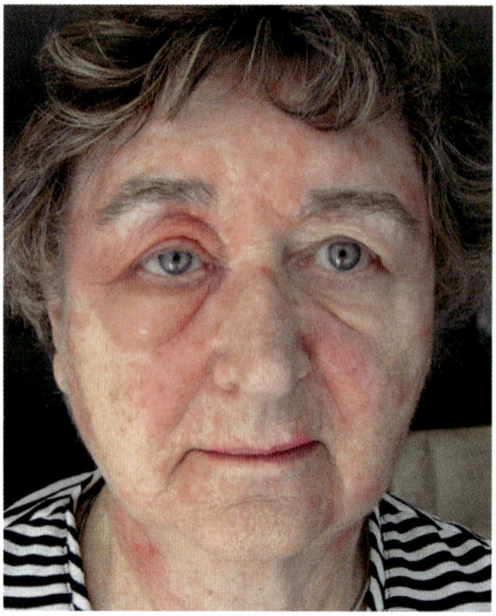

Fig. 12.8 Dermatite de contact allergique aiguë avec composant œdémateux prédominant. L'allergène était la méthylisothiazolinone dans une lingette démaquillante humide. *Remerciements : Rosemary L Nixon, MD.*

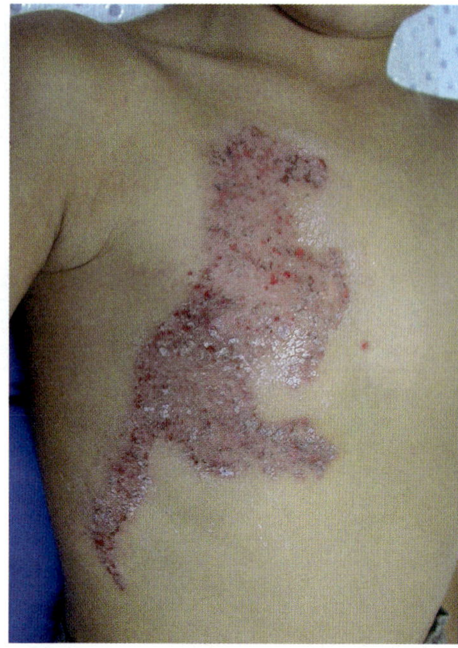

Fig. 12.10 Dermatite allergique de contact à la *p*-phénylènediamine d'un tatouage temporaire. *Remerciements : Rosemary L. Nixon, MD.*

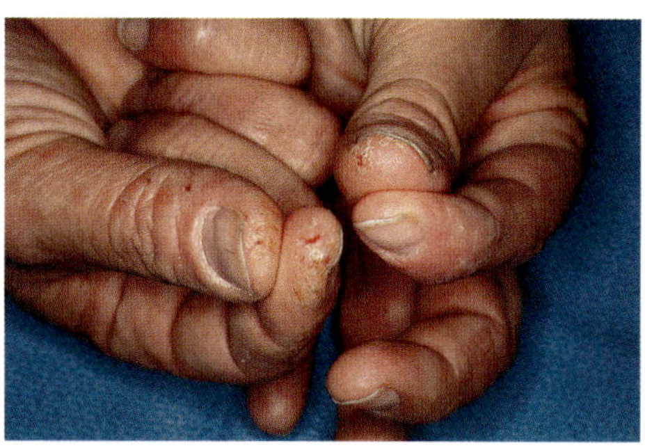

Fig. 12.9 Dermatite de contact allergique chronique due au glutaraldéhyde. Le patient était optométriste. Cette présentation peut aussi être observée dans une dermatite irritative de contact, et la distinction peut être difficile en l'absence de patch-test. *Remerciements : Kalman Watsky, MD.*

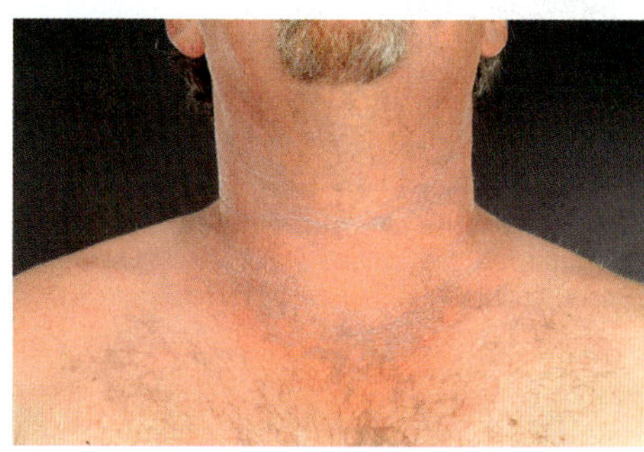

Fig. 12.11 Dermatite de contact aéroportée. L'allergène était une résine époxy. *Remerciements : Rosemary L. Nixon, MD.*

cancers cutanés, les folliculites (cf. chap. 31), les leucodermies de contact (cf. chap. 54), les réactions à corps étrangers et les infections (tableau 12.5).

Dermatoses dues aux plantes

- Les plantes peuvent causer une variété de réactions cutanées, incluant DCA (fig. 12.12), DCI, urticaire et phytophotodermatose (tableau 12.6).
- DCA aux plantes contenant de l'urushiol
  - Généralement secondaire au poison ivy, au genre *Toxicodendron* (fig. 12.20) – feuilles composées avec trois folioles et fleurs/fruits apparaissant en position axillaire ; des points noirs d'urushiol sont souvent présents sur les feuilles
  - Les produits chimiques qui ont une réaction croisée avec l'urushiol sont trouvés dans les arbres à noix de cajou (huile de noix et écorce), les manguiers (feuilles, écorce, tiges, peau des fruits), le poivrier du Brésil (sève et baies écrasées), l'arbre vernis du Japon

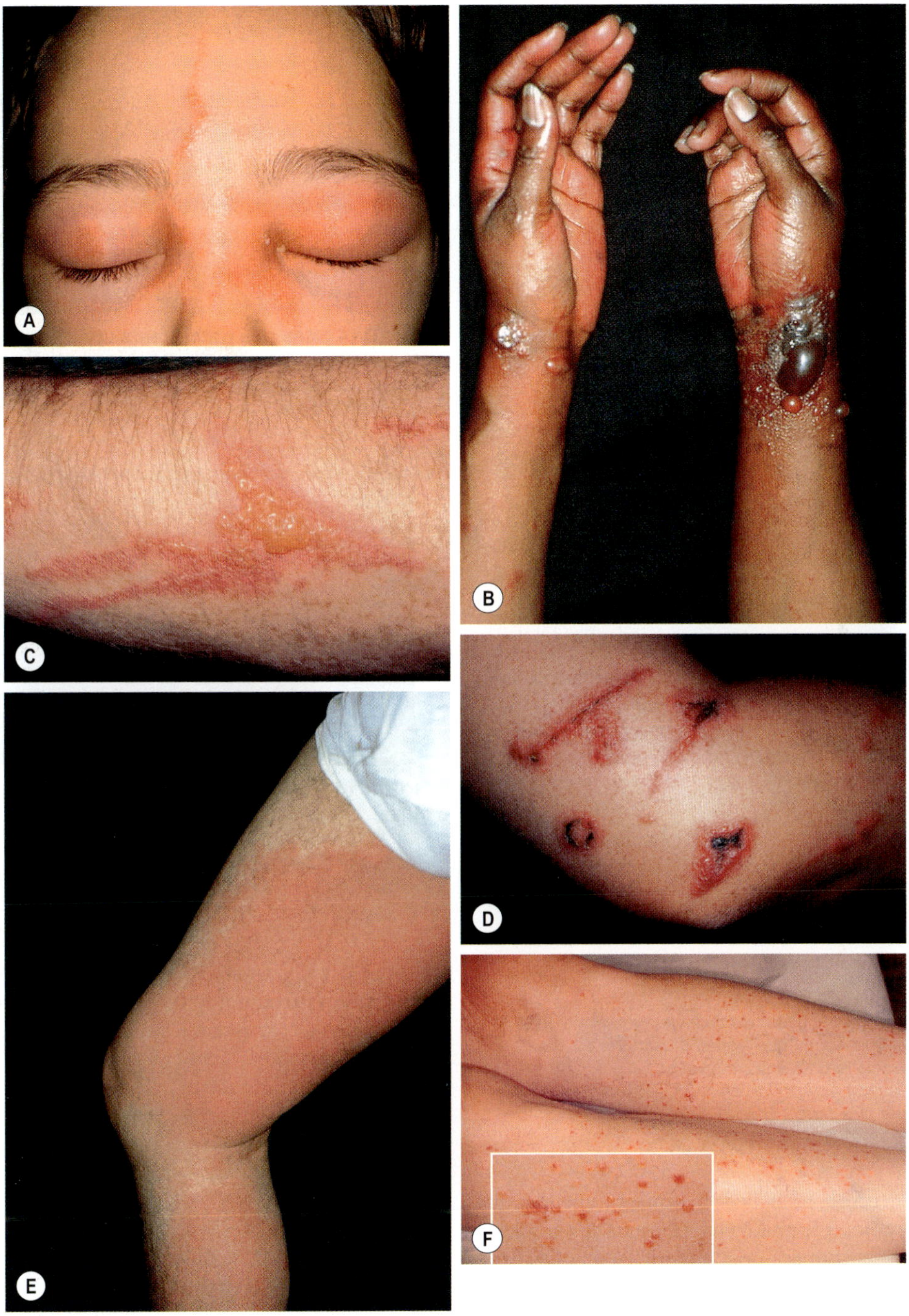

Fig. 12.12 Manifestations cliniques de la dermatite à *Anacardiaceae*. *Dermatite aiguë au poison ivy :* **A** Œdème périorbitaire, en plus de croûtes et de stries et plaques suintantes ; **B** Ce type de distribution est observé chez des patients qui mettent des gants. **C** Stries érythémateuses avec vésicules, linéaires. **D** Dermatite à « taches noires » : noter la coloration noire de la partie centrale des plaques œdémateuses dues à la résine de la plante. *Autres :* **E** Dermatite allergique de contact causée par l'huile de coquilles de noix de cajou. Ceci correspond à une exposition professionnelle. **F** Dermatite lors d'un désherbage avec petites lésions étendues dues aux mauvaises herbes avec disposition en petits éléments diffus. *Remerciements : A, F : Louis A. Fragola, Jr., MD ; B, E : YDRSC ; C : Joyce Rico, MD ; D : Kalman Watsky, MD.*

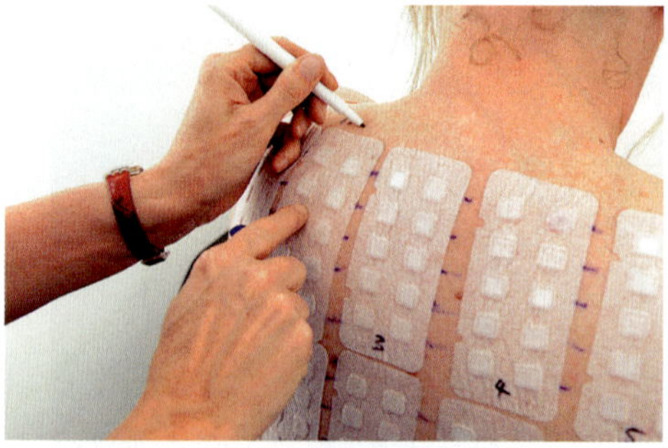

Fig. 12.13 Positionnement des allergènes sur le dos des patients utilisant les AllergEAZE™. *Remerciements : Rosemary L Nixon, MD.*

Tableau 12.3 Système international de notation des patch-tests.

+/−	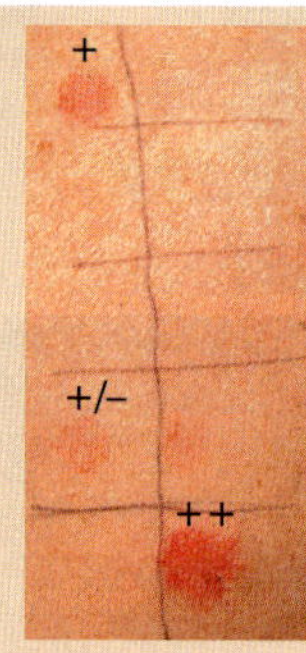	Réaction douteuse, faible érythème maculeux
+		Réaction faible non vésiculeuse avec érythème, infiltration et papules
++		Forte réaction vésiculeuse avec infiltration et papules
+++		Réaction bulleuse extensive
−		Absence de réaction
IR		Réaction d'irritation

La notation est effectuée à deux moments déterminés après que les tests aient été en place depuis 48 heures (puis enlevés; cf. fig. 12.14) : initialement après avoir enlevé les tests, puis 1 à 7 jours plus tard.

(écorce), les noix de marquage indiennes (jus noir) et le ginkgo (revêtement des graines)
- Les fumées contenant des allergènes peuvent causer une inflammation de l'appareil respiratoire, une dermatite de contact systémique et une cécité temporaire
- Après contact avec l'urushiol, une personne sensibilisée présente un érythème, des vésicules/bulles, et un œdème dans les 2 jours; cette réaction peut durer 2 à 3 semaines (cf. fig. 12.12)

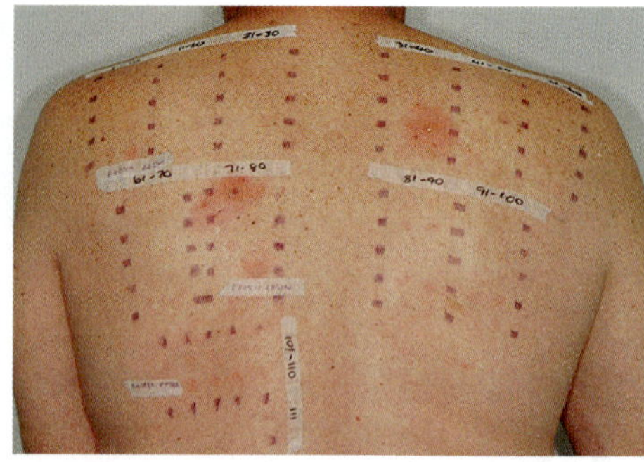

Fig. 12.14 Sites des patch-tests spécifiques étiquetés pour repérage ultérieur après avoir enlevé les chambres. *Remerciements : Rosemary L. Nixon, MD.*

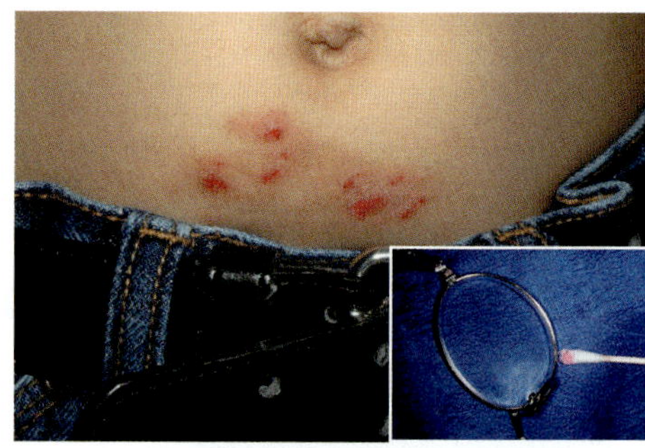

Fig. 12.15 Dermatite de contact allergique au nickel. Plaques roses excoriées causées par le nickel présent dans la boucle d'une ceinture. Encart : test positif au diméthylglyoxime dont la couleur rose indique la présence de nickel. *Remerciements : Julie V Schaffer, MD; encart : Rosemary L. Nixon, MD.*

- **TT :** CS topique ou, en cas de sévérité, CS systémique; le traitement doit durer au moins 2 semaines, sinon un phénomène de rebond est fréquent
- Phytophotodermatose
  - Réaction non immunologique à un contact topique avec un photosensibilisant et exposition secondaire à la lumière des ultraviolets A
  - Érythème, vésicules/bulles et hyperpigmentation secondaire; souvent en stries linéaires ou en configuration bizarre; cependant une hyperpigmentation peut être la seule manifestation clinique (fig. 12.21 et 12.22)
  - Fréquemment secondaire à des furocoumarines (psoralènes et angéliques) de plantes, p. ex. citrons verts, céleris, ammi officinal et rue

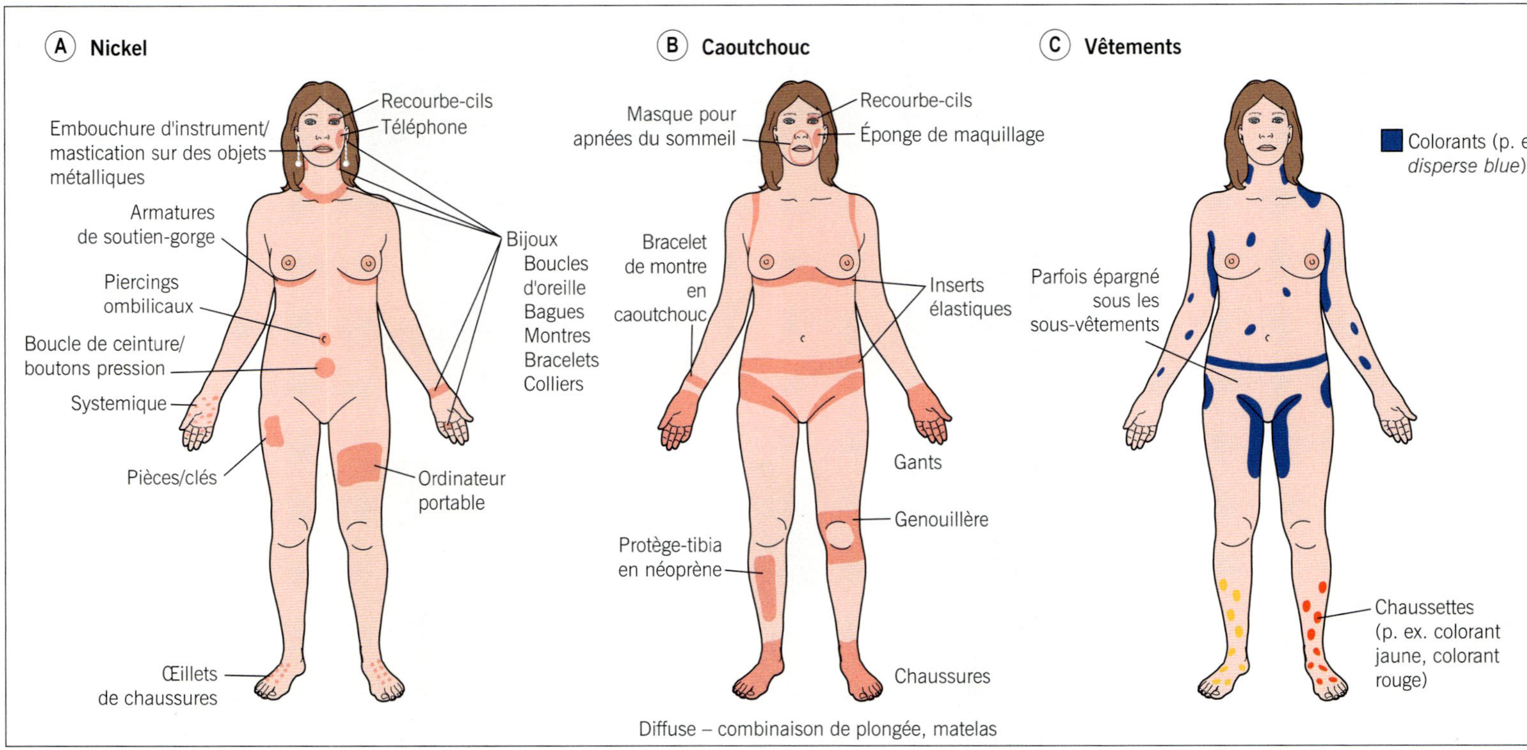

Fig. 12.16 Modèles de dermatite de contact allergique. **A** Due au nickel ; les lésions peuvent aussi apparaître à partir du métal de bretelles et sur le dos à l'emplacement des fermoirs de soutien-gorge. **B** Due au caoutchouc. **C** Due aux colorants et résines des vêtements. *Remerciements : Jean L Bolognia, MD.*

Tableau 12.4 Exemples d'allergènes topiques qui peuvent entraîner une dermatite de contact systémique après une exposition systémique.

Allergène cutané	Exposition systémique
Chlorhydrate d'éthylène-diamine	Aminophylline, hydroxyzine/cétirizine
Poison ivy	Noix de cajou, écorces de mangues
Fragrance (baume du Pérou)	Aliments, sodas, solutions de rinçage de bouche, épices
Acide sorbique	Conservateur dans des aliments
Nickel et autres sels de métaux	Nickel (et autres sels de métaux) dans les aliments
Quinolones	Antibiotiques oraux
Néomycine	Streptomycine, kanamycine
Thiurames	Disulfirame

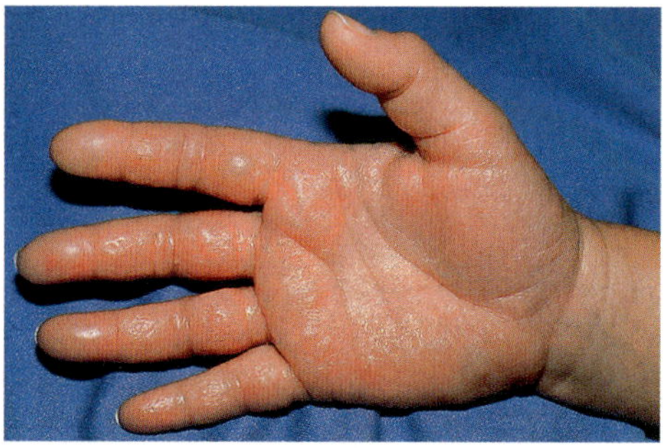

Fig. 12.17 Dermatite de contact systémique. Ce patient, qui avait été auparavant sensibilisé à l'éthylène-diamine, a reçu de l'aminophylline intraveineuse.
Remerciements : YDRSC.

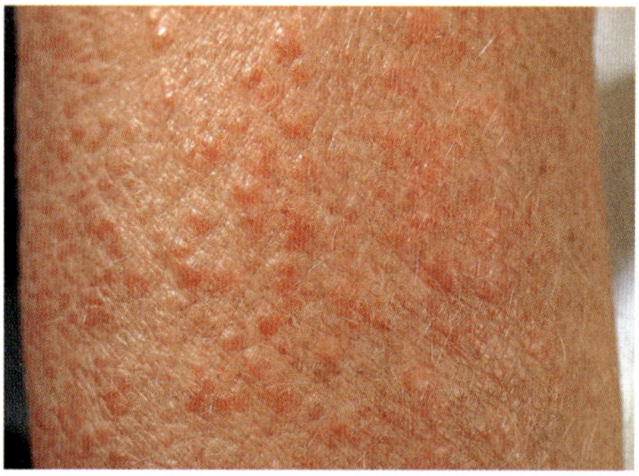

Fig. 12.18 Dermatite à la fibre de verre. Multiples papules roses prurigineuses au site de l'exposition.
Remerciements : NYUDSC.

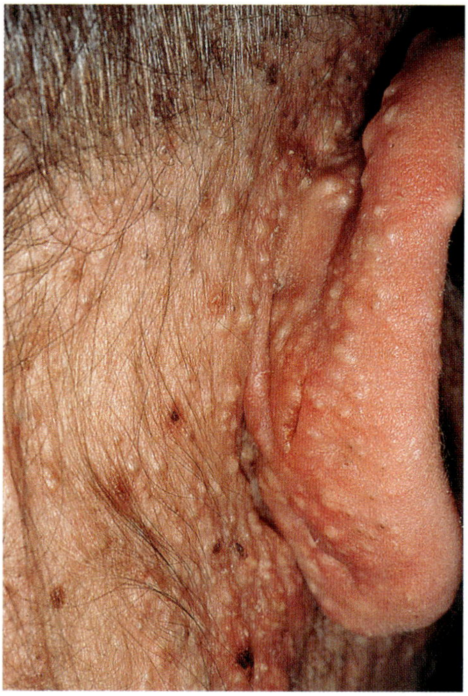

Fig. 12.19 Chloracné. Noter l'atteinte de la peau rétro-auriculaire avec de nombreux comédons (principalement fermés) et kystes. Le diagnostic différentiel inclut le mycosis fongoïde folliculotrope.

Tableau 12.5 Sélection de dermatoses professionnelles.

Dermatose	Principales caractéristiques
Dermatite à la fibre de verre (fig. 12.18)	Prurit, picotements
	Papules érythémateuses (avec parfois une accentuation folliculaire)
	Paronychie
Cancer cutané	Les facteurs de risques principaux sont les radiations ultraviolettes, les radiations ionisantes et les carcinogènes chimiques
	La tumeur la plus fréquente est le carcinome spinocellulaire
Acné	Manifestations cliniques identiques à celles des acnés non liées à des activités professionnelles
	De plus, des sites inhabituels peuvent être atteints (bras, abdomen)
	Facteurs favorisants – exposition aux huiles, hydrocarbones halogénés polycycliques (chloracné) et traumatismes par frictions répétées
	Chloracné – prédominance de comédons ouverts ; concentration des lésions sur les régions malaires des joues et derrière les oreilles (fig. 12.19)
Doigt(s) blanc(s)	Les travailleurs à risque incluent les travailleurs sur tronçonneuses et engins pneumatiques qui exposent à des vibrations entre 30 et 300 Hz et au froid
	Perte transitoire des sensations avec possible neuropathie permanente
Orf	Observée chez des fermiers, des ouvriers d'abattoirs, des vétérinaires
	Secondaire à un parapoxvirus par contact avec des moutons, des chèvres ou des rennes
Panaris herpétique	Exposition au virus herpès simplex, p. ex. professionnels de santé
Érysipéloïde	Observé chez les fermiers, pêcheurs et bouchers
	Exposition à *Erysipelothrix rhusiopathiae* dans les fruits de mer, poissons, oiseaux et mammifères, en particulier les porcs

Tableau 12.6 Réactions les plus habituelles aux plantes. Certaines plantes peuvent causer plus d'une réaction ; p. ex. l'ail qui peut causer DCA (diallyldisulfite), DCI et urticaire.

Type de réaction	Plantes/fruits	Agent déclenchant
Dermatite allergique de contact	Poison ivy	Alkyl-catéchols et résorcinols de l'urushiol
	Lys péruvien	Tulipaline A > B
	Chrysanthème	Sesquiterpène lactones*
Dermatite irritative de contact	Canne du muet	Oxalate de calcium
	Jonquille	Oxalate de calcium
	Figue de Barbarie	Glochides (aiguillons)
Urticaire	Ortie	Histamine
Phytophotodermatite	Citron vert (limette de Perse)	Furocoumarines (psoralènes et angélicines)
	Céleri	Idem
	Rue	Idem
Autre – brûlure/œdème	Piments	Capsaïcine

** Peuvent causer une dermatite de contact aéroportée et être positives dans la dermatite actinique chronique.*

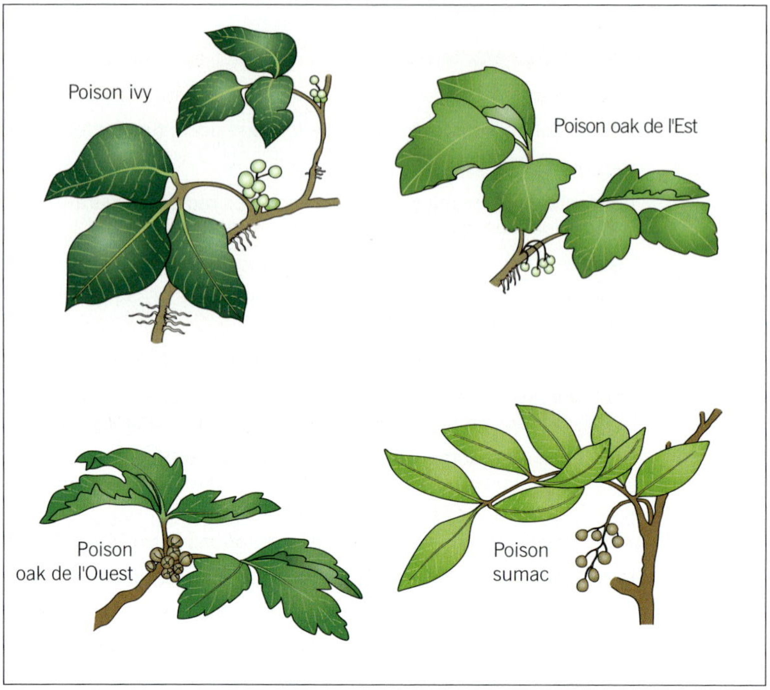

Fig. 12.20 Caractéristiques utiles pour identifier le poison ivy, le poison oak et le poison sumac.
Avec l'autorisation de l'American Journal of Contact Dermatitis.

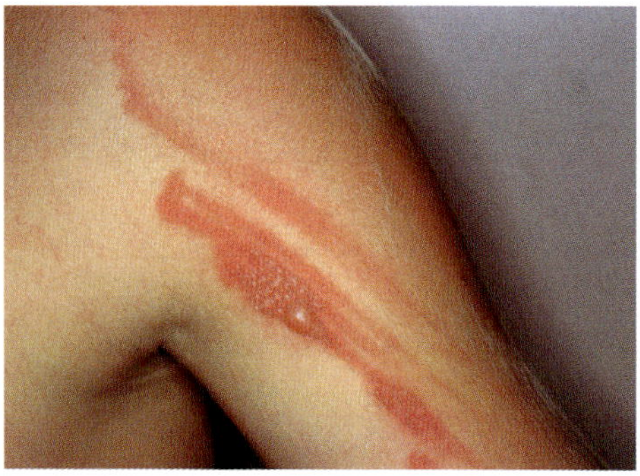

Fig. 12.21 Phase bulleuse d'une phytophotodermatite. Il y avait une sensation de brûlure associée mais pas de prurit, et les bulles linéaires ont été remplacées par une hyperpigmentation. *Remerciements : Jean L. Bolognia, MD.*

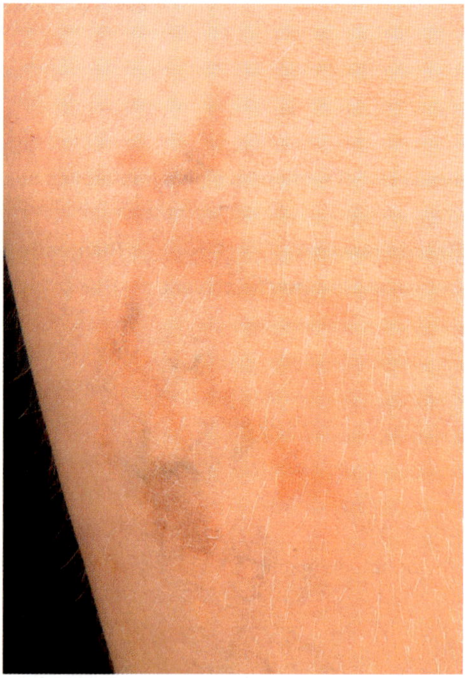

Fig. 12.22 Phytophotodermatite. Hyperpigmentation en bandes due au contact avec une plante contenant un psoralène suivi d'une exposition au soleil. *Remerciements, Lorenzo Cerroni, MD.*

Approche clinique des dermatoses régionales 13

- Certaines affections cutanées inflammatoires, infectieuses, métaboliques, néoplasiques et génétiques ont une prédilection pour des parties du corps.
- Ce chapitre aborde le diagnostic et le traitement de dermatoses régionales affectant les mains, les pieds, les plis, le siège, les lèvres et les paupières.

Dermatites des mains et des pieds

- Une approche de la classification des dermatites des mains est présentée fig. 13.1, et le diagnostic différentiel des dermatites des pieds est résumé tableau 13.1.
- Parce que les mains et les pieds ont un stratum corneum plus épais qu'en d'autres zones du corps, l'absorption percutanée des traitements topiques est diminuée.
- Des CS topiques très puissants ou l'utilisation d'une occlusion peuvent être nécessaires pour vraiment traiter les dermatoses inflammatoires dans ces zones.

Dermatite des plis

- Les zones intertrigineuses incluent les plis inguinaux, le pli interfessier, les plis axillaires, inframammaires, et le dessous des replis des patients obèses.
- Le diagnostic différentiel des dermatites des principaux plis cutanés est présenté fig. 13.2.
- Les autres affections ayant une prédilection pour les zones intertrigineuses incluent les acrochordons, l'acanthosis nigricans, l'hidradénite suppurée, la maladie de Fox-Fordyce, la gale, l'érythème migrant, les variantes du lichen plan (p. ex. inversé, pigmenté), le pityriasis rosé inversé, le vitiligo, les lentigines dans le cadre de la neurofibromatose de type 1, la maladie de Dowling-Degos et le pseudo-xanthome élastique.
- L'occlusion et un haut degré d'hydratation cutanée dans les zones intertrigineuses augmentent l'absorption des médicaments topiques.
- Les CS topiques de faible puissance sont souvent efficaces pour les dermatoses de ces zones; un usage prolongé de produits plus puissants (incluant les combinaisons antifongiques; cf. infra) a un potentiel accru d'entraîner des effets indésirables comme une atrophie cutanée (fig. 13.3).

Dermatites du siège

- Elles se développent chez > 50 % des nourrissons et ont des causes diverses (fig. 13.4).
- L'humidité et l'exposition à l'urine et aux fèces représentent des facteurs étiologiques des formes irritées et infectieuses de dermatites du siège.
- Des changes fréquents et des couches jetables très absorbantes diminuent l'incidence et la sévérité des dermatites du siège.
- La dermatite séborrhéique et le psoriasis du siège prédisposent les nourrissons et les tout-petits aux autres formes de dermatites du siège.
- Une dermatite du siège exubérante, multifactorielle (p. ex. sébopsoriasis avec *Candida* ou surinfection bactérienne) peut déclencher le développement rapide de nombreuses petites papules érythémateuses et squameuses largement distribuées sur le tronc et les membres (réaction id ou autosensibilisation psoriasiforme).
- Les CS topiques peu puissants sont utiles pour la composante inflammatoire de la dermatite par irritation et les dermatoses primitives du siège, tandis que les crèmes imidazolées topiques traitent les candidoses et ont des effets anti-inflammatoires additionnels; ces agents peuvent être utilisés ensemble pour la dermatite séborrhéique ou le psoriasis.
- Les produits combinant un CS puissant et une utilisation au long cours sur le siège doivent être évités (cf. infra).
- Les pommades barrières contenant de l'oxyde de zinc produisent une protection et des effets apaisants; une couche épaisse doit être utilisée (après l'application d'agents anti-inflammatoires/antimicrobiens si nécessaire) à chaque change en cas de dermatite du siège.

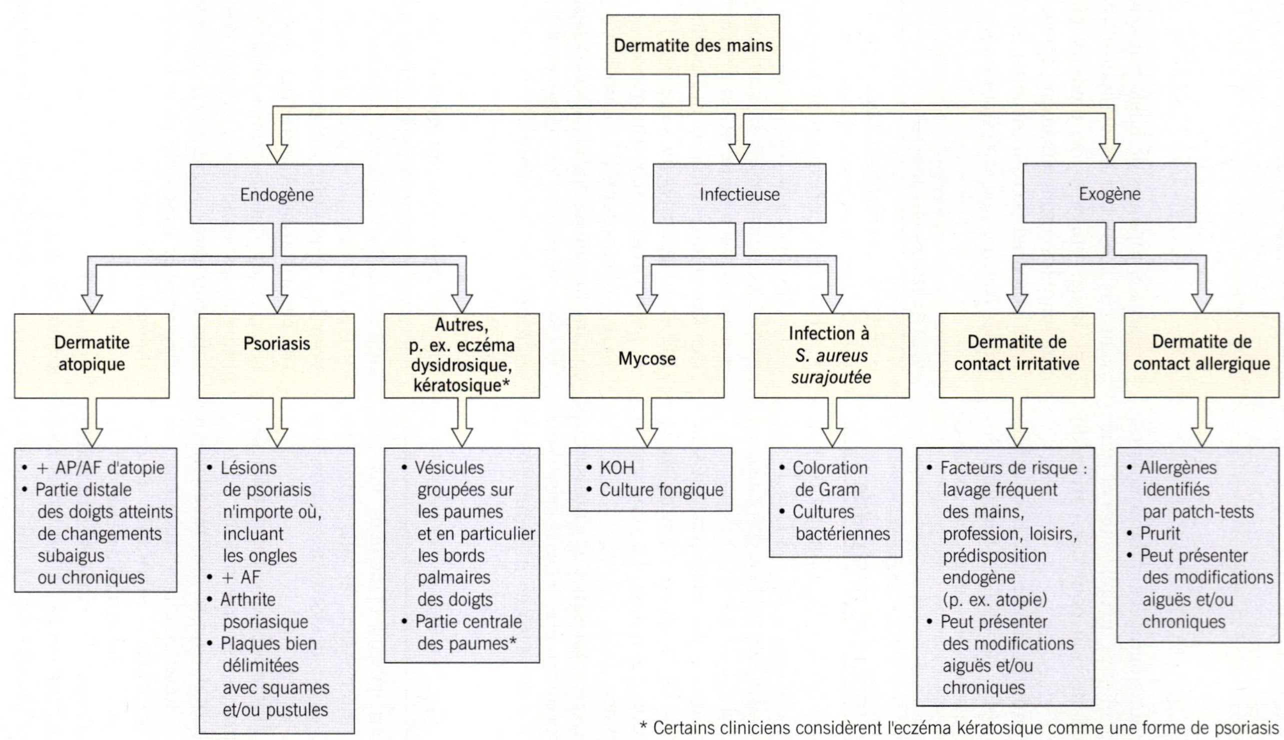

Fig. 13.1 Classification des dermatites des mains. Plusieurs causes peuvent être associées, p. ex. dermatite atopique et dermatite de contact par irritation. AF : antécédent familial ; AP : antécédent personnel. *Remerciements : David E. Cohen, MD.*

Tableau 13.1 Diagnostic différentiel d'une dermatite du pied.

Dermatite de contact allergique
• Localisation de la dermatite sur la face dorsale versus la face plantaire des pieds (en particulier sur les zones de pression liées au poids) peut être la conséquence, respectivement, d'un allergène présent dans la partie supérieure ou la semelle de la chaussure • Les allergènes fréquents dans les chaussures incluent le chrome (utilisé dans le tannage du cuir), les composants adhésifs (p. ex. résines de formaldéhyde, colophane), les accélérateurs de vulcanisation et les colorants ; parmi les allergènes impliqués dans les dermatites des pieds, figurent aussi les antibiotiques topiques (p. ex. bacitracine) • Souvent associée avec une atopie et/ou hyperhidrose • Les lésions s'étendent vers la partie proximale dans les dermatites des chaussettes/bas, où les allergènes les plus fréquents sont des colorants azoïques
Eczéma dysidrosique
• Vésicules prurigineuses, profondément situées (souvent de la taille d'une tête d'épingle) des paumes/plantes et parties latérales des doigts/orteils • Appelé « pompholyx » quand de plus grandes vésicules/bulles sont présentes • Fréquemment associé à l'atopie ou aux dermatites de contact (allergiques ou par irritation)
Dermatose plantaire juvénile
• Érythème « vernissé », squames et fissuration de la plante des pieds et de la face plantaire des orteils • Survient en général chez des enfants prépubères • Associée à la dermatite atopique, transpiration excessive des pieds et chaussures occlusives
Dermatophytose des pieds (pied d'athlète, tinea pedis)
• Les infections par dermatophytes de la peau plantaire sont habituellement accompagnées par une atteinte des espaces interdigitaux (p. ex. macération) • Une distribution en « mocassin » de squames/érythème diffus et une variante inflammatoire vésiculeuse touchant en particulier la partie médiale du pied peuvent aussi survenir • Les lésions des parties latérale et dorsale des pieds tendent à prendre une configuration annulaire • Souvent associé à l'eczéma marginé de Hébra (tinea unguium)
Psoriasis
• Zones d'érythème bien délimitées, squames adhérentes et souvent fissures • Plaques psoriasiformes ailleurs (p. ex. dos des mains/pieds, coudes/genoux, cuir chevelu) et atteinte des ongles (p. ex. dépressions en dé à coudre, taches d'huile)
Pustulose des paumes et des plantes
• Pustules « stériles » mêlées à des macules jaune brun en particulier du cou-de-pied • Souvent *non* associée à des plaques de psoriasis ailleurs • La keratoderma blenorrhagicum survient dans ce contexte ou d'une arthrite réactive
Kératolyse exfoliative (desquamation palmaire et plantaire focale récurrente)
• Desquamation superficielle circinée (en collerettes) des paumes et/ou des plantes • Aggravée par temps chaud et associée à une irritation/friction de bas grade
Keratoderma climatericum
• Hyperkératose induite mécaniquement et fissures des talons et des zones d'appui des plantes • Survient typiquement chez des femmes > 45 ans • Les facteurs prédisposants comprennent l'obésité et un climat froid et sec
Autres
• Dermatite atopique • Dermatite de contact par irritation (p. ex. liées à des chaussures occlusives) • Gale croûteuse • Pityriasis rubra pilaire • Kératodermie palmoplantaire héréditaire (diffuse ou focale) • Kératodermie acquise associée p. ex. à une hypothyroïdie

Habituels → **Peu courants** → **Rares**

Habituels

Intertrigo par irritation/friction*
- Érythème mal défini/macération
- Facteurs prédisposants : obésité, chaleur et humidité, hyperhidrose, diabète, mauvaise hygiène
- Infections secondaires courantes

Dermatite séborrhéique**
- Taches, plaques bien délimitées, roses à rouges, humides
- Centrées sur les plis inguinaux
- Atteinte du cuir chevelu, de la face, des oreilles

Psoriasis inversé**
- Plaques bien délimitées, roses à rouges
- Brillantes avec des petites squames dans les plis
- Centrées le long des plis inguinaux
- Plaques psoriasiformes ailleurs (p. ex. génitales, pli interfessier, cuir chevelu, coudes/genoux)
- Psoriasis des ongles (petites dépressions, taches d'huile)

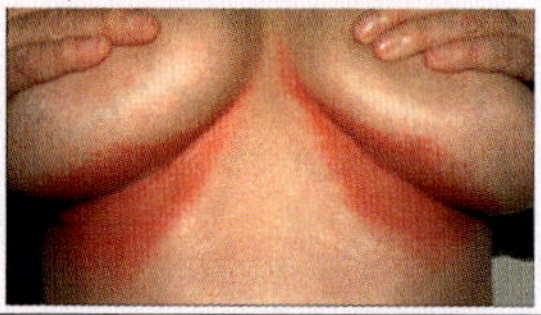

Dermatophytose (tinea cruris)
- Moins souvent centrée sur les plis inguinaux
- Lésions annulaires étendues avec des bords érythémateux, squameux qui peuvent contenir des pustules ou des vésicules
- Extension à la partie interne des cuisses, des fesses ; épargne habituellement le scrotum
- Coexistence très fréquente de tinea pedis/unguium

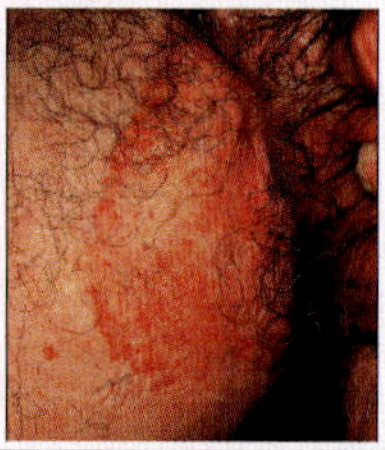

Peu courants

Candidose
- Érythème intense avec desquamation et papules/pustules satellites
- Atteint souvent le scrotum comme les plis cutanés
- Facteurs prédisposants : occlusion, hyperhidrose, diabète, utilisation d'antibiotiques ou de corticostéroïdes, immunosuppression

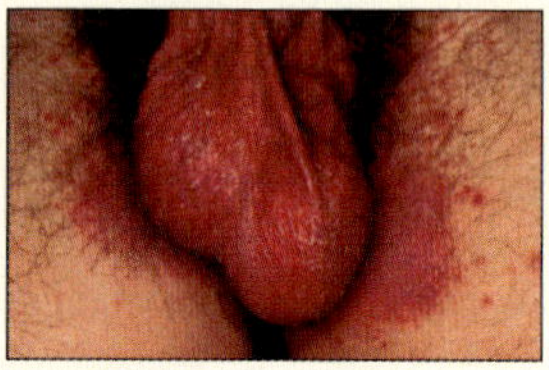

Érythrasma
- Taches rose rouge à brunes avec fines squames
- Fluorescence rouge corail à la lumière de la lampe de Wood

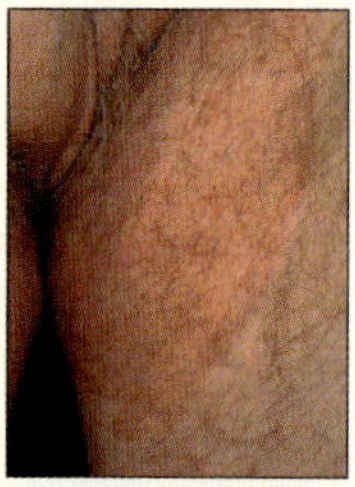

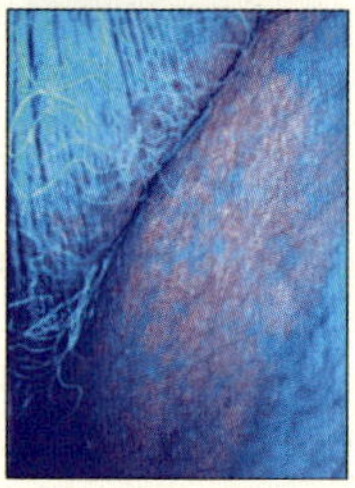

Dermatite de contact allergique
- À discuter en l'absence de réponse aux traitements usuels

Rares

Parakératose granuleuse

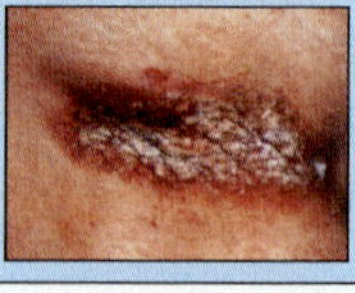

Dermatite de contact systémique, exanthème intertrigineux et de flexion symétrique lié à des médicaments (tableau 13.2), érythème toxique des chimiothérapies

Maladie de Hailey-Hailey, maladie de Darier (décrite), **pemphigus végétant**

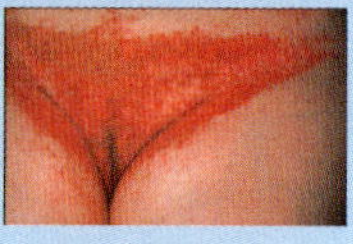

Déficit en zinc, érythème nécrolytique migrateur, autre « dermatite nutritionnelle »

Maladie de Crohn cutanée

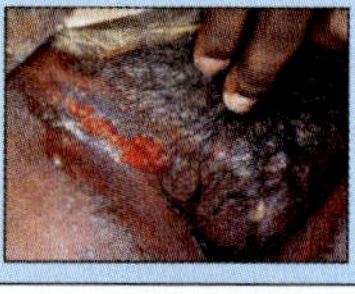

Histiocytose langerhansienne

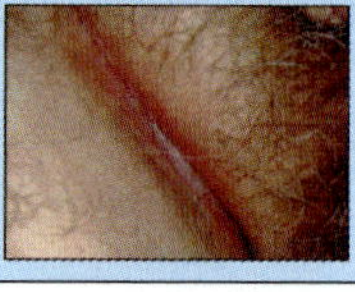

Maladie de Paget extra-mammaire

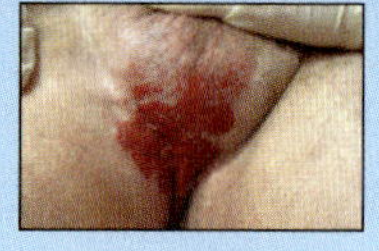

* Également appelée, de manière non spécifique, dermatite intertriginale ou intertrigo.
** Le terme « sébopsoriasis » peut être utilisé quand des manifestations de dermatite séborrhéique et de psoriasis sont présentes ensemble.

Fig. 13.2 Diagnostic différentiel d'une dermatite intertrigineuse chez l'adulte. Les patients ont souvent plusieurs affections superposées les unes aux autres. L'impétigo bulleux et l'intertrigo streptococcique sont nettement plus fréquents chez l'enfant que chez l'adulte (cf. fig. 13.4). *Remerciements, encarts : Luis Requena, MD, Eugene Mirrer, MD ; Louis A. Fragola, Jr., MD ; David Mehregan, MD et Robert Hartman, MD.*

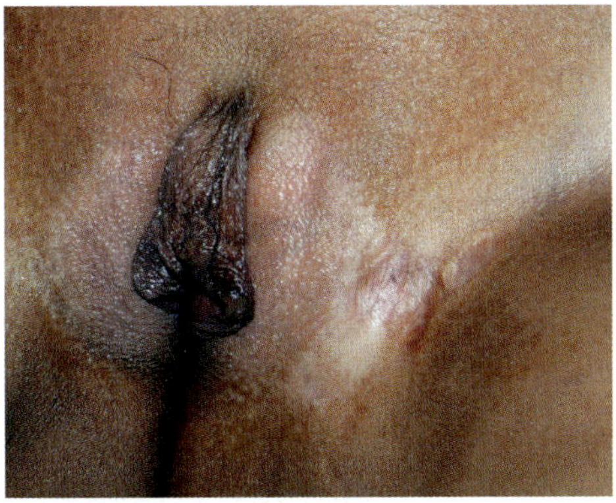

Fig. 13.3 Atrophie cutanée des plis inguinaux suite à l'utilisation chronique de CS topiques. Cette fille de 10 ans ayant une dermatite séborrhéique a été traitée par des CS topiques de puissance modérée, quotidiennement, pendant plusieurs années, conduisant au développement de vergetures. *Remerciements : Julie V. Schaffer, MD.*

Chéilite

• Le diagnostic différentiel des chéilites et les indices pour en déterminer les causes sont exposés fig. 13.5.

Dermatite des paupières

• Une approche de la classification des dermatites des paupières est présentée fig. 13.6.

Tableau 13.2 Exanthème symétrique intertrigineux et des plis lié à des médicaments (SDRIFE) : critères cliniques. Cette entité est aussi rapportée comme intertrigo induit par des médicaments, éruption médicamenteuse des plis, syndrome babouin. Ce dernier terme est aussi utilisé pour une forme de dermatite de contact systémique. *Adapté de Häusermann P, Harr TH, Bircher AJ. Baboon syndrome resulting from systemic drugs : Is there strife between SDRIFE and allergic contact dermatitis syndrome? Contact Dermatitis 2004; 51 : 297-310.*

• Exposition à un médicament administré par voie systémique*, survenant lors de l'administration initiale ou après des doses répétées (excluant les allergènes de contact)
• Érythème nettement délimité de la région glutéale/périanale et/ou érythème en forme de V de la région inguinale/génitale
• Atteinte d'au moins une autre zone intertrigineuse/pli de flexion
• Atteinte symétrique des zones affectées
• Absence de symptômes ou de signes systémiques

** Pas un agent de chimiothérapie, donc très distinct d'un érythème toxique dû à une chimiothérapie.*

• Les CS topiques de faible puissance sont souvent efficaces sur la dermatite des paupières en raison de la peau délicate sur ce site, et l'utilisation prolongée de CS (en particulier des produits les plus puissants) peut potentiellement entraîner des effets indésirables oculaires.

Pour plus d'informations, cf. chap. 13 et 15 de *Dermatology, Fourth Edition*.

Fréquents ⟶ **Moins fréquents** ⟶ **Rare**

Dermatite de contact irritative
- Érythème vernissé ± squames érosions à « l'emporte-pièce»
- Principalement les surfaces convexes, épargne souvent les plis
- Contact prolongé avec les urines/fèces (en particulier si diarrhée), friction
- Avec le temps, des papules pseudo-verruqueuses peuvent se développer

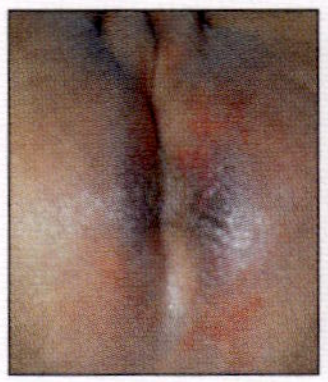
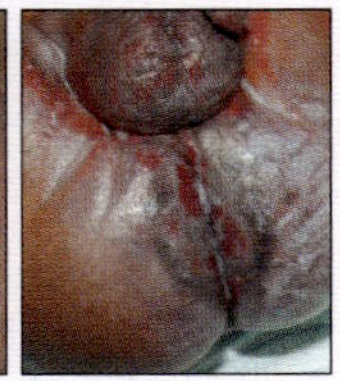

Candidose
- Érythème intense avec desquamation/érosions superficielles et squames/collerettes périphériques
- Pustules satellites
- Principalement les plis, les organes génitaux
- Levures/pseudo-hyphes sur la préparation au KOH
- ± Utilisation récente d'antibiotiques, muguet

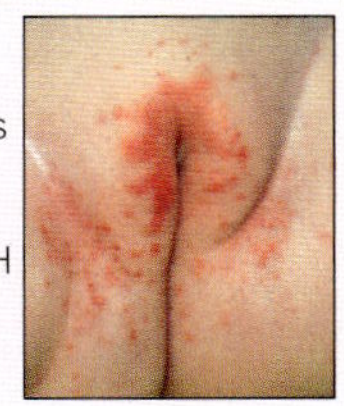

Dermatite séborrhéique
- Taches et plaques bien délimitées, couleur saumon à rouge, humides ou squameuses
- En particulier des plis
- Atteinte des autres plis, du cuir chevelu

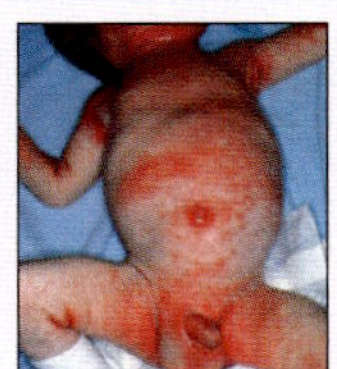

Infections bactériennes

Impétigo bulleux
- Bulles flasques, vésiculopustules, érosions superficielles rouge brillant avec une collerette de squames
- Coloration de Gram+

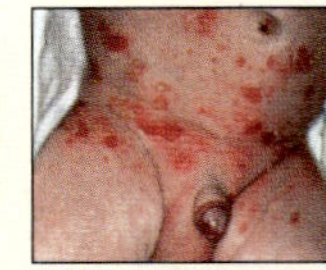

Intertrigo streptococcique & infection périanale/vulvovaginale
- Érythème nettement délimité, rouge vif
- Habituellement pas de lésions satellites
- Zone périanale, plis cutanés
- Douleur, prurit, odeur fétide
- ± Pharyngite chez les patients ou les membres de leur famille

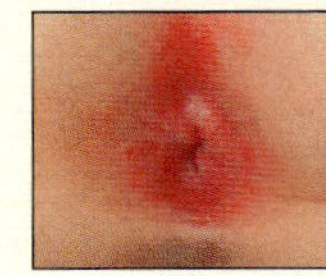

Psoriasis
- Plaques érythémateuses bien délimitées
- Brillantes dans les plis, squameuses sur les convexités
- Lésions psoriasiformes ailleurs ± antécédents familiaux

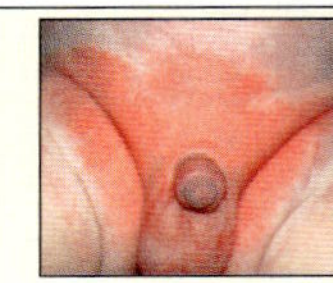

Dermatite de contact allergique*
- À évoquer en absence de réponse aux traitements habituels
- Distribution « en étui » si réaction aux additifs des caoutchoucs des élastiques des couches
- Peut atteindre les plis en réaction aux composants des lingettes pour bébés ou aux préparations topiques

Dermatite atopique (DA)
- Excoriations, lichénifications
- Principalement la peau aux bords des couches et sur les surfaces convexes
- Zone des couches souvent relativement épargnée
- Prurit marqué
- Autres lésions prurigineuses dans les sites habituels de la DA

Acrodermatite entéropathique, autres formes de « dermatite nutritionnelle »

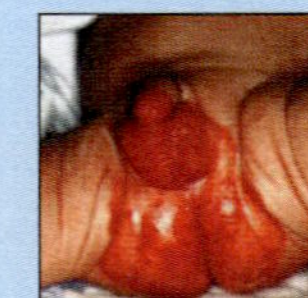

Histiocytose langerhansienne

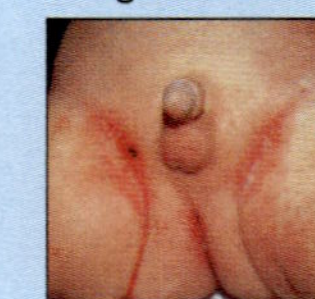

Autres infections (p. ex. syphilis congénitale, dermatophytose)

Parakératose granuleuse

Maladie de Kawasaki débutante (cf. fig. 3.10)

* Les allergènes potentiels comprennent le sesquioléate de sorbitan (un émulsifiant dans les baumes pour couches), les parfums, les colorants dispersés, les additifs pour caoutchouc (p. ex. le mercaptobenzothiazole), les réservoirs dans les lingettes pour bébés, et les composants des couches.

Fig. 13.4 Diagnostic différentiel d'une dermatite du siège. Les patients ont souvent une combinaison d'affections, superposées les unes aux autres. Le spectre des « dermatoses érosives papulonodulaires » dues à une irritation chronique du siège comprend le granulome glutéal infantile, les papules périanales pseudo-verruqueuses, et la dermatite érosive de Jacquet. Des papules discrètes ou des nodules peuvent aussi se voir dans la gale. Une infection à virus Coxsackie ou une syphilis congénitale peuvent se manifester par des érosions dans cette localisation. *Remerciements, encarts : Robert Hartman, MD, et Julie V. Schaffer, MD.*

Fréquents → Moins fréquents

Cheilite actinique

Lèvre inférieure >> lèvre supérieure vermillon (cf. fig. 88.2F)
Antécédent de photodommages
Antécédents de KA, CBC, CSC
Peuvent avoir une hyperkératose diffuse et/ou de discrètes KA

Dermatite de contact par irritation

Lèvres inférieure et supérieure atteintes
S'étend souvent à la lèvre cutanée **(B)**
Le léchage des lèvres est la cause la plus fréquente

Dermatite atopique

Diathèse atopique, xérose
Lésions de dermatite atopique n'importe où
Fissures angulaires (perlèche)

Dermatite de contact allergique

Lèvres supérieure et inférieure atteintes
Les allergènes incluent : parfums/arômes (p. ex. dans les produits d'hygiène orale et les cosmétiques), conservateurs, écrans solaires **(C)** > métaux (p. ex. nickel ; zone périorale > lèvres vermillon), antibiotiques topiques, propolis, corticostéroïdes topiques

Chéilite candidosique

Facteurs favorisants : dentiers/appareils orthodontiques, corticostéroïdes inhalés ou oraux, diabète, infection au VIH, dépression profonde des commissures buccales, bave
Peut être érosive
Fissures angulaires
Plus sujette au muguet buccal **(D)**

Lichen plan (LP) & GVHD

Aspect «en feuille de fougère » des lèvres et de la muqueuse orale (LP, **E**; cf. fig. 44.4C)
Ulcérations orales
Lésions de LP ou GVHD n'importe où

Chéilite granulomateuse

Épaississement diffus de la lèvre (cf. fig. 59.12)
Des anomalies surajoutées peuvent conduire à des modifications secondaires
Peut être associée à une langue scrotale, une paralysie faciale
Un sous-ensemble de patients a une maladie de Crohn sous-jacente, qui peut également se manifester par des fissures angulaires, des ulcères linéaires du vestibule buccal et des aphtes buccaux

(A)

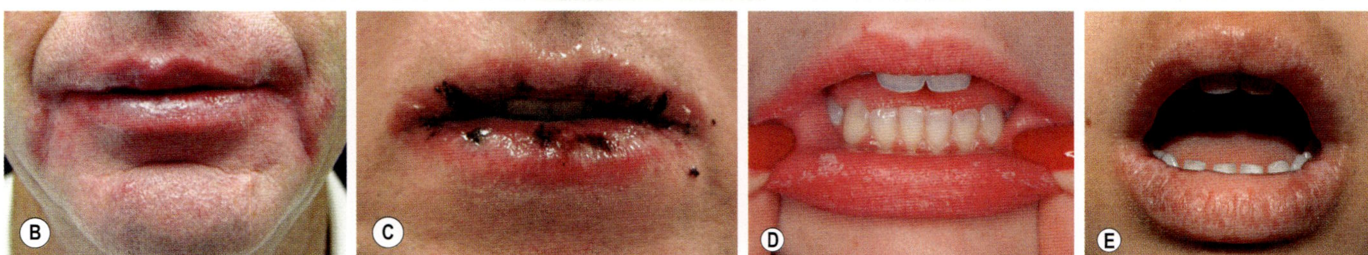

Fig. 13.5 Diagnostic différentiel des chéilites. **A** Des causes multiples sont souvent présentes, p. ex. dermatite atopique plus dermatite de contact par irritation. D'autres causes peu fréquentes incluent la chéilite glandulaire, le prurigo actinique, le lichen scléreux et des déficiences nutritionnelles. **B** Dermatite de contact par irritation – ce patient avait l'habitude de se lécher les lèvres et il y a une atteinte des lèvres vermillon et cutanée ainsi que de la région périorale. **C** Dermatite de contact allergique à l'oxybenzone avec atteinte des lèvres supérieure et inférieure. **D** Muguet et chéilite candidosique. **E** Lichen plan (LP) se présentant avec un motif en dentelle sur les lèvres d'un jeune garçon. CBC : carcinome basocellulaire ; CSC : carcinome spinocellulaire ; KA : kératose actinique. *Remerciements : A : Jean L. Bolognia, MD; B : Jeffrey Callen MD; C : Kalman Watsky, MD; D : Louis A. Fragola, Jr, MD; E : Julie V. Schaffer, MD.*

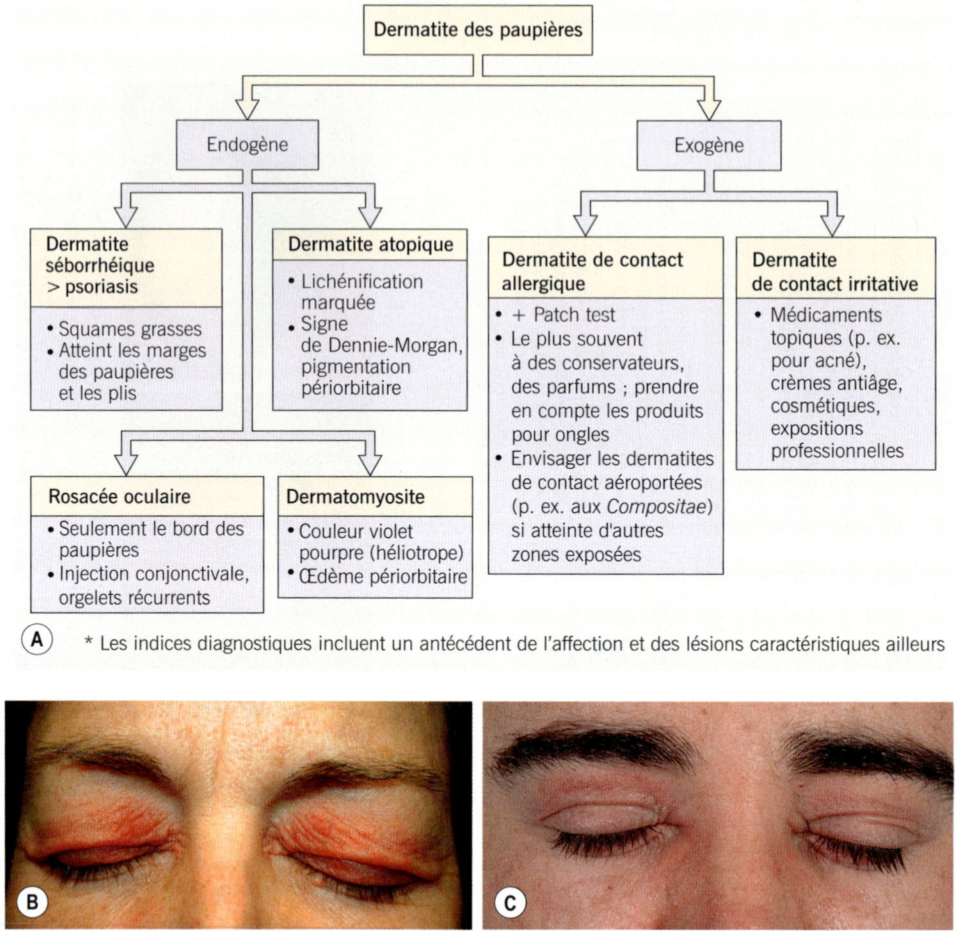

Fig. 13.6 Classification des dermatites des paupières. **A** Plus d'une cause peut être présente, p. ex. dermatite atopique plus dermatite de contact par irritation. **B** Dermatite allergique de contact par néomycine. **C** Dermatite de contact aéroportée à une résine époxy.

Urticaire et angio-œdème 14

• Urticaire et angio-œdème peuvent survenir à n'importe quel âge et ont une prévalence estimée totale au cours de la vie de 10–25 %.
• L'urticaire est caractérisée par des papules ou des plaques œdémateuses évanescentes, pales à rose rouge (fig. 14.1) ; les lésions ont souvent une guérison centrale, une extension érythémateuse périphérique et sont associées à un prurit.
• Chaque plaque disparaît <24 heures, ce qui peut être montré en l'entourant d'un trait de stylo.
• L'angio-œdème représente un gonflement du derme profond et sous-cutané ou sous-muqueux (fig. 14.2) ; les zones atteintes sont mal définies, avec un érythème minimal ou pas d'érythème, et peuvent être douloureuses aussi bien que prurigineuses.
• En plus de la peau/zone sous-cutanée, l'angio-œdème peut concerner la bouche, le système respiratoire ou le tractus gastro-intestinal ; une zone de gonflement peut persister plusieurs jours.
• Un plan de classification et de **DD** pour les urticaires et angio-œdèmes est présenté tableau 14.1 ; les patients ayant un angio-œdème peuvent avoir une urticaire associée, incluant une urticaire physique.
• L'urticaire et l'angio-œdème associé à une urticaire résultent de la libération d'histamine et d'autres substances pro-inflammatoires et

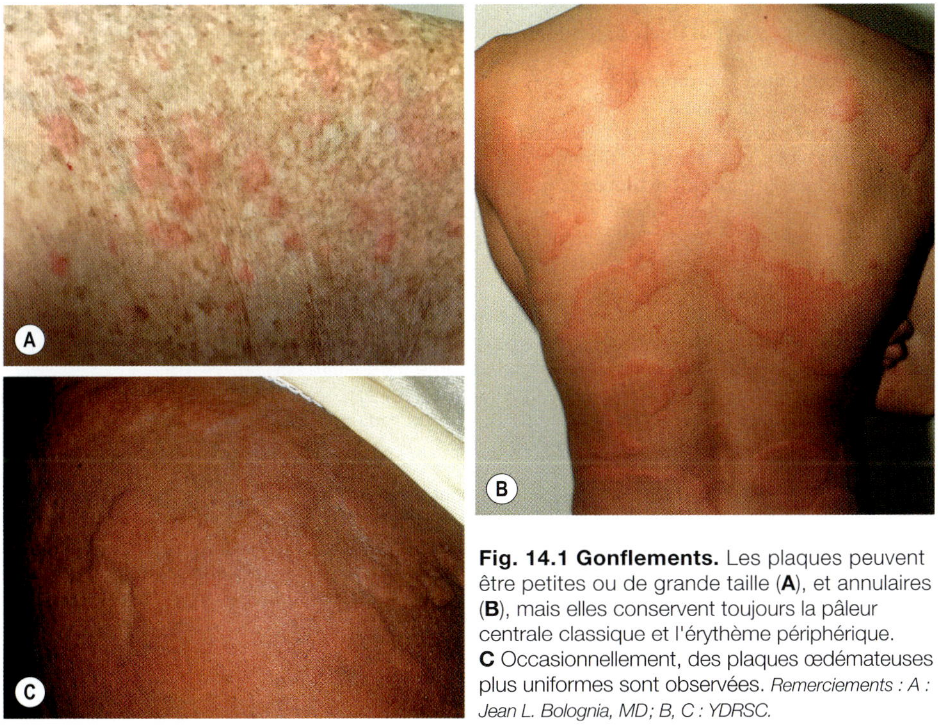

Fig. 14.1 Gonflements. Les plaques peuvent être petites ou de grande taille (**A**), et annulaires (**B**), mais elles conservent toujours la pâleur centrale classique et l'érythème périphérique. **C** Occasionnellement, des plaques œdémateuses plus uniformes sont observées. *Remerciements : A : Jean L. Bolognia, MD; B, C : YDRSC.*

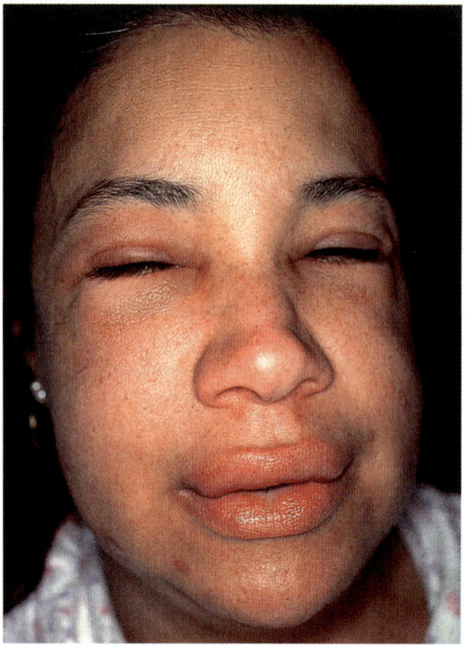

Fig. 14.2 Angio-œdème. Le gonflement est plus profond que dans les plaques et peut atteindre les surfaces muqueuses. Noter le gonflement des lèvres et de la région périorbitaire et l'absence d'érythème.
Remerciements : Clive E. H. Grattan, MD.

vasoactives à partir des mastocytes ; ceci conduit à une extravasation de plasma, une vasodilatation et du prurit.

- Les stimuli de la dégranulation des mastocytes sont illustrés fig. 14.3.

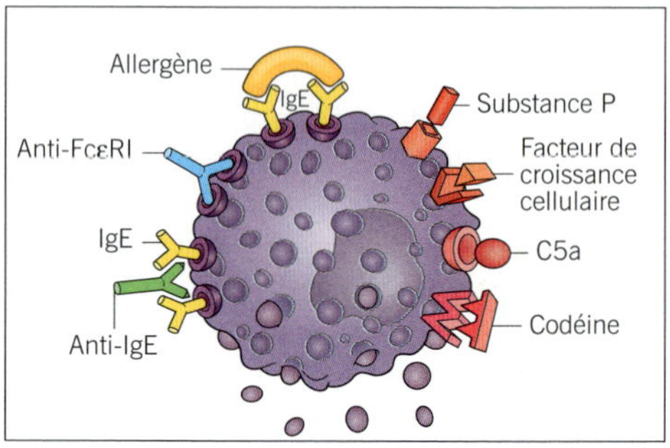

Fig. 14.3 Stimuli de la dégranulation des mastocytes. Les stimuli immunologiques aussi bien que non immunologiques peuvent conduire à la libération de médiateurs. Un facteur des cellules-souches est aussi connu comme KIT ligand. Des autoanticorps contre le récepteur IgE de haute affinité (FcεRI) et le fragment Fc des IgE sont impliqués dans l'urticaire chronique auto-immune.

Tableau 14.1 Classification et diagnostic différentiel de l'urticaire et de l'angio-œdème.

- **Urticaire spontanée (« ordinaire »)**
  - Aiguë (durée < 6 semaines)
  - Chronique (survenant au moins 2 fois/semaine pendant ≥ 6 semaines*) : durée médiane ~ 2–5 ans ; inclut une forme auto-immune
- **Urticaire induite (incluant l'urticaire physique)**
  - *Due à des stimulus mécaniques* : dermographisme, urticaire retardée à la pression†
  - *Due à des changements de température* : urticaire au froid > urticaire induite par la chaleur
  - *Due à la transpiration/exercice physique :* urticaire cholinergique > adrénergique, anaphylaxie induite par l'exercice
  - *Due à l'exposition à l'eau ou au soleil :* urticaires solaire et aquagénique
  - Urticaire de contact (immunologique ou non immunologique)
- **Angio-œdème sans plaques** (incluant l'angio-œdème héréditaire ; cf. fig. 14.10)
- Affections apparentées dans le **DD**** : syndrome de Schnitzler, réaction de type maladie sérique (cf. chap. 17), vascularite urticarienne† (cf. chap. 19), syndromes d'auto-inflammation héréditaire (p. ex. fièvre périodique héréditaire) (cf. tableau 3.2)
- **DD** additionnels :
  - *Pour les lésions urticariennes transitoires* : maladie de Still, scombroïdose, érythème marginé, mastocytose cutanée (aussi papules/plaques persistantes rouge brun)
  - *Pour les lésions urticariennes persistant > 24 heures* : éruption urticarienne médicamenteuse, exanthème viral, érythème polymorphe (couleur centrale foncée/vésiculation plutôt que guérison), réaction aux piqûres d'insectes, syndrome de Sweet, pemphigoïde bulleuse urticarienne, œdème aigu hémorragique du nourrisson, maladie de Kawasaki
  - *Pour les angio-œdèmes :* dermatite de contact aéroportée débutante ou dermatite allergique de contact, réaction à des piqûres d'insectes

* *Une urticaire survenant moins fréquemment que cela sur une longue période est référencée comme épisodique ou récurrente.*
† *Chaque lésion tend à durer > 24 heures ; la vascularite urticarienne est caractérisée par des brûlures/douleurs, un purpura après résolution, et un sous-groupe associé à une hypocomplémentémie et à une connectivite auto-immunes (p. ex. lupus érythémateux systémique).*
** *À discuter pour une urticaire associée à des symptômes tels que fièvre, douleur, arthralgies.*

Tableau 14.2 Causes d'urticaire spontanée aiguë et chronique. Les données sur l'urticaire aiguë concernent les patients se présentant chez un dermatologue ou un service d'urgence.

Urticaire aiguë	Urticaire chronique
• Infectieuse (p. ex. IVRS) (~ 40 %) • Médicamenteuse (~ 10 %) • Alimentaire (≤1 %) • Idiopathique (~ 50 %)	• Auto-immune (autoanticorps libérant de l'histamine, dirigés contre FcεRI ou le fragment Fc des IgE; cf. fig. 14.3) (40–50 %) • Infection chronique (p. ex. parasitaire) (≤5 %) • Pseudo-allergique (≤5 %) • Idiopathique (~ 50 %)

FcεRI : *high-affinity IgE heceptor* (présent sur les mastocytes); IgE : immunoglobulines E; IVRS : infection des voies respiratoires supérieures.

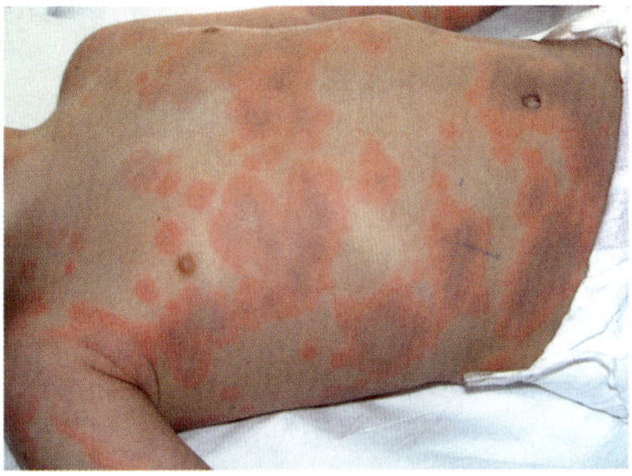

Fig. 14.4 Urticaire chez un jeune enfant. Cette présentation clinique d'urticaire, classée « urticaire polymorphe », est parfois diagnostiquée à tort comme érythème polymorphe en raison des centres foncés. Quand la lésion s'étend, une guérison centrale peut survenir, ce qui n'est pas observé dans l'érythème polymorphe. *Remerciement : Luis Requena, MD.*

Urticaire spontanée (« ordinaire ») aiguë et chronique

• Bien que les deux puissent survenir à n'importe quel âge, l'urticaire aiguë est plus fréquente chez les enfants, tandis que l'urticaire chronique a un pic dans la 4e décennie de la vie et un ratio femmes/hommes de ~ 2/1.

• Les causes les plus fréquentes d'urticaire aiguë et chronique sont énumérées tableau 14.2.

• L'urticaire aiguë des jeunes enfants se présente souvent par de grandes lésions annulaires ou polycycliques (urticaire « polymorphe »; cf. fig. 14.4 et 3.3A) qui ont tendance à disparaître en laissant une coloration pourpre violacé, ce qui peut conduire à un diagnostic erroné d'érythème polymorphe.

• L'urticaire peut entraîner des troubles du sommeil et de l'anxiété.

• L'urticaire chronique auto-immune est associée à un risque accru d'autres atteintes auto-immunes, comme des affections thyroïdiennes et une maladie cœliaque.

• Une approche du diagnostic d'urticaire chronique est décrite fig. 14.5; des explorations biologiques approfondies (p. ex. pour des allergies alimentaires) sont extrêmement peu productives et ne sont pas recommandées.

• **TT :** une approche thérapeutique par étapes est décrite fig. 14.6; les antihistaminiques à longue durée d'action sont la base du traitement, et les corticostéroïdes devraient être évités.

Urticaire induite

• Différentes formes d'urticaire physique et d'autres urticaires induites peuvent coexister et/ou avec une urticaire chronique spontanée.

• **TT :** cf. fig. 14.6.

Dermographisme (« écriture sur la peau »)

• Atteint au moins 10 % de la population générale; peut être à l'origine de symptômes tels que du prurit.

• Des stries érythémateuses et œdémateuses linéaires ou de forme irrégulière se développent sur les zones de grattage ou de friction (fig. 14.7); les lésions disparaissent typiquement dans l'heure.

• Peuvent être provoqués en frappant la peau, p. ex. avec une fine baguette en bois ou un abaisse-langue.

Urticaire retardée à la pression

• Érythème et gonflement prurigineux et/ou douloureux (fig. 14.8) se développent 0,5–12 heures après la pression persistante sur la peau (p. ex. due à des vêtements ou chaussures serrés); peut durer plusieurs jours, parfois avec des arthralgies associées ou un malaise.

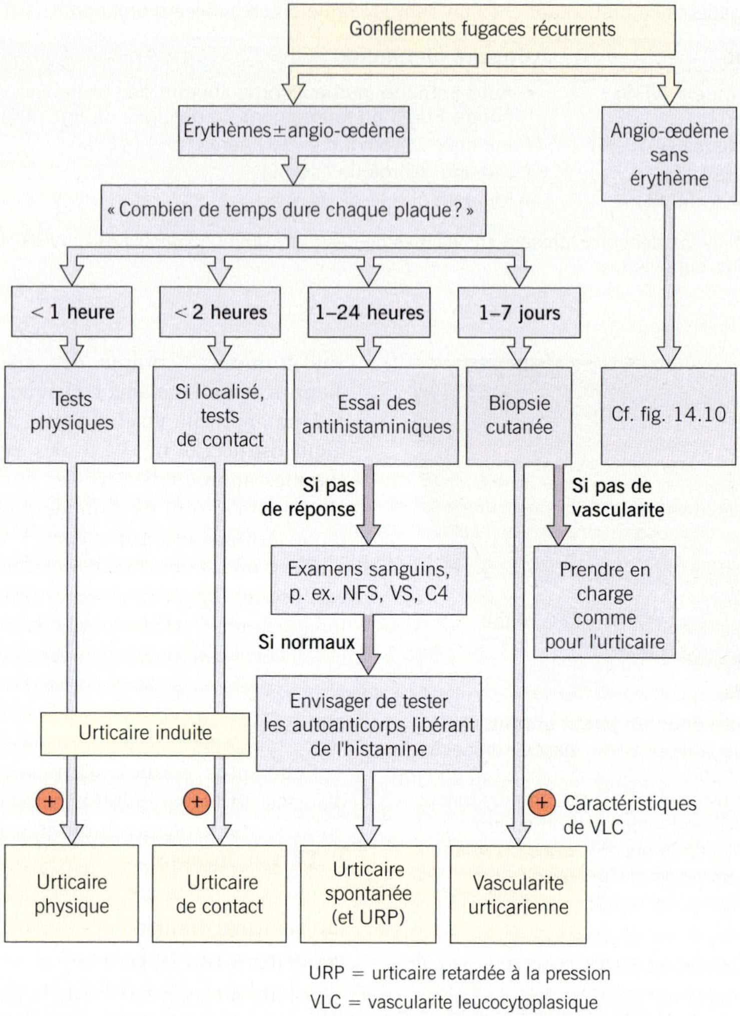

Fig. 14.5 Approche diagnostique de l'urticaire chronique. Dans un test au sérum autologue positif, une réponse par un gonflement et un érythème localisés après injection de sérum autologue apporte une preuve de la présence dans le sang de facteurs provoquant la libération de l'histamine. Les réglementations concernant la manipulation de produits sanguins limitent l'utilisation de ce test. *Remerciements : Clive E. H. Grattan, MD.*

Urticaire au froid

- Les gonflements ± angio-œdème se développent dans les minutes qui suivent l'exposition au froid, avec une urticaire maximum au réchauffement ; des réactions systémiques (p. ex. anaphylaxie) peuvent survenir lors d'activités aquatiques.
- Peut être provoquée avec un glaçon (fig. 14.9 ; après 1–10 minutes d'application à travers un gant, puis réchauffement).
- Habituellement primitive ; < 5 % des cas sont associés à des cryoglobulines ou du cryofibrinogène.
- Rares variantes de survenue précoce avec une hérédité autosomique dominante et un test au glaçon négatif : syndrome périodique associé à la cryopyrine (cf. tableau 3.2), urticaire au froid familiale atypique (gonflements après refroidissement par évaporation ; mutations de *PLCG2*).

Urticaire cholinergique

- Multiples papules urticariennes prurigineuses de petite taille (2–3 mm), monomorphes, avec une poussée érythémateuse se développant dans les 15 minutes d'un stimulus provoquant de la

- Éliminer toute cause modifiable
- Éviter les stimuli physiques et les médicaments favorisant la dégranulation des mastocytes (p. ex. aspirine, AINS, codéine, morphine)

↓

Prescrire l'administration d'anthistaminiques H1 de longue durée peu sédatifs
- Augmenter de 2 à 4 fois la dose standard, en particulier de (lévo)cétirizine, peut maximiser les bénéfices

↓ Si la réponse n'est pas adéquate

Thérapies combinées
- Discuter l'ajout d'un autre antihistaminique H1 ; une petite dose de doxépine* (10–50 mg chez l'adulte) au coucher est particulièrement utile
- Discuter l'ajout d'un antihistaminique H2 (p. ex. famoitidine)
- En cas de sensibilité à l'aspirine/aux AINS, envisager un antileucotriène

↓ Si la réponse n'est pas adéquate

Considérations additionnelles dans les cas réfractaires
- Omalizumab (anticorps monoclonal anti-IgE)
- Dapsone ou colchicine (en particulier si composante neutrophile)
- Mycophénolate mofétil, méthotrexate, ciclosporine

Traitements dans des circonstances aiguës spécifiques
- Diphénhydramine pour le traitement initial immédiat de l'urticaire aiguë
- Adrénaline (SC ou IM) pour anaphylaxie ou angio-oedème pharyngé sévère
- En général, la prednisone n'est pas recommandée, à l'exception d'un traitement de 2–3 semaines pour une urticaire aiguë sévère avec manifestations systémiques (p. ex. réactions de type maladie sérique) avec co-administration d'antihistaminiques

* Antidépresseur tricyclique ayant des propriétés antihistaminiques H1 et H2 ; les contre-indications incluent la glaucome à angle fermé, la rétention urinaire et une administration récente d'IMAO

Fig. 14.6 Prise en charge des urticaires spontanées et physiques. IMAO : inhibiteur de monoamine-oxydase.

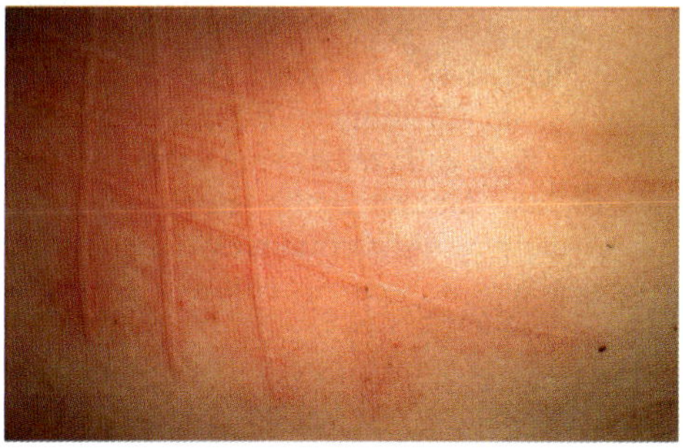

Fig. 14.7 Dermographisme symptomatique dans les minutes suivant un grattage. Un dermographisme est un facteur contributif dans de nombreuses dermatoses. *Remerciements : Jean L. Bolognia, MD.*

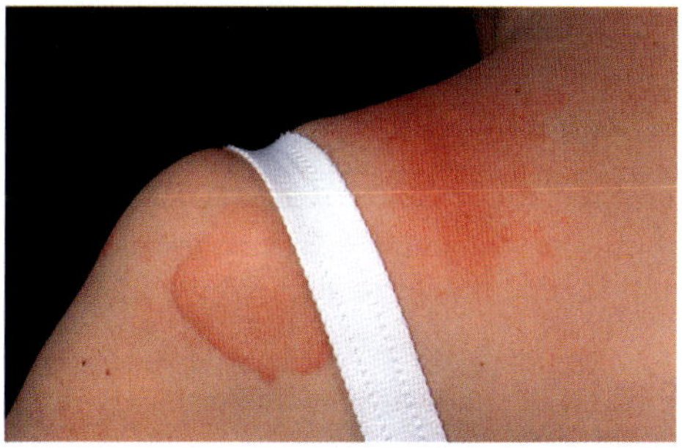

Fig. 14.8 Urticaire retardée à la pression. *Remerciements : Clive E. H. Grattan, MD.*

transpiration (p. ex. effort physique, stress émotionnel, bain chaud); principalement à la partie supérieure du corps mais peut être étendue.

• **DD :** urticaire adrénergique (halo blanc plutôt que tache rouge), urticaire à la chaleur (peut survenir sans transpiration), urticaire/anaphylaxie induites par l'exercice (seulement avec l'exercice, non par un bain chaud), urticaire aquagénique (contact avec de l'eau, quelle que soit la température).

Urticaire solaire

• Prurit et gonflements dans les 5–10 minutes de l'exposition aux UVA et/ou la lumière visible >UVB (cf. chap. 73).

Urticaire de contact

• *L'urticaire de contact immunologique* se manifeste par un prurit localisé et de l'urticaire dans les 30 minutes qui suivent la manipulation de légumes/fruits frais ou un contact avec du latex chez des personnes sensibilisées; il peut occasionnellement se généraliser, et une «dermatite de contact aux protéines» peut survenir après des expositions répétées (en particulier chez des sujets atopiques).

• L'évaluation d'une allergie au latex de type 1 comporte d'abord un test sanguin pour les IgE spécifiques; si celui-ci est négatif, un prick-test avec un extrait de latex peut être réalisé dans un environnement contrôlé et, s'il n'y a pas de réaction, confirmé par un test d'usage (p. ex. porter le gant suspecté).

• *Le «syndrome d'allergie orale»* se manifeste par un prurit intra-oral et des gonflements chez des personnes qui ont une allergie aux pollens, après ingestion de fruits ou de légumes frais par allergie croisée.

• *L'urticaire de contact non immunologique* résulte de l'exposition à des plantes qui contiennent des toxines (p. ex. histamine) dans les «poils» de leurs feuilles (p. ex. aiguilles piquantes).

Syndrome de Schnitzler

• Urticaire chronique ± prurit associée à une gammapathie monoclonale (IgM >> IgG).

• Les autres manifestations incluent fièvre, arthralgies, douleurs osseuses, lymphadénopathies, hyperleucocytose et augmentation de la VS; les patients peuvent développer des lymphoproliférations malignes.

• **TT :** prednisone, anakinra et rituximab, ainsi que traitement de l'affection sous-jacente.

Angio-œdème héréditaire (AOH)

• L'AOH est dû à une déficience (type I) ou une dysfonction (type II) de l'inhibiteur de la C1-estérase; c'est une affection autosomique dominante qui se présente par des épisodes d'angio-œdème durant 2 à 3 jours, débutant souvent dans la petite enfance et déclenchés par un traumatisme; bien que non associées à une véritable urticaire, les poussées sont parfois précédées ou accompagnées par des taches érythémateuses serpigineuses transitoires, non prurigineuses.

• L'AOH de type I/II atteint principalement les membres et le tractus gastro-intestinal (peut mimer un abdomen aigu), et une gêne respiratoire due à un œdème laryngé peut survenir.

• L'AOH avec C1 inh normal (auparavant connu comme AOH de type III) est une forme de survenue tardive avec une atteinte faciale plus fréquente qui se développe principalement chez les adolescentes et les jeunes femmes.

• La pathogénie de l'AOH est liée à la production de bradykinine en excès, qui conduit à une augmentation de la perméabilité vasculaire.

• Évaluation et **DD :** détaillés fig. 14.10.

• **TT :** *attaques aiguës* – concentré de C1-inhibiteur, écallantide s.c. (inhibiteur de la kallicréine) ou icatibant s.c. (antagoniste du récepteur de la bradykinine B2); *prophylaxie à court terme* (p. ex. pour des procédures chirurgicales ou dentaires) *ou à long terme* – concentré i.v. ou s.c. de C1-inhibiteur, lanadélumab s.c. (inhibiteur de la kallicréine; long terme) > androgènes (p. ex. danazol oral), antifibrinolytiques (long terme); antihistaminiques, adrénaline et corticostéroïdes ne sont *pas* efficaces.

Pour plus d'information, cf. chap. 18 de *Dermatology, Fourth Edition*.

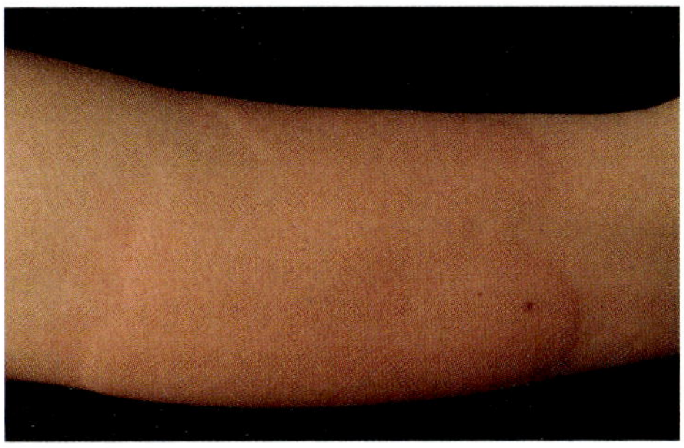

Fig. 14.9 Urticaire au froid. La plaque s'est développée sur l'avant-bras après la mise en place d'un cube de glace pendant 10 minutes, suivie d'un réchauffement.
Remerciements : Thomas Schwarz, MD.

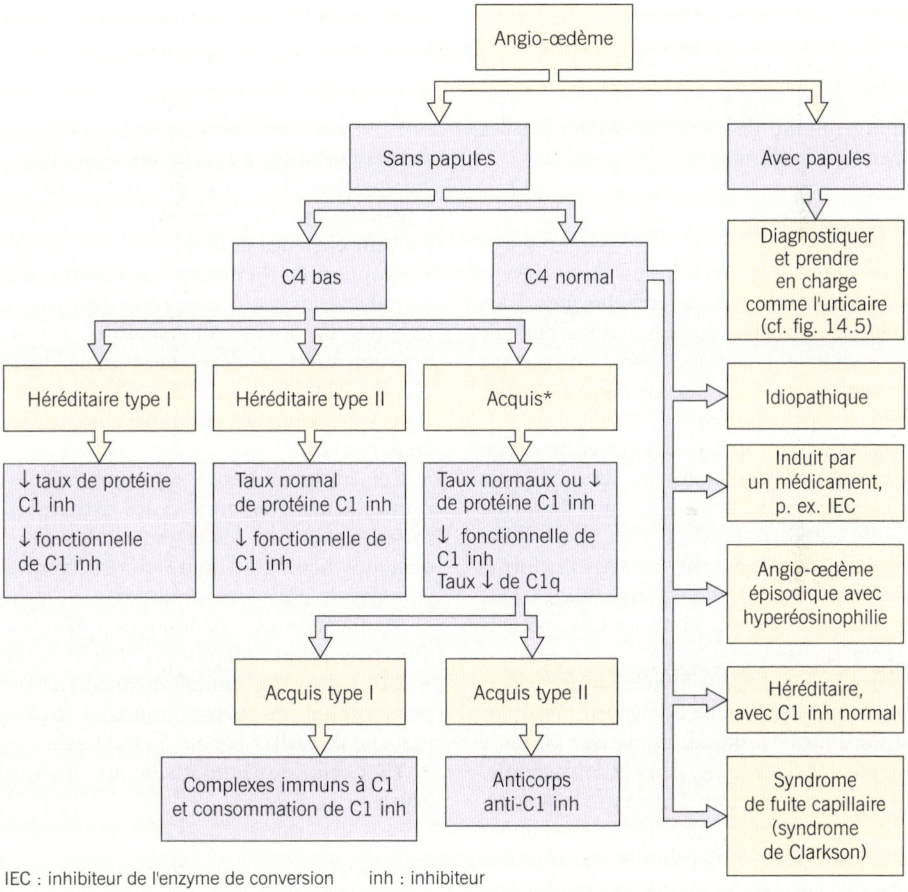

IEC : inhibiteur de l'enzyme de conversion inh : inhibiteur

* Associé à des affections lymphoprolifératives à cellules B (p. ex. lymphomes, gammapathie monoclonale de signification indéterminée)

Fig. 14.10 Algorithme pour le diagnostic d'angio-œdème. Un test génétique peut contribuer à confirmer le diagnostic d'angio-œdème avec C1-inhibiteur normal, avec des gènes impliqués incluant *F12* (facteur XII) > *PLG* (plasminogène), *KNG1* (kinogène 1), et *ANGPT1* (angiopoïétine 1). Un angio-œdème épisodique avec hyperéosinophilie, prise de poids et fièvre est appelé syndrome de Gleich. Le syndrome de fuite capillaire systémique peut conduire à une hypotension mettant la vie en danger, il est associé à une gammapathie monoclonale de type IgG.

15 Érythèmes figurés

Un certain nombre de maladies cutanées peuvent avoir une configuration annulaire, arciforme ou polycyclique, depuis l'urticaire jusqu'au granulome annulaire et l'herpès circiné (*tinea corporis*) (tableau 15.1). Les zones atteintes, la vitesse de progression et les caractéristiques de la bordure aident à réduire les diagnostics différentiels, avec l'examen histopathologique de la bordure active. Ce chapitre discute de façon plus détaillée les érythèmes figurés classiques.

Érythème annulaire centrifuge (EAC)

- Plaques annulaires, arciformes et polycycliques dues à des infiltrats de lymphocytes dans le derme ; les lésions durent habituellement quelques semaines à quelques mois en migrant de façon centrifuge, il y a une guérison centrale ; des récidives sont habituelles.
- Cet érythème annulaire est parfois divisé en formes superficielles et profondes, en se basant sur des éléments clinicopathologiques, la forme superficielle est peu en relief avec une « collerette » blanche squameuse (fig. 15.1A) et la forme profonde a une bordure plus infiltrée (fig. 15.1B) ; certains auteurs réservent le terme EAC pour la forme superficielle.
- La couleur varie de rose à violet rouge foncé, avec une forme superficielle atteignant plutôt les cuisses et une forme profonde atteignant plutôt le tronc ; le pic d'incidence est dans la 5e décennie.
- Souvent idiopathique, mais certains cas apparaissent comme des réactions déclenchées par des infections fongiques, en particulier des mycoses des pieds (*tinea pedis*), ou moins souvent par des viroses ou des médicaments.
- **DD :** herpès circiné (en particulier s'il existe des squames) ; s'il n'y a pas de modifications de surface : urticaire annulaire (fig. 15.2), infiltrat lymphocytaire bénin (de Jessner), hyperplasie lymphoïde cutanée, lupus érythémateux cutané (tumidus) et lymphome cutané, de même que les autres entités traitées dans ce chapitre et tableau 15.1 ; chez certains patients, le diagnostic d'EAC ne peut être porté qu'après exclusion des autres affections.
- **TT :** si un élément déclenchant est identifié, il doit être traité ; si aucun élément déclenchant n'est identifié, les CS topiques peuvent être bénéfiques.

Érythème marginé

- Manifestation cutanée du rhumatisme articulaire aigu (dû à une infection à streptocoque β-hémolytique du groupe A) et donc observé plus souvent chez des enfants.
- Éruption érythémateuse annulaire migratoire et polycyclique qui constitue l'un des critères majeurs de Jones ; des nodules sous-cutanés peuvent aussi se développer, mais durant une phase tardive de la maladie ; ces deux manifestations sont observées ensemble chez une minorité de patients.
- Cet érythème figuré asymptomatique touche principalement le tronc et les extrémités proximales, avec des lésions qui chacune durent quelques heures ou jours et récidivent sur des périodes de plusieurs semaines.
- Manifestations systémiques associées : cardite, polyarthrite migratrice, chorée, fièvre.
- **DD :** urticaire annulaire (incluant l'urticaire polymorphe), érythème annulaire de l'enfance, maladie de Still, maladie de Kawasaki.
- **TT :** celui du rhumatisme articulaire aigu en cause.

Erythema gyratum repens

- Érythème migratoire figuré composé de multiples cercles concentriques que l'on dit ressembler au grain du bois (fig. 15.3) ; les lésions peuvent migrer de plus de 1 cm/j et être associées à des squames ou du prurit.
- Dermatose paranéoplasique chez la vaste majorité des patients ; les cancers du poumon et du sein représentent les affections malignes les plus fréquentes ; les patients peuvent avoir

Tableau 15.1 Entités supplémentaires qui peuvent avoir une configuration annulaire, arciforme ou polycyclique. Ces affections sont traitées dans d'autres chapitres. Cf. le texte pour la discussion des érythèmes figurés classiques. L'érythème polymorphe et l'érythème migrant peuvent avoir tous les deux un aspect en « œil-de-bœuf ».

Sans modification de surface (épidermique)	
Urticaire annulaire	Lésions individuelles transitoires, durant < 24 heures
Urticaire polymorphe	Plaques œdémateuses qui peuvent avoir des centres foncés ; des œdèmes du visage, des mains et des pieds peuvent se développer ; principalement chez les nourrissons et les jeunes enfants, souvent à la suite d'une infection virale ou bactérienne
Éruption de type maladie sérique	Éruption urticarienne (ou morbilliforme) due à des médicaments systémiques ; peut être accompagnée d'arthralgies, arthrites et fièvre
Vascularite urticarienne	Lésions individuelles durant habituellement > 24 heures et pouvant disparaître en laissant des pétéchies
Granulome annulaire	Couleur de la peau normale à rose pâle, bords en relief, souvent composée de papules coalescentes ; principalement dans les zones acrales, les coudes
Granulome annulaire élastolytique à cellules géantes	Zones exposées au soleil de façon chronique avec photodommage significatif ; hypopigmentation centrale quand la lésion s'étend
Dermatite granulomateuse interstitielle	Associée à des maladies conjonctives interstitielles auto-immunes, p. ex. polyarthrite rhumatoïde, et à des médicaments systémiques, p. ex. inhibiteurs de TNF
Sarcoïdose	Couleur de la peau normale à rouge brun ; à la pression (diascopie), couleur jaune brun ; visage > tronc, membres ; squames parfois
Lèpre	Formes essentiellement tuberculoïde ou borderline, avec pour la première souvent une hypopigmentation centrale
Syphilis	Au stade secondaire, en particulier au visage, et tertiaire (gommes) ; les lésions faciales peuvent être hyperpigmentées au centre
Érythème annulaire du nourrisson	S'étend lentement avec une bordure urticarienne ; les lésions individuelles se résolvent spontanément en quelques jours
Infiltrat lymphocytaire bénin (de Jessner)	Atteint préférentiellement la tête, le cou et le haut du tronc ; les papules érythémateuses durent des semaines à des mois
LE tumidus	Plaques érythémateuses fermes principalement du visage et du haut du tronc
Lymphome cutané, à cellules B ou T	Papules et plaques roses à violettes ; peuvent être primitivement cutanées ou en lien avec un lymphome systémique ; certains sous-types de LCCT, p. ex. mycosis fongoïde, peuvent comporter des squames
Squames et/ou croûtes	
Herpès circiné	Squames et pustules dans le bord de progression ; l'examen à l'hydroxyde de potassium est positif pour des hyphes
Dermatite séborrhéique	Lésions du visage et de la partie médiane de la poitrine ; avec des squames
Psoriasis annulaire	Squames argentées ; avec atteinte associée du cuir chevelu, interfessières, des ongles
LE cutané subaigu	Principalement sur les zones exposées au soleil, en particulier le haut du tronc et la partie supéroexterne des bras ; hypopigmenté au centre
Élastose perforante serpigineuse	Bordure contenant des papules kératosiques et lésions situées préférentiellement dans les plis

(*Suite*)

Tableau 15.1 Suite.

Stries de Wickham dans la bordure	
Lichen plan annulaire	Bordure en relief comme un cordon
Pétéchies dans la bordure	
Capillarite annulaire	À la fois pétéchies et teinte jaune brun due à l'hémosidérine
Vésiculobulles dans la bordure	
Dermatose bulleuse à IgA linéaires	La bordure peut ressembler à un « collier de perles » ; une IFD est nécessaire
Bordure plus serpigineuse	
Larva migrans cutanée	Principalement aux pieds, aux fesses et aux zones en contact avec le sol sablonneux

IFD : immunofluorescence directe ; LCCT : lymphome cutané à cellules T.

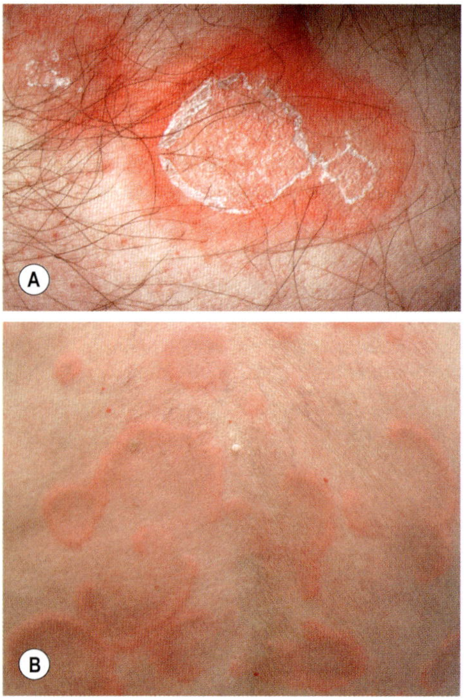

Fig. 15.1 Érythème annulaire centrifuge. A Forme superficielle avec des plaques polycycliques et une squame fine sur la partie interne du bord de progression. La squame est détachée au centre. **B** Forme profonde, avec des bords de progression en relief manifeste et sans squames. *Remerciements : YDRSC.*

d'autres manifestations paranéoplasiques, p. ex. ichtyose acquise, kératodermie palmoplantaire.

• Occasionnellement, il n'y a pas de maladie sous-jacente ou une infection sous-jacente, p. ex. tuberculose pulmonaire.

• **DD :** EAC (migration plus lente et habituellement non concentrique), tinea imbricata, phase résolutive du pityriasis rubra pilaire, érythrokératodermie variable, mycosis fongoïde.

• **TT :** chercher une malignité sous-jacente ; si un traitement antinéoplasique est efficace, l'éruption doit disparaître.

Érythème migrant (EM ; érythème chronique migrant [ECM])

• Manifestation cutanée des stades précoces de l'infection par spirochètes de type *Borrelia burgdorferi* ; observée chez 60–80 % des patients avec un diagnostic de borréliose de Lyme.

• Survient principalement aux États-Unis (nord-est, upper-Midwest, côte ouest), Scandinavie et Europe centrale ; les hôtes naturels sont les souris à pattes blanches et les cerfs à queue blanche (cerfs de Virginie)

• Peut-être localisé au site de la morsure par une tique *Ixodes* infectée (fig. 15.4 et 15.5) ou, quand l'infection progresse, disséminée avec de multiples lésions secondaires (fig. 15.6) ; différentes espèces d'*Ixodes* peuvent transmettre la maladie, incluant *I. scapularis*, *I. pacificus*, *I. ricinus*.

• Au site de la morsure de tique, souvent après une période de 1 à 2 semaines (intervalle de 2 à 28 jours), une tache ou une plaque érythémateuse

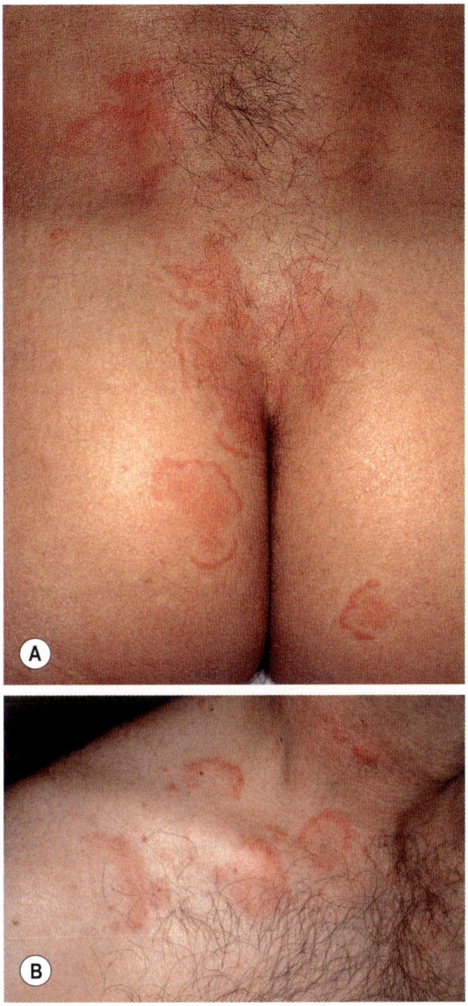

Fig. 15.2 **Comparaison de l'érythème annulaire centrifuge et de l'urticaire.** Les lésions de **A** n'ont pas de squames et peuvent être confondues avec une urticaire annulaire (**B**). Cependant, les lésions de l'urticaire sont *individuellement* fugaces, durant < 24 heures. L'inscription d'un trait de stylo circulaire autour de la lésion, suivie d'une surveillance dans le temps, permet cette distinction. *Remerciements : YDRSC.*

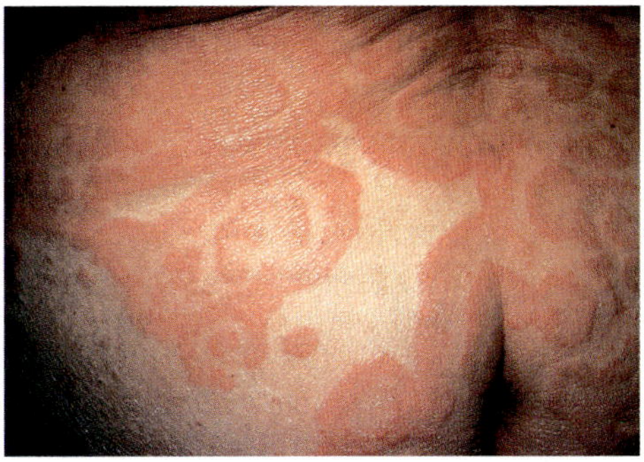

Fig. 15.3 *Erythema gyratum repens*. Multiples plaques annulaires concentriques, avec l'apparence du grain du bois. *Remerciements : Agustin Alomar, MD.*

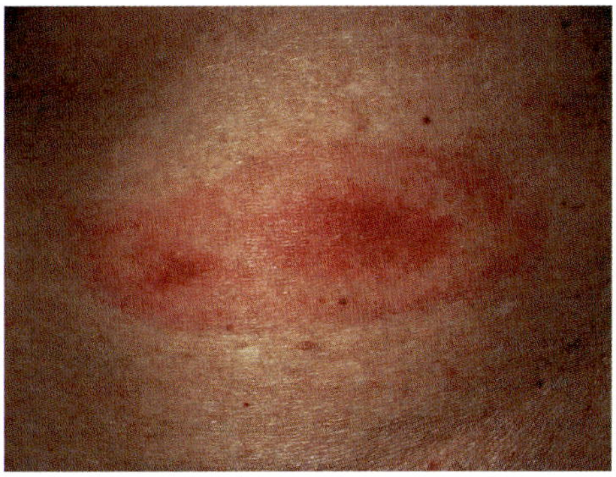

Fig. 15.4 Érythème migrant. Plaque annulaire étendue qui a l'aspect d'un « œil-de-bœuf ». *Remerciements : YDRSC.*

apparaît qui s'étend pendant des jours ou des semaines pour atteindre un diamètre d'au moins 5 cm ; la guérison centrale peut constituer une lésion annulaire et parfois une lésion en « œil-de-bœuf » ; des vésicules sont occasionnellement observées.

• Les lésions primitives atteignent souvent les plis, sont fréquemment asymptomatiques et disparaissent spontanément (sans traitement) en 6 semaines ; ces lésions, en particulier si elles sont disséminées, peuvent être accompagnées de symptômes de type grippal – céphalées, malaise, arthralgies, myalgies et fièvre.

• La transmission requiert normalement la fixation à la peau de la tique *Ixodes* infectée pendant plus de 24 heures ; si elle n'est pas traitée, les séquelles incluent arthrite, paralysie faciale périphérique et bloc auriculoventriculaire (tableau 15.2) ; les tiques *Ixodes* peuvent aussi transmettre la babésiose, l'anaplasmose humaine, *Borrelia miyamotoi* ou le virus de Powassan.

• Le développement de manifestations cutanées supplémentaires (p. ex. pseudo-lymphome, acrodermatite chronique atrophiante ; fig. 15.7) est observé chez des personnes infectées en dehors des États-Unis et reflète la distribution géographique de différentes espèces de *Borrelia*, p. ex. *B. afzelii* est trouvée en Europe mais pas aux États-Unis.

• **DD :** réaction locale exagérée à une piqûre d'arthropode, cellulite, dermatite allergique de contact, *Southern tick-associated rash illness*

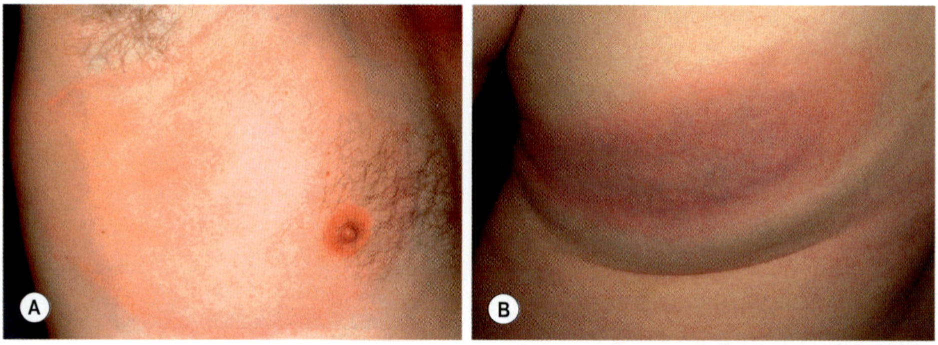

Fig. 15.5 Érythème migrant. A, B Les lésions s'étendent de façon centrifuge, atteignant parfois > 10 cm de diamètre et pouvant manifester une coloration violette au centre. *Remerciements : A : Lorenzo Cerroni, MD ; B : Dennis Cooper, MD.*

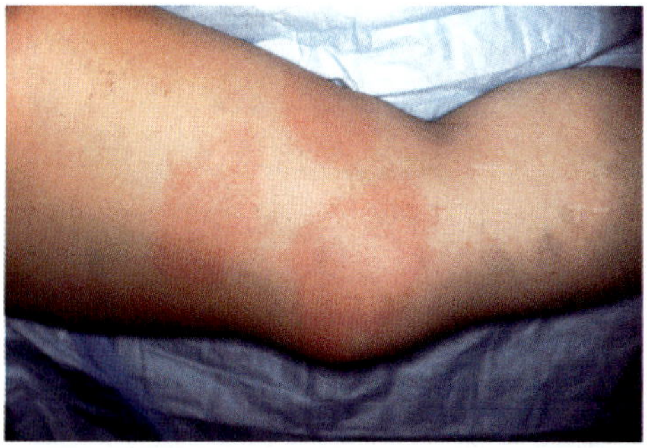

Fig. 15.6 Érythème migrant disséminé. Multiples plaques circulaires roses disséminées sur la cuisse et le genou. Les patients ont souvent des symptômes de type grippal. Remerciements : YDRSC.

Tableau 15.2 Stades et principales manifestations organiques de la borréliose de Lyme.

Organe	Maladie précoce localisée	Maladie précoce disséminée	Maladie chronique
Peau	Érythème migrant		Acrodermatite chronique atrophiante (Europe)
	Érythème migrant disséminé Lymphocytome à *Borrelia* (Europe)		
Système nerveux		Méningo-polyradiculite Névrite crânienne Paralysie de Bell	Encéphalopathie Encéphalomyélite Neuropathie
Système musculosquelettique		Arthralgies, arthrites Myosite	Arthrite chronique
Cœur		Bloc auriculoventriculaire Myopéricardite, pancardite Tachycardie	
Lymphatiques	Lymphadénopathies régionales	Lymphadénopathies régionales ou généralisées	
Autres		Conjonctivite, iritis Hépatite Toux non productive Hématurie microscopique ou protéinurie	

Adapté de Müllegger RR. Dermatological manifestations of Lyme borreliosis. Eur. J. Dermatol. 2004 ; 14 : 296-309.

(STARI ou maladie de Masters), éruption médicamenteuse fixe non pigmentée et autres causes de pseudo-cellulite (cf. tableau 61.2) ; à noter que le pic d'IgM spécifiques apparaît habituellement à 3-6 semaines d'infection, aussi ils peuvent ne pas être détectés chez les patients qui ont un EM débutant (taux de faux négatifs atteignant 60 %).

- **TT** décrit tableau 15.3 ; pour les patients qui (1) vivent dans une zone d'endémie, (2) ont une tique fixée dans la peau depuis > 36 heures, (3) ont eu une tique retirée dans les dernières 72 heures, (4) identifiée comme *I. scapularis*, une simple dose de doxycycline (200 mg) orale peut réduire le risque de développer une borréliose de Lyme de 3,2 à 0,4 %.

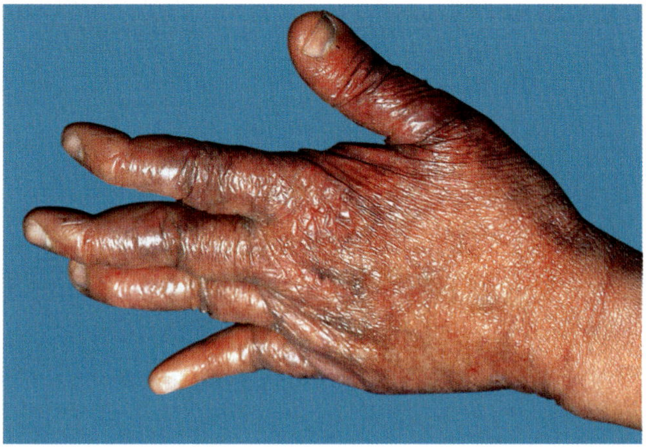

Fig. 15.7 Acrodermatite chronique atrophiante, autre manifestation de la borréliose de Lyme. Noter la peau brillante et ridée avec des veines superficielles très visibles – signes d'atrophie. *Remerciements : YDRSC.*

Tableau 15.3 Options thérapeutiques pour la borréliose. Une réaction de type Jarisch-Herxheimer avec augmentation des manifestations systémiques et de la taille ou l'intensité de l'inflammation de l'érythème migrant survient chez ~ 15 % des patients dans les 24 heures après le début du traitement antimicrobien. Si les trois antibiotiques pour l'érythème migrant sont contre-indiqués, alors les macrolides (p. ex. clarithromycine, azithromycine, érythromycine) peuvent être prescrits mais les taux de guérison sont de ~ 80 %.

Manifestation	Médicaments	Dose (dose pédiatrique*)	Durée (jours)	Commentaires
Érythème migrant	Doxycycline	100 mg (2 mg/kg) p.o. 2 fois/j	14 (10–21)	• Non préférée chez les enfants < 8 ans** ou chez les femmes enceintes ou allaitantes • Bonne pénétration du SNC • Traite aussi l'anaplasmose granulocytique humaine
	Amoxicilline	500 mg (16 mg/kg) p.o. 3 fois/j	14 (14–21)§	
	Céfuroxime axétil	500 mg (15 mg/kg) p.o. 2 fois/j	14 (14–21)	

(*Suite*)

Pour plus d'informations, cf. chap. 19 de *Dermatology, Fourth Edition*.

Tableau 15.3 Suite.

Manifestation	Médicaments	Dose (dose pédiatrique*)	Durée (jours)	Commentaires
Méningite	Ceftriaxone (i.v.), céfotaxime (i.v.)		14 (10–28)	
Paralysie d'un nerf crânien (sans méningite)	Mêmes médicaments et dosages que pour l'érythème migrant		14 (14–21)	Sans effet sur l'évolution de la paralysie faciale
Cardite	Si symptomatique, instaurer le traitement avec un antibiotique par voie parentérale (p. ex. ceftriaxone) puis, en fonction de la réponse clinique, finir le traitement avec des médicaments oraux		14 (14–21)	Si bloc cardiaque, un pacemaker peut être nécessaire
Arthrite	Mêmes médicaments parentéraux que pour la méningite et même traitements oraux que pour l'érythème migrant		28	Si persistance ou récurrence, deuxième cure d'antibiotiques

* *La dose maximum pour les enfants est la dose adulte.*
** L'American Academy of Pediatrics *considère que l'utilisation de la doxycycline pendant ≤ 21 jours peut être acceptée chez des enfants d'âge < 8 ans.*
§ *Recommandée pendant 21 jours pour les femmes enceintes.*

Érythème polymorphe, syndrome de Stevens-Johnson et nécrolyse épidermique toxique

16

Érythème polymorphe

- Autolimité, mais potentiellement récurrent.
- Deux formes : érythème polymorphe (EP) majeur et EP mineur (tableau 16.1).
- Les deux formes ont un début brutal de lésions papuleuses en « cibles », principalement des zones acrofaciales.
- Deux types de lésions en cibles : (1) cibles typiques, avec au moins trois zones différentes ; (2) cibles papuleuses atypiques, avec seulement deux zones différentes et/ou une bordure mal définie (fig. 16.1).
- EP mineur : lésions *papuleuses* en cibles typiques > atypiques, peu ou pas d'atteinte muqueuse et pas de symptômes systémiques.
- EP majeur : lésions *papuleuses* en cibles typiques > atypiques, atteintes muqueuses modérées à sévères (fig. 16.2) et certains symptômes systémiques (fièvre, asthénie, arthralgies).
- Un antécédent d'infection HSV est le facteur précipitant le plus fréquent ; moins souvent d'autres infections antérieures, en particulier à *Mycoplasma pneumoniae* (tableau 16.2 ; cf. fig. 16.2B) ; rarement exposition à des médicaments.
- L'expression éruption et mucite induites par des mycoplasmes a été proposée pour décrire une présentation clinique avec une mucite significative (orale, oculaire et anogénitale) ± une atteinte cutanée plus limitée ; certains auteurs considèrent cette entité comme une simple variante d'un EP.
- Le diagnostic repose sur la corrélation clinicopathologique et pas seulement sur les constatations histopathologiques.
- L'EP est une affection distincte du syndrome Stevens-Johnson (SSJ) et de la nécrolyse épidermique toxique (NET) (cf. tableau 16.1).
- L'EP ne progresse pas en NET.
- **DD :** urticaire annulaire/urticaire polymorphe (fig. 16.3 ; tableau 16.3), réaction médicamenteuse morbilliforme (fig. 16.4), érythème pigmenté fixe multiple, œdème aigu hémorragique de l'enfant, maladie de Kawasaki, vascularite des petits vaisseaux (classique et urticarienne), syndrome de Rowell, GVHD aiguë, réaction médicamenteuse avec éosinophilie et symptômes systémiques (DRESS) pour l'EP majeur.
- **TT** atteinte *modérée :* traitement symptomatique et soins de support, traiter l'infection sous-jacente si elle est trouvée, consultation d'ophtalmologie en cas d'atteinte oculaire.
- **TT** maladie *récurrente :* traitement antiviral comme prophylaxie des infections HSV, administré pendant au moins 6 mois (aciclovir 10 mg/kg/j, valaciclovir 500–1 000 mg/j ou famciclovir 250 mg 2 fois/j).
- **TT** maladie *sévère récurrente* ou *absence de réponse* au traitement prophylactique (anti-HSV) : doubler la dose antivirale et, en cas d'échec, envisager d'adresser le patient à un dermatologue pour un possible traitement immunosuppresseur.

Syndrome de Stevens-Johnson (SSJ) et nécrolyse épidermique toxique (NET)

- SSJ et NET sont considérés comme étant une même maladie, mais le long d'un spectre de sévérité, et distincts de l'EP (cf. tableau 16.1).
- La cause la plus probable pour les deux est un effet indésirable d'un médicament.
- Les médicaments le plus souvent en cause sont (tableau 16.4) : AINS, antibiotiques (en particulier sulfamides et pénicillines), anticonvulsivants aromatiques et allopurinol.
- Le risque est augmenté chez certains groupes de patients : immunodéprimés (p. ex. infection VIH), patients soumis à une radiothérapie et recevant en même temps des anticonvulsivants, patients ayant un génotype d'acétyleur lent, et patients qui ont des allèles HLA spécifiques (cf. tableau 17.1) ; un génotypage HLA est aujourd'hui recommandé pour tous les Asiatiques avant de leur administrer de la carbamazépine (HLA-B*15:02) et pour les Asiatiques et Afro-Américains devant avoir une prescription d'allopurinol (HLA-B*58–01).

Tableau 16.1 Comparaison de l'érythème polymorphe (EP) mineur, de l'EP majeur, du syndrome de Stevens-Johnson (SSJ), du chevauchement SSJ/nécrolyse épidermique toxique (NET) et de la NET.

Entité clinique	Type de lésions cutanées	Distribution	Atteinte muqueuse	Symptômes systémiques	Progression en NET	Principaux facteurs précipitants
EP mineur (fig. 16.1 et 16.4)	• Cibles typiques • ± Cibles papuleuses atypiques	Membres (en particulier coudes, genoux, poignets, mains), visage	Absente ou modérée	Absents	Non	• *Herpes simplex virus* • Autres agents infectieux
EP majeur (fig. 16.2)	• Cibles typiques • ± Cibles papuleuses atypiques • Occasionnellement lésions bulleuses	Membres, visage	Sévère	Habituellement présents • Fièvre • Arthralgies	Non	• *Herpes simplex virus* • *Mycoplasma pneumoniae* • Autres agents infectieux • Rarement médicaments
SSJ (fig. 16.6 et 16.7)	• Macules sombres avec ou sans décollements épidermiques et érosions • Cibles maculeuses atypiques • Lésions bulleuses • Décollement <10 % de SC	Lésions isolées Confluence + Tronc, visage	Sévère	Habituellement présents • Fièvre • Lymphadénopathies • Hépatite • Cytopénies	Possible	• Médicaments • Occasionnellement *Mycoplasma pneumoniae** • Rarement immunisations
Chevauchement SSJ/NET (fig. 16.9)	• Similaire au SSJ • Décollement de 10–30 % de SC	Lésions isolées Confluence ++ Tronc, visage, cou	Sévère	• Comme le SSJ	Probable	• Médicaments
NET (fig. 16.8, 16.10 et 16.11)	• Similaire au SSJ • Décollement >30 % de SC	Confluence +++ Rares lésions isolées Tronc, visage, cou, n'importe où	Sévère, avec atteinte des muqueuses respiratoires et gastro-intestinales	• Comme le SSJ plus néphrite		• Médicaments

* *Occasionnellement, aussi pustules sous-cornées.*

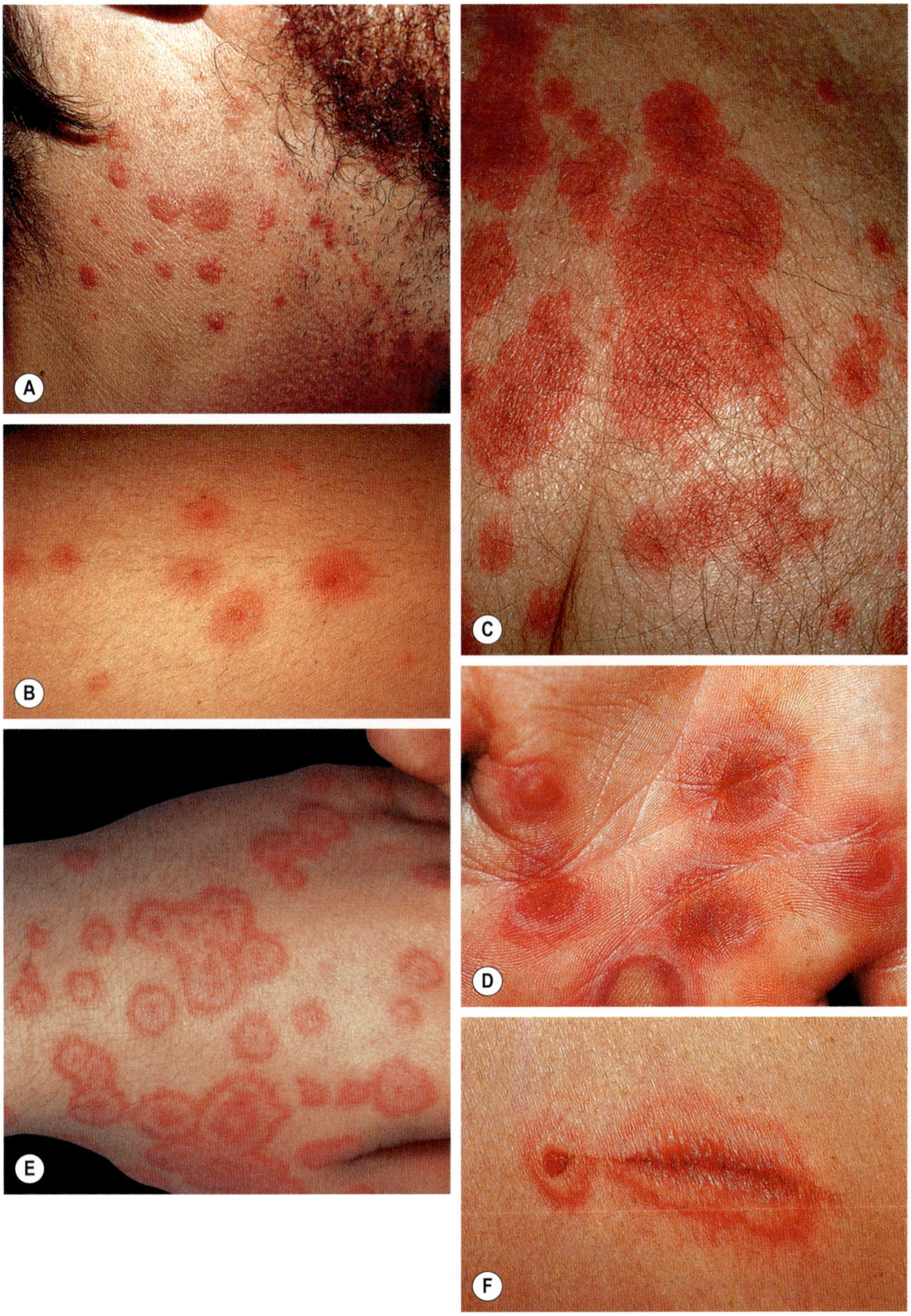

Fig. 16.1 Variétés phénotypiques des lésions d'érythème polymorphe (EP). **A** Œdémateux/urticarien. **B** Urticarien avec croûte centrale. **C** Plaques érythémateuses avec centres sombres ; la coalescence de lésions conduit à des contours polycycliques bien définis. **D, E** Lésions typiques (classiques) en cible des paumes et du dos des mains, avec trois zones de changement de couleur (« œil de bœuf ») ; noter les vésicules centrales dans (**D**). **F** Réponse isomorphe avec formation de croûtes. *Remerciements : A, D, F : William Weston, MD; B, C, E : YDRSC.*

Tableau 16.2 Facteurs déclenchants de l'érythème polymorphe. Liste *non exhaustive* reposant principalement sur des cas cliniques et des petites séries de cas. Les causes les plus fréquentes sont en gras.

Infections (~ 90 % des cas)	Virale	• *Herpes simplex virus* (HSV-1, HSV-2) • Parapoxvirus (orf) • Vaccine (vaccin de la variole) • Virus zona-varicelle (varicelle) • Adénovirus • Cytomégalovirus • Virus d'Epstein-Barr • Virus des hépatites • Virus Coxsackie • Parvovirus B19 • VIH
	Bactérienne	• ***Mycoplasma pneumoniae*** (cf. fig. 16.2B) • *Chlamydophila* (anciennement *Chlamydia*) *psittaci* (ornithose) • *Salmonella* • *Mycobacterium tuberculosis*
	Fongique	• *Histoplasma capsulatum* • Dermatophytes

Tableau 16.3 Comparaisons entre urticaire et érythème polymorphe.

Urticaire	Érythème polymorphe
La peau de la zone centrale est normale ou temporairement sombre	La peau de la zone centrale est altérée (sombre, bulleuse ou croûteuse)
Les lésions sont transitoires durant moins de 24 heures*	Les lésions sont « fixes » pendant au moins 7 jours
De nouvelles lésions apparaissent tous les jours	Toutes les lésions apparaissent dans les premières 72 heures
Associées à un gonflement du visage, des mains ou des pieds (angio-œdème)	Pas d'œdème

** Confirmé par un « test de cerclage » – on entoure une lésion urticarienne avec un trait de stylo/marqueur et on vérifie après 24 heures si la lésion persiste à cet endroit.*

Tableau 16.4 Médicaments le plus souvent associés au syndrome de Stevens-Johnson (SSJ) et à la nécrolyse épidermique toxique (NET).

Allopurinol	Chlormézanone*,‡
Aminopénicillines	Lamotrigine (le risque peut être augmenté si co-administration avec acide valproïque)
Amithiozone (thioacétazone)*,†	Phénylbutazone*,$
Antirétroviraux, notamment INNTI (p. ex. névirapine, éfavirenz, étravirine)	Piroxicam
Anticonvulsivants aromatiques (p. ex. phénobarbital, phénitoïne, carbamazépine)	Quinolones
Céphalosporines	Sulfasalazine
Inhibiteurs de point de contrôle (p. ex. ipilimumab, nivolumab)	Antibiotiques sulfamides (p. ex. sulfaméthoxazole**, sulfadiazine*,†, sulfadoxine†)

** Non disponible aux États-Unis.*
† Antibactérien.
‡ Sédatif/hypnotique.
$ Médicament anti-inflammatoire non stéroïdien.
*** Habituellement associé au triméthoprime.*
INTI : inhibiteurs non nucléosidiques de la transcriptase inverse.
Pour une liste de médicaments associés au SSJ et à la NET, cf. Litt JZ, Shear N. Litt's Drug Eruption and Reaction Manual, 26 th ed. London : CRC Press; 2019.

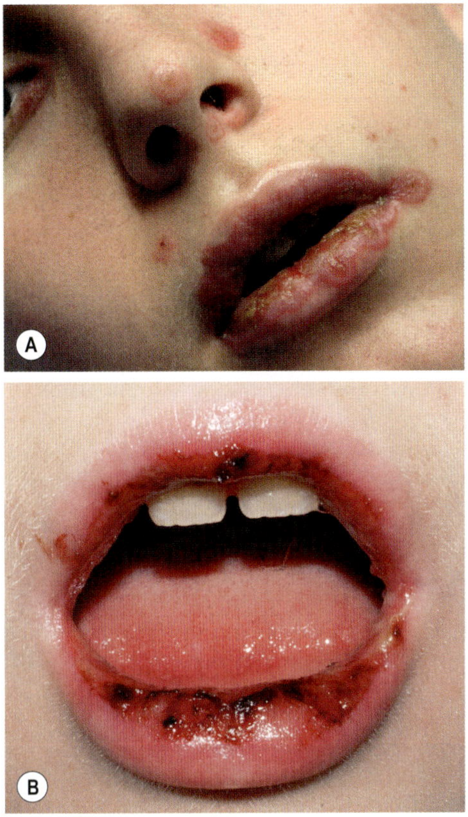

Fig. 16.2 Atteinte muqueuse dans l'érythème polymorphe (EP) majeur. **A** Des lésions en cible typiques sont observées de même que des croûtes séreuses des lèvres vermillon et du bord de la paupière. Au bord de la croûte séreuse de la lèvre, il y a deux zones de couleur différente avec un contour polycyclique. **B** Érosions et croûtes hémorragiques des lèvres chez un enfant ayant une variante acro-muqueuse associée à une infection à *Mycoplasma pneumoniae*. *Remerciements : A : YDRSC ; B : Julie V. Schaffer, MD.*

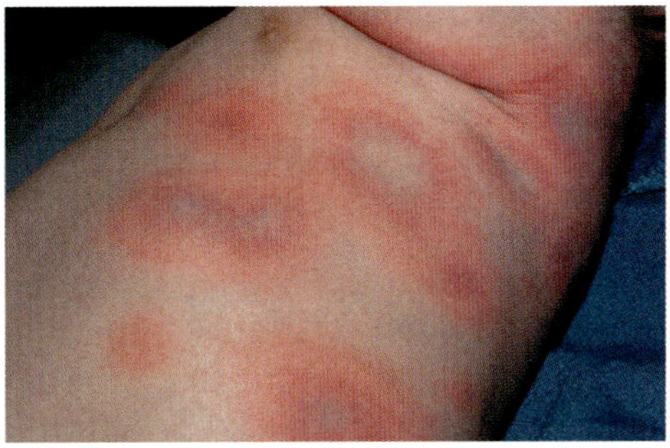

Fig. 16.3 Urticaire annulaire aiguë (urticaire polymorphe) chez un nourrisson, diagnostiquée à tort érythème polymorphe. Ces plaques annulaires, migratoires, sont nettement œdémateuses. Certaines lésions ont un centre érythémateux ou sombre tandis que d'autres montrent une guérison centrale avec deux nuances de couleur des cercles périphériques. Il n'y a pas de croûtes ou de bulles. Le terme « urticaire polymorphe » a été utilisé pour décrire ces manifestations cutanées, qui sont souvent précédées d'une infection virale ou bactérienne, et accompagnées d'un angio-œdème du visage, des mains et/ou des pieds. *Remerciements : Julie V. Schaffer, MD.*

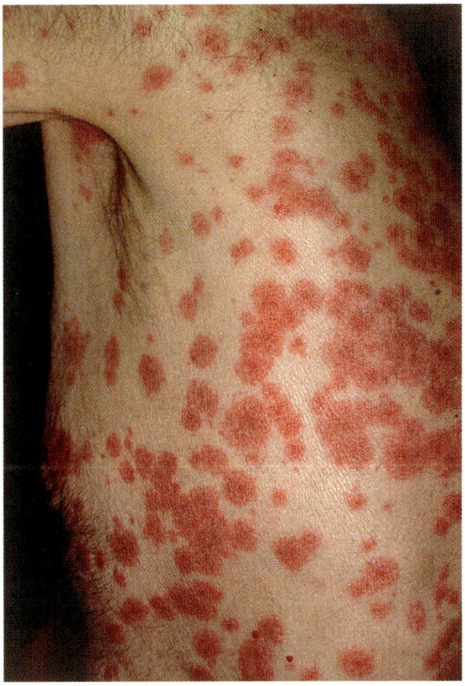

Fig. 16.4 Multiples lésions d'érythème polymorphe (EP) du tronc. Le caractère sombre ou croûteux du centre des papules aide à différencier un EP d'une éruption médicamenteuse morbilliforme. *Remerciements : YDRSC.*

- Les manifestations caractéristiques sont une fragilité cutanéomuqueuse, un érythème et des degrés variés de décollement épidermique.
- Le SSJ est caractérisé par un décollement épidermique < 10 % de la surface corporelle (SC), le chevauchement SSJ-NET par un décollement épidermique sur 10–30 % de la SC, et la NET par un décollement épidermique > 30 % de la SC (fig. 16.5).
- Survient habituellement 7–21 jours après le début de la prise du médicament en cause.
- Les symptômes, qui précèdent typiquement les manifestations cutanées de 1–3 jours, sont un syndrome pseudo-grippal prodromique, une irritation de la gorge, de la fièvre, une peau douloureuse.

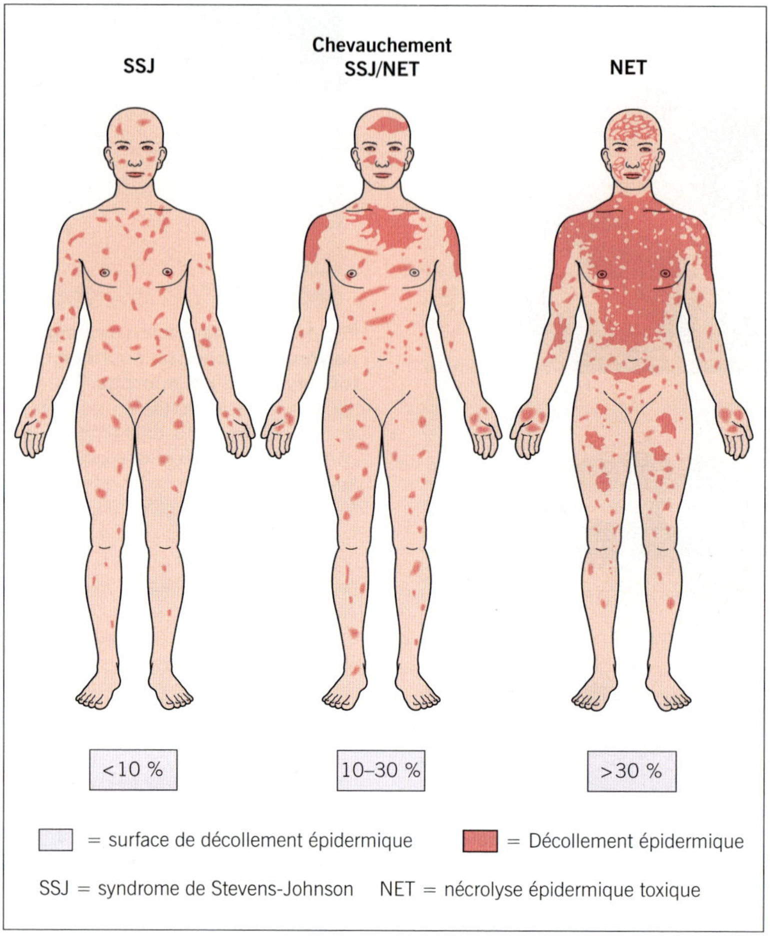

Fig. 16.5 Spectre des maladies en fonction de la surface des décollements épidermiques.

• Les lésions cutanées douloureuses prédominent sur le tronc (cf. fig. 17.3), suivies d'une extension au visage (fig. 16.6A), au cou, à la partie proximale des membres.
• Un énanthème douloureux et des érosions des muqueuses buccale, oculaire et génitale sont observés chez > 90 % des patients (fig. 16.7 et cf. fig. 16.6B).
• Progression de l'aspect des lésions cutanées : *macules* rouge sombre ou purpuriques (macules formant des cibles atypiques) de tailles et formes variées qui commencent à confluer (fig. 16.8) ; les centres de couleur grise deviennent fripés et commencent à se décoller en raison du développement de bulles flasques et du mauvais attachement de l'épiderme nécrotique (comparé à du papier à cigarette mouillé) (fig. 16.9) ; le résultat est un derme à vif, dénudé, rouge vif (« ébouillanté ») (fig. 16.10).
• Manifestations systémiques additionnelles : fièvre, lymphadénopathies, hépatite, cytopénies, érosions de l'épithélium des tractus gastro-intestinal et respiratoire.
• Évolution imprévisible ; pronostic plus mauvais chez les personnes âgées et avec augmentation de la SC atteinte (tableau 16.5).
• Le taux de mortalité du SSJ est de 1–5 % et celui de la NET de 25–35 % ; les survivants peuvent avoir à la fois des atteintes séquellaires oculaires (p. ex. symblépharon, synéchies conjonctivales, entropion, pousse des cils à l'intérieur de la paupière) et cutanées (p. ex. cicatrices, modifications pigmentaires, nævus mélanocytaires éruptifs), de même que des érosions persistantes des muqueuses, une sténose urétrale, un phimosis, une dystrophie unguéale et une chute de cheveux diffuse (fig. 16.11).
• Le facteur le plus important pouvant améliorer le pronostic est l'arrêt du médicament en cause.

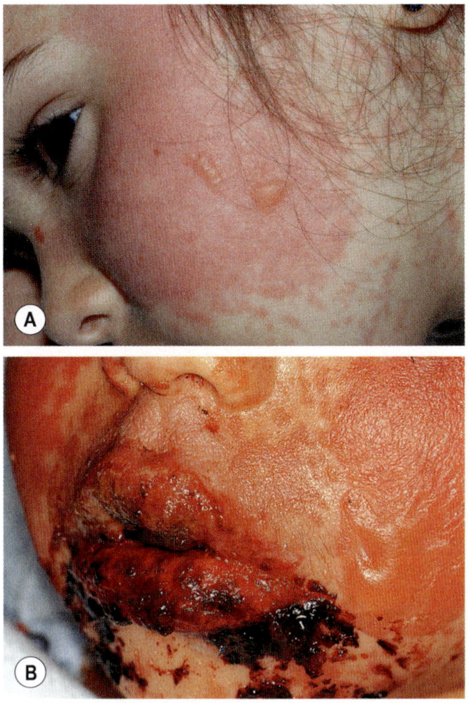

Fig. 16.6 Syndrome de Stevens-Johnson (SSJ) dans l'enfance. A Chez cet enfant avec un SJS débutant, il y a des lésions érythémateuses individualisées de la partie inférieure du visage, mais coalescentes sur les joues. Les deux bulles fraîches de la joue sont encore intactes. **B** Croûtes hémorragiques et dénudation des lèvres chez un enfant ayant un SSJ secondaire à un traitement par triméthoprime-sulfaméthoxazole ; noter les lésions cutanées bulleuses. *Remerciements : A : Julie V. Schaffer, MD ; B : William Weston, MD.*

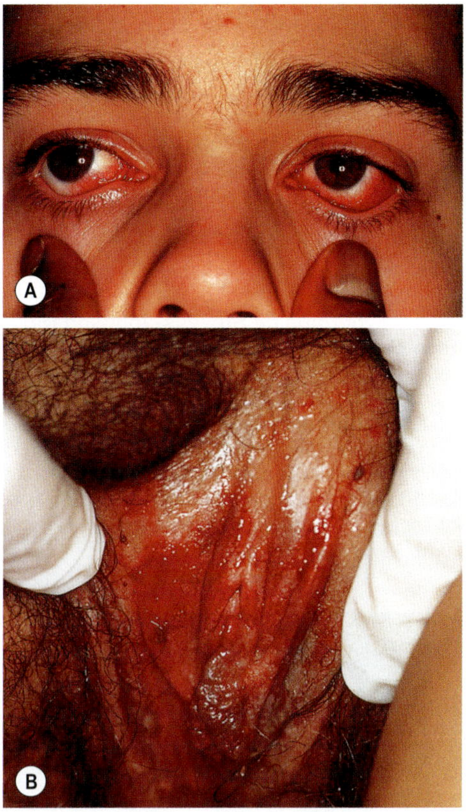

Fig. 16.7 Atteintes muqueuses du syndrome de Stevens-Johnson (SJS). A Érythème et érosions conjonctivales. **B** Érosions de la muqueuse génitale. *Remerciements : A, B : YDRSC.*

- Le décollement épidermique est dû à une mort par apoptose des kératinocytes sur de grandes surfaces, médiée par l'interaction du récepteur de mort cellulaire – ligand pair Fas-Fas ; la perforine, le granzyme B et la granulysine jouent aussi un rôle.
- **DD :** EP majeur, dermatose bulleuse à IgA linéaires induite par des médicaments, pustulose exanthématique généralisée, éruption médicamenteuse fixe généralisée, GVHD aiguë sévère, syndrome de Rowell, pemphigus paranéoplasique, érythème toxique des chimiothérapies, coagulation intravasculaire disséminée/purpura fulminans ; chez les enfants, on doit discuter le syndrome d'épidermolyse staphylococcique aiguë (SSSS) et la maladie de Kawasaki.
- **TT :** stopper le médicament en cause, initier rapidement des soins de support, un traitement spécifique (pas de traitement reposant sur des preuves) (fig. 16.12).

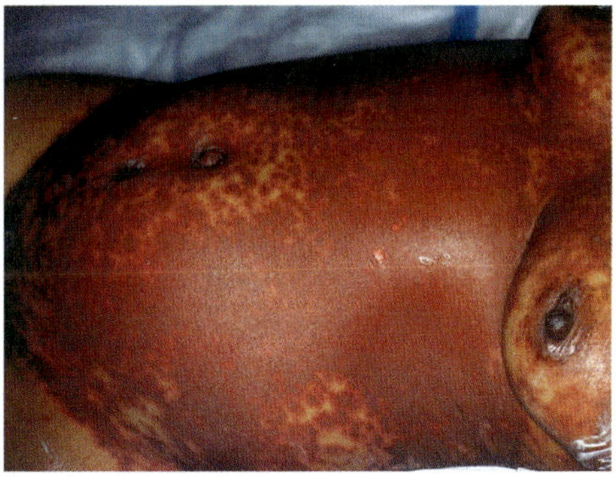

Fig. 16.8 Manifestations cutanées de la nécrolyse épidermique toxique (NET). Couleur rouge sombre caractéristique des lésions maculeuses précoces de la NET. Les lésions qui ont cette couleur évoluent souvent vers des lésions complètement nécrolytiques avec décollement dermo-épidermique. *Remerciements : YDRSC.*

Pour plus d'informations, cf. chap. 20 de *Dermatology, Fourth Edition*.

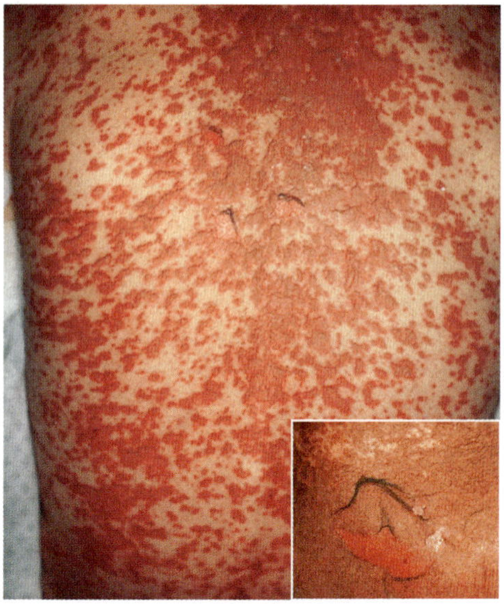

Fig. 16.9 Syndrome de Stevens-Johnson (SSJ) versus chevauchement SSJ-NET. En plus de l'atteinte muqueuse et des nombreuses lésions sombres avec des bulles flasques, il y a des zones de coalescence et de multiples sites de décollement épidermique. Comme ces derniers atteignent > 10 % de la surface corporelle, le patient a été classé comme ayant un chevauchement SSJ-NET. Noter le décollement épidermique (encart), dont l'apparence a été comparée a du papier à cigarette mouillé. *Remerciements : YDRSC.*

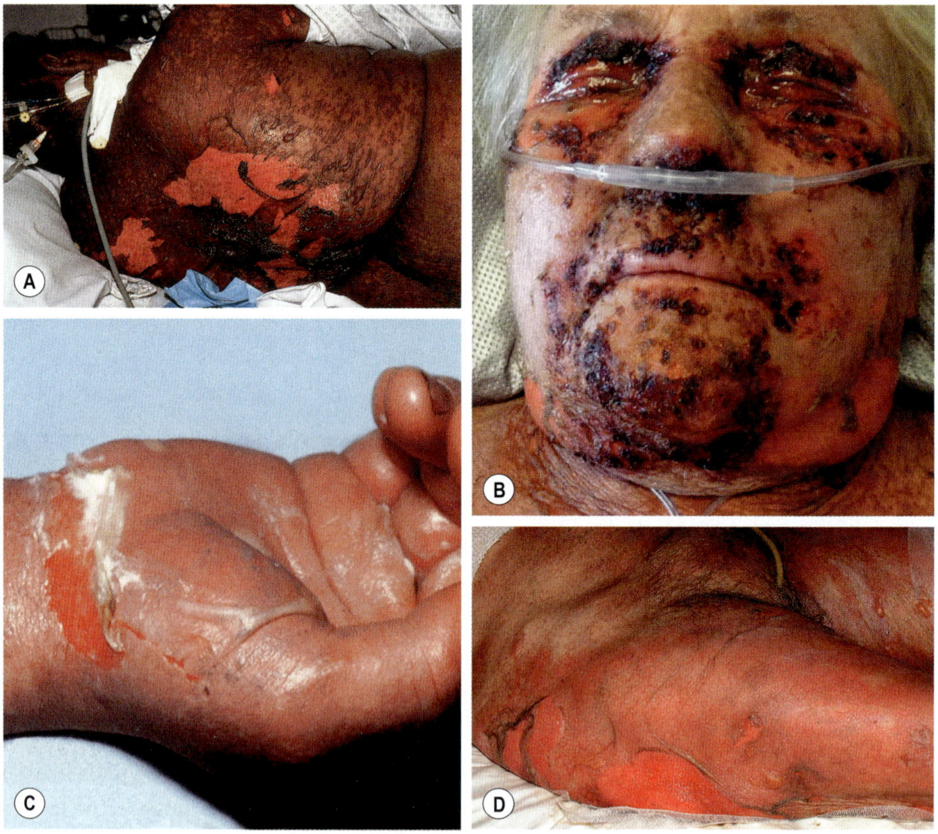

Fig. 16.10 Manifestations cutanées de la nécrolyse épidermique toxique (NET). **A** Décollement de grands lambeaux d'épiderme nécrolytique (> 30 % de la SC), conduisant à des grandes zones de peau dénudée. Quelques bulles intactes sont encore présentes. **B** Croûtes hémorragiques, extensives, symétriques du visage avec zones de dénudation. **C** Décollement épidermique de la peau palmaire. **D** Noter les lambeaux d'épiderme détachés au bord de la peau dénudée, roulés et pliés, associés à l'érythème étendu et aux bulles intactes. *Remerciements : A : YDRSC ; B : Wolfram Hötzecker, MD, Christina Prins, MD ; C : Lars E. French, MD ; D : Luis Requena, MD.*

Tableau 16.5 Score SCORTEN.

Facteurs pronostiques	Points
Âge > 40 ans	1
Fréquence cardiaque > 120 bpm	1
Cancer ou affection hématologique maligne	1
SC atteinte le 1er jour au-dessus de 10 %	1
Taux sérique de l'urée (> 10 mmol/L)	1
Taux de bicarbonate sérique (< 20 mmol/L)	1
Taux de glucose sérique (> 14 mmol/L)	1
SCORTEN	**Taux de mortalité (%)**
0–1	3,2
2	12,1
3	35,8
4	58,3
≥5	90

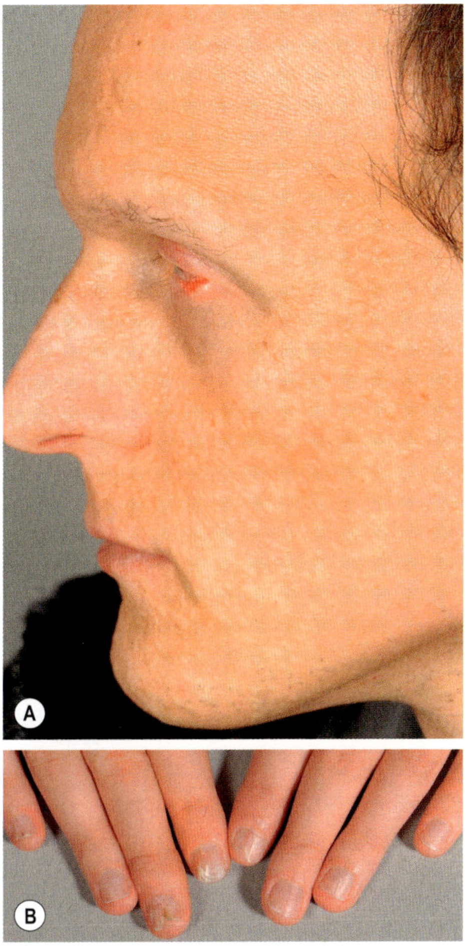

Fig. 16.11 Séquelles de la nécrolyse épidermique toxique (NET). **A** Symblépharon, érosion de la marge latérale de la paupière inférieure et cils clairsemés ; le patient avait aussi un entropion avec une pousse interne de cils et des cicatrices en pavage de la peau du visage. **B** Dystrophie unguéale consistant en des rainures longitudinales et des fissures, une fragilité et des encoches distales. *Remerciements : A, B : Wolfram Hötzenecker, MD, Christina Prins, MD, Lars E. French, MD.*

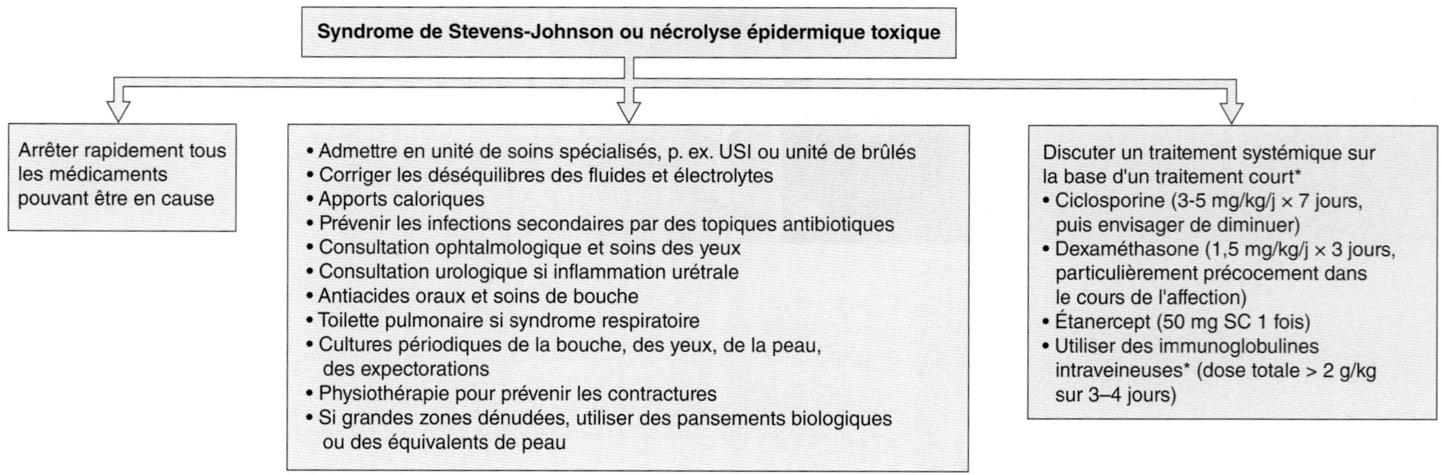

* À partir de preuves reposant sur des études non contrôlées à ce jour

Fig. 16.12 Prise en charge d'un patient ayant un syndrome de Stevens-Johnson ou une nécrolyse épidermique toxique. USI : unité de soins intensifs.

Réactions aux médicaments 17

DRESS : réaction médicamenteuse avec éosinophilie et symptômes systémiques
NET : nécrolyse épidermique toxique
PEAG : pustulose exanthématique aiguë généralisée
SSJ : syndrome de Stevens-Johnson

• La peau est une des cibles les plus fréquentes des effets indésirables des médicaments.

• Le risque de développer une réaction cutanée indésirable aux médicaments (RCIM, toxidermie) inclut : le fait d'être une femme, d'avoir une immunodépression (p. ex. infection VIH), de posséder certains allèles HLA particuliers (tableau 17.1); le risque augmente avec le nombre de médicaments utilisés.

• La pathogénie des RCIM n'est pas complètement comprise mais peut concerner des mécanismes immunologiques, non immunologiques et idiosyncrasiques (tableau 17.2).

Tableau 17.1 Allèles HLA spécifiques qui augmentent le risque de réactions cutanées sévères aux médicaments. Les risques relatifs les plus élevés sont indiqués en gras.

Médicament	Population(s) à haut risque	Allèle HLA	Type de réaction médicamenteuse
Abacavir**	Tous les patients	**B*5701**	DRESS
Allopurinol**	Asiatiques, noirs américains > Européens	**B*5801**	SJS/NET, DRESS
Carbamazépine**, lamotrigine, phénytoïne	Chinois Han et autres Asiatiques	**B*1502**	SJS/NET
Carbamazépine	Européens, Japonais, Chinois Han	**A*3101**	DRESS
Dapsone	Chinois	B*1301	DRESS
Néviparine	Français	DRB1*01:01	DRESS

*** Il est recommandé de dépister la présence de ces allèles chez les patients issus de ces populations à risque avant de débuter un traitement avec ces médicaments.*

Tableau 17.2 Mécanismes des réactions cutanées induites par les médicaments.

Mécanisme immunologique (imprévisible)	• Réactions médicamenteuses IgE-dépendantes • Réactions cytotoxiques induites par des médicaments • Réactions à complexes immuns induites par des médicaments • Réactions à médiation cellulaire
Mécanisme non immunologique (parfois prévisible)	• Surdosage • Effets indésirables pharmacologiques • Toxicité cumulative • Toxicité retardée • Interactions médicament-médicament • Modifications dans le métabolisme • Exacerbation de la maladie
Idiosyncrasique avec un mécanisme possiblement immunologique (non prévisible)	• DRESS (SHM) • SSJ/NET • Réactions médicamenteuses dans le cadre d'une infection VIH • Lupus érythémateux induit par les médicaments

Tableau 17.3 Sélection de médicaments le plus et le moins susceptibles de causer des réactions cutanées indésirables.

Médicaments les plus susceptibles d'être en cause	Médicaments moins susceptibles d'être en cause*
Antibiotiques (p. ex. pénicillines, aminopénicillines, sulfamides, céphalosporines, tétracyclines, fluoroquinolones) **Anticonvulsivants aromatiques** (p. ex. carbamazépine, phénytoïne, phénobarbital, lamotrigine) **Thérapies ciblées** (p. ex. inhibiteurs d'EGFR, inhibiteurs de BRAF inhibiteurs [quand utilisés seuls]) **Inhibiteurs de point de contrôle** (p. ex. anticorps anti-CTLA-4, anticorps anti-PD-1, anticorps anti-PD-L1) **Autres** Concentrés de globules rouges AINS Allopurinol	Paracétamol Aspirine* Diphénhydramine Opioïdes* (p. ex. mépéridine, codéine, morphine) Vitamines (p. ex. multivitamines, thiamine, acide folique, sulfate de fer) Potassium Magnésium Digoxine Aminophylline Spironolactone Nitroglycérine Lidocaïne Insuline ordinaire Prednisone

** À l'exception de l'urticaire aux opioïdes et à l'aspirine.*

- Certains des médicaments parmi le plus et les moins souvent en cause sont énumérés tableau 17.3.
- Les types de RCIM les plus fréquents sont : morbilliformes >urticaire >vascularite ou éruption médicamenteuse fixe (EMF) (tableau 17.4A et B).
- Les réactions médicamenteuses cutanées sévères (RCMS) sont responsables d'une morbidité et d'une mortalité potentielles, mais heureusement constituent seulement ~ 2 % de toutes les RCIM
- RCMS nécessitant une attention immédiate : SSJ/NET, DRESS (aussi rapporté comme syndrome d'hypersensibilité médicamenteuse [SHM]), vascularite, maladie sérique, maladie de type sérique, angio-œdème/anaphylaxie, nécrose cutanée induite par la warfarine, thrombocytopénie induite par l'héparine avec thrombose (TIH) (cf. tableau 17.4A et B et fig. 17.1).
- Les manifestations qui peuvent alerter sur la présence d'une RCMS sont indiquées tableau 17.5.
- Une approche pratique pour déterminer la cause d'une RCIM est proposée tableau 17.6.
- Organiser les informations pertinentes dans un tableau des médicaments (fig. 17.2 et cf. annexe) peut être utile pour synthétiser l'information disponible.
- L'étape la plus importante dans le traitement des RCMS est l'identification et l'élimination du médicament coupable.
- Pour les éruptions morbilliformes, ne menaçant pas le pronostic vital, le médicament en cause doit idéalement être arrêté, mais s'il est vital pour la santé du patient et s'il n'existe pas d'alternative thérapeutique, on peut envisager de «passer outre» et de traiter l'éruption de façon symptomatique (p. ex. CS topiques et antihistaminiques oraux).
- Une approche dans la prise en charge d'une suspicion d'une RCIM est présentée dans la fig. 17.1.
- Des revues additionnelles des types particuliers de réactions médicamenteuses peuvent être trouvées dans d'autres chapitres (tableau 17.7).
- L'utilisation à la fois de thérapies ciblées et d'inhibiteurs de point de contrôle immunitaire pour traiter différentes affections malignes s'est rapidement étendue. Les effets indésirables cutanéomuqueux les plus fréquents avec ces agents sont listés respectivement tableaux 17.8 et 17.9.
- Une sélection des éruptions médicamenteuses dues à des agents chimiothérapiques est listée tableau 17.10.
- Les réactions localisées au site d'injection pour une sélection de médicaments sont indiquées tableau 17.11.

Pour plus d'informations, cf. chap. 21 de *Dermatology, Fourth Edition*.

Tableau 17.4A Caractéristiques d'une sélection de réactions cutanées indésirables aux médicaments (RCIM).

Diagnostic/% *induits par des médicaments*	Sélection de médicaments responsables	Intervalle par rapport au début	Manifestations cutanéomuqueuses	Manifestations systémiques	Autres données utiles	Diagnostic différentiel	Traitement (en plus de l'arrêt du médicament en cause)
Réaction médicamenteuse cutanée sévère (RCMS) (fig. 17.1)							
SSJ *80–90+ %* **TEN** *80–90+ %* (fig. 17.3) (cf. chap. 16)	• Antibiotiques (p. ex. sulfamides, aminopénicillines, céphalosporines, quinolones) • Anticonvulsivants aromatiques* • AINS • Allopurinol • Antirétroviraux (en particulier névirapine) • Inhibiteurs de point de contrôle (p. ex. ipilimumab, nivolumab)	• 7–21 jours	• Érosions muqueuses • Macules sombres en cibles atypiques • Nécroses et décollements épidermiques • SSJ <10 % SC • Chevauchements SSJ/NET 10–30 % SC • NET >30 % SC	• Symptômes prodromiques IVRS • Fièvre • Douleurs cutanées	• Leucopénie • Biopsie cutanée • Examen extemporané pour différenciation avec SSSS	• EP majeur • DIgAL • SSSS • PEAG • GVHD aiguë sévère • Syndrome de Rowell • Maladie de Kawasaki • EMF généralisée • Pemphigus paranéoplasique	Maladie modérée • Hospitalisation • Soin des plaies • Consultation ophtalmologique Maladie sévère • USI/soins de brûlures • Envisager autres traitements systémiques (cf. fig. 16.12)

(*Suite*)

Tableau 17.4A Suite.

Diagnostic/% *induits par des médicaments*	**Sélection de médicaments responsables**	**Intervalle par rapport au début**	**Manifestations cutanéomuqueuses**	**Manifestations systémiques**	**Autres données utiles**	**Diagnostic différentiel**	**Traitement (en plus de l'arrêt du médicament en cause)**
DRESS *80–90+ %* (fig. 17.4)	• Anticonvulsivants aromatiques* • Antimicrobiens (p. ex. dapsone, sulfamides) • Allopurinol • Antirétroviraux (p. ex. abacavir, néviparine)	• 15–40 jours	• Œdème facial • Éruption morbilliforme œdémateuse avec accentuation folliculaire • Visage, haut du tronc et membres sont atteints préférentiellement • Autres atteintes cutanées occasionnelles : vésicules, bulles, pustules, érythrodermie, purpura	(Toujours présentes à un certain degré) • Fièvre • Lymphadénopathies • Arthralgies/ arthrite • Hépatite • Myocardite • Pneumonie • Néphrite • Thyroïdite • Saignements gastro-intestinaux (allopurinol)	• Hyperéosinophilie marquée • Lymphocytose avec augmentation des lymphocytes atypiques • Augmentation des enzymes hépatiques • Envisager une biopsie cutanée • Envisager des examens de laboratoire pour chercher une réactivation de HHV6 chez les immunodéprimés • Des atteintes cutanées et viscérales peuvent persister pendant des semaines et des mois après l'arrêt du médicament responsable • Après une dégression rapide des CS, on peut observer un rebond	• Exanthème viral • Autre RCIM • Lymphome cutané • Pseudo-lymphome • Syndrome hyperéosinophilique idiopathique	• CS oraux pendant une longue période (souvent plusieurs mois), pour les atteintes les plus graves et dégression lente • Les CS topiques peuvent supprimer les symptômes • Évaluation longitudinale pendant plus d'un an, pour des manifestations tardives, p. ex. thyroïdite, myocardite

(*Suite*)

Tableau 17.4A Suite.

Diagnostic/% ***induits par des médicaments***	**Sélection de médicaments responsables**	**Intervalle par rapport au début**	**Manifestations cutanéomuqueuses**	**Manifestations systémiques**	**Autres données utiles**	**Diagnostic différentiel**	**Traitement (en plus de l'arrêt du médicament en cause)**
Vascularite cutanée des petits vaisseaux (VCPV) *~ 10 %*	• Pénicillines • AINS • Antibiotiques (p. ex. sulfamides, céphalosporines, quinolones) • Diurétiques (p. ex. furosémide, hydrochloro-thiazide) • Allopurinol • Phénytoïne • Lévamisole • Bortézomib • Immunomodulateurs systémiques (p. ex. G-CSF, GM-CSF, interférons, inhibiteurs de TNF)	• 7–21 jours (traitement initial) • <3 jours (reprise du traitement)	• Papules purpuriques, le plus souvent aux membres inférieurs • Bulles hémorragiques • Lésions de type urticaire • Pustules	(Pas toujours présentes) • Fièvre • Myalgies • Arthralgies/arthrites • Céphalées • Œdèmes périphériques • Neuropathies périphériques • Glomé rulonéphrites	• Analyse d'urine, et azote uréique sanguin/Cr pour exclure un sédiment urinaire actif/atteinte rénale • Examen des selles pour chercher un saignement GI • Biopsie cutanée de lésions récentes pour H&E et IFD	• VCPV idiopathique ou due à une infection, une connectivite auto-immune, une malignité	Atteinte modérée • Observation • CS topiques puissants Atteinte sévère ou systémique • CS oraux • Immunosuppresseurs épargnant les corticostéroïdes

(*Suite*)

Tableau 17.4A Suite.

Diagnostic/% *induits par des médicaments*	**Sélection de médicaments responsables**	**Intervalle par rapport au début**	**Manifestations cutanéomuqueuses**	**Manifestations systémiques**	**Autres données utiles**	**Diagnostic différentiel**	**Traitement (en plus de l'arrêt du médicament en cause)**
Vascularite cutanée des vaisseaux de moyen calibre (VCVMC)	• Hydralazine • Propylthio-uracile • Méthimazole • Minocycline • Pénicillamine • Allopurinol • Sulfasalazine • Lévamisole	• Heures à années	• Plaques purpuriques et nodules (principalement visage, oreilles, seins et membres) • Ulcères • Livedo réticulé • Nécroses digitales • Occasionnellement purpura palpable, imitant une VCPV	(Souvent présentes) • Fièvre • Arthralgies/arthrites • Glomérulonéphrite nécrosante • Hémorragie pulmonaire • Neuropathie périphérique	• Une biopsie cutanée peut révéler une vascularite leucocytoclasique des vaisseaux superficiels et profonds • ANCA+ avec propylthio-uracile, hydralazine, lévamisole	• Périartérite noueuse (classique ou cutanée) • Granulomatose avec polyangéite • Polyangéite microscopique • Granulomatose éosinophilique avec polyangéite	Atteinte modérée débutante • L'arrêt du médicament est souvent judicieux Atteinte sévère avec atteinte systémique ou arrêt tardif du médicament en cause • Peut nécessiter un traitement immunosuppresseur
«**Véritable***» **maladie sérique** (due à des protéines non humaines) *>90 %*	• Globulines antithymocytes • Tositumomab • Infliximab	• 7–21 jours	• Éruption morbilliforme • Urticaire • Papules/plaques purpuriques	• Fièvre • Arthralgies/arthrites • Lymphadénopathies • Atteinte rénale	• Hypocomplémentémie • Complexes immuns circulants • Vascularite observée sur la biopsie cutanée	• Exanthème viral • Autre RCIM	Atteinte modérée • Traitement symptomatique Atteinte sévère • CS oraux • Immunosuppresseurs épargnant les corticostéroïdes
Réaction cutanée de type de maladie sérique *>90 %* (cf. fig. 3.3B)	• Céfaclor • Minocycline • Pénicillines • Sulfamides • Bupropion • Propranolol • Phénytoïne • AINS	• 7–21 jours	• Éruption morbilliforme • Urticaire, œdème acral • Papules urticariennes et plaques avec une composante purpurique	• Fièvre • Arthralgies/arthrites • Lymphadénopathies	• *Pas* d'hypocomplémentémie, complexes immuns circulants, vascularite ou atteinte rénale	• Urticaire polymorphe • Exanthème viral • DRESS • Œdème aigu hémorragique du nourrisson • EP ou SSJ débutant • Maladie de Kawasaki	• Antihistaminiques d'action prolongée, surtout s'il existe une urticaire • CS oraux si symptômes significatifs

(*Suite*)

Tableau 17.4A Suite.

Diagnostic/% *induits par des médicaments*	Sélection de médicaments responsables	Intervalle par rapport au début	Manifestations cutanéomuqueuses	Manifestations systémiques	Autres données utiles	Diagnostic différentiel	Traitement (en plus de l'arrêt du médicament en cause)
Angio-œdème/ anaphylaxie *30 %*	• Pénicillines • Produits de contraste radiologique • Anticorps monoclonaux • AINS • IEC • Antagonistes des récepteurs de l'angiotensine II	• Minutes à heures • 1–7 jours • 1 jour à plusieurs années	• Tuméfaction sous-cutanée, aiguë, pâle ou rose • Touchant en particulier le visage (paupières, oreilles, lèvres, nez) • Moins souvent membres et organes génitaux • Associé à l'urticaire dans 50 % des cas	• Atteinte de : oropharynx, larynx, épiglotte et tissus avoisinants, peut gêner la respiration et la déglutition • L'œdème de la paroi intestinale peut causer : nausées, vomissements, diarrhée, douleur • Hypotension et collapsus circulatoire avec anaphylaxie		• Réactions sévères aux piqûres d'insectes • Allergies alimentaires • Angio-œdème héréditaire • Angio-œdème acquis • Angio-œdème dépendant des œstrogènes	Atteinte modérée • Antihistaminiques oraux Atteinte sévère • Hospitalisation • Adrénaline s.c. • Antihistaminiques i.v./oraux • CS i.v./oraux
Warfarine (nécrose cutanée induite par la Coumadine®) *100 %* (fig. 17.5)	• Warfarine	• 2–5 jours	• Plaques rouges à violacées, douloureuses, évoluant en bulles hémorragiques et ulcérations nécrotiques • Principalement les zones où il y a le plus de graisse sous-cutanée, p ex. poitrine, cuisses, fesses	• Douleurs extrêmes dans la zone atteinte	• Déficit en protéine C	• CIVD • Septicémie	• Vitamine K • Héparine i.v. • Concentré de protéine C i.v.

(*Suite*)

Tableau 17.4A Suite.

Diagnostic/% ***induits par des médicaments***	**Sélection de médicaments responsables**	**Intervalle par rapport au début**	**Manifestations cutanéomuqueuses**	**Manifestations systémiques**	**Autres données utiles**	**Diagnostic différentiel**	**Traitement (en plus de l'arrêt du médicament en cause)**
Thrombocytopénie induite par l'héparine avec thrombose (TIH) *100 %* (fig. 17.6 ; cf. fig. 18.2)	• Héparine : toutes les formes (i.v., s.c., HBPM ; et dans les rinçages d'héparine utilisés pour les dialyses et les cathéters i.v.)	• 5–10 jours (initial) • Début précoce, survenue au cours des 24 heures (reprise du traitement dans les ~ 100 jours suivant la dernière exposition) • Début retardé survenue ~ 9 jours après avoir stoppé l'héparine • Réaction anaphylactoïde survenue dans 30 minutes du bolus i.v.	• Nécrose cutanée aux sites d'injection et à distance (p. ex. extrémités distales, nez) • Ischémie digitale • Pétéchies	• Thromboses systémiques veineuses et artérielles • Dans les réactions anaphylactoïdes, voir l'inflammation aiguë (fièvre, frissons) et les symptômes cardio-respiratoires (hypertension, souffle court)	• Thrombocytopénie ou diminution du taux de plaquettes > 50 % • Test fonctionnel positif (libération de sérotonine ou test d'induction de l'agrégation des plaquettes par l'héparine) • Test Elisa pour le facteur antiplaquettaire 4/anticorps anti-héparine positifs	• CIVD • Septicémie • Syndrome des anticorps antiphospholipides	• Changer pour un autre anticoagulant non héparinique, p. ex. • Argatroban • Danaparoïde • Fondaparinux • Bivalirudine • Anticoagulants oraux agissant directement • Une fois que la thrombocytopénie est résolue, la plupart des patients passent alors à la warfarine ou un autre anticoagulant oral

* *Les anticonvulsivants aromatiques (p. ex. carbamazépine, phénytoïne, phénobarbital, lamotrigine [en particulier en association à l'acide valproïque] sont plus souvent impliqués).*
CIVD : coagulation intravasculaire disséminée ; DIgAL : dermatose bulleuse à IgA linéaires ; G-CSF et GM-CSF : granulocyte and granulocyte-macrophage colony-stimulating factors ; HBPM : héparine de bas poids moléculaire ; IEC : inhibiteurs de l'enzyme de conversion de l'angiotensine ; *staphylococcal scalded skin syndrome*.

Tableau 17.4B Caractéristiques d'une sélection de réactions cutanées indésirables aux médicaments (RCIM).

Diagnostic/% ***induits par des médicaments***	**Sélection de médicaments responsables**	**Intervalle de temps par rapport au début**	**Manifestations cutanéomuqueuses**	**Manifestations systémiques**	**Autres indices utiles**	**Diagnostic différentiel**	**Traitement (en plus de l'arrêt du médicament coupable)**
Réactions cutanées indésirables aux médicaments les moins sévères							
Médicamenteuse morbilliforme/ exanthémateuse/maculo-papuleuse *Enfants 10–20 %* *Adultes 50–70 %* (fig. 17.7 ; cf. fig. 3.2)	• Aminopénicillines • Sulfamides • Céphalosporines • Anticonvulsivants aromatiques* • Allopurinol • Abacavir • Névirapine	• 4–14 jours (occasionnellement plus tôt en cas de nouvelle prise)	• Macules érythémateuses et discrètes papules qui souvent deviennent confluentes • Distribution symétrique en particulier du tronc, des membres supérieurs • Zones dépendantes chez les personnes alitées • Lésions purpuriques des jambes et des pieds • Parfois plaques annulaires ou en cibles • Typiquement pas d'atteinte muqueuse	• Prurit • Fièvre peu élevée	• Hyperéosinophilie modérée • Peut avoir une petite aggravation avant une amélioration à l'arrêt du médicament en cause • L'éruption disparaît en 1–2 semaines après l'arrêt du médicament responsable	• Exanthème viral	• Traitement symptomatique avec antihistaminiques oraux et CS topiques de puissance modérée • Si le médicament coupable a une importance cruciale pour le patient et s'il n'y a pas d'alternative convenable, on peut traiter malgré l'éruption
Urticaire *< 10 %* (fig. 17.8 ; cf. fig. 3.3A)	• Pénicillines • Céphalosporines • AINS • Anticorps monoclonaux • Produits de contraste radiologique**	• Minutes à heures	• Papules et plaques transitoires érythémateuses, œdémateuses, avec pâleur centrale • De tailles et de configurations variées, incluant annulaires; parfois couleur foncée au centre chez les enfants (urticaire «polymorphe»)	• Prurit	• Chaque lésion disparaît < 24 heures • La peau redevient normale quand les lésions disparaissent	• Autres causes d'urticaire (p. ex. virus, allergie alimentaire, idiopathique) • Vascularite urticarienne • Réaction de type maladie sérique • EP	• Antihistaminiques oraux à demi-vie longue, p. ex. cétirizine

(*Suite*)

Tableau 17.4B Suite.

Diagnostic/% ***induits par des médicaments***	**Sélection de médicaments responsables**	**Intervalle de temps par rapport au début**	**Manifestations cutanéomuqueuses**	**Manifestations systémiques**	**Autres indices utiles**	**Diagnostic différentiel**	**Traitement (en plus de l'arrêt du médicament coupable)**
PEAG *70–90 %* (fig. 17.9)	• Antibiotiques (p. ex. aminopénicillines, pénicillines, céphalosporines, clindamycine, macrolides, sulfamides) • Inhibiteurs calciques (en particulier diltiazem)	• <4 jours	• Nombreuses petites pustules stériles principalement non folliculaires, survenant dans des vastes zones érythémateuses et œdémateuses • Commence souvent sur le visage et dans les zones intertrigineuses, et devient ensuite généralisée • Chez 50 % des patients, associations d'autres lésions cutanées : pétéchies, purpura, lésions atypiques ressemblant à des cibles, vésicules	• Fièvre • Prurit ou brûlures	• Leucocytose avec neutrophilie • Dysfonction rénale transitoire • Hypocalcémie • Biopsie cutanée utile • Disparaît avec une desquamation superficielle	• Psoriasis pustuleux aigu • DRESS • Éruption médicamenteuse morbilliforme • NET	• Traitement de support • CS topiques de puissance modérée • Antipyrétiques

(*Suite*)

Tableau 17.4B Suite.

Diagnostic/% *induits par des médicaments*	Sélection de médicaments responsables	Intervalle de temps par rapport au début	Manifestations cutanéomuqueuses	Manifestations systémiques	Autres indices utiles	Diagnostic différentiel	Traitement (en plus de l'arrêt du médicament coupable)
Éruption médicamenteuse fixe (EMF) *99 %* (fig. 17.10)	• Sulfamides • AINS • Tétracyclines • Pseudo-éphédrine (EMF non pigmentée)	• 7–14 jours (première exposition) • Dans les 24 heures (nouvelle prise)	• Plaque érythémateuse et œdémateuse ronde, bien délimitée, unique (ou limitée à quelques éléments) • Parfois avec une teinte violet sombre, une bulle centrale ou un décollement épidermique • Principalement lèvres, visage, mains, pieds, organes génitaux • S'efface en plusieurs jours ; pigmentation résiduelle post-inflammatoire brune • Variantes • EMF généralisée (nombreuses lésions) • EMF non pigmentée • EMF linéaire		• En cas de réintroduction, les lésions récidivent exactement aux mêmes sites ± nouvelles lésions • Une biopsie cutanée est utile	• Piqûre ou morsure d'arthropodes ou d'araignées (lésion unique) • EP (EMF généralisée) • SSJ (EMF généralisée plus atteinte muqueuse) • NET (EMF généralisée avec bulles, décollements épidermiques) • Cellulite (EMF non pigmentée) • Lichen plan (EMF linéaire)	• Traitement de support

* *Anticonvulsivants aromatiques (p. ex. carbamazépine, phénytoïne, phénobarbital, lamotrigine).*
** *Souvent réaction anaphylactoïde.*
EP : érythème polymorphe.

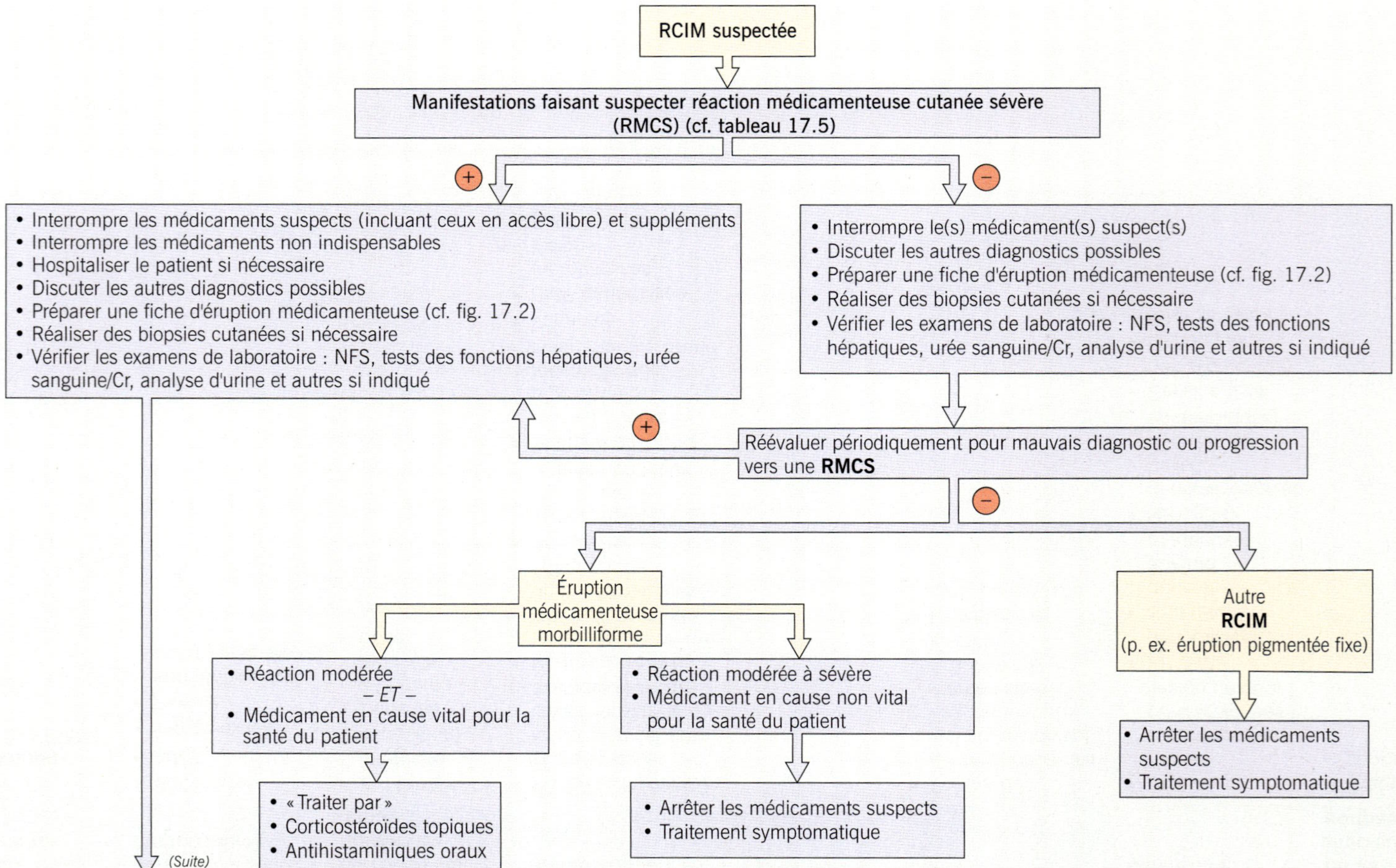
RCIM suspectée
Manifestations faisant suspecter réaction médicamenteuse cutanée sévère (RMCS) (cf. tableau 17.5)
+
• Interrompre les médicaments suspects (incluant ceux en accès libre) et suppléments
• Interrompre les médicaments non indispensables
• Hospitaliser le patient si nécessaire
• Discuter les autres diagnostics possibles
• Préparer une fiche d'éruption médicamenteuse (cf. fig. 17.2)
• Réaliser des biopsies cutanées si nécessaire
• Vérifier les examens de laboratoire : NFS, tests des fonctions hépatiques, urée sanguine/Cr, analyse d'urine et autres si indiqué
−
• Interrompre le(s) médicament(s) suspect(s)
• Discuter les autres diagnostics possibles
• Préparer une fiche d'éruption médicamenteuse (cf. fig. 17.2)
• Réaliser des biopsies cutanées si nécessaire
• Vérifier les examens de laboratoire : NFS, tests des fonctions hépatiques, urée sanguine/Cr, analyse d'urine et autres si indiqué
Réévaluer périodiquement pour mauvais diagnostic ou progression vers une RMCS
+
−
Éruption médicamenteuse morbilliforme
• Réaction modérée
– ET –
• Médicament en cause vital pour la santé du patient
• « Traiter par »
• Corticostéroïdes topiques
• Antihistaminiques oraux
• Réaction modérée à sévère
• Médicament en cause non vital pour la santé du patient
• Arrêter les médicaments suspects
• Traitement symptomatique
Autre
RCIM
(p. ex. éruption pigmentée fixe)
• Arrêter les médicaments suspects
• Traitement symptomatique
(Suite)

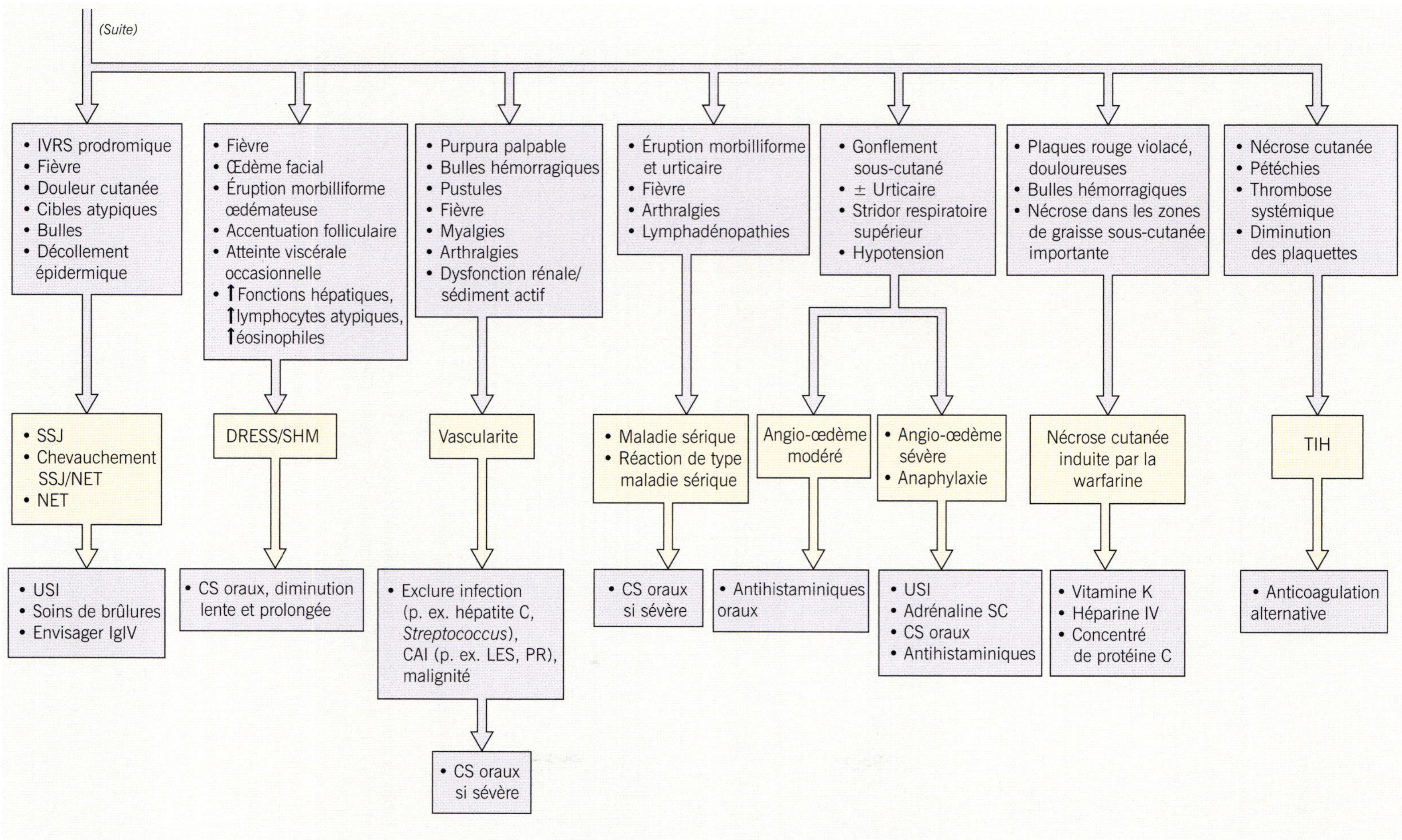

Fig. 17.1 Approche diagnostique d'une réaction cutanée indésirable aux médicaments (RCIM). PR : polyarthrite rhumatoïde ; RCMS : réaction cutanée médicamenteuse sévère ; TIH : thrombocytopénie induite par l'héparine avec thrombose.

Médicaments	Date d'administration du (des) médicament(s) — Préhospitalier / Durée (années)	15/6	16/6	17/6	18/6	19/6	20/6	21/6 Début de l'éruption	22/6 Consultation dermato-logique	23/6	24/6 Aggravation de l'éruption	25/6	26/6	27/6 Amélioration de l'éruption	28/6	29/6
Aspirine	x / 10	×	×	×	×	×	×	×	×	×	×	×	×	×	×	×
Héparine SC			×	×	×	×	×	×	×	×	×	×	×	×	×	×
Famotidine		×	×	×	×	×	×	×	×							
Insuline	x / 5	×	×	×	×	×	×	×	×	×	×	×	×	×	×	×
Digoxine	x / 8	×	×	×	×	×	×	×	×	×	×	×	×	×	×	×
Diltiazem	x / 6	×	×	×	×	×	×	×	×	×	×	×	×	×	×	×
Polyvitamines	x / 5	×	×	×	×	×	×	×	×							
Thiamine		×	×	×												
Folates		×	×	×	×	×	×	×	×							
Lorazépam		×	×	×	×	×	×	×	×	×	×	×				
Zolpidem		×	×		×	×		×								
Paracétamol		×	×													
Ibuprofène				×	×											
Tramadol HC						×	×	×								
Maalox®			×	×	×											
Lactulose						×	×	×								
Diphénhydramine								×	×	×	×	×	×			
Ampicilline/sulbactam		×	×													
Vancomycine				×	×	×	×	×	×							
Ceftazidime				×	×	×	×	×	×							
Lévofloxacine										×	×					
Lizenolide												×	×	×	×	×
Biologie																
GB		20,2	16,5	7,0	7,6	8,1	10,2	11,3	11,5	11,2	11,5	10,5	9,2	7,0	7,0	6,5
% Éosinophiles		0 %	0 %	< 1 %	< 1 %	3 %	5 %	7 %	9 %	9 %	8 %	7 %	5 %	3 %	1 %	1 %
% Lymphocytes atypiques		0 %	→													→
Plaquettes		nl	→													→
ASAT		nl	→													→
ALAT		nl	→													→
Azote uréique sanguin/Cr		nl	→													→
Température (°C)		40			38			38,3		38,5			37,5			
Examen physique*		nl	→													→
Type d'éruption								Morbilliforme → Confluence								

* Chercher la présence de lymphadénopathies, arthrites, sifflement, hypotension

Fig. 17.2 Tableau d'une éruption médicamenteuse. Modèle de travail pour organiser sur un seul document toutes les informations disponibles concernant un patient susceptible de présenter une réaction cutanée indésirable à des médicaments (RCIM). **Étape 1 :** Compiler dans le tableau tous les médicaments consommés ou administrés récemment (incluant les médicaments sur/sans prescription et les compléments). **Étape 2 :** Passer en revue et faire la liste de toutes les informations pertinentes concernant les examens de laboratoire et les manifestations physiques en bas du tableau. **Étape 3 :** Cf. fig. 17.1, exclure une RCMS et catégoriser le type de RCIM. **Étape 4 :** En s'appuyant sur les intervalles de temps (cf. tableau 17.4) et les médicaments causant le plus ou le moins souvent des RCIM (cf. tableau 17.3), commencer à formuler la liste des médicaments les plus susceptibles d'être coupables et recommander leur arrêt. De plus, arrêter les médicaments non nécessaires. **Étape 5 :** Une évaluation longitudinale du patient est nécessaire pour (1) exclure la progression vers une RCMS, (2) déterminer la réponse à l'arrêt du médicament coupable (noter qu'il peut y avoir une « aggravation avant l'amélioration »), et (3) fournir des traitements de support. Dans ce tableau d'un patient, les médicaments les plus probablement coupables sont ceftazidime > ampicilline/sulbactam > vancomycine ; toutefois, les multivitamines, folates, famotidine, zolpidem, paracétamol, ibuprofène, tramadol, Maalox® et lorazépam (devant être diminué progressivement et pas arrêté brutalement) ont aussi été arrêtés. Noter que l'arrêt de lévofloxacine par le médecin traitant n'était pas nécessaire. Cf. www.expertconsult.com pour un exemplaire vide du tableau d'éruption médicamenteuse. ALAT : alanine-aminotransférase ; ASAT : aspartate-aminotransférase.

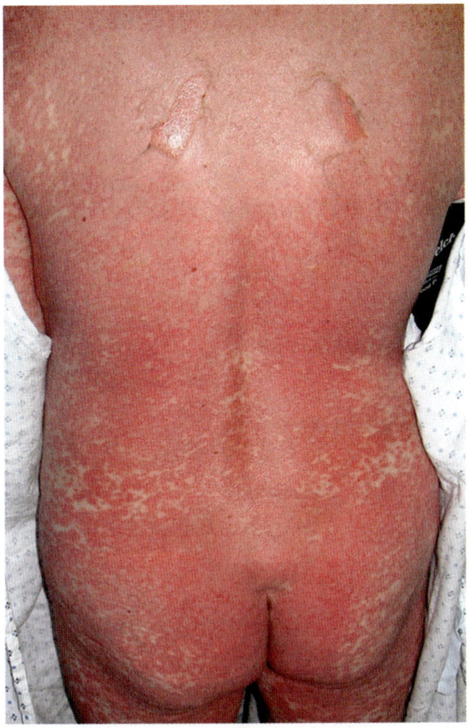

Fig. 17.3 Syndrome de Stevens-Johnson à un stade précoce. Ce patient avait été initialement diagnostiqué avec une éruption médicamenteuse morbilliforme sévère à la pénicilline, mais ensuite des zones de décollement épidermique par friction se sont développées. *Remerciements : YDRSC.*

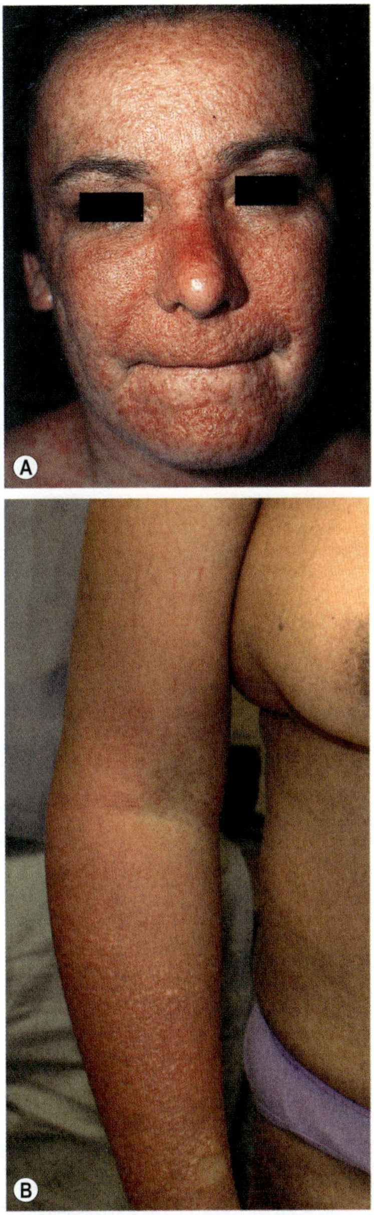

Fig. 17.4 DRESS : *drug reaction with eosinophilia and systemic symptoms*. Aussi connu sous l'appellation syndrome d'hypersensibilité médicamenteuse (SHM). **A** Présence d'un œdème facial et de multiples papules œdémateuses. **B** Exanthème confluant, œdème et vésiculation de l'avant-bras. *Remerciements : A : Kenneth Greer, MD ; B : Alicia Little, MD.*

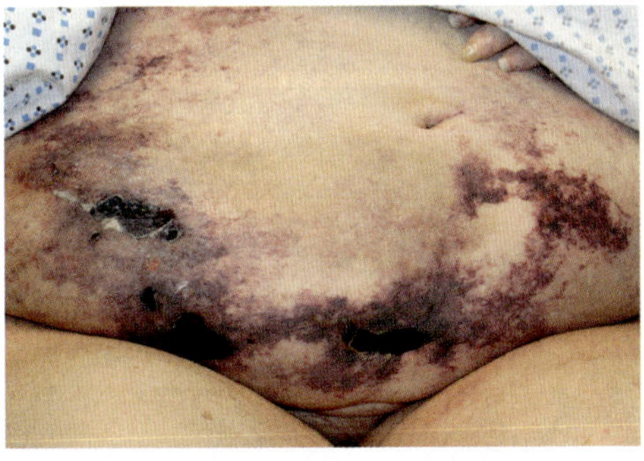

Fig. 17.5 Nécrose cutanée induite par la warfarine (Coumadine®). Plaques purpuriques rétiformes avec grandes croûtes hémorragiques et ulcérations sous-jacentes de la paroi abdominale chez une femme qui a débuté récemment un traitement par warfarine. *Remerciements : Jean L. Bolognia, MD.*

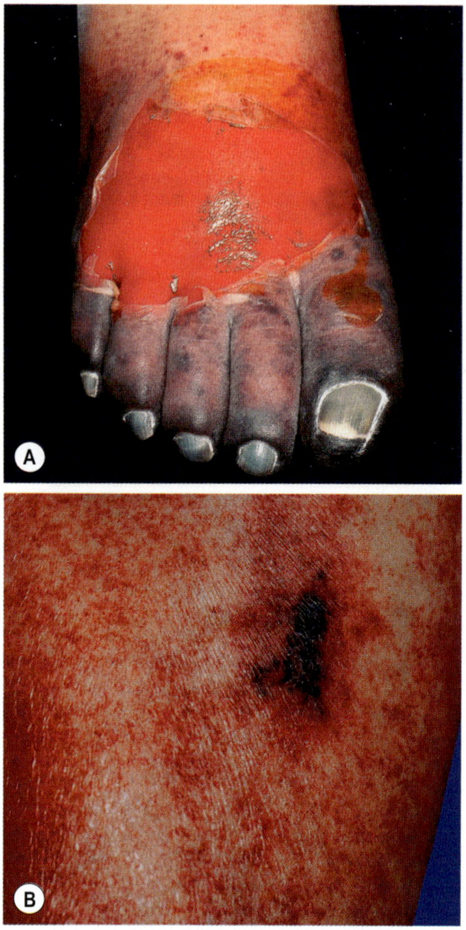

Fig. 17.6 Syndrome de thrombocytopénie induite par l'héparine avec thrombose (TIH). **A** Ischémie et nécrose du pied. **B** Pétéchies dues à la thrombocytopénie et zones irrégulières de nécrose cutanée. *Remerciements : A : Kalman Watsky, MD ; B : Jean L. Bolognia, MD.*

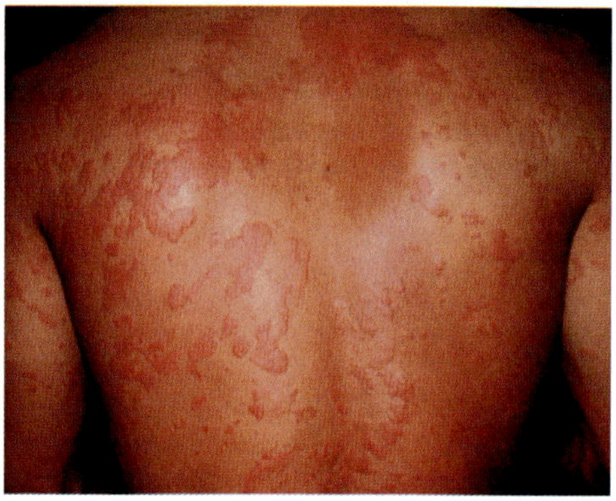

Fig. 17.8 Urticaire secondaire à la pénicilline. Plusieurs de ces lésions ont un aspect figuré. *Remerciements : YDRSC.*

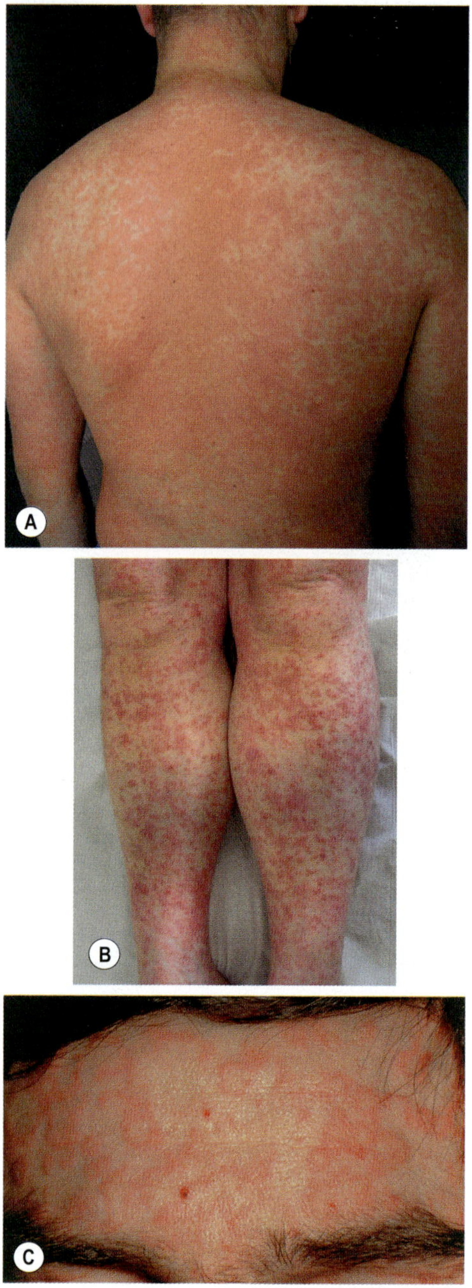

Fig. 17.7 Éruptions médicamenteuses exanthémateuses (morbilliformes). **A** Papules érythémateuses et lésions urticariennes avec confluence au milieu du dos induites par amoxicilline. **B** En raison de leur caractère dépendant, les lésions de la partie distale des membres inférieurs peuvent devenir pétéchiales ou purpuriques. **C** Papules roses et lésions annulaires du front dues au phénobarbital. *Remerciements : A, B : Laurence Valeyrie-Allanore, MD ; C : YDRSC.*

Tableau 17.5 Manifestations suggérant une réaction médicamenteuse cutanée sévère.

Manifestations cutanées	Manifestations systémiques	Examens de laboratoire
• Douleur cutanée • Érythème confluent • Œdème facial • Bulles ou décollement épidermique • Érosions muqueuses • Nécrose • Purpura palpable • Urticaire • Gonflement des lèvres/langue	• Fièvre élevée • Lymphadénopathies • Arthralgies/arthrite • Souffle court, sifflement, stridor, hypotension • Autres atteintes viscérales	• Hyperéosinophilie marquée • Lymphocytose avec lymphocytes atypiques • Leucopénie • Tests fonctionnels hépatiques ou rénaux anormaux • Thrombocytopénie

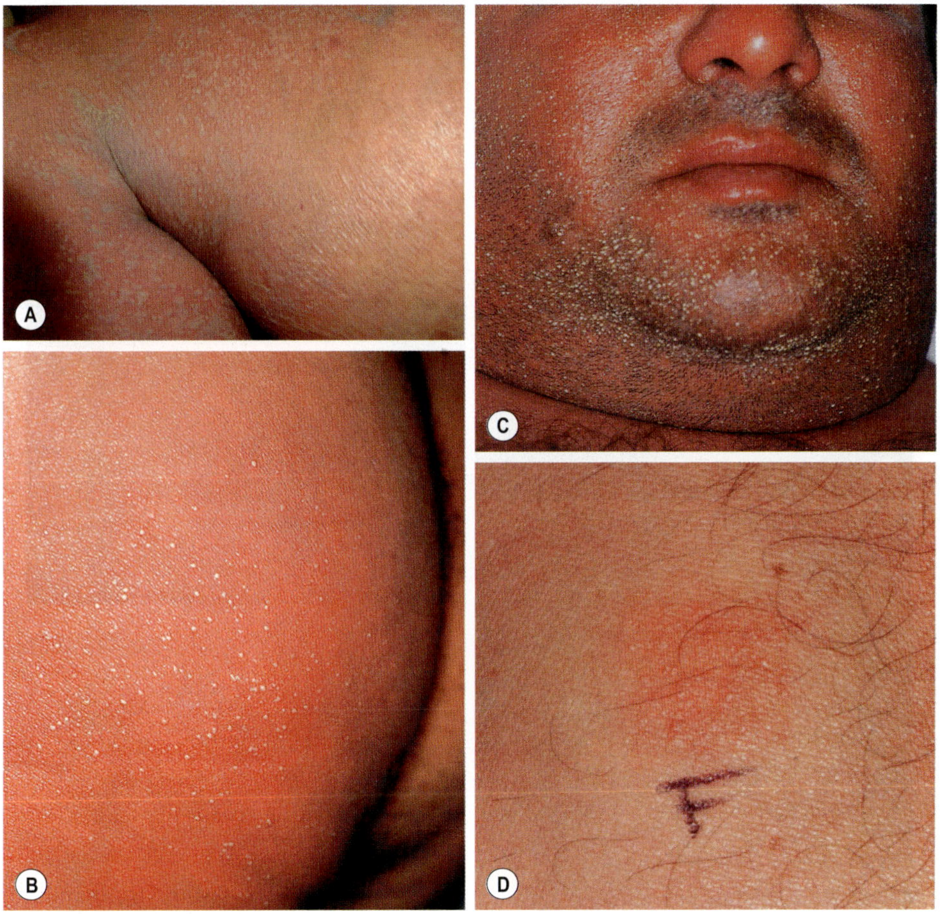

Fig. 17.9 Pustulose exanthématique aiguë généralisée (PEAG). A Nombreuses pustules stériles avec décollement épidermique superficiel dans des zones où les pustules sont devenues confluentes chez un patient recevant de l'amoxicilline. **B** Érythème diffus de la fesse avec de multiples petites pustules stériles (dû à une céphalosporine) et du visage (**C**) dû au métronidazole. **D** Le patch-test est positif 4 jours après l'application de métronidazole à 0,75 % chez un patient qui avait eu une éruption médicamenteuse pustuleuse à ce médicament. *Remerciements : A : Laurence Valleyrie-Allanore, MD ; B : YDRSC ; C, D : Kalman Watsky, MD.*

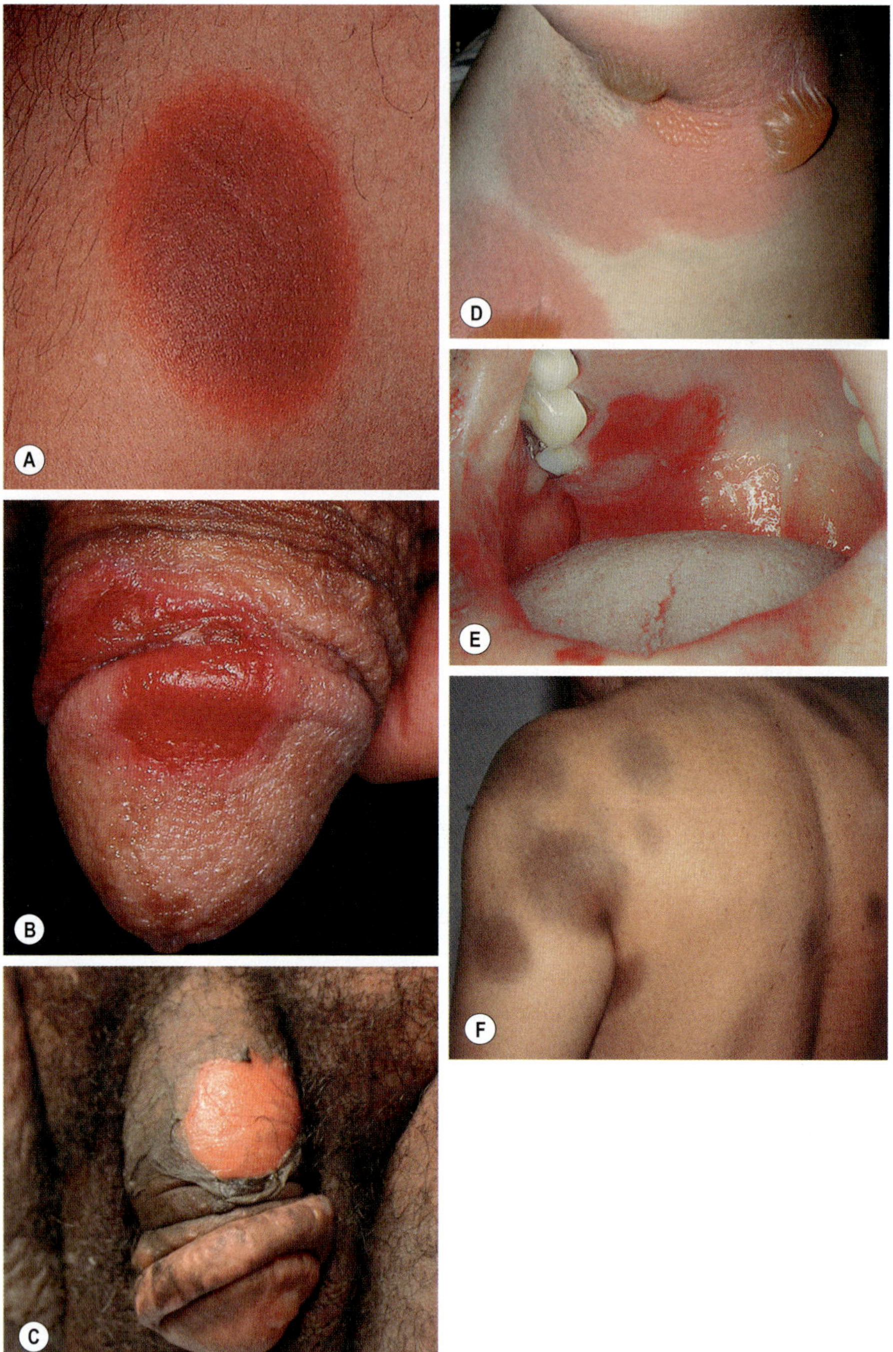

Fig. 17.10 Éruptions médicamenteuses fixes (EMF). A Plaque rouge brun avec un bord plus érythémateux. **B** Lésion érosive du pénis due à un décollement épidermique ; cette présentation clinique est parfois diagnostiquée à tort comme infection HSV récurrente. **C, D** EMF généralisée bulleuse avec atteinte génitale et intertrigineuse ; des érosions sont visibles après rupture de la bulle. En raison de sa grande extension, cette variante peut être confondue avec un SSJ/NET. **E** Dans la bouche, le décollement muqueux conduit à des érosions. **F** Une fois l'inflammation complètement résolue, des zones circulaires ou ovales d'hyperpigmentation sont fréquemment observées. Les médicaments responsables étaient la phénolphtaléine (**A**), la ciprofloxacine (**B**), le naproxène (**C**), la pseudo-éphédrine (**D**), l'allopurinol (**E**) et le triméthoprime-sulfaméthoxazole (**F**).
Remerciements : A : YDRSC ; B, E : Kalman Watsky, MD ; C : Sara Perkins, MD ; D : Edward W Cowen, MD ; F : Mary Stone, MD.

Tableau 17.6 Approche logique pour déterminer la cause d'une éruption médicamenteuse.

Caractéristiques cliniques	• Type de la lésion primaire (p. ex. urticaire, papule érythémateuse, pustule, papule purpurique, vésicule ou bulle) • Distribution et nombre des lésions • Atteinte muqueuse, œdème facial • Signes associés et symptômes : fièvre, prurit, hypertrophie des ganglions lymphatiques, atteinte viscérale
Facteurs chronologiques	• Documenter tous les médicaments auxquels le patient a été exposé (incluant ceux sans prescription et les compléments) et les dates d'administration • Date de l'éruption • Intervalle entre l'introduction du médicament (ou sa réintroduction) et l'éruption cutanée • Réponse à l'éviction de l'agent suspecté • Envisager le rôle des excipients (p. ex. huile de soja) • Réponse à la réintroduction*
Recherche dans la littérature	• Recherche bibliographique (p. ex. PubMed, Micromedex, Litt 's Drug, Eruption and Reaction Database) • Registres des alertes médicamenteuses • Données collectées par les laboratoires pharmaceutiques • Dans le cas des médicaments les plus récemment utilisés, extrapolation reposant sur la classe du médicament et en particulier le premier utilisé dans cette classe

** Souvent par inadvertance.*

Tableau 17.7 Types spécifiques additionnels d'éruptions induites par des médicaments.

Psoriasiforme (fig. 17.11)	Chap. 6
Érythrodermie	Chap. 8, tableau 8.1
Lichénoïde (fig. 17.12)	Chap. 9
Urticaire	Chap. 14
Syndrome de Stevens-Johnson et nécrolyse épidermique toxique	Chap. 16
Nécrose à la warfarine ou à l'héparine	Chap. 18
Vascularite	Chap. 19
Syndrome de Sweet	Chap. 21
Pemphigus et pemphigoïde bulleuse	Chap. 23 et 24
Dermatose bulleuse à IgA linéaires (DIgAL)	Chap. 25, tableau 25.1
Acnéiforme/folliculite	Chap. 29 et 31
Hyper et hypohidrose	Chap. 32
Lupus érythémateux (systémique ou cutané)	Chap. 33, tableau 33.4 et 33.5
Granulomatose (interstitielle)	Chap. 37
Pseudo-porphyrie	Chap. 41, tableau 41.2
Hypopigmentation (peau et chevelure)	Chap. 54
Hyperpigmentation et dyschromatose	Chap. 55
Hypertrichose et hirsutisme	Chap. 57
Anomalies unguéales	Chap. 58, tableau 58.4
Hypertrophie gingivale	Chap. 59, tableau 59.3
Phototoxicité et photoallergie	Chap. 73, tableau 73.4
Hyperplasie lymphoïde cutanée (pseudo-lymphome)	Chap. 99

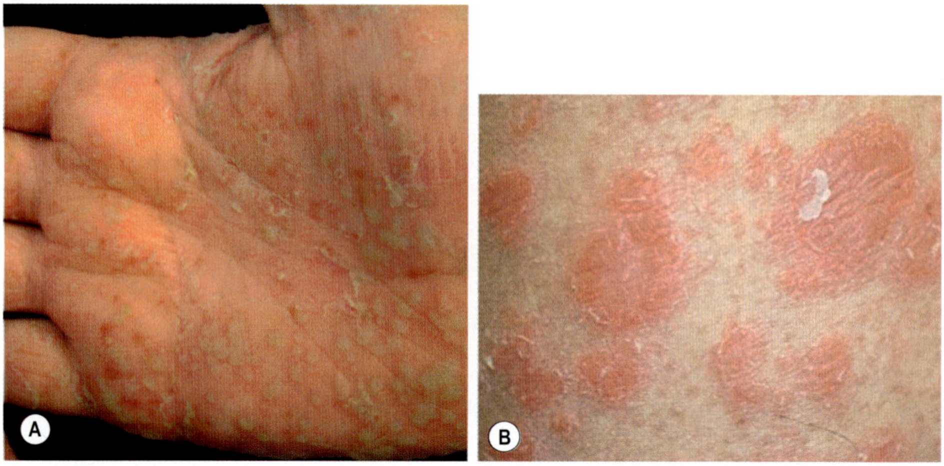

Fig. 17.11 **Éruptions psoriasiformes dues aux inhibiteurs de TNF. A** Lésions papulosquameuses palmoplantaires chez un patient en cours de traitement par infliximab pour une GVHD gastro-intestinale. **B** Éruption psoriasique en plaques chez un patient recevant de l'infliximab pour une GVHD du tractus gastro-intestinal. *Remerciements : A : J. Mark Jackson, MD et Jeffrey P. Callen, MD ; B : Dennis Cooper, MD.*

Tableau 17.8 Les effets indésirables les plus fréquents des thérapies ciblées. Les thérapies ciblées incluent : (1) différents inhibiteurs de VEGFR (p. ex. sorafénib, sunitib, vandétanib, pazopanib, bévacizumab, ranibizumab) et d'EGFR (p. ex. erlotinib, géfitinib, cétuximab, panitumumab, canertinib, lapatinib) ; (2) les inhibiteurs multikinases qui ciblent le récepteur KIT (p. ex. imatinib, dasatinib, nilotinib) et la voie MAP-kinase (vémurafénib, dabrafénib, cobimétinib) ; et (3) les inhibiteurs de mTOR (p. ex. sirolimus, évérolimus, temsirolimus) et de protéasome (p. ex. bortézomib, carfilzomib).

Effets indésirables cutanéomuqueux	Recommandations générales pour la prise en charge
Xérose Prurit Éruption papulopustuleuse (fig. 17.12) Éruption morbilliforme Photosensibilité Hyperkératose palmoplantaire Érythème acral (peut être bulleuse) Paronychie Stomatite Alopécie Cheveux frisés et cassants Trichomégalie des cils et/ou pousse de poils faciaux Excroissances cutanées : papillomas squameux, Ka, CSC*	• *Réaction papulopustuleuse induite par l'inhibiteur d'EGFR en prophylaxie (P) et en traitement (T)* – Nettoyants doux, hydratants, éviction solaire/photoprotection – Antibiotiques topiques (p. ex. clindamycine, érythromycine) 2 fois/j (P, T) – Antibiotiques oraux (p. ex. doxycycline [100 mg 2 fois/j] ou minocycline [50–100 mg 2 fois/j]) (P, typiquement pour 6–8 semaines ; T) – CS topiques de puissance moyenne à forte, 2 fois/j (T) – CS oraux (p. ex. prednisone 0,5 mg/kg/j × 7 jours) si plus sévère ou ne répondant pas aux mesures ci-dessus (T) • *Prise en charge des éruptions des mains-pieds :* – Limiter les expositions à la chaleur, l'eau chaude, les vêtements/chaussures serrés, les irritants chimiques – CS topiques forts en pommade sur les zones inflammatoires 2 fois/j – Agents kératolytiques topiques ou émollients (p. ex. crème à l'urée 10–20 %, lactate d'ammonium) pour les zones hyperkératosiques 2 fois/j • *Prise en charge de la stomatite* – Cf. tableau 59.2 – Les éruptions morbilliformes, comme celles résultant des inhibiteurs de BRAF, peuvent nécessiter un arrêt temporaire ou une réduction des doses

** Le plus souvent quand les inhibiteurs de BRAF sont donnés seuls ; l'incidence peut être significativement réduite quand les inhibiteurs de BRAF sont combinés avec des inhibiteurs de MEK.*

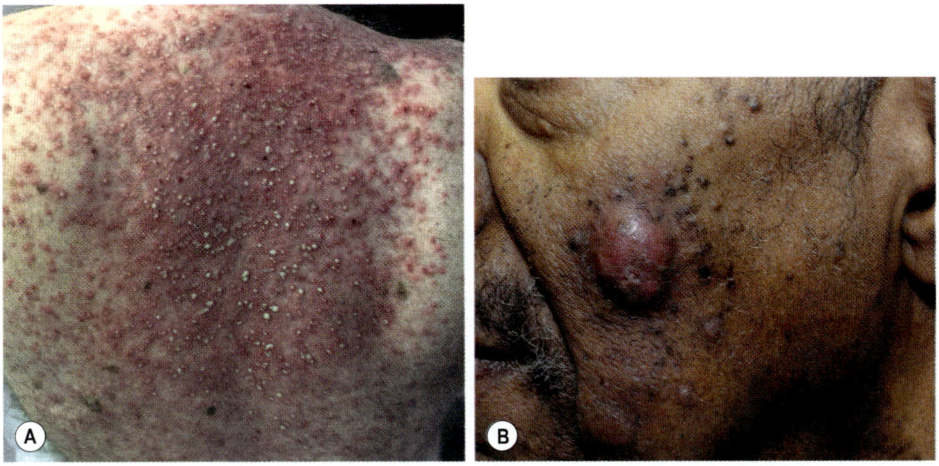

Fig. 17.12 Réactions papulopustuleuses (acnéiformes) aux inhibiteurs du récepteur du facteur de croissance épidermique (EGFR). A Nombreuses pustules sur une base érythémateuse avec coalescence sur la partie centrale du haut du dos. **B** Multiples papulopustules folliculaires, cicatrices hyperpigmentées et gros kyste inflammatoire multilobulé de la joue. *Remerciements : A : Lauren Levy, MD et Jonathan Leventhal, MD; B : Kalman Watsky, MD.*

Tableau 17.9 Effets indésirables cutanéomuqueux les plus fréquents des inhibiteurs de point de contrôle immunitaire*. La toxicité dermatologique est l'effet indésirable immun le plus fréquent avec les inhibiteurs de point de contrôle incluant les anticorps anti-CTLA-4 (p. ex. ipililumab, trémélilumab), anti PD-1 (p. ex. nivolumab, pembrolizumab) et anti-PD-L-1 (p. ex. atézolizumab, avélumab, durvalumab).

Effets indésirables cutanéomuqueux	Recommandations pour la prise en charge générale
Xérose	• Mesures générales : nettoyants doux et hydratation cutanée quotidienne; éviction/ protection solaire • Pour le prurit, essayer les antihistaminiques non sédatifs, d'action prolongée dans la journée (p. ex. cétirizine) et des antihistaminiques plus sédatifs au coucher (p. ex. hydroxyzine, doxépine) • Les éruptions morbilliformes, eczémateuses, lichénoïdes et psoriasiformes (grade 1 ou 2***) peuvent être traitées respectivement avec des CS topiques moyens ou de puissance importante, en crème ou pommade • Les éruptions plus sévères (grade 3 ou 4***) ou récalcitrantes à un traitement topique peuvent nécessiter un CS oral • Une suspicion de RCMS nécessite une biopsie, un arrêt de l'inhibiteur de point de contrôle et une hospitalisation si nécessaire
Prurit	
Éruption morbilliforme**	
Dermatite, eczémateuse ou psoriasiforme**	
Éruption lichénoïde**	
Pemphigoïde bulleuse, lichen plan pemphigoïde	
Photosensibilité	
Leucodermie de type vitiligo, poliose	
Pelade, alopécie universelle	
Dermatomyosite, LECS	
RCMS (p. ex. SJS-NET, DRESS, vascularite, PEAG)	
Poussée de psoriasis	
Ka éruptifs	
Uvéite, épisclérite	
Éruption de type sarcoïdose	

** En plus de ces effets indésirables cutanéomuqueux, une inflammation de type auto-immun des organes internes peut souvent survenir (p. ex. entérite/colite, hépatite, thyroïdite, myocardite, pneumonie, etc.).*
*** Peut être accentuée sur les zones exposées au soleil; si lichénoïde, peut être intra-orale.*
**** Cf. https://www.asco.org/management-immune-related-adverse-events-patients-treated-immune-checkpoint-inhibitor-therapy.*

Tableau 17.10 Éruptions induites par des chimiothérapies.

Réactions cutanéomuqueuses	Médicaments responsables
Alopécie, réversible	Agents alkylants : cyclophosphamide, ifosfamide, méchloréthamine Anthracyclines : daunorubicine, doxorubicine, idarubicine, mitoxanthrone Taxanes : paclitaxel, docétaxel Inhibiteurs de la topo-isomérase I : topotécan, irinotécan Étoposide, vincristine, vinblastine, actinomycine D, busulfan, MTX, gemcitabine
Alopécie, irréversible	Busulfan, thiotépa, cyclophosphamide (protocoles de conditionnement) ; docétaxel, paclitaxel
Mucite	Daunorubicine, doxorubicine, fortes doses de MTX, fortes doses de melphalan, topotécan, cyclophosphamide, taxanes, hydroxyurée, perfusions continues de 5-FU et ses prodrogues
Réactions par extravasation (p. ex. cellulite chimique, ulcération)	Anthracyclines, carmustine, 5-FU, vinblastine, vincristine, mitomycine C
Rappel d'une chimiothérapie (nodules inflammatoires sensibles, stériles aux sites d'une administration ou d'une extravasation d'une chimiothérapie antérieure)	5-FU, mitomycine C, paclitaxel, doxorubicine, épirubicine
Hyperpigmentation (cf. chap. 55) (fig. 17.13E)	Agents alkylants : busulfan, cyclophosphamide, cisplatine, méchloréthamine, melphalan, bendamustine Antimétabolites : 5-FU et ses prodrogues (p. ex. capécitabine, tégafur), MTX, hydroxyurée Antibiotiques : bléomycine, doxorubicine
Hyperpigmentation muqueuse	Busulfan, 5-FU, hydroxyurée, cyclophosphamide
Hyperpigmentation unguéale (fig. 17.13A)	5-FU, cyclophosphamide, daunorubicine, doxorubicine, hydroxyurée, MTX, bléomycine
Onycholyse	Paclitaxel, docétaxel (en même temps qu'une photosensibilité)
Rappel d'une irradiation	MTX, doxorubicine, daunorubicine, taxanes, étoposide, dacarbazine, melphalan, capécitabine, gemcitabine, 5-FU, pémétrexed, actinomycine D, hydroxyurée
Renforcement d'une irradiation	Doxorubicine, hydroxyurée, taxanes, 5-FU, étoposide, gemcitabine, MTX
Photosensibilité	5-FU et ses prodrogues, MTX, hydroxyurée, dacarbazine, mitomycine C, docétaxel
Inflammation de « kératoses » (fig. 17.13B)	Kératoses actiniques : 5-FU et ses prodrogues, pentostatine, interleukine-2 Kératoses séborrhéiques : cytarabine, taxanes Porokératose actinique disséminée superficielle : 5-FU et ses prodrogues, taxanes
Érythème toxique de chimiothérapies (fig. 17.14 et 17.15) • Érythème acral (érythrodysesthésie)	Cytarabine, anthracyclines, 5-FU et ses prodrogues, taxanes, MTX, busulfan, cisplatine
• Syringométaplasie eccrine squameuse	Cytarabine, busulfan, cyclophosphamide, carmustine, taxanes
Hidradénite neutrophilique eccrine (fig. 17.13C)	Cytarabine, bléomycine, anthracyclines, cyclophosphamide, cisplatine, topotécan
Ulcérations	Hydroxyurée (membres inférieurs)
Carcinome spinocellulaire	Fludarabine, hydroxyurée, BCNU topique

5-FU : 5-fluoro-uracile ; BCNU : carmustine ; MTX : méthotrexate.

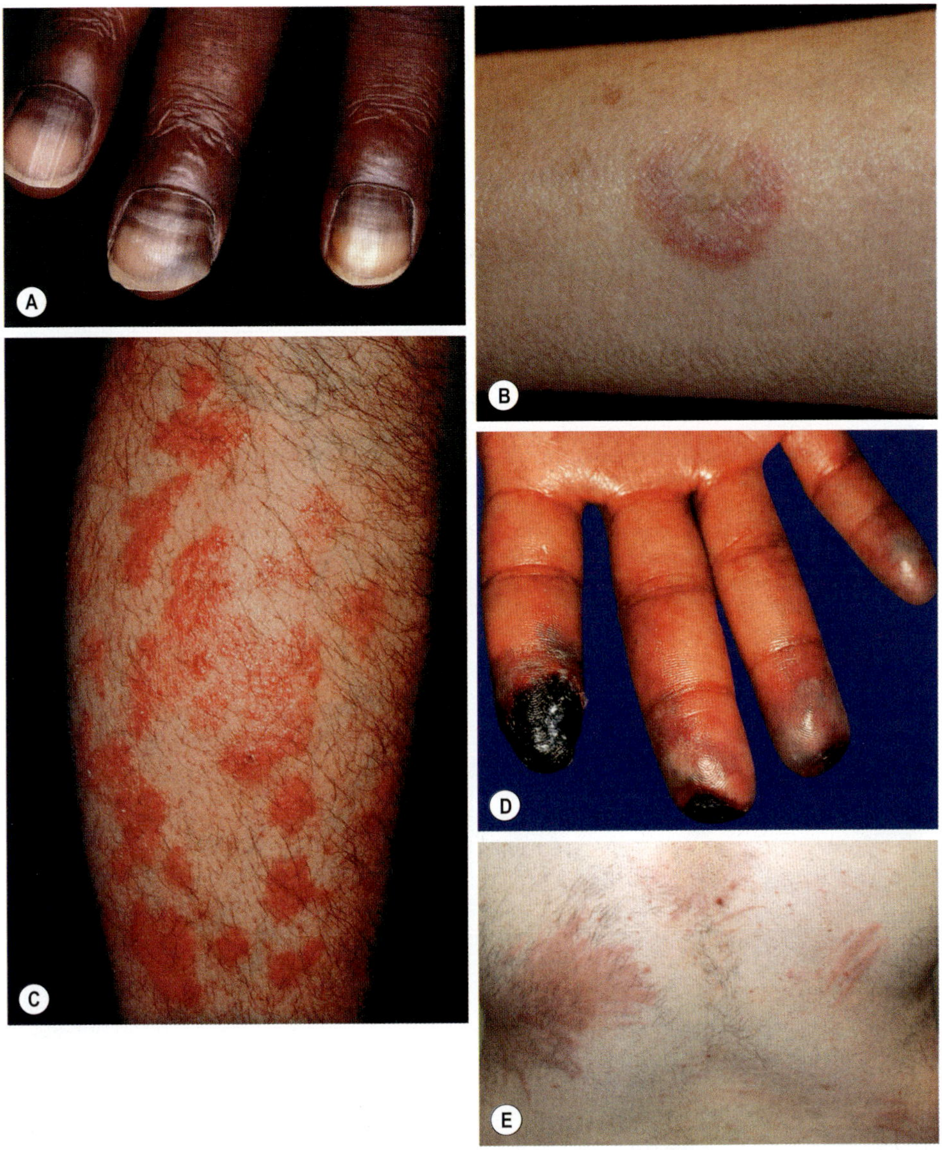

Fig. 17.13 Effets indésirables cutanéomuqueux des agents chimiothérapiques. A Mélanonychie transversale due au 5-fluoro-uracile. **B** Inflammation entourant une kératose séborrhéique chez un patient recevant du paclitaxel. **C** Hidradénite eccrine neutrophilique ; plaques érythémateuses de la jambe, qui peuvent être confondues avec un syndrome de Sweet. **D** Phénomène de Raynaud et nécroses digitales dues à la bléomycine systémique. **E** Multiples plaques linéaires (flagellées) érythémateuses, urticariennes chez un patient recevant de la bléomycine systémique. *Remerciements : A, B : Jean L Bolognia, MD ; C : Jean Revuz MD ; D : YDRSC ; E : Kalman Watsky, MD.*

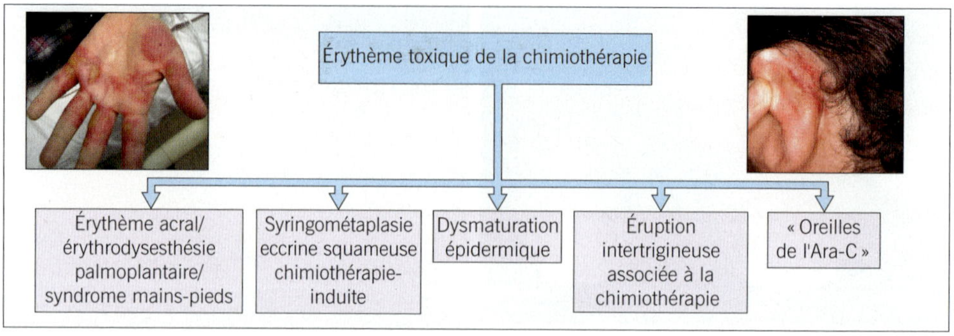

Fig. 17.14 Érythème toxique de la chimiothérapie. L'utilisation de nombreuses expressions (en particulier celles reposant sur des manifestations histopathologiques), incluant érythrodysesthésie palmoplantaire, syringométaplasie eccrine squameuse et dysmaturation épidermique, a créé une certaine confusion parmi les cliniciens. Il y a de nombreux chevauchements dans la présentation des taches symétriques érythémateuses à sombres, qui peuvent développer œdème, érosions, desquamation ou purpura, selon qu'elles touchent en particulier les zones acrales, intertrigineuses, les coudes et genoux. L'« érythème toxique de la chimiothérapie » a été suggéré comme expression globale permettant une simplification. De plus, il n'est pas nécessaire d'ajouter d'autres diagnostics quand les lésions ne sont pas limitées aux mains et aux pieds. Encarts : érythème des oreilles dû à la cytarabine (cytosine arabinoside), parfois répertoriée comme « oreilles de l'ARA-C » ; les pétéchies sont dues à la thrombocytopénie. Plaques érythémateuses sombres de la paume, certaines ont développé des bulles stériles. *Remerciements : Jean L. Bolognia, MD et Boni Elewski, MD.*

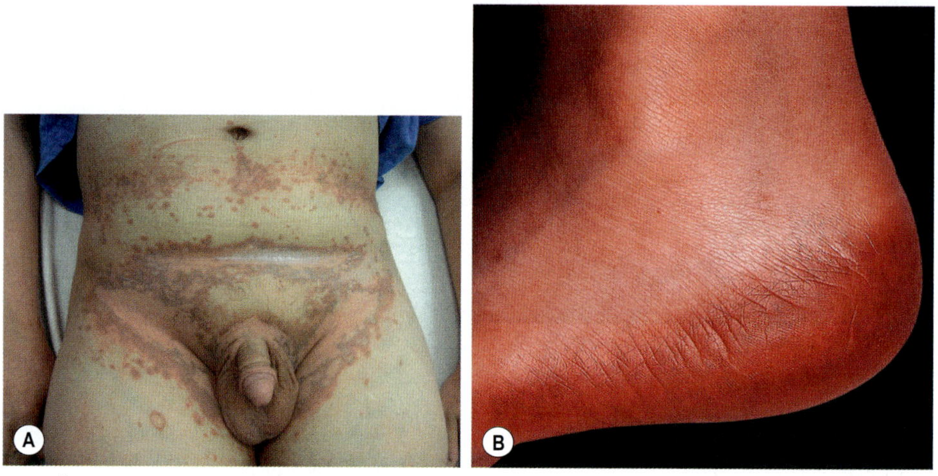

Fig. 17.15 Érythème toxique de la chimiothérapie. A Atteinte symétrique des zones intertrigineuses et du scrotum. Il y a une desquamation centrale et certaines lésions ont une couleur sombre. Le patient recevait de la fludarabine et du busulfan intraveineux. **B** Érythème toxique de la chimiothérapie dû à la cytarabine, avec un érythème manifeste de la surface plantaire. *Remerciements : A : Leonard Kristal, MD; B : Jean L. Bolognia, MD.*

Tableau 17.11 Réactions localisées aux sites d'injection des médicaments.

Étanercept	Plaques érythémateuses, vascularite, cellulite à éosinophiles
Adalimumab	Plaques érythémateuses ou urticariennes
GM-CSF, G-CSF	Réaction pustuleuse, plaques urticariennes
Interféron	Vasculopathie avec nécrose, développement de plaques de psoriasis, réaction de type lupus
Interleukine 2	Panniculite lobulaire, granulomes
Anakinra	Plaques érythémateuses ou urticariennes
Corticostéroïdes	Atrophie dermique, lipoatrophie, télangiectasies, dépôts, hypopigmentation
Vitamine K	Plaque érythémateuse, souvent annulaire ; plaques morphéiformes (maladie de Texier)
Héparine	Nécrose, ecchymose, plaques érythémateuses, urticaire
Héparine calcique de bas poids moléculaire	Calcinose cutanée
Acétate de glatiramère	Fibrose, panniculite, lipoatrophie, vasospasme, syndrome de Nicolau
Fer	Discoloration brune, hyperpigmentation
Vitamine B_{12}	Prurit, plaque de type morphée
Enfuvirtide	Plaque érythémateuse ou de type morphée
Bortezomib	Plaque érytémateuse ou urticarienne, nécrose
Insuline	Érythème, prurit, urticaire, induration, lipoatrophie, lipohypertrophie
Antigènes pour désensibilisation	Sarcoïdose sous-cutanée
Acide hyaluronique, silicone	Tuméfaction, réaction granulomateuse
Corticostéroïdes	Atrophie dermique, lipoatrophie, télangiectasies, dépôts, hypopigmentation
Vaccins*	
Vaccins contenant de l'aluminium	Nodules, réaction à corps étrangers
Vaccins contenant du thimérosal	Dermatite de contact allergique
Vaccins anti-Covid-19 à ARNm-1273 encapsulé dans des nanoparticules lipidiques	Plaque érythémateuse, retardée, prurigineuse, habituellement de grand diamètre, elle peut, ou non, récidiver avec la 2e dose

* *Des réactions localisées peuvent aussi survenir (p. ex. pseudo-cellulite/gonflement excessif du membre), de même que des réactions généralisées (p. ex. anaphylaxie, syndrome de Sweet, PEAG, pemphigoïde bulleuse, dermatose bulleuse à IgA linéaires, éruptions lichénoïdes et érythème polymorphe).*
G-CSF : *granulocyte colony stimulating factor* ; GM-CSF : *granulocyte-macrophage colony stimulating factor*.

18 Purpura et affections dues à une occlusion microvasculaire

• Le purpura représente une hémorragie visible dans la peau ou les muqueuses ; en conséquence, contrairement à un érythème dû à une vasodilatation, il ne blanchit pas lors de l'application d'une pression extérieure.

• Le purpura peut être *primitif*, l'hémorragie fait partie de la formation de la lésion, ou *secondaire*, lorsque l'hémorragie apparaît dans des lésions existantes, due à des facteurs comme une hypertension veineuse, la gravité ou une thrombocytopénie.

• Quand les lésions purpuriques s'atténuent, leur couleur évolue du rouge pourpre ou du bleu vers le brun ou le jaune vert.

• Les purpuras primitifs comportent de nombreux diagnostics différentiels, aussi est-il utile d'établir des catégories reposant sur leur taille et leur morphologie.

 – *Pétéchies* : ≤ 3 mm et maculeuses (tableau 18.1 ; fig. 18.1A)
 – *Ecchymoses* : habituellement > 1 cm et maculeuses avec une bordure ronde/ovale ou des bords légèrement irréguliers, et typiquement participation d'un traumatisme dans la pathogénie (cf. tableau 18.1 ; fig. 18.1B) ; une hémorragie plus volumineuse produit un *hématome*, qui est palpable
 – *Purpura réticulé* : morphologie réticulée, en branches ou en étoile, qui reflète une occlusion de vaisseaux, produisant un aspect de livedo réticulé (cf. chap. 87 ; tableaux 18.2 et 18.3 ; fig. 18.1C et 18.2 à 18.9)
 – *« Purpura palpable » classique* : papules rondes, rouge pourpre, occasionnellement en cible, avec une composante érythémateuse s'effaçant à la pression dans des lésions précoces ; c'est la présentation la plus fréquente d'une vascularite des petits vaisseaux cutanés (cf. chap. 19 ; fig. 18.1D)

Tableau 18.1 Causes de pétéchies et d'ecchymoses avec traumatisme minime.

Pétéchies (≤ 3 mm de diamètre)
Thrombocytopénie significative (p. ex. < 20 000/mm³) • Les causes incluent PTI, PTT, CIVD, médicaments et infiltration/défaillance de la moelle osseuse **Dysfonction plaquettaire** • Héréditaire ou acquise (p. ex. due à l'aspirine ou aux AINS) **Étiologies sans lien avec les plaquettes** • Augmentation de la pression intraveineuse, p. ex. due à la manœuvre de Valsalva (toux, accouchement) ou l'utilisation d'un brassard de tensiomètre (signe de Rumple-Leede) • Traumatisme (aspect souvent linéaire) • Scorbut (distribution périfolliculaire) • Affections inflammatoires, en particulier dans les sites dépendants (p. ex. dermatoses pigmentées purpuriques, purpura hypergammaglobulinémique de Waldenström)
Ecchymoses pour un traumatisme minime (lésions habituellement > 1 cm de diamètre)
Défaut de coagulation • Les causes incluent l'utilisation d'un anticoagulant, insuffisance hépatique et déficit en vitamine K **Mauvais support dermique des vaisseaux sanguins** • Les causes incluent purpura actinique (fig. 18.1B), utilisation de corticostéroïdes, scorbut, amylose systémique primaire et syndrome d'Ehlers-Danlos. **Thrombocytopénie ou dysfonction plaquettaire** (cf. supra)

CIVD : coagulation intravasculaire disséminée ; PTI : purpura thrombocytopénique idiopathique ; PTT : purpura thrombocytopénique thrombotique.
Remerciements : Warren W. Piette, MD.

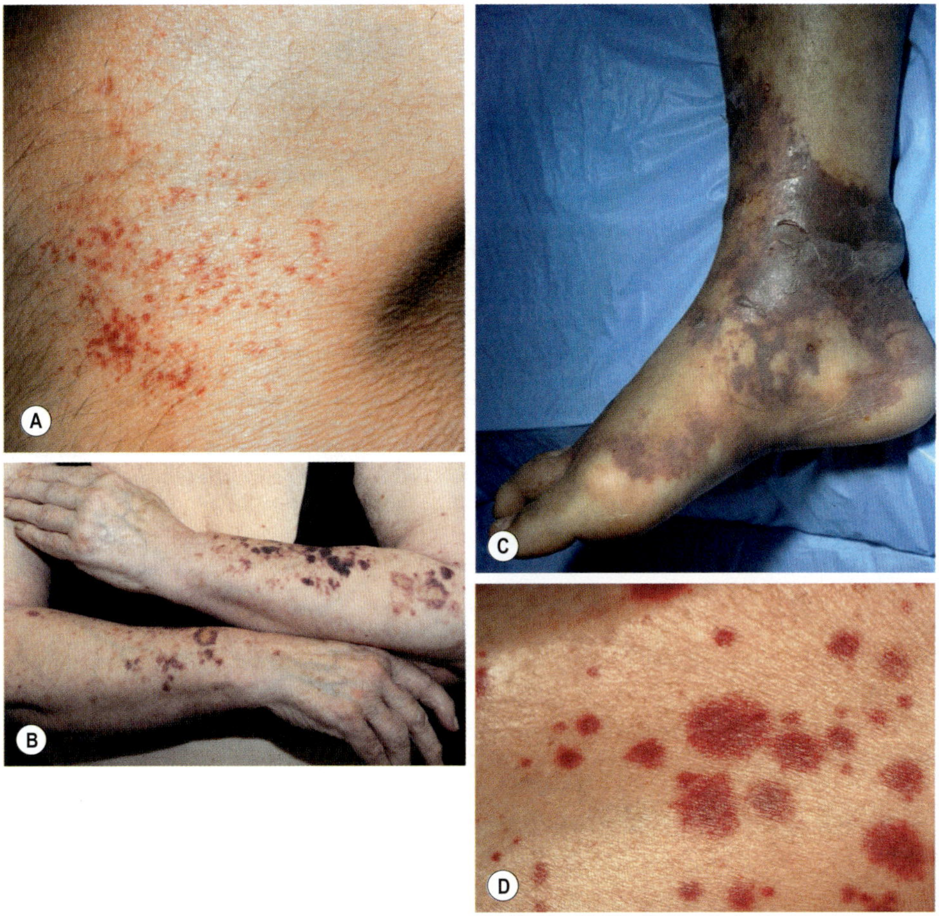

Fig. 18.1 Exemples cliniques de pétéchies et de purpura. A Pétéchies rondes à ovales, ≤3 mm de diamètre. **B** Purpura actinique (solaire) et pseudo-cicatrices, les deux sur des zones de dommages actiniques plus traumatisme. **C** Purpura réticulé non inflammatoire (terne) ainsi que bulles hémorragiques chez un patient qui a une coagulation intravasculaire disséminée (CIVD). **D** Purpura palpable dû à une vascularite cutanée des petits vaisseaux (inflammation plus hémorragie). *Remerciements : A : Warren Piette, MD; B : Kalman Watsky, MD; C : Judit Stenn, MD; D : YDRSC.*

• Un prélèvement biopsique peut être utile pour déterminer la cause d'une éruption purpurique, p. ex. s'il y a une occlusion vasculaire avec inflammation minimale ou une vascularite (inflammation et nécrose fibrinoïde des parois des vaisseaux); mais des changements secondaires à la vascularite peuvent être observés quand une lésion ancienne d'occlusion microvasculaire est prélevée. De même une lésion tardive de vascularite peut comporter une inflammation résiduelle minimale, aussi, est-il préférable de choisir une lésion bien développée mais relativement récente (p. ex. 24–48 heures d'ancienneté).

Sélection de syndromes d'occlusion microvasculaire (cf. tableau 18.2)

Syndrome des antiphospholipides (SAPL)

• Affection systémique acquise caractérisée par des thromboses vasculaires et/ou des complications de la grossesse en présence de taux élevés d'anticorps antiphospholipides (tableau 18.4).

• Prédilection pour les femmes jeunes ou d'âge moyen (ratio femmes/hommes de 5/1 chez les adultes), il est souvent associé à un lupus érythémateux systémique.

Tableau 18.2 Causes de purpura réticulé.

Affection	Principales manifestations
Bouchons plaquettaires microvasculaires	
Thrombocytopénie induite par l'héparine (TIH)	• ~ 1–5 % des patients recevant de l'héparine* (i.v. ou s.c.) produisent un Ac qui fixe les complexes facteur 4 plaquettaire – héparine et conduisent à ↓ plaquettes ± thrombose, typiquement avec un début au 5–10e jour du traitement* • Le purpura réticulé peut être distant ou être situé aux sites de l'injection d'héparine (fig. 18.2)
Thrombocytose due à des affections myéloprolifératives	• Survient dans la thrombocytémie essentielle > polyglobulie de Vaquez; peut être associée à l'érythromélalgie secondaire (cf. chap. 87)
Hémoglobinurie nocturne paroxystique	• La mutation somatique acquise de PIGA conduit à une atteinte des globules rouge médiée par le complément, entraînant des hémolyses, des thromboses (en particulier veineuses) et des cytopénies • Les autres manifestations cutanées peuvent inclure des pétéchies, des bulles hémorragiques et des ulcères de jambe • **TT :** éculizumab pour inhiber la cascade terminale du complément (↑ risque de méningococcémie)
Purpura thrombotique thrombocytopénique (PTT) ± syndrome hémolytique urémique (SHU)	• Peut être *primitif* (Ac contre ou défaut génétique de la protéase ADAMTS13 → diminue le clivage de vWF) ou secondaire (souvent avec SHU, p. ex. dû à une colite hémorragique ou des médicaments) • Pétéchies > purpura réticulé; ainsi que fièvre, thrombocytopénie, anémie hémolytique microangiopathique, dysfonction rénale et atteintes du SNC
Agglutination liée au froid	
Cryoglobulinémie type I > cryofibrinogénémie†	• Purpura réticulé qui touche plutôt les zones acrales (fig. 18.3); cf. tableau 18.3
Anomalies de la coagulation	
Syndrome des antiphospholipides	• Cf. texte et tableau 18.4 (fig. 18.4 et 18.5)
Déficit/dysfonction des protéines C ou S	• *Nécrose à la warfarine* (protéine C – demi-vie courte, son action diminue donc plus vite que celle des facteurs procoagulants, fig. 18.6) : 2–5 jours après avoir débuté la warfarine sans héparine; surtout si doses de charge, touche principalement les zones de graisse abondante chez des femmes (cf. fig. 17.5) • *Purpura fulminans* associé à un sepsis (protéine C; cf. fig. 18.1C) • *Purpura fulminans* post-infectieux (l'Ac bloque la protéine S) : ~ 2 semaines après une infection streptococcique ou la varicelle • *Purpura fulminans néonatal* (défaut homozygote/composé hétérozygote de la protéine C > S; fig. 18.7)
« Coagulopathie vasculaire »	
Vasculopathie livédoïde	• Souvent associée à une thrombophilie (tableau 18.5); cf. texte (fig. 18.8)
Maladie de Degos (papulose atrophiante maligne)	• Atteinte vaso-occlusive de la peau, tractus GI et SNC; touche en particulier les jeunes adultes • Petites papules érythémateuses du tronc et des membres évoluant en 2–4 semaines vers des cicatrices blanc porcelaine avec bordure de télangiectasies; des lésions similaires peuvent être observées dans le syndrome des antiphospholipides
Syndrome de Sneddon – souvent associé au syndrome des antiphospholipides ou à un déficit en adénosine-déaminase 2 (± associé à une périartérite noueuse)	• Triade de livedo étendu, réticulé/racemosa (livedo « cassé »), hypertension labile et maladie cérébrovasculaire; touche plutôt les jeunes femmes

(Suite)

Tableau 18.2 Suite.

Formation d'emboles et/ou dépôts de cristaux	
Emboles de cholestérol (syndrome d'orteil bleu à la warfarine)	• Athérosclérose (en particulier chez les hommes âgés) conduisant à des emboles, souvent déclenchés par : (1) Cathétérisation artérielle/coronaire ou traitement thrombolytique (heures ou jours plus tard) (2) Anticoagulation prolongée (après 1–2 mois de traitement) • Purpura réticulé de la partie distale de(s) jambe(s) + livedo réticulé plus étendu (fig. 18.9) • Fièvre, myalgies, atteinte multisystémique (p. ex. rénale, GI, SNC) ; souvent éosinophilie périphérique
Autres sources d'emboles et/ou dépôts de cristaux	• Endocardite infectieuse (aiguë > subaiguë**), endocardite marastique, myxome atrial, syndrome hyperéosinophilique (avec thrombus intracardiaque‡), oxalose systémique (p. ex. dans l'hyperoxalurie primaire), vasculopathie crystalglobulinique (associée à une gammapathie monoclonale)
Occlusion par réticulocytes/globules rouge (p. ex. dans la drépanocytose ou le paludisme sévère)	
Micro-organismes infectieux à l'intérieur des vaisseaux (généralement chez des patients immunodéprimés)	
Ecthyma gangréneux	• Cf. chap. 61
Champignons envahissant des vaisseaux	• P. ex. *Aspergillus*, *Mucor* (cf. chap. 64)
Strongyloïdose disséminée	• Purpura en « empreinte » de pouce de la région périombilicale
Phénomène de Lucio	• État réactionnel dans la lèpre lépromateuse, principalement au Mexique et en Amérique centrale (cf. chap. 62)
Autres causes	
Vascularite (atteignant habituellement les vaisseaux de petit et moyen calibre)	• P. ex. vascularites à ANCA, périartérite noueuse (cf. chap. 19) ; les lésions précoces présentent souvent un érythème notable et une induration
Calciphylaxie	• Cf. chap. 42
Réaction nécrotique à une morsure d'araignée	• Cf. chap. 72
Lymphome intravasculaire	• Le plus souvent à cellules B (fig. 18.10) ; cf. tableau 97.3

* *Moins fréquente avec les héparines de bas poids moléculaire (≤ 1 %) qu'avec les héparines non fractionnées ; une diminution transitoire du taux de plaquettes peut aussi survenir dans les 2 premiers jours d'un traitement par héparine due à ses effets directs sur l'activation des plaquettes.*

† *Peut être une manifestation fortuite chez des personnes hospitalisées ; les agglutinines froides conduisent rarement à une acrocyanose ou un purpura.*

** *Les lésions cutanées des mains et des pieds associées à une endocardite subaiguë ont tendance à être des papules rouge pourpre sensibles dues à des dépôts de complexes immuns circulants (« nodules d'Osler ») plutôt que des macules purpuriques par emboles septiques (« lésions de Janeway » ; plus fréquentes dans l'endocardite aiguë).*

‡ *Des microthrombus cutanés et thrombophlébites superficielles ont aussi été décrits.*

PIGA : *phosphatidylinositol glycan anchor class A* ; vWF : facteur von Willebrand.

Remerciements : Warren W. Piette, MD.

Tableau 18.3 Classification des cryoglobulines.

Type	Composition	Associations	Physiopathologie	Manifestations cliniques
I	IgM ou IgG monoclonales >> IgA	Dyscrasies des plasmocytes, affections lymphoprolifératives	Occlusion vasculaire	Purpura réticulé (souvent acral ; fig. 18.3), gangrène, acrocyanose, phénomène de Raynaud
II**	IgM monoclonales* (> IgG*) contre IgG polyclonales	VHC, VIH, connectivites auto-immunes, affections lymphoprolifératives	Vascularite	Purpura palpable, arthralgies, neuropathie périphérique, glomérulonéphrite
III**	IgM* polyclonales contre IgG polyclonales			

* *Ont typiquement une activité facteur rhumatoïde (c.-à-d. dirigée contre la portion Fc des IgG).*
** *Répertoriées comme cryoglobulinémies « mixtes ».*
VHC : virus de l'hépatite C.

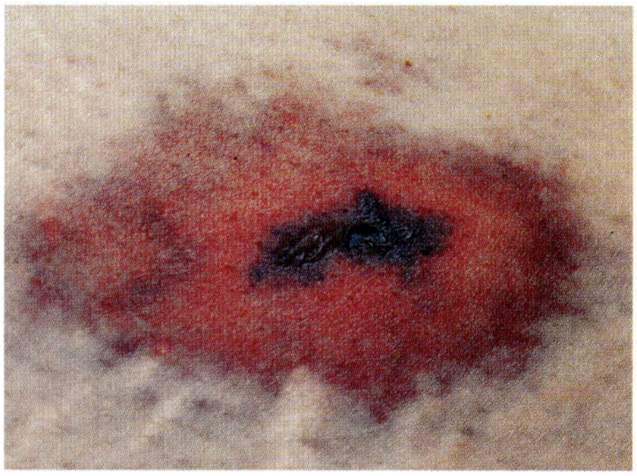

Fig. 18.2 Nécrose héparinique au site d'injection sous-cutanée d'héparine. Noter les ramifications ou le motif rétiforme d'une hémorragie intense et la nécrose du centre de la lésion. *De Robson K, Piette W. Adv. Dermatol. 1999 ; 15 : 153–182, utilisé avec permission.*

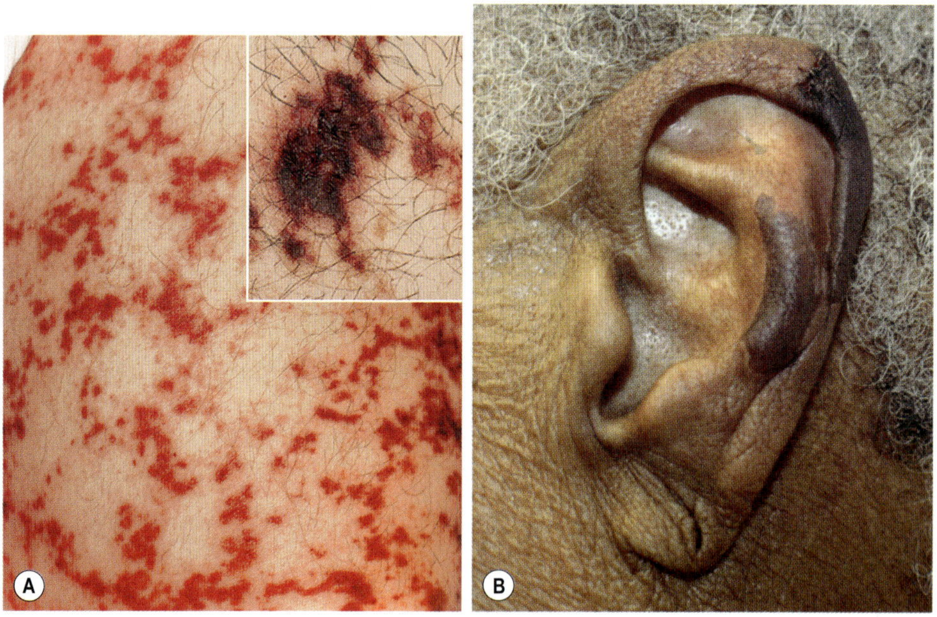

Fig. 18.3 Cryoglobulinémie de type I chez un patient ayant un myélome multiple (de type IgG). A Noter le purpura réticulé et les zones de nécrose à l'intérieur des zones purpuriques (encart). **B** Les lésions siègent préférentiellement sur les extrémités distales, les hélix des oreilles et le nez. *Remerciements : A : Jean L. Bolognia, MD ; B : Jonathan Leventhal, MD.*

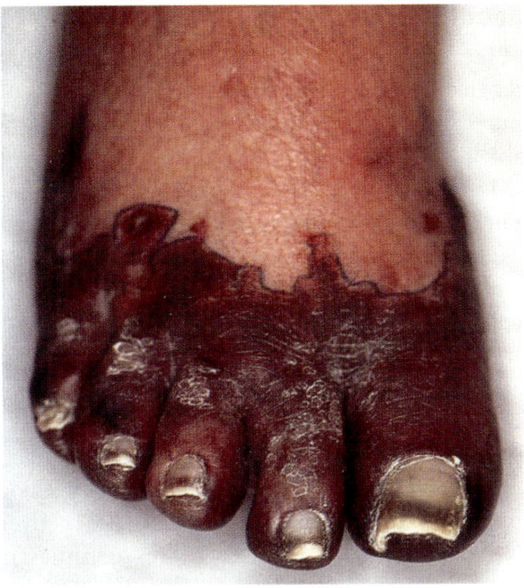

Fig. 18.4 Purpura réticulé dans le syndrome des antiphospholipides. Purpura et ischémie de la partie distale du pied. Les lésions purpuriques ont des bords irréguliers (marqués à l'encre). *Remerciements : Jean L. Bolognia, MD.*

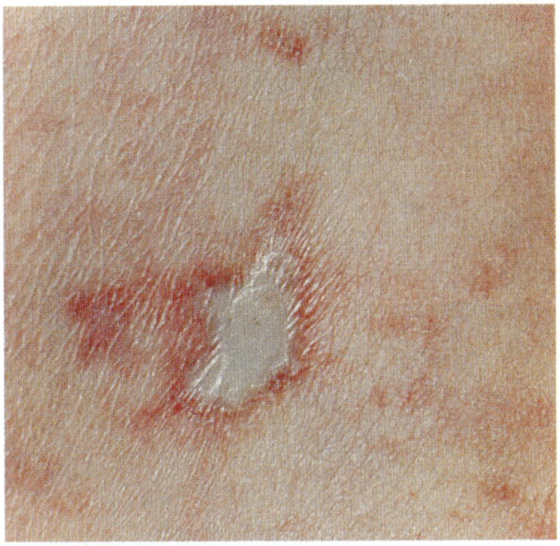

Fig. 18.5 Cicatrices ayant l'aspect d'une atrophie blanche dans le syndrome des antiphospholipides. Ce patient avait un lupus érythémateux. *Remerciements : Warren Piette, MD.*

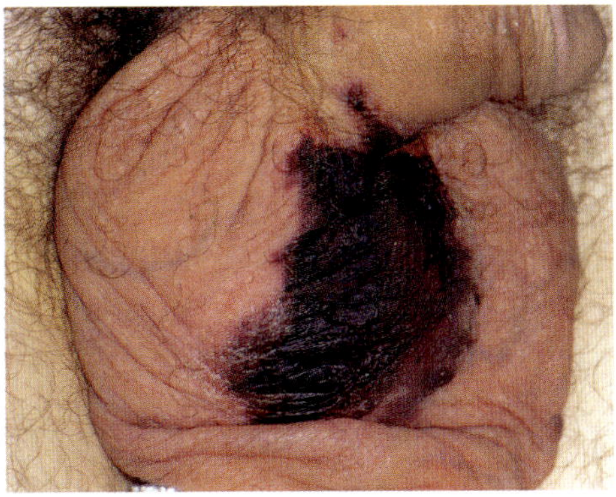

Fig. 18.6 Nécrose à la warfarine (Coumadine®). Zones de purpura réticulé après traumatisme, du scrotum, avec nécrose ischémique centrale. *Remerciements : Kenneth Greer, MD.*

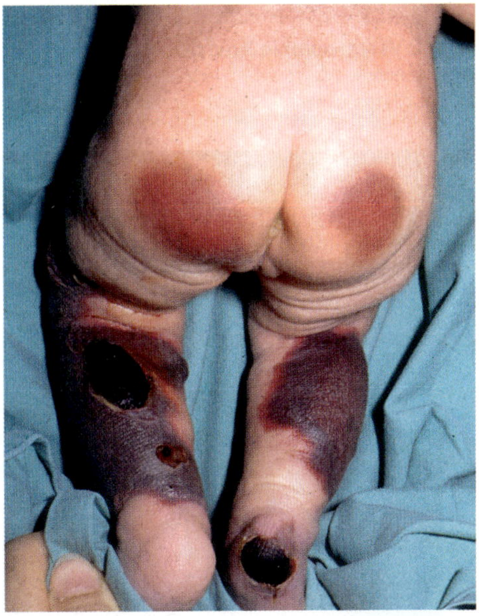

Fig. 18.7 Déficit en protéine C chez un enfant. Grandes plaques purpuriques, avec développement de bulles et d'ulcérations nécrotiques à l'intérieur de celles des membres inférieurs. Noter le purpura réticulé entourant l'ulcération du talon. *Remerciements : Luis Requena, MD.*

- Les manifestations cutanées peuvent inclure un livedo réticulé, un purpura réticulé progressant en nécrose cutanée, des ulcères de jambe, une vasculopathie livédoïde, des lésions évocatrices d'une maladie de Degos, un infarctus du lit de l'ongle, une thrombophlébite superficielle et une anétodermie (cf. fig. 18.4 et 18.5).
- Des thromboses veineuses profondes et une atteinte du SNC sont les manifestations extra-cutanées les plus fréquentes ; un SAPL catastrophique affecte de multiples organes en même temps, un purpura réticulé étendu peut survenir occasionnellement.
- **TT :** anticoagulants et agents antiplaquettaires ; aussi agents immunomodulateurs (p. ex. CS systémiques, rituximab) pour le SAPL catastrophique.

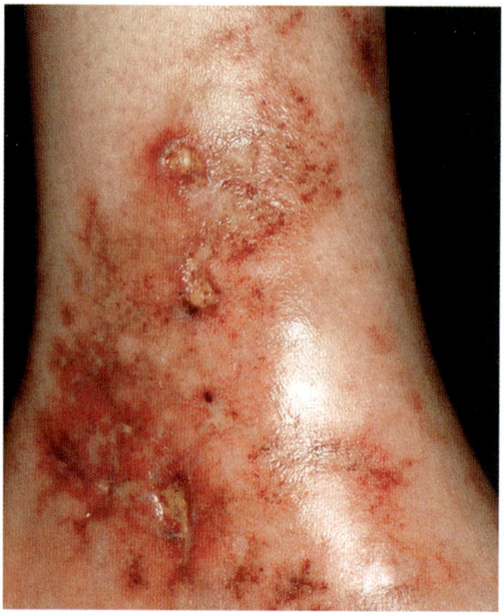

Fig. 18.8 Vasculopathie livédoïde. Ulcères à l'emporte-pièce des chevilles ainsi que multiples macules purpuriques en étoiles. *Remerciements : YDRSC.*

Vasculopathie livédoïde

- État chronique qui survient principalement chez les femmes jeunes ou d'âge moyen, souvent avec une thrombophilie sous-jacente (tableau 18.5).
- Développement de croûtes hémorragiques récurrentes ressemblant à du poivre moulu et extrêmement douloureuses, ulcères à l'emporte-pièce sur les jambes (en particulier les chevilles); survient souvent dans un contexte de purpura réticulé ± livedo réticulé (cf. fig. 18.8).
- Les ulcères cicatrisent lentement, formant des cicatrices atrophiques, étoilées, blanc ivoire, bordées par des télangiectasies papuleuses et une pigmentation par de l'hémosidérine; de telles lésions rapportées comme *atrophie blanche* peuvent aussi survenir dans d'autres cadres comme une hypertension veineuse, un syndrome des antiphospholipides (cf. fig. 18.5) ou une vascularite cutanée.
- **TT :** anticoagulants, antiplaquettaires et agents fibrinolytiques (en particulier en cas de thrombophilie).

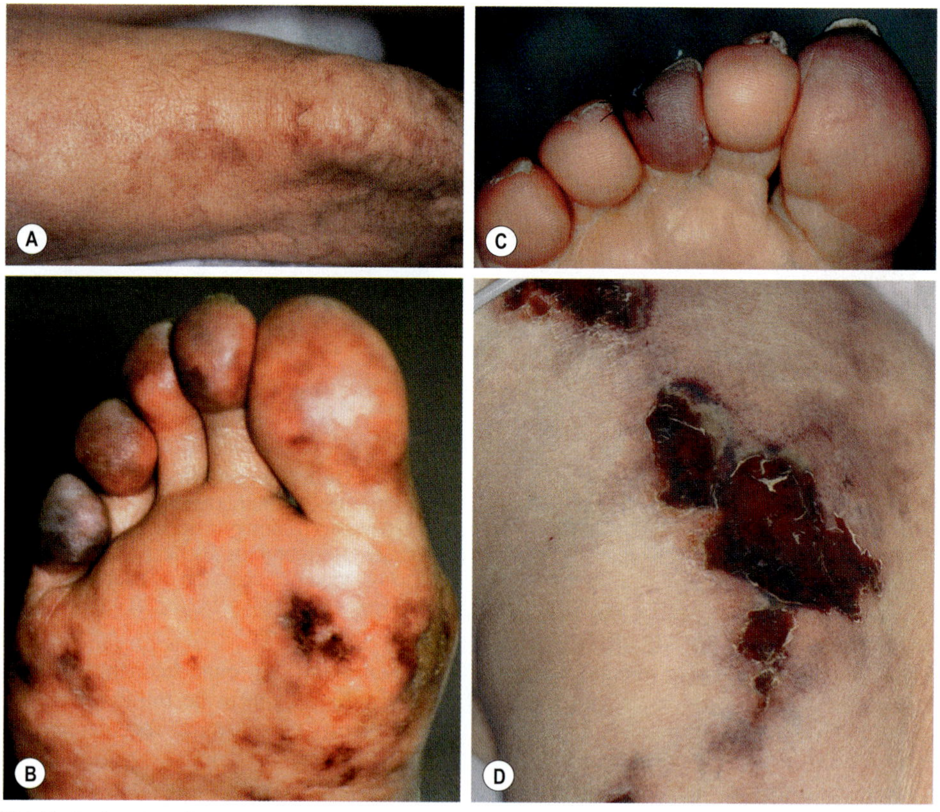

Fig. 18.9 Emboles de cristaux de cholestérol. A Livedo réticulé proximal de la cuisse. **B** Livedo réticulé et purpura réticulé simultanés en distalité. **C** Purpura des orteils dans le « syndrome d'orteil bleu à la warfarine ». **D** Plusieurs ulcères de formes irrégulières avec escarres entourées d'un purpura réticulé. *Remerciements : A, B : Norbert Sepp, MD; C : YDRSC; D : Kalman Watsky, MD.*

Tableau 18.4 Syndrome des antiphospholipides : critères de Sapporo-Sydney.

Au moins un critère clinique et un critère biologique requis*
Critères cliniques
1. Thrombose vasculaire • Au moins un épisode objectivement confirmé de thrombose artérielle, veineuse ou des petits vaisseaux dans n'importe quel tissu ou organe 2. Complications de la grossesse • Une ou plusieurs morts inexpliquées de fœtus morphologiquement normaux à la 10ᵉ semaine de gestation ou plus tard – *ou* – • Une ou plusieurs naissances prématurées de nouveau-nés morphologiquement normaux à la 34ᵉ semaine de gestation ou avant, en raison d'éclampsie, prééclampsie ou insuffisance placentaire – *ou* – • Au moins trois avortements spontanés consécutifs avant la 10ᵉ semaine de gestation
Critères biologiques – présents à au moins deux occasions à au moins 12 semaines d'intervalle*
1. Anticorps anticardiolipines, IgG ou IgM [> 40 GPL/MPL ou > 99ᵉ percentile mesurés par méthode Elisa standardisée] 2. Anticoagulants de type lupique [détectés en accord avec les guidelines de l'*International Society on Thrombosis and Haemostasis*] 3. Anticorps anti-β_2-glycoprotéine I, IgG ou IgM [> 99ᵉ percentile mesuré par méthode Elisa standardisée]

* *Les patients qui n'ont pas ces critères peuvent malgré tout avoir un syndrome des anticorps antiphospholipides.*
GPL : *IgG phospholipid units* ; MPL : *IgM phospholipid units*.
Adapté de Lim W. Thrombotic risk in the antiphospholipid syndrome Semin Thromb Hemost 2014 ; 40 : 741–6.

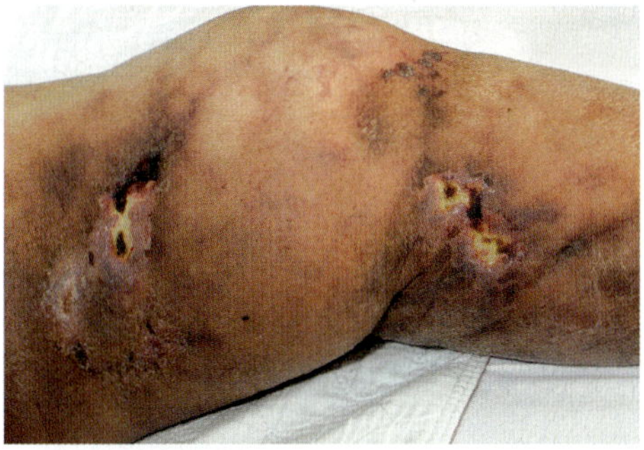

Fig. 18.10 Lymphome intravasculaire à cellules B. La présentation clinique chez ce patient était un purpura réticulé et une nécrose avec livedo.
Remerciements : Lucinda Buescher, MD.

Autres affections purpuriques

Dermatoses purpuriques pigmentées (capillarites)

• Groupe d'affections caractérisées par des pétéchies hémorragiques groupées, dues à une inflammation des capillaires affectés.

• *Maladie de Schamberg :* forme la plus fréquente, survenant à la fois chez des enfants et des adultes ; poussées récurrentes de taches discrètes, jaune marron, contenant des pétéchies en tête d'épingle («en poivre de Cayenne») des jambes > cuisses, fesses, tronc et bras (fig. 18.11A) ; la couleur jaune marron reflète les dépôts d'hémosidérine, dérivant des GR extravasés dans le derme.

• *Purpura télangiectasique annulaire* (*de Majocchi*) : en particulier chez les adolescentes et les jeunes femmes ; plaques annulaires expansives avec télangiectasies ponctuées et pétéchies en bordure (fig. 18.12A).

• *Lichen aureus* : tache ou plaque fine, solitaire, dorée à couleur rouille ou brun pourpre, typiquement sur la jambe, au-dessus d'une veine perforante.

• Les autres formes incluent la *dermatite pigmentée lichénoïde* se présentant sous forme de papules rouge brun et le purpura de type eczématoïde avec des squames et du prurit (fig. 18.12B) ; ces variantes surviennent plus volontiers sur les jambes, chez des hommes.

• **DD :** «purpura de stase» se présentant sous forme de pétéchies surajoutées à des dépôts diffus d'hémosidérine sur les jambes (cf. fig. 18.11B) ; formes purpuriques de dermatite par allergie de contact, éruptions médicamenteuses ou mycosis fongoïdes ; purpura induit par succion (p. ex. par des ventouses), purpura hypergammaglobulinémique de Waldenström, angiome serpigineux ; *pour la variante lichénoïde :* vascularite primitive des petits vaisseaux.

• **TT :** difficile ; CS topiques en cas de prurit, photothérapie.

Tableau 18.5 Recherche d'une thrombophilie (hypercoagulabilité). L'évaluation pour les entités situées dans les lignes grisées est souvent considérée de deuxième niveau. L'évaluation biologique initiale doit aussi comporter NFS, VS, temps de céphaline activée (TCA), tests des fonctions hépatique et rénale. Les tests à la recherche d'ANCA doivent être envisagés pour les patients ayant un purpura réticulé car des vascularites ANCA-positives peuvent occasionnellement être présentes avec des lésions peu inflammatoires.

Affection	~ % de la population	Facteurs potentiellement confondants
Héréditaire		
Facteur V Leiden (peut être dépisté par une résistance à la protéine C activée)	5	Warfarine, PCO, grossesse, ↑ taux de facteur VIII, anticoagulant lupique
Mutation G20210A de la prothrombine	3	–
Hyperhomocystéinémie (↑ taux d'homocystéine*)	>5	Déficit en folates, B12 ou B6 ; sujet âgé, tabagisme
Déficit en protéine C (↓ activité)	0,3	Warfarine, PCO, grossesse, maladie hépatique
Déficit en protéine S (↓ taux d'antigènes libres)	≤0,3	Warfarine, PCO, grossesse, maladie hépatique
Déficit en antithrombine III	0,05	Héparine, maladie hépatique
Excès d'activité du facteur VIII	10	Réponse en phase aiguë, PCO, grossesse, sujet âgé
Dysfibrinogénémie (↓ activité du fibrinogène liée aux taux d'antigènes ; ↑ temps de reptilase)	–	Maladie hépatique ou rénale, amylose, malignité
Excès de l'activité de l'activateur de l'inhibiteur du plasminogène 1 (PAI-1)*	10+	Grande étendue des valeurs normales
Acquise		
Anticoagulant lupique†	–	Warfarine, héparine
Anticorps anticardiolipines (IgG ou IgM)†	–	Maladies infectieuses variées
Anticorps anti-β-glycoprotéine I (IgG ou IgM)†	–	–
Cryoglobulinémie, type I	–	–
Cryofibrinogènes	–	Phase de réponse aiguë

* *Peut ensuite être testé pour une mutation homozygote de* MTHFR *(bien qu'une hyperhomocystéinémie puisse aussi être due à d'autres gènes ou être acquise) ou un polymorphisme de PAI-1 4G/5G.*

† *Anticorps antiphospholipides (cf. tableau 18.4) ; des études additionnelles peuvent inclure des anticorps anti-phosphatidylsérine et/ou antiprothrombine.*

Purpura hypergammaglobulinémique de Waldenström

• Poussées récurrentes de pétéchies, macules purpuriques et/ou de purpura palpable (fig. 18.13), des membres inférieurs, souvent chez des jeunes femmes ayant une connectivite auto-immune (en particulier syndrome de Sjögren).

• Associé à une hypergammaglobulinémie polyclonale, une vitesse de sédimentation élevée, un facteur rhumatoïde (IgG ou IgA) et des anticorps anti-SSA/Ro et anti-SSB/La.

Pour plus d'information, cf. chap. 22 et 23 de *Dermatology, Fourth Edition*.

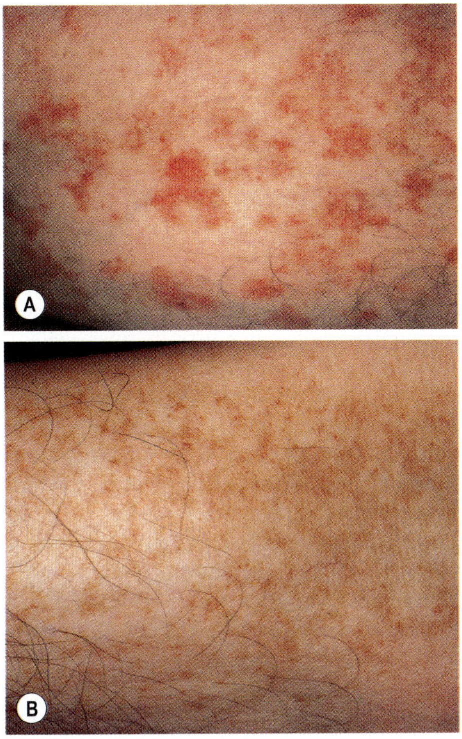

Fig. 18.11 Maladie de Schamberg versus pétéchies et hémosidérine secondaires à une hypertension veineuse. A Taches discrètes jaune rose avec pétéchies surajoutées dans la maladie de Schamberg. **B** Pétéchies avec antécédent de dépôt d'hémosidérine dans le cadre d'une hypertension veineuse, étiquetée « purpura de stase ». *Remerciements : A : YDRSC ; B : Jean L. Bolognia, MD.*

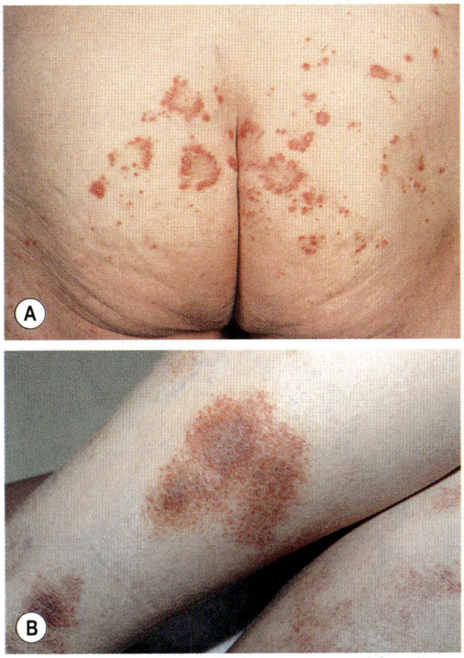

Fig. 18.12 Formes moins fréquentes d'éruptions purpuriques pigmentées. A Purpura annulaire télangiectasique de Majocchi caractérisé par des plaques avec des pétéchies en « poivre de Cayenne » sur les bords. **B** Purpura de type eczématoïde qui est typiquement associé à un prurit. *Remerciements : A : YDRSC ; B : Kalman Watsky, MD.*

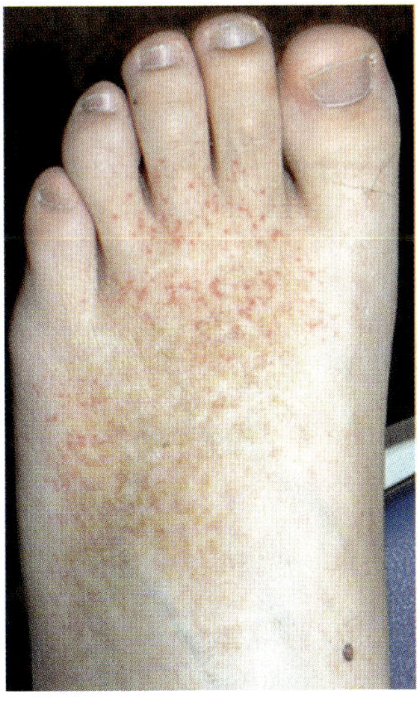

Fig. 18.13 Purpura hypergammaglobulinémique de Waldenström. Cette jeune femme avec un syndrome de Sjögren avait des poussées de pétéchies récurrentes des jambes. Noter les dépôts d'hémosidérine sur les sites d'anciennes lésions. *Remerciements : Julie V. Schaffer, MD.*

19 Vascularites

• Une vascularite est caractérisée par un infiltrat inflammatoire qui cible les vaisseaux sanguins et conduit à la destruction de leurs parois.
• Une vascularite cutanée peut être isolée ou associée à l'atteinte d'autres organes ; dans ce dernier cas de figure, les manifestations cutanées peuvent présenter des signes importants d'une maladie systémique.
• Les vascularites cutanées sont classées selon la taille des vaisseaux atteints, ce qui détermine la morphologie des lésions cutanées (tableau 19.1).
• Les autres caractéristiques qui contribuent à la catégorisation comprennent les observations en immunofluorescence directe (p. ex. dépôts d'IgA dans le purpura de Schönlein-Henoch [PSH]), la présence ou l'absence d'anticorps cytoplasmiques antineutrophiles (ANCA), et les manifestations systémiques (p. ex. hématurie, douleurs abdominales, paresthésies).
• Des symptômes constitutionnels (p. ex. fièvre, malaise) et des arthralgies ou arthrites peuvent être présents dans la plupart des formes de vascularites.
• Atteint principalement les adultes mais peut survenir à n'importe quel âge ; le PSH survient dans la majorité des cas chez des enfants.
• La pathogenèse des vascularites cutanées des petits vaisseaux (VCPV) et de différentes autres vascularites (p. ex. vascularite cryoglobulinémique, périartérite noueuse) est liée au dépôt de complexes immuns circulants qui entraîne une activation du complément et le recrutement de neutrophiles ; par contraste, les neutrophiles interviennent directement dans les altérations vasculaires des vascularites « pauci-immunes » à ANCA.

Vascularite cutanée des petits vaisseaux (VCPV)

• La marque clinique des VCPV est un purpura palpable – papules rouge pourpre ne s'effaçant pas à la pression, principalement sur les zones déclives, les zones traumatisées (phénomène de Koebner) ou de pression augmentée (p. ex. vêtements serrés) ; cependant les lésions débutent souvent par des papules urticariennes s'effaçant partiellement à la pression ou des macules purpuriques, et d'autres aspects peuvent occasionnellement être observés (p. ex. vésicules ou pustules ; cf. tableau 19.1, fig. 19.1 et 19.2) ; fréquemment asymptomatiques mais pouvant être associées à du prurit, des brûlures, des douleurs.
• Les affections sous-jacentes possibles sont présentées fig. 19.3 et 19.4.
• Caractérisées par les aspects histologiques de vascularite leucocytoclasique (VLC) – infiltration transmurale de la paroi des veinules post-capillaires par des neutrophiles qui se fragmentent (leucocytoclasie), aboutissant à une nécrose fibrinoïde des parois vasculaires (cf. fig. 1.14).
• **DD :** sous-types spécifiques de VCPV ou vascularites systémiques (cf. tableau 19.1 et infra), éruptions médicamenteuses morbilliformes ou piqûres d'arthropodes (avec hémorragies dans les zones déclives), exanthèmes viraux avec pétéchies (cf. fig. 68.1), purpura pigmenté, érythème polymorphe, pityriasis lichénoïde, emboles septiques.
• Disparaît habituellement après quelques semaines ou mois, typiquement avec une hyperpigmentation post-inflammatoire ; chronique ou récurrente chez ~ 10 % des patients, en particulier s'il existe une cryoglobulinémie ou une CAI sous-jacente.
• **TT :** éliminer les éléments déclencheurs possibles, rechercher une atteinte systémique (cf. fig. 19.15) et assurer des soins de support (p. ex. surélévation des jambes, AINS) ; en cas d'atteinte cutanée plus sévère ou persistante (p. ex. >4 semaines), dapsone orale ± colchicine ; si rapidement progressive ou ulcérée, un traitement par prednisone pendant 4–6 semaines peut être envisagé.

Purpura de Schönlein-Henoch (PSH)

• Forme de VCPV caractérisée par des dépôts vasculaires notables d'IgA, qui sont évidents en IFD sur une biopsie cutanée (cf. fig. 23.2) ;

Tableau 19.1 Classification des vascularites cutanées.

Taille des vaisseaux principalement affectés	Types de vaisseaux atteints dans la peau	Formes de vascularites cutanées	Apparence des atteintes cutanées
Petite	Artérioles, capillaires et veinules dans le *derme superficiel et moyen*	**Idiopathique** **Causes secondaires** (p. ex. médicaments, infections, maladies inflammatoires; fig. 19.3) **Purpura de Schönlein-Henoch** **Vascularite urticarienne** **Œdème aigu hémorragique du nourrisson** ***Erythema elevatum diutinum***	• Purpura palpable (fig. 19.1) > macules purpuriques ou pétéchies • Papules/plaques urticariennes, annulaires ou en cibles (fig. 19.2A et B) • Vésicules, bulles (fig. 19.2C), pustules
De taille petite ± moyenne		**Vascularite cryoglobulinémique** **Vascularite à ANCA** • Granulomatose avec polyangéite • Granulomatose éosinophilique avec polyangéite • Polyangéite microscopique **Causes secondaires** (p. ex. médicaments, polyarthrite rhumatoïde; fig. 19.3)	
De taille moyenne	Petites artères et veines dans le *derme profond et sous-cutanées*	**Périartérite noueuse (PAN)** • Classique (systémique) • PAN cutanée	• Livedo racemosa (livedo réticulé « cassé ») • Purpura réticulé • Nodules sous-cutanés • Ulcères, nécroses digitales
Grosse	(Artères nommées *extra-cutanées**)	**Artérite temporale** **Artérite de Takayasu**	• Artérite temporale*: érythème, alopécie, purpura, nodules sensibles → ulcérations du cuir chevelu, frontotemporales; ulcérations de la langue • Artérite de Takayasu* : nodules, ulcérations

* *L'atteinte cutanée est inhabituelle.*

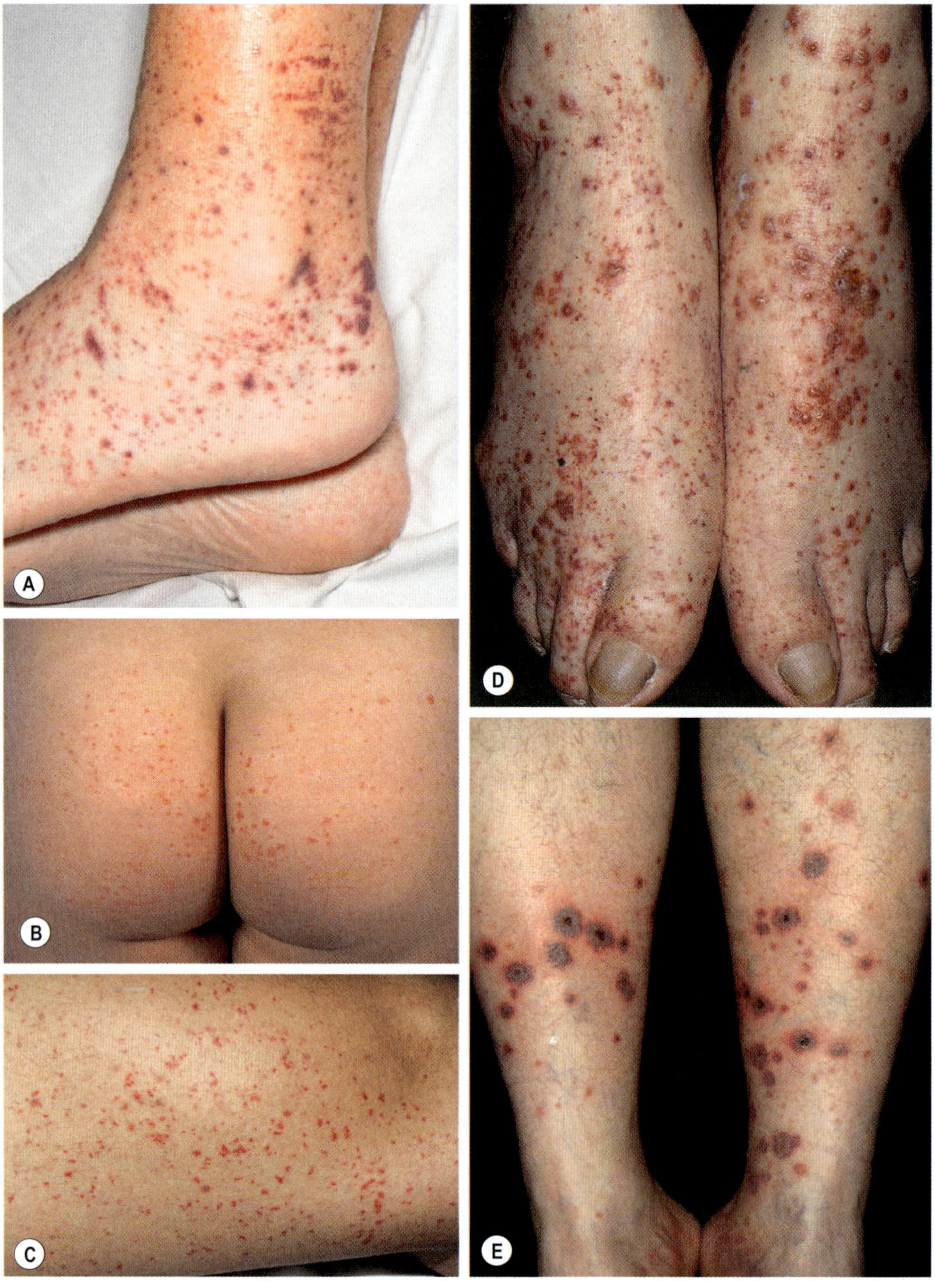

Fig. 19.1 Vascularite cutanée des petits vaisseaux. A Présentation classique de macules purpuriques et de papules de la partie distale des membres inférieurs. **B** Les lésions récentes peuvent être érythémateuses plutôt que purpuriques. **C** Finalement, des lésions inflammatoires peuvent ne plus être blanchies à la pression en raison d'une hémorragie dans le derme. **D** Vésicules hémorragiques en plus du purpura palpable. **E** Nécrose centrale avec formation de croûtes hémorragiques. *Remerciements : A : Kalman Watsky, MD ; B : NYU Slide Collection ; D : YDRSC ; E : Frank Samarin, MD.*

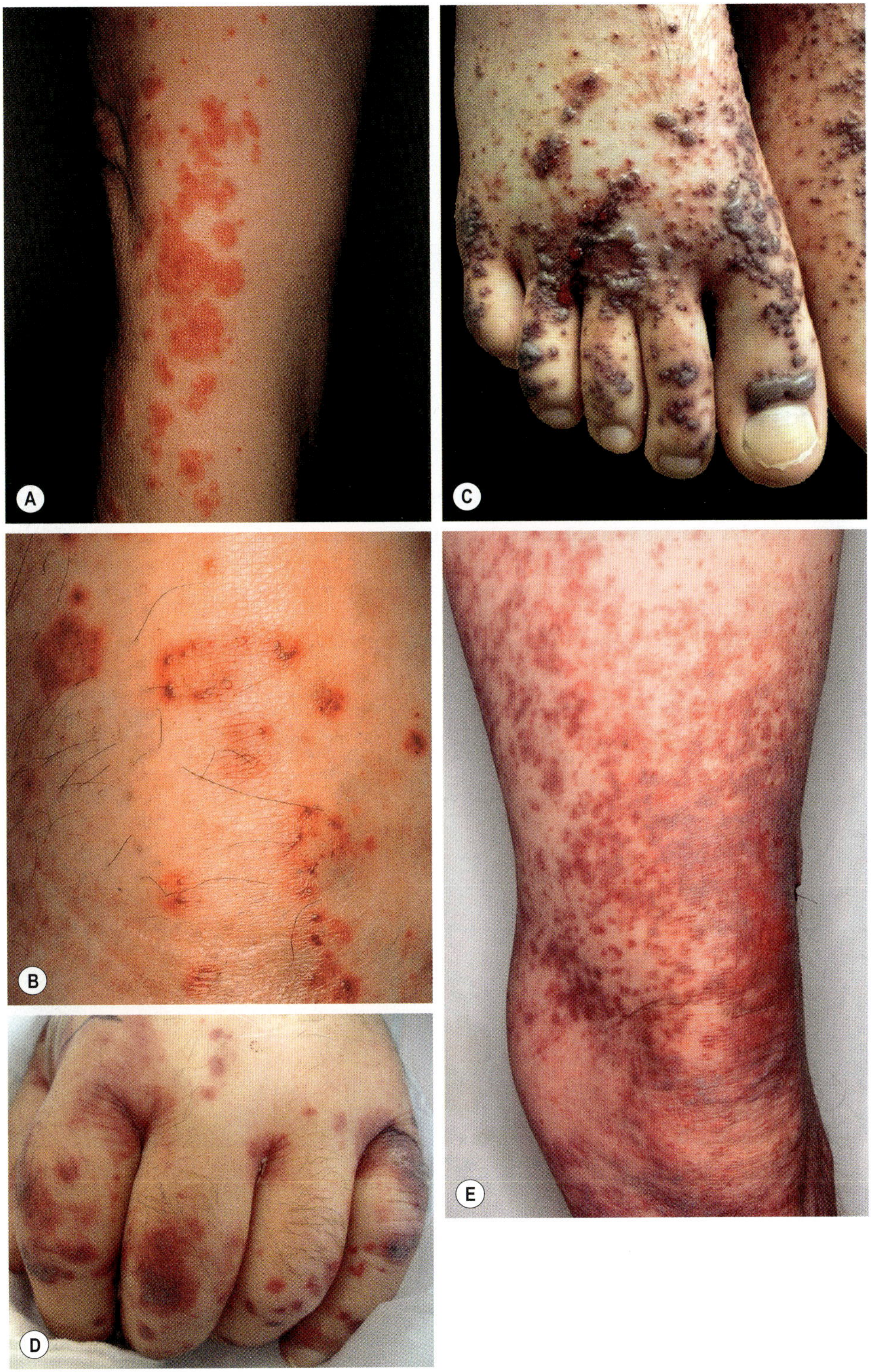

Fig. 19.2 Variantes cliniques des vascularites cutanées des petits vaisseaux. A Aspect en cibles qui peut ressembler à un érythème polymorphe. **B** Croûtes hémorragiques en configuration annulaire. **C** Prédominance de lésions vésiculeuses sur le pied. **D** Lésions limitées aux membres supérieurs. **E** Macules purpuriques et papules avec zones de confluence ressemblant à une éruption médicamenteuse morbilliforme purpurique.
Remerciements : A : Kalman Watsky, MD ; B : YDRSC ; C : Karynne O. Duncan, MD ; D : Lindy Fox, MD ; E : David Wetter, MD, et Jan Dutz, MD.

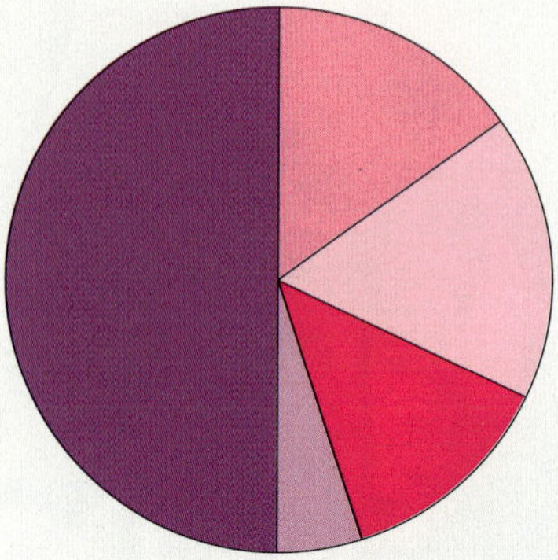

Infection (15-20 %)
p. ex. infections streptococciques ou du tractus respiratoire supérieur, hépatite C > B, lèpre, endocardite infectieuse subaiguë

Connectivite auto-immune (15–20 %)
p. ex. polyarthrite rhumatoïde, LES, syndrome de Sjögren

Médicament (10–15 %)
p. ex. pénicillines, quinolones, AINS, propylthio-uracile*

Néoplasie (5 %)
p. ex. dyscrasies plasmocytaires, affections myélo et lymphoprolifératives

Idiopathique (45–55 %)

* Souvent associée aux anticorps cytoplasmiques antineutrophiles (ANCA).

Fig. 19.3 Causes des vascularites cutanées des petits vaisseaux.

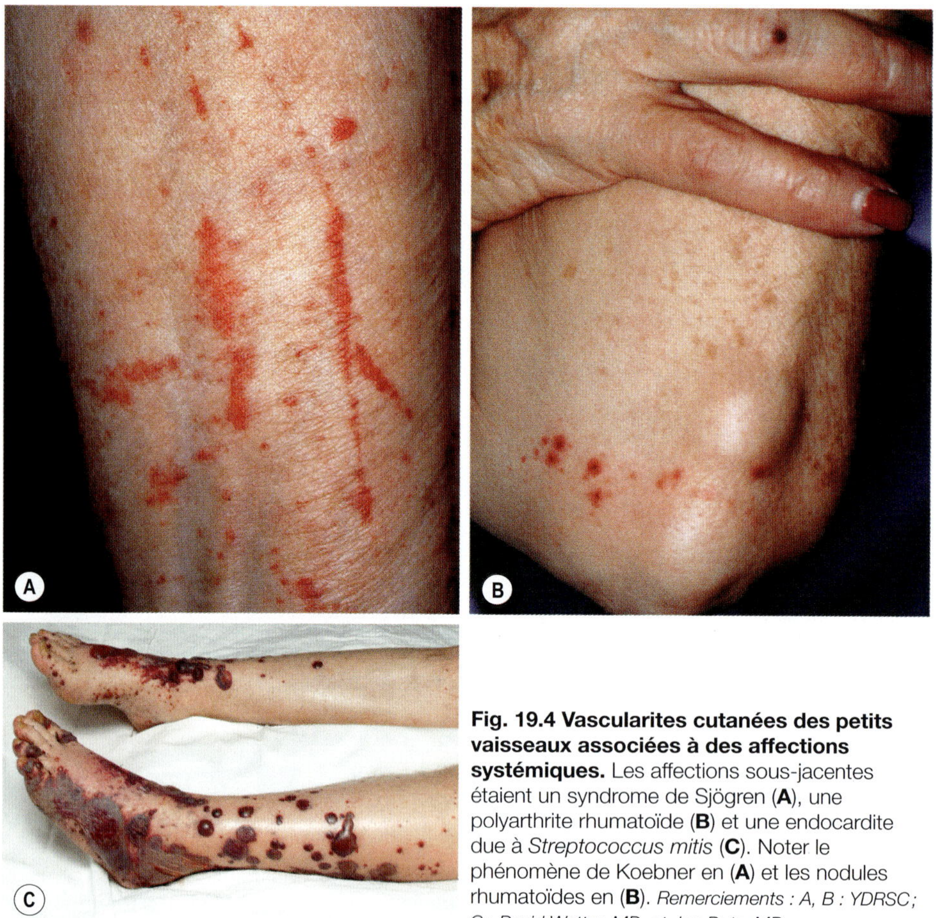

Fig. 19.4 Vascularites cutanées des petits vaisseaux associées à des affections systémiques. Les affections sous-jacentes étaient un syndrome de Sjögren (**A**), une polyarthrite rhumatoïde (**B**) et une endocardite due à *Streptococcus mitis* (**C**). Noter le phénomène de Koebner en (**A**) et les nodules rhumatoïdes en (**B**). *Remerciements : A, B : YDRSC ; C : David Wetter, MD, et Jan Dutz, MD.*

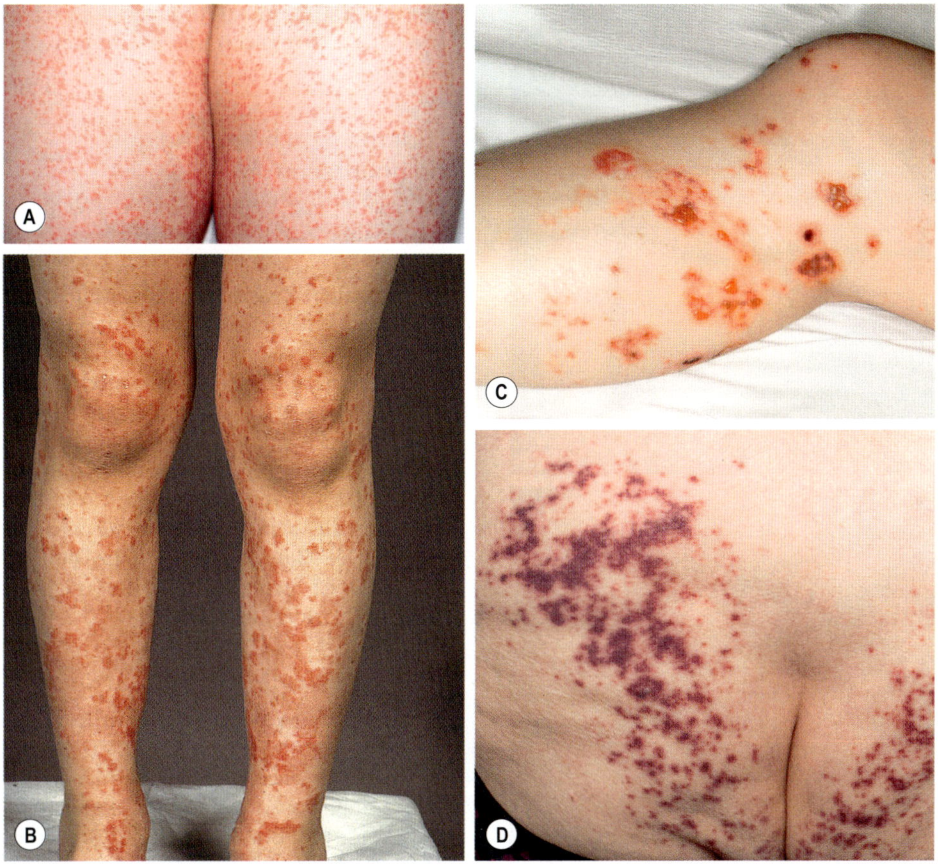

Fig. 19.5 Purpura de Schönlein-Henoch. A, B Papules roses multiples, s'effaçant partiellement à la pression, sur les membres inférieurs. Ces lésions débutantes commencent à développer une composante hémorragique, tandis que les sites d'une précédente atteinte à la face antérieure des jambes sont devenus des taches rose terne. **C** Variante vésiculobulleuse moins fréquente. **D** Macules purpuriques et papules sur les fesses avec coalescence dans une configuration réticulée en haut à gauche. Un purpura réticulé inflammatoire peut être observé dans les vascularites à IgA. *Remerciements : A, C, D : David Wetter, MD, et Jan Dutz, MD ; B : YDRSC.*

survient principalement chez des enfants < 10 ans, souvent 1–2 semaines après une infection des voies respiratoires supérieures (IVRS).

• Des papules urticariennes évoluent en un purpura palpable, progressant occasionnellement en lésions bulleuses ou nécrotiques (fig. 19.5) ; atteignent typiquement les fesses et les membres inférieurs, mais peuvent être plus disséminées.

• Les autres manifestations incluent des œdèmes acraux ou scrotaux, des arthralgies/arthrites (en particulier des genoux et chevilles ; ~ 75 % des enfants), des douleurs abdominales de type coliques (~ 65 % ; avec occasionnellement invagination), du sang dans les selles (~ 30 %), une hématurie microscopique ± une protéinurie (~ 30–40 % ; pouvant être retardée jusqu'à 3 mois).

• Disparaît après plusieurs semaines ou mois, avec des éruptions purpuriques récurrentes chez ~ 20 % et une insuffisance rénale à long terme chez ~ 2 % des enfants ayant un PSH.

• Les adultes ayant un PSH sont plus susceptibles d'avoir des lésions nécrotiques cutanées, une atteinte rénale et une maladie rénale chronique ; chez les adultes qui ont une vascularite à IgA persistante ou disséminée sans explication, en particulier s'il y a une atteinte des vaisseaux de moyen calibre, une gammapathie monoclonale à IgA ou une malignité doivent être envisagées.

• **TT :** comme pour les VCPV ci-dessus, avec surveillance pour chercher une atteinte rénale, et CS systémiques si nécessaire pour arthrite, douleurs abdominales et néphrite sévère ;

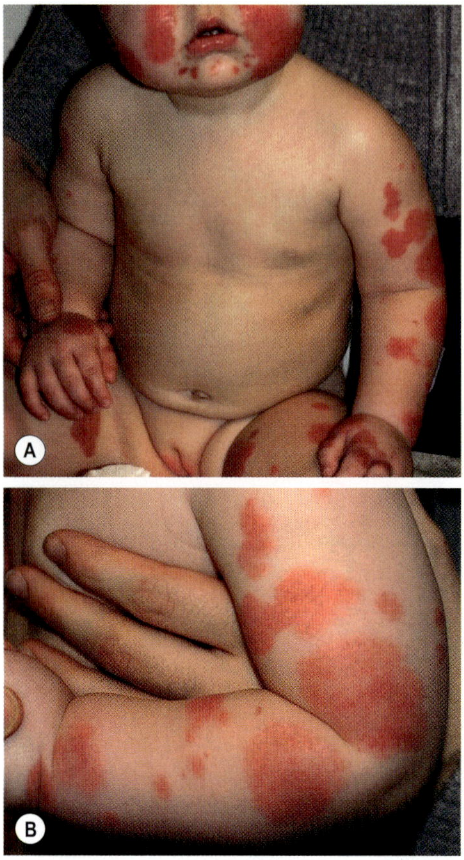

Fig. 19.6 **Œdème aigu hémorragique du nourrisson.** Plaques multiples érythémateuses et œdémateuses du visage et des membres chez un tout-petit. Certaines des lésions ont commencé à devenir sombres. *Remerciements : Ilona J. Frieden, MD.*

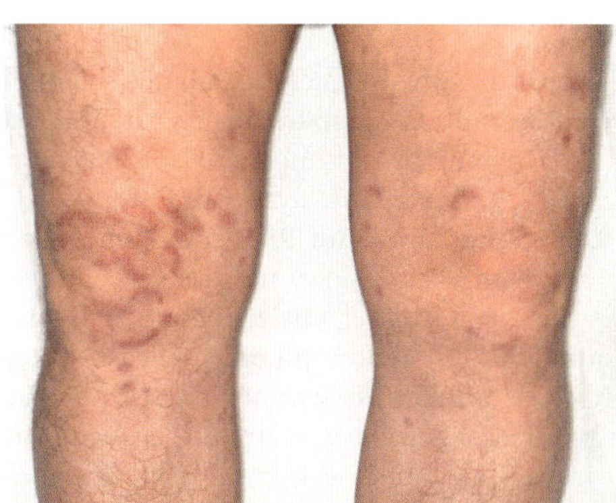

Fig. 19.7 Vascularite urticarienne. Plaques urticariennes arciformes, violet terne, des membres inférieurs. *Remerciements : David Wetter, MD, et Jan Dutz, MD.*

cependant, l'administration de CS ne semble pas susceptible de prévenir une atteinte rénale ou ses séquelles.

Œdème aigu hémorragique du nourrisson

• Variante peu fréquente de VCPV qui atteint les enfants ≤2 ans, succédant souvent à une IVRS.
• Se manifeste par des plaques annulaires ou en cible et un œdème principalement du visage, des oreilles et des membres (fig. 19.6); les patients peuvent être fébriles, mais une atteinte extra-cutanée est rare, et la guérison spontanée survient dans les 1–3 semaines.
• **DD :** urticaire « polymorphe » (urticaire annulaire géante; cf. fig. 3.3), réaction ressemblant à une maladie sérique, vascularite urticarienne, maladie de Kawasaki, érythème polymorphe, syndrome de Sweet; les manifestations se chevauchent parfois avec un PSH.

Vascularite urticarienne

• Se manifeste par des plaques urticariennes qui ont des signes histologiques de VLC (fig. 19.7); en particulier chez les femmes d'âge moyen; un sous-groupe hypocomplémentémique est associé une CAI (notamment LES et syndrome de Sjögren).
• Par contraste avec une urticaire, chaque lésion dure >24 heures, disparaît avec du purpura ou une hyperpigmentation, et produit des brûlures ou des douleurs >prurit.
• Les patients ayant une vascularite urticarienne hypocomplémentémique peuvent avoir des arthralgies/arthrites, une pneumopathie obstructive chronique, une atteinte du tractus GI, des reins ou des yeux.
• **DD :** cf. tableau 14.1.

Erythema elevatum diutinum

• Forme chronique de vascularite qui atteint principalement les adultes d'âge moyen à avancé; les maladies associées incluent le VIH et d'autres infections (p. ex. streptococcique), CAI et gammapathie monoclonale à IgA.
• Se manifeste par des plaques violacées à rouge brun sur les faces d'extension (p. ex. coudes, genoux) (fig. 19.8); les patients ont parfois des arthralgies ou des atteintes oculaires; le traitement par dapsone est habituellement efficace.

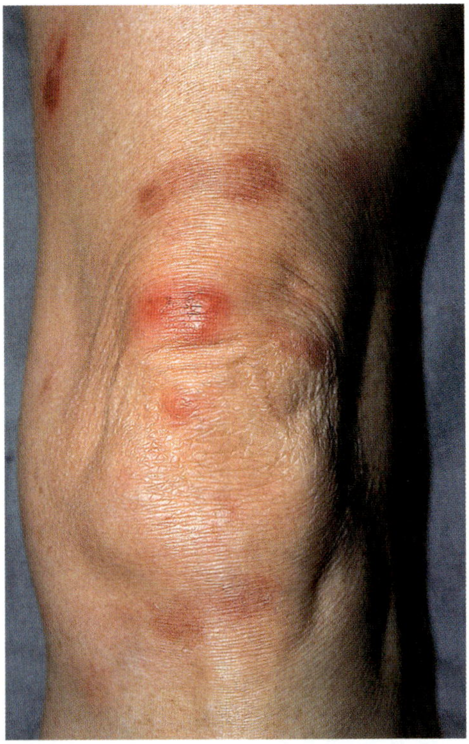

Fig. 19.8 *Erythema elevatum diutinum*. Papulo-nodules érythémateux du genou (lésions aiguës) mêlés à des lésions en voie de disparition. *Remerciements : Kenneth Greer, MD.*

Vascularite des vaisseaux de petit et moyen calibre

Vascularite cryoglobulinémique (cf. tableau 18.3)

• Une cryoglobulinémie « mixte » (types II et III) peut entraîner une vascularite des petits vaisseaux ± vaisseaux de moyen calibre ; associée à une hépatite C > autres infections (p. ex. VIH), CAI et affections lymphoprolifératives.

• Le purpura palpable est la plus fréquente manifestation cutanée (fig. 19.9) ; les autres manifestations peuvent inclure arthrite/arthralgies, neuropathie périphérique, glomérulonéphrite et hépatite.

• **TT :** traitement de l'hépatite C associée avec des antiviraux d'action directe (aujourd'hui en 1re ligne ; p. ex. sofosbuvir + lédipasvir ou daclatasvir) ou interféron + ribavirine ; CS ou rituximab en cas de maladie systémique sévère ou réfractaire.

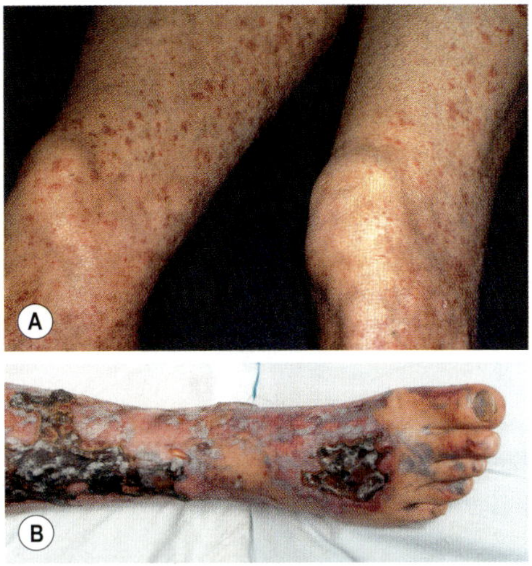

Fig. 19.9 Vascularite des petits vaisseaux cutanés due à une cryoglobulinémie mixte. A Le purpura palpable est la présentation la plus fréquente. **B** Papules purpuriques et plaques avec nécrose centrale et ulcérations ainsi que vésicules peu nombreuses chez un patient ayant une cryoglobulinémie de type II dans le contexte d'hépatite virale C. Le patient avait aussi un facteur rhumatoïde élevé, une diminution de C4 et une gammapathie monoclonale à IgM. *Remerciements : B : David wetter, MD, et Jan Dutz, MD.*

Vascularite à ANCA

• Les manifestations des vascularites spécifiquement à ANCA sont présentées tableau 19.2 et fig. 19.10 à 19.12.

• Atteint principalement les adultes d'âge moyen à avancé, mais peut survenir à n'importe quel âge.

• Nécessite une évaluation pour chercher une atteinte extra-cutanée (cf. fig. 19.15).

• Des ANCA contre des antigènes variés peuvent aussi apparaître dans d'autres affections (p. ex. colite ulcéreuse, hépatite auto-immune) ; l'usage de cocaïne peut conduire à des ANCA (typiquement contre myéloperoxydase, protéinase-3 et élastase des polynucléaires neutrophiles) en même temps qu'une destruction nasale (tableau 19.3) ou (si adultération au lévamisole) une vascularite plus étendue ou une vasculopathie avec neutropénie (cf. fig. 75.3).

• **TT :** induction d'une rémission avec CS systémiques ± cyclophosphamide ou rituximab ; entretien avec des agents épargnant les CS (p. ex. méthotrexate, azathioprine), triméthoprime-sulfaméthoxazole.

Tableau 19.2 Vascularites associées à des anticorps anticytoplasme de neutrophiles (ANCA). Comme dans les autres formes de vascularites, les patients ont souvent des symptômes constitutionnels (p. ex. fièvre, malaise, perte de poids), des arthralgies et des arthrites. *Les critères diagnostiques pour chaque affection sont en italique (classification 1990 de l'American College of Rheumatology pour la GPA et la GEAP).* Des critères alternatifs qui ne spécifient pas l'absence d'inflammation granulomateuse ont aussi été proposés pour les polyangéites microscopiques.

Affection [nombre de critères diagnostiques requis]	Type ANCA prédominant/ Antigène	Manifestations cutanées et orales	Manifestations extra-cutanées	Signes histologiques¶
Granulomatose avec polyangéite (GPA ; granulomatose de Wegener) [2]	C-/PR3 (80–90 %*) P-/MPO (~ 10 %)	• Purpura palpable (fig. 19.10A) • Gencives friables, micropapuleuses (*strawberry gums* ; cf. fig. 59.17), ulcérations orales (fig. 19.10B) • DGPN** • Nodules sous-cutanés • Ulcères de type pyoderma gangrenosum (fig. 19.10C)	• **Voies respiratoires supérieures :** *ulcérations orales ou écoulements purulents/sanglants du nez ;* perforation septale/nez en selle (tableau 19.3) ; perte aiguë d'audition ; sinusite chronique/otite/mastoïdite • **Pulmonaires** : *nodules, infiltrats fixes ou cavités*† • **Rénales :** glomérulonéphrite, *avec hématurie ou cylindres érythrocytaires dans le sédiment urinaire.* • **Oculaires** : exophtalmie, sclérite • Moins souvent atteintes neurologiques, GI et cardiaques	• *Inflammation granulomateuse* • Vascularite des vaisseaux de petite taille ± moyenne
Granulomatose éosinophilique avec polyangéite (GEAP ; syndrome de Churg-Strauss)‡ [4]	P-/MPO (~ 40 %) C-/PR3 (~ 10 %)	• Purpura palpable (fig. 19.11A) • DGPN** (fig. 19.11B) • Nodules sous-cutanés • Plaques urticariennes • Livedo racemosa, purpura réticulé (fig. 19.11C), ulcères	• **Voies respiratoires supérieures :** rhinite allergique§, polypes nasaux§, *sinusite*† • **Pulmonaires** : *asthme*§, *pneumonie éosinophilique*† • **Hématologiques** : *éosinophilie périphérique (> 10 %)*, IgE élevées • **Neurologiques** : *mononévrite multiplex* • **Cardiaques** : myocardite ou péricardite • Moins souvent atteinte rénale, GI et oculaire	• *Éosinophiles extravasculaires* • Inflammation granulomateuse • Vascularite des vaisseaux de petite taille ± moyenne
Polyangéite microscopique [4]	P-/MPO (~ 60 %) C-/PR3 (~ 30 %)	• Purpura palpable (fig. 19.12) • Macules érythémateuses, plaques urticariennes ou purpuriques • Livedo racemosa, ulcérations, hémorragies en flammèches	• **Rénales** : *glomérulonéphrite, avec hématurie ou cylindres érythrocytaires dans le sédiment urinaire* • **Pulmonaires** : capillarite/hémorragie, *pas d'asthme* • **Neurologiques** : mononévrite multiplex • Moins souvent atteinte du système respiratoire supérieur, cardiaque, GI et oculaire	• Vascularite des vaisseaux de petite taille (± moyenne) • *Pas de granulomes*

* *Approximativement 60 % des patients ayant une affection limitée/localisée.*
** *Dermatite granulomateuse palissadique et neutrophilique (DGPN) qui se présente typiquement avec des papulonodules ombiliqués, croûteux sur les faces d'extension (p. ex. coudes) ou le visage (en particulier dans la granulomatose avec polyangéite) (cf. chap. 78).*
† *La preuve radiographique est un critère diagnostique.*
‡ *Occasionnellement déclenchée par les inhibiteurs des leucotriènes et/ou l'arrêt rapide d'un traitement par CS.*
§ *Habituellement les manifestations initiales.*
¶ *Peuvent être observés dans les biopsies de peau, muqueuse, tractus respiratoire, rein ou nerf.*
C- : ANCA cytoplasmiques ; MPO : myéloperoxydase ; P- : ANCA périnucléaires ; PR3 : protéinase-3.

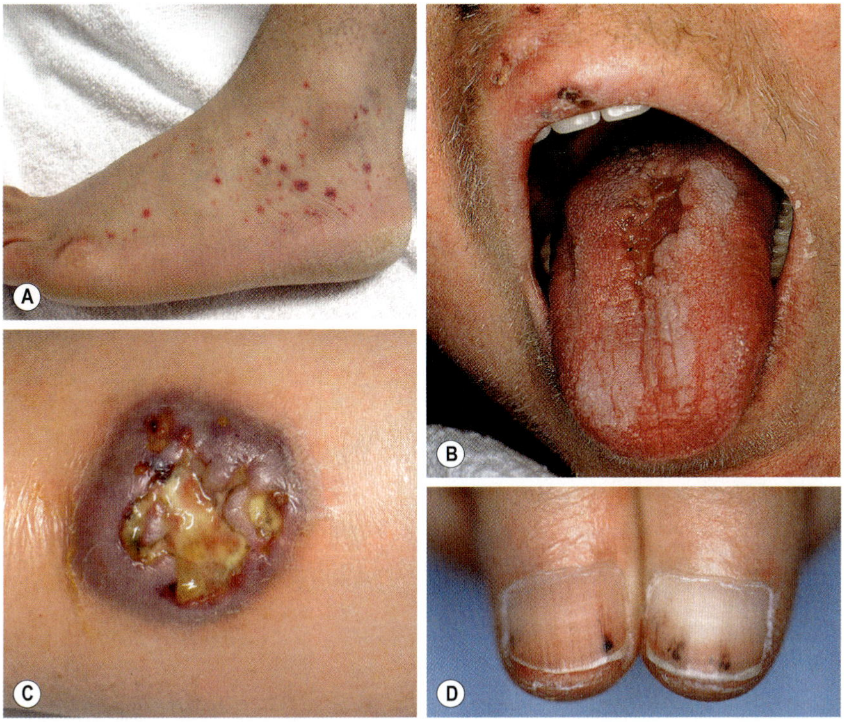

Fig. 19.10 Granulomatose avec polyangéite (granulomatose de Wegener). **A** Purpura palpable des jambes dû à une vascularite des petits vaisseaux (vascularite leucocytoclasique). **B** Ulcération de la langue. **C** Ulcération de la jambe, bien délimitée, qui peut être diagnostiquée à tort comme pyoderma gangrenosum. **D** Infarctus sous-unguéaux des doigts. *Remerciements : A, B, D, : YDRSC ; C : David Wetter, MD, et Jan Dutz, MD.*

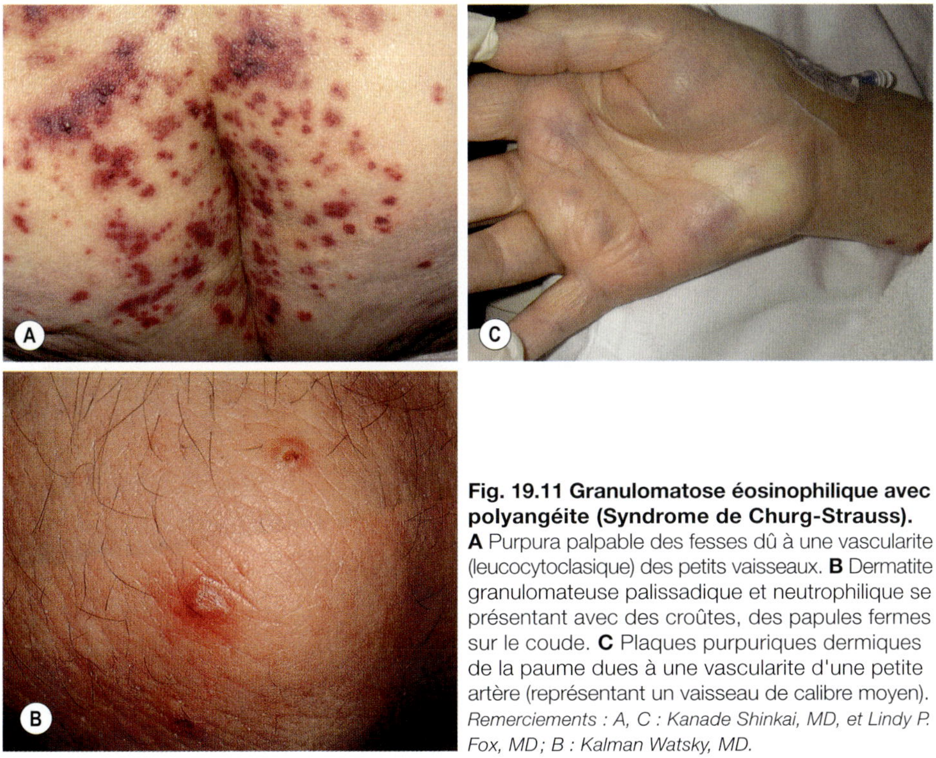

Fig. 19.11 Granulomatose éosinophilique avec polyangéite (Syndrome de Churg-Strauss). **A** Purpura palpable des fesses dû à une vascularite (leucocytoclasique) des petits vaisseaux. **B** Dermatite granulomateuse palissadique et neutrophilique se présentant avec des croûtes, des papules fermes sur le coude. **C** Plaques purpuriques dermiques de la paume dues à une vascularite d'une petite artère (représentant un vaisseau de calibre moyen). *Remerciements : A, C : Kanade Shinkai, MD, et Lindy P. Fox, MD ; B : Kalman Watsky, MD.*

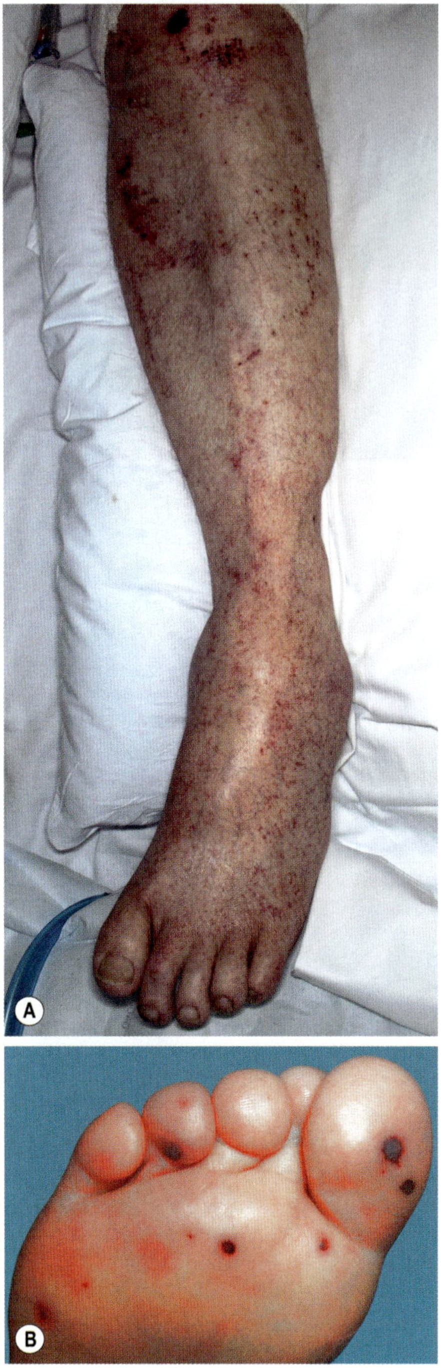

Fig. 19.12 Polyangéite microscopique. A Pétéchies et macules purpuriques du membre inférieur, certaines des lésions ont des croûtes hémorragiques centrales. Histologiquement, une vascularite leucocytoclasique a été observée. **B** Pétéchies et multiples papules purpuriques avec nécrose centrale sur la surface plantaire. *Remerciements : A : David Wetter, MD et Jan Dutz, MD ; B : Cora Whitney Hannon, MD, et Robert Swerlick, MD.*

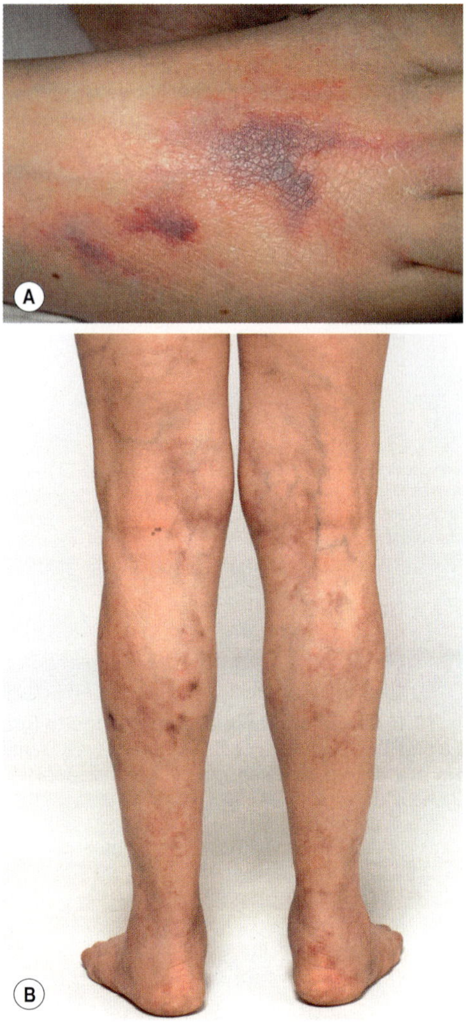

Fig. 19.13 Périartérite noueuse (PAN). A Purpura réticulé du dos du pied chez un patient ayant une PAN systémique. **B** Livedo racemosa et nodules sous-cutanés des membres inférieurs chez un patient qui a une PAN cutanée. *Remerciements : A : Kanade Shinkai, MD, et Lindy P. Fox, MD ; B : David Wetter, MD, et Jan Dutz, MD.*

Tableau 19.3 Diagnostic différentiel d'une destruction ou déformation nasale.

Maladies inflammatoires
• Granulomatose avec polyangéite • Polychondrite récidivante • Sarcoïdose
Affections néoplasiques
• Lymphome T/*natural killer* de type nasal (granulome létal médiofacial) • Carcinomes spino et basocellulaires • Neuroblastome, tumeur des glandes salivaires, sarcomes (p. ex. rhabdomyosarcome)
Maladies infectieuses
• *Bactériennes* : rhinosclérome, morve, noma, syphilis (congénitale tardive ou tertiaire), pian • *Mycobactériennes* : lèpre, tuberculose (lupus vulgaire) • *Fongiques* : paracoccidioïdomycose, zygomycose, aspergillose • *Parasitaires* : leishmaniose cutanéomuqueuse, acanthamibiase, rhinosporidiose
Autre
• Usage de cocaïne (lésions destructrices médianes induites par la cocaïne) • Myiase nasale • Factice ou traumatique

Vascularite prédominant sur les vaisseaux de moyen calibre

Périartérite noueuse (PAN) : classique (systémique) et variantes cutanées

• Vascularite segmentaire affectant principalement les vaisseaux de moyen calibre, incluant les petites artères du derme profond et sous-cutanées.
• Atteint principalement les adultes d'âge moyen (hommes > femmes) mais peut survenir à n'importe quel âge.
• **DD :** autres types de vascularite; vasculopathie livédoïde, syndrome des antiphospholipides et autres syndromes d'occlusion microvasculaire (cf. chap. 18); thrombophlébite superficielle, panniculite.

PAN CLASSIQUE (SYSTÉMIQUE)

• Associée à une hépatite B chez ~ 10 % des patients.
• Approximativement 25 % des patients ont des manifestations cutanées, incluant livedo racemosa, purpura réticulé, purpura palpable (quand les petits vaisseaux sont atteints) et ulcérations à « l'emporte-pièce » > nodules sous-cutanés et infarctus digitaux (fig. 19.13A).
• Les manifestations extra-cutanées incluent fièvre, perte de poids, arthralgies, myalgies et atteinte des artères vascularisant le tractus GI, les reins (p. ex. hypertension rénovasculaire, *pas* de glomérulonéphrite), le système nerveux (périphérique > central), cœur et testicules.
• **TT :** CS systémiques, traitement d'une hépatite B associée; cyclophosphamide pour les atteintes systémiques sévères ou réfractaires.

PAN CUTANÉE

• Présente dans > 30 % des PAN de l'enfant et ≤ 5 % des PAN de l'adulte.
• Peut être associée à des infections (p. ex. streptococcique) ou des médicaments (p. ex. minocycline – peut être P-ANCA+, contrairement à la plupart des formes de PAN); la PAN de l'enfance peut survenir dans le cadre d'un déficit en adénosine-déaminase 2 (ADA2), qui peut aussi entraîner des convulsions de survenue précoce (cf. tableau 37.3).
• Des nodules cutanés sensibles prédominent aux membres inférieurs, souvent dans un contexte de livedo racemosa et suivant parfois le trajet d'une artère (cf. fig. 19.13B); on peut également observer un purpura réticulé, des ulcérations et des plaques annulaires.
• Arthralgies, myalgies, et neuropathie périphérique peuvent survenir dans les zones d'atteinte cutanée; évolution chronique sans progression systémique.
• **TT :** CS intralésionnels ou systémiques, dapsone, méthotrexate; inhibiteurs de TNF pour le déficit en ADA2.

Approche diagnostique d'une suspicion de vascularite cutanée

• Une approche pour l'évaluation des patients suspectés d'avoir une vascularite, incluant l'évaluation des affections sous-jacentes et des manifestations systémiques, est présentée fig. 19.14.

Pour plus d'informations, cf. chap. 24 de *Dermatology, Fourth Edition*.

Patient avec suspicion de vascularite cutanée

↓

Antécédents et examen physique
- Déterminer s'il y a eu une exposition à un médicament ou une infection sous-jacente ; dans le cas contraire, envisager l'association à une maladie inflammatoire ou une affection maligne

- Évaluer les signes et symptômes extra-cutanés
  - Constitutionnels : fièvre, perte de poids, fatigue
  - Musculosquelettiques : arthralgies, myalgies
  - Rénaux : hématurie
  - Gastro-entérologiques : douleurs abdominales, saignements
  - Neurologiques : torpeur, presthésies, fatigue
  - Cardiopulmonaires : souffle court, douleurs thoraciques, toux, hémoptysie
  - ORL : sinusite

↓

Biopsier une (des) lésion(s) cutanée(s) récente(s), mais bien développée(s), de 24 à 48 heures d'existence, pour confirmer le diagnostic de vascularite et déterminer la taille des vaisseaux atteints
- Si suspicion de vascularite des petits vaisseaux (p. ex. purpura palpable) : biopsies au punch pour histologie de routine et immunofluorescence directe (la dernière d'une lésion d'âge ≤ 24 heures)
- Si suspicion de vascularite de vaisseaux de moyen calibre : biopsie d'un nodule (de préférence) par incision profonde (incluant le tissu sous-cutané) ou d'un purpura réticulé > bordure d'une ulcération*

Positifs pertinents à la biopsie cutanée

↓

Bilan biologique de base pour tous les patients (à répéter à l'occasion des poussées évolutives) pour évaluer l'implication extra-cutanée :
- NFS, plaquettes, VS ± protéine C-réactive
- Fonctions hépatiques, azote uréique sanguin et créatinine, examens d'urine, examen des selles

↓

Évaluations supplémentaires pour des maladies associées et des vascularites spécifiques en fonction des suspicions cliniques (c.-à-d. maladie chronique ou récurrente, cause imprécise, antécédents et examen physique suggérant une atteinte organique interne indéterminée ou une maladie systémique associée) :

Infection	• Antistreptolysine O et anti-ADNase B, sérologies hépatite B/C et VIH ; cultures de prélèvement de gorge, urine ou sang si nécessaire
Inflammation	• Cryoglobulines • ANCA**
CAI	• Facteur rhumatoïde, ANA, anticorps anti-ENA (p. ex. anti Ro) • CH50/ C3/ C4 si suspicion d'une vascularite urticarienne (aussi C1q si C4 bas)
Malignité	• Électrophorèse des protéines sériques et urinaires, électrophorèse par immunofixation de sérum, frottis sanguin périphérique • Dépistage approprié à l'âge ± signes/symptômes en faveur d'une affection maligne

↓

Évaluation complémentaire pour des atteintes extra-cutanées dans les vascularites systémiques :

Vascularite à ANCA
- Radiographie des poumons, scanner thoracique et des sinus
- En fonction de l'affection spécifique et des manifestations cliniques, envisager : électromyogramme/étude de la conduction nerveuse, échocardiographie/ECG et biopsie du tractus respiratoire (inférieur ou supérieur), de nerf, rein ou muscle

Périartérite noueuse classique (systémique)
- Angiographie mésentérique, rénale, cœliaque
- Envisager biopsie de muscle, nerf, rein ou testicules

* Incluant une bordure inflammatoire si elle existe ; la vascularite sous-jacente à une ulcération peut être un phénomène secondaire et n'est pas diagnostique.

** L'immunofluorescence indirecte (IFI) est suivie d'une confirmation par Elisa spécifique pour la protéinase-3 (PR3) et la myéloperoxydase (MPO).

Fig. 19.14 Approche diagnostique d'un patient avec suspicion de vascularite cutanée. ENA : *extractable nuclear antigen* ; ENT : *ear, nose, and throat* ; GU : génito-urinaire.

Dermatoses éosinophiliques 20

Comme dans le groupe des dermatoses neutrophiliques, il y a un chevauchement significatif entre les manifestations cutanées d'entités où les éosinophiles jouent un rôle – depuis l'urticaire papuleuse déclenchée par des piqûres d'arthropodes jusqu'au syndrome de Wells et au syndrome hyperéosinophilique (fig. 20.1; tableau 20.1). L'exception est le granulome facial, qui a une présentation plus spécifique.

Granulome facial

- Affection idiopathique caractérisée par la persistance de plaques rouge marron à violet marron sur le visage (fig. 20.2); des orifices folliculaires proéminents sont souvent notés et un tiers des patients a des plaques multiples.
- Survient le plus communément chez des adultes d'âge moyen, une atteinte extra-faciale est inhabituelle (< 10 % des patients).
- Le diagnostic clinique est confirmé par l'histopathologie : des éosinophiles, des neutrophiles et des lymphocytes sont observés dans le derme.
- **DD :** sarcoïdose, granulome à corps étrangers, rosacée granulomateuse, et autres entités qui laissent des plaques rouges à rouge marron sur le visage (cf. fig. 99.2).
- **TT :** souvent difficile; CS intralésionnels, inhibiteurs de la calcineurine topiques, cryochirurgie, lasers vasculaires.

Réactions exagérées aux piqûres d'insecte et réactions ressemblant à des piqûres d'insectes (dermatoses éosinophiliques associées à des maladies hématologiques ou des affections malignes)

- Les lésions peuvent survenir sur le site de piqûres d'insectes mais un antécédent de piqûres peut manquer, d'où le terme de réaction type piqûre d'insecte qui se manifeste par des papulonodules et des vésiculobulles prurigineux, érythémateux, œdémateux.
- La maladie systémique la plus souvent associée est la leucémie lymphoïde chronique, mais ces réactions peuvent aussi être observées avec d'autres affections lympho ou myéloprolifératives (cf. tableau 99.2) et aux sites de piqûres de moustique chez ceux qui ont des affections lymphoprolifératives à cellules NK/T associées à EBV.

Papulo-érythrodermie de Ofuji

- Papules rouge marron disséminées confluant en une érythrodermie qui épargne les plis cutanés (signe de la « chaise longue »), souvent avec une hyperéosinophilie circulante; principalement chez des hommes âgés, fréquemment japonais.
- Habituellement idiopathique, mais il y a occasionnellement un lymphome sous-jacent (en particulier à cellules T) ou un carcinome (plus communément gastrique).
- **DD :** autres causes d'érythrodermie (cf. chap. 8).

Syndrome de Wells (cellulite éosinophilique)

- Plaques récidivantes, roses à rouges, brûlantes, prurigineuses ou douloureuses, qui sont souvent œdémateuses, ressemblant ainsi à une cellulite infectieuse; avec le temps, les lésions peuvent devenir plus infiltrantes (fig. 20.3).
- Comme les lésions palissent spontanément après une période de 1 à 2 mois, une pigmentation résiduelle marron à grise, voire verte peut être observée.
- Les symptômes associés comprennent un malaise, occasionnellement de la fièvre; une hyperéosinophilie sanguine périphérique est fréquente.
- Étiologie inconnue; la possibilité d'éléments déclencheurs comme des piqûres d'arthropodes, des infections parasitaires (p. ex. toxocarose) ou un syndrome myéloprolifératif sous-jacent est débattue.
- Dans le derme, il y a libération du contenu granuleux des éosinophiles, qui alors enveloppe

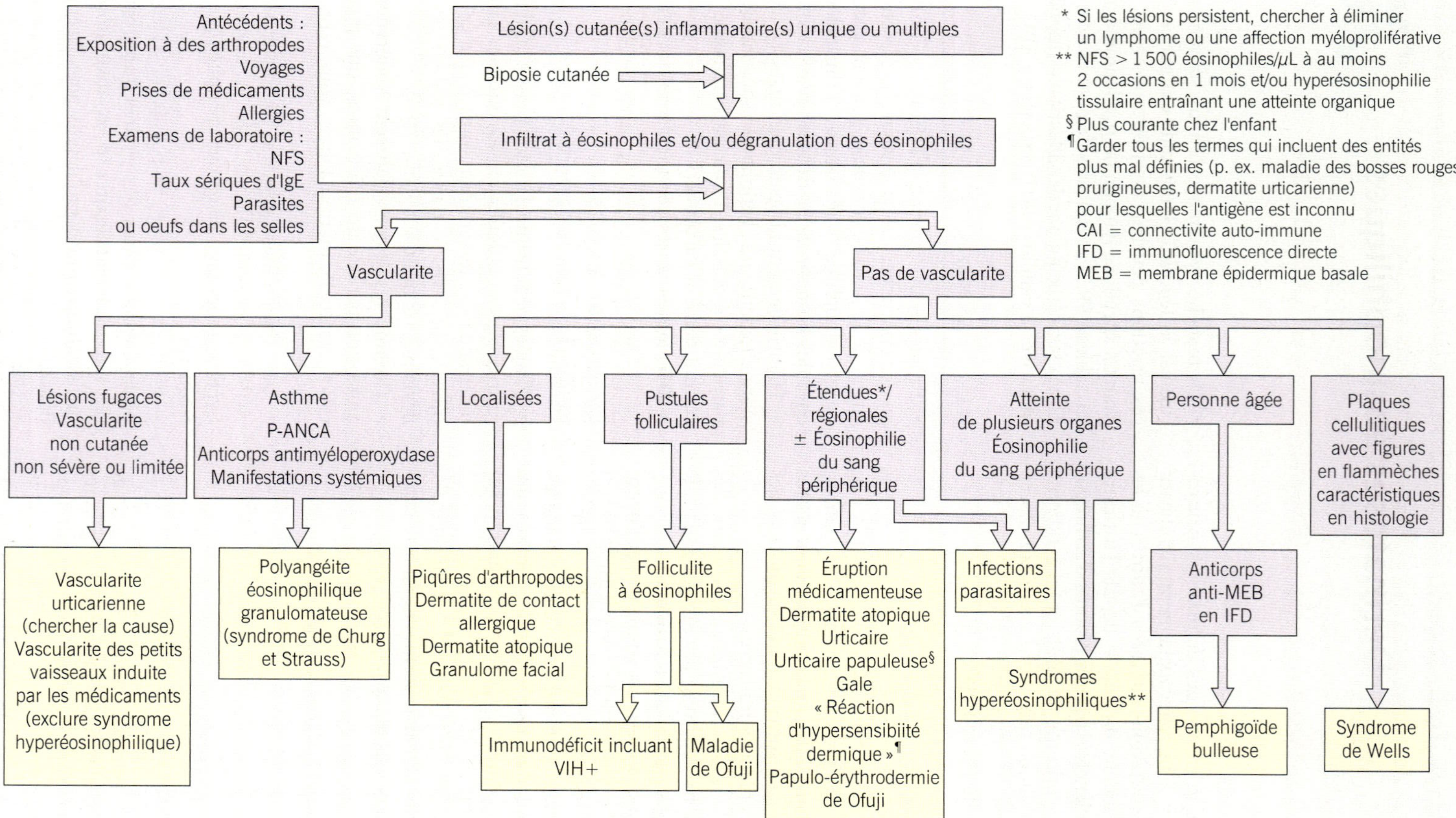

Fig. 20.1 Évaluation de patients adultes ayant des dermatoses éosinophiliques. Histologiquement, ces dermatoses sont caractérisées par un infiltrat à prédominance éosinophilique et/ou un dépôt de protéines éosinophiliques granuleuses. À noter que les corticostéroïdes systémiques peuvent réduire significativement le nombre d'éosinophiles dans le sang circulant.

Tableau 20.1 Autres affections où les éosinophiles jouent un rôle.

• Infections parasitaires (p. ex. larva migrans, onchocercose, gnathostomiase, strongyloïdose)
• Éruption après bain de mer – après un bain en mer, des papules prurigineuses sont situées sous la tenue de bain; dues à des larves de méduses (*Linuche unguiculata*) ou d'anémones de mer (*Edwardsiella lineata*)
• Éruption papuleuse et prurigineuse de l'infection VIH – papules prurigineuses non folliculaires
• Éruption polymorphe de la grossesse (appelée aussi PUPPP) – plaques urticariennes avec atteinte des vergetures et respect de la zone périombilicale; femmes enceintes (3e trimestre, post-partum)
• Pemphigoïde gravidique – plaques urticariennes et vésicules semblables à la pemphigoïde bulleuse; femmes enceintes
• Hyperplasie angiolymphoïde avec éosinophilie – nodules de la tête et du cou; adultes
• Histiocytose langerhansienne (cf. chap. 76)
Limitées aux nouveau-nés ou aux nourrissons
• Érythème toxique néonatal – papules et pustules avec halo érythémateux; nouveau-nés
• Incontinentia pigmenti (stades I et II) – stries linéaires de vésicules et de papules kératosiques le long des lignes de Blaschko
• Folliculite éosinophilique infantile – poussées récurrentes de papules folliculaires et de pustules, principalement de la tête et du cou

PUPPP : *pruritic urticarial papules and plaques of pregnancy*.

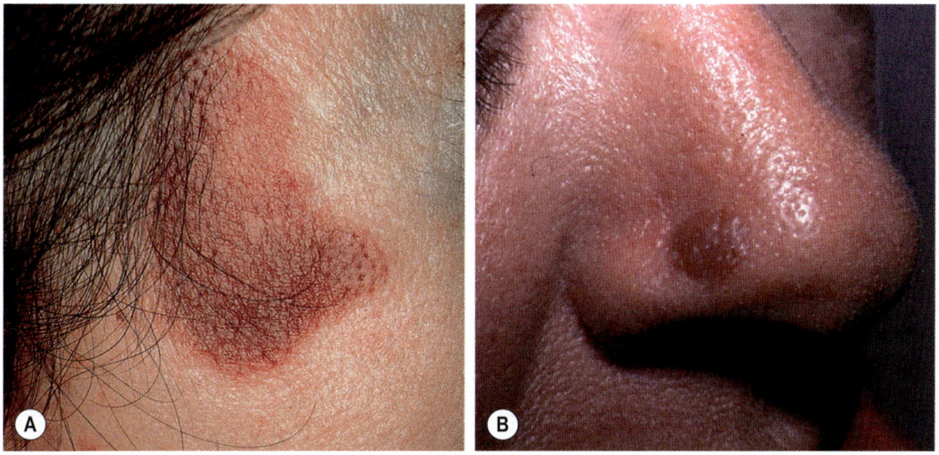

Fig. 20.2 Granulome facial. Plaques rouge brun de la joue **(A)** et du nez **(B)**. Noter les orifices folliculaires dilatés proéminents. *Remerciements : A : YDRSC; B : Cloyce L. Stetson, MD.*

les fibres de collagène et aboutit à la formation de «figures en flammèches»; ces dernières peuvent aussi être observées dans d'autres maladies où il y a de nombreux éosinophiles dans la peau.

• **DD :** cellulite infectieuse (lésions œdémateuses). Réaction exagérée à des arthropodes (cf. supra), infections parasitaires et autres causes de pseudo-cellulite (cf. tableau 61.2).

• **TT :** CS systémiques; occasionnellement des agents épargnant les stéroïdes sont nécessaires.

Syndrome hyperéosinophilique

• Classiquement défini comme une hyperéosinophilie périphérique (> 1 500 éosinophiles/μL) à deux reprises à au moins un mois d'intervalle et/ou une hyperéosinophilie tissulaire, menant à une atteinte multi-organe, en l'absence d'une cause identifiable (tableau 20.2).

• Divisé en formes majeures : (1) primitive (néoplasique) – caractérisée par des mutations spécifiques en particulier du gène de fusion *FIP1L1-PDGFRA* qui conduit à une prolifération clonale d'éosinophiles, avec une prédominance masculine et une maladie endomyocardique ; et (2) secondaire – caractérisée par une hyperéosinophilie induite par des cytokines et causée par une maladie sous-jacente inflammatoire ou néoplasique (p. ex. un lymphome). Dans le sous-type lymphocytique (lymphoïde), des cellules clonales T produisent des cytokines Th2, p. ex. IL-5, qui activent les éosinophiles.

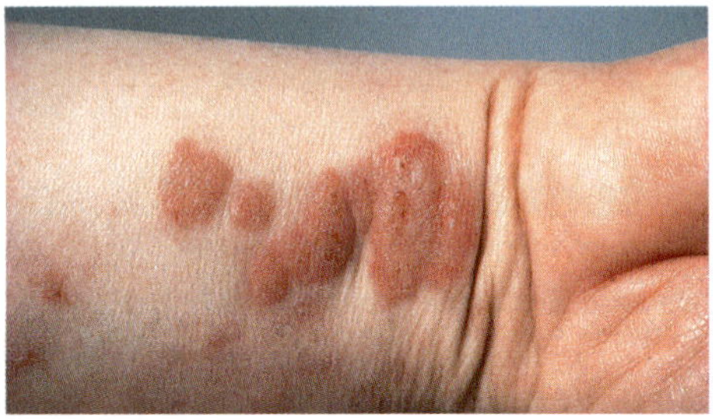

Fig. 20.3 Syndrome de Wells. Nodules et plaques œdémateux et infiltrés. *Remerciements : NYUDSC.*

• Des lésions cutanéomuqueuses sont observées chez au moins 50 % des patients et incluent des papules et nodules érythémateux prurigineux, non spécifiques, de l'urticaire, un angio-œdème, une dermatite, une érythrodermie et, dans la forme myéloproliférative, des ulcérations de la bouche ou anogénitales ; des thromboses peuvent provoquer un purpura réticulé.

• **DD :** à l'exception du granulome facial et de la folliculite éosinophilique, entités présentées fig. 20.1 ; différentes entités du tableau 20.1, en particulier les infections parasitaires ; les angio-œdèmes héréditaires ou acquis ; pour la forme lymphoproliférative, les lymphomes cutanés à cellules T ; en cas d'ulcères oraux : aphtes buccaux.

• **TT :** forme myéloproliférative *FIP1L1-PDGFRA*-positive – imatinib, autres inhibiteurs de la tyrosine-kinase (p. ex. nilotinib) ; forme lymphoproliférative – CS systémiques ± mépolizumab (anticorps monoclonal anti-IL-5).

Tableau 20.2 Critères diagnostiques et classification des syndromes hyperéosinophiliques (SHE).

Critères diagnostiques		
• Éosinophiles dans le sang périphérique > 1 500/µL (1,5 × 10^9/L) à au moins deux occasions en un mois *et/ou* hyperéosinophilie tissulaire majeure (incluant un dépôt marqué de granules protéiques éosinophiliques, > 20 % d'éosinophiles à la biopsie de moelle osseuse) • Atteinte organique et/ou dysfonction attribuable à l'hyperéosinophilie tissulaire • Exclusion d'autres affections ou désordres comme raisons majeures d'une atteinte organique (p. ex. infection parasitaire, réaction d'hypersensibilité médicamenteuse, déficit immunitaire primitif [cf. chap. 49])		
Sous-types		
SHE primitif (néoplasique)	*SHE secondaire (réactif)*	*Autres syndromes†*
• Néoplasie sous-jacente des cellules souches, des cellules myéloïdes ou des éosinophiles • Éosinophiles considérés (ou montrés) comme clonaux* • Prédominance masculine, maladie endomyocardique ; des ulcérations muqueuses sont de mauvais pronostic • Certains patients ont des taux élevés de tryptase sérique et de vitamine B12, une fibrose tissulaire, une splénomégalie, et aux biopsies de moelle osseuse une augmentation du nombre de mastocytes atypiques fusiformes, CD25+ (cf. tableau 96.1)	• Atteinte sous-jacente inflammatoire ou néoplasique • L'hyperéosinophilie est entraînée par les cytokines plus que consécutive à une prolifération clonale d'éosinophiles • Dans le sous-type lymphocytique (lymphoïde), les cellules clonales T produisent des cytokines Th2, p. ex. IL-5	• Angio-œdèmes épisodiques avec éosinophilie (EAE ; syndrome de Gleich) • *Nodules, eosinophilia, rheumatism, dermatitis, and swelling* (NERDS) *syndrome* • Maladies liées aux IgG4 • Granulomatose éosinophilique avec polyangéite
	SHE idiopathique	
	• Affection réactive ou néoplasique qui induit une hyperéosinophilie	

* *Gène de fusion* FIP1L1-PDGFRA *et autres gènes de fusion plus rares concernant PDGFRB ou FGR1, qui encodent respectivement le récepteur β du facteur de croissance dérivé des plaquettes et le récepteur 1 du facteur de croissance fibroblastique ; incluant des patients ayant une leucémie éosinophilique qui peuvent avoir d'autres anomalies cytogénétiques.*
† *Liste non exhaustive.*

Pour plus d'informations, cf. chap. 25 de *Dermatology, Fourth Edition*.

Dermatoses neutrophiliques 21

Ce groupe d'affection est caractérisé en l'absence de traitement par des infiltrats de neutrophiles dans la peau. De plus, ces dermatoses ne répondent pas à une cause infectieuse identifiable malgré la présence de neutrophiles (fig. 21.1). Il peut y avoir des chevauchements significatifs dans les présentations cliniques des dermatoses neutrophiliques ; par exemple, chez un patient qui a une leucémie myéloïde aiguë, un pyoderma gangrenosum bulleux peut être difficile à distinguer d'un syndrome de Sweet. De plus, les infiltrats de neutrophiles peuvent survenir dans d'autres organes, en particulier les articulations, les yeux, les poumons et les os. L'atteinte des os fait apparaître la possibilité d'un syndrome SAPHO (synovite, acné, pustulose, hyperostose, ostéite).

Syndrome de Sweet (dermatose neutrophilique fébrile aiguë)

• Début aigu, papules érythémateuses et œdémateuses et plaques sensibles, mais non prurigineuses ; si l'œdème est intense, les lésions peuvent devenir bulleuses et occasionnellement ressembler à un érysipèle ; les zones les plus touchées sont le visage, le cou, le haut du tronc et les membres supérieurs (fig. 21.2).

• De façon moins habituelle, des nodules causés par une panniculite neutrophilique se développent, ou bien des pustules se forment dans les plaques ; une variante survenant sur le dessus des mains est répertoriée comme « dermatose neutrophilique du dessus des mains » (fig. 21.3).

• Les manifestations systémiques associées incluent : fièvre, malaise et arthralgies, et une hyperleucocytose périphérique est communément observée (tableau 21.1) ; certains patients développent aussi des manifestations systémiques incluant des atteintes oculaires, pulmonaires et squelettiques (fig. 21.4, tableau 21.2).

• Plus souvent chez les adultes avec un ratio femmes/hommes de 4 :1 (excepté dans les cas d'association à une affection maligne) ; peut apparaître pour la première fois, ou se développer de façon importante pendant une grossesse ; idiopathique chez plus de 50 % des patients.

• Les affections sous-jacentes incluent : (1) *infections* – voies respiratoires supérieures (p. ex. virales, streptococciques) ou gastro-intestinales (p. ex. yersiniose) > VIH ou mycobactériose atypique ; (2) *affections hématologiques malignes* (10–20 % des patients), en particulier phase aiguë de la leucémie myéloïde (LMA) mais aussi myélodysplasie et affections myéloprolifératives ; (3) *maladie inflammatoire intestinale* ; (4) *connectivite auto-immune*, en particulier lupus érythémateux systémique (LES) ; (5) *médicaments* – G-CSF, acide tout *trans*rétinoïque > furosémide, minocycline ; et (6) *carcinomes* – génito-urinaire, sein, côlon.

• La forme vésiculobulleuse est plus souvent associée à la LMA, et dans le syndrome de Sweet associé à une affection maligne, les lésions tendent à être plus étendues, incluant la cavité orale.

• Histologiquement, les infiltrats diffus de neutrophiles sont observés dans le derme et occasionnellement dans la graisse sous-cutanée ; il n'y a pas de vascularite leucocytoclasique ou bien elle est minime. L'infiltrat peut inclure des cellules myéloïdes immatures qui ressemblent à des histiocytes.

• **DD :** pyoderma gangrenosum bulleux, hidradénite neutrophilique eccrine, érysipèle, érythème polymorphe, causes de pseudo-cellulite (cf. tableau 61.2), cellulite infectieuse, vascularite (urticarienne, petits vaisseaux, septique), halogénides, syndromes auto-inflammatoires, de même que les entités additionnelles de la fig. 21.1.

• Il existe différentes opinions concernant le développement d'une dermatose neutrophilique non bulleuse dans le contexte d'un LE comme entité distincte ou simplement comme syndrome de Sweet associé à un LE.

• **TT :** habituellement résolution spontanée en quelques mois, mais peut récidiver chez plus de 30 à 50 % des patients respectivement avec caractère

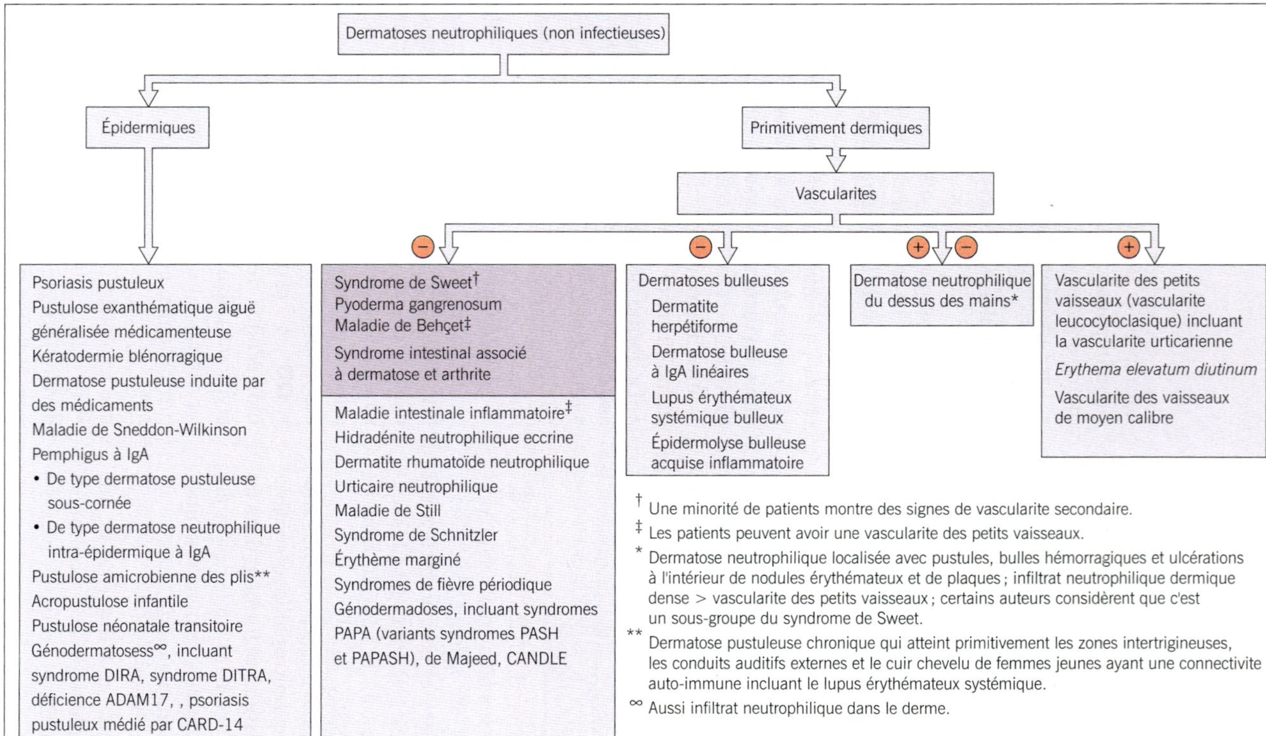

Fig. 21.1 Dermatoses neutrophiliques non infectieuses. Les entités dans des encadrés plus sombres sont discutées dans ce chapitre. CANDLE : *chronic atypical neutrophilic dermatosis with lipodystrophy and elevated temperature* ; DIRA : *deficiency of interleukin-1 receptor antagonist* ; DITRA : *deficiency of the IL-36R antagonist* ; PASH : *pyoderma gangrenosum, acne, and suppurative hidradenitis* ; PAPA : *pyogenic arthritis, pyoderma gangrenosum and acne* ; PAPASH : *pyoderma gangrenosum, acne, psoriasis, arthritis and suppurative hidradenitis*.

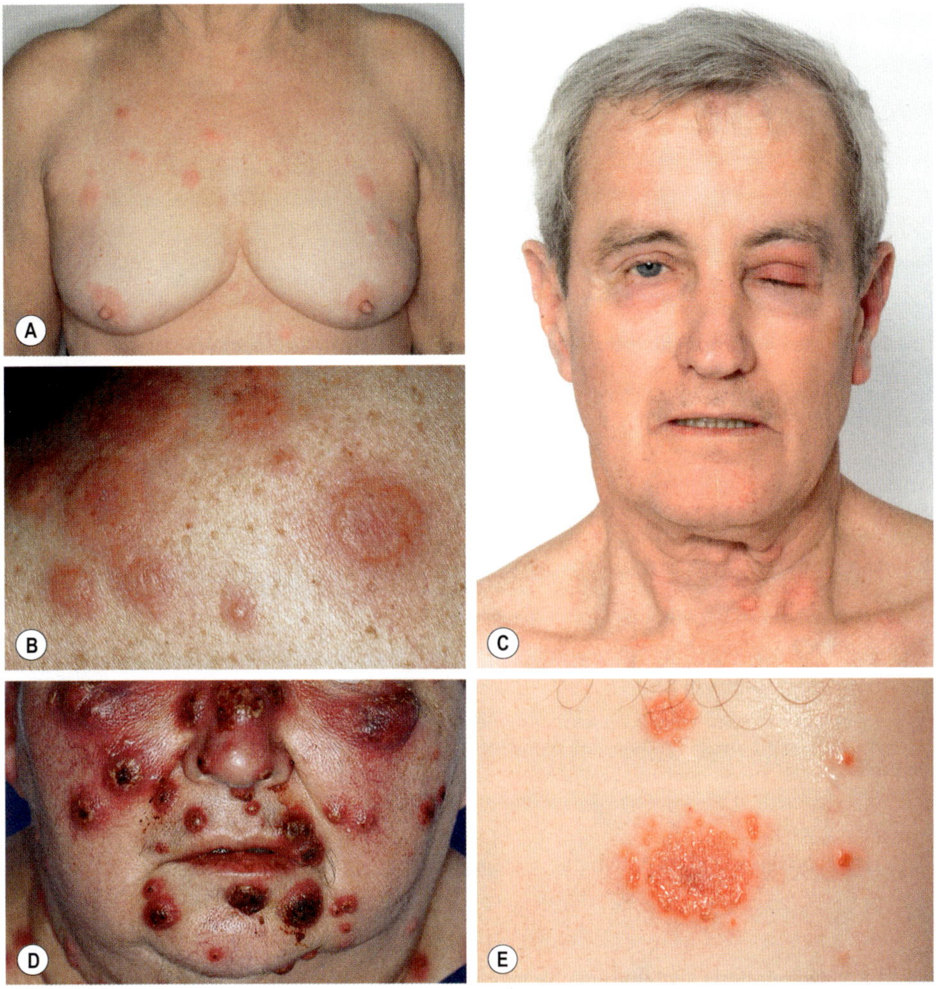

Fig. 21.2 Spectre des manifestations cutanées du syndrome de Sweet. A Papules roses œdémateuses dispersées et plaques de la poitrine. **B** Plaques avec un œdème marqué du haut du dos, certaines sont pseudo-vésiculeuses alors que les autres sont devenues bulleuses. **C** Les lésions périoculaires démontrent comment certaines lésions peuvent mimer une cellulite (pseudo-cellulite). Ce patient avait aussi des ulcérations œsophagiennes neutrophiliques et a développé secondairement un cancer du côlon. **D** Croûtes centrales hémorragiques à l'intérieur des plaques faciales. **E** Les plaques ont aussi un aspect pseudo-mammillé dû à un œdème associé. *Remerciements : A, C, E : Mark Davis, MD; B, D : Kalman Watsky, MD.*

idiopathique versus affection maligne associée; antimicrobiens pour une infection sous-jacente telle qu'une pharyngite streptococcique; en cas de maladie sévère à modérée, CS systémiques (p. ex. prednisone 0,5-1 mg/kg/j diminuée sur quelques mois), dapsone, iodure de potassium; en cas de maladie plus modérée, CS topiques très puissants et AINS.

Pyoderma gangrenosum (PG)

• La présentation la plus fréquente est une ulcération douloureuse, d'extension rapide du membre inférieur avec un bourrelet gris violacé, un bord nécrotique, miné, il y a souvent un halo érythémateux périphérique, et la base de l'ulcère peut être purulente (fig. 21.5).

• Les ulcérations peuvent survenir sur d'autres zones incluant le visage, les membres supérieurs et le tronc ainsi que péristomiale (fig. 21.6); une fois partiellement traitée, l'ulcération peut perdre certaines de ses caractéristiques.

• Les lésions peuvent débuter par une papulo-pustule inflammatoire (qui peut être folliculaire), ou une bulle sur une base violacée, ou au site d'un traumatisme (pathergie) (fig. 21.7); chez certains

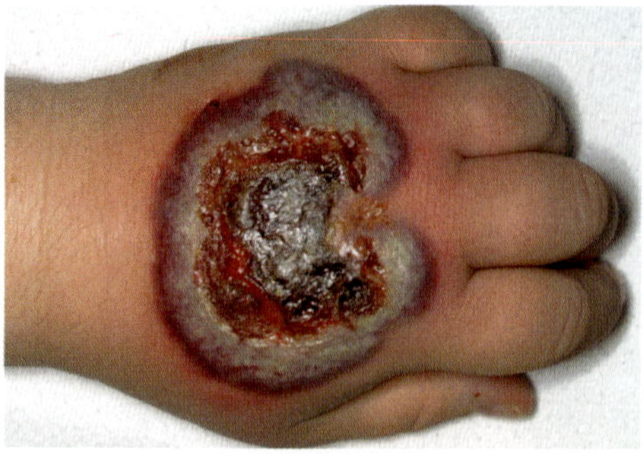

Fig. 21.3 Dermatose neutrophilique du dos des mains. Cette entité a des manifestations cliniques et histologiques qui se chevauchent avec le syndrome de Sweet et le pyoderma gangrenosum bulleux. *Remerciements : Mark Davis, MD.*

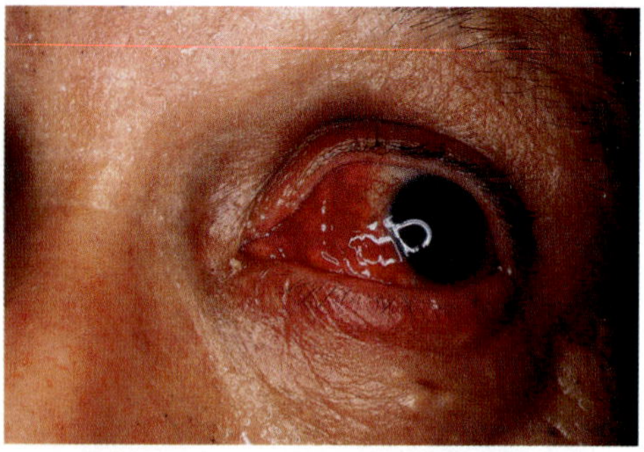

Fig. 21.4 Atteinte oculaire dans le syndrome de Sweet. Érythème et hémorragie de la sclère et de la conjonctive. *Remerciements : Kalman Watsky, MD.*

Tableau 21.1 Critères diagnostiques du syndrome de Sweet. Les deux critères majeurs et deux des critères mineurs sont nécessaires pour le diagnostic.

Critères majeurs
1. Début brutal de lésions cutanées typiques
2. Histopathologie en accord avec le diagnostic de syndrome de Sweet
Critères mineurs
1. Précédé par une des infections ou vaccinations associées; accompagné par une des affections associées malignes ou inflammatoires associées; associé à une prise médicamenteuse ou une grossesse
2. Présence de fièvre et de signes et symptômes constitutionnels
3. Hyperleucocytose
4. Excellente réponse aux corticostéroïdes systémiques

Su WPD, Liu HNH. Diagnostic criteria for Sweet's syndrome. Cutis 1986; 37 : 167-174.

Tableau 21.2 Manifestations systémiques du syndrome de Sweet.

Fréquentes (≥ 50 %)
- Fièvre
- Hyperleucocytose

Moins fréquentes (20–50 %)
- Arthralgies
- Arthrite : asymétrique, non érosive, principalement genoux et poignets
- Myalgies
- Atteinte oculaire : conjonctivite, épisclérite, nodules limbiques, iridocyclite

Rares
- Alvéolite neutrophilique : toux, dyspnée et pleurésie; les manifestations radiographiques incluent des infiltrats interstitiels, des nodules, des épanchements pleuraux
- Ostéomyélite multifocale stérile (un sous-type du syndrome SAPHO)
- Atteinte rénale (p. ex. glomérulonéphrite mésangiale) : hématurie, protéinurie, insuffisance rénale, insuffisance rénale aiguë

Inhabituelles/rares
- Myosite aiguë
- Hépatite, pancréatite, iléite, colite
- Méningite aseptique, encéphalite, surdité neurosensorielle bilatérale
- Autres : aortite, aphtes oraux, pharyngite, œdème pharyngé

SAPHO : synovite, acné, pustulose, hyperostose, ostéite.

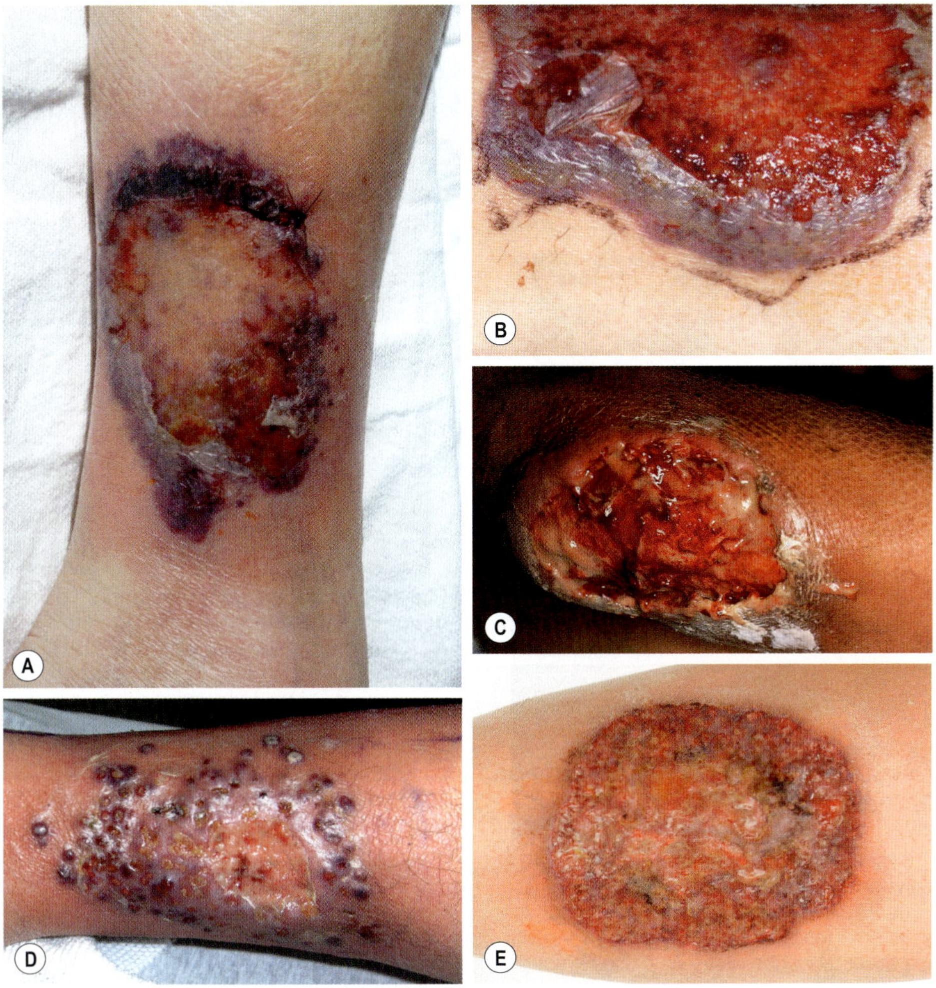

Fig. 21.5 Pyoderma gangrenosum ulcéré classique. A, B Les ulcères ont un bord miné et en relief gris violet entouré d'une bordure violacée ; un anneau inflammatoire est aussi présent en **A**. **C** En plus de la bordure en relief, cette ulcération profonde du coude a une base purulente. **D** Ulcération centrale entourée de papules inflammatoires et de pustules. **E** Au centre, il y a une cicatrisation avec une cicatrisation cribriforme (comme un tamis). *Remerciements : A, B, E : Mark Davis, MD ; C, D : YDRSC.*

patients, en particulier ceux qui ont une maladie intestinale inflammatoire sous-jacente et/ou une arthrite, les ulcérations peuvent s'étendre plus lentement, avec une granulation significative de leur base ; la guérison des ulcérations conduit souvent à un aspect particulier, cribriforme, de la cicatrice (fig. 21.5E).

• Il existe plusieurs variantes cliniques de PG, énumérées tableau 21.3 ; le diagnostic de PG nécessite une corrélation clinicopathologique et l'exclusion des autres entités du **DD** (tableaux 21.4 et 21.5).

• Bien que le caractère idiopathique soit présent chez plus de 50 % des patients, la distribution du PG selon les âges tend à être le reflet des principales affections sous-jacentes, qui sont : (1) *maladies intestinales inflammatoires*, colite ulcéreuse ou maladie de Crohn (20–30 % des patients) ; (2) *arthrites inflammatoires*, incluant les polyarthrites rhumatoïdes et séronégatives (20 %) ; (3) *dyscrasies plasmocytaires*, en particulier gammapathie monoclonale à IgA (plus de 15 %) ; et (4) *autres affections hématologiques malignes*, en particulier LMA, de même que myélodysplasie, leucémie myéloïde chronique, leucémie à tricholeucocytes ; l'affection sous-jacente peut être antérieure, coïncidente ou subséquente.

• Le PG est inclus dans quelques rares syndromes qui combinent, de façon variée, arthrite stérile, acné et hidradénite suppurée – p. ex. syndromes

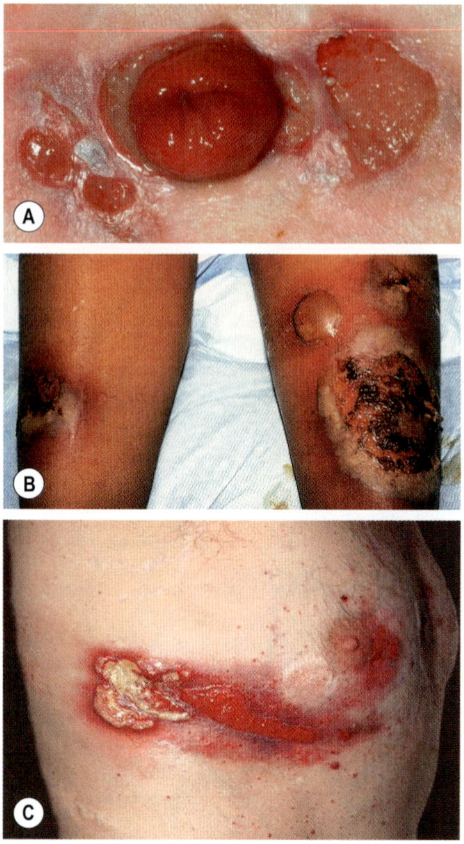

Fig. 21.6 Pyoderma gangrenosum (PG) et affections sous-jacentes – colite ulcéreuse et syndrome PAPA. A Multiples ulcérations autour d'une iléostomie (après une proctocolectomie totale) chez un patient ayant une colite ulcéreuse réfractaire chronique. Bien que le PG péristomial survienne plus fréquemment après une résection intestinale sur maladie intestinale inflammatoire, il peut aussi survenir après une résection gastro-intestinale ou un cancer de la vessie. **B** PG bulleux chez un patient ayant une colite ulcéreuse. **C** PG chez un patient ayant syndrome PAPA (*pyogenic arthritis, PG, and acne*). *Remerciements : A : Mark Davis, MD ; B : YDRSC ; C : Maria Chanco Turner, MD.*

PAPA (*pyogenic sterile arthritis, PG and acne* ; fig. 21.6C), PASH (*PG, Acne and Suppurative Hidradenitis*), et PAPASH (*PG, Acne, Psoriasis, Arthritis and Suppurative Hidradenitis*).

• **DD** pour le PG ulcératif classique : *au stade non traité*, il comporte principalement les causes infectieuses et les vascularites, mais dans les *stades partiellement traités* (habituellement par CS oraux), il inclut nombre d'autres causes d'ulcérations, depuis les ulcères veineux jusqu'aux lymphomes et les CSC jusqu'aux formes induites par les médicaments (cf. fig. 86.1).

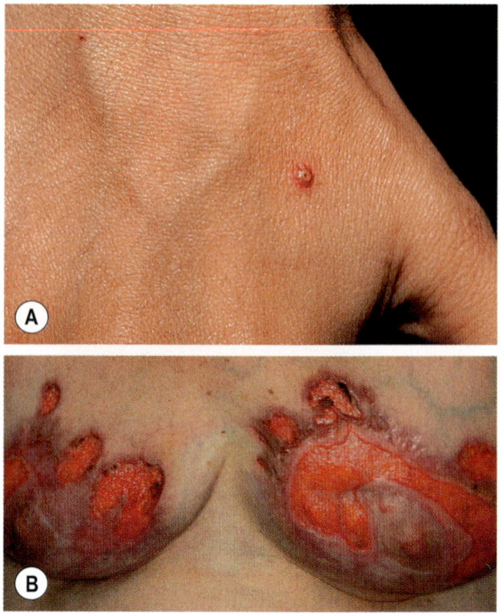

Fig. 21.7 Pyoderma gangrenosum (PG) – lésion débutante et démonstration d'une pathergie. A La lésion clinique précoce est une pustule avec une base inflammatoire ; ce patient avait une maladie de Crohn. **B** PG post-chirurgical après une réduction mammaire ; de multiples débridements ont été effectués et des antibiotiques systémiques ont été administrés car le diagnostic original avait été une infection des tissus mous. *Remerciements : A : YDRSC ; B : Mark Davis, MD.*

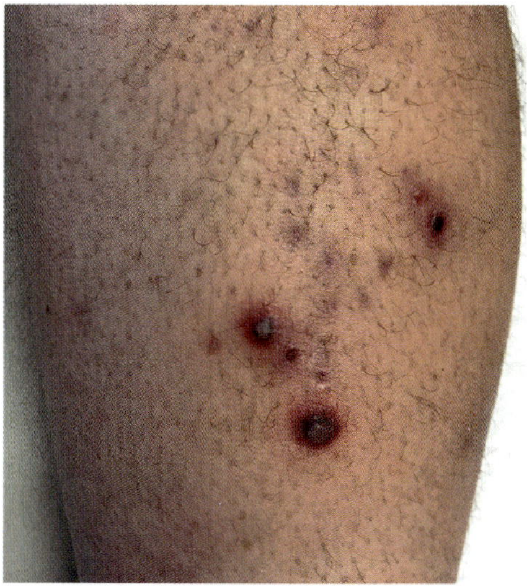

Fig. 21.8 Pyoderma gangrenosum – variante pustuleuse. *Remerciements : Karynne O. Duncan, MD.*

• **TT :** traitement de l'affection sous-jacente ; CS systémiques (p. ex. prednisone 1 mg/kg/j), intralésionnels dans la bordure de l'ulcère (p. ex. triamcinolone 5–10 mg/mL, mais d'abord sur quelques

Tableau 21.3 Variantes cliniques du pyoderma gangrenosum (PG).

Vésiculobulleuses (aussi répertoriées comme PG atypique ou bulleux)
• Les lésions touchent préférentiellement le visage et les membres supérieurs, en particulier le dos des mains • L'apparence clinique se chevauche avec la variante superficielle bulleuse du syndrome de Sweet (fig. 21.6B) • Survient plus communément dans le cadre d'une leucémie myéloïde aiguë, d'une myélodysplasie et de syndromes myéloprolifératifs tels que la leucémie myéloïde chronique ou induits par des médicaments (p. ex. G-CSF)
Pustuleuses
• Multiples petites pustules stériles (fig. 21.8) • Les lésions régressent habituellement sans cicatrices, mais peuvent évoluer en PG classique • Plus communément observées chez les patients qui ont une maladie intestinale inflammatoire • Une éruption similaire peut être observée chez les patients qui ont une maladie de Behçet ou un syndrome dermatose-arthrite associé à une maladie intestinale
Pyodermite granulomateuse superficielle
• Lésion végétante ou ulcéreuse superficielle, localisée, touchant plutôt le tronc et habituellement consécutive à un traumatisme (p. ex. chirurgie) • La base de l'ulcère est plus susceptible d'avoir des granulations que des tissus nécrotiques • Histologiquement, réaction granulomateuse superficielle avec infiltrat neutrophilique moins intense • Tend à répondre à un traitement anti-inflammatoire moins agressif • Il existe une controverse pour savoir s'il s'agit d'une variante de PG, d'une maladie autonome ou si elle est liée à une granulomatose avec polyangéite (auparavant granulomatose de Wegener)
Pyostomatite végétante
• Pyodermite chronique stérile, végétante de la muqueuse labiale et buccale (fig. 21.9A) • Peut être associée à un PG végétant ou ulcéreux (fig. 21.9B) • Observée chez des patients ayant une maladie intestinale inflammatoire

G-CSF : *granulocyte colony-stimulating factor*.

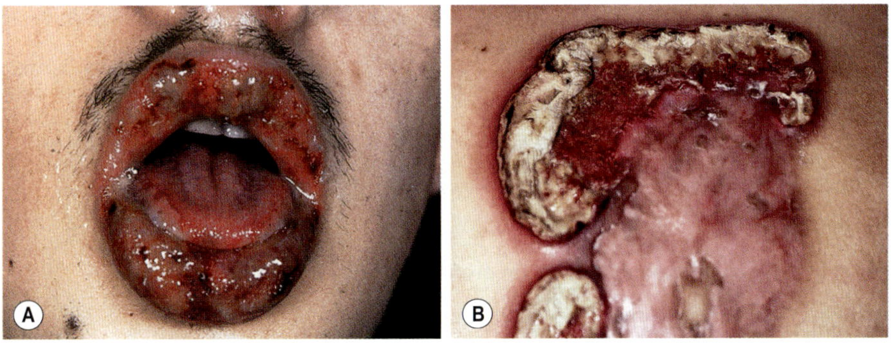

Fig. 21.9 Pyostomatite végétante et pyoderma gangrenosum (PG) végétant. A Pyostomatite végétante suppurative chez un patient ayant une colite ulcéreuse. **B** Forme végétante de PG après un traumatisme cutané.
Remerciements : Samuel L. Moschella, MD.

sites tests afin de confirmer qu'il n'y a pas d'aggravation par pathergie), pansements imprégnés de CS quand péristomial, CS pulsés (1 g i.v. pendant 3–5 jours), ciclosporine, inhibiteurs de TNF ; pour les maladies modérées ou de progression lente, CS topiques très puissants, tacrolimus topique, minocycline, dapsone, clofazimine.

Maladie de Behçet

• Maladie multisystémique (tableau 21.6) dont les manifestations cutanéomuqueuses incluent ulcérations aphteuses orogénitales (fig. 21.10), pustules stériles (occasionnellement folliculaires) et purpura palpable dû à une vascularite des petits vaisseaux, de même que lésions de thrombophlébite superficielle et de type érythème noueux.

• Comme le diagnostic est fait cliniquement, il y a plusieurs groupes de critères, incluant ceux qui sont qui sont listés tableau 21.7; la maladie est plus communément observée dans certains pays, p. ex. Turquie, Japon et ceux qui sont situés sur l'ancienne route de la soie; le pic d'incidence est vers 20-35 ans.

• **DD :** HSV génital et oral récurrent (ce dernier est limité aux muqueuses kératinisées chez les personnes immunocompétentes); cf. chap. 59, simple aphtose, aphtoses complexes, maladie inflammatoire de l'intestin, LES, pemphigus

Tableau 21.4 Critères diagnostiques proposés pour le pyoderma gangrenosum ulcéreux classique – deux schémas. Dans le schéma de 2004, le diagnostic nécessite les 2 critères majeurs et au moins 2 critères mineurs. Dans le schéma de 2018, le diagnostic nécessite 1 critère majeur (infiltrat neutrophilique [en **gras**]) et 4 des 8 critères qui sont en *italique* et numérotés entre [ ].

Critères majeurs (2004)
1. Progression rapide[a] *d'ulcérationsb cutanées* nécrolytiques, douloureuses[c], avec une bordure irrégulière, violacée, *minée* (*plus sensibilité et érythème périphérique* pour les critères mineurs de 2018 [1])*
2. Exclusion des autres causes d'ulcérations cutanées[d]
Critères mineurs (2004)
1. Antécédent évocateur d'une pathergie[e] [2] ou manifestations cliniques de *cicatrice cribriforme* [3]**
2. Maladies systémiques associées au pyoderma gangrenosum[f]
3. Manifestations histopathologiques (**neutrophilie** dermique stérile ± inflammation mixte ± vascularite lymphocytaire)
4. Réponse thérapeutique (réponse rapide aux corticostéroïdes systémiques)[g]

[a] Expansion caractéristique du bord de 1–2 cm/j, ou augmentation de 50 % de la taille de l'ulcère en 1 mois.
[b] La douleur est en général hors de proportion avec la taille de l'ulcération.
[c] Typiquement précédées par une papule, une pustule, ou une bulle (conduisant plus rapidement à une ulcération dans les critères mineurs 2018 [4]).
** La différence majeure entre les schémas de 2004 et 2018 est que ces derniers requièrent de multiples ulcérations dont ≥ 1 à la partie antéro-inférieure de la jambe [5].*
[d] Nécessite habituellement une biopsie cutanée et une évaluation complémentaire (cf. tableau 21.5) pour exclure les autres causes; seulement l'exclusion d'une infection dans les critères mineurs de 2018 [6].
[e] Développement d'ulcérations aux sites de traumatismes mineurs (aussi dans les critères mineurs de 2018 [2]).
*** Ou cicatrice «comme du papier froissé» [3].*
[f] Maladie intestinale inflammatoire, arthrite, gammapathie à IgA, ou affection maligne sous-jacente (antécédent de l'une ou l'autre des deux premières affections dans les critères mineurs de 2018 [7]).
[g] Répond généralement à la prednisone (1–2 mg/kg/j) ou un autre corticostéroïde à une dose équivalente, avec diminution de 50 % de la taille en 1 mois (Les critères mineurs de 2018 indiquent juste une diminution [pas un %] avec un traitement immunosuppresseur [8]).
Su WP, et al. Pyoderma gangrenosum : Clinicopathologic correlation and proposed diagnostic criteria. Int. J. Dermatol. 2004; 43 : 790-800; Maverakis E, et al. Diagnosis criteria of ulcerative pyoderma gangrenosum : a Delphi consensus of international experts. JAMA Dermatol 2018; 154 : 461-8.

Tableau 21.5 Évaluation d'un patient ayant un probable pyoderma gangrenosum.

1. Historique et examen physique approfondis; passer en revue les médicaments pris
2. Biopsie cutanée stérile de lésions cutanées *actives* avec suffisamment de profondeur (pannicule) et suffisamment de tissu pour les colorations spéciales et les cultures (bactériennes, mycobactériennes, fongiques et virales). Possibilité de futures biopsies additionnelles pour immunofluorescence ou études en PCR
3. Études du tractus gastro-intestinal – selles pour saignement occulte et parasites, colonoscopie, biopsie, radiographie, tests des fonctions hépatiques et, si indiqué, recherche d'une hépatite
4. Recherches hématologiques – numération sanguine et plaquettaire, formule sanguine et, si indiqué, examen de moelle osseuse
5. Études sérologiques – électrophorèse des protéines sériques, immunofixation, anticorps antinoyau, anticorps antiphospholipides, ANCA, VDRL
6. Radiographie pulmonaire, examen des urines

Tableau 21.6 Manifestations systémiques de la maladie de Behçet.

Oculaires (causes principales de morbidité)

- Surviennent chez 90 % des patients; principalement les hommes, chez qui elles sont plus sévères
- Peuvent être douloureuses et peuvent entraîner une cécité
- Vascularite rétinienne (plus souvent associée à la cécité)
- Uvéite postérieure (manifestation oculaire la plus caractéristique)
- Uvéite antérieure, hypopion
- Glaucome secondaire, cataracte
- Conjonctivite, sclérite, kératite, hémorragie du vitré, névrite optique

Articulaires

- Approximativement 50 % des patients développent une arthrite
- En majorité (~ 80 % des patients), la durée des attaques est < 2 mois
- Mono ou polyarthritique et non érosive
- Le plus souvent genoux, poignets et chevilles

Gastro-intestinales

- Douleurs abdominales et/ou hémorragies peuvent être difficiles à distinguer d'une affection abdominale inflammatoire
- Ulcérations* se développant dans l'intestin grêle (en particulier la région iléo-cæcale) de même que le côlon ascendant et transverse et l'œsophage; une perforation peut survenir

Neurologiques

- Apparaissent habituellement plus tard dans l'évolution de la maladie
- Associées à un mauvais pronostic
- Méningo-encéphalite aiguë qui peut disparaître spontanément
- Paralysies des nerfs crâniens
- Lésions du tronc cérébral qui peuvent induire des difficultés pour avaler, rire, pleurer
- Signes pyramidaux ou extrapyramidaux

Vasculaires

- Anévrismes ou occlusions artérielles
- Thromboses veineuses superficielles ou profondes

Cardiopulmonaires

- Artérite coronarienne, maladie valvulaire, myocardite
- Arythmie ventriculaire récurrente
- Anévrismes des artères pulmonaires

Rénales

- Glomérulonéphrite

** Ressemblent à des aphtes anogénitaux.*

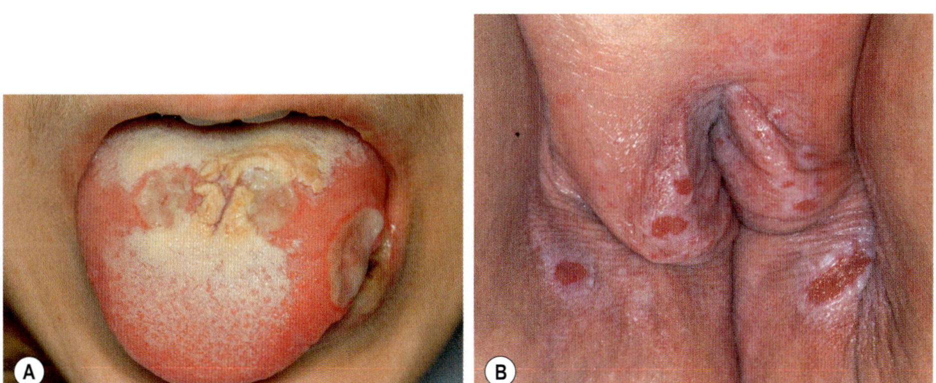

Fig. 21.10 Ulcérations orales et génitales de la maladie de Behçet. A Trois aphtes majeurs de la langue, qui sont plus profonds et plus grands que des aphtes mineurs mais partagent la présence d'une pseudomembrane et une douleur associée. L'aphtose orale est souvent le symptôme initial de la maladie de Behçet et peut flamber avec le début des autres symptômes. **B** Aphtes de la région vulvaire et inguinale. *Remerciements : Mark Davis, MD.*

vulgaire, syndrome de Marshall (fièvre périodique, stomatite aphteuse, pharyngite, adénite cervicale).

• Les manifestations concomitantes de la maladie de Behçet et de la polychondrite récidivante sont observées dans le syndrome MAGIC (*mouth and genital ulcers with inflamed cartilage*).

Syndrome dermatose-arthrite associé à une maladie intestinale (syndrome du court-circuit digestif)

• Bien que décrit initialement après un by-pass jéjuno-iléal, ce syndrome peut se développer en association avec une anse intestinale borgne due à une chirurgie ou à une maladie inflammatoire de l'intestin; il y a probablement un excès de production de bactéries et une formation de complexes immuns contenant des antigènes bactériens qui conduisent à un aspect de maladie sérique.

• Les lésions cutanées incluent des papules érythémateuses et purpuriques et des vésicupustules, de même que des nodules sous-cutanés accompagnés d'une polyarthrite et d'une ténosynovite.

Syndrome synovite, acné, pustulose, hyperostose et ostéite (SAPHO)

• Caractérisé par des dermatoses neutrophiliques aseptiques et une atteinte ostéoarticulaire aseptique aussi répertoriée comme ostéomyélite chronique récurrente (aseptique); cette dernière touche préférentiellement la partie antérieure de la poitrine et le squelette axial.

• Les affections cutanées associées incluent : (1) la «famille de l'acné» – acné fulminans, tétrade d'occlusion folliculaire; (2) la «famille du psoriasis» – pustulose palmoplantaire, psoriasis pustuleux, psoriasis vulgaire, maladie de Sneddon-Wilkinson; (3) la dermatose bulleuse à IgA linéaires; et (4) les dermatoses neutrophiliques discutées dans ce chapitre.

Tableau 21.7 Critères diagnostiques de l'*International Study Group* pour la maladie de Behçet.

Critères	Manifestations nécessaires
Critères majeurs	
Ulcérations orales récurrentes	Ulcérations aphteuses (idiopathiques) orales observées par un médecin ou le patient, récidivant au moins 3 fois sur une période de 12 mois
Plus deux des critères mineurs suivants	
Ulcérations génitales récurrentes	Ulcérations aphteuses ou cicatrices génitales, observées par un médecin ou le patient
Lésions oculaires	Uvéite antérieure ou postérieure; cellules dans le vitré à l'examen à la lampe à fente; ou vascularite rétinienne observée par l'ophtalmologiste
Lésions cutanées	Lésions ressemblant à un érythème noueux observées par le médecin ou le patient; lésions papulopustuleuses ou pseudo-folliculite; ou nodules acnéiformes caractéristiques observés par un médecin chez un patient, après l'adolescence, en l'absence de traitement par corticostéroïdes
Test de pathergie*	Interprété à 24–48 heures par un médecin

** Le test de pathergie est réalisé sur la face de flexion de l'avant-bras par l'insertion oblique d'une aiguille hypodermique stérile de 20 à 22 gauge à une profondeur de 5 mm ± l'injection intradermique de 0,1 mL de sérum physiologique. Une réaction positive est définie par le développement d'une papule ou d'une pustule.*
International Study Group for Behçet's disease. Criteria for the diagnosis of Behçet's disease. **Lancet** *1990; 335 : 1078-1080.*

Pour plus d'informations, cf. chap. 26 de *Dermatology, Fourth Edition*.

Dermatoses de la grossesse 22

Différentes dermatoses surviennent durant la grossesse ou dans le post-partum immédiat, en particulier l'éruption polymorphe de la grossesse, la pemphigoïde gravidique (*pemphigoid gestationis*) et l'éruption atopique de la grossesse. Le prurit de la grossesse dû à une cholestase intra-hépatique provoque des lésions cutanées non spécifiques, incluant des excoriations dues au grattage. L'impétigo herpétiforme représente simplement un psoriasis pustuleux survenant pendant la grossesse, ceci pouvant être lié à l'hypocalcémie relative de la grossesse. Enfin, des modifications physiologiques qui surviennent durant la grossesse.

Éruption polymorphe de la grossesse (EPG ; *pruritic urticarial papules and plaques of pregnancy* [PUPPP])

• Affection relativement fréquente (~ 1 pour 160 naissances) qui commence tardivement durant le 3e trimestre ou durant le post-partum immédiat ; survient principalement chez des femmes primipares, avec une augmentation de fréquence chez les multigestes.

• Papules et plaques œdémateuses prurigineuses, dont la couleur varie du rose au rouge brun selon le phototype cutané, qui souvent atteint les vergetures abdominales mais épargne l'ombilic (fig. 22.1) ; la présentation polymorphe inclut des taches érythémateuses, des lésions en cible, des petites vésicules et des plaques eczémateuses (fig. 22.2).

• Les lésions peuvent devenir plus diffuses, mais épargnent habituellement le visage, les paumes et les plantes ; l'éruption disparaît spontanément dans les 4-6 semaines après la naissance.

• En général, elle ne récidive pas lors des grossesses ultérieures, contrairement à la pemphigoïde gravidique (PG) et il n'y a pas de risque fœtal.

• **DD :** PG (peut nécessiter une immunofluorescence directe de la peau périlésionnelle pour faire la distinction [cf. fig. 23.2]), éruption médicamenteuse urticarienne, exanthème viral, dermatite de contact allergique, gale, érythème polymorphe mineur.

• **TT :** CS topiques et antihistaminiques oraux sont suffisants en général (tableau 22.1) ; occasionnellement, les cas sévères nécessitent des CS oraux (la prednisolone est préférée durant la grossesse en raison d'une inactivation significative par le placenta, aboutissant à un ratio de doses mère/fœtus de 10/1).

Pemphigoïde gravidique (PG, *pemphigoid gestationis*)

• Affection vésiculobulleuse, prurigineuse, inhabituelle, ayant un chevauchement significatif clinique et histologique avec la pemphigoïde bulleuse (cf. chap. 24).

• Se développe habituellement durant la fin de la grossesse ou en post-partum immédiat. Elle est due à des autoanticorps circulants contre l'antigène 180 (BP180) de la pemphigoïde bulleuse, présents dans les hémidesmosomes de la zone de la membrane basale (ZMB).

• En théorie, elle est liée à une expression aberrante des antigènes MHC de classe II d'origine paternelle dans le placenta, ce qui déclenche une réponse auto-immune contre la ZMB placentaire, suivie d'une réaction croisée avec la ZMB cutanée.

• Les lésions commencent souvent sur l'abdomen, y compris dans l'ombilic et autour, mais ensuite deviennent plus diffuses sur le tronc de même qu'aux membres ; en plus des vésicules et des bulles, des plaques urticariennes, œdémateuses sont observées (fig. 22.3).

• L'IFD en peau périlésionnelle montre des dépôts linéaires de C3 de la ZMB (cf. fig. 23.3F).

• Augmentation du risque de fœtus hypotrophique pour l'âge gestationnel et de prématurité et ~ 10 % des nouveau-nés ont une atteinte cutanée modérée ; poussées fréquentes au moment de l'accouchement et récidive durant les grossesses ultérieures.

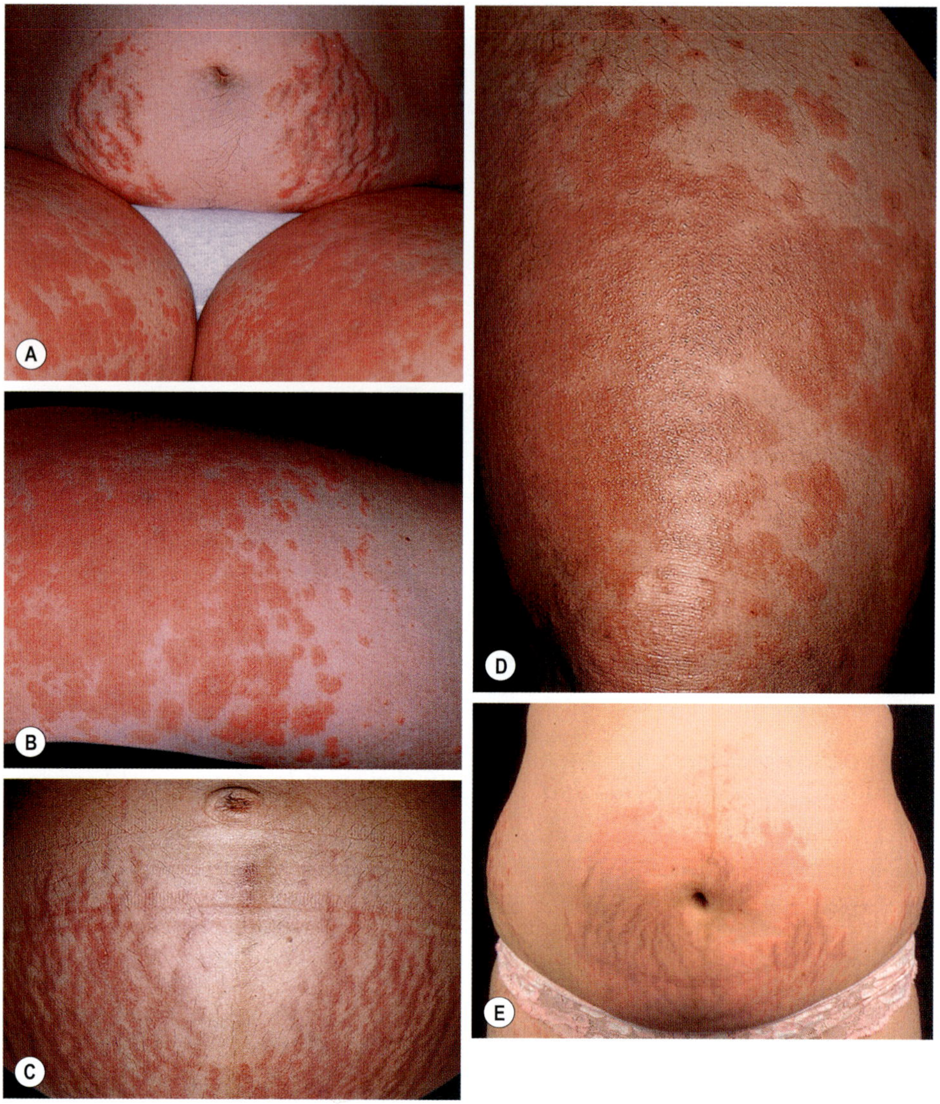

Fig. 22.1 Éruption polymorphe de la grossesse. Les lésions urticariennes œdémateuses sont situées préférentiellement sur les vergetures (**A, C**) et la partie supérieure des cuisses (**B, D**) et épargnent l'ombilic. Noter la couleur rose chez une femme de phototype cutané II versus la couleur rouge brun chez une patiente plus pigmentée. **E** Même s'il y a une atteinte périombilicale, le respect de l'ombilic lui-même et des vergetures œdémateuses indiquent le diagnostic. *Remerciements : A–D : YDRSC ; E : Christina M. Ambros-Rudolph, MD.*

- **DD :** principalement EPG (mais en cas d'EPG, les patientes sont habituellement primipares, des grandes bulles sont rares sauf s'il y a eu un œdème important, les lésions épargnent l'ombilic, et l'IFD en peau périlésionnelle est négative) (fig. 22.4) ; éruption médicamenteuse urticarienne, dermatite allergique de contact.
- **TT :** CS topiques forts ou oraux (prednisolone 0,5 mg/kg/j ; cf. annexe), dépendant de la sévérité.

Éruption atopique de la grossesse

- Papules prurigineuses et plaques eczémateuses qui se développent habituellement plus tôt au cours de la grossesse que dans les autres affections décrites dans ce chapitre (fig. 22.5).
- Les patientes ont un terrain atopique, mais l'éruption apparaît au cours de la grossesse et résulte moins souvent d'une poussée de dermatite atopique préexistante.

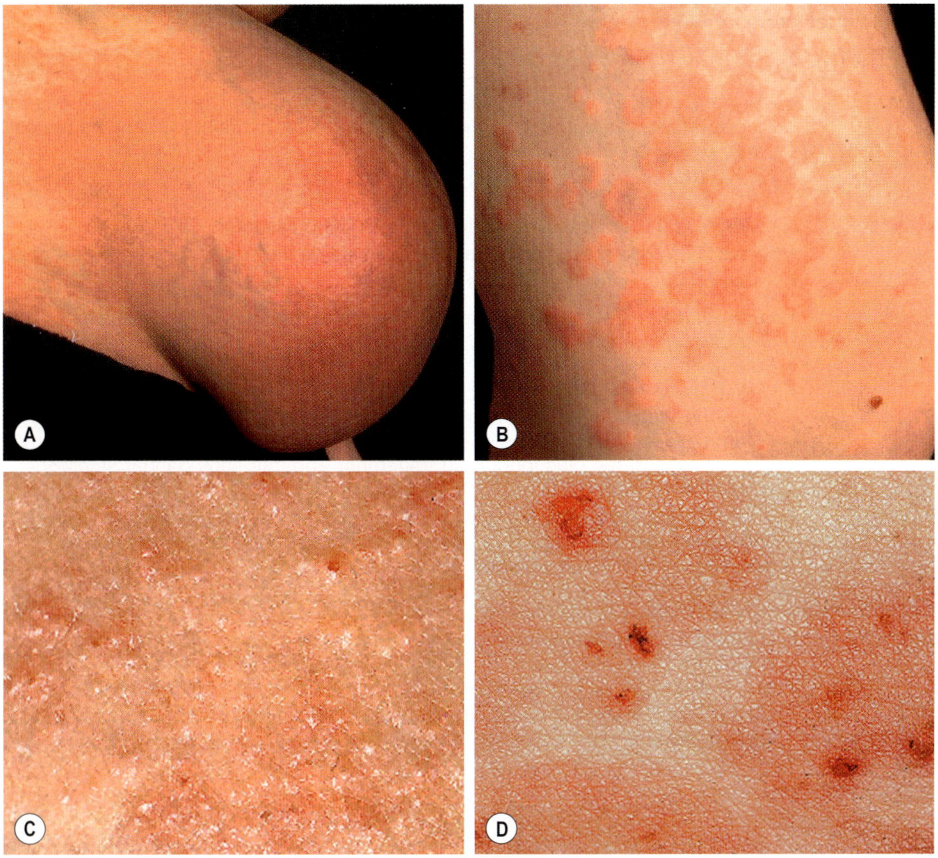

Fig. 22.2 Éruption polymorphe de la grossesse. Le spectre clinique inclut : (**A**) érythème maculeux qui peut être étendu, (**B**) lésions en cible, (**C**) minuscules vésicules dues à une spongiose épidermique marquée ou un œdème dermique et (**D**) plaques eczémateuses, en particulier à mesure que les lésions vieillissent. *Remerciements : A–D : Christina M. Ambros-Rudolph, MD.*

• Peut être expliquée par une prédominance de la réponse immune Th2 durant la grossesse.
• Pas de risque maternel ou fœtal, mais une récurrence, durant les grossesses ultérieures est courante.
• **DD :** cholestase intrahépatique de la grossesse, gale, dermatite allergique de contact, EPG, allergie médicamenteuse ou exanthème viral (si papuleuse).
• **TT :** CS topiques, antihistaminiques oraux et autres traitements habituels de la dermatite atopique (p. ex. émollients ; antibiotiques oraux comme la céfalexine en cas d'infection bactérienne secondaire ; cf. chap. 10) ; photothérapie UVB à bande étroite ou CS oraux pour les cas les plus sévères.

Cholestase intra-hépatique de la grossesse

• Début habituellement durant le 3e trimestre, liée en partie avec un pic des taux d'œstrogènes ; prédisposition génétique avec incidence élevée chez les natifs d'Amérique du Sud ; une infection par le virus de l'hépatite C est aussi un facteur de risque.
• La cholestase entraîne des taux sériques élevés d'acides biliaires conduisant à un prurit intense.
• Les lésions cutanées sont non spécifiques et varient depuis des excoriations jusqu'au prurigo nodulaire (fig. 22.6) ; un ictère survient chez une petite minorité de patientes.
• Importante à diagnostiquer car la cholestase de la grossesse est associée à une détresse fœtale intrapartum, une prématurité et une mortinatalité ; dans les cas sévères, un déficit en vitamine K peut survenir, avec un risque accru d'hémorragie.
• Le diagnostic repose sur le dosage des acides biliaires sériques totaux, avec des élévations typiquement comprises entre 3 et 100 fois la normale.
• **DD :** autres causes de cholestase (p. ex. cirrhose biliaire primitive) et hépatite (p. ex. hépatite B,

Tableau 22.1 Considérations particulières pour l'utilisation des corticostéroïdes et des antihistaminiques pendant la grossesse.

Corticostéroïdes	
Topiques	• De grandes études récentes en population et une revue Cochrane n'ont pas mis en évidence une augmentation du risque de malformations, incluant les fentes palatines ou la prématurité • Un retard de croissance fœtal ayant été rapporté avec une utilisation extensive de corticostéroïdes (CS) puissants durant la grossesse, l'utilisation de CS moyens à modérés est recommandée plutôt que des CS puissants • Si des CS puissants sont nécessaires, la période de traitement doit être limitée en durée • Peuvent augmenter le risque de vergetures
Systémiques	• La prednisolone est le corticoïde systémique de choix pour les indications dermatologiques car elle est en grande partie inactivée dans le placenta (mère/fœtus = 10/1) • Durant le 1er semestre, en particulier entre les semaines 8 et 11, il y a la possibilité (débattue) d'une légère augmentation du risque de fente labiale/palatine notamment en cas de fortes doses prescrites et pour > 10 jours; durant la même période, une durée plus longue du traitement apparaît sans danger si les doses sont < 10-15 mg/j • Si l'utilisation est à long terme et s'étend tard dans la gestation, la croissance fœtale doit être surveillée et le risque d'insuffisance surrénalienne chez le nouveau-né doit être considéré
Antihistaminiques	
Systémiques	• Durant le 1er trimestre, les agents sédatifs classiques (p. ex. chlorphéniramine, diphénhydramine, clémastine, diméthindène) sont préférés en raison de données sûres • Si un agent non sédatif est nécessaire, la loratadine est le premier choix et la cétirizine est le second choix; les deux sont considérés comme sûres tout au long de la grossesse

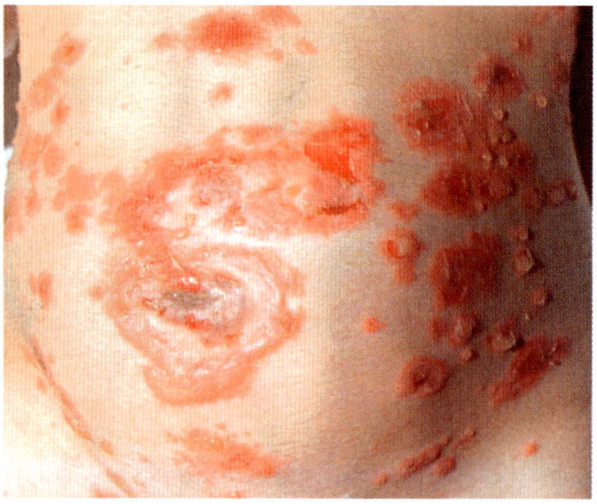

Fig. 22.3 Pemphigoïde gravidique. Bulles tendues intactes survenant dans des zones d'érythème œdémateux de même que des érosions dues à des bulles rompues. Typiquement, les lésions atteignent la région ombilicale. *Remerciements : Christina M. Ambros-Rudolph, MD.*

hépatite C), en particulier si le prurit ne se résout pas dans les jours qui suivent l'accouchement; gale, éruption atopique de la grossesse, autres causes de prurit primitif (cf. fig. 4.2).

• **TT** : acide ursodéoxycholique oral (300–600 mg 2 fois/j); si diminution du taux de prothrombine, injections de vitamine K; informer la patiente que l'affection récidive dans au moins 50 % des grossesses ultérieures.

Modifications physiologiques durant la grossesse

Elles sont énumérées tableau 22.2.

Dermatite auto-immune à la progestérone

• N'est pas une dermatose spécifique de la grossesse mais peut apparaître pour la première fois au cours de la grossesse ou du post-partum.

• Des poussées récurrentes de la dermatite surviennent pendant la phase lutéale du cycle menstruel quand il y a des taux élevés de progestérone; prurit, urticaire, papulovésicules et lésions d'érythème de type polymorphe peuvent aussi être observés.

• Urticaire ou induration retardée peuvent apparaître aux sites d'injections intradermiques de progestérone (p. ex. 50 mg/mL).

Pour plus d'informations, cf. chap. 27 de *Dermatology, Fourth Edition*.

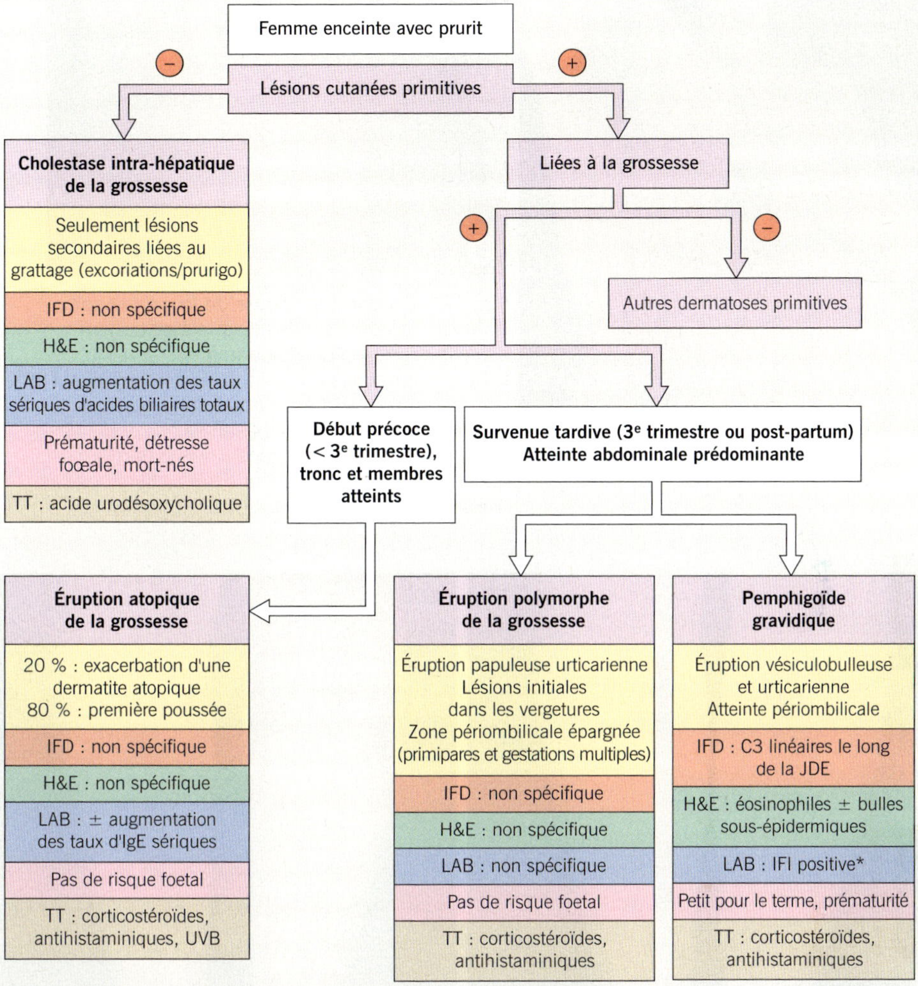

IFD : immunofluorescence directe ; IFI : immunofluorescence indirecte ; JDE : jonction dermo-épidermique ;
H&E : coloration par hématoxyline et éosine ; LAB : résultats de laboratoire.
* Conventionnelle : 30 % ; avec addition de complément : presque toutes.

Fig. 22.4 Approche de la femme enceinte avec prurit. Les patientes qui ont une pemphigoïde gravidique réfractaire peuvent bénéficier d'une plasmaphérèse durant la grossesse. La prednisolone est le CS de choix pour les indications dermatologiques durant la grossesse car elle est largement inactivée dans le placenta (ratio mère/fœtus = 10/1) ; en cas d'utilisation de CS systémiques ou de CS topiques puissants au long cours durant la grossesse, la croissance fœtale doit être surveillée. Durant le 1er trimestre, les antihistaminiques sédatifs classiques (p. ex. chlorphéniramine, diphénhydramine, clémastine) sont préférés en raison de la prépondérance des données de sécurité et si durant le 2e ou le 3e trimestre, un agent non sédatif est nécessaire, la loratadine est le premier choix et la cétirizine le deuxième choix ; les deux étant considérées comme sûres. *Remerciements : Christina M. Ambros-Rudolph, MD.*

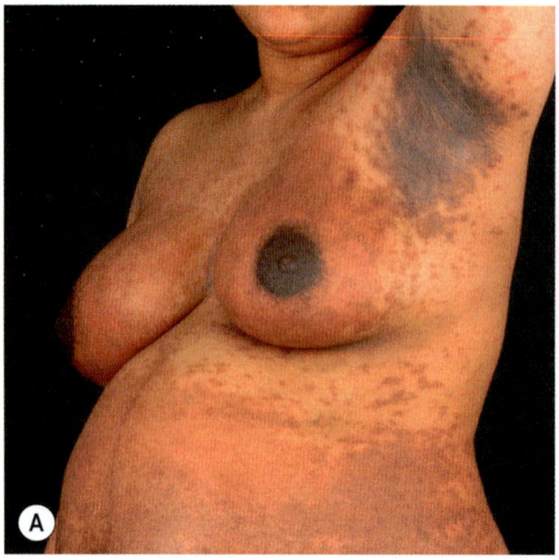

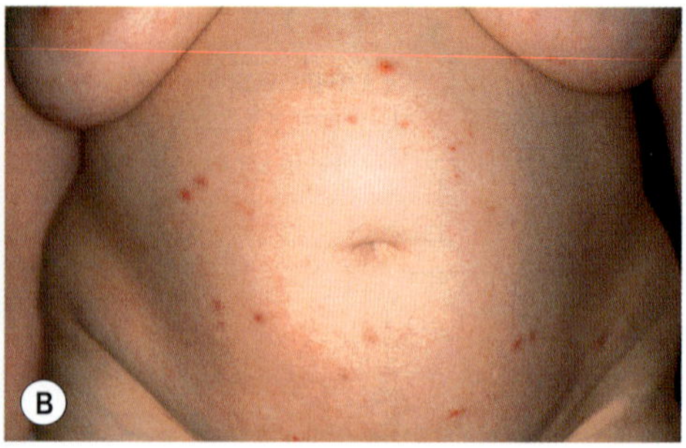

Fig. 22.5 Éruption atopique de la grossesse. **A** Lésions eczémateuses atteignant les zones des plis aussi bien que l'abdomen et les seins. **B** Papules excoriées (lésions de prurigo) touchant principalement l'abdomen et les membres. La première présentation est observée chez près des deux tiers des patientes, tandis que la dernière est observée approximativement dans un tiers des cas. *Remerciements : Christina M. Ambros-Rudolph, MD.*

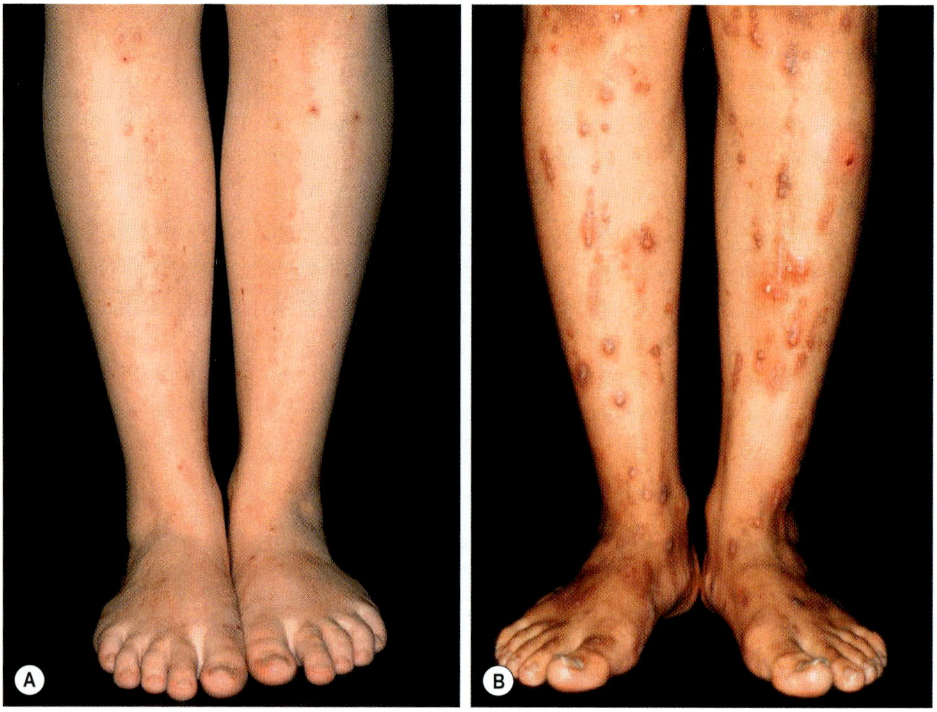

Fig. 22.6 Cholestase intra-hépatique de la grossesse. Prurit marqué conduisant à des lésions cutanées secondaires qui varient selon la durée de la maladie, depuis des excoriations linéaires discrètes et un prurigo simplex précoces **(A)** à un prurigo nodulaire prononcé quand le prurit est persistant **(B)**. *Ambros-Rudolph CM, Glatz M, Trauner M, Kerl H, Müllegger RR. The importance of serum bile acid level analysis and treatment with ursodeoxycholic acid in intrahepatic cholestasis of pregnancy : A case series from central Europe.* Arch. Dermatol. *2007 ; 143 : 757-762. © (2006) American Medical Association. All rights reserved.*

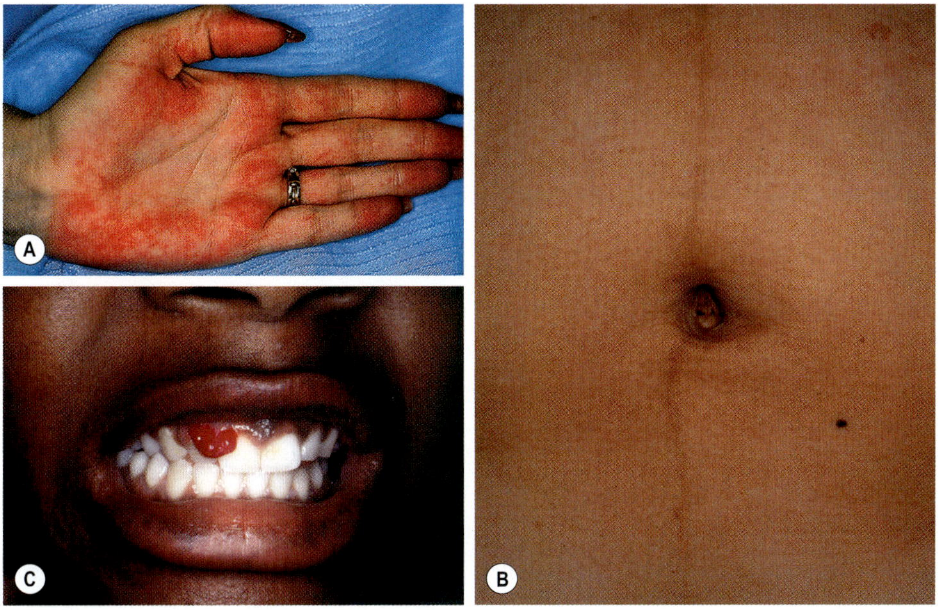

Fig. 22.7 Modifications physiologiques durant la grossesse. A Érythème palmaire de la grossesse. **B** Linea nigra. **C** Granulome pyogénique gingival. *Remerciements : A, C : YDRSC; B : Jean L. Bolognia, MD.*

Tableau 22.2 Modifications physiologiques pendant la grossesse. Les modifications unguéales ne sont pas spécifiques et incluent une hyperkératose sous-unguéale, une onycholyse, des dépressions transversales, et des ongles fragiles.

Pigmentaires	
Hyperpigmentation (p. ex. aréoles, linea nigra; fig. 22.7B) Mélasma	Hyperpigmentation (jusqu'à 90 % des patientes) et mélasma (jusqu'à 70 % des patientes) sont probablement de cause hormonale. Le mélasma a tendance à persister en post-partum chez celles qui ont un phototype cutané plus foncé
Pilosités	
Hirsutisme Effluvium télogène post-partum Alopécie androgénétique post-partum	Un hirsutisme modéré est normal et régresse typiquement en post-partum. L'effluvium télogène peut durer jusqu'à 15 mois. L'alopécie du post-partum peut ou pas revenir à la normale
Tissu conjonctif	
Vergetures	Les vergetures gravidiques se développent chez plus de 90 % des patientes et disparaissent souvent. Les facteurs amenant leur développement semblent à la fois être hormonaux et liés à l'étirement de la peau
Vaisseaux	
Angiomes stellaires Érythème palmaire (fig. 22.7A) Œdème ne prenant pas le godet Varicosités Instabilité vasomotrice Purpura Hyperémie ou hyperplasie gingivale Granulome pyogénique (fig. 22.7C) Hémorroïdes	Les modifications vasculaires résultent de la distension, de l'instabilité et de la formation de nouveaux vaisseaux. Cliniquement, les modifications sont plus prononcées durant le 3e trimestre et la plupart des modifications régressent spontanément après l'accouchement

Adapté de Kroumpouzos G, Cohen LM. Dermatoses of pregnancy. J. Am. Acad. Dermatol. 2001 ; 45 : 1-19.

23 Pemphigus

Les chap. 23–25 passent en revue les principales maladies bulleuses auto-immunes (tableau 23.1). En raison des chevauchements dans leurs présentations cliniques, l'examen histologique de la peau lésionnelle de même que l'immunofluorescence directe (IFD) de la peau périlésionnelle sont habituellement nécessaires pour établir un diagnostic spécifique (fig. 23.1 à 23.3). L'immunofluorescence indirecte (IFI) et/ou l'étude Elisa du sérum fournit une information additionnelle utile ; par exemple, cette dernière peut détecter les anticorps anti-desmogléine 3 (Dsg3) versus les anticorps anti-Dsg1.

Les pemphigus sont classiquement divisés en trois groupes principaux : (1) le pemphigus vulgaire représente avec le pemphigus végétant une variante rare ; (2) le pemphigus foliacé représente avec le pemphigus érythémateux une variante localisée inhabituelle, et le fogo selvagem, une forme endémique ; et (3) le pemphigus paranéoplasique. Des sous-types additionnels incluent les deux formes de pemphigus à IgA et le pemphigus induit par des médicaments.

Pemphigus vulgaire et pemphigus végétant

- Les patients ont des autoanticorps circulants IgG qui se fixent à la surface cellulaire des kératinocytes dans la peau et les muqueuses ; cette fixation entraîne une inhibition de la fonction des desmogléines, protéines transmembranaires de type cadhérine qui sont un composant des desmosomes et de fait jouent un rôle important dans l'adhésion des cellules entre elles.
- Dans ces deux affections, les anticorps fixent principalement la Dsg3, qui est exprimée dans la partie inférieure de l'épiderme et constitue l'isoforme prédominante dans les muqueuses ; les patients qui ont une maladie à prédominance muqueuse de même que ceux qui ont une maladie cutanéomuqueuse ont des autoanticorps anti-Dsg3 (le dernier groupe peut aussi avoir des autoanticorps anti-Dsg1).
- La diminution de l'adhésion entre les cellules conduit à la séparation des kératinocytes entre eux (ou acantholyse) et à la formation d'un clivage à l'intérieur de l'épiderme ou de l'épithélium muqueux, principalement dans sa portion inférieure, juste au-dessus de la couche basale (cf. fig. 23.3B).
- Cliniquement, quasiment tous les patients qui ont un pemphigus vulgaire ont des érosions douloureuses de la muqueuse buccale et au moins la moitié a des bulles flasques de la peau et des érosions dues à la rupture de ces bulles ; les lésions peuvent être localisées ou diffuses (fig. 23.4), et il peut y avoir une atteinte des autres muqueuses, p. ex. conjonctivale, nasale, vaginale.
- Les autres indices cliniques importants incluent le développement de croûtes hémorragiques des lèvres vermillon (tableau 23.2) et un signe de Nikolsky dans les zones où la maladie est active – l'épiderme peut facilement être déplacé latéralement par frottement (en raison de la réduction de l'adhésion intercellulaire).
- Dans le pemphigus végétant, des plaques végétantes et papillomateuses ainsi que des nodules se développent sur les zones érosives (fig. 23.5) ; les lésions se situent principalement dans les grands plis et des pustules peuvent aussi être observées.
- L'IFD de la peau périlésionnelle montre un immunomarquage de la surface des kératinocytes dans l'épiderme ou la muqueuse chez presque tous les patients, et le marquage peut être plus intense dans la partie inférieure de l'épithélium (cf. fig. 23.3C) ; l'IFI et l'Elisa du sérum sont positifs chez plus de 90 % des patients (cf. fig. 23.2B).
- **DD :** autres formes de pemphigus, pemphigoïde bulleuse, dermatose bulleuse à IgA linéaires (DIgAL), maladie de Hailey-Hailey ; s'il y a seulement une atteinte orale, lichen plan, pemphigoïde muqueuse, stomatite aphteuse.
- **TT :** CS oraux, rituximab, agents épargnant les stéroïdes (p. ex. mycophénolate mofétil, azathioprine, cyclophosphamide), IgIV, plasmaphérèse (plus immunosuppression).

Tableau 23.1 Caractéristiques des principales maladies bulleuses auto-immunes.

	PV	PB	DH	DIgAL
Lésions cutanées	Vésicules flasques et érosions	Grandes bulles tendues	Papules groupées et petites vésicules, souvent excoriées	Petites vésicules et/ou grandes bulles
Distribution	Muqueuses ; peuvent être étendues	Tronc, membres, occasionnellement muqueuses	Faces d'extension, symétriques	Similaires à DH ou PB
Histologie	Vésicules intra-épidermiques avec acantholyse	Bulles sous-épidermiques avec infiltrat éosinophilique	Bulles sous-épidermiques avec infiltrat neutrophilique	Bulles sous-épidermiques avec infiltrat neutrophilique
IF directe	C3 intracellulaire, IgG ; occasionnellement IgA* (aspect grillagé)	IgG et C3 linéaires de la ZMB	IgA granuleux des papilles dermiques	IgA linéaires de la ZMB, possibilité aussi d'IgG
Site à biopsier pour IF directe	Périlésionnelle	Périlésionnelle	Peau adjacente d'apparence normale	Périlésionnelle
IF indirecte	IgG intracellulaires (90 %)	IgG linéaires de la ZMB (~ 70 %)	Négative	IgA linéaires de la ZMB (~ 70 %)
Elisa	Distingue les Ac anti-Dsg1 *vs* anti-Dsg3	Détecte les Ac IgG anti-BP180 et BP230	Ac anti-transglutaminase tissulaires (TG2) et anti-transglutaminase épidermiques (TG3)	n/d
Entéropathie	Non	Non	> 90 %	Rare
Réponse à la dapsone	Modérée**	Minime à modérée	Excellente	Bonne, mais nécessite aussi des corticostéroïdes systémiques

* *Classé comme pemphigus à IgA.*
** *Réponse plus importante si IgA+ ou neutrophiles.*
Ac : anticorps ; DH : dermatite herpétiforme ; DIgAL : dermatose bulleuse à IgA linéaires ; Elisa : enzyme-linked immunosorbent assay ; n/d : non disponible dans le commerce ; PB : pemphigoïde bulleuse ; PV : pemphigus vulgaire.

Pemphigus foliacé, pemphigus érythémateux et fogo selvagem

• Dans le pemphigus foliacé, les autoanticorps circulants sont dirigés seulement contre Dsg1 (cf. supra) et peuvent être détectés chez une vaste majorité des patients par IFI (~ 85 %) ou Elisa (~ 95 %) ; à noter que l'expression de Dsg1 est plus importante dans la partie supérieure de l'épiderme et minime dans les muqueuses.
• Il en résulte une acantholyse et une formation de bulles *intra*-épidermiques dans les couches

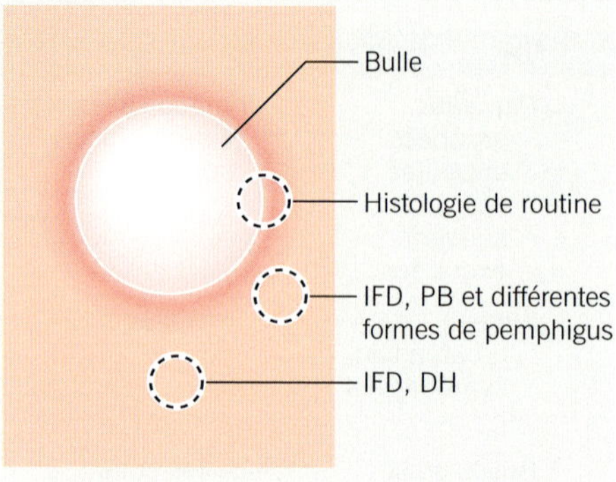

Fig. 23.1 Zones préférentielles pour réaliser des biopsies dans les maladies bulleuses auto-immunes. Si la lésion est suffisamment petite, la vésicule entière peut être enlevée pour l'examen histologique de routine. Si la lésion n'est pas de petite taille, il est recommandé d'obtenir la bordure d'une vésicule ou d'une bulle récente et de sa bordure inflammatoire. Pour l'immunofluorescence directe (IFD) de la pemphigoïde bulleuse (PB) et de différentes formes de pemphigus, une biopsie de la peau périlésionnelle est privilégiée, tandis que pour la dermatite herpétiforme (DH), la peau normale de voisinage est préférée.

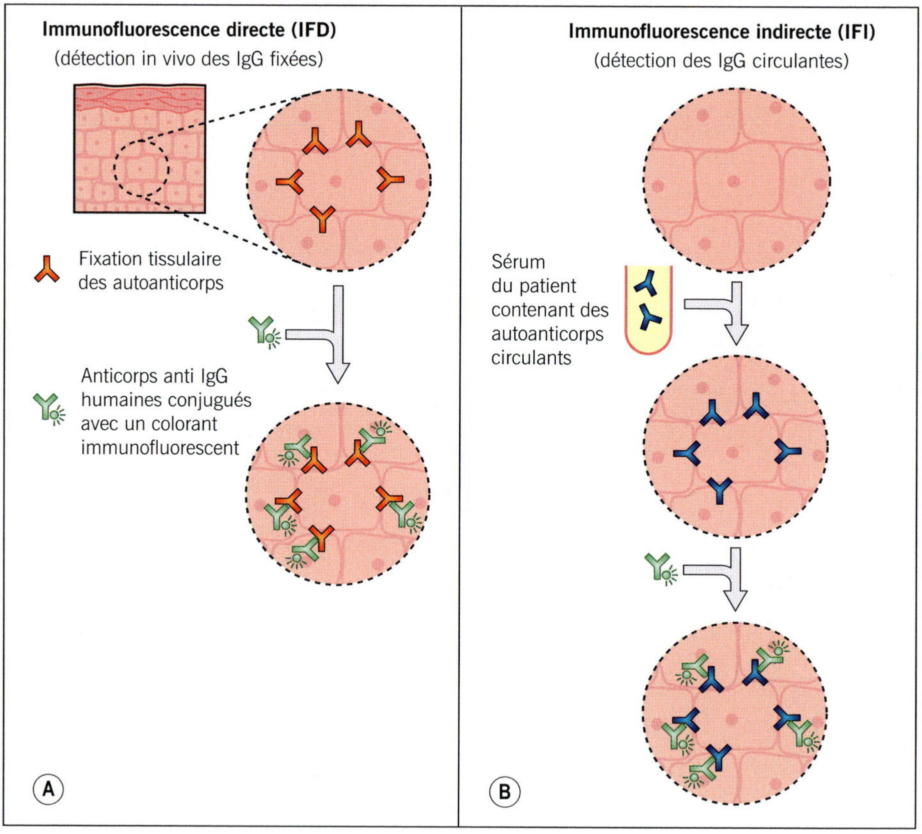

Fig. 23.2 Techniques de base pour l'immunofluorescence directe (IFD) et indirecte (IFI). A L'IFD est réalisée sur des biopsies cutanées pour détecter in vivo (dans les tissus) les igG fixées et d'autres dépôts immuns tels que C3 (cf. fig. 23.1). **B** L'IFI est réalisée en utilisant le sérum des patients pour détecter les autoanticorps circulants qui se fixent aux antigènes épithéliaux. Le substrat préférentiel pour l'IFI est l'œsophage de singe pour le pemphigus vulgaire, de cochon d'Inde pour le pemphigus foliacé, et la peau humaine pour le groupe des pemphigoïdes et la DIgAL.

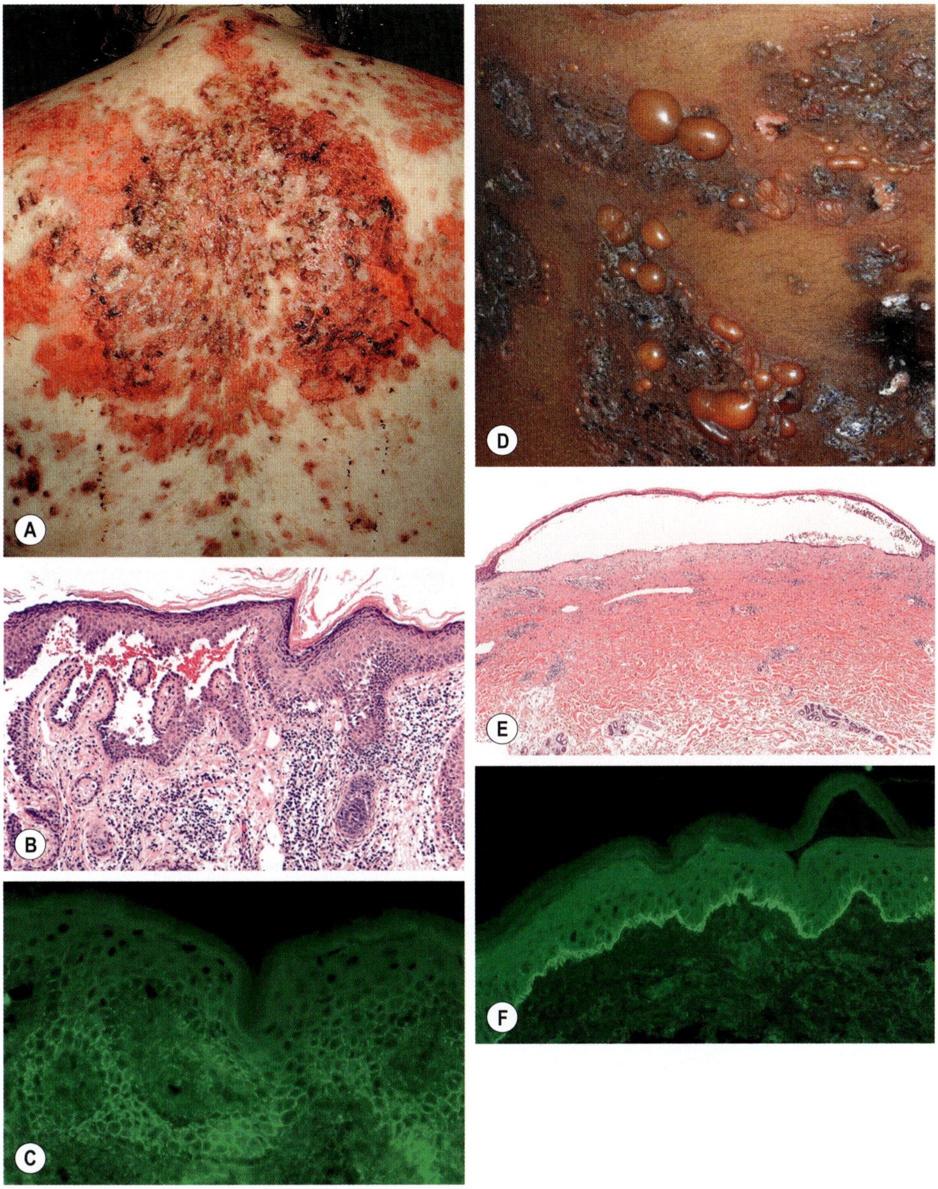

Fig. 23.3 Pemphigus vulgaire (PV) versus pemphigoïde bulleuse (PB) A PV : bulles fragiles, éphémères et se rompant facilement, laissant des croûtes et érosions qui deviennent extensives. **B** Acantholyse due à une perte de la fonction desmosomale en raison d'autoanticorps antidesmogléine produisant un clivage intraépidermique. Noter la persistance d'hémidemosomes entre les cellules basales de l'épiderme et la membrane basale produisant une ressemblance avec des pierres tombales. **C** Microscopie en IFD (cf. fig. 23.2A) montrant in vivo des dépôts intercellulaires d'IgG dans la partie inférieure de l'épiderme avec un aspect grillagé. **D** Dans la PB, de multiples bulles tendues sont observées ; le contenu des bulles est habituellement séreux comme chez ce patient. Les bulles ont une durée de vie supérieure à celles du PV, mais peuvent éventuellement se rompre, conduisant à des érosions et des croûtes. **E** Une séparation sous-épidermique est observée. Les cellules dans la cavité bulleuse sont souvent des éosinophiles. **F** La microscopie en IFD montre des dépôts linéaires de C3 de la zone de la membrane basale ; un motif similaire de dépôts d'igA est observé dans la dermatose bulleuse à IgA linéaires. *Remerciements : A, B, E : Lorenzo Cerroni, MD ; C, F : Christine Ko, MD ; D : Julie V. Schaffer, MD.*

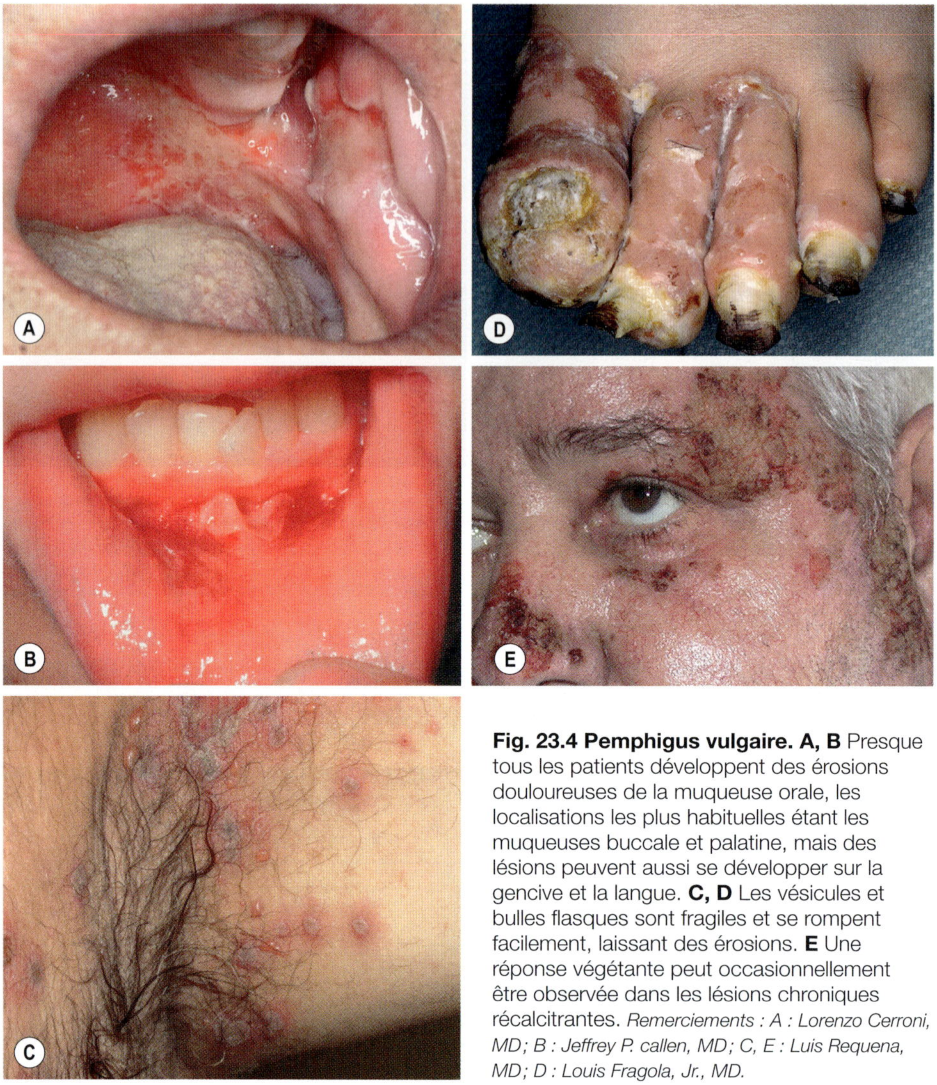

Fig. 23.4 Pemphigus vulgaire. A, B Presque tous les patients développent des érosions douloureuses de la muqueuse orale, les localisations les plus habituelles étant les muqueuses buccale et palatine, mais des lésions peuvent aussi se développer sur la gencive et la langue. **C, D** Les vésicules et bulles flasques sont fragiles et se rompent facilement, laissant des érosions. **E** Une réponse végétante peut occasionnellement être observée dans les lésions chroniques récalcitrantes. *Remerciements : A : Lorenzo Cerroni, MD; B : Jeffrey P. callen, MD; C, E : Luis Requena, MD; D : Louis Fragola, Jr., MD.*

Tableau 23.2 Croûtes hémorragiques des lèvres vermillon.

- Herpès simplex
- Zona
- Pemphigus vulgaire
- Pemphigus paranéoplasique (cf. fig. 23.8)
- Syndrome de Stevens-Johnson/spectre de la NET
- Érythème polymorphe majeur (cf. fig. 3.9)

supérieures de l'épiderme, habituellement dans la couche granuleuse; en IFD, l'immunomarquage de la surface cellulaire des kératinocytes est observé chez > 90 % des patients et peut être plus marqué dans ces couches supérieures.

- Cliniquement, la nature plus superficielle et fragile des bulles conduit à une prédominance d'érosions avec des squames-croûtes plutôt que des bulles (fig. 23.6); les squames sont comparées à des flocons de céréales; il n'y a pas d'atteinte muqueuse.
- Bien que les lésions atteignent principalement le cuir chevelu, le visage et le haut du tronc, elles peuvent s'étendre, conduisant parfois à une érythrodermie exfoliative, ou être localisées au visage (pemphigus érythémateux; fig. 23.7).
- Le fogo selvagem est une forme endémique de pemphigus foliacé observée principalement dans les zones rurales du Brésil; il est considéré être lié à une réaction immunitaire à des antigènes introduits par des piqûres d'insectes.

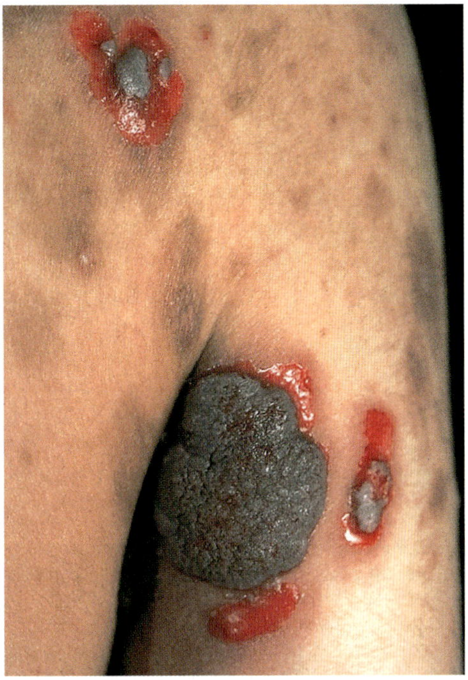

Fig. 23.5 Pemphigus végétant. Plaques papillomateuses étendues, végétantes, épaisses, survenant en conjonction avec des érosions. Les lésions cicatrisées montrent une hyperpigmentation post-inflammatoire résiduelle. *Remerciements : Masayuki Amagai, MD.*

- **DD :** autres formes de pemphigus, impétigo (atteinte débutante, limitée), LE cutané subaigu et occasionnellement psoriasis.
- **TT :** CS topiques ou oraux, occasionnellement dapsone; si sévère, agents épargnant les corticostéroïdes.

Pemphigus paranéoplasique

- Se développe chez les patients qui ont une tumeur sous-jacente, il s'améliore lentement après un traitement efficace de celle-ci; la tumeur la plus fréquente chez les enfants et les adolescents est la maladie de Castleman, tandis que les plus fréquentes chez les adultes sont les lymphomes non hodgkiniens et la leucémie lymphoïde chronique > maladie de Castleman et thymomes.
- Les lésions cutanées sont variables et elles peuvent ressembler au lichen plan, à l'érythème polymorphe ou à la pemphigoïde bulleuse aussi bien qu'au pemphigus; la stomatite orale récalcitrante, sévère, est une manifestation caractéristique, l'atteinte de la conjonctive oculaire est habituelle (fig. 23.8).

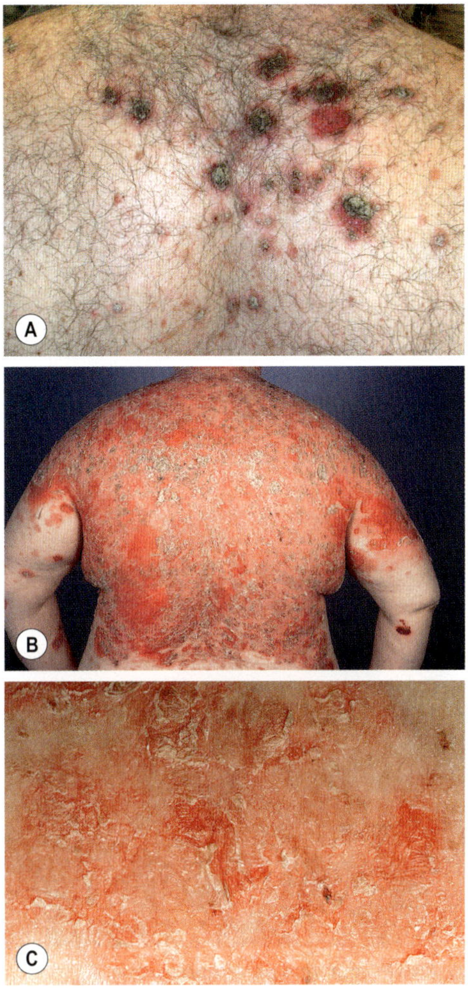

Fig. 23.6 Pemphigus foliacé. A Plusieurs érosions survenant sur une base érythémateuse aussi bien que sur une squame-croûte caractéristique; cette dernière peut varier en épaisseur. Un site fréquent d'atteinte est le tronc. **B** Quand la maladie progresse, les lésions deviennent confluentes, mais comme les vésicules sont fragiles et se rompent facilement, seules des érosions avec squames-croûtes sont observées. **C** Les squames ont été comparées à des cornflakes. *Remerciements : A : YDRSC; B, C : NYUDSC.*

- la bronchiolite oblitérante est une manifestation interne sérieuse.
- Les autoanticorps IgG sont dirigés contre au moins dix antigènes, incluant les desmogléines et les plakines; en IFD, il y a des dépôts immuns à la surface des kératinocytes ainsi que le long de la membrane basale.
- Dans cette affection, les anticorps anti-plakine se fixent aussi sur des épithéliums simples tels

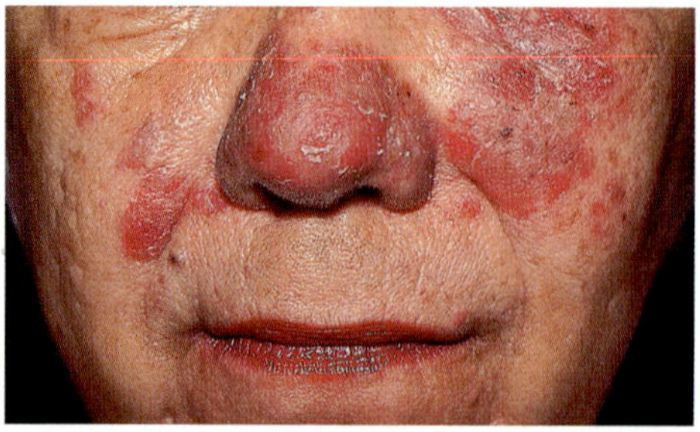

Fig. 23.7 Pemphigus érythémateux. Plaques érythémateuses avec des squames-croûtes et des érosions sur le nez et les joues. Initialement, cette affection était considérée comme une combinaison de pemphigus vulgaire et de lupus érythémateux, mais aujourd'hui elle est classée comme une variante localisée de pemphigus foliacé. *Remerciements : Ronald P. Rapini, MD.*

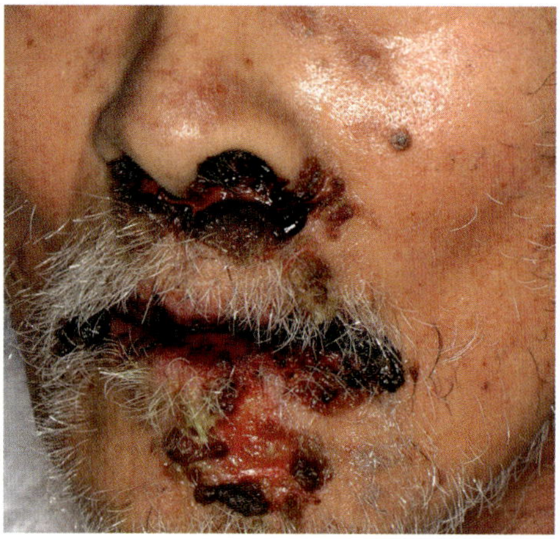

Fig. 23.8 Pemphigus paranéoplasique. Érosions associées à des croûtes hémorragiques, pouvant s'étendre sur la lèvre vermillon et atteindre la muqueuse nasale ; la lésion du menton ressemble à un pemphigus vulgaire. *Remerciements : Masayuki Amagai, MD.*

que l'épithélium de la vessie de rat, ceci permet une distinction avec le pemphigus vulgaire.

- **DD :** autres formes de pemphigus, pemphigoïde muqueuse, érythème polymorphe majeur, syndrome de Stevens-Johnson, lichen plan, GVHD.
- **TT :** traitement de la néoplasie sous-jacente, mais la stomatite peut être résistante malgré une éradication réussie de la tumeur associée.

Pemphigus à IgA

- Deux formes de cette éruption vésiculopustuleuse existent – type dermatose pustuleuse sous-cornée et type neutrophilique intra-épidermique, avec des pustules intra-épidermiques, atteignant histologiquement respectivement la partie supérieure de l'épiderme versus l'épiderme entier.
- Cliniquement, les lésions surviennent dans la peau inflammatoire ou normale et prennent une disposition figurée (fig. 23.9) ; les sites les plus fréquents sont les régions axillaires et inguinales.
- En IFD, il y a un immunomarquage de la surface des kératinocytes dans l'épiderme, comme dans le pemphigus vulgaire, mais les dépôts immuns sont des IgA plutôt que des IgG.
- **DD :** maladie de Sneddon-Wilkinson (IFD négative), pemphigus foliacé, impétigo (quand il est limité), DIgAL, psoriasis pustuleux.
- **TT :** dapsone ou sulfapyridine et parfois CS oraux.

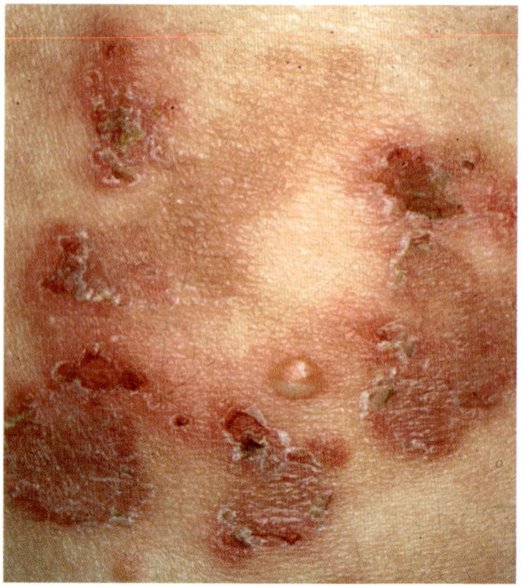

Fig. 23.9 Pemphigus à IgA – type dermatose pustuleuse sous-cornéenne. Les pustules tendent par coalescence à former une figure annulaire ou figurée avec érosions, squames-croûtes et hyperpigmentation post-inflammatoire présente au centre. Noter l'accumulation du composant pustuleux dans la portion déclive de la vésiculopustule. *Remerciements : Masayuki Amagai, MD.*

Pemphigus induit par des médicaments

- Des médicaments peuvent occasionnellement induire un pemphigus vulgaire ou un pemphigus foliacé et l'arrêt de ces médicaments peut amener une résolution clinique.
- Les médicaments le plus souvent en cause sont le captopril et la pénicillamine, les deux contiennent des groupements sulfhydryle.

Pour plus d'information, cf. chap. 29 de *Dermatology, Fourth Edition*.

Pemphigoïde bulleuse, pemphigoïde muqueuse et épidermolyse bulleuse acquise

24

Ce chapitre, en plus des chap. 23 et 25, couvre les maladies bulleuses auto-immunes. Les concepts d'immunofluorescence directe (IFD) et d'immunofluorescence indirecte (IFI) sont analysés chap. 23 (cf. fig. 23.2), de même que les sites recommandés pour réaliser les biopsies cutanées pour IFD (cf. fig. 23.1).

Pemphigoïde bulleuse (PB)

- La maladie immunobulleuse est due à des autoanticorps qui fixent deux composants des hémidesmosomes, c.-à-d. de structures qui permettent l'adhésion entre l'épiderme et le derme ; les deux antigènes sont le collagène XVII (aussi répertorié comme *BP antigen 2* [BPAG2] ou BP180) et BPAG1/BP230 (fig. 24.1).
- Survient plus communément chez les personnes âgées et peut être induite par des médicaments (p. ex. furosémide, inhibiteurs immuns de check-point, inhibiteurs de la dipeptidyl-peptidase-IV) ; rarement, les lésions sont induites par des ultraviolets ou des traitements par radiations.
- Des plaques urticariennes fixes prurigineuses et des bulles tendues sont observées (fig. 24.2 à 24.4) ; ces dernières peuvent se développer dans la peau saine ou sur les zones de peau érythémateuse et produisent des érosions quand elles se rompent ; des lésions orales sont moins fréquentes (10–30 % des patients) que dans le pemphigus vulgaire.
- Du prurit, un eczéma non spécifique (cf. fig. 24.3B) ou des lésions papuleuses peuvent précéder des lésions cutanées plus caractéristiques et peuvent être les manifestations prédominantes ; des variantes inhabituelles incluent des formes dysidrosiformes (paumes et plantes), végétantes (grands plis) et localisées (p. ex. prétibiale chez des adultes, vulvaire chez des enfants, acrale chez les nourrissons), de même que celles qui imitent un prurigo nodulaire ou une nécrolyse épidermique toxique (fig. 24.5).
- Histologiquement, une bulle sous-épidermique et un infiltrat sous-épidermique sont observés quand les lésions sont bulleuses (cf. fig. 23.3E) ; l'IFD montre des dépôts immuns d'IgG et/ou C3

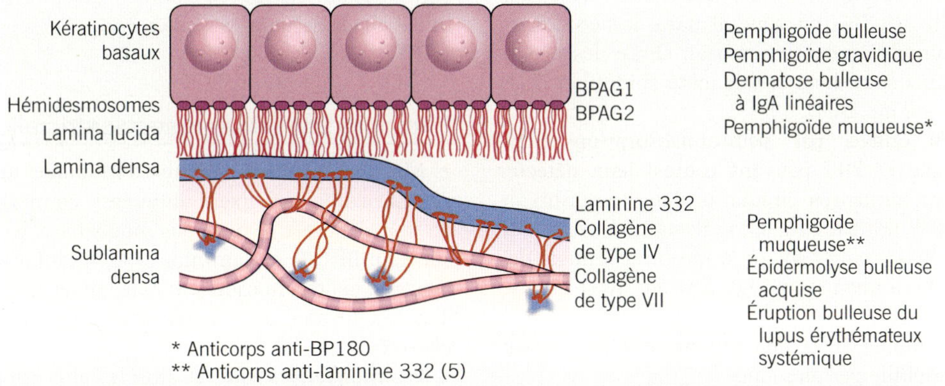

Fig. 24.1 Plan de clivage cutané par le NaCl et sites fixant habituellement les autoanticorps dans les études par immunofluorescence indirecte. Le plan de clivage par NaCl se produit dans la partie inférieure de la lamina lucida. Les autoanticorps circulants de patients ayant diverses maladies bulleuses immunes sous-épidermiques fixent sur des sites différents, p. ex. le versant épidermique versus le versant dermique de la zone clivée. *Remerciements : Kim Yancey, MD.*

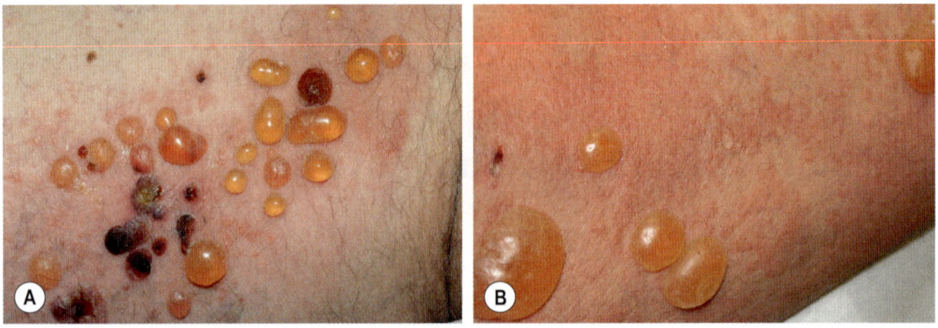

Fig. 24.2 Pemphigoïde bulleuse – présentation bulleuse. A, B Vésicules et bulles tendues varient en taille de quelques millimètres à plusieurs centimètres de diamètre et peuvent survenir dans une peau d'apparence normale, des zones érythémateuses ou des plaques urticariennes. Le liquide de bulles peut être séreux ou hémorragique. Au fur et à mesure que les bulles vieillissent, elles deviennent flasques et se rompent, laissant des érosions et des croûtes séreuses ou hémorragiques. Les biopsies de vésiculobulles pour histologie de routine devraient être obtenues à partir de bulles tendues récentes. *Remerciements : A : Kalman Watsky, MD; B : YDRSC.*

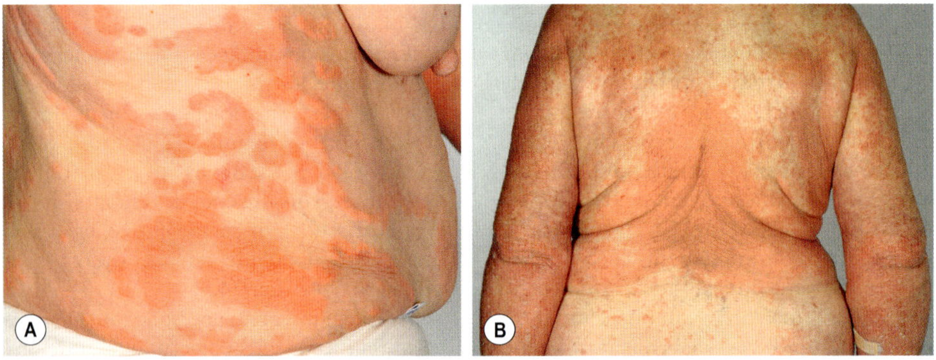

Fig. 24.3 Pemphigoïde bulleuse – présentations urticarienne et eczémateuse. A Multiples plaques urticariennes annulaires, arciformes et polycycliques. Noter l'absence de bulles **B** Grandes plaques roses eczémateuses du tronc et des membres. *Remerciements : Philippe Bernard, MD et Luca Borradori, MD.*

linéaires le long de la zone de la membrane basale (cf. fig. 23.3F) ; en général dans les études en immunofluorescence sur peau clivée, les dépôts immuns sont dans le toit (côté épiderme) de la bulle (cf. fig. 24.1).

• Les études par immunoabsorption enzymatique et l'IFI peuvent toutes deux détecter des autoanticorps circulants dans le sérum de 70-80 % des patients (cf. tableau 23.1). Bien que les autoanticorps soient traditionnellement des IgG, des autoanticorps IgE peuvent avoir un rôle pathogène.

• Au moins 50 % des patients ont une hyperéosinophilie périphérique.

• **DD :** dermatose bulleuse à IgA linéaire (DIgAL), épidermolyse bulleuse acquise (EBA), pemphigoïde muqueuse, différentes formes de pemphigus, réactions d'hypersensibilité (y compris à des médicaments), prurit primitif, dermatite allergique de contact, gale, urticaire (mais chaque lésion est éphémère).

• **TT :** cf. tableau 24.1.

Pemphigoïde muqueuse (cicatricielle)

• Maladie immune bulleuse chronique due à des anticorps qui fixent différents composants de la ZMB de la peau et des muqueuses, le plus souvent BP180 et laminine 332 (laminine 5) ; bien que la présentation soit hétérogène, une tendance à former des cicatrices est typiquement observée.

• Les muqueuses sont les sites les plus atteints, en particulier les conjonctives (érosions, cicatrices avec formation de symblépharon, cécité) et la muqueuse orale (érosions persistantes de la muqueuse buccale et palatine, gingivite desquamative) (fig. 24.6 et 24.7).

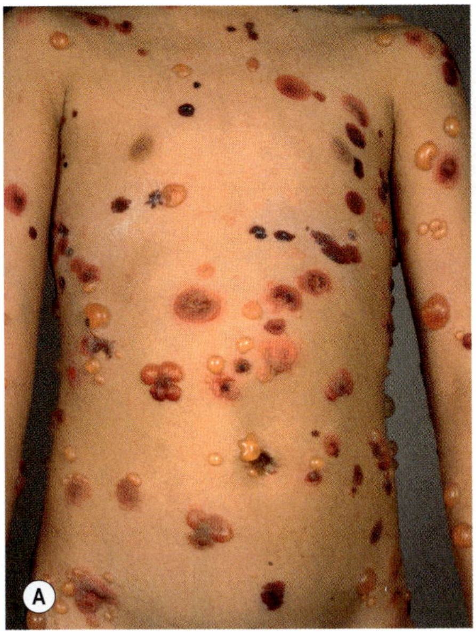

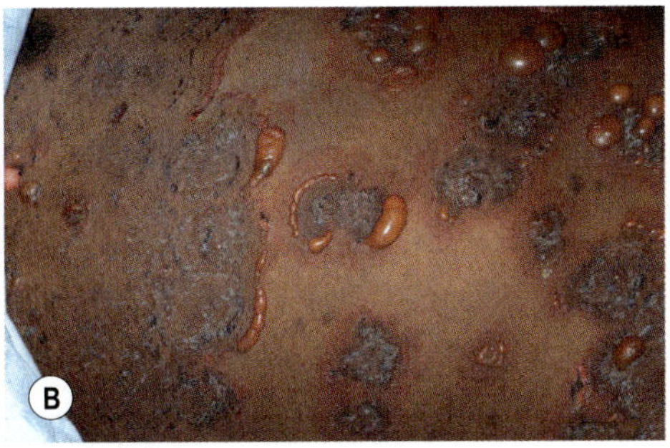

Fig. 24.4 Pemphigoïde bulleuse de l'enfance. **A** Bulles généralisées, à la fois tendues (fraîches) et flasques (anciennes avec réépithélialisation), de même que des érosions avec des croûtes hémorragiques. **B** Vésicules et bulles tendues dans une disposition annulaire ou figurée au bord de lésions en expansion, une présentation qui pourrait être diagnostiquée cliniquement comme dermatose bulleuse à IgA linéaires.
Remerciements : A : NYUDSC; B : Julie V. Schaffer, MD.

Tableau 24.1 Échelle thérapeutique pour la pemphigoïde bulleuse.

Maladie modérée et/ou maladie localisée
1re ligne
• Corticostéroïdes topiques très puissants (1*)
2e ligne
• Corticostéroïdes oraux (1)
• Minocycline, doxycycline ou tétracycline, seule ou en combinaison avec nicotinamide (1)
• Érythromycine, pénicillines (3)
• Dapsone, sulfamides (3)
• Immunomodulateurs topiques (p ex. tacrolimus) (3)
Maladie cutanée étendue/persistante
1re ligne, comme traitement primaire
• Corticostéroïdes topiques très puissants (1*)
• Corticostéroïdes oraux† (1‡)
2e ligne, ou traitement adjuvant
• Azathioprine (2)
• Mycophénolate mofétil (2)
• Méthotrexate§ (2)
• Rituximab (2)
• Omalizumab (3)
• Cyclophosphamide (3)
• IgIV (3)
• Échanges plasmatiques (2)
• Chlorambucil (3)

** Validé.*
† Des doses de prednisone d'au moins 0,5-0,75 mg/kg/j semblent être nécessaires pour contrôler une maladie étendue mais augmentent les effets indésirables sérieux, incluant la mortalité.
‡ Validé pour la prednisone.
§ Chez les patients âgés, de petites doses (2,5-10 mg/semaine) peuvent être efficaces.
Clés pour une justification fondée sur des preuves : (1) essais prospectifs contrôlés; (2) études rétrospectives ou larges séries de cas; (3) petites séries ou cas cliniques. *Note :* Les corticostéroïdes topiques très puissants doivent être discutés chez tout patient et peuvent être combinés avec un traitement systémique.

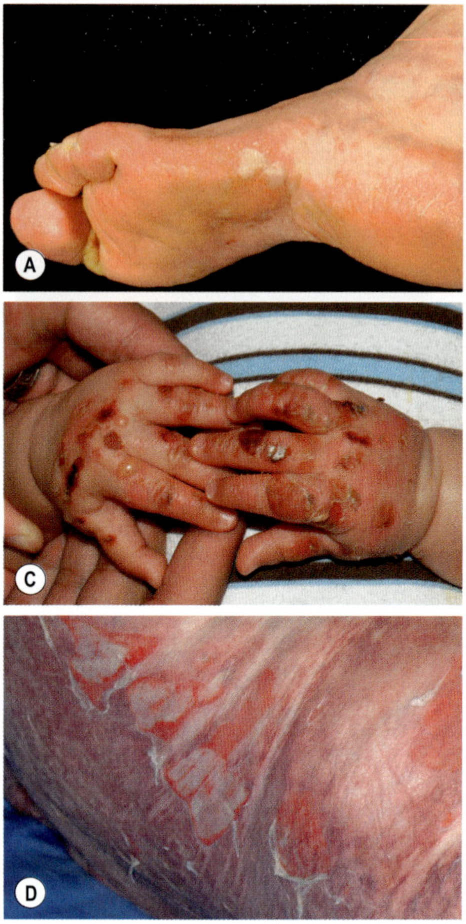

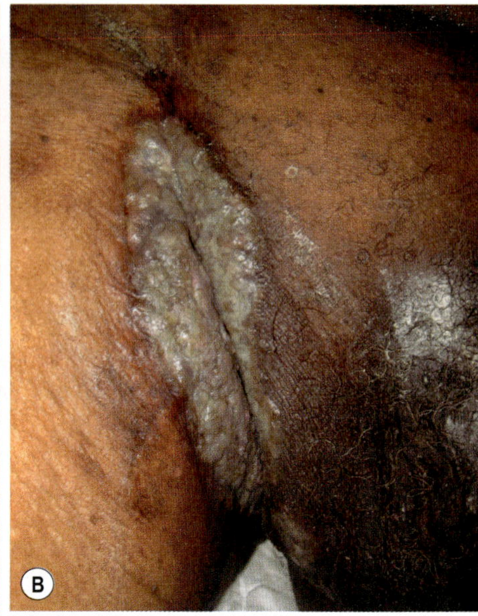

Fig. 24.5 Pemphigoïde bulleuse – variantes cliniques inhabituelles. **A** Dans la pemphigoïde dysidrosiforme, des grappes de vésicules et de bulles apparaissent sur la peau acrale et peuvent ressembler à un eczéma dysidrosique ou pompholyx. **B** Plaque végétante du pli inguinal (pemphigoïde végétante). **C** Une prédominance d'atteinte acrale est inhabituelle mais est plus souvent observée chez des nourrissons. **D** Lésions ressemblant à une nécrolyse épidermique toxique avec de vastes érosions. *Remerciements : A, D : Philippe Bernard, MD et Luca Borradori, MD ; B : YDRSC ; C : Julie V. Schaffer, MD.*

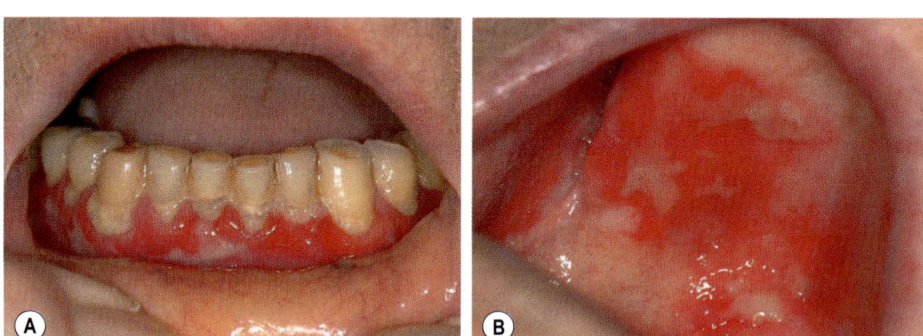

Fig. 24.6 Pemphigoïde muqueuse (cicatricielle) – atteinte muqueuse. **A** Gingivite desquamative avec érythème et érosions des marges gingivales. Noter l'affaissement de la muqueuse avec des bords hirsutes. **B** Érosions chroniques du palais dur avec des bords irréguliers. La desquamation de la muqueuse est vue au-dessus. *Remerciements : Philippe Bernard, MD et Luca Borradori, MD.*

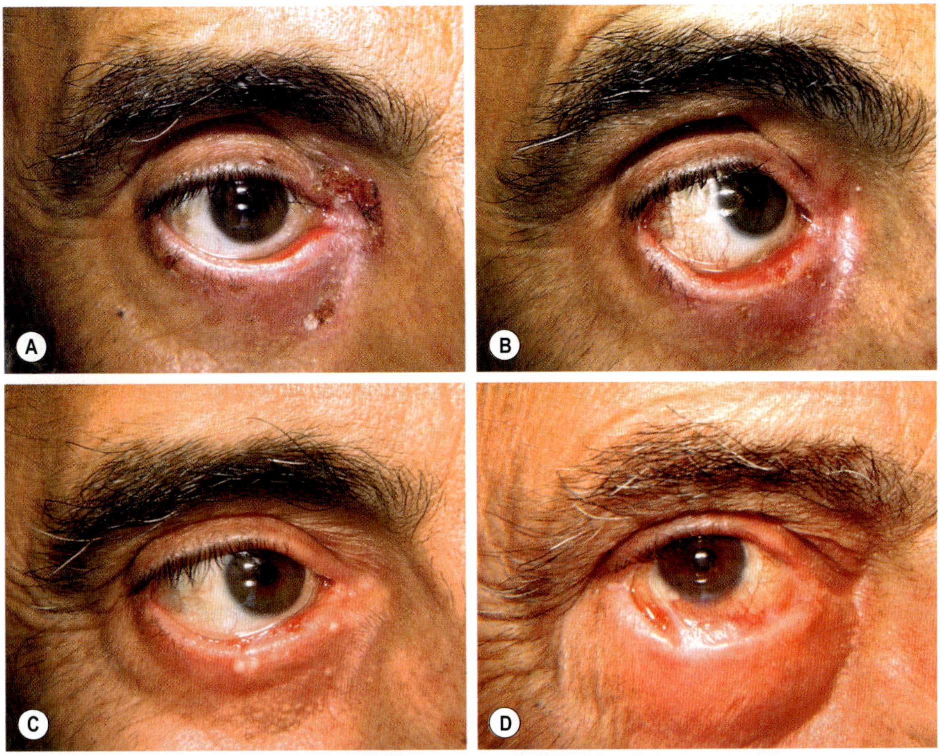

Fig. 24.7 Progression de la pemphigoïde muqueuse (cicatricielle). **A** Érosion médiale du bord de la paupière inférieure et érythème plus squame-croûte du canthus interne et de la paupière inférieure. **B** Trois mois plus tard, ectropion et épaississement de la paupière inférieure en plus des érosions de la conjonctive palpébrale. **C** Six mois plus tard, petites érosions, mais cicatrices et formation de milium. **D** Sept ans plus tard, davantage de cicatrices avec raccourcissement significatif du fornix inférieur dû au symblépharon.
Remerciements : Louis A. Fragola, Jr., MD.

• D'autres sites d'atteinte sont le nasopharynx, le larynx et l'œsophage ; quelques auteurs ont suggéré que les patients ayant des dépôts immuns anti-laminine 332 ont un risque accru d'affection maligne interne.
• Les lésions cutanées sont observées chez un quart des patients principalement sur la tête, le cou et le haut du tronc ; des plaques érythémateuses où apparaissent des vésicules, des érosions et des cicatrices sont caractéristiques (fig. 24.8).
• Les signes histologiques et en IFD sont similaires à la PB, mais il y a habituellement un infiltrat moins dense et moins d'éosinophiles et plus de fibrose ; la positivité de l'IFD (IgG et/ou C3 >> IgA) est plus importante pour la muqueuse (50–90 %) que pour la peau ; des autoanticorps circulants sont détectés par IFI chez une minorité de patients (20–30 %).
• **DD :** pemphigus vulgaire, occasionnellement pemphigus paranéoplasique, PB, EBA et DIgAL ; si limité à la muqueuse orale, lichen plan ou pemphigus vulgaire (cf. fig. 59.7) ; si limité au cuir chevelu, considérer les autres causes d'alopécie cicatricielle.
• **TT :** CS topiques puissants ou intralésionnels, dapsone, cyclophosphamide (atteinte oculaire sévère ou progressive), seul ou en association avec CS systémiques, et rituximab.

Épidermolyse bulleuse acquise (EBA)

• Maladie bulleuse auto-immune due à des autoanticorps qui fixent le collagène VII ; ce dernier forme des fibrilles d'ancrage dans le derme superficiel qui jouent un rôle important dans l'adhésion de l'épiderme au derme (cf. fig. 24.1).
• Deux formes cliniques principales : (1) mécanobulleuse qui ressemble à l'épidermolyse bulleuse génétique ; et (2) inflammatoire qui ressemble à la pemphigoïde bulleuse (fig. 24.9).
• Dans la forme mécanobulleuse qui est la plus fréquente, les bulles surviennent dans les zones de friction et sont suivies d'érosions, de cicatrices et de formation de milium (fig. 24.10) ; des lésions orales peuvent aussi être observées (fig. 24.11).

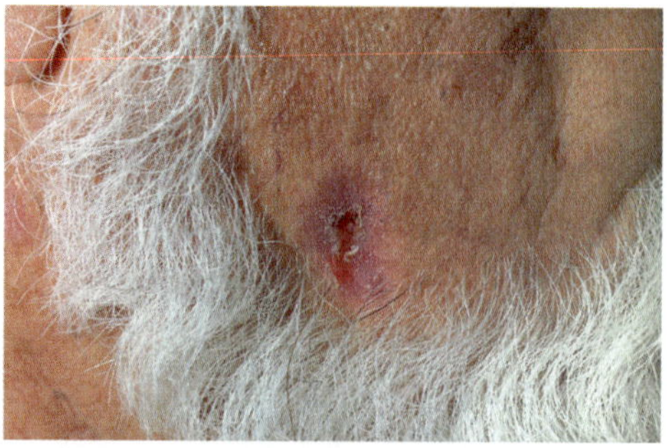

Fig. 24.8 Pemphigoïde muqueuse (cicatricielle) – variante Brunsting-Perry. Érosions croûteuses de la partie inférieure de la joue dans une zone ovalaire d'inflammation et de cicatrice. *Remerciements : Philippe Bernard, MD, et Luca Borradori, MD.*

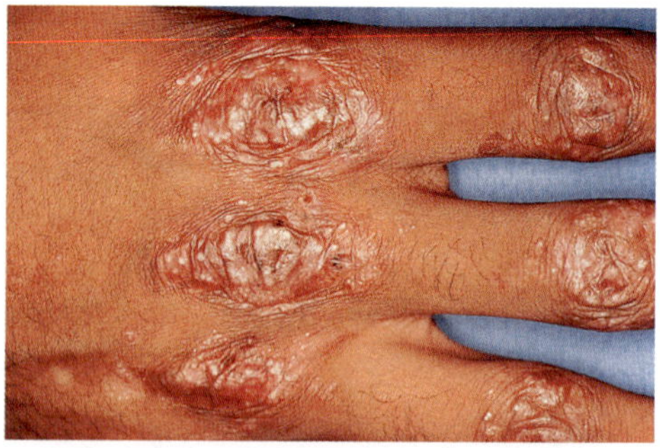

Fig. 24.10 Épidermolyse bulleuse acquise – présentation mécanobulleuse. Milium et cicatrices, principalement sur les sites de traumatismes au-dessus des articulations, en association avec une fragilité cutanée. Noter la ressemblance avec l'épidermolyse bulleuse dystrophique. *Remerciements : YDRSC.*

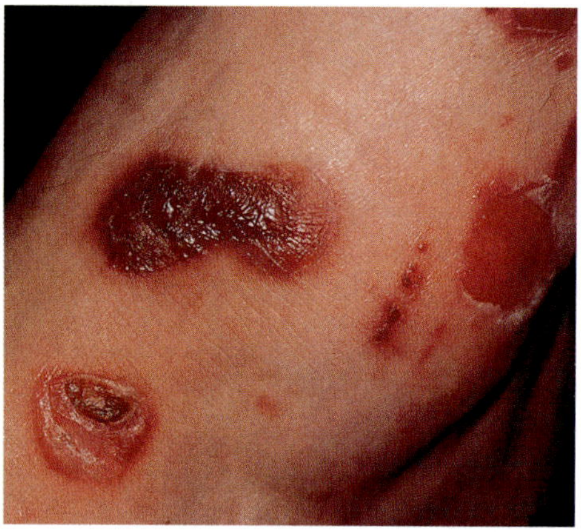

Fig. 24.9 Épidermolyse bulleuse acquise – présentation inflammatoire de type pemphigoïde bulleuse. Lésions bulleuses et érosives chez un patient qui a un myélome multiple. *Remerciements : Philippe Bernard, MD, et Luca Borradori, MD.*

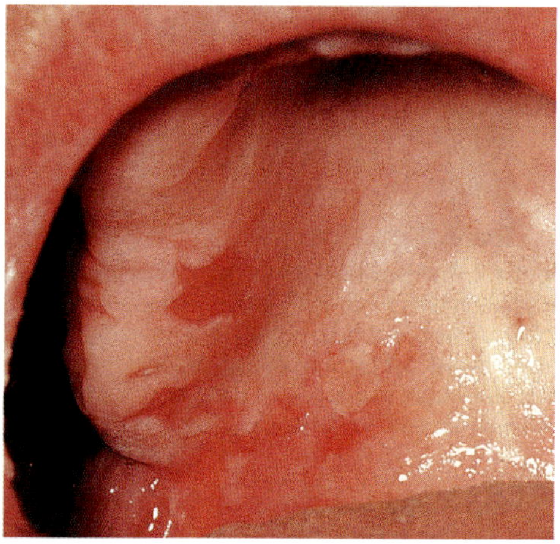

Fig. 24.11 Épidermolyse bulleuse acquise – lésions orales. Multiples érosions du palais rappelant une pemphigoïde muqueuse. *Remerciements : Catherine Prost, MD.*

• Les maladies systémiques associées incluent les maladies inflammatoires de l'intestin, en particulier la maladie de Crohn, et des dyscrasies plasmocytaires.

• Les signes histologiques et en IFD sont similaires à ceux de la PB, mais il y a en général un infiltrat moins dense et moins d'éosinophiles que dans la forme mécanobulleuse ; les études en IFD montrent des IgG linéaires > C3 ou IgA de la zone de la membrane basale ; des autoanticorps circulants sont détectés chez ~ 50 % des patients et en immunofluorescence sur peau clivée les dépôts sont sur le plancher (du côté dermique) de la bulle (cf. fig. 24.1).

• **DD** : formes héréditaires d'épidermolyses bulleuses, porphyrie cutanée tardive (et autres formes rares de porphyries), pseudo-porphyrie, pemphigoïde bulleuse, DIgAL, pemphigoïde muqueuse, lupus érythémateux systémique bulleux (aussi autoanticorps anticollagène VII).

• **TT** : difficile à traiter ; CS topiques forts, CS oraux, agents épargnant les stéroïdes (p. ex. mycophénolate mofétil), dapsone, rituximab.

Pour plus d'informations cf. chap. 28 et 30 de *Dermatology, Fourth Edition*.

Dermatite herpétiforme et dermatose bulleuse à IgA linéaires

25

Ceci est le troisième chapitre, avec les chap. 23 et 24, qui traite des dermatoses bulleuses auto-immunes (cf. tableau 23.1).

Dermatite herpétiforme (DH)

- Maladie bulleuse auto-immune qui est une manifestation cutanée de la maladie cœliaque, avec >90 % des patients qui ont des éléments histologiques d'un certain degré d'entéropathie au gluten ; ~ 20 % des patients ayant une DH ont une maladie cœliaque symptomatique.
- Chez les personnes prédisposées (p. ex. celles avec HLA-DQ2), des anticorps de type IgA se forment contre la gliadine avec des réactions croisées contre la transglutaminase *tissulaire* (TG2) ; l'autoantigène cutané présumé est une transglutaminase *épidermique* (TG3 ; fig. 25.1).
- Les lésions primaires sont des vésicules prurigineuses sur une base érythémateuse et des papules érythémateuses et œdémateuses qui sont souvent groupées (herpétiformes) ; toutefois, en raison du grattage, des papules excoriées et des croûtes hémorragiques peuvent être seules présentes (fig. 25.2).
- Les zones atteintes avec prédilection sont les coudes, les zones d'extension des avant-bras, les genoux, la nuque, la région présacrée et fessière, avec une distribution symétrique des lésions.
- Histologiquement, des accumulations de neutrophiles sont observées dans le derme papillaire de la peau atteinte (fig. 25.3A) ; par immunofluorescence directe (IFD ; cf. fig. 23.2), des dépôts *granuleux* d'IgA sont détectés dans le derme papillaire de la peau adjacente d'apparence normale chez au moins 90 % des patients (cf. fig. 23.1 ; fig. 25.3B).
- Les patients ont des anticorps circulants anti-transglutaminase tissulaire et antiendomysium, les taux de ces derniers sont en corrélation avec le degré de l'entéropathie (fig. 25.4) ; ils peuvent aussi développer d'autres maladies auto-immunes, en particulier une thyroïdite de Hashimoto.
- **DD :** dermatose bulleuse à IgA linéaires, pemphigoïde bulleuse, prurigo simplex et lupus érythémateux systémique bulleux ; des lésions croûteuses des coudes sont aussi observées chez des patients ayant une granulomatose avec polyangéite ou une granulomatose éosinophilique avec polyangéite.
- **TT :** régime sans gluten (réduit aussi le risque de lymphome à cellules T associé à l'entéropathie), dapsone (initialement 25-50 mg/j après vérification de l'absence d'un déficit en glucose-6-phosphate-déshydrogénase [G6PD] ; la dose moyenne avec un régime normal est de 100 mg/j) et sulfapyridine ; l'amélioration du prurit dans les quelques jours qui suivent l'institution du traitement par dapsone est un argument pour le diagnostic de DH.

Dermatose bulleuse à IgA linéaires (DIgAL)

- Maladie bulleuse auto-immune qui survient aussi bien chez des enfants que chez des adultes et pouvant être induite par des médicaments (tableau 25.1) ; chez les enfants, elle est parfois répertoriée comme « maladie chronique bulleuse de l'enfance ».
- Les vésicules et les bulles surviennent sur le tronc et les membres et chez les enfants touchent préférentiellement le bas du tronc et les aines ; les lésions peuvent prendre une disposition figurée et ont été comparées à des couronnes de pierres précieuses (fig. 25.5 à 25.7).
- Il y a une rémission spontanée chez les enfants, habituellement après 2-4 ans ; ~ 50 % des adultes ont une rémission spontanée.
- Histologiquement, la bulle sous-épidermique est accompagnée d'un infiltrat de neutrophiles ; en IFD, les dépôts *linéaires* d'IgA sont détectés dans la zone de la membrane basale en peau périlésionnelle (cf. fig. 23.1 et 23.2).
- En immunofluorescence indirecte (IFI), des autoanticorps IgA circulants sont détectés chez ~ 70 % des patients ayant une DIgAL (cf.

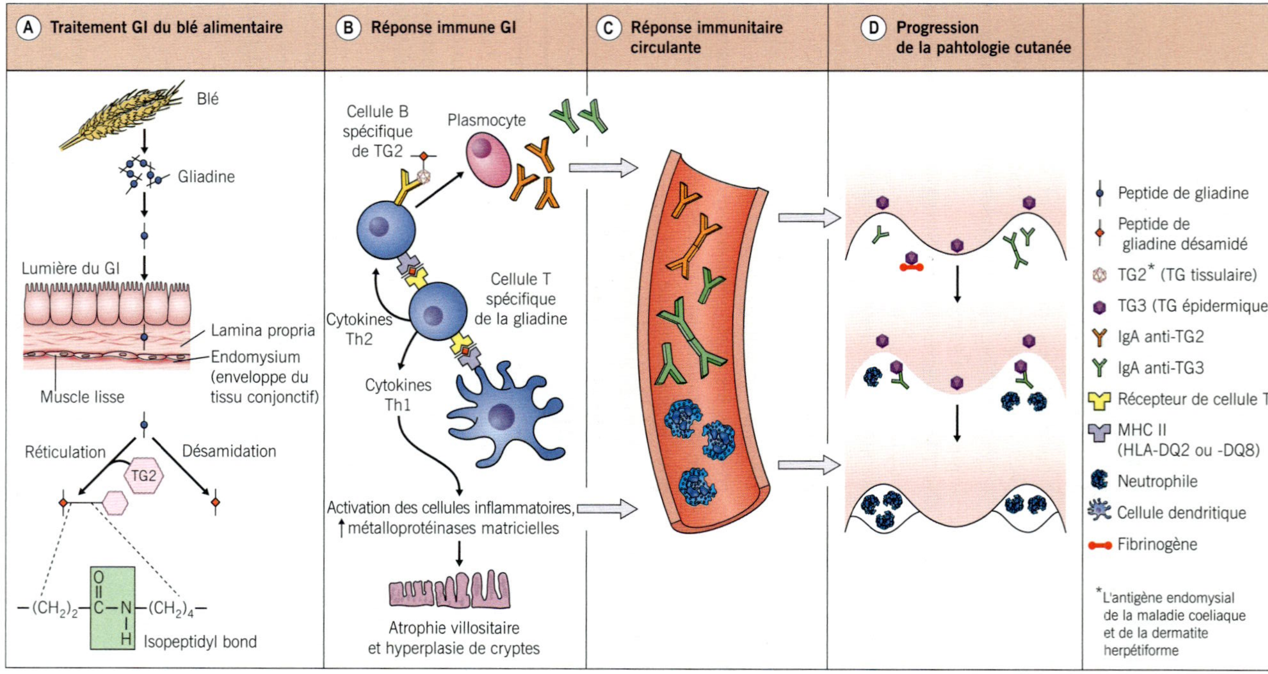

Fig. 25.1 Pathogénie proposée pour la dermatite herpétiforme et la maladie cœliaque. A Le blé, l'orge ou le seigle alimentaires sont transformés par les enzymes digestives en peptides antigéniques de gliadine ; ceux-ci sont transportés intacts à travers l'épithélium muqueux. Dans la lamina propria, la transglutaminase tissulaire (TG2) : (1) désamide les résidus de glutamine dans les peptides de gliadine en acide glutamique et (2) forme des liaisons croisées covalentes avec les peptides de gliadine par des liaisons isopeptidyl (formées entre la glutamine gliadine et les résidus de TG2 lysines). **B** Les cellules T CD4+ dans la lamina propria reconnaissent les peptides désamidés présentés par les molécules HLA-DQ2 ou DQ8 sur les cellules présentatrices d'antigènes, entraînant la production de cytokines Th1 et de métalloprotéinases matricielles qui causent des dommages aux épithéliums muqueux et un remodelage tissulaire. De plus, les cellules B spécifiques de TG2 prennent les complexes TG2-gliadine et présentent les peptides de gliadine aux cellules T helper spécifiques de la gliadine, qui stimulent la production d'IgA anti-TG2 par les cellules B. **C** Avec le temps, des IgA dirigées contre TG3 (IgA anti-TG3) se constituent comme résultat de la diffusion d'épitopes et des IgA anti-TG2 et IgA anti-TG3 circulent dans le sang. **D** Quand les anticorps IgA anti-TG3 atteignent le derme, ils forment des complexes avec les antigènes TG3 qui ont été produits par les kératinocytes (TG épidermiques) et qui ont diffusé dans le derme. C'est-à-dire que les complexes immuns IgA/TG3 sont formés *localement* dans le derme papillaire. Ceci conduit à un chimiotactisme des neutrophiles (avec formation d'abcès à neutrophiles), un clivage protéolytique de la lamina lucida et la formation de bulles sous-épidermiques. *Remerciements : John J. Zone, MD.*

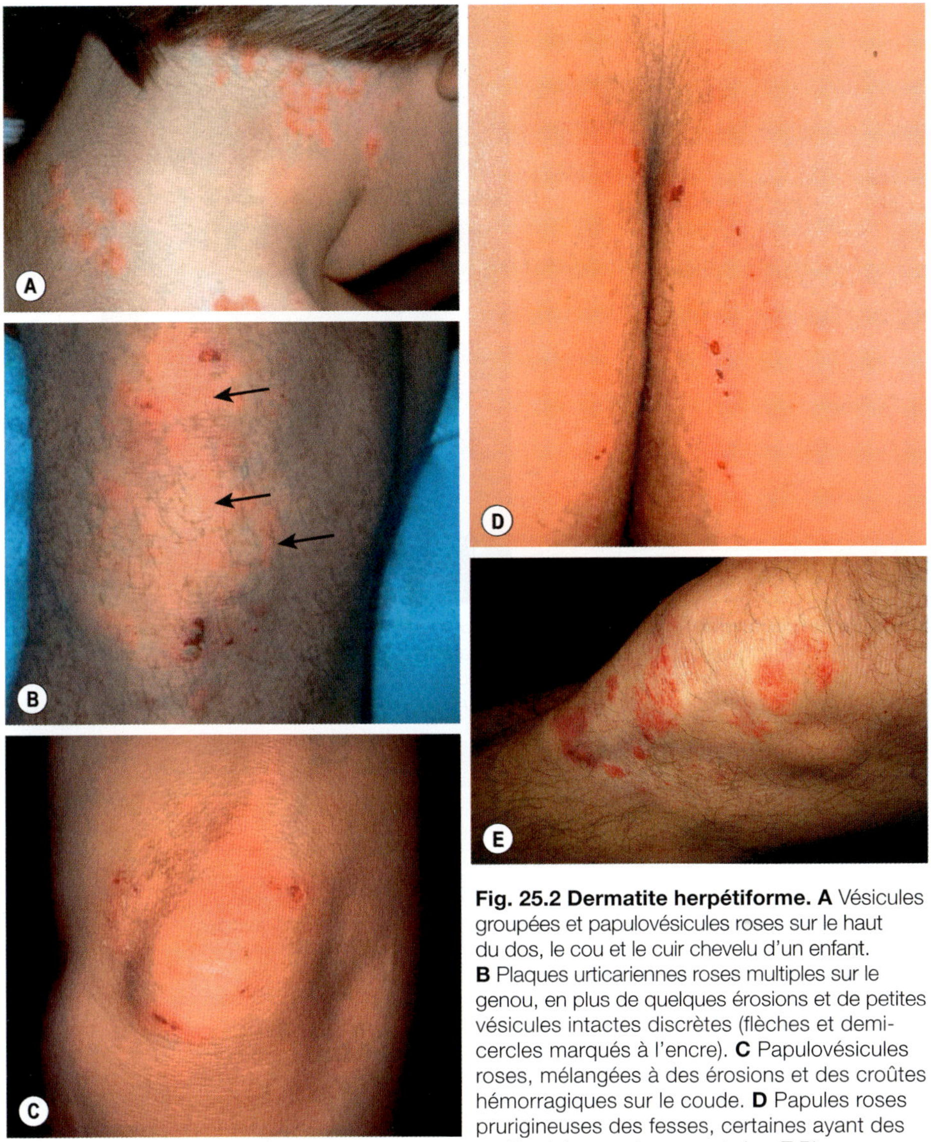

Fig. 25.2 Dermatite herpétiforme. A Vésicules groupées et papulovésicules roses sur le haut du dos, le cou et le cuir chevelu d'un enfant. **B** Plaques urticariennes roses multiples sur le genou, en plus de quelques érosions et de petites vésicules intactes discrètes (flèches et demi-cercles marqués à l'encre). **C** Papulovésicules roses, mélangées à des érosions et des croûtes hémorragiques sur le coude. **D** Papules roses prurigineuses des fesses, certaines ayant des croûtes hémorragiques centrales. **E** Plaques roses du genou composées de papules groupées et de papulovésicules. *Remerciements : A, B : YDRSC ; C : Thomas Horn, MD ; D : Louis A. Fragola, Jr., MD.*

fig. 23.2) ; les autoantigènes de la DIgAL sont un produit du clivage d'un des deux autoantigènes de la pemphigoïde bulleuse (BP180 ; cf. chap. 24).

- **DD :** pemphigoïde bulleuse (dépôts linéaires d'IgG), DH (dépôts granuleux d'IgA), et pemphigoïde muqueuse (cicatricielle) ; pour la DIgAL induite par la vancomycine, nécrolyse épidermique toxique.
- Il est important de passer en revue les médicaments et de supprimer les possibles coupables avant d'instaurer un traitement systémique.
- **TT :** dapsone (souvent à des doses plus importantes que pour la DH) ou sulfapyridine, nécessitant occasionnellement l'addition de prednisone ; des antibiotiques (p. ex. dicloxacilline, doxycycline, érythromycine) peuvent être essayés initialement.

Pour plus d'informations, cf. chap. 31 de *Dermatology, Fourth Edition*.

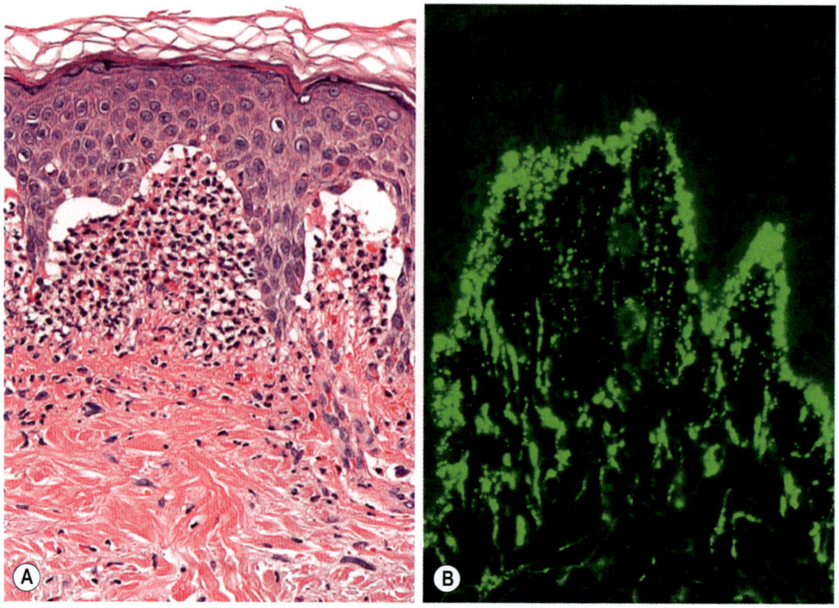

Fig. 25.3 Dermatite herpétiforme – manifestations histopathologiques et immunofluorescence directe (IFD). A Fentes sous-épidermiques sous lesquelles il y a des amas de neutrophiles dans le derme papillaire. Des éosinophiles éparpillés sont aussi présents. **B** Dépôts granuleux et fibrillaires d'IgA le long de la jonction dermo-épidermique dans la peau adjacente à la lésion, d'apparence normale. *Remerciements : A : Lorenzo Cerroni, MD; B : Kristen Leiferman, MD.*

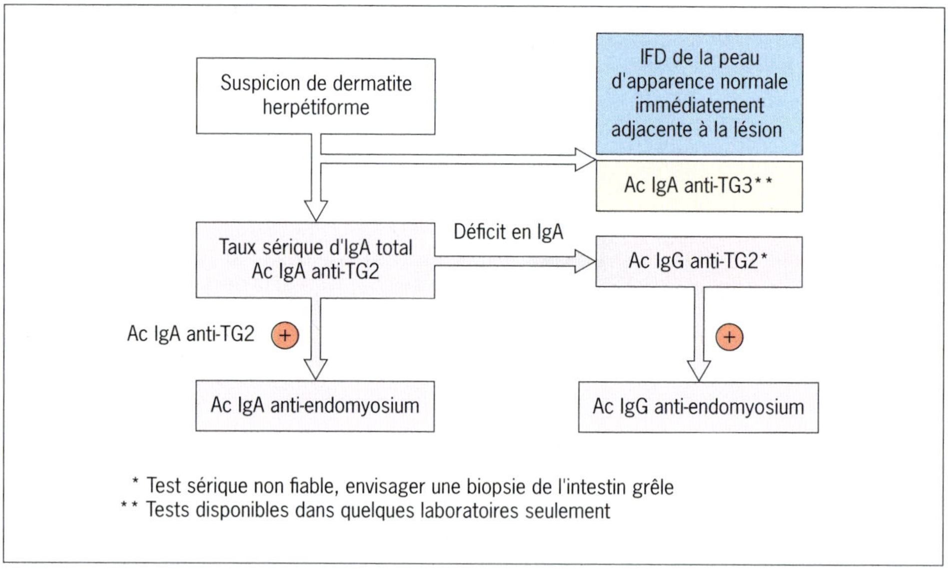

Fig. 25.4 Approche du patient ayant une suspicion de dermatite herpétiforme. Les anticorps IgA anti-TG2 et antiendomysium doivent être surveillés au fil du temps pour vérifier l'observance au régime sans gluten. La recherche d'anticorps antiendomysium reposant sur une analyse en immunofluorescence indirecte, elle est plus coûteuse que le dosage d'anticorps IgA anti-TG2. Le test peptide IgA/IgG antigliadine désamidée peut avoir une utilité pour les personnes qui ont un déficit en IgA ou faiblement positif pour les IgA anti-TG2. IFD : immunofluorescence directe ; TG2, transglutaminase tissulaire ; TG3, transglutaminase épidermique.*Remerciements : John J. Zone, MD.*

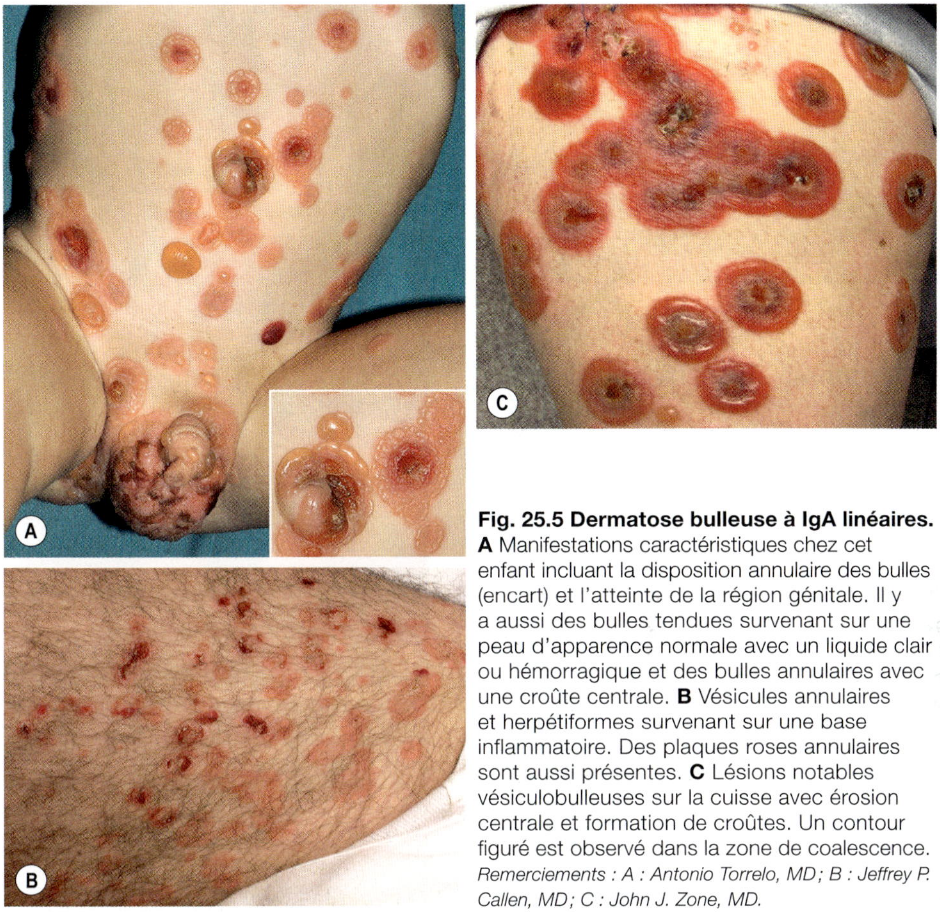

Fig. 25.5 Dermatose bulleuse à IgA linéaires. **A** Manifestations caractéristiques chez cet enfant incluant la disposition annulaire des bulles (encart) et l'atteinte de la région génitale. Il y a aussi des bulles tendues survenant sur une peau d'apparence normale avec un liquide clair ou hémorragique et des bulles annulaires avec une croûte centrale. **B** Vésicules annulaires et herpétiformes survenant sur une base inflammatoire. Des plaques roses annulaires sont aussi présentes. **C** Lésions notables vésiculobulleuses sur la cuisse avec érosion centrale et formation de croûtes. Un contour figuré est observé dans la zone de coalescence. *Remerciements : A : Antonio Torrelo, MD; B : Jeffrey P. Callen, MD; C : John J. Zone, MD.*

Tableau 25.1 Dermatose bulleuse à IgA linéaires induite par des médicaments.

Fréquents
• Vancomycine*
Moins fréquents
• Pénicillines • Céphalosporines • Captopril > autres IEC • AINS : diclofénac, naproxène, oxaprozine, piroxicam
Rares
• Phénytoïne • Antibiotiques sulfamides : sulfaméthoxazole, sulfisoxazole

* *Des variantes inhabituelles peuvent être de type nécrolyse épidermique toxique et morbilliforme.*
D'après des cas cliniques, d'autres médicaments ont été impliqués et sont listés dans le tableau 31.5 de *Dermatology, Fourth Edition*. IEC : inhibiteurs de l'enzyme de conversion de l'angiotensine.

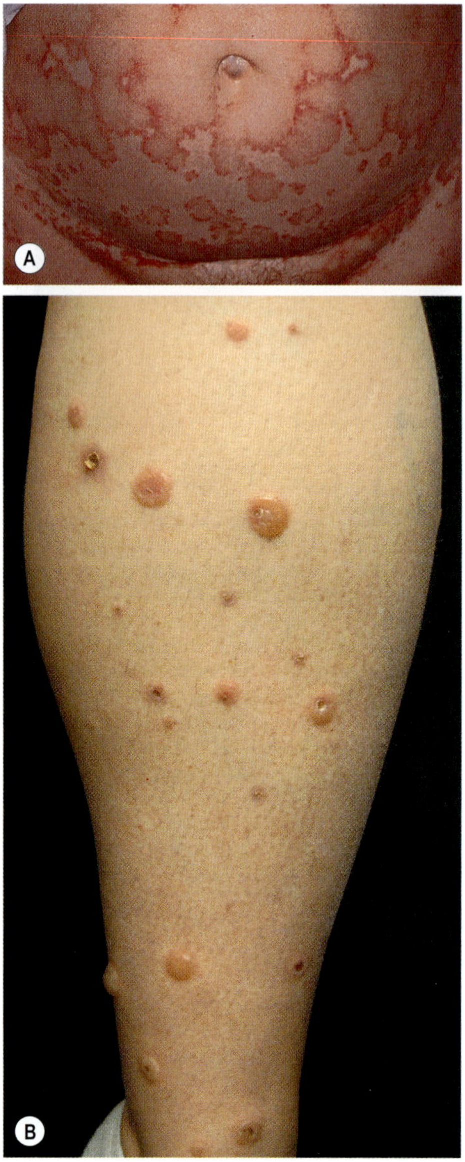

Fig. 25.6 Dermatose bulleuse à IgA linéaires.
A Plaques annulaires et polycycliques du tronc.
B Vésicules et bulles survenant dans une peau d'apparence normale ainsi que lésions annulaires dispersées. *Remerciements : A : John J. Zone, MD ; B : Jeffrey P. Callen, MD.*

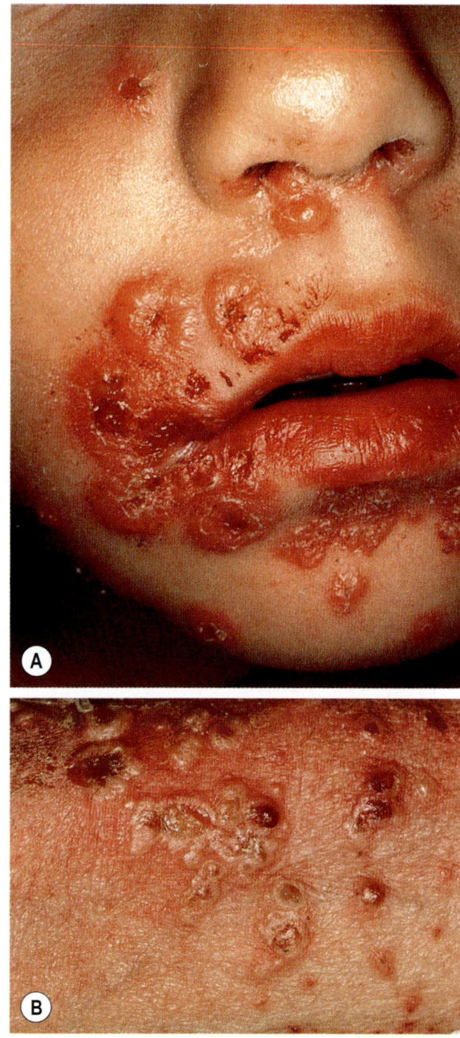

Fig. 25.7 Dermatose bulleuse à IgA linéaires.
A Vésiculobulles annulaires et herpétiformes sur le visage d'un enfant. **B** Variante induite par la vancomycine avec une disposition similaire de vésiculopustules. Noter les croûtes hémorragiques centrales chez les deux patients. *Remerciements : YDRSC.*

Épidermolyses bulleuses

26

- Les épidermolyses bulleuses (EB) sont un groupe d'affections génétiques caractérisées par une fragilité mécanique de la peau qui entraîne la formation de bulles après un traumatisme mineur ou une friction.
- Les épidermolyses héréditaires sont traditionnellement divisées en trois catégories majeures – épidermolyse simplex (EBS), EB jonctionnelle (EBJ) et EB dystrophique (EBD) – elles se différencient selon la zone de formation de la bulle en microscopie électronique (fig. 26.1).
- L'incidence globale est approximativement de 1 sur 50000 naissances, l'EBS représentant la forme la plus habituelle.
- Les mutations des gènes encodant au moins 15 protéines structurelles de la peau peuvent entraîner une EB avec différents phénotypes cliniques, manifestations ultrastructurelles et types d'hérédité.
- Les sous-types principaux d'EB et le syndrome de Kindler (aujourd'hui classé comme quatrième forme d'EB) sont résumés tableau 26.1.
- La fig. 26.2 présente une approche du diagnostic d'EB par le laboratoire via l'analyse génétique avec un panel de séquençage massivement parallèle (de nouvelle génération), de même que par les méthodes traditionnelles utilisant une cartographie antigénique par immunofluorescence et/ou la microscopie électronique sur un prélèvement biopsique au punch d'une bulle fraîchement induite.

Signes cliniques de l'EB

- La sévérité et la répartition des bulles varient selon le sous-type d'EB (cf. tableau 26.1), l'âge du patient (p. ex. améliorées avec le temps, en particulier pour l'EBS) et les facteurs environnementaux (p. ex. transpiration, friction).
- Cicatrices (habituellement atrophiques), milium et dystrophie unguéale peuvent se développer sur n'importe quel sous-type d'EB, mais sont plus fréquents dans l'EBD (fig. 26.9; cf. fig. 26.6 et 26.7).
- Les défauts moléculaires de l'EB peuvent aussi atteindre d'autres organes/tissus qui ont une surface épithéliale, comme la muqueuse buccale, les yeux, les tractus gastro-intestinal et génito-urinaire (cf. tableau 26.1).
- **DD :** bulles de succion et autres affections génétiques (p. ex. ichtyose épidermolytique), infection (p. ex. impétigo bulleux, SSSS) et maladies bulleuses auto-immunes de l'enfance (cf. chap. 28).

Prise en charge de l'EB

- La prise en charge se concentre sur la suppression des traumatismes mécaniques, les soins des plaies et la prévention des infections. Des pansements protecteurs/rembourrage, vêtements souples et bains/trempages avec de l'hypochlorite de soude dilué ou de l'acide acétique à 0,25 % peuvent être utiles.
- Les adhésifs doivent être évités et seules des matières peu adhérentes devraient être appliquées sur une peau avec EB, p. ex. gaze imprégnée de vaseline (ajoutée en excès pour prévenir l'adhérence) et pansements en silicone molle (p. ex. Mepitel®, Mepilex®) recouverts de gaze en rouleaux.
- Percer et drainer les bulles et mettre en place une petite fenêtre permettant de diminuer la pression et de faciliter la guérison; les antibiotiques devraient être utilisés judicieusement, en évitant des traitements prolongés avec la mupirocine topique ou des antibiotiques oraux.
- Une approche multidisciplinaire est utile, spécialement pour les formes les plus sévères d'EB, avec attention sur les soins oraux/dentaires, la croissance, le statut nutritionnel et les complications potentielles.
- Les enfants plus âgés et les adultes ayant une EBD nécessitent des examens périodiques de toute la peau avec une biopsie des ulcérations ne cicatrisant pas pour éliminer un CSC.

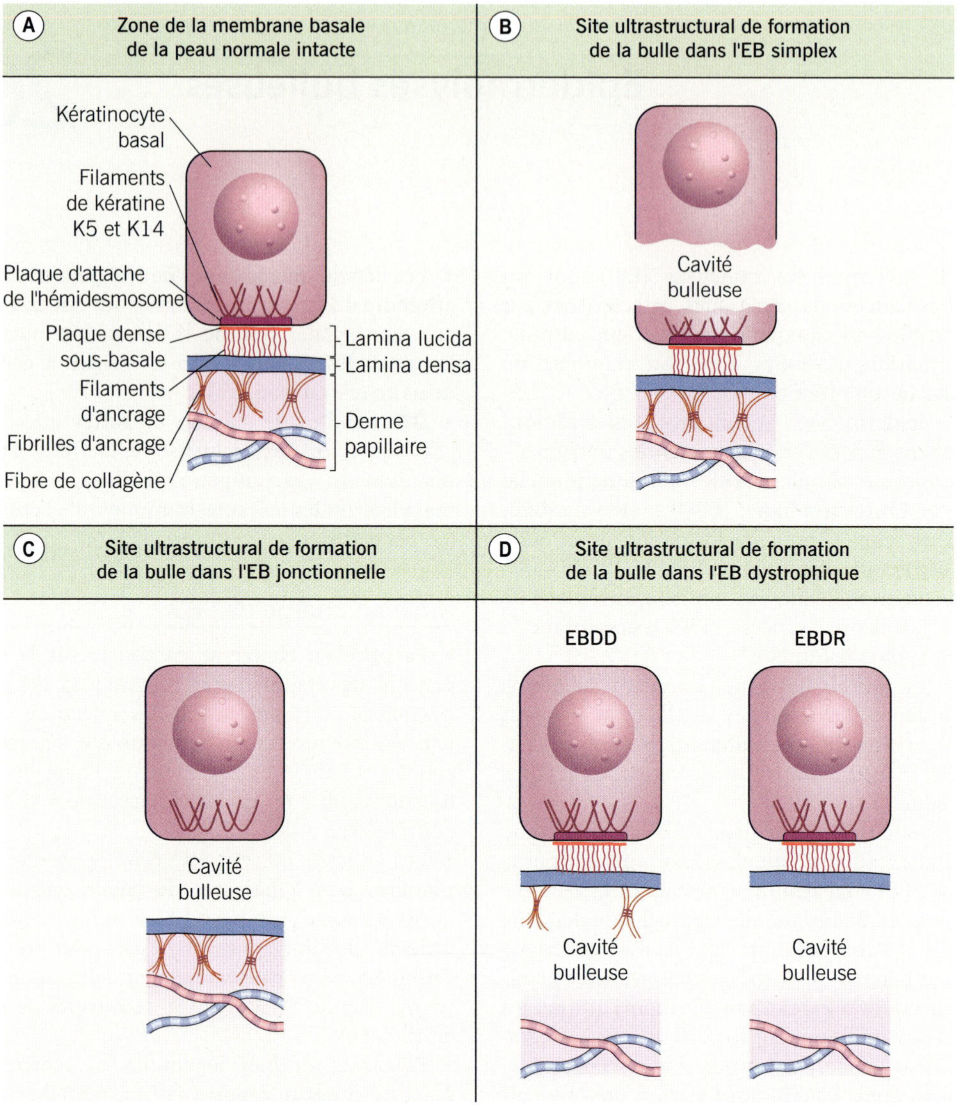

Fig. 26.1 Sites de formation des bulles, en ultrastructure, dans les formes principales d'épidermolyse bulleuse (EB). A Dans la peau intacte, la région de la membrane basale épidermique comporte (1) kératinocytes basaux et plaque hémidesmosomale ; (2) lamina lucida ; (3) lamina densa ; (4) partie supérieure du derme papillaire. **B** Dans l'EB simplex (EBS), les bulles surviennent dans la partie inférieure des kératinocytes basaux. **C** Dans l'EB jonctionnelle (EBJ), les bulles se forment dans la lamina lucida. **D** Dans l'EB dystrophique (EBD), les bulles se développent sous la lamina densa. Les fibres d'ancrage sont en nombre réduit dans l'EBD dominante (EBDD) et absentes ou rudimentaires dans l'EBD récessive (EBDR). K5 : kératine 5 ; K14 : kératine 14.

Tableau 26.1 Principaux sous-types d'épidermolyse bulleuse (EB). Autres affections avec fragilité cutanée érosive due à des anomalies desmosomales (p. ex. déficience en plakophiline) présentant des bulles intra-épidermiques (avec acantholyse sur les prélèvements biopsiques cutanés).

Sous type	Protéines défectueuses (hérédité)	Manifestations et complications
EB simplex (EBS)		
EBS localisée (auparavant Weber-Cockayne)	Kératines 5 et 14 (AD)	• Atteint principalement les paumes/plantes (fig. 26.3)
EBS sévère (auparavant Dowling-Meara)		• Zones de bulles arciformes/figurées (fig. 26.4A) • KPP (fig. 26.4B)
EBS intermédiaire		• Souvent plus grave dans la petite enfance (fig. 26.4C)
EBS avec dystrophie musculaire	Plectine (AR)	• Le début de la dystrophie musculaire peut être retardé jusqu'à l'adolescence/début de l'âge adulte
EB jonctionnelle (EBJ)*		
EBJ sévère (auparavant Herlitz)	Laminine-332 (AR)	• Tissu de granulation exubérant (fig. 26.5) • Souvent décès pendant la petite enfance par retard de croissance, atteinte trachéolaryngée et/ou sepsis • Complications systémiques identiques à l'EBRD sévère chez les survivants
EBJ intermédiaire	Laminine-332, collagène de type XVII/ BPAG2 (AR)	• Nævus pigmentés très noirs de grande taille, de formes irrégulières («nævus EB»)†
EBJ avec atrésie pylorique	Intégrines $\alpha_6\beta_4$ (AR)	• Naissance avec une atrésie pylorique
EB dystrophique (EBD)		
EBD dominante, localisée ou intermédiaire	Collagène de type VII (AD)	• Cicatrices importantes, milium et dystrophie unguéale (fig. 26.6)
EBD récessive, sévère (auparavant Hallopeau-Siemens)	Collagène de type VII (AR)	• Pseudo-syndactylie (déformation en moufle) des mains/pieds (fig. 26.7A) et ostéoporose se développent au fil du temps • Microstomie, caries dentaires excessives • Ulcères de cornée/cicatrices, sténoses œsophagiennes et urétrales, constipation, anémie, retard de croissance, cardiomyopathie, insuffisance rénale • Risque de CSC > 50 % (fig. 26.7B) avant l'âge de 30 ans†; représente la principale cause de décès
EBD récessive, autres sous types		• Inclut les formes intermédiaire, inversée et localisée
Autres		
EB Kindler (syndrome de Kindler)	Kindline-1‡ (AR)	• Bulles acrales principalement pendant la petite enfance ± synéchies des doigts/orteils (fig. 26.8A, 26.8B), KPP • Photosensibilité qui diminue avec l'âge • Poïkilodermie progressive (fig. 26.8C), atrophie en «papier à cigarette» (fig. 26.8B) • Gingivite, colites, sténoses, ectropion

* *Une hypoplasie de l'émail dentaire survient dans toutes les formes d'EBJ.*
† *Le «nævus EB» survient occasionnellement dans les autres sous-types d'EB, et les patients avec une EBRD sévère ont un risque accru de mélanome.*
‡ *Intervient dans l'ancrage entre le cytosquelette d'actine et la matrice intercellulaire par des adhérences focales.*
AD : autosomique dominant; AR : autosomique récessif; *BPAG* : antigène de la pemphigoïde bulleuse; KPP : kératodermie palmoplantaire.

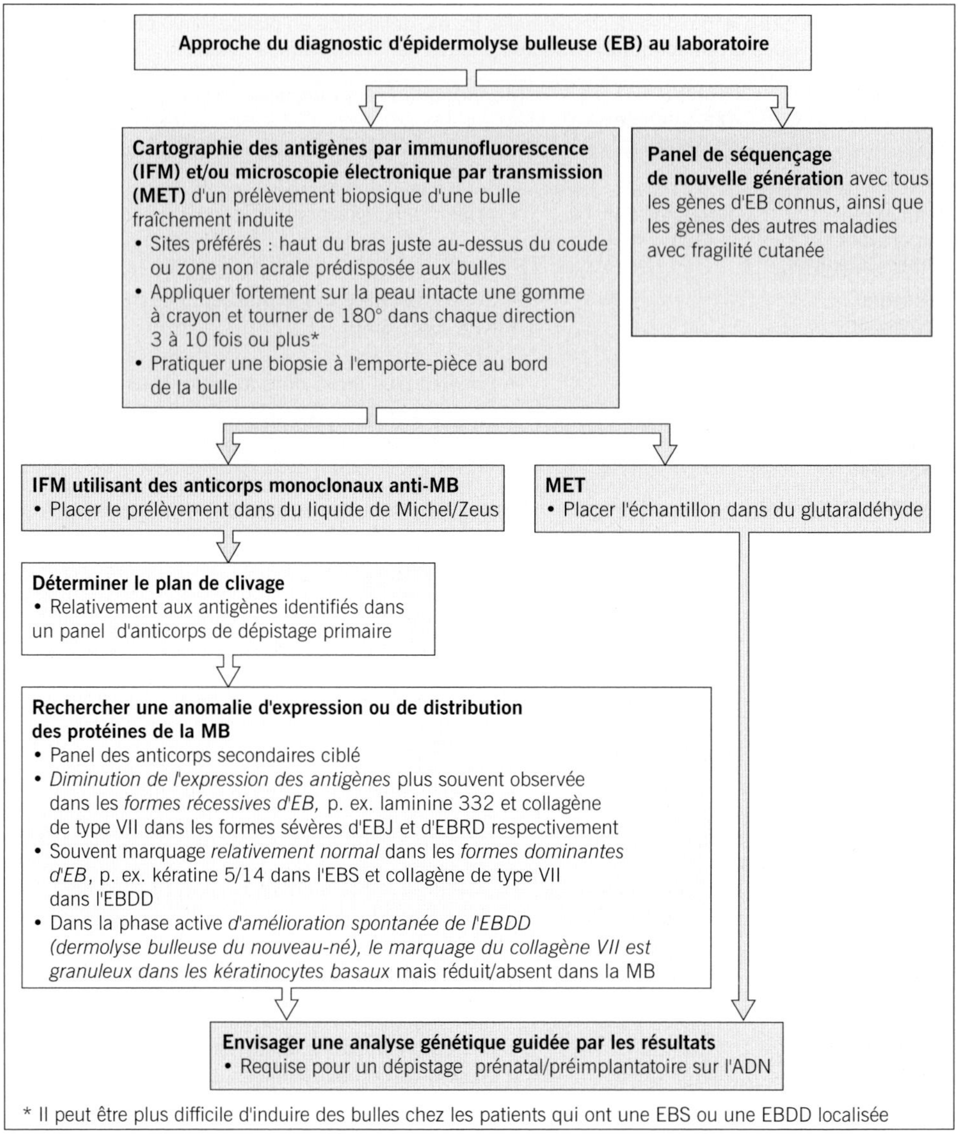

Fig. 26.2 Approche du diagnostic d'épidermolyse bulleuse (EB) au laboratoire. EBDD : EB dominante dystrophique ; EBJ : EB jonctionnelle ; EBRD : EB récessive dystrophique ; EBS, EB simplex ; MB : membrane basale.

- Les nouveaux traitements topiques (p. ex. inhibiteur de l'interleukine-1β diacéréine et un oléogel à base de bétuline), de même que les thérapies cellulaires (p. ex. transplantation de cellules souches hématopoïétiques) et les thérapies géniques, incluant les techniques d'édition de gènes ciblés à base de nucléases (p. ex. systèmes CRISPR-Cas9) sont en cours d'investigation pour les patients ayant une EB.
- Les médecins et les familles peuvent obtenir des informations utiles à partir de sites web comme www.debra.org et www.debra-international.org.

Pour plus d'informations, cf. chap. 32 de *Dermatology, Fourth edition*.

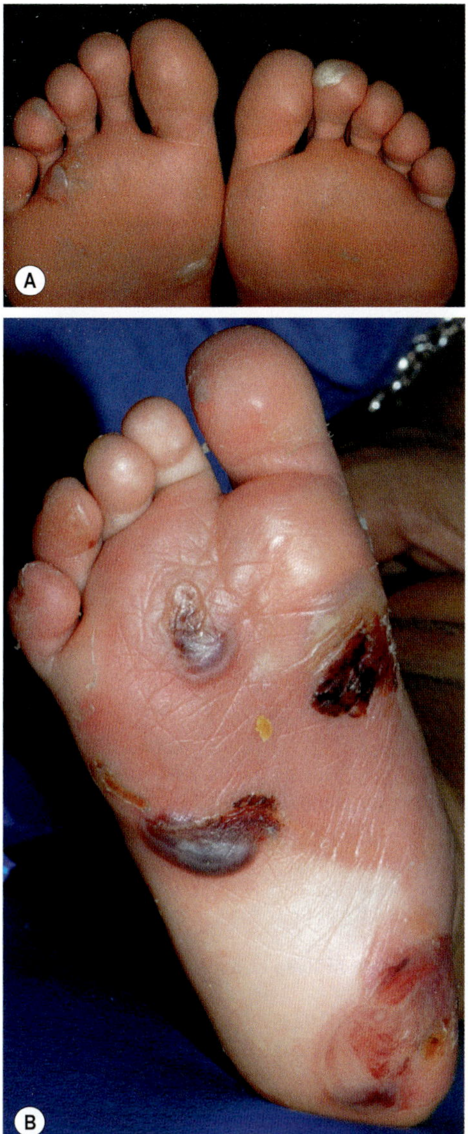

Fig. 26.3 Épidermolyse bulleuse simplex localisée. **A, B** Bulles survenant sur les orteils et les surfaces plantaires aux sites de traction latérale ou rotatoire. Les bulles surviennent en majorité dans les zones acrales. *Remerciements : A : YDRSC ; B : Julie V Schaffer, M.D.*

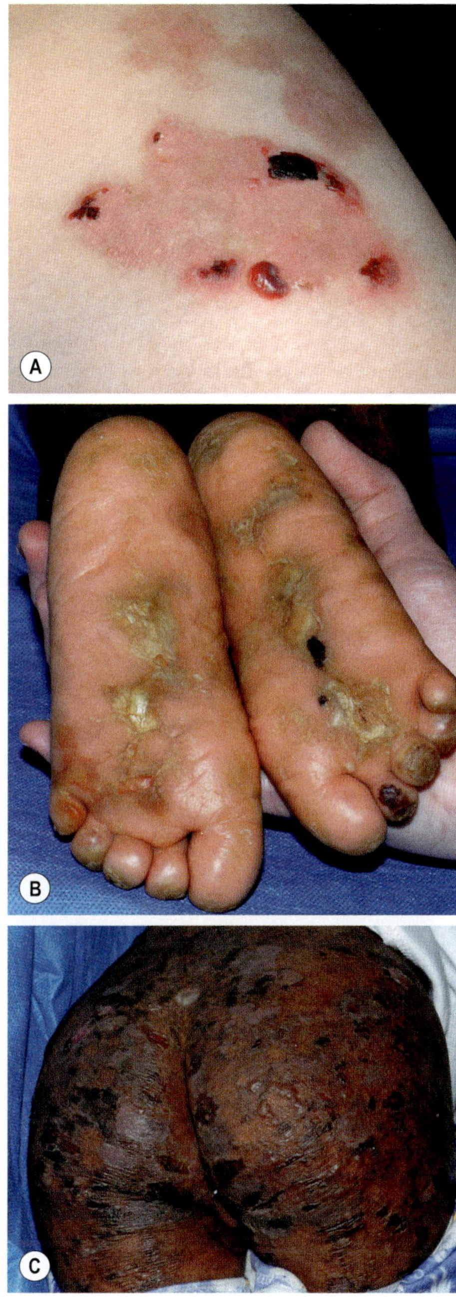

Fig. 26.4 Formes sévères d'épidermolyse bulleuse simplex (EBS). **A** Zone arciforme de vésicules chez un enfant. **B** Formation de bulles en association avec une kératodermie focale des plantes. **C** Bulles disséminées chez un enfant. *Remerciements : Julie V. Schaffer, MD.*

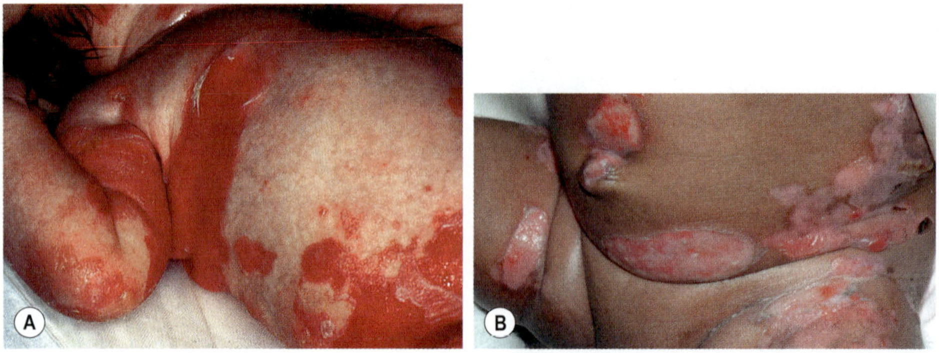

Fig. 26.5 Épidermolyse bulleuse jonctionnelle sévère. **A** Bulles sur les coudes et larges zones de peau dénudée ; noter la couleur rouge brillante des zones axillaire et inguinale. **B** Bulles et vastes érosions de l'abdomen chez un nourrisson. *Remerciements : A : YDRSC ; B : Julie V. Schaffer, MD.*

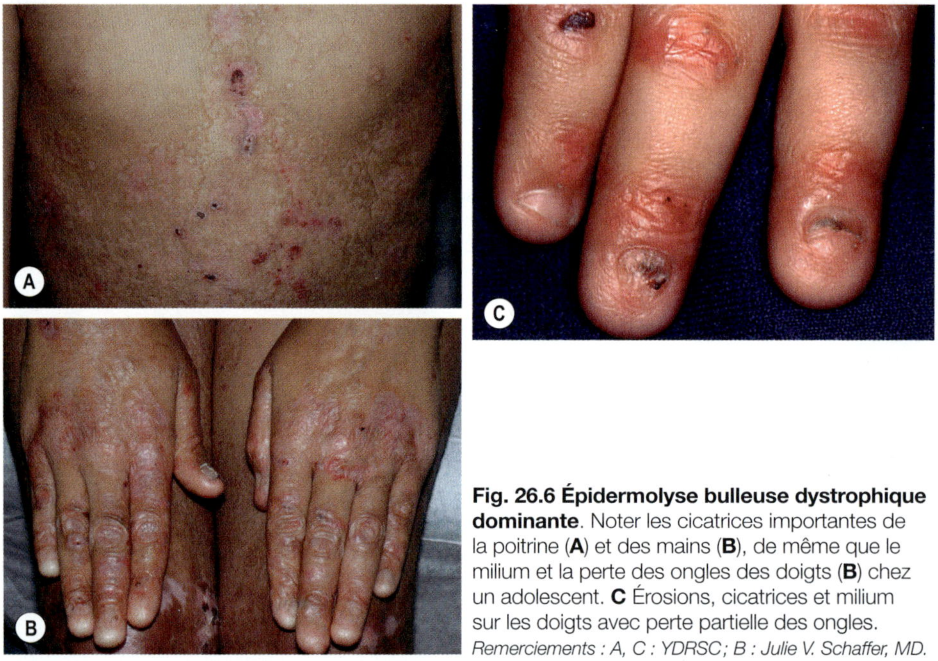

Fig. 26.6 Épidermolyse bulleuse dystrophique dominante. Noter les cicatrices importantes de la poitrine (**A**) et des mains (**B**), de même que le milium et la perte des ongles des doigts (**B**) chez un adolescent. **C** Érosions, cicatrices et milium sur les doigts avec perte partielle des ongles. *Remerciements : A, C : YDRSC ; B : Julie V. Schaffer, MD.*

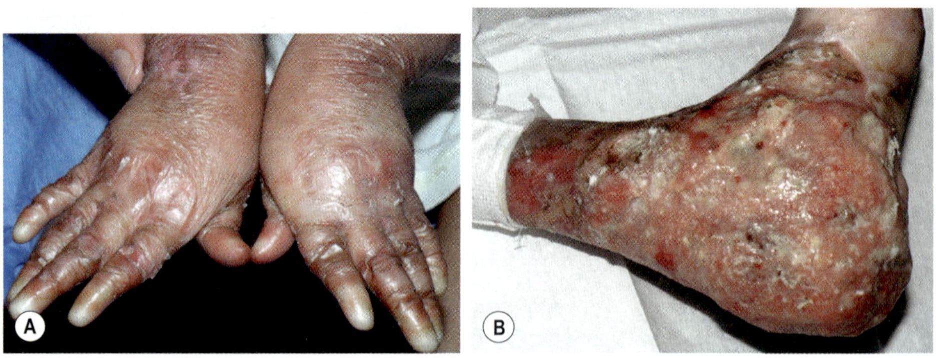

Fig. 26.7 Épidermolyse bulleuse dystrophique récessive sévère. **A** Synéchie interdigitale proximale débutante avec en même temps cicatrice atrophique et perte des ongles chez une fillette de 5 ans. **B** Vaste carcinome épidermoïde chez un homme de 21 ans. *Remerciements : Julie V. Schaffer, MD.*

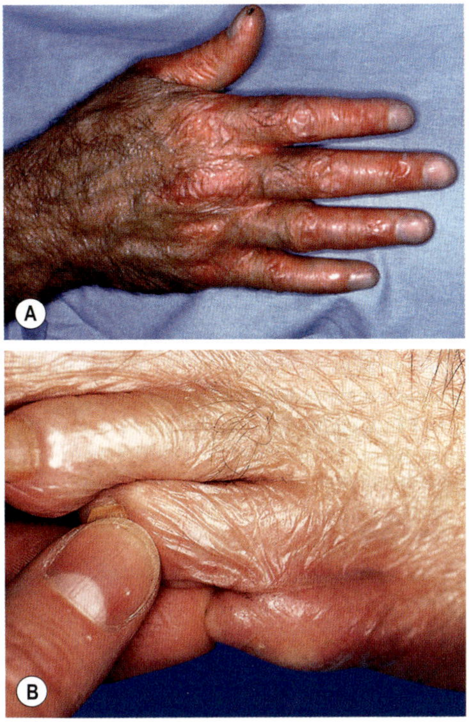

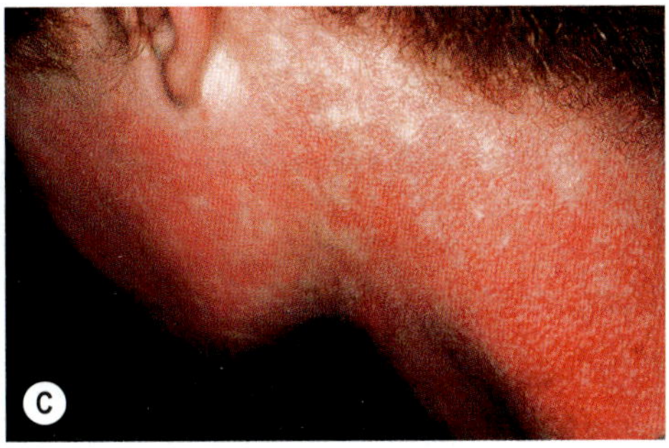

Fig. 26.8 Syndrome de Kindler. **A** Érythème et atrophie du dos de la main. **B** Rides dues à l'atrophie et syndactylie entre les 4e et 5e orteils. **C** Poïkilodermie du visage et du cou avec des espaces « oubliés ». *Remerciements : A : YDRSC; B : Jean L. Bolognia, MD.*

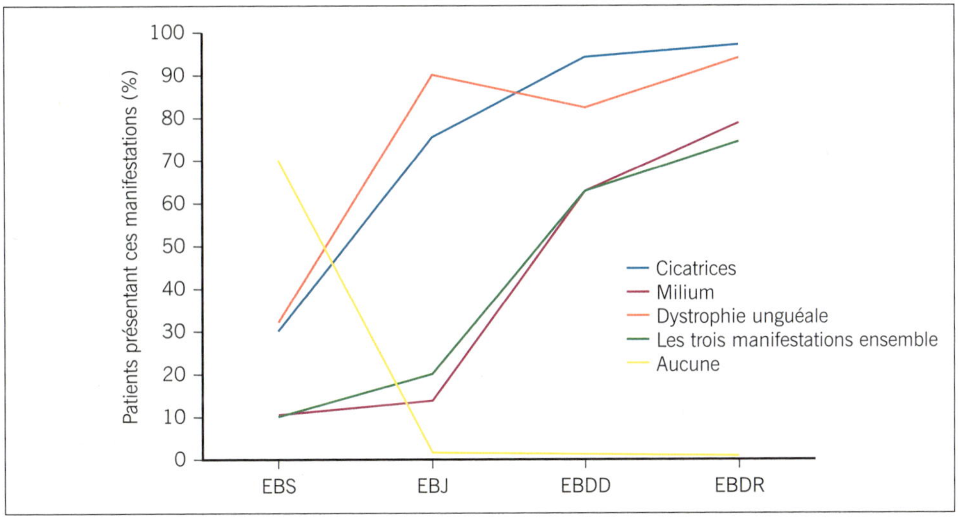

Fig. 26.9 Fréquence de signes cutanés sélectionnés dans chaque sous-type majeur d'épidermolyse bulleuse héréditaire (EB). Noter la fréquence croissante depuis l'épidermolyse bulleuse simplex (EBS) localisée jusqu'à l'épidermolyse bulleuse dystrophique récessive (EBDR). EBDD : épidermolyse bulleuse dystrophique dominante; EBJ : épidermolyse bulleuse jonctionnelle.

27 Autres maladies vésiculobulleuses

De nombreuses affections se présentent avec des vésicules et des bulles, incluant les réactions exagérées aux piqûres d'insectes (fig. 27.1 ; cf. chap. 20), les maladies bulleuses auto-immunes ou héréditaires (cf. chap. 23–26), les porphyries (cf. chap. 41), le spectre syndrome de Stevens-Johnson – nécrolyse épidermique toxique (cf. chap. 16) et la phototoxicité, depuis le coup de soleil jusqu'aux réactions phototoxiques aux médicaments (p. ex. dues à la doxycycline). Même les vascularites cutanées des petits vaisseaux peuvent devenir bulleuses (fig. 27.2). Ce chapitre étudie un groupe d'affections variées, dont plusieurs concernent les membres inférieurs ; tandis que le chap. 28 fait la revue des maladies vésiculobulleuses des nouveau-nés et nourrissons.

Bulles de friction (ampoules)

- Elles se développent le plus souvent sur les talons, les plantes et les paumes ; la bulle se développe dans l'épiderme, contient un liquide clair ou hémorragique, et guérit spontanément sans cicatrice.
- Dues à des frictions répétées (p. ex. marche prolongée avec des chaussures mal adaptées) et des actions répétitives (p. ex. ratisser des feuilles).

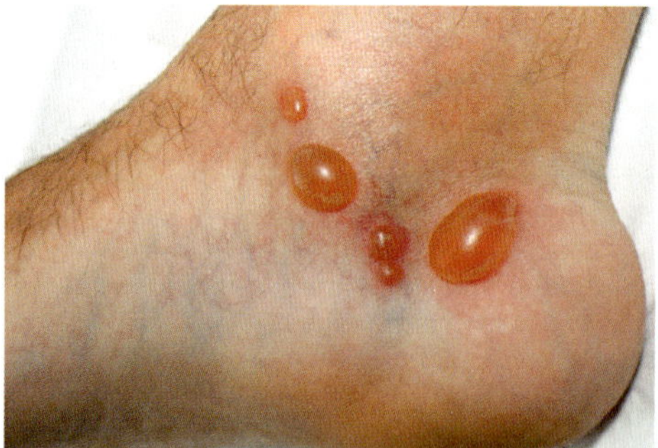

Fig. 27.1 Réaction bulleuse à une piqûre d'insecte. Le liquide stérile de la bulle est séreux et la cheville est un site habituel. *Remerciements : Luis Requena, MD.*

- **DD :** si la réponse est exagérée, on doit considérer la possibilité d'une maladie bulleuse héréditaire, en particulier la forme localisée de l'épidermolyse bulleuse simplex (cf. chap. 26).
- **TT :** en cas d'accumulation significative de liquide, l'évacuation de celui-ci peut diminuer la pression ; le toit de la bulle peut être laissé en place comme « pansement naturel » ; une infection secondaire des tissus mous est inhabituelle chez les personnes immunocompétentes.

Bulles œdémateuses

- Les bulles sont ternes (c.-à-d. non inflammatoires), initialement tendues, elles peuvent atteindre plusieurs centimètres de diamètre ; elles surviennent dans des zones habituellement favorables aux œdèmes, et contiennent un liquide stérile, habituellement clair mais parfois teinté de sang.
- La localisation la plus habituelle est la partie distale des membres inférieurs, souvent dans le cadre de l'exacerbation aiguë d'un œdème chronique chez un patient âgé ; chez les patients avec anasarque et ceux qui sont alités, la répartition peut être plus étendue (fig. 27.3).
- **DD :** bullose diabétique et pemphigoïde bulleuse, incluant les variantes localisées des membres inférieurs ; s'il y a un érythème autour, une chaleur et sensibilité, alors il faut exclure une cellulite infectieuse bulleuse.
- **TT :** comme les bulles se résorbent en même temps que l'œdème, seul le drainage des grosses bulles doit être envisagé (cf. infra).

Bullose diabétique

- Chez les patients ayant un diabète, des bulles tendues, non inflammatoires surviennent assez brutalement en peau apparemment normale ; le diamètre varie de 0,5 à plusieurs centimètres (fig. 27.4) ; le liquide des bulles est stérile et clair, mais peut être plus visqueux que celui des bulles de friction ou d'œdème.

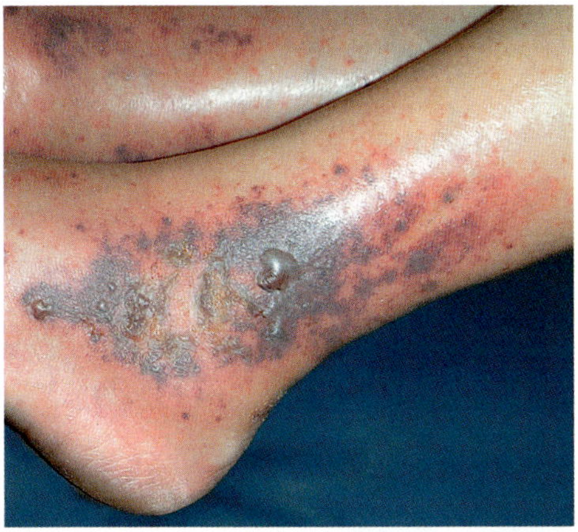

Fig. 27.2 Variante bulleuse d'une vascularite de vaisseaux de petit calibre. Il y a un antécédent de papules et plaques purpuriques. *Remerciements : Jeffrey P. Callen, MD.*

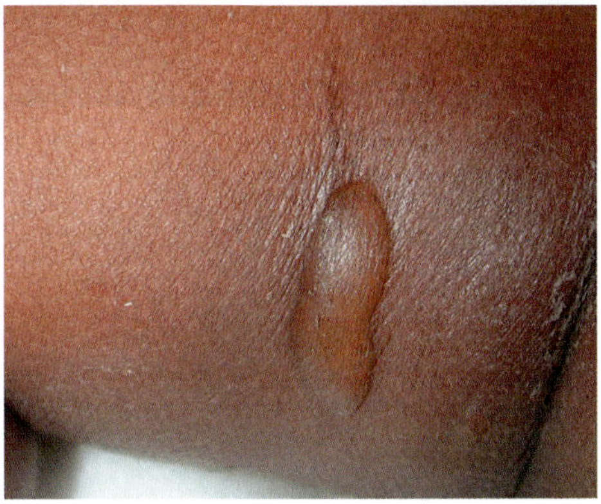

Fig. 27.3 Œdème bulleux sur la cuisse d'un nourrisson. Les bulles sont tendues et entourées d'œdème. On observe également une desquamation à partir d'une bulle rompue. *Remerciements : YDRSC.*

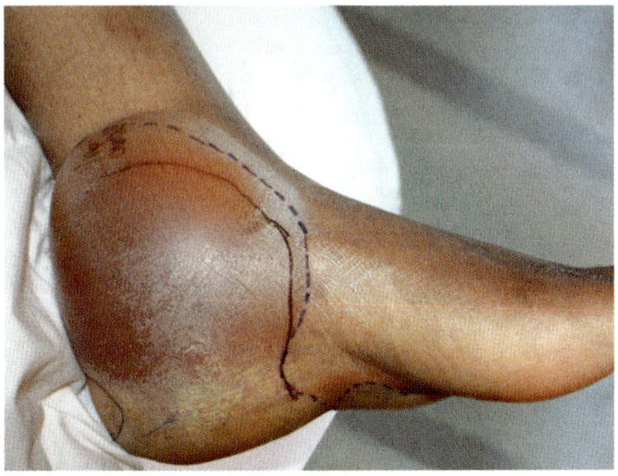

Fig. 27.4 Bullose diabétique. Grande bulle tendue couvrant la malléole interne. Noter l'absence d'érythème ou d'œdème de la peau environnante. *Remerciements : YDRSC.*

• Se développe le plus habituellement sur les extrémités distales (inférieures > supérieures) d'adultes et peut être accompagnée d'une neuropathie périphérique.
• **DD :** pemphigoïde bulleuse, épidermolyse bulleuse acquise, porphyrie cutanée tardive, pseudo-porphyrie, impétigo bulleux et, en cas d'œdème important, œdème bulleux ; entraîne un risque accru d'infections des tissus mous chez les diabétiques, la possibilité d'une cellulite infectieuse bulleuse doit être exclue s'il y a un érythème périphérique.
• **TT :** faire une petite ouverture dans la partie inférieure de la bulle pour permettre à la fois le drainage et la préservation du toit de la bulle ; aucun autre traitement n'est nécessaire en cas de lésions non compliquées car elles guérissent spontanément en environ 3-6 semaines.

Bulles retardées post-brûlures/post-greffes

• Des vésicules tendues ou des bulles peuvent se développer dans les zones où se sont produites des brûlures thermiques, de même que dans les zones greffées ou sur les sites donneurs de greffe ; cela survient des semaines ou des mois après guérison de la blessure initiale.
• Une explication possible est l'augmentation de la fragilité due à une membrane basale moins mature dans la blessure qui a guéri.
• **DD :** limité selon la distribution particulière mais inclut une ischémie dans les zones qui ont reçu des greffes, des infections herpétiques, un impétigo bulleux et, occasionnellement, une maladie bulleuse auto-immune (phénomène de *locus minoris resistentia*).
• **TT :** traitement symptomatique car les lésions guérissent spontanément, mais elles peuvent récidiver.

Bulles des comas

• Des vésicules et des bulles tendues peuvent apparaître dans les 2 ou 3 jours de pression prolongée secondaire à une immobilisation (fig. 27.5 et 27.6) ; elles sont souvent précédées d'un érythème s'effaçant à la pression.
• Les bulles se développent aux sites de pression maximum et donc souvent sur la peau recouvrant les articulations ou les proéminences osseuses.
• La pression prolongée peut survenir dans le cadre d'un coma, dont la cause peut être médicamenteuse, métabolique (p. ex. encéphalopathie

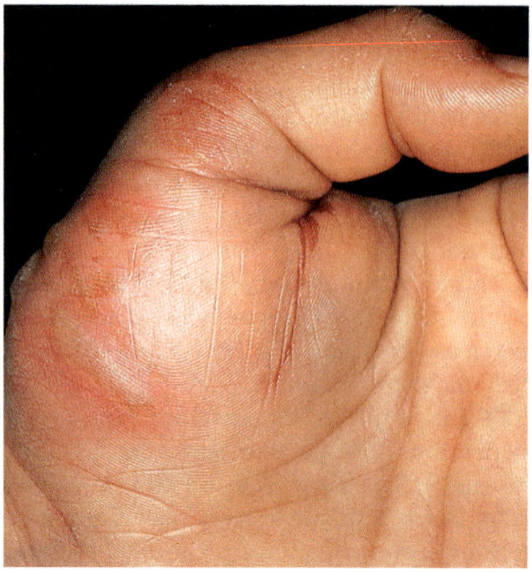

Fig. 27.5 Bulles de coma. Les bulles se sont développées dans une zone de pression chez un patient précédemment comateux. *Remerciements : José M. Mascaró Jr., MD.*

hépatique) ; l'immobilité peut aussi résulter de troubles neurologiques, en particulier d'accidents vasculaires cérébraux.

- Les signes histopathologiques de nécrose des glandes sudorales eccrines sont caractéristiques, ils sont probablement secondaires à une hypoxie locale.
- **DD :** habituellement limité si l'historique de l'immobilisation a été précisé et si la répartition est limitée aux points de pression.
- **TT :** symptomatique car les lésions guérissent en 1 ou 2 semaines ; la prévention nécessite de modifier fréquemment la position du patient.

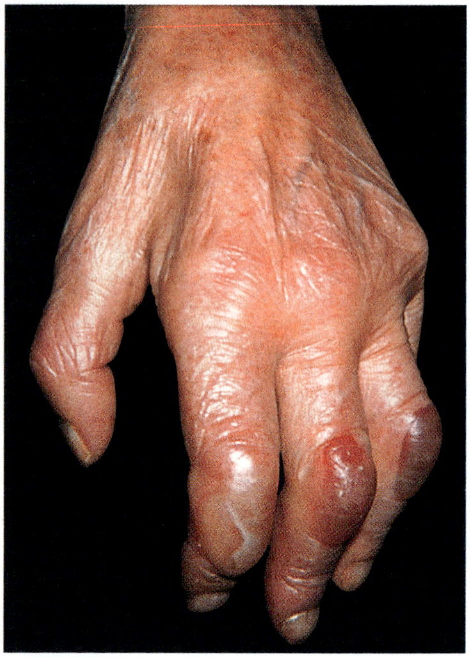

Fig. 27.6 Bulles neurologiques. Bulles tendues sur la partie dorsale des doigts du côté hémiplégique d'un patient ayant eu précédemment un accident vasculaire cérébral. *Remerciements : José M. Mascaró Jr., MD.*

Pour plus d'informations, cf. chap. 33 de *Dermatology, Fourth Edition*.

Affections vésiculopustuleuses et érosives chez les nouveau-nés et nourrissons

28

Ce chapitre porte sur les éruptions néonatales transitoires de même que sur différentes maladies infectieuses et d'autres affections qui se présentent avec des vésiculopustules dans la période néonatale ou la petite enfance. Le tableau 28.1 fournit un diagnostic différentiel plus complet des vésiculopustules, bulles, érosions et ulcérations des nouveau-nés.

Affections transitoires fréquentes

Érythème toxique du nouveau-né

• Atteint approximativement la moitié des nouveau-nés à terme; moins fréquente chez les prématurés.

• Apparaît typiquement 1–2 jours après la naissance et dure jusqu'à 2 semaines, avec des lésions qui disparaissent chacune dans la journée; occasionnellement présentes à la naissance, elles se développent rarement après 1 à 2 semaines de vie.

• Des combinaisons variées de macules, plaques et petites (≤ 2 mm) papules, pustules et vésicules entourées d'une tache érythémateuse plus grande (fig. 28.1); les lésions peuvent être groupées sur des sites d'irritation mécanique.

• Débute souvent sur le visage et progresse vers le tronc, les fesses et la partie proximale des membres; épargne habituellement les paumes et les plantes.

• L'examen cytologique du contenu purulent coloré au Wright ou au Giemsa montre de nombreux éosinophiles.

• **TT :** aucun.

Mélanose pustuleuse néonatale transitoire

• Atteint jusqu'à 5 % des nouveau-nés à terme ayant une pigmentation cutanée foncée; moins fréquente chez les nouveau-nés caucasiens. Peut faire partie d'un spectre avec l'érythème toxique du nouveau-né.

• Les lésions sont presque toujours présentes à la naissance.

• Trois stades, chacun d'eux peut être présent à un moment donné (fig. 28.2).
  – Vésiculopustules de 2 à 10 mm, superficielles avec peu ou pas d'érythème périphérique
  – Collerettes de squames à l'endroit des vésiculopustules rompues
  – Macules résiduelles brunes d'hyperpigmentation post-inflammatoire, qui peuvent persister pendant plusieurs mois

• N'importe quelle région peut être affectée, mais principalement front, menton, cou, bas du dos et face antérieure des jambes.

• La coloration du contenu pustuleux au Wright ou au Giemsa montre des neutrophiles > éosinophiles.

• **TT :** aucun.

Miliaire (éruption à la chaleur)

• Affection fréquente chez les nouveau-nés, en particulier s'ils sont exposés à une chaleur excessive liée à un emmaillotement excessif, un réchauffement dans un incubateur, de la fièvre, des vêtements occlusifs, un climat chaud.

• Causée par un blocage des canaux sudoraux eccrines.

• **Miliaire cristalline**.
  – Petites vésicules claires (comparées à des « gouttes de rosée ») sans érythème périphérique (fig. 28.3A); elles sont fragiles et ont donc une durée brève
  – Le plus souvent sur le front, le haut du tronc et les bras

• **Miliaire rouge**.
  – Se développe habituellement à ≥ 1 semaine de vie
  – Petites papules érythémateuses, parfois avec une minuscule pustule ou vésicule centrale (fig. 28.3B, cf. fig. 32.7C)
  – Principalement le cou, le haut du tronc et les zones d'occlusion

• **TT :** éviter la chaleur excessive et l'occlusion; faire prendre des bains avec de l'eau tiède.

Tableau 28.1 Diagnostic différentiel des vésiculopustules, bulles, érosions et ulcérations néonatales. Cette liste n'est pas complète car d'autres maladies rares comme le syndrome ankyloblépharon – dysplasie ectodermique – fente palatine (AEC) ou la maladie de Behçet congénitale peuvent avoir une présentation vésiculopustuleuse et érosive.

Éruptions vésiculopustuleuses
Maladies infectieuses et infestations
• Bactériennes (cf. chap. 61) : impétigo bulleux; infection à streptocoques groupe A > B ou à *Listeria* • Candidose (congénitale ou néonatale) • Virale (cf. chap. 67) : infection HSV, varicelle néonatale, zona (âge $\geq$2 semaines) • Gale (âge $\geq$3–4 semaines) (cf. chap. 71)
Affections transitoires fréquentes
• Érythème toxique du nouveau-né, mélanose pustuleuse néonatale transitoire • Miliaire cristalline ou rouge • Pustulose céphalique néonatale
Maladies non infectieuses peu courantes ou rares
• Acropustulose infantile, folliculite pustuleuse éosinophilique du nourrisson • Incontinentia pigmenti • Histiocytose langerhansienne congénitale (fig. 28.11) (cf. chap. 76) • Éruption papulopustuleuse néonatale du syndrome autosomique dominant hyper-IgE (cf. chap. 49), dermatose granulomateuse et neutrophilique associée à des immunodéficits primitifs • Éruption vésiculopustuleuse* de l'atteinte myéloproliférative transitoire du syndrome de Down • Psoriasis pustuleux (cf. chap. 6), déficit de l'antagoniste du récepteur de l'interleukine 1 (DIRA, cf. chap. 37) • Dermatose pustuleuse érosive du cuir chevelu (plus courante chez des adultes âgés)
Bulles, érosions et ulcérations
Maladies infectieuses
• Bactériennes (cf. chap. 61) : syndrome d'épidermolyse staphylococcique aiguë (fig. 28.12), infection à *Pseudomonas* (incluant noma néonatal)[†], syphilis congénitale • Fongique** (cf. chap. 64) : aspergillose, zygomycose • Infection intra-utérine à HSV, varicelle congénitale (cf. chap. 67)
Affections de causes exogènes
• Bulle de succion, blessure périnatale/iatrogène, dermatite irritative de contact (cf. chap. 12)
Maladies peu fréquentes ou rares non infectieuses
• Mastocytose (fig. 28.13; cf. chap. 96), hémangiome infantile ulcéré (cf. chap. 85) • Aplasie cutanée congénitale (fig. 28.14; cf. chap. 53) • Génodermatoses, en particulier épidermolyses bulleuses (cf. chap. 26) et ichtyoses épidermolytiques (fig. 28.15; cf. chap. 46) • Déficit en zinc, acquis ou héréditaire (acrodermatite entéropathique; cf. chap. 43) • Maladies bulleuses auto-immunes (souvent dues à des anticorps maternels; cf. chap. 22-25) • GVHD materno-fœtale ou transfusionnelle chez des nourrissons avec DICS (cf. chap. 49) • Dermatose congénitale érosive et vésiculeuse • Dermatite nutritionnelle (cf. fig. 43.4)

* *Principalement les joues.*

** *Évolue en ulcérations nécrotiques; les facteurs de risque incluent la prématurité et l'occlusion; une «dermatite fongique invasive» chez les nouveau-nés prématurés peut être causée par* Aspergillus, Trichosporon *aussi bien que* Candida *spp.; une biopsie pour culture tissulaire et histopathologie peut aider au diagnostic.*

[†] *Évolue en ulcérations nécrotiques principalement inguinales; les facteurs de risque incluent la prématurité, l'immunodéficience et, en particulier pour le noma, la malnutrition.*

DICS : déficit immunitaire combiné sévère.

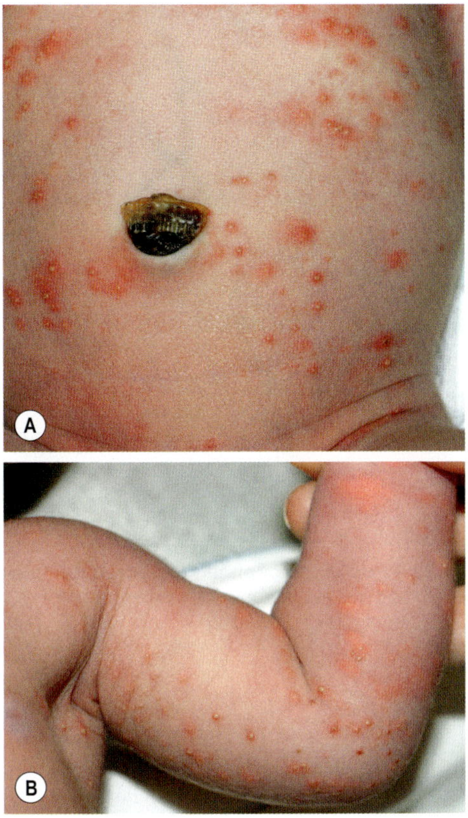

Fig. 28.1 Érythème toxique du nouveau-né. Papulovésicules et pustules éparses avec érythème sur l'abdomen (**A**) et le membre supérieur (**B**). *Remerciements : Deborah S. Goddard, MD, Amy E. Gilliam, MD, et Ilona J. Frieden, MD.*

Pustulose céphalique néonatale (acné néonatale)

- Atteint ~ 20 % des nouveau-nés.
- Début habituellement dans les 2–3 premières semaines de vie, avec une résolution spontanée vers l'âge de 2–3 mois.
- Éruption papulopustuleuse du visage (joues > front, menton, paupières) (fig. 28.4) > cou, partie supérieure de la poitrine et cuir chevelu.
- Une absence de comédons dans la pustulose céphalique néonatale la distingue de l'acné infantile, qui se développe typiquement à l'âge de 3–12 mois en étant plus persistante. (cf. chap. 29).
- Peut représenter une réponse inflammatoire à *Malassezia* spp., un composant normal du microbiome cutané qui peut aussi provoquer une dermatite séborrhéique.
- **TT :** habituellement non nécessaire ; un imidazolé topique (p. ex. kétoconazole crème) ou de l'hydrocortisone peuvent être utiles.

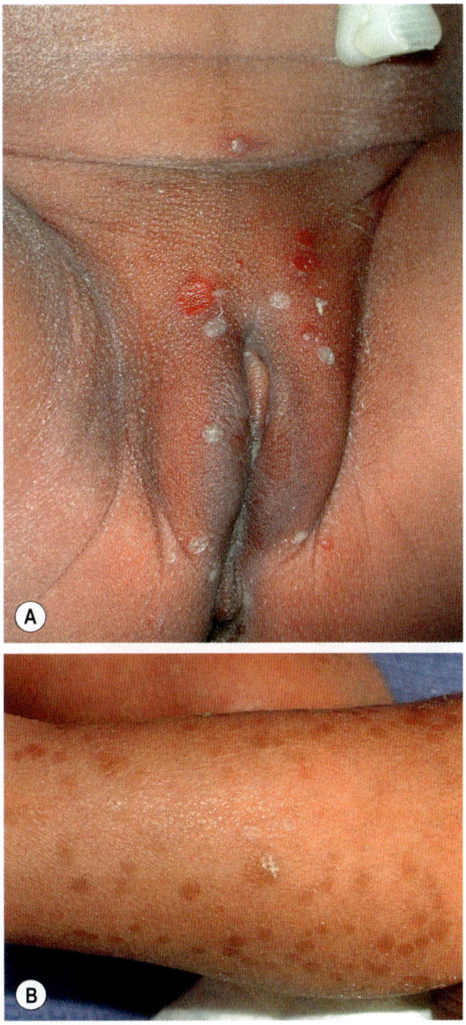

Fig. 28.2 Mélanose pustuleuse néonatale transitoire chez un nouveau-né afro-américain. **A** Une heure après la naissance, vésiculopustules flasques et érosions superficielles entourées d'un minime érythème dans la région inguinale. **B** Au 8ᵉ jour de vie, macules hyperpigmentées et rares collerettes de squames sont présentes sur le bas des jambes. *Remerciements : YDRSC.*

Bulles de succion

- Causées par la succion habituelle de la zone atteinte in utero ; se résolvent spontanément dans les jours ou semaines qui suivent la naissance.
- Bulle intacte, érosion, induration ou ulcération sur une base non inflammatoire (fig. 28.5A).
- Les sites habituels incluent la partie radiale des avant-bras, les poignets, mains et doigts.

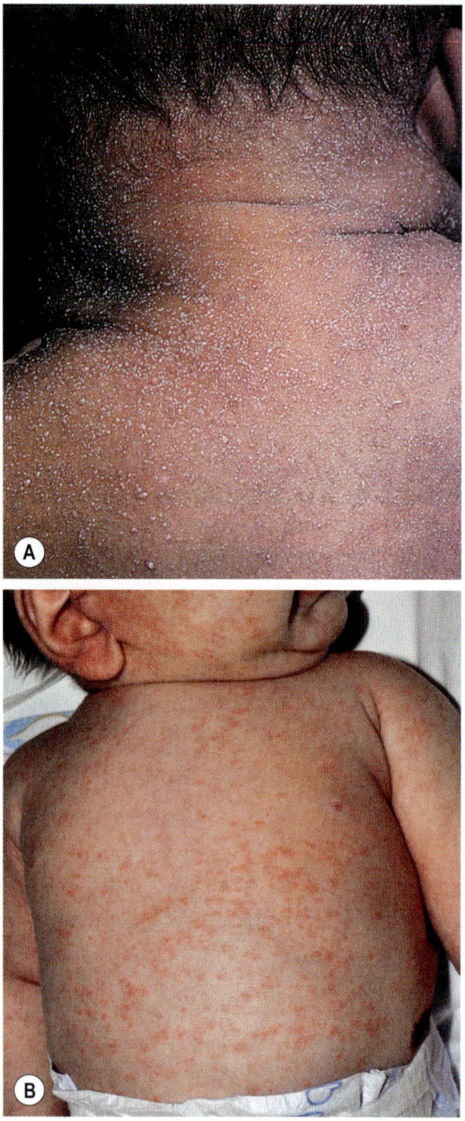

Fig. 28.3 Milliaire. A Les minuscules vésicules superficielles, observées sur le dos et le cou chez ce nouveau-né, sont caractéristiques d'une milliaire cristalline. **B** Miliaire rouge étendue avec de nombreuses papules et pustules. *A : Eichenfield LF, Frieden IJ, Esterly NB, et al. (Eds). Textbook of Neonatal Dermatology. © 2001 Saunders. Remerciements : B : Antonio Torrelo, MD.*

Maladies infectieuses

Candidose cutanée

- Candidose congénitale
  - Affection inhabituelle acquise *in utero* ; les facteurs de risque incluent une candidose vaginale chez la mère, un corps étranger dans l'utérus ou le col, et la prématurité

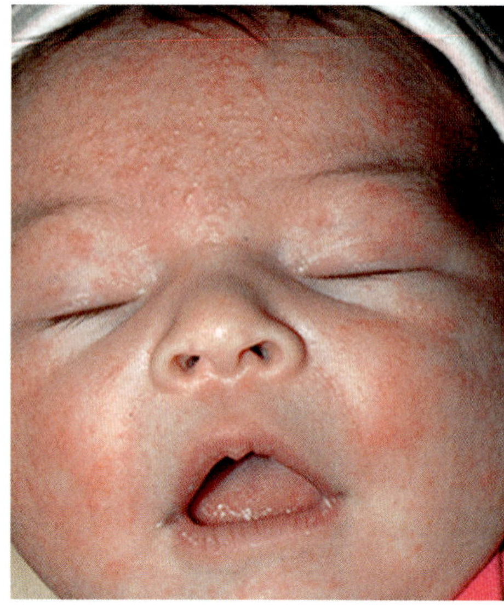

Fig. 28.4 Pustulose céphalique néonatale. Papulopustules sur le front et les joues d'un nouveau-né à 3 semaines de vie. *Remerciements : Julie V. Schaffer, MD.*

  - Évidente à la naissance ou dans les premiers jours de vie
  - Les manifestations vont de papules érythémateuses et de pustules avec fines squames chez les nouveau-nés à terme jusqu'à une « dermatite fongique invasive » se présentant comme un érythème diffus « de type brûlure » et des érosions chez des nouveau-nés prématurés ayant un faible poids de naissance (souvent < 1 000 g ; fig. 28.6A, B)
  - Souvent atteinte diffuse du visage, du tronc et des membres ; les paumes, les plantes et les ongles (coloration jaune, striation transversale) sont fréquemment atteints mais le siège et la muqueuse orale sont typiquement épargnés
  - **DD :** levures bourgeonnantes et pseudo-hyphes sont observés sur une préparation des produits de raclage cutané avec hydroxyde de potassium et culture de *Candida* spp. (en général *C. albicans*)
  - **TT :** les prématurés (en particulier si < 1 500 g) sont à risque élevé de candidose disséminée et nécessitent des antifongiques systémiques, de même que les nouveau-nés à terme ayant une atteinte extra-cutanée (p. ex. pneumonie) ; la majorité des nouveau-nés à terme ont une maladie limitée à la peau et peuvent être traités par des antifongiques topiques (p. ex. une crème imidazolée)

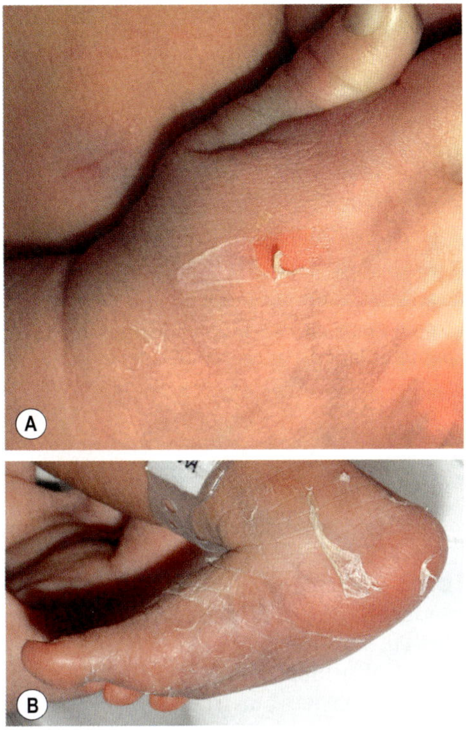

Fig. 28.5 Manifestations cutanées physiologiques chez des nouveau-nés. A Bulle de succion. **B** La desquamation post-terme est souvent plus évidente dans les zones acrales. *Remerciements : A : Ana Martin, MD; B : Julie V. Schaffer, MD.*

- Candidose néonatale (cf. chap. 64).
  - Affection fréquente qui se présente à un âge ≥ 1 semaine par un érythème intense avec desquamation et papulopustules satellites, principalement du siège > autres zones intertrigineuses (cf. fig. 13.4); un muguet buccal est également possible
  - **TT :** imidazolé topique ou nystatine

Infections staphylococciques – Pyodermite et impétigo bulleux (cf. chap. 61)

- Peuvent être présentes aussi précocement que quelques jours de vie avec des pustules, des vésicules ou bulles flasques, évoluant vers des érosions superficielles rouge brillant avec des collerettes de squames, et occasionnellement des furoncles.
- Principalement sur le siège et les zones intertrigineuses (fig. 28.6C; cf. fig. 13.4).
- **DD :** la coloration de Gram montre des cocci Gram-positifs en grappes, et *Staphylococcus aureus* pousse en culture.

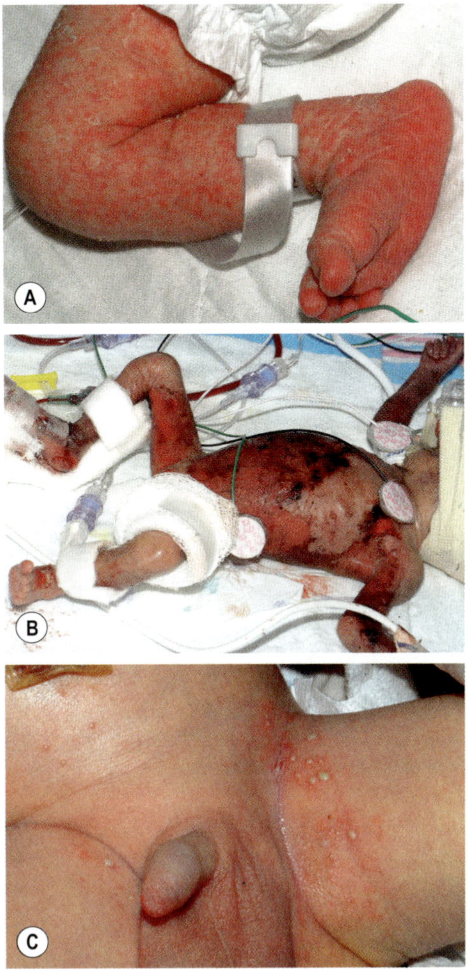

Fig. 28.6 Candidose congénitale et impétigo bulleux. A Nombreuses papules roses mêlées avec des petites pustules superficielles et desquamation due à une candidose congénitale chez un nouveau-né à terme. Noter l'atteinte plantaire. **B** Érosions disséminées « de type brûlures » dues à une candidose congénitale chez un nouveau-né prématuré, né à 24 semaines de gestation. Cette présentation est associée à un risque important d'atteinte systémique. **C** Multiples pustules superficielles discrètes, entourées d'un érythème, sur le siège d'un nouveau-né de 4 jours, dues à une infection à *Staphylococcus aureus*. *Remerciements : Julie V. Schaffer, MD.*

- **TT :** antibiotique topique (p. ex. mupirocine) en cas de pustulose localisée ou d'impétigo bulleux; antibiotique antistaphylococcique systémique si atteinte plus étendue ou profonde, en utilisant un agent intraveineux, p. ex. vancomycine si le patient est susceptible d'avoir une atteinte toxinique.

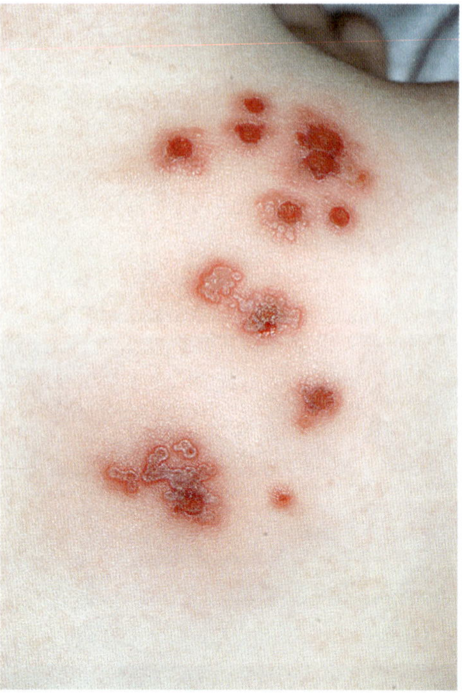

Fig. 28.7 Infection néonatale à HSV. Noter le groupement des vésicules sur une base érythémateuse. *Remerciements : Julie V. Schaffer, MD.*

Herpès néonatal à virus herpès simplex (HSV) (cf. chap. 67)

- Le risque de transmission est plus élevé (30-50 %) pour une mère qui a son premier épisode d'infection génitale à HSV (qui peut être asymptomatique) près du terme, et faible (< 1–3 %) en cas d'herpès génital récurrent.
- Début entre la naissance et 2 semaines, mais habituellement ≥ 5 jours de vie.
- Vésicules, pustules et croûtes localisées (principalement au cuir chevelu ou au tronc) ou disséminées ; les lésions sont souvent groupées et peuvent évoluer en bulles et érosions avec des bords festonnés (fig. 28.7).
- Une atteinte de la muqueuse buccale, de l'œil, du SNC et d'autres organes internes peut survenir.
- **TT :** aciclovir intraveineux.

Affections inhabituelles

Folliculite éosinophilique pustuleuse de la petite enfance

- Début souvent dans les premiers mois de vie, avec des récurrences cycliques pendant des mois ou des années.

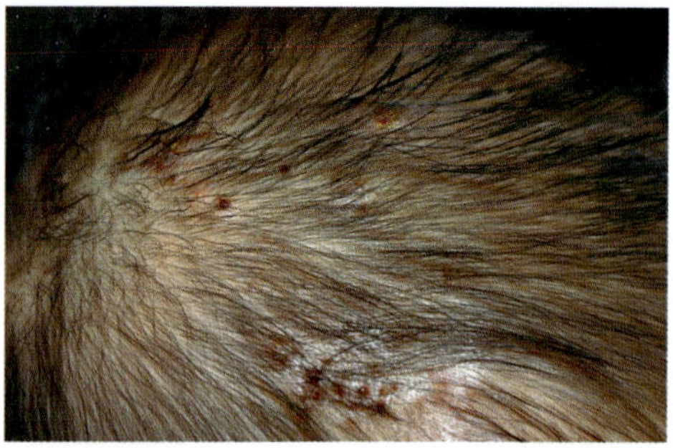

Fig. 28.8 Folliculite éosinophilique pustuleuse de la petite enfance. Papules croûteuses et pustules du cuir chevelu chez un garçon de 1 an. *Remerciements : Deborah S. Goddard, MD, Amy E. Gilliam, MD et Ilona J. Frieden, MD.*

- Pustules périfolliculaires prurigineuses et croûtes principalement sur le cuir chevelu (fig. 28.8) et le front.
- **DD :** érythème toxique du nouveau-né (chez les nouveau-nés), folliculite bactérienne, teigne (*tinea capitis*), gale, réaction à des piqûres ou morsures d'arthropodes.
- **TT :** CS topiques puissants (de façon intermittente lors des poussées), antihistaminiques oraux.

Acropustulose infantile

- Principalement chez les petits enfants à peau noire, représente parfois une réaction d'hypersensibilité persistante après un traitement de gale efficace.
- Débute habituellement entre 3 et 6 mois de vie ; se développe occasionnellement chez des nouveau-nés.
- Prurit, vésicules et pustules des mains et des pieds (incluant les paumes/plantes) (fig. 28.9) > poignets et chevilles.
- Les poussées durent 1–2 semaines, avec des récurrences cycliques jusqu'à l'âge de 2–3 ans.
- **DD :** gale.
- **TT :** CS topiques puissants (de façon intermittente pendant les poussées), antihistaminiques oraux.

Incontinentia pigmenti (IP) (cf. chap. 51)

- Affection multisystémique liée à l'X, causée par une mutation dans le gène *NEMO* (*NF-κB essential modulator*) ; habituellement létale chez les fœtus mâles.
- Apparaît typiquement dans les deux premières semaines de vie avec des vésicules sur une base inflammatoire en stries linéaires principalement sur les membres (fig. 28.10) ; dans les semaines

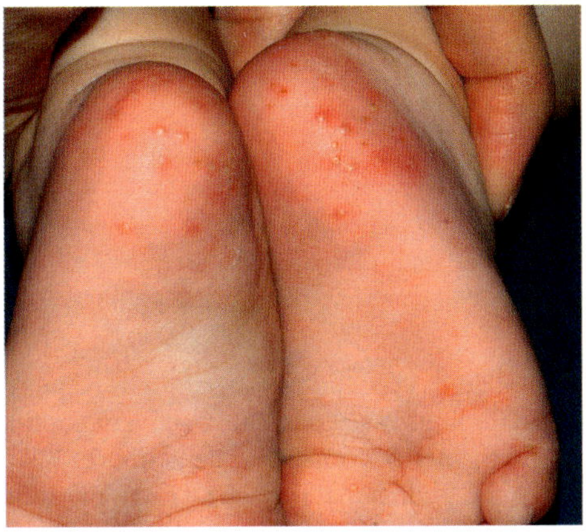

Fig. 28.9 Acropustulose infantile. Multiples vésiculopustules avec une base érythémateuse sur les talons d'un nourrisson. *Remerciements : Julie V. Schaffer, MD.*

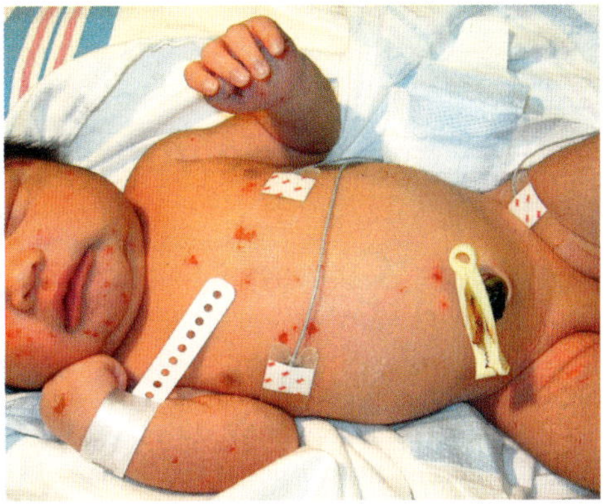

Fig. 28.11 Histiocytose congénitale à cellules de Langerhans. Nombreuses érosions avec des croûtes sur le visage et le tronc d'un nouveau-né. *Remerciements : Deborah S. Goddard, MD, Amy E. Gilliam, MD et Ilona J. Frieden, MD.*

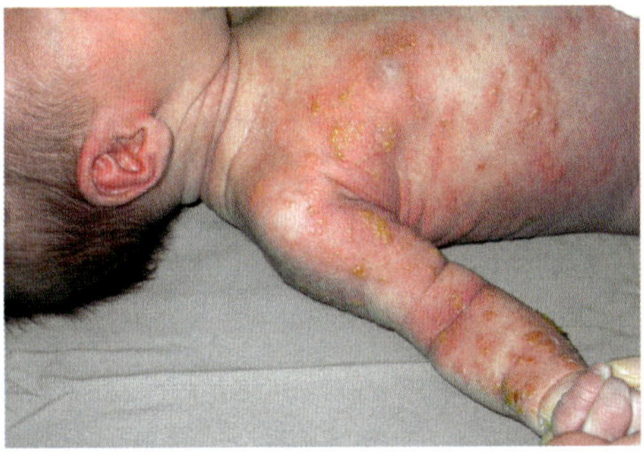

Fig. 28.10 Incontinentia pigmenti stade 1. Vésicules et érythème dans une présentation linéaire et en tourbillons sur le tronc, le bras et l'oreille d'une fille nouveau-née. *Remerciements : Luis Requena, MD.*

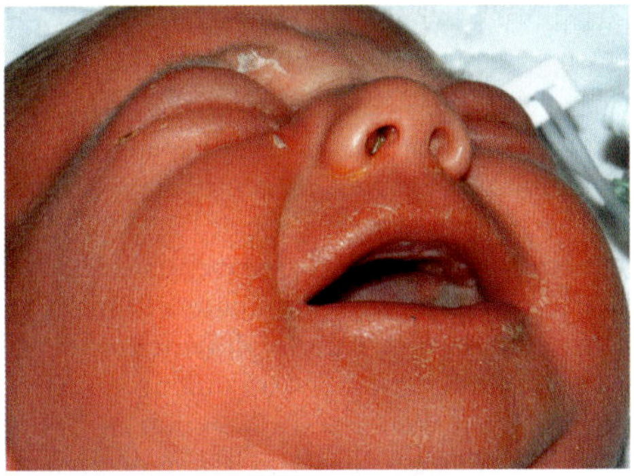

Fig. 28.12 Syndrome d'épidermolyse staphylococcique aiguë. Érythème périoral et périorbitaire et squames-croûtes chez un nouveau-né dus aux toxines exfoliantes. *Remerciements : Julie V. Schaffer, MD.*

suivantes, des stries verruqueuses peuvent se développer, suivies par une hyperpigmentation plus étendue, gris brun, linéaire et en spirales.

• Les manifestations extra-cutanées chez un nouveau-né ayant une IP peuvent comprendre une hyperéosinophilie périphérique, une hyperleucocytose, des convulsions et des anomalies vasculaires de la rétine.

Pour plus d'informations, cf. chap. 34 de *Dermatology, Fourth Edition*.

29 Acné vulgaire

• Affection pilosébacée fréquente qui survient chez ~ 85 % des personnes de 12–24 ans et 15–35 % des adultes (en particulier des femmes) dans leurs 30e-40e années. L'acné des préadolescents affecte les enfants entre les âges de 7 et 11 ans et devient plus fréquente en raison de la tendance à une survenue plus précoce de la puberté.
• Les présentations cliniques vont de comédons modérés à des éruptions sévères, explosives, de nodules suppuratifs associés à des manifestations systémiques.
• Peut entraîner des cicatrices et des répercussions psychosociales telle que de l'anxiété, de la dépression et de l'exclusion sociale.
• Une tendance à développer une acné modérée à sévère peut exister dans certaines familles.
• De multiples facteurs affectant l'unité pilosébacée contribuent à la pathogénie de l'acné (fig. 29.1), un processus qui débute typiquement quand la production d'androgènes augmente à l'adrénarche.
• La relation entre régime alimentaire et acné est controversée, avec des arguments pour une association possible avec l'absorption de lait (en particulier le lait écrémé), des suppléments de protéines de lactosérum, et un régime à index glycémique élevé.

Manifestations cliniques et variantes de l'acné

• Principalement le visage et le haut du tronc, sites ayant des glandes sébacées bien développées.
• Acné non inflammatoire
  – *Les comédons fermés (microkystes)* sont de petites papules (~ 1 mm), couleur de la peau sans orifice folliculaire évident (fig. 29.2)
  – *Les comédons ouverts (points noirs)* ont un orifice folliculaire dilaté obturé par un bouchon de kératine qui a une couleur noire due à des lipides oxydés et à la mélanine (fig. 29.2 et 29.3A)
• Acné inflammatoire
  – Papules et pustules érythémateuses (fig. 29.3A, B)
  – Nodules et pseudo-kystes remplis de pus ou d'un liquide sérosanglant ; peuvent confluer et former des trajets fistuleux (fig. 29.3B, C)
  – Acné conglobata (acné nodulokystique sévère). Elle est classée dans la tétrade d'occlusion folliculaire avec la cellulite disséquante du cuir chevelu, l'hidradénite suppurée et le kyste pilonidal (cf. chap. 31) ; elle fait aussi partie de syndromes tels que *pyogenic arthritis, pyoderma gangrenosum and acne* (PAPA) et *pyoderma gangrenosum, acne, and suppurative hidradenitis* (PASH) ; et *pyoderma gangrenosum, acne, psoriasis, arthritis, and suppurative hidradenitis* (PAPASH)
• L'acné inflammatoire entraîne fréquemment une hyperpigmentation post-inflammatoire, en particulier chez les personnes à peau foncée ; elle s'éclaircit doucement avec le temps (fig. 29.4A) ; l'acné nodulokystique (et moins souvent les autres formes inflammatoires > formes comédoniennes) aboutit souvent à des cicatrices grêlées (fig. 29.4B) ou hypertrophiques (ces dernières notamment sur le tronc ; cf. fig. 81.4).

Acné de la post-adolescence

• Âge >25 ans ; en particulier des femmes et peut être associée à un stress psychologique.
• Tend à s'exacerber la semaine précédant les menstruations ; plus d'un tiers de ces femmes ont une hyperandrogénie.
• Typiquement papulonodules à la partie inférieure du visage, ligne de la mâchoire et cou.

Acné excoriée

• Principalement chez les adolescentes et les jeunes femmes.
• Grattage habituel de comédons et de papules inflammatoires, dont résultent des érosions croûteuses (souvent linéaires/anguleuses) et des cicatrices potentielles (cf. fig. 5.4).
• Certains patients ont un trouble obsessionnel-compulsif ou des troubles anxieux.

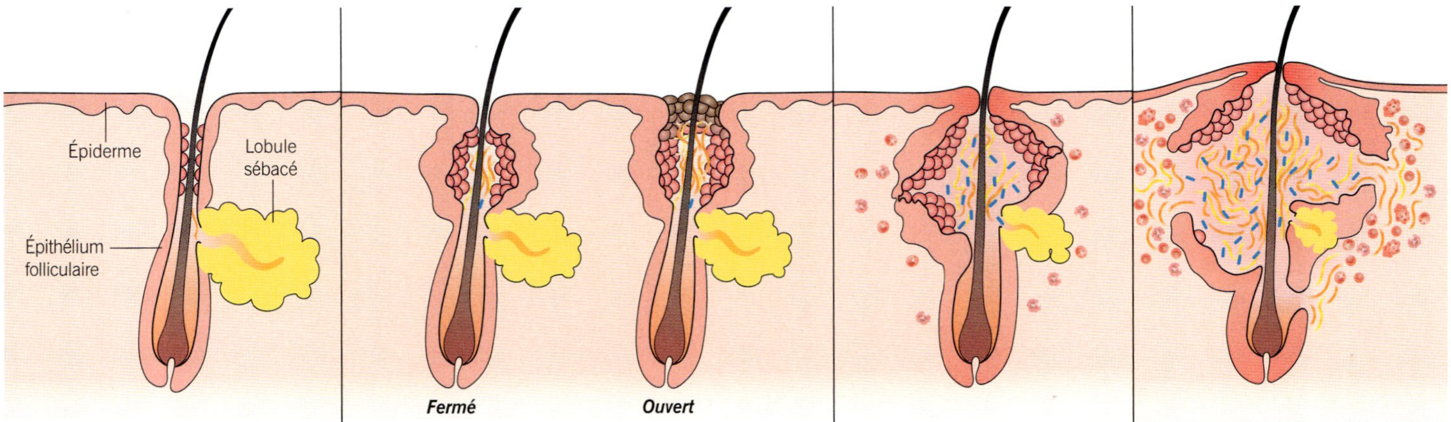

Comédon récent
- Hyperkératose et ↑ de la cohésion des cornéocytes dans la partie supérieure du follicule sébacé, conduisant à la formation de microcomédons
- Stimulation de la production de sébum par les androgènes

Comédon ancien
- Accumulation de kératine éliminée et de sébum
- Formation de concrétions lamellaires spiralées
- Les comédons peuvent être fermés (pas d'ouverture folliculaire visible) ou ouverts (orifices folliculaires dilatés, bouchons de kératine noirs en raison de l'oxydation des lipides et de la mélanine)

Papule/pustule inflammatoire
- Prolifération de *Cutibacterium* (auparavant *Propionibacterium*) *acnes*, qui surexprime (p. ex. via les TLR) la réponse immunitaire innée
- Inflammation modérée (principalement neutrophiles) qui augmente jusqu'à rupture de la paroi du comédon
- Régression du lobule sébacé

Nodule/kyste
- Inflammation marquée (principalement cellules T)
- Peut conduire à des cicatrices

Fig. 29.1 Pathogénie de l'acné. TLR : *toll-like receptors*.

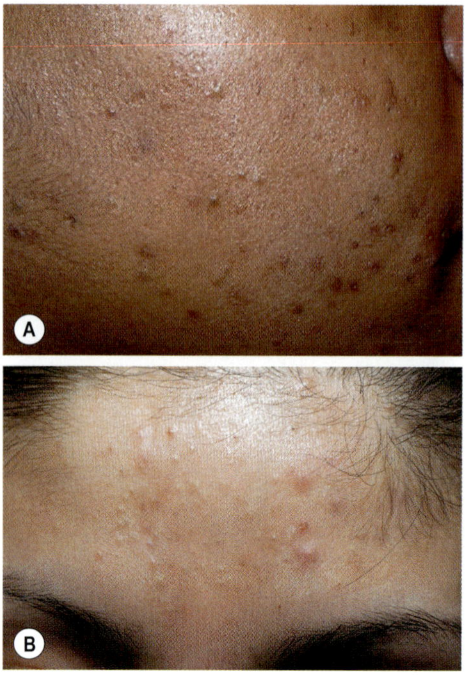

Fig. 29.2 **Acné vulgaire comédonienne**. Sur la joue (**A**) et le front (**B**), il y a des comédons ouverts et fermés, de même qu'une hyperpigmentation post-inflammatoire (**A**) et de papules inflammatoires (**B**). *Remerciements : A : Andrew Zaenglein, MD, et Diane Thiboutot, MD ; B : Kalman Watsky, MD.*

Acné fulminans

- Principalement chez les garçons de 13 à 16 ans.
- Développement soudain de nombreux nodules très inflammatoires sur le visage, le tronc et le haut des bras.
- Coalescence de plaques douloureuses, suintantes, friables, avec croûtes hémorragiques, érosions/ulcérations et éventuellement des cicatrices (fig. 29.5).
- Les manifestations systémiques peuvent inclure fièvre, malaise, myalgies, arthralgies, lésions osseuses ostéolytiques (le plus souvent des clavicules et du sternum) et hépatosplénomégalie.
- Examens de laboratoire : hyperleucocytose, augmentation de la VS/CRP > anémie et protéinurie.
- **DD :** une poussée d'acné de type fulminans est occasionnellement déclenchée par le traitement de l'acné par isotrétinoïne (en particulier quand il est instauré à fortes doses et chez des jeunes adolescents). L'acné fulminans peut être associée au syndrome synovite, acné, pustulose, hyperostose, ostéite (SAPHO) (cf. chap. 21).
- **TT :** prednisone 0,5–1 mg/kg/j en monothérapie pendant 2–6 semaines (tant que l'inflammation subsiste), suivie par l'ajout d'une petite dose d'isotrétinoïne (p. ex. 0,1 mg/kg/j) pendant ~ 4 semaines, puis réduction de la prednisone et augmentation lente de l'isotrétinoïne sur plus de 1–2 mois.

Œdème solide du visage (maladie du Morbihan)

- Induration ligneuse ± érythème de la partie centrale du visage dans le cadre d'une inflammation chronique due à une acné vulgaire ou une rosacée (fig. 29.6).
- **TT :** isotrétinoïne (peut nécessiter un traitement prolongé).

Acné néonatale (pustulose céphalique néonatale) (cf. chap. 28)

- Âge de 2 semaines à 3 mois.
- Éruption faciale papulopustuleuse supposée déclenchée par *Malassezia* spp. ; il n'y a *pas* de comédons (cf. fig. 28.4).

Acné infantile

- Début habituel entre les âges de 2 et 12 mois ; principalement chez des garçons.
- Comédons faciaux, papulopustules et nodules comme dans l'acné classique (fig. 29.7) ; peut entraîner des cicatrices.
- Reflète l'élévation physiologique des taux d'androgènes chez des enfants de 6–12 mois (en particulier des garçons) ; les patients ont souvent un antécédent familial d'acné sévère.
- **TT :** similaire à celui de l'acné de l'adolescent ; disparaît typiquement en 6 à 12 mois, devenant quiescente jusqu'à la puberté.

Acné associée à des anomalies endocriniennes

- Une hyperandrogénie peut être suspectée chez des enfants qui développent une acné entre les âges de 2 et 7 ans (*acné du milieu de l'enfance*), ou chez des adolescentes plus âgées ayant des menstruations irrégulières, et chez des femmes ayant de signes de virilisation (cf. tableau 29.1 et chap. 57).

Acné de contact

- *Acné mécanique :* comédogenèse due à des frictions chroniques/occlusions à partir d'objets comme des sangles mentonnières, casques, colliers ou instruments de musique (p. ex. « cou du violoniste »).

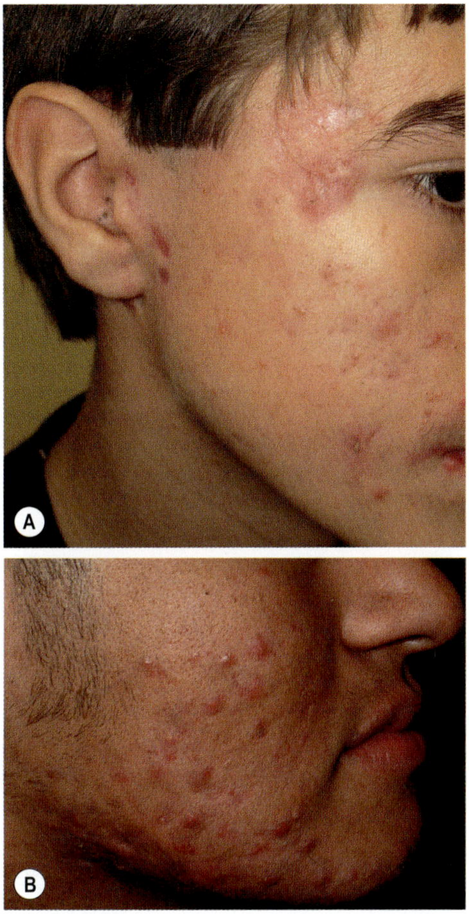

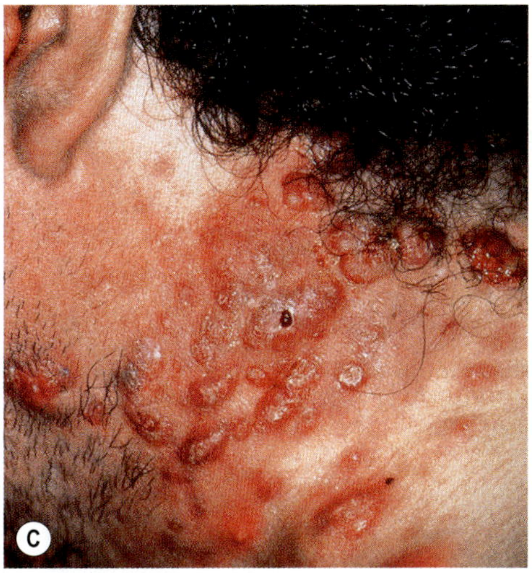

Fig. 29.3 Acné vulgaire inflammatoire. A Les papules inflammatoires et les pustules, de même que les comédons ouverts et fermés sont évidents. Noter la lésion nodulaire de la tempe, les cicatrices atrophiques préauriculaires, ainsi que des comédons ouverts dans la conque de l'oreille. **B** Multiples papulopustules et papulonodules de la joue avec un trajet fistuleux, une cicatrice linéaire et des dépressions le long de la mâchoire. **C** Acné nodulokystique sévère. Cette forme est traitée au mieux au début par de faibles doses d'isotrétinoïne (± traitement préalable par antibiotiques oraux) pour éviter de précipiter une poussée. *Remerciements : A : Andrew Zaenglein, MD, et Diane Thiboutot, MD ; B : Julie V. Schaffer, MD ; C : YDRSC.*

- *Acné cosmétique*, *acné* par *pommade* et *acné professionnelle :* la comédogenèse est causée par l'exposition à des substances occluant les follicules dans les cosmétiques, les produits pour cheveux (principalement au front et aux tempes) et les produits utilisés sur le lieu de travail (p. ex. huiles de coupe, dérivés du goudron).

Chloracné

- Résulte de l'exposition (habituellement professionnelle) à des hydrocarbures halogénés aromatiques (p. ex. dibenzodioxines polychlorées et dibenzofuranes) dans des agents tels que les herbicides et les insecticides.
- Les comédons et les papulonodules kystiques se développent dans les 2 mois suivant l'exposition, principalement dans les régions malaires et rétro-auriculaires du visage (cf. fig. 12.19), de même que les régions axillaires et le scrotum ; persistent souvent pendant des années.

Acné et éruptions acnéiformes induites par des médicaments

- Les CS systémiques peuvent déclencher une éruption de papulopustules folliculaires monomorphes principalement sur la partie supérieure du tronc (fig. 29.8).
- Les éruptions acnéiformes représentent un effet indésirable fréquent des inhibiteurs du récepteur du facteur de croissance épidermique (EGFR ; p. ex. cétuximab, erlotinib) utilisés pour traiter des tumeurs solides ; les patients présentent des pustules folliculaires et des papules du visage, du cuir chevelu, de la partie supérieure du tronc, habituellement 1–3 semaines après le début du traitement, elles peuvent être corrélées avec une réponse thérapeutique (fig. 29.9 ; cf. fig. 17.16 et tableau 17.9).
- Les autres causes habituelles d'acné induite par les médicaments incluent les stéroïdes anabolisants, les bromures (trouvés dans des sédatifs et des remèdes contre le rhume), iodures (trouvé

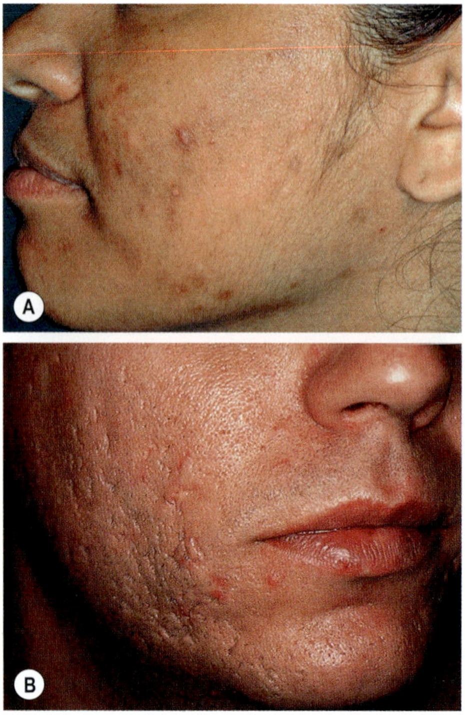

Fig. 29.4 Séquelles d'acné. **A** Hyperpigmentation post-inflammatoire. De telles modifications pigmentaires sont plus fréquentes sur peaux foncées. **B** Cicatrices en «pic à glace» secondaires à une acné nodulokystique. *Remerciements : A : Andrew Zaenglein, MD, et Diane Thiboutot, MDB ; B : YDRSC.*

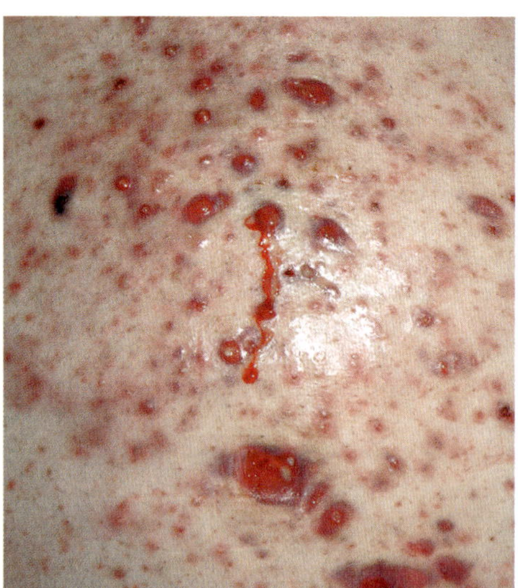

Fig. 29.5 Acné fulminans. Papulopustules et plaques inflammatoires friables avec érosions, suintements et formation d'un tissu de granulation. *Remerciements : Julie V. Schaffer, MD.*

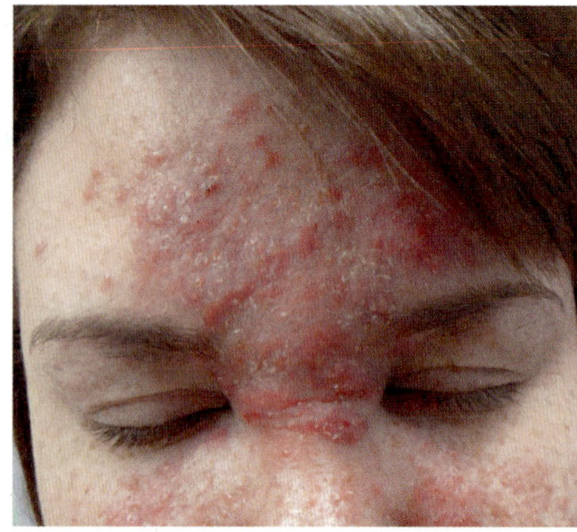

Fig. 29.6 Œdème solide du visage dû à une acné vulgaire. Il y a une tuméfaction des tissus mous dans la partie médiane du visage. *Remerciements : Boni Elewski, MD.*

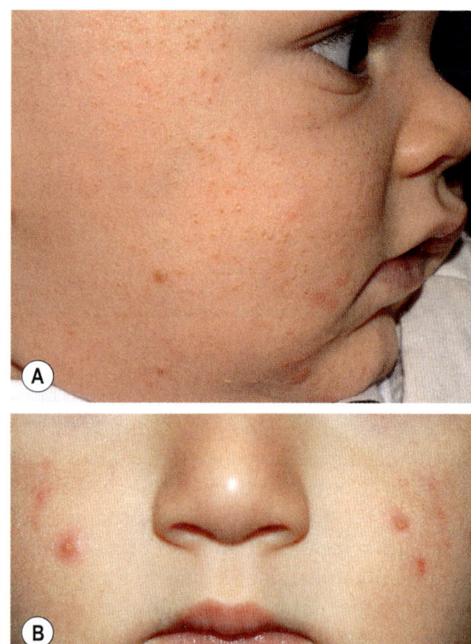

Fig. 29.7 Acné infantile. Les présentations vont de nombreux comédons ouverts (**A**) à principalement des papulopustules (**B**). *Remerciements : A : Julie V. Schaffer, MD ; B : Kalman Watsky, MD.*

Tableau 29.1 Anamnèse et examen physique d'un patient ayant de l'acné.

Anamnèse	Examen physique
• Sexe • Âge* • Degré de motivation pour un traitement • Style de vie/hobbies, profession • Traitements actuels et antérieurs de l'acné • Utilisation de cosmétiques, de crèmes solaires, de nettoyants, d'hydratants • Cycles menstruels* et utilisation de contraceptifs oraux • Médicaments (cf. texte sur l'acné induite par des médicaments) • Autres problèmes médicaux • Antécédents familiaux d'acné, syndrome des ovaires polykystiques ou maladie inflammatoire	• Type de peau (p. ex. grasse *vs* sèche) • Couleur de peau/phototype • Distribution de l'acné – Visage (p. ex. « zone T », joues, maxillaire) – Cou, poitrine, dos, haut des bras • Degré d'atteinte globale (faible, modérée ou sévère) • Morphologie des lésions – Comédons – Papules inflammatoires et pustules – Nodules et kystes, trajets fistuleux • Modifications pigmentaires post-inflammatoires • Cicatrices (p. ex. grêlées, hypertrophiques, atrophiques) • Signes de virilisation* (chez les femmes) – Hirsutisme, alopécie androgénétique – Voix grave, habitus musculaire, hypertrophie clitoridienne

** L'évaluation inclut souvent les taux sériques de testostérone (totale et libre), DHEAS, et 17-hydroxyprogestérone (cf. fig. 57.10), de même qu'une radiographie main/poignet pour évaluer l'âge osseux chez les enfants prépubères.*

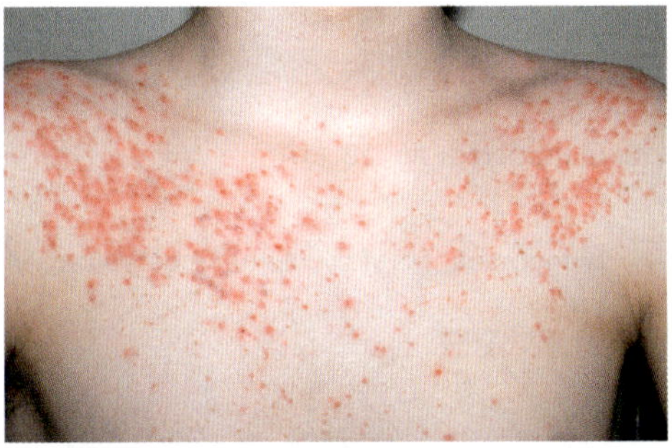

Fig. 29.8 Éruption acnéiforme secondaire à une corticothérapie systémique. Éruption soudaine de papules folliculaires monomorphes et de pustules sur la poitrine. *Remerciements : Andrew Zaenglein, MD, et Diane Thiboutot, MD.*

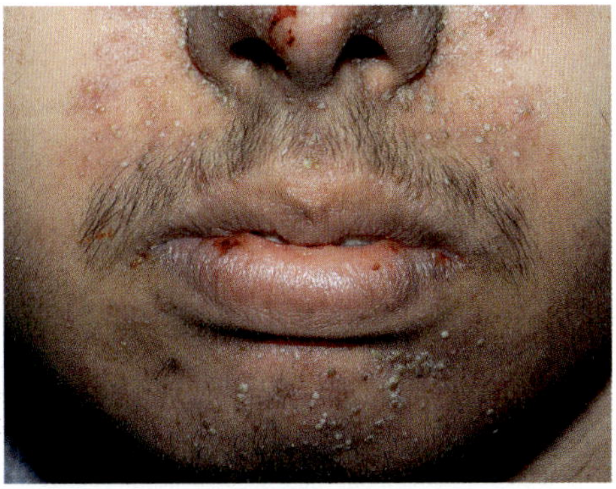

Fig. 29.9 Éruptions acnéiformes dues à des inhibiteurs du récepteur du facteur de croissance épidermique. Nombreuses pustules folliculaires et papules croûteuses sur le visage d'un adolescent traité par erlotinib. *Remerciements : Julie V. Schaffer, MD*

dans les produits de contraste ou des suppléments), l'isoniazide (fig. 29.10), le lithium, la phénytoïne et les progestatifs.

Acné associée à un syndrome

• Exemples incluant les syndromes d'Apert, PAPA, PASH, PAPASH et SAPHO (cf. chap. 21).

Évaluation et traitement de l'acné

• Le tableau 29.1 liste les composants clés dans l'anamnèse et l'examen physique d'un patient acnéique.

• **DD :** présenté tableau 29.2.

• **TT :** décrit tableaux 29.3 et 29.4.

• Un fois qu'une acné active a été traitée avec succès, des CS intralésionnels (pour les cicatrices hypertrophiques) ou des modalités chirurgicales (p. ex. laser fractionné ou laser de resurfaçage traditionnel, dermabrasion, produits de comblement) peuvent être utilisés pour les cicatrices résiduelles si nécessaire.

Pour plus d'informations, cf. chap. 36 de *Dermatology, Fourth Edition*.

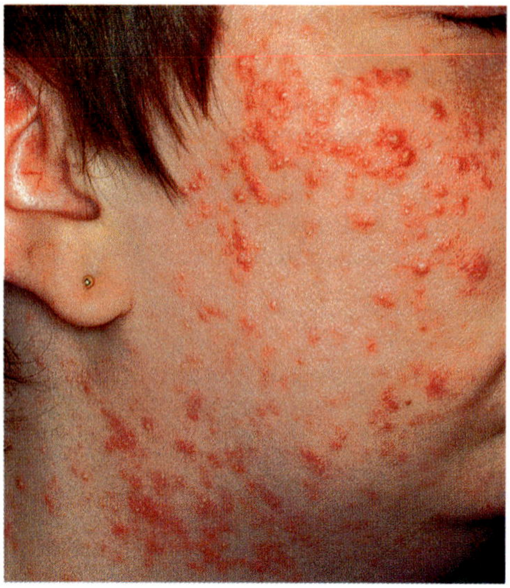

Fig. 29.10 Acné médicamenteuse induite par l'isoniazide.
Remerciements : Kalman Watsky, MD.

Tableau 29.2 Diagnostic différentiel de l'acné vulgaire. Le mycosis fongoïde folliculotrope peut mimer une acné comédonienne ou inflammatoire.

Acné comédonienne
• Acné de contact, chloracné, acné médicamenteuse • «Pseudo-acné» du pli nasal transverse (chez les enfants prépubères; fig. 29.11A)
Comédons fermés
• Milium, hyperplasie sébacée, tumeurs annexielles (p. ex. syringomes, fibrofolliculomes), osteoma cutis, milium colloïde • Kystes éruptifs à duvet ou stéatocystomes (pour les lésions du tronc)
Comédons ouverts
• Comédons des plis de l'enfant (double orifice; axillaires > inguinaux), pore dilaté de Winer (lésion solitaire) • Trichostasis spinulosa (fig. 29.11B), trichofolliculome (lésion solitaire) • Maladie de Favre-Racouchot (sur peau photoâgée), comédons radio-induits • Nævus comédonien, hamartome folliculaire basaloïde, comédons dyskératosiques familiaux, maladie de Dowling-Degos • Épines folliculaires (p. ex. induites par des médicaments [p. ex. inhibiteurs de BRAF] et dans la trichodysplasie spinulosique, le myélome multiple et le syndrome folliculaire associé au VIH)
Acné inflammatoire
• Rosacée, dermatite périorificielle, granulome facial aseptique idiopathique (nodule solitaire chez des jeunes enfants) • Folliculite : flore normale, staphylococcique, *Pityrosporum*, Gram-négative, éosinophilique, *Demodex* • Acné induite par un médicament/éruptions acnéiformes, dermatoses neutrophiliques • Pseudo-folliculite de la barbe, acné chéloïdienne de la nuque (acne Keloidalis nuchae) • Kératose pilaire, angiofibromes, mucinose folliculaire (fig. 29.11C) • Dermatophytose faciale, molluscum contagiosum (lésions inflammatoires), trichodysplasie spinulosique

Tableau 29.3 Traitement de l'acné vulgaire. L'absence de réponse doit rapidement faire considérer une non-compliance et la possibilité de diagnostics alternatifs. En général, la monothérapie avec un antibiotique topique ou oral doit être évitée. Le laser (p. ex. diode 1 450 nm), la lumière (p. ex. bleue, intense pulsée) ou les traitements photodynamiques peuvent être bénéfiques pour certains patients mais ne sont pas de 1re ligne, et les peelings chimiques superficiels (p. ex. acide salicylique à 20–30 %, acide glycolique 30–50 %) sont parfois utiles pour réduire les comédons.

Rétinoïdes topiques (comédolytiques > effets anti-inflammatoires) : trétinoïne*, adapalène, tazarotène*, trifrarotène
- La réponse nécessite 3–4 semaines (parfois précédée par une poussée pustuleuse); utiliser de petites quantités et traiter toutes les zones concernées par l'acné
- Utiliser initialement des petites concentrations et/ou des applications alternées une nuit sur deux peut minimiser l'irritation

Antimicrobiens topiques : peroxyde de benzoyle (BPO)** et/ou antibiotiques (p. ex. clindamycine†, érythromycine†, sulfacétamide sodique – soufre)
Antibiotiques oraux : *1re ligne* – dérivés de la tétracycline (doxycycline, minocycline); *alt.* – azithromycine, triméthoprime-sulfaméthoxazole
- Souvent utilisés pendant 3–6 mois; les tétracyclines sont évitées chez les enfants <8 ans (mais une utilisation pendant ≤21 jours est acceptable) et les femmes enceintes

PCO : agréées par la FDA pour l'acné – Ortho Tri-Cyclen® (EE 35 μg, norgestimate 180/215/250 μg), Yaz®/Loryna®/Nikki®/Melamisa®/Lo-Zumandimine® (EE 20 μg, drospirénone 3 000 μg), Estrostep® (EE 20/30/35 μg, noréthistérone 1 000 μg)
Antiandrogènes : spironolactone (50–200 mg/j)
Isotrétinoïne orale§: typiquement 0,5–1 mg/kg/j (moins au début surtout si acné fulminante) × 4–6 mois (dose cumulée 120–150 mg/kg)

	Acné légère		Acné modérée	Acné sévère (p. ex. conglobata, fulminans)
	Comédonienne	Principalement inflammatoire		
1re ligne	• Rétinoïde topique	• Antimicrobien topique‡ + rétinoïde topique	• Antibiotique oral + rétinoïde topique ± BPO	• Isotrétinoïne orale (+ CS oral si acné fulminans)
2e ligne	• Alt. rétinoïde topique • Acide azélaïque • Acide salicylique • Clascotérone	• Alt. rétinoïde topique + alt. antimicrobien • Acide azélaïque • Dapsone topique • Clascotérone	• Alt. antibiotique oral + alt. rétinoïde topique ± BPO/ acide azélaïque • Isotrétinoïne orale (si nodulaire, cicatricielle ou récalcitrante)	• Dapsone orale • Antibiotique oral à haute dose + rétinoïde topique + BPO
Options pour les femmes			• PCO/ antiandrogène oral	• PCO/ antiandrogène oral
Procédures optionnelles	• Extraction des comédons		• Extraction des comédons • CS Intralésionnel (2–5 mg/mL de triamcinolone)	• CS intralésionnel (2–5 mg/ mL de triamcinolone)
Réfractaire au traitement		Exclure les folliculites Gram-négatifs (cf. chap. 31)		
			• Femmes : exclure une dysfonction surrénalienne ou ovarienne • Exclure l'utilisation de stéroïdes anabolisants ou d'autres médications exacerbant l'acné	
Entretien	• Rétinoïde topique	• Rétinoïde topique ± BPO	• Rétinoïde topique ± BPO	

(*Suite*)

Tableau 29.3 Suite.

** La trétinoïne est photolabile et inactivée par le BPO (aussi appliquée généralement la nuit, séparément par rapport au BPO) ; le tazarotène est le plus irritant des rétinoïdes topiques (cf. texte) et il est contre-indiqué pendant la grossesse.*
***Peut décolorer les vêtements/literie et causer une dermatite de contact (irritative > allergique) ; contrairement aux antibiotiques topiques, il n'y a pas de résistance bactérienne.*
† L'efficacité augmente quand utilisée en association avec le BPO ou un rétinoïde.
§ Tératogénicité sévère ; aux États-Unis, les prescripteurs et les patients doivent être enregistrés dans un programme de gestion du risque (iPLEDGE™) qui nécessite des visites mensuelles. Effet indésirable le plus fréquent : chéilite > sécheresse muqueuse (oculaire, nasale) et xérose (fig. 29.12).
‡ Le BPO ± un antibiotique topique peut aussi être utilisé en monothérapie, en particulier comme traitement initial d'un jeune patient.
Alt : alternative ; EE : éthinylestradiol ; PCO : pilule contraceptive orale.

Tableau 29.4 Conseils pour le traitement topique de l'acné.

Améliorer l'adhésion – souvent compromise par des patients ayant des emplois du temps chargés ou abandonnant quand la réponse n'est pas assez rapide	• Simplifier le protocole thérapeutique : une fois par jour quand c'est possible ; envisager des associations de produits (p. ex. peroxyde de benzoyle + adapalène ou clindamycine ; trétinoïne + clindamycine), en particulier chez les adolescents les moins motivés • Informer les patients qu'ils doivent suivre 6–8 semaines de traitement pour une amélioration appréciable • Demander spécifiquement à propos de l'adhésion : « sur 7 nuits, combien de fois avez-vous appliqué le traitement ? »
Éduquer sur une utilisation correcte	• En général, les médicaments topiques (en particulier les rétinoïdes) devraient être utilisés sur toute la zone sujette à l'acné plutôt que ciblés sur les lésions individuelles • Donner des instructions sur où appliquer le traitement et en quelle quantité
Minimiser l'irritation – plus fréquente chez les adolescents qui ont une dermatite atopique et chez les adultes	• Noter que l'utilisation d'une trop grande quantité du traitement ou des applications trop fréquentes peuvent augmenter l'irritation • Formuler une approche initiale graduelle pour améliorer la tolérance chez les patients qui ont une peau sensible ; par exemple un simple agent peut être utilisé pendant les 2–3 premières semaines (en débutant un jour sur deux pour les rétinoïdes), suivi par l'introduction lente d'un second médicament (p. ex. transition d'un jour sur deux à quotidiennement) • Conseiller d'éviter les gommages agressifs et autres agents irritants (p. ex. lotions, produits contre l'acné ne faisant pas partie du traitement) • Suggérer un hydratant non comédogène pour peau sensible si une sécheresse survient
Éviter les exacerbations	• Passer en revue tous les produits d'hygiène cutanée et cosmétiques ; demander aux patients d'apporter tout ce qu'ils appliquent sur leur visage lors d'une visite peut aider à déterminer la source des problèmes • Recommander des produits non comédogènes (p. ex. hydratants, crèmes solaires, maquillage) et ceux permettant d'éviter les cheveux gras ou l'utilisation de pommades pouvant contribuer à l'acné • Demander aux patients de ne pas percer ou manipuler les lésions
Renforcer la planification – les patients oublient souvent ce qui est recommandé et sont assaillis de publicités et de fausses informations au sujet de l'acné	• Fournir un document écrit avec vos instructions particulières • Recommander des ressources éducatives additionnelles fiables sur l'acné et son traitement, p. ex. : www.aad.org/public/diseases/acne www.webmd.com/skin-problems-and-treatments/acne/default.htm

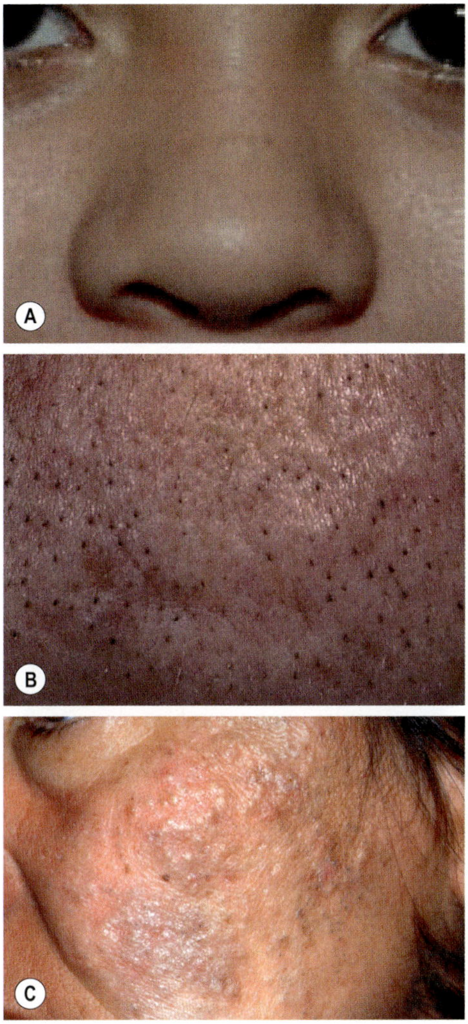

Fig. 29.11 Affections du diagnostic différentiel de l'acné vulgaire avec comédons. A « Pseudo-acné » du pli nasal transverse chez un jeune enfant. Noter le milium et les comédons localisés le long de la ligne de démarcation anatomique. **B** Trichostasis spinulosa. De multiples duvets et des débris de kératine sont trouvés à l'intérieur des orifices folliculaires dilatés. **C** Mucinose folliculaire acnéiforme sur la joue d'une femme. *Remerciements : A : Julie V. Schaffer, MD ; B : Judit Stenn, MD ; C : Lorenzo Cerroni, MD.*

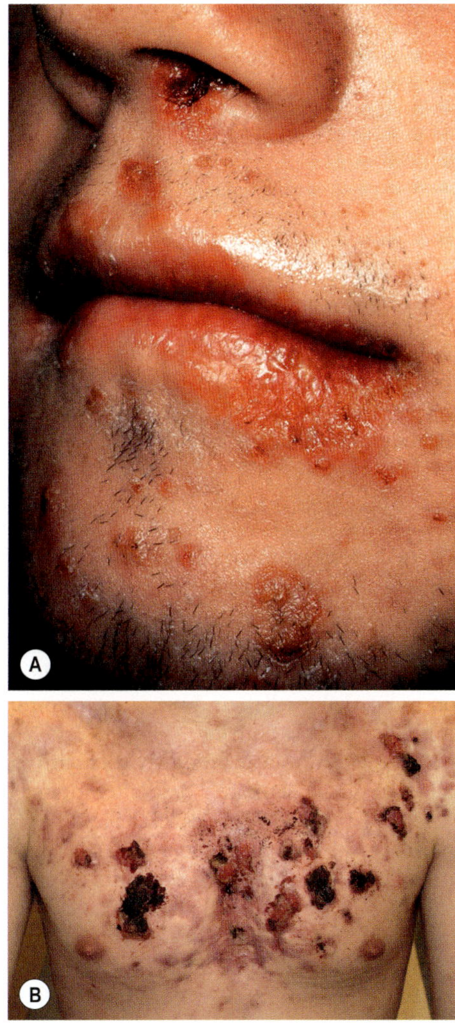

Fig. 29.12 Complications cutanées d'un traitement par isotrétinoïne. A Multiples croûtes séreuses évidentes. La sécheresse et la fragilité de la peau, des lèvres et de la muqueuse nasale chez des patients traités par isotrétinoïne augmentent la susceptibilité aux infections staphylococciques. **B** Granulomes de type pyogénique cicatrisants sur la poitrine d'un adolescent recevant son 3e mois de traitement par isotrétinoïne. *Remerciements : Andrew Zaenglein, MD, et Diane Thiboutot, MD.*

30 Rosacée et dermatite périorificielle

Épidémiologie

- Observée dans tous les types de peau, mais beaucoup plus fréquente chez les patients de phototype cutané I-II.
- Début en général dans la 4e décennie de la vie.

Manifestations cliniques

- Degré de sévérité très variable, depuis de rares papulopustules jusqu'à une extrême déformation du nez.
- Les lésions se développent typiquement sur le visage, en particulier dans sa partie centrale ; de façon moins habituelle sur d'autres sites comme le cuir chevelu et la poitrine.
- L'étiologie est multifactorielle, incluant une hyperréactivité vasculaire, des altérations de l'immunité innée, p. ex. des cathélicidines, et la présence de *Demodex* en plus des bactéries commensales. Il y a quelques éléments de preuve suggérant une association de la rosacée avec des affections cardiovasculaires.
- Le tableau 30.1 liste les quatre types majeurs de rosacée (fig. 30.1 à 30.5) et leurs caractéristiques.

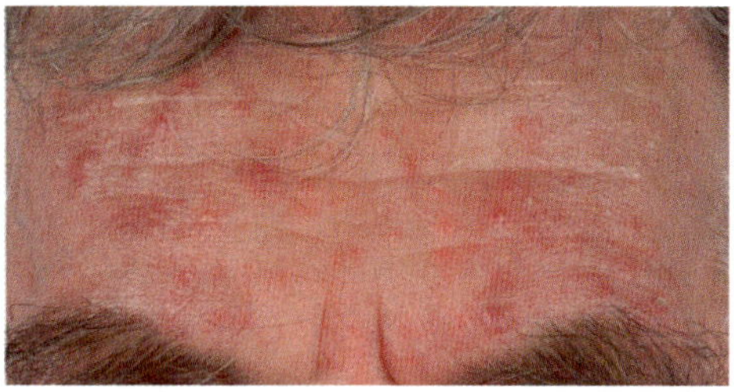

Fig. 30.1 Rosacée. Rosacée papulopustuleuse modérée du front. Noter la nature superficielle des lésions inflammatoires. *Remerciements : Frank C. Powell, MD.*

- Les variantes incluent la rosacée granulomateuse et la dermatite périorificielle
  - Rosacée granulomateuse
    - Papules rouges à rouge brun secondaires à l'inflammation granulomateuse (fig. 30.6)
  - Dermatite périorificielle
    - S'intitulait initialement dermatite périorale, mais les lésions peuvent entourer d'autres orifices, d'où le terme périorificielle
    - Atteint les enfants et les adultes
    - Lésions autour de la bouche et du nez > yeux
    - Papules monomorphes roses et fines pustules (fig. 30.7 et 30.8) mêlées à des taches et fines plaques eczémateuses, parfois avec de fines squames
    - Les lésions récidivent pendant des semaines ou des mois
    - Peut initialement s'améliorer avec des CS topiques, mais à terme ce traitement conduit à des exacerbations et ne doit donc pas être utilisé
    - Si les CS topiques sont un facteur d'exacerbation, diminuer la puissance des CS sur une période de plusieurs semaines, ou remplacer par un inhibiteur de la calcineurine topique pour réduire un phénomène de rebond
  - Œdème médiofacial
    - Tuméfaction érythémateuse, ferme, ne prenant pas le godet, non douloureuse du milieu du visage (fig. 30.9)
  - Rosacée fulminante
    - Plaque du visage de survenue aiguë parsemée de pustules
- **DD :** tableau 30.2.
- **TT :** tableaux 30.3 et 30.4.

Pour plus d'informations, cf. chap. 37 de *Dermatology, Fourth Edition*.

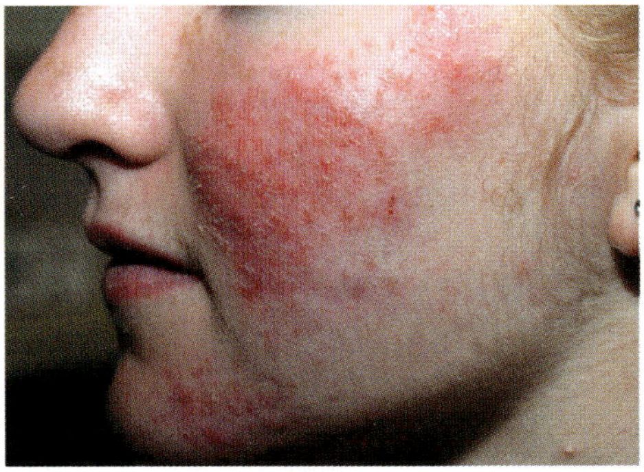

Fig. 30.2 Dermatite rosacée. Quand la maladie est plus sévère, des squames et des croûtes superficielles peuvent être observées comme sur la joue de cette femme. *Remerciements : Kalman Watsky, MD.*

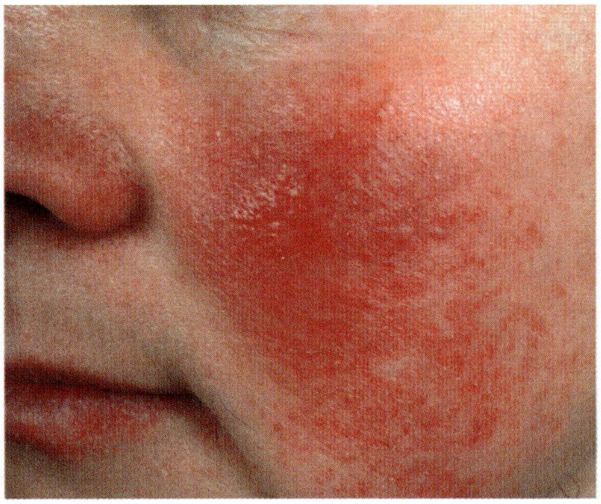

Fig. 30.3 Rosacée inflammatoire avec modifications œdémateuses. Une plaque intensément érythémateuse est présente au milieu de la joue. Ceci peut s'améliorer une fois que l'inflammation sous-jacente a été correctement traitée. *Remerciements : Frank C. Powell, MD.*

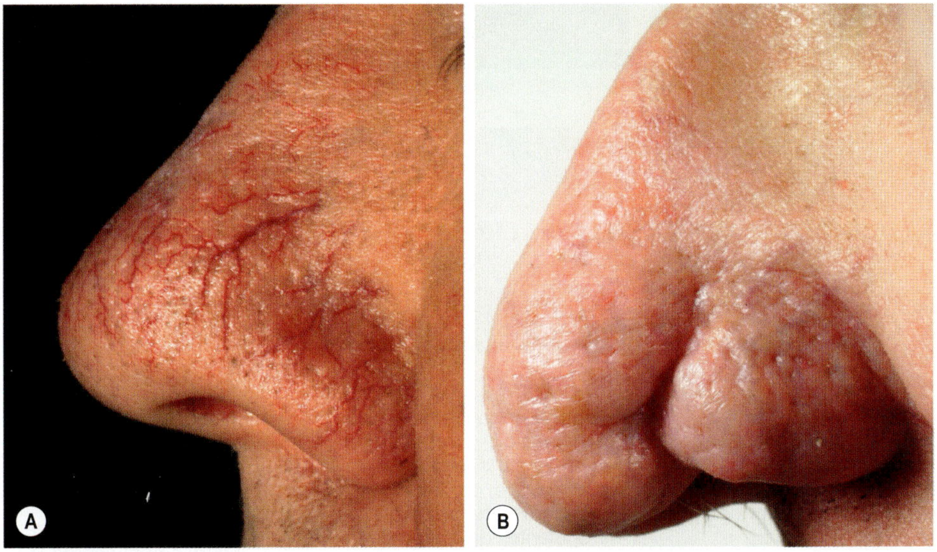

Fig. 30.4 Rhinophyma – maladie récente versus maladie évoluée. **A** Vaisseaux tortueux, télangiectasiques de la partie distale du nez contribuant à son aspect hyperhémique ; cette hyperhémie peut prédisposer aux modifications hypertrophiques ultérieures d'un rhinophyma. Noter le signe précoce de follicules dilatés. **B** Déformation du tissu nasal dû à une hypertrophie tissulaire. L'électrocoagulation ou le traitement laser peuvent être utilisés pour réduire le volume de ce nez et le remodeler. *Remerciements : Frank C. Powell, MD.*

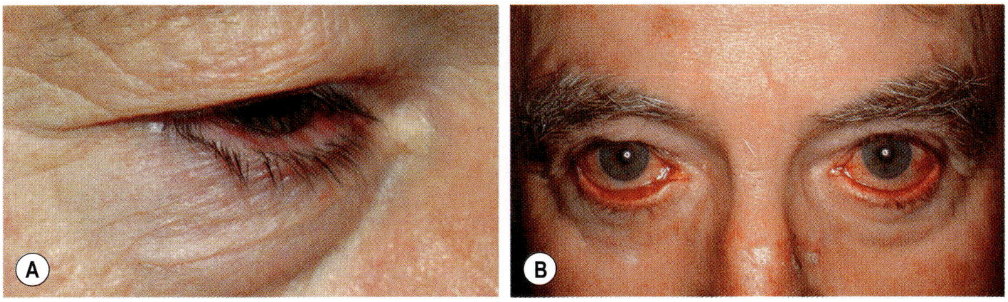

Fig. 30.5 Rosacée oculaire. **A** Érythème de la partie muqueuse de la paupière inférieure et ectropion. **B** Injection marquée de la conjonctive, aboutissant à un aspect d'yeux rouges. Un ectropion est aussi présent. *Remerciements : A : Kalman Watsky, MD ; B : YDRSC.*

Tableau 30.1 Types de rosacée. Le diagnostic de rosacée peut reposer sur la présentation cutanée en **A** ou **B** OU la présence d'au moins 2 caractéristiques majeures. Certains patients ont aussi une dermatite séborrhéique et/ou des dommages actiniques. Un œdème facial peut également se développer.

Types		**Caractéristiques majeures (la présence de 2 ou plus est diagnostique)**
A Érythème centrofacial fixe dans un modèle caractéristique qui peut périodiquement s'accentuer		
Érythémato-télangiectasique (neurovasculaire)	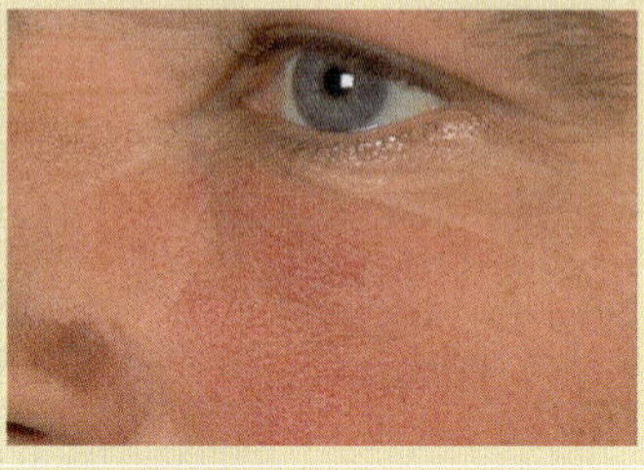	1. Flushs/rougissements récurrents, pouvant se produire dans l'érythème centrofacial fixe 2. Télangiectasies
Papulopustuleux (inflammatoire)	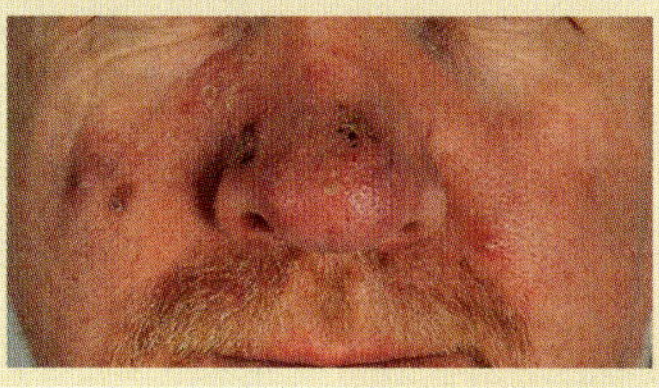	3. Papules intermittentes roses à rouges et pustules inflammatoires (fig. 30.1)
B Rhinophyma		
	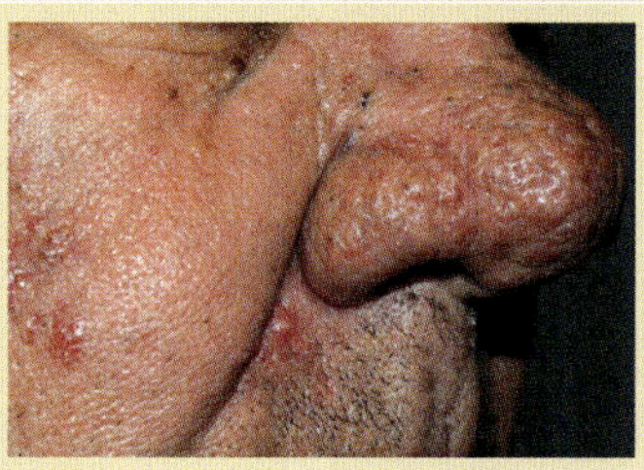	Hypertrophie et épaississement irrégulier et (bosselé) du nez (fig. 30.4) >> front, joues, menton ou oreilles
Oculaire		
Symptômes : brûlures , piqûres, prurit, sensation de corps étranger dans les yeux, photophobie, sécheresse, photophobie, vision brouillée	**Signes :** blépharite, pellicules coniques ou « croûtes de miel » des cils, œdème périorbitaire, orgelets récurrents (chalazions), irrégularités de marge de la paupière, ectropion (cf. fig. 30.5), temps de rupture rapide du film lacrymal 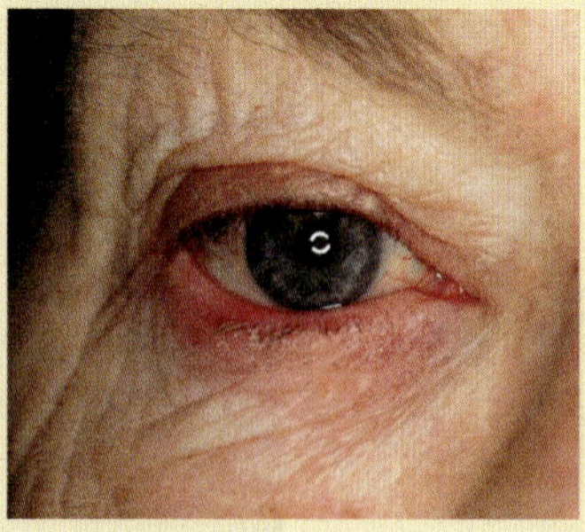	4. Télangiectasies du rebord palpébral 5. Injection conjonctivale interpalpébrale (fig. 30.5B) *Examen à la lampe à fente* 6. Infiltrats spatulés de la cornée 7. Sclérite et sclérokératite

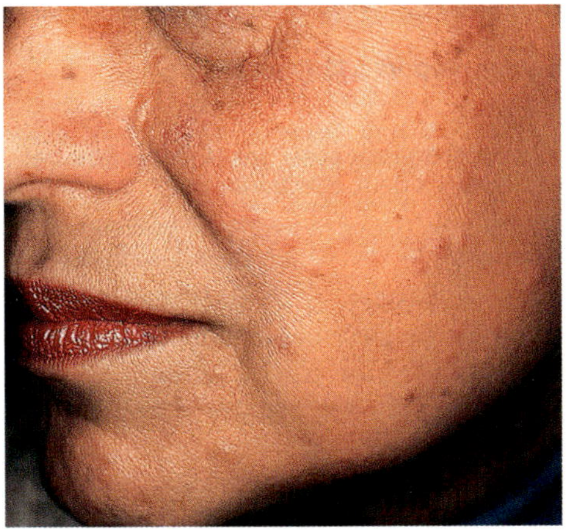

Fig. 30.6 Rosacée granulomateuse. Discrètes papules couleur de la peau à brunes dispersées sur le visage. *Remerciements : Frank C. Powell, MD.*

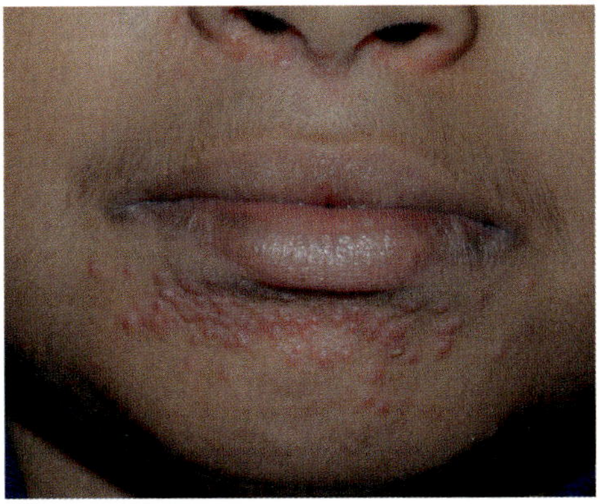

Fig. 30.7 Dermatite périorificielle, forme granulomateuse. Discrètes papules rose rouge terne autour de la bouche et du nez. Tandis que la dermatite périorificielle est souvent diagnostiquée à tort comme eczéma, cette forme plus granulomateuse peut être diagnostiquée à tort comme sarcoïdose si une biopsie a été effectuée. *Remerciements : Julie V. Schaffer, MD.*

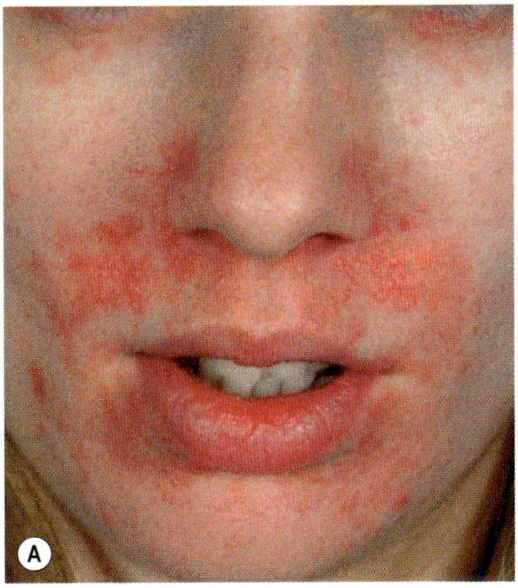

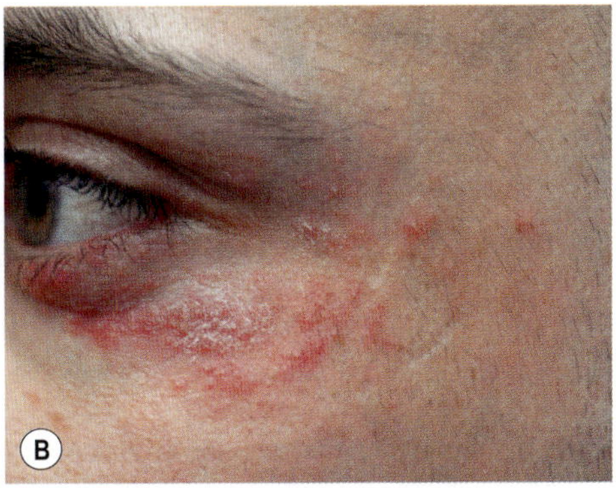

Fig. 30.8 Dermatite périorificielle (souvent étiquetée dermatite périorale). **A, B** Papules roses, taches et fines plaques ainsi que pustules superficielles en tête d'épingle autour des orifices, c.-à-d. dans une distribution périorale, périnasale et/ou périorbitaire. Au contraire de la rosacée papulopustuleuse, les papules sont habituellement au même stade d'évolution. *Remerciements : A : Frank C. Powell, MD ; B : Kalman Watsky, MD.*

Tableau 30.2 Diagnostic différentiel de la rosacée.

Affection	Caractéristique(s) distinctive(s) par rapport à la rosacée
Rosacée érythémato-télangiectasique	
Dommages actiniques	Peuvent être difficiles à distinguer car entraînent aussi des télangiectasies et un érythème, et certains patients ont les deux affections
Dermatite séborrhéique	Érythème avec squames grasses dans les sillons nasolabiaux, les conduits auditifs, les sourcils et le cuir chevelu.
Kératose pilaire rouge	• Habituellement présente durant l'adolescence • Contexte d'érythème de la partie latérale des joues avec minuscules papules folliculaires surajoutées
Erythromelanosis follicularis faciei	Plaques roses à rouge brun avec multiples papules blanches folliculaires en tête d'épingle sur la partie latérale des joues
Lupus cutané érythémateux aigu	• Absence de papulopustules inflammatoires et de modifications oculaires • Au moins 75–80 % des patients ont des signes/symptômes systémiques • Souvent plaques œdémateuses mieux délimitées
Flushs (idiopathiques ou secondaires)	• Érythème et chaleur intermittents • Les flushs chez les patients avec rosacée sont habituellement limités au visage • Prendre en compte les autres étiologies fréquentes (p. ex. ménopause, troubles anxieux) ou un phénomène lié à une tumeur (syndrome carcinoïde, phéochromocytome occulte, mastocytose) quand des sites anatomiques additionnels sont atteints ou quand il y a des symptômes associés tels que tachycardie et hypersudation
Rosacée papulopustuleuse	
Acné (vulgaire)	Début à un plus jeune âge
	Comédons, ouverts et fermés
	Kystes
	Atteinte plus importante de la partie supérieure du tronc
Démodécidose (folliculite à *Demodex*)	Les patients sont souvent immunodéprimés (infection VIH, leucémie)
	Nettoyage quotidien du visage avec des savons doux, lavage au sulfacétamide Répond à la perméthrine topique ± ivermectine orale
Rosacée induite par les stéroïdes	Chevauchement clinique avec une dermatite périorificielle (cf. supra) (fig. 30.11)
Éruption papulopustuleuse due à des inhibiteurs ciblés (p. ex. inhibiteur de l'EGFR [récepteur du facteur de croissance épidermique])	Début plus brutal après le début de l'inhibiteur ciblé (fig. 30.10) Peut aussi atteindre le cuir chevelu, le cou et le tronc
Rosacée oculaire	
Dermatite séborrhéique	Atteinte débordant la marge de la paupière; peut être accentuée dans les plis des paupières
Rosacée oculaire induite par des médicaments	Collyres utilisés pour traiter d'autres affections oculaires, p. ex. glaucome

Tableau 30.3 Traitements médicaux et chirurgicaux pour rosacée et dermatite périorificielle.

Rosacée papulopustuleuse	Dermatite périorificielle
Agents topiques – maladie modérée, associés au traitement oral, ou en entretien après un traitement oral (quotidien à biquotidien) • Métronidazole (0,75–1 %) • Lavage au sulfacétamide sodique • Acide azélaïque (15 %) • Ivermectine (1 %) • Peroxyde de benzoyle (5 %)/clindamycine (1 %) • Clindamycine (1 %) • Érythromycine (2 %) **Traitements oraux (arrêter ou diminuer jusqu'à la dose efficace la plus faible)** • Initialement : Doxycycline 20 à 100 mg orale × 2/j – *ou* Tétracycline 500 mg orale × 2/j – *ou* Minocycline 100 mg orale × 2/j – *ou* Doxycycline 40 mg orale × 1/j* • Après 4–8 semaines : Diminuer la dose de moitié ou à × 1/j • Long terme Topiques ± doxycycline 20–50 mg × 3/sem • Si très sévère : Isotrétinoïne orale 10–40 mg/j pendant plusieurs mois	**Adultes** Similaire à la rosacée papulopustuleuse, mais ne répond généralement pas aux topiques et un traitement de 4 à 8 semaines d'antibiotiques oraux est nécessaire **Enfants** • Métronidazole topique (0,75–1 %) • Antibiotiques oraux pendant 4–8 semaines Azithromycine 5–10 mg/kg × 3/sem – *ou* Érythromycine 15–25 mg/kg × 2/j – *ou* Doxycycline/minocycline (cf. colonne de gauche) si âge > 8 ans **Rosacée érythémato-télangiectasique** • Laser (p. ex. PDL, KTP) ou traitement par lumière pulsée intense • Utilisation de vasoconstricteurs topiques (p. ex. brimonidine, oxymétazoline HCl) **Rosacée oculaire** • Compresses chaudes • Massages digitaux doux avec shampooing pour bébé • Gommages à l'huile d'arbre à thé à 50 % • Petites doses de doxycycline • Consultation d'ophtalmologie **Rhinophyma d'une rosacée** • Excision chirurgicale • Électrochirurgie (fig. 30.12)

* *Inférieur à la dose antimicrobienne.*
KTP : kalium titanyl phosphate ; PDL : pulsed dye laser.

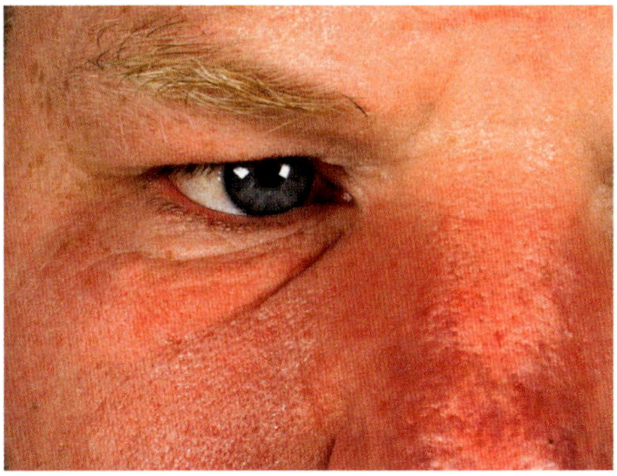

Fig. 30.9 Œdème facial secondaire à une rosacée (maladie du Morbihan). Tuméfaction érythémateuse, ferme, non dépressible, non douloureuse de la partie supérieure du visage. Les zones d'atteinte importante ont acquis un aspect en « peau d'orange ». *Remerciements : Frank C. Powell, MD.*

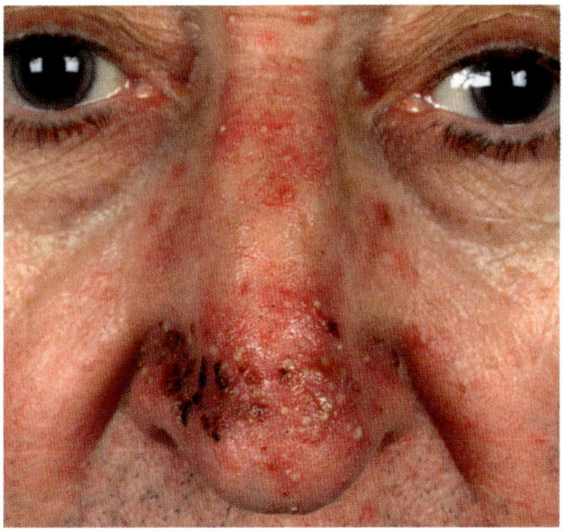

Fig. 30.10 Éruption papulopustuleuse due à un inhibiteur d'EGFR (récepteur du facteur de croissance épidermique). Il y a une ressemblance avec une rosacée, mais le début est plus brutal. *Remerciements : Frank C. Powell, MD.*

Tableau 30.4 Recommandations générales pour les soins de la peau du visage et l'éducation des patients ayant une rosacée.

Soins de la peau du visage
• Laver avec de l'eau tiède et utiliser des nettoyants sans savon à pH équilibré • Appliquer les nettoyants doucement avec le bout des doigts • Utiliser des protecteurs solaires assurant une protection à la fois contre les UVA et UVB et ayant un SPF ≥ 30 • Les crèmes antisolaires contenant des barrières physiques dioxyde de titane et/ou oxyde de zinc sont habituellement bien tolérées • Utiliser des cosmétiques et des protecteurs solaires qui contiennent des silicones protecteurs • Les poudres hydrosolubles contenant un pigment inerte vert aident à supprimer la perception de l'érythème • Les hydratants contenant des humectants (p. ex. glycérine) et les occlusifs (p. ex. vaseline) aident à réparer la barrière épidermique • Éviter les astringents, poudres et abrasifs exfoliants • Éviter les cosmétiques contenant alcool, menthol, camphre, hamamélis, parfums, menthe poivrée et huile d'eucalyptus • Éviter les cosmétiques waterproof et les bases de maquillage épaisses qui sont difficiles à enlever sans solvants irritants ou friction • Éviter les méthodes type peeling glycolique ou dermabrasion
Éducation du patient
• Rassurer le patient sur la nature bénigne de l'affection et la rareté du rhinophyma, en particulier chez les femmes • Insister sur la chronicité de la maladie et le risque d'exacerbations • Diriger les patients vers des sites d'information sur la maladie • Conseiller d'éviter les éléments déclenchants reconnus • Expliquer l'importance de la compliance aux traitements topiques • Éduquer sur l'importance d'éviter le soleil

Adapté de Powell FC. Rosacea. N Engl J Med 2005 ; 352 : 793–803 ; Pelle MT, Crawford GH, James WD. Rosacea : II. Therapy. J Am Acad Dermatol 2004 ; 51 : 499–512 et Del Rosso JQ, Baum EW. Comprehensive medical management of rosacea : An interim study report and literature review. J Clin Aesthet Dermatol 2008 ; 1 : 20–5.

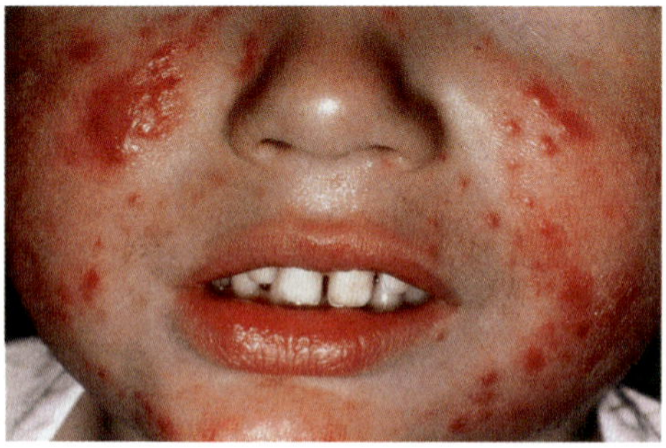

Fig. 30.11 Rosacée aux stéroïdes. Maladie sévère chez un enfant avec confluence des papulopustules érythémateuses. *Remerciements : YDRSC.*

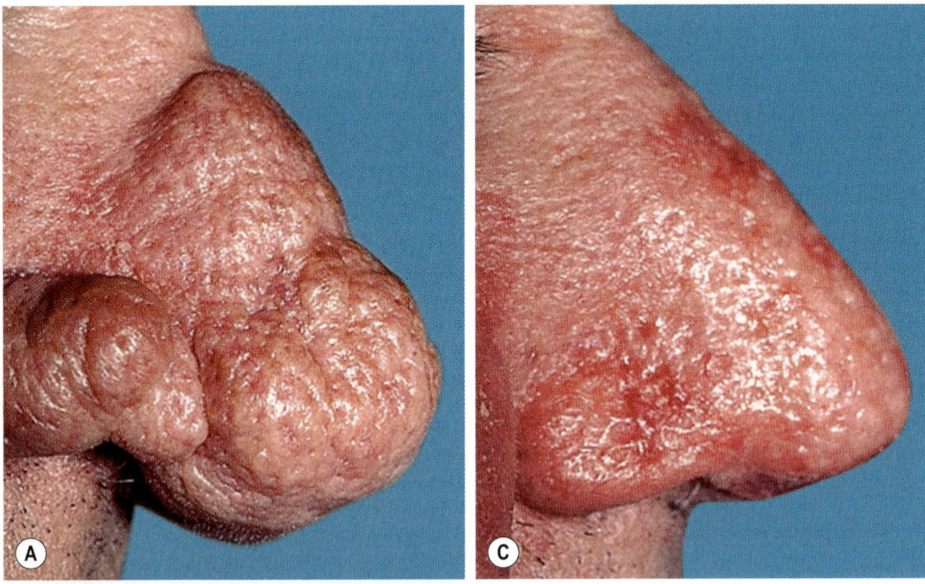

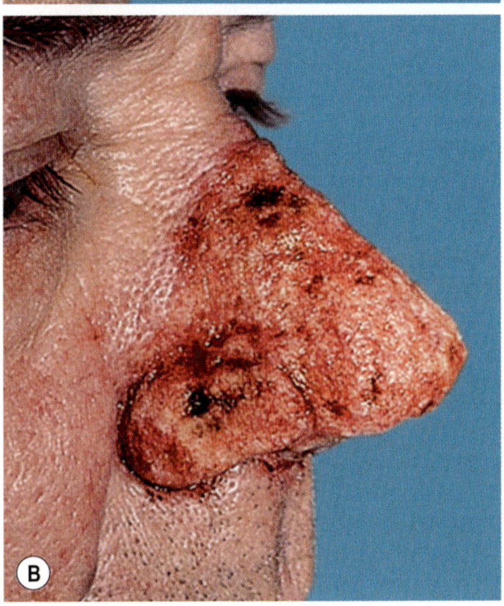

Fig. 30.12 Rhinophyma. **A** Rhinophyma modérément sévère chez un homme d'âge moyen. **B** Immédiatement après mise à plat des glandes sébacées en excès par électrochirurgie. L'attention doit être portée sur la réalisation d'une ablation subtotale car un traitement très agressif peut entraîner une cicatrice importante et une possible déformation liée à la rétraction de la cicatrice. **C** Quatre semaines plus tard, une cicatrisation est notée, avec un bon résultat cosmétique. Durant la cicatrisation, la plaie est gardée humide avec une pommade et des pansements semi-occlusifs. *Remerciements : Sheldon V. Pollack, MD.*

31 Folliculites

• Les folliculites sont divisées en formes superficielles et profondes (tableau 31.1).

• Les papules et pustules folliculaires peuvent être distinguées de lésions non folliculaires par la présence d'un poil perçant la lésion dans les premières ; si les tiges pilaires ne sont pas apparentes, alors déterminer si les lésions correspondent à la répartition spatiale des follicules pileux peut aider au diagnostic.

Folliculites superficielles

• Fréquentes ; caractérisées par des papules folliculaires ou des pustules qui ont souvent une base érythémateuse.

• Souvent prurigineuses, parfois douloureuses.

• Privilégient les zones avec des poils terminaux comme le cuir chevelu ou la barbe ; fréquentes aussi sur le tronc, les fesses et les cuisses > les aisselles et les aines.

• La forme la plus fréquente est négative en culture/flore normale, suivie par la folliculite bactérienne causée par *Staphylococcus aureus*.

• De multiples étiologies, moins habituelles (tableau 31.1), nécessitent une approche systématique pour un diagnostic et un traitement adéquats (fig. 31.1 ; tableau 31.2).

• **DD :** acné vulgaire, pseudo-folliculite de la barbe, rosacée ; maladie de Grover chez les adultes, miliaire pustuleuse chez les enfants.

Tableau 31.1 Classification des folliculites.*

Folliculites superficielles	Folliculites profondes
Infectieuses • Bactériennes 1. *Staphylococcal aureus* (fig. 31.2) 2. Bacilles Gram-négatif 3. Folliculite par bains chauds (fig. 31.3) • Fongiques 1. Dermatophyte (fig. 31.4A) 2. *Malassezia* spp. (*Pityrosporum*) 3. *Candida* spp. • Virales 1. Herpès simplex (fig. 31.4B) 2. Zona • Autres 1. *Demodex* (fig. 31.4C, D) **Non infectieuses** • Culture négative/flore normale (fig. 31.5) • Irritative • Induite par des médicaments • Éosinophilique (fig. 31.6) 1. Folliculite pustuleuse éosinophilique (maladie de Ofuji) 2. Folliculite pustuleuse éosinophilique associée à une immunosuppression (ou au VIH) 3. Folliculite pustuleuse éosinophilique de la petite enfance • Infundibulo-folliculite disséminée et récurrente	• Furoncles • Sycosis (tableau 31.3) 1. De la barbe (fig. 31.2B) 2. Lupoïde 3. Mycosique (fig. 31.7) 4. Herpétique • Pseudo-folliculite de la barbe • Acné chéloïdienne • Hidradénite suppurée*

** Fait partie de la tétrade folliculaire occlusive, qui inclut aussi l'acné conglobata (cf. chap. 29), la cellulite disséquante du cuir chevelu (cf. chap. 56), et le sinus pilonidal/kyste (cf. chap. 90).*

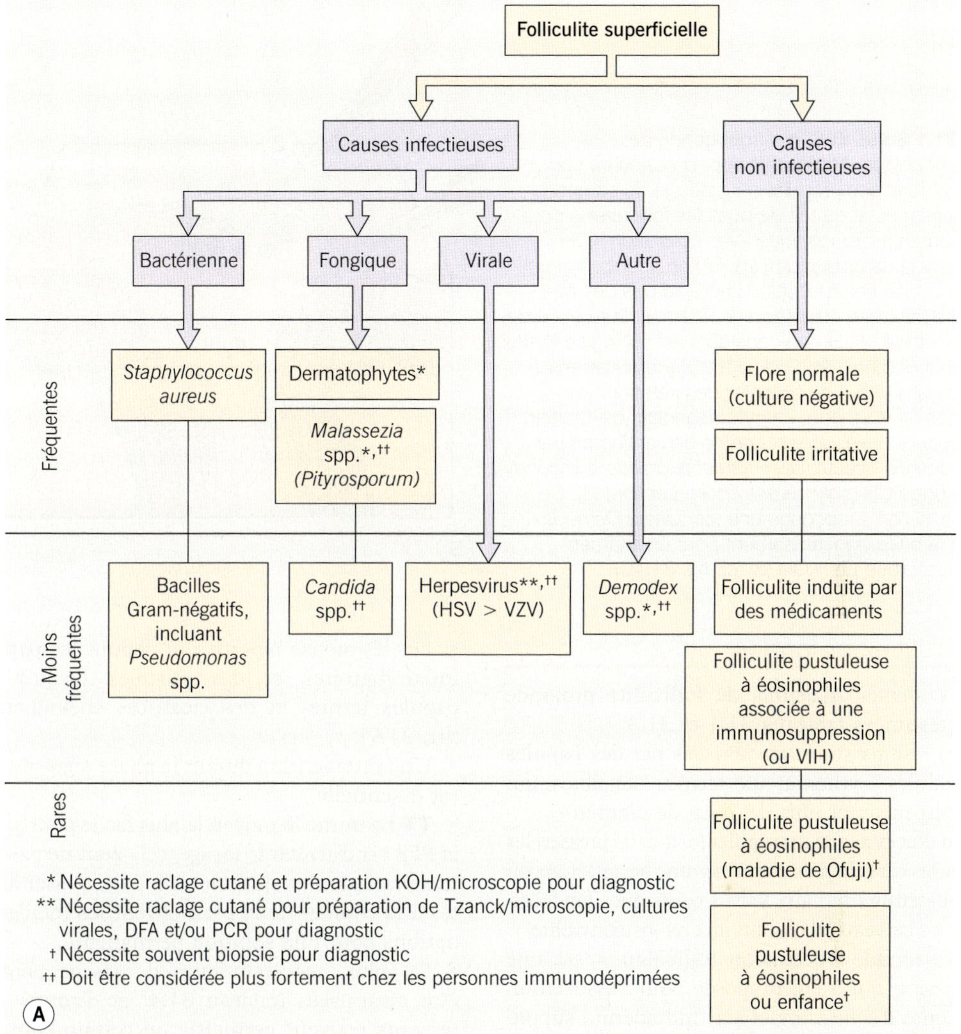

Fig. 31.1 Folliculite superficielle – approche clinique. **A** Des lésions œdémateuses de folliculite suggèrent davantage une folliculite éosinophilique, une folliculite à *Demodex* ou une folliculite à *Pseudomonas* par jacuzzi. *Suite*

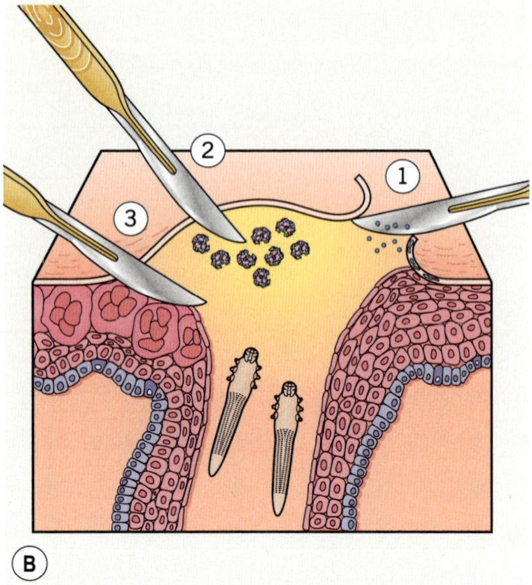

Fig. 31.1 Suite. **B** Si l'on soupçonne des dermatophytes, *Malassezia* spp. ou *Candida* spp., alors obtenir des produits de grattage de squames périphériques et du toit de pustules folliculaires pour un examen microscopique avec coloration KOH (hydroxyde de potassium) (1). Si l'on soupçonne une cause bactérienne, et selon l'hôte, le pus doit être envoyé pour une coloration de Gram, culture et étude de sensibilité (2). Si l'on considère les étiologies virales, le plancher d'une lésion doit être vigoureusement gratté dans le but de collecter des kératinocytes chargés de virus pour un cytodiagnostic de Tzanck, une culture virale, une recherche des anticorps par fluorescence directe (DFA : *direct fluorescent antibody*) et/ou une PCR (*polymerase chain reaction*) (3). De même, si l'on soupçonne une folliculite à *Demodex*, racler la base vigoureusement pour un examen microscopique par KOH (3) (cf. fig. 31.4D).

Folliculites profondes

• Les formes majeures de folliculite profonde sont résumées tableaux 31.1 et 31.3.
• Les lésions sont caractérisées par des papules ou nodules érythémateux, fermes, sensibles, qui peuvent mesurer plus de 2 cm de diamètre.
• On doit éviter de manipuler (c.-à-d. de presser) les furoncles car cela peut entraîner une bactériémie, ou une dissémination aux valves cardiaques (endocardite), au cerveau (abcès) ou aux os (ostéomyélite).
• La « tétrade d'occlusion folliculaire » est une expression qui a été proposée pour l'association fréquente d'acné conglobata, hidradénite suppurée, cellulite disséquante du cuir chevelu, sinus/kyste pilonidal ; aussi appelée « acné inversée ».

Pseudo-folliculite de la barbe (PFB)

• Affection inflammatoire fréquente survenant le plus souvent dans la zone de la barbe chez des hommes qui se rasent.
• Principalement hommes > femmes ; Afro-Américains et autres personnes ayant une peau noire et des cheveux crépus.
• La cause proposée est le fait que les cheveux crépus se recourbent dans la peau quand ils sont rasés (fig. 31.8).
• Il y a également une prédisposition génétique quand des personnes sont porteuses d'une mutation dans le sous-domaine α-hélicoïdal 1A de la couche spécifique de kératine K6hf (K75) du follicule pileux.
• Les lésions se répartissent depuis des papules inflammatoires et des pustules jusqu'à des papules fermes et des cicatrices chéloïdiennes (fig. 31.9).
• Une intervention durant la phase aiguë de PFB est essentielle.
• **TT :** comme le moyen le plus facile pour guérir la PFB est d'arrêter le rasage, cela peut ne pas être très pratique ; les systèmes d'épilation laser adaptés à la couleur de la peau offrent les meilleures options pour une solution permanente.
• De plus, les techniques de rasage peuvent être optimisées (tableau 31.4) et d'autres traitements peuvent permettre un certain contrôle. (tableau 31.5).

Acné chéloïdienne

• Commence comme une folliculite chronique de la face postérieure du cou et du cuir chevelu occipital ; avec le temps, des papules chéloïdiennes et des plaques se développent (fig. 31.10).
• Observée presque exclusivement chez des hommes d'ascendance africaine.
• Les lésions sont habituellement prurigineuses et parfois douloureuses et défigurantes.
• Il y a fréquemment des zones d'alopécie ou une alopécie complète ; il y a parfois des abcès sous-cutanés avec des sinus drainants malodorants.
• Plus tôt cette affection est traitée, moins il est probable qu'elle devienne défigurante.
• **TT :** résumé tableau 31.6.

Tableau 31.2 Signes cliniques et traitement d'une sélection de folliculites superficielles. Les étiologies les plus fréquentes sont ombrées en vert.

Type	Manifestations cliniques	Traitement
Folliculites infectieuses		
Bactériennes		
Folliculites à Staphylococcus aureus		
• Folliculites infectieuses les plus fréquentes • Risque augmenté si diabète, dermatite atopique, climat humide et chaud, occlusion, épilation/arrachage/rasage des pilosités, utilisation de CS topiques	• Pustules folliculaires ou papules sur une base érythémateuse (fig. 31.2) • Principalement sur le visage, le tronc, les aisselles, les fesses • Si absence de pustules, l'élément clé du diagnostic peut être une collerette squameuse superposée	**Localisée** • Mupirocine topique 2 % × 3/j pendant 7–10 jours **Diffuse ou récurrente** • Lavages × 1 à 2/semaine (p. ex. peroxyde de benzoyle, chlorhexidine, bains javellisés) • Traiter le portage nasal chronique de *S. aureus* • Antibiotiques oraux guidés par la culture
Folliculites à germes Gram-négatifs		
• Dues à *Klebsiella*, *Enterobacter* ou *Proteus* spp. • Typiquement observées chez les patients acnéiques recevant des antibiotiques au long cours • Aussi observées chez les hommes adultes ayant une peau grasse	• Pustules des zones T et périnasales du visage	• Topique : gentamicine topique ou peroxyde de benzoyle • Quinolones systémiques **Sévère ou récurrente** • Isotrétinoïne 0,5–1 mg/kg/j pour maximum 16 semaines
Folliculite du jacuzzi (spa)		
• Due à *Pseudomonas aeruginosa* dans le cadre d'un bain chaud ou bouillonnant 12–48 heures avant le début	• Papules et pustules folliculaires œdémateuses rose rouge • Principalement sur le tronc (fig. 31.3) ; souvent prurigineuse • Habituellement autolimitée chez les sujets immunocompétents • Plus sévère chez les patients ayant une immunodéficience	• Entretien du jacuzzi/bain bouillonnant en assurant des taux de chlore adéquats **Sévère ou sujet immunodéficient** • Quinolones orales pendant 1–2 semaines

(*Suite*)

Tableau 31.2 Suite.

Type	Manifestations cliniques	Traitement
Fongiques		
Folliculites à dermatophytes		
• Dermatophytose de la barbe (*Trichophyton mentagrophytes* ou *T. verrucosum*); surviennent classiquement chez des personnes travaillant à la ferme • Granulome de Majocchi (habituellement à *T. rubrum*), survient classiquement sur les jambes des femmes qui les rasent ; les facteurs de risque additionnels incluent une immunosuppression, une occlusion, l'utilisation de CS topiques puissants	• Papules et pustules folliculaires, inflammatoires dans la zone de la barbe ; croûtes ; perte des poils • Pustules folliculaires, papules ou nodules, plus souvent sur la partie inférieure des jambes (fig. 31.4A)	• Les antifongiques topiques sont souvent inefficaces • Terbinafine 250 mg/j p.o. pendant 2–3 semaines • Griséofulvine micronisée 500–1 000 mg/j ou ultra-micronisée 500–750 mg/j p.o., pendant 4–6 semaines • Itraconazole 200 mg p.o. × 2/j pendant 1 semaine/mois pour 2 cures
Folliculite à Malassezia *(Pityrosporum)*		
• Causée par *Malassezia* spp. • Typiquement observée chez des jeunes adultes • Facteurs favorisants : temps chaud, occlusion, production excessive de sébum, traitement antibiotique, immunosuppression iatrogène	• Pustules et papules folliculaires prurigineuses • Principalement la poitrine, le dos, les épaules • Levures abondantes en microscopie avec coloration par KOH	**Topiques** • Antifongiques (p. ex. kétoconazole crème) • Sulfure de sélénium ou shampooings antifongiques **Systémiques** • Fluconazole 100–200 mg/j p.o. pendant 3 semaines ou × 1/semaine pendant 1–3 semaines • Itraconazole 200 mg/j p.o. pendant 1–3 semaines
Folliculite à Candida		
• Observée principalement chez les diabétiques • Aussi chez les patients immunodéprimés, sous antibiotiques ou sous traitement par CS • Fréquente chez les personnes hospitalisées ou alitées, fébriles, couchées sur le dos	• Pustules folliculaires prurigineuses sur une base érythémateuse • Principalement en cas d'environnement chaud, humide, avec occlusion, comme dans les zones intertrigineuses • Souvent il existe des pustules satellites autour des zones de candidose des plis • Les lésions faciales peuvent imiter une dermatophytose de la barbe	• Prévention des contacts cutanés directs, peau contre peau, dans les zones intertrigineuses • Si possible, arrêter le traitement antibiotique ou par CS **Modérée** • Antifongiques topiques **Sévère ou récalcitrante** • Fluconazole 100 mg/j p.o. × 1 semaine, puis 1 jour/2 × 1 mois

(*Suite*)

Tableau 31.2 Suite.

Type	Manifestations cliniques	Traitement
Virales		
Folliculite à herpès simplex		
• **Patient immunocompétent :** les scénarios les plus habituels sont la survenue sur de visage d'hommes ou sur la zone pubienne de femmes (avec antécédents d'infections HSV récurrentes) qui se rasent avec des rasoirs à lame • **Sujet immunodéficient :** une dissémination ou des présentations inhabituelles sont observées ; envisager le VZV quand on adresse des spécimens pour culture, DFA et/ou PCR	• Développement rapide de pustules folliculaires isolées ou groupées et de vésicules sur une base érythémateuse (fig. 31.4B) • Cellules géantes multinucléées observées sur le cytodiagnostic de Tzanck	• Aciclovir 200 mg p.o. × 5/j pendant 5–10 jours • Famciclovir 500 mg p.o. × 3/j pendant 5–10 jours • Valaciclovir 500 mg p.o. × 3/j pendant 5–10 jours
Autre		
Folliculite à Demodex		
• Peut être associée à une immunosuppression • Parfois associée à des poussées de rosacée	• Papules folliculaires érythémateuses et pustules du visage, souvent avec un antécédent d'érythème diffus (fig. 31.4C) • Le produit de raclage cutané révèle sous le microscope de nombreux acariens de type *Demodex* (fig. 31.4D)	• Ivermectine topique en crème 1 %, perméthrine topique en crème à 5 % • Dose unique d'ivermectine systémique 200 µg/kg p.o. • Prévention par nettoyage quotidien avec un nettoyant médicamenteux, p. ex. sulfacétamide
Folliculites non infectieuses		
Folliculite avec culture négative ou flore normale		
• La plus fréquente de toutes les folliculites	• Peut ressembler cliniquement à une folliculite à *S. aureus* mais les cultures ne poussent pas ou révèlent seulement une flore normale • Principalement le tronc et le cuir chevelu (fig. 31.5) • Souvent prurigineuse	• Peroxyde de benzoyle topique • Antibiotiques topiques (p. ex. clindamycine) • Antibiotiques oraux (p. ex. doxycycline, tétracycline) utilisés principalement pour leurs effets anti-inflammatoires
Folliculite par irritation		
• Survient habituellement après l'application d'un médicament topique ou d'une pommade (p. ex. préparations au goudron) • Peut être observée sur les cuisses par frottement de jeans en toile denim	• Pustules folliculaires sur les zones d'application ou de frottements • Principalement dans les zones avec des poils terminaux	• Arrêter l'agent favorisant • Appliquer des médicaments topiques dans le sens de la pousse des poils • CS topiques d'action moyenne en lotion ou crème

(*Suite*)

Tableau 31.2 Suite.

Type	Manifestations cliniques	Traitement
Folliculite induite par des médicaments		
• Plus fréquente chez des personnes sujettes à l'acné ou du même groupe d'âge • Peut se développer dans les 2 semaines après le début de l'agent responsable • Le risque est proportionnel à la dose et à la durée du traitement • Coupables fréquents : CS, hormones androgéniques, inhibiteurs de l'EGFR, de MEK, sirolimus, iodures, bromures, lithium, isoniazide, anticonvulsivants	• Éruption aiguë monomorphe de papules érythémateuses folliculaires et de pustules • Principalement au tronc, épaules et haut des bras • Multiples papulopustules du visage et du cuir chevelu, parfois mêlées à des squames-croûtes (cf. fig. 17.16) • Contrairement à l'acné vulgaire, il n'y a typiquement pas de comédons	• Arrêter si possible le médicament en cause **Topiques** • Peroxyde de benzoyle, clindamycine, érythromycine ou rétinoïdes **Systémiques** • Tétracycline, doxycycline, minocycline
Folliculites éosinophiliques		
Folliculite pustuleuse éosinophilique (maladie de Ofuji)		
• Cas rapportés les plus nombreux au Japon • Non associée à une maladie systémique	• Épisodes récurrents de papulopustules folliculaires ; taches et plaques érythémateuses avec pustules coalescentes surajoutées ; et ultérieurement guérison centrale laissant des lésions figurées • Principalement visage, membres supérieurs et tronc ; occasionnellement paumes et plantes • Prurit souvent sévère • Les lésions durent 7–10 jours • Résolution spontanée et rechute sont la norme	• Antiprurigineux topiques, antihistaminiques oraux et CS topiques pour le soulagement du prurit **1re ligne** • Indométacine orale 50 mg/j p.o. **2e ligne** • Photothérapie UVB • Minocycline orale, dapsone, CS ou colchicine
Folliculite éosinophilique associée à une immunosuppression (ou au VIH)		
• Corrélée à un taux bas de CD4 (<300/mm^3) • Aussi rapportée chez d'autres personnes immunodéprimées, telles que celles qui ont un lymphome, une leucémie, et les receveurs d'une greffe de cellules souches • Peut faire partie du syndrome inflammatoire de reconstitution immune (SIRI)	• Papules folliculaires persistantes, chroniques ; possibilité d'absence de pustules (fig. 31.6) • Principalement visage, cuir chevelu et haut du tronc • Prurit intense	• Une amélioration clinique survient avec l'augmentation du nombre des CD4 via ARV • Les antiprurigineux topiques et oraux et les CS sont souvent inadaptés • La photothérapie UVB peut être utile pour le prurit • Traitements additionnels : tacrolimus topique, perméthrine ; antibiotiques oraux, itraconazole, isotrétinoïne

• La prévention est importante, et les patients doivent éviter les irritations mécaniques sur la ligne d'implantation capillaire postérieure.

Hidradénite suppurée

• C'est une affection inflammatoire provenant du follicule pileux qui cible les sites cutanés porteurs de glandes apocrines, en particulier les aisselles et la région anogénitale.
• C'est une affection chronique, caractérisée par des «furoncles» récurrents et des sinus de drainage avec des cicatrices subséquentes.
• Principalement femmes > hommes et personnes de d'ascendance africaine; début à la puberté ou peu après.
• **Initialement,** des nodules inflammatoires et des abcès stériles surviennent dans les aisselles, les aines, la zone périanale et/ou les zones sous-mammaires; ils sont souvent très douloureux (fig. 31.11A, B).
• **Avec le temps,** des sinus fistuleux (fig. 31.11B, C) et des cicatrices hypertrophiques se développent (fig. 31.11D); un drainage chronique, malodorant, survient également.
• **Les complications** peuvent inclure une anémie par maladie chronique, une amylose secondaire, un lymphœdème, des fistules, des arthropathies, et le rare développement d'un CSC dans les cicatrices chroniques.
• **DD :** furonculose staphylococcique, maladie de Crohn, donovanose, mycétome et scrofuloderme (forme de lymphadénite tuberculeuse avec une extension cutanée).
• **TT :** il est difficile de traiter et il n'existe pas un traitement parfait; l'excision chirurgicale est la démarche la plus proche d'une action curatrice, décrite tableau 31.7.
• Éviter incision et drainage, qui peuvent conduire à d'autres cicatrices et à la formation de trajets fistuleux.
• En général, un traitement médical est recommandé dans les stades précoces; un traitement chirurgical devrait être réalisé aussi précocement que possible dès que se développent abcès, fistules et cicatrices.

Pour des informations sur les anomalies folliculaires suivantes, se référer aux chapitres correspondants : lichen spinulosus (chap. 9), trichostatsis spinulosa (chap. 29), erythromelanosis follicularis faciei (chap. 30), phrynodermie (chap. 43), trichodysplasie associée à un virus (chap. 68), et kératose pilaire atrophiante (chap. 82).

Pour plus d'informations, cf. chap. 38 de *Dermatology, Fourth Edition*.

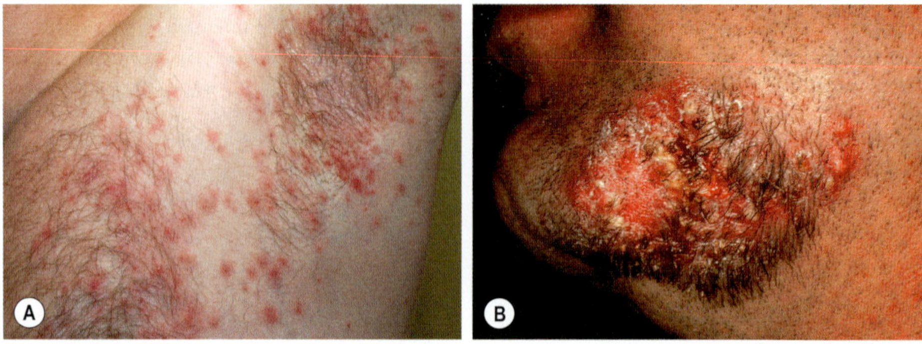

Fig. 31.2 Folliculite axillaire et de la barbe à *Staphylococcus aureus*. **A** Nombreuses pustules folliculaires avec une bordure érythémateuse provenant du creux axillaire. **B** De discrètes papulopustules sont observées en arrière, tandis qu'au centre il y a une atteinte plus profonde avec formation d'une plaque (sycosis de la barbe).
Remerciements : A : Kalman Watsky, MD ; B : YDRSC.

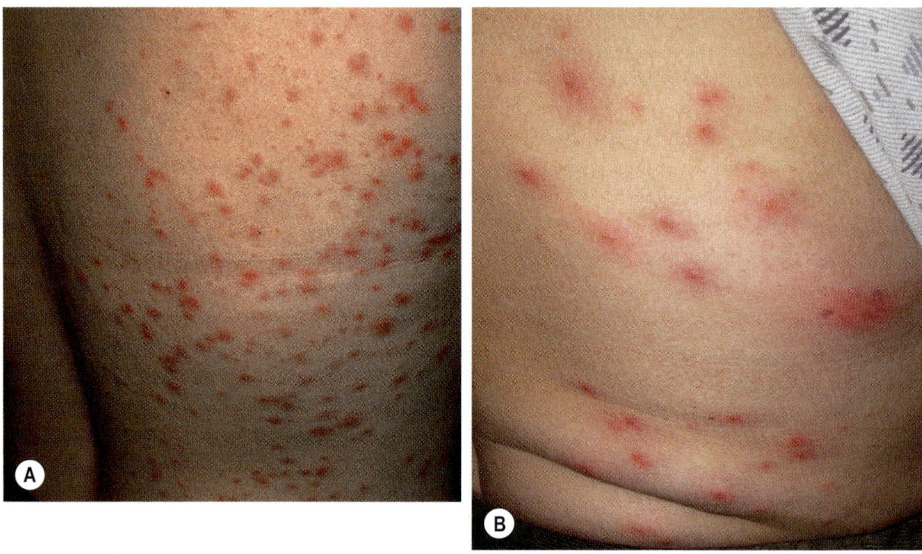

Fig. 31.3 Folliculite à *Pseudomonas* par « jacuzzi ». **A, B** Papules folliculaires œdémateuses sur le flanc qui commencent à se développer 2–3 jours après l'utilisation d'un jacuzzi (spa). Le nombre et la taille peuvent varier.
Remerciements : A : YDRSC ; B : Kalman Watsky, MD.

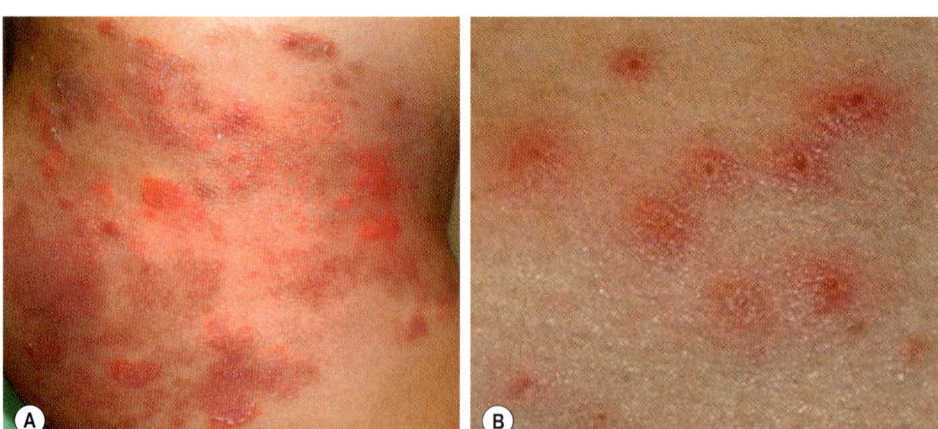

Fig. 31.4 Folliculite fongique, virale ou ectoparasitaire. **A** Papules folliculaires fermes d'une folliculite à dermatophytes (granulome de Majocchi) dans le cadre d'une dermatophytose corporelle étendue. **B** Infection virale folliculaire à herpès simplex chez un patient immunodéprimé.

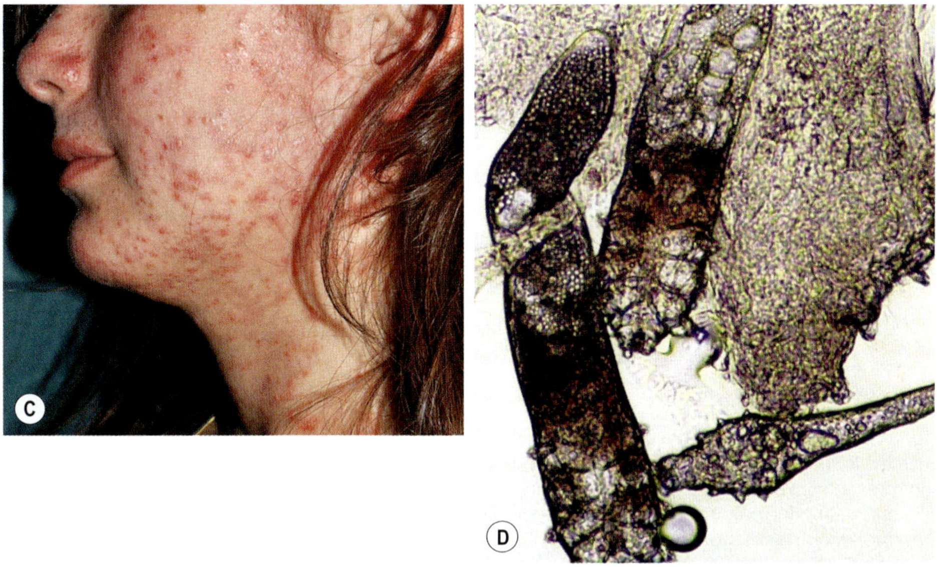

Fig. 31.4 Suite. **C** Nombreuses papules œdémateuses de folliculite à *Demodex* du visage et du cou ; noter la nature œdémateuse de plusieurs lésions. **D** Constatations microscopiques du contenu folliculaire obtenu par raclage d'une folliculite à *Demodex*. *Remerciements : A : Amy Mc Michael, MD ; B : Karynne O. Duncan, MD ; C : Angela Hernandez-Martin, MD ; D : YDRSC.*

Tableau 31.3 Formes de sycosis. Un sycosis est défini comme une inflammation chronique des follicules pileux, en particulier de la barbe.

Type	Caractéristiques
De la barbe	• Folliculite bactérienne de la barbe et/ou la moustache, habituellement causée par *Staphylococcus aureus* (cf. fig. 31.2B) • Située profondément, œdémateuse, papules et pustules périfolliculaires qui peuvent confluer pour former des plaques parsemées de pustules et des croûtes • Évolution subaiguë à chronique avec de fréquentes rechutes
Lupoïde	• Forme cicatricielle de folliculite profonde, touchant typiquement la zone de la barbe ; peut être causée par *S. aureus* (cependant les cultures échouent souvent à révéler des organismes pathogènes) • Extension périphérique de papules périfolliculaires et de pustules avec cicatrice atrophique centrale/alopécie cicatricielle ; inflammation granulomateuse qui peut conduire à un aspect évocateur de lupus vulgaire • Évolution chronique réfractaire au traitement
Mycosique	• Folliculite à dermatophytes de la zone de la barbe (le plus souvent le menton), habituellement causée par des organismes zoophiles • Papules inflammatoires périfolliculaires et pustules avec coalescence pour former des nodules et des plaques avec écoulement purulent à partir des follicules béants, des croûtes et des poils détachés qui peuvent être enlevés sans douleur (fig. 31.7)
Herpétique	• Cf. tableau 31.2

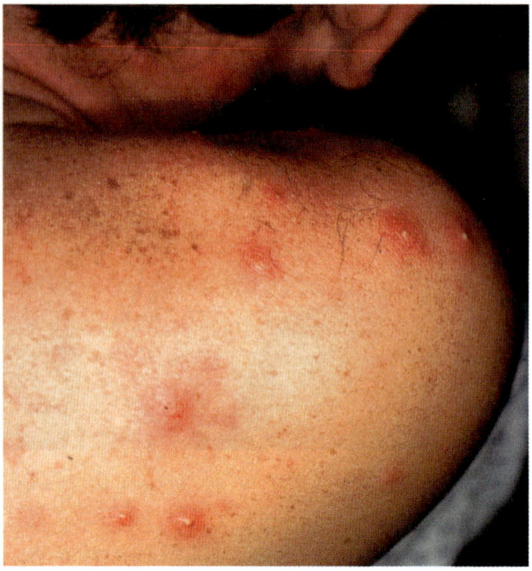

Fig. 31.5 Folliculite négative en culture. Les pustules folliculaires avec un bord érythémateux sont présentes dans le haut du dos. Le diagnostic différentiel est principalement une folliculite due à *Staphylococcus aureus* ou une acné.

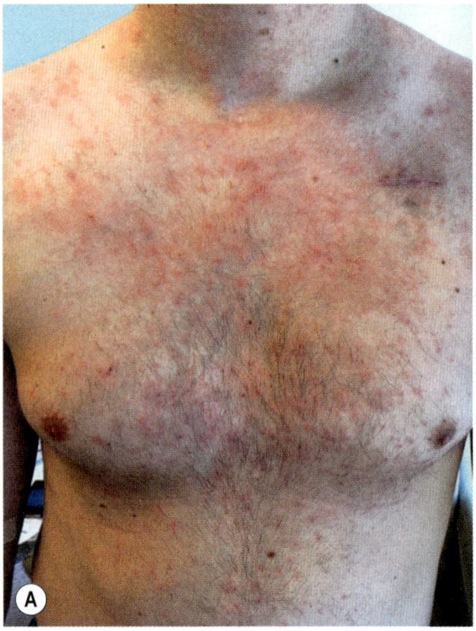

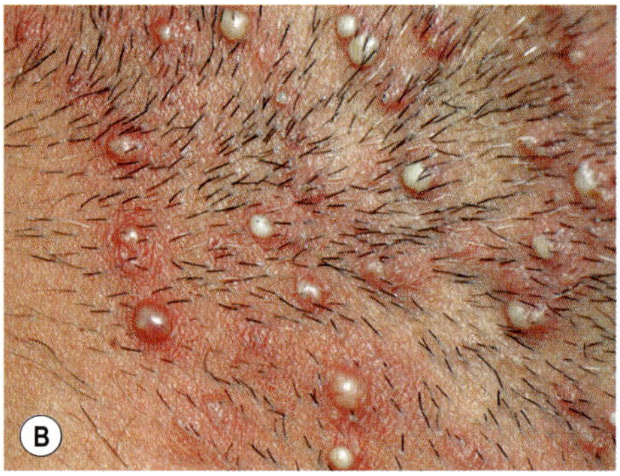

Fig. 31.6 Folliculite éosinophilique associée à une immunosuppression. **A** Multiples papules folliculaires sur la poitrine chez un patient qui a reçu une transplantation allogénique de cellules souches hématopoïétiques. Noter la nature œdémateuse de certaines de ces lésions. Il y a très peu de pustules. **B** Chez certains patients, on observe de multiples pustules folliculaires. *Remerciements : A : Dennis Cooper, MD; B : Luis Requena, MD.*

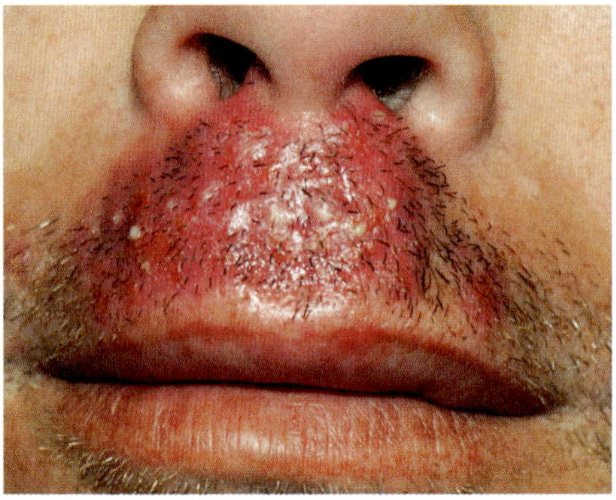

Fig. 31.7 Sycosis mycosique. Plaque ferme de la lèvre supérieure cutanée parsemée de multiples pustules dues à un dermatophyte zoophile. *Remerciements : Kalman Watsky, MD.*

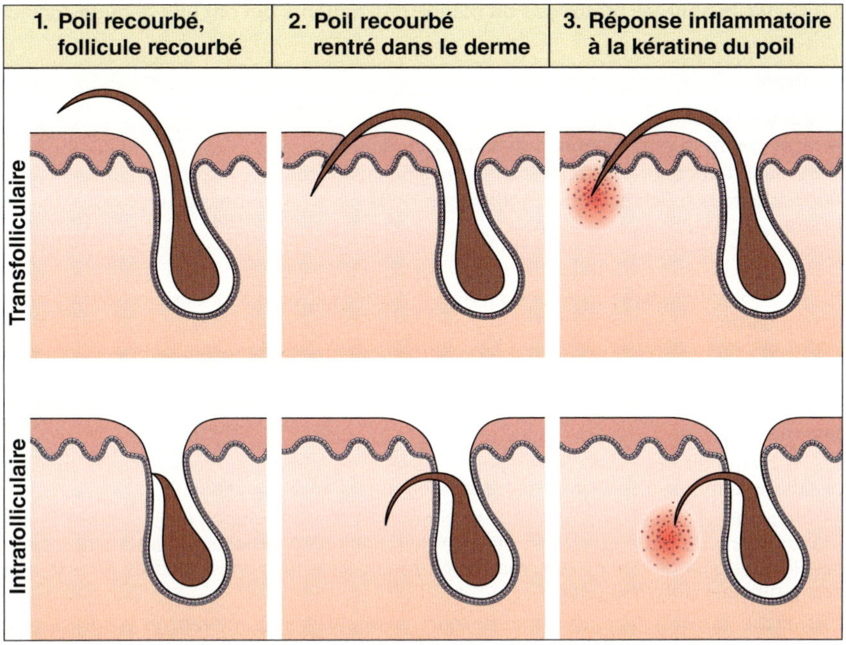

Fig. 31.8 Pathogenèse des pseudo-folliculites. *Remerciements : M.A. Abdallah, MD.*

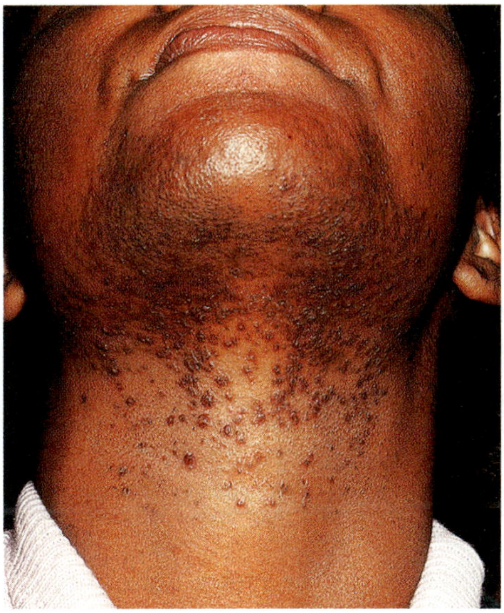

Fig. 31.9 Pseudo-folliculite de la barbe. Multiples papules fermes hyperpigmentées du bas du visage et du cou (distribution en barbe). *Remerciements : A. Paul Kelly, MD.*

Tableau 31.4 Conseils pour les méthodes de rasage des patients qui ont une pseudo-folliculite de la barbe.

Points importants
• Ne pas tirer sur la peau • Ne pas raser contre le grain/direction de la pousse du poil • Utiliser un rasoir tranchant à chaque fois, si possible multilame • Procéder par petites touches (en suivant le grain de la peau) et ne pas raser plus de deux fois la même zone
Méthode
1. Enlever les poils préexistants avec une tondeuse électrique, en laissant approximativement 1–2 mm de barbe 2. Laver la zone avec un savon pour acné, non abrasif et un gant de toilette rugueux; dans les zones avec des «poils incarnés», masser doucement avec une brosse à dents souple peut aider 3. Rincer la zone avec de l'eau puis appliquer sur le visage des compresses d'eau chaude pendant plusieurs minutes 4. Utiliser une crème de rasage de votre choix, masser modérément la mousse sur la zone à raser (ne pas laisser la mousse sécher, si nécessaire en appliquer à nouveau) 5. Utiliser une lame aiguisée (n'importe quel type qui semble bien couper, mais pas trop près) et raser dans le sens du grain du poil en utilisant des petits mouvements réguliers avec une tension minimale (et pas plus de deux fois sur la même zone); dans les zones difficiles à raser, il peut être nécessaire de raser contre le grain 6. Après le rasage, rincer à l'eau, et alors appliquer la préparation après-rasage la plus apaisante de votre choix. Si cela provoque une brûlure significative ou un prurit consécutif, une application topique de CS en crème ou lotion (hydrocortisone 1–2,5 %) peut être utilisée comme alternative à la préparation après-rasage

Tableau 31.5 Approche thérapeutique de la pseudo-folliculite de la barbe.

Rasage	• Dans les cas légers à modérés : continuer à raser tous les jours, mais suivre les recommandations du tableau 31.4 • Dans les cas sévères : envisager l'arrêt du rasage, sans reprise du rasage tant que les lésions inflammatoires n'ont pas guéri et que tous les «poils incarnés» n'ont pas disparu; durant cette période, le patient peut laisser sa barbe à une longueur minimum de 0,5 cm en utilisant des ciseaux à barbe ou une tondeuse électrique
Compresses et élimination des poils incarnés	• Eau chaude, salée, ou solution de Burow (acétate d'aluminium) en compresses pendant 10 minutes × 3/j pour soulager les lésions, enlever les croûtes, réduire les suintements secondaires à l'inflammation et/ou les excoriations, et assouplir l'épiderme afin de permettre une extraction plus facile des poils incarnés
Traitement topique	• CS topiques de faible puissance en lotion et/ou clindamycine topique doivent être appliqués après les compresses pour libérer les poils enchâssés
Infection bactérienne secondaire	• Un antibiotique systémique approprié doit être prescrit, d'après les cultures bactériennes
Maladie récalcitrante	• De la prednisone (45–60 mg) ou équivalent peut être nécessaire chaque matin pendant 7–10 jours • L'éflornithine topique en crème × 3/j peut être une aide* • Épilation par laser (en utilisant le laser approprié pour la couleur de la peau) avec le but d'une épilation définitive

** D'après des séries de cas.*

Remerciements : A. Paul Kelly, MD.

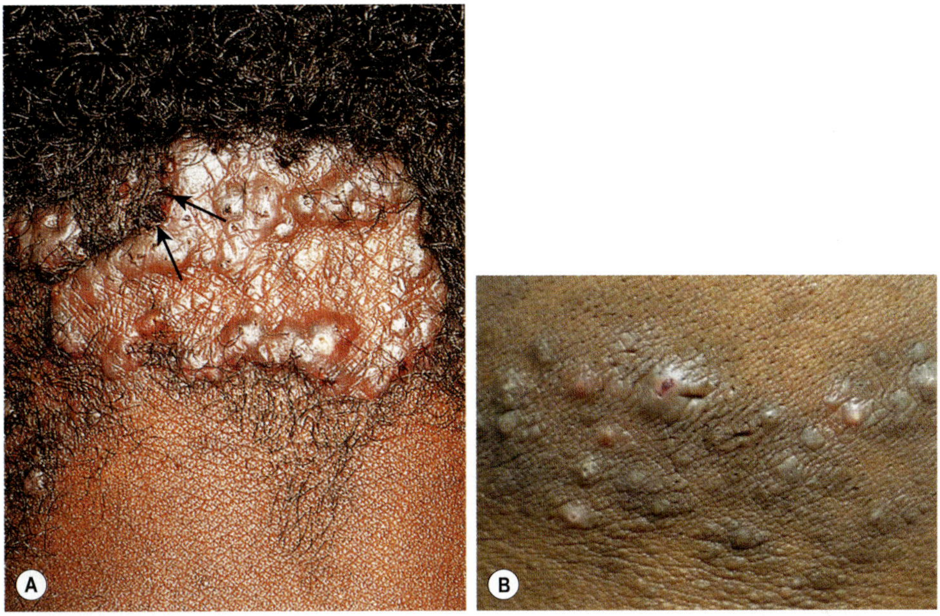

Fig. 31.10 Acné chéloïdienne. **A** Papulonodules chéloïdiens et grande plaque du cuir chevelu occipital associés à une alopécie cicatricielle. Noter les touffes de cheveux au bord supérieur de la cicatrice (flèches). **B** Vue rapprochée, montrant un mélange de papules folliculaires, de papules croûteuses et de papules fermes fibreuses hyperpigmentées à la partie postérieure du cou et à la partie occipitale du cuir chevelu. Il y a une alopécie associée. *Remerciements : A : A. Paul Kelly, MD ; B : A. Paul Kelly, MD, et Amy McMichael, MD.*

Tableau 31.6 Options thérapeutiques pour l'acné chéloïdienne.

Papules et plaques non inflammatoires	Mélange de trétinoïne en gel et de CS fort en gel × 2/j
Lésions inflammatoires avec pustules	Culture bactérienne et antibiotique systémique appropriée ou cure d'isotrétinoïne orale
Petites papules chéloïdiennes	CS intralésionnels (p. ex. acétonide de triamcinolone (5–20 mg/mL) Excision au punch jusqu'en dessous du niveau des follicules pileux Suturer d'emblée ou attendre la cicatrisation secondaire Épilation laser pour réduction pilaire définitive
Plaques ≤ 1,5 cm de diamètre vertical	Exciser et fermer d'emblée
Grandes plaques et nodules (> 1,5 cm de diamètre vertical)	Exciser avec une ellipse horizontale Étendre l'excision en dessous de la ligne postérieure d'implantation des cheveux en incluant le fascia ou le tissu sous-cutané profond Laisser cicatriser en 2e intention Ne pas injecter de CS dans le site opéré L'excision laser et la cryochirurgie sont parfois efficaces
Soins postopératoires	Imiquimod topique chaque jour pendant 6 semaines (8 semaines 1 jour/2 si irritation)
Entretien	Mélange trétinoïne – CS gel, CS intralésionnels intermittents et/ou antibiotiques oraux ou topiques (quand c'est nécessaire)

Remerciements : A. Paul Kelly, MD.

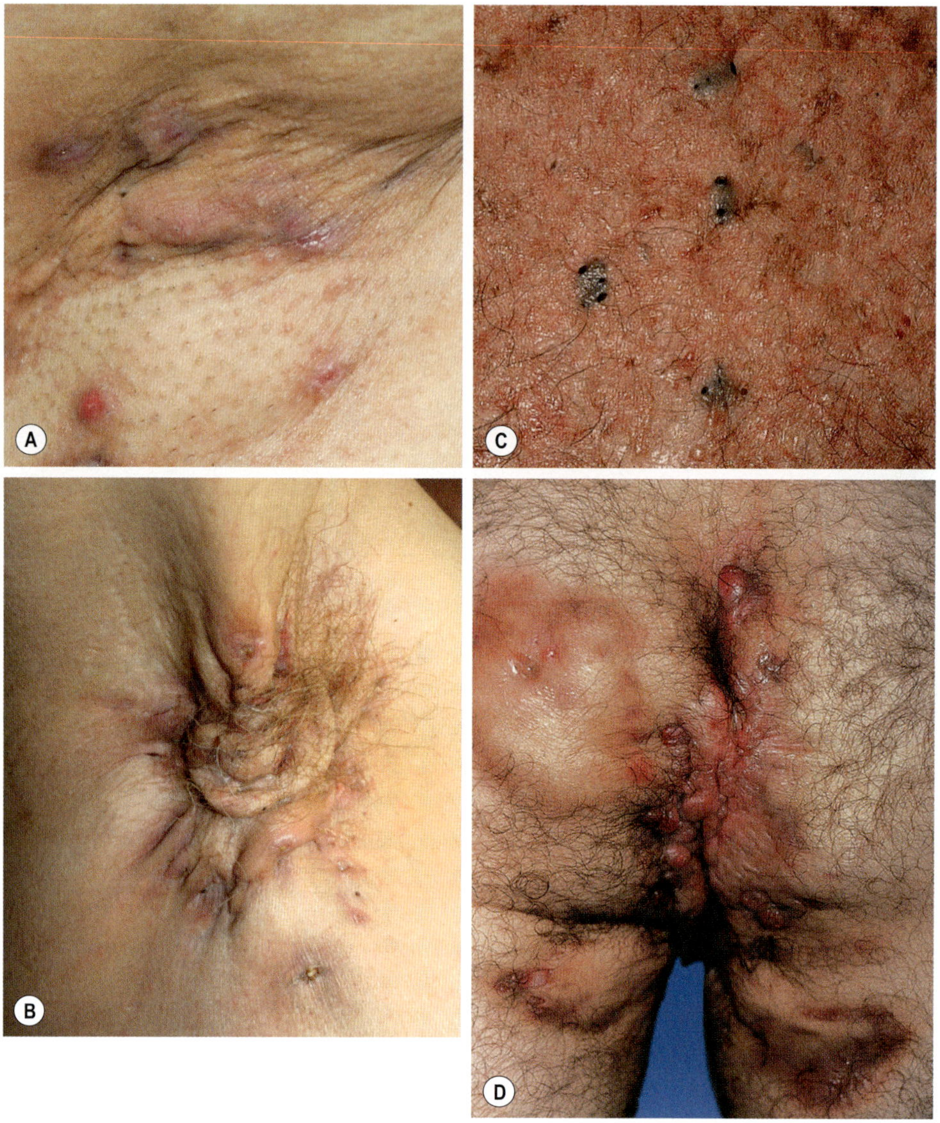

Fig. 31.11 Hidradénite suppurée. **A, B** Papulopustules, nodules, trajets fistuleux et cicatrices des aisselles (stade de Hurley II [**A**] et III [**B**]). **C** Sinus superficiels qui servent d'indices diagnostiques, même en l'absence d'activité de la maladie. **D** Maladie sévère (stade de Hurley III) avec nodules inflammatoires, cicatrices hypertrophiques, fistules de drainage et formation de sinus de la région périanale, des fesses et du haut des cuisses. C'est le type de patient pour lequel il y a un risque de survenue d'un carcinome spinocellulaire ou d'une amylose secondaire. *Remerciements : A : Kalman Watsky, MD ; B : Marco Romanelli, MD ; C, D : YDRSC.*

Tableau 31.7 Hidradénite suppurée (HS) – Systèmes de classification et options thérapeutiques.

Système de classification de Hurley
Stade I – un abcès ou plus sans trajet fistuleux ou formation de cicatrice Stade II – au moins un gros abcès séparé récurrent, avec un trajet fistuleux et formation de cicatrices Stade III – multiples trajets fistuleux interconnectés à travers une région affectée ; cicatrices plus étendues

Autres systèmes de classification/cotation
1. **Système de gradation de Sartorius** (axé sur les régions anatomiques, le type de lésions et la distance entre les lésions) 2. **Score modifié de Sartorius** (plus détaillé, nécessitant des mesures et un décompte précis des lésions) 3. **HS-PGA** (catégorise les patients en maladie inapparente, minime, faible, modérée, sévère ou très sévère) 4. **Évaluation clinique de la sévérité de l'HS (HiSCR)** (système de cotation binaire pour les patients qui ont 3 abcès ou plus ou des nodules inflammatoires)

Échelle thérapeutique

Indication	**Interventions thérapeutiques**
Mesures générales	• Réduction pondérale si surpoids ou obésité • Mesures pour réduire les frottements et la macération par des sous-vêtements lâches, des poudres absorbantes et du chlorure d'aluminium topique • Savons antiseptiques (p. ex. chlorhexidine) • Arrêt du tabac
Maladie de Hurley stade I	• Injections intralésionnelles de triamcinolone (5–10 mg/mL) dans les lésions inflammatoires débutantes • Clindamycine topique • Éradication du portage de *S. aureus* par mupirocine topique dans le nez, les aisselles, l'ombilic, la région périanale • Antibiotiques oraux adaptés selon les résultats des cultures bactériennes à partir des décharges pustuleuses ou du contenu des abcès • Traitement antibiotique oral (seul ou en association) pour son effet anti-inflammatoire (rifampicine + clindamycine*, tétracycline, doxycycline, minocycline, dapsone, triméthoprime-sulfaméthoxazole) • Traitement antiandrogène oral (p. ex. contraceptifs oraux, spironolactone, finastéride [pour les hommes])
Maladie de Hurley stade II (cf. fig. 31.11A)	• Traitement antibiotique oral (cf. stade I) • Acitrétine • Immunosuppresseurs systémiques incluant adalimumab^, infliximab et ciclosporine • Traitements chirurgicaux† • Excisions locales limitées avec cicatrisation dirigée secondaire • Ablation au laser CO_2 avec cicatrisation dirigée secondaire • Traitement par laser Nd : Yag, au moins 3–4 sessions mensuelles
Maladie de Hurley stade III (cf. fig. 31.11B et D)	Traitement médical indiqué pour les stades I et II Traitements chirurgicaux† • Excision chirurgicale large précoce des zones atteintes • Ablation par laser CO_2 avec cicatrisation dirigée secondaire

* *Il y a la meilleure preuve d'efficacité pour cette combinaison d'antibiotiques, chacun dosé à 300 mg 2 fois/j ; noter que la rifampicine peut entraîner une coloration orangée des sécrétions corporelles.*

^ *Schéma posologique approuvé par la FDA : 160 mg (4 injections de 40 mg) au jour 1 – ou – 80 mg/j aux jours 1 et 2, puis 80 mg au jour 15, 40 mg au jour 29 et chaque semaine par la suite.*

† *Incisions et drainage sont déconseillés étant donné les taux élevés de récurrence.*

PGA : *physician global assessment*.

32 Affections des glandes eccrines et apocrines

Les glandes eccrines et apocrines représentent les deux principaux types de glandes sudorales (cf. fig. 91.1).

Glandes eccrines

- Elles sont fonctionnelles dès la naissance et sont activées par les stimulus thermiques via le centre hypothalamique de la transpiration; bien que leur fonction principale soit la thermorégulation par la baisse de la température liée à l'évaporation, elles sont aussi activées par des stimulus émotionnels.
- Elles sont innervées par des fibres sympathiques qui ont l'acétylcholine comme neurotransmetteur principal.
- Elles ont une distribution généralisée, avec une plus grande concentration aux paumes et aux plantes.
- Les canaux eccrines s'ouvrent directement à la surface de la peau, et le produit de leur excrétion est un liquide clair hypotonique qui contient principalement de l'eau, mais aussi du NaCl.

Glandes apocrines

- Leur fonction chez les humains est incertaine; leur développement fonctionnel nécessite des androgènes.
- Leur distribution est plus limitée – principalement aisselles, mamelons/aréoles, ombilic et régions anogénitales; des glandes apocrines modifiées sont trouvées dans les canaux auditifs et les bords des paupières.
- Les canaux apocrines se drainent dans la partie supérieure des follicules pileux (cf. fig. 91.1).
- la « décapitation » des cellules des glandes apocrines produit un liquide sans odeur et visqueux; cependant, sa dégradation par la flore cutanée de surface peut entraîner une odeur.

Hyperhidrose

- La production excessive de sueur eccrine est due habituellement à une hyperhidrose *principalement corticale* (émotionnelle) et les sites principaux sont les aisselles, les paumes et les plantes (fig. 32.1) > le visage (fig. 32.2); de façon bilatérale et symétrique (fig. 32.3).
- L'hyperhidrose *secondairement corticale* est associée à des génodermatoses, incluant les

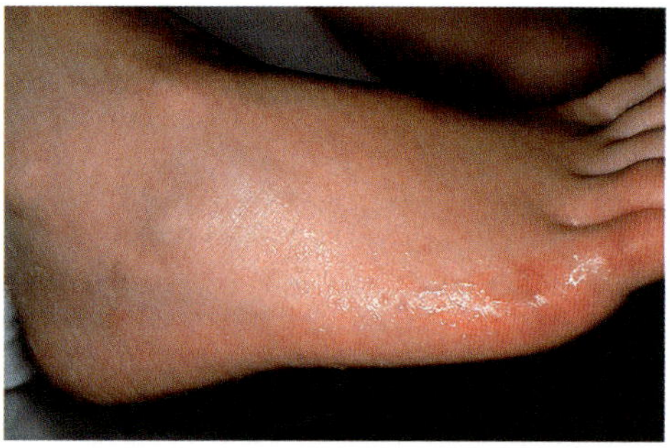

Fig. 32.1 Hyperhidrose plantaire (principalement corticale). Il existe une production excessive de sueur eccrine, incluant les parties latérales des mains, des pieds et des doigts. Le début survient dans l'enfance à l'inverse de l'hyperhidrose axillaire, qui a son début autour de la puberté. *Remerciements : Jean L. Bolognia, MD.*

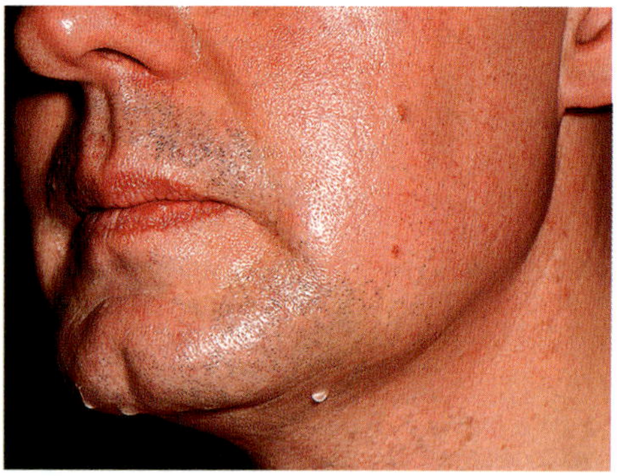

Fig. 32.2 Hyperhidrose principalement corticale (émotionnelle) atteignant le visage. Les gouttelettes de sueur sont évidentes sur la partie cutanée de la lèvre supérieure, la partie inférieure de la joue et le menton. *Reproduction de Hurley HJ. Hyperhidrosis.* Curr. Opin. Dermatol. *1997 ; 4 : 105–114. Philadelphia : Rapid Science Publishers.*

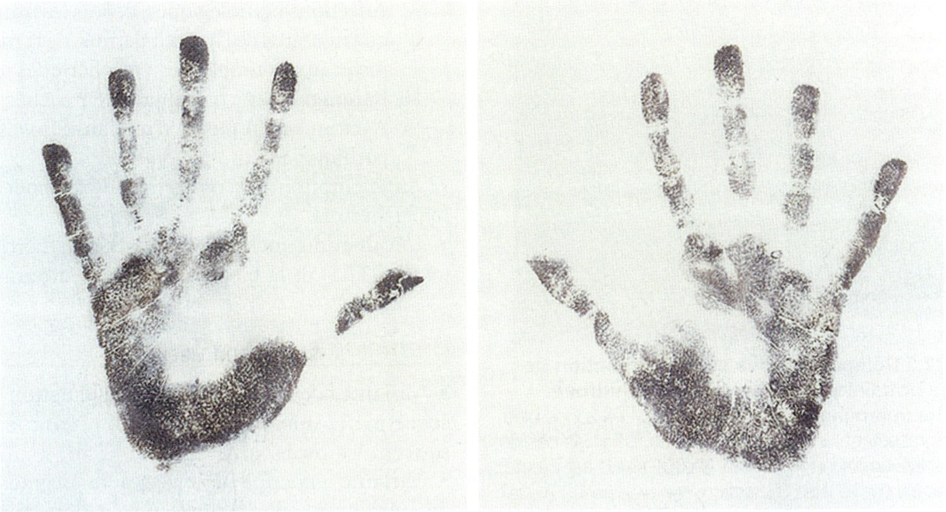

Fig. 32.3 L'hyperhidrose palmaire est évaluée par la technique semi-quantitative du papier iode-amidon. La sudation peut aussi être montrée directement sur la peau comme dans les fig. 32.4 et 32.5. *Remerciements : Harry Hurley, MD.*

Tableau 32.1 Causes d'hyperhidrose hypothalamique secondaire.

- **Infections**, p. ex. infections aiguës fébriles bactériennes et virales (défervescence), paludisme
- **Néoplasies**, p. ex. lymphome (symptôme B), phéochromocytome
- **Affections endocriniennes**, p. ex. hypo-œstrogénémie de la ménopause, hyperthyroïdie
- **Affections vasomotrices**, p. ex. lésions dues au froid, phénomène de Raynaud, RSD
- **Maladies neurologiques**, p. ex. tumeurs du SNC, AVC (controlatéral)
- **Médicaments et toxines**, p. ex. arrêt des opioïdes, arrêt d'absorption d'alcool, combinaison de médicaments entraînant un syndrome sérotoninergique (IMAO plus tricycliques ou antidépresseurs ISRS)
- **Divers**, p. ex. compensatrice dans le cadre d'une sympathectomie, miliaire étendue ou diabète

AVC : accident vasculaire cérébral ; IMAO : inhibiteurs de la monoamine-oxydase ; ISRS : inhibiteurs sélectifs de la recapture de la sérotonine ; RSD : *reflex sympathetic dystrophy*, aussi rapportée comme syndrome douloureux régional complexe ; SNC : système nerveux central. Le linézolide est un IMAO.

kératodermies palmoplantaires et l'épidermolyse bulleuse simple ; l'odeur associée reflète la macération et la dégradation de la kératine par les bactéries.

• L'hyperhidrose *secondairement hypothalamique* (thermorégulatrice) peut être due à de nombreuses maladies systémiques, depuis des infections jusqu'à des néoplasies (tableau 32.1).

• L'hyperhidrose *secondairement médullaire* (gustative) peut être physiologique comme illustré par la transpiration faciale due aux aliments épicés, ou pathologique survenant dans le syndrome de Frey (fig. 32.4) ; dans le premier cas, les récepteurs du goût envoient des stimulations afférentes, tandis que dans le deuxième, des nerfs destinés à la transpiration et interrompus, se connectent de façon aberrante aux nerfs de la salivation.

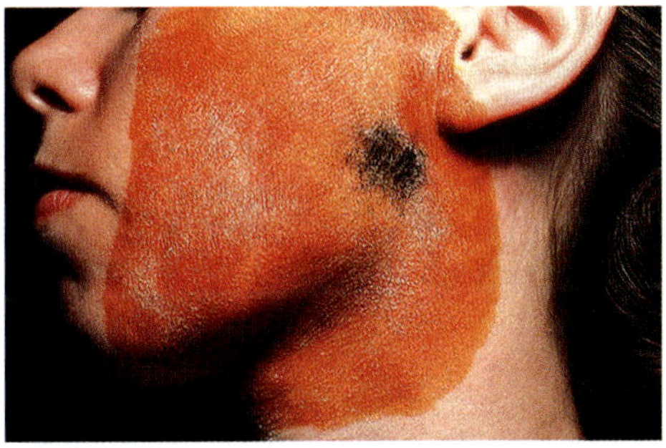

Fig. 32.4 Sudation gustative dans le syndrome auriculotemporal (syndrome de Frey), consécutif à une chirurgie parotidienne. La zone bleu noir représente la sudation (technique iode-amidon). La stimulation salivaire induit cette réponse sudorale. *Reproduction de Hurley HJ. Hyperhidrosis.* Curr. Opin. Dermatol. *1997 ; 4 : 105–114. Philadelphia : Rapid Science Publishers.*

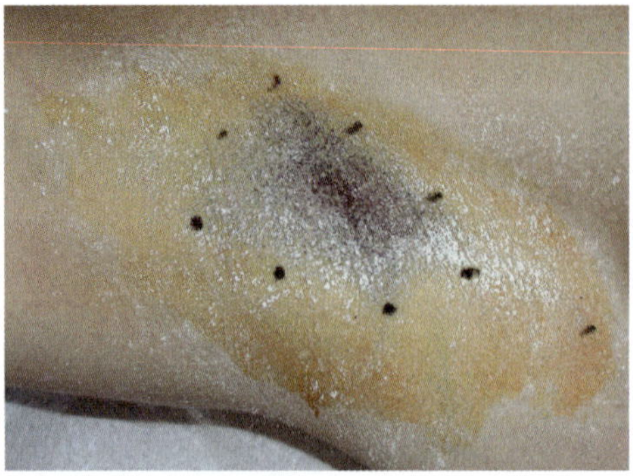

Fig. 32.5 Délimitation des zones d'injection de toxine botulinique A pour une hyperhidrose axillaire (marquage à l'iode-amidon). Les zones bleu noir représentent les foyers de sudation. Dans les cas de l'onabotulinumtoxine A, un total de 50–100 U est injecté, en utilisant 10–15 sites d'injection. *Remerciements : Alastair Carruthers, MD, et Jean Carruthers, MD.*

• Les traumatismes ou les maladies atteignant la moelle peuvent entraîner une hyperhidrose segmentaire.
• En plus de la gêne, l'hyperhidrose peut conduire à une hyperhydratation de la peau avec un risque élevé d'infections bactériennes ou fongiques.
• La transpiration survenant seulement dans les heures d'éveil relève de l'hyperhidrose principalement corticale (émotionnelle) ; après prise en compte des étiologies sous-jacentes possibles, des antiperspirants topiques contenant du chlorure d'aluminium (p. ex. Certain Dri®) ou du chlorure d'aluminium hexahydraté (p. ex. Xerac-AC® [6,25 %], Drysol® [20 %]) peuvent être appliqués à l'heure du coucher, précédés si nécessaire de la prise orale de glycopyrrolate ou d'oxybutynine.
• L'injection de toxine botulinique de type A tous les ~ 6 mois est très efficace pour l'hyperhidrose principalement corticale (émotionnelle) (fig. 32.5) ; l'iontophorèse avec l'eau du robinet est moins efficace.

Hypohidrose (et anhidrose)

• Il existe de multiples causes d'hypohidrose et d'anhidrose incluant les suivantes :
  – Effet indésirable de médicaments à propriétés anticholinergiques (p. ex. atropine, antidépresseurs tricycliques, glycopyrrolate)
  – Manifestation de maladies héréditaires, en particulier dysplasies ectodermiques (cf. chap. 52), ainsi que d'affections acquises comme le syndrome de Sjögren
  – Affections neurologiques, depuis les tumeurs ou l'infarctus de l'hypothalamus, de la moelle jusqu'aux neuropathies périphériques
  – Rarement et principalement chez les Asiatiques, en raison d'une anhidrose idiopathique acquise généralisée
• Augmentation du risque de développer une hyperthermie.
• L'évaluation inclut des tests colorimétriques (cf. fig. 32.5) et la biopsie de la peau atteinte.

Bromhidrose (sueur fétide)

• Variante *eccrine* associée à la dégradation de la sueur par la microflore résidente ; atteint le plus souvent les pieds.
• Variante *apocrine* associée à la dégradation de substances odoriférantes par la flore cutanée (p. ex. la décomposition d'une molécule précurseur dans un thioalcool sulfureux par *S. hominis*).
• L'odeur peut être rance (*Corynebacterium*) ou celle de transpiration (*Micrococcus*).
• Rarement, c'est le signe d'une affection métabolique héréditaire (p. ex. la maladie du sirop d'érable).

Chromhidrose

• La sueur colorée peut être d'origine *intrinsèque,* due à la lipofuscine contenue dans la sueur apocrine (jaune, verte, noire) ou *extrinsèque* due à la coloration de la sueur par les vêtements, une bactérie chromogène (p. ex. *Corynebacterium*) ou un champignon.

Affections liées à une rétention sudorale

Miliaire

• La transpiration excessive entraîne une macération et un blocage des canaux sudoraux ; qui peut être aggravée par l'occlusion, p. ex. vêtement, équipement de sport, alitement prolongé.
• Classiquement divisée en trois types principaux : (1) *cristalline* – minuscules vésicules claires superficielles, éphémères (fig. 32.6 ; cf. fig. 28.3A) ; (2) *rouge* (éruption sudorale) – papulovésicules érythémateuses, prurigineuses et occasionnellement pustules principalement de la partie supérieure du tronc (fig. 32.7) ; et (3) *profonde* – papules blanches dues à une sudation excessive dans un climat chaud (rare) ; ces trois formes reflètent l'occlusion canalaire dans le stratum corneum, l'épiderme moyen et la jonction dermo-épidermique respectivement.

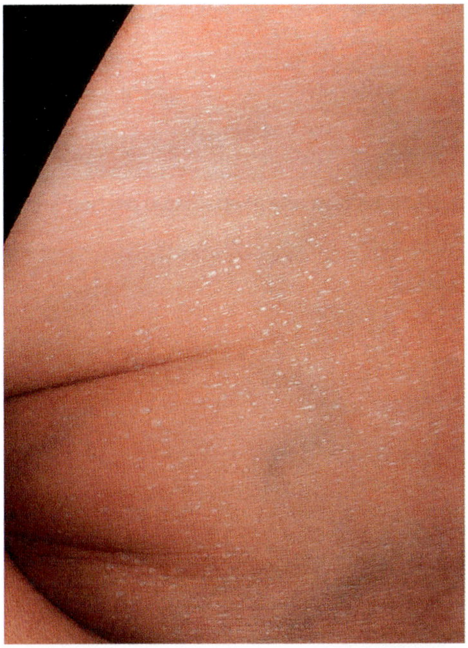

Fig. 32.6 Miliaire cristalline. Multiples petites vésicules superficielles avec un liquide clair. *Remerciements : YDRSC.*

- Si elle est importante, la diminution de la fonction eccrine peut conduire à une hyperthermie.
- **DD :** la miliaire rouge doit être distinguée d'une folliculite, d'une maladie de Grover, d'une hidradénite neutrophilique eccrine et d'une candidose cutanée.
- **TT :** environnement frais.

Maladie de Fox-Fordyce (miliaire apocrine)

- Occlusion puis rupture des canaux sudoraux apocrines dans les aisselles > région anogénitale ou périaréolaire > zone périombilicale ou présternale ; observée principalement chez des femmes de 15–35 ans.
- Multiples papules couleur de la peau, folliculaires, en dôme, souvent prurigineuses (fig. 32.8).
- Peuvent s'améliorer avec une contraception orale (PCO) ou la grossesse.
- **TT :** CS topiques ou inhibiteurs de la calcineurine et PCO.

Maladie de Grover

- La maladie de Grover (dermatose acantholytique transitoire) est traitée chap. 73.

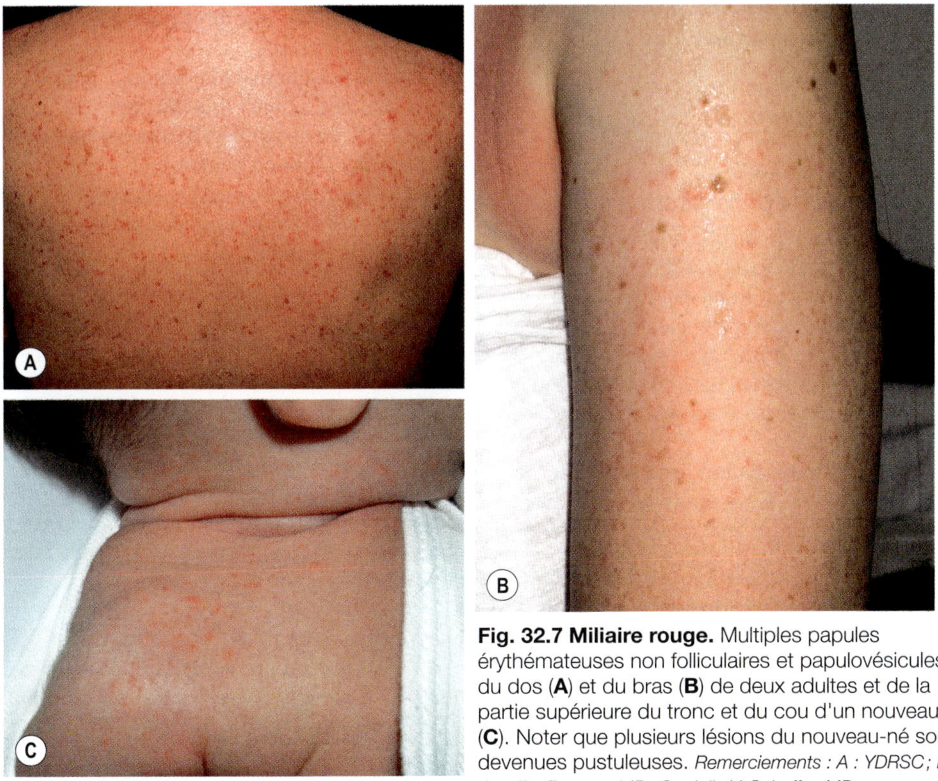

Fig. 32.7 Miliaire rouge. Multiples papules érythémateuses non folliculaires et papulovésicules du dos (**A**) et du bras (**B**) de deux adultes et de la partie supérieure du tronc et du cou d'un nouveau-né (**C**). Noter que plusieurs lésions du nouveau-né sont devenues pustuleuses. *Remerciements : A : YDRSC; B : Jennifer Powers, MD; C : Julie V. Schaffer, MD.*

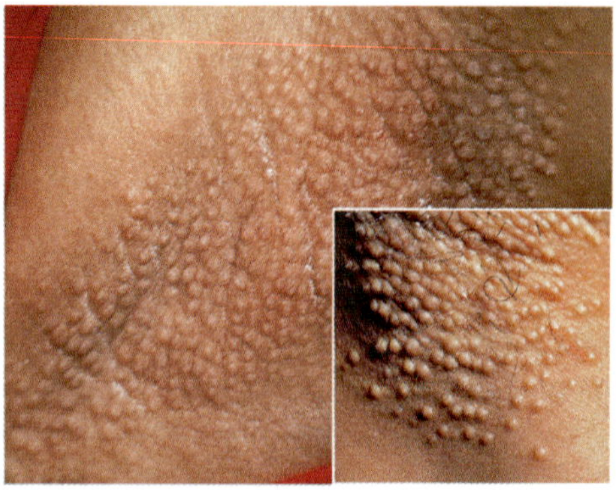

Fig. 32.8 Maladie de Fox-Fordyce. Papules monomorphes couleur de la peau dans le creux axillaire. La forme en dôme est appréciée dans l'encart. *Remerciements : YDRSC.*

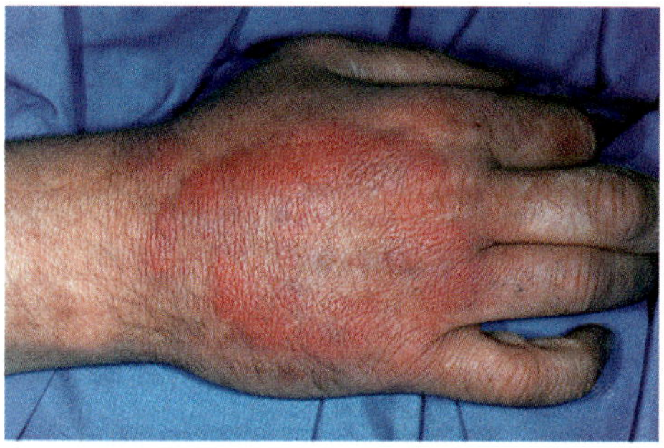

Fig. 32.9 Hidradénite neutrophilique eccrine. Plaque rose annulaire du dos de la main. *Remerciements : Jeffrey P. Callen, MD.*

Hidradénite

Hidradénite neutrophile eccrine

• Le plus souvent liée à l'administration d'une chimiothérapie (p. ex. cytarabine), elle est considérée comme résultant de l'excrétion du (des) médicament(s) dans les canaux sudoraux eccrines, aboutissant à une agression toxique.
• Les papules érythémateuses et les plaques peuvent être intriquées avec le syndrome de Sweet (fig. 32.9).
• **TT :** guérit spontanément, mais parfois un traitement court de CS systémiques est prescrit une fois qu'un processus infectieux comme une cellulite ou un embole septique a été exclu.

Hidradénite palmoplantaire idiopathique

• Survient après une activité physique intense, en particulier chez des enfants en bonne santé.

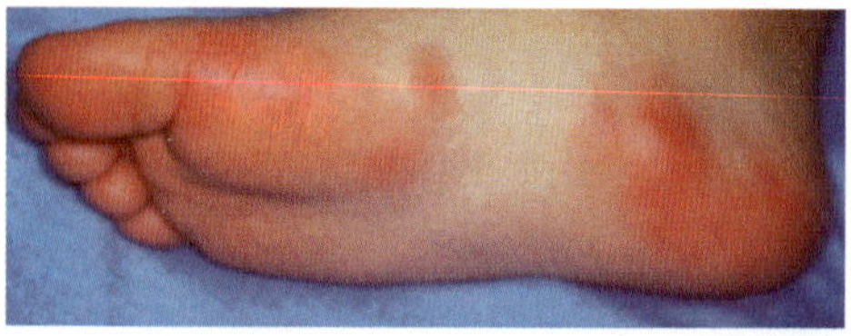

Fig. 32.10 Hidradénite idiopathique palmoplantaire. Papules érythémateuses sensibles et nodules de la surface plantaire. *Remerciements : Michael L. Smith, MD.*

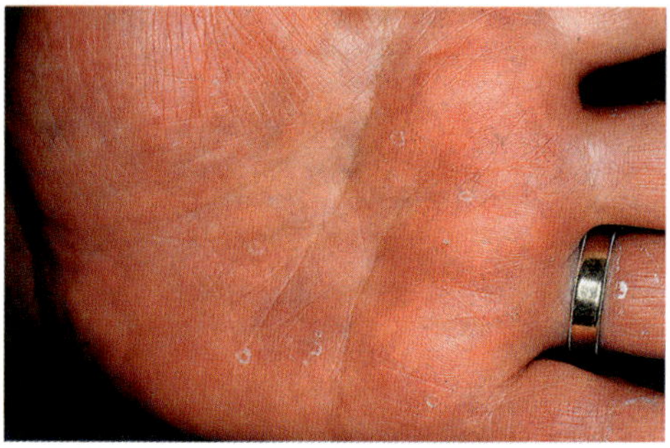

Fig. 32.11 Kératolyse exfoliative. Petites collerettes annulaires de squames sur les paumes. *Remerciements : Jean L. Bolognia, MD.*

• Considérée comme précipitée par la rupture des glandes eccrines.
• Nodules érythémateux tendus, apparaissant soudainement, plus souvent sur les plantes (fig. 32.10), et disparaissant alors spontanément en quelques jours ou semaines.
• **DD :** syndrome du pied chaud à *Pseudomonas*, pernio, lividité symétrique des plantes, urticaire retardée à la pression.

Autre

Kératolyse exfoliante

• Atteinte fréquente chez des individus sains ; atteint les paumes >> plantes.
• Multiples collerettes annulaires et semi-annulaires de squames blanches qui habituellement mesurent < 5 mm, mais peuvent être plus grandes (fig. 32.11) ; pas de précession clinique de vésicules ou d'inflammation.
• Récurrente et parfois associée à une hyperhidrose.
• **TT :** non spécifique ; efficacité limitée des traitements topiques, p. ex. lactate d'ammonium à 12 %, urée à 20 %.

Pour plus d'information, cf. chap. 35 et 39 de *Dermatology, Fourth Edition*.

Lupus érythémateux 33

Généralités

• Connectivite auto-immune multisystémique qui atteint la peau de façon visible.
• Globalement divisé en lupus érythémateux systémique (LES), lupus érythémateux cutané (LEC) et lupus érythémateux induit par des médicaments (LE-IM) (fig. 33.1).
• Le LEC est de plus classé en lésions cutanées *spécifiques* ou *non spécifiques* reposant sur la présence de lésions histopathologiques d'une « dermatite d'interface » (*spécifique*) ou leur absence (*non spécifique*) (tableau 33.1) ; cependant, ceci n'est pas une classification parfaite car certaines entités spécifiques (p. ex. LE *tumidus*, panniculite lupique) ne montrent pas de « dermatite d'interface » et des entités non lupiques peuvent manifester une « dermatite d'interface » en histopathologie (p. ex. dermatomyosite).
• Classiquement, les trois formes majeures de lésions cutanées *spécifiques* sont le LE cutané chronique (LECC), le LE cutané subaigu (LECS) et le LE cutané aigu (LECA) ; le LECC peut être sous-divisé en quatre entités différentes (cf. fig. 33.1 et 33.2).
• Les lésions cutanées peuvent être la seule manifestation du LE ou être associées à la maladie systémique (LES), soit concomitamment, soit de façon consécutive.
• Pour tous les types de LE : femmes > hommes ; Afro-Américains ou Africains subsahariens > autres populations ; début typiquement de la post-puberté à l'âge moyen.
• L'examen histopathologique de lésions cutanées joue souvent un rôle important dans l'établissement du diagnostic de LEC ; l'étude en immunofluorescence directe de la peau lésionnelle peut être utile pour distinguer le LEC d'autres affections, en particulier du lichen plan ; le sous-typage précis nécessite une corrélation clinicopathologique.
• Une fois le diagnostic de LEC effectué, une évaluation initiale puis longitudinale pour rechercher des manifestations systémiques de LES est recommandée (tableaux 33.2 et 33.3).
• Avant de porter un diagnostic définitif de lupus cutané, il est nécessaire d'exclure une cause médicamenteuse (tableaux 33.4 et 33.5).
• Les options thérapeutiques pour les différents sous-types de LEC sont tout à fait similaires (tableau 33.6).

Lupus érythémateux induit par des médicaments

• Il existe deux formes principales : LES induit par des médicaments (LES-IM) et LECS induit par des médicaments (LECS-IM) ; les lésions cutanées ne sont pas distinguables du LE classique non lié à des médicaments (cf. tableau 33.4).
• Une attention doit être portée pour les médicaments qui ont été débutés dans les 9 mois précédant le début de l'éruption (cf. tableaux 33.4 et 33.5).
• Disparaît en général après arrêt du médicament responsable avec une protection solaire et un traitement topique ; occasionnellement un patient peut nécessiter un traitement systémique pour une persistance de la maladie.

Lupus érythémateux cutané : lésions spécifiques

Lupus érythémateux cutané chronique (LECC)

LUPUS ÉRYTHÉMATEUX DISCOÏDE (LED)

• Principale manifestation cutanée de LE ; les termes LECC et LED sont souvent utilisés de façon interchangeable, mais le LECC englobe quatre entités (cf. fig. 33.1).
• Globalement ~ 5–10 % des patients peuvent développer un LES, mais le LED peut aussi être le mode de présentation d'un LES.
• Trois variantes cliniques de LED sont reconnues :

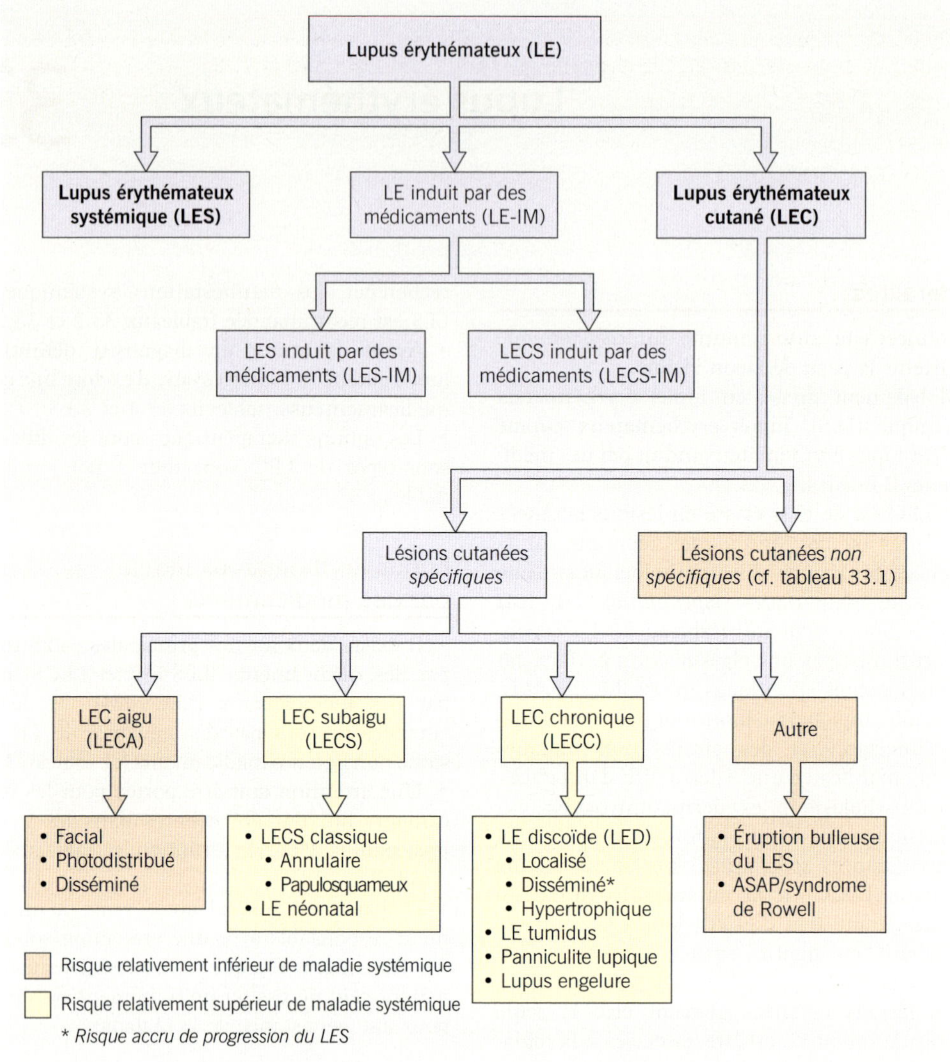

Fig. 33.1 Spectre des lupus érythémateux (LE) et classification des LE cutanés. La classification des LE cutanés repose sur un système de classification proposé à l'origine par Gilliam and Sontheimer (Gilliam JN, Sontheimer RD. Distinctive cutaneous subsets in the spectrum of lupus erythematosus. J Am Acad Dermatol 1981 ; 4 : 471-5). ASAP : *acute syndrome of apoptotic pan-epidermolysis*.

- *Localisée :* Atteint le plus souvent la région de la tête et du cou; risque ≤5 % de progression vers un LES
- *Disséminée :* Les lésions s'étendent au-delà de la région de la tête et du cou pour atteindre les membres et/ou le tronc; jusqu'à 20 % des patients peuvent évoluer vers un LES
- *Hypertrophique :* variante inhabituelle; principalement faces d'extension des bras > visage, partie supérieure du tronc (fig. 33.3H); squames épaisses au-dessus ou en périphérie des lésions de LED; peut ressembler à des kératoses actiniques hypertrophiques, un CSC, un lichen plan hypertrophique ou un prurigo nodulaire

• Peut occasionnellement atteindre les muqueuses, paumes et plantes (cf. fig. 33.3F, G).

• Peut survenir sur les zones exposées ou protégées du soleil (p. ex. cuir chevelu).

• **Lésions précoces :** plaques indurées, inflammatoires, avec érythème et squames.

• **Lésions bien établies :** typiquement montrent des bouchons folliculaires, une atrophie, des

Tableau 33.1 Manifestations cutanées (non spécifiques) suggérant le diagnostic de lupus érythémateux systémique. Ces lésions cutanées sont associées à un LE mais ne sont pas spécifiques du LE lui-même. La présence de lésions cutanées *non spécifiques* de LE soulève la possibilité d'un LES et peut signifier l'existence plus probable d'une atteinte interne. La présence de ces lésions non spécifiques nécessite une évaluation rapide pour rechercher un LES (cf. tableaux 33.2 et 33.3).

Lésions vasculaires
• Vascularite – Vascularite urticarienne – Vascularite des petits vaisseaux – Lésions ressemblant à une périartérite noueuse • Vasculopathie – Phénomène de Raynaud – Livedo réticulé – Télangiectasies du repli sus-unguéal et érythème – Érythème palmaire – Vasculopathie livédoïde • Signes cutanés du syndrome des anticorps antiphospholipides – Livedo réticulé (plus étendu et persistant) – Hémorragies sous-unguéales multiples – Gangrène digitale et nécrose cutanée – Thrombophlébite superficielle – Lésions ressemblant à la maladie de Degos – Lésions ressemblant à l'atrophie blanche – Anétodermie
Autres
• Alopécie – Alopécie lupique diffuse et non cicatricielle – Effluvium télogène • Mucinose papulonodulaire • Dermatose neutrophilique de type syndrome de Sweet

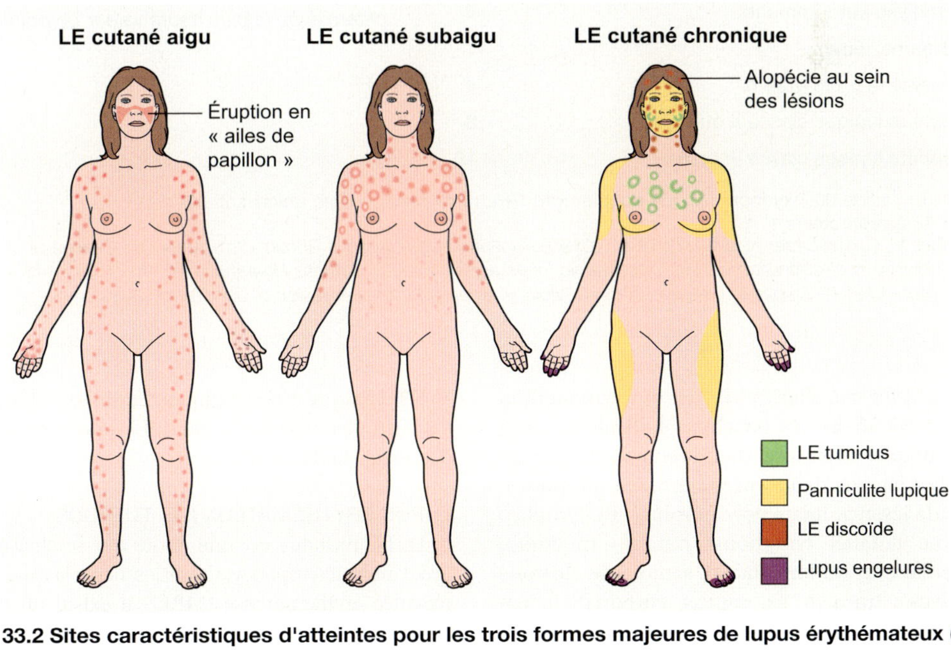

Fig. 33.2 Sites caractéristiques d'atteintes pour les trois formes majeures de lupus érythémateux (LE) cutané.

Tableau 33.2 Nouveaux critères Eular/ACR pour la classification du LES.

Domaines cliniques	Points
Domaine constitutionnel	
Fièvre	2
Domaine cutané	
Alopécie non cicatricielle	2
Ulcérations orales	2
Lupus cutané subaigu ou lupus discoïde	4
Lupus cutané aigu	6
Domaine des arthrites	
Synovite d'au moins deux articulations ou sensibilité d'au moins deux articulations, avec au moins 30 min de dérouillage matinal	6
Domaine neurologique	
Delirium	2
Psychose	3
Convulsions	5
Domaine des séreuses	
Épanchement pleural ou péricardique	5
Péricardite aiguë	6
Domaine hématologique	
Leucopénie	3
Thrombocytopénie	4
Hémolyse auto-immune	4
Domaine rénal	
Protéinurie > 0,5 g/24 h	4
Néphrite lupique classe II ou V	8
Néphrite lupique classe III ou IV	10

Domaines immunologiques	Points
Domaine des anticorps antiphospholipides	
Anticardiolipine IgG > 40 GPL ou anti-β2GP1 > 40 unités ou anticoagulant lupique	2
Domaine des protéines du complément	
C3 diminué ou C4 diminué	3
C3 diminué et C4 diminué	4
Domaine des anticorps hautement spécifiques	
Anticorps anti-ADNdb	6
Anticorps anti-Smith	6

Tous les patients classés comme ayant un LES doivent avoir un titre sérique d'anticorps antinoyaux positif d'au moins 1 : 80 sur cellules épithéliales humaines-2 ou un test équivalent positif. De plus, un patient doit totaliser au moins 10 points pour ces critères. Un critère n'est pas comptabilisé s'il existe une explication plus satisfaisante qu'un LES. La présence d'un critère une seule fois est suffisante pour compter les points correspondants, et le temps où un patient est positif pour un critère n'a pas besoin de se chevaucher avec celui pendant lequel le patient est positif pour d'autres critères. La classification des LES nécessite des points pour au moins un domaine clinique, et *si un patient est positif pour plus d'un critère dans un domaine, seul compte le critère avec la plus haute valeur de points.*

ADNdb : acide désoxyribonucléique double brin ; GPL : *IgG phospholipid units* ; anti-β2GP1 : anti-β2-glycoprotéine 1.
Aringer M, Costenbader K, Daikh D, et al. 2019 European League Against Rheumatism/American College of Rheumatology classification criteria for systemic lupus erythematosus. Arthritis Rheumatol 2019 ; 71 (9) : 1400-12.

cicatrices (et une alopécie) et une dyspigmentation (cf. fig. 33.3A–E) ; les bouchons folliculaires sont souvent mieux visualisés dans la conque de l'oreille.
• **DD : lésions débutantes :** infiltrat lymphocytaire de Jessner, lucite polymorphe (LP), lymphocytome cutané, lymphome cutané, mucinose folliculaire, granulome facial, sarcoïdose ; **lésions tardives :** tinea (p. ex. capitis, corporis), lichen plan (hypertrophique, palmoplantaire et variantes muqueuses), lichen planopilaris, sarcoïdose.
• **TT typique :** CS topiques de forte puissance, CS intralésionnels (5 mg/mL) et/ou antipaludéens (cf. tableau 33.6).

LUPUS ÉRYTHÉMATEUX (LE) TUMIDUS

• Le LE tumidus est une entité qui se chevauche avec l'infiltrat lymphocytaire de Jessner et la mucinose réticulée érythémateuse (MRE) ; il existe un débat pour savoir si c'est une entité distincte ou elle doit être considérée comme un type spécifique de lupus.

Tableau 33.3 Évaluation d'un lupus érythémateux systémique.

Antécédents et analyse des systèmes
Examen physique
• Lésions cutanées spécifiques (cf. fig. 33.1) • Lésions cutanées non spécifiques (cf. tableau 33.1) • Lymphadénopathies, arthrites, frottements auscultatoires
Examens de laboratoire
• AAN avec profil (anti-ADNdb, -Sm) • Examen des urines • NFS, plaquettes • Chimie (urée sanguine, créatinine) et fonctions hépatiques • VS, CRP • Taux de complément (C3, C4) • Anticorps antiphospholipides

db : double brin; Sm : Smith.

Tableau 33.4 Distinctions classiques entre le lupus érythémateux cutané subaigu induit par des médicaments (LECS-IM) et le lupus érythémateux systémique induit par des médicaments (LES-IM).

Maladie	Médicaments le plus souvent associés	Manifestations cutanées	Manifestations systémiques	Autoanticorps associés
LECS-IM	• Cf. tableau 33.5	• Identique au LECS	• **Typiquement pas de symptômes systémiques** • Occasionnellement arthralgies	• Anti-SSA/Ro • Anti-SSB/La
LES-IM	• Inhibiteurs de TNF*, minocycline, hydralazine, procaïnamide, isoniazide, quinidine, méthyldopa, chlorpromazine, interférons	• **Typiquement pas de signes cutanés** • Occasionnellement érythème malaire ou photodistribué	• Symptômes constitutionnels comme fièvre, perte de poids, myalgies • Atteinte séreuse (p. ex. arthrite, péricardite, pleurésie)	• Anti-histones** • Anti-ADNdb (rapportés avec des inhibiteurs de TNF)

** Noter que les inhibiteurs de TNF peuvent causer à la fois des LECS-IM et des LES-IM (de même qu'un lupus érythémateux discoïde induit par des médicaments).*
*** Les anticorps anti-histones ne sont pas spécifiques du LES-IM car ils sont trouvés chez des patients ayant un LES classique, ainsi que dans d'autres connectivites auto-immunes.*

• Photo-induit mais souvent ceci n'est pas remarqué en raison du délai de 1 à 2 semaines entre l'exposition aux UV et la survenue de l'éruption.
• Principalement sur le visage et le haut du tronc; il est rapporté que < 1 % des patients développent éventuellement un LES.
• Les lésions sont caractérisées par un érythème, une induration et souvent une guérison centrale (fig. 33.4); squames, bouchons folliculaires, cicatrice et atrophie sont absents.
• **DD :** infiltrat lymphocytaire de Jessner, LP, MRE (lésions de la poitrine), mucinose papulonodulaire, hyperplasie lymphoïde cutanée.

PANNICULITE LUPIQUE (CF. CHAP. 83)

• Initialement caractérisée par une inflammation intense de la graisse sous-cutanée; dont peut résulter une lipoatrophie.
• Les sites d'atteintes les plus fréquents sont le visage, la partie supéroexterne des bras, le haut

Tableau 33.5 Médicaments associés au lupus cutané subaigu induit par des médicaments (LECS-IM). Les médicaments les plus fréquents sont en gras. IEC : inhibiteur de l'enzyme de conversion de l'angiotensine.

Plus fréquents/à risque plus élevé*
Terbinafine
Diurétiques thiazidiques (p. ex. hydrochlorothiazide)
Inhibiteurs de TNF**
Inhibiteurs de la pompe à protons (p. ex. lansoprazole, pantoprazole, oméprazole, ésoméprazole**)
Inhibiteurs calciques (p. ex. diltiazem, nifédipine, vérapamil)
Antiépileptiques (p. ex. carbamazépine, phénytoïne)
Taxanes (p. ex. docétaxel, paclitaxel)
Antithrombotiques (p. ex. ticlopidine)
Immunothérapie anti-PD1 et anti-PD-L1 (nivolumab, pembrolizumab)
Moins fréquents*
IEC (p. ex. captopril, énalapril, lisinopril)
β-bloquants
Doxorubicine
Interféron-α et β
Léflunomide
Ranitidine
Inhibiteurs de l'HMG-CoA-réductase (« statines »)
Capécitabine**

**Les médicaments sont classés comme plus fréquents ou à risque plus élevé s'il y a > 10 cas rapportés dans la littérature à compter de 2020 ou si le risque relatif est ≥ 2,0. Les médicaments sont classés comme moins fréquents s'il y a 3–10 cas rapportés dans la littérature et si le risque relatif est < 2,0.*
*** Ont également été associés au lupus érythémateux discoïde induit par des médicaments ainsi qu'au LES induit par des médicaments (inhibiteurs de TNF).*

du tronc, les seins, les fesses et les cuisses, la majorité représentant des zones où la graisse est abondante (fig. 33.5).

• Parfois des lésions sus-jacentes de LED sont observées (appelé « lupus profond »).

LUPUS ENGELURES (LES PERNIO)

• Se présente typiquement sous forme de papulonodules et de plaques érythémateux à violet foncé sur les orteils, les doigts > le nez, les coudes, les genoux et la partie inférieure des jambes (fig. 33.6).

• Les lésions sont déclenchées ou aggravées par les températures basses, souvent en combinaison avec des conditions humides.

• Avec le temps, certaines lésions peuvent progresser pour ressembler cliniquement et histologiquement à un LED.

• **DD :** engelures idiopathiques (après exclusion d'un LES), lupus engelure familial (mutation de TREX1 ou *SAMHD1*), autres syndromes induits par le froid (cf. chap. 74).

• Plus de 20 % des patients peuvent évoluer vers le développement d'un LES.

Lupus érythémateux cutané subaigu (LECS)

• Caractérisé par des éruptions annulaires, non cicatricielles ou papulosquameuses dans des sites photodistribués (fig. 33.7).

• Principalement le haut du tronc et la partie supéroexterne des bras > les faces latérales du cou, les avant-bras, les mains (cf. fig. 33.7).

• Fait intéressant : épargne souvent la partie médiane du visage.

• Deux présentations habituelles sont reconnues :
  – *Annulaire* : bords érythémateux, en relief avec guérison centrale (cf. fig. 33.7B, C)
  – *Papulosquameuse :* d'aspect psoriasiforme ou eczématiforme (cf. fig. 33.7A)

• Les modifications résiduelles à long terme incluent une dyspigmentation (le plus souvent hypopigmentation à dépigmentation).

• Environ 10–15 % des patients peuvent avec le temps développer un LES.

• En fonction du laboratoire, ~ 70 % des patients ont des anticorps anti-Ro/SSA associés.

Tableau 33.6 Traitements suggérés pour le lupus érythémateux cutané (LEC). Tous les patients doivent être conseillés sur la protection solaire quotidienne car les UVA et les UVB peuvent déclencher des poussées de LEC et entraîner des exacerbations des manifestations systémiques. Un traitement topique est indiqué en cas d'atteinte locale en association au traitement systémique dans les LEC sévères et disséminés. Un traitement systémique est indiqué quand les lésions cutanées sont disséminées, défigurantes, cicatricielles ou réfractaires aux traitements topiques, ou quand des manifestations extra-cutanées sont présentes, p. ex. des arthrites.

Mesures générales pour tous les patients

- Mesures de protection solaire*
- Éviter les médicaments potentiellement photosensibilisants
- Arrêter de fumer
- Supplémentation orale en vitamine D_3, guidée par les taux sériques de vitamine D_3

Options thérapeutiques locales

- CS topiques et intralésionnels
- Inhibiteurs topiques de la calcineurine (lésions faciales)
- Rétinoïdes topiques (peuvent être utiles pour le LED hypertrophique)
- Imiquimod 5 % topique (anecdotique)

Options thérapeutiques systémiques

1re ligne (antipaludéens**)
- Hydroxychloroquine (*adultes :* 200 mg/j × 2/j, jusqu'à 5 mg/kg/j ou 400 mg/j, la valeur la plus faible étant retenue; *enfants :* $\leq$5,0 mg/kg/j jusqu'à un maximum de 400 mg/j)
- Chloroquine (*adultes :* 125–250 mg/j, jusqu'à 2,3 mg/kg/j; *enfants :* $\leq$2,3 mg/kg/j)
- Quinacrine*** (en cas de rétinopathie) (*Adultes* et *enfants* : 100 mg/j)

2e ligne (ces agents peuvent être combinés avec les antipaludéens ou utilisés seuls)
- Méthotrexate (7,5–25 mg/semaine, p.o., i.m., s.c.)
- Mycophénolate mofétil (1 000-2 000 mg/j)
- Rétinoïdes oraux† (p. ex. acitrétine, isotrétinoïne)
- Dapsone‡ (essentiellement pour éruption bulleuse de LES; 50–150 mg/j)
- Thalidomide† (50–100 mg/j pour blanchir, et si nécessaire, 25–50 mg/j × 2/semaine en traitement d'entretien)
- Sulfasalazine
- Lénalidomide

3e ligne (cas réfractaires)
- Azathioprine
- IgIV (coûteux)
- Bélimumab (moins efficace chez les Afro-Américains)
- Rituximab (le mieux pour un LES avec LEC actif, sévère)

Maladie cutanée menaçant le pronostic vital ou inflammation cutanée sévère (p. ex. ASAP/syndrome de Rowell)
- CS systémiques

* *Crème solaire de large spectre, éviction solaire, vêtements photoprotecteurs.*
** *Début d'action retardé (4–8 semaines); une instauration précoce peut empêcher la progression du LEC vers le LES; la surveillance recommandée comprend les examens de départ et, tous les 6 mois; NFS, fonctions hépatiques, urée sanguine/Cr, et des examens ophtalmologiques de départ et répétés.*
*** *La quinacrine peut être ajoutée, en combinaison à l'hydroxychloroquine ou la chloroquine.*
† *Risque de tératogénicité; au mieux utilisé en même temps que des antipaludéens car ces derniers diminuent le risque de thrombose.*
‡ *Exclu si déficit en glucose-6-phosphate-déshydrogénase.*
ASAP : *acute syndrome of apoptotic pan-epidermolysis;* LED : lupus érythémateux discoïde.

- Approximativement 50 % des patients remplissent $\geq$ 4 critères de l'*American college of rheumatology* (ACR) pour un LES (cf. tableau 33.2) mais ils développent rarement une atteinte systémique grave; les arthralgies sont les plus fréquentes.
- **DD : variante annulaire :** dermatophytose, granulome annulaire, érythème annulaire centrifuge ou autres érythèmes annulaires (cf. chap. 15); **variante papulosquameuse :** réaction médicamenteuse photo-lichénoïde (p. ex. HCTZ, antipaludéens), psoriasis, eczéma photo-exacerbé, réaction du greffon contre l'hôte (GVHD), lichen plan, lucite polymorphe (LP), pemphigus foliacé.

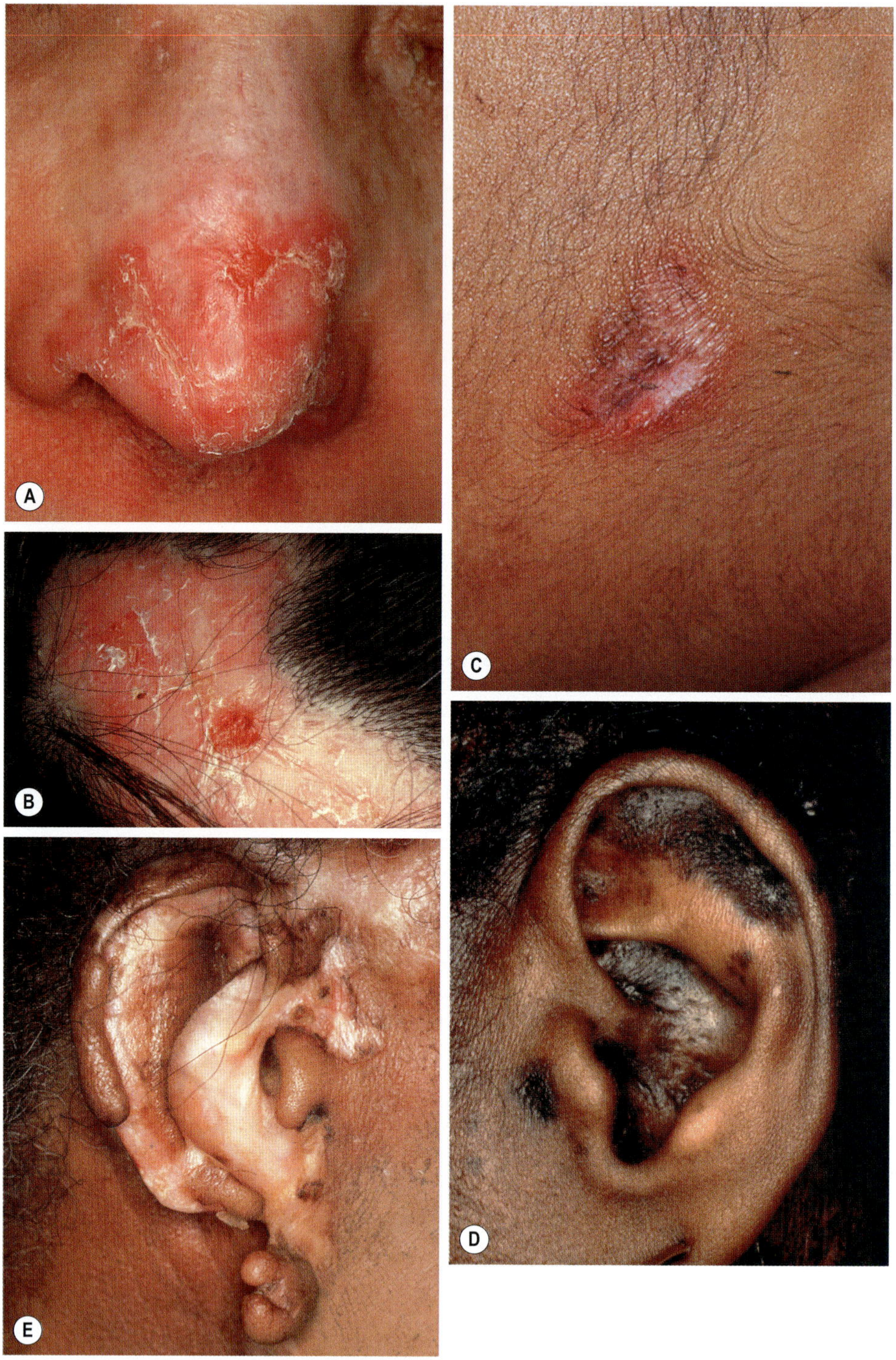

Fig. 33.3 Présentations variées des lésions discoïdes du lupus érythémateux (LED). Les lésions qui touchent préférentiellement la tête et le cou peuvent montrer érythème, squames, atrophie et dyspigmentations en plus des cicatrices (et de l'alopécie) (**A–D**). Le processus cicatriciel peut être destructif (**E**). Des sites moins habituels sont les paumes et les plantes où des lésions peuvent être kératosiques ou ulcérées

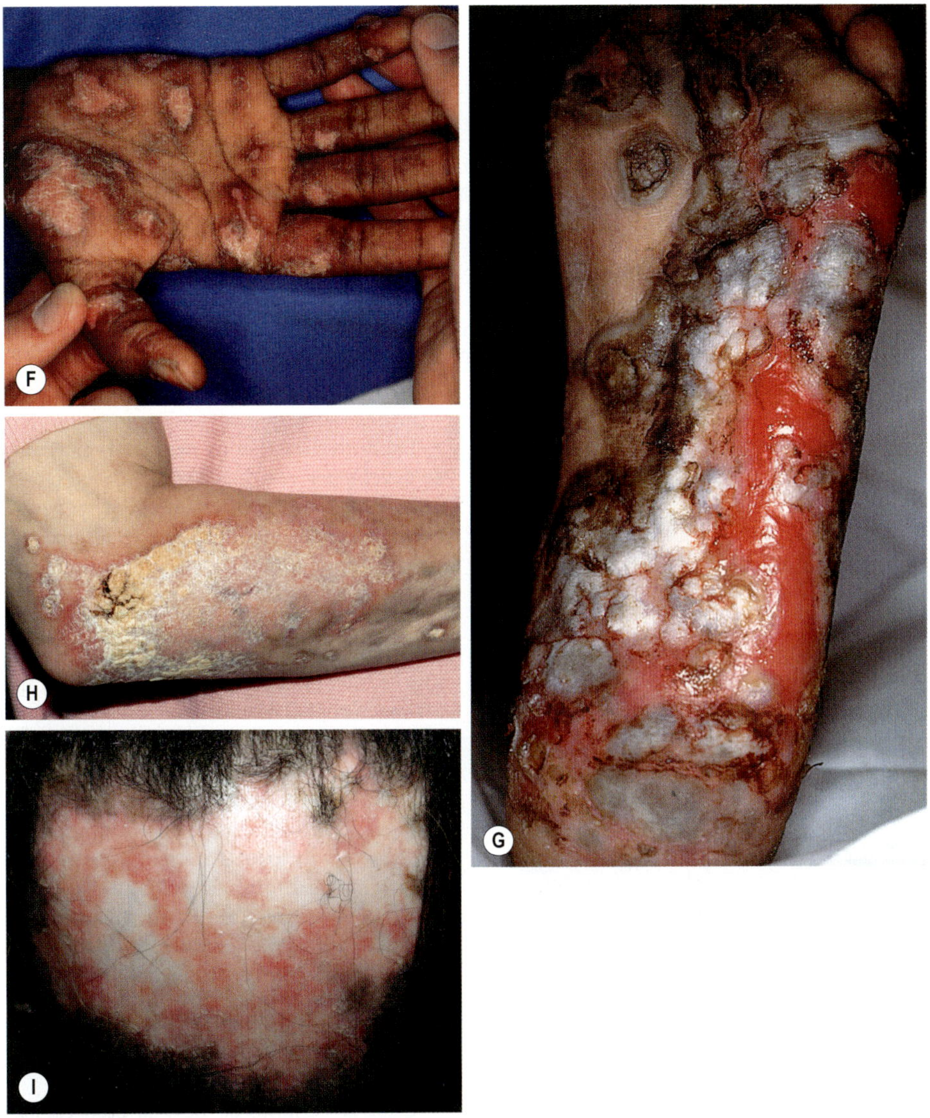

Fig. 33.3 Suite (F, G), comme observé dans le lichen plan. Le dernier patient a un lupus érythémateux systémique et a bien répondu à l'isotrétinoïne. **H** Des lésions hypertrophiques peuvent occasionnellement se développer à partir d'une hyperkératose significative. **I** Lésions de lupus discoïde avec une dyspigmentation et une alopécie cicatricielle. L'hypopigmentation se développe souvent au centre avec des zones d'hyperpigmentation en périphérie. Noter l'obturation des orifices folliculaires à 12 h. *Remerciements : A, B, D-G, : YDRSC ; C, I : Kalman Watsky, MD ; H : Julie V. Schaffer, MD.*

- Avant de faire un diagnostic de LECS classique, exclure la possibilité d'un LECS-IM (cf. tableau 33.4).

LECS NÉONATAL (LEN)

- Survient chez les nourrissons dont les mères ont des autoanticorps anti-SSA/Ro qui sont transférés passivement au fœtus.
- Ces nourrissons ont principalement des anticorps anti-SSA/Ro (> 98 %) mais peuvent aussi avoir des anticorps anti-SSB/La ou anti-U1RNP.
- Approximativement 1–5 % des mères avec des anticorps anti-SSA/Ro peuvent avoir un enfant avec LEN ; le risque augmente à 10–25 % lors des grossesses suivantes.

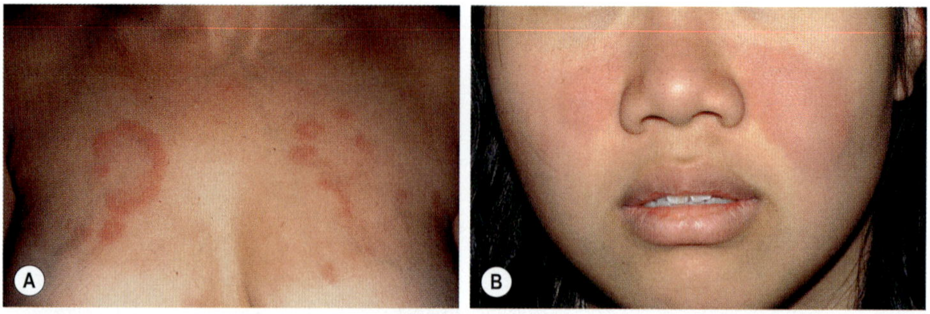

Fig. 33.4 **Lupus érythémateux tumidus.** Plaques roses annulaires sur la poitrine (**A**) et plaques rose violacé du visage (**B**). Aucune des lésions ne présentait de modifications épidermiques. *Remerciements : A : YDRSC; B : Julie V. Schaffer, MD.*

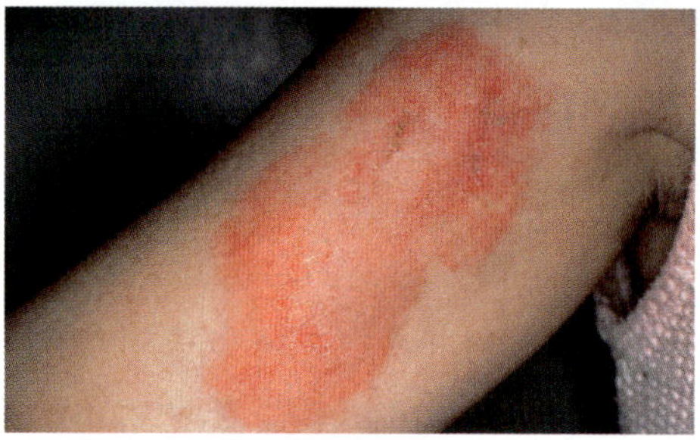

Fig. 33.5 Panniculite lupique. Plaque érythémateuse du bras. Les lésions peuvent disparaître en laissant une lipoatrophie. *Remerciements : YDRSC.*

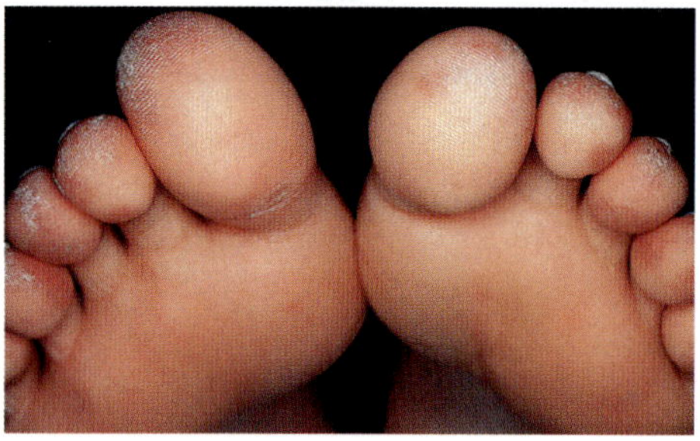

Fig. 33.6 Lupus engelures. Plaques violacées sur les orteils, certaines avec des squames. En cas d'antécédent familial de cette affection, on doit considérer la possibilité de mutations dans *TREX1*, qui encode une exonucléase ADN, ou *SAMHD1*, qui encode pour une nucléase de restriction de l'hôte qui joue un rôle dans la réponse immunitaire innée. *Remerciements : YDRSC.*

- Les lésions cutanées sont semblables à celles du LECS de l'adulte mais atteignent principalement le visage et les zones périorbitaires et peuvent être atrophiques (fig. 33.8).
- Une photosensibilité est fréquente mais l'exposition solaire n'est pas nécessaire à la formation des lésions.
- De nouvelles lésions cessent typiquement de se développer vers l'âge de 6–9 mois, c.-à-d. une fois que les anticorps ont disparu; cependant, il peut y avoir des modifications résiduelles comme des dyspigmentations et des télangiectasies.
- Les manifestations internes les plus fréquentes sont : (1) bloc cardiaque congénital (± associé à une cardiomyopathie); (2) maladie hépatobiliaire; (3) thrombocytopénie > neutropénie ou anémie; (4) macrocéphalie ou dysplasie squelettique.
- Un bloc cardiaque, s'il survient, est presque toujours présent à la naissance et la pose d'un pacemaker est souvent nécessaire.
- Si des signes cutanés de LEN sont présents, une évaluation, incluant examen physique, ECG ± échographie cardiaque, NFS et tests des fonctions hépatiques est indiquée; ces derniers examens de laboratoire doivent être répétés périodiquement pendant les 6 premiers mois de vie.

Lupus érythémateux cutané aigu (LECA)

- C'est la variante de LEC la plus étroitement associée au LES et s'il est diagnostiqué, le patient doit être évalué pour une maladie interne.
- Trois présentations cliniques sont reconnues :
  - *Faciale (malaire)* : l'éruption classique en «ailes de papillon» se présente comme des taches érythémateuses ou des plaques plus infiltrées sur la racine du nez et les joues; épargnant les plis nasogéniens (fig. 33.9A–C)
  - *Photodistribuée :* éruption exanthémateuse à urticarienne atteignant principalement la peau exposée aux UV, p. ex. haut de la poitrine, zones d'extension des bras (fig. 33.9D), dos des mains (en épargnant les doigts)
  - *Disséminée :* s'étendant au-delà des zones photodistribuées

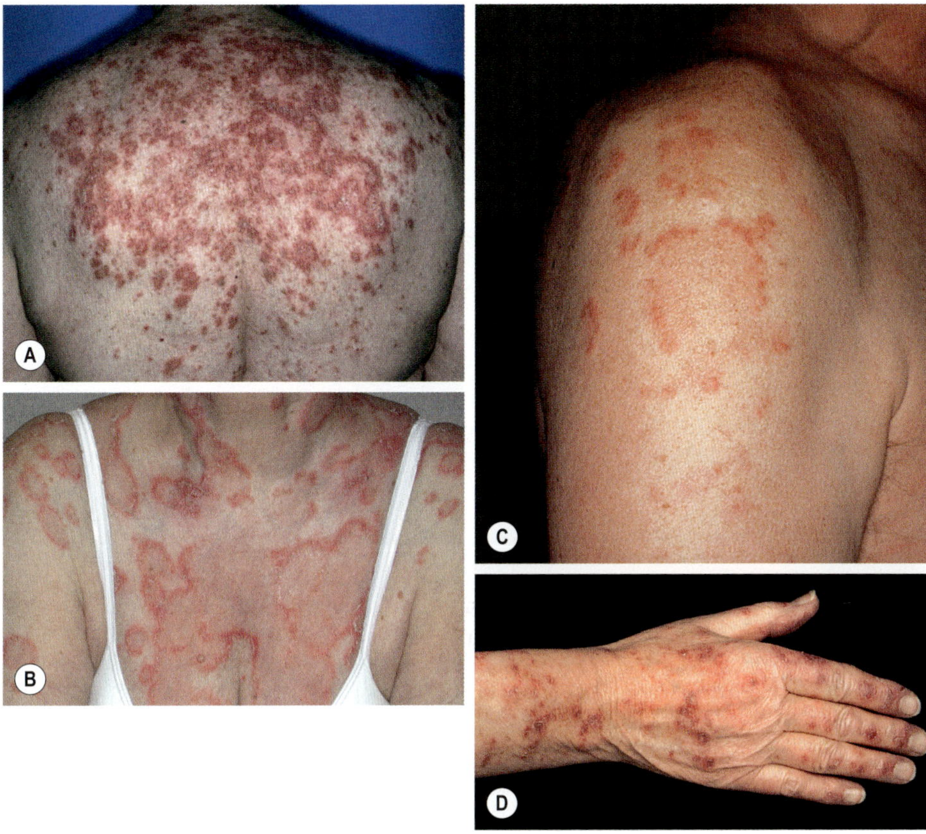

Fig. 33.7 Lupus érythémateux cutané subaigu (LECS). A Nombreuses plaques annulaires du dos, certaines ont des squames blanches associées. **B** Les lésions sont plus communément observées sur le haut du tronc et les parties des membres supérieurs exposées au soleil. Les bords des lésions annulaires peuvent avoir des squames-croûtes (**B**) ou être composés de multiples papules (**C**). **D** Noter les squames périphériques et le respect relatif des articulations interphalangiennes. *Remerciements : A : Kathryn Schwarzenberger, MD; : Lela Lee, MD, et Victoria Werth, MD; C : YDRSC; D : Lorenzo Cerroni, MD.*

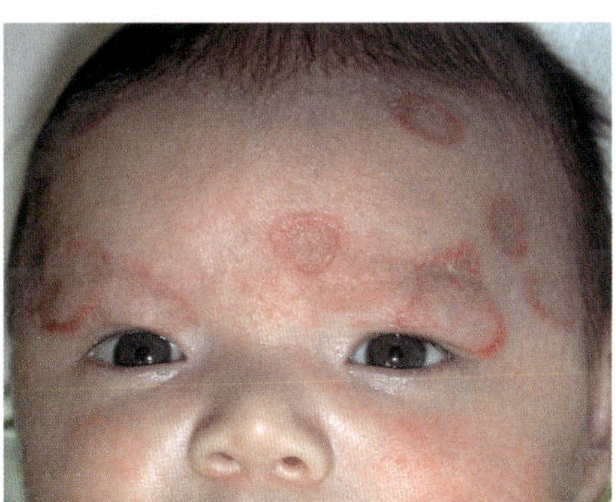

Fig. 33.8 Lupus érythémateux néonatal (LEN). Plaques érythémateuses annulaires du front et du cuir chevelu. Noter la ressemblance avec la forme annulaire du lupus érythémateux cutané subaigu. *Remerciements : Julie V. Schaffer, MD.*

• Une présentation clinique particulière d'un patient LECA se reproduit souvent au cours des poussées successives, représentant une « signature » particulière.
• Les lésions répondent typiquement aux CS systémiques et disparaissent sans cicatrices ; elles peuvent laisser une dyspigmentation résiduelle.
• **DD : faciale :** dermatite séborrhéique, rosacée, brûlure solaire, dermatite périorale, dermatophytose faciale, cellulite/érysipèle, dermatite de contact ; **photodistribuée :** photosensibilité induite par des médicaments, dermatomyosite ; **disséminée :** exanthème (viral ou induit par les médicaments).

Autres

ÉRUPTION BULLEUSE DE LES

• Se présente cliniquement avec des bulles (allant de petites vésicules à des grosses bulles

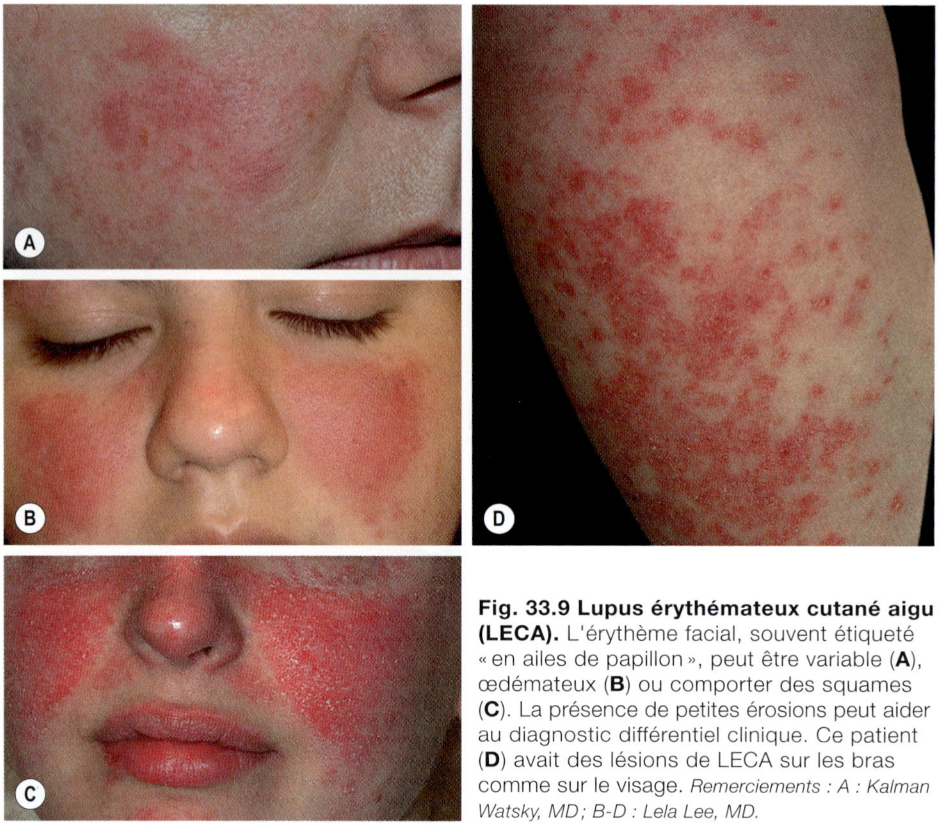

Fig. 33.9 Lupus érythémateux cutané aigu (LECA). L'érythème facial, souvent étiqueté « en ailes de papillon », peut être variable (**A**), œdémateux (**B**) ou comporter des squames (**C**). La présence de petites érosions peut aider au diagnostic différentiel clinique. Ce patient (**D**) avait des lésions de LECA sur les bras comme sur le visage. *Remerciements : A : Kalman Watsky, MD ; B-D : Lela Lee, MD.*

tendues) sur une base érythémateuse, atteignant typiquement le visage, le cou, le haut du tronc, les extrémités proximales et les surfaces muqueuses ; observée chez des patients qui ont un LES sous-jacent (fig. 33.10).

• Des autoanticorps contre le collagène VII sont présents.

• **DD : clinique :** maladies bulleuses auto-immunes, dermatite de contact, syndrome de pan-épidermolyse apoptotique aiguë (ASAP) ; **histopathologique** : dermatite herpétiforme.

SYNDROME DE PAN-ÉPIDERMOLYSE APOPTOTIQUE AIGUË (ASAP), SYNDROME DE ROWELL

• Le terme *ASAP* regroupe différentes entités dans lesquelles un clivage aigu et disséminé résulte d'une apoptose suraiguë de l'épiderme de causes variées (p. ex. nécrolyse épidermique aiguë induite par des médicaments [NET], GVHD de type NET et LECA de type NET).

• Le syndrome de Rowell et le LECA de type NET sont cependant susceptibles de survenir le long du spectre d'ASAP, avec le premier présentant une forme moins sévère à type d'érythème

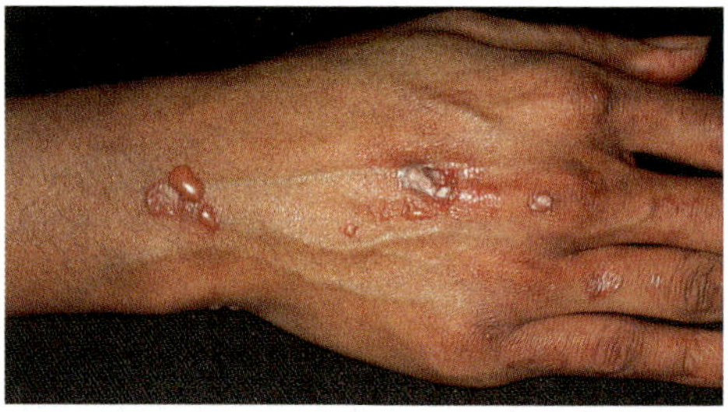

Fig. 33.10 Éruption bulleuse de lupus érythémateux systémique. Des vésicules et bulles dues à des autoanticorps contre le collagène de type VII peuvent se développer chez les patients qui ont une maladie systémique. *Remerciements : YDRSC.*

polymorphe majeur dans le cadre d'un lupus et le dernier un aspect de type NET pouvant menacer le pronostic vital dans le cadre d'un LECA (fig. 33.11).

• Ce spectre de manifestations cutanées peut survenir de novo ou dans le cadre d'une rechute de LECA ou LECS ; une atteinte significative des organes internes (p. ex. reins et SNC) est fréquente.

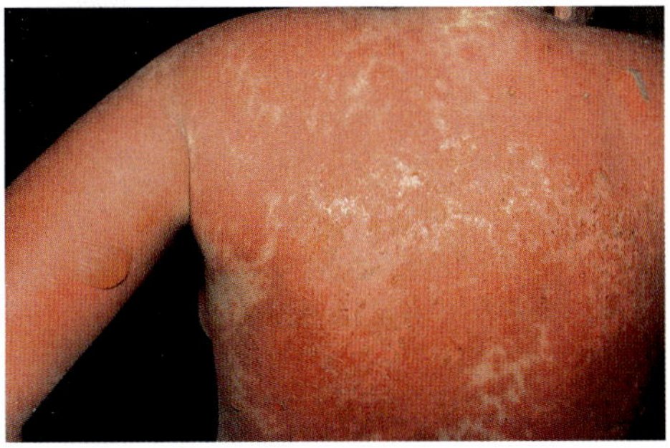

Fig. 33.11 Syndrome aigu de pan-épidermolyse apoptotique (ASAP). Cette forme d'ASAP a une présentation ressemblant à la NET, elle est potentiellement mortelle dans le cadre d'un LECA.
Remerciements : YDRSC.

Lupus érythémateux cutané : lésions non spécifiques

• Une variété de lésions cutanées non complètement spécifiques du LE peut être observée, indiquant non seulement une atteinte des organes internes (LES) mais aussi une augmentation de l'activité de la maladie systémique (cf. tableau 33.1).

LÉSIONS VASCULAIRES ET SYNDROME DES ANTICORPS ANTIPHOSPHOLIPIDES (SAPL)

• Les lésions vasculaires et le SAPL sont fréquents chez les patients avec LE, en particulier ceux qui ont un LES (cf. tableau 33.1).
• Approximativement un tiers des cas de SAPL surviennent dans le cadre d'un lupus (cf. chap. 18) ; comparés au SAPL primaire, ces patients ont plus souvent une arthrite, un livedo réticulé (LR) et une cytopénie.
• Les patients qui ont LE et SAPL peuvent bénéficier d'un traitement antipaludéen.

Lupus érythémateux systémique (LES)

• Les atteintes organiques les plus habituelles concernent les articulations, la peau, le système sanguin, les poumons, les reins et le SNC, qui sont pour une grande part reflétés dans les critères de l'ACR pour le diagnostic de LES (cf. tableau 33.2) ; cependant, cette liste n'est pas exhaustive et un jugement clinique est nécessaire.
• Chez un individu donné, il y a souvent un seul organe ou peu d'organes significativement atteints.
• Le LECA est la variante de LEC spécifique la plus étroitement associée au LES, mais les patients avec n'importe quel type de LEC peuvent développer une atteinte interne (LES).
• Les indicateurs d'un risque augmenté de LES chez les patients ayant un LEC incluent fièvre, perte de poids, fatigue, myalgies, lymphadénopathies et manifestations cutanées *non spécifiques* (cf. tableau 33.1).
• L'évaluation de base du LES est précisée tableau 33.3, et il est important d'exclure le LES induit par des médicaments (cf. tableau 33.4).
• Une recherche d'AAN négatifs est utile parce qu'il est hautement improbable qu'un patient AAN-négatif ait un LES.
• Une recherche d'AAN positifs est moins utile car cela peut exister chez des sujets normaux (habituellement à titres faibles) et chez des patients avec un LEC.
• Les anticorps spécifiques du LES incluent ADNdb et Sm.

Pour plus d'informations, cf. chap. 41 de *Dermatology, Fourth Edition*.

34 Dermatomyosite

La dermatomyosite est une connectivite auto-immune (CAI) qui peut se chevaucher avec les autres CAI, en particulier avec la sclérodermie systémique. Elle peut être déclenchée par des facteurs extérieurs, le plus souvent des affections malignes (p. ex. cancer du sein, cancer ovarien) et occasionnellement des médicaments (p. ex. statines, hydroxyurée, inhibiteurs de point de contrôle) ou rarement des agents infectieux (p. ex. picornavirus).

- La distribution des âges est bimodale (juvénile – moyenne 8 ans; adultes – moyenne 52 ans); prédominance féminine.
- Il y a souvent des signes cliniques et de laboratoire d'une myopathie inflammatoire proximale (le terme de polymyosite est utilisé quand la maladie atteint seulement les muscles; tableau 34.1); les patients peuvent rapporter des difficultés à se coiffer ou à se relever d'une position assise.
- Les pathogenèses de la dermatomyosite et de la polymyosite sont différentes (respectivement immunité humorale versus immunité à médiation cellulaire).
- Peut n'atteindre que la peau (dermatomyosite amyopathique, appelée auparavant « dermatomyositis sine myositis »; cf. tableau 34.1); la fig. 34.1 donne les grands traits d'une approche diagnostique de cette forme de dermatomyosite.

Tableau 34.1 Système de classification révisé des dermatomyopathies inflammatoires.

Ce schéma de classification accorde un poids égal aux atteintes cutanées et musculaires de ce groupe d'affections.

Dermatomyosite (DM)
Début chez l'adulte
  DM classique
  DM classique avec malignité*
  DM classique faisant partie d'une connectivite de chevauchement**
  DM cliniquement amyopathique†
    DM amyopathique
    DM hypomyopathique
Début juvénile
  DM classique
  DM cliniquement amyopathique†
    DM amyopathique
    DM hypomyopathique
Polymyosite
Polymyosite isolée
Polymyosite faisant partie d'une connectivite de chevauchement
Myosite à particules d'inclusion

** Chez plus de 25 % des adultes; carcinomes de l'ovaire, du côlon, du sein, du poumon, de l'estomac, du pancréas (nasopharyngiens dans les populations du Sud-Est asiatique) et lymphomes; le risque diminue après 2–5 ans.*
*** Sclérodermie systémique > LES, syndrome de Sjögren, polyarthrite rhumatoïde.*
† Provisoirement = manifestations cutanées, sans faiblesse musculaire et avec des enzymes musculaires normales depuis >6 mois; confirmée = depuis 24 mois.

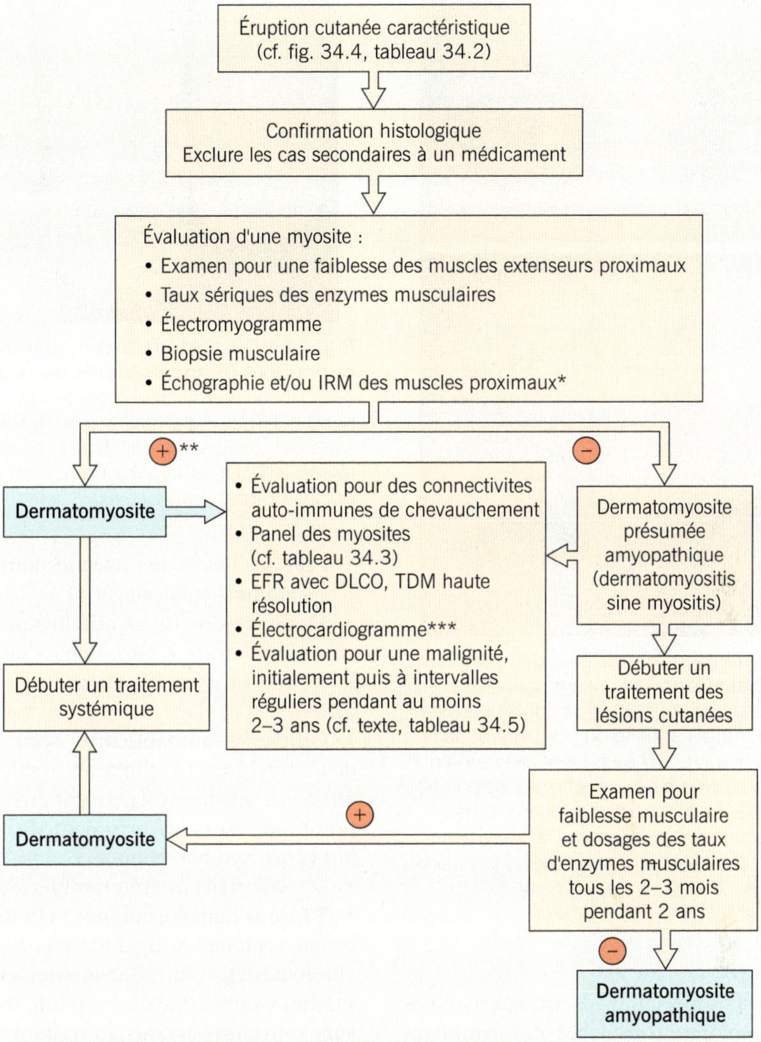

* Certains cliniciens prescrivent une IRM avant ou à la place de l'électromyogramme et de la biopsie musculaire

** Le sous-groupe de patients avec une myosite infraclinique (répertoriés par certains auteurs comme ayant une dermatomyosite « hypomyopathique ») peuvent ou non développer ultérieurement une myosite cliniquement significative

*** En particulier chez les patients qui ont une myosite prouvée

Fig. 34.1 Approche diagnostique de la dermatomyosite de l'adulte. L'approche pour les enfants est similaire mais sans recherche d'une malignité. Certains auteurs classent les patients qui n'ont pas montré de signes de myosite dans les 6 mois après la survenue de la maladie cutanée comme ayant une dermatomyosite amyopathique, mais ces personnes peuvent développer ensuite une atteinte musculaire. Si on prévoit une administration de CS systémiques, une étude de la densité osseuse de départ (DEXA) est recommandée. DLCO : *diffusing capacity of the lung for carbon monoxide* ; EFR : épreuves fonctionnelles respiratoires.

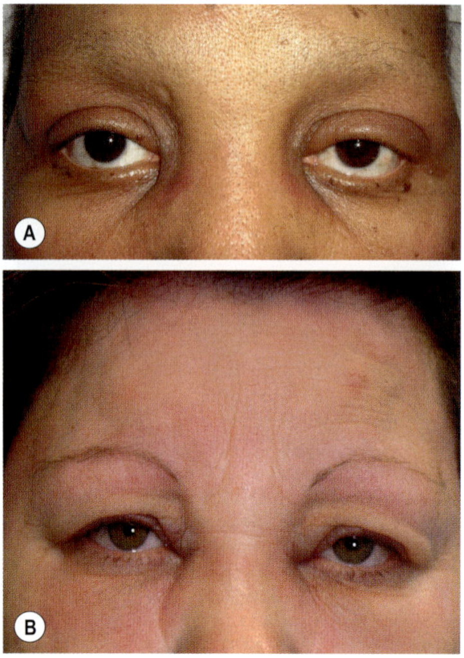

Fig. 34.2 Dermatomyosite – œdème des paupières et coloration héliotrope. A L'inflammation des paupières supérieures peut être plus subtile sur peau très pigmentée ; noter l'atteinte du bord latéral de la racine du nez et des joues. **B** La couleur caractéristique rose violet est observée avec une atteinte de la ligne d'implantation des cheveux, du bas du front, des paupières supérieures et des joues ; l'œdème est notable et atteint la racine du nez comme les paupières. *Remerciements : A : YDRSC ; B : Jean L. Bolognia, MD.*

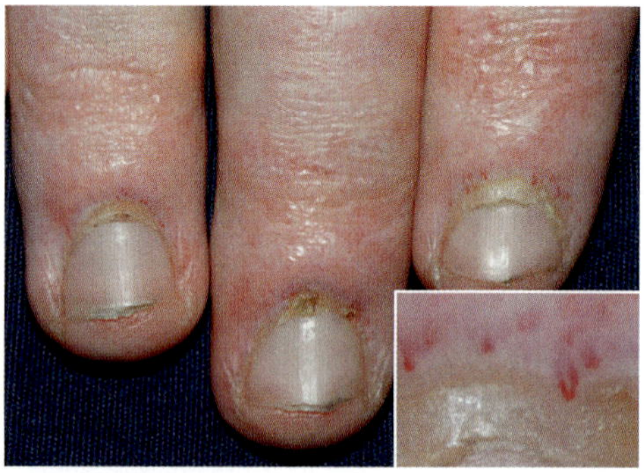

Fig. 34.3 Dermatomyosite – dystrophie de la cuticule et télangiectasies du repli unguéal. Les cuticules sont déchiquetées et, dans le repli proximal de l'ongle, des mégacapillaires alternent avec des exclusions capillaires (encart). Atrophie, télangiectasies et hypopigmentation sont présentes sur les doigts. *Remerciements : Julie V. Schaffer, MD.*

- Les manifestations cutanées caractéristiques incluent une coloration violacée des paupières supérieures avec un œdème périorbitaire (fig. 34.2), des papules de Gottron/signe de Gottron et des télangiectasies du repli sus-unguéal (fig. 34.3), de même que les manifestations cutanées décrites tableau 34.2 et représentées fig. 34.4A ; celles-ci peuvent précéder les manifestations systémiques (fig. 34.4B).
- Une pneumopathie interstitielle est présente chez 15–30 % des patients ; les tests des fonctions pulmonaires basiques incluant le coefficient de diffusion du CO diffusion sont recommandés ; une TDM haute résolution peut être nécessaire pour détecter une atteinte.
- Peut se chevaucher avec les autres CAI (1 sur 5 cas adultes) (tableau 34.1).
- Modifications histopathologiques – dermatite cutanée d'interface avec dépôts de mucine dans le derme ; myosite lymphocytaire dans le muscle atteint.
- Différents autoanticorps sont associés avec des conséquences cliniques (tableau 34.3) ; les anticorps antinoyaux peuvent être absents car de nombreux autoanticorps sont dirigés contre des antigènes cytoplasmiques.
- Les **DD** peuvent être nombreux (tableau 34.4).
- **TT** de la maladie cutanée : CS topiques, tacrolimus topique, antipaludéens (p. ex. hydroxychloroquine), immunosuppresseurs (p. ex. méthotrexate) ; prurit et atteinte du cuir chevelu sont souvent résistants au traitement ; la maladie cutanée peut être moins sensible au traitement que l'inflammation musculaire.
- **TT** de l'atteinte musculaire/systémique (fig. 34.5) : CS systémiques (p. ex. prednisone 1 mg/kg/j avec diminution progressive) ± autres médicaments immunosuppresseurs (p. ex. méthotrexate) ; dans les cas sévères envisager les IgIV ou les inhibiteurs de JAK.
- Dans la dermatomyosite classique avec malignité (tableau 34.5), les manifestations cutanées peuvent s'améliorer progressivement avec le temps dans le cadre d'une tumeur répondant au traitement.

Pour plus d'informations, cf. chap. 42 de *Dermatology, Fourth Edition*.

Tableau 34.2 Manifestations cutanées de dermatomyosite. Pour une représentation schématique des manifestations cutanées, cf. fig. 34.4A.

Distribution des manifestations cutanées habituelles (fig. 34.6 à 34.11)
Zones exposées au soleil
Peuvent ressembler à une photo-éruption médicamenteuse
Couleur rose violet et/ou télangiectasies (p. ex. visage [fig. 34.6] ; V de la poitrine/haut du dos, étiquetée « signe du châle » [fig. 34.7]) Poïkilodermie avec hyperpigmentation, hypopigmentation et atrophie en plus des télangiectasies
Faces d'extension des mains (articulations), coudes et genoux
Peut ressembler au psoriasis
Coloration violacée au-dessus des articulations (articulations, genoux, coudes) : signe de Gottron (fig. 34.10) Avec le temps, des papules à sommet plat se développent sur les jointures (papules de Gottron ; fig. 34.11) et peuvent devenir atrophiques
Cuir chevelu
Peut ressembler à une dermatite séborrhéique
Taches roses, squameuses (fig. 34.12) Très prurigineuses Cuir chevelu postérieur > antérieur
Périoculaires
Peuvent ressembler à une dermatite de contact aéroportée
Coloration rose violet des paupières supérieures (éruption héliotrope) (fig. 34.2) Œdème périoculaire qui peut être sévère Ces manifestations peuvent être discrètes et fluctuantes
Replis unguéaux
Mégacapillaires et exclusions capillaires (fig. 34.3) alternant avec des exclusions vasculaires Cuticules déchiquetées
Manifestations cutanées additionnelles
Calcinose cutanée
Plus fréquente dans la dermatomyosite de début juvénile (fig. 34.13) Associée, après un délai, à la maladie traitée ou résistante au traitement Nodules durs, irréguliers, ou plaques devenant étendues ; peuvent évacuer une substance crayeuse
Prurit
Phénomène de Raynaud
Manifestations cutanéomuqueuses moins fréquentes
Quand la maladie est sévère, il peut y avoir des érosions ou des ulcérations (fig. 34.14) ou encore une anasarque Taches rose violet sur la partie latérale des cuisses (signe du holster) Érythème flagellé (fig. 34.14) Panniculite/lipoatrophie (plus fréquente chez les enfants) Télangiectasies gingivales

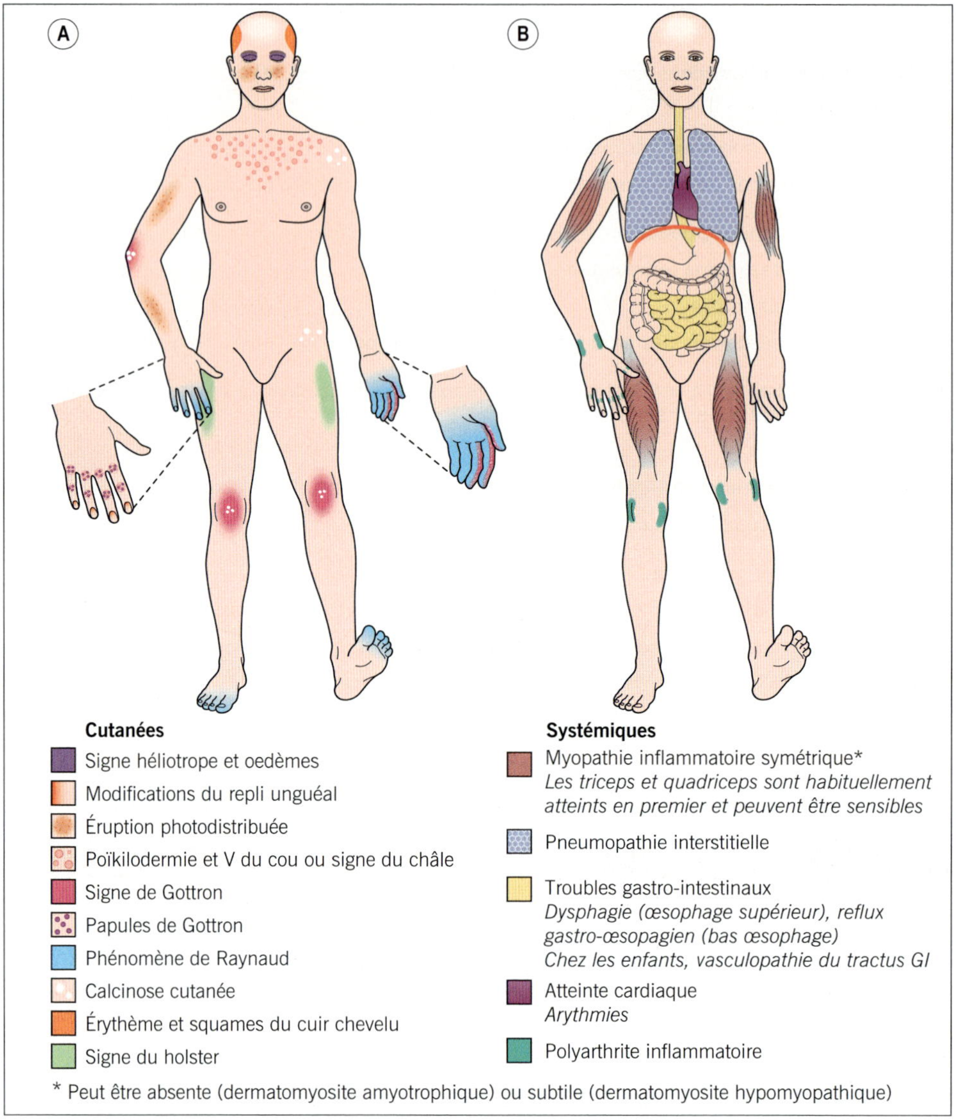

Fig. 34.4 Manifestations cliniques de dermatomyosite. A Cutanée. **B** Systémique. Les modifications du repli unguéal comportent des boucles de mégacapillaires, des exclusions capillaires, une hypertrophie de cuticules et des cuticules déchiquetées.

Tableau 34.3 Autoanticorps associés à la dermatomyosite (DM) et leur pertinence clinique.

Autoanticorps	Signification clinique
Anti-**aminoacyl**-ARNt-synthétases • Anti-Jo1 (**histidyl**) • Anti-PL-7 (**thréonyl**) • Anti-PL-12 (**alanyl**) • Anti-EJ (**glycyl**) • Anti-OJ (**isoleucyl**)	• Associés au syndrome des anti-synthétases (fièvre, polyarthrite, « mains de mécanicien », phénomène de Raynaud, maladie interstitielle des poumons) • Présents chez plus de 20 % des patients adultes
Anti-Mi-2	• DM adulte et juvénile • Marqueur de la maladie cutanée, atteinte musculaire plus modérée • Bonne réponse au traitement • Présents chez plus de 10–15 % des patients
Anti-SRP	• Myopathie nécrosante de début aigu • Souvent atteinte cardiaque • Peut être résistante au traitement
Anti-TIF1-γ (p155)	• Myosite associée à un cancer dans la DM adulte • Atteinte cutanée sévère dans la DM adulte et juvénile • Papules palmaires hyperkératosiques, lésions psoriasiformes, plaques télangiectasiques rouge sur blanc, plaque palatine ovoïde
Anti-MDA5 (CADM-140)	• DM cliniquement amyopathique (*clinically amyopathic DM* : CADM) • Manifestations cutanéomuqueuses caractéristiques, incluant des papules palmaires sensibles, des ulcérations des articulations/coudes, douleurs orales/gingivales, alopécie diffuse • Pneumopathie interstitielle rapidement progressive
Anti-NXP-2 (pl140)	• Myosite associée à un cancer dans la DM adulte • DM adulte ou juvénile avec calcinose • Œdèmes périphériques, myalgies, dysphagie, atteinte cutanée modérée
Anti-SAE *(non encore commercialisé)*	• DM adulte • Peut d'abord se présenter comme une CDAM • Pneumopathie interstitielle pulmonaire peu fréquente

MDA5 : *melanoma differentiation-associated protein 5* ; Mi-2 est une ADN-hélicase ; NXP-2 : *nuclear matrix protein* ; SAE : *small ubiquitin-like modifier-activating enzyme* ; SRP : *signal recognition particle* ; TIF1 : *transcriptional intermediary factor 1*.

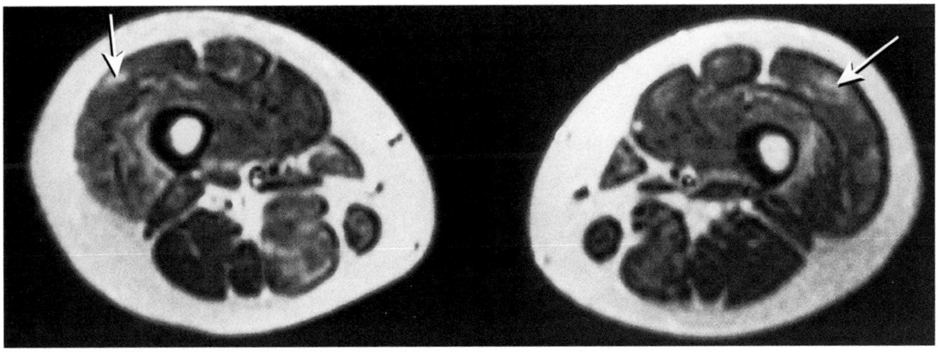

Fig. 34.5 Images IRM en pondération T2 de la partie proximale de la cuisse d'un patient ayant une dermatomyosite. Noter l'augmentation de l'intensité du signal, principalement dans les muscles extenseurs (couleur blanche, flèches). L'augmentation du signal est corrélée avec l'inflammation.

Tableau 34.4 Diagnostic différentiel de dermatomyosite.

Lupus érythémateux systémique
Le médecin peut noter des télangiectasies du repli unguéal et une poïkilodermie photodistribuée, mais il manque la faiblesse musculaire, l'érythème héliotrope, la distribution aux muscles extenseurs, le prurit et la coloration violacée (un véritable érythème du lupus érythémateux peut être présent dans le cadre d'un syndrome de chevauchement)
Psoriasis
L'atteinte des coudes et des genoux avec des lésions papulosquameuses peut conduire à un diagnostic erroné
Dermatite de contact allergique ou aéroportée
Un œdème marqué des paupières est possible dans la dermatomyosite ; chercher des sites supplémentaires de dermatite
Photo-éruption médicamenteuse
Photodistribution
Lymphome cutané à cellules T
La poïkilodermie commence souvent dans les plis, plus qu'au cuir chevelu, visage et faces d'extension
Dermatite atopique
Habituellement chez des enfants, chez lesquels le médecin s'attache au prurit et à la lichénification secondaire
Sclérodermie systémique
Les télangiectasies du repli unguéal sont similaires en apparence, mais les troubles pigmentaires sont assez différents ; l'œdème des mains est un signe précoce (une véritable sclérodermie systémique peut être présente dans le cadre d'un syndrome de chevauchement)
Trichinose
Les patients ont des douleurs musculaires et un œdème périorbitaire, mais pas les autres manifestations
Forme photodistribuée de la réticulohistiocytose multicentrique (rare)
Les papules fermes présentent des signes histologiques distincts

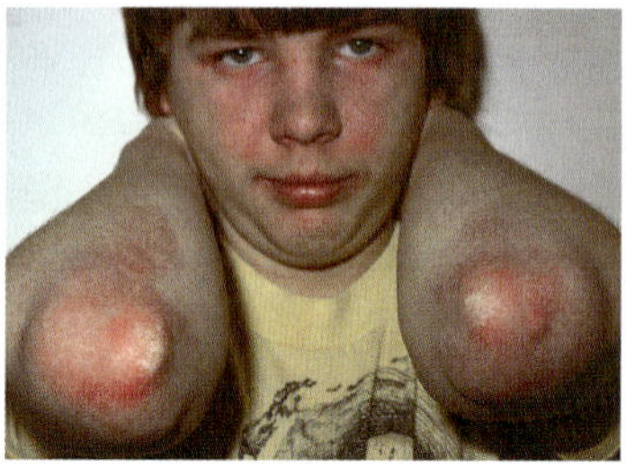

Fig. 34.6 Dermatomyosite. Les diagnostics erronés incluent le psoriasis et le lupus érythémateux cutané aigu. *Remerciements : Joseph L. Jorizzo, MD.*

Tableau 34.5 Suggestions de tests pour chercher une malignité chez les adultes ayant une dermatomyosite. La recherche doit être faite au moment du diagnostic et ensuite chaque année pendant au minimum 3 ans ; un interrogatoire et un examen physique doivent être faits plus souvent.

- Analyse d'urine
- Recherche d'un saignement occulte dans les selles
- PSA (*prostate-specific antigen*) sérique chez les hommes
- CA125 sérique (femmes)
- Mammographie et échographie pelvienne transvaginale (femmes)
- TDM thoracique, abdominale et pelvienne
- Colonoscopie (si âge approprié, anémie ferriprive, présence occulte de sang dans les selles ou symptômes)
- Endoscopie supérieure (si colonoscopie négative dans le cadre d'une anémie ferriprive, présence occulte de sang dans les selles ou symptômes)
- Électrophorèse et immunofixation des protéines sériques

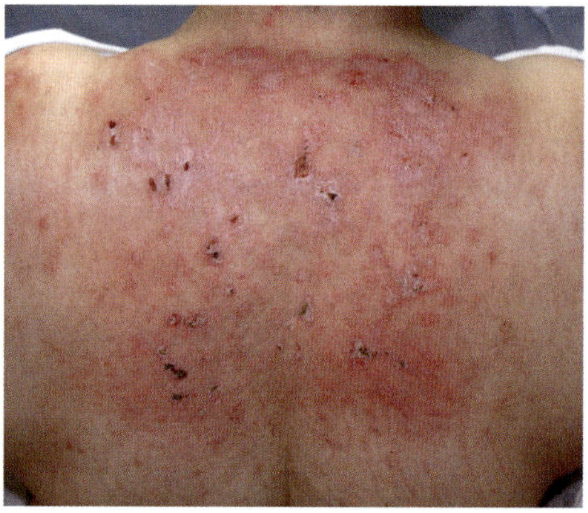

Fig. 34.7 Dermatomyosite – atteinte du haut du dos. Les plaques rose violet, certaines avec des squames associées, étaient très prurigineuses, comme en témoignent de multiples excoriations. Des stries linéaires d'érythème sont aussi visibles. *Remerciements : Jean L. Bolognia, MD.*

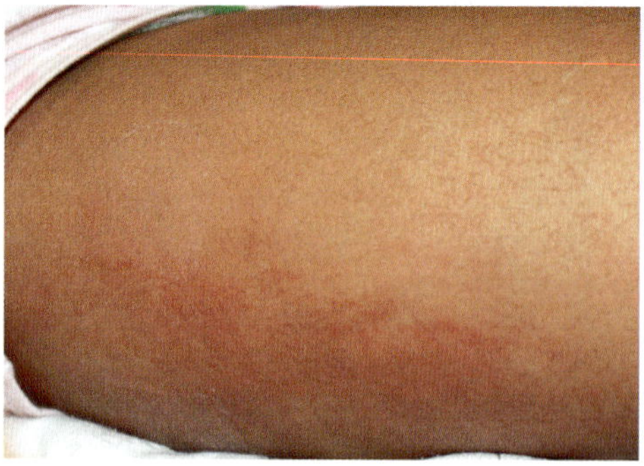

Fig. 34.8 Dermatomyosite, signe du holster. Poïkilodermie de la partie latérale de la cuisse. *Remerciements : Sara Perkins, MD.*

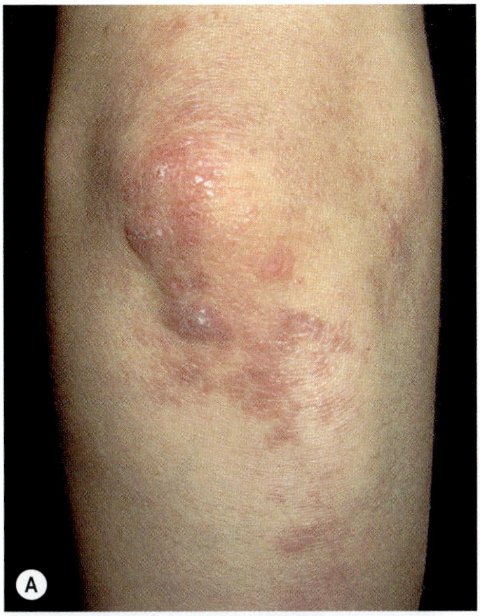

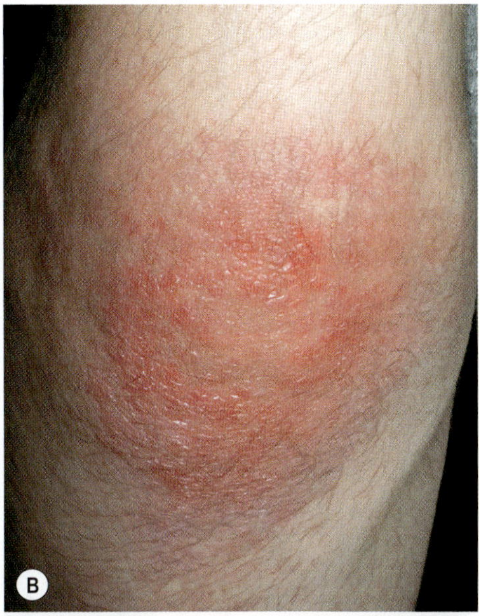

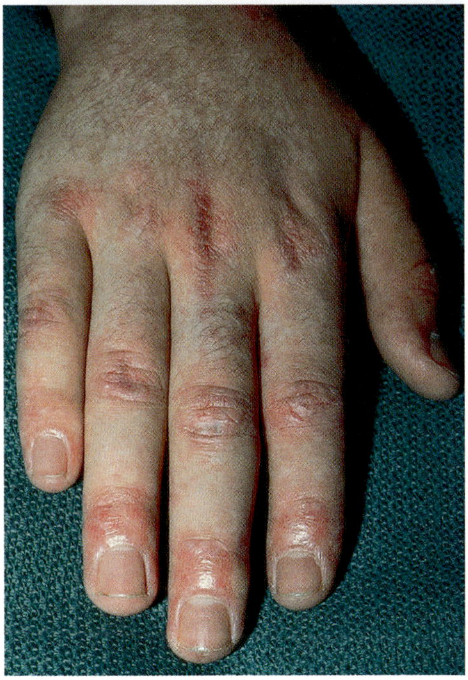

Fig. 34.9 Signe de Gottron avec poïkilodermie sur les articulations.

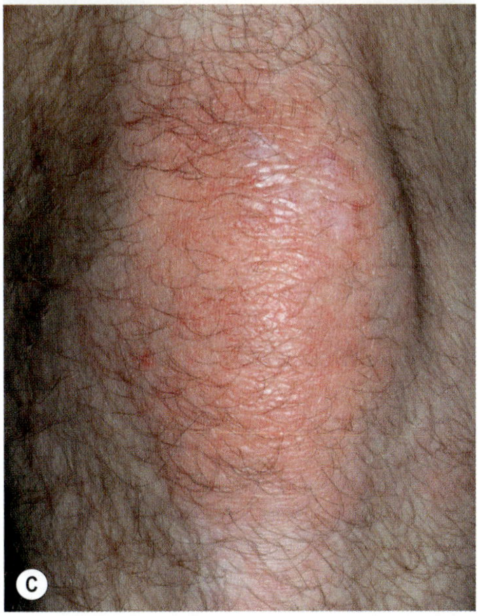

Fig. 34.10 Dermatomyosite – Signe de Gottron. Papules rose violet (**A**) et fines plaques roses des coudes (**B**) et des genoux (**C**). Certaines des papules du coude ont un toit plat (lichénoïde) et les autres ont des squames blanches. La présence de plaques des coudes et des genoux peut conduire à un diagnostic erroné de psoriasis. *Remerciements : A : Ruth Ann Vleugels, MD ; B, C : Julie V. Schaffer, MD.*

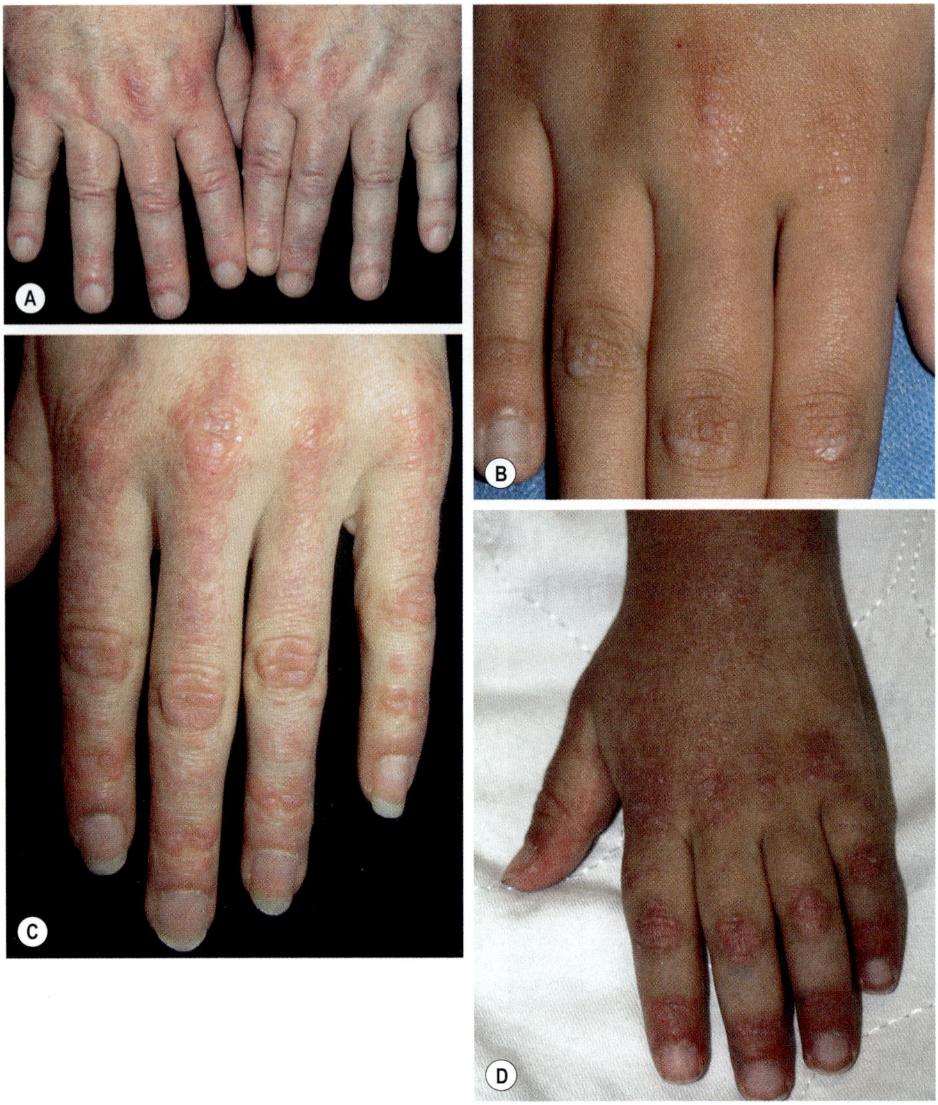

Fig. 34.11 Dermatomyosite – Papules de Gottron. A Seules quelques papules de Gottron sont présentes mais il y a une accentuation fine de l'inflammation rose violet en regard des articulations métacarpophalangiennes proximales et distales ainsi que des replis cutanés proximaux des ongles. Noter les cuticules déchiquetées. **B** Les papules à toit plat (lichénoïdes) au-dessus des articulations interphalangiennes distales, proximales et métacarpophalangiennes sont discrètes et avaient été diagnostiquées à tort comme verrues vulgaires chez cet enfant. **C** Maladie plus évidente pour laquelle de multiples papules lichénoïdes rose violet sont coalescentes avec un certain degré d'atteinte de la peau interphalangienne. **D** Papules à toit plat (lichénoïdes) en regard des articulations, cuticules déchiquetées et poïkilodermie du dessus de la main. *Remerciements : A : Kalman Watsky, MD; B, C : Julie V. Schaffer, MD; D : Sarah Perkins, MD.*

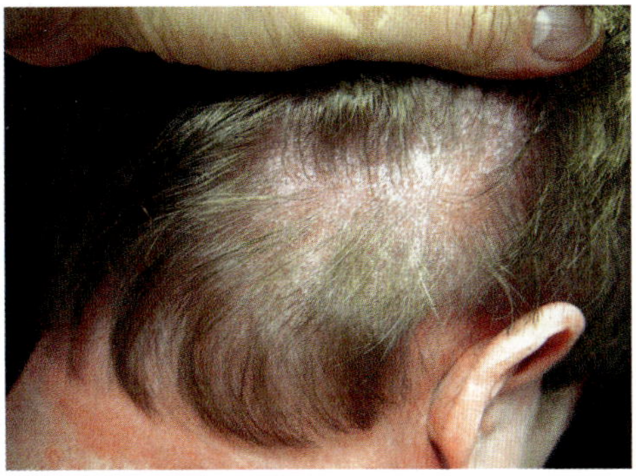

Fig. 34.12 Aspect de dermatite séborrhéique due à une dermatomyosite. Cette patiente avait un prurit sévère du cuir chevelu. En plus de l'atteinte du cuir chevelu, elle avait des papules de Gottron et une poïkilodermie photodistribuée. *Remerciements : Jeffrey P. Callen, MD.*

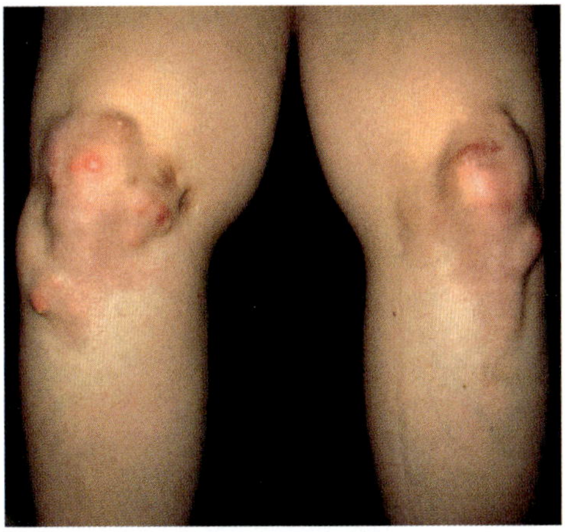

Fig. 34.13 Dermatomyosite juvénile – calcinoses cutanées. Les nodules sont situés principalement sur les surfaces d'extension des genoux et causent une diminution de la mobilité articulaire.

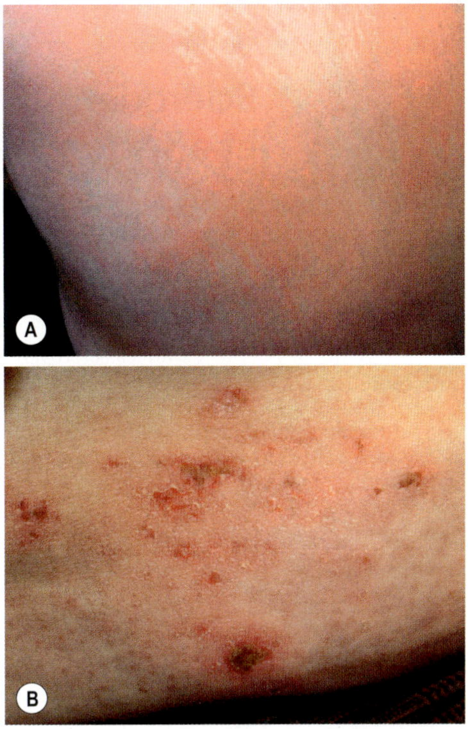

Fig. 34.14 Dermatomyosite – présentations moins habituelles. A Érythème flagellé de la partie postérieure du tronc. **B** Modifications secondaires incluant squames, érosions et croûtes séreuses ou hémorragiques. *Remerciements : A : Ruth Ann Vleugels ; B : YDRSC.*

35 Sclérodermie systémique et affections sclérodermoïdes

• Le spectre des affections cutanées sclérosantes est présenté fig. 35.1.

Sclérodermie systémique (ScS)

• Connectivite auto-immune (CAI) qui touche la peau, les vaisseaux sanguins et différents organes (p. ex. rein, poumon, tractus gastro-intestinal, cœur).

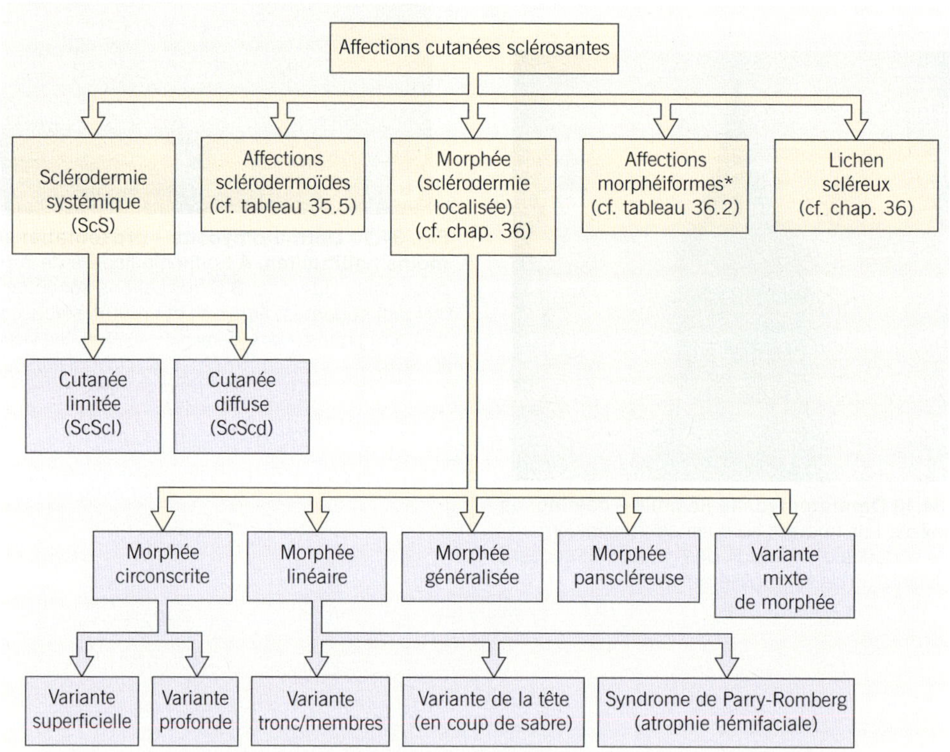

* Des affections dont la clinique est similaire à la sclérodermie systémique sont répertoriées comme *sclérodermoïdes*, tandis que celles qui ressemblent à une morphée sont répertoriées comme *morphéiformes*.
Comme dans tout spectre de maladies, il peut y avoir des manifestations cliniques de chevauchement.

Fig. 35.1 Spectre des affections cutanées sclérosantes.

Tableau 35.1 Critères ACR/Eular de classification de la sclérodermie systémique (ScS). Le score total est déterminé en additionnant l'importance maximum (score) dans chaque catégorie. Les patients ayant un score total ≥ 9 sont considérés comme ayant une ScS confirmée.

Item	Sous-item	Pondération/score
Épaississement de la peau des doigts des deux mains, s'étendant en proximal aux articulations métacarpophalangiennes (critère suffisant)	–	9
Épaississement de la peau des doigts	Doigts gonflés	2
	– *ou* – sclérodactylie	4
Lésions des pulpes des doigts	Ulcération des pulpes digitales	2
	– *ou* – cicatrices punctiformes	3
Télangiectasies	–	2
Anomalies des capillaires des replis unguéaux	–	2
Hypertension artérielle pulmonaire		2
– *ou* – pneumopathie interstitielle		2
Phénomène de Raynaud	–	3
Autoanticorps liés aux ScS	Anticentromères Anti-topo-isomérase I Anti-ARN-polymérase III	3

Van den Hoogen F, Khanna D, Fransen J, et al. 2013 classification criteria for systemic sclerosis. Arthritis Rheum 2013; 65 : 2737–47.

• La cause est inconnue mais la pathogénie comprend, dysfonction vasculaire, activation du système immunitaire avec production d'autoanticorps, et sclérose tissulaire.

• Observée plus fréquemment chez des femmes ; survenue typiquement dans les 3e à 4e décennies de la vie ; la ScS cutanée diffuse est observée plus fréquemment chez les Afro-Américains.

• Les critères de classification/diagnostic de ScS ont été mis à jour en 2013 (tableau 35.1).

• Il existe deux sous-types *majeurs* de ScS, selon l'importance de la sclérose cutanée : *ScS cutanée limitée (SCScl)* (fig. 35.2) et *ScS cutanée diffuse (ScScd)*.

• La ScScl est caractérisée par une sclérose cutanée atteignant les extrémités distales et le visage ; tandis que dans la ScScd, les extrémités distales et proximales, le tronc et le visage sont atteints ; des atteintes des organes internes peuvent être observées dans les deux sous-types.

• La ScScl et la ScScd peuvent aussi survenir en conjonction avec une autre CAI (prenant le nom de « syndrome de chevauchement »), en particulier avec la polymyosite et le LES.

• Un phénomène de Raynaud est présent chez pratiquement tous les patients atteints de ScS et constitue souvent la manifestation de présentation la plus précoce (tableau 35.2 ; fig. 35.3 à 35.5).

• Des macules télangiectasiques (fig. 35.6), des anomalies capillaires du repli unguéal proximal et des ulcérations cutanées (fig. 35.7) sont présentes dans les sous-types ScScl et ScScd et sont des éléments importants du DD ; des signes cutanés additionnels fréquents sont décrits tableau 35.2.

• Les patients ont souvent un faciès caractéristique avec microstomie, rétraction des lèvres, sillons périoraux et nez pincé ; trois types de dyspigmentation peuvent aussi être observés, incluant une hyperpigmentation diffuse et une leucodermie de ScS (fig. 35.8).

• Il peut y avoir une atteinte des organes internes (tableau 35.3) dans la ScScl comme dans la ScScd mais les patients avec ScScd sont à risque augmenté d'atteintes extra-cutanées cliniquement plus sévères et d'une évolution globalement plus mauvaise.

• La majorité des patients (>95 %) avec ScS sont AAN+ ; la présence de certains anticorps antinucléaires spécifiques de la ScS, en particulier anticentromères, anti-topo-isomérase I et

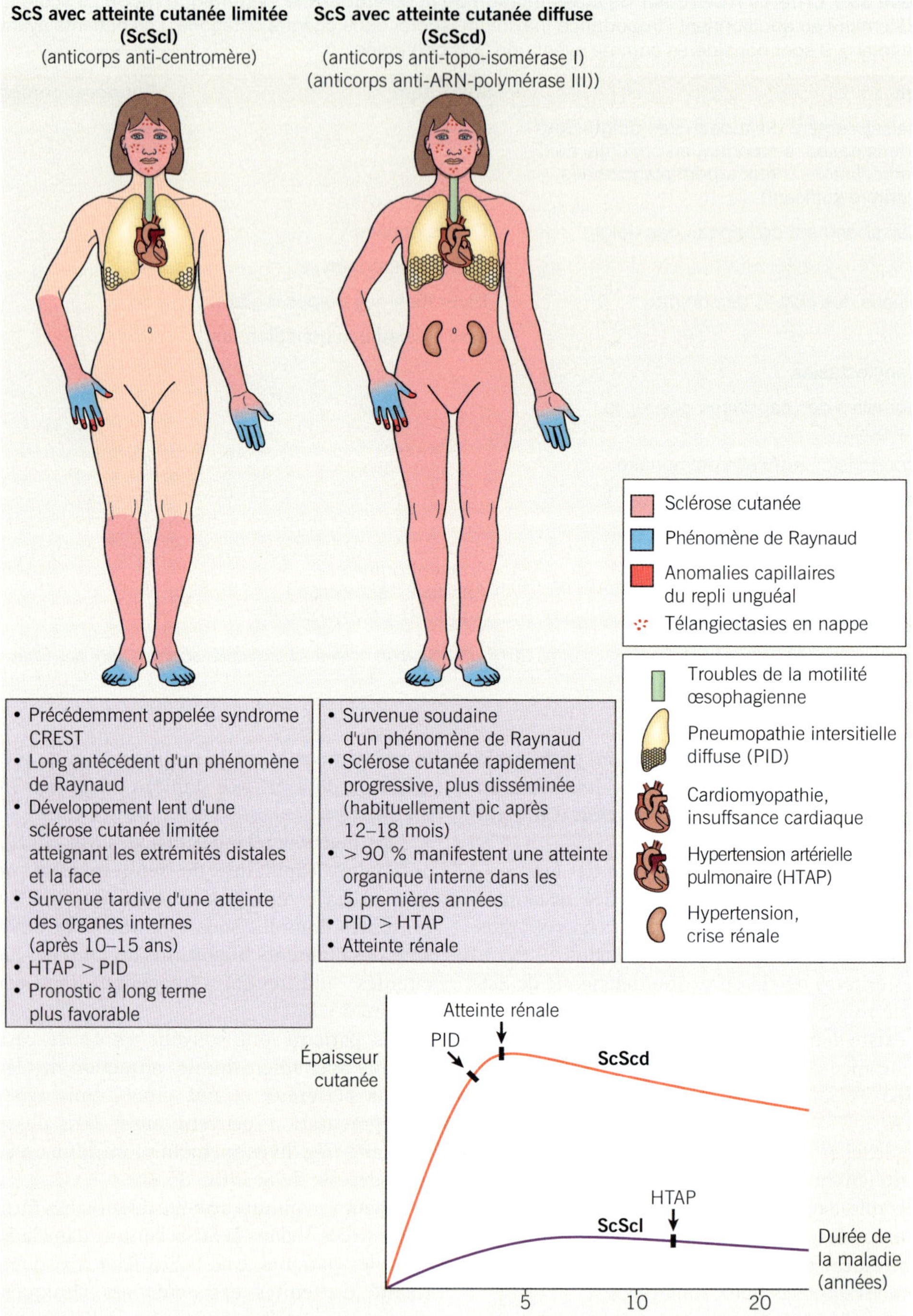

Fig. 35.2 Classification clinique des sclérodermies systémiques (ScS). En plus des deux sous-groupes principaux montrés ici, deux autres sont reconnus : la sclérose systémique sans sclérodermie, considérée comme un sous-groupe de la ScScl, dans laquelle il n'y a pas de sclérose cutanée, mais la présence d'une atteinte d'un organe interne, un phénomène de Raynaud, des anomalies capillaires du repli sus-unguéal, et des sérologies positives ; et un syndrome de chevauchement dans lequel une ScScl ou une ScScd coexiste avec d'autres collagénoses auto-immunes, p. ex. polymyosite ou LES. CREST : *calcinosis, Raynaud phenomenon, esophageal dysmotility, sclerodactyly, telangiectasias.*

Tableau 35.2 Manifestations cutanées fréquentes de sclérodermie systémique et options thérapeutiques disponibles.

Manifestations cutanées	Options thérapeutiques possibles
Sclérose cutanée (fig. 35.3 et 35.5)	• Traitements topiques • Photothérapie UV • D-pénicillamine* • Minocycline** • Méthotrexate (si pas de pneumopathie interstitielle)† • Mycophénolate mofétil (si pneumopathie interstitielle)
Phénomène de Raynaud (tableaux 35.6 et 35.7 ; fig. 35.9)	**1re ligne** • Éviter le froid • Plaquettes chauffantes pour mains et pieds • Arrêter le tabac et ses dérivés **2e ligne** • Inhibiteurs calciques (p. ex. nifédipine LP 30 mg × 2/j, amlodipine 2,5–10 mg/j) **3e ligne** (en particulier si ulcérations associées) • Inhibiteurs de la phosphodiestérase type 5 (p. ex. sildénafil, tadalafil) • Bloqueurs alpha-adrénergiques (p. ex. prazosine) • Antagonistes des récepteurs de l'angiotensine II (p. ex. losartan) • Antagonistes du récepteur de l'endothéline (p. ex. bosentan) **4e ligne** • Inhibiteurs de la recapture de la sérotonine (p. ex. fluoxétine)
Ulcérations cutanées (fig. 35.5B et 35.7)	• Éviter les débridements excessifs • Pansements humides non adhérents • Traitements listés pour le phénomène de Raynaud • Petites doses d'aspirine ou de clopidogrel • Prostanoïde i.v. (p. ex. époprosténol)
Calcinose cutanée (fig. 35.4 et cf. chap. 42)	• Warfarine à petites doses • Inhibiteurs calciques • Thiosulfate de sodium
Nappes de télangiectasies (fig. 35.6)	• Différents lasers appropriés pour les lésions vasculaires

** Peu utilisé actuellement.*
*** Effet minimal.*
† Une pneumopathie induite par le méthotrexate peut compliquer le tableau de ScS – pneumopathie interstitielle.
LP : libération prolongée.

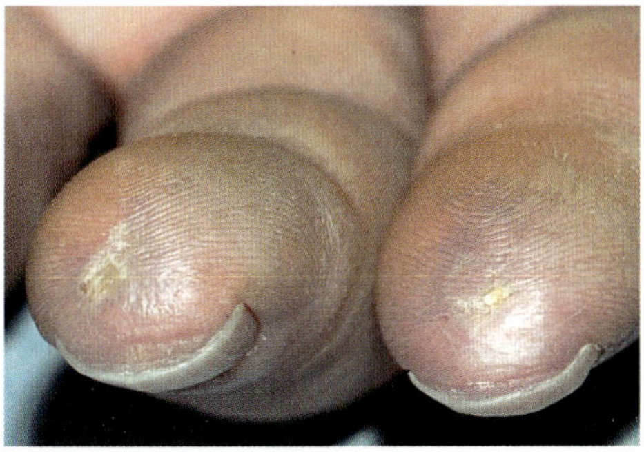

Fig. 35.3 Cicatrices déprimées de la pulpe digitale chez un patient ayant une sclérodermie systémique. *Remerciements : Kalman Watsky, MD.*

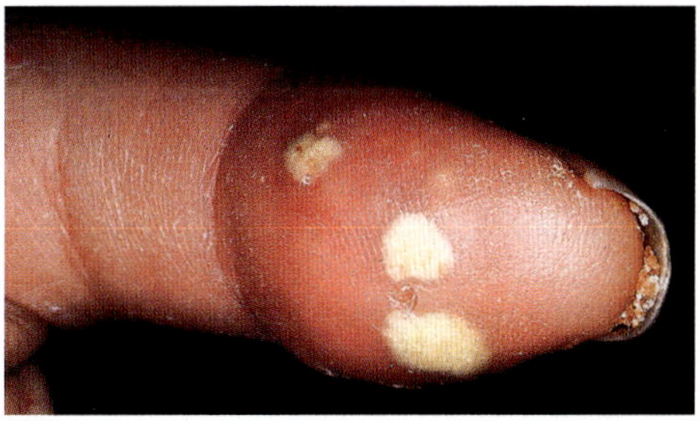

Fig. 35.4 Calcinose cutanée du doigt chez un patient ayant une sclérodermie systémique. *Remerciements : YDRSC.*

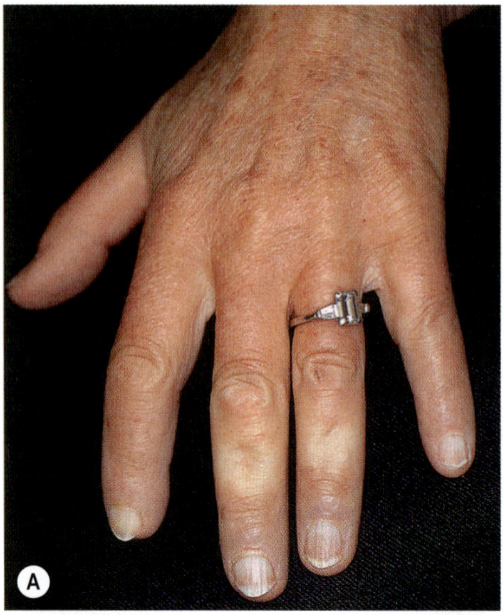

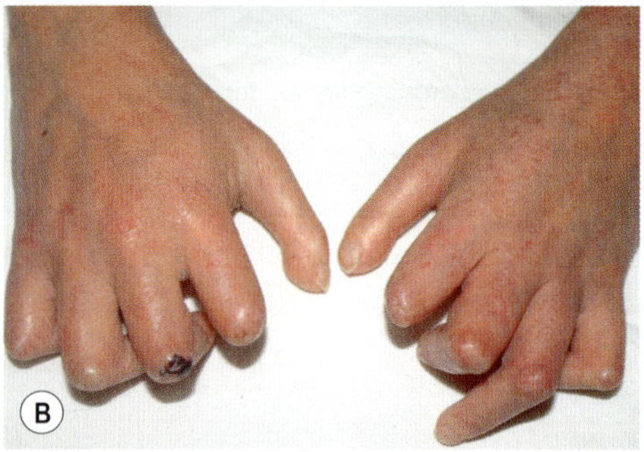

Fig. 35.5 Stades précoces versus tardifs de sclérodermie systémique (ScS) atteignant les mains. A Phase précoce, œdémateuse de ScS (noter un signe du godet localisé sur deux des doigts). **B** Stade tardif de ScScd avec contractures fixées en flexion, sclérodactylie et ulcération digitale au-dessus de la 3e articulation interphalangienne proximale. *Remerciements : A : Jean L. Bolognia, MD; B : M. Kari Connolly, MD.*

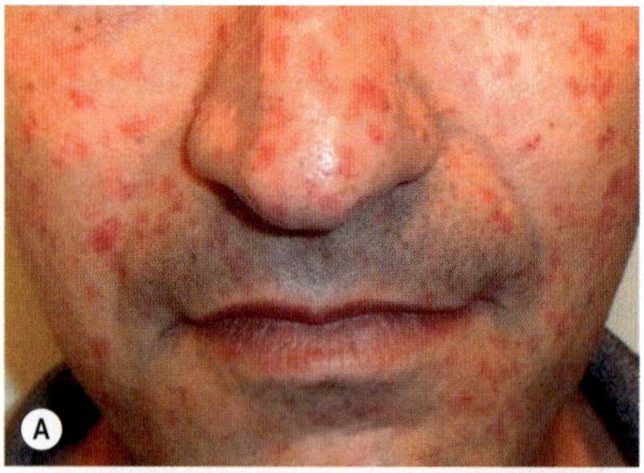

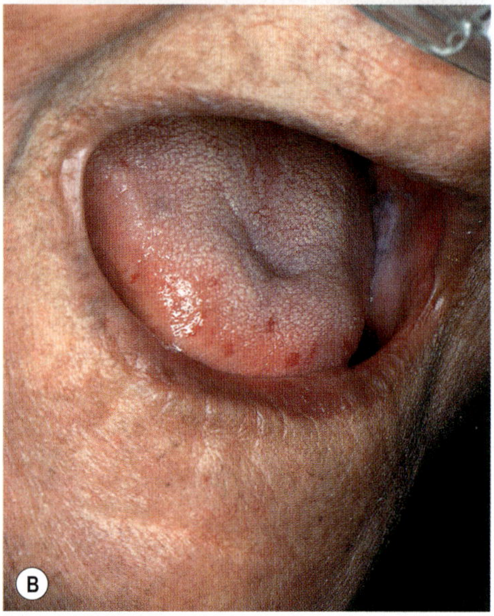

Fig. 35.6 Télangiectasies en macules de forme carrée chez deux patients ayant une sclérodermie systémique (ScS). Le premier patient (**A**) avait une sclérodermie systémique limitée tandis que le second patient (**B**) avait une hyperpigmentation diffuse et une pneumopathie interstitielle. *Remerciements : A : M. Kari Connolly, MD; B : Jean L. Bolognia, MD.*

anti-ARN-polymérase III sont utiles dans un but diagnostique et pronostique (tableau 35.4).

- Il y a trois phases dans la maladie cutanée :
  - **(1) Phase œdémateuse précoce**, avec mains gonflées, œdème des doigts prenant le godet (cf. fig. 35.5A)
  - **(2) Phase indurée**, caractérisée par une induration de la peau avec un aspect tendu et brillant (cf. fig. 35.5B)
  - **(3) Phase atrophique**, avec assouplissement potentiel/graduel de la peau
- Le degré de sclérose cutanée ne peut pas prédire la sévérité de l'atteinte des organes internes, mais la survie dépend du type et du degré de l'atteinte des organes internes.
- L'atteinte pulmonaire : pneumopathie interstitielle > hypertension artérielle pulmonaire (HTAP) est la cause la plus habituelle de mortalité.
- Tous les patients avec ScS doivent être explorés et périodiquement évalués pour les atteintes d'organes internes, en particulier pour les atteintes pulmonaires et rénales (tableau 35.3).
- **DD :** inclut les autres affections sclérodermoïdes (tableau 35.5) et les autres CAI (p. ex. connectivites mixtes; cf. chap. 37).
- Les recommandations pour l'évaluation initiale de tous les patients susceptibles d'avoir une ScS sont présentées tableau 35.3.

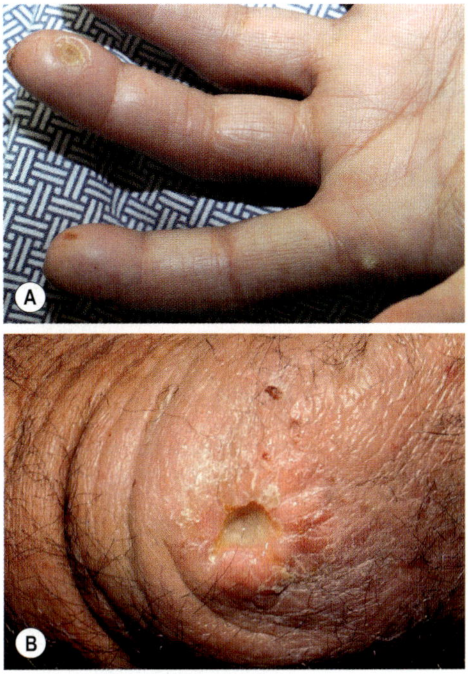

Fig. 35.7 Ulcérations cutanées dans la sclérodermie systémique (ScS). Les ulcérations touchent préférentiellement les doigts (**A**) et des zones de traumatismes telles que les coudes (**B**). Noter la calcinose cutanée à la base de l'index et le pterygium inversus unguis du troisième doigt. *Remerciements : A : Kalman Watsky, MD ; B : Joyce Rico, MD.*

- **TT :** les options thérapeutiques pour les différentes manifestations de ScS sont présentées tableaux 35.2 et 35.3.

Phénomène de Raynaud

- Caractérisé par des épisodes de vasospasmes des artères digitales, entraînant une couleur blanche, bleue ou rouge de doigts et orteils secondaire aux stimuli par le froid (fig. 35.9).
- Survient dans deux cadres : phénomène de Raynaud *primaire* (maladie de Raynaud) et phénomène de Raynaud *secondaire* (tableau 35.6).
- Le phénomène de Raynaud *primaire* est fréquent, affecte 3-5 % de la population et se développe typiquement chez les adolescentes et les femmes jeunes (âge médian de survenue ~ 14 ans) et n'est pas associé à une maladie sous-jacente.

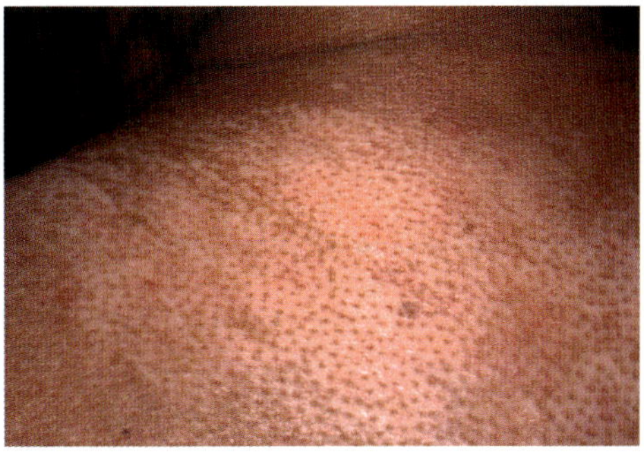

Fig. 35.8 Le signe « sel et poivre ». Leucodermie avec persistance d'une pigmentation périfolliculaire chez un patient ayant une sclérodermie systémique. *Remerciements : Joyce Rico, MD.*

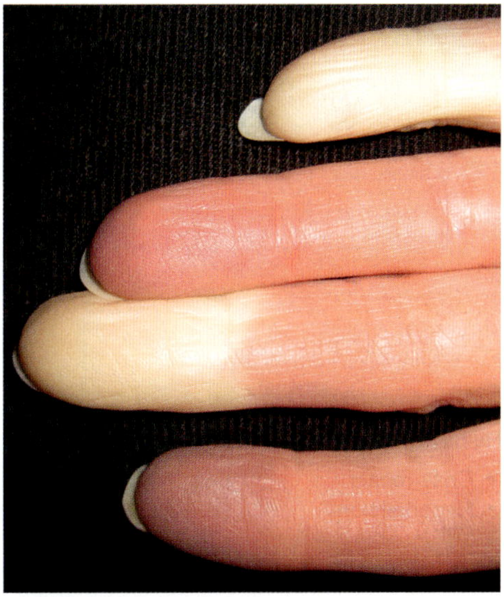

Fig. 35.9 Phénomène de Raynaud chez un patient ayant une sclérodermie systémique (SCS) débutante. Il y a un blanchiment manifeste de deux doigts, de même qu'une coloration violacée de l'index. *Remerciements : Jeffrey P. Callen.*

- Le phénomène de Raynaud *secondaire* est peu fréquent et associé à un problème médical sous-jacent incluant la ScS (tableau 35.7).
- Une approche pour différencier le phénomène de Raynaud primaire ou secondaire est présentée fig. 35.10.
- **TT :** tableau 35.2.

Tableau 35.3 Atteinte des organes internes dans la sclérodermie systémique – Explorations disponibles et options thérapeutiques. Les items en gras sont ceux qui sont recommandés de principe chez tout patient nouvellement diagnostiqué.

Organes internes	Outils de dépistage	Options thérapeutiques
Poumons*		
• Pneumopathie interstitielle	• **EFR (DLCO, spirométrie et volumes pulmonaires)** • **TDM haute résolution** • Lavage bronchoalvéolaire et biopsie pulmonaire	• Détection précoce et intervention avec immunosuppression (p. ex. mycophénolate mofétil, cyclophosphamide, rituximab) • Nintédanib**, tociluzimab** • Transplantation pulmonaire
• Hypertension artérielle pulmonaire (HTAP)	• **Échocardiographie transthoracique** • **Taux sérique de NTpro-BNP** • Cathétérisme du cœur droit	• Oxygène • Anticoagulants • Antagonistes du récepteur de l'endothéline (p. ex. bosentan) • Inhibiteurs des phosphodiestérases (p. ex. tadalafil) • Prostaglandines (p. ex. époprosténol) • Analogues des prostacyclines (p. ex. treprostinil) • Agonistes des récepteurs de la prostacycline (p. ex. sélexipag) • Stimulateurs solubles de la guanylate-cyclase (p. ex. riociguat) • Transplantation pulmonaire
Reins		
• Crise rénale • Hypertension	• **Surveillance étroite de la pression sanguine** • **Urée sanguine/Cr** • **Analyse d'urine**	• IEC débutés précocement pour le traitement, mais non utiles pour la prévention
Cœur		
• Cardiomyopathie fibrosante/restrictive • Insuffisance cardiaque secondaire à l'HTAP	• Échocardiographie	• IEC
Tractus gastro-intestinal		
• Dysmotilité œsophagienne • Atteinte de l'intestin grêle	• Transit baryté du grêle • Manométrie • Endoscopie	• Inhibiteurs de la pompe à protons • Agents facilitant la motilité (p. ex. ondansétron)

** Les patients sont typiquement asymptomatiques dans les stades précoces de pneumopathie interstitielle et d'HTAP, quand le diagnostic a pu être fait et le traitement institué; toux, dyspnée à l'effort et essoufflement sont typiquement des symptômes tardifs.*

** Approuvé par la FDA pour la ScS – pneumopathie interstitielle.*

Cr : créatinine; DLCO : *diffusing capacity of the lung for carbon monoxide;* EFR : épreuves fonctionnelles respiratoires; IEC : inhibiteur de l'enzyme de conversion de l'angiotensine; NTpro-BNP : peptide natriurétique de type B N-terminal.

Tableau 35.4 Sclérodermie systémique (ScS) profil des anticorps et des présentations cliniques les plus fréquemment associées. Bien que ~ 98 % des patients ScS vont avoir des AAN+, le diagnostic repose sur les antécédents et l'examen physique. La valeur d'AAN+ repose sur l'identification ultérieure des anticorps ScS spécifiques du patient. Plus de 90 % auront l'un des neuf autoanticorps ScS. Les neuf autoanticorps sont principalement mutuellement exclusifs et ne tendent pas à se modifier au cours du temps.

Autoanticorps ScS	Manifestations cliniques
Sclérose cutanée limitée	
Anticentromères*	• Risque augmenté d'HTAP > pneumopathie interstitielle • Atteinte œsophagienne • Atteinte de l'intestin grêle avec malabsorption
Anti-Th/To	• Fréquent chez les patients avec ScSss • Atteintes organiques plus sévères (HTAP, PID)
Anti-U11/U12 RNP**	• Risque plus grand de développer une PID, qui est souvent sévère et rapidement progressive
Sclérose cutanée diffuse	
Anti-topo-isomérase-I* (*antérieurement Scl-70*)	• Risque augmenté de pneumopathie interstitielle > HTAP • Mauvais pronostic
Anti-ARN-polymérase III*	• Sclérose cutanée diffuse plus sévère; rapidement progressive • Augmentation du risque de crise rénale • Ectasie vasculaire gastrique antrale • Augmentation du risque de malignité interne (en particulier cancer du sein)
Anti-U3-RNP	• Plus fréquent chez les Afro-Américains • Myopathie squelettique non inflammatoire • Précocement, souvent atteinte organique sévère (p. ex. HTAP, cardiomyopathie, atteinte du grêle avec malabsorption)
Syndromes de chevauchement	
Anti-PM/Scl	• Chevauchement polymyosite – ScS • Myosite inflammatoire de début aigu • Atteinte organique moins sévère • Habituellement meilleur pronostic en raison de la réponse aux CS oraux
Anti-U1-RNP†	• MCTD • Risque augmenté de pneumopathie interstitielle et d'HTAP • Habituellement meilleur pronostic en raison de la réponse aux CS oraux
Anti-Ku	• Myosite et arthrite • Risque augmenté de pneumopathie interstitielle
Anti-RuvBL 1/2**	• Combinaison de sclérose cutanée diffuse + myosite

** Autoanticorps les plus fréquemment identifiés chez les patients ayant une sclérodermie systémique et actuellement utilisés comme critères de diagnostic/classification (cf. tableau 35.1).*
*** Actuellement non disponible dans le commerce.*
† L'anticorps U1-RNP est spécifique de MCTD, qui est souvent considérée comme une entité clinique distincte (cf. chap. 37).
HTAP : hypertension artérielle pulmonaire; MCTD : *mixed connective tissue disease*; RNP : ribonucléoprotéine; ScSss : sclérodermie systémique sans sclérose cutanée.

Tableau 35.5 Diagnostic différentiel des affections sclérodermoïdes.

Mucinoses	Neurologiques
• Sclérœdème • Scléromyxœdème	• Syndrome douloureux régional complexe* • Traumatisme de la moelle spinale
Immunologiques	**Médiées par des toxines**
• GVHD chronique de type sclérodermie* • Fasciite à éosinophiles • Morphée généralisée* • Rhumatisme fibroblastique • Syndromes de chevauchement	• Fibrose systémique néphrogénique* • Syndrome éosinophilie-myalgies (historique) • Syndrome des huiles toxiques* (historique) • Silicose
Paranéoplasiques	**Induits par des médicaments ou des produits chimiques**
• Syndrome POEMS • Amylose (systémique primaire)** • Syndrome carcinoïde • Syndrome paranéoplasique de type sclérodermie	• Bléomycine* • Taxanes • Chlorure de vinyle, hydrocarbures chlorés*
Néoplasique	**Insuffisance veineuse**
• Carcinome en cuirasse*	• Lipodermatosclérose*
Métaboliques	**Autres**
• Chéiroarthropathie diabétique • Porphyrie cutanée tardive*,†	• Dermatopathie restrictive§ • Syndrome de la peau cartonnée*

* *Peut se chevaucher avec les affections morphéiformes, listées tableau 36.2.*
** *L'amylose cutanée primaire peut aussi survenir chez des patients qui ont une sclérodermie systémique ou une morphée généralisée.*
† *Peut aussi être observée chez des patients qui ont une porphyrie érythropoïétique congénitale ou une porphyrie hépato-érythropoïétique.*
§ *Les modifications sclérodermoïdes sont typiquement présentes à la naissance.*
POEMS : *polyneuropathy, organomegaly, endocrinopathy, monoclonal gammopathy and skin changes.*

Tableau 35.6 Manifestations cliniques et biologiques du phénomène de Raynaud primaire ou secondaire.

Caractéristiques	Raynaud primaire	Raynaud secondaire
Sexe	F/M : 20/1	F/M : 4/1
Âge de survenue	Puberté	> 25 ans
Fréquence des crises	Habituellement < 5/j	5–10+/j
Éléments déclenchants	Froid, stress émotionnel	Froid
Lésions ischémiques	Absentes	Présentes
Capillaroscopie anormale	Absente	> 95 %
Autres phénomènes vasomoteurs	Oui	Oui
Anticorps antinoyaux	Absents/titres faibles	90–95 %
Anticorps anticentromères	Absents	30–40 %
Anticorps anti-topo-isomérase I (Scl-70)	Absents	20–30 %
Anticorps anti-ARN polymerase III	Absents	10–20 %
Activation plaquettaire in vivo	Absente	> 75 %

Adapté de Hochberg MC, Silman AJ, Smolen JS, et al. Rheumatology, *3rd edn. Edinburgh : Mosby, 2003. © Elsevier 2003.*

Tableau 35.7 Diagnostic différentiel du phénomène de Raynaud. Le syndrome paranéoplasique acral vasculaire, qui peut se présenter comme phénomène de Raynaud aussi bien que comme une acrocyanose ou gangrène, a été observé chez des patients ayant différents types de tumeurs solides (p. ex. carcinome pulmonaire ou ovarien).

Vasculopathies structurelles
Artères de grand et de moyen calibres
• Syndrome du défilé thoracobrachial • Affections du tronc brachiocéphalique (athérosclérose, artérite de Takayasu) • Maladie de Buerger (thromboangéite oblitérante)* • Pression par des béquilles
Artères de petit calibre et artérioles
• Sclérodermie systémique • Lupus érythémateux systémique • Dermatomyosite • Syndromes de chevauchement • Lésions dues au froid • Maladie des vibrations (syndrome de vibration main-bras, syndrome hypothénar du marteau) • Chimiothérapie (bléomycine, vinca-alcaloïdes, cisplatine, carboplatine) • Maladie du chlorure de vinyle • Empoisonnement à l'arsenic
Vaisseaux sanguins normaux – éléments sanguins anormaux
• Cryoglobulinémie (monoclonale ou mixte) • Cryofibrinogénémie • Maladies des agglutinines froides • Affections myéloprolifératives (p. ex. thrombocytémie essentielle)
Vaisseaux sanguins normaux – anomalies vasomotrices
• Phénomène de Raynaud primaire (idiopathique) • Induction par des médicaments (alcaloïdes de l'ergot, bromocriptine, interféron, œstrogènes, ciclosporine, agents sympathomimétiques, clonidine, cocaïne, nicotine) • Syndrome du canal carpien • Phéochromocytome • Syndrome carcinoïde • Dystrophie sympathique réflexe • Autres affections vasospastiques (migraine, Prinzmetal)

* *Peut aussi toucher les petites artères.*
Adapté de Hochberg MC, Silman AJ, Smolen JS, et al. (Eds.). Rheumatology, *3rd edn. Edinburgh : Mosby, 2003.*
© Elsevier 2003.

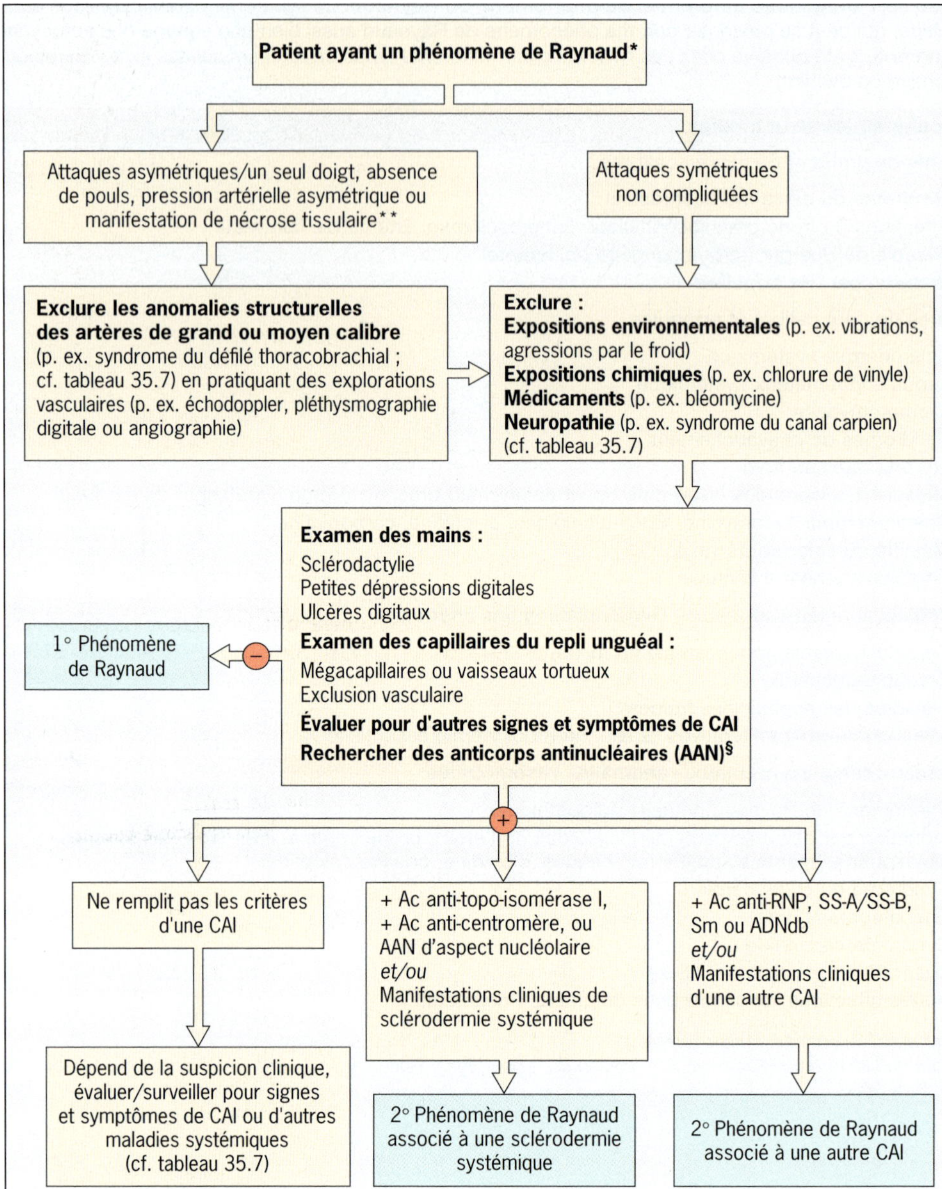

* Défini comme un antécédent de sensibilité au froid et d'épisodes de pâleur, cyanose ou les deux après exposition au froid.

** Envisager aussi une évaluation de syndromes d'occlusion microvasculaire au froid (p. ex. cryoglobulinémie).

§ La valeur prédictive positive pour une connectivite auto-immune (CAI) associée est approximativement de 30 %.

Fig. 35.10 Évaluation d'un patient ayant un phénomène de Raynaud. db : double brin ; RNP : ribonucléoprotéine ; Sm : Smith.

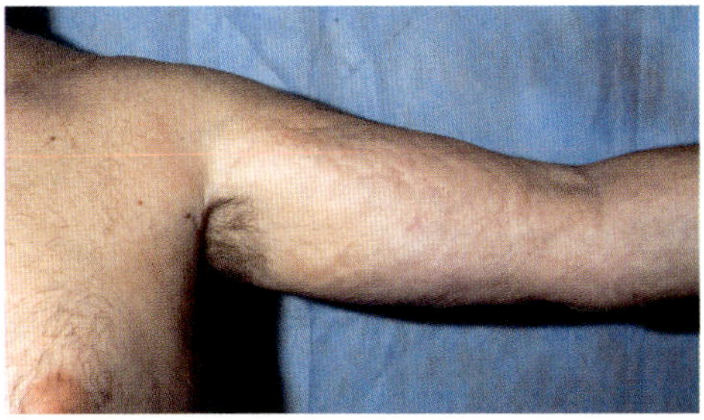

Fig. 35.11 Fasciite à éosinophiles – manifestations cliniques. Induration du bras avec une apparence en « peau d'orange » ou de pseudo-cellulite, aussi rapportée comme « ondulée » ou « plissée ». *Remerciements : Edward Cowen, MD.*

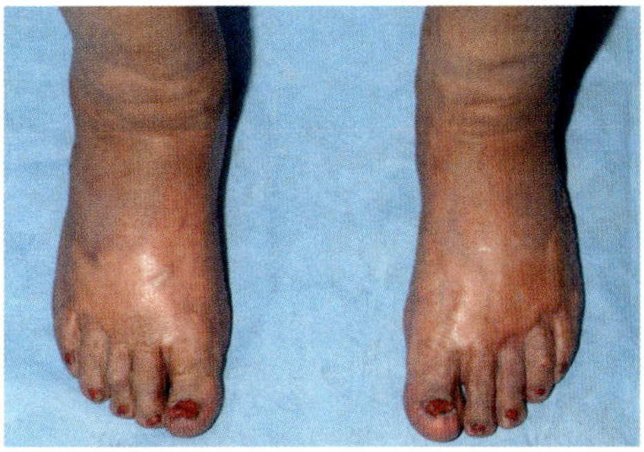

Fig. 35.12 Fibrose systémique néphrogénique – manifestations cliniques. Plaques indurées orange brun. Noter le contour « amiboïde » du bord de progression d'une des plaques sur le pied gauche. *Remerciements : Edward Cowen, MD.*

Affections sclérodermoïdes

• Les affections qui ont une présentation clinique similaire à une ScS sont classées comme « affections sclérodermoïdes » (tableau 35.5).

Fasciite à éosinophiles (syndrome de Shulman)

• Caractérisée initialement par la survenue rapide d'œdèmes et de douleurs des membres, suivie par une induration ligneuse, symétrique (épargnant mains, pieds et visage) (fig. 35.11) et une apparence ridée ou de « pseudo-cellulite » ; associée à une hyperéosinophilie périphérique ; ~ 30 % des cas sont précédés d'activité physique intense.
• Peut-être une des présentations de la GVHD chronique (cf. chap. 44).
• Un traitement rapide par des CS oraux est nécessaire pour préserver la mobilité et la fonction ; diminuer lentement sur 6–24 mois.

Fibrose systémique néphrogénique (FSN)

• Survient chez des personnes qui ont une fonction rénale déficiente, le plus souvent (~ 90 %) maladie rénale nécessitant une dialyse, en association à une exposition à un produit de contraste contenant du gadolinium.
• Présente sur les membres avec une distribution symétrique de plaques, mal limitées, épaisses, indurées, érythémateuses à hyperpigmentées (fig. 35.12).
• La confluence de lésions peut provoquer une contracture articulaire, des douleurs, une perte de mobilité.
• Une fibrose systémique affectant le cœur, les poumons et les muscles squelettiques peut aussi survenir.
• Il n'y a pas de traitement efficace, l'intervention la plus utile consiste à restaurer la fonction rénale (p. ex. par une transplantation rénale).

Syndrome de la peau cartonnée

• Congénital ou survenant dans la petite enfance ; la pathogénie est inconnue mais il existe un sous-groupe avec des mutations du gène de la fibrilline ; l'évolution est chronique sans traitement efficace autre que la physiothérapie pour prévenir les contractures.
• Caractérisé par une induration (« dure comme de la pierre ») de la peau et des tissus sous-cutanés des cuisses et des fesses, habituellement bilatérale ; épargnant de façon notable les plis inguinaux ; associée à une hypertrichose des zones atteintes, des contractures articulaires ; typiquement absence d'atteinte des organes internes.

Pour plus d'informations, cf. chap. 43 de *Dermatology, Fourth Edition*.

36 Morphée et lichen scléreux

Morphée (sclérodermie localisée)

• Affection peu fréquente, fibrosante, limitée à la peau, aux tissus sous-cutanés et occasionnellement à l'os sous-jacent ; rarement, si elle est présente sur le visage et/ou le cuir chevelu, elle peut être associée à des anomalies sous-jacentes du SNC.
• Elle est distincte de la sclérodermie systémique (ScS ; cf. chap. 35) dans laquelle la morphée n'est pas associée à une sclérodactylie, un phénomène de Raynaud, des anomalies capillaires du repli sus-unguéal ou une atteinte d'un organe interne.
• La morphée n'est pas un état de transition en ScS, à l'exception de très rares cas cliniques.
• La prévalence est égale entre adultes et enfants ; plus fréquente chez les femmes et les Caucasiens.
• La pathogénie est inconnue bien que susceptible d'entraîner (comme la ScS) une atteinte vasculaire, une activation immunitaire et une augmentation de la production de tissu conjonctif par les fibroblastes.
• Approximativement 2–5 % des enfants et 30 % des adultes ayant une morphée ont concomitamment une maladie auto-immune (p. ex. pelade, vitiligo) de même qu'un antécédent familial d'auto-immunité.

Tableau 36.1 Approche thérapeutique d'une morphée. Le traitement est plus actif en cas de lésions actives, inflammatoires. Une monothérapie topique ne devrait pas être utilisée en présence de l'une des situations suivantes : aggravation du retentissement fonctionnel, contractures articulaires ou atteinte au-dessus des articulations, progression de l'atteinte faciale linéaire.

Variante de morphée	Traitement
Morphée circonscrite (plaque)	1re ligne* • CS topiques très puissants ou intralésionnels • Tacrolimus topique 2e ligne • Photothérapie limitée aux lésions** *ou* • Imiquimod topique *ou* • Analogue de vitamine D topique sous occlusion ± CS topiques très puissants
Morphée généralisée	• Photothérapie** (si pas de contractures articulaires ; cf. fig. 36.8) • Méthotrexate hebdomadaire† ± CS‡ systémiques • Mycophénolate mofétil, inhibiteurs de JAK (p. ex. tofacitinib)
Morphée linéaire	***(Atteignant le visage ou passant au-dessus d'articulations)*** 1re ligne • Méthotrexate hebdomadaire† ± CS‡ systémiques • 2e ligne • Agents épargnant les CS (p. ex. mycophénolate mofétil)
Morphée pan-sclérotique	Cf. les traitements systémiques pour morphée généralisée • Envisager le tocilizumab pour les cas réfractaires

** En absence d'amélioration après ~ 8 à 10 semaines, passer à la ligne suivante de traitement.*
*** Le choix de la photothérapie repose sur la disponibilité locale (UVA1, PUVA) ; UVB-BE envisageable en cas de plaque limitée.*
† Doses hebdomadaires de méthotrexate : 15–25 mg/semaine chez l'adulte, 0,3-0,6 mg/kg/semaine chez l'enfant.
‡ En particulier pour les lésions récentes/en progression ; dose pulsée i.v. ou orale quotidienne × 2 à 3 mois, puis décroissance.

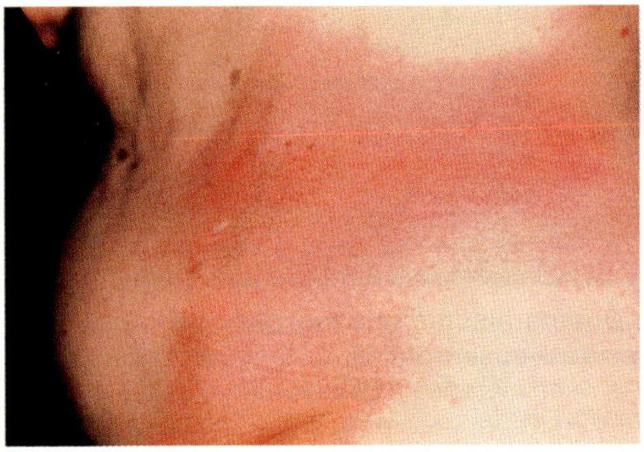

Fig. 36.1 Morphée débutante, circonscrite, inflammatoire (morphée en plaque) du tronc. Précocement, la lésion se présente comme une plaque érythémateuse et œdémateuse. *Remerciements : Martin Rocken, MD, et Kamran Ghoreschi, MD.*

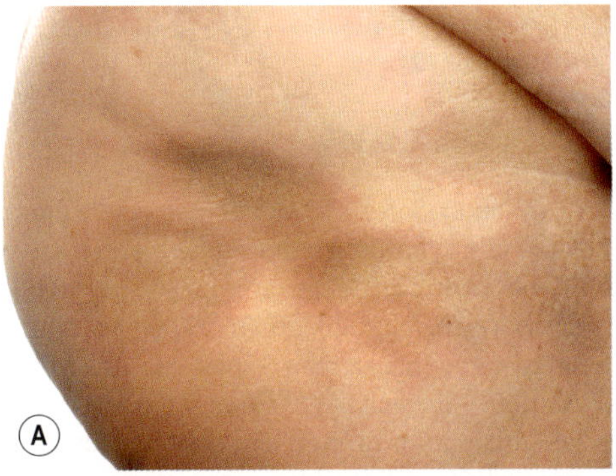

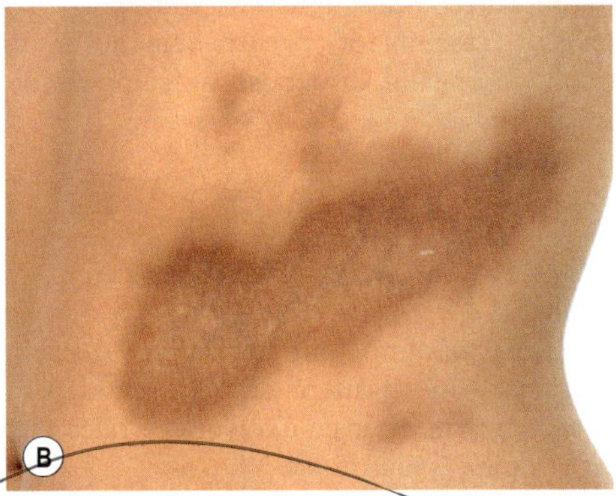

Fig. 36.2 Morphée circonscrite à un stade médian à tardif (morphée en plaques). A Grandes plaques scléreuses avec un anneau couleur lilas caractéristique. Les signes histopathologiques diffèrent selon que le prélèvement biopsique est obtenu à partir du bord inflammatoire ou de la zone centrale de sclérose. **B** La lésion prédominante est une large plaque, bien délimitée, hyperpigmentée déprimée en son centre ; le tronc est une localisation fréquente (des plaques) de morphée circonscrite. *Remerciements : Martin Rocken, MD.*

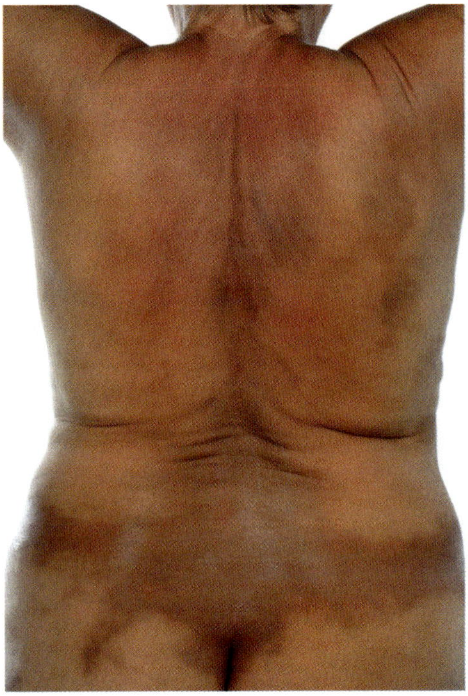

Fig. 36.3 Morphée généralisée. Multiples plaques hyperpigmentées sur le tronc, devenant confluentes. *Remerciements : Martin Rocken, MD.*

- La classification repose sur la présentation clinique, avec cinq variantes majeures (cf. fig. 35.1 ; tableau 36.1).
- Les lésions précoces de morphée se présentent comme des taches et des plaques érythémateuses à violacées (fig. 36.1) ; les lésions actives ont souvent une bordure lilas avec une hypo ou une dyspigmentation centrale ; les lésions inactives sont hyperpigmentées avec une sclérose centrale plus ou moins importante (fig. 36.2) ; elles progressent habituellement pendant plusieurs années avant de régresser ; la variante linéaire (infra) est plus persistante.
- Des Ac antinucléaires (AAN) et anti-ADN simple brin peuvent être présents l'un et l'autre.
- *Morphée circonscrite (plaque) :* variante la plus fréquente chez les adultes, se présentant avec ≤ 3 plaques discrètement indurées ; ces dernières atteignent surtout le tronc et tendent à se développer dans les zones de pression (p. ex. hanches, taille, lignes de pression du soutien-gorge chez les femmes) ; il existe des variantes, superficielles et profondes (morphée profonde).
- *Morphée généralisée :* rare variante se présentant avec > 3 plaques indurées, faisant plus de 3 cm et/ou atteignant ≥2 sites corporels ; épargnant le visage et les mains (fig. 36.3 et 36.4 ; cf.

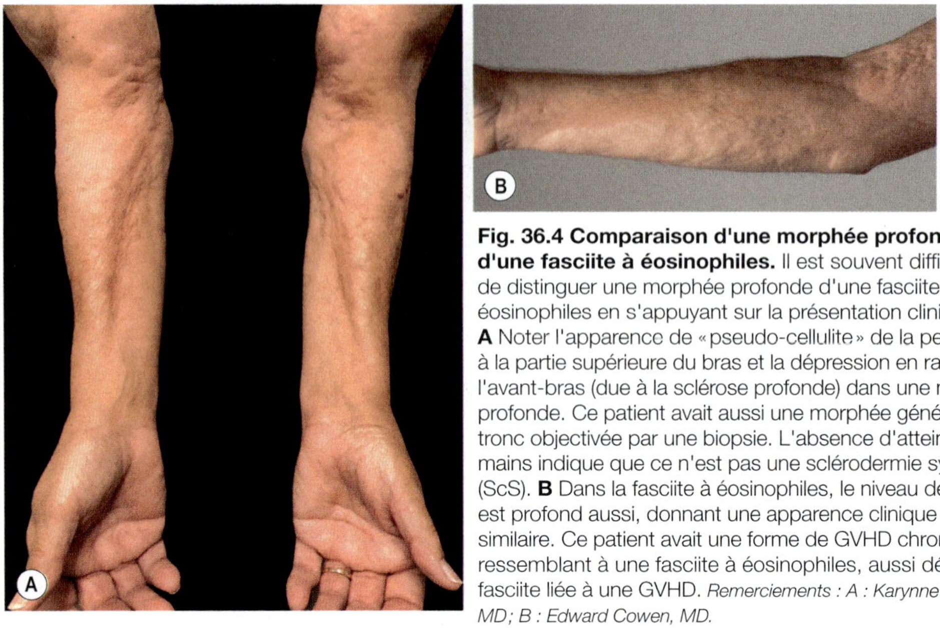

Fig. 36.4 Comparaison d'une morphée profonde et d'une fasciite à éosinophiles. Il est souvent difficile de distinguer une morphée profonde d'une fasciite à éosinophiles en s'appuyant sur la présentation clinique. **A** Noter l'apparence de « pseudo-cellulite » de la peau atteinte à la partie supérieure du bras et la dépression en rainure de l'avant-bras (due à la sclérose profonde) dans une morphée profonde. Ce patient avait aussi une morphée généralisée du tronc objectivée par une biopsie. L'absence d'atteinte des mains indique que ce n'est pas une sclérodermie systémique (ScS). **B** Dans la fasciite à éosinophiles, le niveau de la fibrose est profond aussi, donnant une apparence clinique ondulée similaire. Ce patient avait une forme de GVHD chronique, ressemblant à une fasciite à éosinophiles, aussi dénommée fasciite liée à une GVHD. *Remerciements : A : Karynne O. Duncan, MD; B : Edward Cowen, MD.*

fig. 36.8); plus susceptible d'avoir des AAN+ et des manifestations systémiques.

• *Morphée linéaire :* variante la plus fréquente chez l'enfant, elle peut causer un degré de morbidité significatif en raison soit d'une atteinte oculaire et occasionnellement du SNC dans la variante touchant la tête (fig. 36.5), soit d'une atrophie musculaire, d'une différence de longueur d'un membre et de contractures articulaires dans la variante monomélique (fig. 36.6).

• *Morphée pan-sclérotique :* variante la plus délabrante et la plus résistante au traitement, mais elle est très rare; elle atteint en profondeur les tissus sous-cutanés incluant souvent les os; elle se présente sous forme de plaques étendues qui peuvent éventuellement confluer sur tout le tronc ou s'étendre de façon circonférentielle vers les membres; augmente le risque de CSC cutané.

• *Morphée mixte :* atteint une combinaison de ≥ 2 autres variantes de morphée et constitue ~ 15 % de tous les cas de morphée; un chevauchement avec le lichen scléreux peut aussi survenir.

• Des manifestations extra-cutanées sont plus fréquentes chez les patients qui ont une morphée généralisée et chez les enfants; des arthralgies sont le signe le plus fréquent.

• **DD :** atteintes morphéiformes (tableau 36.2); ScS et affections sclérodermoïdes (cf. tableau 35.5), lichen scléreux, chéloïdes (fig. 36.7), atrophodermie de Pasini-Pierini.

• Morphée et ScS ne peuvent pas être différenciées par un examen histopathologique.

• **TT :** surtout utile durant la phase précoce, inflammatoire (cf. tableau 36.1); le traitement ne permet généralement pas de supprimer rapidement la sclérose installée; cependant, les plaques de morphée circonscrite du tronc ou généralisée s'assouplissent souvent sur des années, ressemblant éventuellement à une atrophodermie ou disparaissant complètement (fig. 36.8).

Lichen scléreux (LS)

• Appelé auparavant lichen scléreux et atrophique.

• Maladie inflammatoire particulière du derme superficiel aboutissant à des lésions blanches, d'aspect cicatriciel, avec une surface ridée due à une atrophie épidermique.

• Atteint le plus souvent les organes génitaux féminins ou masculins, moins fréquemment la peau non génitale.

• Approximativement 80 % des patients ayant un LS ont des autoanticorps IgG contre la matrice extracellulaire (MEC-1).

• Les corticostéroïdes topiques très puissants sont très efficaces pour le traitement du LS; les autres options thérapeutiques sont indiquées tableau 36.3.

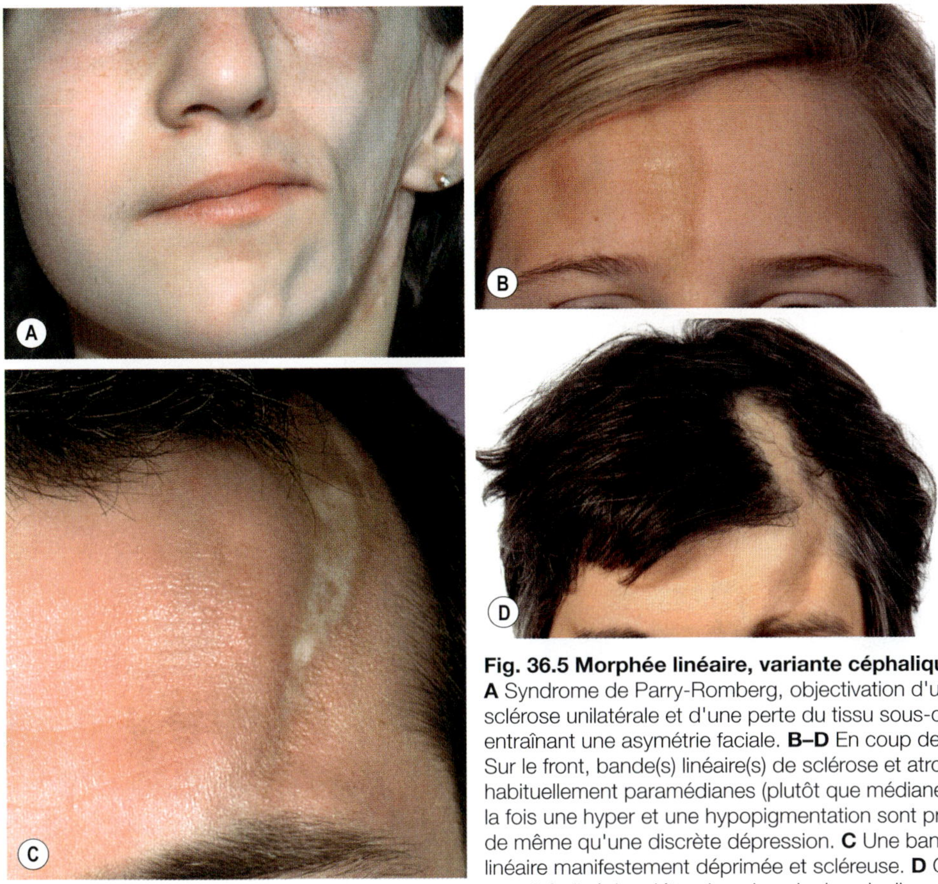

Fig. 36.5 Morphée linéaire, variante céphalique.
A Syndrome de Parry-Romberg, objectivation d'une sclérose unilatérale et d'une perte du tissu sous-cutané, entraînant une asymétrie faciale. **B–D** En coup de sabre. Sur le front, bande(s) linéaire(s) de sclérose et atrophie habituellement paramédianes (plutôt que médianes). **B** À la fois une hyper et une hypopigmentation sont présentes, de même qu'une discrète dépression. **C** Une bande linéaire manifestement déprimée et scléreuse. **D** Quand la morphée linéaire s'étend sur le cuir chevelu, il en résulte une alopécie cicatricielle. Noter les « cheveux solitaires » qui sont observés dans différentes formes d'alopécie cicatricielle.
Remerciements : A : Lorenzo Cerroni, MD ; B, D : Martin Rocken, MD ; C : NYUDSC.

LS génital chez la femme

- La présentation est bimodale : âge de 4–12 ans et 6ᵉ–7ᵉ décennie.
- Touche principalement la vulve et la région périanale ; l'atteinte concomitante des zones labiale, périnéale et périanale réalise une configuration dite « en forme de 8 ».
- **Précocement :** plaque(s) fine(s), érythémateuse(s), bien délimitée (s) ; ± érosions (fig. 36.9).
- **Phase d'état :** évolution vers une (des) lésion(s) sèche(s), scléreuse(s), hypopigmentée(s).
- **Tardivement :** coalescence des petites lèvres et des structures péri-clitoridiennes ; rétrécissement de l'introïtus vaginal.
- Purpura et fissures périnéales sont des atteintes fréquentes, et parfois prises pour des abus sexuels, des lentigines et des nævus mélanocytaires peuvent aussi être observés dans les zones de LS.
- Symptômes associés : prurit sévère, douleurs, dysurie, dyspareunie, et douleur à la défécation.
- Peut être compliqué du développement d'un CSC, en particulier en l'absence de traitement.
- **DD :** vitiligo, lichen plan érosif, abus sexuel, néoplasie intra-épithéliale (cf. chap. 60), CSC, maladie de Paget extra-mammaire.

LS génital chez l'homme

- Connu aussi comme balanite chronique oblitérante.
- Présentation bimodale : prépubertaire et hommes âgés et ; plus fréquent chez les non-circoncis.
- Souvent présent avec une balanite récurrente ou un phimosis acquis ; atteint rarement la région périanale.

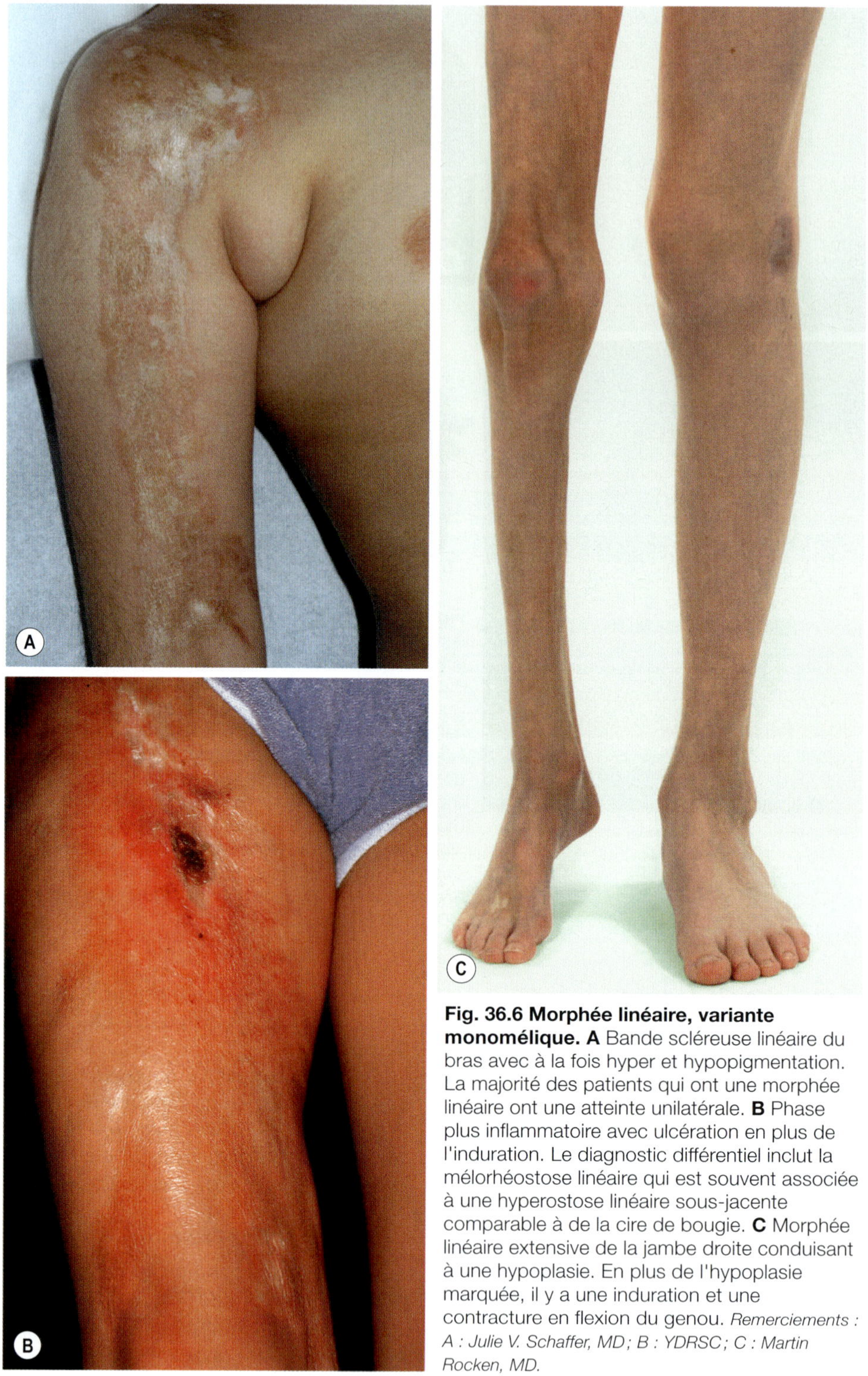

Fig. 36.6 Morphée linéaire, variante monomélique. A Bande scléreuse linéaire du bras avec à la fois hyper et hypopigmentation. La majorité des patients qui ont une morphée linéaire ont une atteinte unilatérale. **B** Phase plus inflammatoire avec ulcération en plus de l'induration. Le diagnostic différentiel inclut la mélorhéostose linéaire qui est souvent associée à une hyperostose linéaire sous-jacente comparable à de la cire de bougie. **C** Morphée linéaire extensive de la jambe droite conduisant à une hypoplasie. En plus de l'hypoplasie marquée, il y a une induration et une contracture en flexion du genou. *Remerciements : A : Julie V. Schaffer, MD ; B : YDRSC ; C : Martin Rocken, MD.*

Tableau 36.2 Diagnostic différentiel des lésions cutanées morphéiformes. La localisation des lésions morphéiformes peut fournir un indice pour le diagnostic, p. ex. dans la lipodermatosclérose, les lésions sont situées aux membres inférieurs, et dans les lésions de morphée induites par les radiations, elles sont localisées dans la zone irradiée.

- Morphée (circonscrite [superficielle ou profonde*], linéaire, généralisée*)
- Maladie chronique de réaction du greffon contre l'hôte*
- Lichen scléreux (peut coexister avec une morphée)
- Lipodermatosclérose*
- Sclérose dans des sites d'injection** (p. ex. vitamine K_1 ou B_{12}, implants de silicone ou de paraffine, bléomycine intralésionnelle, interféron β, glatiramère, enfuvirtide, opioïdes, vaccinations, oligonucléotides antisens)
- Exposition à des produits chimiques/toxines (p. ex. hydrocarbures aromatiques/chlorés*, fibrose systémique néphrogénique*, syndrome des huiles toxiques [historique]*)
- Morphée induite par des radiations
- Porphyrie (p. ex. porphyrie cutanée tardive)
- Syndrome H
- Syndrome de la peau cartonnée*, mélorhéostose linéaire
- Dystrophie réflexe sympathique*
- Métastases cutanées (p. ex. carcinome *en cuirasse*)

** Peut se chevaucher avec des affections sclérodermoïdes, décrites tableau 35.5, la morphée profonde et la fasciite à éosinophiles notamment peuvent avoir une présentation identique (cf. fig. 36.4).*
*** Les médicaments systémiques pour lesquels il a été rapporté une association avec des lésions morphéiformes incluent la bléomycine, les taxanes (p. ex. paclitaxel, docétaxel), la bromocriptine, l'éthosuximide, l'acide valproïque, les médicaments supprimant l'appétit et la pénicillamine.*

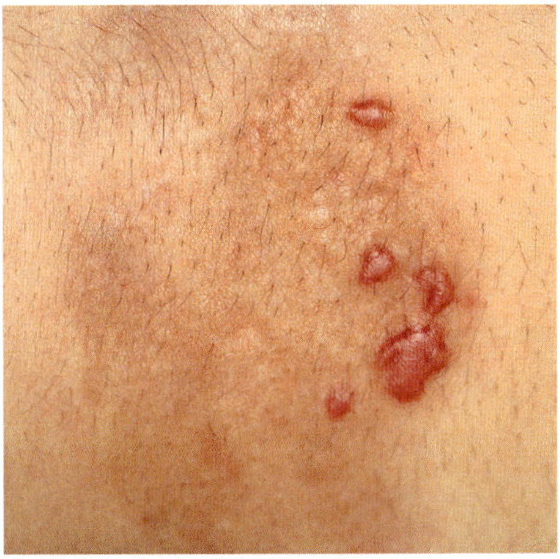

Fig. 36.7 Morphée nodulaire (chéloïdienne). Papulonodules surélevés, fermes, roses, survenant dans une zone d'induration hyperpigmentée. *Remerciements : Jean Bolognia, MD.*

- **Précocement** : gland et face interne du prépuce présentent des plaques fines, érythémateuses ± érosions.
- **Phase d'état** : évolution en lésions atrophiques, blanches, scléreuses, d'aspect cicatriciel (fig. 36.10).
- **Tardivement** : phimosis ou occlusion complète du gland.

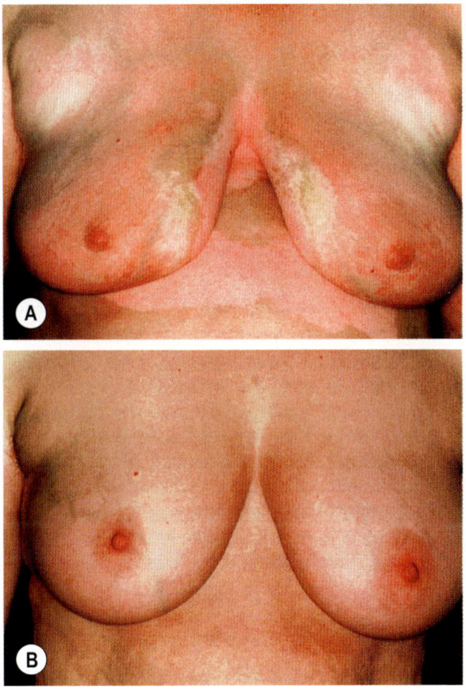

Fig. 36.8 Photothérapie d'une morphée généralisée. Morphée généralisée avec atteinte du tronc avant (**A**) et après photochimiothérapie par bain de PUVA (**B**). Noter que la morphée généralisée peut atteindre les seins mais épargne typiquement les mamelons. *Remerciements : Martin Rocken, MD et Karam Ghoreschi, MD.*

Tableau 36.3 Options thérapeutiques pour le lichen scléreux (LS). Certains cliniciens limitent l'utilisation des inhibiteurs de la calcineurine pour le LS génital.

Sévérité de la maladie	Traitement
Faible à modérée	**Guérison** : 6-12 semaines (peut nécessiter d'être répété chaque année si l'affection reste cliniquement active) • CS topiques très puissants* – quotidiennement • Inhibiteurs topiques de la calcineurine* – quotidiennement • CS intralésionnels – 1 à 3 fois durant la phase de régression, dépend de l'extension et de la sévérité **Entretien** • Topiques à base de vaseline – chaque jour • CS topiques niveau faible* – chaque jour • CS topiques très puissants* – occasionnellement, p. ex. 2 fois/semaine • Inhibiteurs topiques de la calcineurine* – occasionnellement, p. ex. 2 fois/semaine
Grave ou réfractaire	• Rétinoïdes oraux (acitrétine 10–50 mg/j pendant ≥ 6 mois) • Photothérapie** (p. ex. PUVA en bains, UVB-BE, UVA1)

** Les pommades sont préférées aux crèmes pour le LS génital car elles sont moins irritantes.*
*** Non recommandée pour le LS génital car augmente le risque de CSC génital.*

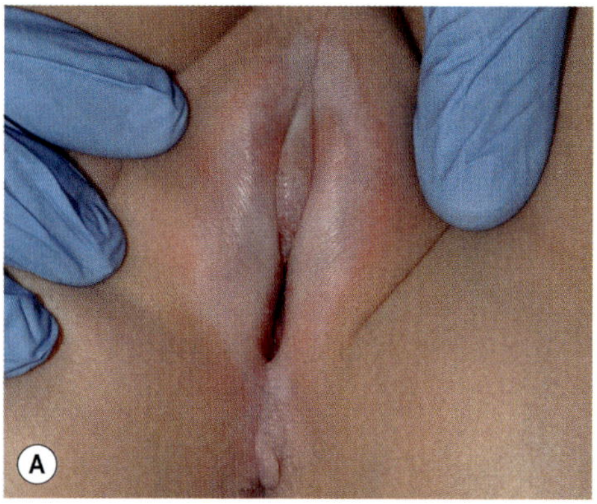

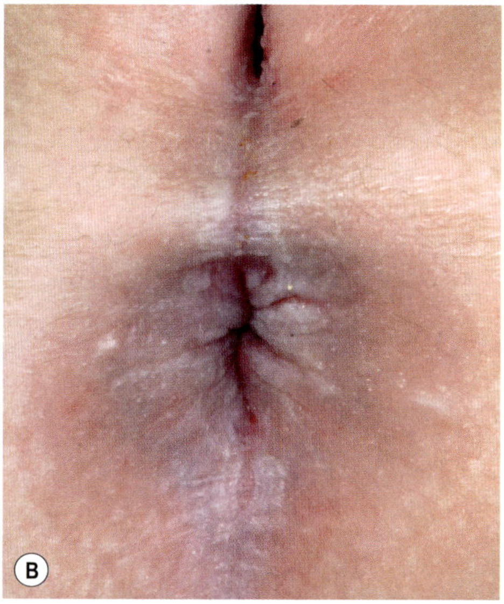

Fig. 36.9 Lichen scléreux anogénital.
A Atteintes caractéristiques vulvaire, périnéale et périanale chez une enfant. Des plaques symétriques, couleur ivoire avec un anneau périphérique rose, fin, sont observées ; une protrusion pyramidale périanale est aussi présente **B** Lichen scléreux périanal dans lequel les plaques hypopigmentées sont accompagnées par une érosion linéaire (déchirure cutanée) à 6 h et une fissuration centrale du périnée.
Remerciements : Martin Rocken, MD.

• Association avec prurit et douleurs, érections douloureuses, dysurie, obstruction urinaire et développement possible de CSC.

• **DD :** CSC in situ, abus sexuel, lichen plan érosif, candidose, néoplasie intraépithéliale (cf. chap. 60), maladie de Paget extra-mammaire.

LS extra-génital

• Atteint tous les âges avec une petite prédominance féminine.

• Atteint principalement le cou (fig. 36.11), les épaules, le tronc, les extrémités proximales, la face interne des poignets et les sites de

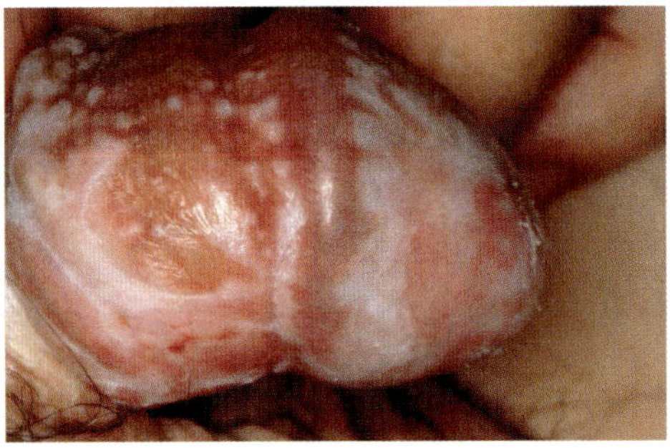

Fig. 36.10 Lichen scléreux génital atteignant le pénis (balanite chronique oblitérante). Noter la couleur ivoire, l'érosion et la cicatrice. *Remerciements : USCDRSC.*

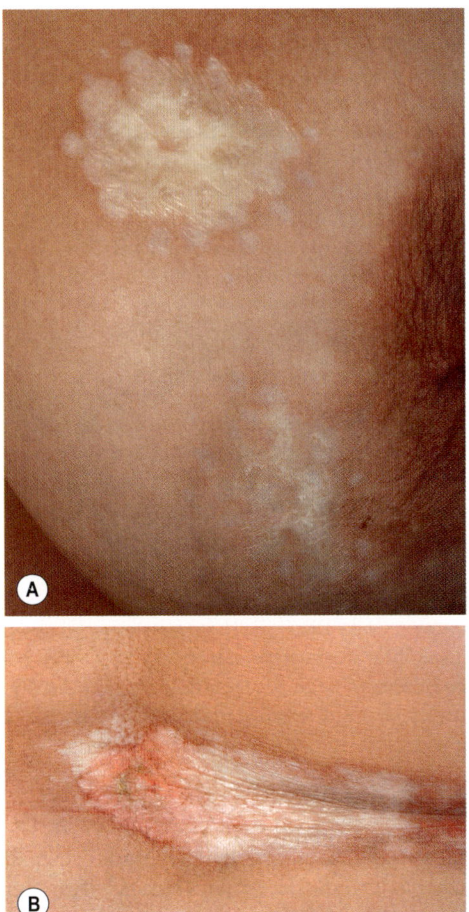

Fig. 36.11 Lichen scléreux (LS) extra-génital. Plaques brillantes, couleur ivoire de la poitrine (**A**) et du bas du dos (**B**). Plusieurs lésions satellites en gouttes sont présentes sur la poitrine. *Remerciements : A : Martin Rocken, MD; B : Martin Rocken, MD, et Kamran Ghoreschi, MD.*

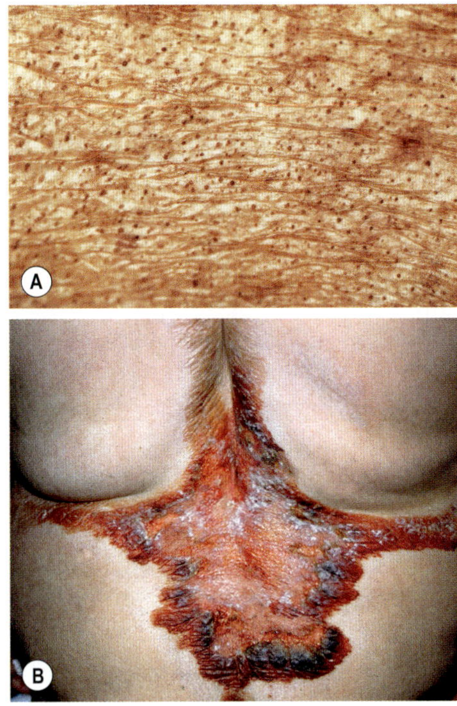

Fig. 36.12 Lichen scléreux (LS) extra-génital.
A Bouchons folliculaires dans une plaque de LS sur le dos d'un patient ayant une GVHD chronique.
B Bulle hémorragique de la jambe, principalement à la périphérie d'une large plaque du dos. *Remerciements : A : Jean L. Bolognia, MD; B : Luis Requena, MD.*

traumatisme ou de pression; xérose associée et prurit modéré.

• **Précocement :** papules polygonales, blanches, brillantes, en relief, confluant souvent en plaques.
• **Phase d'état :** évolution en taches et plaques atrophiques, ridées, d'aspect cicatriciel; obstruction folliculaire (fig. 36.12A).
• **Tardivement :** télangiectasies, et occasionnellement bulles hémorragiques (fig. 36.12B).
• **DD :** morphée localisée, cicatrice, GVHD chronique; à noter que le LS (incluant la forme génitale) peut coexister avec une morphée et/ou un vitiligo.

Pour plus d'informations, cf. chap. 44 de *Dermatology, Fourth Edition*.

37 Autres maladies rhumatologiques et maladies auto-inflammatoires

Arthrite juvénile idiopathique à début systémique (AJI-DS ou maladie de Still) et maladie de Still survenant à l'âge adulte (MSA)

- Parmi les types principaux d'arthrite idiopathique juvénile (AJI, anciennement arthrite rhumatoïde juvénile), les manifestations cutanées sont plus fréquentes dans l'AJI-DS, l'arthrite psoriasique (cf. chap. 6) et la polyarthrite avec facteur rhumatoïde (FR) positif (nodules rhumatoïdes et autres manifestations similaires à l'arthrite rhumatoïde [AR]; cf. infra).
- L'AJI-DS peut se développer à n'importe quel âge avant 16 ans et atteint de façon égale les deux sexes; la MSA a un pic de fréquence dans les 2e et 4e décennies et atteint les femmes plus que les hommes.
- L'AJI-DS et la MSA sont toutes les deux caractérisées par des pics fébriles quotidiens (notamment en fin d'après-midi/début de soirée) accompagnés par une éruption *évanescente* de macules rose saumon et de papules et plaques discrètement œdémateuses (fig. 37.1A; cf. tableau 37.3); ces lésions sont habituellement asymptomatiques et touchent préférentiellement les zones de pression ou de traumatismes, avec un aspect souvent linéaire.
- Les signes cutanés moins fréquents incluent un œdème périorbitaire et des papules prurigineuses persistantes ainsi que des plaques squameuses, de couleur violacée à rouge brun et de configuration linéaire (fig. 37.1B).
- Des signes additionnels incluent maux de gorge prodromiques et arthralgies/myalgies, arthrite (habituellement polyarticulaire; ± ankylose du carpe dans la MSA), lymphadénopathie, hépatosplénomégalie et inflammation des séreuses; les patients peuvent occasionnellement développer un syndrome d'activation macrophagique (également caractérisé par une ferritine fortement élevée).
- Leucocytose avec neutrophilie, thrombocytose, anémie, VS/CRP élevées et taux de ferritine sérique extrêmement élevés (p. ex. >4000 mg/mL) sont des données de laboratoires habituelles, tandis que les AAN et FR sont habituellement absents.
- **DD :** réactions ressemblant à la maladie sérique, vascularite urticarienne, syndrome de Schnitzler (chez des adultes; cf. chap. 14) autres connectivites auto-immunes, rhumatisme articulaire aigu, infections (p. ex. parvovirus B19, fièvre par morsure de rat, paludisme), syndromes de fièvre périodique héréditaire (cf. tableau 3.2), malignités (p. ex. leucémie, lymphome).
- **TT :** AINS (si maladie modérée), CS systémiques, méthotrexate, antagonistes de l'IL-1 (p. ex. anakinra, canakinumab) ou IL-6 (p. ex. tocilizumab) et inhibiteurs de TNF (ce dernier en particulier pour l'arthrite).

Polyarthrite rhumatoïde

- Affection inflammatoire chronique caractérisée principalement par une arthrite destructrice.
- Atteint 1–3 % des adultes avec ratio femmes/hommes de 2–3/1 et pic de survenue entre 35 et 60 ans.
- Le FR et les anticorps antipeptides cycliques citrullinés (anti-CCP) sont des marqueurs sérologiques de la PR.
- Les manifestations cutanées de la PR sont présentées tableau 37.1 et fig. 37.2; ces manifestations peuvent servir d'indices diagnostiques ou de signes de maladie systémique sérieuse.

Syndrome de Sjögren

- Affection auto-immune atteignant principalement les glandes lacrymales et salivaires, aboutissant à une xérophtalmie et une xérostomie; pouvant coexister avec d'autres CAI (p. ex. LE).
- Atteint ~ 0,5 % de la population générale, avec un ratio femmes/hommes de 9/1; le pic de début est situé entre les 4e et 5e décennies, mais il peut survenir à tout âge.
- Les manifestations cutanées incluent xérose, purpura palpable dû à une vascularite des petits

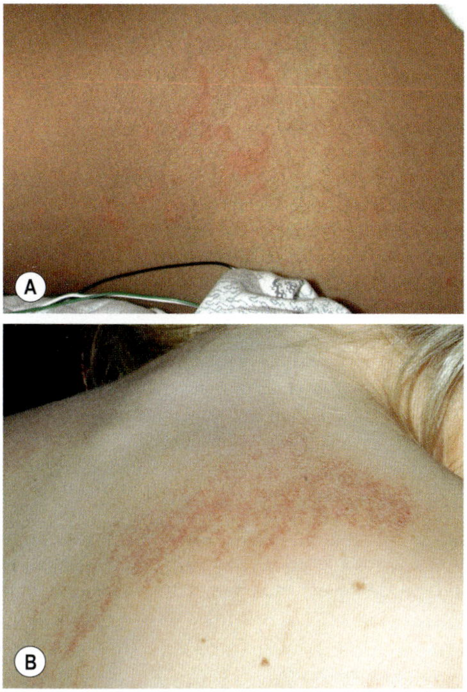

Fig. 37.1 Manifestations cutanées de la maladie de Still. A Papules roses évanescentes et plaques figurées chez un enfant. **B** Plaques persistantes rose brun, squameuses, du haut du dos, chez une adolescente avec des zones flagellées. *Remerciements : A : YDRSC ; B : Julie V. Schaffer, MD.*

vaisseaux (incluant une vascularite cryoglobulinémique), purpura hypergammaglobulinémique de Waldenström, vascularite urticarienne, érythème annulaire et phénomène de Raynaud.

• Les manifestations additionnelles peuvent inclure sécheresse vaginale, arthrite, neuropathie périphérique, atteinte des organes internes (p. ex. reins) et développement d'un lymphome à cellules B (souvent de la zone marginale extra-nodale).

• La majorité des patients a des anticorps anti-SSA/Ro et anti-SSB/La, un FR positif et une augmentation de la VS.

• Les critères diagnostiques du syndrome de Sjögren sont présentés tableau 37.2.

• **TT :** principalement symptomatique – utilisation de larmes et de salive artificielles (p. ex. gouttes de méthylcellulose), chewing-gum sans sucre, hygiène dentaire méticuleuse et traitement d'une candidose orale surajoutée ; les symptômes de sécheresse oculaire peuvent s'améliorer avec les gouttes ophtalmiques de ciclosporine, le lifitegrast en collyre ou les agonistes cholinergiques (p. ex. pilocarpine, céviméline), la vascularite ou l'atteinte interne nécessitent souvent des CS systémiques, des immunosuppresseurs conventionnels ou le rituximab.

Polychondrite chronique atrophiante (ou polychondrite récidivante)

• Affection auto-immune peu fréquente qui affecte les structures cartilagineuses ; la pathogénie est considérée comporter une réaction vis-à-vis du collagène de type II.

• La plupart des patients développent un érythème, un gonflement et une douleur de la portion cartilagineuse de l'oreille, épargnant le lobule de l'oreille (fig. 37.3A).

• Les autres manifestations incluent une vascularite des petits vaisseaux (fig. 37.3B), des aphtes (oraux ou génitaux ; et un chevauchement possible avec la maladie de Behçet), une chondrite nasale (pouvant être responsable d'une déformation, en selle, du nez), une atteinte des cartilages du tractus respiratoire (p. ex. larynx, trachée, bronches) et des jonctions chondrocostales, arthrite, inflammation oculaire, altérations audio-vestibulaires et syndrome myélodysplasique.

• **DD :** *phase précoce* – érysipèle, cellulite, chondrite infectieuse ou zona ; *destruction nasale* – granulomatose avec polyangéite, lymphome *natural killer*/cellules T de type nasal, infections (p. ex. leishmaniose cutanéomuqueuse) (cf. tableau 19.3).

• **TT :** prednisone (pour les poussées aiguës), dapsone, agents immunosuppresseurs, inhibiteurs de TNF ; réparation chirurgicale des dommages aux structures cartilagineuses

Connectivite mixte (MCTD)

• Caractérisée par des titres élevés en anticorps anti-ribonucléoprotéine U1 (U1-RNP) plus une constellation de signes cliniques incluant arthrite, myosite et manifestations de sclérodermie systémique ; ces dernières vont du gonflement des mains et un phénomène de Raynaud à une dysmotilité œsophagienne et une hypertension artérielle pulmonaire (complication la plus sérieuse) ou une fibrose (souvent modérée)

• Touche préférentiellement les femmes (ratio femmes/hommes ~9/1) dans les 2e et 3e décennies de la vie.

• Œdème et érythème des doigts sont des manifestations précoces ; infarctus digitaux, télangiectasies périunguéales avec exclusions vasculaires, sclérodactylie et calcinose cutanée peuvent aussi se développer.

Tableau 37.1 Manifestations cutanées de la polyarthrite rhumatoïde (PR).

Atteintes	Manifestations
Granulomes palissadiques	
Nodules rhumatoïdes	• Atteignent ~ 20 % des patients avec PR, souvent associés avec des titres élevés de FR • Papulonodules fermes, semi-mobiles, de localisations principalement périarticulaires (p. ex. coudes; fig. 37.2A) et autres sites de traumatismes répétés ou de pression (p. ex. région sacrée si alitement) • **DD :** granulome annulaire sous-cutané, tophus goutteux, hyperplasie synoviale/kystes (mous, douloureux) • Histologiquement, zone centrale fibrineuse éosinophilique, entourée par des histiocytes palissadiques
Dermatite granulomateuse interstitielle (DGI) et dermatite granulomateuse palissadique et neutrophilique (DGPN)	• Cf. chap. 78; le spectre de DGPN inclut des *papules rhumatoïdes* (fig. 37.2B) et la *nécrobiose rhumatoïde superficielle et ulcérée* (fig. 37.2C)
Dermatoses neutrophiliques	
Dermatite rhumatoïde neutrophilique	• Papules érythémateuses et plaques qui peuvent être vésiculeuses ou croûteuses; principalement sur les faces d'extension des membres • Contrairement au syndrome de Sweet, *non sensibles* ou associées avec fièvre et malaise
Syndrome de Sweet et pyoderma gangrenosum (PG)*	• Cf. chap. 21; fig. 37.2D
Panniculite neutrophilique lobulaire	• Nodules rouges, sensibles, préférentiellement du bas des jambes; pouvant s'ulcérer avec un écoulement purulent
Vascularites et réactions vasculaires	
Lésions de Bywaters	• Papules purpuriques ponctuées de la partie distale des doigts dues à une vascularite des petits vaisseaux (fig. 37.2E)
Vascularite rhumatoïde	• Associée à la maladie articulaire de longue durée, un titre élevé de FR et une mononévrite multiplex; peut aussi affecter les yeux et les organes internes • L'atteinte cutanée est habituellement la première manifestation – *Vascularite des petits vaisseaux* : macules et papules purpuriques – *Vascularite des vaisseaux de moyen calibre :* nodules, ulcères, gangrène digitale, livedo réticulé, cicatrices ressemblant à l'atrophie blanche • La maladie systémique nécessite un traitement immunosuppresseur agressif
Histiocytose intravasculaire/ intralymphatique	• Érythème, induration et papules de disposition réticulée au-dessus des articulations gonflées, le plus souvent les coudes
Erythema elevatum diutinum	• Papulonodules fermes, et plaques, habituellement sur les surfaces d'extension (cf. chap. 19)
Complications du traitement de la PR	
AINS	• Pseudo-porphyrie, nécrolyse épidermique toxique
Méthotrexate >> inhibiteurs de TNF	• Nodulose rhumatoïde accélérée – apparition soudaine de multiples papulonodules, en particulier des mains (fig. 37.2F)
Inhibiteurs de TNF	• Réactions aux sites d'injection, urticaire, éruptions urticariennes, vascularite, DGI, LE cutané, éruptions psoriasiformes, pustulose palmoplantaire, dermatomyosite

** Les ulcères de jambe ressemblant au PG sont une manifestation du syndrome de Felty, caractérisé par la triade neutropénie, splénomégalie et PR; le syndrome de Felty peut être associé à une leucémie à grands lymphocytes T granuleux.*

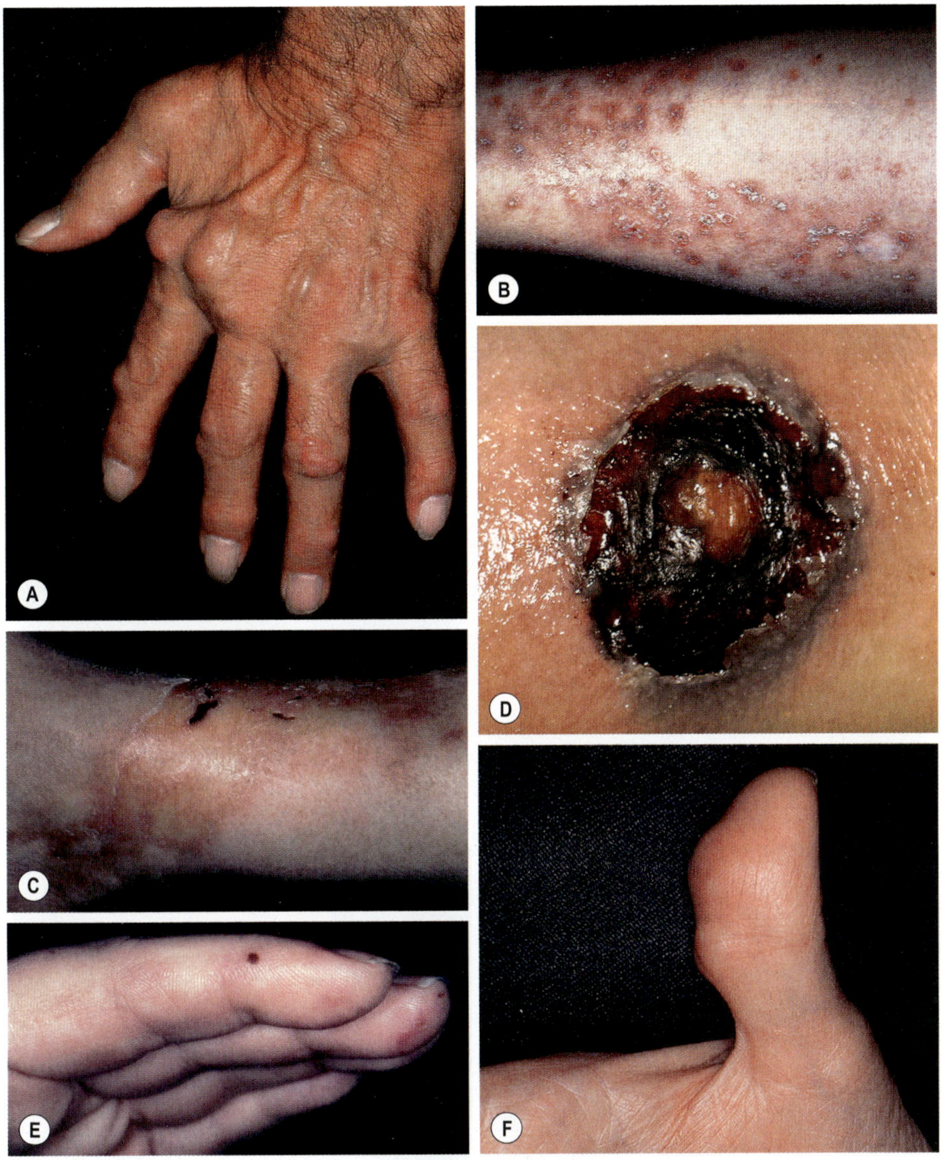

Fig. 37.2 Manifestations cutanées de la polyarthrite rhumatoïde. A Nodules rhumatoïdes de localisation périarticulaire des mains. **B** Papules rhumatoïdes se présentant comme des lésions rouge brun coalescentes, certaines avec des squames-croûtes, sur les membres inférieurs. **C** Nécrobiose rhumatoïde superficielle ulcérée se manifestant en plaques brillantes, jaune brun avec des bords rouge brun et des zones ulcérées ; ces manifestations cliniques rappellent la nécrobiose lipoïdique, bien que cette entité comme les papules rhumatoïdes soient classées comme formes de dermatite granulomateuse palissadique et neutrophilique (cf. chap. 78). **D** Pyoderma gangrenosum évoluant en ulcérations récurrentes des membres inférieurs. **E** Lésions de Bywaters. Ces papules purpuriques sensibles de la partie distale des doigts sont caractérisées histologiquement par une vascularite leucocytoclasique. **F** Nodulose induite par le méthotrexate. *Remerciements : A : Kalman Watsky, MD ; B, C, E : Jeffrey Callen, MD ; D : Carlos Nousari, MD ; F : Jean L. Bolognia, MD.*

- La poïkilodermie de la partie supérieure du tronc et des extrémités proximales est fréquente ; une photosensibilité, un érythème malaire et un LE cutané subaigu peuvent survenir occasionnellement.
- **DD :** les manifestations se chevauchent avec celles de la sclérodermie systémique, de la dermatomyosite/polymyosite et du LES ; c'est pourquoi le débat perdure à propos de la distinction

Tableau 37.2 Critères 2016 de l'*American College of Rheumatology (ACR)/European League Against Rheumatism (Eular)* pour la classification du syndrome de Sjögren. D'autres causes possibles de manifestations similaires incluent la GVHD chronique, l'amylose systémique primaire, la sarcoïdose et les traitements par radiations de la tête et du cou.

La classification du syndrome de Sjogrën primaire s'applique à toute personne qui répond aux critères d'inclusion*, ne remplit aucun des critères d'exclusion^, et a un score ≥ 4 quand les poids des 5 critères ci-dessous sont additionnés	
Critères	**Poids/score**
Glandes salivaires labiales avec une sialadénite lymphocytaire focale et un focus score ≥ 1 focus/4 mm²	3
Anti-SSA/Ro positifs	3
Score de coloration oculaire ≥ 5 (ou score de van Bijsterveld > 4) à au moins un œil^^	1
Test de Schirmer ≤ 5 mm/5 min à au moins un œil^^	1
Flux salivaire non stimulé ≤ 0,1 mL/min^^	1

** Les critères d'inclusion s'appliquent à tout patient qui a au moins un symptôme de sécheresse oculaire ou buccale, définie par une réponse positive à au moins une des questions suivantes : (1) Avez-vous eu de façon quotidienne persistante et gênante les yeux secs pendant plus de 3 mois ? (2) Avez-vous eu de façon récurrente une sensation de sable ou de gravier dans les yeux ? (3) Utilisez-vous des larmes artificielles plus de 3 fois/j ? (4) Avez-vous eu une sensation de bouche sèche pendant plus de 3 mois ? (5) Avez-vous fréquemment besoin de boire des liquides pour vous aider à avaler des aliments secs ? Ou chez qui il y a une suspicion de syndrome de Sjögren au questionnaire ELAR SjS Disease Activity (au moins un domaine avec un item positif).*

^ Les critères d'exclusion comprennent le diagnostic antérieur d'au moins une des conditions suivantes : (1) antécédent de traitement par irradiation de la tête et du cou ; (2) hépatite C active (avec confirmation par PCR) ; (3) sida ; (4) sarcoïdose ; (5) amylose ; (6) GVHD ; (7) maladie liée à IgG4.

^^ Les patients prenant des médicaments anticholinergiques doivent être évalués après un intervalle suffisant sans ces médicaments pour que les tests soient valides.

Adapté de Shiboski et al. Ann Rheum Dis 2017 ; 76 : 9.

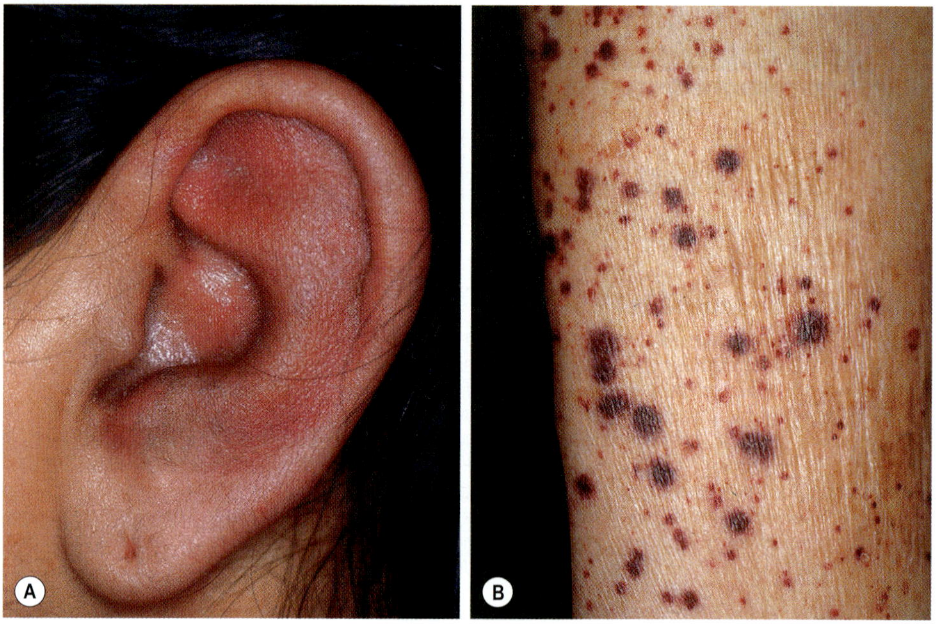

Fig. 37.3 Manifestations cutanées de la polychondrite chronique atrophiante (ou polychondrite récidivante). A Érythème et gonflement de l'oreille avec respect du lobule de l'oreille. **B** Vascularite des petits vaisseaux se présentant comme un purpura palpable chez un patient ayant aussi un syndrome myélodysplasique. *Remerciements : A : Kalman Watsky, MD ; B : Jean L. Bolognia, MD.*

entre MCTD (une entité spécifique nécessitant la présence de taux élevés d'U1-RNP) et les « syndromes de chevauchement » moins spécifiques (manifestations de deux CAI ou plus chez un même patient).

- **TT :** varie selon les organes atteints et la sévérité de l'affection.

Maladies auto-inflammatoires

- Maladies monogéniques liées à une activation aberrante du système immunitaire inné, caractérisées par des épisodes récurrents de fièvre et/ou des poussées d'inflammation multi-organes ; la peau est fréquemment atteinte, de même que le système musculosquelettique, les yeux et les séreuses.
- Le groupe inclut les syndromes de fièvre périodique héréditaire (cf. tableau 3.2), les interféronopathies de type I, la déficience du récepteur de l'interleukine (IL)-1 (DIRA) et le psoriasis pustuleux lié à une mutation de CARD-14.
- Les lésions cutanées varient de papules urticariennes évanescentes, de pustules stériles au pyoderma gangrenosum et aux lésions de type perniose (tableau 37.3).
- Une production augmentée d'IL-1 via des inflammosomes peut être observée et plusieurs de ces entités répondent aux antagonistes d'IL-1, p. ex. anakinra, rilonacept, canakinumab.
- Des affections complexes telle que le syndrome de Schnitzler et l'arthrite juvénile idiopathique à début systémique (maladie de Still) partagent des mécanismes et des caractéristiques cliniques.

Pour plus d'informations, cf. chap. 45 de *Dermatology, Fourth Edition*.

Tableau 37.3 Éventail des manifestations cutanées dans les maladies auto-inflammatoires héréditaires. Les affections discutées dans ce chapitre sont en italique.

	Manifestations cutanées et histologiques	Exemples de maladies auto-inflammatoires héréditaires		Maladies sporadiques ou complexes avec des manifestations similaires
		Maladie	Autres manifestations†	
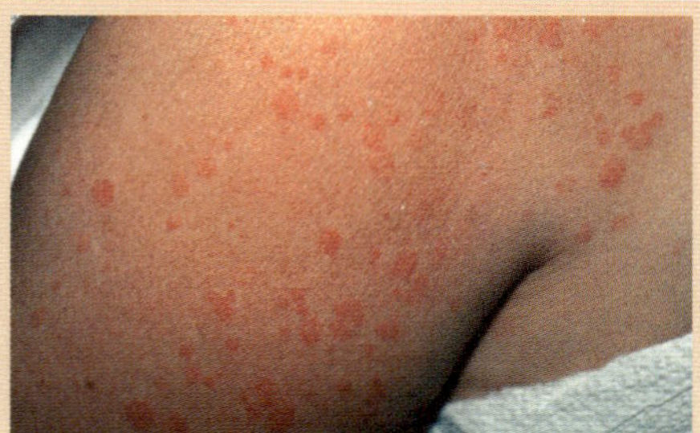	**Éruption maculopapuleuse/ urticarienne évanescente**, souvent induite par le froid et (pour le CAPS) avec un infiltrat neutrophilique dermique	CAPS PLAID	• CAPS : conjonctivite, perte de l'audition, ulcérations orales ; LAN, HSM et méningite aseptique dans le variant NOMID • PLAID : infections récurrentes déficit en anticorps, auto-immunité ; occasionnellement granulomes cutanés	• Syndrome de Schnitzler (chap. 14) • *Maladie de Still survenant à l'âge adulte* (photo) • *Arthrite juvénile à début systémique* (AJI-DS, maladie de Still)
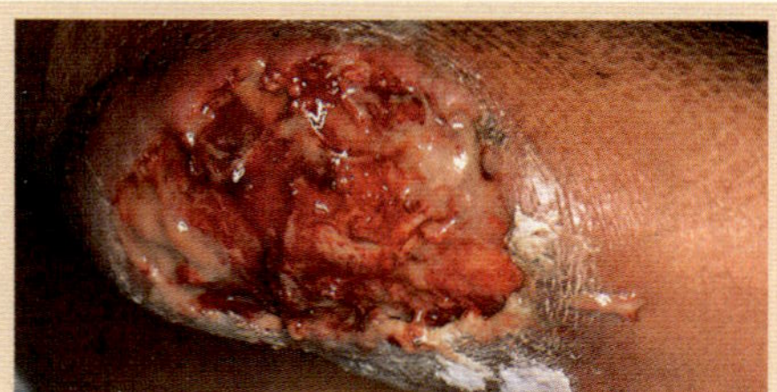	**Ulcérations** avec un infiltrat neutrophilique stérile dans le derme* (pyoderma gangrenosum)	Syndrome PAPA**	• Arthrite	Pyoderma gangrenosum – idiopathique et dans le cadre d'affections associées (p. ex. colite ulcéreuse) (chap. 21) (photo)

(*Suite*)

Tableau 37.3 Suite.

	Manifestations cutanées et histologiques	Exemples de maladies auto-inflammatoires héréditaires		Maladies sporadiques ou complexes avec des manifestations similaires
		Maladie	Autres manifestations†	
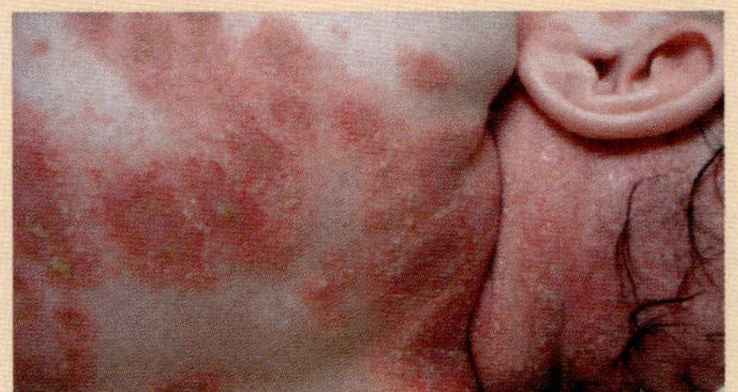	**Pustules** (stériles)	DIRA (photo) DITRA Syndrome PAPA** CAMPS	• DIRA : lésions osseuses ostéolytiques stériles, détresse néonatale • PAPA : arthrite	Psoriasis pustuleux généralisé Impétigo herpétiforme Syndrome SAPHO (chap. 21) Acné fulminans
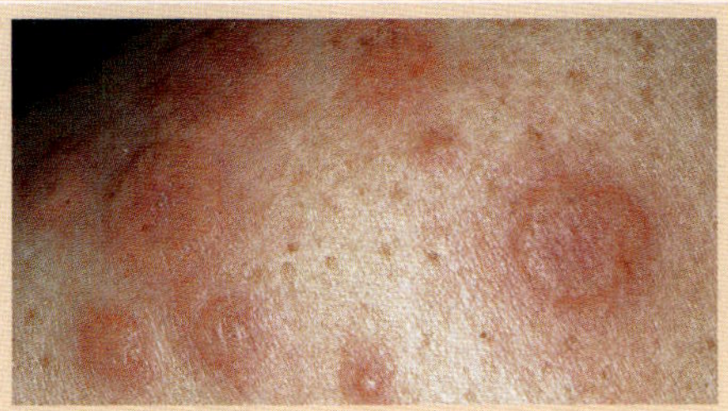	**Plaques œdémateuses** avec infiltrat neutrophilique stérile du derme ou du pannicule	Syndrome Majeed VEXAS Haplo-insuffisance de A20 (de type Behçet) ORAS	• Majeed : ostéomyélite stérile multifocale, anémie dysérythropoïétique • VEXAS : œdème périorbitaire, périartérite noueuse, syndrome myélodysplasique, arthralgies, polychondrite, infiltrats pulmonaires • ORAS : lipodystrophie, gonflements articulaires, diarrhée	Syndrome de Sweet – idiopathique ou survenant dans le cadre d'affections associées (p. ex. leucémie myéloïde aiguë) (chap. 21) (photo) Maladie de Behçet (chap. 21)
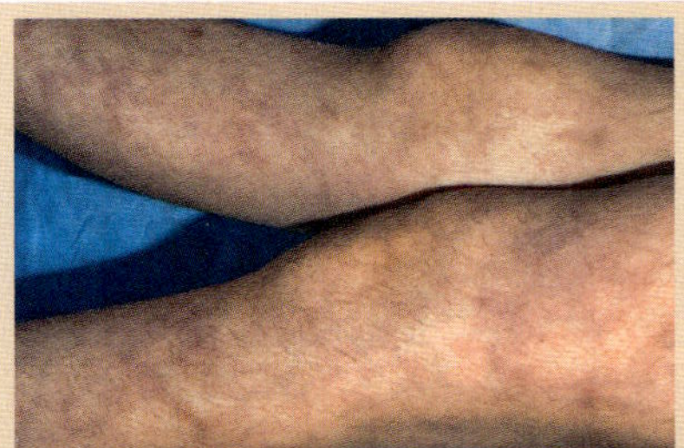	**Livedo racemosa avec nodules**	Déficit en ADA2 (photo)	• AVC précoces, HSM, lymphopénie	Syndrome de Sneddon Périartérite noueuse sporadique

Tableau 37.3 Suite.

	Manifestations cutanées et histologiques	Exemples de maladies auto-inflammatoires héréditaires		Maladies sporadiques ou complexes avec des manifestations similaires
		Maladie	Autres manifestations†	
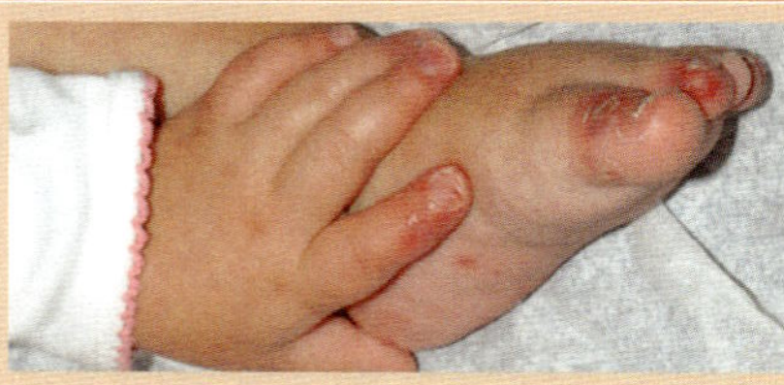	**Plaques violacées** ressemblant à une perniose, LE cutané ou dermatomyosite ; œdème périorbitaire et érythème	Syndrome PRAAS/ CANDLE ‡ Syndrome d'Aicardi-Goutières (SAG) (photo)/ lupus engelures familial (LEF)‡	• PRAAS : atrophie lipomusculaire, contractures articulaires • SAG : encéphalopathie, modifications progressives de la substance blanche, handicap intellectuel • LEF : arthrite	Lupus érythémateux Dermatomyosite
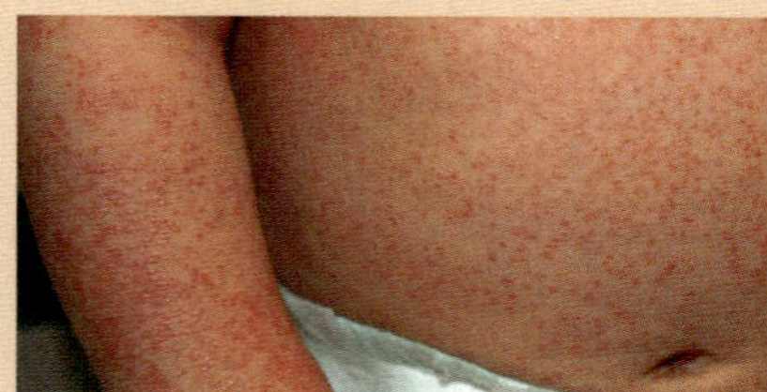	**Petites papules avec infiltrat dermique granulomateux**	Syndrome de Blau (granulomatose familiale juvénile) (photo)	• Uvéite, arthrite polyarticulaire	Sarcoïdose

* *Lésion non traitée.*

** *Les syndromes PASH* (pyoderma gangrenosum, acne and suppurative hidradenitis) *and PAPASH* (pyogenic arthritis, pyoderma gangrenosum, acne and suppurative hidradenitis) *sont considérés comme des variantes du syndrome PAPA.*

† *Des fièvres récurrentes peuvent aussi survenir dans nombre de ces affections.*

‡ *Interféronopathies de type I ; ce groupe inclut aussi SAVI (STING* [stimulator of interferon genes]-associated vasculopathy with onset in infancy*), dont les caractéristiques sont des plaques violacées acrales/ulcères/gangrène/résorption osseuse et pneumopathie interstitielle. À noter que les plaques violacées du PRAAS comportent typiquement des infiltrats dermiques de cellules myéloïdes (immatures ou matures).*

ADA : adénosine désaminase ; CANDLE : *chronic atypical neutrophilic dermatosis with lipodystrophy and elevated temperature* ; CAMPS : *CARD-14-mediated pustular psoriasis* ; CAPS : *cryopyrin-associated periodic syndrome* ; DIRA : *deficiency of interleukin-1 receptor antagonist* ; DITRA : *deficiency of interleukin-36 receptor antagonist* ; NOMID : *neonatal-onset multisystem inflammatory disease* ; ORAS : OTULIN-*related autoinflammatory syndrome* ; PAPA : *pyogenic arthritis, pyoderma gangrenosum and acne* ; PLAID : *PLCG2-associated antibody deficiency and immune dysregulation* ; PRAAS : *proteasome-associated autoinflammatory syndrome* ; SAPHO : *synovitis, acne, pustulosis, hyperostosis, osteitis* ; VEXAS : *vacuoles, E1 enzyme, X-linked, autoinflammatory, somatic.*

Remerciements pour les photographies : Diane Davidson, MD (maladie de Still survenant à l'âge adulte) ; Gillian Clarke, MD (DIRA) ; Kalman Watsky, MD (syndrome de Sweet) ; Edward Cowen, MD (déficit en ADA2) ; Julie V. Schaffer, MD (SAG, syndrome de Blau).

Mucinoses 38

Dans ce groupe d'affections, il y a des dépôts de glycosaminoglycanes précédemment rapportés comme mucopolysaccharides (« mucine »), dans la peau, et plus particulièrement dans le derme. Le plus fréquemment, le dépôt est composé d'acide hyaluronique. Tandis que différentes entités sont idiopathiques, des affections sous-jacentes incluent des maladies thyroïdiennes auto-immunes, une gammapathie monoclonale, un diabète, le LE.

Sclérœdème

- Induration symétrique diffuse de la peau, habituellement limitée à la partie haute du dos et à la partie postérieure du cou, pouvant nécessiter une palpation pour être appréciée ; une apparence en peau d'orange peut être présente avec des orifices folliculaires proéminents, et occasionnellement un érythème s'effaçant à la pression aux sites d'atteinte (fig. 38.1).
- Bien que le sclérœdème soit souvent asymptomatique, certains patients peuvent se plaindre de raideur ou d'une diminution d'amplitude de leurs mouvements ; occasionnellement il peut y avoir aussi une atteinte du visage et des membres supérieurs, et rarement des muscles, des yeux ou du cœur.

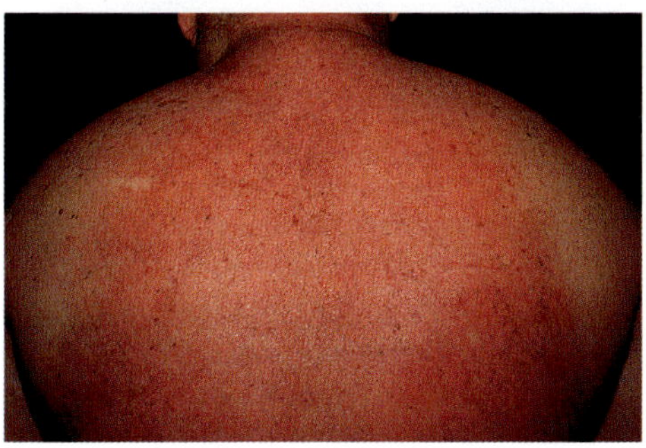

Fig. 38.1 Sclérœdème en association avec un diabète. Induration diffuse du haut du dos et du cou avec un érythème sous-jacent. *Remerciements : USCDRSC.*

- Les trois types majeurs comportent différentes associations : type I – précédé d'infections streptococciques ; type II – gammapathie monoclonale ; et type III – diabète, les hommes représentant la majorité des patients.
- **DD :** sclérodermie systémique (forme diffuse), scléromyxœdème et d'autres affections sclérodermoïdes (cf. tableau 35.5) ; cellulite occasionnellement si un érythème est présent.
- **TT :** parfois il y a une résolution spontanée, notamment avec le type I, mais le contrôle du diabète ne conduit pas habituellement à une amélioration ; des traitements anecdotiques incluent photothérapie (UVA1, PUVA), méthotrexate, électronthérapie, IgIV et des traitements des myélomes multiples (p. ex. bortézomid) si une gammapathie monoclonale est associée.

Scléromyxœdème/Mucinose papuleuse

- Le spectre de manifestations cutanées va de multiples présentations linéaires composées de papules fermes, de 2 à 3 mm, cireuses, couleur de la peau (fig. 38.2), à une induration diffuse de la peau avec des plis cutanés épais, incluant le faciès léonin (fig. 38.3 ; tableau 38.1) ; l'atteinte est symétrique et souvent étendue.
- Associée à une gammapathie monoclonale sous-jacente ; en plus d'une peau rigide, il peut y avoir une diminution de l'amplitude des mouvements articulaires et des contractures aussi bien qu'une myosite, une neuropathie périphérique et une encéphalopathie (syndrome dermato-neurologique).
- **DD :** sclérodermie systémique, sclérœdème ; si principalement des papules sont présentes : une amylose systémique primaire, une lipoïdo-protéinose, et en particulier les différents types de mucinoses limitées à la peau (localisées), p. ex. une mucinose papuleuse acrale, persistante, la forme discrètement papuleuse du lichen myxœdémateux, la mucinose cutanée auto-involutive (qui présente aussi des nodules).
- **TT :** similaire à celui du myélome multiple (cf. amylose systémique primaire, chap. 39),

rétinoïdes systémiques, photothérapie (UVA-1, PUVA), IgIV.

Myxœdème prétibial

- Chez une vaste majorité des patients il est associé à une hyperthyroïdie, due principalement à la maladie de Basedow, une affection auto-immune avec des autoanticorps circulants antirécepteurs de la TSH ; les lésions peuvent apparaître après le traitement de la maladie thyroïdienne, c.-à-d. quand le patient est euthyroïdien ou a développé une hypothyroïdie.
- Situé en particulier aux faces antérieures des jambes mais peut atteindre le pied et présente des nodules cireux ou des plaques qui vont de la couleur de la peau à rouge brun (fig. 38.4) ; il peut y avoir une proéminence des orifices folliculaires (aspect en peau d'orange) et un éléphantiasis peut occasionnellement se développer.
- Les manifestations cliniques additionnelles incluent exophtalmie, goitre et acropachie thyroïdienne.
- **DD :** lymphœdème mucineux associé à l'obésité (sans antécédent d'hyperthyroïdie), lymphœdème, lipœdème, lichen amyloïde.
- **TT :** bien que les lésions puissent guérir spontanément sur une période de quelques années, le traitement de la maladie thyroïdienne sous-jacente n'a habituellement pas d'effet ;

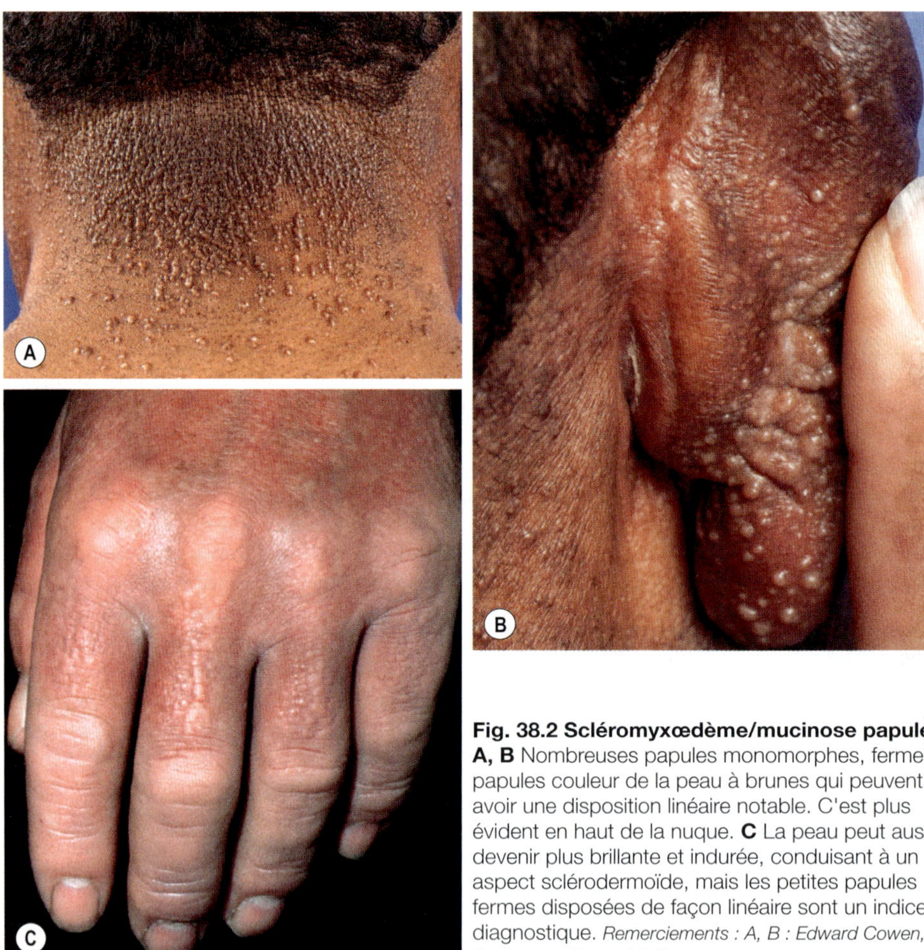

Fig. 38.2 Scléromyxœdème/mucinose papuleuse. **A, B** Nombreuses papules monomorphes, fermes, papules couleur de la peau à brunes qui peuvent avoir une disposition linéaire notable. C'est plus évident en haut de la nuque. **C** La peau peut aussi devenir plus brillante et indurée, conduisant à un aspect sclérodermoïde, mais les petites papules fermes disposées de façon linéaire sont un indice diagnostique. *Remerciements : A, B : Edward Cowen, MD ; C : Lorenzo Cerroni, MD.*

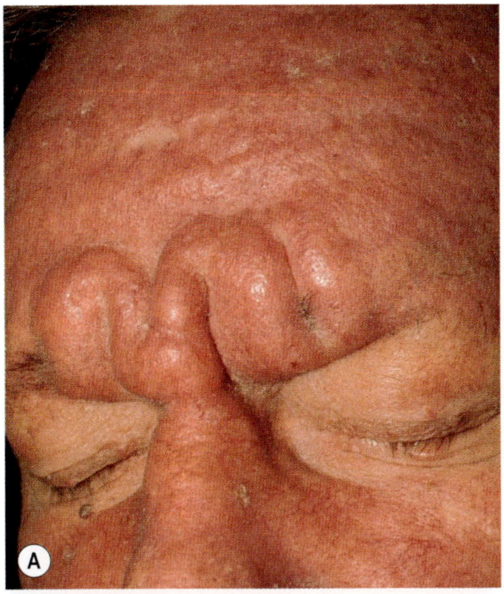

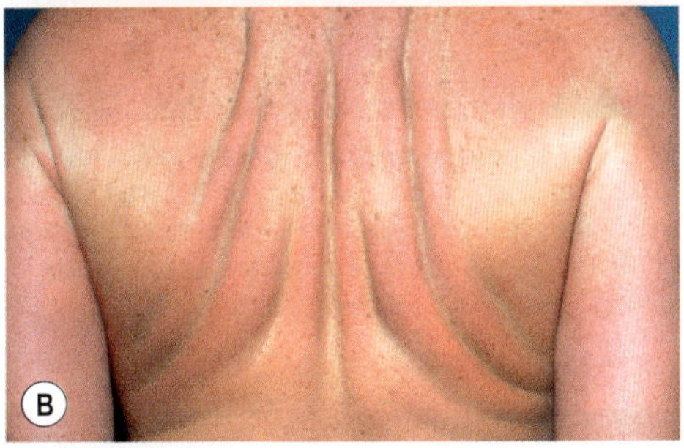

Fig. 38.3 Scléromyxœdème. Épaississement de la peau du front (**A**) et du tronc (**B**), menant à des sillons profonds et des plis. Le scléromyxœdème est une des causes du faciès léonin. *Remerciements : A : Joyce Rico, MD; B : Lorenzo Cerroni, MD.*

Tableau 38.1 Faciès léonin – Maladies dermatologiques associées. Les causes additionnelles incluent : sarcoïdose, mastocytose, réticulo-histiocytose multicentrique et histiocytose nodulaire progressive.

- Scléromyxœdème/mucinose papuleuse
- Lèpre lépromateuse
- Leishmaniose
- Lymphome cutané (cellules T, cellules B)
- Forme de réticulose actinique de la dermatite actinique chronique
- Leucémie cutanée
- Amylose systémique primaire
- Pachydermopériostose
- Lipoïdoprotéinose

des traitements anecdotiques incluent les CS topiques et intralésionnels, l'ablation chirurgicale superficielle et, pour les cas les plus sévères, IgIV, rituximab, octréotide et plasmaphérèse. Les

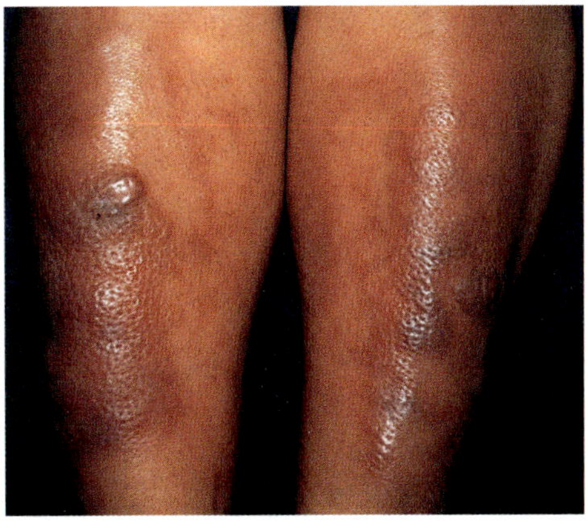

Fig. 38.4 Myxœdème prétibial. Plaques brun pourpre en regard des tibias d'un patient ayant une maladie de Basedow. Un aspect en peau d'orange est présent, dû aux orifices folliculaires saillants. *Remerciements : Franco Rongioletti, MD, et Alfredo Rebora, MD.*

bas de contention et la compression pneumatique peuvent être utilisés pour un lymphœdème associé.

Myxœdème généralisé

- Résulte d'une hypothyroïdie profonde, la peau est diffusément sèche, froide et pâle, avec une apparence cireuse; les cheveux et les ongles peuvent être fragiles, provoquant une alopécie diffuse, non cicatricielle, du cuir chevelu et une alopécie de la partie latérale des sourcils.
- Les manifestations cutanéomuqueuses additionnelles incluent eczéma craquelé, ichtyose acquise, caroténodermie et gonflement des mains et du visage, incluant les paupières; la langue peut être volumineuse.
- Dans la forme congénitale, retard de développement, retard de croissance, faible tonus musculaire, constipation, somnolence, large fontanelle sont des manifestations caractéristiques.
- Comme la maladie sous-jacente la plus fréquente chez l'adulte est la thyroïdite de Hashimoto, les femmes sont plus habituellement atteintes; en plus des modifications cutanées décrites ci-dessus, les patients peuvent prendre du poids, avoir une intolérance au froid, une constipation, se sentir léthargiques et occasionnellement développer des xanthomes cutanés.
- **TT :** hormones thyroïdiennes de substitution.

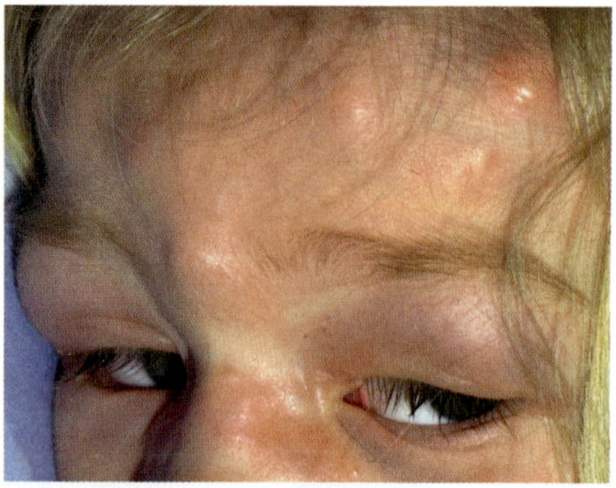

Fig. 38.5 Mucinose autorésolutive. Nodules roses à couleur de la peau, dermiques et sous-cutanés, ainsi que gonflement périorbitaire. *Remerciements : Drs Hansgeorg Müller et Heinz Kofler.*

Mucinose cutanée autorésolutive

- Éruption aiguë de multiples papules fermes et de nodules principalement du visage (en particulier du front et de la région périorbitaire), du cuir chevelu et des zones périarticulaires (fig. 38.5).
- Pas d'affection sous-jacente, et caractérisée par la résolution spontanée sur des mois ou années.

Mucinose érythémato-réticulée (REM)

- Papules érythémateuses persistantes de la partie médiane de la poitrine et du dos qui peuvent former un aspect en filet et/ou une coalescence de plaques (fig. 38.6) ; peut être photoaggravée.
- Chevauchement avec le lupus érythémateux (LE) tumidus, l'infiltrat lymphocytaire bénin de Jessner (mucine minime ou absente dans le derme) et la mucinose papulonodulaire (cf. infra).
- **TT :** CS topiques ou intralésionnels, antipaludéens (p. ex. hydroxychloroquine, chloroquine), crèmes solaires.

Mucinose du lupus cutané/Mucinose papulonodulaire

- Survient dans le cadre de connectivites auto-immunes, avec LE >> dermatomyosite ou sclérodermie systémique ; ~ 75 % des patients avec LE qui développent ces lésions ont une atteinte systémique.
- Papules et nodules couleur de la peau à érythémateuses pouvant nécessiter un éclairage latéral pour être bien vues ; principalement sur le dos, la partie centrale de la poitrine et les membres supérieurs (fig. 38.7).
- Chevauchement avec le LE tumidus, la mucinose érythémateuse réticulée (REM) et l'infiltrat lymphocytaire bénin de Jessner (mucine dermique minime ou absente).
- **TT :** antipaludéens (hydroxychloroquine, chloroquine), CS topiques ou intralésionnels, crèmes solaires.

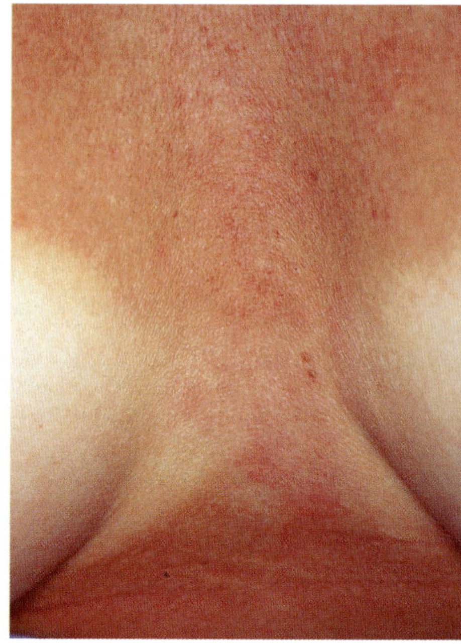

Fig. 38.6 Mucinose érythémateuse réticulée (REM). Papules roses groupées sur la partie médiane de la poitrine sans modifications de surface ; il y a une discrète configuration annulaire et réticulée. Noter le bronzage significatif. *Remerciements : YDRSC.*

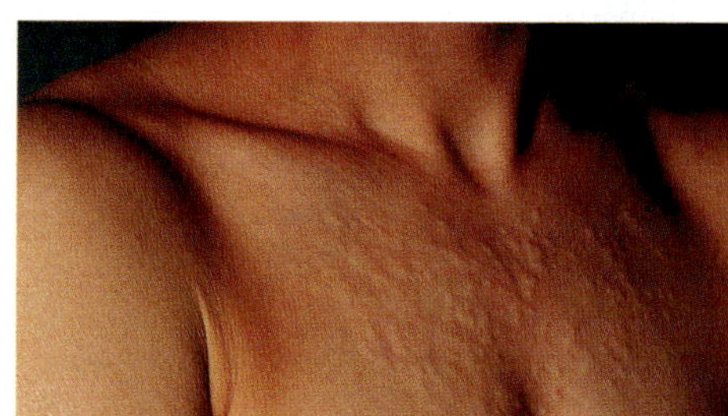

Fig. 38.7 Mucinose du lupus cutané/mucinose papulonodulaire. Papules couleur de la peau et nodules conduisant à un aspect « grumeleux » de la peau qui est mieux apprécié avec un éclairage rasant. *Remerciements : Franco Rongioletti, MD, et Alfredo Rebora, MD.*

Mucinose folliculaire (alopécie mucineuse)

• Contrairement aux autres affections de ce chapitre, ici la mucine est déposée dans l'épithélium des follicules pileux plutôt que dans le derme.
• Dans la forme primaire, il y a des plaques roses à violet marron, principalement de la tête et du cou, une alopécie associée et parfois des squames (fig. 38.8A); chez certains patients, il y a des papules folliculaires groupées (fig. 38.8B), et chez les patients avec une peau fortement pigmentée, les lésions peuvent être hypopigmentées.
• La forme primaire survient généralement chez des enfants et des jeunes adultes et représente une affection bénigne, autolimitée; chez des adultes plus âgés, en particulier quand les lésions sont plus disséminées et persistantes, la possibilité d'un mycosis fongoïde associé doit être envisagée.
• En plus de l'aspect histologique caractéristique des dépôts de mucine dans l'épithélium folliculaire, il est important d'indiquer la présence ou l'absence de lymphocytes atypiques.
• **DD :** LE cutané, dermatophytose faciale ou teigne du cuir chevelu, dermatose faciale discoïde, différentes formes de dermatites; si le diagnostic est histologique, envisager une présence fortuite de mucine (p. ex. associée à une dermatite atopique).
• **TT :** pour la forme primaire, observation jusqu'à la résolution spontanée, CS topiques ou intralésionnels, antipaludéens; si associée à mycosis fongoïde, traiter ce dernier (cf. chap. 98).

Autres entités

Le kyste muqueux digital est traité chap. 90. Des dépôts cutanés de mucine peuvent aussi être observés dans des tumeurs (p. ex. carcinomes basocellulaires, métastases cutanées) et des affections inflammatoires (p. ex. granulome annulaire, LE cutané, dermatomyosite).

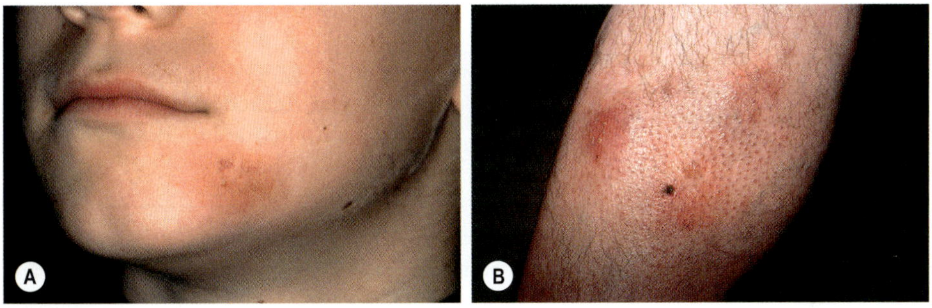

Fig. 38.8 Mucinose folliculaire. A Plaque rose contenant des papules folliculaires chez un jeune garçon. **B** Papules folliculaires groupées de la jambe chez un adulte âgé en association avec des plaques brun violet; noter l'alopécie associée. La croûte hémorragique est le site d'une biopsie antérieure. *Remerciements : A : Lorenzo Cerroni, MD; B, YDRSC.*

Pour plus d'informations, cf. chap. 46 de *Dermatology, Fourth Edition*.

39 Amylose

L'amylose englobe une large gamme d'affections, plusieurs d'entre elles ont des manifestations cutanées. Le dénominateur commun est la formation de dépôts extracellulaires organisés en feuillets β-plissés en cristallographie par rayons X. En général, les dépôts amyloïdes montrent une couleur rouge par marquage avec le rouge Congo et une biréfringence (de couleur vert pomme) en lumière polarisée. Les protéines précurseurs de la substance amyloïde vont de la kératine aux chaînes légères des immunoglobulines (Ig) et à la transthyrétine. Si nécessaire, une spectrométrie de masse en tandem peut être réalisée pour caractériser la protéine spécifique.

En dermatologie, la distinction initiale se fait entre l'amylose systémique et l'atteinte cutanée limitée (fig. 39.1); la première est moins fréquente que la seconde.

Amylose systémique

• *L'amylose systémique primaire* est due à une dyscrasie des plasmocytes, mais la plupart des patients ne remplissent pas les critères d'un myélome multiple (≥ 10 % de plasmocytes dans une biopsie de moelle osseuse, lésions osseuses ostéolytiques, anémie, hypercalcémie); la protéine précurseur est presque toujours une Ig à chaînes légères (AL; lambda > kappa) plutôt qu'une Ig à chaînes lourdes (AH).

• Papules cireuses, fermes, couleur de la peau à rose à jaune brun, ou plaques survenant plus souvent sur le visage (fig. 39.2); infiltration de la langue pouvant conduire à une macroglossie (fig. 39.3) et parfois induration cireuse de la peau (présentation sclérodermoïde); on peut aussi observer un purpura dû à des traumatismes ou

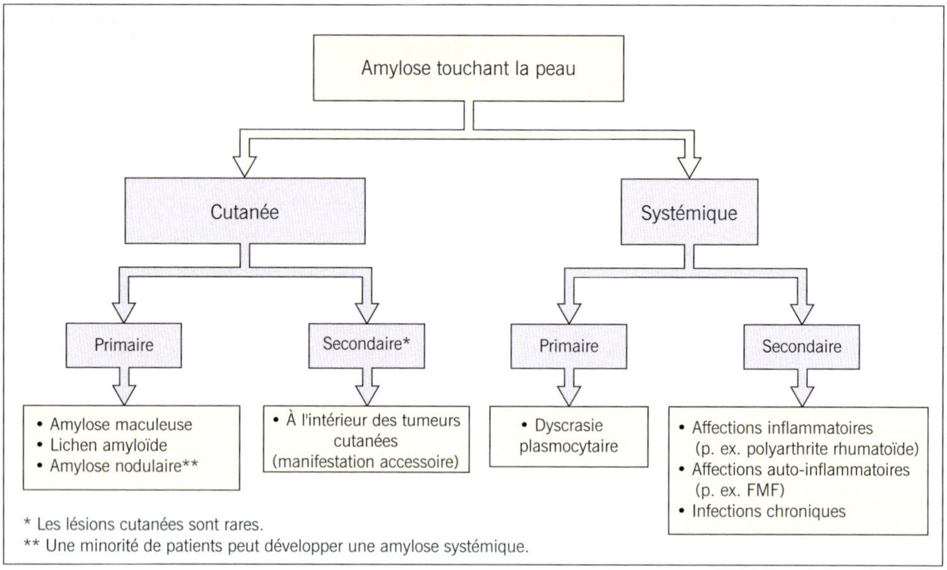

Fig. 39.1 Abord conceptuel de l'amylose touchant la peau. FMF : fièvre méditerranéenne familiale.

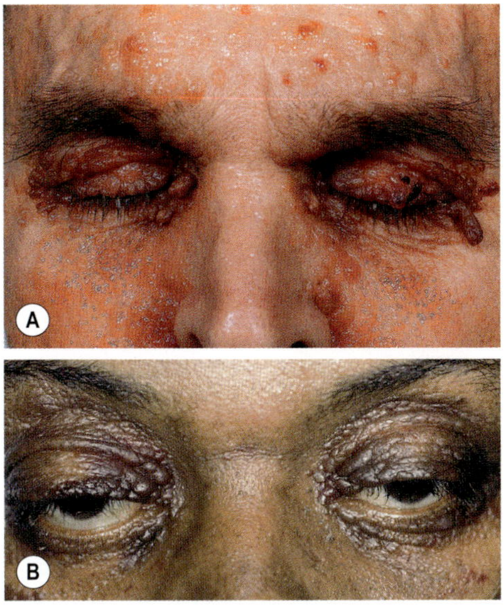

Fig. 39.2 Amylose systémique primaire.
A Nombreuses papules cireuses, translucides du visage. Certaines ont une couleur jaune à jaune brun. **B** Certaines des papules cireuses sont devenues purpuriques, ce qui est difficile à apprécier à cause de la pigmentation de la peau (comparer à la fig. 39.4) ; la région périorbitaire est un site d'atteinte fréquent. *Remerciements : A : Jean Bolognia, MD ; B : Judit Stenn, MD.*

des pincements de la peau ; il est lié à la fragilité des vaisseaux sanguins entourés de dépôts amyloïdes (fig. 39.4).

• *L'amylose systémique secondaire* se développe dans le cadre d'une inflammation chronique, p. ex. polyarthrite rhumatoïde, tuberculose et plusieurs affections auto-inflammatoires (cf. chap. 37) ; la protéine précurseur est l'(apo) sérum AA, qui est produite par le foie, des lésions cutanées surviennent rarement.

• Des dépôts amyloïdes peuvent aussi conduire à une cardiomyopathie restrictive et une insuffisance cardiaque congestive aussi bien qu'un dysfonctionnement rénal, en particulier un syndrome néphrotique (fig. 39.5).

• Histologiquement, les papules sont composées de dépôts amyloïdes dermiques tandis que la peau cliniquement non atteinte (graisse abdominale) peut montrer des dépôts amyloïdes périvasculaires ; l'électrophorèse des protéines sériques et l'électrophorèse par immunofixation contribuent à identifier une gammapathie, mais la mesure des chaînes légères libres sériques constitue le test disponible le plus sensible, la présence de chaînes légères monoclonales libres

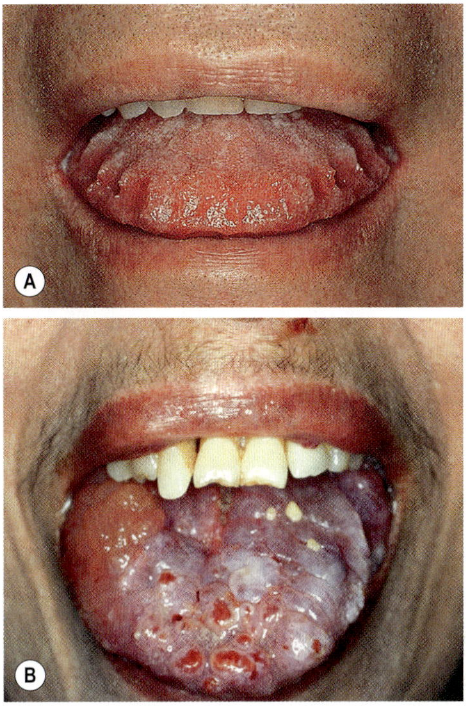

Fig. 39.3 Amylose systémique primaire.
A Macroglossie avec impressions dentaires sur la langue. **B** Papulonodules de la langue et des narines ; certains sont purpuriques tandis que les autres sont translucides avec une teinte jaunâtre. La combinaison d'une macroglossie et d'un syndrome du canal carpien est une présentation clinique classique. *Remerciements : A : YDRSC ; B : Dennis Cooper, MD.*

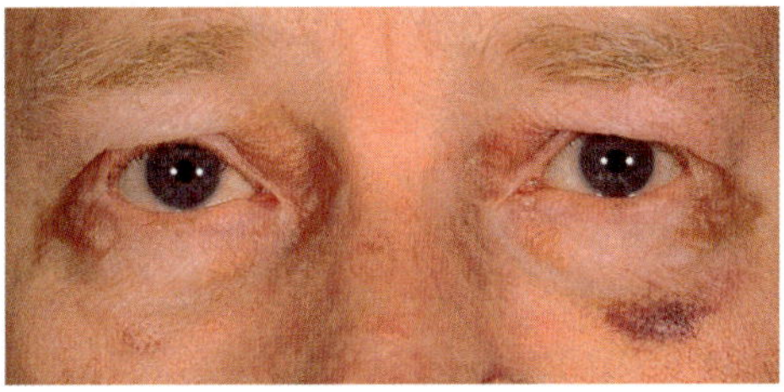

Fig. 39.4 Amylose systémique primaire.
Purpura et plaques jaune brun dans une disposition périorbitaire. *Remerciements : Joyce Rico, MD.*

dans le sang ou les urines est nécessaire pour établir le diagnostic.

• **DD :** pour les papules faciales, mucinoses, tumeurs annexielles multiples, milium colloïde, lipoïdoprotéinose (cf. fig. 91.16).

• **TT :** pour l'amylose systémique primaire, similaire au myélome, p. ex. dexaméthasone, melphalan, bortézomib ou carfilzomid, lénalidomide ou pomalidomide, daratumumab, greffe

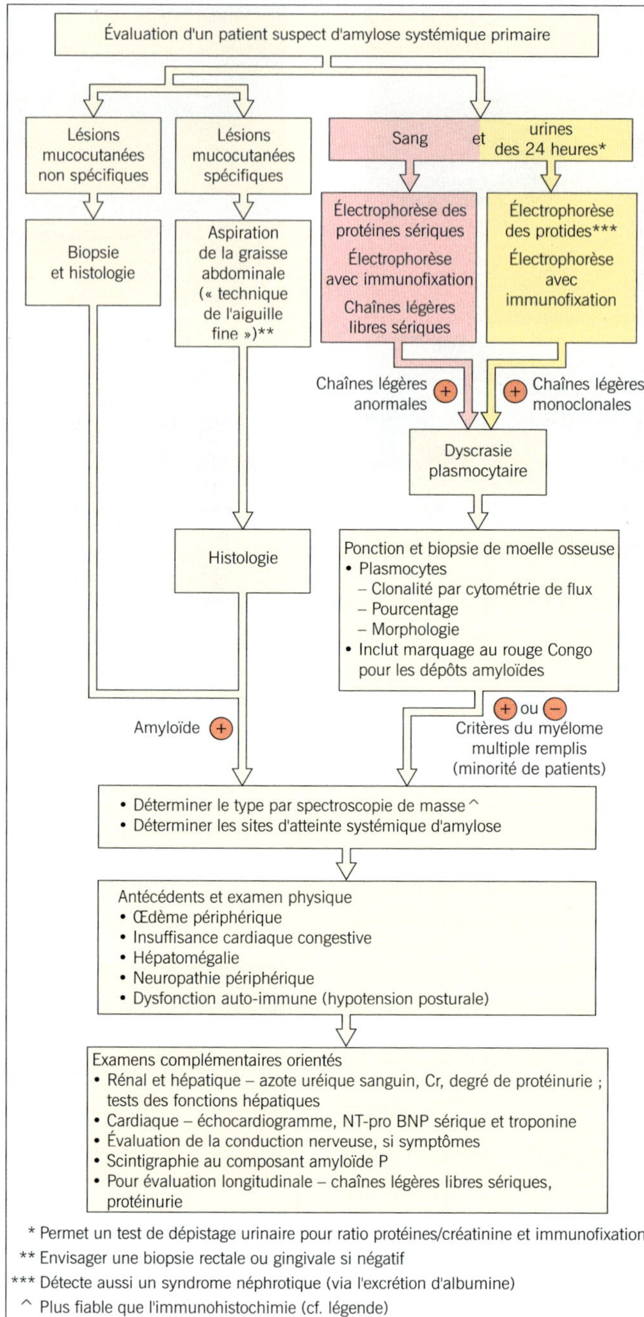

Fig. 39.5 Évaluation d'un patient ayant une suspicion d'amylose systémique primaire. Puisque la substance amyloïde est formée à partir des chaînes légères d'immunoglobulines, une anomalie des chaînes légères dans le sang ou l'urine (p. ex. augmentation de la concentration ou ratio anormal dans le sang, positivité de l'électrophorèse avec immunofixation dans l'urine) est requise pour le diagnostic. La spectroscopie de masse est devenue plus un examen de routine étant donné la possibilité de diagnostic erroné chez des patients âgés diagnostiqués avec des dépôts d'ATTR de type sauvage dans le cœur ou de ALect2 dans le rein et le foie dans le cadre d'une gammapathie monoclonale de signification inconnue. NT-proBNP : *N-terminal pro-brain natriuretic peptide*.

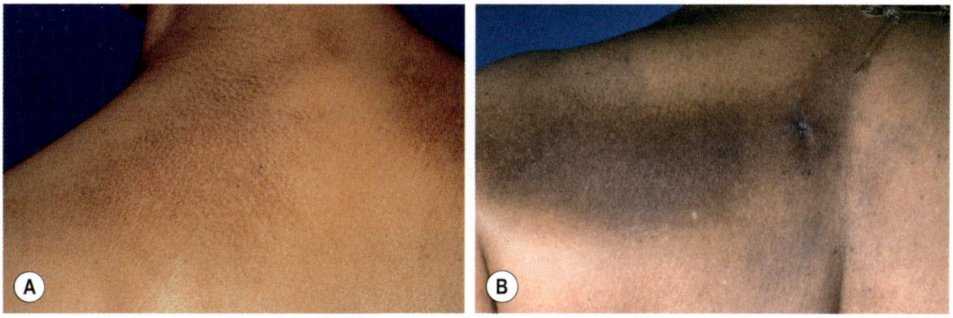

Fig. 39.6 Amylose maculeuse (primaire cutanée localisée). A Hyperpigmentation ridée caractéristique dans le haut du dos. **B** Occasionnellement, une accentuation linéaire est observée. *Remerciements : Richard W. Groves, MD, et Martin M. Black, MD.*

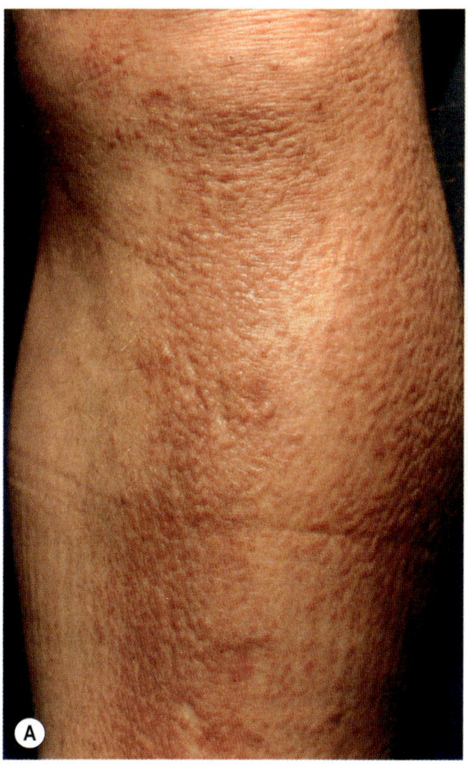

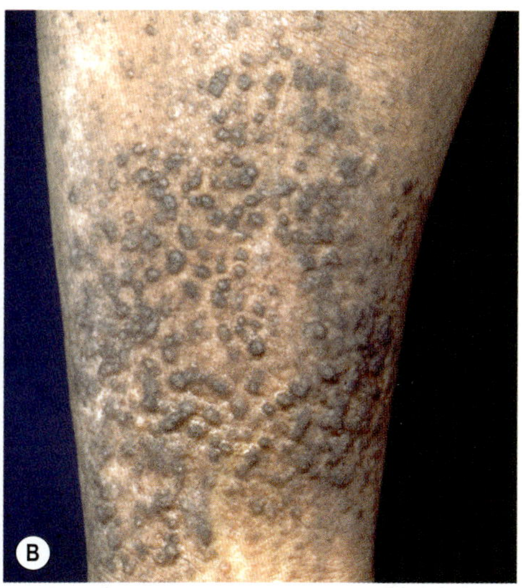

Fig. 39.7 Lichen amyloïde (amylose cutanée primitive localisée). A Nombreuses papules monomorphes prétibiales. L'aspect ridé est plus évident latéralement. **B** Papules kératosiques hyperpigmentées et plaques linéaires prétibiales. *Remerciements : A : YDRSC ; B : St. John's Institute of Dermatology.*

de cellules souches hématopoïétiques (pour les patients jeunes).

Amylose cutanée localisée

• Les trois formes majeures d'amylose cutanée localisée *primaire* sont les amyloses maculeuse, lichénienne et nodulaire (cf. fig. 39.1) ; un chevauchement des deux premières formes est répertorié comme biphasique car les deux entités sont situées sur un même spectre.

• La forme *maculeuse* et le *lichen amyloïde* sont dus au frottement, au grattage ou la friction, et ont une apparence ridée, hyperpigmentée ; la forme maculeuse touche plus le haut du dos chez des adultes tandis que la forme lichénoïde touche plus souvent les faces d'extension des membres, principalement en regard de la partie antérolatérale des tibias, et a un composant palpable (fig. 39.6 et 39.7).

• Les deux formes surviennent plus communément chez les personnes de phototypes III et IV ;

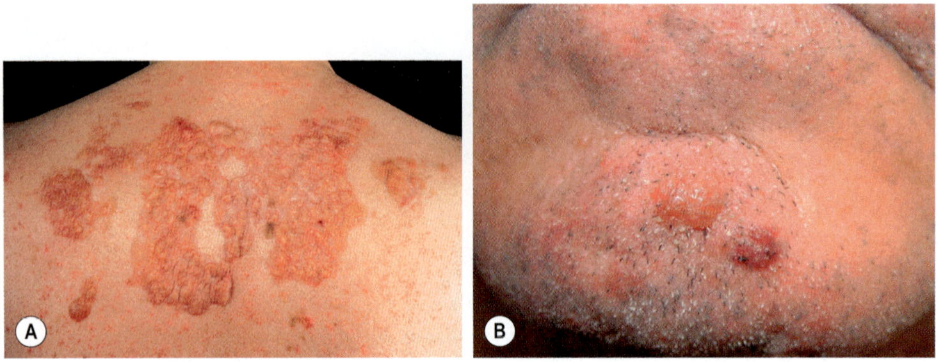

Fig. 39.8 Amylose nodulaire. A, B Plaques fermes, cireuses et nodules du dos et du menton. La couleur peut varier de la couleur de la peau à jaune rose et à violacé. *Remerciements : A : Richard W. Groves, MD, et Martin M. Black, MD; B : YDRSC.*

l'amylose cutanée du haut du dos est observée chez les patients qui ont un syndrome de Sipple (néoplasie endocrinienne multiple [NEM] de type 2A), mais avec un début durant l'enfance.

- Chez les patients qui ont une amylose cutanée familiale primaire, des mutations de trois gènes qui encodent pour les protéines suivantes ont été détectées : (1) récepteur β de l'oncostatine M (un composant du récepteur de l'IL-31); (2) sous-unité α du récepteur de l'IL-31; et (3) *GPNMB* (forme dyschromique chez les Asiatiques); à noter, l'IL-31 joue un rôle dans le prurit.
- La protéine précurseur pour la forme maculeuse et le lichen amyloïde est la kératine, probablement à partir des kératinocytes de voisinage; les dépôts amyloïdes dans le derme superficiel peuvent être discrets, en particulier dans la forme maculeuse, ils sont marqués par les anticorps antikératines.
- *L'amylose nodulaire* se présente comme une ou plusieurs plaques ou nodules cireux, couleur de la peau à rose orange, plus souvent sur le tronc ou les membres (fig. 39.8); la protéine précurseur est une Ig à chaînes légères ± β_2-microglobuline, produite par les infiltrats cutanés plasmocytaires.
- Une minorité de patients ayant une amylose nodulaire peut développer une amylose systémique, aussi une surveillance dans le temps est recommandée.
- Occasionnellement des dépôts amyloïdes sont observés dans les tumeurs cutanées, p. ex. carcinomes basocellulaires, dermatofibromes, nævus mélanocytaires intradermiques, comme phénomène *secondaire* sans importance.
- **DD :** dos – notalgie paresthésique, lichen simplex chronique (LSC) avec hyperpigmentation post-inflammatoire; membres inférieurs – LSC, lichen plan hypertrophique, myxœdème prétibial; nodulaire – lésions cutanées d'amylose systémique, myxœdème prétibial, lymphome cutané, CBC.
- **TT :** difficile; on peut essayer des antiprurigineux topiques, p. ex. pramoxine, CS topiques ou intralésionnels; des enveloppements physiques, p. ex. gaze imprégnée d'oxyde de zinc (botte de Unna) ou des pansements hydrocolloïdes peuvent entraîner une amélioration mais des récurrences à l'arrêt sont fréquentes.

Pour plus d'informations, cf. chap. 47 de *Dermatology, Fourth Edition*.

Maladies de surcharge 40

Groupe hétérogène de maladies dans lesquelles il y a des dépôts, habituellement de matériel endogène, dans la peau. Des entités appartenant ce groupe sont traitées dans d'autres chapitres incluant les mucinoses (chap. 38), les amyloses (chap. 39), les porphyries (chap. 41) et les calcinoses cutanées (chap. 42).

Goutte

• Maladie métabolique dans laquelle il y a une hyperuricémie due à une augmentation de la production et/ou une diminution de l'excrétion d'acide urique ; souvent idiopathique, mais des causes secondaires incluent l'insuffisance rénale et la prise de médicaments tels que les diurétiques ou la ciclosporine ; elle atteint principalement des hommes adultes.

• Des cristaux d'urate monosodique peuvent de déposer dans la peau (tophus) aussi bien que dans les articulations et les reins ; quand ils sont exprimés de la peau ou aspirés des articulations, les cristaux sont comme des aiguilles et montrent une biréfringence négative en lumière polarisée.

• Les tophus se présentent comme des papules et des nodules fermes, couleur de la peau à blanc ou jaune, ils sont habituellement disposés autour des articulations ou sur les hélix des oreilles (fig. 40.1 et 40.2) ; en général, ils apparaissent ~ 10 ans après le premier épisode d'arthrite et surviennent chez ~ 10 % des patients ayant une goutte.

• Les tophus peuvent devenir inflammatoires (fig. 40.3), ils peuvent ou non disparaître après normalisation des taux sériques d'acide urique.

• **DD :** rares atteintes cutanées de pseudo-goutte (cristaux rhomboïdes) comme dans la calcinose cutanée, les xanthomes et les nodules rhumatoïdes. Une inflammation importante peut conduire au diagnostic erroné de cellulite.

• **TT** pour les tophus : régime, allopurinol, fébuxostat.

Lipoïdoprotéinose

• Maladie autosomique récessive due à des mutations avec perte de fonctions d'*ECM1*, qui encode la matrice extracellulaire de la protéine 1 ; le résultat est un dépôt de matériel d'aspect hyalin dans des sites multiples, en particulier le cerveau (convulsions) et le larynx (voix rauque), ainsi que dans la peau et la muqueuse orale.

• Les papules et nodules cireux, couleur de la peau normale ou jaunâtres, atteignent en particulier le visage, incluant les bords des paupières et la langue (fig. 40.4) ; des cicatrices atrophiques, des aspects verruqueux (en particulier sur les coudes et les genoux) et une apparence cireuse diffuse sont des signes additionnels ; durant la petite enfance, une fragilité cutanée, des vésicules et des croûtes du visage, des membres et de la bouche peuvent survenir.

• **DD** : mucinoses, protoporphyrie érythropoïétique, amylose systémique primaire, milium colloïde et, chez les enfants, syndrome de fibromatose hyaline (cf. chap. 81).

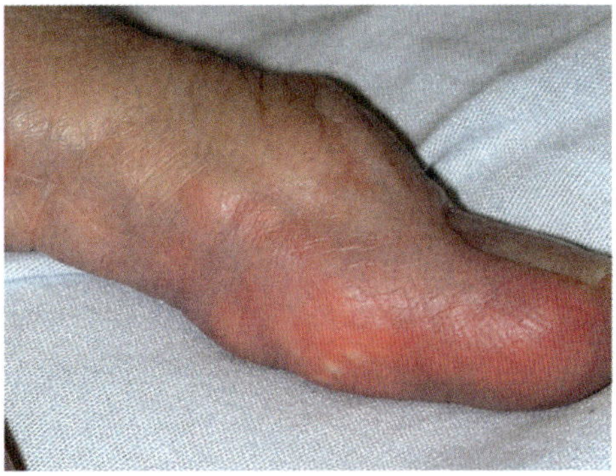

Fig. 40.1 Tophus goutteux du doigt. Les dépôts créent une apparence multilobulée. Une petite incision de la zone jaune blanche suivie d'un examen microscopique du matériel exprimé peut permettre un diagnostic au lit du malade. *Remerciements : YDRSC.*

Milium colloïde

- Deux variantes principales – forme juvénile héréditaire et forme acquise de l'adulte ; comme cette dernière est liée à des photo-dommages cumulés, elle survient principalement chez les adultes ayant une peau peu pigmentée.

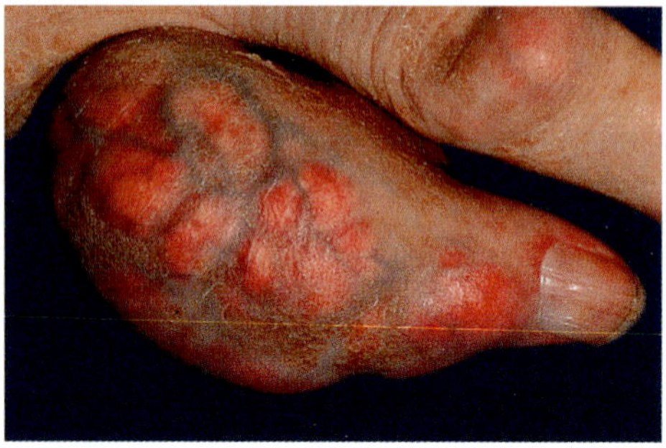

Fig. 40.2 Sévère tophus goutteux d'un doigt entraînant un aspect multilobé. Certaines des papules jaunes sont devenues érythémateuses en raison de l'inflammation associée. *Remerciements : YDRSC.*

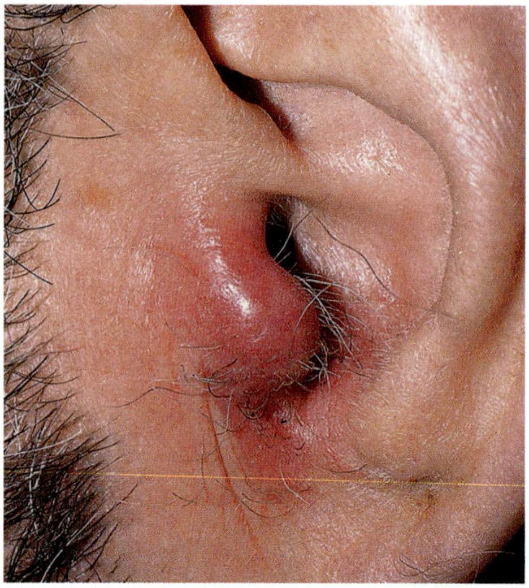

Fig. 40.3 Goutte avec tophus du tragus. L'érythème est le reflet de l'inflammation environnante. *Remerciements : Harald Gollnick, MD.*

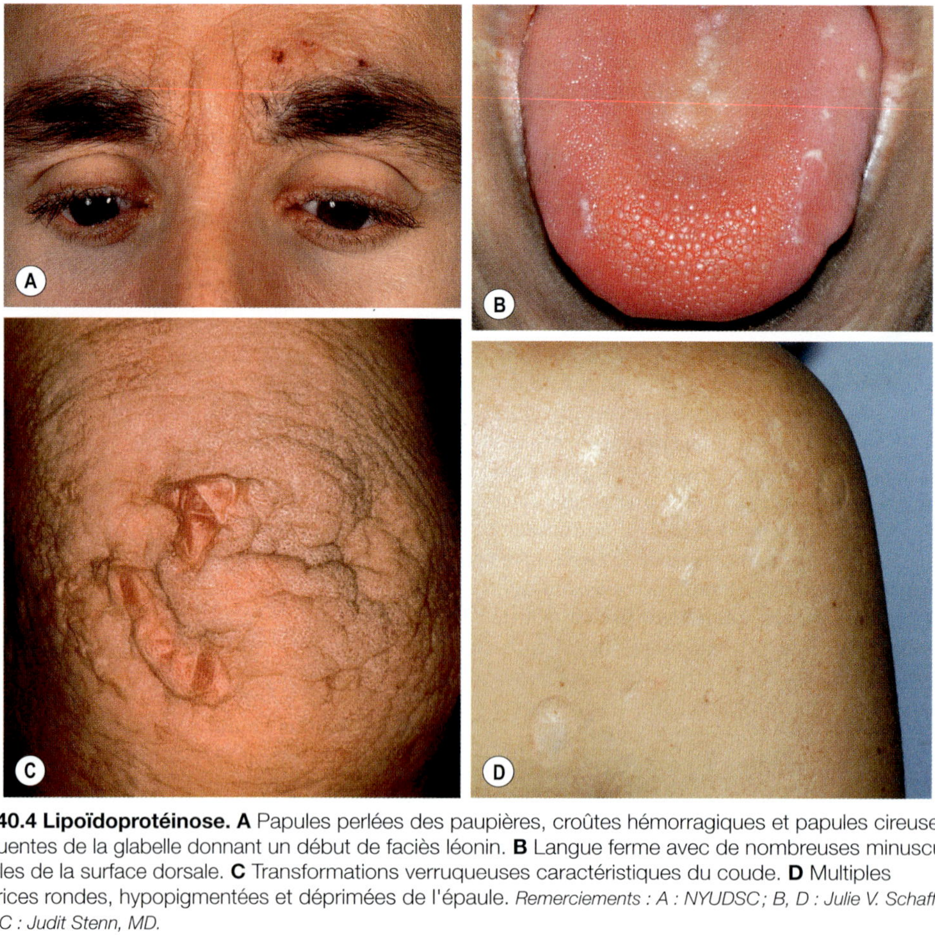

Fig. 40.4 Lipoïdoprotéinose. A Papules perlées des paupières, croûtes hémorragiques et papules cireuses confluentes de la glabelle donnant un début de faciès léonin. **B** Langue ferme avec de nombreuses minuscules papules de la surface dorsale. **C** Transformations verruqueuses caractéristiques du coude. **D** Multiples cicatrices rondes, hypopigmentées et déprimées de l'épaule. *Remerciements : A : NYUDSC ; B, D : Julie V. Schaffer, M.D ; C : Judit Stenn, MD.*

• Les dépôts dermiques forment des papules en dôme, translucides à jaunâtres sur les zones exposées de façon chronique au soleil, en particulier le visage, les oreilles, la partie postérieure du cou et la face dorsale des extrémités distales ; les lésions peuvent devenir nodulaires ou pigmentées si des topiques comme l'hydroquinone ont été appliqués.
• **DD** : identiques à ceux de la lipoïdoprotéinose (cf. supra).
• **TT** : laser, cryochirurgie.

Mucopolysaccharidoses (MPS)

• Groupe de maladies métaboliques héréditaires dans lesquelles il y a une accumulation de glycosaminoglycanes (GAG ; antérieurement rapportés comme mucopolysaccharides) due à des déficiences des enzymes lysosomiales qui rompent les GAG sulfatés (p. ex. héparane sulfate, dermatane sulfate).
• L'accumulation de GAG peut entraîner un retard mental, une hépatosplénomégalie, une maladie squelettique et articulaire, des opacités cornéennes et un faciès avec des traits grossiers ; en plus d'un épaississement cutané, certains patients ont une hypertrichose ; dans le syndrome de Hunter (MPS II), des papules groupées couleur de la peau normale à blanche peuvent se développer dans la région scapulaire (« galets »), et dans le syndrome de Hurler (MPS I), les patients peuvent avoir une mélanose dermique étendue.
• Après la mesure des GAG urinaires et l'examen des leucocytes périphériques ou des fibroblastes dermiques pour chercher des vacuoles, des analyses génétiques peuvent être réalisées.
• **TT** : pour certains types (MPS I, II, IVA, VI, VII), un traitement enzymatique de remplacement est possible ; une greffe de cellules souches hématopoïétiques est une autre option.

Pour des informations supplémentaires, cf. chap. 48 de *Dermatology, Fourth edition*.

41 Porphyries

Les porphyries constituent un groupe de maladies métaboliques dans lesquelles il y a une dysfonction des enzymes impliquées dans la synthèse de l'hème (fig. 41.1). À l'exception de la porphyrie cutanée tardive (PCT), les causes sous-jacentes sont des mutations monogéniques. Les porphyrines absorbent l'énergie lumineuse (400–410 nm) et leur accumulation dans la peau peut entraîner une photosensibilisation, les porphyrines hydrosolubles produisent des bulles et les porphyrines lipophiles conduisant à des brûlures aiguës et de l'érythème. Ce chapitre est centré sur les porphyries avec manifestations cutanées.

Porphyrie cutanée tardive (PCT)

- C'est la forme de porphyrie cutanée la plus fréquente ; les signes cliniques apparaissent typiquement durant les 3e à 4e décennies de la vie.
- Le dysfonctionnement de l'uroporphyrinogène-décarboxylase (UD) est habituellement acquis (type I) mais peut être hérité sur le mode autosomique dominant (type II) ; le ratio type I/type II est ~ 3/1.
- Dans la PCT de type I, l'enzyme est seulement dysfonctionnelle dans le foie et pas dans les autres tissus ; les hépatotoxines (p. ex. alcool, excès de fer), le virus de l'hépatite C, l'infection VIH ou les œstrogènes peuvent précipiter ou exacerber la PCT.
- En plus de la photosensibilité, les caractéristiques cutanées incluent une fragilité, des érosions, des vésiculobulles, des grains de milium et des cicatrices sur les zones exposées au soleil, principalement sur le dessus des mains (fig. 41.2) ; une hypertrichose (région malaire) et une hyperpigmentation peuvent se développer sur le visage (fig. 41.3) ; des plaques sclérodermoïdes ou ayant une apparence de morphée sont observées moins souvent (fig. 41.4).
- Histologiquement, si une bulle est biopsiée, il y a un clivage sous-épidermique avec inflammation minime ; un épaississement des membranes basales autour des capillaires du derme avec des papilles dermiques festonnées est également observé.
- Le diagnostic repose sur la détection de taux élevés d'uro et de coproporphyrines urinaires (solubles dans l'eau ; tableau 41.1) ou une augmentation des uroporphyrines plasmatiques ou des isocoproporphyrines fécales ; une étude génétique peut-être réalisée pour la PCT de type II.
- Des examens complémentaires comprennent la ferritine sérique et, si elle est élevée, l'analyse du gène de l'hémochromatose, le dépistage d'une infection par le virus de l'hépatite B ou C et, s'il y a des facteurs de risque, d'une infection VIH.
- **DD :** pseudo-porphyrie due à des médicaments (tableau 41.2) ou chez des patients qui ont une maladie rénale chronique et qui sont en dialyse ; éruption due à des médicaments phototoxiques ; épidermolyse bulleuse acquise (aux sites de traumatismes mais non limitée aux zones exposées au soleil) ; rares formes de porphyrie avec des signes cutanés similaires mais avec en plus des manifestations neurologiques similaires à celles de la porphyrie aiguë intermittente (PAI) – porphyrie variegata (cf. infra) et coproporphyrie héréditaire (coprporphyrines constamment augmentées dans les selles et dans les urines quand elle est symptomatique) – et formes modérées de porphyrie érythropoïétique congénitale.
- **TT :** photoprotection par des vêtements et des crèmes solaires contenant de l'oxyde de titane et de l'oxyde de zinc (bloquent la lumière visible) ; suppression des facteurs aggravants ; phlébotomie, initialement 500 mL toutes les 2–3 semaines, dépendant de l'hématocrite ; antipaludéens oraux, mais à des doses plus faibles que celles utilisées pour le LE cutané ; c.-à-d. hydroxychloroquine, 200 mg 2 fois/semaine.
- Dans le cadre d'une maladie rénale chronique ou d'une dialyse rénale et de l'association à une anémie, l'impossibilité d'utiliser des phlébotomies et/ou des antipaludéens limite les options thérapeutiques.

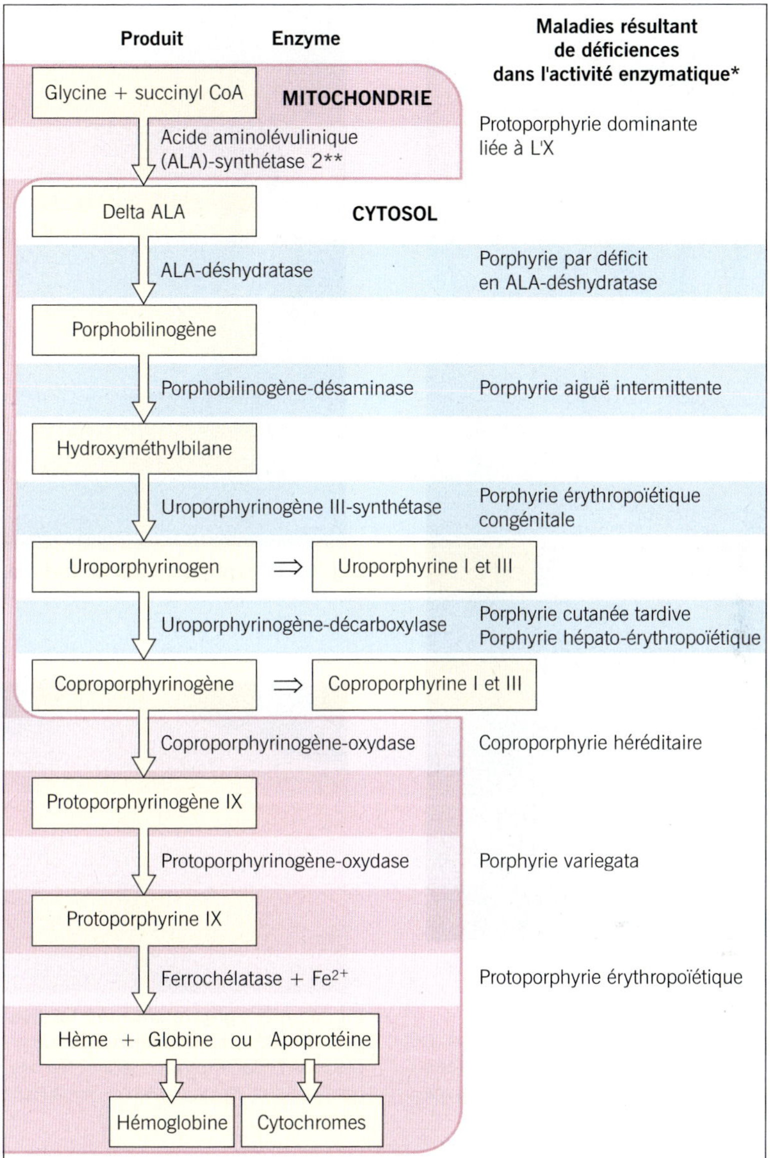

*La protoporphyrie dominante liée à l'X est l'exception car elle est due à des mutations « gain de fonction ».

**Les isoenzymes érythroïde et ubiquitaire sont encodées par des gènes du chromosome x et du chromosome 3 respectivement

Fig. 41.1 Voie de biosynthèse de l'hème. *Remerciements : Jorge Frank, MD, et Pamela Poblete-Gutiérrez, MD.*

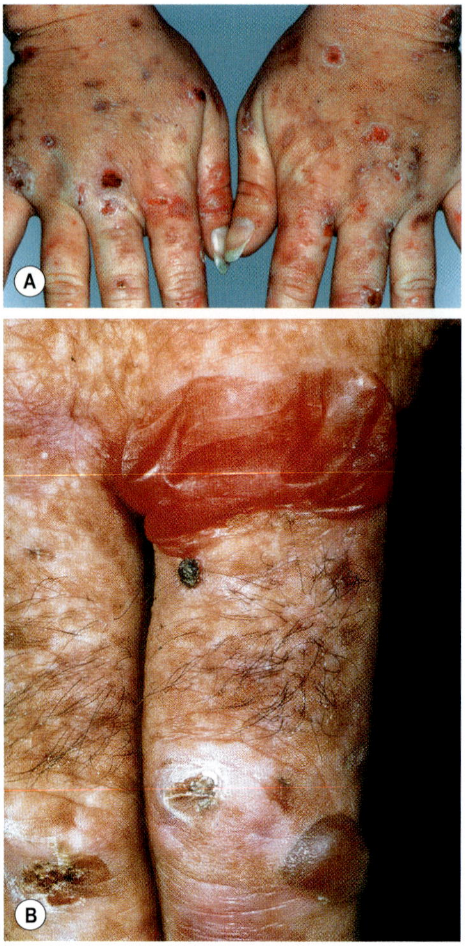

Fig. 41.2 Porphyrie cutanée tardive. A Fragilité cutanée marquée avec nombreuses croûtes hémorragiques, érosions et milium, ainsi que cicatrices. **B** Bulles flaccides et vésicules tendues de l'index avec un liquide clair, associées à des croûtes et des cicatrices. *Remerciements : A : YDRSC ; B : Jorge Frank, MD, et Pamela Poblete-Gutiérrez, MD.*

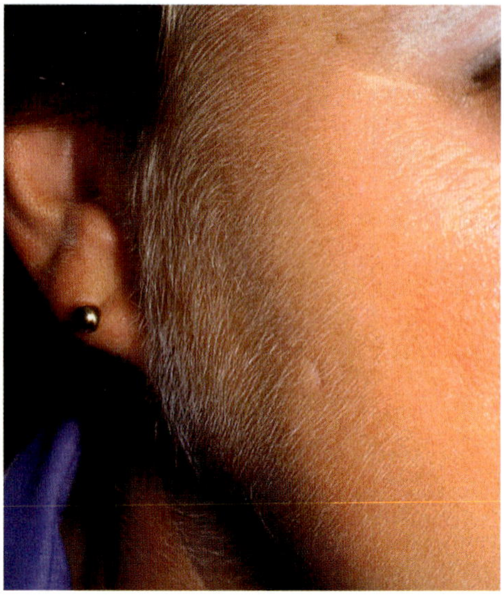

Fig. 41.3 Porphyrie cutanée tardive. Hypertrichose du visage chez une femme. *Remerciements, Jeffrey P Callen, MD*

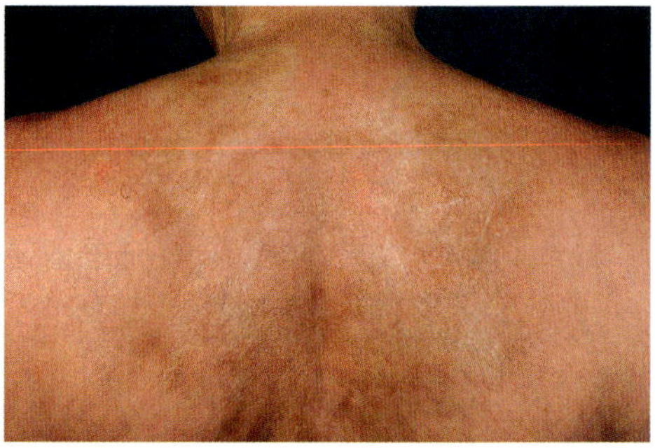

Fig. 41.4 Porphyrie cutanée tardive de présentation sclérodermoïde. Le patient a des plaques brillantes, blanc jaune, fermes, du cou et du haut du dos. *Remerciements : Jorge Frank, MD.*

Tableau 41.1 Approche basique, à partir de l'examen physique, d'un patient suspect de PCT.

• Analyser tous les médicaments (tableau 41.2) et observer la résolution quand le médicament incriminé est arrêté
• Examen systématique pour une maladie rénale chronique, les facteurs précipitants et les symptômes de porphyrie variegata (cf. texte)
• Mesure des uroporphyrines et coproporphyrines urinaires (échantillon d'urines de 24 heures) et/ou uroporphyrines plasmatiques
• S'il existe un profil anormal des porphyrines pour PCT, NFS, tests hépatiques, urée sanguine, créatinine et tests de dépistage pour les facteurs d'exacerbation, en particulier VIH, hépatite virale et surcharge en fer incluant hémochromatose ; envisager aussi les formes rares de porphyries
• S'il n'y a pas d'augmentation des uroporphyrines, envisager d'autres diagnostics, p. ex. EBA, réaction médicamenteuse phototoxique, pseudo-PCT, formes rares de porphyrie

EBA : épidermolyse bulleuse acquise.

Tableau 41.2 Pseudo-porphyries : médicaments inducteurs le plus souvent incriminés.

AINS*	**Diurétiques**
Naproxène (dérivé de l'acide proprionique)** **Acide méfénamique** Nabumétone Kétoprofène (dérivé de l'acide proprionique) Diflunisal Célécoxib	**Furosémide** **Hydrochlorothiazide/triamtérène** Chlorthalidone Bumétanide
	Rétinoïdes
Antibiotiques	Isotrétinoïne Acitrétine/étrétinate
Acide nalidixique **Tétracycline, doxycycline** **Ciprofloxacine**	**Divers**
	Amiodarone Voriconazole

** Quand causé par un AINS, envisager la prescription de diclofénac, indométacine ou sulindac.*
*** AINS le plus fréquemment impliqué.*
Les médicaments le plus souvent incriminés sont en gras. Pour une liste plus complète, cf. Table 49.5 de *Dermatology, Fourth Edition*.
Remerciements : Misty Sharp, MD.

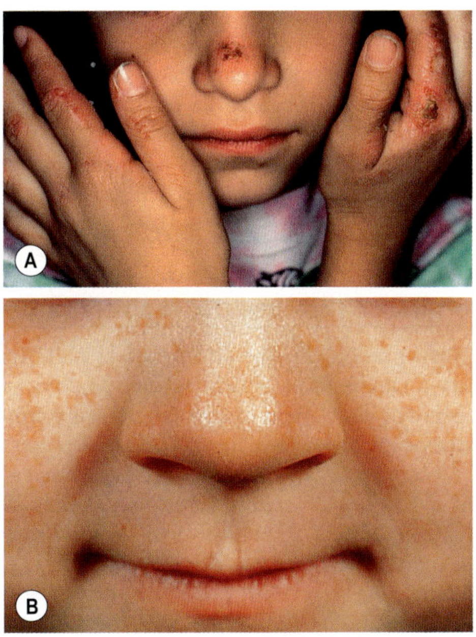

Fig. 41.5 Protoporphyrie érythropoïétique.
A Érythème, œdème et croûtes hémorragiques du nez et des doigts chez une fille jeune. **B** Discrètes cicatrices du nez et cicatrices linéaires de la lèvre cutanée supérieure chez un enfant de 6 ans.
Remerciements : A : YDRSC ; B : Gillian Murphy, MD.

Protoporphyrie érythropoïétique (PPE)

• Les patients se plaignent d'érythème, œdème et sensation de brûlure douloureuse de la peau après une exposition au soleil, commençant en général dès la petite enfance ; purpura et croûtes peuvent aussi être observés et avec le temps, une texture cireuse et des cicatrices se développent sur les zones des plus importantes expositions cumulées aux UV, c.-à-d. le nez et le dos des mains (fig. 41.5).

• Transmise principalement selon un mode semi-dominant (mutation d'un allèle et polymorphisme spécifique d'un second allèle) ; les manifestations internes incluent des calculs biliaires et une maladie cholestatique du foie qui peut aboutir à une insuffisance hépatique (~ 5 % des patients).

• Le diagnostic repose sur la détection de taux élevés de protoporphyrines libres (lipophiles) dans les *globules rouges (GR)* ; des taux élevés de protoporphyrines sont aussi présents dans les selles, une analyse génétique peut aussi être effectuée ; les protoporphyrines de zinc sont aussi élevées mais ceci peut être constaté dans d'autres affections, p. ex. un empoisonnement au mercure.

• **DD :** urticaire solaire, dermatite de contact phototoxique ou photoallergique et réactions médicamenteuses, hydroa vacciniforme, LE cutané, autres causes de photosensibilité de survenue précoce (p. ex. xeroderma pigmentosum, syndrome de Rothmund-Thomson) et très rare forme de porphyrie avec des manifestations cutanées et hépatiques – protoporphyrie dominante liée à l'X.

• **TT :** photoprotection (cf. PCT), β-carotène, afamélanotide, colestyramine ou charbon s'il y a une maladie hépatique.

Porphyrie variegata

• Forme rare de porphyrie, excepté en Afrique du Sud ; transmission héréditaire autosomique dominante.
• Bien que les manifestations cutanées soient similaires à celles de la PCT, les manifestations systémiques sont similaires à celles de la PAI, en particulier attaques de douleurs abdominales aiguës, vomissements, paresthésies, neuropathies motrice et sensitive et/ou psychose.
• Le diagnostic repose sur la détection de taux élevés d'uro et de coproporphyrines (comme dans la PCT) ainsi que d'une augmentation d'acide aminolévulinique et du porphobilinogène (comme dans la PAI) mais ces augmentations peuvent n'être présentes que durant les périodes où la maladie est symptomatique ; augmentation des porphyrines fécales régulièrement présentes et, dans le plasma, pic fluorométrique caractéristique d'émission à 624–626 nm observé chez les patients symptomatiques ; une analyse génétique peut aussi être pratiquée.
• **DD** : pour les manifestations cutanées, PCT, pseudo-porphyrie, épidermolyse bulleuse acquise (cf. les DD de la PCT).
• **TT** : photoprotection (cf. PCT) ; éviter les facteurs d'exacerbation (p. ex. alcool, jeûne) ; pour les attaques aiguës, préparation d'hème.

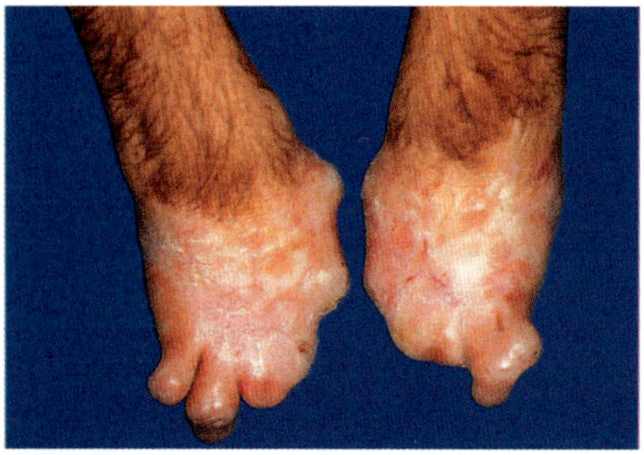

Fig. 41.6 Porphyrie érythropoïétique congénitale. Mutilation sévère des mains due aux cicatrices.
Remerciements : José Mascaro, MD.

Porphyrie érythropoïétique congénitale (PEC)

• Forme rare, sévère de porphyrie dans laquelle un érythème, un œdème, des bulles, des érosions et des cicatrices, ainsi qu'une hyperpigmentation et une hypertrichose se développent durant la petite enfance sur les zones exposées au soleil ; hérédité autosomique récessive.
• Au fil du temps, l'importance des cicatrices peut devenir marquée, laissant des mutilations, p. ex. déformation de la main (fig. 41.6) ; des manifestations supplémentaires incluent une anémie hémolytique, une hépatosplénomégalie, des urines rose rouge et des dents rose rouge (érythrodontie).
• Le diagnostic repose sur la détection de taux élevés d'uro et de coproporphyrine dans les urines, GR et plasma, et augmentation des coproporphyrines dans les selles ; une analyse génétique peut aussi être effectuée.
• **DD :** hépatoérythro-porphyrie qui représente la rare variante autosomique récessive de la PCT (fig. 41.7) ; autres causes de photosensibilité de survenue précoce (cf. supra PPE).
• **TT :** photoprotection stricte (cf. PCT), splénectomie, greffe de cellules souches hématopoïétiques.

Pseudo-porphyrie (pseudo-PCT, dermatose bulleuse des dialysés)

• Présentation clinique identique à la PCT, mais sans augmentation anormale des porphyrines, cependant des patients ayant une maladie rénale peuvent avoir des taux limites de porphyrines.
• Observée chez des patients qui ont une maladie rénale chronique ou qui sont dialysés, habituellement par hémodialyse (fig. 41.8) ; aussi associée avec certains médicaments (tableau 41.2).
• Peut aussi survenir après un bronzage en cabine.
• **DD :** cf. PCT.
• **TT** : interrompre le médicament suspecté ; photoprotection (cf. PCT).

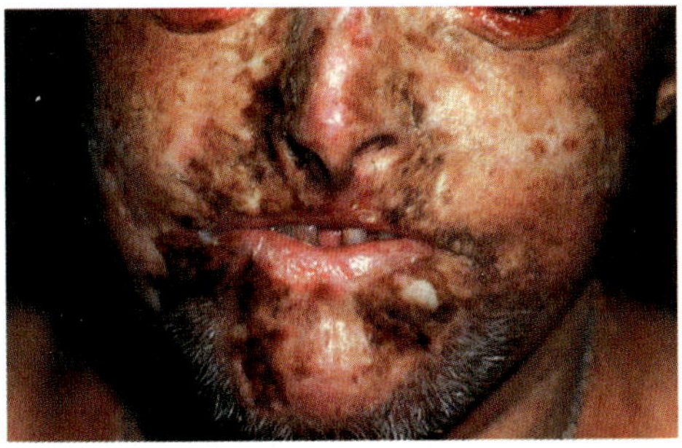

Fig. 41.7 Porphyrie hépato-érythropoïétique. Hypertrichose et cicatrices sévères, aboutissant à une présentation clinique similaire à la porphyrie érythropoïétique congénitale. *Remerciements : José Mascaro, MD.*

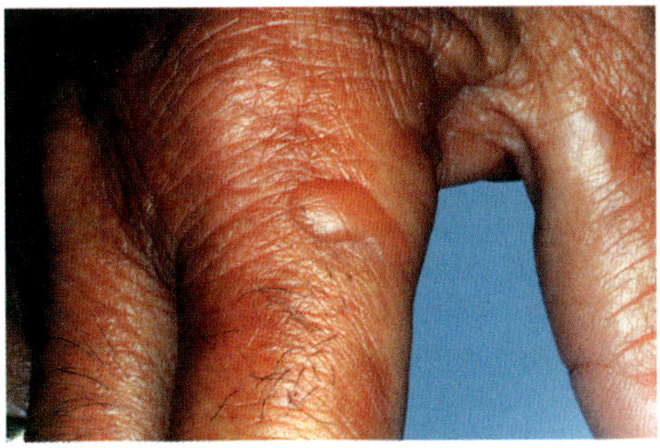

Fig. 41.8 Pseudo-porphyrie associée à la dialyse. Vésicules laissant sourdre un liquide clair sur le dessus des mains de ce patient ayant une maladie rénale chronique. *Remerciements : Kalman Watsky, MD.*

Pour plus d'informations, cf. chap. 49 de *Dermatology, Fourth Edition*.

42 Calcinose cutanée et ostéome cutané

Il y a quatre formes majeures de calcifications cutanées (calcinose cutanée) : (1) *dystrophique* – située dans des zones d'altérations cutanées préexistantes ; (2) *métastatique* – due à des dérèglements métaboliques systémiques ; (3) *iatrogène* – secondaire à un traitement médical ou un examen et (4) *idiopathique*. Un patient peut occasionnellement avoir une forme mixte. L'ossification cutanée (ostéome cutané) survient dans le cadre de plusieurs affections génétiques, dans une forme miliaire sur le visage, et dans des néoplasies et des sites d'inflammation (secondaire).

Calcinose cutanée

- Dépôts dans la peau de sels de calcium amorphes, insolubles.

Calcinose cutanée dystrophique

- Souvent observée dans les connectivites auto-immunes (CAI), en particulier la forme limitée de sclérodermie systémique (rapportées auparavant comme syndrome CREST) et la dermatomyosite de l'enfant (fig. 42.1 et 42.2) ; dans la première, des papules dures, couleur de la peau à blanches, dures, recouvrent les proéminences osseuses des membres (supérieurs > inférieurs), tandis que dans ces dernières, les dépôts sont souvent plus vastes et parfois avec un aspect en plaques.
- L'extrusion (élimination transépidermique ou « perforation » ; cf. chap. 79) des dépôts de calcium se présente comme une matière crayeuse blanche qui peut être suivie d'une ulcération persistante.
- Les autres causes sous-jacentes sont énumérées tableau 42.1.
- **TT :** traitement agressif des CAI, quand c'est possible, avant l'apparition de la calcinose

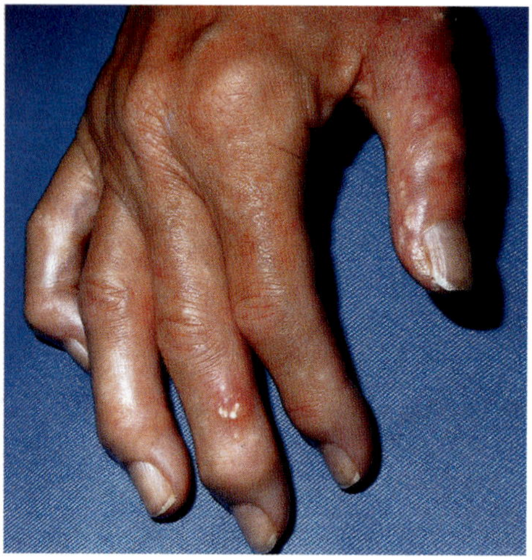

Fig. 42.1 Forme dystrophique de calcinose cutanée. Noter le groupe de petites papules blanches chez ce patient qui a une forme limitée de sclérodermie systémique (rapportée auparavant comme syndrome CREST). *Remerciements : Janet Fairley, MD.*

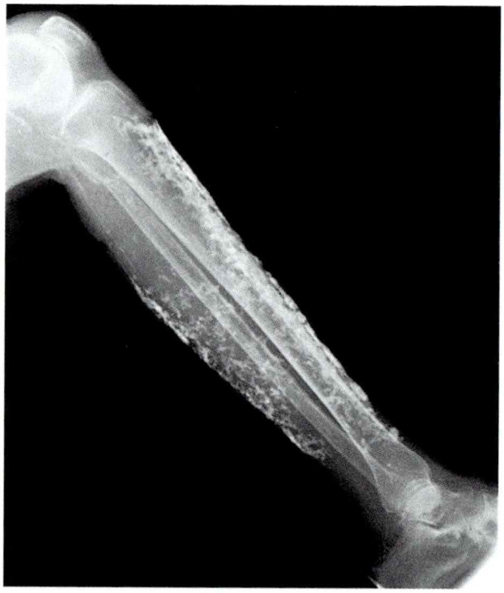

Fig. 42.2 Radiographie d'une calcinose cutanée chez un patient qui a une morphée généralisée. Des zones précédemment fermes sont devenues dures comme de la pierre, et des lésions de calcinose cutanée perforante (élimination transépidermique) se sont développées aux deux jambes. *Remerciements : Jean L. Bolognia, MD.*

Tableau 42.1 Affections liées à des calcifications cutanées.

Dystrophiques
• Connectivites auto-immunes, notamment la dermatomyosite et la forme limitée de sclérodermie systémique • Tumeurs cutanées ou kystes, p. ex. pilomatricomes, kystes pilaires • Infections, en particulier quand les kystes se forment autour de larves ou de vers • Traumatismes, incluant les prélèvements sanguins au talon chez les nouveau-nés (fig. 42.3), sites d'injection, cicatrices chirurgicales • Panniculite, p. ex. pancréatique, lupus profond, cytostéatonécrose du nouveau-né • Affections génétiques, p. ex. pseudo-xanthome élastique, syndrome d'Ehlers-Danlos (sphérules calcifiées de la peau)
Métastatiques
• Insuffisance rénale chronique au stade terminal – Calciphylaxie* – Calcification nodulaire bénigne de maladie rénale • Hypervitaminose D • Syndrome des buveurs de lait • Sarcoïdose • Calcinose tumorale (familiale; hyper ou normophosphatémique) • Hyperparathyroïdie • Néoplasies (p. ex. myélome multiple, leucémie/lymphome à cellules T de l'adulte, CSC du poumon ou de la tête et du cou)
Idiopathiques
• Nodules calcifiés idiopathiques du scrotum • Nodule calcifié sous-épidermique (principalement de la tête et du cou chez l'enfant) • Calcinose tumorale (sporadique) • Calcinose à l'aspect de milium
Iatrogéniques
• Extravasation de solutions intraveineuses contenant du calcium ou des phosphates • Application de pâte pour EMG et EEG contenant du calcium • Application de calcium par pansements à l'alginate de calcium sur la peau érosive • Transplantation d'organes, en particulier du foie • Gadolinium (fibrose systémique néphrogénique)

** Peut occasionnellement survenir dans le cadre d'une hyperparathyroïdie primaire sévère et, moins souvent, en l'absence d'élément déclenchant clairement identifiable.*

cutanée; excision des dépôts localisés symptomatiques, si c'est réalisable; le thiosulfate de sodium et les inhibiteurs calciques, p. ex. diltiazem, peuvent être efficaces chez certains patients.

Calcinose cutanée métastatique

• La cause principale est l'insuffisance rénale au stade terminal avec hyperphosphatémie associée et diminution des taux de 1,25-dihydroxyvitamine D (fig. 42.4).

• Les deux présentations majeures chez les patients qui ont une maladie rénale chronique sont : (1) *la calcification nodulaire bénigne* dans laquelle les dépôts surviennent dans la peau par ailleurs normale, en particulier autour des

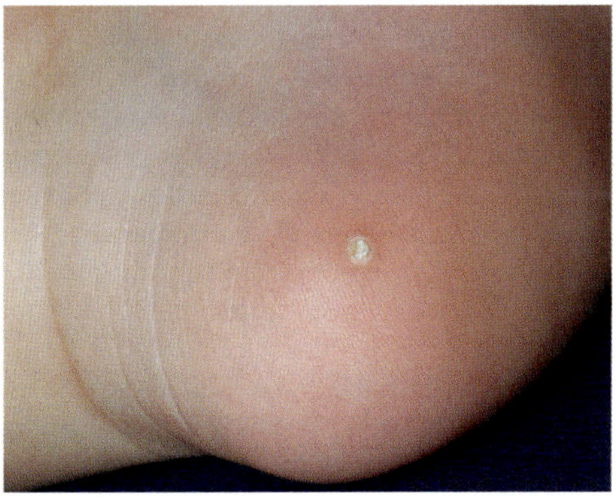

Fig. 42.3 Calcification dystrophique chez un nourrisson au site d'un point de piqûre au talon pour un prélèvement sanguin. *Remerciements : Julie V. Schaffer, MD.*

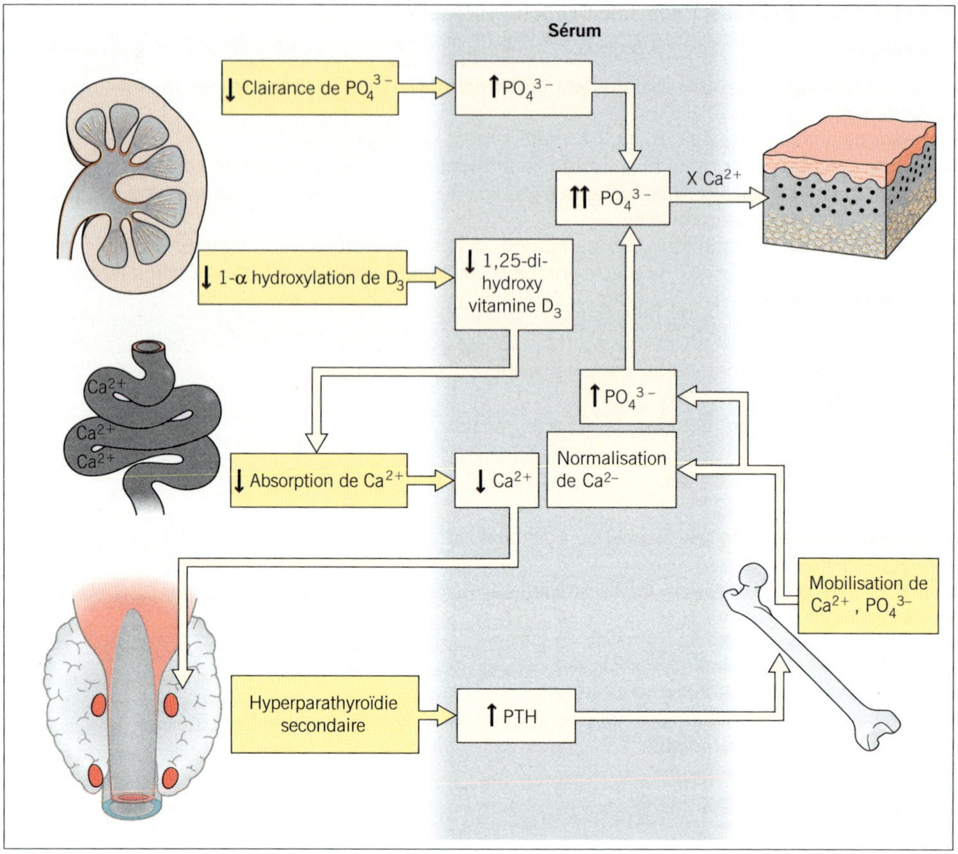

Fig. 42.4 Mécanismes de l'hyperphosphatémie et des calcifications métastatiques chez des patients ayant une maladie rénale chronique.

articulations ; et (2) *la calciphylaxie*, qui est associée à une morbidité et mortalité significative.

- La calciphylaxie est caractérisée par une ischémie cutanée et une nécrose qui se présente comme un purpura marqué, réticulé, douloureux et des ulcérations (fig. 42.5) ; les facteurs de risque incluent l'obésité et l'hypercoagulabilité (p. ex. dysfonction de la protéine C, anticorps antiphospholipides) ; des dépôts de calcium dans les parois des vaisseaux sanguins hypodermiques sont habituellement présents, mais pas toujours, probablement en raison d'erreurs d'échantillonnage.
- Les autres étiologies sont énumérées tableau 42.1.
- **TT** de la calciphylaxie : difficile, incluant une cicatrisation agressive des ulcérations et la normalisation de Ca^{2+}–PO_4^{3-} par l'utilisation de chélateurs des phosphates, parfois la réalisation d'une parathyroïdectomie ; les médicaments comme le cinacalcet peuvent aussi être essayés, de même que les injections locales de sodium thiosulfate. Des anticoagulants tels que l'apixaban peuvent aussi être prescrits.

Calcinose cutanée iatrogène et idiopathique

- Les causes iatrogènes et les formes idiopathiques sont énumérées tableau 42.1.
- La calcification de kystes épidermoïdes d'inclusion est la principale cause de nodules calcifiés du scrotum.
- **TT :** si symptomatique et réalisable, excision chirurgicale.

Ostéome cutané

- Dépôt de matrice protéique et d'hydroxyapatite (Ca^{2+}, PO_4^{3-}) dans la peau.
- Les quatre affections génétiques qui comportent souvent des ossifications cutanées ou sous-cutanées sont énumérées fig. 42.6.
- Les ostéomes miliaires du visage constituent une entité assez fréquente ; des petites papules dures, dont la couleur va de blanc ou couleur de la peau à bleu (fig. 42.7), apparaissent progressivement sur

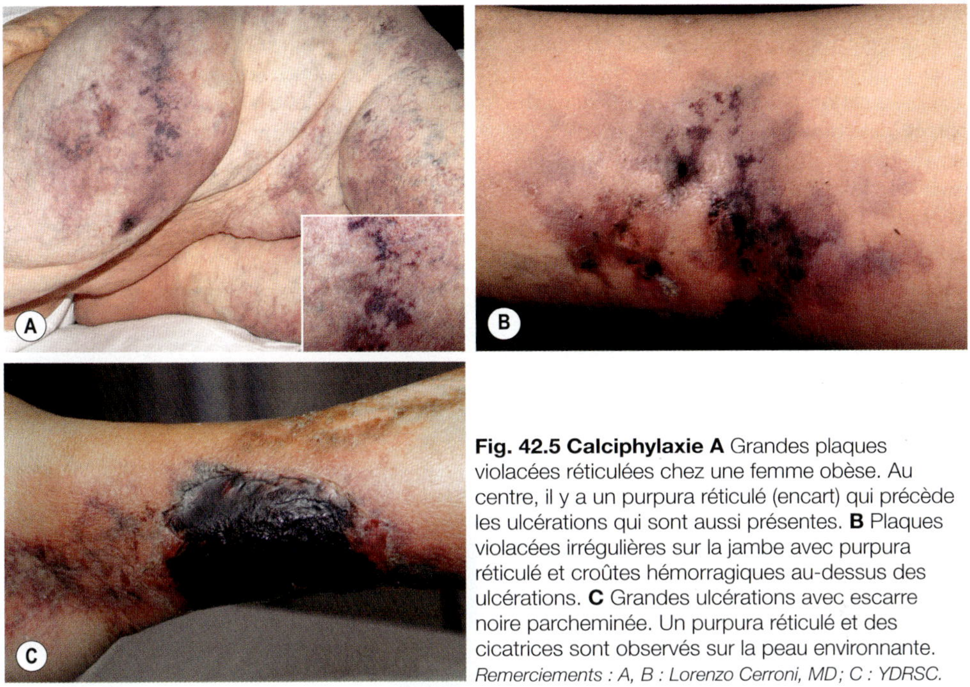

Fig. 42.5 Calciphylaxie A Grandes plaques violacées réticulées chez une femme obèse. Au centre, il y a un purpura réticulé (encart) qui précède les ulcérations qui sont aussi présentes. **B** Plaques violacées irrégulières sur la jambe avec purpura réticulé et croûtes hémorragiques au-dessus des ulcérations. **C** Grandes ulcérations avec escarre noire parcheminée. Un purpura réticulé et des cicatrices sont observés sur la peau environnante.
Remerciements : A, B : Lorenzo Cerroni, MD; C : YDRSC.

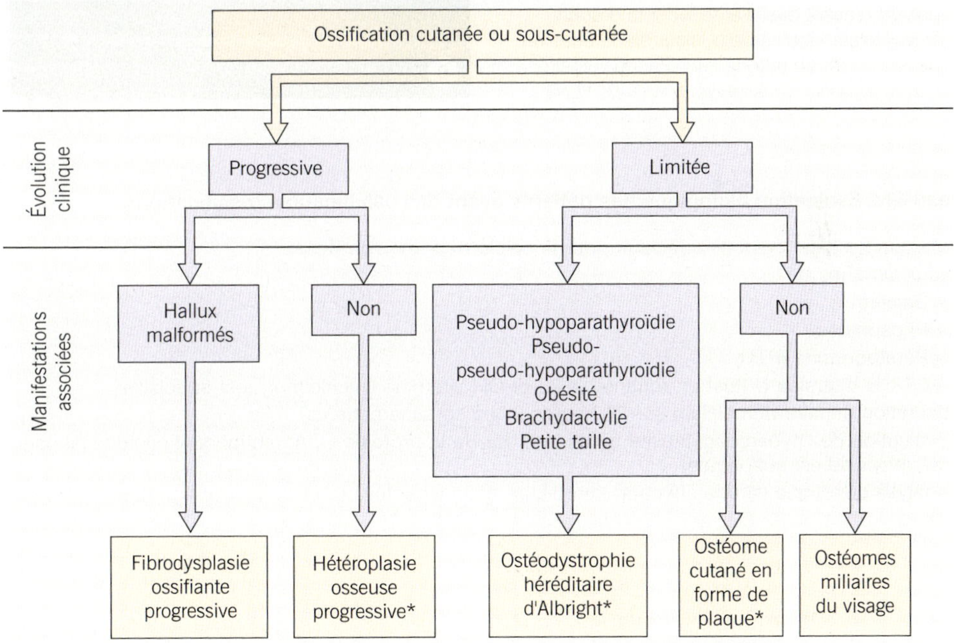

Fig. 42.6 Algorithme pour l'évaluation d'un patient ayant une ossification cutanée ou sous-cutanée.
* Associé à des mutations dans *GNAS1*, qui encode la sous-unité alpha de la protéine G stimulatrice régulant l'activité de l'adénylcyclase (censée être un régulateur négatif de la formation d'os); le phénotype clinique peut en être le reflet.

le visage de femmes adultes > hommes ; le rôle d'une acné vulgaire préalable et de son traitement avec des antibiotiques oraux est débattu.

• Une ossification peut aussi survenir dans des kystes et des tumeurs (p. ex. pilomatricome, nævus mélanocytaire) de même qu'aux sites d'inflammation ; elle est souvent précédée par une calcification cutanée.

• **TT :** si symptomatique et réalisable, excision chirurgicale. Pour retirer des lésions miliaires du visage, une petite incision au scalpel avec une lame de #11 peut être suivie de l'extraction.

• L'évaluation d'un patient ayant une calcinose cutanée ou une ossification cutanée est décrite tableau 42.2.

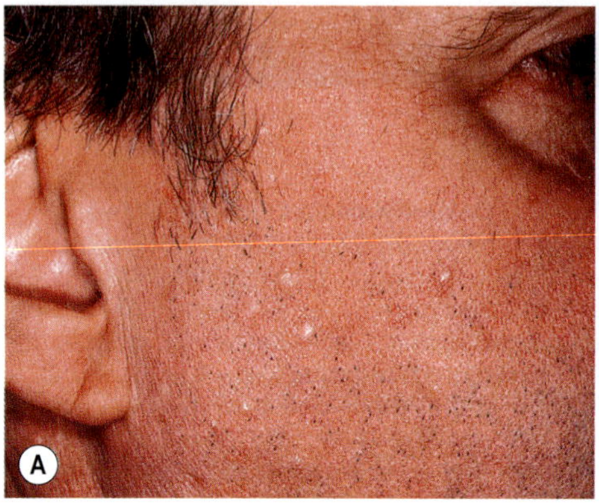

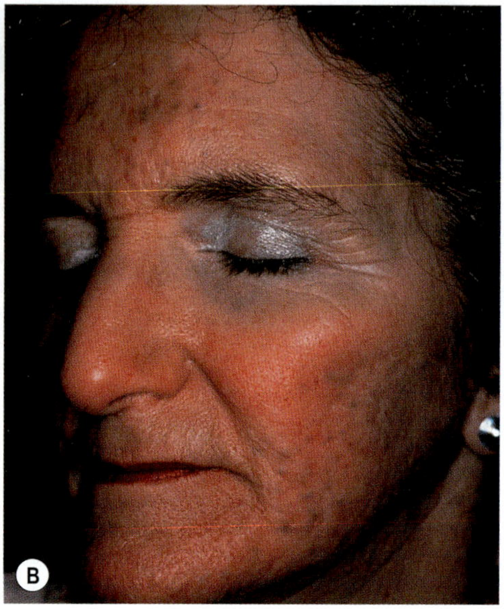

Fig. 42.7 Ostéomes miliaires du visage.
A Petites papules blanches, fermes chez un patient n'ayant pas d'antécédents d'acné.
B Multiples papules de couleur bleue chez un patient ayant un antécédent d'acné vulgaire.
Remerciements : A : Janet Fairley, MD ; B : YDRSC.

Tableau 42.2 Évaluation biologique des patients ayant des calcifications/ossifications.

- Marquages histologiques spéciaux pour le calcium, p. ex. von Kossa
- Taux sériques de :
  - Calcium
  - Phosphates
  - Parathormone (PTH)
  - 25-OH Vitamine D (test en routine) ; 1,25-di-OH vitamine D (calcitriol ; test spécialisé)
- Excrétion urinaire de calcium sur 24 heures (chez certains patients)
- Évaluation de l'hypercoagulabilité, p. ex. activité de la protéine C, Ac antiphospholipides (si une calciphylaxie est suspectée)
- Analyse génétique (si une affection héréditaire est suspectée ; tableau 42.1 et fig. 42.6)

OH : hydroxy.

Pour plus d'information, cf. chap. 50 de *Dermatology, Fourth Edition*.

Désordres nutritionnels 43

Malnutrition

• Une mauvaise nutrition résulte d'un régime alimentaire insuffisant ou mal équilibré ou d'une déficience dans la digestion ou dans l'utilisation des aliments.
• La malnutrition comprend à la fois les déficiences et les excès (p. ex. obésité) (fig. 43.1; tableaux 43.1 et 43.2).
• Primitive ou exogène : relative à l'ingestion alimentaire.
• Secondaire ou endogène : absorption insuffisante ou défectueuse de la nourriture et des nutriments et/ou métabolisme défectueux.
• Dans les populations à faibles revenus, une malnutrition exogène en protéines énergétiques (marasme), due à des ingestions alimentaires insuffisantes ou inadéquates, est souvent observée.
• Dans les populations à revenus élevés, une obésité due à une consommation excessive de nourriture, et des déficiences primitives ou secondaires liées à des problèmes psychiatriques ou médicaux (p. ex. mucoviscidose, maladie de Crohn) sont plus communément observées.

Dénutrition protéinoénergétique

• C'est la déficience nutritionnelle la plus répandue dans le monde; deux formes sont reconnues (cf. infra).
• Dans les pays développés, l'une ou l'autre forme peut survenir dans le cadre de régimes « à la mode » ou de restrictions dues à une allergie alimentaire, p. ex. nourrissons recevant une formule de lait de riz.

Marasme

• Plus communément observé chez des jeunes enfants, mais peut toucher tous les groupes d'âge.
• Résulte d'une absorption insuffisante et prolongée en calories et énergie.
• Les patients ont un faible poids corporel (fig. 43.2) et des infections récurrentes dues à une altération de la capacité à développer une réponse immunitaire normale.

Kwashiorkor

• Une forme plus aiguë de dénutrition en protéinoénergétique.
• Les patients présentent des œdèmes périphériques, voire une anasarque, en association à une hypoalbuminémie (fig. 43.3).
• En raison de l'œdème, le poids corporel est plus élevé que ce que l'on observe dans le marasme (~60–80 % du poids attendu, plutôt que < 40 %).
• Atteint plus communément les enfants sevrés; moins souvent observé chez des enfants âgés de plus de 5 ans ou des adultes (p. ex. dans le cadre d'une maladie aiguë surajoutée à un état de malnutrition plus modéré).

Vitamines

• Composés organiques biologiquement actifs et indispensables aux fonctions physiologiques normales.
• Servent de coenzymes de processus métaboliques cellulaires essentiels à un fonctionnement adéquat et une croissance des tissus.
• Peuvent être fournies par voie exogène.
• Le déficit (hypovitaminose) et l'excès (hypervitaminose) en vitamines peuvent causer des anomalies dermatologiques (cf. tableaux 43.1 et 43.2; fig. 43.4 à 43.11).
• L'excès de vitamines est plus fréquent avec les vitamines liposolubles (A, D, K, E).

Vitamine D

• Vitamine liposoluble qui régule l'homéostasie du calcium et des phosphates et le métabolisme osseux; aussi impliquée dans la régulation des gènes, la différenciation cellulaire et le fonctionnement normal du système immunitaire inné et adaptatif.
• L'étape initiale de la voie de synthèse se fait dans la peau (fig. 43.11); de nombreux tissus, en plus des reins, ont montré une hydroxylation

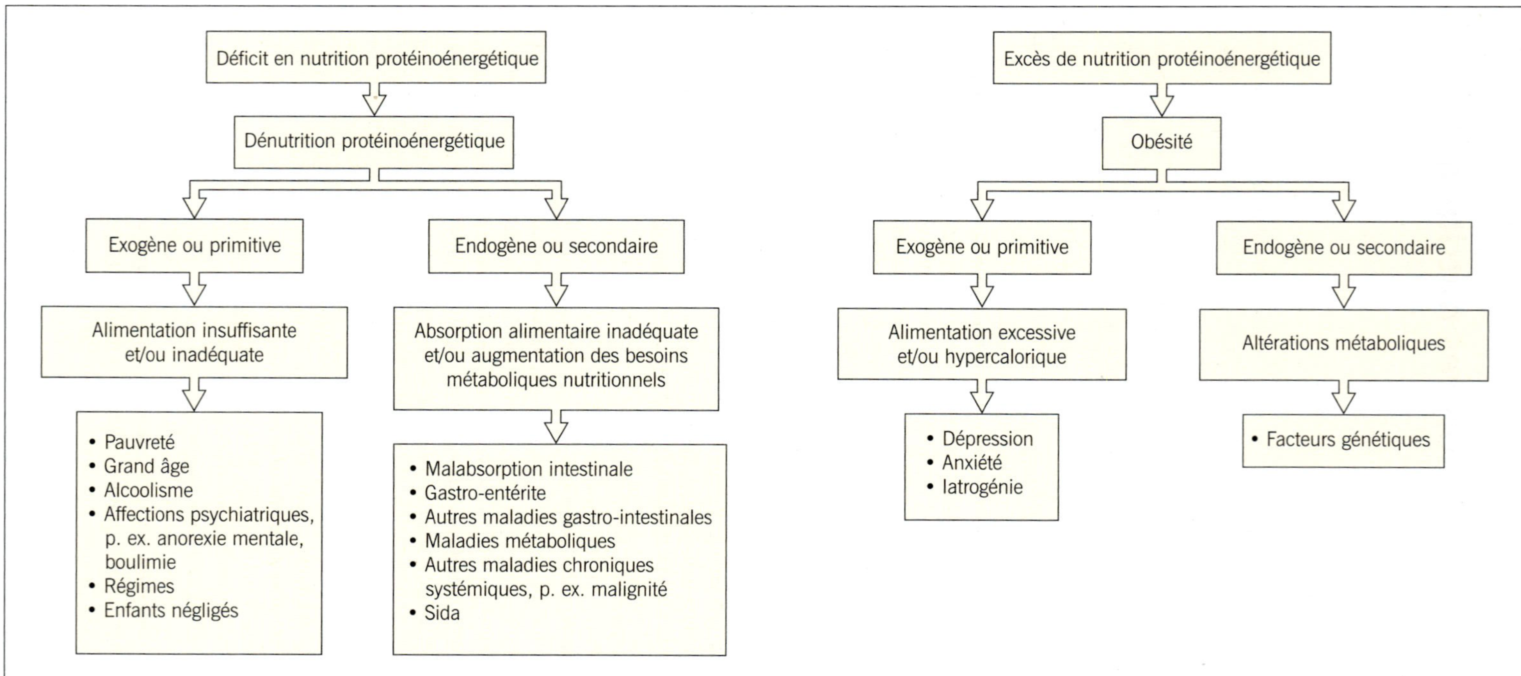

Fig. 43.1 Malnutrition. Classification et causes. *Remerciements : Ramón Ruiz-Maldonado, MD.*

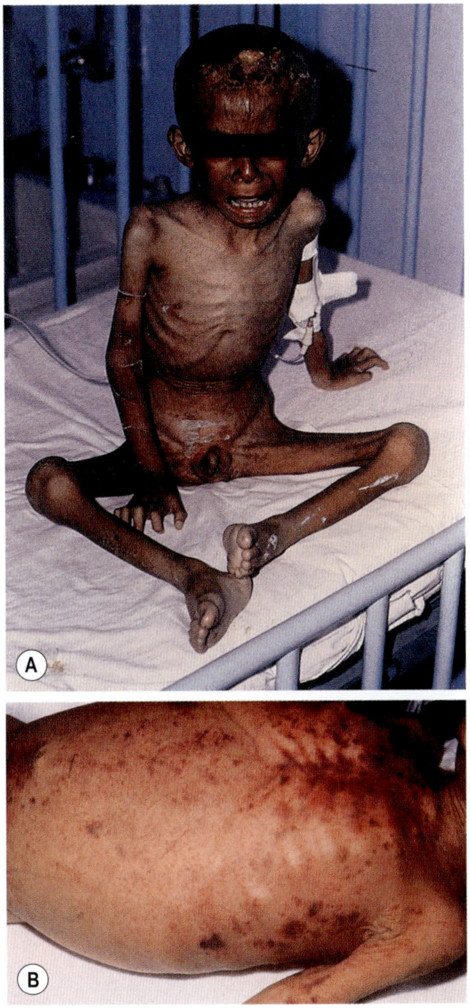

Fig. 43.2 Marasme. A Cet enfant est émacié et il a une hyperpigmentation manifeste. Présence à la fois d'érosions et de desquamation sur le cuir chevelu. **B** De multiples lésions purpuriques sont observées. *Remerciements : Ramón Ruiz-Maldonado, MD.*

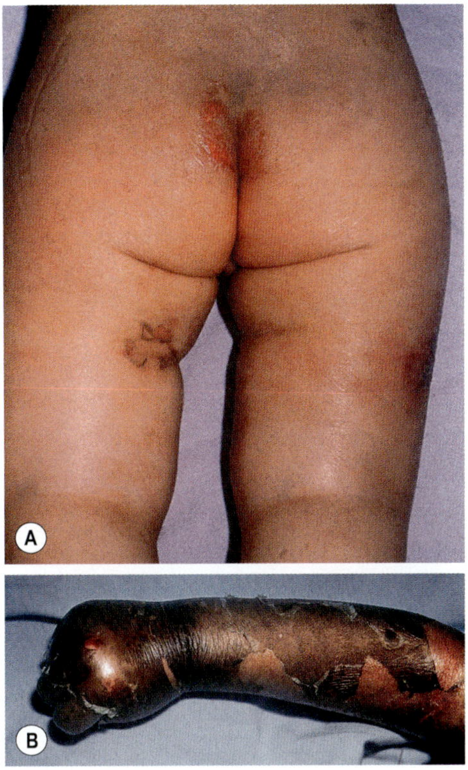

Fig. 43.3 Kwashiorkor. A Il y a un œdème intense des fesses et des membres inférieurs en plus de zones d'érythème avec érosions et desquamation. **B** Le bras de cet enfant présente un œdème et une nécrose épidermique superficielle avec une apparence de « peinture écaillée ». *Remerciements : Ramón Ruiz-Maldonado, MD.*

des précurseurs de la vitamine D pour produire la forme active.

- La synthèse endogène et les apports exogènes (aliments enrichis et suppléments) représentent les principales sources.
- Les besoins individuels en vitamine D varient en fonction de l'âge de la personne, de la pigmentation cutanée, des maladies sous-jacentes, des médicaments en cours, de la localisation géographique, de la saison de l'année ; les polymorphismes des récepteurs de la vitamine D peuvent jouer un rôle important dans le risque de maladie.
- Le stockage en vitamine D décline avec l'âge, durant les mois d'hiver et aux latitudes élevées.
- Les phototypes V et VI nécessitent environ trois fois plus d'exposition UVB que les phototypes I et II pour maintenir des réserves de vitamine D dans l'organisme à des taux adéquats.
- Les glucocorticoïdes oraux inhibent l'absorption intestinale de calcium vitamine D-dépendante.
- L'*insuffisance* en vitamine D est actuellement assez fréquente, elle est considérée comme contribuant au développement de l'ostéoporose ; elle a été associée à une diminution des fonctions immunes, des douleurs osseuses, et possiblement à des maladies cardiovasculaires et certaines affections malignes.
- La vraie *carence* en vitamine D est plus rare, elle est responsable du rachitisme chez les enfants et de l'ostéomalacie chez les adultes.
- Le déficit en vitamine D peut résulter d'apports diététiques inadaptés, de malabsorption des graisses, du défaut d'expositions nécessaire aux UVB, de la vieillesse qui est associée à une

Tableau 43.1 Syndromes de malnutrition par carence avec manifestations cutanéomuqueuses.

Syndrome de carence	Manifestations cutanéomuqueuses	Manifestations systémiques
Marasme (cf. fig. 43.2)	Xérose, peau pâle, fine, laxe, ridée Parfois fine, squameuse, avec hyperpigmentation Hyperkératose folliculaire et folliculite chez l'adulte Ulcérations Cheveux ayant l'aspect de lanugo Cheveux fins, de croissance lente, tombant facilement Croissance ralentie et fissurations des ongles Purpura	Aspect **émacié** < 40–60 % du poids corporel calculé Perte de la graisse sous-cutanée et fonte musculaire Arrêt de croissance « Faciès de singe » dû à la perte de la graisse buccale Bradycardie, hypotension et hypothermie
Kwashiorkor (cf. fig. 43.3)	Dyschromie Pâleur due à une distension de la peau et à une perte de pigment Zones de desquamation superficielle **« écaillées »** ou **« émaillées »** Érythème, pétéchies, purpura et ecchymoses Cheveux secs, cassants, ternes, épars, de teinte rougeâtre **« Signe du drapeau »** ou alternance de bandes colorées brillantes et sombres de la chevelure, témoignant des périodes intermittentes de malnutrition Ongles mous et fins Chéilite, xérophtalmie, vulvovaginite	**Œdème** À 60–80 % du poids corporel attendu Œdème voire anasarque Faciès lunaire Anorexie, irritabilité, apathie Retard de croissance et défaut de développement Infections secondaires Parotidite bilatérale Hépatomégalie Diarrhée Diminution de la masse musculaire
Acides gras essentiels	Peau sèche, squameuse, parcheminée, avec érythème sous-jacent Érosions intertrigineuses (fig. 43.4 à 43.5) Alopécie et chevelure de pigmentation plus claire Augmentation de la perte d'eau transépidermique Pétéchies	Défaut de croissance Cicatrisation des plaies difficile Altération de la fertilité Fragilité capillaire Atteintes neurologiques Augmentation de la sensibilité aux infections
Vitamine A (fig. 43.6)	**Phrynodermie** se manifestant par une hyperkératose folliculaire, principalement sur les faces d'extension Xérose Cheveux fragiles et clairsemés	Anomalies oculaires incluant cécité nocturne, xérophtalmie, **taches de Bitot** (taches blanc gris de la conjonctive), kératomalacie, cicatrices de la cornée et cécité Retard mental et de croissance Taux sériques de vitamine A (rétinol) abaissés
Vitamine K	Purpura et ecchymoses	Diathèse hémorragique Taux plasmatiques de vitamine K abaissés

(Suite)

Syndrome de carence	Manifestations cutanéomuqueuses	Manifestations systémiques
Vitamine C (acide ascorbique) **Scorbut** (fig. 43.7)	Hyperkératose folliculaire Poils en tire-bouchon Hémorragies périfolliculaires Pétéchies et ecchymoses Hypertrophie gingivale avec érosions et saignement des gencives	Hémorragies sous-périostées Perte des dents Faiblesse, fatigue, pseudo-paralysie Perte de poids, diarrhée, anémie, dépression, arthralgies À long terme : œdème, hypotension, convulsions, augmentation des infections Taux plasmatiques de vitamine C abaissés
Thiamine (vitamine B_1) **Béribéri**	Glossite et glossodynie	**Encéphalopathie de Wernicke*** Syndrome de Korsakoff** Syndrome de Leigh†
Riboflavine (vitamine B_2) **Syndrome oro-oculo-génital**	Modifications de type dermatite séborrhéique dans les zones périorificielles (cf. fig. 43.4 à 43.5) Papules squameuses indolores Fissures et ulcères indolents Glossite dépapillée Conjonctivite et photophobie	Anémie Retard mental Modifications électroencéphalographiques Taux sériques et plasmatiques de riboflavine abaissés
Niacine/acide nicotinique (vitamine B_3) **Pellagre** (fig. 43.8 et cf. fig. 43.4 à 43.5) ***Acquise*** Insuffisance alimentaire, traitement prolongé par isoniazide, syndrome carcinoïde ***Génétique*** Maladie de Hartnup	Dermatite commençant par un érythème symétrique des zones exposées au soleil, qui plus tard deviennent écarlates ou hyperpigmentées, avec desquamation et croûtes Le **collier de Casal** est une éruption photosensible formant une bande épaisse autour du cou Apparence vernissée Inflammation périanale et érosions Fissures douloureuses des paumes et plantes Atteintes muqueuses avec œdème, chéilite, glossite atrophique Muqueuses buccale et vaginale susceptibles de s'ulcérer et de se surinfecter	**Triade classique** de diarrhée, démence et dermatite Douleurs abdominales Achlorhydrie Taux plasmatiques de niacine abaissés
Vitamine B_5 (acide pantothénique)	Aucune	Fatigue Céphalées Vomissements Paresthésies, dysesthésies « Syndrome des pieds brûlants »
Vitamine B_6 (pyridoxine)	Squames périorificielles, aspect de dermatite séborrhéique (cf. fig. 43.4 à 43.5) Glossite Conjonctivite Stomatite	Anorexie, nausées, vomissements Anomalies hématologiques, p. ex. anémie sidéroblastique, lymphopénie, hyperéosinophilie Manifestations neurologiques, p. ex. neuropathie périphérique, fatigue, confusion, convulsions Taux plasmatiques de vitamine B_6 abaissés

(Suite)

Tableau 43.1 Suite.

Syndrome de carence	Manifestations cutanéomuqueuses	Manifestations systémiques
Biotine (vitamine H ; vitamine B_7) **Déficit multiple en carboxylase** ***Acquis*** – nutrition parentérale déficiente en biotine, maladies GI, apports excessifs de blancs d'œufs crus, traitement anticonvulsivant chronique ***Génétique*** 1. **Déficit en biotinidase** (début juvénile) 2. **Déficit en holocarboxylase-synthétase** (début néonatal)	Alopécie Blépharite, conjonctivite Infections secondaires Dermatite eczémateuse ressemblant à l'acrodermatite entéropathique (cf. fig. 43.4 et 43.5)	Vomissements Acidose métabolique Hypotonie, léthargie, convulsions Retard de développement mental Atrophie optique, surdité Ataxie Taux sériques de biotine abaissés
Acide folique (vitamine B_9)	Signes cutanéomuqueux se chevauchant avec ceux du déficit en vitamine B_{12} Chéilite, glossite et érosions muqueuses Pigmentation gris brun des zones exposées au soleil	Anémie mégaloblastique, qui peut se présenter avec fatigue ou insuffisance cardiaque congestive Symptômes neuropsychiatriques Taux de folates des GR abaissés
Vitamine B_{12} (cyanocobalamine)	Langue lisse, rouge, douloureuse Hyperpigmentation généralisée avec accentuation dans les zones de plis, paumes, plantes, ongles et cavité orale Incidence augmentée de poliose, vitiligo et pelade chez les patients ayant une anémie pernicieuse	**Anémie pernicieuse** Anémie mégaloblastique Pancytopénie Si non traitée, peut conduire à une maladie neurologique dégénérative Taux sériques de vitamine B_{12} abaissés‡
Zinc (fig. 43.9) ***Acquis*** – taux bas de zinc dans le lait maternel, nutrition parentérale déficiente, affections GI, régimes riches en fibres, infection VIH ***Génétique* (acrodermatite entéropathique)** – début des jours à des semaines après la naissance si alimentation au biberon ou typiquement début après le sevrage si alimentation au sein	Dermatite acrale et périorificielle avec taches érythémateuses et plaques, squames secondairement et croûtes, érosions et possibles vésicules et bulles (cf. fig. 43.4 et 43.5) Chronique : peut montrer une peau sèche, rugueuse, une éruption ressemblant à une dermatite séborrhéique, des plaques psoriasiformes lichénifiées et une mauvaise cicatrisation des plaies Nécroses dans les cas sévères Stomatite, glossite et chéilite Paronychie pustuleuse et dystrophie des ongles	**Triade classique** de diarrhée, dermatite et alopécie Défaut de croissance Apathie et irritabilité Photophobie Taux bas de zinc sérique et de phosphatases alcalines

(Suite)

Tableau 43.1 Suite.

Syndrome de carence	Manifestations cutanéomuqueuses	Manifestations systémiques
Cuivre ***Acquis*** – rare ; ingestion excessive de zinc, chirurgie gastro-intestinale et syndromes de malabsorption ***Génétique* (maladie de Menkes ou *kinky hair disease*)** (fig. 43.10) – autosomique récessive ; mutation dans le gène qui encode une ATPase transporteur du cuivre	***Acquis*** Peut rarement montrer une dilution pigmentaire de la peau et des cheveux ***Génétique*** Début à l'âge de 2–3 mois Dilution pigmentaire cutanée diffuse Faciès caractéristique avec joues tombantes, arc de Cupidon de la lèvre supérieure et sourcils horizontaux **Cheveux crépus**, peu colorés, épars, fragiles Anomalies structurelles des cheveux caractéristiques, p. ex. pili torti, monilethrix, trichorrhexie noueuse **Transmission maternelle obligatoire –** résultant de l'inactivation de l'X, peut montrer des taches spiralées d'hypopigmentation ou de pili torti selon des lignes de Blaschko	***Acquis*** Anémie, neutropénie, dysplasie de la moelle osseuse Neuropathie Défaut de croissance ***Génétique*** Défaut de croissance Léthargie, hypotonie Hypothermie Convulsions Retard mental Altérations osseuses Anémie Taux de cuivre sérique abaissés
Sélénium	Hypopigmentation de la peau et des cheveux Ongles blancs	Fatigue Myalgies et augmentation des enzymes musculaires Cardiomyopathie Taux sériques de sélénium abaissés
Fer	**Peut être observé avant une anémie cliniquement évidente** Koïlonychie, ongles cassants Glossite, chéilite angulaire Prurit Alopécie ; cheveux secs, ternes et cassants **Si une anémie significative est présente** Pâleur de la peau et du lit de l'ongle	**Anémie et symptômes associés** Léthargie, fatigue Diminution de la tolérance à l'effort Respiration courte Insuffisance cardiaque congestive Syndrome des jambes sans repos Fer et ferritine sériques abaissés

**Encéphalopathie de Wernicke caractérisée par ophtalmoplégie, ataxie, confusion.*

***Syndrome de Korsakoff caractérisé par neuropathie périphérique, perte de mémoire, affabulations.*

† Syndrome de Leigh caractérisé par une encéphalo-myopathie subaiguë nécrosante ; anorexie, fatigue, constipation ; insuffisance cardiaque congestive ; taux sériques ou plasmatiques de thiamine diminués.

‡ Des taux sériques d'homocystéine et d'acide méthylmalonique élevés sont des indicateurs plus fiables de déficit en vitamine B_{12} et sont faciles à obtenir si une carence en vitamine B_{12} est fortement suspectée mais avec des taux sériques de vitamine B_{12} normaux-bas.

Tableau 43.2 Syndromes de malnutrition par excès avec manifestations cutanéomuqueuses.

Syndrome d'excès	Manifestations cutanéomuqueuses	Manifestations systémiques
Obésité (fig. 43.12)	Hyperkératose plantaire Acanthosis nigricans Acrochordons Vergetures Intertrigo Hyperpigmentation de friction Hyperhidrose Dermatite de stase Ulcères de jambe, principalement veineux > artériels Lipodermatosclérose, incluant le pannicule adipeux Stase mucineuse	Indice de masse corporelle > 30 Hypertension Diabète et résistance à l'insuline Reflux gastro-intestinal Maladies cardiovasculaires athéroscléreuses Stéatorrhée
Vitamine A	Manifestations cutanéomuqueuses similaires à celles des patients sous rétinoïdes oraux Xérose, rugosité, prurit et squames cutanés Chéilite xérotique Alopécie diffuse	Anorexie, perte de poids, léthargie Augmentation des enzymes hépatiques Tuméfactions douloureuses des membres dues à des modifications osseuses Modifications radiologiques des os, p. ex. hyperostose du squelette, calcification de tendons extra-spinaux et de ligaments
Bêtacarotène (provitamine naturelle de la vitamine A) **Caroténémie**	**Caroténodermie** (fig. 43.13) – pigmentation jaune orange de la peau principalement dans les zones riches en glandes sébacées (front, plis nasolabiaux) et celles où le stratum corneum est épais (paumes et plantes) À différencier de l'ictère qui a une coloration jaune proéminente de la conjonctive et des muqueuses	
Cuivre ***Acquis*** – rare ***Génétique* (maladie de Wilson)** – autosomique récessive; mutation dans le gène qui encode un transporteur du cuivre de type P-ATPase	***Génétique*** **Anneaux de Kayser-Fleischer** de la cornée	***Génétique*** Maladie hépatique et cirrhose Dysarthrie, dyspraxie, ataxie et signes extrapyramidaux ressemblant à la maladie de Parkinson
Fer ***Acquis*** **–** nombreuses transfusions sanguines; excès d'apports ***Génétique*** **(hémochromatose de type I)** – autosomique récessive; mutation dans le gène (*HFE*) qui régule l'absorption du fer; les deux mutations les plus fréquentes du gène *HFE* sont C282Y et H63D	Hyperpigmentation généralisée (bronzage)	Fatigue chronique Diabète Maladie hépatique, cirrhose Arthrite Maladie cardiaque Impotence Hypothyroïdie

diminution de la production de vitamine D endogène, d'une altération dans le foie et les reins de l'hydroxylation des précurseurs de la vitamine D active, et d'une résistance des organes cibles aux métabolites de la vitamine D.

- L'excès de vitamine D résultant typiquement d'apports excessifs et prolongés de suppléments de vitamine D peut provoquer anorexie, vomissements, diarrhée, céphalées, hypercalcémie, hypercalciurie, faiblesse musculaire et déminéralisation osseuse.
- Il n'y a pas de manifestations cutanées spécifiques décrites avec un déficit ou un excès en vitamine D.
- Le meilleur indicateur du stock de vitamine D est la mesure *du taux sérique de 25-OH vitamine D*, cette valeur est parfois utilisée pour guider le besoin en vitamine D d'une personne.
- Les recommandations pour la supplémentation en vitamine D sont en évolution, mais une supplémentation orale est généralement recommandée pour les nourrissons nourris exclusivement au sein, les enfants qui boivent moins d'un litre de lait enrichi chaque jour, les femmes enceintes, les personnes âgées, beaucoup d'adultes pour la prévention de l'ostéoporose, et

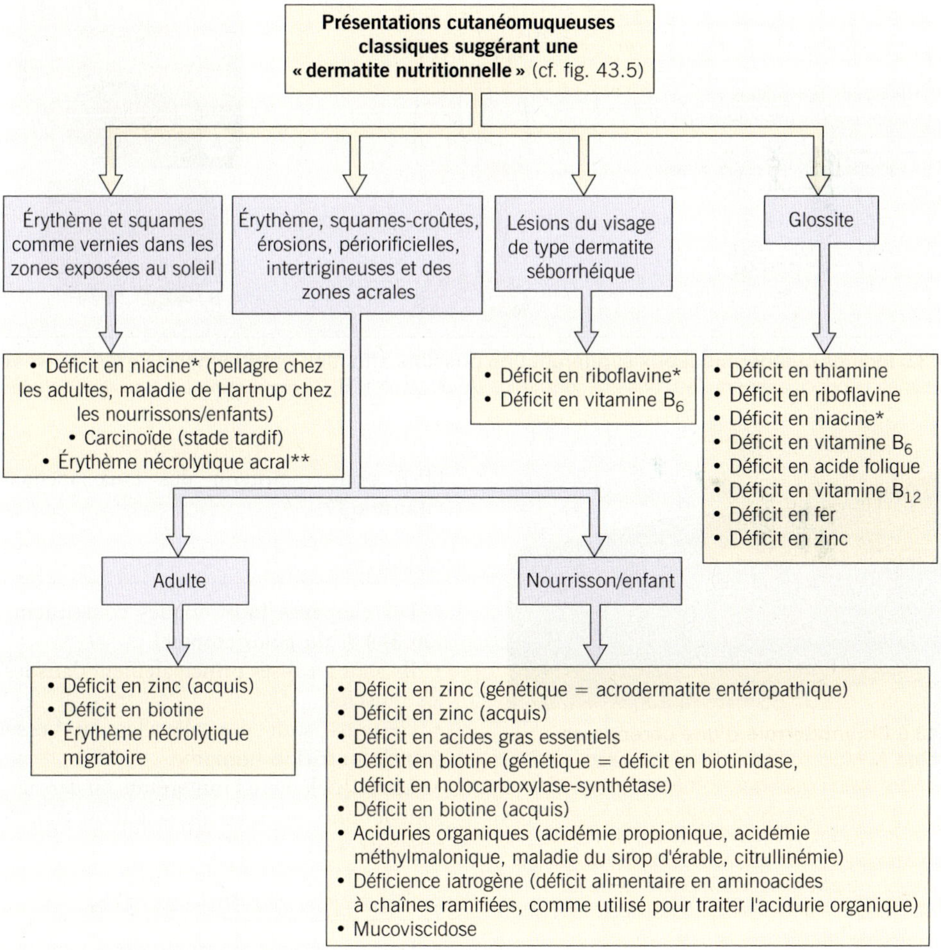

* À la fois dans les déficits en niacine et riboflavine, on peut aussi trouver des érythèmes et érosions périorificiels (acral ou génital)

** Essentiellement juste acral et associé à une hépatite C ; des résolutions avec la supplémentation en zinc ont été rapportées

Fig. 43.4 Approche clinique d'un patient ayant une affection nutritionnelle présumée. Diagnostic différentiel d'une « dermatite nutritionnelle ».

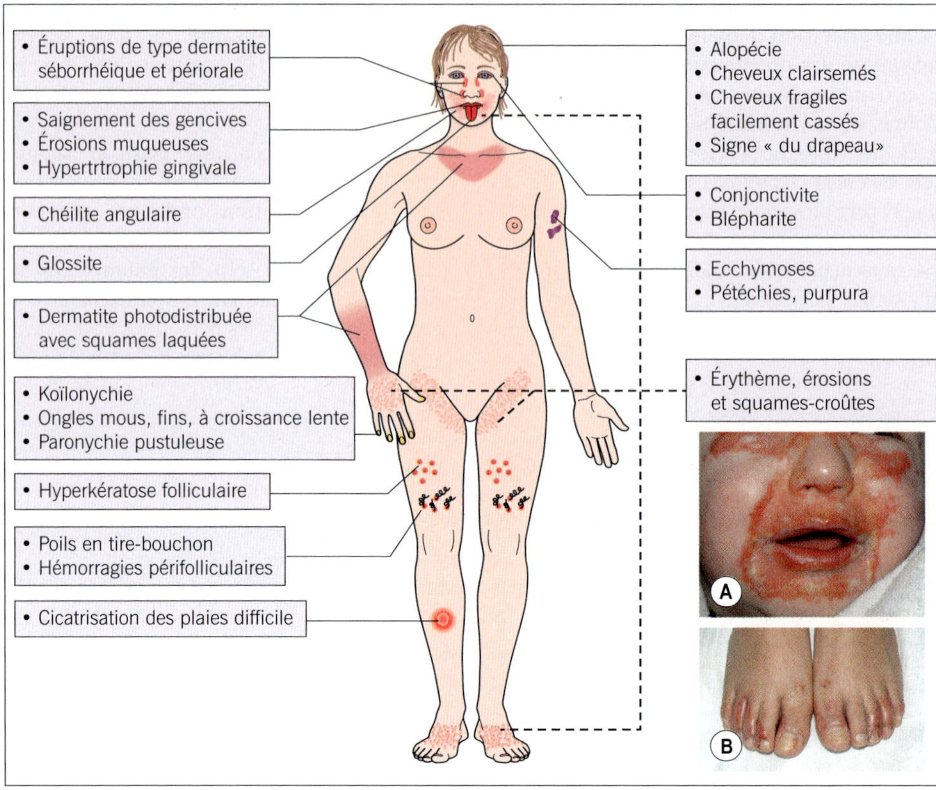

Fig. 43.5 Indices cutanéomuqueux suggérant une possible affection nutritionnelle. Érythème, érosions et desquamation principalement des zones périorificielles (**A**) et acrales (**B**). *Remerciements : A, B : Julie V. Schaffer, MD.*

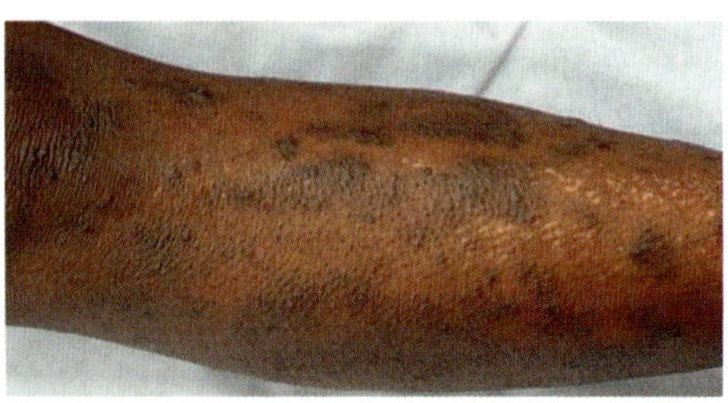

Fig. 43.6 Phrynodermie d'une carence en vitamine A. Multiples groupes de papules folliculaires avec bouchons cornés centraux. On observe à l'histologie des bouchons de kératine dans les follicules, une hyperkératose et une atrophie des glandes sébacées. Elle doit être différenciée du pityriasis rubra pilaire et de la kératose pilaire. *Remerciements : Chad M. Hivnor, MD.*

les personnes qui prennent glucocorticoïdes par voie orale au long cours.

• Les dermatologues recommandent une supplémentation orale en vitamine D plutôt que la pratique d'expositions plus importantes aux UVB pour maintenir des taux adéquats de vitamine D.

Minéraux

• Les éléments inorganiques constituent environ 3–4 % du poids corporel.
• Ils sont localisés principalement dans les os et les muscles.
• Certains sont des oligoéléments essentiels pour la nutrition humaine.
• Les oligoéléments importants en dermatologie sont le zinc, le cuivre, le sélénium et le fer (cf. tableaux 43.1 et 43.2).

Acides gras essentiels (AGE)

• Les acides gras insaturés dont l'organisme a besoin mais qu'il ne synthétise pas doivent forcément être obtenus par l'alimentation.
• Les trois principaux AGE sont les acides linoléique, linolénique et arachidonique.
• Chez la plupart des patients, un déficit en AGE est observé avec d'autres carences nutritionnelles.

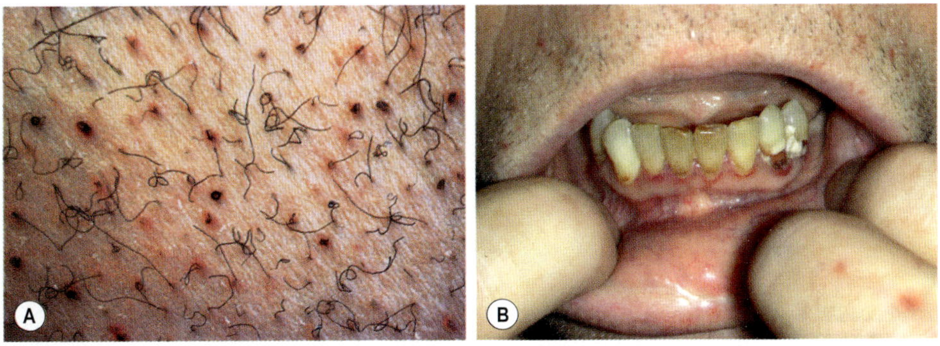

Fig. 43.7 Scorbut. A Poils en tire-bouchon et hémorragie périfolliculaire aux membres inférieurs. **B** Gingivite et érosions gingivales. *Remerciements : A : YDRSC ; B : Jeffrey Callen, MD.*

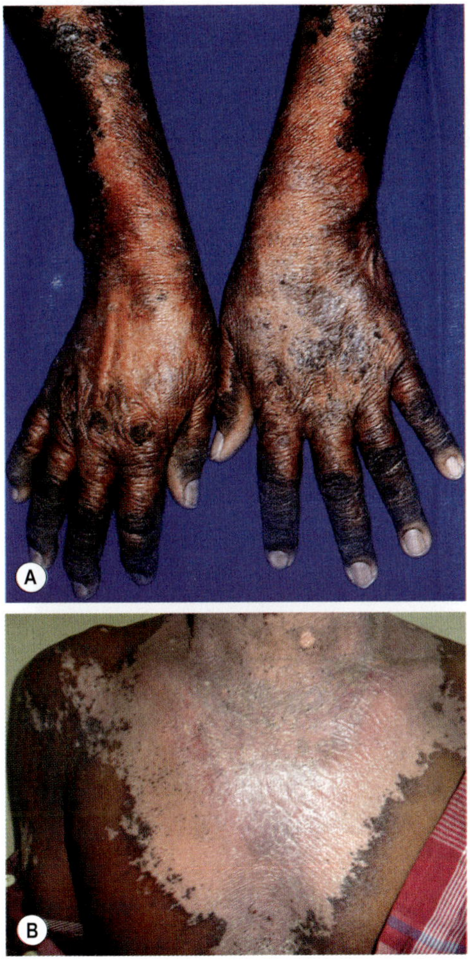

Fig. 43.8 Pellagre. A Hyperpigmentation avec desquamation de la partie dorsale des mains et des avant-bras. Les squames comme laquées sont mieux vues sur les avant-bras. **B** Hypopigmentation notable avec desquamation périphérique d'une zone exposée au soleil de la poitrine chez un homme venant d'Afrique subsaharienne. *Remerciements : A : YDRSC ; B : Rosemarie Moser, MD.*

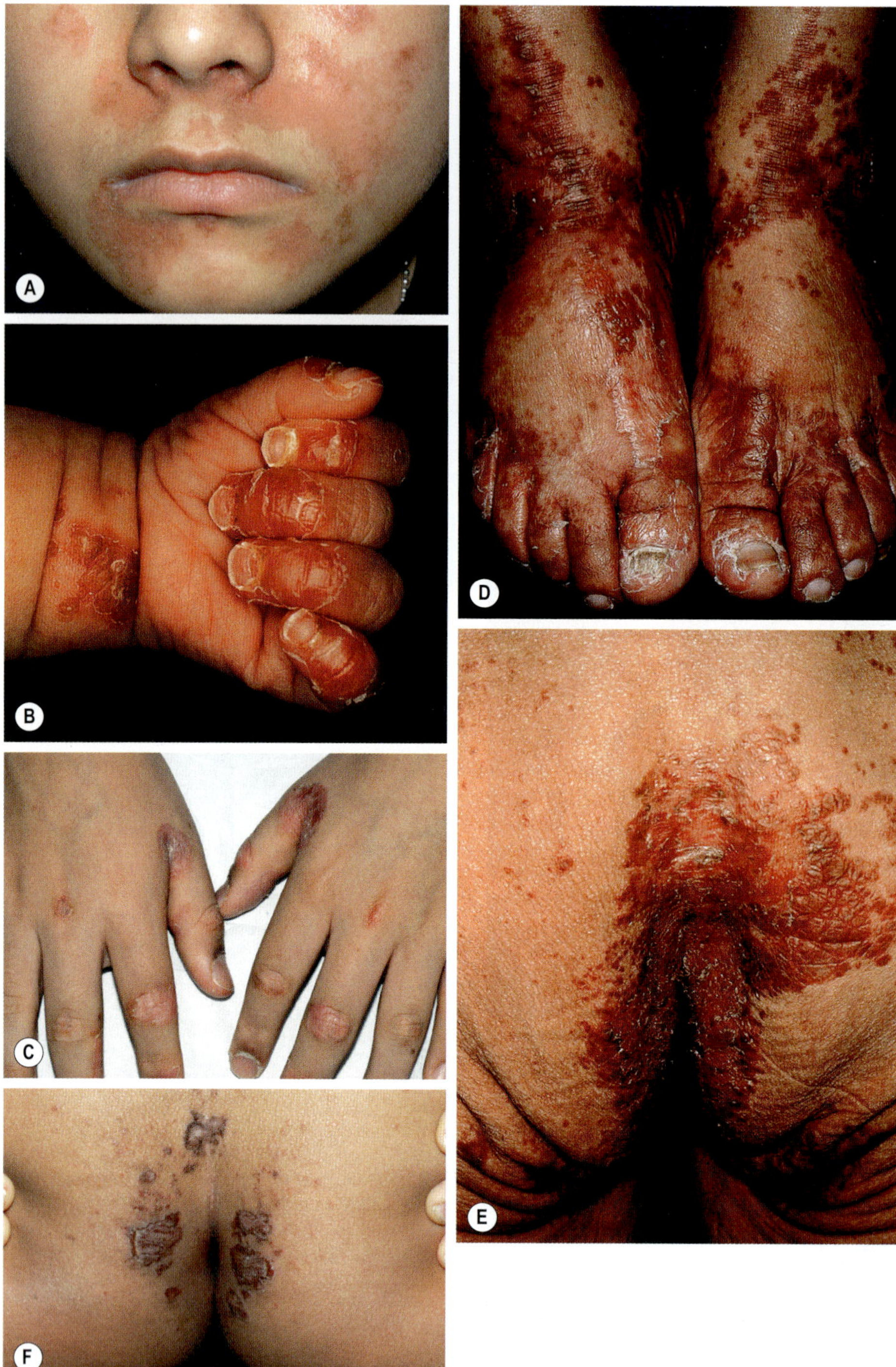

Fig. 43.9 Déficit en zinc. Érythème avec érosions et squame-croûte qui est souvent d'apparence laquée, en particulier dans les régions périorale (**A**), acrale (**B-D**) et anogénitale (**E, F**). Le degré d'atteinte peut varier de subtile à notable et mimer les autres types de « dermatite nutritionnelle » (cf. fig. 43.4 à 43.5), l'érythème nécrolytique migratoire et des dermatoses plus communes comme la dermatite séborrhéique et le psoriasis. *Remerciements : A, C, F : Julie V. Schaffer, MD ; B, D, E : YDRSC.*

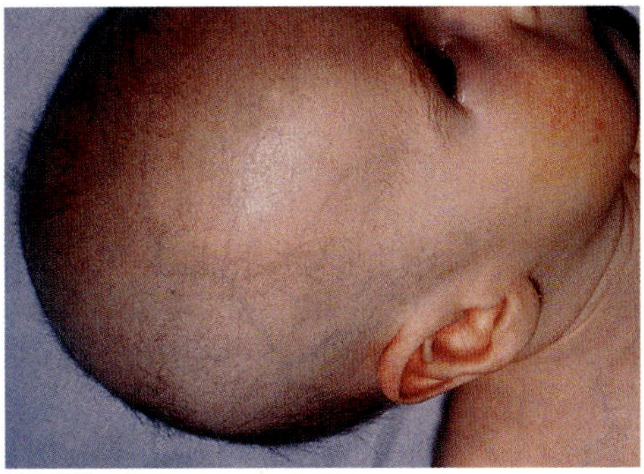

Fig. 43.10 Maladie de Menkès. Cet enfant a la pâleur cutanée caractéristique et des cheveux torsadés épars. *Remerciements : Ramón Ruiz-Maldonado, MD.*

• Les déficits isolés en AGE sont peu fréquents mais peuvent être observés chez des patients recevant une alimentation parentérale sans supplémentation lipidique ou avec des régimes pauvres en graisses trop agressifs.

Anorexie/Boulimie

• Troubles alimentaires conduisant à des déficits nutritionnels.
• Les manifestations cutanées associées incluent xérose, effluvium télogène, cheveux de type lanugo, ongles cassants, caroténodermie, chéilite, acrocyanose et aggravation des engelures (fig. 43.12).
• De plus, les patients boulimiques peuvent développer un gonflement des parotides et des glandes salivaires, des érosions de l'émail dentaire, des abrasions ou des callosités dorsales des doigts et de leurs articulations (signe de Russell).

Caroténodermie

• Pigmentation cutanée jaune orange (fig. 43.13) qui se développe quand les taux de carotène sont à 3–4 fois la normale (caroténémie).
• Peut résulter d'une absorption élevée d'aliments riches en caroténoïdes (carottes) ou de l'incapacité à convertir le bêtacarotène en vitamine A (certains patients souffrant de diabète, d'hypothyroïdie ou d'anorexie mentale).
• Un excès d'aliments riches en lycopène (tomates, papaye) peut induire une lycopénémie avec des signes cutanés similaires à une caroténodermie.

Obésité

• Définie comme un indice de masse corporelle (IMC) > 30 ; elle peut être acquise ou héréditaire.
• Des syndromes génétiques prédisposants qui entraînent une survenue précoce dans l'enfance incluent les syndromes de Prader-Willi, Bardet-Biedl, Alström et Wilson-Turner.
• Les affections endocriniennes prédisposantes incluent la maladie de Cushing, le syndrome de Cushing, le syndrome des ovaires polykystiques et la résistance à l'insuline.
• L'obésité acquise est à des niveaux épidémiques, en particulier dans les populations à revenus élevés.
• Les manifestations cutanées d'obésité sont énumérées tableau 43.2 et fig. 43.12.
• Elles peuvent être associées au syndrome métabolique (cf. chap. 45).
• Après chirurgie bariatrique, les patients sont à risque de développer des déficiences dues à une altération de l'absorption intestinale de micronutriments (p. ex. zinc, fer, cuivre) et de vitamines (p. ex. A, D, E, folates, B12).

Pour plus d'informations, cf. chap. 51 de *Dermatology, Fourth Edition*.

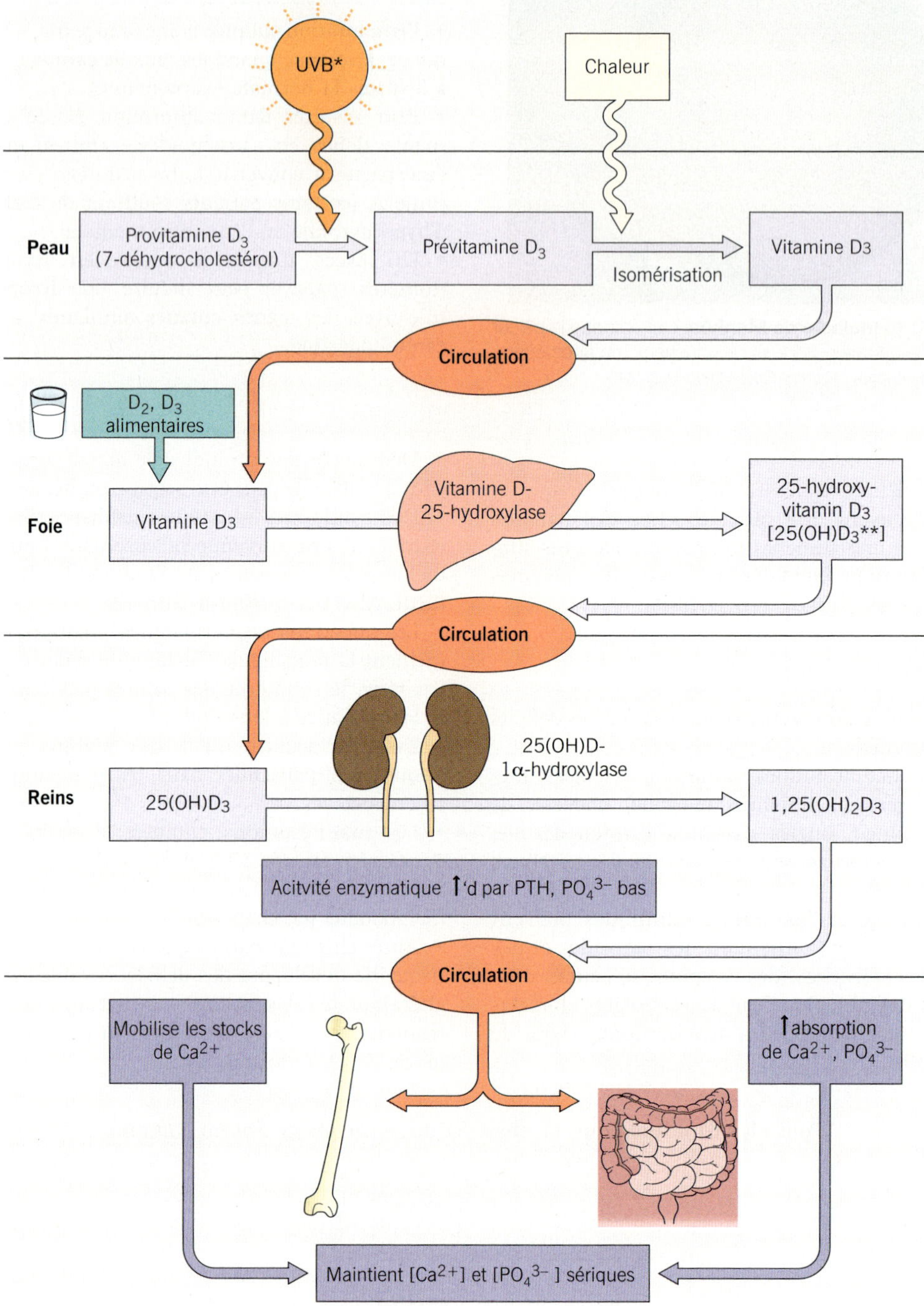

* Longueur d'onde la plus efficace = 300 ± 5 nm

** Mesures de cette forme le plus communément effectuées pour évaluer le statut en vitamine D

Fig. 43.11 Production cutanée de vitamine D et son métabolisme fonctionnel. *Suite*

Fig. 43.11 Suite Durant l'exposition aux ultraviolets B, le 7-déhydrocholestérol dans la peau est converti en provitamine D_3, qui est alors immédiatement convertie en vitamine D_3 dans un processus dépendant de la chaleur. Il faut noter que la chaleur provenant d'une exposition solaire excessive peut dégrader la provitamine D_3 et la vitamine D_3 en photoproduits inactifs. Les deux formes de vitamine D (D_3 et D_2) sont biologiquement inactives et nécessitent une activation dans le foie puis le rein. Après fixation aux protéines de transport, la vitamine D est transportée au foie où elle est hydroxylée par des enzymes en 25-hydroxyvitamine D [25(OH) D], la principale forme de vitamine D. La 25-hydroxyvitamine D est alors convertie dans sa forme active, 1,25-dihydroxyvitamine D [1,25$(OH)_2$D], dans le rein par une enzyme 1α-hydroxylase. À noter que cette étape d'hydroxylation finale peut aussi se produire dans les kératinocytes quand l'enzyme CYP27B1 est régulée à la hausse en réponse à une blessure ou par activation du récepteur Toll-like (TLR) par des ligands provenant des microbes. Les taux sériques de phosphate, calcium et facteur de croissance des fibroblastes 23 peuvent aussi augmenter ou diminuer la production rénale de 1,25$(OH)_2$D. La 1,25$(OH)_2$D diminue sa propre synthèse via un feedback inhibiteur et diminue la synthèse et la sécrétion de parathormone par les parathyroïdes. La 1,25$(OH)_2$D augmente aussi l'absorption de calcium intestinal dans l'intestin grêle par interaction avec le complexe récepteur de la vitamine D – récepteur X de l'acide rétinoïque (VDR-RXR) pour augmenter l'expression des canaux calciques épithéliaux et de la calbindine-D 9K, une protéine fixant le calcium. De plus, la 1,25$(OH)_2$D est reconnue par son récepteur dans les ostéoblastes, conduisant à une série d'événements qui maintiennent stables les taux de calcium et de phosphore dans le sang, lequel, à son tour favorise la minéralisation du squelette.

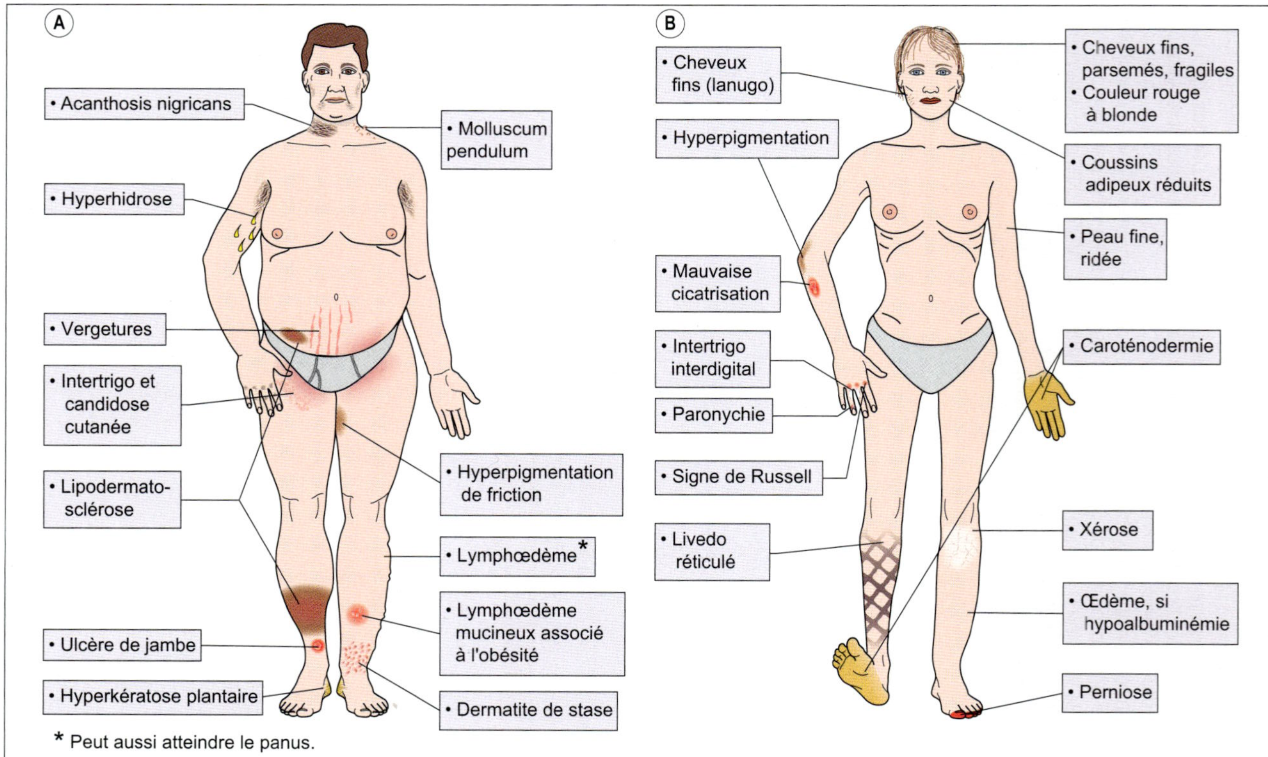

Fig. 43.12 Manifestations cutanées chez des patients obèses (A) et e des patients avec anorexie mentale et/ou boulimie (B). (Cf. fig. 43.5 pour les signes de carence nutritionnelle).

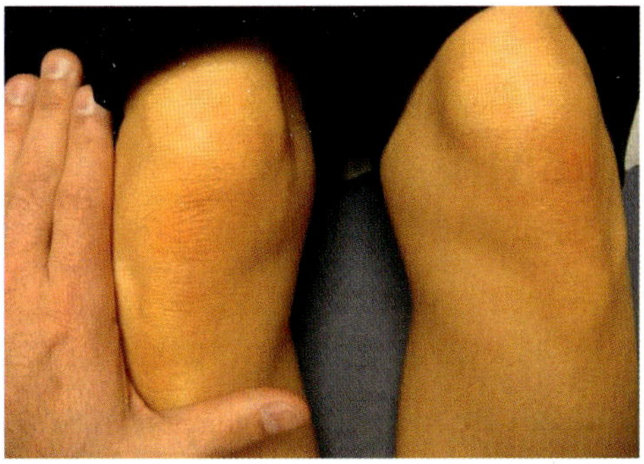

Fig. 43.13 Caroténodermie. Les jambes du patient sont notablement orange quand on les compare à la photographie de la main du photographe. *Remerciements : Chad M. Hivnor, MD.*

44 Maladie du greffon contre l'hôte

- Affection multiorganes qui résulte le plus souvent du transfert de cellules souches hématopoïétiques d'un donneur à un receveur via une greffe allogénique de cellules souches hématopoïétiques (GCSH).
- Malgré des progrès dans les modalités de GCSH et du traitement immunosuppresseur post-transplantation, plus de la moitié des receveurs de GCSH développent une réaction chronique du greffon contre l'hôte (*chronic graft-versus-host Disease* : GVHD), qui reste une cause majeure de morbidité et mortalité.
- Le tableau 44.1 liste les facteurs de risque de GVHD chez les receveurs de GCSH.
- Les situations moins fréquentes de survenue de GVHD incluent des transfusions de produits sanguins non irradiés à un patient immunodéprimé, la transmission materno-fœtale à un nouveau-né immunodéficient et la transplantation d'organe solide.
- Divisée en formes aiguës et chroniques selon les signes cliniques.
- La pathogénie de la GVHD aiguë comporte trois étapes : (1) régime de conditionnement pour la GCSH conduisant à une atteinte des cellules épithéliales et l'activation des cellules présentatrices d'antigènes de l'hôte ; (2) activation des cellules T du donneur ; (3) destruction des tissus par des cellules T cytotoxiques, des cellules *natural killer* et des facteurs solubles (p. ex. TNF).
- La GVHD chronique partage des manifestations (p. ex. production d'autoanticorps, sclérose cutanée) avec les connectivites auto-immunes.
- Histologiquement, la GVHD aiguë et l'atteinte épidermique de la GVHD chronique sont caractérisées par des degrés variables de nécrose kératinocytaire (souvent accentuée dans les annexes épidermiques), une dégénérescence vacuolaire de la couche basale et un infiltrat lymphocytaire en bande.

GVHD aiguë

- Survient plus souvent 4–6 semaines après GCSH avec protocoles traditionnels.
- Des variantes persistantes, récurrentes et à début retardé de la GVHD aiguë peuvent survenir durant une période de temps (> 100 jours post-greffe) correspondant traditionnellement à la GVHD chronique, en particulier après des interventions telles que la diminution de l'immunosuppression ou la perfusion de lymphocytes du donneur.
- Se présente typiquement comme un exanthème morbilliforme, avec souvent une accentuation périfolliculaire.
- Il y a une prédilection initiale pour les zones acrales (p. ex. dos des mains et des pieds, paumes, plantes, oreilles), avant-bras et haut du tronc.
- La classification clinique repose sur la proportion de la surface cutanée atteinte : stade 1, < 25 %, stade 2, 25–50 % et stade 3, > 50 %. Le stade 4 correspond à une érythrodermie avec un décollement bulleux/épidermique ressemblant à une nécrolyse épidermique toxique (fig. 44.1).
- Les muqueuses (incluant la conjonctive), le tractus gastro-intestinal (nausées, diarrhée, douleurs abdominales) et le foie (hypertransaminémie, cholestase) sont fréquemment atteints.
- L'évaluation histologique est utile mais non nécessairement diagnostique, une corrélation clinicopathologique est essentielle.
- **DD :** éruption médicamenteuse, exanthème viral, syndrome de prise de greffe (éruption érythémateuse non spécifique, fièvre, œdème pulmonaire ; début 10–14 jours après la transplantation), érythème toxique de chimiothérapie (en particulier avec atteinte palmoplantaire ou intertrigineuse).
- **TT :** CS topiques si atteinte cutanée limitée ; la plupart des patients nécessitent des CS systémiques, qui sont typiquement ajoutés au traitement prophylactique en cours avec un inhibiteur de la calcineurine systémique ; les traitements de 2e ligne incluent des inhibiteurs de JAK (p. ex. ruxolitinib) et d'autres agents immunosuppresseurs (p. ex. mycophénolate mofétil [MMF], inhibiteurs de TNF).

GVHD chronique

- Peut survenir comme suite d'une GVHD aiguë, comme récurrence après un intervalle libre sans GVHD, ou sans antécédent de GVHD.

Tableau 44.1 Facteurs de risque associés au développement de la maladie du greffon contre l'hôte (GVHD).

Donneur
Incompatibilité HLA avec le receveur Pas de lien de parenté avec le receveur Femme (surtout si multipare) avec receveur mâle Grand âge
Receveur
Âge (âgé > âge moyen > pédiatrique)
Source de cellules souches
Sang périphérique* > moelle osseuse > sang du cordon Greffon avec cellules T abondantes
Protocole de greffe**
Protocole de conditionnement plus intense/myéloablatif (augmente le risque de GVHD aiguë) Administration moins agressive d'immunosuppresseurs prophylactiques
Évolution clinique
Réduction de l'immunosuppression ± perfusion de lymphocytes du donneur si récidive maligne Réduction de l'immunosuppression si diminution dans le chimérisme du donneur

* *Prise de greffe plus rapide mais augmentation du risque de GVHD chronique.*
** *L'administration de cyclophosphamide post-greffe réduit le risque de GVHD.*

- Les atteintes cutanées et muqueuses sont extrêmement fréquentes et hautement variables dans leurs présentations (tableau 44.2; fig. 44.2A), et presque n'importe quel organe peut être atteint (fig. 44.2B).
- Des papules réticulées de rose à violet avec des squames (*ayant l'aspect de lichen plan*) en particulier du dos des mains et des pieds, des avant-bras et du tronc sont une manifestation caractéristique (fig. 44.3A).
- Le spectre de l'atteinte scléreuse inclut :
  - Un *aspect de lichen scléreux*, plaques brillantes, ridées, gris blanc ± bouchons folliculaires, principalement du haut du tronc (fig. 44.3B et C)
  - Des plaques localisées ou disséminées *de type morphées* indurées, hyperpigmentées à couleur de la peau, principalement du tronc (fig. 44.3D). Une fibrose prolongée peut entraîner une ulcération cutanée, en particulier des jambes (fig. 44.3E)
  - Des présentations ayant l'aspect d'une *fasciite à éosinophiles* avec œdème aigu et douleur évoluant en zones de peau ferme avec ondulations sous-cutanées («pseudo-cellulite»; fig. 44.3F) et dépressions linéaires suivant une veine ou entre deux groupes musculaires (signe du sillon); principalement des membres (épargnant les mains et les pieds) et pouvant entraîner des contractures articulaires
- Atteinte fréquente des ongles et des muqueuses orale et génitale (fig. 44.4; cf. tableau 44.2).
- Les autres sites d'atteinte fréquents incluent les yeux (kératoconjonctivite sèche, blépharite), les glandes salivaires (syndrome sec) et les poumons (bronchiolite oblitérante), et peuvent aussi atteindre l'œsophage (strictions), le foie, le pancréas (insuffisance exocrine).
- **DD :** éruption médicamenteuse (p. ex. lichénoïde, photosensible), connectivites auto-immunes (p. ex. lupus érythémateux, morphée), affections papulosquameuses.
- **TT :** dirigé vers la peau avec les CS topiques ou les inhibiteurs de la calcineurine (pour les affections superficielles; le tacrolimus sous occlusion peut augmenter les taux systémiques) ou la photothérapie (UVB à bande étroite, UVA1, PUVA); les composants d'un traitement combiné systémique peuvent inclure CS, inhibiteurs de la calcineurine, méthotrexate, ruxolitinib, ibrutinib, imatinib, rituximab, acitrétine et photophérèse extracorporelle; physiothérapie (pour la mobilité articulaire), protection solaire et examens réguliers de la peau, en particulier en cas d'immunosuppression prolongée.

Pour plus d'information, cf. chap. 52 de *Dermatology, Fourth Edition*.

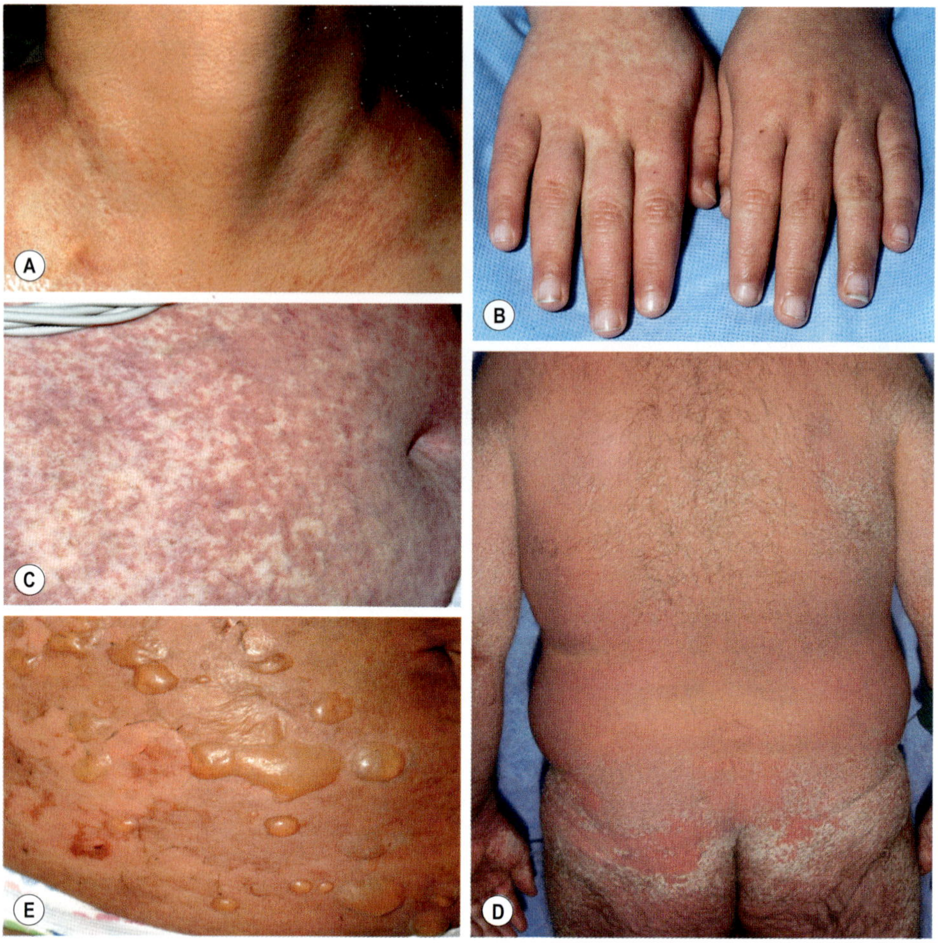

Fig. 44.1 Spectre clinique de la maladie du greffon contre l'hôte aiguë. A *Stade 1* – petites papules roses discrètes et coalescentes sur le haut de la poitrine et le cou chez une femme, 6 semaines après greffe de moelle osseuse allogénique. **B, C** *Stade 2* – macules et papules roses du dos des mains devenant confluentes 4 semaines après greffe de moelle osseuse allogénique et macules disséminées rose violet de l'abdomen, et papules à peine surélevées de l'abdomen chez le receveur d'une transplantation hépatique. **D** *Stade 3* – érythème diffus avec desquamation, mais sans formation de bulles. **E** *Stade 4* – bulles disséminées et nécrose épidermique chez un patient qui avait reçu une perfusion de lymphocytes d'un donneur suivant une greffe de moelle allogénique ; noter la ressemblance avec la nécrolyse épidermique toxique. *Remerciements : A : YDRSC ; B, D, E : Edward Cowen, MD ; C : Julie V. Schaffer, MD.*

Tableau 44.2 Manifestations cutanéomuqueuses de la maladie du greffon contre l'hôte (GVHD) chronique. Les manifestations diagnostiques sont en gras; les autres signes et symptômes indiqués ne sont pas considérés comme suffisants pour établir un diagnostic de GVHD chronique sans d'autres examens (p. ex. évaluation histopathologique) ou la mise en évidence de l'atteinte d'autres systèmes organiques (incluant les yeux). Pour les manifestations dans d'autres organes (dont les yeux), cf. la référence ci-dessous ainsi que le texte.

Peau et tissus sous-cutanés
Manifestations inflammatoires • **De type lichen plan (lichénoïde)** • Psoriasiforme, eczémateuse/dysidrosique, de type pityriasis rosé • Éruptions photosensibles ressemblant au lupus érythémateux cutané subaigu
Manifestations scléreuses • **De type lichen scléreux** • **De type morphée (morphéiformes)** • **De type sclérodermie (sclérodermoïdes)** • **Fasciite**†
Altérations cutanées* • Bulles et ulcérations
Hyperkératose et/ou manifestations annexielles • Eczéma craquelé, de type kératose pilaire, ichtyosiforme • Alopécie (cicatricielle ou non cicatricielle) • Sudation déficiente**
Manifestations vasculaires • **Poïkilodermie** • Papules/nodules angiomateux
Altérations pigmentaires • Hypo ou dépigmentation (p. ex. leucodermie de type vitiligo) • Grisonnement précoce, leucotrichie • Hyperpigmentation (p. ex. de type léopard)
Modifications des ongles • Cassants, stries/fentes longitudinales, fragilité/amincissement, onycholyse • Pterygium (dorsal), anonychie
Muqueuses
Manifestations orales • **De type lichen plan** (p. ex. plaques blanches en dentelle, ulcérations) • **Plaques kératosiques** • Mucite, gingivite, érosions, ulcérations, pseudo-membranes • **Réduction de l'ouverture de la bouche à cause de la sclérose** • Xérostomie, atrophie muqueuse, mucocèle
Manifestations génitales • **De type lichen plan** • Érosions/ulcérations, fissures (en particulier de la vulve), balanite, phimosis • **Cicatrices vaginales et/ou sténose**

** Souvent au-dessus de zones de sclérose cutanée.*
*** Peut être rattachée à la destruction des glandes sudorales eccrines.*
† L'imagerie par résonance magnétique peut aider à établir le diagnostic.
D'après Filipovich AH, Weisdorf P, Pavletic S, et al. National Institutes of Health Consensus Development Project on Criteria for Clinical Trials in Chronic Graft-versus-Host Disease : I. Diagnosis and Staging Working Group report. Biol. Blood Marrow Transplant. *2005; 11 : 945–956.*

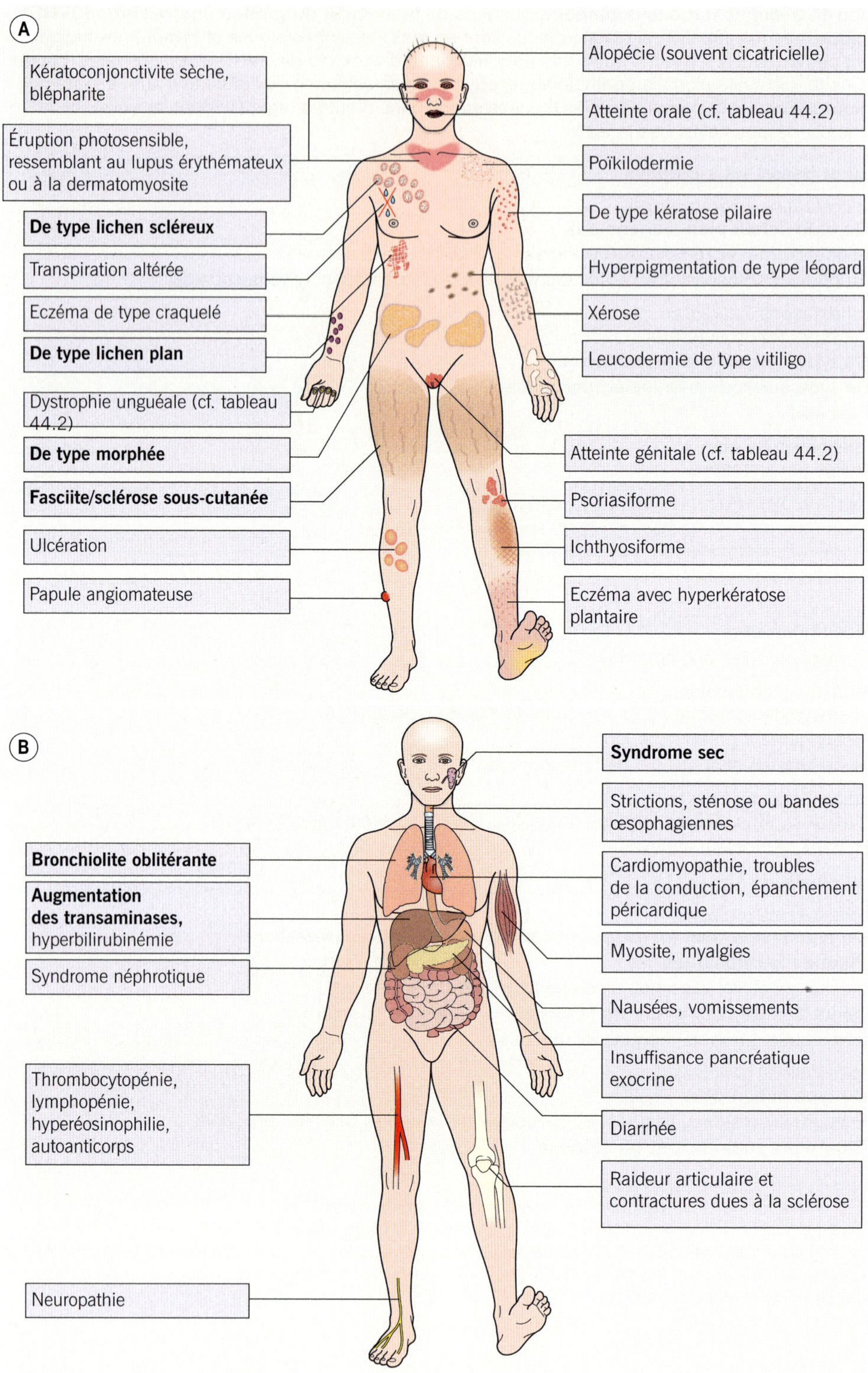

Fig. 44.2 Manifestations de la maladie du greffon contre l'hôte chronique. A Manifestations cutanéomuqueuses. Lésions ressemblant à un lichen scléreux pouvant être proéminentes sur le dos. Les manifestations très caractéristiques sont en gras. **B** Atteintes internes. Les plus fréquentes sont en gras.

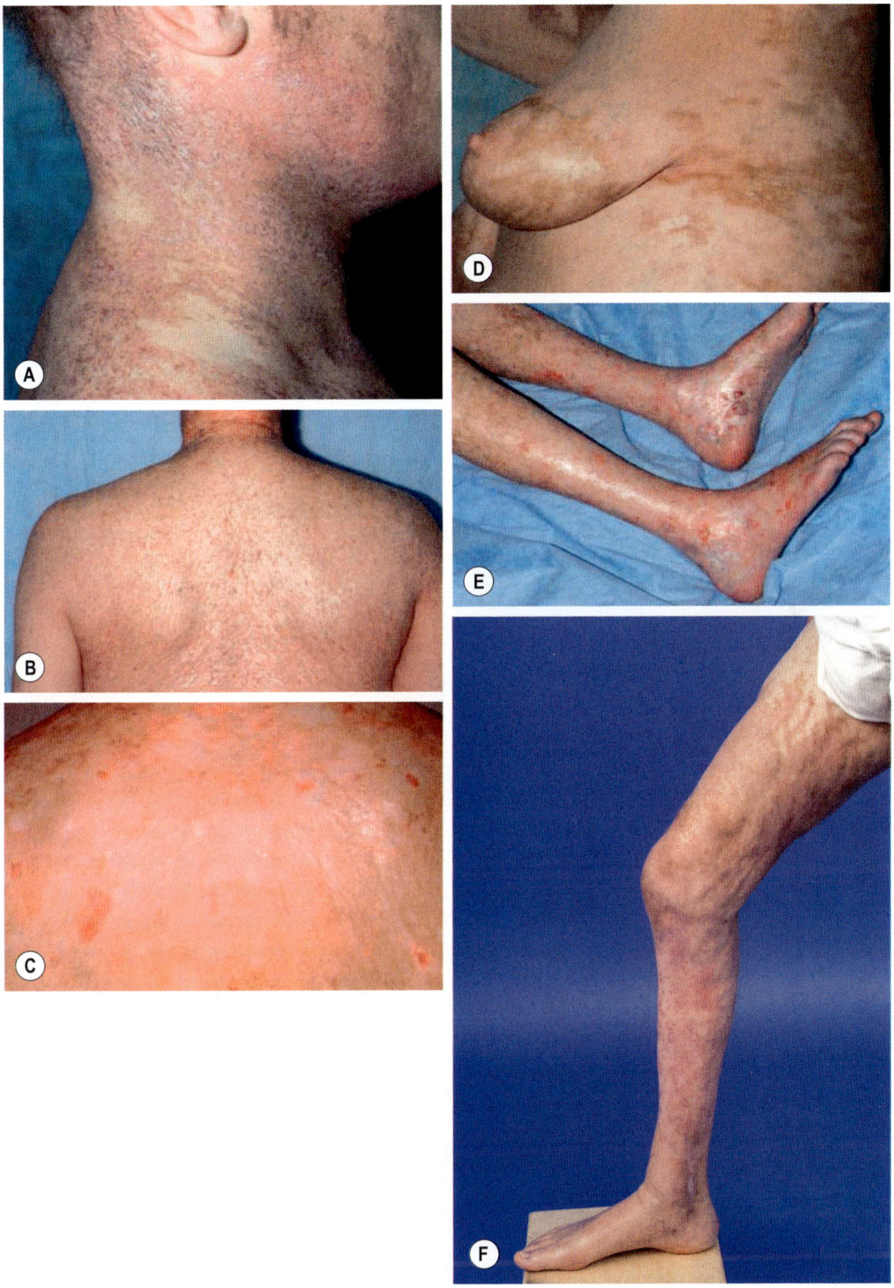

Fig. 44.3 Spectre clinique de la maladie cutanée chronique du greffon contre l'hôte. A De type lichen plan – plaques et papules fines rose violet avec squames, intriquées avec hyperpigmentation post-inflammatoire. **B** De type de lichen scléreux (précoce) – multiples plaques fines gris blanc avec des rides bien visibles au milieu du dos. **C** De type lichen scléreux (tardive) – plaques blanches, épaisses, brillantes sur le haut du dos mêlées à des érosions. **D** De type morphée (morphéiformes) – plaques brillantes, hyperpigmentées, scléreuses progressant de la poitrine à la partie latérale du tronc. **E** De type de sclérodermie (sclérodermoïde) – la peau est brillante, attachée, avec dyspigmentation, dépilation, nodules angiomateux, multiples érosions et ulcérations ; réduction marquée de l'amplitude de mobilité des coudes. **F** Présentation d'une maladie chronique du greffon contre l'hôte de type fasciite à éosinophiles. Un aspect ridé et une texture nodulaire, irrégulière de la peau indiquent une atteinte des tissus sous-cutanés. Au début en particulier, une phase œdémateuse avec présence d'une hyperéosinophilie peut être un indice diagnostique. *Remerciements : A, B, D-F : Edward Cowen, MD ; C : Joyce Rico, MD.*

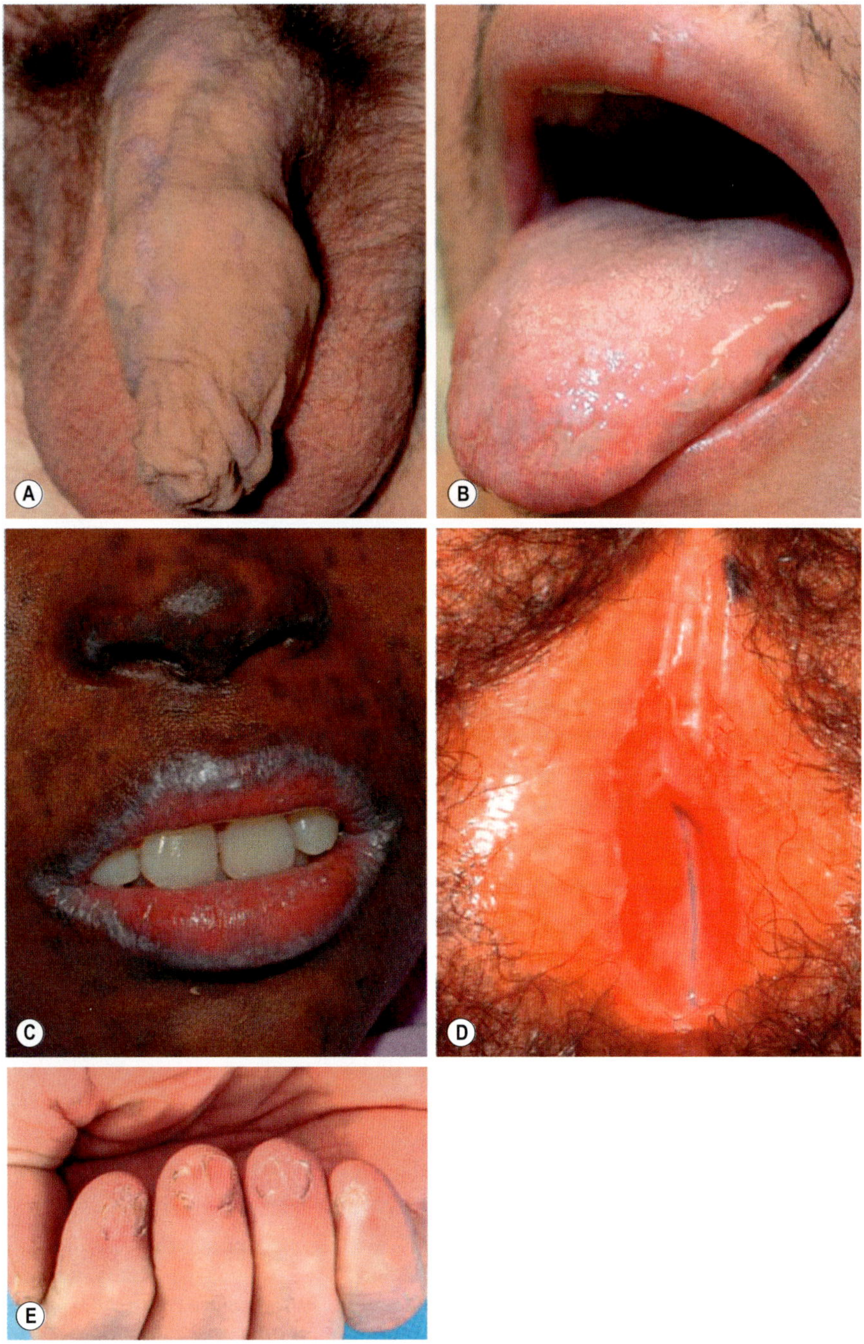

Fig. 44.4 Atteinte orogénitale et unguéale dans la maladie du greffon contre l'hôte chronique. A-C De type de lichen plan – papules violettes à toit plat du pénis (**A**), plusieurs ulcérations de la langue (**B**), et lacis blanc des lèvres, de la partie dorsale distale de la langue et du rebord narinaire (**B, C**). Noter les macules hyperpigmentées dans la peau voisine (**C**). **D** Atteinte érosive sévère de la vulve avec résorption quasi totale des petites lèvres et coalescence des lèvres au niveau du capuchon du clitoris. Le vestibule est aussi notablement rétréci. **E** Amincissement des ongles, décollement et formation d'un pterygium dorsal. *Remerciements : A, D, E, : Edward Cowen, MD ; B : Jean L. Bolognia, MD ; C : Julie V. Schaffer, MD.*

Manifestations cutanées des maladies systémiques

45

Introduction

• Reconnaître les manifestations cutanées d'une maladie systémique est un aspect important de la dermatologie ; cependant, le grand nombre de manifestations cutanées, combiné avec la faible fréquence à laquelle chaque signe peut être rencontré, peut être décourageant.
• L'approche dans ce chapitre consiste à fournir différents exemples des manifestations cutanées le plus souvent observées ou les plus caractéristiques en considérant le système organique le plus fréquemment concerné – par exemple, papulonodules de sarcoïdose (poumon), induration diffuse de la sclérodermie systémique (reins) et macules pigmentées du syndrome de Peutz-Jeghers (tractus gastro-intestinal).
• À l'exception des atteintes endocriniennes et des dermatoses paranéoplasiques, la plupart des manifestations cutanées sont discutées dans d'autres chapitres – par exemple, pyoderma gangrenosum chap. 21, télangiectasies hémorragiques héréditaires (THH) chap. 87, et néoplasies sébacées du syndrome de Muir-Torre chap. 52 et 91.

Maladies pulmonaires et peau

• Tableau 45.1 et fig. 45.1.

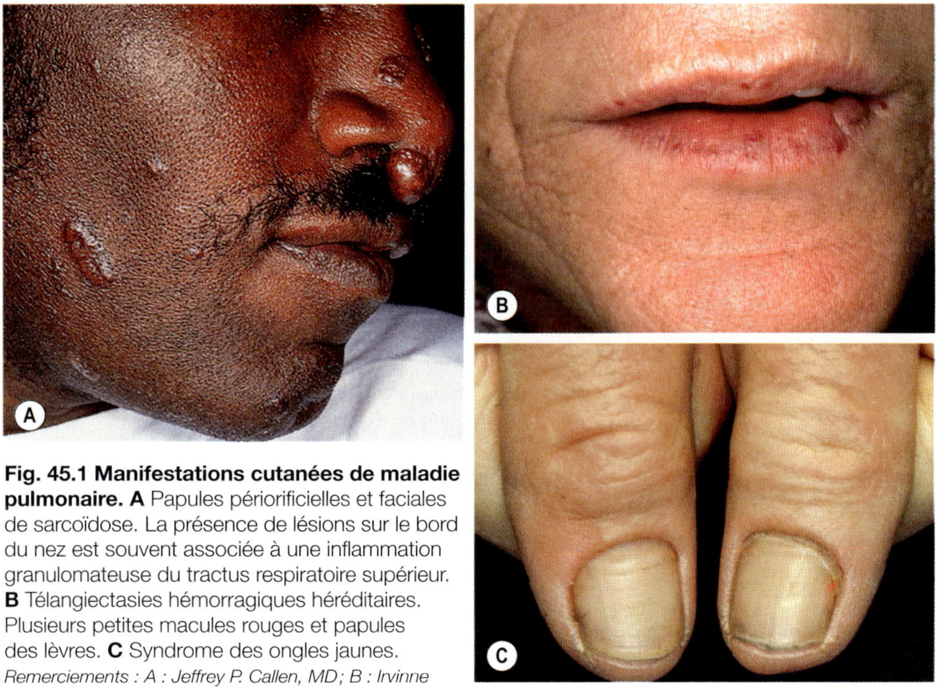

Fig. 45.1 Manifestations cutanées de maladie pulmonaire. A Papules périorificielles et faciales de sarcoïdose. La présence de lésions sur le bord du nez est souvent associée à une inflammation granulomateuse du tractus respiratoire supérieur. **B** Télangiectasies hémorragiques héréditaires. Plusieurs petites macules rouges et papules des lèvres. **C** Syndrome des ongles jaunes.
Remerciements : A : Jeffrey P. Callen, MD ; B : Irvinne Braverman ; C : Karynne O. Duncan, MD.

Tableau 45.1 Exemples de manifestations cutanées de maladies pulmonaires.

Maladie	Manifestations cutanées	Maladie pulmonaire
Génétique		
Syndrome de Birt-Hogg-Dubé (cf. chap. 91)	• Triade classique de fibrofolliculomes, trichodiscomes et acrochordons	• Kystes pulmonaires, pneumothorax spontanés
Télangiectasies hémorragiques héréditaires (THH) (cf. chap. 87)	• Macules et papules télangiectasiques muqueuses, faciales, et acrales (fig. 45.1B)	• MAV pulmonaires
Inflammatoire/auto-immune		
Sarcoïdose (cf. chap. 78)	• Aiguë : érythème noueux • Chronique : papules, nodules (fig. 45.1A), plaques, lupus pernio, lésions dans les cicatrices et tatouages ; ichtyose acquise	• Aiguë : lymphadénopathies hilaires bilatérales • Chronique : fibrose due à une inflammation granulomateuse
Granulomatose avec polyangéite (granulomatose de Wegener ; cf. chap. 19)	• Lésions de vascularite (p. ex. purpura palpable ou nodules), papules croûteuses dues à une DGPN, granulomes cutanés, ulcères ayant l'aspect d'un pyoderma gangrenosum, « gencives comme des fraises » (cf. fig. 59.17), ulcères oraux (cf. fig. 19.10B)	• Dyspnée, toux, hémoptysies et/ou pleurésie • Infiltrats pulmonaires irréguliers ou nodules qui peuvent former des cavernes
Granulomatose éosinophilique avec polyangéite (syndrome de Churg-Strauss ; cf. chap. 19)	• Purpura palpable, plaques urticariennes, nodules, papules croûteuses des coudes dues à une DGPN, ulcères	• Asthme • Pneumonie éosinophilique
Syndrome des ongles jaunes (fig. 45.1C)	• Ongles épaissis, poussant lentement, excessivement incurvés, jaunes à verts, avec onycholyse, sillons transverses, onychomadèse et absence de cuticule et de lunule	• Maladie bronchopulmonaire : épanchements pleuraux, bronchectasies • Lymphœdème, sinusite • Malignités
Dermatomyosite (cf. chap. 34)	• Papules de Gottron, poïkilodermie photodistribuée, héliotrope (cf. fig. 34.4)	• PID, pneumonie d'inhalation, hypoventilation
Sclérodermie systémique (cf. chap. 35)	• ScScd : phénomène de Raynaud (de début soudain) ; sclérose plus étendue • ScScl : phénomène de Raynaud (avec longue précession) ; limitée, sclérose acrofaciale	• ScScd : PID > HTAP • ScScl : HTAP > PID (cf. fig. 35.2)
Néoplasique/paranéoplasique		
Granulomatose lymphomatoïde (cf. chap. 99)	• Papulonodules, plaques, ulcères	• Toux, dyspnée et douleurs thoraciques dues à des infiltrats de lymphocytes atypiques, angiocentriques, angiodestructeurs
Pemphigus paranéoplasique (cf. chap. 23)	• Cf. tableau 45.9 et fig. 23.8	• Bronchiolite oblitérante

(Suite)

Tableau 45.1 Suite.

Infectieuse		
Tuberculose (cf. chap. 62)	• Lupus vulgaire, miliaire aiguë, scrofuloderme, gommes tuberculeuses, orificielle	• Infiltrats atypiques, infiltrats caverneux ; toux non productive ou toux productive
Blastomycose* (cf. chap. 64)	• Verruqueuse, plaques ou nodules ulcérés	• Infiltrats en taches ou radiographie pulmonaire normale
Cryptococcose (cf. chap. 64)	• Manifestations cutanées variées, depuis des papulonodules et des plaques jusqu'à des lésions à l'aspect de molluscum contagiosum ou de cellulite	• Variée depuis une infection asymptomatique jusqu'à une pneumonie sévère et un syndrome de détresse respiratoire aiguë
Aspergillose (cf. chap. 64)	• Plaques avec croûtes noires • Emboles cutanés : papules et plaques nécrotiques, souvent ulcérées et rapidement progressives	• Chez ceux qui ont des emboles cutanés disséminés, infiltrats caverneux et nodules
Varicelle (cf. chap. 67)	• Lésions à différents stades de développement, incluant papules, papulovésicules, pustules et croûtes hémorragiques	• Atteinte pulmonaire corrélée à la sévérité de l'atteinte cutanée. Infiltrats interstitiels ou maladie respiratoire éparse aboutissant à de la toux et de la dyspnée
Autre		
Nécrolyse épidermique toxique (NET) (cf. chap. 16)	• Nécroses épidermiques étendues et décollements	• Syndrome de détresse respiratoire aiguë

* *Une primo-infection pulmonaire peut aussi survenir dans d'autres mycoses systémiques dues à des agents pathogènes dimorphiques, incluant coccidioïdomycose, histoplasmose et paracoccidioidomycose.*
HTAP : hypertension artérielle pulmonaire ; MAV : malformation artérioveineuse ; PID : pneumopathie interstitielle diffuse ; ScScd : sclérodermie systémique cutanée diffuse ; ScScl : sclérodermie systémique cutanée limitée.
Les patients qui ont un sarcome de Kaposi, une vascularite urticarienne ou une sclérose tubéreuse de Bourneville peuvent aussi avoir une maladie pulmonaire.

Maladies cardiaques et peau

- Tableau 45.2 et fig. 45.2.

Maladies gastro-intestinales et peau

- Tableaux 45.3 à 45.5 et fig. 45.3 et 45.4.

Maladies hépatiques et peau

- Tableau 45.6 et fig. 45.5.

Maladies rénales et peau

- Tableau 45.7.

Manifestations cutanées des affections malignes internes

- Tableaux 45.8 et 45.9 et fig. 45.6 et 45.7.

Manifestations cutanées des troubles endocriniens et des maladies métaboliques

- Tableaux 45.10 à 45.13 et fig. 45.8 à 45.12.

Pour plus d'informations, cf. chap. 53 de *Dermatology, Fourth Edition*.

Tableau 45.2 Exemples de manifestations cutanées de maladies cardiaques. Les manifestations cutanées de ces affections sont discutées dans les chapitres cités. Le syndrome cardio-facio-cutané est caractérisé par une desquamation généralisée ayant l'aspect d'une ichtyose, une kératose pilaire, des macules café-au-lait, une chevelure éparse et frisée et un retard de développement. Les patients avec une neurofibromatose 1, une hémochromatose, une polychondrite chronique atrophiante (cf. fig. 45.2) peuvent aussi avoir une atteinte cardiaque.

Affection	Maladie cardiaque
Génétique	
Syndrome cardio-facio-cutané	• Sténose pulmonaire, défauts atrioseptaux, cardiomyopathie hypertrophique
Maladies héréditaires du tissu conjonctif : cutis laxa, syndrome d'Ehlers-Danlos, pseudo-xanthome élastique, syndrome de Marfan (cf. chap. 80); les atteintes cardiaques varient du prolapsus de la valve mitrale aux anévrismes artériels/aortiques, la dissection et la rupture	
Complexe de Carney (syndromes NAME et LAMB) (cf. chap. 92)	• Myxomes de l'oreillette
Sclérose tubéreuse de Bourneville (cf. chap. 50)	• Rhabdomyomes cardiaques, arythmies
Inflammatoire/auto-immune	
Psoriasis (cf. chap. 6)	• Augmentation du risque de maladie cardiovasculaire
Lupus érythémateux systémique (cf. chap. 33)	• Péricardite, endocardite verruqueuse (Libman-Sacks), maladie des artères coronaires
Lupus érythémateux néonatal (cf. chap. 33)	• Bloc cardiaque congénital
Sclérodermie systémique (cf. chap. 35)	• HTAP, troubles de la conduction, péricardite, phénomène de Raynaud viscéral
Rhumatisme articulaire aigu (cf. chap. 15)	• Pancardite dans la phase aiguë; les manifestations tardives incluent une dysfonction des valves mitrale et/ou aortique
Sarcoïdose (cf. chap. 78 et fig. 45.1A)	• Troubles de la conduction, insuffisance cardiaque congestive
Maladie de Kawasaki (syndrome cutanéomuqueux ganglionnaire) (cf. chap. 3)	• Artérite coronarienne, anévrismes des artères coronaires
DRESS/SHM (cf. chap. 17)	• Modifications ECG pouvant simuler un infarctus du myocarde; une dysfonction myocardique aiguë et une hypotension peuvent initialement apparaître durant la diminution des CS
Autres	
Hyperlipidémie (cf. chap. 77)	• Maladie coronarienne
Amylose systémique primitive (cf. chap. 39)	• Cardiomyopathie restrictive, troubles de la conduction
Endocardite – bactérienne ou fongique (cf. chap. 61 et 64)	• Végétations et dysfonction des valves
Érythrodermie exfoliative (cf. chap. 8)	• Insuffisance cardiaque à haut débit

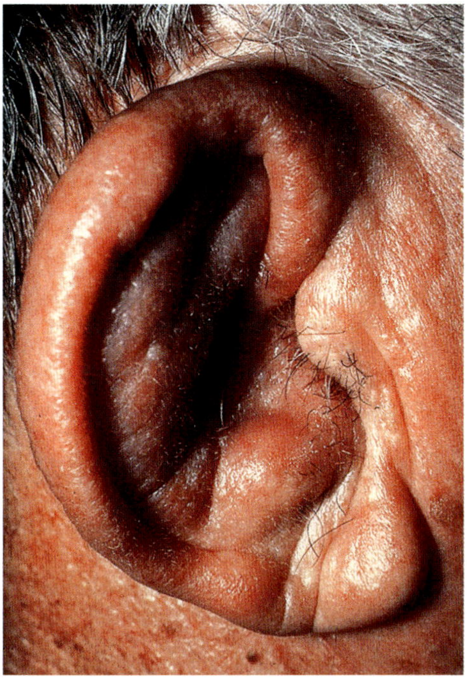

Fig. 45.2 Polychondrite chronique atrophiante. L'inflammation épargne les lobes des oreilles, qui n'ont pas de cartilage. Une insuffisance aortique et un anévrisme disséquant de l'aorte sont les anomalies cardiaques associées à cette affection. *Remerciements : Jeffrey P. Callen, MD.*

Tableau 45.3 Exemples de manifestations cutanées de maladies gastro-intestinales (GI).

Affection	Maladie gastro-intestinale/autres
Génétique	
Télangiectasies hémorragiques héréditaires (THH) (cf. chap. 87 ; tableau 45.1 ; fig. 45.1B)	• Hémorragies récurrentes du tractus GI supérieur dues à des MAV • Sous-groupe de patients ayant aussi une polypose juvénile du tractus GI due à des mutations dans *SMAD4;* et un risque associé de cancer colorectal précoce
Syndrome du *blue rubber bleb nevus* (cf. chap. 85 ; fig. 45.3A)	• Malformations vasculaires du tractus GI
Pseudo-xanthome élastique (cf. chap. 80 ; tableau 45.2)	• Hémorragies du tractus GI supérieur ou inférieur
Syndrome d'Ehlers-Danlos de type vasculaire (type IV) (cf. chap. 80 ; tableau 45.2)	• Hémorragies du tractus GI dues à une rupture artérielle, une perforation intestinale
Syndrome de Gardner (cf. chap. 90, 91, et 95)	• Hémorragies à partir de polypes coliques adénomateux. Des adénocarcinomes du côlon sont constants si le côlon n'est pas enlevé • Hypertrophie congénitale de l'épithélium pigmenté rétinien
Syndrome de Peutz-Jeghers (cf. chap. 92 ; fig. 45.3B)	• Polypes hamartomateux tout le long du tractus GI. Une invagination ou des hémorragies peuvent survenir
Maladie de Cowden (syndrome des hamartomes multiples ; syndrome tumoral hamartomateux lié à *PTEN*) (cf. chap. 52 et 91 ; fig. 45.3C)	• Polypes hamartomateux tout le long du tractus GI. Un saignement est rare
Syndrome de Muir-Torre (cf. chap. 91)	• Carcinomes colorectaux et gastriques > carcinomes de l'intestin grêle

(Suite)

Tableau 45.3 Suite.

Inflammatoire/auto-immune	
Colites ulcéreuses (cf. chap. 21 ; tableau 45.4)	• Inflammation uniforme et continue du gros intestin. Une atteinte rectale est présente chez la majorité (>95 %) des patients. Un mégacôlon toxique peut se développer
Maladie de Crohn (cf. chap. 21 ; fig. 45.4 ; tableau 45.4)	• Inflammation chronique, souvent granulomateuse, de l'intestin. Des zones épargnées peuvent apparaître
Syndrome de Cronkite-Canada	• Polypes adénomateux GI, diarrhée, douleurs abdominales
Vascularite (cf. chap. 19)	• Ulcérations secondaires à une vascularite des vaisseaux de l'intestin. Peut être plus fréquente dans la vascularite associée aux IgA (purpura de Henoch-Schönlein)
Papulose atrophiante maligne (maladie de Degos) (cf. chap. 18)	• Petits infarctus de la muqueuse du tractus GI ; hémorragies et perforation intestinale peuvent entraîner le décès
Autre	
Scorbut (cf. chap. 43)	• Dégénérescence du collagène dans les vaisseaux due au déficit en vitamine C. Pertes sanguine du tractus GI entraînant une anémie
Sarcome de Kaposi (cf. chap. 94)	• Des tumeurs similaires peuvent survenir dans le tractus GI ; les complications possibles incluent ulcération, saignement, perforation et iléus, qui sont plus fréquents dans les formes associées au VIH que dans le type classique

MAV : malformation artérioveineuse.

Tableau 45.4 Manifestations cutanées de la maladie de Crohn et de la colite ulcéreuse.

- Érythème noueux – souvent témoin d'une maladie intestinale active
- Urticaire
- Vascularite cutanée des petits vaisseaux
- Périartérite noueuse cutanée
- Vascularites « pustuleuses » ou lésions de type dermatose-arthrite associée à l'intestin
- Pyoderma gangrenosum – principalement forme classique (typique) ulcérée (cf. fig. 21.5) ou lésions péristomiales (fig. 45.4B) ; une variante pustuleuse, végétante (pyoderma vegetans ; cf. fig. 21.9) survient occasionnellement. Ces lésions peuvent ou non refléter l'activité de la maladie intestinale
- Autres dermatoses neutrophiliques allant de lésions acnéiformes au syndrome de Sweet et à la panniculite neutrophilique.
- Lésions orales
  - Infiltrats granulomateux (avec la maladie de Crohn uniquement)
  - Aphtose
  - Chéilite angulaire
  - Pyostomatite végétante (variante muqueuse du pyoderma gangrenosum)
- Maladie de Crohn contiguë (anogénitale) et maladie de Crohn « métastatique » (fig. 45.4A)
- Fistule (périanale et abdominale)
- Lymphœdème génital
- Acrochordons cutanés périanaux
- Lésions acquises de type acrodermatite entéropathique (patients avec déficit en zinc et/ou en acides gras essentiels)
- Épidermolyse bulleuse acquise
- Psoriasis

Tableau 45.5 Manifestations cutanées péristomiales. Les anomalies cutanées péristomiales sont fréquentes et peuvent limiter l'utilisation et l'efficacité des stomies. Quand la cause est incertaine, l'évaluation doit comprendre un examen au KOH, des cultures microbiennes, des patch-tests et un examen histologique.

Affection cutanée	Commentaires
Dermatite de contact par irritation	Principale cause de dermatite péristomiale, en particulier chez les patients qui ont eu une iléostomie. Principalement attribuée à l'exposition aux fèces ou à l'urine
Maladie cutanée préexistante (p. ex. psoriasis, dermatite séborrhéique, dermatite atopique)	Exclure une dermatite de contact primitive ou une infection ou une dermatite de contact surajoutée
Infection cutanée (*Candida* spp., dermatophyte, herpès virus [principalement simplex], bactérie [en particulier *Staphylococcus aureus*])	Une colonisation par des bactéries et/ou des champignons est habituelle. Un traitement récent par des antibiotiques prédispose à une candidose. Peut s'améliorer dans un premier temps puis s'aggraver si traitement inapproprié avec des corticostéroïdes topiques
Dermatite de contact allergique	Relativement rare. Les allergènes potentiels incluent pâtes adhésives, anneaux adhésifs ou plaquettes des poches de stomie, sacs de stomie, résines époxy, caoutchouc, lanoline et parfums. Des patch-tests doivent être réalisés avec à la fois les allergènes standardisés et les produits personnels des patients
Pyoderma gangrenosum	Cause rare de dermatite péristomiale ; plus fréquente chez les patients ayant une maladie inflammatoire de l'intestin (fig. 45.4B)
Papules et nodules pseudo-verruqueux	Vus plus souvent en association avec des urostomies ; peuvent être diagnostiqués à tort comme verrues

Adapté de Lyon CC, Smith AJ, Griffiths CE, et al. The spectrum of skin disorders in abdominal stoma patients. Br. J. Dermatol. 2000; 143 : 1248–1260.

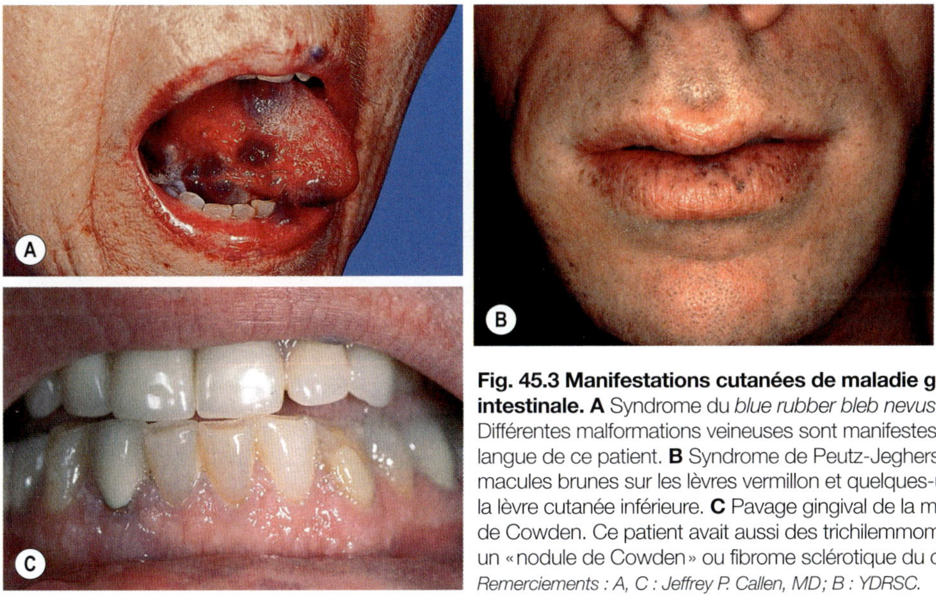

Fig. 45.3 Manifestations cutanées de maladie gastro-intestinale. A Syndrome du *blue rubber bleb nevus*. Différentes malformations veineuses sont manifestes sur la langue de ce patient. **B** Syndrome de Peutz-Jeghers. Multiples macules brunes sur les lèvres vermillon et quelques-unes sur la lèvre cutanée inférieure. **C** Pavage gingival de la maladie de Cowden. Ce patient avait aussi des trichilemmomes et un « nodule de Cowden » ou fibrome sclérotique du cou.
Remerciements : A, C : Jeffrey P. Callen, MD; B : YDRSC.

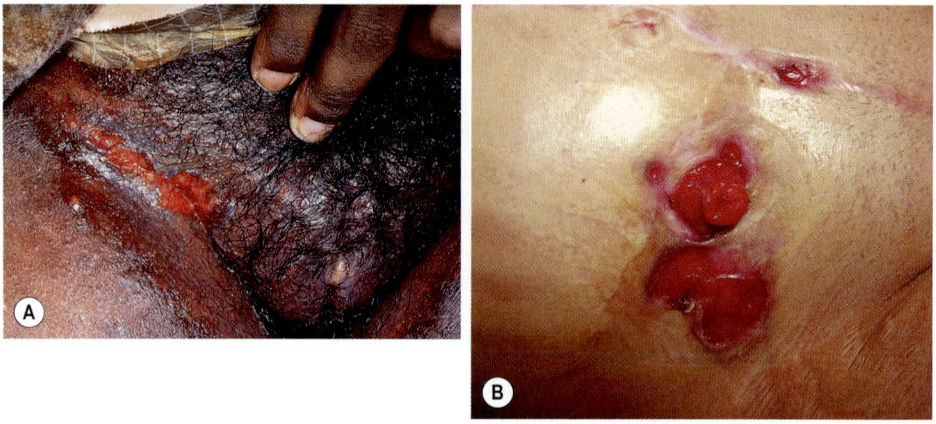

Fig. 45.4 Manifestations cutanées d'une maladie inflammatoire chronique de l'intestin (MICI).
A Maladie de Crohn « métastatique ». Inflammation granulomateuse non contiguë de la peau se manifestant par des fissures inflammatoires profondes dans les plis inguinaux. Elles ont été décrites comme des entailles de type « coups de couteau ». **B** Pyoderma gangrenosum (PG) péristomial dans le cadre d'une MICI. Les patients ayant des stomies, en particulier des iléostomies, sont à risque de dermatoses péristomiales, incluant le PG. Les patients ayant une MICI peuvent développer un PG n'importe où sur la peau (cf. chap. 21 ; fig. 21.5 à 21.9). *Remerciements : Jeffrey P. Callen, MD.*

Tableau 45.6 Exemples de manifestations cutanées de maladies hépatiques.

Maladie	Manifestations cutanées	Autres
Cirrhose	• Angiomes stellaires et autres télangiectasies, érythème palmaire, ongles de Terry et ongles de Muehrcke (cf. chap. 58), prurit, ictère	• Gynécomastie • Hypertrophie parotidienne
Cholangite biliaire primitive	• Ictère, hyperpigmentation diffuse, prurit, xanthomes (éruptif, plan, parfois tubéreux), peut coexister avec une sclérodermie systémique	• Ursodiol, fibrates, cholestyramine, rifampicine, sertraline et naloxone peuvent aider à supprimer le prurit
Hépatites virales B (VHB) et C (VHC)	• Cf. tableau 68.4 • Une sarcoïdose cutanée a été observée avec un traitement par interféron et/ou ribavirine • Érythème nécrolytique acral (fig. 45.5)	• Le traitement de l'infection chronique au VHB ou VHC dépend du type et de la sévérité de la maladie; il inclut des agents antiviraux spécifiques tels qu'entécavir et ténofovir pour l'infection au VHB et des agents antiviraux d'action directe, souvent en combinaison avec d'autres agents pour l'infection au VHC
Hémochromatose (« diabète bronzé »)	• Hyperpigmentation généralisée	• Due à des mutations dans *HFE*, le plus souvent C282Y. Phlébotomie pour réduire les stocks de fer ou chélation (p. ex. déférasirox)
Maladie de Wilson (dégénérescence hépatolenticulaire)	• Anneau de Kayser-Fleischer • Lunule bleue • Hyperpigmentation prétibiale	• Autosomique récessive; due à des mutations dans *ATP7B* • Traitement par agents chélateurs du cuivre (p. ex. pénicillamine) ou des médicaments inducteurs de métallothionéines (acétate de zinc)

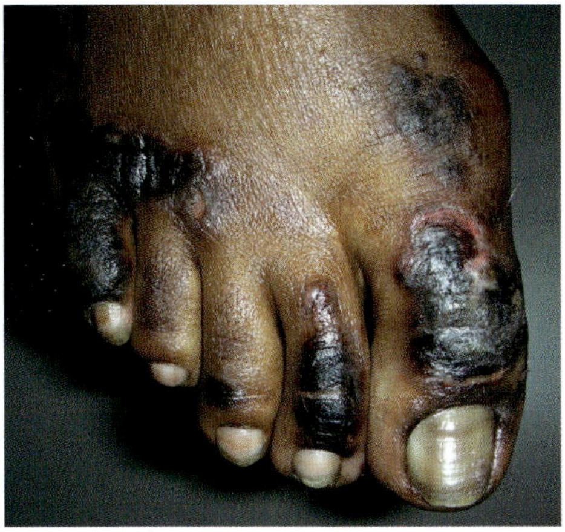

Fig. 45.5 Manifestations cutanées d'une maladie hépatique. Érythème nécrolytique acral. Manifestation de l'hépatite virale C. *Remerciements : Jeffrey P. Callen, MD.*

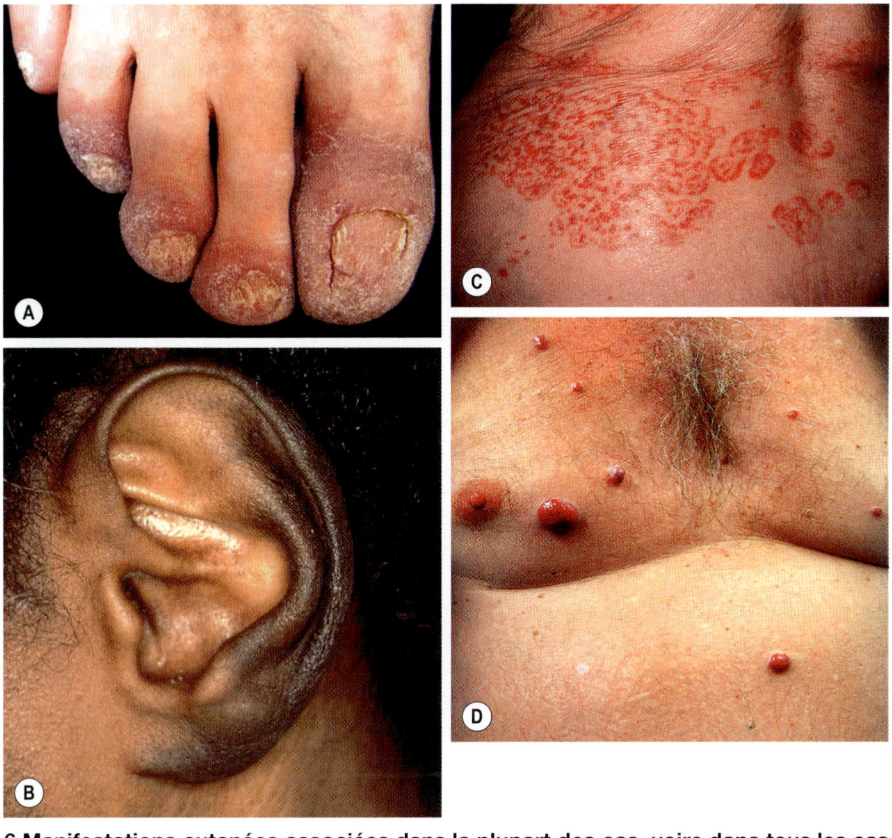

Fig. 45.6 Manifestations cutanées associées dans la plupart des cas, voire dans tous les cas à une malignité interne. A, B Syndrome de Bazex (acrokératose paranéoplasique). Lésions psoriasiformes acrales de couleur violacée, accompagnées d'une dystrophie unguéale (**A**). Ce patient avait un CSC du pilier de l'amygdale. Fines plaques hyperpigmentées de l'hélix et de l'anthélix (**B**) chez un patient qui avait un CSC du pharynx. **C** *Erythema gyratum repens*. Ce patient avait un cancer du sein. **D** Syndrome POEMS. Ce patient avait des angiomes multiples (hémangiomes gloméruloïdes histologiquement) sur le tronc, de même que sur le visage et le cuir chevelu. Il avait en plus une neuropathie périphérique, un diabète survenu à l'âge adulte, une hypothyroïdie et des œdèmes périphériques. L'affection sous-jacente était un myélome ostéosclérotique. *Remerciements : A, C, D : Jeffrey P. Callen, MD ; B : Jean L. Bolognia, MD.*

Tableau 45.7 Exemples de manifestations cutanées des maladies rénales.

Affection	Maladie rénale/autres
Génétique	
Sclérose tubéreuse de Bourneville (STB) (cf. chap. 50; tableau 45.2)	• Hamartomes rénaux (angiomyolipomes). La polykystose rénale peut survenir dans un syndrome lié à un gène contigu à *TSC2*
Nail-patella syndrome (cf. chap. 58)	• Néphrose congénitale, glomérulonéphrite
Syndrome de Birt-Hogg-Dubé (cf. chap. 91; tableau 45.1)	• Tumeurs rénales, en particulier carcinome chromophobe ou oncocytaire et/ou carcinomes hybrides
Léiomyomatose héréditaire et cancer à cellules rénales (syndrome de Reed) (cf. chap. 95)	• Prédisposition à développer un carcinome rénal agressif
Inflammatoire/auto-immune	
Lupus érythémateux systémique (cf. chap. 33; tableau 45.2)	• Glomérulonéphrite – focale, membraneuse ou proliférative
Sclérodermie systémique (cf. chap. 35; tableau 45.1)	• Hypertension, crise rénale
Purpura de Henoch-Schönlein (cf. chap. 19)	• Glomérulonéphrite associée aux IgA, qui peut devenir chronique
Périartérite noueuse (cf. chap. 19)	• Anévrismes des artères rénales, hypertension rénovasculaire, insuffisance rénale
Granulomatose avec polyangéite (granulomatose de Wegener; cf. chap. 19; tableau 45.1)	• Glomérulonéphrite
Vascularite cutanée des petits vaisseaux (VCPV) (cf. chap. 19)	• Une glomérulonéphrite peut survenir mais elle est moins fréquente que dans les vascularites mentionnées précédemment
Autre	
Amylose systémique primitive (AL) (cf. chap. 39; tableau 45.2)	• Protéinurie, incluant le syndrome néphrotique et l'insuffisance rénale
Modifications cutanées au stade d'insuffisance rénale terminale	1. Pâleur, teint jaunâtre 2. Xérose ou ichtyose acquise (cf. fig. 4.3) 3. Prurit (cf. chap. 4) 4. Dermatose perforante acquise (cf. chap. 79 et fig. 4.3, 79.1 et 79.2) 5. Pseudo-porphyrie (cf. chap. 41 et fig. 41.8) 6. Calciphylaxie (cf. chap. 42) 7. Givre urémique
Fibrose systémique néphrogénique (FSN) (cf. chap. 35 et fig. 35.12)	• Survient principalement chez les patients qui ont une insuffisance rénale chronique en dialyse en association avec une exposition à un produit de contraste contenant du gadolinium

Tableau 45.8 Dermatoses paranéoplasiques.

Dermatose	Manifestations cutanées	Commentaires
Affections associées à un cancer dans la plupart des cas voire tous les cas		
Syndrome de Bazex (acrokératose paranéoplasique)	Plaques psoriasiformes acrales, typiquement avec atteinte du nez et des hélix; souvent les lésions sont violacées (fig. 45.6A, B). Une striation longitudinale ou horizontale des ongles survient chez 75 % des patients	Par définition, cette affection est liée à une malignité, survenant généralement dans le tractus aérodigestif supérieur (pharynx, larynx ou œsophage)
Syndrome carcinoïde	Flushs et érythème de la tête et du cou. Une dermatose ayant l'aspect d'une pellagre ou des manifestations sclérodermoïdes peut se développer à un stade évolué de l'affection	Des flushs associés à ~ 10 % des tumeurs situées vers le milieu du tube digestif (intestin grêle, appendice, côlon proximal) et des métastases hépatiques sont nécessaires; les tumeurs carcinoïdes gastriques de type III et bronchiques sont aussi associées à des flushs (des métastases hépatiques ne sont pas nécessaires)
Erythema gyratum repens	Lésions érythémateuses concentriques, donnant souvent l'apparence des nervures du bois (fig. 45.6C; cf. chap. 15)	Types et sites de malignité variés
Hypertrichose lanugineuse acquise	Pousse d'une pilosité fine de lanugo diffuse ou seulement sur le visage. Avec le temps, ces poils peuvent devenir plus épais (cf. chap. 57)	Association avec une variété de malignités internes, plus souvent carcinome pulmonaire, du côlon, des seins
Syndrome AESOP	Larges taches rouges à violet brun	Les taches recouvrent un plasmocytome
Syndrome de sécrétion adrénocorticotrope (ACTH) ectopique	Hyperpigmentation généralisée qui peut être accentuée sur les zones exposées au soleil	La production d'ACTH par une tumeur (souvent un carcinome à petites cellules du poumon) peut provoquer une hyperpigmentation et des manifestations de syndrome de Cushing
Syndrome du glucagonome	Érythème nécrolytique migrateur, chéilite angulaire, glossite	Dû à une tumeur du pancréas sécrétant du glucagon. Les patients sont souvent traités pour intertrigo avant que le syndrome ne soit diagnostiqué. Une perte de poids et un diabète accompagnent la dermatose
Pemphigus paranéoplasique	Maladie érosive des muqueuses (cf. fig. 23.8) et ayant l'aspect d'un érythème polymorphe, d'une pemphigoïde bulleuse ou de lésions cutanées lichénoïdes (cf. chap. 23)	Le plus souvent associée à un lymphome non hodgkinien, une leucémie lymphocytaire chronique ou une maladie de Castleman (cette dernière survenant surtout chez des enfants et les populations asiatiques). Il a été montré que les tumeurs de Castleman produisent les anticorps responsables du pemphigus paranéoplasique et leur résection peut entraîner la rémission des lésions cutanéomuqueuses. La bronchiolite oblitérante est une complication fréquente
Pachydermatoglyphie	Épaississement velouté des dermatoglyphes des paumes	Accompagnée ou pas d'un acanthosis nigricans

(Suite)

Tableau 45.8 Suite.

Affections fortement associées à un cancer dans un sous-groupe de cas		
Acanthosis nigricans	Survenue rapide de modifications hyperpigmentées, veloutées, des zones de flexion (p. ex. cou, creux axillaires, aines), peut aussi atteindre les faces d'extension (p. ex. coudes, genoux, articulations) et, dans les cas associés à des malignités, les lèvres, la muqueuse orale, les paumes (cf. supra « Pachydermatoglyphie »). Une glossite est aussi fréquemment présente dans las cas d'acanthosis nigricans associés à une malignité	Association à un adénocarcinome de l'estomac et d'autres localisations dans le tractus GI ou GU ; dans ce contexte, l'acanthosis nigricans est souvent accompagné d'une perte de poids. L'acanthosis nigricans est plus fréquemment associé à des troubles endocriniens, en particulier une résistance à l'insuline (fig. 45.8 et 45.9) ; ces patients sont typiquement en surpoids, et le début de l'affection est généralement insidieux
Pemphigoïde cicatricielle anti-épilligrine*/ pemphigoïde muqueuse antilaminine 332	Ulcérations orales, érosions conjonctivales et cicatrices. Bulles tendues et érosions cutanées peuvent aussi se développer (cf. chap. 24)	Approximativement un tiers des patients ont un cancer ou vont en développer un dans l'année suivant le diagnostic. Le cancer est habituellement un adénocarcinome et est souvent à un stade avancé au moment du diagnostic, ce qui peut expliquer le taux élevé de mortalité
Dermatomyosite (adulte)*	Couleur héliotrope, papules de Gottron, poïkilodermie photodistribuée, hypertrophie du repli unguéal avec mégacapillaires, prurit et desquamation diffuse du cuir chevelu (cf. chap. 34)	Les études reposant sur la population démontrent une surreprésentation des carcinomes ovarien, pulmonaire, colorectal et pancréatique et des lymphomes non hodgkiniens chez les Caucasiens
Dermatoses neutrophiliques	Syndrome de Sweet ou pyoderma gangrenosum (en particulier la forme bulleuse atypique) (cf. chap. 21)	Approximativement 10–20 % des cas sont associés à des manifestations hématologiques comme une leucémie myéloïde aiguë ou une dyscrasie à cellules plasmocytaires (IgA). Des tumeurs solides sous-jacentes sont rares
Affections associées à une gammapathie monoclonale**		
Angio-œdème acquis dû à une dysfonction de l'inhibiteur de C1-estérase	Angio-œdème acquis sans papules associées (cf. chap. 14)	Associées à des affections lymphoprolifératives à cellules B, incluant des lymphomes, de même que des gammapathies monoclonales de signification indéterminée (MGUS)
Amylose systémique primaire	Papules cireuses, translucides ou purpuriques ; purpura périorbitaire et au pincement ; macroglossie (cf. chap. 39)	Gammapathie monoclonale due à une dyscrasie des cellules plasmocytaires >> myélome multiple ; dépôts composés d'immunoglobulines à chaînes légères (AL)
Cryoglobulinémie, type I	Purpura réticulé et nécroses, principalement des zones acrales froides ; cyanose acrale ; livedo réticulé (cf. chap. 18)	Gammapathie monoclonale due à des affections lymphoplasmocytaires
Xanthogranulome nécrobiotique	Plaques xanthomateuses indurées avec nécrose et ulcérations, habituellement en localisation périorbitaire (cf. chap. 76)	Paraprotéinémie (> 80 % des cas, plus souvent IgG avec chaînes légères κ) ; un myélome multiple ou affection lymphoproliférative se développe chez une minorité de patients

(Suite)

Tableau 45.8 Suite.

Affections associées à une gammapathie monoclonale**		
Xanthomes plans normolipémiques	Taches jaunâtres et fines plaques principalement dans les plis cutanés, la partie supérieure du tronc et les zones périorbitaires (cf. chap. 77)	Paraprotéinémie due à une dyscrasie cellulaire ou une affection lymphoproliférative
Syndrome POEMS (*polyneuropathy, organomegaly, endocrinopathy, monoclonal gammopathy and skin changes*)	Bien que l'hémangiome gloméruloïde (fig. 45.6D) soit considéré comme pathognomonique, il n'est présent que chez une minorité de patients. Les autres manifestations cutanées incluent : angiomes cerise, hyperpigmentation, hypertrichose, épaississement sclérodermique, hyperhidrose, hippocratisme digital, pléthore, acrocyanose et leuconychie	Myélome osteosclérotique, myélome, maladie de Castleman et plasmacytomes ont été rapportés chez des patients ayant un POEMS. En plus des manifestations désignées dans l'acronyme, les patients peuvent avoir œdèmes périphériques, ascite, épanchement pleural, œdème papillaire, thrombocytose, polycythémie et augmentation des taux sériques de VEGF
Syndrome de Schnitzler	Lésions urticariennes chroniques; en histopathologie, un infiltrat dermique riche en neutrophiles est souvent observé (cf. chap. 14)	Associé à une paraprotéinémie IgM habituellement κ; des atteintes lymphoplasmocytaires malignes se développent chez approximativement 15 % des patients. Des manifestations additionnelles incluent fièvre, arthralgies et douleurs osseuses
Scléromyxœdème	Induration sclérodermoïde et éruption disséminée de papules fermes, cireuses disposées en réseaux linéaires (cf. chap. 38)	Presque toujours associé à une paraprotéinémie (habituellement IgG avec chaînes légères λ); un myélome multiple se développe dans <10 % des cas
Affections qui peuvent être associées à un cancer dans un sous-groupe de cas		
Ichtyose acquise	Ressemblent à une ichtyose vulgaire; plus souvent localisée aux jambes	Le lymphome précède typiquement le diagnostic d'ichtyose
Vascularite cutanée des petits vaisseaux	Purpura palpable, peut être étendu et/ou dans des localisations inhabituelles (cf. chap. 19)	Moins de 5 % des patients ayant une vascularite ont une malignité associée, le plus communément dyscrasie plasmocytaire, myélodysplasie, affections myélo ou lymphoprolifératives et leucémie à tricholeucocytes
Dermatite herpétiforme (DH)	Érosions prurigineuses et bulles sur les faces d'extension, le cuir chevelu et/ou les fesses (cf. chap. 25)	Dans l'association de DH avec une entéropathie au gluten, un lymphome T associé à l'entéropathie peut occasionnellement survenir
Érythrodermie exfoliative	Peau squameuse et érythémateuse de façon diffuse (cf. chap. 8)	Peut être associée à un lymphome cutané T ou, occasionnellement, à un lymphome systémique ou une leucémie
Xanthogranulomes juvéniles (XGJ) dans le cadre d'une neurofibromatose 1 (NF1)	Papules et nodules rose jaune à rouge brun, en dôme, plus souvent localisés à la tête et au cou (cf. chap. 76)	Une triple association entre XGJ, NF1 et LMMJ a été décrite

(Suite)

Tableau 45.8 Suite.

Affections qui peuvent être associées à un cancer dans un sous-groupe de cas		
Réticulohistiocytose multicentrique	Lésions nodulaires, plus souvent sur le dos des mains (cf. chap. 76)	Une variété d'affections malignes associées a été rapportée, se développant chez environ 25 % des patients adultes
Mycosis fongoïde	Maladie en taches, plaques ou nodules (cf. chap. 98)	Certaines études ont montré un risque augmenté de malignités secondaires en particulier d'autres malignités lymphoïdes
Porphyrie cutanée tardive (PCT)	Érosions, bulles et cicatrices sur le dos des mains, hyperpigmentation, hypertrichose, milium (cf. chap. 41)	Dans son association avec le virus de l'hépatite C, la PCT peut aussi être associée à un carcinome hépatocellulaire primitif (hépatome)
Dermatoses dont l'association avec un cancer est controversée		
Signe de Leser-Trélat	Apparition rapide ou croissance de multiples kératoses séborrhéiques; les kératoses peuvent être inflammatoires	Ces patients ont souvent un acanthosis nigricans et un prurit généralisé. Une controverse perdure au sujet de l'existence de ce signe en l'absence de prurit généralisé et d'un acanthosis nigricans, en partie parce qu'il peut être difficile de déterminer quand des kératoses séborrhéiques sont éruptives. Des kératoses séborrhéiques éruptives peuvent aussi se développer chez des patients érythrodermiques qui n'ont pas de malignité sous-jacente

* *Association statistique.*
** *Pour une liste complète, cf. tableau 97.4.*
AESOP : *adenopathy and extensive skin patch overlying a plasmacytoma*; GU : génito-urinaire; LMMJ : leucémie myélomonocytaire juvénile; VEGF : *vascular endothelial growth factor*.

Tableau 45.9 Malignités internes dans les syndromes de cancers familiaux avec manifestations cutanées.

- Maladie de Cowden (seins, thyroïde et carcinomes GI), syndrome de Muir-Torre (carcinomes GI et GU), syndrome de Gardner (carcinomes GI), syndrome de Peutz-Jeghers (différentes malignités) – cf. tableau 45.3
- Syndrome de Costello (rhabdomyosacome, cancer de la vessie), syndrome de Werner (sarcomes et autres malignités)
- Syndrome de Birt-Hogg-Dubé, léiomyomatose cutanée familiale et cancer à cellules rénales – cf. tableaux 45.1 et 45.7
- Syndrome de Howel-Evans (carcinome œsophagien) – cf. chap. 47
- Ataxie-télangiectasies (leucémie, lymphome, cancer du sein) – cf. chap. 49 et fig. 49.1
- Neurofibromatose (tumeurs malignes des gaines nerveuses, LMMJ, rhabdomyosarcome, phéochromocytome, carcinoïde, cancer du sein), sclérose tubéreuse de Bourneville (carcinome rénal) – cf. chap. 50
- Syndromes de néoplasies endocriniennes multiples – cf. chap. 52, tableau 52.2 et fig. 52.2
- Dyskératose congénitale (leucémie, maladie de Hodgkin) – cf. tableau 55.6 et fig. 55.18
- Nævomatose basocellulaire (médulloblastome, fibrosarcome) – cf. chap. 88
- Syndrome de Bloom (lymphoproliférations et malignités GI), syndrome de Rothmund-Thomson (ostéosarcome), xeroderma pigmentosum (cerveau, en particulier sarcomes, et cavité orale (pas seulement la partie antérieure de la langue) – cf. tableau 73.5
- Mélanome familial (carcinome pancréatique, tumeurs nerveuses, carcinome rénal et gliomes quand il y a respectivement des mutations dans *CDKN2A* [p16], *CDKN2A* [p14], *MITF*, et *POT1*; mélanome uvéal, mésothéliome, carcinome à cellules rénales et cholangiocarcinome avec mutations *BAP1*)

GU : génito-urinaire; LMMJ : leucémie myélomonocytaire juvénile.

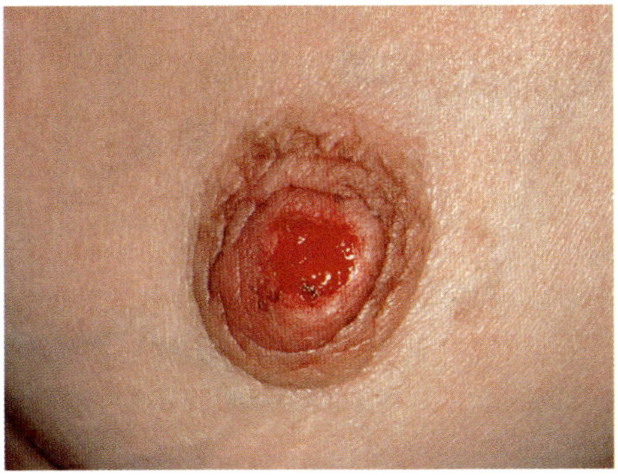

Fig. 45.7 Maladie de Paget du sein. Une plaque érythémateuse érodée chronique entoure le mamelon, elle est due à une extension épidermique d'un adénocarcinome canalaire du sein. La maladie de Paget peut aussi survenir dans des localisations extra-mammaires (cf. chap. 60). *Remerciements : Robert Hartmann, MD.*

Tableau 45.10 Exemples d'associations dermatologiques au diabète. Des affections cutanées additionnelles associées au diabète incluent l'hirsutisme (p. ex. lié au syndrome des ovaires polykystiques ou au HAIR-AN – *hyperandrogenemia, insulin resistance, acanthosis nigricans*; cf. chap. 57), l'érythème nécrolytique migrant (dans le cadre d'un diabète dû à une tumeur pancréatique sécrétant de glucagon; cf. tableau 45.8) , l'hyperhidrose compensatrice et gustative, et des infections telles que candidose cutanéomuqueuse, érythrasma (en particulier la forme discoïde), cellulite et fasciite nécrosante.

Dermatose	Description clinique	Commentaires
Acanthosis nigricans (AN)	Hyperpigmentation veloutée intertrigineuse/zones de flexion (fig. 45.8 A, B) et, moins souvent, des faces d'extension (fig. 45.8C)	Fréquemment associé à une résistance à l'insuline et la plupart des patients sont obèses. Plus fréquent chez les Hispaniques et les personnes d'origine africaine. Des études récentes ont montré un lien fort entre l'AN chez des enfants et une résistance à l'insuline et un diabète
Gangrène sèche acrale	Nécrose des orteils > bout des doigts	Due à une atteinte vasculaire des gros vaisseaux
Érythème acral	Érythème avec un aspect d'érysipèle s'effaçant à la pression, aux mains et/ou aux pieds	Peut être dû à une maladie occlusive des petits vaisseaux avec hyperémie compensatrice
Caroténodermie	Couleur cutanée diffusément jaune orangé (cf. fig. 43.13)	Liée à une augmentation du taux de carotène sérique
Bulles diabétiques	Bulles tendues non inflammatoires des membres inférieurs (fig. 45.10A)	Pathogénie inconnue
Cheiro-arthropathie diabétique	Peau épaissie et limitation de la mobilité articulaire des mains et des doigts, entraînant des contractures en flexion, (commençant par le 5e doigt et progressant radialement) et une incapacité à rapprocher les surfaces palmaires des mains et des doigts («signe de la prière», fig. 45.10F)	Présumée résulter de l'augmentation de la glycosylation du collagène dans la peau. Associée à la rétinopathie, la néphropathie et la durée (mais non le contrôle) du diabète
Dermopathie diabétique	Macules et taches atrophiques, brunes des jambes (fig. 45.10B)	Peut être précipitée par un traumatisme
Granulome annulaire disséminé	Lésions érythémateuses, souvent annulaires, composées de papules	Controverse concernant la relation exacte entre granulome annulaire disséminé et diabète (cf. chap. 78)

(Suite)

Tableau 45.10 Suite.

Dermatose	Description clinique	Commentaires
Xanthomes éruptifs	Papules rouge jaune qui apparaissent sur une période de semaines ou mois ; principalement des surfaces d'extension des membres inférieurs et des fesses (fig. 45.10C et cf. chap. 77 et fig. 77.1 à 77.3)	Associés à une élévation des triglycérides sériques chez des patients ayant un diabète mal contrôlé. Le contrôle du diabète entraîne une disparition des xanthomes (cf. chap. 77)
Hémochromatose	Aspect bronzé de la peau lié à une augmentation de la mélanine plus que du fer	Excès de stockage de fer associé à une cirrhose et une dysfonction cardiaque aussi bien qu'au diabète. Due à des mutations dans *HFE,* le plus communément C282Y. Aussi facteur de risque pour une porphyrie cutanée tardive
Nécrobiose lipoïdique	Taches atrophiques jaunes, le plus souvent sur la face antérieure des jambes. Un cercle rouge brun peut indiquer une activité en bordure (fig. 45.10D). Une ulcération peut survenir, souvent difficile à cicatriser	Se développe chez < 1 % des patients ayant un diabète ; pas toujours associée au diabète (cf. chap. 78)
Ulcères de jambe neuropathiques	Ulcérations non douloureuses sur les zones de pression, le plus communément au pied, incluant la surface plantaire (fig. 45.10E) ; une bordure kératosique est caractéristique	Associés à une neuropathie sensitive (cf. chap. 86)
Affections perforantes (p. ex. dermatose perforante acquise)	Papules kératosiques, principalement sur les membres	Surviennent souvent chez les Afro-Américains diabétiques ayant une maladie rénale chronique en dialyse (cf. chap. 79)
Rougeurs (rubéose)	Aspect bouffi chronique du visage, du cou et des membres supérieurs	Améliorées par le contrôle diététique du diabète. Flushs avec les traitements vasodilatateurs
Sclérœdème (adultorum de Buschke)	Induration érythémateuse du haut du dos en nappe due à des dépôts de glycosaminoglycanes ; peut être associée à un érythème sus-jacent	Cause inconnue. Pas de relation avec le contrôle du diabète ; aussi rapporté comme sclérœdème de type III

Adapté de Jorizzo JL, Callen JP. Dermatologic manifestations of internal disease. In : Arndt KA, Robinson JK, LeBoit PE, et al. (eds) Cutaneous Medicine and Surgery. Philadelphia : Saunders, 1996 : 1863–1889.

Tableau 45.11 Critères diagnostiques du syndrome métabolique. Le syndrome métabolique est identifié par la présence d'au moins 3 de ces 5 critères. Les traitements médicamenteux de la dyslipidémie, l'hypertension ou l'hyperglycémie remplissent également les critères correspondants. La plupart des patients qui ont un diabète de type 2 ont les critères d'un syndrome métabolique.

- Augmentation de la circonférence abdominale (définitions spécifiques à la population et au pays)
- Augmentation des triglycérides (≥150 mg/dL)
- Diminution des HDL (<40 mg/dL chez les hommes ; <50 mg/dL chez les femmes)
- Augmentation de la pression sanguine (systolique ≥130 et/ou diastolique ≥85 mmHg)
- Élévation de la glycémie sanguine à jeun (≥100 mg/dL)

Tableau 45.12 Manifestations dermatologiques des maladies thyroïdiennes. Le taux sérique de TSH (*thyroid-stimulating hormone*) est le test le plus fiable de la fonction thyroïdienne, il est habituellement fortement diminué chez les personnes ayant une hyperthyroïdie. Les tests de laboratoire additionnels chez les hyperthyroïdiens incluent l'augmentation des taux de T3 libre et/ou T4 libre. Les patients ayant une hypothyroïdie primitive ont des taux élevés de TSH et une diminution des taux de T4 libre. La détection d'anticorps antithyroperoxydase et/ou antithyroglobuline orientent vers une maladie thyroïdienne auto-immune (thyroïdite de Hashimoto, maladie de Basedow), tandis que la présence des anticorps antirécepteurs de la TSH oriente vers la maladie de Basedow. Le syndrome d'Ascher comporte blépharochalasis, double lèvre et goitre.

	Hyperthyroïdie	Hypothyroïdie
Modifications cutanées	Peau fine, veloutée, souple	Peau sèche, rugueuse, épaissie
	Chaude et humide en raison d'une augmentation de la transpiration	Froide et pâle
		Peau spongieuse et œdémateuse (myxœdème)
	Hyperpigmentation – localisée ou généralisée	Coloration jaune résultant d'une hypercarotinémie
	Prurit	Ecchymoses faciles (fragilité capillaire)
Maladies cutanées	Myxœdème prétibial* (cf. fig. 38.4), acropachie thyroïdienne (gonflement acral des tissus mous, périostite et hippocratisme digital)	Ichtyose acquise et kératodermie palmoplantaire
		Xanthomes éruptifs et/ou tubéreux
	Urticaire, dermographisme	Augmentation de l'incidence du vitiligo
	Augmentation de l'incidence du vitiligo	
Maladies/modifications de la pilosité	Fine, mince	Terne, épaisse, fragile
		Pousse lente (phase télogène augmentée)
	Alopécie modérée diffuse	Alopécie du tiers latéral des sourcils
	Incidence accrue de la pelade	Incidence accrue de la pelade
Modifications des ongles	Onycholyse	Fins, brillants, striés, cassants
	Koïlonychie	Pousse lente
	Hippocratisme de l'acropachie thyroïdienne	Onycholyse (rare)

** Peut persister quand le patient est traité et devient euthyroïdien ou peut être associée à une maladie de Basedow euthyroïdienne.*

Tableau 45.13 Manifestations dermatologiques des affections surrénaliennes.

Maladie de Cushing*	Maladie d'Addison
Modifications de la répartition des graisses sous-cutanées • Faciès arrondi « lunaire » • Dépôts graisseux en regard des vertèbres cervicales et dorsales (« nuque de bison ») (fig. 45.11A) • Dépôts graisseux de la ceinture pelvienne • Diminution de la graisse des bras et jambes	Hyperpigmentation (effet de type MSH dû à la sécrétion d'ACTH) • Diffuse, avec accentuation sur les zones exposées au soleil (fig. 45.12) • Proéminente sur les zones de traumatismes • Creux axillaires, périnée et mamelons • Plis palmaires • Muqueuses • Pilosités • Ongles (mélanonychie longitudinale) • Nævus mélanocytaires et lentigines
Atrophie cutanée • Multiples vergetures (fig. 45.11B) • Fragilité cutanée • Retard de cicatrisation • Purpura pour des traumatismes minimes	Perte de la pilosité ambisexuelle chez les femmes post-pubères Fibrose et calcifications des cartilages incluant les oreilles (rares)
Infections cutanées • Pityriasis (tinea) versicolor • Dermatophytose et onychomycose • Candidose	Chez les patients qui ont un syndrome candidose-endocrinopathie, vitiligo et candidose cutanéomuqueuse chronique
Effets annexes • Acné • Hirsutisme	

** Les tests de dépistage incluent le cortisol salivaire de fin de soirée, le cortisol libre urinaire (urines de 24 heures), un test de freination nocturne par la dexaméthasone à petite dose (DST), 1 mg durant la nuit, et un test DST plus long avec une petite dose (2 mg/j pendant 48 heures).*

L'hyper comme l'hypoproduction d'hormones surrénaliennes conduisent à des manifestations cutanées caractéristiques. Le taux d'hormone adrénocorticotropique plasmatique (ACTH) est élevé dans la maladie de Cushing (hyperproduction pituitaire) et le syndrome d'ACTH ectopique, tandis qu'il est effondré chez les patients qui ont des tumeurs surrénaliennes. Les taux plasmatiques d'ACTH sont aussi augmentés chez les patients qui ont une insuffisance adrénocorticale primitive (maladie d'Addison) et effondrés dans l'insuffisance adrénocorticale secondaire due à l'administration de corticostéroïdes exogènes. Quand une insuffisance surrénalienne est suspectée, y compris chez les patients recevant un traitement prolongé par corticostéroïdes, un test de stimulation par ACTH peut apporter une information utile. MSH : *melanocyte-stimulating hormone*.

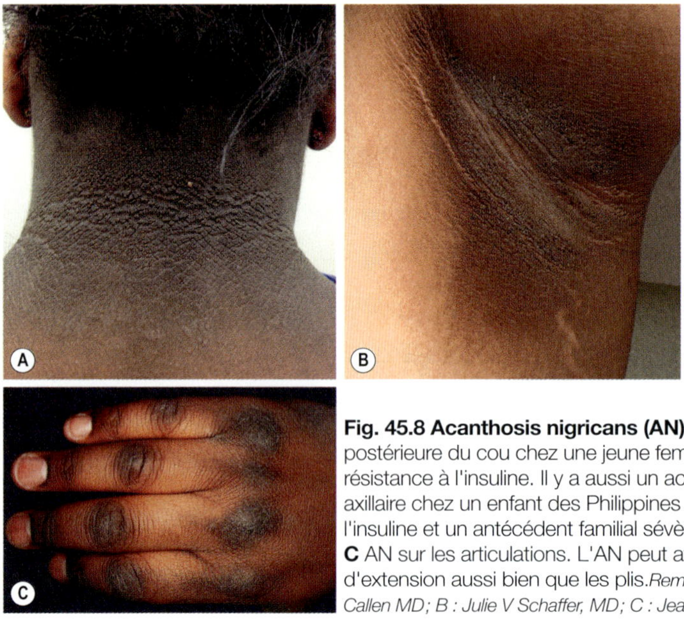

Fig. 45.8 Acanthosis nigricans (AN). A Atteinte de la face postérieure du cou chez une jeune femme avec obésité et résistance à l'insuline. Il y a aussi un acrochordon. **B** Atteinte axillaire chez un enfant des Philippines ayant une résistance à l'insuline et un antécédent familial sévère de diabète de type 2. **C** AN sur les articulations. L'AN peut atteindre atteint les faces d'extension aussi bien que les plis. *Remerciements : A : Jeffrey P. Callen MD; B : Julie V Schaffer, MD; C : Jean L. Bolognia, MD.*

L'AN était-il apparent à la naissance ou dans la petite enfance et associé à des anomalies squelettiques et/ou une petite taille ?	Envisager les affections autosomiques dominantes dues à des défauts du FGFR, en particulier si l'AN est étendu : • Syndrome de Crouzon avec AN (craniosténose), SADDAN et dysplasie thanatophorique (mutations de FGFR3) • Syndrome de Beare-Stevenson cutis gyrata (craniosténose, mutations de FGFR2) Envisager le syndrome de Costello • Syndrome de Rabson-Mendenhall (manifestations : dysplasies dentaires, diabète insulinoréssistant, mutation hétérozygote de *INSR*)
L'AN était-il apparent durant l'enfance ou l'adolescence et associé à une perte/absence de la graisse sous-cutanée ?	Envisager une lipodystrophie généralisée (AN plus étendu avec une variante congénitale ; cf. chap. 84) ou une lipodystrophie partielle (familiale > acquise) (cf. chap. 84)
Le début a-t-il été soudain et accompagné de symptômes constitutionnels ou d'une perte de poids ?	Envisager une malignité sous-jacente, notamment si l'AN est étendu et atteint des sites comme les paumes et les plantes. Une reclassification est nécessaire si l'AN récidive chez un patient avec une affection maligne connue
Le patient est-il en surpoids ou obèse ?	Évaluer les états de résistance à l'insuline, notamment le diabète. Envisager une évaluation d'autres endocrinopathies, incluant une maladie thyroïdienne
Le patient a-t-il des vergetures, une hypertension, une obésité centrale et/ou une nuque de bison ?	Envisager un syndrome de Cushing
Si c'est une femme, a-t-elle de l'acné, un hirsutisme et/ou des règles irrégulières ?	Envisager un syndrome des ovaires polykystiques et un syndrome HAIR-AN (cf. fig. 57.10)
Le patient prend-il des médicaments tels que niacine, hormone de croissance humaine, contraceptifs oraux, corticostéroïdes ou inhibiteurs de protéases ?	L'AN peut être induit par les médicaments

Fig. 45.9 Évaluation d'un patient avec un acanthosis nigricans (AN). FGFR : *fibroblast growth factor receptor;* HAIR-AN : *hyperandrogenemia, insulin resistance, acanthosis nigricans;* SADDAN : *severe achondrodysplasia with developmental delay and AN.*

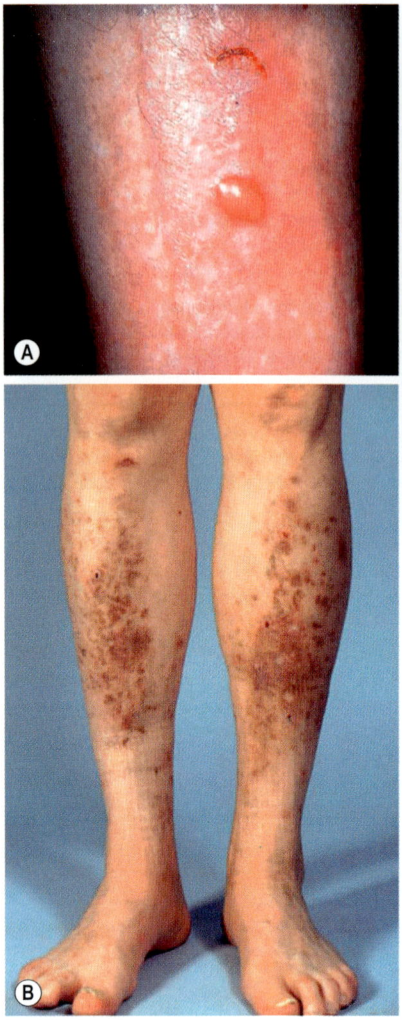

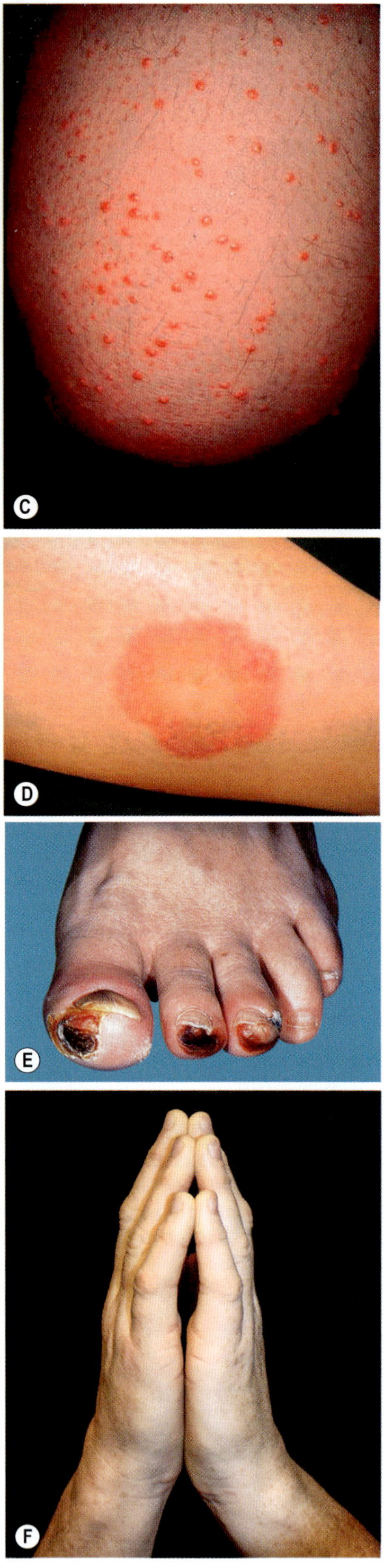

Fig. 45.10 Manifestations cutanées du diabète. A Bullose diabétique avec bulles non inflammatoires des membres inférieurs. **B** Dermopathie diabétique caractérisée par des macules brunes et des plaques de la face antérieure des jambes. **C** Des xanthomes éruptifs sont fréquemment associés au diabète mal contrôlé. Chez ce patient, le diabète a été découvert après l'apparition de ces papules jaune rouge. **D** Nécrobiose lipoïdique. La plaque de la partie antérieure de la jambe a une bordure inflammatoire et une couleur jaune avec atrophie et télangiectasies au centre. Une controverse existe sur le risque exact de diabète chez de tels patients, mais elle est plus solidement associée au diabète que le granulome annulaire. **E** Ulcères neuropathiques des orteils chez un patient qui a une neuropathie sensitive diabétique. **F** Cheiroarthropathie (*diabetic stiff hand syndrome*). En raison de la mobilité articulaire limitée et de l'épaississement de la peau des mains, le patient est incapable d'apposer les mains (« signe de la prière »). *Remerciements : A, C-E : Jeffrey P. Callen, MD ; B, F : Jean L. Bolognia, MD.*

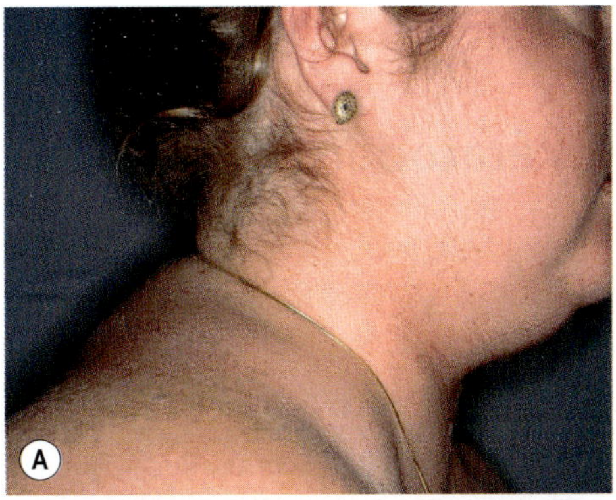

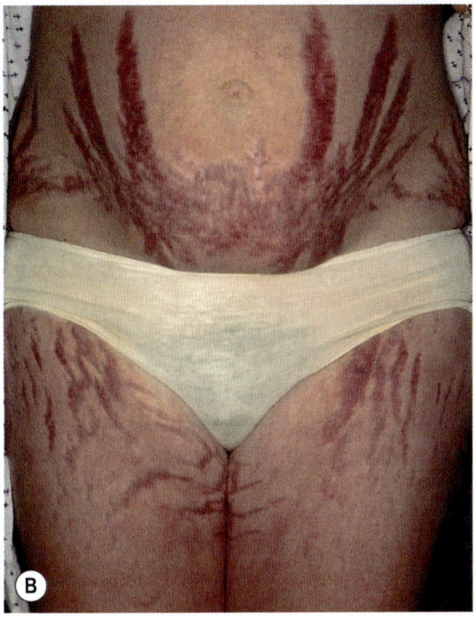

Fig. 45.11 Manifestations cutanées de la maladie de Cushing. A « Nuque de bison » du syndrome de Cushing due à une redistribution de la graisse. La patiente a aussi un hirsutisme. **B** Syndrome de Cushing avec de multiples vergetures. *Remerciements : Judit Stenn, MD.*

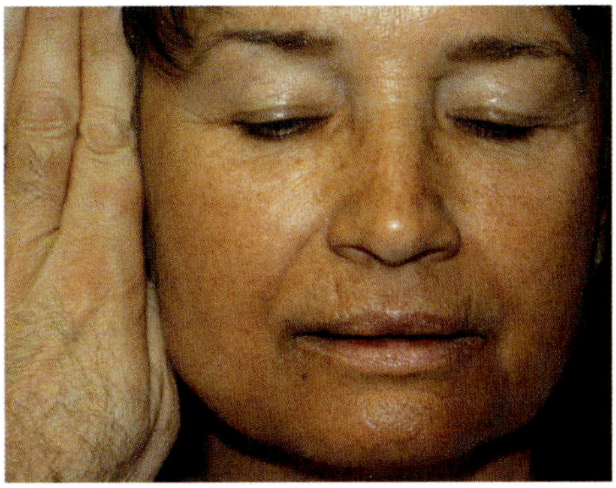

Fig. 45.12 Manifestations cutanées de la maladie d'Addison. Hyperpigmentation diffuse (vue par contraste avec la main du médecin) accentuée sur la peau exposée au soleil, peut aussi atteindre les sites de traumatismes, les plis cutanés et les muqueuses. *Remerciements : Jeffrey P. Callen, MD.*

46 Ichtyoses et érythrokératodermies

• Ichtyoses et érythrokératodermies représentent un groupe de diverses pathologies de la kératinisation. Elles sont caractérisées par une barrière épidermiquc défectueuse en raison d'une anomalie de la différentiation et/ou de la desquamation des kératinocytes.
• Les *ichtyoses* se manifestent par une desquamation diffuse de la peau, souvent avec une distribution étendue, alors que les *érythrokératodermies* se présentent comme des zones circonscrites d'hyperkératose sans desquamation importante.
• Ces affections ont habituellement une base génétique, avec l'exception occasionnelle de l'ichtyose acquise associée à des maladies telles que liées à la malnutrition, ou hypothyroïdie, sarcoïdose, lymphome, lèpre ou infection VIH.
• Une enquête familiale approfondie aide à reconnaître le type d'hérédité ; un parent atteint suggère une hérédité dominante, alors que l'hérédité chez des patients dont les parents ne sont pas atteints peut être autosomique récessive (en particulier avec une fratrie atteinte ou une consanguinité parentale), récessive liée à l'X (en particulier pour un garçon avec des parents mâles atteints du côté maternel) ou dominante (p. ex. due à une « nouvelle » mutation ou une pénétrance incomplète).
• Les caractéristiques cliniques habituelles pour déterminer le type d'ichtyose incluent le moment de l'examen (p. ex. à la naissance ± une membrane collodionnée *vs* plus tard dans la vie), la qualité et la distribution de la desquamation, les autres manifestations cutanées (p. ex. érythrodermie, bulles, cheveux anormaux) et les manifestations extra-cutanées ou les examens de laboratoire (tableau 46.1).
• Peu d'ichtyoses ont telle l'ichtyose épidermolytique des signes histologiques caractéristiques (cf. infra).
• Pour les affections ayant une cause moléculaire connue, le test génétique peut confirmer le diagnostic chez le patient et les membres atteints de la famille et aussi servir de base à un test prénatal/préimplantatoire.

Ichtyose vulgaire (IV)

• C'est l'anomalie de kératinisation la plus fréquente, avec une prévalence de ~ 1/250 à 1/100.
• Hérédité autosomique semi-dominante – ichtyose légère avec une mutation hétérozygote de la filaggrine (*FLG*), ichtyose plus sévère avec des mutations dans les deux allèles *FLG*.
• La déficience de la filaggrine entraîne un défaut de kératinisation des kératinocytes, une augmentation de la perte d'eau transépidermique, une augmentation de la pénétration des irritants et allergènes, et une propension aux réponses inflammatoires à ces derniers ; ceci explique le rôle pathogène des mutations de *FLG* dans la dermatite atopique aussi bien que l'IV.
• L'IV devient apparente typiquement durant la petite enfance ou le jeune âge et s'améliore à l'âge adulte ; s'aggrave dans un environnement froid ou sec.
• La desquamation faible à modérée atteint surtout la face d'extension des membres (fig. 46.1), allant de fines squames blanches à de grandes squames adhérentes (en particulier sur les jambes) ; le tronc, le cuir chevelu et le front sont parfois atteints, de façon caractéristique, les plis sont épargnés.
• Les manifestations associées incluent des paumes hyperstriées (fig. 46.2), une kératose pilaire et une dermatite atopique (25–50 % des patients).
• **DD :** xérose, ichtyose acquise, ichtyose liée à l'X.
• **TT :** émollients, humectants (p. ex. urée), et agents kératolytiques (p. ex. acides lactique, salicylique ou glycolique) ; ce dernier groupe peut être irritant chez des patients ayant une dermatite atopique coexistante.

Ichtyose récessive liée à l'X (IRLX ; déficit en stéroïde-sulfatase)

• Incidence de ~ 1 sur 5000 naissances de garçons ; atteint presque exclusivement les garçons

Tableau 46.1 Indices pour le diagnostic des ichtyoses et des érythrokératodermies. Les affections de ce tableau sont discutées de façon plus détaillée dans le texte ou tableau 46.2. D'autres ichtyoses rares et affections associées peuvent aussi présenter ces manifestations.

Manifestations cutanées chez les nouveau-nés
Membrane collodionnée : ichtyose lamellaire, EIC, forme « guérissant toute seule » >> SSL, TTD, NLSD, autres (p. ex. maladie de Gaucher infantile, dysplasies ectodermiques) *Bulles/érosions/desquamation :* IE, IE superficielle, syndrome de Netherton, *peeling skin syndromes* *Érythrodermie :* IE, EIC, syndrome de Netherton, ichtyose en confettis > SSL, TTD, NLSD, KID, CHH (le long des lignes de Blaschko) Rechercher aussi une microcéphalie, une dysmorphie faciale, une asymétrie, des contractures, et une hépatosplénomégalie
Autres manifestations
Anomalies de la tige pilaire ou hypotrichose : Netherton, TTD, KID, IFAP *Signes oculaires :* ichtyose récessive liée à l'X, SSL, NLSD, TTD, KID§, IFAP§, CHH (unilatéral), Refsum *Atteinte auditive neurosensorielle :* KID, NLSD > Refsum, CHH, CHILD *Atteintes neurologiques/retard de développement :* SSL, NLSD, TTD, IFAP, Refsum *Prurit sévère :* ichtyose vulgaire (avec dermatite atopique), Netherton, SSL, syndrome de desquamation superficielle inflammatoire
Évaluation initiale d'un nouveau-né/nourrisson ayant une membrane collodionnée ou d'autres signes d'ichtyose
Antécédents • Diagnostic prénatal, travail prolongé (suggérant un déficit en stéroïde-sulfatase), prématurité • Consanguinité rendant le diagnostic d'ichtyose autosomique récessive plus probable • Antécédent familial de naævus épidermiques, ichtyose ou érythrokératodermie **Examens de laboratoire et évaluations supplémentaires** • Numération formule sanguine, électrolytes*, tests hépatiques**, taux d'IgE†; frottis sanguin (pour chercher des vacuoles leucocytaires si suspicion de NLSD) • Trichoscopie et examen au microscope de cheveux coupés (cuir chevelu et sourcils) • ± Biopsie cutanée – p. ex. si bulle (pour argumenter une IE) ou après disparition de la membrane collodionnée (p. ex. pour immunomarquage de TGM-1) • Examen ophtalmologique, tests auditifs ± radiographies des épiphyses (si distribution en mosaïque, pour pointillés CHH > CHILD) • ***Envisager des tests génétiques***, en particulier un panel multigènes si le diagnostic reposant sur des éléments cliniques et de laboratoire n'est pas évident

§ *Kératite de début variable.*
**La déshydratation hypernatrémique survient principalement chez le bébé collodion et les nouveau-nés ayant syndrome de Netherton, IE ou ichtyose arlequin.*
***L'élévation des transaminases est habituelle dans la NLSD.*
† *Augmentée dans le syndrome de Netherton et les syndromes de desquamation superficielle inflammatoire.*
CHH : syndrome de Conradi-Hünermann-Happle; CHILD : *congenital hemidysplasia with ichthyosiform nevus and limb defects;* EIC : érythrodermie ichtyosiforme congénitale; IE : ichtyose épidermolytique; IFAP : ichtyose folliculaire, atrichie et photophobie; KID : *keratitis – ichthyosis – deafness*; NLSD : *neutral lipid storage disease;* SSL : syndrome de Sjögren-Larsson; TGM-1 : transglutaminase-1; TTD : trichothiodystrophie.

et les hommes, avec transmission par les femmes, porteuses asymptomatiques.

• Le déficit sous-jacent en stéroïde-sulfatase est causé par une délétion complète du gène *STS* sur le chromosome Xp22 chez ~ 90 % des patients; ~ 5 % des patients ont une plus grande délétion génique contiguë du gène avec des manifestations qui peuvent aussi inclure le syndrome de Kallmann (hypogonadisme hypogonadotrophique avec anosmie), la chondrodysplasie ponctuée récessive liée à l'X, l'albinisme oculaire et/ou le handicap intellectuel/autisme. Une prévalence élevée de troubles de l'attention/hyperactivité a aussi été rapportée chez les enfants avec IRLX.

• Les nouveau-nés atteints peuvent présenter une exfoliation généralisée de squames translucides, suivie chez le nourrisson par le développement de squames brun noir, polygonales, adhérentes principalement au cou, dans la région pré-auriculaire, le cuir chevelu (en particulier chez les jeunes enfants), les membres, le tronc; les paumes, les plantes et les plis tendent à être épargnés (fig. 46.3).

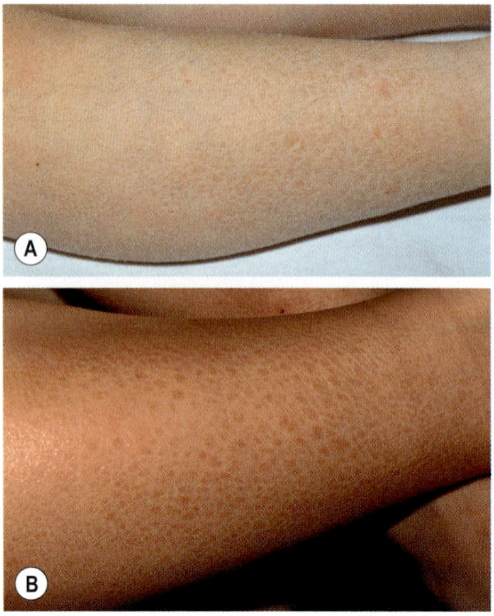

Fig. 46.1 Ichtyose vulgaire. Fines squames blanches écailleuses (**A**) et squames foncées plus grandes (**B**) sur les jambes d'enfants de phototypes II et IV respectivement. *Remerciements : A : Angela Hernadez-Martin, MD; B : Julie V. Schaffer, MD.*

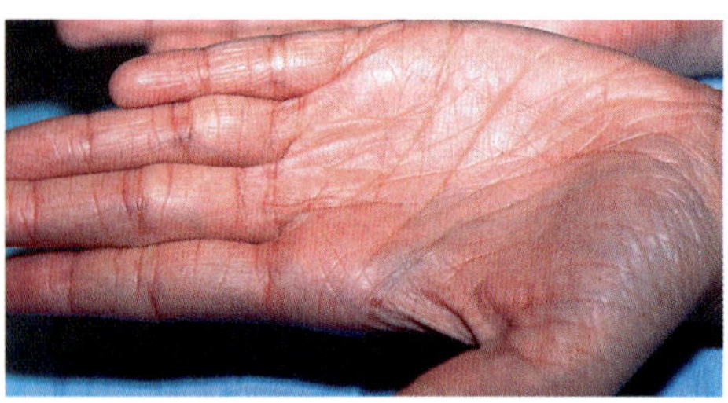

Fig. 46.2 Hyperstriation des paumes dans l'ichtyose vulgaire. *Remerciements : S. J. Bale, PhD, et J. J. DiGiovanna, MD.*

- Amélioration notable fréquente en été.
- Les manifestations associées incluent un antécédent périnatal de travail long résultant d'une faible production d'œstrogènes placentaires (il en résulte fréquemment la nécessité d'une césarienne), une cryptorchidie et des opacités cornéennes asymptomatiques.
- **DD** : l'hybridation in situ en fluorescence (FISH) ou les *microarrays* (ciblées ou génome entier) peuvent détecter la délétion chez la plupart des patients; d'autres méthodes incluent des tests génétiques, la détection d'une augmentation de l'(hydroxy)sulfate de cholestérol (p. ex. par augmentation de la migration de la fraction β à l'électrophorèse des protéines sériques) et la mesure de l'activité *STS* des leucocytes.
- Les constatations prénatales incluent une diminution des taux d'œstriols non conjugués dans le sérum maternel et la présence de stéroïdes sulfatés non hydrolysés dans les urines maternelles.
- **TT :** humectants topiques, kératolytiques et rétinoïdes.

Ichtyose épidermolytique (IE; érythrodermie ichtyosiforme congénitale bulleuse, hyperkératose épidermolytique)

- Maladie autosomique dominante rare due à des mutations dans les gènes de la kératine 1 (*KRT1*) ou la kératine 10 (*KRT10*); survient occasionnellement chez un enfant d'une personne ayant un nævus épidermique épidermolytique dû à une mutation en mosaïque de *KRT1/10* qui atteint les gonades aussi bien que la peau.
- Présent à la naissance avec érythrodermie, desquamation cutanée et érosions (fig. 46.4A); infection, déshydratation et déséquilibre électrolytique peuvent survenir.
- La fragilité cutanée décroît avec le temps, avec développement d'une hyperkératose disséminée qui forme des crêtes ondulées dans les plis et un aspect en pavage sur les faces d'extension des articulations (fig. 46.4B-D); une kératodermie palmoplantaire (KPP) est observée chez les patients ayant une mutation de *KRT1*.
- Les autres manifestations incluent des épisodes bulleux, des infections cutanées secondaires et une odeur corporelle âcre.
- Les modifications histologiques caractéristiques de l'hyperkératose épidermolytique (p. ex. vacuolisation des kératinocytes et filaments de kératine agglutinés) contribuent à établir le diagnostic.
- **DD :** *chez les nouveau-nés* – épidermolyse bulleuse, syndrome de nécrolyse épidermique staphylococcique, autres affections érosives (cf. chap. 28); *chez les enfants/adultes* – IE superficielle, ichthyosis hystrix de Curth-Macklin, autres ichtyoses avec hyperkératose non squameuse (p. ex. syndromes de Sjögren-Larsson et KID).
- **TT des nouveau-nés :** isolement protecteur, émollients et monitorage.
- **TT des enfants et adultes :** émollients/humectants, exfoliation mécanique des zones hyperkératosiques, lavage avec des antiseptiques (p. ex. bains avec de l'hypochlorite de sodium dilué), traitement antimicrobien des surinfections, kératolytiques et rétinoïdes (topiques ou

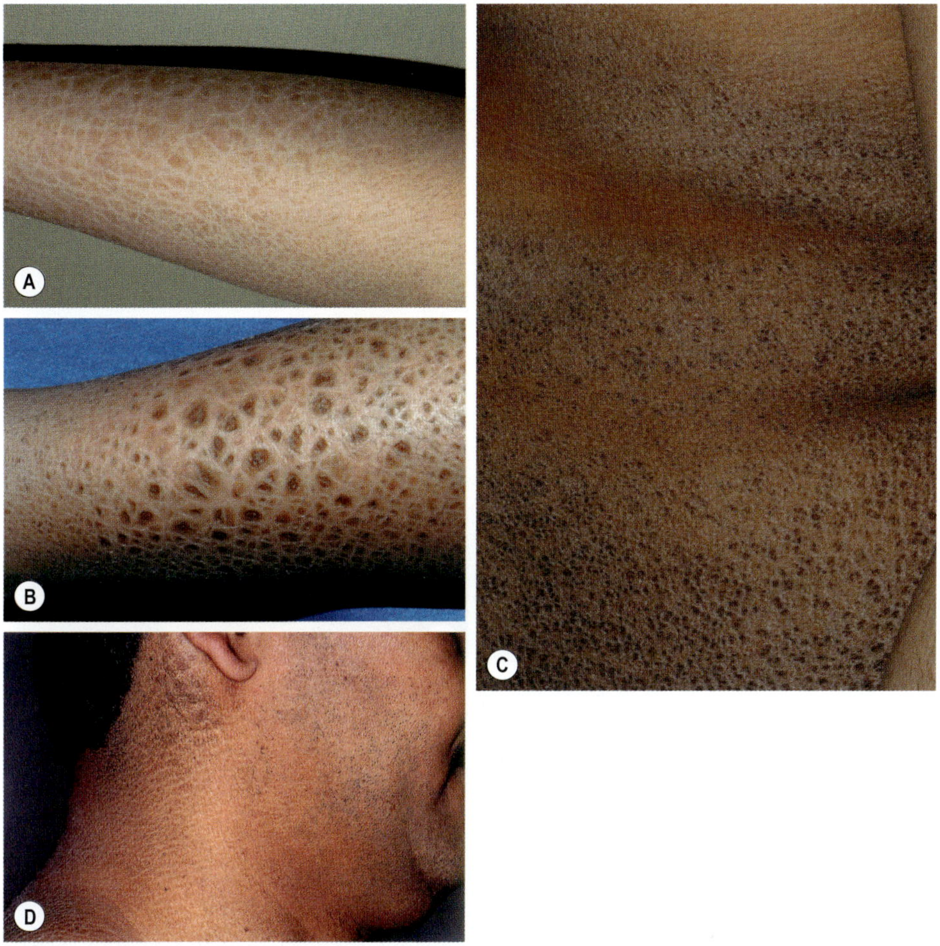

Fig. 46.3 Ichtyose récessive liée à l'X. Grandes squames de la jambe brun clair (**A**) et plus remarquables brun noir (**B**). **C** Plus petites squames marron foncé sur le tronc avec respect des plis cutanés. **D** Squames noires du cou, parfois nommées « cou sale ». *Remerciements : A-C : Julie V. Schaffer, MD ; D : Gabriele Richard, MD, et Franziska Ringpfeil, MD.*

oraux) peuvent améliorer l'hyperkératose mais peuvent aboutir à de l'irritation et exacerber la fragilité cutanée ; l'application large de préparations d'acide salicylique concentré doit être évitée en raison du risque d'intoxication salicylée.

• ***L'ichtyose épidermolytique superficielle (ichtyose bulleuse de Siemens)*** est une atteinte autosomique dominante apparentée, due à des mutations du gène de la kératine 2 (*KRT2*), qui sont exprimées seulement dans l'épiderme superficiel ; les personnes atteintes ont des décollements cutanés modérés, plus superficiels (« mue » ; fig. 46.5), un érythème minimal et pas de KPP.

• ***L'ichtyose hystrix de Curth-Macklin***, qui est causée par des mutations spécifiques de *KRT1*, présente une hyperkératose (parfois sévère et hérissée de spicules) et une KPP similaire à une ichtyose épidermolytique, mais sans signes de fragilité cutanée ou histologiques d'épidermolyse.

• ***L'ichtyose en confettis*** est due à des mutations avec décalage du cadre de lecture dans *KRT10*>*KRT1*, elle se présente comme une érythrodermie ichtyosiforme à la naissance, avec développement ultérieur de petits îlots de peau normale de type confettis, qui reflètent les clones révertants.

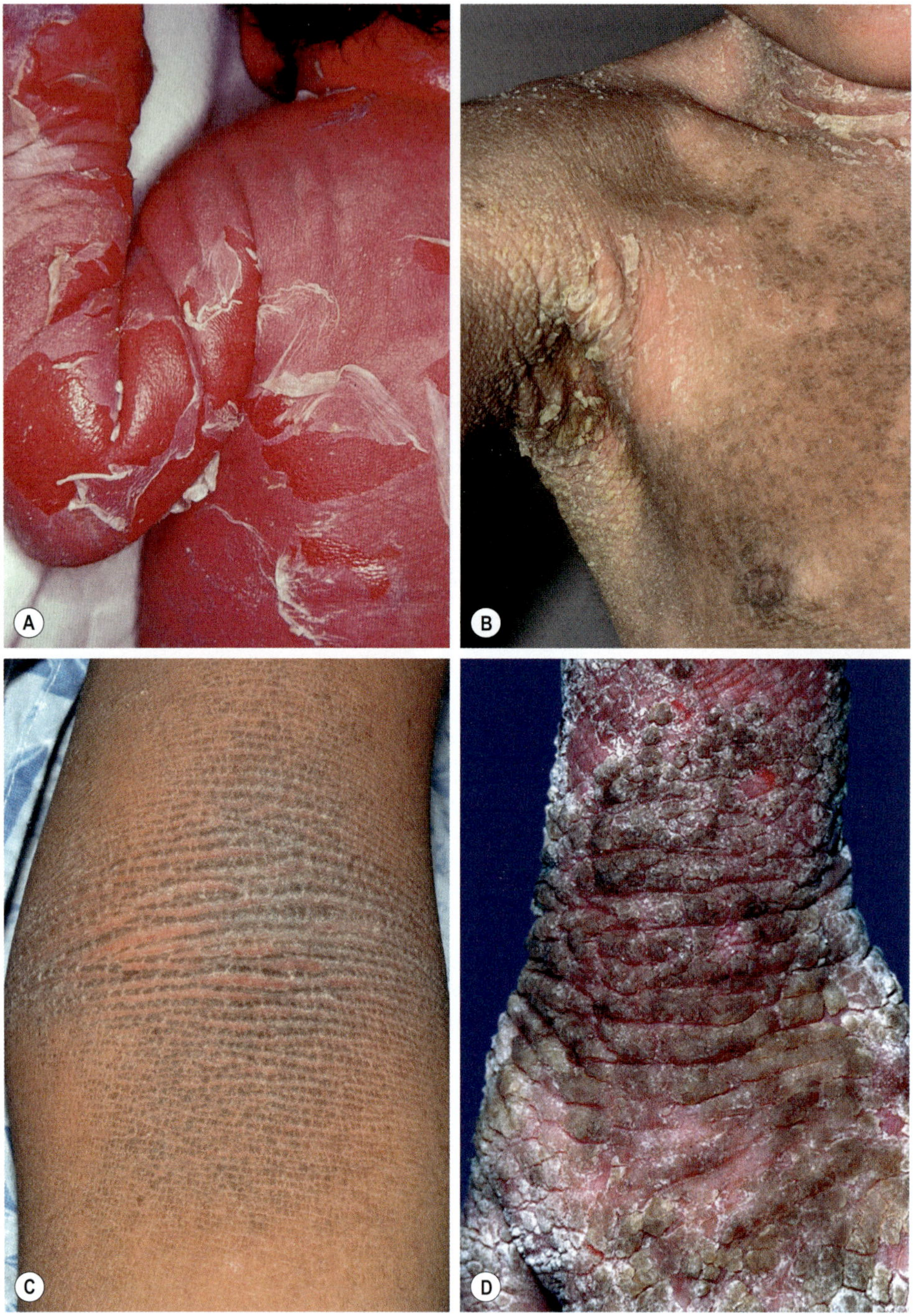

Fig. 46.4 Ichtyoses épidermolytiques. A Érythrodermie avec desquamation diffuse et érosions durant la période néonatale. **B** Développement ultérieur d'une hyperkératose marquée avec érosions focales. **C** Hyperkératose ondulée de la fosse antécubitale. **D** Hyperkératose avec aspect en pavage sur le dessus de la main. *Remerciements : A : Eugene Mirrer, MD ; B-D : S.J. Bale, PhD, et J.J. DiGiovanna, MD. Suite*

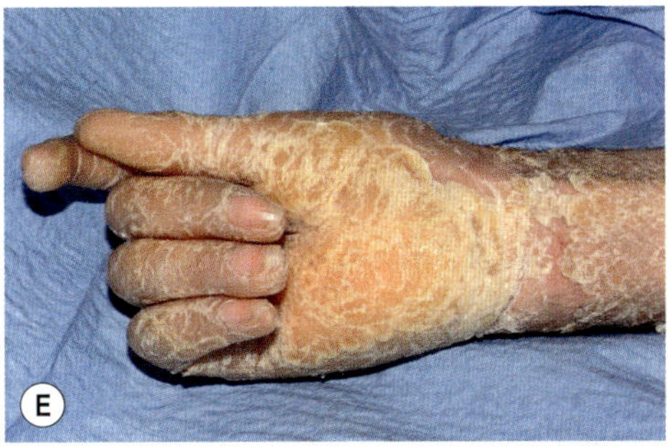

Fig. 46.4 Suite E Kératodermie palmoplantaire sévère avec contractures digitales chez un patient ayant une mutation *KRT1*. *Remerciements : E : Julie V. Schaffer, MD.*

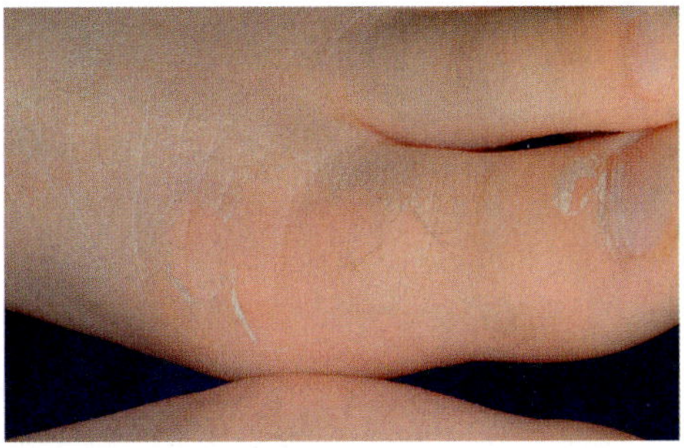

Fig. 46.5 Ichtyose épidermolytique superficielle. Accentuation des marques cutanées et collerettes où la peau a été décollée superficiellement. *Remerciements : Anthony Mancini, MD.*

Ichtyoses congénitales autosomiques récessives (ICAR) non syndromiques : ichtyose lamellaire et érythrodermie ichtyosiforme congénitale (EIC)

• L'ichtyose lamellaire et l'EIC sont réparties sur un spectre phénotypique, et les ICAR non syndromiques peuvent être causées par des mutations dans au moins 11 gènes différents, incluant ceux qui encodent pour la transglutaminase 1 (*TGM1* ; le plus fréquent), deux lipoxygénases (*ALOX12B*, *ALOXE3*) et un transporteur lipidique ABC (*ABCA12*).

Bébé collodion

• Les nourrissons avec ICAR (et occasionnellement d'autres ichtyoses ; cf. tableau 46.1) naissent souvent couverts d'une membrane transparente tendue, brillante, ressemblant à un emballage plastique, qui occasionne un ectropion, un éclabion et une déformation du nez et des oreilles (fig. 46.6).

• Les complications néonatales peuvent inclure un défaut de succion, une diminution de la ventilation, des troubles hydroélectrolytiques, des infections cutanées et des sepsis.

• **TT :** incubateur humidifié, émollients et monitorage pour les complications ; les agents kératolytiques et le débridement manuel de la membrane *ne* sont *pas* indiqués étant donné les risques d'absorption systémique et d'infection respectivement.

• Dans les 2 semaines, la membrane se détache en lambeaux et une transition vers le phénotype de l'affection en cause s'installe ; un sous-groupe de bébés collodion avec des mutations sous-jacentes en *TGM1*, *ALOX12B* ou *ALOXE3* ou d'autres gènes ont un phénotype guérissant seul où la peau a une apparence pratiquement normale quand les membranes disparaissent.

Ichtyose lamellaire

• Caractérisée par de grandes squames brunes, en plaques, avec peu ou pas d'érythème (fig. 46.7).

• Habituellement généralisée, bien que l'atteinte soit limitée au tronc et au cuir chevelu dans la variante sud-africaine « ichtyose en maillot de bain » (due à une mutation particulière de *TGM1*).

• Les manifestations associées peuvent inclure ectropion (qui peut causer une conjonctivite ou une kératite), éclabion, alopécie cicatricielle (en particulier en périphérie du cuir chevelu), KPP, dystrophie unguéale et intolérance à la chaleur due à une perturbation des canaux sudoraux.

• **TT :** rétinoïdes oraux (p. ex. acitrétine) pour les formes sévères ; l'utilisation de rétinoïdes topiques (p. ex. tazarotène) et de kératolytiques est limitée par l'irritation et, pour ces derniers, par l'absorption systémique potentielle en cas d'application sur une grande surface ; des soins ophtalmologiques prolongés peuvent aider à prévenir les complications de l'ectropion.

Érythrodermie ichtyosiforme congénitale

• Caractérisée par une érythrodermie et des petites squames blanches, de consistance souvent poudreuse, avec une distribution généralisée (fig. 46.8).

• Le degré d'érythème et le type de squames varient, et un chevauchement phénotypique avec une ichtyose lamellaire est souvent observé ; par exemple grandes squames noires bien visibles, en particulier sur les membres inférieurs, et certains patients ont des squames relativement petites mais un érythème associé discret.

• KPP et dystrophies unguéales sont fréquemment présentes, mais ectropion et alopécie cicatricielle

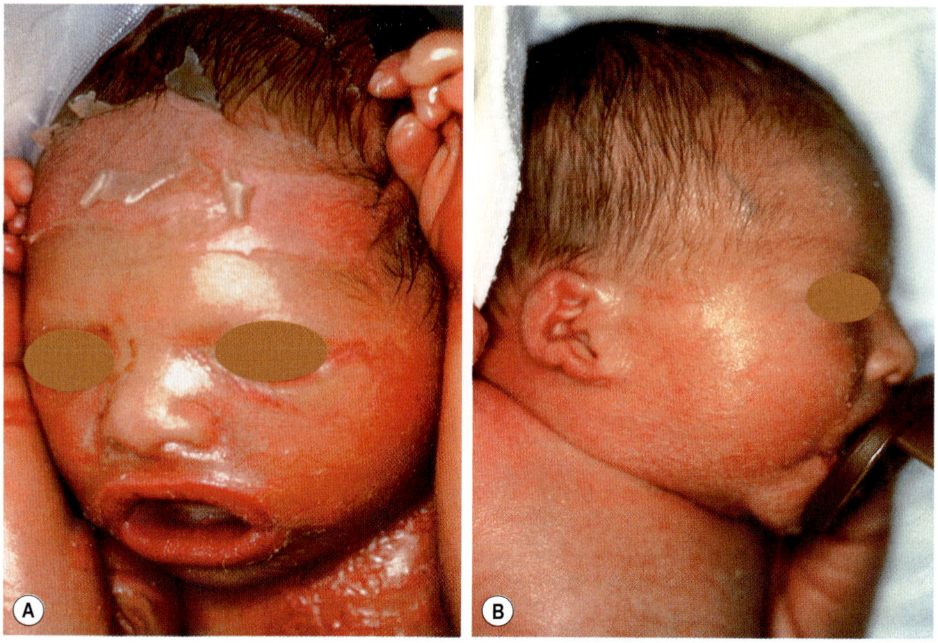

Fig. 46.6 Bébé collodion. A Jour 1 avec ectropion et éclabion. **B** Jour 8 avec érythème, légères squames diffuses et oreilles déformées. *Remerciements : YDRSC.*

sont moins fréquents que dans l'ichtyose lamellaire; une érythrodermie exfoliative sévère représente un stress métabolique substantiel qui peut être responsable d'un mauvais développement et d'un retard de croissance chez les enfants.

• **TT :** similaire à l'ichtyose lamellaire, cependant les rétinoïdes oraux sont plus bénéfiques pour la desquamation que pour l'érythème associé; l'augmentation de l'absorption de liquides, de calories et de protéines est nécessaire chez les patients érythrodermiques. En considérant que l'inflammation associée à Th17 joue un rôle dans cette forme et dans les autres formes d'érythrodermie ichtyosiforme, les médicaments qui bloquent cette voie peuvent avoir un effet thérapeutique.

Autres ichtyoses et érythrokératodermies

• Les principales manifestations de différentes ichtyoses et érythrokératodermies sont résumées tableau 46.2 (fig. 46.9 à 46.15); de nombreux autres troubles de la kératinisation avec diverses manifestations cutanées et extra-cutanées existent aussi.

Pour plus d'informations, cf. chap. 57 de *Dermatology, Fourth Edition*.

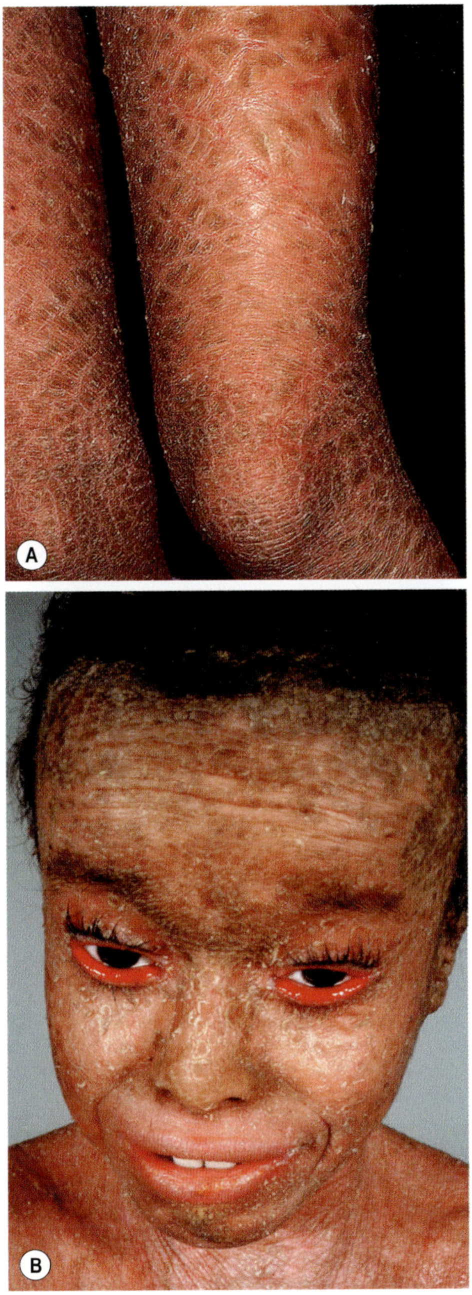

Fig. 46.7 Ichtyose lamellaire. A Grandes squames semblables à des plaques aux membres inférieurs formant un aspect en mosaïque. **B** Ectropion bien visible ainsi que squames semblables à des plaques. *Remerciements : A : Gabriele Richard, MD, et Franziska Ringpfeil, MD ; B : NYUDSC.*

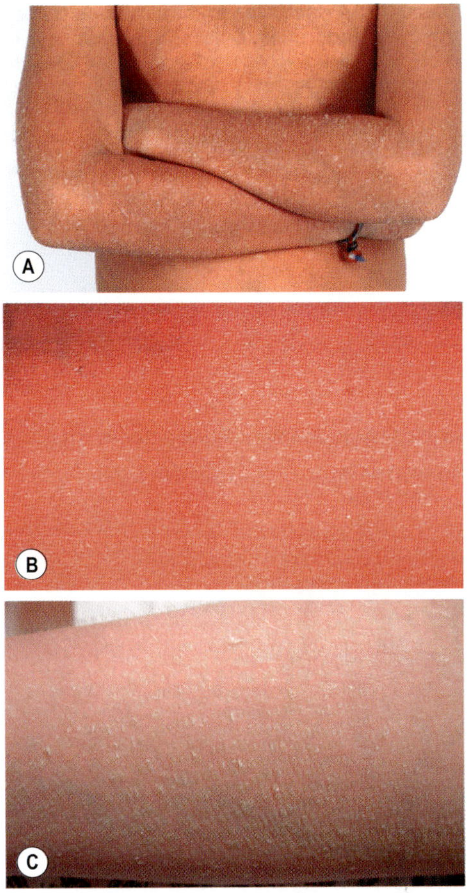

Fig. 46.8 Érythrodermie ichtyosiforme congénitale. Le diagnostic différentiel peut inclure d'autres causes d'érythrodermie (cf. chap. 8). **A** Érythème intense avec fines squames blanches, floconneuses, du tronc et des bras. Vue rapprochée des squames fines, blanches (**B**) et jaunâtres, plus épaisses (**C**) sur un fond d'érythème important. *Remerciements : A, B : S.J. Bale, PhD, et J.J. DiGiovanna, MD ; C : YDRSC.*

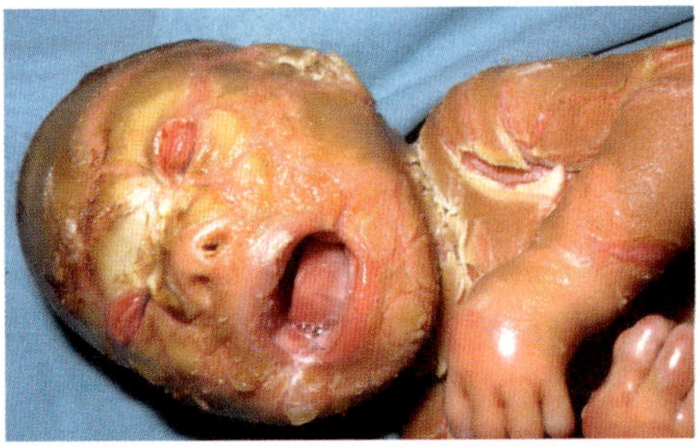

Fig. 46.9 Ichtyose arlequin. Hyperkératose sévère avec fissures ainsi qu'éclabion et ectropion.*Reproduit de Morillo M, Novo R, Torrelo A,* et al. *Feto arlequin.* Actas Dermosifiliogr. *1999 ; 90 : 185–187.*

Tableau 46.2 Principales manifestations d'autres ichtyoses sélectionnées et des érythrokératodermies. D'autres affections rares incluent le syndrome d'ichthyose-prématurité, la maladie de Refsum et le syndrome érythrokératodermie-cardiomyopathie.

Diagnostic	Gène, type d'hérédité	Principales manifestations
Autres ichtyoses non syndromiques		
Ichtyose arlequin	*ABCA12* (ou rarement *KDSR*), AR	• Squames extrêmement épaisses, comme les plaques d'une armure, avec des fissures profondes enserrant le nouveau-né (fig. 46.9) • Ectropion extrême, éclabion et déformation des oreilles, du nez et des mains/pieds • Souvent naissance prématurée et décès néonatal par infections ou insuffisance respiratoire • Le traitement par acitrétine peut permettre une survie avec un phénotype de type EIC sévère
Ichtyoses syndromiques présentes en période néonatale		
Syndrome de Netherton	*SPINK5*, AR	• Érythrodermie et desquamation superficielle chez les nouveau-nés, avec risque de déshydratation hypernatrémique et RSP • Plus tard, ichtyose linéaire circonflexe (plaques érythémateuses circinées bordées par une double rangée de squames) ou phénotype de type EIC (fig. 46.10A-C) • Cheveux fragiles avec *trichorrhexis invaginata* (« cheveux bambou » ; sourcils > cuir chevelu) (fig. 46.10D) • Prurit, dermatite eczémateuse, allergies alimentaires, augmentation des IgE sériques, infections récurrentes • **DD :** syndrome de desquamation superficielle généralisée inflammatoire (mutations de la cornéodesmosine)
Syndrome de Sjögren-Larsson (SSL)	*ALDH3A2*, AR	• Hyperkératose prurigineuse sans desquamation (fig. 46.11) > desquamation (de fine à aspect de plaques) ; principalement abdomen, cou, plis • Di- et tétraplégie spastique, retard mental, points blancs brillants autour de la fovéa
Neutral lipid storage disease with ichthyosis (NLSD)	*ABHD5*, AR	• Desquamation généralisée (fine, avec aspect de plaques sur les jambes) et érythème variable • Hépatomégalie, myopathie, retard de développement, déficit de l'audition, cataracte • Vacuoles contenant des lipides dans les leucocytes
Trichothiodystrophie avec ichtyose (TTD ; syndrome de Tay, [P]IBIDS)	*ERCC2* > *ERCC3* > *GTF2H5*, AR	• Photosensibilité ; ichtyose : desquamation généralisée avec érythème minime après la petite enfance • Cheveux et ongles fragiles (bandes en queue de tigre sur les cheveux, trichoschisis) • Déficit intellectuel, diminution de fertilité, petite taille, cataracte (occasionnellement)

(*Suite*)

Tableau 46.2 Suite.

Diagnostic	Gène, type d'hérédité	Principales manifestations
Affections ichtyosiformes syndromiques dominantes liées à l'X		
Syndrome CHILD (*congenital hemidysplasia with icthyosiforme nevus, limb defects, syndrome*)	*NSDHL*, XD	• Épaississement cutané unilatéral, érythémateux avec une nette délimitation médiane et une surface érythémateuse, cireuse, ou des squames adhérentes chez les nouveau-nés (fig. 46.12) • Plus tard, moins érythémateuses et plus verruqueuses avec affinité pour les plis cutanés • Anomalies squelettiques ipsilatérales et hypoplasie d'organes
Syndrome de Conradi-Hünermann-Happle (CHH)	*EBP*, X-D	• Érythrodermie ichtyosiforme avec légères squames duveteuses, adhérentes le long des lignes de Blaschko chez des nouveau-nés (fig. 46.13) • Plus tard, atrophodermie folliculaire le long des lignes de Blaschko et plaques d'alopécie cicatricielle • Cataracte unilatérale, anomalies squelettiques asymétriques, chondrodysplasie ponctuée (nourrissons)
Érythrokératodermies		
Syndrome *Keratitis – ichthyosis – deafness* (KID)	*GJB2*, AD	• Érythrodermie néonatale transitoire; plus tard, plaques hyperkératosiques, érythémateuses, bien délimitées, avec des sillons, principalement au visage et aux membres (fig. 46.14A) > peau diffusément épaissie, granuleuse • Chéilite, KPP ponctuée (fig. 46.14B), kératoses folliculaires, triade d'occlusion folliculaire, kystes • Déficit auditif neurosensoriel congénital; kératite et conjonctivite progressives • Infections cutanéomuqueuses récurrentes (en particulier candidose); risque de CSC (oral et cutané) • **DD :** syndrome *ichtyose folliculaire, atrichie et photophobie* (IFAP) (*MBTPS2*)
Érythrokératodermie variable (EKV)	*GJB3* ou *GJB4* > *GJA1*, AD	• Plaques érythémateuses transitoires (fig. 46.15A), notamment dans l'enfance (occasionnellement circinées) • Plaques hyperkératosiques fixes, géographiques des membres et du tronc (fig. 46.15B) ± KPP • **DD :** érythrokératodermie progressive, symétrique (lésions non transitoires, atteint souvent le visage), incluant l'érythrokératodermie liée à *KSDR* (thrombocytopénie)

ABCA12 : *ATP-binding cassette, subfamily A, member 12*; ABHD5 : *abhydrolase domain-containing 5*; AD : autosomique dominant; ALDH3A2 : aldéhyde-déhydrogénase 3A2; AR : autosomique récessif; EIC : érythrodermie ichtyosiforme congénitale; CBC : carcinome spinocellulaire; EBP : *emopamil binding protein* (stérol-isomérase); ERCC2/3 : *excision repair cross-complementing 2/3*; GJB2/3/4 : *gap junction* β*2/3/4* (codant pour les connexines 26/31/30.3 et 43); GTF2H5 : *general transcription factor IIH, polypeptide 5*; KDSR : 3-ketodihydrosphingosine reductase; KPP : kératodermie palmoplantaire; MBTPS2 : *membrane bound transcription factorpeptidase, site 2*; NSDHL : *NAD (P)-dependent steroid dehydrogenase-like*; RSP : retard staturopondéral; SPINK5 : *serine protease inhibitor kazal type 5*; XD : dominant lié à l'X.

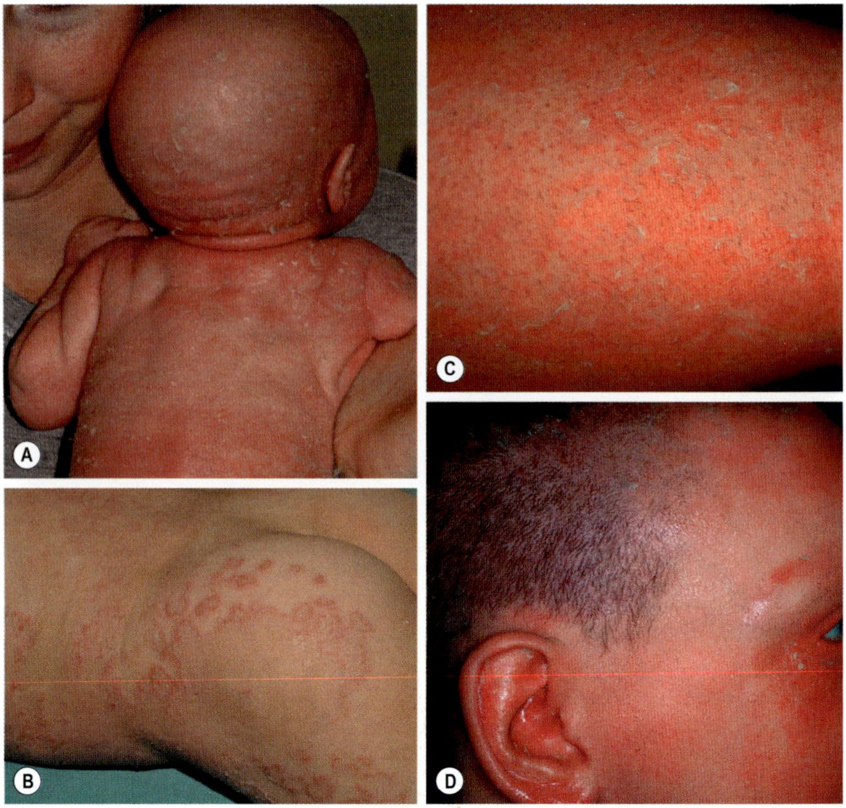

Fig. 46.10 Syndrome de Netherton. A Érythrodermie chez un nouveau-né qui avait aussi une déshydratation hypernatrémique. **B** Ichtyose linéaire circonflexe. Noter la double collerette de squames. **C** Vue rapprochée montrant le caractère « pelant » des squames. **D** Cheveux fins, courts, sourcils épars et disparition des cils. *Remerciements : A : Julie V Schaffer, MD ; B : Antonio Torrelo, MD ; C, D : YDRSC.*

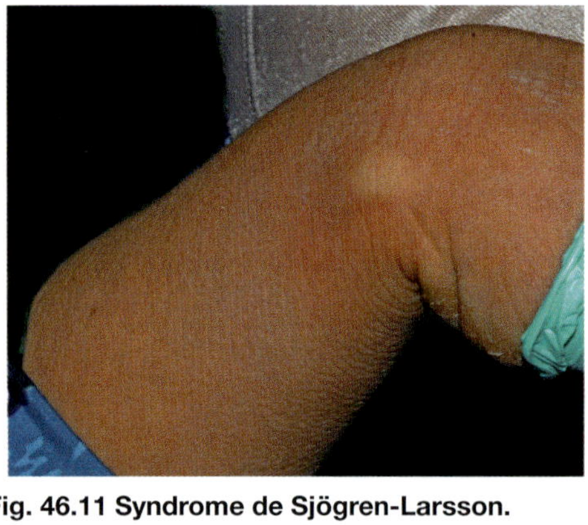

Fig. 46.11 Syndrome de Sjögren-Larsson. Hyperkératose marron jaunâtre, avec accentuation des marques cutanées. *Remerciements : Julie V. Schaffer, MD.*

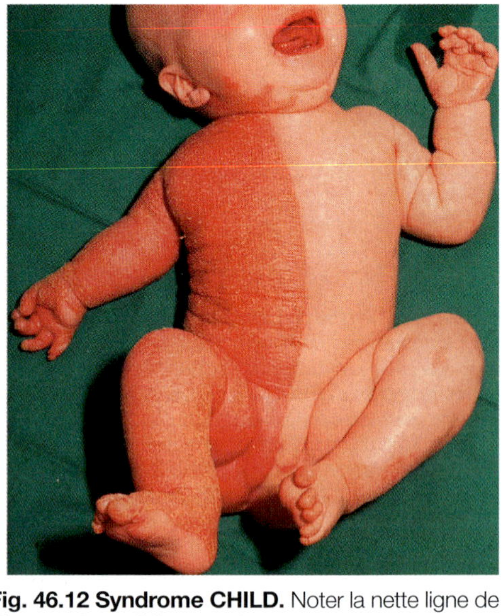

Fig. 46.12 Syndrome CHILD. Noter la nette ligne de démarcation médiane sur le tronc. *Reproduit de Happle R, Mittag H, Kuster W. Dermatology 1995 ; 191 : 210–216, avec autorisation. Remerciements : Rudolph Happle, MD.*

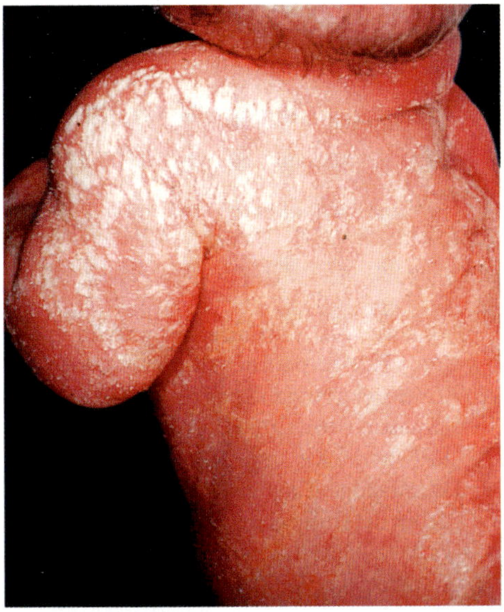

Fig. 46.13 Syndrome de Conradi-Hünermann-Happle. Érythrodermie, stries linéaires et hyperkératose enroulée. *Remerciements : Rudolph Happle, MD.*

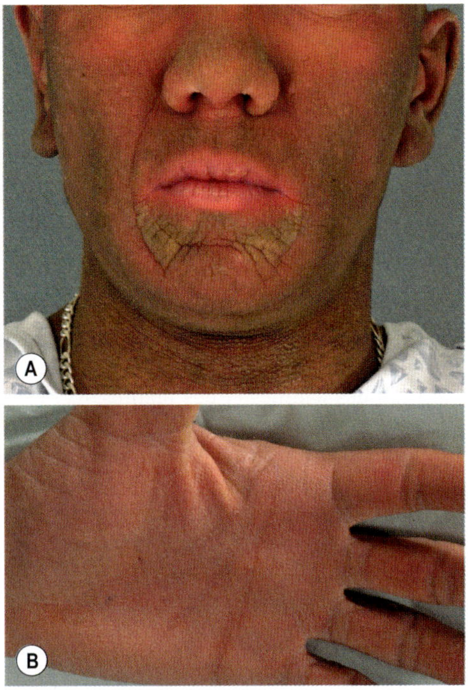

Fig. 46.14 Syndrome KID. A Plaques épaisses diffuses, hyperkératosiques, de texture à gros grains et à composante érythémateuse ; noter les sillons radiaux caractéristiques autour de la bouche. **B** Kétatodermie palmaire avec une surface granuleuse. *Remerciements : A : Julie V Schaffer, MD.*

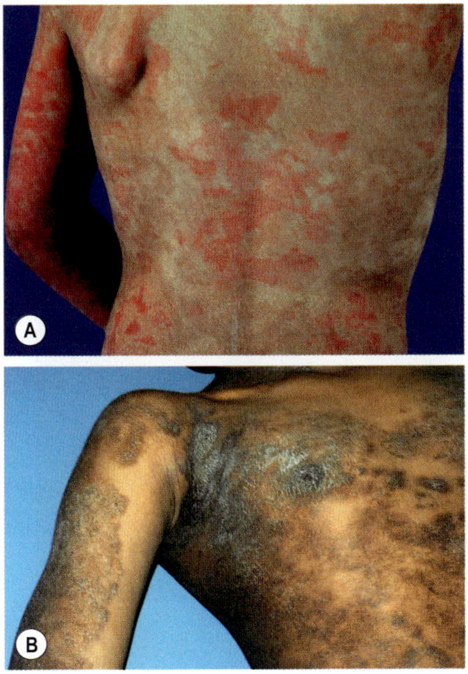

Fig. 46.15 Érythrokératodermie variable. **A** Plaques érythémateuses transitoires et hyperkératose brunâtre généralisée. **B** Plaques hyperkératosiques distribuées de façon symétrique avec hypertrichose. *Remerciements : A : Gabriele Richard, MD, et Franziska Ringpfeil, MD ; B : Julie V. Schaffer, MD.*

47 Kératodermies

- Les kératodermies palmoplantaires (KPP) constituent un groupe d'affections héréditaires ou acquises caractérisées par une hyperkératose de la peau des paumes et des plantes.
- Il existe trois principaux types d'atteinte :
  - *KPP diffuse* : confluente sur toute la surface palmoplantaire; début chez le jeune enfant dans les formes héréditaires, avec initialement un érythème initial évoluant en une hyperkératose épaisse, jaune, qui peut être cireuse ou verruqueuse (fig. 47.1)
  - *KPP focale* : principalement dans les zones de friction ou de pression; le type *en îlots/nummulaire* (ovalaire) atteint les plantes (fig. 47.2A) > paumes; la présentation *striée* (linéaire) s'étend depuis les paumes jusqu'à la partie palmaire des doigts (fig. 47.2B)
  - *KPP ponctuée* : petites (≤1 cm) papules kératosiques des paumes et des plantes; début habituel dans l'adolescence ou chez l'adulte jeune, avec initialement des papules translucides de la taille d'un pois qui s'élargissent, de type callosités (fig. 47.3)
- D'autres manifestations possibles incluent une hyperhidrose, une bordure érythémateuse (cf. fig. 47.1C), extension au-delà la zone

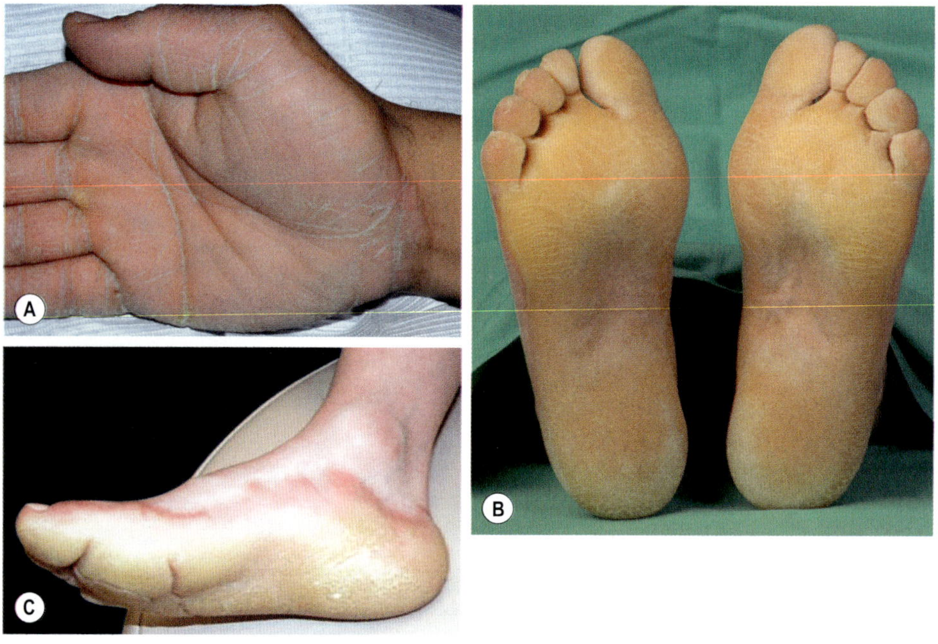

Fig. 47.1 Kératodermie palmoplantaire diffuse. A Kératodermie non épidermolytique avec une démarcation nette au poignet et sur le côté du pouce. **B** Kératodermie épidermolytique avec une plus grande épaisseur dans les zones de pression. **C** Kératodermie épidermolytique avec érythème notable en périphérie. Les formes, épidermolytiques et non épidermolytiques ne peuvent généralement pas être distinguées cliniquement. *Remerciements : A : Julie V. Schaffer, MD; B : Dieter Metze, MD, et Vinzenz Oji, MD; C : Alfons L. Krol, MD, et Dawn Siegel, MD.*

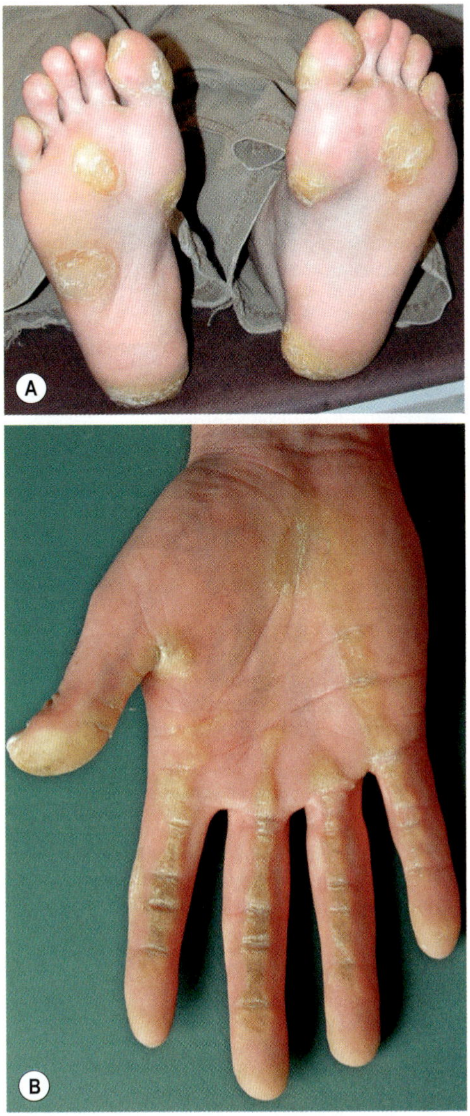

Fig. 47.2 Kératodermie palmoplantaire focale. **A** Type en îlots sur les plantes. **B** Type strié de la paume. *Remerciements : A : Alfons L. Krol, MD, et Dawn Siegel, MD ; B : Dieter Metze, MD et Vincenz Oji, MD.*

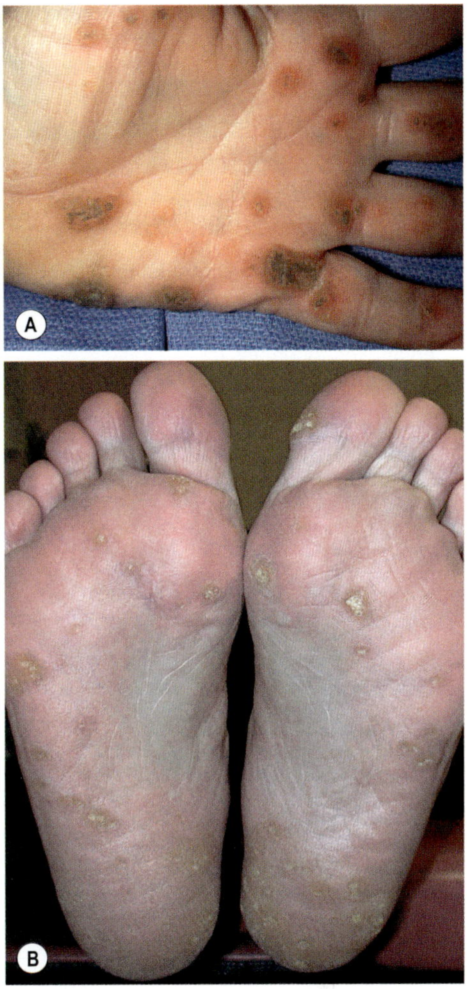

Fig. 47.3 Kératodermie palmoplantaire ponctuée. Papules kératosiques, certaines confluent pour former des plaques, sur la paume (**A**) et les plantes (**B**). *Remerciements : A : Kalman Watsky, MD ; B : YDRSC.*

palmoplantaire (p. ex. sur le dos des mains/pieds ; « transgrediens »), bandes de constriction des doigts (pseudo-aïnhum ; cf. fig. 47.4B) ou avec les signes histologiques d'hyperkératose épidermolytique (« KPP épidermolytique »).

• Le tableau 47.1 présente les formes principales de KPP, isolées ou associées à des manifestations additionnelles cutanées ou extra-cutanées (fig. 47.4 à 47.11).

• **TT :** kératolytiques (p. ex. acide salicylique 4–6 % dans la vaseline, urée 40 %), débridement mécanique, rétinoïdes topiques ou oraux ; traitement des infections fongiques et bactériennes secondaires.

Pour plus d'informations, cf. chap. 58 de *Dermatology, Fourth Edition*.

Tableau 47.1 Principales formes de kératodermies palmoplantaires (KPP). Les formes les plus fréquentes chez les enfants et les adultes sont ombrées en rose et bleu, respectivement. Les causes génétiques sélectionnées sont entre parenthèses.

Formes avec manifestations principalement cutanées	Formes avec manifestations annexielles et/ou extra-cutanées
KPP héréditaires diffuses	
• **KPP épidermolytique isolée :** *type Vörner (-Unna-Thost)* (AD, kératine 9 > 1) • **KPP non épidermolytique isolée** (AD) • Autre : p. ex. ichtyoses et érythrokératodermies (cf. chap. 46), épidermolyse bulleuse simple (cf. fig. 26.4B), mal de Meleda (KPP transgrédiente, malodorante)	• **Surdité*** + **KPP en «nid d'abeilles»** (AD, connexine 26) (fig. 47.4) • *Dysplasie ectodermique hidrotique* (syndrome de Clouston) : **hypotrichose** + **dystrophie unguéale** + **papules acrales en forme de grille :** (fig. 47.5; cf. chap. 52) • *Syndrome d'Olmsted* **: KPP mutilante** + **plaques périorificielles** • *Syndrome de Papillon-Lefèvre :* **périodontite** + **plaques psoriasiformes** + **infections pyogéniques**
KPP héréditaire diffuse ou focale (avec début infantile)	• **Cheveux laineux** + **cardiomyopathie arythmogène**†: *maladie de Naxos* (**KPP diffuse**; AR, plakoglobine), *syndrome de Carvajal* (**KPP striée**; AR >> AD, desmoplakine)
KPP héréditaires focales	
• **KPP isolée striée/en plaques :** début habituel dans l'enfance, augmentation de la sévérité avec les frictions répétitives (AD; desmogléine 1, desmoplakine, kératine 1 ou 6c)	• *Pachyonychie congénitale :* **KPP en plaques douloureuses** (plantes > paumes; souvent hyperhidrose, bulles) + **dystrophie unguéale hypertrophique** avec hyperkératose sous-unguéale cunéiforme (fig. 47.7) ± kératoses folliculaires, leucokératose orale, stéatocystomes/autres kystes (esp. PC-17) > dents natales (PC-17), pili torti (AD, kératine 6a>16 ou 17>6b ou 6c) • Syndrome de Howel-Evans (AD, *RHBDF2*) : **carcinome œsophagien** (chez l'adulte) + **KPP focale** (fig. 47.6) + **leukokératose orale** + **kératoses folliculaires** (AD) • Syndrome de Richner-Hanhart **: kératite dendritique** (dans la petite enfance) + **KPP focale** (fig. 47.8) + **retard mental**
KPP héréditaires ponctuées	
• **KPP ponctuée isolée**§ (AD) • **Kératoses ponctuées des plis palmaires**§ (fig. 47.9) • *Acrokérato-élastoïdose/ hyperkératose focale acrale* : petites papules au bord des mains/pieds (fig. 47.10) (AD) • Kératodermie épineuse (AD)	• Autres : p. ex. maladie de Darier§ (cf. chap. 48), syndrome tumoral hamartomateux lié à *PTEN*§ (cf. chap. 52) • DD : verrues, porokératose ponctuée§ (cf. chap. 89), kératoses arsenicales (cf. chap. 74)
KPP acquises	
• *Kératodermie climactérique* : **KPP focale des talons/points d'appui des plantes, en particulier chez les femmes d'âge > 45 ans**; associée à l'obésité, au climat froid, aux chaussures ouvertes à l'arrière • **DD :** cf. tableau 13.1 et fig. 13.1	• Associations : **hypothyroïdie, cancer** (p. ex. poumons, GI), **médicaments** (p. ex. sorafénib) • *KPP aquagénique* : **épaississement** + **papules blanches («pavage» blanc)/translucides des paumes > plantes lors de l'immersion dans l'eau** (fig. 47.11); habituellement isolé mais affecte > 50 % des patients ayant une mucoviscidose

* *Surdité + KPP peuvent aussi survenir dans les maladies mitochondriales.*

† *La maladie cardiaque devient souvent évidente après la puberté et peut entraîner un décès soudain; des mutations de la desmocolline 2 ont aussi été décrites.*

§ *Peut laisser un puits après avoir enlevé le bouchon corné; le DD des puits palmoplantaires inclut aussi la kératolyse ponctuée (cf. chap. 61) et la nævomatose basocellulaire (cf. chap. 88).*

AD : autosomique dominant; AR : autosomique récessif.

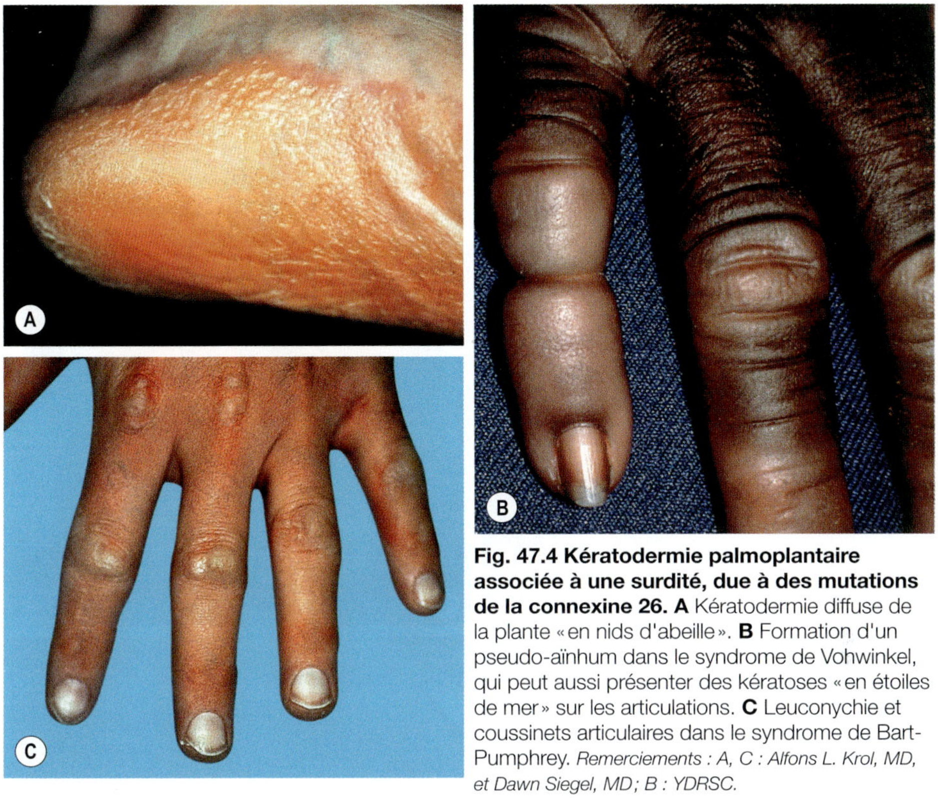

Fig. 47.4 Kératodermie palmoplantaire associée à une surdité, due à des mutations de la connexine 26. A Kératodermie diffuse de la plante « en nids d'abeille ». **B** Formation d'un pseudo-aïnhum dans le syndrome de Vohwinkel, qui peut aussi présenter des kératoses « en étoiles de mer » sur les articulations. **C** Leuconychie et coussinets articulaires dans le syndrome de Bart-Pumphrey. *Remerciements : A, C : Alfons L. Krol, MD, et Dawn Siegel, MD; B : YDRSC.*

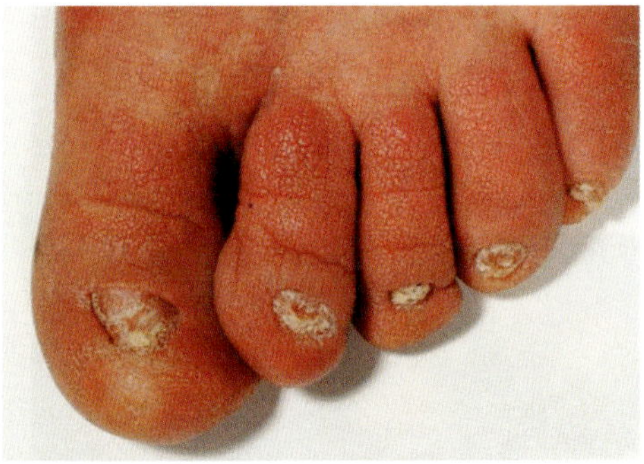

Fig. 47.5 Dysplasie ectodermique hidrotique (syndrome de Clouston). Noter la peau « caillouteuse » sur la face dorsale des orteils ainsi que la dystrophie des tablettes unguéales. *Remerciements : D. Sasseville, MD, et R. Wilkinson, MD.*

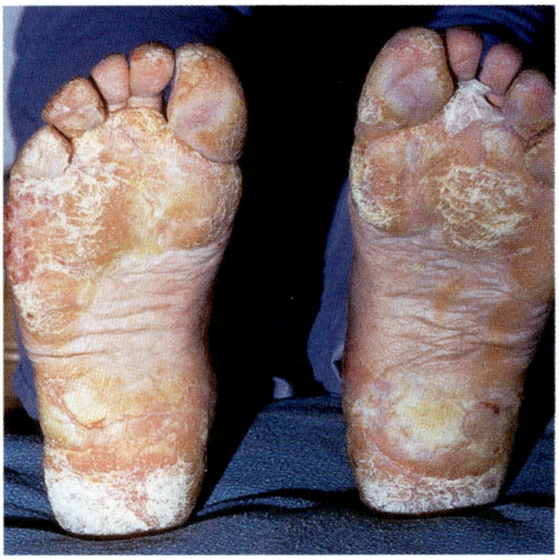

Fig. 47.6 Syndrome de Howel-Evans. Kératodermie palmoplantaire focale, habituellement avec un début vers l'âge de 5–15 ans, associée au développement d'un carcinome de l'œsophage à l'âge adulte. *Remerciements : Alfons L. Krol, MD, et Dawn Siegel, MD.*

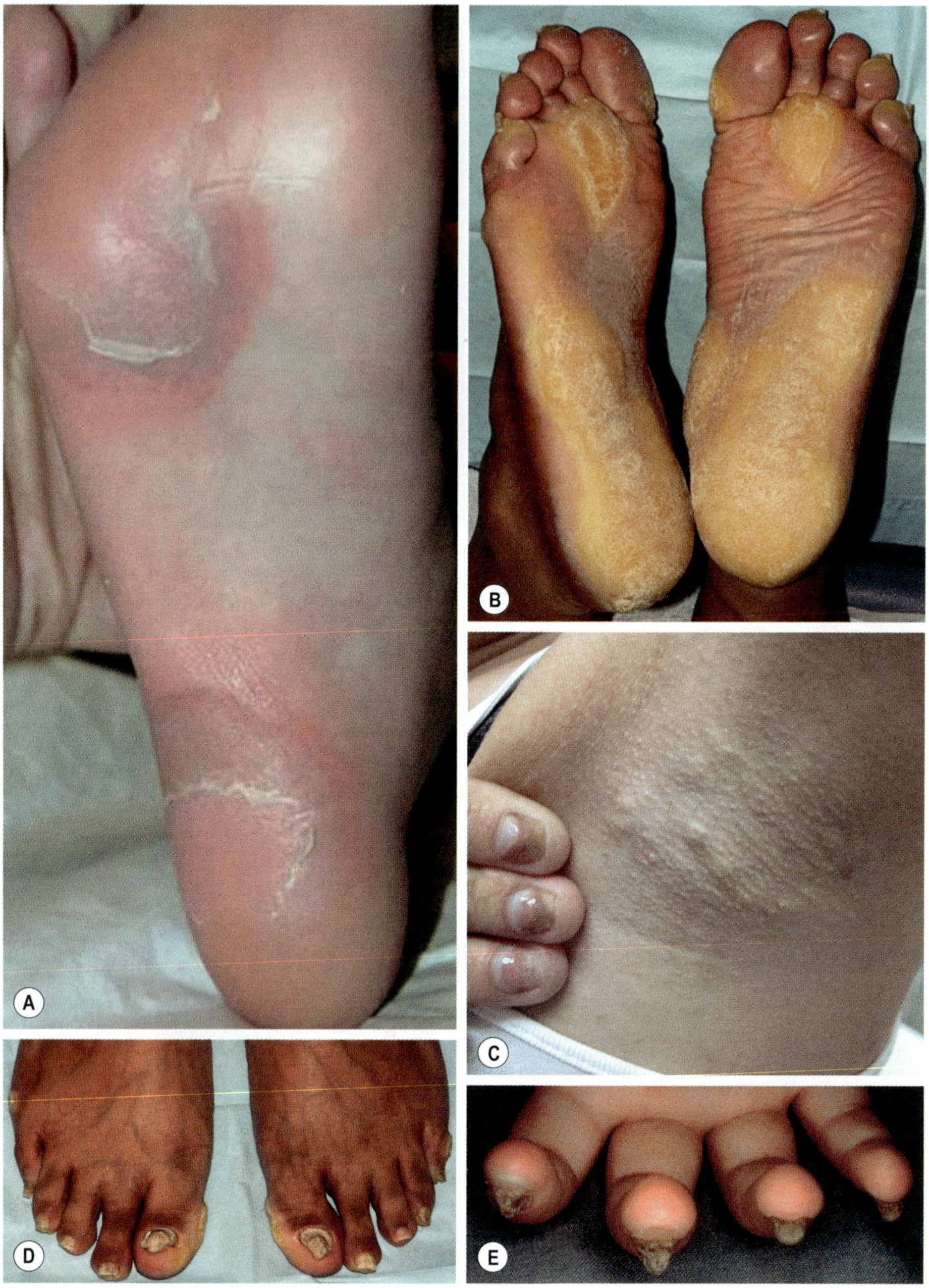

Fig. 47.7 Pachyonychie congénitale. A Kératodermie plantaire focale douloureuse associée à un érythème et des bulles. **B** Hyperkératose plantaire accentuée sur les points de pression. **C** Stéatocystomes axillaires. **D, E** Dystrophie unguéale hypertrophique avec hyperkératose cunéiforme sous-unguéale. *Remerciements : A : Alfons L. Krol, MD, et Dawn Siegel, MD ; B, D : Julie V. Schaffer, MD ; C : J Valverde MD ; E : YDRSC.*

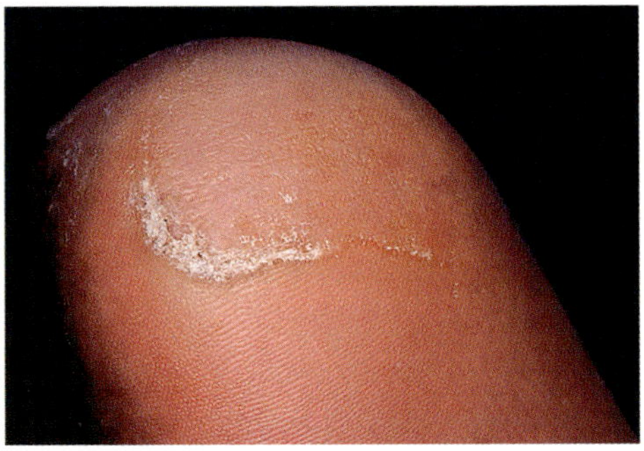

Fig. 47.8 Syndrome de Richner-Hanhart (tyrosinémie II). Kératoses focales douloureuses de la surface plantaire chez un patient qui a des ulcérations cornéennes et un retard mental. Dans cette affection, le début de la kératodermie se produit entre la petite enfance et l'adolescence. *Remerciements : Jean L. Bolognia, MD.*

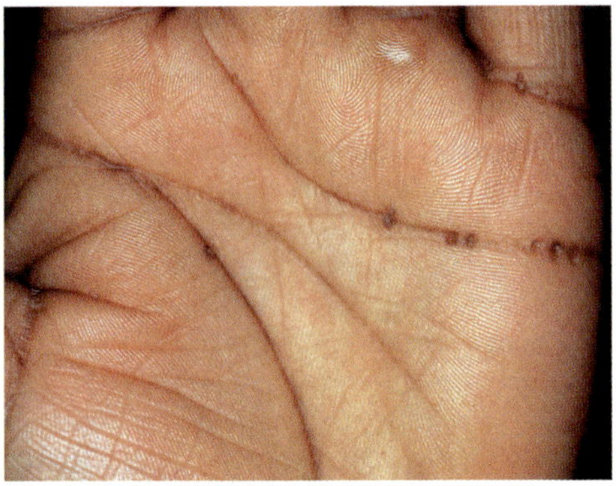

Fig. 47.9 Kératoses ponctuées des plis palmaires chez un Afro-Américain. *Remerciements : YDRSC.*

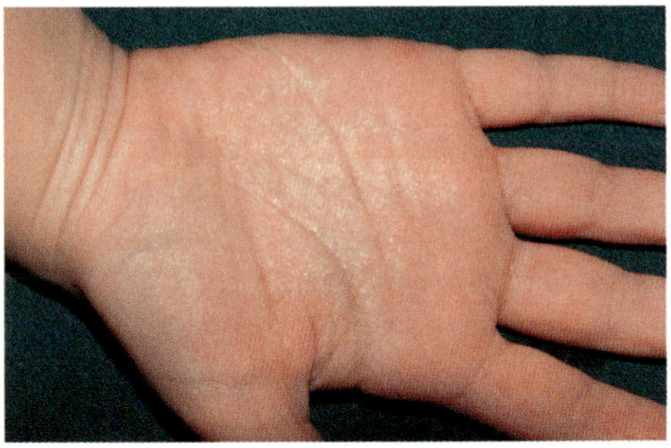

Fig. 47.11 Kératodermie aquagénique. Modifications blanches, « caillouteuses », après une immersion de la paume dans l'eau pendant quelques minutes chez une adolescente en bonne santé. *Remerciements : Julie V. Schaffer, MD.*

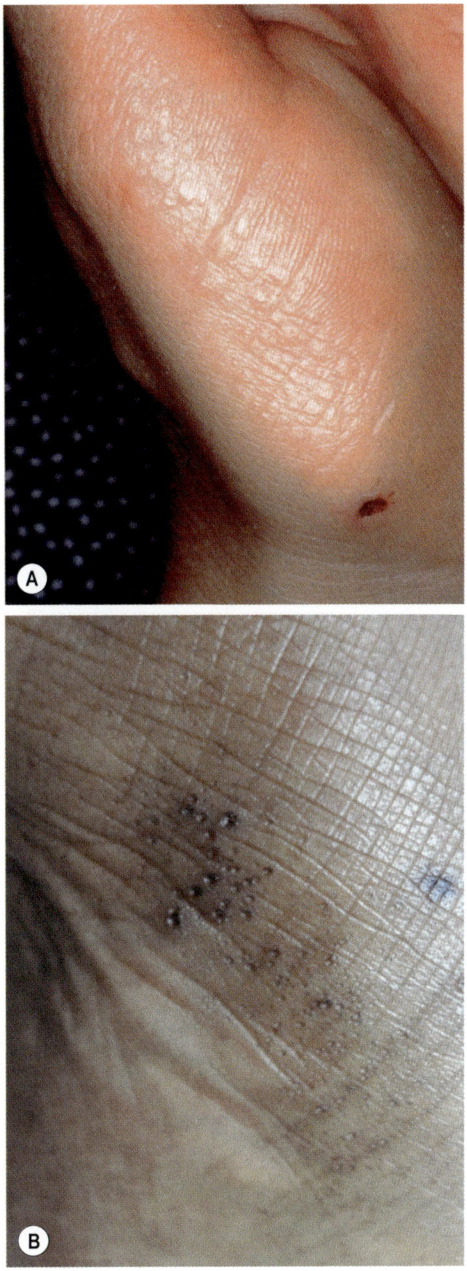

Fig. 47.10 Kératodermie papuleuse marginale. **A** Acrokératoélastoïdose se présentant avec de multiples papules couleur de la peau à jaunâtres en bordure de la peau palmaire. **B** Hyperkératose acrale, focale, se présentant avec des papules kératosiques ombiliquées en bordure de la peau palmaire chez une femme afro-américaine. *Remerciements : A : YDRSC ; B : Boni Elewski, MD.*

48 Maladie de Darier et maladie de Hailey-Hailey

Maladie de Darier (kératose folliculaire)

- Autosomique dominante.
- Mutation dans le gène *ATP2A2* causant une dysfonction de la protéine SERCA2, interférant avec le signal cellulaire calcique.
- Manifestations cliniques :
  - Début en général entre 6 et 20 ans, avec un pic durant l'adolescence
  - Évolution chronique, aggravation fréquente l'été
  - Papules croûteuses rose rouge à marron qui peuvent confluer en plaques (fig. 48.1) dans une distribution « séborrhéique », et parfois intertrigineuse (fig. 48.2 et 48.3)
  - Macules hypopigmentées qui peuvent être le signe prédominant, en particulier sur les peaux sombres (fig. 48.4)
  - Prurit et mauvaises odeurs peuvent être importants
  - Papules à sommet plat couleur de la peau à brunes (ressemblent à des verrues planes) sur le dos des mains et des pieds (fig. 48.5)
  - Papules kératosiques palmoplantaires (fig. 48.6)
  - Modifications des ongles, p. ex. encoches distales et érythronychie longitudinale (fig. 48.7 ; cf. chap. 58)
  - Papules blanchâtres de la muqueuse orale (fig. 48.8)
- Rares sous-types – acral hémorragique, segmentaire (cf. chap. 51).
- Les facteurs d'exacerbation incluent soleil, chaleur, occlusion, transpiration, colonisation bactérienne.
- Association possible avec une maladie neuropsychiatrique (p. ex. dépression majeure).
- Les complications incluent des infections bactériennes (p. ex. *Staphylococcus aureus*), fongiques (p. ex. tinea corporis), virales (p. ex. herpès simplex virus : HSV) ; il faut envisager la possibilité d'une éruption varicelliforme de Kaposi-Juliusberg due à l'HSV chez un patient chez qui surviennent soudainement des croûtes hémorragiques uniformes, de la fièvre, un malaise (fig. 48.9).
- Signes histopathologiques – dyskératose acantholytique au-dessus de fentes suprabasales.
- **DD :** formes modérées – dermatite séborrhéique sévère, maladie de Grover ; prédominance intertrigineuse – maladie de Hailey-Hailey, pemphigus végétant, pyodermite de type blastomycose, dyskératose acantholytique papuleuse (vulvaire) ; lésions acrales – acrokératose verruciforme de Hopf (peut être une affection allélique ou une forme fruste ; fig. 48.10), verrues planes, stuccokératose, maladie de Flegel.
- **TT :**
  - Mesures générales : vêtements légers, crème solaire, nettoyants antimicrobiens, émollients kératolytiques
  - Si la maladie est symptomatique : rétinoïdes topiques ± CS topiques (pour diminuer l'irritation des premiers), rétinoïdes oraux (p. ex. isotrétinoïne)
  - En fonction des besoins : antibiotiques topiques et oraux, antifongiques, antiviraux systémiques (p. ex. aciclovir) pour l'éruption varicelliforme de Kaposi-Juliusberg, modalités destructrices (p. ex. traitement laser) pour les lésions réfractaires

Maladie de Hailey-Hailey (pemphigus bénin chronique familial)

- Autosomique dominant.
- Mutation dans le gène *ATP2C1* causant une dysfonction d'une protéine associée à l'appareil de Golgi, interférant avec le signal calcique cellulaire.
- Manifestations cliniques.
  - Survenue dans la 2e ou 3e décennie, mais parfois plus tard à la 4e ou 5e décennie
  - Évolution variable avec rémissions et poussées
  - Atteint principalement les grands plis du corps (fig. 48.2), incluant les plis sous-mammaires chez les femmes (fig. 48.11) ; parfois d'autres sites sont atteints, p. ex. le tronc (fig. 48.12)

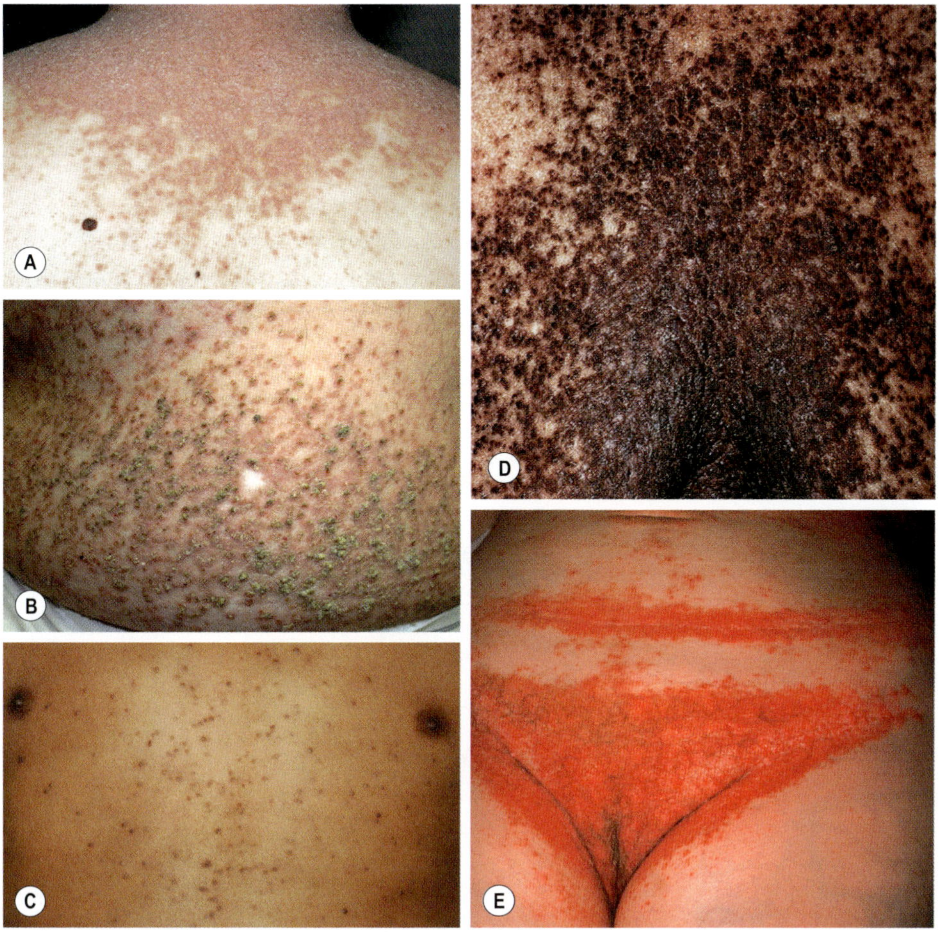

Fig. 48.1 Maladie de Darier. Atteinte du tronc avec une prédilection pour les zones séborrhéiques (**A-D**). Papules kératosiques pouvant varier en couleur de rouge (**A, B**) à brun (**C, D**) et pouvant devenir confluentes. **E** Atteinte intertrigineuse sévère. *Remerciements : A, C : Julie V. Schaffer, MD; B, D : YDRSC, E : Daniel Hohl, MD.*

 - Macération, plaques malodorantes, avec érosions, fissures et bulles flasques (fig. 48.11); plaques circinées avec bords érodés/croûteux (fig. 48.12)
- Sous-type rare : segmentaire (cf. chap. 51).
- Les facteurs d'exacerbation incluent friction, chaleur, transpiration, colonisation bactérienne, application d'adhésifs; les complications sont les mêmes que pour la maladie de Darier (cf. supra).
- Manifestations histologiques – acantholyse d'une grande partie de l'épiderme.
- **DD :** intertrigo, dermatite de contact irritative, candidose cutanée, pemphigus végétant, maladie de Darier.
- **TT :**
  - Mesures générales : vêtements légers, nettoyants antimicrobiens
  - Pour la maladie symptomatique : CS topiques/intralésionnels en intermittence, autres topiques incluant les inhibiteurs de la calcineurine, la toxine botulique de type A pour diminuer la production de sueur, la naltrexone orale à petites doses
  - En fonction des besoins : antibiotiques et antifongiques topiques et oraux, modalités destructrices (p. ex. excision chirurgicale, traitement laser) pour les lésions réfractaires

Pour plus d'informations, cf. chap. 59 de *Dermatology, Fourth Edition*.

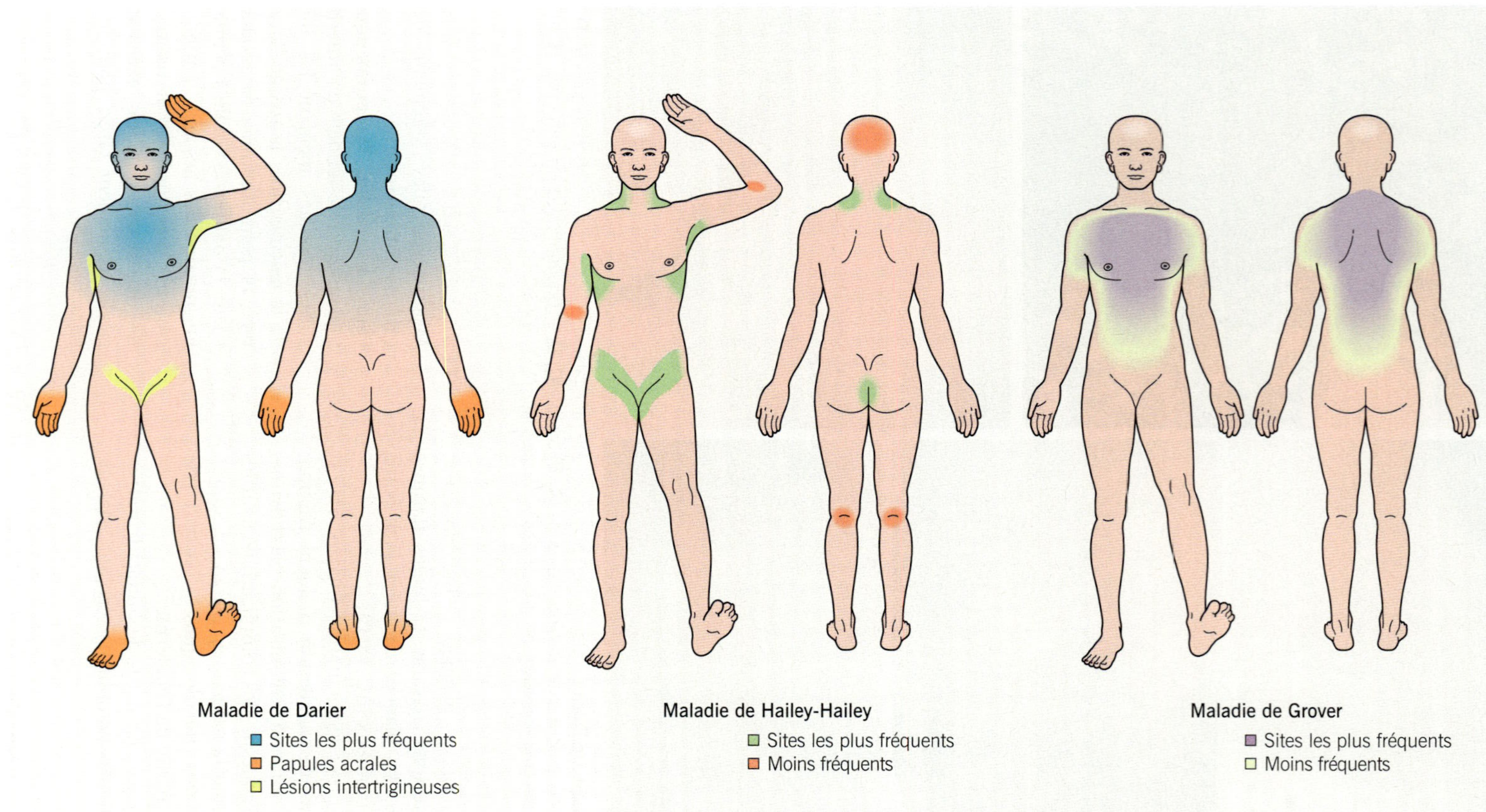

Fig. 48.2 Modèles de distribution les maladies de Darier, Hailey-Hailey et Grover.

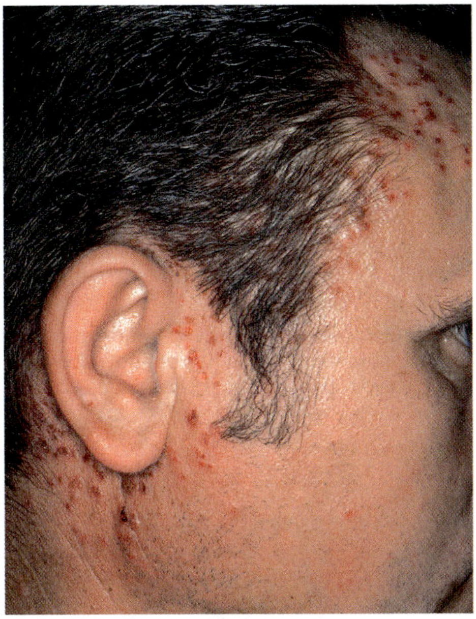

Fig. 48.3 Maladie de Darier. Papules croûteuses de la ligne d'implantation des cheveux sur le visage, et dans la zone rétro-auriculaire. *Remerciements, Daniel Hohl.*

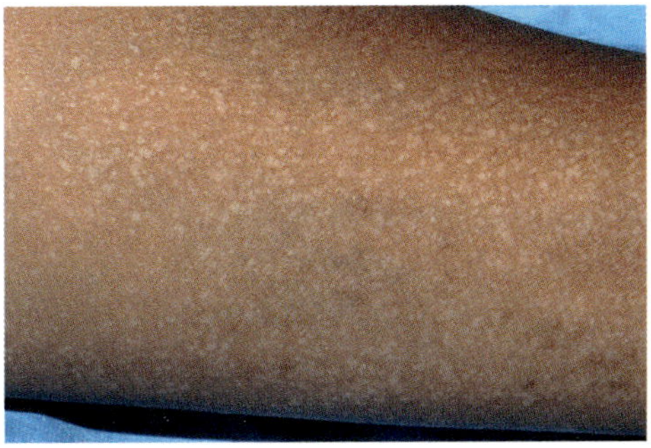

Fig. 48.4 Maladie de Darier. Observée plus facilement chez les personnes à peau très foncée, une leucodermie en gouttes peut être peut être observée chez les personnes ayant une maladie de Darier, incluant la forme segmentaire. *Remerciements : Julie V. Schaffer, MD.*

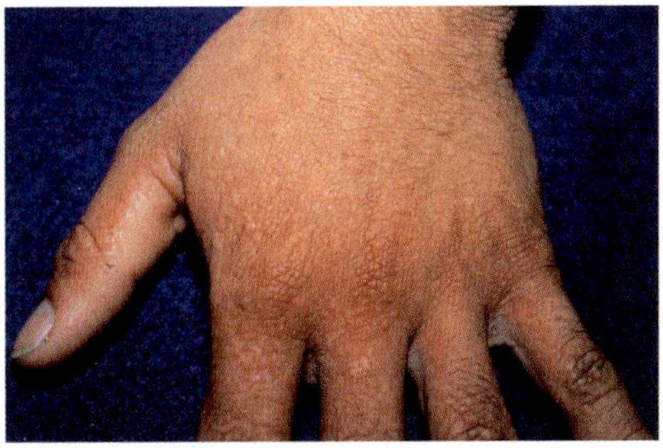

Fig. 48.5 Maladie de Darier. Multiples papules à toit plat sur le dos de la main. *Remerciements : Daniel Hohl, MD.*

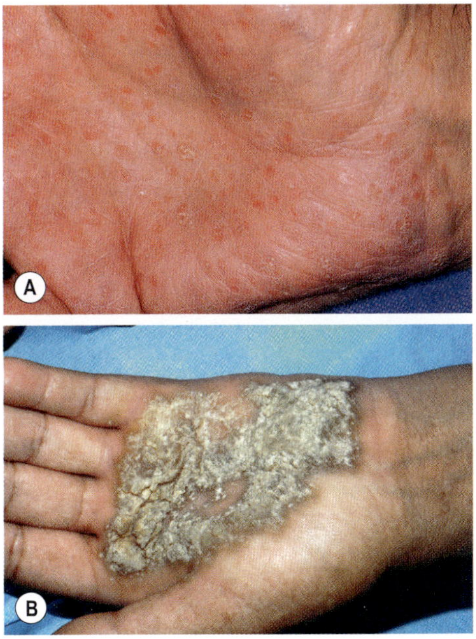

Fig. 48.6 Atteinte palmaire dans la maladie de Darier. A Observation à la fois de papules kératosiques et de dépressions remplies de kératine. **B** Moins souvent, une kératodermie épaisse avec pointes focales de kératine est observée. *Remerciements : A : Kalman Watsky, MD ; B : Julie V. Schaffer, MD.*

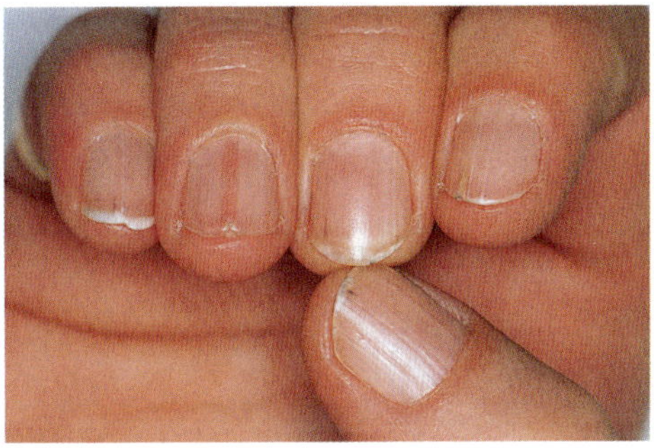

Fig. 48.7 Maladie de Darier. Alternance de bandes rouges et blanches, ainsi qu'entailles du bord libre de la tablette unguéale. *Remerciements : Antonella Tosti, MD.*

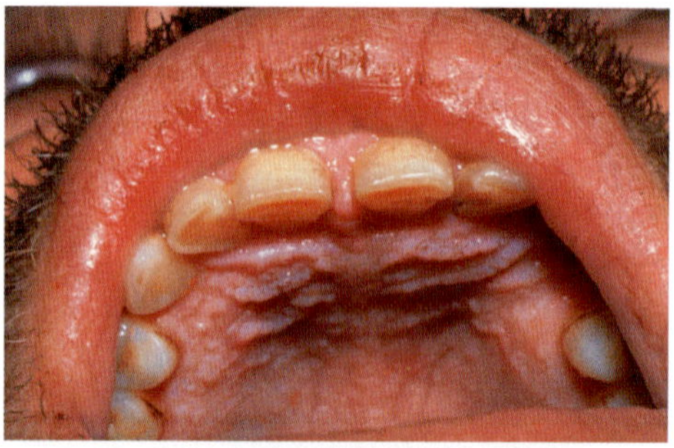

Fig. 48.8 Atteinte de la muqueuse orale de la maladie de Darier. Papules blanchâtres du palais. *Remerciements : Daniel Hohl, MD.*

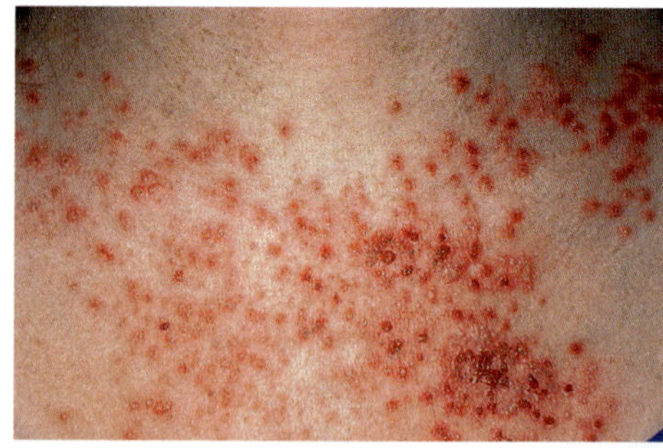

Fig. 48.9 Maladie de Darier avec surinfection HSV (éruption varicelliforme de Kaposi-Juliusberg). De multiples croûtes hémorragiques de taille identique sont observées. *Remerciements : YDRSC.*

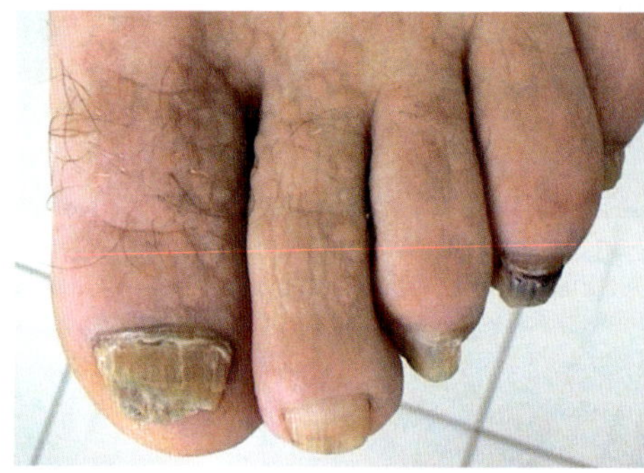

Fig. 48.10 Acrokératose verruciforme de Hopf. Atteinte du dessus du pied avec des papules à toit plat. *Remerciements : YDRSC.*

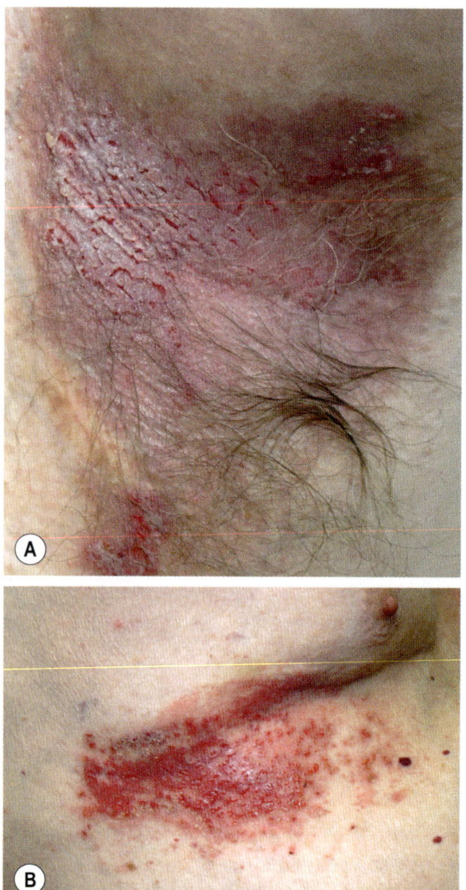

Fig. 48.11 Maladie de Hailey-Hailey. A Plaque érythémateuse érodée de l'aisselle. Noter les vésicules flasques intactes à 2 h et 7 h. **B** Lésion sous-mammaire chronique avec érosions comme mangées par des vers. *Remerciements : YDRSC.*

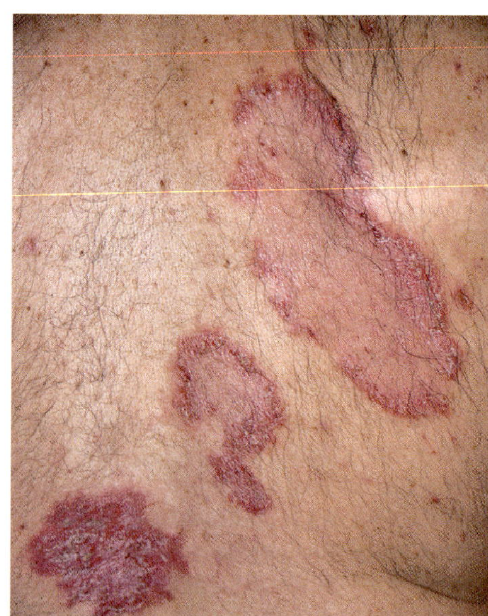

Fig. 48.12 Maladie de Hailey-Hailey. Plaques circinées du dos avec érosions et croûtes des bordures actives. *Remerciements : Louis A. Fragola, Jr., MD.*

Déficits immunitaires primitifs

49

- Groupe hétérogène d'affections caractérisées par des défauts du système immunitaire qui entraînent une augmentation de la susceptibilité à diverses infections, avec souvent des manifestations additionnelles telles qu'auto-immunité, allergie et risque de malignité.
- La base génétique a été déterminée pour > 200 déficits immunitaires primitifs.
- De nombreux syndromes de déficit immunitaire se présentent avec des manifestations dermatologiques qui facilitent un diagnostic précoce (tableau 49.1 ; fig. 49.1 à 49.9) ; ces manifestations peuvent être divisées en trois catégories :
  - Infections cutanéomuqueuses récurrentes, sévères, atypiques ou résistantes, plus souvent par *Staphylococcus aureus*, *Candida* spp. et papillomavirus humains
  - Différents types d'inflammation cutanée peuvent correspondre à des déficits immunitaires, p. ex. dermatite eczémateuse, granulomes non infectieux, lésions de type lupus érythémateux, vascularite des petits vaisseaux, ulcères
  - Des signes cutanés plus spécifiques suggèrent des affections particulières, p. ex. télangiectasies oculocutanées dans l'ataxie-télangiectasies et GVHD maternofœtale dans les déficits immunitaires combinés sévères (DICS)
- En plus des infections extra-cutanées par des organismes inhabituels et avec une fréquence accrue (p. ex. pneumonie ≥ 2 fois/an ou otite moyenne ≥ 4 fois/an) ou une plus grande sévérité, les signes de déficit immunitaire chez les enfants peuvent inclure un retard de croissance, une diarrhée chronique, des lymphadénopathies (ou l'absence des ganglions lymphatiques attendus) et une hépatosplénomégalie.

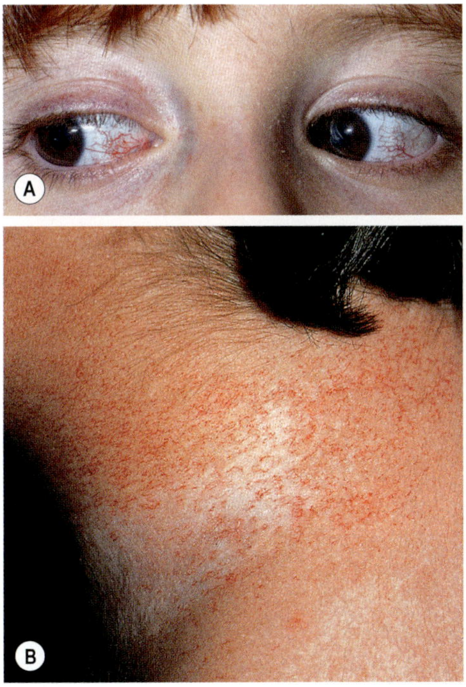

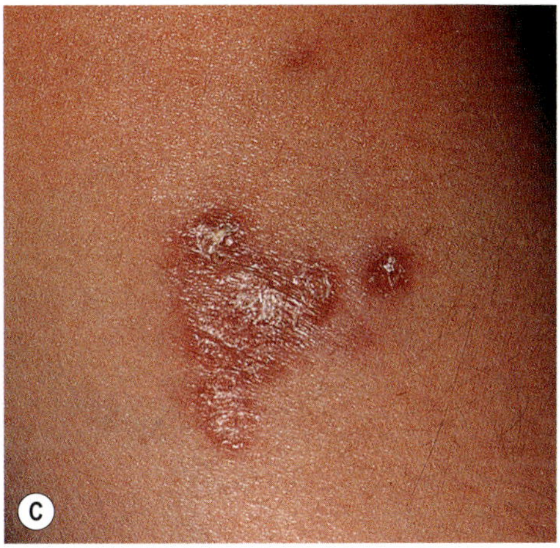

Fig. 49.1 Ataxie-télangiectasies. A Télangiectasies linéaires caractéristiques de la conjonctive bulbaire médiane et latérale. Des télangiectasies ponctuées et linéaires plus petites sont aussi observées sur les paupières de cette fille. **B** Télangiectasies étendues du cou chez une jeune femme. **C** Plaques granulomateuses persistantes de la jambe chez un enfant. Ces lésions s'ulcèrent souvent et sont difficiles à prendre en charge. *Remerciements : A : Edward Cowen, MD; B, C : Amy Paller, MD.*

Tableau 49.1 Manifestations cutanées des déficits immunitaires (DI) primitifs. Les atteintes infectieuses sont sur fond bleu foncé et les non infectieuses sur fond bleu clair.

Affection	Infections à *S. aureus**	CMC	Verrues**	Dermatite eczémateuse	Granulomes***	LE	VCPV	Ulcères (de type PG)	Manifestations cutanéomuqueuses additionnelles	Autres manifestations cliniques majeures
Ataxie-télangiectasie (fig. 49.1)	+			+ (faciale)	+ (souvent ulcérés)				Télangiectasies oculocutanées (début à l'âge de 3-6 ans; principalement oreilles, joues), TCL, modifications progériques	Ataxie cérébelleuse (début à l'âge de 1-2 ans), infections sinopulmonaires, leucémie/lymphome, sensibilité aux RI
Syndrome de Chédiak-Higashi (le DD inclut le syndrome de Griscelli type 2; cf. chap. 54)	+							+	Dilution pigmentaire, hyperpigmentation ou dyspigmentation dans les zones exposées au soleil, cheveux argentés, gingivite	Diathèse hémorragique, phase lymphoproliférative « accélérée », détérioration neurologique
Maladie granulomateuse chronique (XR > AR) (fig. 49.2)	++	+		+	++ (nodulaire, nécrotique)	+		+	Syndrome de Sweet, ulcérations orales; LED chez les femmes porteuses	Lymphadénopathies (souvent suppurative), HSM, granulomes internes, pneumonies
Syndromes CMC (fig. 49.3 et 49.4)		++			(++) (candidosiques)				Cf. texte	Cf. texte
Déficits en complément	+	+				++	+	+	Cf. tableau 49.3	Cf. tableau 49.3
Syndrome de DiGeorge (délétion 22q11.2)		+		+	+				Érythrodermie	Hypoplasie thymique, ↓ Ca^{2+} due à une hypoparathyroïdie, défauts cardiaques congénitaux, anomalies craniofaciales
Syndromes hyper-IgE (fig. 49.5 et 49.6)	++	+	+ (AR)	++					Cf. texte	Cf. texte

(Suite)

Tableau 49.1 Suite.

Déficits en immunoglobulines										
• Agammaglobulinémie (XR > AR)	+			+	+				Type dermatomyosite (due à échovirus) ; ecthyma gangreneux	Infections bactériennes et virales (p. ex. poumons, GI)
• Syndromes hyper-IgM	+		+		+	+		+	Ulcères oraux et anogénitaux	Infections (p. ex. poumons, GI), auto-immunité
• DI commun variable (DICV) (fig. 49.7)	+	+	+	+	++	+	+	+	Infections à dermatophytes, vitiligo, pelade	Infections variables (p. ex. poumons, GI), auto-immunité (p. ex. cytopénies), granulomes
• Déficit en IgA†	+	+		+		+	+	+	Vitiligo, lipodystrophie	Similaire à DICV mais moindre
Lymphocytopénie idiopathique CD4+ (< 300/mm³ ou < 20 %)		+	++			+			Infections HSV, mycobactérioses non tuberculeuses	Méningites à cryptocoques, lymphomes ; *infections VIH exclues*
Déficit d'adhésion des leucocytes (fig. 49.8)	++ (nécrotique, peu de pus)							++	Mauvaise cicatrisation, chute retardée du cordon ombilical, gingivite	Pneumonies > infections bactériennes ou fongiques sévères
DI combiné sévère (DICS)	+	+	+	+	+***				GVHD, érythrodermie, syndrome d'Omenn‡	Infections sévères, diarrhée, retard de croissance
Syndrome de Wiskott-Aldrich (XR) (fig. 49.9)	++			++	+		+		Pétéchies, ecchymoses	Dysfonction plaquettaire, infections sinopulmonaires, auto-immunité, atopie, lymphome

* *Incluant les abcès et les pyodermites superficielles.*

** *Les verrues étendues sont aussi une manifestation caractéristique du syndrome verrues, hypogammaglobulinémie, infections et myélokathexie* (warts, hypergammaglobulinémia, infections andmyelokathexis, WHIM).

*** *Non infectieux sauf si indiqué autrement ; granulomes étendus (incluant des lésions médiofaciales destructrices) associés à des mutations* RAG1 *ou* RAG2 *hypomorphiques.*

† *Prévalence de ~ 1/500, avec manifestations cliniques dans seulement ~ 15 % des personnes atteintes ; un déficit profond des IgA est parfois associé à des réactions aux produits sanguins contenant des IgA.*

‡ *Début néonatal d'une dermatite eczémateuse érythrodermique, alopécie, lymphadénopathie, hépatosplénomégalie et éosinophilie périphérique.*

+ : manifestation occasionnelle ; ++ : manifestation courante.

AR : autosomique récessif ; CMC : candidose cutanéomuqueuse chronique ; HSM : hépatosplénomégalie ; LAN : lymphadénopathie ; LED : lupus érythémateux discoïde ; PG : pyoderma gangrenosum ; RI : radiation ionisante ; TCL : tache café-au-lait ; VCPV : vascularite cutanée des petits vaisseaux ; XR : récessif lié à l'X (affecte principalement les garçons/hommes).

• La manifestation primaire de certains déficits immunitaires est une lymphoprolifération due à une dérégulation immune (p. ex. lymphohistiocytose hémophagocytaire familiale, syndromes lymphoprolifératifs liés à l'X ou auto-immuns), tandis que d'autres comportent une prédisposition pour un type spécifique d'infection comme des infections mycobactériennes sévères avec défaut dans l'axe IL-12/interféron γ.
• L'évaluation biologique initiale des patients susceptibles de présenter un déficit immunitaire est détaillée tableau 49.2.

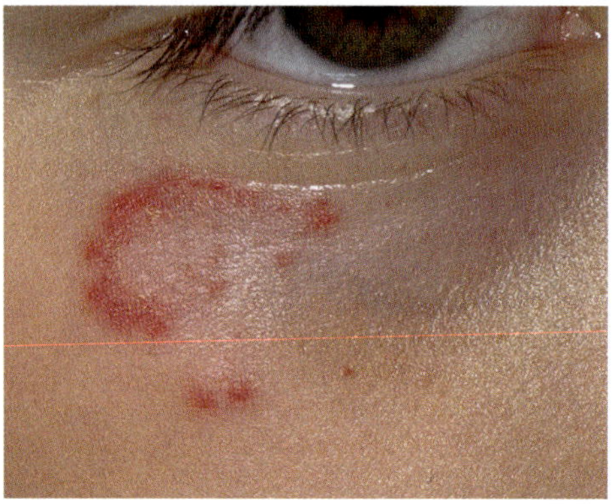

Fig. 49.2 Maladie granulomateuse chronique. Plaques annulaires de type lupus érythémateux, et papules infraorbitales de la joue. *Remerciements : Edward Cowen, MD.*

Candidoses cutanéomuqueuses chroniques (CMC)

• Groupe hétérogène d'affections caractérisées par des infections récurrentes et sévères de la peau, des ongles, des muqueuses par *Candida albicans*, en même temps qu'une auto-immunité variable et une susceptibilité aux autres infections (cf. tableau 49.1).
• Ces affections partagent un défaut sous-jacent des réponses Th17, p. ex. dû à des anticorps neutralisant les cytokines Th17 dans APECED (cf. infra) et des mutations dans les gènes encodant IL-17F, le récepteur A d'IL-17 ou STAT1 (*Signal Transducer and Activator of Transcription 1*) dans les autres formes de CMC.
• Les manifestations cliniques incluent une candidose buccale résistante, des ongles dystrophiques et des plaques granulomateuses avec squames-croûtes principalement du cuir chevelu, du visage et des plis cutanés (cf. fig. 49.3 et 49.4).
• Le syndrome *autoimmune polyendocrinopathy – candidiasis – ectodermal dystrophy* (APECED) est causé par des mutations (avec habituellement une hérédité autosomique récessive) dans le gène régulateur auto-immun (*AIRE*), qui entraîne un défaut de suppression des cellules T autoréactives dans le thymus ; les patients présentent une variété d'affections auto-immunes (p. ex. hypo-

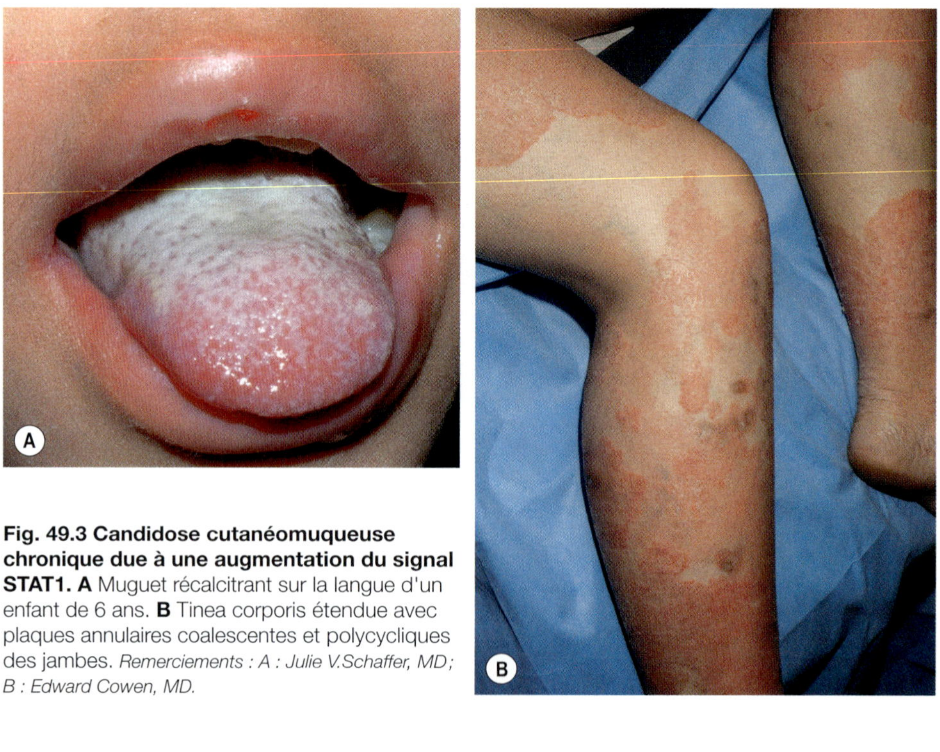

Fig. 49.3 Candidose cutanéomuqueuse chronique due à une augmentation du signal STAT1. A Muguet récalcitrant sur la langue d'un enfant de 6 ans. **B** Tinea corporis étendue avec plaques annulaires coalescentes et polycycliques des jambes. *Remerciements : A : Julie V.Schaffer, MD ; B : Edward Cowen, MD.*

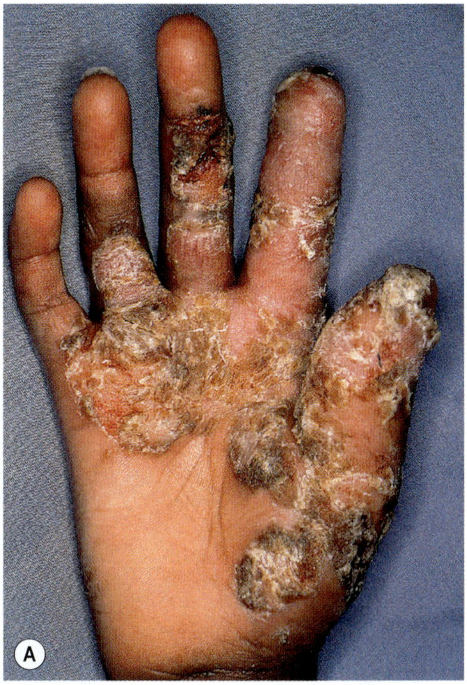

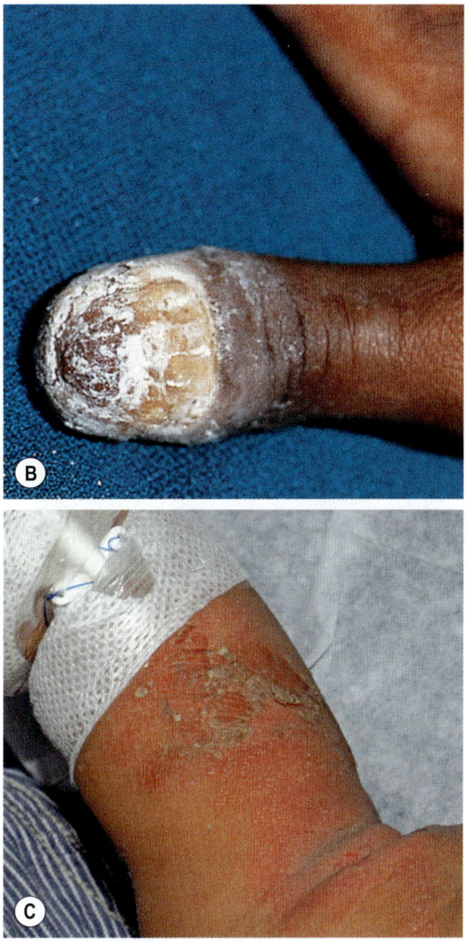

Fig. 49.4 Candidose cutanéomuqueuse chronique (CMC). A CMC non syndromique se présentant sous forme de plaques granulomateuses croûteuses de la paume. **B** CMC non syndromique se présentant comme onychodystrophie marquée et paronychie avec tuméfaction et érythème importants. **C** Candidose cutanée récidivante chez un nourrisson ayant un syndrome de DiGeorge. Noter les pustules érythémateuses et les squames-croûtes près du site d'une perfusion intraveineuse du bras. *Remerciements : A : YDRSC ; B : Amy Paller, MD ; C : Julie V. Schaffer, MD.*

parathyroïdie, hypoadrénocorticisme, pelade) en plus de la CMC.

• La forme la plus fréquente de CMC est autosomique dominante, due à une mutation activatrice de STAT1 ; les manifestations additionnelles peuvent inclure une auto-immunité, une prédisposition pour d'autres infections (p.ex. virales, fongiques invasives) et des anévrismes (cf. fig. 49.3).

Anomalies du complément

• Les manifestations cliniques de différents déficits en complément sont présentées tableau 49.3.

Syndromes hyper-IgE

• Les manifestations des syndromes hyper-IgE sont une dermatite eczémateuse, des infections cutanées staphylococciques récidivantes (incluant abcès « froids » et impétigo) et des infections respiratoires, ainsi que des taux élevés d'IgE sériques (habituellement > 2 000 UI/mL) (cf. fig. 49.6A).

• *Le syndrome hyper-IgE classique* a une hérédité autosomique dominante (*AD-HIES*), il est causé par des mutations dans le gène *STAT3*, qui encode une protéine de signalisation promouvant la production de cytokines (p. ex. IL-6, IL-10, IL-17, IL-22), importantes pour combattre les infections sur les surfaces épithéliales et pour contrôler l'inflammation.

- Habituellement présent dans le 1er mois de vie avec une éruption non infectieuse papulopustuleuse du visage, du cuir chevelu et du siège
- Les autres manifestations incluent un épaississement facial progressif avec des

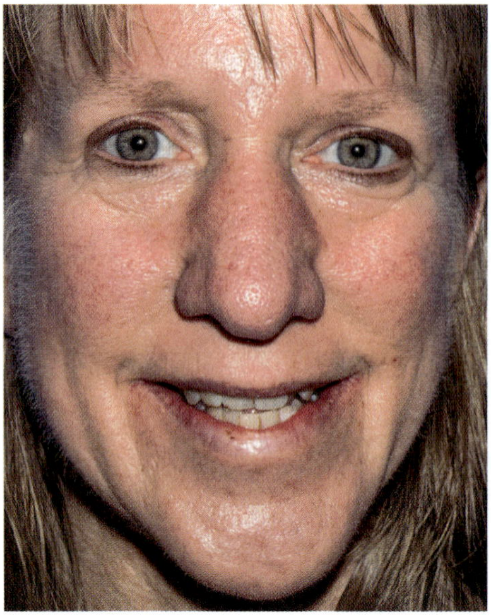

Fig. 49.5 Syndrome hyper-immunoglobuline E autosomique dominant (AD-HIES). Traits grossiers du visage, se constituant progressivement avec le temps chez une femme atteinte. Noter la dilatation notable des ostiums folliculaires, la peau pâteuse, et la racine du nez élargie. *Remerciements : Edward Cowen, MD.*

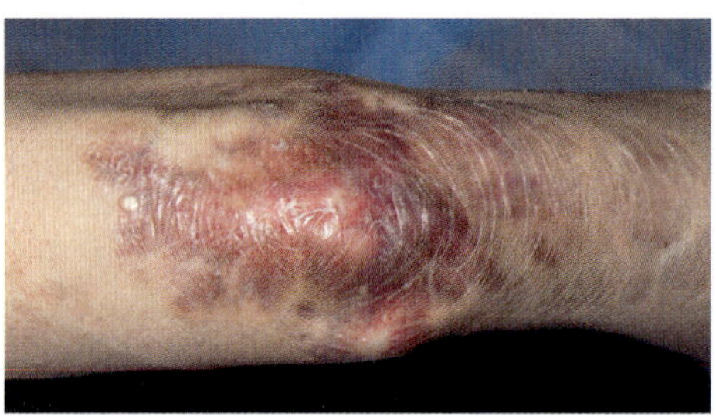

Fig. 49.7 Plaques granulomateuses persistantes chez un patient ayant un déficit immunitaire commun variable (DICV). *Remerciements : Edward Cowen, MD.*

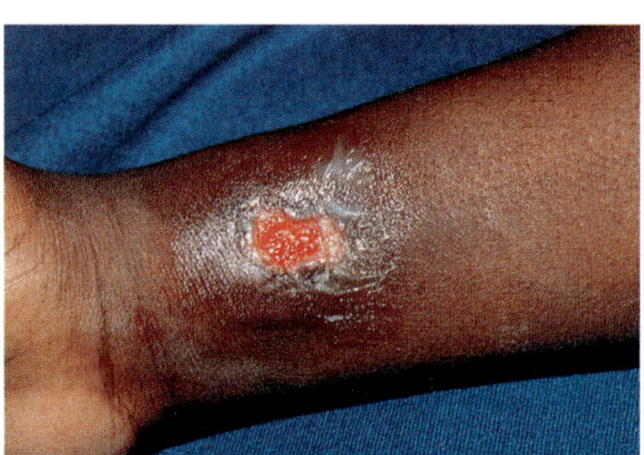

Fig. 49.8 Déficit d'adhésion leucocytaire de type I. Ce garçon de 7 ans a été griffé par sa sœur, il en a résulté une vaste plaie ouverte qui guérit difficilement. *Reproduit avec autorisation de Schachner L, Hansen R (Eds.).* Pediatric Dermatology, *4 th edn. London : Mosby, 2011.*

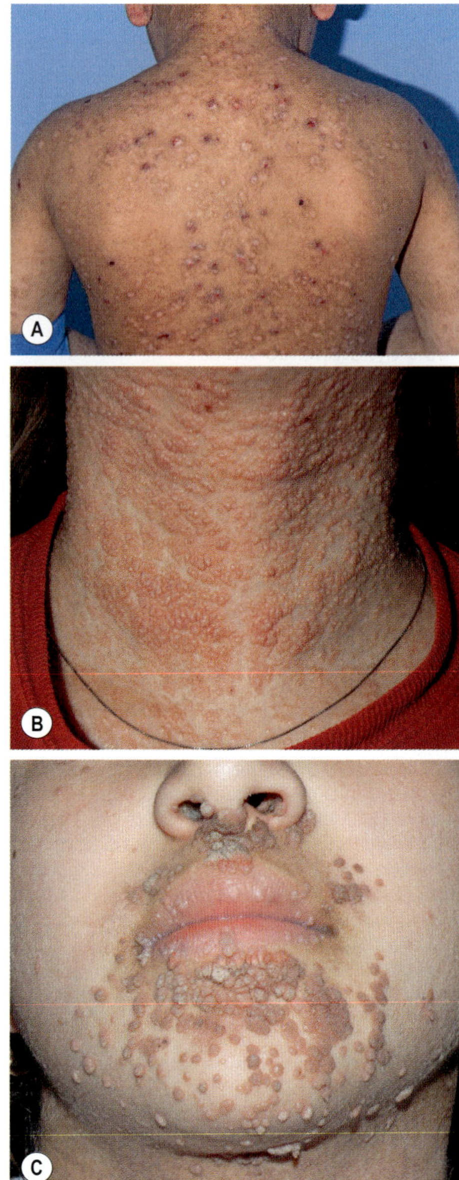

Fig. 49.6 Syndrome hyperimmunoglobuline E autosomique récessif (AR-HIES) dû à un déficit en *DOCK8*. A Dermatite eczémateuse diffuse avec lésions de prurigo nodulaire. **B** Molluscum contagiosum étendus. **C** Nombreuses verrues faciales coalescentes. *Remerciements : A, B : Edward Cowen, MD ; C : Julie V. Schaffer, MD.*

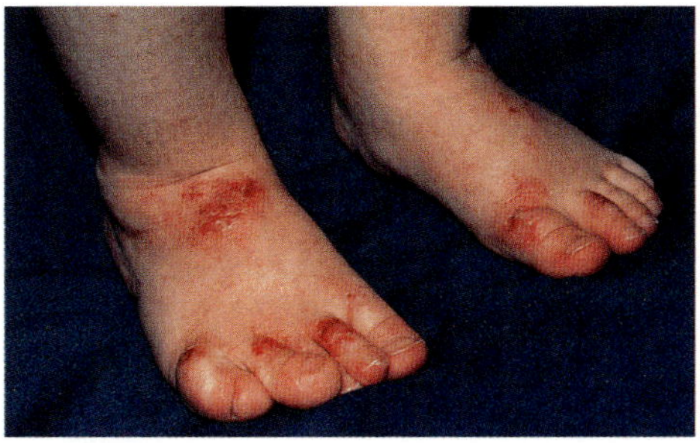

Fig. 49.9 Syndrome de Wiskott-Aldrich. Ce jeune garçon présentait une dermatite atopique sévère. Après un traitement par greffe de cellules souches hématopoïétiques, la dermatite a quasiment guéri. *Reproduit avec autorisation de Schachner L, Hansen R (Eds.).* Pediatric Dermatology, *4 th edn. London : Mosby, 2011.*

cicatrices déprimées, la rétention des dents primitives, un palais ogival, une ostéopénie avec des fractures pour des petits traumatismes, une scoliose, la formation de pneumatocèle et un risque accru de lymphome B

- Absence de cellules Th17

• Une forme autosomique récessive du syndrome hyper-IgE (*AR-HIES*) peut être causée par des mutations dans le gène *dedicator of cytokinesis 8* (*DOCK8*).

- Caractérisée par des infections virales sévères (p. ex. verrues, molluscum contagiosum, HSV, VZV ; cf. fig. 49.6B, C) et des infections opportunistes, d'autres manifestations atopiques, une vascularite du SNC

Tableau 49.2 Évaluation biologique initiale d'un patient susceptible d'avoir un déficit immunitaire (DI) primitif. On peut aussi évaluer les taux d'anticorps de vaccins administrés préalablement.

Examen	Manifestations potentielles	Exemples d'affections identifiées
Numération formule sanguine complète avec numération des plaquettes et frottis	• Granules géants dans les neutrophiles ± neutropénie	• Syndrome de Chédiak-Higashi
	• Neutrophilie	• Déficit d'adhésion leucocytaire
	• Plaquettes de petite taille, thrombocytopénie, hyperéosinophilie	• Syndrome de Wiskott-Aldrich
	• Hyperéosinophilie marquée	• Syndromes hyper-IgE • Syndrome d'Omenn
Immunoglobulines quantitatives	• Toutes les Ig ↓	• Agammaglobulinémie
	• IgA ↓, IgG ↓ ± IgM ↓	• DI commun variable
	• IgA ↓ ou IgM ↓	• Déficit en IgA ou IgM
	• IgM ↑, autres Ig ↓	• Syndromes hyper-IgM
	• IgA ↓, IgE ↓, $IgG_{2,4}$ ↓	• Ataxie-télangiectasies
	• IgE ↑↑	• Syndromes hyper-IgE
	• IgM ↓ ± IgG ↓, IgA ↑, IgE ↑	• Syndrome de Wiskott-Aldrich
Complément hémolytique total (CH50)	• ↓ marquée	• Différents déficits en complément
Test de réduction du nitrobleu de tétrazolium (NBT)	• < 10 % de la réduction normale au NBT	• Maladie granulomateuse chronique
Analyse des cellules T et B par cytométrie de flux	• Déficit des cellules T ± cellules B	• DI combiné sévère
Examen des tiges pilaires (si couleur argentée)	• Petits amas réguliers de mélanine	• Syndrome de Chédiak-Higashi
	• Gros amas réguliers de mélanine	• Syndrome de Griscelli

Tableau 49.3 Anomalies du complément. Sauf exceptions spécifiées, se réfèrent à des déficiences homozygotes/bialléliques.

Composant(s) du complément	Susceptibilité aux agents infectieux	Affections auto-immunes/inflammatoires
Voie classique		
C1q/r/s, C4, C2*	**Bactéries encapsulées** (en particulier *Streptococcus pneumoniae*) > *Candida* (C1q)	• **LES :** risque avec déficit de C1q (~ 90 %) > C4 > C1r/s > C2 (~ 20 %) – Déficit de C1q/r/s ou C4 : début fréquent dans l'enfance (F = H); photosensibilité, atteinte rénale – déficit de C2 : début habituel à l'âge adulte (âge médian ~ 30 ans; ~ 8 F/1 H); photosensibilité, LECS > LED, ulcérations orales – AAN pouvant être – ou titres bas; anti-Ro/SSA habituellement + • Associations inhabituelles incluant dermatomyosite, purpura de Henoch-Schönlein, urticaire et atrophodermie
C1-inhibiteur		• Angio-œdème héréditaire (cf. chap. 14)
Voie de la lectine		
Lectine liant le mannose (MBL)§	Bactéries encapsulées, en particulier *N. meningitides*	• LES, dermatomyosite
C3 et voie alterne		
C3, facteur H, facteur I	**Bactéries encapsulées** (infections sévères pour C3)	• LES, vascularite, lipodystrophie partielle (C3), glomérulonéphrite, SHU atypique • « Phénotype Leiner » (C3) : érythrodermie, retard de croissance, diarrhée chronique, infections récurrentes
Properdine¶, facteur D	***Neisseria* spp.** (infections fulminantes)	
Complexe d'attaque membranaire		
C5, C6, C7, C8, C9†	***Neisseria* spp.** (récurrente)	• LES (rarement); « phénotype Leiner » (C5)

* *Le déficit en C2 est l'anomalie homozygote du complément la plus fréquente.*
§ *Pénétrance très basse, habituellement chez des jeunes enfants et des personnes immunodéprimées*
¶ *Récessive liée à l'X, aussi survient principalement chez des hommes.*
† *Prévalence de ~ 1/1 000 au Japon; plus faible que les autres étiologies.*
F : femme; H : homme; LECS : lupus érythémateux cutané subaigu; LED : lupus érythémateux discoïde; LES : lupus érythémateux systémique; SHU : syndrome hémolytique urémique.

et un risque accru de CSC cutanéomuqueux ou de lymphome
- Diminution des cellules T CD4+ et taux bas d'IgM

• **DD :** dermatite atopique; syndromes de Wiskott-Aldrich, Netherton, Omenn et IPEX (*immune dysregulation, polyendocrinopathy, enteropathy, X-linked*).

Pour plus d'informations, cf. chap. 60 de *Dermatology, Fourth Edition*.

Neurofibromatose et sclérose tubéreuse de Bourneville

50

• La neurofibromatose (NF) et la sclérose tubéreuse de Bourneville (STB) sont des affections neurocutanées (phacomatoses) caractérisées par des lésions cutanées ainsi que des tumeurs des systèmes nerveux central et périphérique.
• Les manifestations cutanées (en particulier pigmentaires) sont souvent les premiers signes cliniques de la NF de type 1 (NF1) et de la STB.
• Les deux affections ont une hérédité autosomique dominante, bien que ~ 30–50 % des patients n'aient pas de parent atteint et soient l'objet de mutations nouvelles, spontanées.
• L'éducation des patients/parents sur cette affection, l'attention portée sur les aspects psychosociaux et le conseil génétique représentent une part importante de la prise en charge.

Neurofibromatose de type 1

• Incidence approximative 1/3 000 naissances.
• Le gène suppresseur de tumeur *NF1* code la protéine neurofibromine, qui régule négativement la voie RAS-*mitogen-activated protein kinase* (MAPK) qui favorise la survie et la prolifération cellulaire.
• Les patients ayant une NF1 ont une mutation constitutive (de la lignée germinale) *NF1* plus une mutation somatique secondaire inactivant l'autre copie du gène dans les tissus atteints, p. ex. cellules de Schwann dans les neurofibromes et mélanocytes dans les taches café-au-lait (TCL).
• Les principaux signes cliniques de la NF1 sont décrits tableau 50.1 et représentés fig. 50.1 à 50.5 ; la fig. 50.6 montre leur développement au cours du temps.
• Les critères diagnostiques révisés pour la NF1 (tableau 50.2) développés par un groupe de consensus international ont été publiés en 2021.
• Une approche diagnostique pour des nourrissons ou jeunes enfants ayant ≥ 6 TCL est présentée fig. 50.7.
• Une analyse complète du gène *NF1* avec ≥ 95 % de sensibilité est disponible ; ceci peut permettre d'établir le diagnostic dans les présentations atypiques ou chez les jeunes enfants ne répondant pas encore aux critères.
• **DD :** d'autres affections se manifestant par de multiples TCL sont résumées tableau 50.3.
• La prise en charge de la NF1 nécessite une approche multidisciplinaire (tableau 50.4). Le sélumétinib, un inhibiteur de MEK, est approuvé par la FDA pour le traitement des neurofibromes plexiformes symptomatiques.

Sclérose tubéreuse de Bourneville (STB)

• Incidence approximative de 1 sur 10 000 naissances.
• Les hamartomes sont causés par des mutations soit du gène *TSC1*, soit du gène *TSC2* ; les deux codent des protéines (respectivement hamartine et tubérine) qui régulent négativement la voie de signalisation mTOR (*mammalian target of rapamycin*) qui favorise la croissance cellulaire.
• Les mutations de *TSC2* sont associées à une maladie plus sévère et sont trois fois plus fréquentes que les mutations de *TSC1* sur l'ensemble des patients ayant une STB.
• La fig. 50.9 montre le développement des signes cutanés de la STB au cours du temps.
• Les macules hypomélaniques peuvent être très discrètes ou inapparentes chez des personnes ayant une peau claire, un examen en lumière de Wood peut aider à les identifier.
• Les macules hypomélaniques chez les patients ST varient en nombre (quelques-unes > 100) et taille (< 1 à > 10 cm) ; leur forme est plus souvent polygonale que ressemblant à une « feuille de sorbier » – ronde à une extrémité, fuselée de l'autre (fig. 50.10A).
  – **DD :** un nævus dépigmenté est une cause fréquente (1–5 % des enfants sains) d'une ou deux macules ou taches hypopigmentées ; la fig. 50.11 présente une approche diagnostique des nourrissons/jeunes enfants ayant ≥ 3 macules hypomélaniques

Tableau 50.1 Principales manifestations cliniques de la neurofibromatose de type 1 (NF1).

Manifestations cutanées

- Taches café-au-lait (TCL) (> 90 % ; souvent évidentes dès les premières années de vie)
  - Macules/taches uniformément pigmentées ocres à brun foncé avec des bords réguliers (fig. 50.1A-C)
  - La majorité des patients en a ≥ 6 dès la petite enfance
- Lentiginose axillaire et/ou inguinale (signe de Crowe) (~ 80 % ; habituellement présente dès l'âge de 4–6 ans)
  - Macules brunes de 1 à 3 mm, plus proches de lentigines que d'éphélides
  - Principalement dans les zones intertrigineuses (fig. 50.1B) et le cou, mais peuvent être disséminées (fig. 50.1C, D)
- Neurofibromes *cutanés* (70–90 % ; commencent typiquement à apparaître aux alentours de la puberté)
  - Couleur de la peau à rose ocre, papulonodules mous qui s'invaginent avec une pression modérée (signe de la boutonnière); en dôme, pédiculés ou à peine surélevés (lésions débutantes) (fig. 50.2 et 50.3)
  - Diamètre compris entre quelques millimètres et plusieurs centimètres et nombre < 10 à > 1 000
- Neurofibromes *plexiformes* (NFP) (25 % ; origine congénitale, s'élargit durant les 4–5 premières années de vie)
  - Nodules profonds ou masses ressemblant à des nodules profonds ou des « sacs de vers » à la palpation (fig. 50.4)
  - Peuvent comporter une hyperpigmentation sous-jacente (fig. 50.4A) ± hypertrichose et hypertrophie associée des tissus mous
- Nævus anémique (30–50 % ; congénital), une zone pâle avec un bord irrégulier, principalement sur la poitrine et plus apparent après avoir frotté la peau.
- Xanthogranulome juvénile (XGJ) (~ 15–30 % ; se développe typiquement dans les 2–3 premières années de la vie)
  - Papule/nodule rose (précocement) à jaune brun (cf. chap. 76); associé à un risque augmenté de LMMJ chez des patients ayant une NF1 (qui ont déjà un risque plus élevé de LMMJ)
- Tumeurs glomiques des doigts et orteils (cf. chap. 94)

Lésions oculaires

- Nodules de Lisch (hamartomes iriens) (> 90 % à l'âge de 20 ans ; commencent à apparaître à l'âge de ~ 3 ans)
  - Papules de 1 à 2 mm, jaune brun, mieux vues à l'examen à la lampe à fente (fig. 50.5)
- Anomalies choroïdiennes (~ 80 % des adultes, 60–70 % des enfants)
  - Nodules détectés par imagerie, tomographie par cohérence optique/réflectance du proche infrarouge

Anomalies squelettiques

- *Crâniennes :* macrocéphalie (20–50 %), hypertélorisme (25 %), dysplasie des ailes sphénoïdes (< 5 %)
- *Spinales :* scoliose (5–10 %)
- *Membres :* amincissement cortical ± pseudarthrose (2 % ; p. ex. courbure tibiale)

Tumeurs extra-cutanées

- Gliome optique (10–15 % ; enfance) (± puberté précoce), autres tumeurs du SNC (~ 5 %)
- Tumeur maligne de la gaine nerveuse périphérique (3–15 %, pic chez les jeunes adultes), survient habituellement à partir d'un NFP
  - Croissance rapide, induration, ou douleur persistante d'un NFP établi ; déficit neurologique nouveau
- Autres, p. ex. phéochromocytome (1 %), LMMJ, GIST, rhabdomyosarcome (en particulier GU), cancer du sein

Manifestations neurologiques

- Objets brillants non identifiés en IRM (50–75 %)
- Difficultés d'apprentissage (30–50 %), déficit de l'attention, déficience intellectuelle (sévère dans < 5 % des cas), convulsions (~ 5 %)

Manifestations cardiovasculaires

- Hypertension (~ 30 %) : essentielle > à partir d'une sténose de l'artère rénale (~ 2 %) ou phéochromocytome (1 %)
- Sténose pulmonaire (~ 1 %), anomalies cérébrovasculaires (2–5 %)

GIST : *gastrointestinal stromal tumors ;* GU : génito-urinaire ; LMMJ : leucémie myélomonocytaire juvénile.

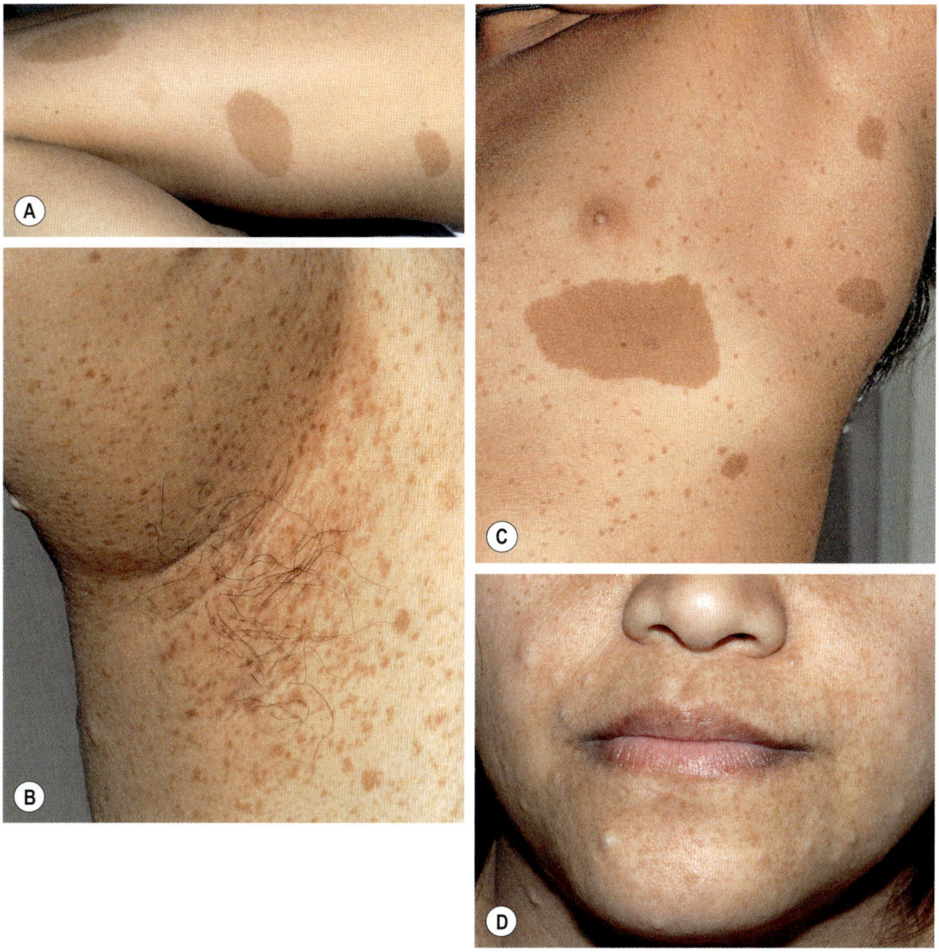

Fig. 50.1 Taches café-au-lait et «lentigo». Taches de forme ovalaire, de pigmentation uniforme, de couleur marron clair à moyen avec des bords réguliers (**A-C**). De nombreuses lentigines de 1 à 3 mm sont trouvées le plus souvent dans la région axillaire (signe de Crowe) (**B**) mais peuvent aussi de développer dans d'autres sites comme la poitrine (**C**) ou la région périorale (**D**). *Remerciements : Julie V. Schaffer, MD.*

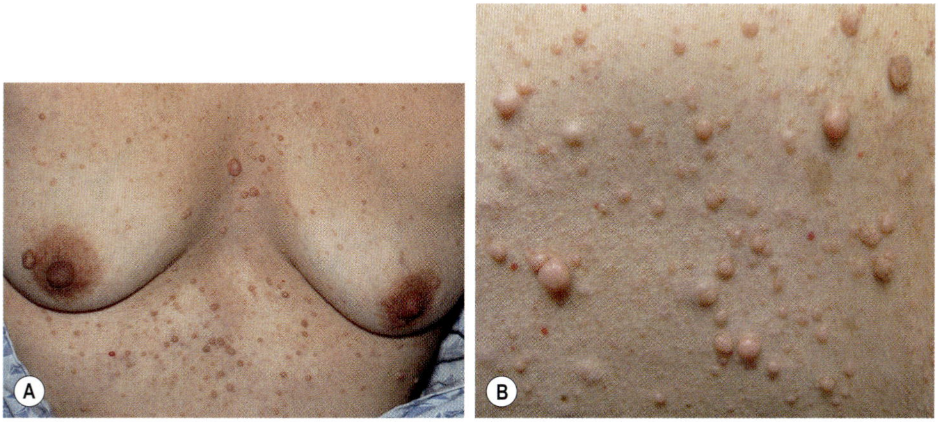

Fig. 50.2 Neurofibromes cutanés multiples. Papules et nodules de tailles variées, molles, couleur de la peau normale à rose beige, en dôme ou polypoïdes, bien délimitées (**A, B**) chez des patients ayant une NF1. Les neurofibromes peuvent se superposer aux macules café-au-lait et aux lentigines (**B**). *Remerciements : A : Julie V. Schaffer, MD; B : Hensin Tsao, MD et Su Luo, MD.*

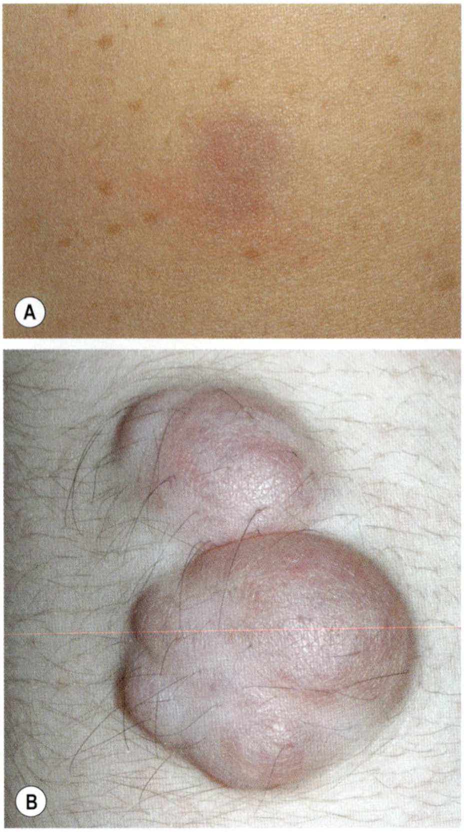

Fig. 50.3 Spectre des neurofibromes cutanés. Les lésions vont de macules rouge bleuté discrètes (**A**) à des nodules exophytiques avec hypertrichose associée (**B**). *Remerciements : Julie V. Schaffer, MD.*

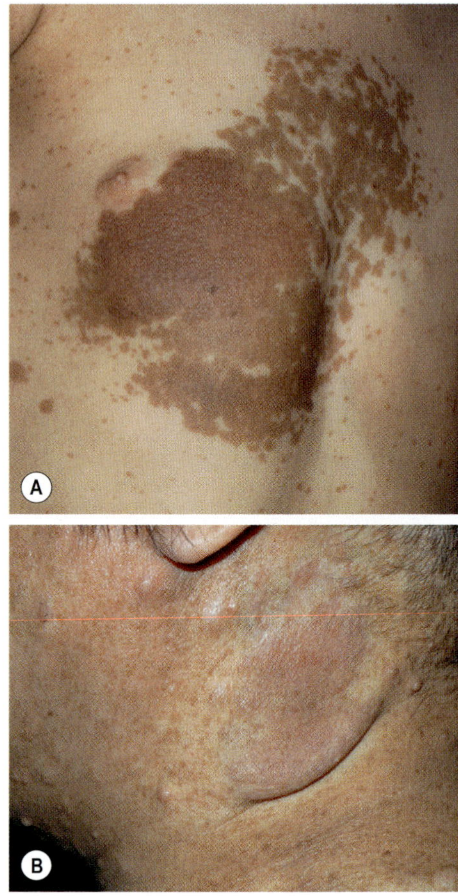

Fig. 50.4 Neurofibromes plexiformes. A Une plaque hyperpigmentée pouvant être diagnostiquée à tort comme nævus mélanocytaire congénital ou (si non palpée) une tache café-au-lait. Noter la lentiginose étendue du tronc. **B** Masse mal circonscrite, rose, flasque. *Remerciements : Julie V. Schaffer, MD.*

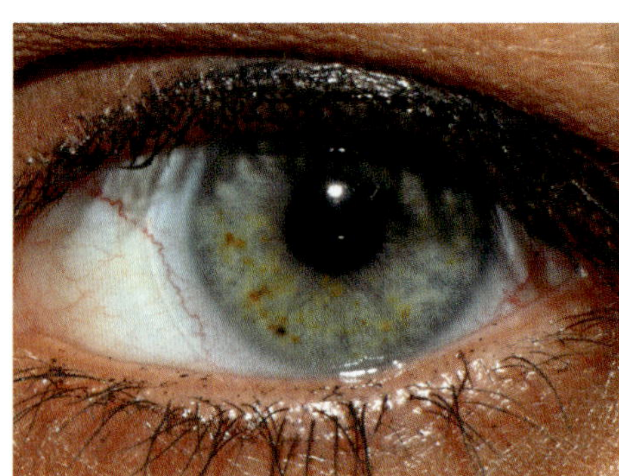

Fig. 50.5 Nodules de Lisch. Multiples papules jaune brun de l'iris. Bien que mieux vus en utilisant une lampe à fente, les nodules de Lisch peuvent aussi être évidents à l'examen clinique chez les patients qui ont les yeux clairs. *Remerciements : Julie V. Schaffer, MD.*

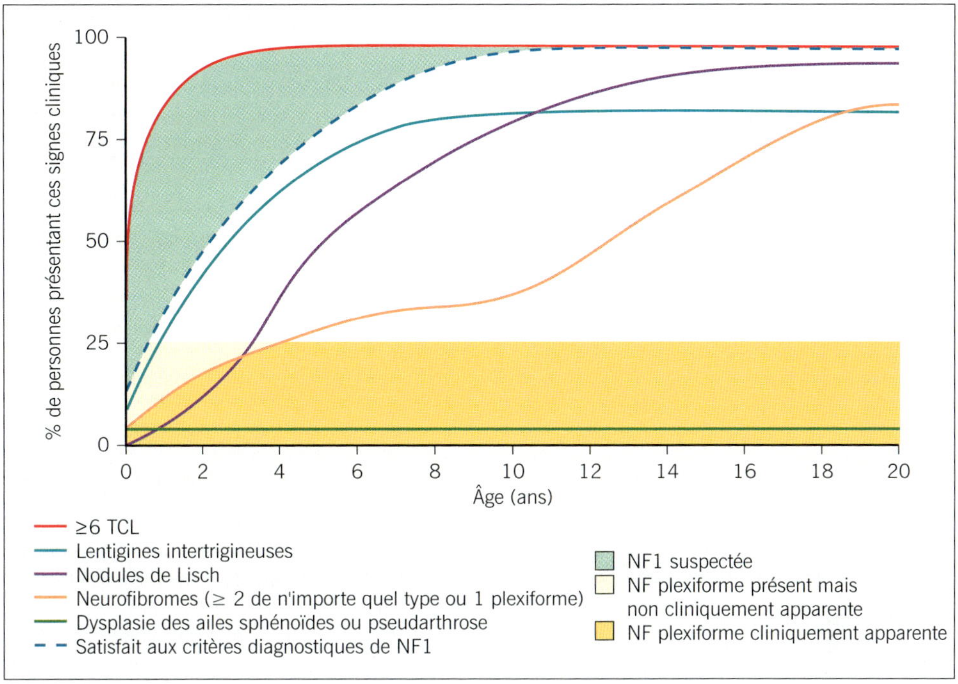

Fig. 50.6 Développement des manifestations cliniques de la neurofibromatose de type 1.
Développement au cours du temps des principales lésions diagnostiques de la NF1. Durant les toutes premières années de la vie, un enfant peut avoir seulement des macules café-au-lait. *Adapté de DeBella K, Szudek J, Friedman JM. Use of the National Institutes of Health criteria for diagnosis of neurofibromatosis 1 in children.* Pediatrics *2000; 105 : 608–614.*

- De nombreuses petites macules hypopigmentées, comme des confettis (en particulier des membres) représentent une manifestation relativement spécifique de STB (fig. 50.10B).
- Les angiofibromes (anciennement appelés « adénomes sébacés ») sont des papules molles, en dôme, roses à rouge brun, (fig. 50.12); ils touchent principalement la partie centrale du visage et parfois confluent pour former des plaques.
  - **DD :** un ou deux angiofibromes (papules fibreuses) peuvent survenir dans la population générale, et de multiples angiofibromes faciaux peuvent se développer au cours de la néoplasie endocrinienne multiple de type 1 (NEM1) et du syndrome de Birt-Hogg-Dubé (cf. chap. 91)
- Des variantes d'angiofibromes incluent des plaques céphaliques fibreuses (p. ex. sur le front ou d'autres parties du visage) (cf. fig. 50.12), des fibromes unguéaux (tumeurs de Koenen; orteils > doigts) (fig. 50.13) et des molluscum pendulum (ressemblant à de gros acrochordons) dans les plis de flexion.
- Les taches en peau de chagrin sont des collagénomes ayant une prédilection pour le bas du dos; ce sont des plaques couleur de la peau, hyperpigmentées ou (moins souvent) hypopigmentées avec une surface irrégulière comme de la peau de porc (fig. 50.14).
- Des spasmes infantiles affectent ~ 70 % des patients ayant une STB, débutant typiquement à l'âge de 3–6 mois; le spectre des troubles neuropsychiatriques associés à la STB (TNPSTB) peut aussi comporter déficience intellectuelle, autisme, déficit de l'attention, et des manifestations neuropsychiatriques.
- Des manifestations extra-cutanées additionnelles et des critères diagnostiques sont listés tableau 50.5.
- Des recommandations pour l'évaluation et la prise en charge sont présentées tableau 50.6.
- **TT :** administration systémique d'inhibiteurs de mTOR (rapamycine [sirolimus], évérolimus)

Tableau 50.2 Critères diagnostiques révisés de la neurofibromatose type 1 (NF1) et des NF1 en mosaïque.

Critères diagnostiques de la NF1
Présence requise d'***au moins deux*** des éléments suivants chez une personne ***n'ayant pas un parent diagnostiqué NF1*** ou ***au moins un*** chez une personne ***ayant un parent diagnostiqué NF1*** : • Six taches café-au-lait ou plus > 5 mm en période prépubertaire, > 15 mm en période post-pubertaire* • « Lentiginose » des régions axillaires ou inguinales* • Deux neurofibromes ou plus de n'importe quel type *ou* un neurofibrome plexiforme • Gliome optique • Au moins deux nodules de Lisch (hamartomes iriens) ou au moins deux anomalies choroïdiennes • Une lésion osseuse typique telle qu'une dysplasie sphénoïdale, une courbure antérolatérale du tibia, une pseudarthrose d'un os long • Un variant *NF1* pathogène hétérozygote avec une fraction allélique de 50 % dans un tissu apparemment normal (p. ex. leucocytes)
Critères diagnostiques de NF1 en mosaïque
Présence requise d'un des éléments suivants chez une personne ***qui n'a pas de parent diagnostiqué NF1*** • Un variant *NF1* pathogène hétérozygote avec une fraction allélique de significativement < 50 % dans un tissu apparemment normal (p. ex. leucocytes) **ET** un des autres critères de NF1 ci-dessus • Un variant hétérozygote *NF1* pathogène identique dans deux tissus atteints anatomiquement indépendants, en l'absence du variant *NF1* pathogène dans un tissu non atteint • Une distribution des taches café-au-lait ou des neurofibromes cutanés clairement segmentaire **ET** d'autres critères de NF1** *ou* un descendant diagnostiqué NF1 • Un des critères *cliniques* de NF1 ci-dessus *autre que* des taches café-au-lait **ET** un descendant diagnostiqué NF1

** Si seules sont présentes des taches café-au-lait et une lentiginose, au moins une doit être bilatérale; le diagnostic est le plus probablement NF1 mais peut rarement être lié à une autre affection telle que le syndrome de Legius.*
*** Si seules sont présentes des taches café-au-lait et une lentiginose, le diagnostic est plus probablement une NF1 en mosaïque, mais peut rarement être un syndrome de Legius en mosaïque ou un syndrome CMMRD (déficience constitutionnelle des gènes MMR) (cf. tableau 50.3).*
Adapté de Legius E, Messiaen L, Wolkenstein P, et al. Revised diagnosis criteria for neurofibromatosis type 1 and Legius syndrome : an international consensus recommendation. Genet Med 2021 ; 23 : 1506–13.

pour les astrocytomes, angiomyolipomes rénaux et lymphangioléiomyomes pulmonaires ; rapamycine topique (0,1–1 %), lasers (à colorant pulsé ou ablatif) et électrochirurgie pour traiter les angiofibromes ; protection solaire pour potentiellement prévenir le développement des angiofibromes.

Pour plus d'informations, cf. chap. 61 de *Dermatology, Fourth Edition*.

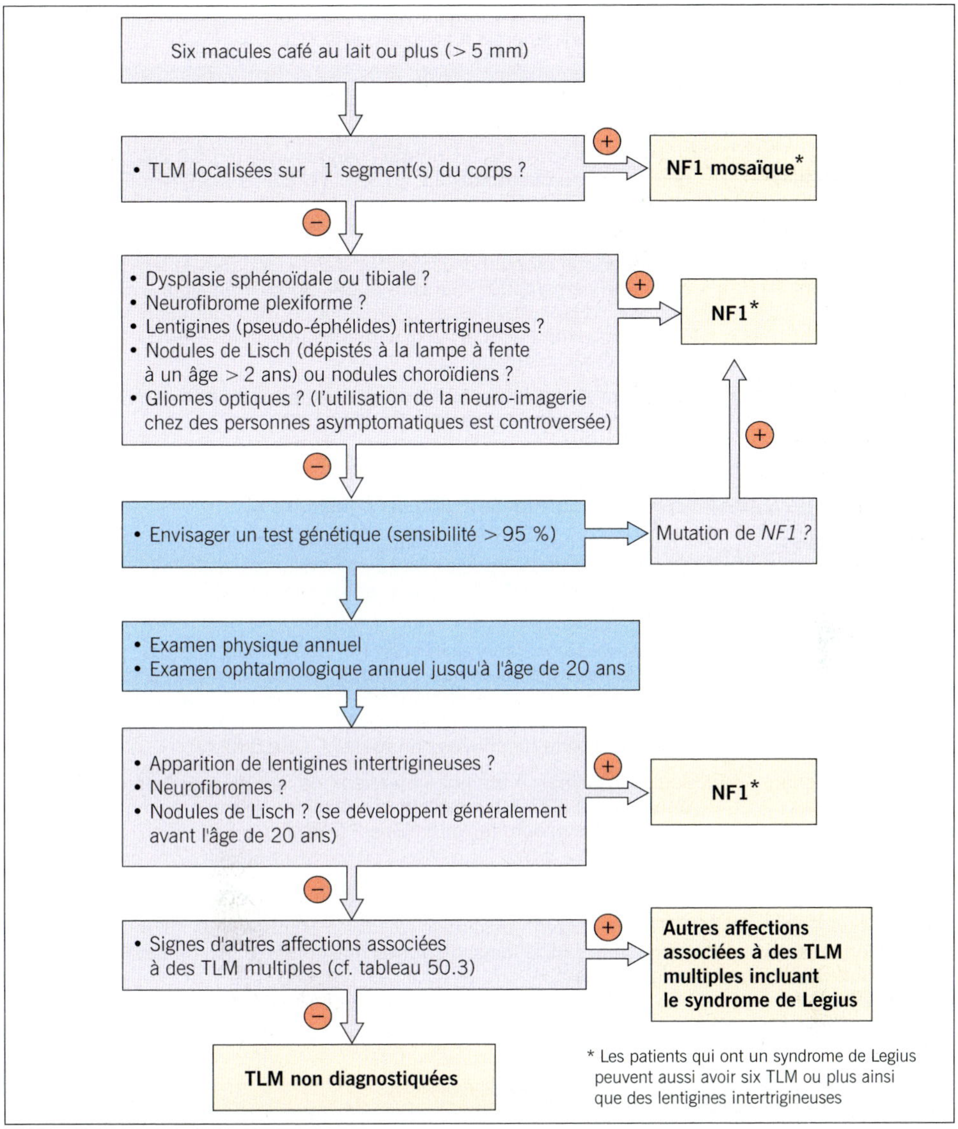

Fig. 50.7 Approche diagnostique d'un jeune enfant ayant six taches café-au-lait (TCL) ou plus. Plus de la moitié de ces patients peuvent éventuellement être diagnostiqués comme ayant une NF1 ou, moins souvent, un autre syndrome associé à des TCL (cf. tableau 50.3). Ce dernier peut être envisagé si d'autres signes de NF1 n'apparaissent pas.

Tableau 50.3 Autres affections associées à de multiples taches café-au-lait (TCL). À noter qu'approximativement 30 % de la population générale a au moins une TCL.

Affection	Manifestations additionnelles
Mosaïques	
NF1 en mosaïque (segmentaire) (cf. tableau 50.2)†	TCL ± «lentiginose» de distribution segmentaire (fig. 50.8A); peut aussi avoir des neurofibromes (fig. 50.8B); mutations post-zygotiques de *NF1* – si présente dans les gonades, peut potentiellement être transmise à la descendance comme forme généralisée de NF1
Syndrome de McCune-Albright	TCL formant un bloc ou en larges bandes le long des lignes de Blaschko avec une démarcation médiane et des bords irréguliers («côtes du Maine»); dysplasie fibreuse polyostotique; hyperfonction endocrinienne (p. ex. puberté précoce); activation des mutations *GNAS1* (codent $G_s\alpha$) dans les tissus atteints
«Mosaïcisme pigmentaire» dû à des anomalies chromosomiques	TCL qui ont souvent des bords irréguliers; peuvent être segmentaires ou suivre les lignes de Blaschko (cf. chap. 51)
Autres RASopathies (caractérisées par une augmentation du signal MAPK)	
Syndrome de Legius (de type NF1)	AD; ≥6 TCL chez >80 % ± «lentiginose» intertrigineuse (~ 50 %); *absence* de neurofibromes, nodules de Lisch et gliomes optiques; souvent macrocéphalie, difficultés d'apprentissage; mutations perte-de-fonction de *SPRED1*
Syndrome de Noonan*	AD; lymphœdème, pterygium colli; KP (atrophique); nævus; petite taille, faciès caractéristique, retard de développement; anomalies cardiaques, en particulier sténose pulmonaire; activation des mutations dans *PTPN11* >*SOS1*, *RAF1* >*KRAS, NRAS, MAP2K1;* type Noonan : *SHOC12* (perte de cheveux anagènes), *CBL* (LMMJ)
Syndrome de Noonan avec de multiples lentigines (syndrome LEOPARD)	Macules appelées «café noir» en raison de leur couleur noire; lentigines, anomalies à l'ECG, hypertélorisme oculaire, sténose pulmonaire, retard de croissance, surdité; mutations *PTPN11*
Affections caractérisées par une instabilité génomique	
Syndrome de déficit constitutionnel de la réparation des mésappariements	AR; TCL multiples, lentiginose axillaire, neurofibromes, gliomes du SNC (similaires à NF1); ainsi qu'autres malignités (p. ex. hématologiques, colorectales)
Anémie de Fanconi* (cf. chap. 55), syndrome de Bloom* (cf. chap. 73), ataxie-télangiectasies* (cf. chap. 49)	
Autres syndromes de prédisposition tumorale	
Neurofibromatose de type 2*	AD; schwannomes cutanés et vestibulaires bilatéraux; méningiomes, tumeurs spinales; gène *NF2*
Sclérose tubéreuse de Bourneville*	Cf. texte
Syndrome tumoral hamartomateux lié à *PTEN**, MEN1* et MEN2B* (cf. chap. 52)	
Anomalies de la pigmentation	
Piébaldisme (TCL de la peau leucodermique et non atteinte; cf. chap. 54), hyper et hypopigmentation familiale progressive (cf. chap. 55)	

† *Le DD peut inclure un grand nævus lentigineux tacheté (nævus spilus) ou une lentiginose unilatérale partielle (cf. chap. 92).*

* *TCL multiples chez une petite minorité de personnes atteintes.*

AD : autosomique dominant; AR : autosomique récessif; KP : kératose pilaire; LMMJ : leucémie myélomonocytaire juvénile; MAPK : *mitogen-activated protein kinase*; NF1 : neurofibromatose de type 1.

Tableau 50.4 Évaluation et prise en charge des patients atteints de neurofibromatose de type 1 (NF1).

Au moment du diagnostic et annuellement
Examen dermatologique (en particulier en présence d'un neurofibrome plexiforme [NFP]) • Consultation chirurgicale si neurofibromes douloureux ou défigurants • TEP/TDM si croissance rapide, augmentation de la fermeté ou persistance de la douleur d'un NFP établi
Examen neurologique • IRM et/ou autres examens (p. ex. TEP/TDM si liée à un NFP) si signes/symptômes neurologiques*
Évaluation cardiaque (*lors du diagnostic initial*) et mesure de la pression artérielle • Artériographie rénale et recueil des urines de 24 heures pour dosage des catécholamines et métanéphrines si hypertension
Au moment du diagnostic et annuellement, en fonction de l'âge du patient
Recherche d'une scoliose et d'autres malformations osseuses (p. ex. tibia arqué) *(chaque année seulement chez les enfants et adolescents)* Évaluation neurodéveloppementale/comportementale (*chaque année seulement chez les enfants et adolescents)*
Examen ophtalmologique avec étude de la vision (*avant l'âge de 8 ans*) • IRM orbitaire/cérébrale si signes/symptômes de gliome optique (p. ex. vision altérée, exophtalmie) Recherche d'une précocité pubertaire (*avant l'âge de ~ 8 ans)* Mesure du périmètre crânien (chez les jeunes enfants)
Recherche d'un cancer du sein par examen clinique + mammographie ± IRM (*chez les femmes, à partir de l'âge de 30 ans)*

** Le rôle d'une imagerie neurologique chez les patients asymptomatiques est controversé.*
TEP/TDM : tomographie par émission de positons/tomodensitométrie.

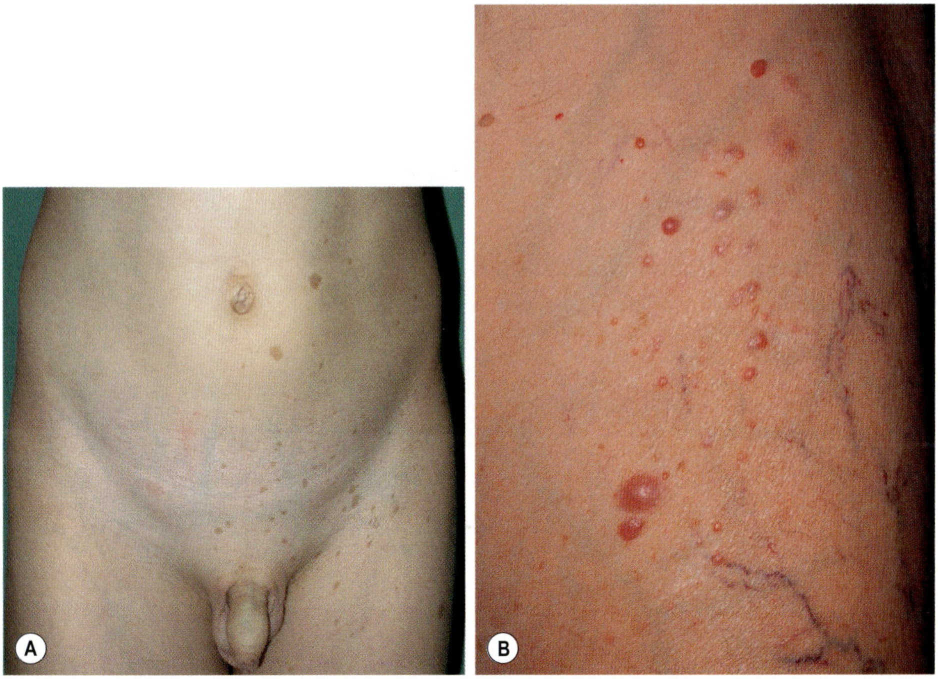

Fig. 50.8 Neurofibromatose en mosaïque. A Multiples petites taches café-au-lait et « lentigo » limités à la partie gauche du tronc et de l'aine, avec une discrète extension au-delà de la ligne médiane. **B** Groupe de papules molles, rose à rose brun limité à la cuisse. Il n'y avait pas de taches café-au-lait associées. *Remerciements : A : Antonio Tiorrelo, MD ; B : Jean L. Bolognia, MD.*

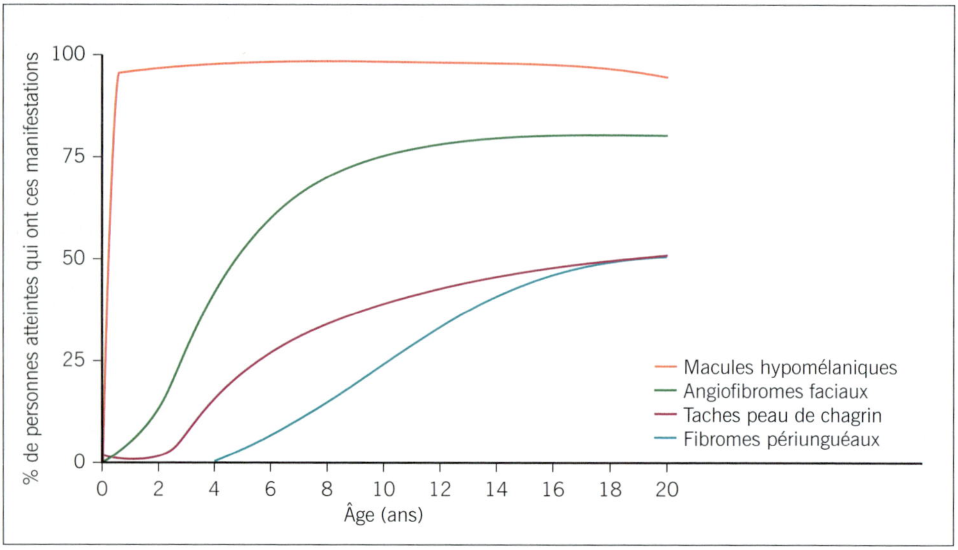

Fig. 50.9 Développement des manifestations cutanées de la sclérose tubéreuse de Bourneville. Les macules hypomélaniques sont habituellement les seules manifestations cutanées présentes à la naissance.

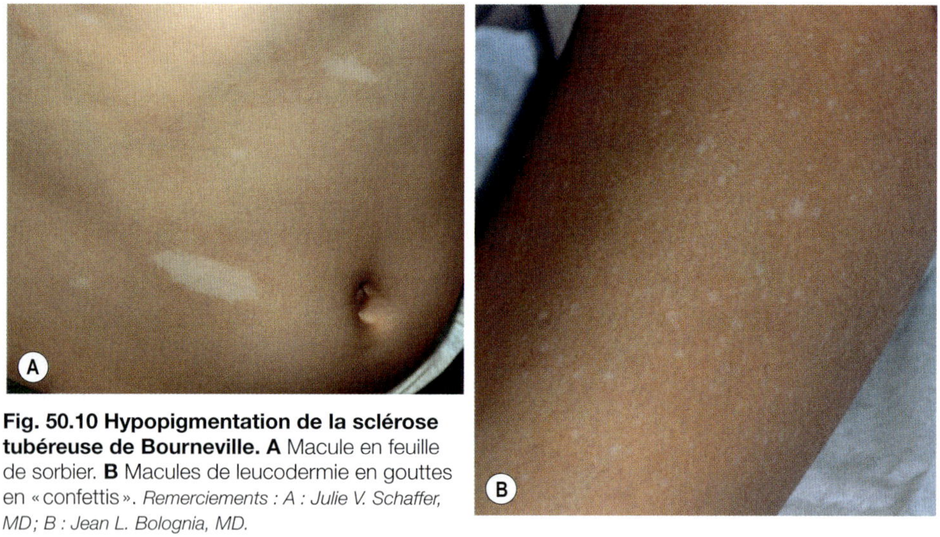

Fig. 50.10 Hypopigmentation de la sclérose tubéreuse de Bourneville. A Macule en feuille de sorbier. **B** Macules de leucodermie en gouttes en « confettis ». *Remerciements : A : Julie V. Schaffer, MD; B : Jean L. Bolognia, MD.*

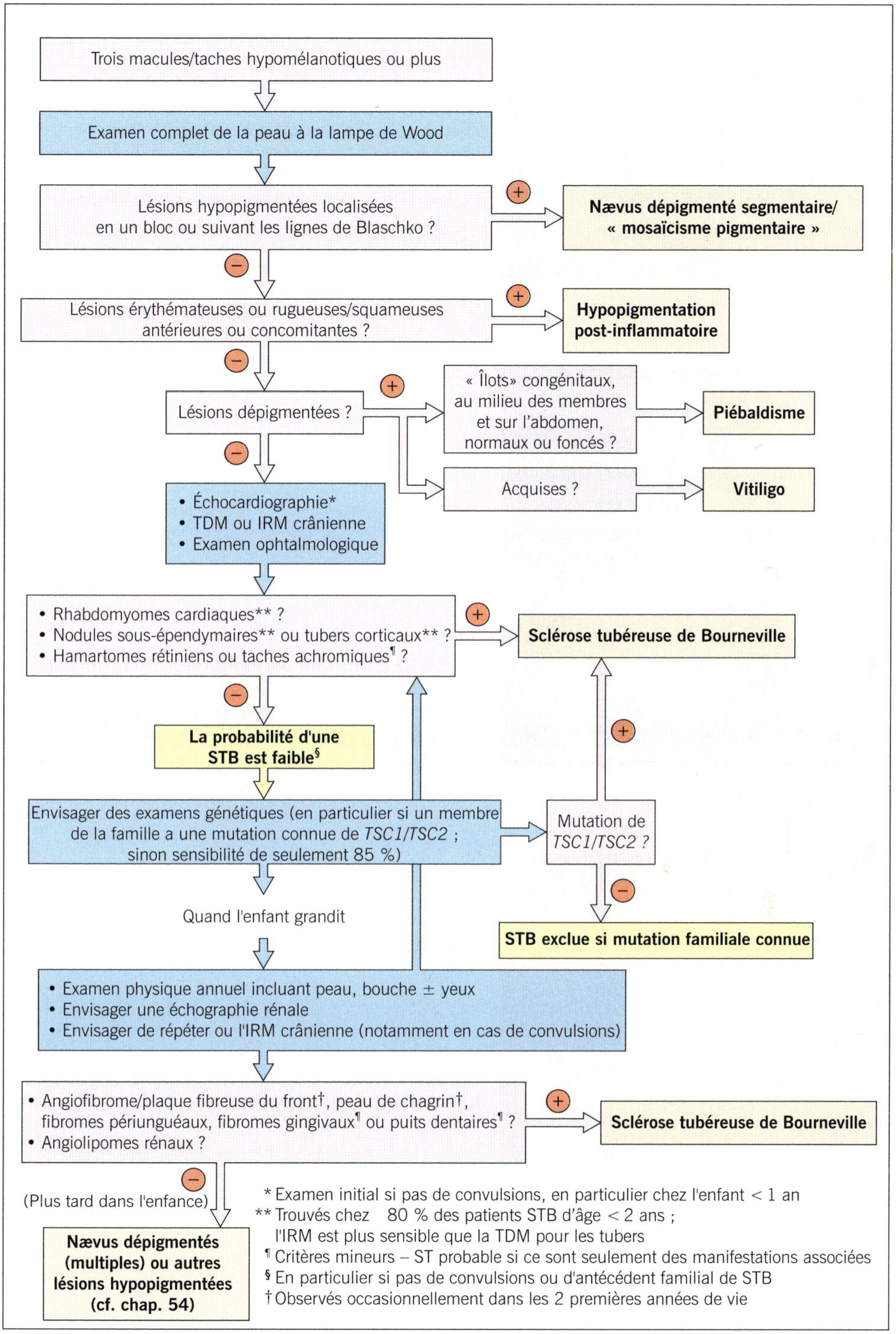

Fig. 50.11 Approche diagnostique d'un enfant ayant au moins trois macules ou plaques hypomélaniques. Un enfant avec moins de trois macules et sans antécédent familial de sclérose tubéreuse de Bourneville (STB) a un risque extrêmement faible d'avoir cette maladie.

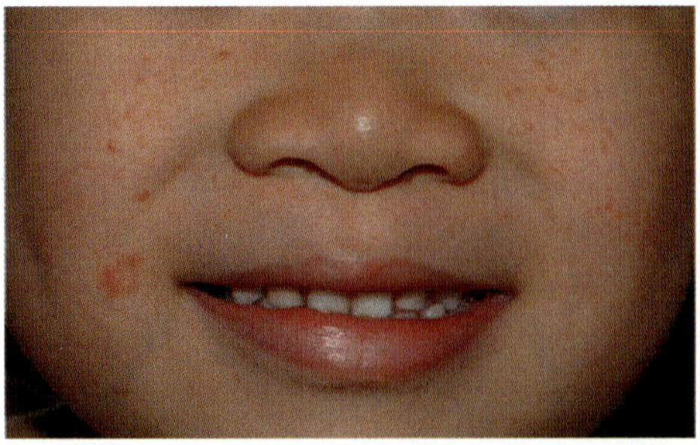

Fig. 50.12 Angiofibromes faciaux. Multiples papules brillantes, rose ocre, en dôme sur les joues et le nez d'un jeune garçon. Noter la plaque fibreuse, brune, de la partie inférieure de la joue droite. Les angiofibromes débutants sont parfois confondus avec de l'acné, mais des photographies prises à deux reprises dans le temps montreront que des lésions individuelles sont persistantes. La protection solaire peut contribuer à prévenir le développement d'angiofibromes chez les personnes qui ont une sclérose tubéreuse de Bourneville, car les dommages provoqués sur l'ADN par les UV ont été impliqués dans le développement de ces lésions. *Remerciements : Julie V. Schaffer, MD.*

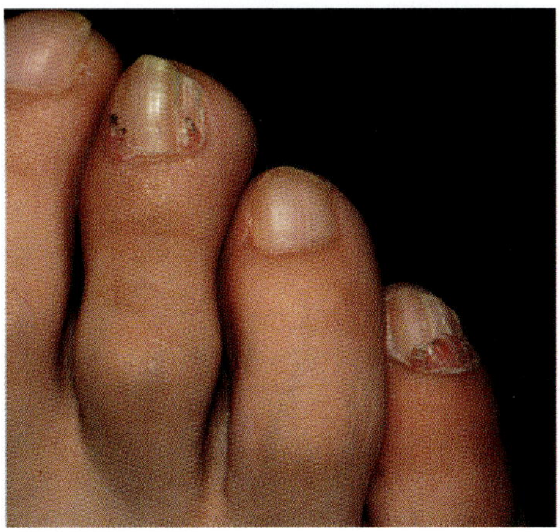

Fig. 50.13 Fibromes périunguéaux de la sclérose tubéreuse de Bourneville. Multiples fibromes des orteils survenant dans une localisation périunguéale. Noter les dépressions unguéales associées. *Remerciements : Julie V Schaffer, MD.*

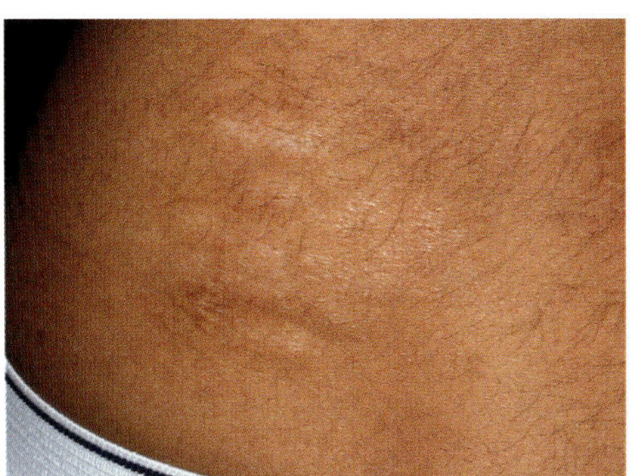

Fig. 50.14 Peau de chagrin (collagénome) dans la sclérose tubéreuse de Bourneville. Ces plaques peuvent être hyperpigmentées ou hypopigmentées selon le type de peau du patient. La surface est dite ressembler à du cuir ou de la peau de porc. *Remerciements : Julie V. Schaffer, MD.*

Tableau 50.5 Critères diagnostiques révisés de la sclérose tubéreuse de Bourneville (STB). Au contraire de la NF1, les macules café-au-lait sont trouvées chez une minorité de patients et sont habituellement peu nombreuses. Fond vert = lésions cutanées.

Critères majeurs
Macules hypomélaniques (≥ 3, ≥ 5 mm de diamètre) Angiofibromes du visage (≥ 3) ou plaque fibreuse céphalique Fibromes unguéaux non traumatiques (≥ 2) Peau de chagrin
Multiples hamartomes de la rétine Dysplasies corticales (incluant les tubers et les lignes de migration radiales de la substance blanche cérébrale) Astrocytome à cellules géantes sous-épendymaire Rhabdomyome cardiaque Lymphangioléiomyomatose Angiomyolipomes (≥ 2 ; rénal >> autres organes, p. ex. foie)
Critères mineurs
Lésions cutanées hypopigmentées « en confettis »
Puits de l'émail dentaire (≥ 3) Fibromes intra-oraux (≥ 2) Taches rétiniennes achromiques Multiples kystes rénaux Hamartomes non rénaux
Diagnostic *clinique* certain • Deux critères cliniques majeurs* ou un critère majeur et ≥ 2 mineurs **Diagnostic *clinique* possible** • Un critère majeur ou ≥ 2 mineurs **Diagnostic *génétique* certain**† • Identification d'une mutation pathogénique dans *TSC1* ou *TSC2* dans l'ADN sanguin ou de tissus normaux

* *À l'exception de lymphangioléiomyomatose + angiomyolipomes.*
† *Un test génétique est recommandé quand le diagnostic de STB est suspecté mais n'est pas cliniquement confirmé, ainsi que pour* aider *dans le conseil génétique et la planification familiale ; 10-25 % des patients qui ont les critères diagnostiques cliniques de STB n'ont pas de mutation pathogénique identifiée par les tests génétiques conventionnels.*

Tableau 50.6 Évaluation et prise en charge des patients ayant une sclérose tubéreuse de Bourneville. Des évaluations plus fréquentes peuvent être requises pour les patients qui ont des symptômes et/ou des manifestations anormales.

Évaluation pour un des troubles neuropsychiatriques associés à la STB (TNPSTB) : au diagnostic, puis annuelles, avec une évaluation approfondie aux âges 0–3, 3–6, 6–9, 12–16 et 18–25 ans **Examen ophtalmologique** : au diagnostic **TDM ou IRM crânienne, avec et sans gadolinium***: au diagnostic et tous les 1–3 ans jusqu'à l'âge de 25 ans **Électroencéphalogramme (EEG)** : au diagnostic **Électrocardiogramme (ECG)**†: au diagnostic et chaque 3–5 ans ; **échocardiographie** au diagnostic si âge < 3 ans **IRM abdominale** (à préférer à la TDM ou à l'échographie) pour détecter des angiomyolipomes et des kystes rénaux au diagnostic et tous les 1–3 ans **Évaluer la pression sanguine et déterminer le DFG** : au diagnostic et au moins 1 fois/an **TDM thoracique haute résolution et TFP** pour chercher une lymphangioléiomyomatose : chez la femme adulte au diagnostic et ensuite une TDM tous le 5–10 ans **Examen dentaire :** au diagnostic et tous les 6 mois, avec des radiographies panoramiques à l'âge de 7 ans **Examen dermatologique** : au diagnostic et annuellement **Tests génétiques/conseils** : proposé aux patients en âge de reproduction

* *Les manifestations peuvent être corrélées avec des convulsions ou des déficits cognitifs ; chercher des lésions qui grossissent, suggestives d'un astrocytome à cellules géantes (plus fréquent durant l'enfance).*
† *Des arythmies sont plus fréquentes chez les patients avec STB que dans la population générale.*
DFG : débit de filtration glomérulaire ; TFP : tests des fonctions pulmonaires.

51 Mosaïques cutanées

- Un organisme mosaïque est composé de ≥2 populations cellulaires distinctes dérivant d'un zygote homogène.
  - Le *mosaïcisme génomique* résulte d'altérations dans la séquence de l'ADN (affectant les gènes ou les chromosomes)
  - Le *mosaïcisme fonctionnel (épigénétique)* résulte de modifications dans l'expression du gène (mais non de la séquence de l'ADN) transmises pendant la réplication cellulaire; un exemple important est la *lyonisation* chez les embryons femelles où l'inactivation aléatoire d'un des deux chromosomes X survient dans chaque cellule durant le développement précoce
- Les manifestations cliniques d'une mosaïque cutanée ne dépendent pas seulement des altérations génétiques sous-jacentes, mais aussi (1) du moment de leur survenue (avec une atteinte précoce qui produit généralement une atteinte plus étendue), et (2) des cellules ou tissus qui sont atteints (cutanés ± extra-cutanés).
  - Par exemple, un mosaïcisme pour une mutation activatrice de *HRAS* peut produire la combinaison d'un nævus sébacé (atteinte des kératinocytes), d'un nævus lentigineux tacheté (atteinte des mélanocytes) et occasionnellement d'anomalies du SNC (atteinte des cellules nerveuses) chez des patients ayant une phacomatose pigmento-kératosique
- L'accessibilité de la peau permet une visualisation des aspects en mosaïque.
  - *Les lignes de Blaschko* sont des stries et des tourbillons qui représentent les cheminements des cellules épidermiques (p. ex. de kératinocytes) migrant durant le développement embryonnaire (fig. 51.1)
  - Les aspects segmentaires (p. ex. en blocs) peuvent aussi refléter un mosaïcisme cutané, atteignant les mélanocytes, les cellules mésodermiques et les cellules nerveuses
- Les types de lésions cutanées qui suivent les lignes de Blaschko ou qui ont un aspect en blocs/segmentaires sont indiqués tableaux 51.1 et 51.2 respectivement (fig. 51.2).
- Dans le *chimérisme*, différents types de populations cellulaires reflètent le caractère génétiquement hétérogène du zygote (p. ex. fusion de deux zygotes ou fertilisation d'un œuf par deux spermes); cela peut se manifester par un aspect en damier, linéaire, ou dans une disposition irrégulière, avec variations de la pigmentation.

Nævus épidermiques et « syndromes du nævus épidermique »

- Les nævus épidermiques (cf. chap. 89) se présentent comme des stries et des tourbillons de peau épaissie (p. ex. verruqueux, hyperkératosiques ou veloutés) le long des lignes de Blaschko, avec, habituellement une hyperpigmentation et parfois une atteinte des annexes (p. ex. dans un nævus sébacé ou un nævus comédonien) (fig. 51.3).
- Les causes génétiques hétérogènes et les associations systémiques potentielles (« syndromes du nævus épidermique ») de différents types de nævus épidermiques sont présentées tableau 51.3 (fig. 51.4).

Mosaïcisme dans les affections cutanées autosomiques dominantes

- Quand on évalue un patient avec des lésions cutanées disposées en mosaïque, il peut être utile de se demander si les manifestations pourraient ressembler à une génodermatose autosomique dominante en cas de présentation dans une distribution plus généralisée.
- Les mosaïcismes de type 1, type 2, et les formes révertantes survenant dans des affections cutanées autosomiques dominantes sont résumés fig. 51.5.
- Certaines mutations dominantes de gènes autosomiques sont observées seulement à l'état de mosaïques car elles seraient incompatibles avec la vie si elles étaient présentes dans toutes

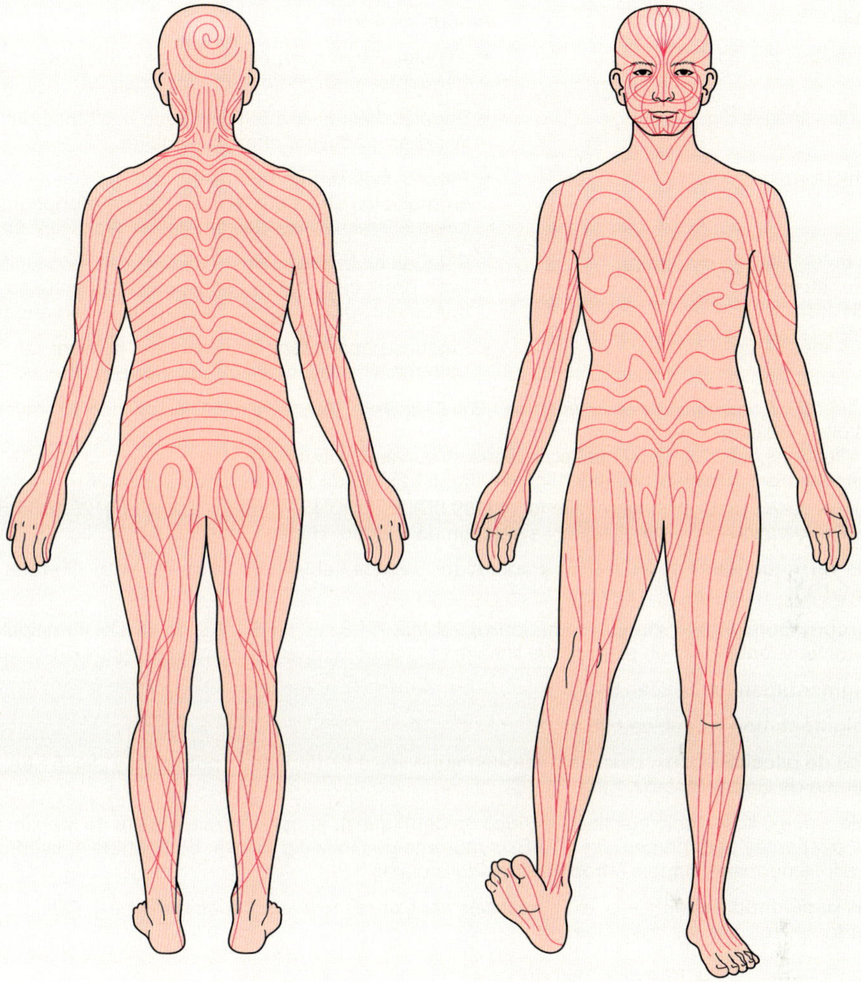

Fig. 51.1 Lignes de Blaschko. Noter la forme en S des lignes de l'abdomen, la forme en V au milieu du dos, les lignes perpendiculaires sur le visage et les tourbillons à la partie postérieure du cuir chevelu.

les cellules du corps ; les exemples incluent les syndromes de Protée, de Schimmelpenning (nævus sébacé), et de McCune-Albright (cf. tableaux 50.3 et 51.3).

Mosaïcisme dans les affections liées à l'X

- Dans les affections liées à l'X, un mosaïcisme fonctionnel dû à la lyonisation survient chez des femmes patientes et conductrices.
- Les affections *dominantes liées à l'X* sont typiquement létales chez les embryons mâles et de ce fait, sont observées presque exclusivement avec un aspect de mosaïque chez des sujets féminins ayant une mutation hétérozygote ; les sujets masculins survivent occasionnellement s'ils ont un mosaïcisme sous-jacent, p. ex. dans le cadre d'un syndrome de Klinefelter (caryotype 47, XXY) ou s'il y a mutation postzygotique.
- Dans les affections traditionnellement rapportées comme *récessives liées à l'X*, les patients masculins ont la maladie généralisée et les patientes femmes sont « porteuses » en ayant des atteintes de degré variable (généralement moindres), souvent en mosaïque ; un exemple est représenté par l'hypohidrose-hyperpigmentation suivant les lignes de Blaschko chez des femmes « porteuses » d'une dysplasie ectodermique hypohydrotique liée à l'X (fig. 51.6A).

Tableau 51.1 Manifestations cutanées pouvant survenir le long des lignes de Blaschko.

Inflammation	
Exemples	**Indices cliniques**
Lichen striatus (fig. 51.2A)	• Papules roses à hypopigmentées à toit plat; fréquentes chez les enfants (cf. chap. 9)
Lichen plan linéaire (fig. 51.2B)	• Papules violacées à toit plat avec des stries de Wickham; souvent chez des adultes
« Blaschkite »	• Papulovésicules érythémateuses, prurigineuses en multiples stries sur le tronc; se développent habituellement chez des adultes et récidivent souvent
Nævus épidermique verruqueux inflammatoire linéaire (NEVIL) (fig. 51.2C)	• Plaques érythémateuses, squameuses, psoriasiformes, avec prurit important et absence de réponse au traitement; début habituellement dans l'enfance
Psoriasis linéaire (fig. 51.2D)	• Plaques psoriasiformes, répondant souvent au traitement; et associées à un psoriasis ailleurs
Autres affections ressemblant au lichen plan : GVHD linéaire, lupus érythémateux > dermatomyosite, éruptions médicamenteuses Autres affections avec composante kératosique et/ou vésiculobulleuse : • Début variable : maladies de Darier linéaire (fig. 51.2E) et de Hailey-Hailey (fig. 51.2F) • Début précoce : porokératose linéaire (cf. fig. 89.8D), PEODDN, IP* stades 1-2 (cf. fig. 28.10 et 51.7A), nævus épidermique épidermolytique*, syndrome de Conradi-Hünermann-Happle* (cf. fig. 46.13)	
Lésions verruqueuses – p. ex. nævus épidermique/sébacé (tableau 51.3; cf. fig. 51.3), IP stade 2 (fig. 51.7B)	
Épines/comédons – p. ex. nævus comédonien (tableau 51.3; cf. fig. 51.3G), PEODDN (principalement les paumes/plantes), lichen planopilaire linéaire (survenue tardive; cf. fig. 9.5H)	
Hypopigmentation (cf. tableau 54.3)	
Hyperpigmentation (cf. tableau 55.4)	
Absence de pilosité – p. ex. dysplasie ectodermique liée à l'X (femmes « porteuses »; fig. 51.6A), syndrome de Goltz, IP stade 4 (fig. 51.7C)	
Atrophie – p. ex. lichen scléreux linéaire (rides épidermiques), atrophodermie linéaire de Moulin (hyperpigmentée et déprimée; fig. 51.6B), syndrome de Goltz (fig. 51.8A, B), IP stade 4, syndrome de Conradi-Hünermann-Happle (atrophodermie folliculaire)	
Lésions papulonodulaires** – p. ex. néoplasies annexielles (p. ex. trichoépithéliomes), CBC, hamartomes folliculaires basaloïdes	

** Les manifestations inflammatoires surviennent principalement durant l'enfance.*
*** En plus des affections avec inflammation ou papulonodules notées ci-dessus.*
IP : incontinentia pigmenti; PEODDN : *porokeratotic eccrine ostial and dermal duct nevus.*

Tableau 51.2 Manifestations cutanées qui peuvent avoir un motif segmentaire reflétant un mosaïcisme.

Hypopigmentation – p. ex. nævus dépigmenté, vitiligo segmentaire (cf. chap. 54)
Hyperpigmentation $\pm$ **hypertrichose** – p. ex. TCL, mélanose de Becker/hamartome à muscles lisses (cf. tableau 50.3 et chap. 55)
Hypertrichose – p. ex. hypertrichose congénitale généralisée liée à l'X (femmes « porteuses »)
Lésions vasculaires – p. ex. angiome plan†, CMTC, télangiectasies unilatérales nævoïdes, malformation veineuse*, malformation glomuveineuse en plaques**, hémangiome infantile segmentaire (cf. chap. 85)
Lésions papulonodulaires – p. ex. léiomyomes segmentaires** ou neurofibromes**

† Associée à des mutations en mosaïque dans le gène GNAQ codant la protéine Q classe G sous-unité α; les mutations dans ce gène peuvent aussi être associées à une mélanocytose dermique qui survient comme des « taches jumelles » avec les angiomes plans dans la phakomatose pigmentovasculaire.
** Manifestation segmentaire de type 1 dans une maladie autosomique dominante (fig. 51.5).*
*** Manifestation segmentaire de type 2 dans une maladie autosomique dominante (fig. 51.5).*
CMTC : *cutis marmorata telangiectatica congenita*; TCL : tache café-au-lait.

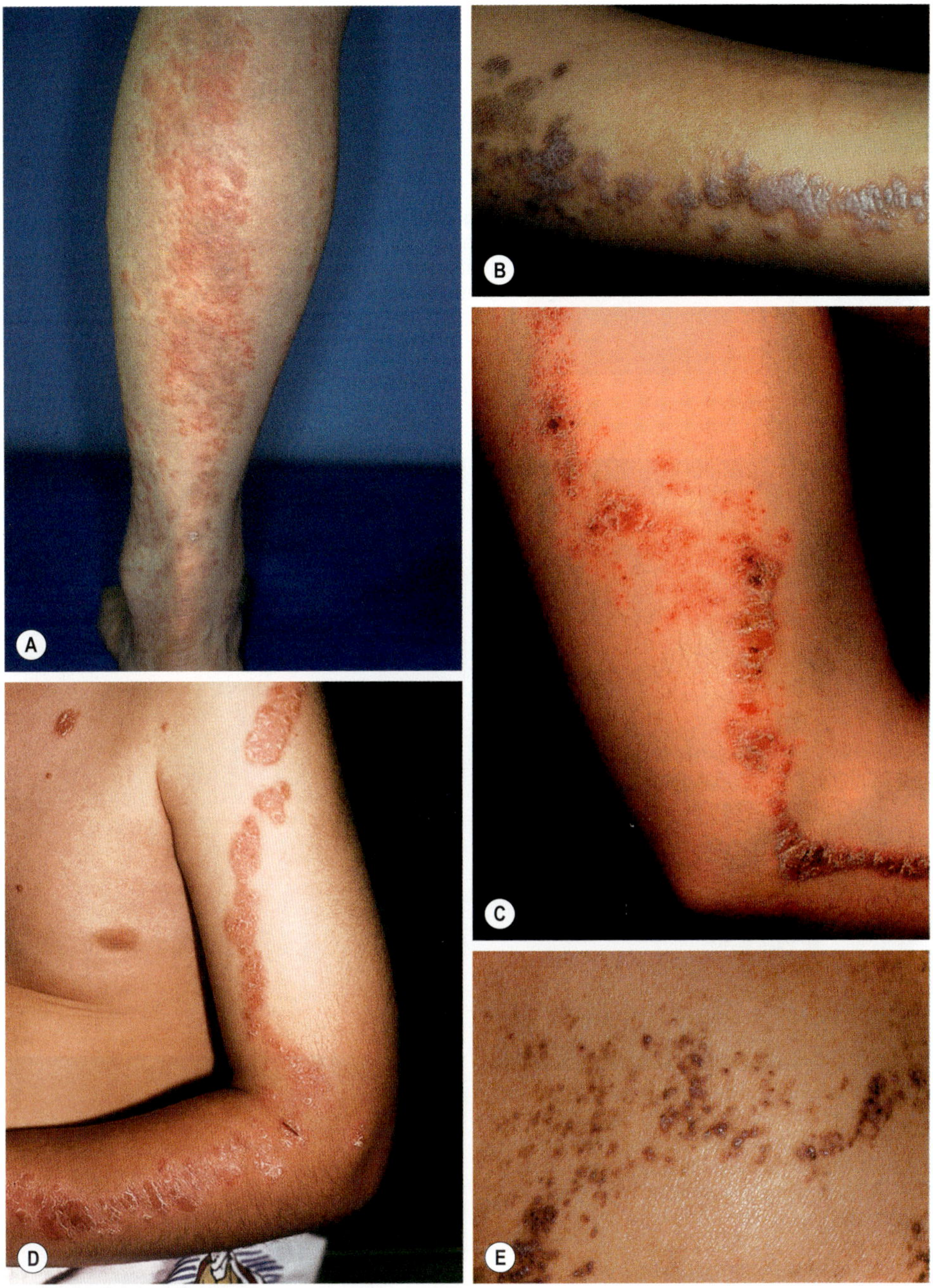

Fig. 51.2 Lésions inflammatoires le long des lignes de Blaschko. A Lichen striatus de la jambe se présentant comme des stries linéaires composées de multiples papules roses avec des squames variables. **B** Lichen plan linéaire se présentant comme une bande de papules violacées coalescentes et de plaques avec des stries de Wickham sur un membre. Noter l'hyperpigmentation post-inflammatoire proximale. **C** Nævus épidermique verruqueux inflammatoire linéaire (NEVIL) persistant, très prurigineux, présentant des plaques squameuses psoriasiformes persistantes, très prurigineuses. **D** Psoriasis linéaire avec érythème et squames répondant à un traitement par CS topiques puissants. Des petites lésions psoriasiformes dispersées sont aussi présentes. **E** Maladie de Darier linéaire se présentant avec des papules kératosiques chez un adulte, représentant un mosaïcisme de type 1 (cf. fig. 51.5A). *Suite*

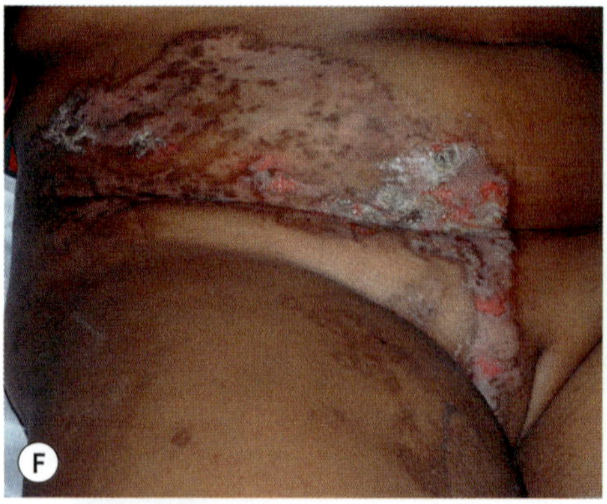

Fig. 51.2 Suite. F Maladie de Hailey-Hailey linéaire avec bulles et érosions récurrentes chez une jeune fille, témoignant d'un mosaïcisme de type 2 avec une atteinte plus précoce et plus sévère de la région atteinte due à une 2e mutation (*second hit*) (cf. fig. 51.5B). *Remerciements : A : Tetsuo Shiohara, MD, et Yoshoko Mizukawa, MD; B : Joyce Rico, MD; C, E : YDRSC; D : Celia Moss, MD; F : Julie V. Schaffer, MD.*

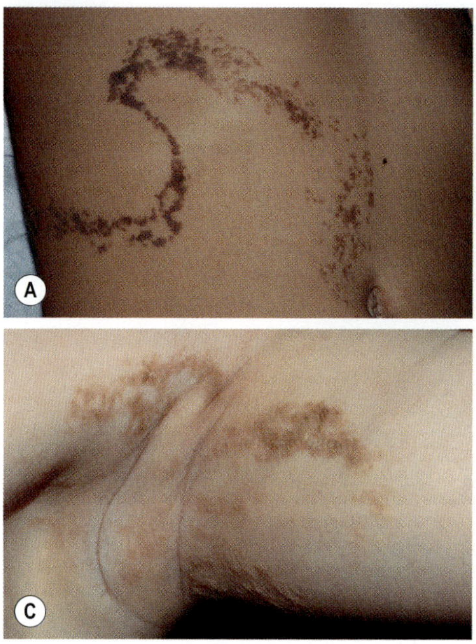

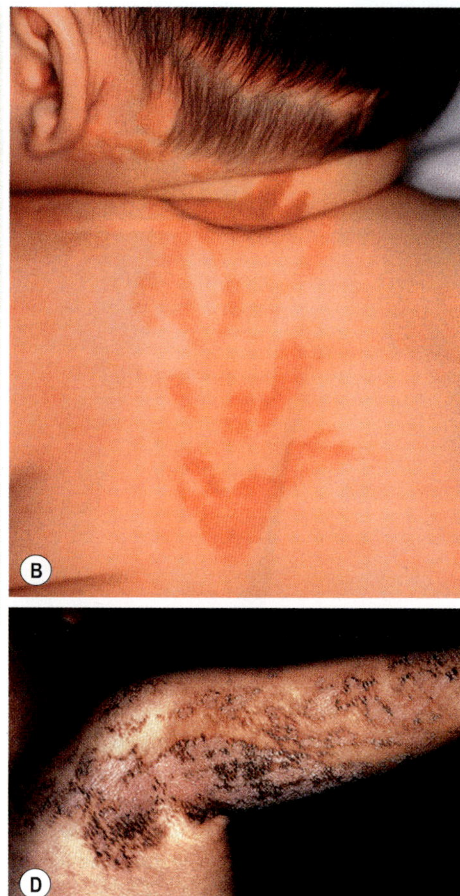

Fig. 51.3 Nævus épidermique (NE). A NE non épidermolytique se présentant sous forme de stries papillomateuses hyperpigmentées en S sur l'abdomen avec une ligne de démarcation médiane tranchée. **B** NE non épidermolytique en forme de V au milieu du dos. **C** NE non épidermolytique avec stries kératosiques hyperpigmentées accentuées dans les plis cutanés. **D** NE épidermolytique avec desquamation et hypopigmentation. *Suite*

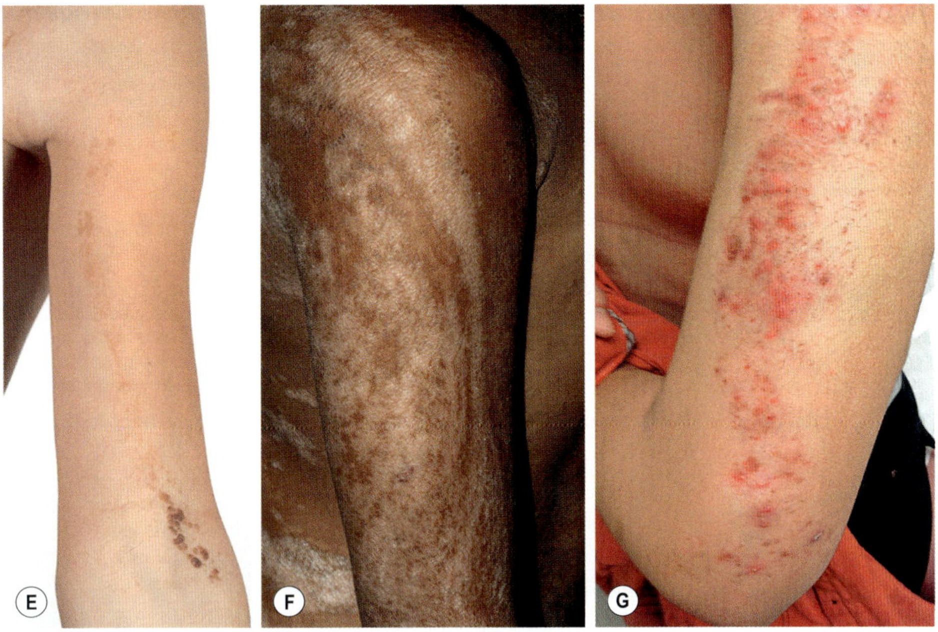

Fig. 51.3 Suite. E NE non épidermolytique dû à une mutation *FGFR3*, représentant l'équivalent d'une mosaïque d'acanthosis nigricans dans une dysplasie thanatophorique, un syndrome neurosquelettique autosomique dominant. Ceci explique l'accentuation du nævus épidermique dans un pli. **F** NE étendu se présentant en stries hypopigmentées avec des squames plus ou moins adhérentes. **G** Nævus comédonien avec des papulonodules de même que des comédons chez un adolescent. La lésion se présentait initialement comme une strie hypopigmentée. *Remerciements : A, C : Julie V. Schaffer, MD; B, D : YDRSC; E : Celia Moss, MD; F, G : Julie V. Schaffer, MD.*

Incontinentia pigmenti (IP)

- Affection dominante liée à l'X causée par des mutations dans le gène *NEMO* (*NF-κB essential modulator*), qui code pour une protéine protectrice contre l'apoptose induite par TNF-α; les patients mâles avec des mutations modérées de *NEMO* peuvent se présenter avec une dysplasie ectodermique hypohidrotique et un déficit immunitaire (cf. tableau 52.5).
- L'IP comporte quatre stades qui peuvent manquer ou se chevaucher, des manifestations cutanées suivant les lignes de Blaschko (à l'exception du stade 4) (fig. 51.7; cf. fig. 28.10) :
  - Stries *vésiculeuses*, surtout des membres et du cuir chevelu chez les nouveau-nés, souvent associées à une hyperleucocytose du sang périphérique et une hyperéosinophilie; peuvent récidiver durant l'enfance lors de maladies fébriles
  - Plaques *verruqueuses* linéaires principalement des membres chez les jeunes enfants; nodules kératosiques acraux se développant parfois après la puberté
  - *Stries et tourbillons hyperpigmentés* grisâtre brun principalement du tronc et des espaces intertrigineux dans la petite enfance à l'adolescence
  - Bandes *hypopigmentées/atrophiques* en bandes comme des «caractères chinois» où manquent les poils et les glandes sudorales, principalement des mollets chez les adolescents et les adultes
- Les autres manifestations peuvent inclure une alopécie (souvent du vertex avec un aspect en tourbillon), des dents manquantes ou coniques, des anomalies du SNC (p. ex. convulsions, retard de développement) et des anomalies des vaisseaux rétiniens (qui nécessitent une surveillance avec des examens ophtalmologiques pendant l'enfance).

Syndrome de Goltz (hypoplasie dermique en aires)

- Affection dominante liée à l'X causée par des mutations du gène *PORCN*, qui code pour une protéine régulant le signal Wnt.
- Les lésions cutanées suivant les lignes de Blaschko sont caractérisées par une atrophodermie dermique vermiculée, des hernies graisseuses,

Tableau 51.3 Nævus épidermiques : sélection de variants et associations syndromiques potentielles.

Type de nævus épidermique (NE)	Gène	Atteintes généralisées causées par des mutations constitutionnelles*	Associations syndromiques potentielles avec le NE
NE verruqueux épidermolytique	*KRT1* *KRT10*	Ichtyose épidermolytique, KPP *(KRT1)*	Non
NE verruqueux non épidermolytique	RASopathies mosaïques (aussi nævus sébacé [cf. infra] et nævus cheveux laineux)		
	HRAS > NRAS > KRAS, BRAF	Syndromes de Costello, Noonan, et cardio-facio-cutané (cf. tableau 50.3)	Syndrome d'hypophosphatémie cutanée squelettique (CSHS); phakomatose pigmento-kératotique avec nævus lentigineux mouchetés
	FiGRopathies mosaïques (aussi nævus sébacés et nævus acnéiformes; cf. infra)		
	FGFR3[§] > *FGFR2*	Dysplasie thanatophorique SADDAN, Beare-Stevenson cutis gyrata	Malformations craniofaciales symétriques, déficience intellectuelle
	AKTopathies mosaïques (cf. chap. 85)		
	PIK3CA[§]	Variant du syndrome de Cowden (rare)	Hypertrophie asymétrique, lipomatose, anomalies vasculaires, anomalies digitales, macrocéphalie; nævus conjonctifs cérébriformes des paumes/plantes (Protée)
	AKT1	Non rapporté	
	PTEN	Hamartomes PTEN (p. ex. syndrome de Cowden)	
Nævus sébacé	*HRAS > KRAS*; rarement *FGFR2*	Cf. supra	Syndrome de Schimmelpenning (SNC, oculaire, squelettique); CSHS (cf. supra)
Nævus acnéique de Munro (peau naturellement hypopigmentée)	*FGFR2*	Syndrome d'Apert	Anomalies digitales, handicap intellectuel
Nævus comédonien	*NEK9*	Dysplasie squelettique (avec mutations bialléliques)	Anomalies digitales, scoliose
Nævus ostial porokératosique annexiel[¶]	*GJB2*	Syndrome KID (kératite, ichtyose, surdité)	
Nævus épidermique verruqueux inflammatoire linéaire (NEVIL)	*GJA1* ?*NSHDL*	Érythrokératodermie variable et progressive ? Syndrome CHILD (mosaïque)	Raccourcissement de la partie distale des membres

** Peut aussi survenir dans la descendance d'un patient ayant un nævus épidermique avec un mosaïcisme gonadique aussi bien que cutané.*

§ Des mutations activatrices somatiques sont aussi trouvées dans les kératoses séborrhéiques, la dermatose papuleuse noire, les stuccokératoses et les lentigines solaires; le spectre des hypertrophies liées à PIK3CA inclut le syndrome de Klippel-Trenaunay, la mégalencéphalie – malformation capillaire et le CLOVES (cf. chap. 85).

¶ Inclut le PEODDN (porokeratotic eccrine ostial and dermal duct nevus) et d'autres NE hyperkératosiques en épines. Les mutations RAS en mosaïque trouvées dans les nævus épidermiques sont souvent (mais pas toujours) différentes de celles des affections générales, suggérant que les premières représentent des mutations plus sévères, létales, persistantes par mosaïcisme.

CHILD : *congenital hemodysplasia with ichtyosiforme/nævus and limb defects*; FGF : *fibroblast growth factor*; GJA1/B2 : *gap junction* $\alpha 1/\beta 2$; KPP : kératodermie palmoplantaire; KRT : kératine; SADDAN : *severe achondroplasia with developmental delay and acanthosis nigricans.*

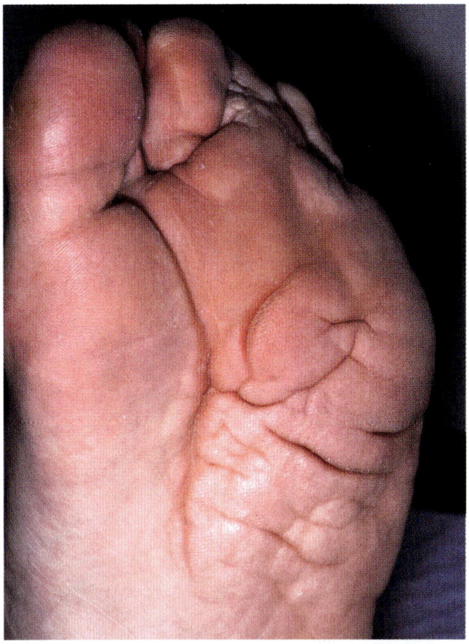

Fig. 51.4 Nævus conjonctif plantaire cérébriforme chez un homme ayant un syndrome de Protée.
Remerciements : Odile Enjolras, MD.

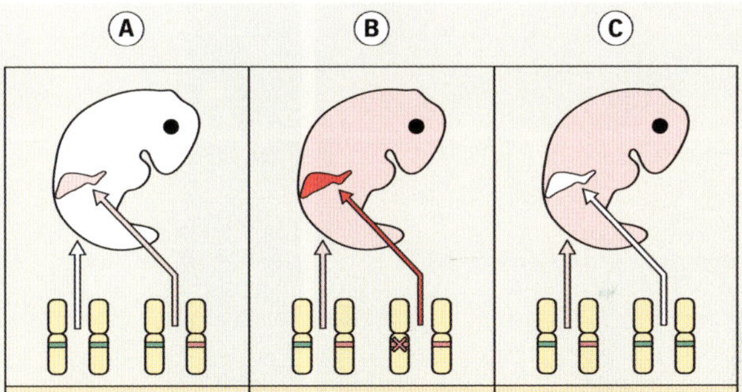

	(A) AD type 1	(B) AD type 2	(C) AD révertant
Génotype d'origine	Normal	Hétérozygote	Hétérozygote
Phénotype d'origine	Normal	Anormal	Anormal
Génotype de la lésion « linéaire »	Hétérozygote	Anormal homozygote	Normal homozygote
Phénotype de la lésion « linéaire »	Anormal	Très anormal	Normal
Événement en mosaïque	Mutation somatique (« acquisition d'une hétérozygotie »)	Perte d'hétérozygotie	Réversion à la normale
Exemples	Maladie de Darier linéaire (type 1) (cf. fig. 51.2E) ou maladie de Hailey-Hailey	Maladie de Darier linéaire (type 2) (cf. fig. 51.2F) ou maladie de Hailey-Hailey	Ichthyose en confetti

- Gène normal
- Mutation dominante
- ✕ Perte d'hétérozygotie
- ○ Phénotype normal
- ○ Phénotype anormal
- ● Phénotype très anormal

Fig. 51.5 Mosaïcisme pour des caractères autosomiques dominants (AD). A *Voir la page suivante pour la légende de la figure.*

Fig. 51.5 Mosaïcisme pour des caractères autosomiques dominants (AD). A Manifestations d'un mosaïcisme de type 1 avec une distribution linéaire des lésions cutanées qui caractérise une génodermatose AD en l'absence d'atteinte ailleurs sur le corps. Ceci résulte d'une mutation hétérozygote postzygotique du gène en cause qui est seulement présente dans la région atteinte. **B** *Mosaïcisme de type 2* se présentant avec une lésion linéaire plus sévère surajoutée à une génodermatose généralisée AD. Ceci témoigne d'une mutation hétérozygote constitutionnelle (présente dans toutes les cellules du corps) plus un « deuxième tir » dans l'autre allèle du gène dans la région la plus sévèrement atteinte. **C** Dans le *mosaïcisme révertant*, une zone de peau d'apparence normale survient dans le contexte d'une génodermatose AD généralisée, due à une réversion (mutation « arrière ») avec retour à la normale ou une autre correction de la mutation hétérozygote sous-jacente dans cette région du corps. À noter qu'un mosaïcisme peut aussi survenir dans des situations autosomiques récessives, avec un mosaïcisme révertant entraînant potentiellement une zone épargnée (p. ex. dans une épidermolyse bulleuse).

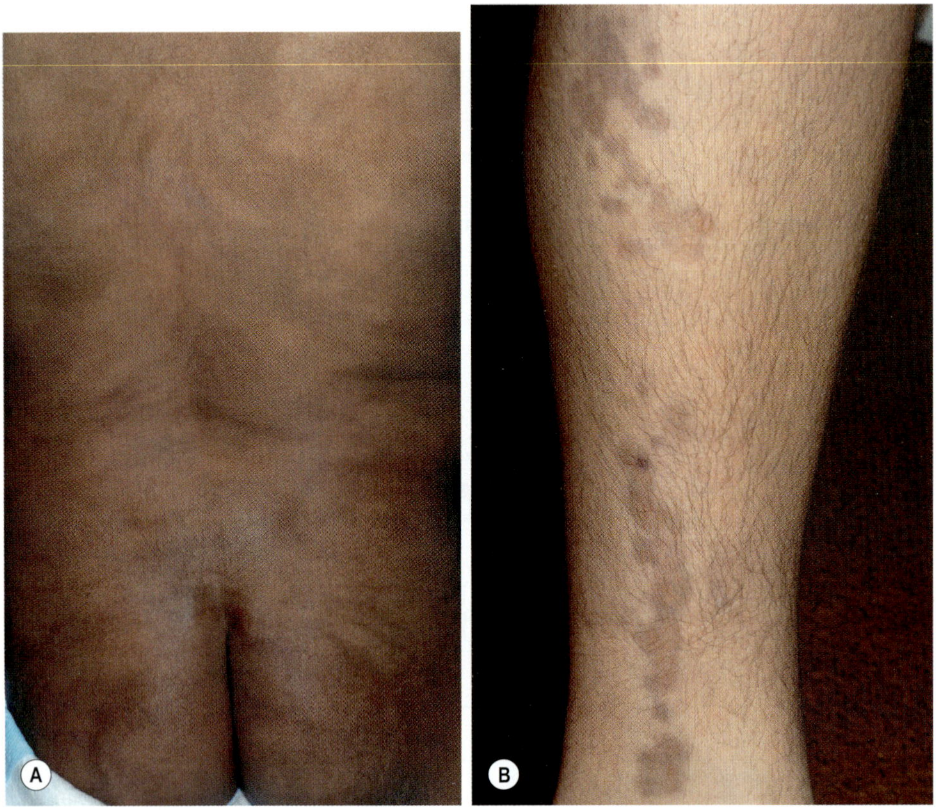

Fig. 51.6 Hyperpigmentation le long des lignes de Blaschko. A Chez cette fillette âgée de 2 ans porteuse d'une dysplasie ectodermique hypohidrotique liée à l'X, la peau dans les stries et les tourbillons hyperpigmentés suivant les lignes de Blaschko est extrêmement lisse. Le test à l'iode sur le dos a révélé une distribution inégale des glandes sudorales actives. Cette patiente avait aussi des zones en tourbillons de cheveux clairsemés à la partie postérieure du cuir chevelu et plusieurs dents coniques. **B** Atrophodermie linéaire de Moulin présentant des stries de dépressions hyperpigmentées, avec des bords en « bordure de falaise ». La morphologie ressemble à l'atrophodermie de Pasini et Pierini. *Remerciements : A, B : Julie V. Schaffer, MD.*

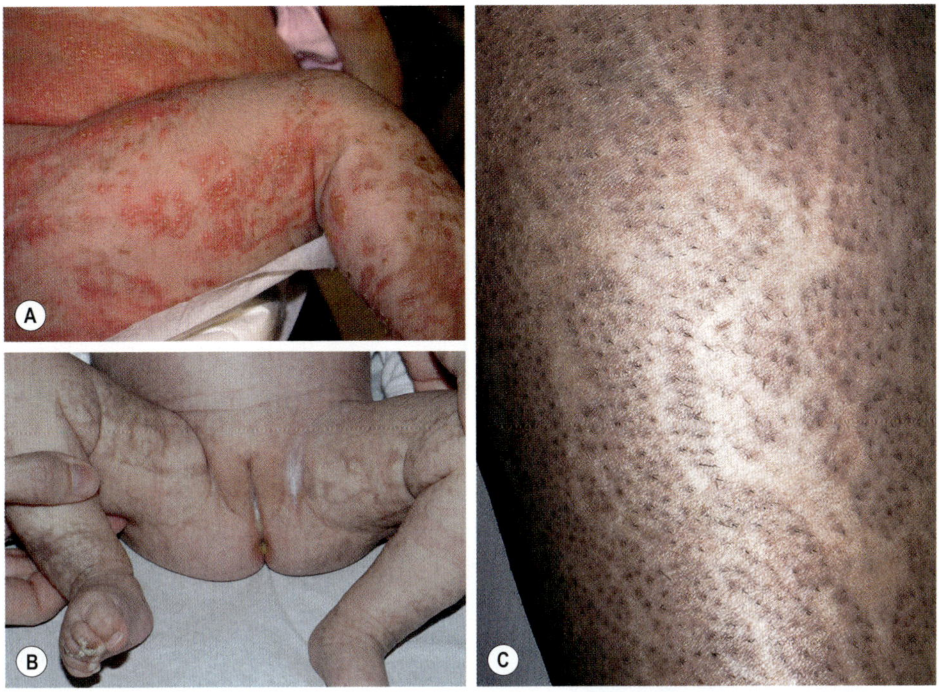

Fig. 51.7 Incontinentia pigmenti. **A** Stade 1 avec stries et vésicules chez un nouveau-né. **B** Stades 2 (verruqueux) et 3 (hyperpigmenté). Noter les lésions kératosiques des orteils. Les bords festonnés des stries hyperpigmentées reflètent la croissance de kératinocytes normaux dans les zones d'apoptose. **C** Stade 4 (atrophique et hypopigmenté). Noter l'absence de poils dans les stries du mollet. *Remerciements : A : Robert Silverman, MD; B : Julie V. Schaffer, MD; C : USCDRSC.*

télangiectasies et une hypo > hyperpigmentation (fig. 51.8).

- Des manifestations additionnelles incluent des papillomes périorificiels ressemblant à des framboises, des ongles dystrophiques, des cheveux clairsemés, des dents anormales, des malformations des mains/pieds (en « pince de homard »), des anomalies oculaires (p. ex. microphtalmie) et des manifestations radiographiques d'ostéopathie striée des os longs.

Affections ichtyosiformes dominantes liées à l'X

- Les exemples incluent les syndromes CHILD (*congenital hemidysplasia with ichthyosiform nevus and limb defects*) et de Conradi-Hünermann-Happle (cf. tableau 46.2).

Manifestations en mosaïque d'affections cutanées acquises

- Des affections cutanées multifactorielles avec des composantes environnementales aussi bien que génétiques peuvent occasionnellement survenir le long des lignes de Blaschko ou dans une distribution segmentaire, reflétant probablement un mosaïcisme pour une mutation de « susceptibilité »; il en résulte que de telles atteintes se développent souvent chez des grands enfants ou des adultes après un événement déclenchant environnemental, et elles sont parfois surajoutées à une lésion mosaïque préexistante (p. ex. psoriasis dans un nævus épidermique).
- D'autres exemples incluent le lichen plan linéaire, la GVHD linéaire et le vitiligo segmentaire (cf. fig. 51.2B, D).

Pour plus d'informations, cf. chap. 62 de *Dermatology, Fourth Edition*.

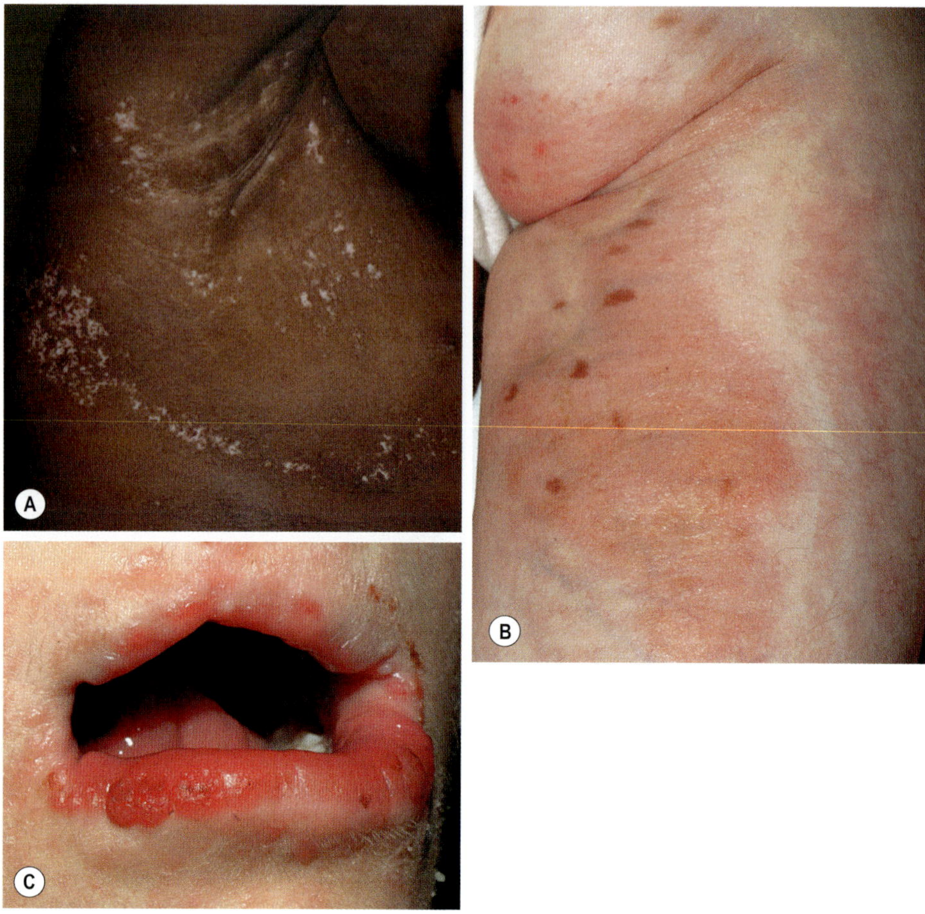

Fig. 51.8 Syndrome de Goltz. A Stries hypopigmentées d'atrophie vermiculée. **B** Bandes d'érythème télangiectasique, d'atrophie dermique avec « hernies » graisseuses et macules hyperpigmentées de la partie postérieure de la cuisse. **C** Papules framboisées de la lèvre inférieure. Des lésions similaires peuvent survenir dans la région anogénitale et être confondues avec des verrues. *Remerciements : A–C : Julie V. Schaffer, MD.*

Autres génodermatoses 52

Ce chapitre discute des maladies génétiques qui ne sont pas traitées dans les autres chapitres, incluant les affections comportant une tumorogenèse extra-cutanée, les déficits enzymatiques, le vieillissement prématuré et les dysplasies ectodermiques.

Affections comportant une tumorogenèse extra-cutanée

Syndrome de Cowden et autres formes du syndrome tumoral hamartomateux lié à *PTEN*

• Spectre d'affections multisystémiques autosomiques dominantes comportant des signes cutanés caractéristiques (fig. 52.1), macrocéphalie, hypertrophie hamartomateuse d'une variété de tissus et prédisposition à certains cancers (tableau 52.1).

• Dues à des mutations du gène *Phosphatase and tensin homolog tumor suppressor* (*PTEN*), qui régule négativement la voie AKT/*mammalian target of rapamycin* (mTOR) d'augmentation de la croissance et de la survie cellulaire.

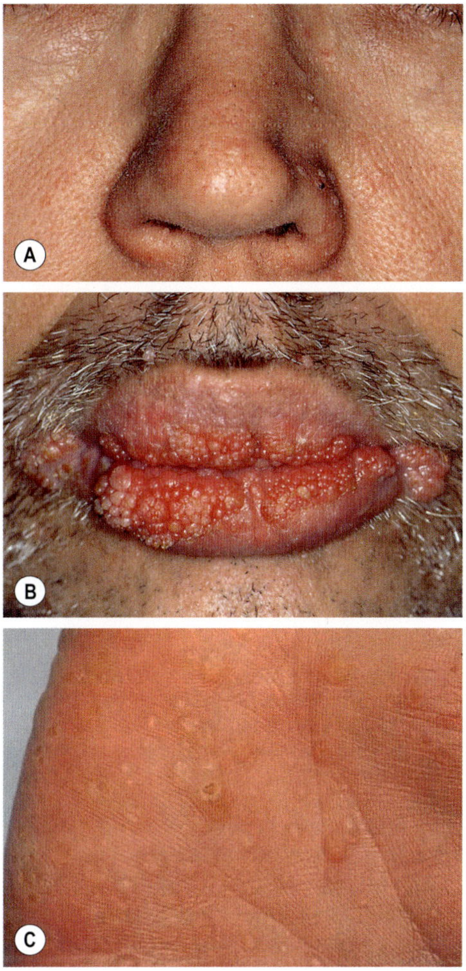

Fig. 52.1 Syndrome de Cowden. A Multiples papules couleur de la peau sur le visage, en particulier le nez, dont certaines sont verruqueuses. **B** Papules coalescentes avec une apparence en pavage des lèvres vermillon. **C** Kératoses palmaires multiples, dont beaucoup avec un aspect vitreux ou une dépression centrale. *Remerciements : A : Kalman Watsky, MD; B : Jean L. Bolognia, MD; C : Joyce Rico, MD.*

Syndromes de néoplasies endocriniennes multiples

• Groupe d'affections autosomiques dominantes associées à des néoplasies ou à hyperplasie de deux organes endocrines ou plus, se présentant souvent avec des manifestations cutanéomuqueuses qui servent d'indices diagnostiques (tableau 52.2; fig. 52.2).

Syndrome de Muir-Torre (SMT)

• Sous-type de syndrome de cancer colorectal héréditaire sans polypose (Lynch) caractérisé par des néoplasies sébacées (p. ex. adénome sébacé, sébacéome, carcinome sébacé; fig. 52.3, cf. tableau 91.2) et kératoacanthomes (± différenciation sébacée) ainsi que des atteintes malignes internes (tableau 52.3).

• Causé par des mutations constitutionnelles hétérozygotes d'un gène de réparation de l'ADN, p. ex. *MSH2* (70–90 % des patients), *MLH1* et *MSH6*.

Tableau 52.1 Principales manifestations cliniques du syndrome tumoral hamartomateux lié à *PTEN*.
Cette catégorisation reflète des tendances générales car l'âge de survenue ou de reconnaissance peut varier.

	Survenue à la naissance ou dans l'enfance – *manifestations classiques du BRR*	**Début dans l'adolescence ou à l'âge adulte – *manifestations classiques du syndrome de Cowden***
Cutanéomuqueuses	• Macules génitales pigmentées (pénis > vulve) • Lipomes • Anomalies vasculaires* • Nævus épidermique • Macules café-au-lait • Névromes (acrofacial, muqueux)	• Multiples trichilemmomes faciaux (fig. 52.1A; cf. chap. 91) et autres papules verruqueuses (en particulier périorificielles et des oreilles) • Multiples papillomes oraux (lèvres, langue) (fig. 52.1B) • Kératoses acrales/palmoplantaires (fig. 52.1C) • Fibromes sclérotiques • Multiples acrochordons, acanthosis nigricans
Extra-cutanées	• Macrocéphalie, développement d'anomalies veineuses intracrâniennes • Palais ogival, faciès adénoïde • Scoliose/cyphose, *pectus excavatum* • GI : ganglioneuromes, polypes hamartomateux • SNC : retard de développement, autisme	• Seins : maladie fibrokystique, fibroadénomes, carcinome (25-50 % des femmes, âge moyen = 40 ans; occasionnellement chez des hommes) • Thyroïde : goitre, adénomes, carcinome (10-15 % des patients; souvent folliculaire) • GU : lipomatose testiculaire, kystes ovariens, léiomyomes utérins, carcinome endométrial (5-10 % des femmes), carcinome à cellules rénales • GI : carcinome du côlon • SNC : maladie de Lhermitte-Duclos†

* *Typiquement avec vaisseaux à haut débit, atteinte intramusculaire et graisse ectopique; peuvent comporter des composants capillaires, veineux et/ou lymphatiques et être associées à une hypertrophie des tissus mous/os.*
† *Gangliocytome hamartomateux dysplasique du cervelet.*
BRR : syndrome de Bannayan-Riley-Ruvalcaba.

• Les manifestations cutanées se développent à un âge moyen de ~ 55 ans, se présentent comme des papulonodules jaunes à roses (le site habituel des néoplasies sébacées en dehors du SMT) ou tronc > membres.

Syndrome de Gardner

• Variante du syndrome de polypose familiale adénomateuse avec atteinte extra-intestinale notable de même que polypes GI prémalins (typiquement vers l'âge de 20 ans) et carcinome colorectal (habituellement vers l'âge de 40 ans); causé par des mutations hétérozygotes du gène de la polypose adénomateuse colique (*PAC*).

• Les kystes épidermoïdes se développent souvent dans l'enfance; pilomatricomes, fibromes, tumeurs desmoïdes (p. ex. dans des cicatrices abdominales), lipomes, ostéomes maxillaires sont des manifestations additionnelles.

• L'hypertrophie congénitale de l'épithélium pigmentaire rétinien est un signe précoce.

Syndrome de Birt-Hogg-Dubé

• Génodermatose autosomique dominante causée par des mutations dans le gène de la folliculine (*FLCN*).

• Début chez l'adulte jeune de multiples fibrofolliculomes > trichodiscomes, se présentant comme petites papules blanchâtres du visage, des oreilles et du cou (cf. fig. 91.4 et 91.16); aussi acrochordons des plis.

Tableau 52.2 Syndromes de néoplasies endocriniennes multiples classiques (NEM).

Type de NEM	Gène	Principales manifestations extra-cutanées	Manifestations cutanées
1 (Wermer)	*MEN1 (MENIN)*	• Néoplasie **pituitaire** (p. ex. prolactinome) • Hyperplasie/adénome de la **parathyroïde** • Hyperplasie des cellules des îlots **pancréatiques**/ adénome/carcinome	• Angiofibromes faciaux multiples • Collagénomes (fig. 52.2A), lipomes • Papules gingivales multiples • Macules hypopigmentées en gouttes
2A (Sipple)	*RET* (en particulier codon 634)	• Hyperplasie/adénome **parathyroïdien** • Carcinome médullaire de la **thyroïde** • Phéochromocytome **surrénalien**	• Prurit/notalgie paresthésique → amylose maculeuse ou lichen amyloïde du haut du dos (souvent avec début dans l'enfance)
2B (syndrome des névromes muqueux multiples)	*RET* (en particulier codon 918)	• Carcinome médullaire de la **thyroïde** • Phéochromocytome **surrénalien** • Ganglioneuromatose GI • Habitus marfanoïde	• Névromes muqueux multiples (en particulier bords des paupières/ conjonctive, lèvres, langue ; fig. 52.2B) ; rarement névromes de la peau périnasale

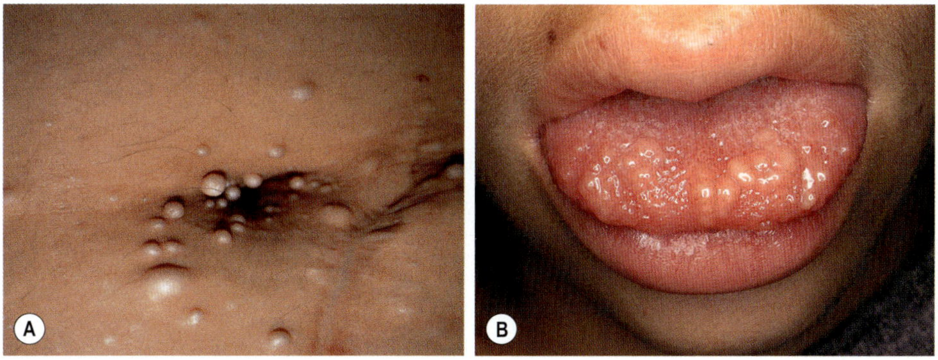

Fig. 52.2 Manifestations cutanéomuqueuses d'une néoplasie endocrinienne multiple (NEM).
A Multiples collagénomes chez un patient ayant une NEM de type 1. **B** Lèvres hypertrophiées et nodulaires avec multiples neuromes muqueux sur la partie distale et latérale de la langue chez un patient ayant une NEM de type 2B. *Remerciements : A : Susan Bayliss, MD ; B : YDRSC.*

• Augmentation du risque de pneumothorax spontané et de carcinome rénal (principalement les sous-types oncocytaire et chromophobe).

Syndrome de Reed (syndrome de léiomyomatose héréditaire et carcinome des cellules rénales)

• Discuté chap. 95.

Affections par déficit enzymatique

Alcaptonurie

• Affection autosomique récessive rare due à un déficit en acide homogentisique-oxydase.
• Une urine qui s'assombrit par exposition à l'air et un cérumen marron noir sont des signes précoces.
• La coloration bleu gris de la peau axillaire, des oreilles (fig. 52.4) et de la sclère apparaît typiquement

chez l'adulte jeune quand souvent l'arthrite et la valvulopathie cardiaque se développent.

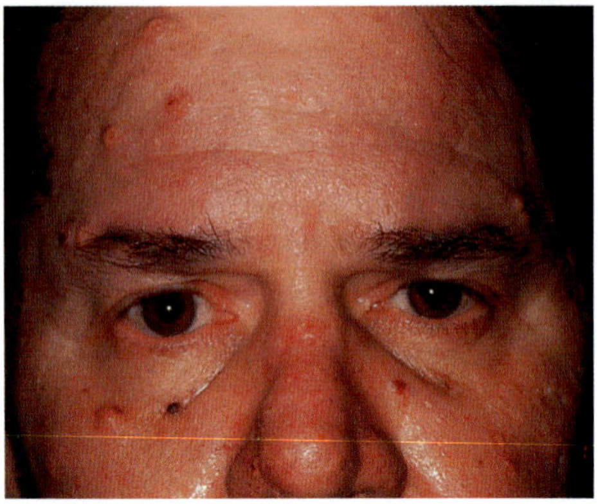

Fig. 52.3 Syndrome de Muir-Torre avec néoplasmes sébacés multiples. *Remerciements : Dan Ring, MD.*

Maladie de Fabry

• Maladie de surcharge lysosomale liée à l'X due à une insuffisance en α-galactosidase A, qui conduit à une accumulation de glycosphingolipides dans les cellules endothéliales, ce qui entraîne une insuffisance rénale, coronaire et cérébrovasculaire progressive.

• Les femmes hétérozygotes ont des manifestations cliniques variées avec souvent une apparition plus tardive que chez les hommes.

• Les angiokératomes diffus se présentent sous forme de macules et de papules punctiformes groupées entre l'ombilic et les genoux (distribution en «tenue de bain») (fig. 52.5); ils constituent un signe précoce de maladie de Fabry, se développant typiquement dans l'enfance ou l'adolescence en même temps que des paresthésies des membres, une hypohidrose et des opacités cornéennes verticillées.

Tableau 52.3 Facteurs associés à un risque de syndrome de Muir-Torre (SMT). Un score clinique de ≥ 2 correspondant à la somme des nombres applicables dans [ ] a une sensibilité proche de 100 % et une spécificité de ~ 80 % pour prédire une mutation germinale d'un gène contrôlant la réparation des mésappariements.

Haute probabilité de SMT	Faible probabilité de SMT
Caractéristiques clinicopathologiques des lésions cutanées	
• ≥ 2 néoplasmes sébacés **[2]** • Situés en dehors de la tête et du cou • Néoplasme sébacé ayant une haute spécificité pour MTS, p. ex. une lésion kystique ou un séboacanthome	• Un seul néoplasme sébacé • Localisation sur la peau du visage photoendommagée • Hyperplasie sébacée
Caractéristiques du patient et antécédents familiaux	
• Âge < 60 ans **[1]** • Antécédent personnel de cancer colorectal* et/ou d'autres malignités liées au syndrome de Lynch (p. ex. intestin grêle, gastrique, endométrial, vésical, urétéral, rénal, biliaire, pancréatique, glioblastome) **[1]**, en particulier s'il y en a plus d'un • Cancer colorectal et/ou autres malignités liées à un syndrome de Lynch d'un membre(s) de la famille **[1]**, en particulier avant l'âge de 50 ans et chez un (des) parent(s) du 1er degré	• Patient âgé sans antécédent de malignité liée à un syndrome de Lynch • Pas de membres de la famille ayant un cancer colorectal/autres malignités liées à un syndrome de Lynch
Analyse additionnelle des néoplasies sébacées	
• Perte de l'expression de MSH2, MLH1, MLH6, et/ou PMS2 montrée par marquage immunohistochimique‡ • Preuve de MSI dans le tissu lésionnel (plus spécifique)§	• Expression de MLH1, MSH2, MSH6 et PMS2 montrée par marquage immunohistochimique • Pas de preuve de MSI dans le tissu lésionnel§

* *En particulier si histologie MSI-haute – présence de lymphocytes infiltrant la tumeur, réaction lymphocytaire de type maladie de Crohn, type de croissance médullaire, ou différenciation mucineuse/bague à chaton.*
‡ *Les protéines MSH2 et MSH6 forment un hétérodimère, aussi la perte de l'une peut entraîner l'absence de l'autre; de même, PMS2 est instable sans une protéine MLH1 fonctionnelle.*
§ *Le test peut être réalisé sur un tissu fixé dans la paraffine; le rendement diagnostique peut être plus élevé pour les cancers coliques.*
MSI : *microsatellite instability*.

- La fig. 52.6 compare les signes cliniques de la maladie de Fabry et de la *fucosidose*, une des différentes maladies lysosomiales de surcharge associées avec des angiokératomes.
- **TT :** traitement de remplacement de l'α-galactosidase A par voie intraveineuse ; le migalastat, un chaperon pharmacologique oral qui stabilise les formes mutantes d'α-galactosidase, est une alternative chez des patients qui ont des mutations appropriées.

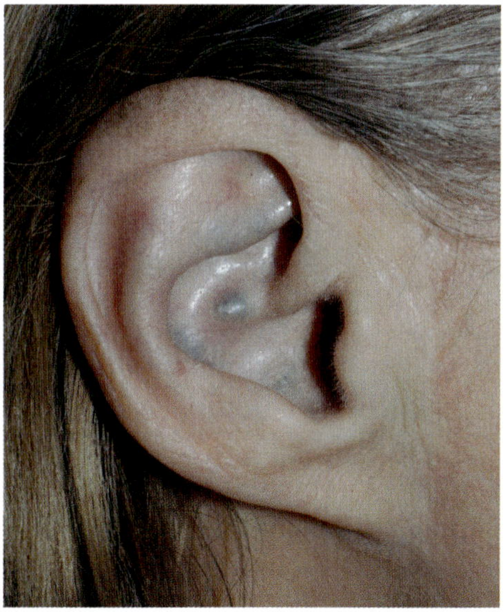

Fig. 52.4 Coloration bleu gris du pavillon de l'oreille chez une femme ayant une alcaptonurie. *Remerciements : Julie V. Schaffer, MD.*

Phénylcétonurie

- Affection autosomique récessive due à un déficit en phénylalanine-hydroxylase.
- Les manifestations cutanées comprennent une dilution pigmentaire diffuse (de la peau, des cheveux, des yeux), une dermatite eczémateuse, des modifications cutanées sclérodermiques principalement des extrémités proximales (fig. 52.7) et une transpiration avec une odeur de moisi ; des bandes pigmentaires de la chevelure peuvent survenir comme reflet d'une non-adhésion au régime de restriction.
- Le dépistage néonatal permet la prévention du retard mental et des modifications cutanées grâce à une intervention nutritionnelle précoce (p. ex. régime restreint en phénylalanine).

Maladies mitochondriales

- Ce groupe hétérogène peut se présenter avec une large variété de manifestations cutanées (tableau 52.4) de même qu'une dysfonction neuromusculaire et viscérale.

Maladies de vieillissement prématuré

Les affections avec photosensibilité héréditaire (cf. chap. 73) et le syndrome de Kindler (cf. chap. 26) peuvent aussi comporter des manifestations de vieillissement prématuré.

Progéria de Hutchinson-Gilford

- Vieillissement accéléré dû à des mutations hétérozygotes dans le gène *LMNA* ; la protéine mutante lamine A (« progérine ») demeure farnésylée et perturbe la structuration nucléaire.
- Début durant l'enfance avec retard de croissance, manifestations faciales (p. ex. bosse

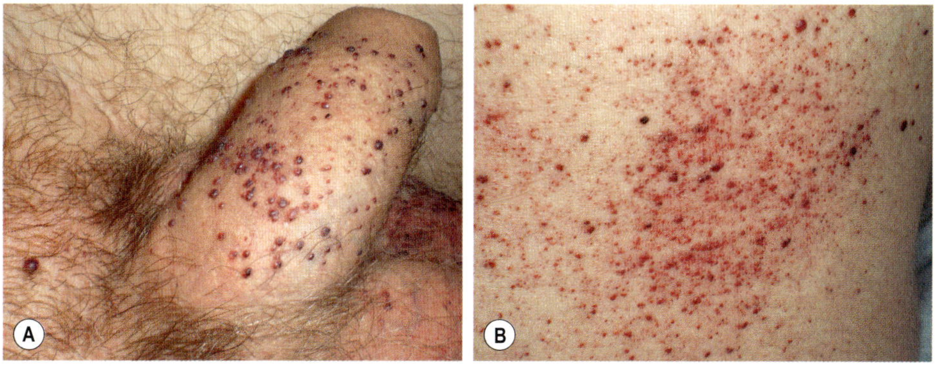

Fig. 52.5 Angiokératomes de la maladie de Fabry. Multiples macules et papules noir rouge à marron rouge localisées : (**A**) au pénis, un site inhabituel pour des angiokératomes dans la population générale, de même sur le scrotum ; et (**B**) sur le bas du tronc avec une distribution « en tenue de bain ». *Remerciements : Paula Luna, MD.*

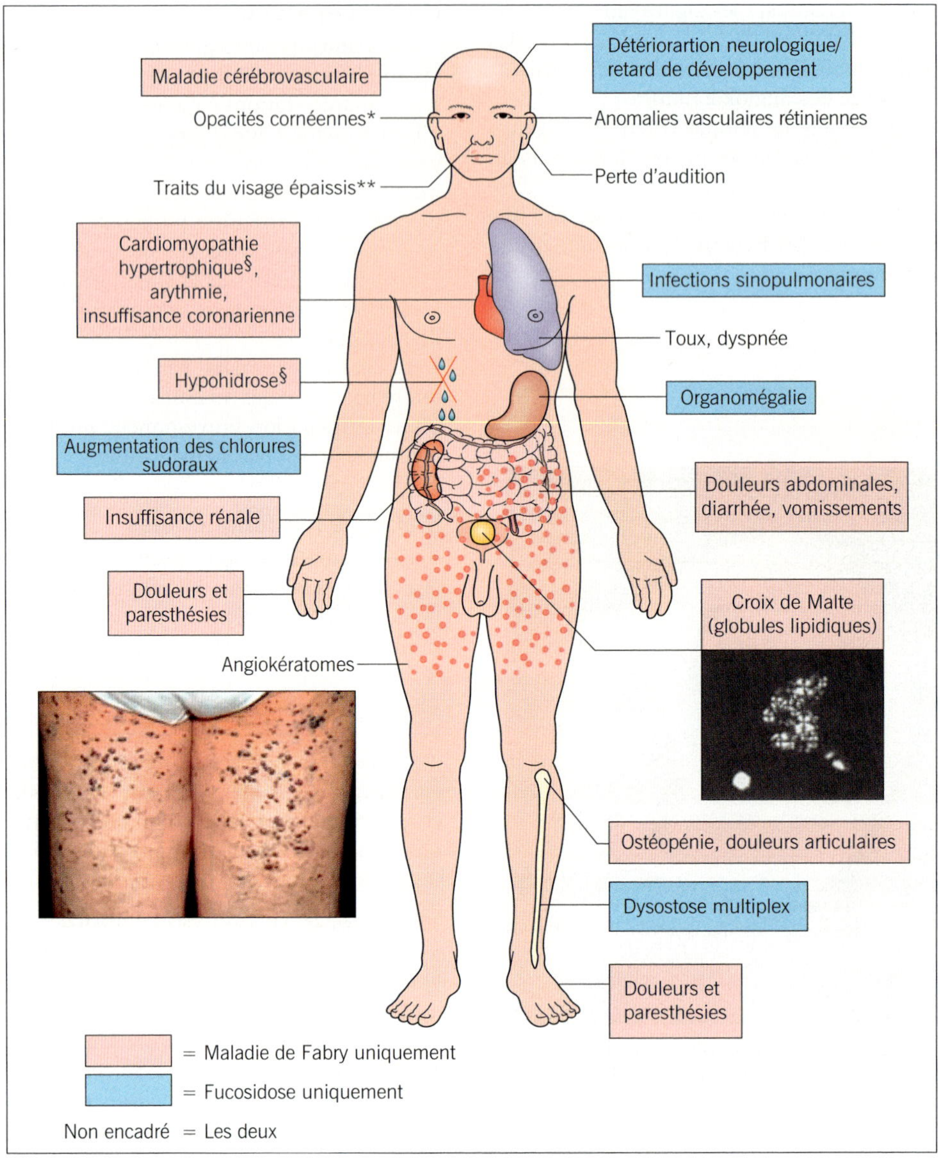

Fig. 52.6 Manifestations cliniques de la maladie de Fabry et de la fucosidose. Des angiokératomes sont aussi observés dans d'autres maladies métaboliques, incluant galactosialidose, gangliosidose GM1, maladie de Kansaki, β-mannosidose, sialidose et aspartylglucosaminurie. * Également lenticulaires dans la maladie de Fabry. ** Plus modérés dans la maladie de Fabry. § Occasionnellement observées dans la fucosidose. *Remerciements : angiokératomes de la maladie de Fabry : Luis Requena, MD ; microphotographie du sédiment urinaire montrant des croix de Malte (en polarisation) : Robert J. Desnick, MD, PhD.*

frontale, protrusion des yeux, veines proéminentes), diminution de la graisse sous-cutanée et manifestations cutanées telles que peau sèche et fine, rides acrales, pigmentation en mottes, changements sclérodermoïdes (en particulier du bas du tronc et des cuisses) et alopécie.

• L'athérosclérose progressive conduit à une espérance de vie médiane de 14 ans.

Tableau 52.4 Manifestations cutanées des affections de la chaîne mitochondriale respiratoire.

- Alopécie
- Anomalies de la tige pilaire – trichoschisis, pili torti, dépression longitudinale, trichorrhexie noueuse
- Hypertrichose
- Sudation absente ou excessive
- Anomalies pigmentaires – pigmentation réticulée ou en mottes
- Kératodermie palmoplantaire (associée à une surdité)
- Ongles hypoplasiques
- Lipomes
- Acrocyanose

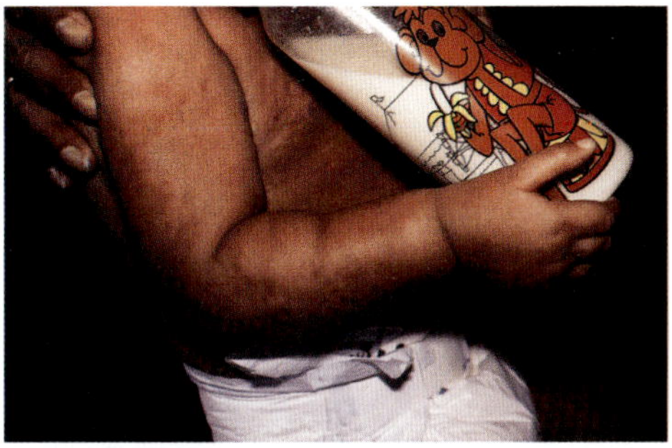

Fig. 52.7 Phénylcétonurie (PCU). Nourrisson avec phénylcétonurie et modifications sclérodermoïdes de la peau. *Remerciements : New York Medical College.*

• **TT :** les inhibiteurs de la farnésylation (p. ex. lonafarnib) et des processus liés peuvent être bénéfiques.

Syndrome de Werner

• Affection autosomique récessive caractérisée par un vieillissement prématuré débutant dans la 2e décennie de la vie ; causée par des mutations dans le gène *RECQL2*, qui code une hélicase ADN.

• Les manifestations cutanées incluent atrophie, hyperpigmentation en mottes, modifications sclérodermoïdes, kératoses et ulcères sur les points de pression (notamment acraux) et des cheveux prématurément gris.

• Petite taille, faciès caractéristique (p. ex. fin avec un nez fin crochu), athérosclérose, ostéoporose, diabète et risque accru de sarcomes sont des signes additionnels ; survie médiane ~ 50 ans.

Dysplasies ectodermiques

• Vaste groupe hétérogène d'affections génétiques caractérisées par des anomalies dans ≥ 2 structures ectodermiques majeures (cuir chevelu, glandes sudorales, ongles, dents) ; les autres structures ectodermiques (p. ex. glandes sébacées, muqueuses) peuvent aussi être atteintes.

• Les principales manifestations de plusieurs formes classiques de dysplasies ectodermiques sont présentées tableau 52.5 et figures 52.8 à 52.11.

Pour plus d'information, cf. chap. 63 de *Dermatology, Fourth Edition*.

Tableau 52.5 Sélection de syndromes de dysplasie ectodermique (DE).

Syndrome	Hérédité (gène)	Cuir chevelu	Transpiration	Ongles	Dents	Autres manifestations
DE hypohidrotique (fig. 52.8 et 52.9)	RLX (*EDA*)* > AD, AR (*EDAR* > *EDARADD*)	Cheveux épars – absents ; souvent peu pigmentés dans l'enfance	↓↓, conduit souvent à des hyperthermies	Normaux	Hypodontie, coniques	• Bosse frontale, nez en selle, lèvres éversées, rides périorbitaires/hyperpigmentation, hyperplasie sébacée • ± Membrane collodionnée à la naissance ; plus tard, eczéma • Infections fréquentes du tractus respiratoire, cérumen épais
DE hypohidrotique – déficit immunitaire	RLX (*NEMO*)** > AD (*NFKBIA*)	Épars	↓	Normaux	Hypodontie, coniques	• Intertrigo, dermatite de type dermatite séborrhéique, érythrodermie • Colite ; infections récurrentes infections (pyogéniques, opportunistes) ; ↑ IgM, IgA ; ↓ IgG • Rare ostéopétrose, lymphœdème
DE hidrotique (syndrome de Clouston) (fig. 52.10)	AD (*GJB6*), Plus fréquent chez les Canadiens français	Cheveux rêches/cassants, alopécie variable	Normale	Blancs chez les nourrissons → épaississement avec séparation distale	Normales	• KPP diffuse, peau « caillouteuse » sur le dessus des doigts avec SFAE • Blépharite, conjonctivite
DE associée à WNT10A†	AR > AD (*WNT10A*)	Cheveux fins, épars	± ↓	Dystrophiques ou absents	Hypodontie	• Télangiectasies faciales, érythème réticulé, atrophie • KPP avec SFAE, xérose
AEC (syndrome de Hay-Wells‡) (fig. 52.11)	AD (*p63*, domaine SAM)	Cheveux rêches/épais, peu pigmentés, alopécie en plaques	± ↓	Épaissis > absents	Hypodontie, souvent coniques	• Érythrodermie néonatale avec desquamation cutanée/érosions • Dermatite érosive du cuir chevelu • Ankyloblépharon • Fente palatine ± lèvre ; RGO • ± Syndactylie
Syndrome EEC	AD (*p63*, domaine de liaison à l'ADN)	Cheveux épais, peu pigmentés, ± épars	Habituellement normale	Crêtes transversales, petites dépressions	Hypodontie, chute prématurée	• KPP, xérose • Fente palatine + labiale • Ectrodactylie > syndactylie

* *Phénotype variable avec disposition en mosaïque (p. ex. hypohidrose et hyperpigmentation le long des lignes de Blaschko) chez les femmes « porteuses » de la forme RLX.*

** *Les femmes transmettrices peuvent avoir des signes modérés d'incontinentia pigmenti (cf. chap. 51).*

† *Inclut la dysplasie odonto-onychodermique et le syndrome de Schöpf-Schulz-Passarge, avec aussi des manifestations d'hidrocystomes des paupières.*

‡ *Le syndrome de Rapp-Hodgkin est désormais inclus dans le spectre de l'AEC.*

AD : autosomique dominant ; AEC : ankyloblépharon, dysplasie ectodermique, fente labiopalatine ; AR : autosomique récessif ; EDA : ectodysplasine A ; EDAR : récepteur de l'EDA ; EDARADD : EDAR-associated death domain ; EEC : *ectodermal dysplasia, ectrodactyly, clefting ; GJB6 :* gap junction β6 (encode la connexine 30) ; KPP : kératodermie palmoplantaire ; [illegible]

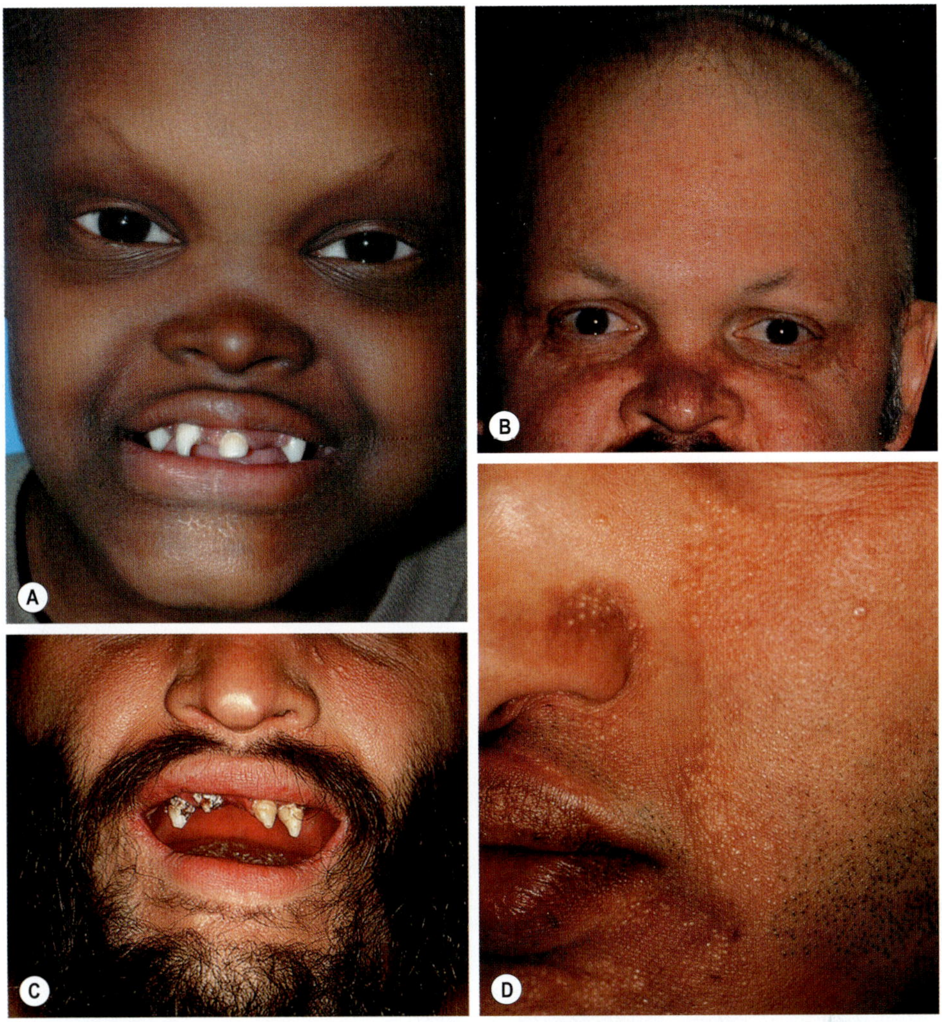

Fig. 52.8 Hommes ayant une dysplasie ectodermique hypohidrotique. Noter l'aplatissement de la racine du nez, la dépression de la pointe du nez, la chevelure éparse (cuir chevelu, sourcils, cils), les dents en virole, les lèvres pleines et l'hyperplasie sébacée. Noter aussi la normalité de la pilosité secondaire chez les adultes.
Remerciements : A : Julie V. Schaffer, MD ; B, D : Mary Williams, MD ; C : YDRSC.

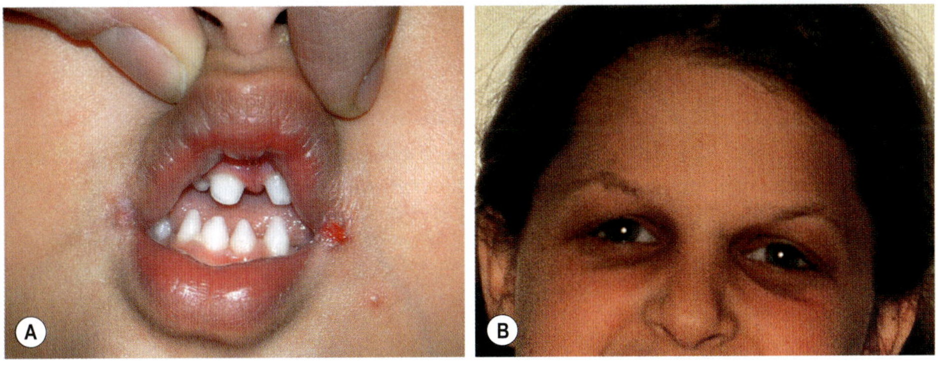

Fig. 52.9 Femmes ayant une dysplasie ectodermique hypohidrotique liée à l'X. A Lèvres pleines, dents en virole et hypodontie. **B** Hyperpigmentation périorbitaire.

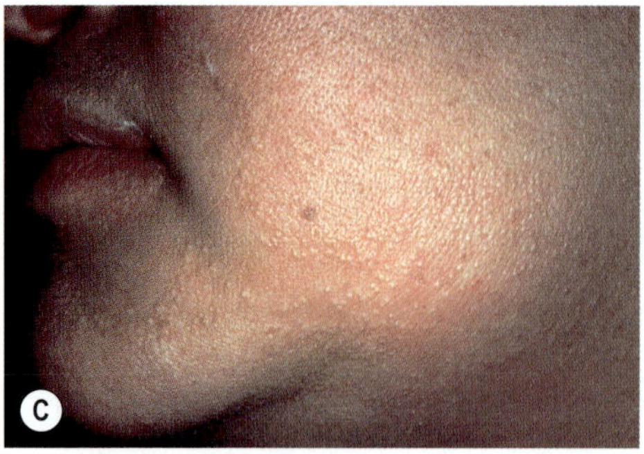

Fig. 52.9 Suite. C Hyperplasie sébacée. *Remerciements : A : Julie V. Schaffer, MD.*

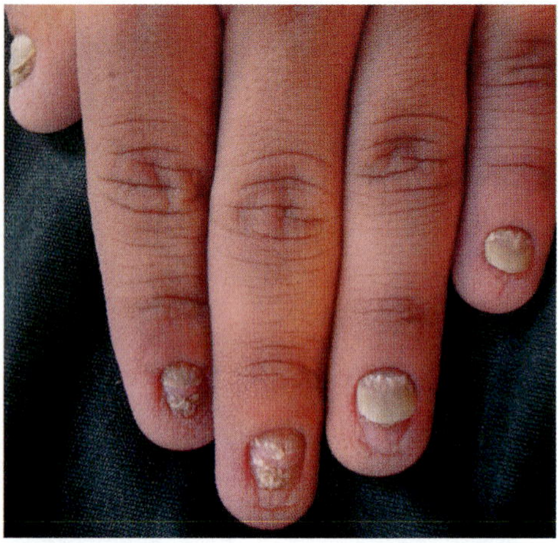

Fig. 52.10 Dysplasie ectodermique hidrotique (syndrome de Clouston). Noter les ongles épais, raccourcis avec séparation distale et les petites papules distribuées régulièrement sur le dessus du bout des doigts. *Remerciements : Virginia Sybert, MD, et Alanna Bree, MD.*

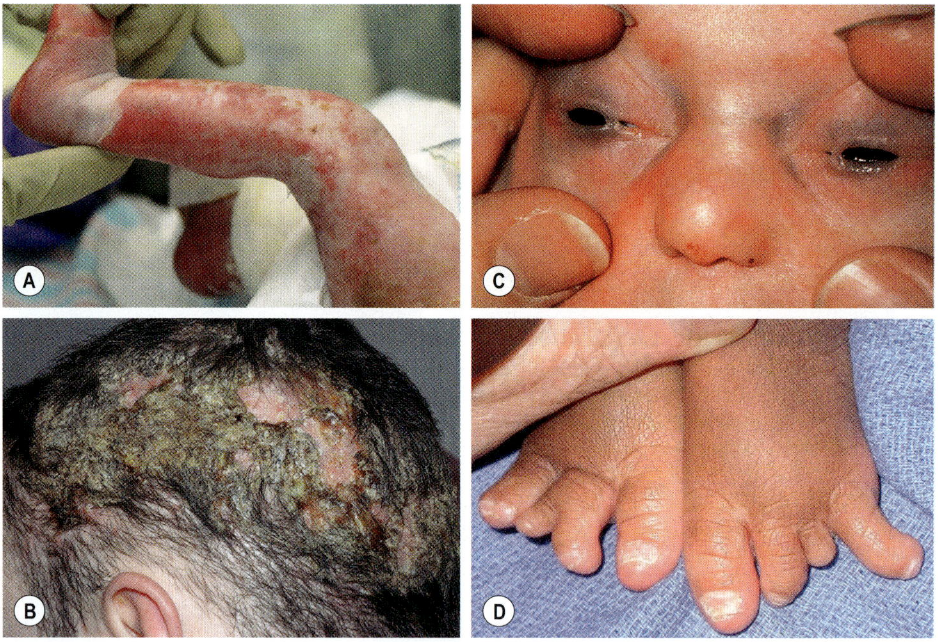

Fig. 52.11 Syndrome ankyloblépharon – dysplasie ectodermique – fente. A Érosions étendues chez un enfant qui a succombé à un sepsis. **B** Dermatite chronique érosive du cuir chevelu avec des squames-croûtes épaisses et une alopécie. **C** Brins tissulaires entre les paupières (ankyloblépharon filiforme adnatum). **D** Anomalies digitales (incluant une syndactylie) et dystrophie unguéale. *Remerciements : A, C, D : Virginia Sybert, MD, et Alanna Bree, MD; B : Jean L. Bolognia, MD.*

Anomalies du développement

53

Les anomalies du développement constituent un groupe de maladies congénitales diverses qui résultent d'une anomalie de la morphogenèse in utero. Quand elles affectent la peau, la sévérité des anomalies du développement peut se répartir depuis des signes physiques isolés mineurs jusqu'à des affections pouvant menacer le pronostic vital ou bien montrer des signes cutanés d'anomalies extra-cutanées importantes.

Lésions médianes du nez ou du cuir chevelu

• Une masse médiane ou une dépression sur le nez ou le cuir chevelu due à un kyste dermoïde, une encéphalocèle, un gliome nasal ou un autre tissu cérébral/méningé hétérotopique (fig. 53.1) peuvent avoir une composante profonde avec une extension intracrânienne.
• Ces lésions sont typiquement apparentes dès la naissance ou dans la petite enfance.
• Signe du collier de cheveux : un anneau périphérique de cheveux plus longs, bruns, entoure souvent le tissu nerveux ectopique ou une aplasie cutanée congénitale (ACC) membraneuse sur le cuir chevelu (fig. 53.2 et 53.3); cette dernière est considérée comme représentant une forme fruste d'un défaut du tube neural.
• **DD :** décrit dans le tableau 53.1 pour les masses nasales; kystes épidermoïdes, trichilemmaux et granulomes annulaires pour les masses du cuir chevelu (en particulier chez les grands enfants).
• **TT :** éviter une biopsie ou une aspiration, qui pourrait entraîner une infection du SNC (p. ex. méningite); IRM et/ou TDM sont nécessaires pour évaluer l'extension avant une intervention chirurgicale, qui devrait comprendre une exploration pour éliminer une extension intracrânienne et réparer les anomalies osseuses/durales éventuelles.

Kystes dermoïdes

• Résultent de la séquestration de tissu ectodermique le long des plans de fusion embryonnaires.
• Reconnus à la naissance ou quand ils grossissent ou deviennent inflammatoires durant la petite enfance ou l'enfance.
• Nodules sous-cutanés fermes, non compressibles, couleur de la peau à rose, ils atteignent souvent une taille de 1 à 4 cm de diamètre; certains ont un ostium, qui peut être marqué par la protrusion de poils.
• Le plus souvent localisés autour des yeux, spécialement la partie externe des sourcils (fig. 53.4); les lésions médianes du nez, du cuir chevelu ou du dos peuvent avoir une extension intracrânienne.
• **TT :** excision chirurgicale, après une imagerie si médiane.

Encéphalocèles

• Anomalies du tube neural caractérisées par une hernie congénitale du cerveau + méninges (*encéphalocèle*) ou des méninges seules (*méningocèle crânienne*) à travers un défaut osseux (cf. fig. 53.3).
• Localisation médiane ou paramédiane de l'occiput, du vertex > région nasale.
• Masse molle, compressible, pulsatile, souvent de couleur bleue; couverte par une peau normale ou une membrane brillante.
• Les éléments diagnostiques comprennent la transillumination et l'expansion transitoire lors des cris ou à la manœuvre de Valsalva; les lésions nasales peuvent se présenter avec une rhinorrhée de liquide cérébrospinal (LCS) ou une racine du nez épaissie.
• **TT :** IRM suivie d'une réparation neurochirurgicale.

Gliomes du nez, autres hétérotopies du tissu cérébral et méningocèles rudimentaires

• Un *gliome nasal* est une masse congénitale de tissu cérébral hétérotopique (TCH) à la racine du nez/glabelle > intranasale; la peau au-dessus de ce nodule ferme, non compressible, tend à devenir rouge avec des télangiectasies notables (imitant un hémangiome infantile) (fig. 53.5).

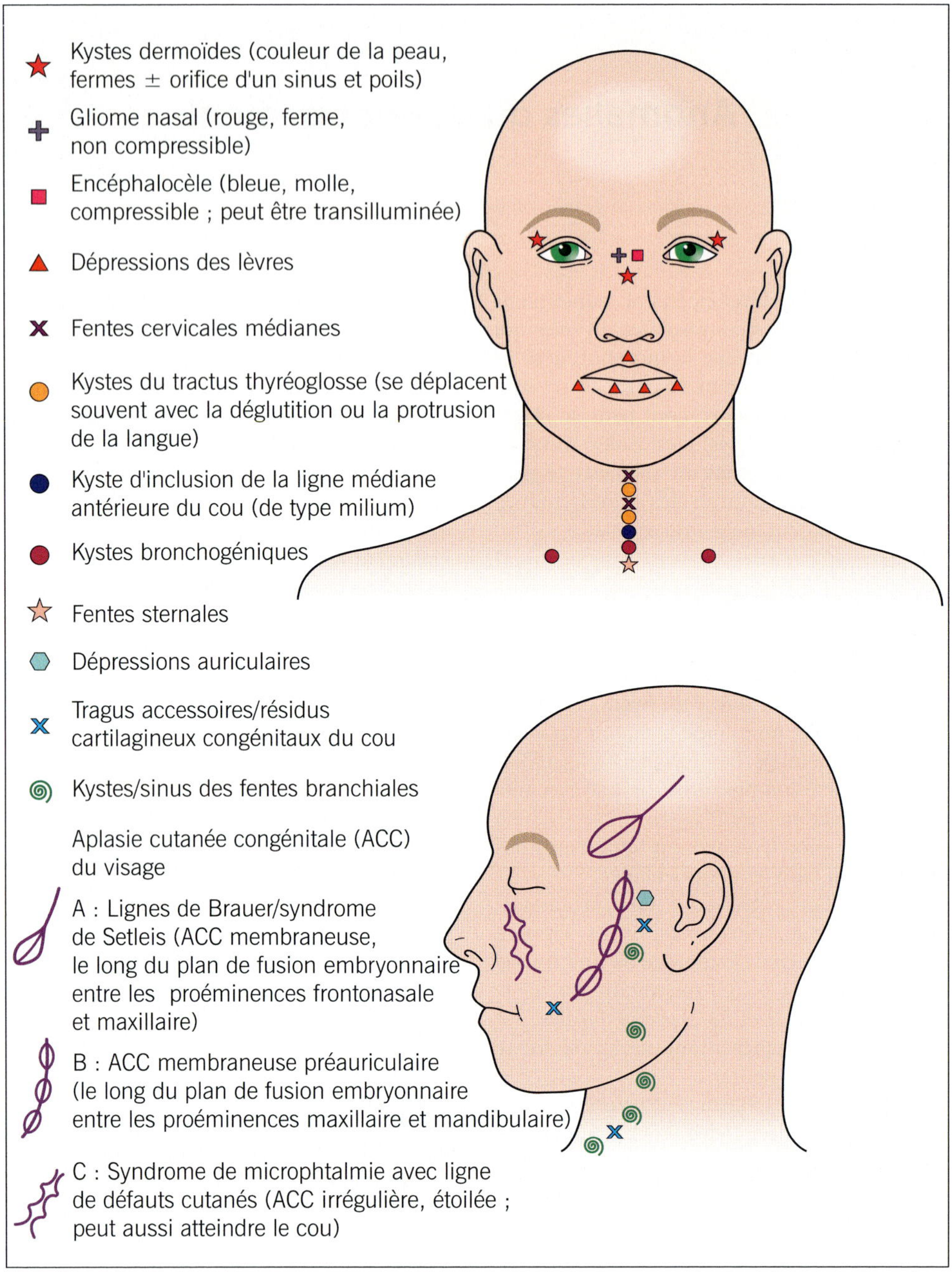

Fig. 53.1 Sites habituels d'anomalies du développement du visage et du cou. *Remerciements : Julie V. Schaffer, MD.*

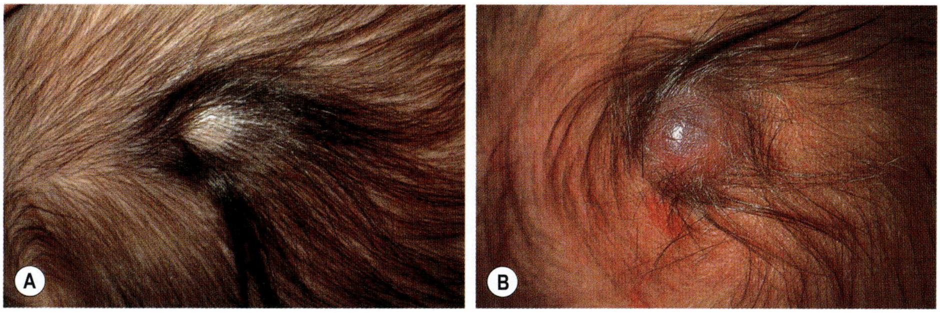

Fig. 53.2 Aplasie cutanée congénitale membraneuse. Noter le signe du collier de cheveux (**A, B**) et l'apparence bulleuse (**B**). *Remerciements : A : Julie V. Schaffer, MD ; B : YDRSC.*

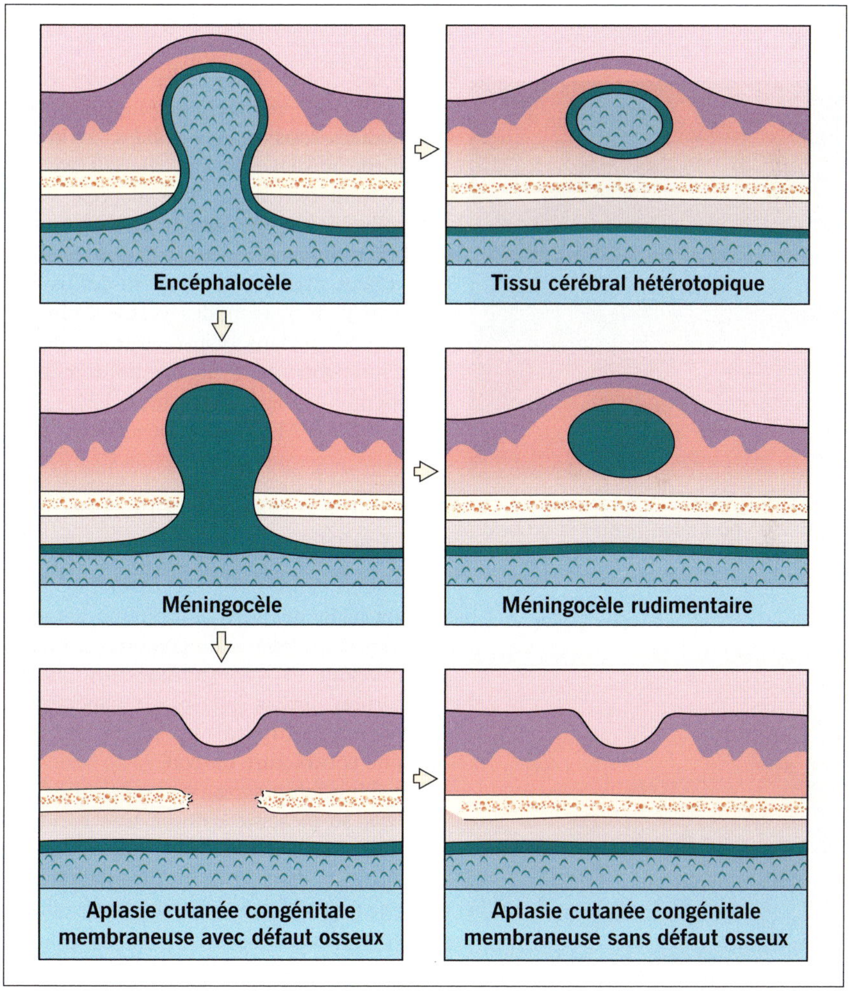

Fig. 53.3 Spectre des défauts de fermeture du tube neural crânien.

Tableau 53.1 Diagnostic différentiel des masses nasales présentes à la naissance ou survenant chez le nourrisson.

Kystes et anomalies du développement
Lésions médianes (cf. fig. 53.1)
• Kyste dermoïde, gliome nasal, encéphalocèle
Autres lésions
• Malformation vasculaire (p. ex. lymphatique, veineuse; cf. chap. 85) • Kyste épidermoïde (cf. chap. 90), pilomatricome (cf. chap. 91), kyste du canal nasolacrymal
Néoplasmes bénins et hamartomes
• Hémangiome infantile (cf. chap. 85), neurofibrome (cf. chap. 95) • Hamartomes (p. ex. chondro-mésenchymateux, lipomateux), tératome*
Néoplasmes malins
• Rhabdomyosarcome > fibrosarcome, neuroblastome

** Peut aussi être malin.*

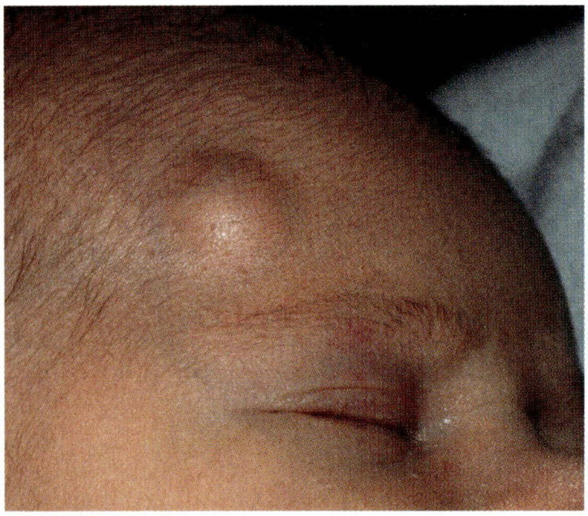

Fig. 53.4 Kyste dermoïde. Ce kyste dermoïde se présente chez un nourrisson comme un nodule sous-cutané, ferme, au-dessus de la partie latérale du sourcil droit. *Remerciements : Julie V. Schaffer, MD.*

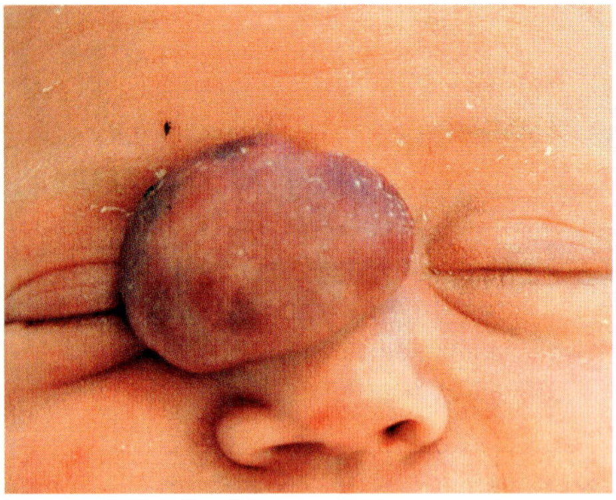

Fig. 53.5 Gliome nasal. Une masse avait été notée en échographie prénatale, et ce nodule rougeâtre, caoutchouteux, discrètement pédonculé était manifeste à la naissance. *Remerciements : Mary Chang, MD.*

- Les autres TCH et les méningocèles rudimentaires se présentent typiquement comme des nodules sous cutanés solides ou kystiques, de la partie médiane du cuir chevelu avec une couleur souvent bleu rouge, une alopécie sus-jacente, un collier de cheveux autour (cf. supra); une méningocèle rudimentaire peut avoir une apparence bulleuse et peut aussi être localisée au-dessus du rachis.
- Il peut y avoir des vestiges fibreux résiduels s'étendant dans l'espace intracrânien, mais sans connexion avec les leptoméninges intracrâniennes ou le LCS (cf. fig. 53.3).
- **TT :** IRM suivie d'une excision chirurgicale.

Fentes médianes cervicales, sternales et supra-ombilicales

- Une *fente cervicale médiane* est une bande verticale de peau atrophique au milieu de la moitié antérieure du cou, avec souvent un sinus inférieur et une protubérance au-dessus d'un cordon fibreux à la partie supérieure; une correction chirurgicale est nécessaire pour prévenir une contracture du cou.
- Une *fente sternale* ou du *raphé supra-ombilical* se présente comme une bande atrophique (fig. 53.6), cicatricielle ou ulcérée; elle peut survenir dans le cadre du syndrome PHACE(S) (*posterior fossa malformations, hémangiomas, arterial, cardiac and eye anomalies, sternal cleft/supraumbilical raphe*; cf. chap. 85).

Lésions médianes recouvrant le rachis

- Les lésions cutanées médianes servent de marqueur valable pour un dysraphisme spinal

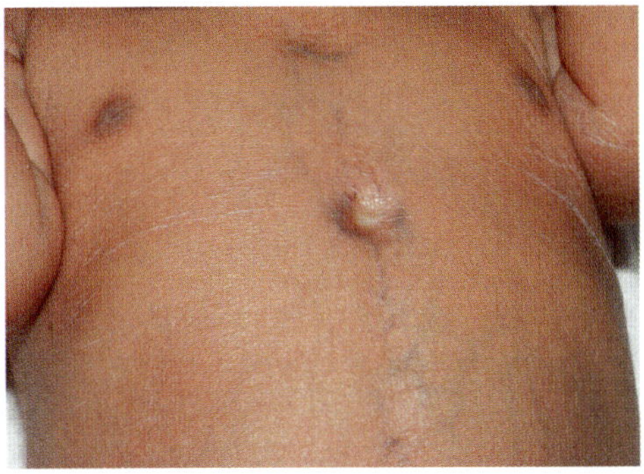

Fig. 53.6 Fente sternale. Noter la peau atrophique au-dessus de la malformation ainsi que les veines proéminentes au milieu de la poitrine. Une desquamation généralisée est aussi manifeste chez cette fillette nouveau-née de 1 jour post-terme. Elle n'avait pas développé d'hémangiome infantile et n'avait pas de défauts cardiaques ou autres manifestations du syndrome PHACE(S).
Remerciements : Julie V. Schaffer, MD.

« occulte » et sont présentes chez ~ 80 % des individus atteints (la plupart ont > 1 type de lésion cutanée), comparés à < 3 % dans la population générale; des dépressions coccygiennes peu profondes et des fentes profondes de la région fessière, considérées comme des variantes normales, surviennent chez 4 % supplémentaires des nourrissons.

- Les lésions cutanées associées à un dysraphisme spinal sont présentées tableau 53.2 et fig. 53.7.
- **TT :** la fig. 53.8 fournit une approche diagnostique des patients présentant des lésions cutanées de dysraphisme spinal.

Aplasie cutanée congénitale (absence congénitale de peau)

- L'ACC est une manifestation physique : des zones de peau (localisées ou étendues) sont absentes ou cicatricielles à la naissance.
- Les causes possibles d'ACC incluent des facteurs génétiques, une défaillance vasculaire, un traumatisme, des agents tératogènes ou des infections intra-utérines.
- La morphologie et la distribution des défauts de peau (fig. 53.9 et 53.10) ainsi que la présence ou l'absence d'anomalies associées représentent des indices étiologiques concernant l'ACC (tableau 53.3).
- La forme la plus fréquente est l'ACC membraneuse, principalement au cuir chevelu (spécialement au vertex) qui se présente comme une défectuosité ronde ou ovale, avec des bords abrupts couverts d'une membrane fine translucide et souvent entourée par un collier de cheveux (cf. fig. 53.2 et supra); elle peut avoir une apparence bulleuse chez les nouveau-nés, évoluant en cicatrice atrophique.
- Une forme autosomique dominante d'ACC du cuir chevelu présente une cicatrice hypertrophique. D'autres aspects morphologiques de l'ACC sont des ulcérations anguleuses et des cicatrices étoilées, qui peuvent résulter d'anomalies vasculaires/d'événements ischémiques intra-utérins (cf. tableau 53.3).
- **DD :** traumatisme obstétrical, méningocèle rudimentaire (en particulier si bulleuse).
- Une imagerie est recommandée notamment si les lésions du cuir chevelu sont étendues et/ou profondes, pour chercher des anomalies osseuses sous-jacentes et des anomalies vasculaires.
- **TT :** antibiotiques topiques en pommades jusqu'à réépithélialisation; réparation chirurgicale précoce des lésions étendues, profondes, étoilées du cuir chevelu pour prévenir des hémorragies, des thromboses ou une méningite, menaçant le pronostic vital.

Dépressions congénitales de la lèvre ou de l'oreille

- *Dépressions commissurales de la lèvre :* forme la plus fréquente des dépressions de la lèvre (1 à 2 % des nouveau-nés), trouvées bilatéralement aux angles de la bouche (fig. 53.11A); habituellement isolées, occasionnellement associées au syndrome branchio-otique (dépressions pré-auriculaires, surdité).
- *Dépressions de la lèvre inférieure* : typiquement bilatérales à l'apex d'élévations coniques (fig. 53.11C); isolées > associées au syndrome de Van der Woude (fente lèvre/palais, hypodontie) ou au syndrome du pterygium poplité.
- *Dépressionsde la lèvre supérieure* : le long du philtrum ou paramédianes (fig. 53.11B); isolées > manifestations associées (p. ex. hypertélorisme) ou syndrome branchio-oculo-facial (cf. infra).
- *Dépressions de l'oreille* : concernent 0,5–1 % des nouveau-nés, se présentent comme une invagination (fig. 53.11D) > nodule kystique de la région pré-auriculaire supérieure, unilatéral > bilatéral; habituellement isolés (± hérédité autosomique dominante), occasionnellement associés à un déficit auditif ou à des syndromes malformatifs (p. ex. syndrome branchio-oto-(±)rénal, microsomie hémifaciale).

Tragus accessoires (appendices pré-auriculaires)

- Anomalies congénitales du premier arc branchial décrites chez ~ 5 nouveau-nés sur 1 000.

Tableau 53.2 Lésions cutanées le long du rachis associées à un dysraphisme. La présence de deux types de lésions ou plus augmente le risque d'une anomalie spinale.

Lésion	Manifestations
Hypertrichose	Plaque de poils longs, épais ou soyeux en forme de V (cf. fig. 53.7B, C); «queue de faune»
Lipomes	Masses molles sous-cutanées, asymétrie des fesses, pli interfessier incurvé (cf. fig. 53.7A); signe le plus fréquent d'un dysraphisme spinal
Fossettes	Au-dessus du sillon interfessier ou >2,5 cm à partir de la marge de l'anus chez les nouveau-nés (cf. fig. 53.7A, D); >0,5 cm de taille ou profondes*
Sinus dermiques	Des poils peuvent être présents à l'ostium*
Acrochordons	Peuvent être associés avec une fossette ou un sinus dermique
Pseudo-queues	Protrusion caudale due à des vertèbres prolongées ou des éléments hamartomateux, p. ex. tissu adipeux ou cartilage (cf. fig. 53.7A, D)
Vraies queues	Appendices vestigiaux avec un noyau central de tissu adipeux mature, de muscle, de vaisseaux sanguins et de nerfs Peuvent être capables de mobilité spontanée ou réflexe
Hémangiome infantile	Habituellement superficiel avec un type segmentaire (cf. fig. 53.7D) et souvent ulcéré; constitue un élément du syndrome LUMBAR
Télangiectasies	Peuvent représenter un hémangiome infantile débutant, minime/à croissance interrompue ou régressif
Malformations vasculaires**	Malformations capillaires typiquement observées en même temps que d'autres lésions cutanées Syndrome de Cobb : malformation artérioveineuse spinale, associée à des lésions cutanées segmentaires imitant une malformation capillaire ou des angiokératomes
Aplasie cutanée congénitale (ACC)	Ulcération, cicatrice, ou peau atrophique
Nævus conjonctif	Typiquement observé en même temps que d'autres lésions cutanées
Hypo/dépigmentation	Peut représenter un nævus dépigmenté (typiquement trouvé en même temps que d'autres lésions cutanées) ou être résiduel d'une ACC
Hyperpigmentation	Typiquement observé en même temps que d'autres lésions cutanées
Nævus mélanocytaire congénital	Un dysraphisme spinal a été rapporté chez des patients qui ont une mélanose neurocutanée
Masses sous-cutanées	Peuvent représenter des (lipomyélo)méningocèles ou des tératomes

** En raison du risque de méningite, ces lésions ne doivent pas être explorées physiquement.*
*** Le nævus simplex occipital commun («morsure de la cigogne») et la tache capillaire lombosacrée dans le cadre des autres nævus simplex de la tête/cou (mais non les autres lésions cutanées lombosacrées) ne sont généralement pas considérés comme des signes de dysraphisme spinal.*
LUMBAR : *lumbosacral hemangiomas and lipomas, urogenital anomalies and ulceration, myelopathy, bony deformities, anorectal and arterial malformations, renal anomalies.*

- Papules ou nodules couleur de la peau, mous ou fermes (en raison d'un composant cartilagineux), couverts de poils lanugineux.
- Localisés dans la zone préauriculaire >joue mandibulaire ou la partie antérolatérale du cou *(restes cartilagineux congénitaux du cou ou «caroncules»)* (fig. 53.12).
- Manifestation habituellement isolée; occasionnellement associée à un déficit de l'audition ou à des syndromes malformatifs (p. ex. microsomie hémifaciale).
- **TT** : évaluation de l'audition; excision en prenant soin d'enlever tout le composant cartilagineux.

Kystes, sinus et fistules des fentes branchiales

- Localisés au cou le long du bord antérieur du muscle sterno-cléido-mastoïdien ou dans les régions mandibulaire ou pré-auriculaire (cf. fig. 53.1).

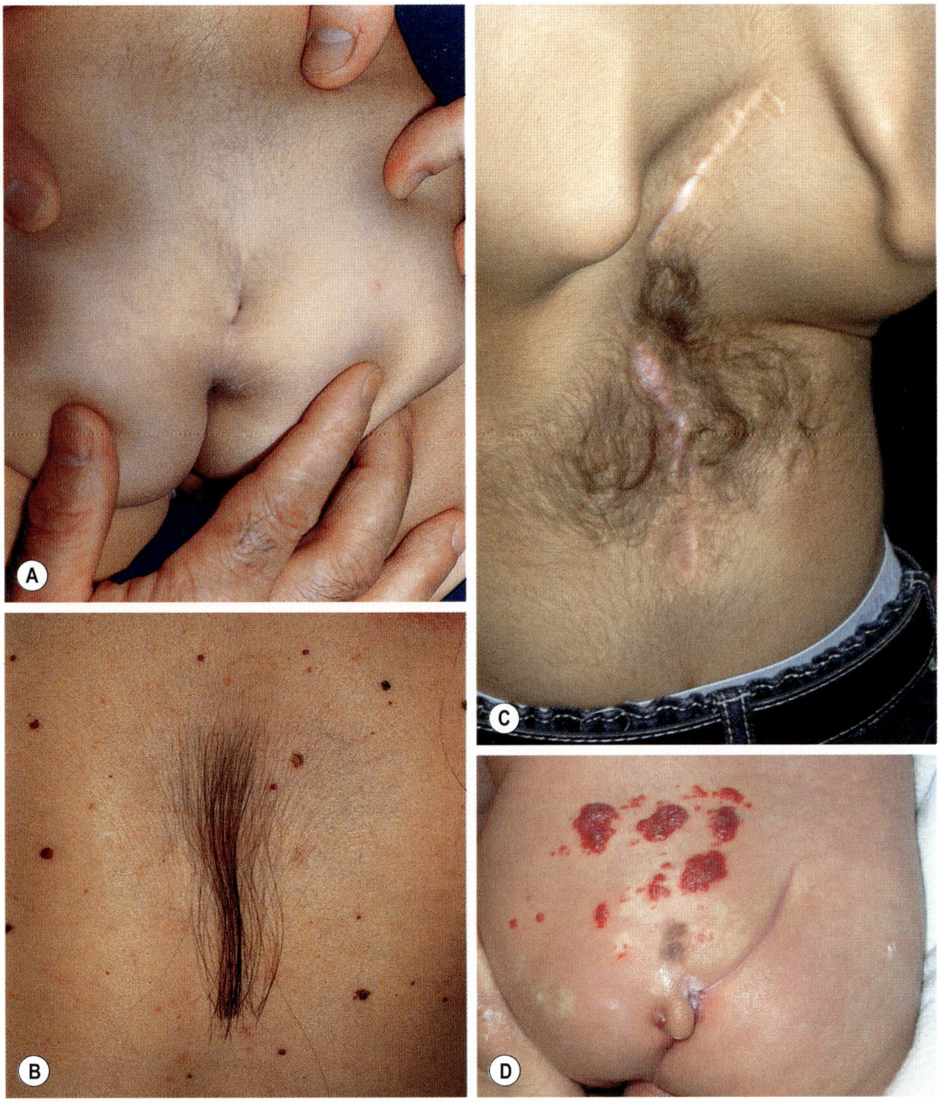

Fig. 53.7 Manifestations cutanées associées à un dysraphisme spinal. A Fossette sacrée médiane profonde localisée au-dessus du pli interfessier en association avec une petite pseudo-queue. En revanche, une fossette peu profonde dans le pli interfessier est une manifestation fréquente et non un signe de dysraphisme spinal. **B** Hypertrichose circonscrite médiane au-dessus du rachis thoracique bas chez un patient ayant un dysraphisme occulte. Le patient coupait périodiquement la partie distale des poils. **C** Tache en forme de V, de longs poils épais au milieu du dos chez un garçon né avec une vaste myéloméningocèle thoracique. Une scoliose sévère persiste après de nombreuses interventions chirurgicales. **D** Ce nourrisson avec hémangiomes infantiles segmentaires, fossette, pseudo-queue et pli interfessier dévié avait une lipomyéloméningocèle sous-jacente. *Remerciements : A : Seth Orlow, MD; B : Jean L. Bolognia, MD; C : Julie V. Schaffer, MD; D : Richard Antaya, MD.*

- *Les kystes des fentes branchiales* résultent d'un défaut primitif d'ouverture à la peau et sont typiquement observés chez les grands enfants et les adultes en cas d'infection ou d'inflammation.
- *Les sinus/fistules des fentes branchiales* comportent habituellement l'ostium d'un sinus avec écoulement de mucus observé à la naissance ou dans les premières années de vie.
- Anomalie habituellement isolée mais occasionnellement associée aux syndromes branchio-oto-(±)rénal ou branchio-oculo-facial (avec peau au-dessus érodée/« hémangiomateuse »).
- **TT :** excision chirurgicale après délimitation de l'extension par IRM, ou fistulographie (par TDM ou peropératoire).

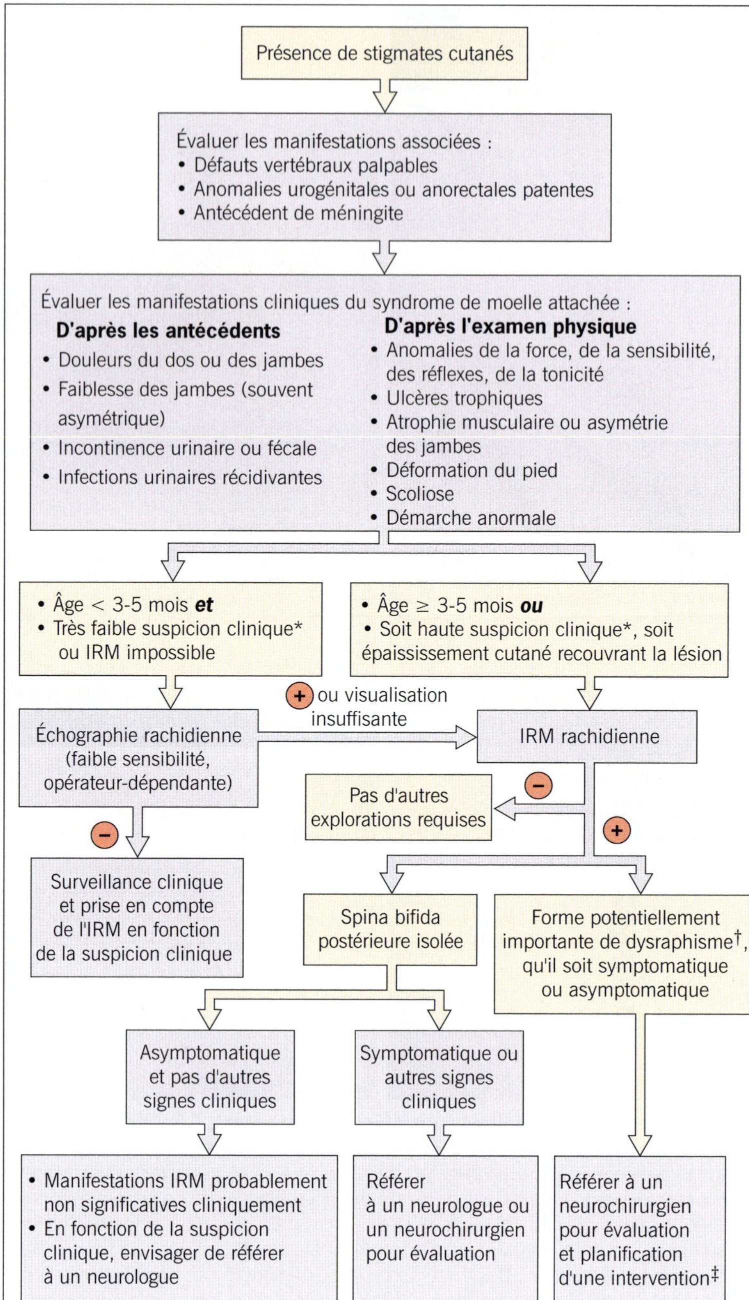

* Cf. tableau 53.2 ; la présence de ≥ 2 types de lésions cutanées augmente le risque de dysraphisme

† P. ex. méningocèle, lipome intrarachidien, lipomyéloméningocèle, diastématomyélie (division de la moelle), syringomyélie (liquide dans la moelle), moelle attachée basse, kyste dermoïde/sinus dermique

‡ Si elle est indiquée, une chirurgie peut être réalisée avant le développement de symptômes car l'atteinte neurologique peut être réversible

Fig. 53.8 Approche diagnostique des patients présentant des signes cutanés de dysraphisme spinal.
Remerciements : Julie V. Schaffer, MD.

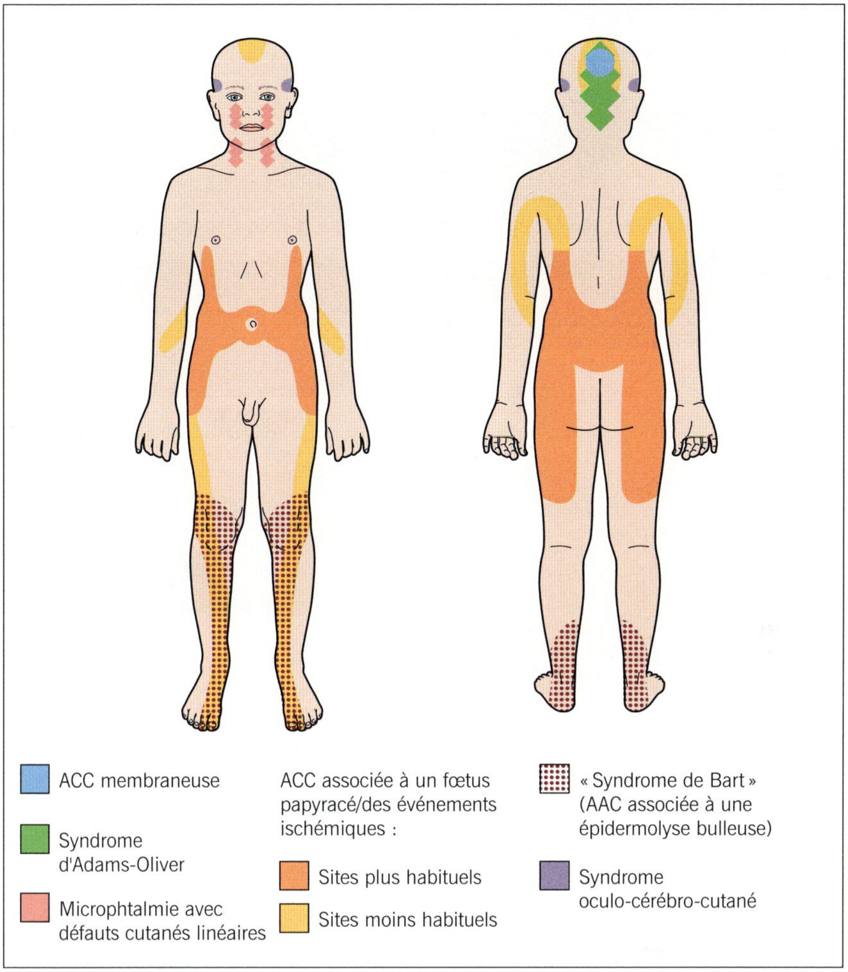

Fig. 53.9 Localisations typiques de différentes formes d'aplasie cutanée congénitale (ACC). Cf. fig. 53.1 pour lignes de Brauer/syndrome de Setleis et AAC pré-auriculaire membraneuse. *Remerciements : Julie V. Schaffer, MD.*

Kystes du tractus thyréoglosse et kystes bronchogéniques (cf. fig. 53.1)

• *Un kyste du tractus thyréoglosse* se présente chez des enfants et jeunes adultes comme un nodule du cou, antérieur, médian, qui se déplace avec la déglutition.

• *Un kyste cutané bronchogénique* apparaît typiquement comme une papule ou un nodule congénital, le plus souvent dans l'échancrure suprasternale ou dans les espaces voisins ; un écoulement muqueux est parfois noté.

• **TT :** excision chirurgicale.

Kystes du canal omphalomésentérique et kystes de l'ouraque

• Une fermeture défectueuse du canal omphalomésentérique, la connexion embryonnaire entre l'intestin moyen et le sac vitellin, peut causer une fistule ombilico-entérique, un sinus ombilical ou un *kyste du canal omphalomésentérique*, qui se présente typiquement comme polype ombilical (fig. 53.13).

• Un ouraque persistant, qui connecte la vessie fœtale à l'ombilic entraîne une fuite d'urine à partir de l'ombilic ; en revanche, un *kyste de l'ouraque* se présente typiquement comme une

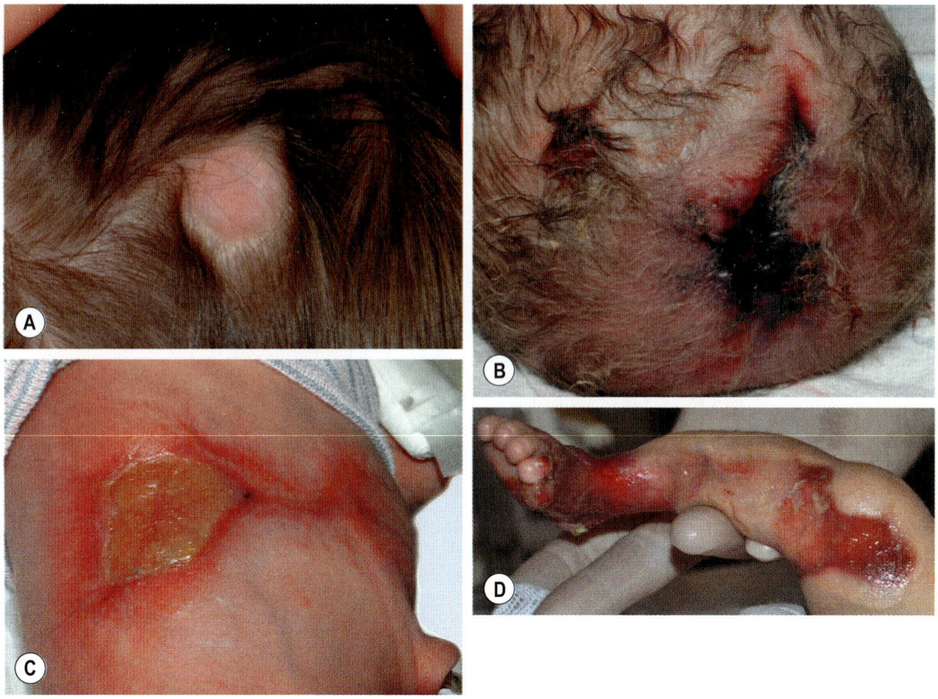

Fig. 53.10 Aplasie cutanée congénitale (ACC). A Cette plaque sans cheveux, ronde, cicatricielle du cuir chevelu d'un nourrisson de 6 mois était présente à la naissance. **B** ACC étoilée au milieu du cuir chevelu d'un nouveau-né ayant une trisomie 13 en mosaïque. Cette lésion hémorragique était associée à des défauts squelettiques sous-jacents et des anomalies cérébrovasculaires. **C** ACC étoilée sur la partie latérale du tronc d'un nouveau-né d'une gestation sextuplée pour qui une réduction fœtale avait été réalisée. Les lésions avaient une distribution bilatérale, symétrique. **D** ACC de la jambe chez un nouveau-né ayant une épidermolyse bulleuse. *Remerciements : A : Anthony J. Mancini, MD ; B, C : Julie V. Schaffer, MD ; D : Emily Berger, MD.*

Tableau 53.3 Schéma de classification des aplasies cutanées congénitales (ACC).

Groupe	Transmission	Localisation, manifestations et anomalies associées
1. ACC isolée du cuir chevelu (cf. fig. 53.2 et 53.10A)	Sporadique > AD	• Principalement au vertex : membrane avec collier de cheveux
	Souvent AD	• Principalement au vertex : cicatrices hypertrophiques irrégulières
2. ACC du cuir chevelu associée au syndrome d'Adams-Oliver (malformations de membres, CMTC)	AD > AR	• Grandes lésions irrégulières au milieu du cuir chevelu • Fréquemment défauts squelettiques et veines du cuir chevelu dilatées
3. ACC du cuir chevelu associé à un nævus épidermique, sébacé et/ou grand nævus mélanocytaire congénital	Sporadique	• Cuir chevelu, souvent unilatéral et membraneux • ± Anomalies ophtalmologiques ou du SNC ipsilatérales
4. ACC recouvrant des malformations embryologiques	Variable	• Cuir chevelu avec collier de cheveux (tissu cérébral hétérotopique/méningé) • Lombosacrée (dysraphisme spinal) • Partie antérieure du tronc (défaut sternal, omphalocèle)
5. ACC associée à un fœtus papyracé* (cf. fig. 53.10C), infarctus placentaire, ou autres événements ischémiques	Sporadique	• Cuir chevelu, poitrine, flancs, aisselles, membres • Multiples, symétriques • Aspect stellaire/anguleux

(*Suite*)

Tableau 53.3 Suite.

Groupe	Transmission	Localisation, manifestations et anomalies associées
6. ACC associée à une épidermolyse bulleuse (simple, jonctionnelle ou dystrophique ; cf. chap. 26 et fig. 53.10D)	AD ou AR	• Membres inférieurs (« syndrome de Bart ») ou disséminé
7. ACC localisée aux membres sans formation de bulles	Variable	• Zones prétibiales, faces d'extension des avant-bras (± dysplasie radiale), dos, mains/pieds
8. ACC causée par des tératogènes (p. ex. méthimazole), une affection maternelle (p. ex. syndrome des antiphospholipides) ou des infections intra-utérines (p. ex. varicelle, HSV)	Non héréditaire	• Cuir chevelu avec les médicaments • N'importe quel site si infections congénitales
9. ACC associée à des syndromes malformatifs	Variable	• Principalement le cuir chevelu, p. ex. dans la trisomie 13 (cf. fig. 53.10B), le syndrome 4p- et le syndrome de Goltz

* *Dû au décès in utero au 2e trimestre d'un co-jumeau/triplé.*
CMTC : *cutis marmorata telangiectatica congenita.*

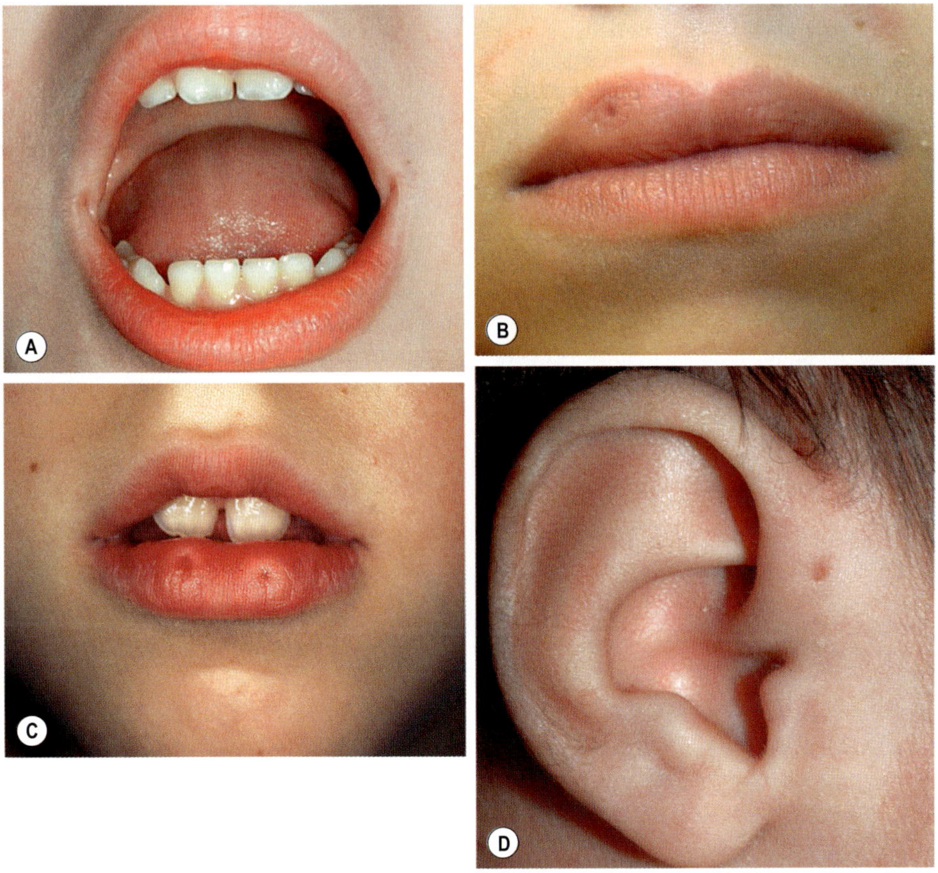

Fig. 53.11 Dépressions des lèvres et des oreilles. A Dépressions commissurales bilatérales des lèvres. **B** Dépression unilatérale sur la partie droite de la lèvre supérieure. **C** Dépressions bilatérales, paramédianes de la lèvre inférieure, chacune localisée au sommet d'une élevure conique. **D** Dépression auriculaire. Chez tous ces patients, les dépressions représentaient une manifestation isolée. *Remerciements : A, B : Richard Antaya, MD ; C : NYUDSC ; D : Julie V. Schaffer, MD.*

masse ombilicale, souvent dans le cadre d'une infection secondaire.
- **DD :** granulome ombilical (tissu de granulation persistant après séparation du cordon).
- **TT :** excision après examens radiologiques pour déterminer l'extension.

Doigts surnuméraires rudimentaires (polydactylie rudimentaire)

- Trouvés chez 0,5–1 nouveau-né blanc sur 1 000 et 5–10 nouveau-nés noirs sur 1 000.
- Duplications des tissus mous sans composante squelettique, survenant généralement à la face ulnaire du 5e doigt (fig. 53.14).
- Compris entre de petites papules, charnues ou ressemblant à des verrues, à des nodules pédiculés qui peuvent contenir du cartilage ou un ongle vestigial; souvent bilatéraux.
- Manifestation typiquement isolée, avec souvent une hérédité autosomique dominante.
- **TT :** excision chirurgicale; la tentative d'élimination par striction avec du matériel de suture augmente le risque d'infection et laisse souvent une papule résiduelle qui devient un névrome douloureux.

Mamelons surnuméraires et autres tissus mammaires accessoires

- Présents chez 2–5 % de la population, représentent les reliquats des « lignes de lait » embryonnaires (fig. 53.15A).
- Prévalence identique chez les hommes et chez les femmes mais souvent plus proéminents à la puberté ou pendant la grossesse chez les femmes.
- Trouvés sur la poitrine en dessous des seins > aisselles, vulve ou partie médiane supérieure de la cuisse.
- Petites papules, souples, roses ou brunes, avec ou sans aréole autour (fig. 53.15B, C); du tissu glandulaire ectopique est occasionnellement présent (± un mamelon/aréole), en particulier dans le creux axillaire ou la vulve.
- Il s'agit habituellement d'une manifestation isolée; des associations sont controversées avec des malformations des reins ou du tractus urinaire, et parfois observées avec un nævus de Becker ou un syndrome malformatif.
- **TT :** excision si symptomatique ou indésirable sur le plan cosmétique; les tissus mammaires accessoires peuvent développer les mêmes affections que les tissus des seins normaux et nécessitent un dépistage périodique de cancer du sein.

Bandes amniotiques et syndrome de désorganisation

- Anomalies congénitales variées des membres, de la tête, des parois corporelles et des viscères avec une distribution asymétrique qui semble aléatoire.
- Caractérisées par des bandes fibreuses concentriques et peuvent conduire à des amputations de membres/doigts.
- Il existe des hypothèses extrinsèque (étranglement par déchirure de l'amnios) et intrinsèque (« syndrome de désorganisation » endogène) pour la pathogénie; cette dernière est favorisée par la présence de structures dupliquées et de malformations internes.
- **TT :** élimination chirurgicale des bandes de constriction.

Pour plus d'information, cf. chap. 64 de *Dermatology, Fourth Edition*.

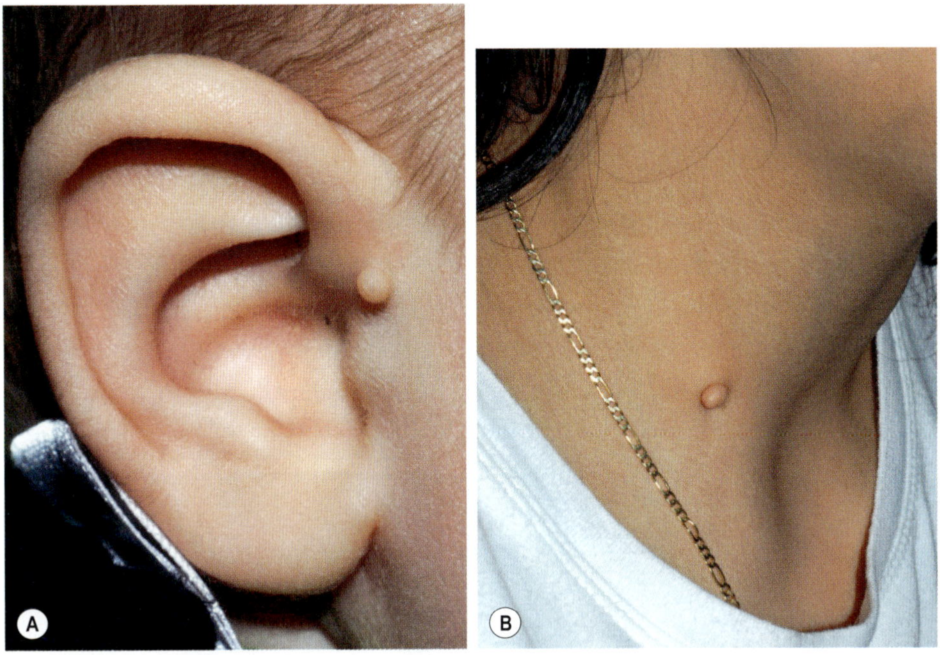

Fig. 53.12 Tragus accessoires. A Petite papule préauriculaire typique. **B** Reliquat cartilagineux du cou, censé représenter un sous-type cervical de tragus accessoire. *Remerciements : Julie V. Schaffer, MD.*

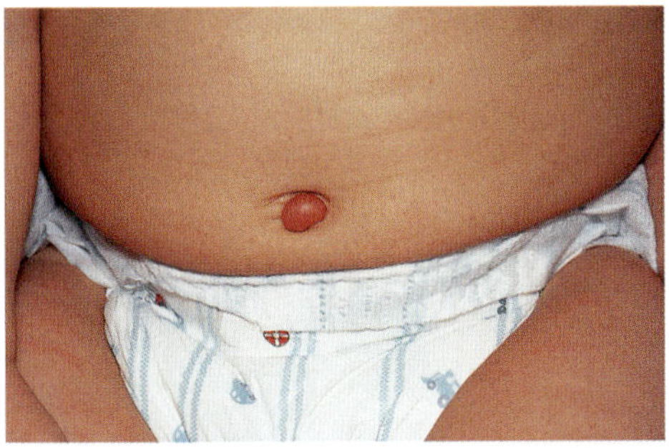

Fig. 53.13 Kyste du canal omphalomésentérique. La papule rose de l'ombilic chez ce nourrisson montrait histologiquement un épithélium gastro-intestinal. *Remerciements : Mary S. Stone, MD.*

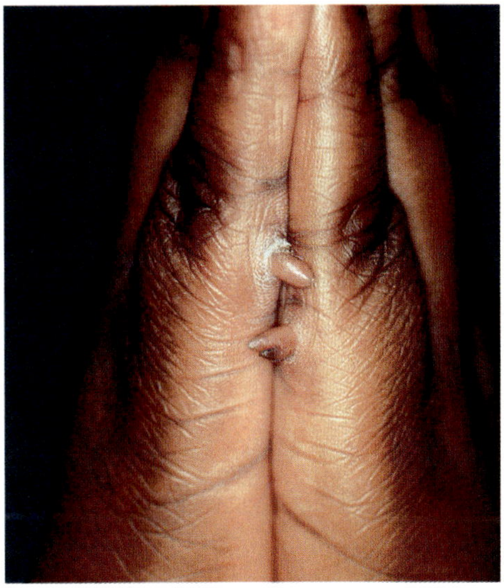

Fig. 53.14 Doigts surnuméraires rudimentaires bilatéraux. La face ulnaire du 5e doigt est la localisation la plus habituelle (référencée comme postaxiale). *Remerciements : YDRSC.*

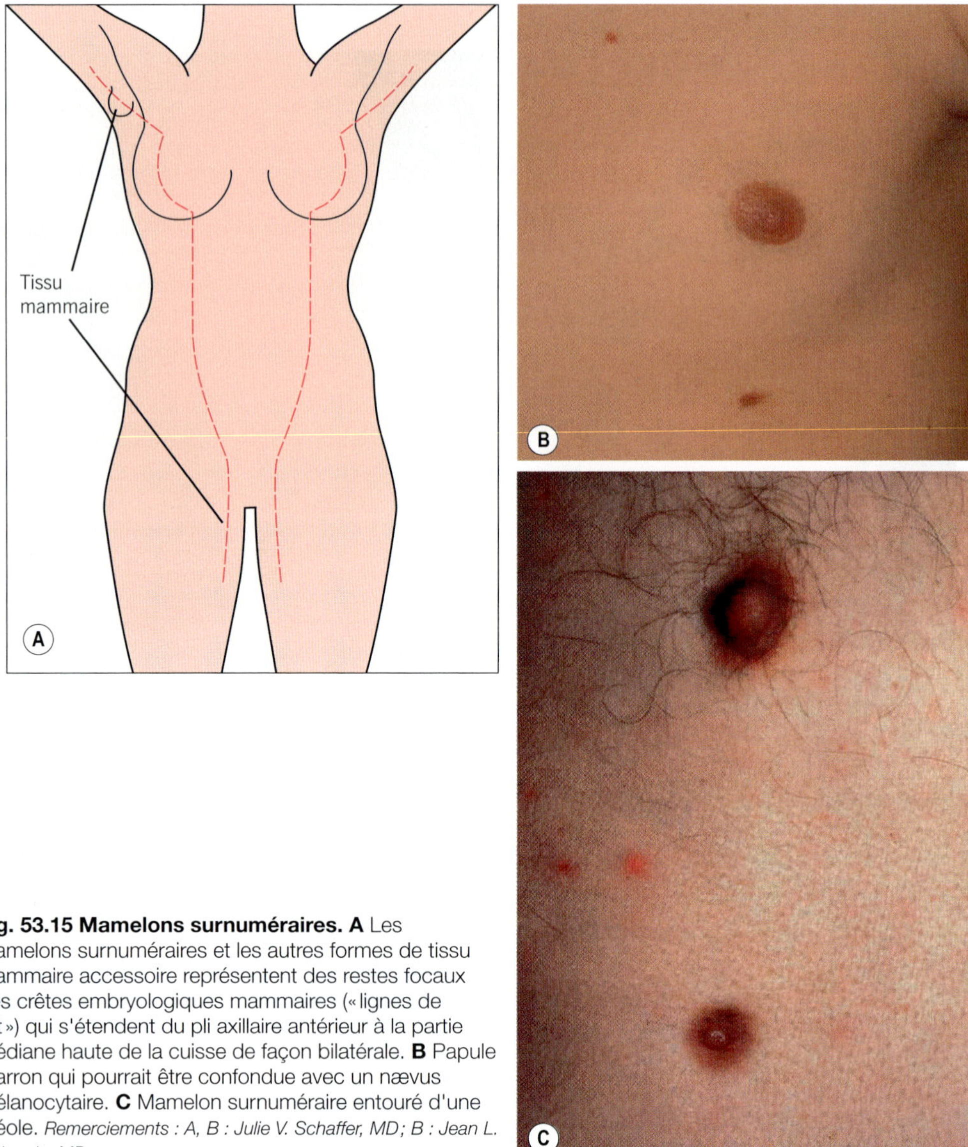

Fig. 53.15 Mamelons surnuméraires. A Les mamelons surnuméraires et les autres formes de tissu mammaire accessoire représentent des restes focaux des crêtes embryologiques mammaires (« lignes de lait ») qui s'étendent du pli axillaire antérieur à la partie médiane haute de la cuisse de façon bilatérale. **B** Papule marron qui pourrait être confondue avec un nævus mélanocytaire. **C** Mamelon surnuméraire entouré d'une aréole. *Remerciements : A, B : Julie V. Schaffer, MD ; B : Jean L. Bolognia, MD.*

Vitiligo et autres affections avec hypopigmentation

54

Introduction/Définitions

- **Leucodermie** et **hypopigmentation :** zones cutanées plus claires que la peau non atteinte, dues principalement à une diminution de la mélanine; une diminution de l'apport sanguin cutané (p. ex. nævus anémique) peut aussi être une autre cause de leucodermie.
- **Hypomélanose :** une absence ou une réduction de la mélanine peut être due à l'une des causes suivantes ou à la combinaison de plusieurs d'entre elles :
  1. Une diminution du nombre des mélanocytes (p. ex. vitiligo).
  2. Une diminution de la synthèse de mélanine par des mélanocytes en nombre normal (p. ex. albinisme).
  3. Une diminution du transfert de la mélanine vers les kératinocytes (p. ex. hypopigmentation post-inflammatoire).
- **Amélanose :** absence totale de mélanine dans la peau.
- **Dépigmentation :** signifie habituellement une disparition totale de la couleur cutanée (p. ex. comme dans le vitiligo).
- **Dilution pigmentaire :** éclaircissement généralisé de la peau, des pilosités et des yeux (p. ex. albinisme oculocutané); les sites de production de la mélanine incluent l'épiderme, les follicules pileux, l'épithélium pigmenté de la rétine et le tractus uvéal.
- **Poliose :** une mèche de cheveux, sourcils, ou cils qui est de couleur blanche.
- **Canitie :** dépigmentation généralisée de la chevelure.
- **Examen à la lampe de Wood :** plus il y a de perte de la pigmentation épidermique, plus le contraste est important avec la peau non atteinte à l'examen avec la lampe de Wood (cf. tableau 2.1 et fig. 61.10B).
- Toutes les affections comportant une hypopigmentation sont observées plus facilement chez les personnes ayant une pigmentation foncée ou après bronzage.

Approche diagnostique des affections avec hypopigmentation

- Évaluation des paramètres suivants :
  1. Âge de début (p. ex. naissance/petite enfance vs enfance vs âge adulte).
  2. Présence ou absence d'inflammation préalable.
  3. Type de distribution (cf. infra) et localisation anatomique.
  4. Degré de la perte de pigment.
- Les types de distribution peuvent être divisés en *circonscrits* (p. ex. vitiligo), *diffus* (p. ex. albinisme), *linéaires* ou *en gouttes* (p. ex. hypomélanose idiopathique en gouttes).
- Une approche diagnostique des leucodermies est décrite fig. 54.1.

Vitiligo

- Maladie acquise, due à une destruction auto-immune des mélanocytes, caractérisée par des macules ou des taches circonscrites, amélanotiques, de la peau et des muqueuses (fig. 54.2); les pilosités dans les zones atteintes peuvent être dépigmentées ou non; la région uvéale et l'épithélium pigmenté de la rétine peuvent aussi être atteints.
- Deux principaux sous-types de vitiligo : *généralisé* (le plus fréquent) et *localisé* (fig. 54.3).
- Affection polygénique, c.-à-d. atteignant de multiples gènes de susceptibilité, plus des facteurs environnementaux (la plupart inconnus).
- Il y a une incidence accrue des autres affections auto-immunes (p. ex. maladie thyroïdienne > maladie d'Addison, anémie pernicieuse, LES, polyarthrite rhumatoïde, diabète de type 1) aussi bien chez les personnes qui ont un vitiligo que chez les membres de leur famille; les affections cutanées auto-immunes associées incluent le halo-nævus, la pelade et le lichen scléreux.

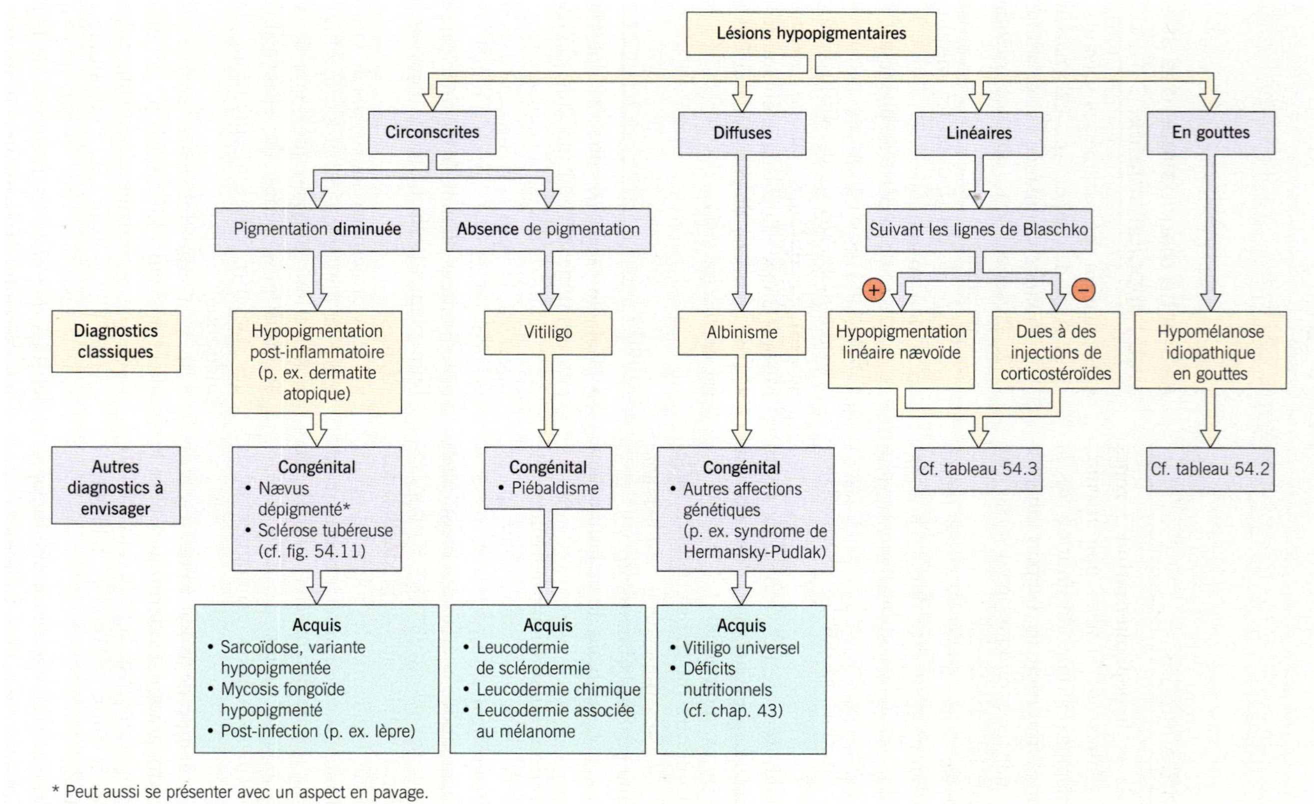

Fig. 54.1 Approche diagnostique des affections avec hypopigmentation.

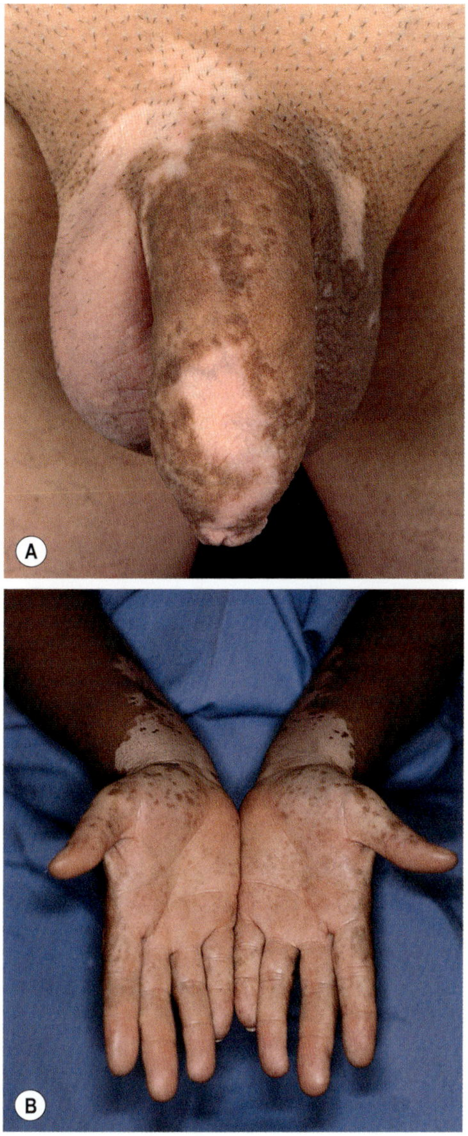

Fig. 54.2 Vitiligo. A Disparition complète du pigment sur le pénis et le scrotum. Noter l'absence de modifications secondaires. **B** Dépigmentation de la partie interne des poignets aussi bien qu'à la paume des mains ; facilement reconnaissable chez des personnes très pigmentées. *Remerciements : A : Lorenzo cerroni, MD ; B : Jean L. Bolognia, MD.*

- ***Vitiligo généralisé*.**
  - Comprend les variantes acrofaciale, vulgaire et universelle (cf. fig. 54.3) ; une bordure inflammatoire est occasionnellement observée (fig. 54.4)
  - Atteint ~ 1 % de la population mondiale ; hommes = femmes ; début dans ~ 50 % des cas avant l'âge de 20 ans ; un début après 50 ans est inhabituel et doit inciter à élargir les possibilités de **DD** (cf. infra)
  - La lésion typique est une macule ou une tache amélanotique asymptomatique, de couleur laiteuse ou blanc crayeux ; précocement la perte du pigment peut ne pas être complète ; les bords sont assez discrets et convexes
  - L'évolution est imprévisible mais souvent progressive
- **Vitiligo segmentaire.**
  - Débute en général dans l'enfance ; typiquement selon un motif segmentaire, unilatéral qui respecte la ligne médiane, le plus souvent après une progression initiale rapide, suivie d'une stabilisation dans les ~ 1–2 ans (fig. 54.5)
  - **DD :** nævus dépigmenté (diminution du pigment mais non totalement absent)
- **DD** de(s) lésion(s) dépigmentée(s).
  - **Chez un enfant** : s'il y a 1–2 macules isolées circulaires ou ovalaires, halo-nævus de stade 3 ; piébaldisme, syndrome de Waardenburg (cf. infra)
  - **Chez un adulte :** leucodermie chimique, leucodermie associée à un mélanome, leucodermie de la sclérodermie, syndrome de Vogt-Koyanagi-Harada, onchocercose et *dé*pigmentation post-inflammatoire (cf. infra)
  - À l'exception de l'onchocercose, ou dans les zones de sclérose ou d'inflammation, une biopsie n'est pas particulièrement utile
- **Vitiligo et atteinte oculaire.**
  - Une uvéite est l'anomalie oculaire la plus significative ; des zones dépigmentées asymptomatiques peuvent aussi être observées au fond d'œil
  - L'uvéite est un composant majeur du *syndrome de Vogt-Koyanagi-Harada*, dans lequel les patients développent aussi méningite aseptique, atteinte otique (p. ex. dysacousie), poliose et vitiligo, en particulier de la tête et du cou
  - Le *syndrome d'Alezzandrini* est une affection rare caractérisée par un vitiligo facial unilatéral, une poliose et une atteinte oculaire ipsilatérale
- **TT :** principalement dirigé vers l'arrêt de la progression de la maladie et une repigmentation (fig. 54.6) ; il y a des arguments indiquant que l'initiation précoce du traitement est plus efficace.

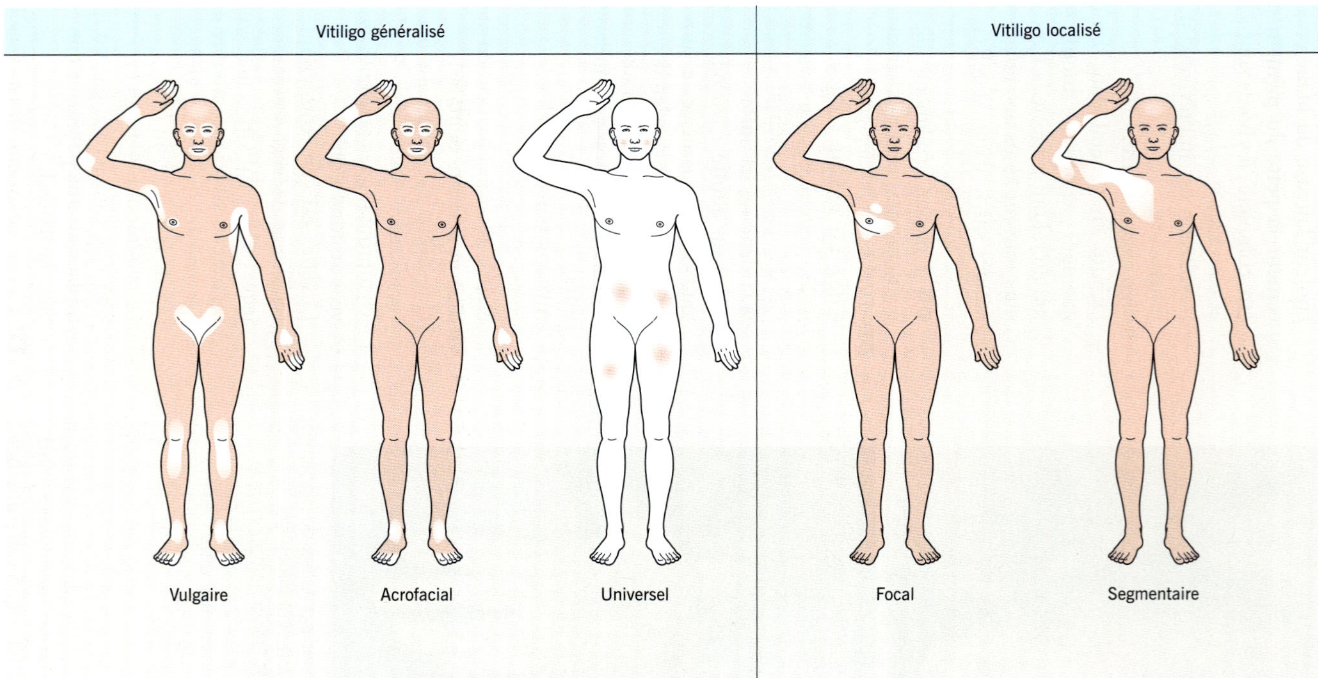

Fig. 54.3 Distribution des lésions amélanotiques du vitiligo. Le vitiligo est cliniquement divisé en deux grandes catégories : *généralisé* et *localisé*. Les trois types de distribution du vitiligo *généralisé* incluent les types *vulgaire*, *acrofacial* et *universel*. Dans le vitiligo *focal*, les macules ou les taches amélanotiques sont limitées à une ou seulement quelques zones, mais pas forcément avec un motif segmentaire, comme dans le vitiligo *segmentaire*, qui de plus est aussi unilatéral et épargne la ligne médiane. *Adapté avec autorisation de Le Poole C, Boissy RE. Vitiligo. Semin Cutan Med Surg 1997 ; 16 : 3–14.*

- Le choix du traitement dépend de l'extension, de la localisation, et de l'activité du vitiligo, de même que de l'âge du patient, de son type de peau et de sa motivation pour le traitement
- Le traitement d'une maladie en progression est plus difficile que pour une forme stable
- La repigmentation apparaît habituellement selon un mode périfolliculaire (fig. 54.7) et/ou à partir de la périphérie des lésions ; dans les zones comportant une pilosité (p. ex. visage, cou, milieu des membres), le vitiligo est typiquement plus réactif au traitement en comparaison de la partie distale des doigts ou des lèvres qui ne comportent pas de poils. Le monobenzyl éther d'hydroquinone (MBEH) à 10–20 % est parfois utilisé pour une dépigmentation des zones restant pigmentées dans les cas de vitiligo étendu ou résistant au traitement, mais celle-ci peut être définitive et conduire à la perte de pigment dans des zones distantes des sites d'application

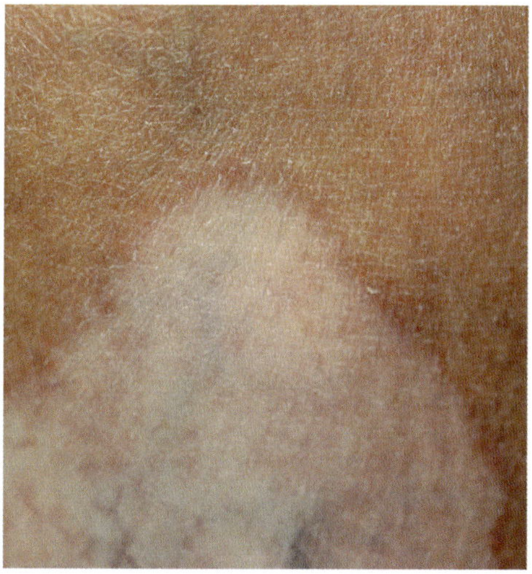

Fig. 54.4 Vitiligo inflammatoire. Un contour érythémateux, inflammatoire, est notable. De telles lésions sont parfois diagnostiquées à tort comme mycose corporelle. *Remerciements : Thierry Passeron, MD.*

Hypomélanoses héréditaires

Albinisme oculocutané (AOC)

• Groupe d'affections génétiques caractérisées par une dilution pigmentaire en raison d'une absence totale ou partielle de mélanine dans la peau, les follicules pileux et les yeux. Le nombre de mélanocytes est normal.

• Fréquence estimée à 1/20 000, mais peut être de 1/1 500 dans certaines régions d'Afrique.

• Quatre sous-types d'AOC (tableau 54.1) existent ; presque toujours hérités sur le mode autosomique récessif ; AOC1 et AOC2 constituent ~ 90 % de tous les cas d'AOC.

• Les manifestations oculaires sont dues à une diminution de la mélanine à l'intérieur des structures des yeux (p. ex. photophobie, réduction de l'acuité visuelle) ou au mauvais cheminement des fibres des nerfs optiques durant le développement (p. ex. strabisme, nystagmus, absence de vision stéréoscopique).

• Une consultation ophtalmologique précoce et une photoprotection stricte sont obligatoires ; le développement de CSC agressifs (fig. 54.8A) est une cause significative de morbidité et de mortalité.

Affections affectant le développement des mélanocytes

PIÉBALDISME

• Affection rare autosomique dominante, congénitale, résultant de mutations dans le

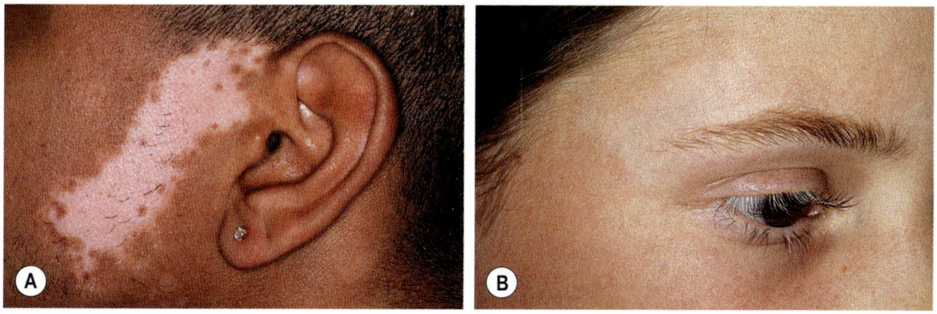

Fig. 54.5 Vitiligo segmentaire. A Bande unilatérale de dépigmentation du visage, la localisation la plus habituelle du vitiligo segmentaire. Noter les poils pigmentés et dépigmentés dans la zone atteinte. **B** Sous un éclairage normal, le vitiligo peut être discret chez les personnes peu pigmentées. L'indice diagnostique est la poliose des cils. *Remerciements : A : Kalman Watsky, MD ; B : Jean L. Bolognia, MD.*

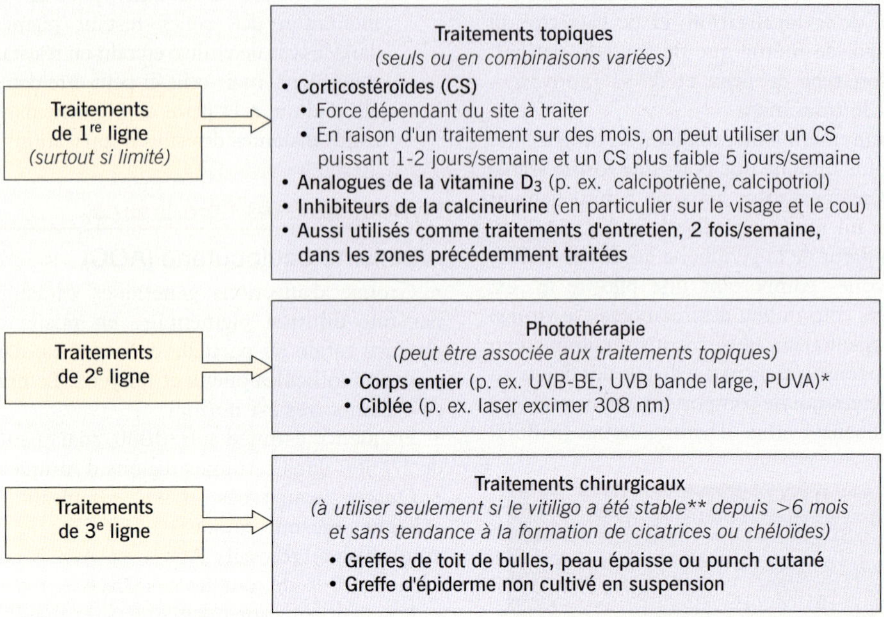

* Peut être considéré comme un traitement de première ligne pour une maladie très extensive, rapidement progressive ou sur des zones cosmétiquement sensibles

** Une maladie instable est caractérisée par une koebnérisation, des lésions en confettis, et un vitiligo inflammatoire ou trichrome

Fig. 54.6 Options thérapeutiques pour le vitiligo. Le traitement du vitiligo est orienté vers la repigmentation des zones souhaitées par le patient. Certains cliniciens peuvent utiliser les CS oraux ou en i.m. à court terme pour contribuer, en conjonction avec les autres modalités, à stabiliser la maladie agressive ou rapidement progressive. Le camouflage peut être proposé à tous les patients de façon temporaire (p. ex. maquillage, autobronzants) ou plus permanente (p. ex. tatouages) pour une amélioration cosmétique. S'adresser à un groupe de soutien peut aussi être utile. Le monobenzyl éther d'hydroquinone (MBEH) à 10–20 % est parfois utilisé (cf. texte). Des traitements systémiques non approuvés par la FDA incluent un analogue d'une *alpha-melanocyte-stimulating hormone* (afamélanotide) et des inhibiteurs de JAK en combinaison avec des UVB-BE.

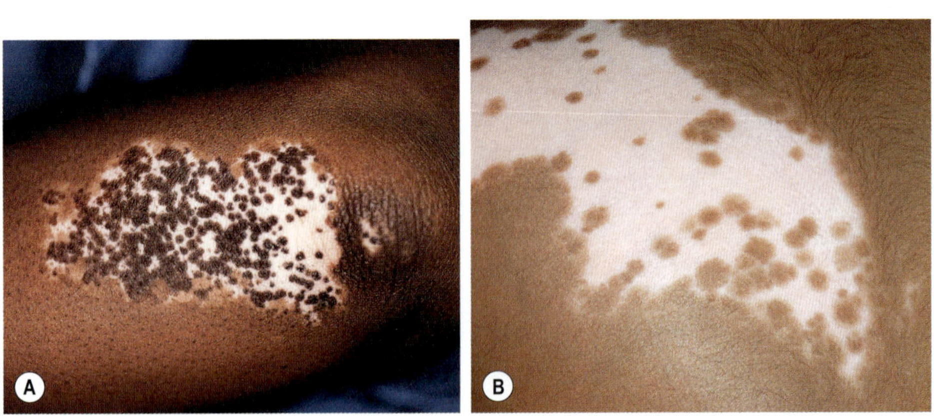

Fig. 54.7 Repigmentation périfolliculaire. Vitiligo du coude (**A**) et vitiligo segmentaire du dos (**B**) répondant respectivement au traitement par PUVA et UVB à bande étroite, avec repigmentation avec un motif périfolliculaire apparent autant qu'en périphérie. Les zones de repigmentation sont de couleur plus foncée que la peau non atteinte en (**A**). *Remerciements : A : Jean L. Bolognia, MD; B : Julie V. Schaffer, MD.*

Tableau 54.1 Classification des albinismes oculocutanés (AOC). Trois sous-types d'AOC additionnels moins fréquents incluent AOC5, AOC6, AOC7.

Type/mutation génétique	Manifestations cliniques
AOC1A *(TYR)* *absence* d'activité tyrosinase	• **À la naissance :** chevelure blanche, peau laiteuse, yeux gris bleu, nævus roses • Pas d'augmentation de la pigmentation avec le temps, excepté pour la dénaturation (couleur jaune) de la chevelure • Anomalies oculaires plus sévères (cf. texte)
AOC1B *(TYR)* activité tyrosinase *réduite*	• **À la naissance :** similaire à l'AOC1A • La majorité acquiert une certaine pigmentation de la chevelure et de la peau durant les 2 premières décennies de la vie • Anomalies oculaires moins sévères que dans l'AOC1A
AOC2 *(OCA2)*	• **À la naissance :** plus de pigmentation que dans l'AOC1A • Avec le temps, des nævus pigmentaires peuvent se développer et de grandes lentigines étoilées apparaissent dans les zones photodistribuées (fig. 54.8B)
AOC3 *(TYRP1)*	• Peau rouge bronze, chevelure rousse, iris bleus ou bruns
AOC4 *(SLC45A2)*	• Présentation clinique similaire à l'AOC2, avec variabilité dans la pigmentation

SLC45A2 : *solute carrier family 45 member 2*; TYR : tyrosinase; TYRP1 : *tyrosinase-related protein-1*.

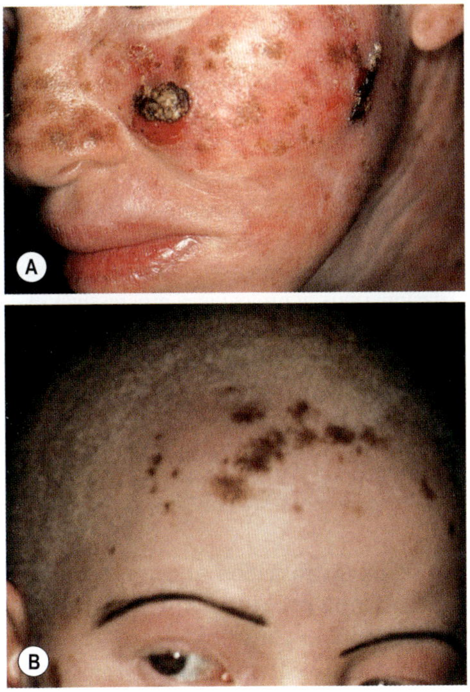

Fig. 54.8 Albinisme oculocutané de type 2 (AOC2). A Patient africain avec des carcinomes spinocellulaires notables de la joue, ainsi que des lentigines pigmentées multiples. **B** Patient africain avec des cheveux hypopigmentés et de grandes lentigines pigmentées. *Remerciements : James Nordlund, MD.*

proto-oncogène *KIT*, causant un développement anormal des mélanocytes.

• Présent à la naissance avec poliose de la partie frontale moyenne du cuir chevelu et zones d'amélanose circonscrites, stables, dans une distribution caractéristique, principalement la partie antérieure du tronc, le milieu des membres et le milieu du front (fig. 54.9).

• Les zones d'amélanose comportent en leur sein des macules et des taches normalement pigmentées ou hyperpigmentées (cf. fig. 54.9); ces dernières peuvent aussi être observées dans la peau non atteinte.

• **TT :** accessible à des greffes de peau autologues étant donné la stabilité des lésions.

SYNDROME DE WAARDENBURG (SW)

• Affection autosomique dominante ou récessive rare, caractérisée par :
  - Des lésions cutanées ressemblant au piébaldisme, incluant la mèche blanche
  - Une surdité congénitale (10–40 %)
  - Une hétérochromie irienne partielle ou totale
  - Une convergence de la partie médiane des sourcils (synophris)
  - Un épaississement de la racine du nez
  - Une dystopie canthale interne (augmentation de la distance entre les canthus internes avec une distance interpupillaire normale)
• Quatre sous types cliniques ont été décrits :
  - SW1 : forme classique

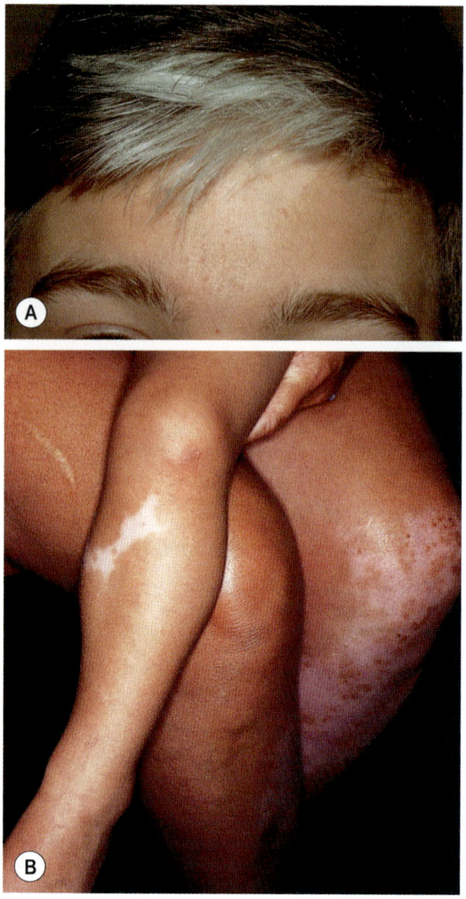

Fig. 54.9 **Piébaldisme. A** Mèche blanche (poliose) et tache amélanotique triangulaire caractéristique au milieu du front. **B** La mère et l'enfant ont une atteinte caractéristique du milieu des membres. Noter les macules normalement pigmentées à l'intérieur de la leucodermie. *Remerciements : A : Julie V. Schaffer, MD ; B : Jean L. Bolognia, MD.*

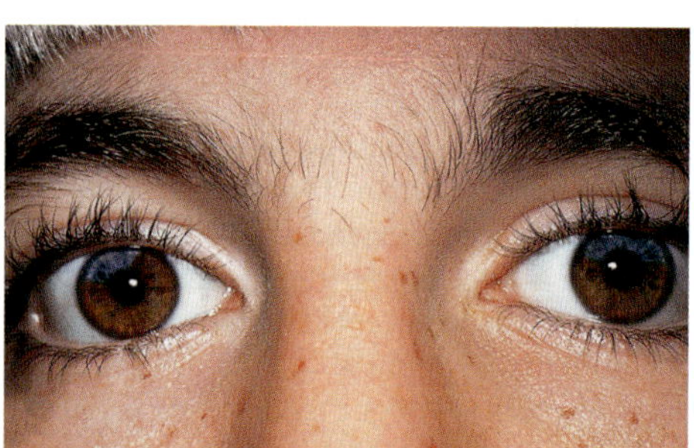

Fig. 54.10 Syndrome de Waardenburg de type 2. Hétérochromie irienne en l'absence de dystopie des canthus. La mèche blanche est visible dans le coin supérieur gauche. *Remerciements : Daniel Albert, MD.*

- SW2 : absence de dystopie canthale (fig. 54.10)
- SW3 : association avec des anomalies des membres
- SW4 : association avec une maladie de Hirschsprung

Maladies avec anomalies de la biogenèse des mélanosomes

- Puisque la biosynthèse des organelles liées aux lysosomes, p. ex. les granules plaquettaires denses et les granules lytiques des lymphocytes cytotoxiques et des cellules *natural killer*, est aussi atteinte, les patients peuvent présenter une diathèse hémorragique et un déficit immunitaire.

SYNDROME DE HERMANSKY-PUDLAK (SHP)

- Transmission autosomique récessive ; huit sous-types ; SHP1 et SHP3 sont les sous-types les plus observés chez les Portoricains.
- Caractérisé par une dilution pigmentaire variable de la peau, des pilosités et des yeux, dépendant de l'ethnicité ; manifestations oculaires de l'AOC ; tendance hémorragique ; taux de plaquettes normal avec allongement du temps de saignement.
- Selon le sous-type de SHP, possibilité de développer une fibrose pulmonaire fatale et/ou une colite granulomateuse ; l'espérance de vie est de 30–50 ans.
- Pas de traitement spécifique en dehors de transfusions de plaquettes avant chirurgie.

SYNDROME DE CHÉDIAK-HIGASHI

- Caractérisé par des cheveux argentés, un AOC cutané et oculaire, une diathèse hémorragique, des dysfonctions neurologiques progressives et des infections dues à un déficit immunitaire sévère.
- Lysosomes géants dans les neutrophiles sur le frottis sanguin.
- Le décès survient souvent dans l'enfance suite à une infection, un saignement ou une phase accélérée de type lymphomateux.
- **TT :** greffe de cellules souches hématopoïétiques.

Affections dues à des anomalies du transport des mélanosomes et/ou du transfert aux kératinocytes

- Les conséquences de ce transport perturbé sont une dilution pigmentaire et des cheveux argentés (qui contiennent des mottes de mélanine dans les tiges pilaires).

SYNDROME DE GRISCELLI (SG)

- Autosomique récessif ; trois sous-types, selon les sites d'expression de trois gènes mutés ; tous caractérisés par des cheveux argentés et une dilution pigmentaire; les patients peuvent aussi avoir une détérioration neurologique (SG1) ou des anomalies immunes et un syndrome hémophagocytaire (SG2).

Autres

SCLÉROSE TUBÉREUSE DE BOURNEVILLE (STB) (CF. CHAP. 50)

- Des macules hypomélaniques sont souvent le premier signe de la STB.
- Ces macules hypomélaniques sont typiquement multiples; l'aspect polygonal est la forme la plus fréquente, suivie par l'aspect ovale, lancéolé ou en « feuille de sorbier » (fig. 54.11); moins souvent les macules sont comme des « empreintes de pouce », en gouttes ou confettis, ou segmentaires (cf. fig. 54.11; tableau 54.2); les lésions touchent principalement le tronc ou les membres.

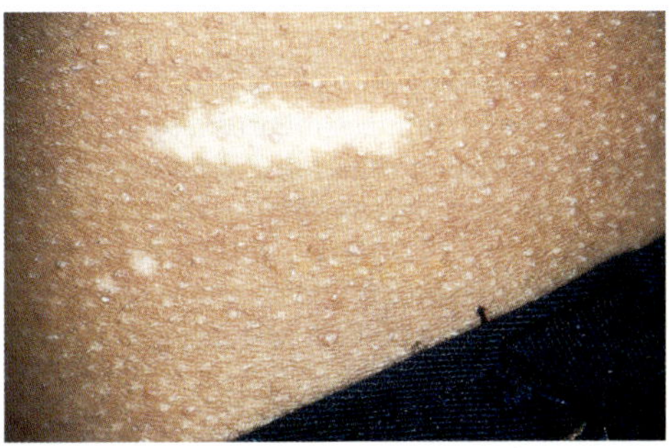

Fig. 54.11 Sclérose tubéreuse de Bourneville (STB). Deux types de macules hypomélanotiques : ovalaire-lancéolée (feuille de sorbier) et en confettis (ressemblant à une hypomélanose idiopathique en gouttes). *Remerciements : David Strobel, MD.*

Hypopigmentation en mosaïque

- Différents aspects d'hypopigmentation peuvent résulter d'un « clone » de cellules cutanées distribuées en mosaïque et ayant un potentiel diminué de production de pigment (« mosaïcisme pigmentaire »).
- Lez zones hypopigmentées peuvent être observées à la naissance ou devenir évidentes durant l'enfance, en particulier chez les patients à peau claire.

HYPOPIGMENTATION NÆVOÏDE LINÉAIRE

- Stries et tourbillons d'hypopigmentation suivant les lignes de Blaschko représentant le cheminement de la migration des cellules épidermiques durant l'embryogenèse (fig. 54.12; cf. fig. 51.1).
- ~ 10–20 % des personnes atteintes ont des anomalies extra-cutanées associées, qui se développent habituellement durant l'enfance et le plus souvent atteignent le SNC (p. ex. convulsions, retard de développement), les yeux ou le système musculosquelettique; une atteinte plus sévère est habituellement

Tableau 54.2 Diagnostic différentiel de la leucodermie en gouttes. L'hypopigmentation en gouttes peut aussi être observée dans le cadre des dyschromatoses (cf. chap. 55).

• Hypomélanose idiopathique en gouttes (cf. fig. 54.23)
• Pityriasis lichénoïde chronique (cf. fig. 7.3E)
• Lichen scléreux (cf. fig. 54.17)
• Lésions de type confettis de la sclérose tubéreuse de Bourneville (cf. fig. 50.10B)
• Pityriasis versicolor débutant (en particulier au visage chez l'enfant) (cf. fig. 54.18B)
• Pityriasis alba (principalement sur les joues des enfants)
• Verrues planes achromiques*
• Dermatose lichénoïde de friction*
• Papulose à cellules claires*
• Vitiligo ponctué
• Maladie de Darier (habituellement mélangée à des lésions kératosiques; cf. fig. 48.4)
• Xeroderma pigmentosum
• En association avec des anomalies chromosomiques
• Après PUVA-thérapie (leucodermie ponctuée, kératoses disséminées hypopigmentées*)

** Papules à toit plat peu élevées.*
Adapté de Bolognia JL, Shapiro PE. Albinism and other disorders of hypopigmentation. In Arndt KA, et al. (Eds.), Cutaneous Medicine and Surgery. Philadelphia : Saunders, 1995.

apparente dans la petite enfance et l'évaluation est orientée en fonction des signes cliniques.

• Le terme *hypomélanose de Ito* a été utilisé dans des études centrées sur l'hypopigmentation linéaire nævoïde associée à des manifestations systémiques, et doit être réservé pour cette catégorie de patients.

• **DD :** décrit tableau 54.3 (cf. fig. 54.13).

NÆVUS DÉPIGMENTÉ

• Présent chez ~ 1 enfant sur 50, généralement comme manifestation isolée.

• Les lésions ne sont typiquement pas dépigmentées mais seulement hypopigmentées, contrairement à l'appellation.

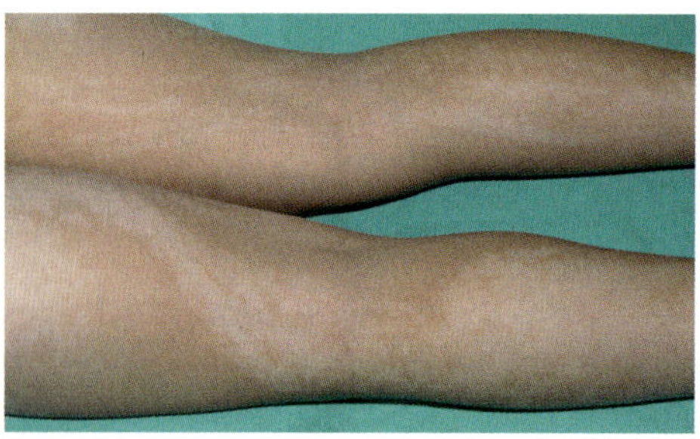

Fig. 54.12 Hypopigmentation nævoïde linéaire. Stries hypopigmentées de largeurs variées le long des lignes de Blaschko à la partie postérieure des membres inférieurs. *Remerciements : Antonio Torrelo, MD.*

• *Forme classique* : tache hypopigmentée ovoïde ou irrégulière, souvent fragmentée en petites macules en périphérie (fig. 54.14).

• *Forme segmentaire* (variante hypopigmentée du « trouble pigmentaire segmentaire ») : tache en pavage, hypopigmentée, avec une démarcation médiane et des bords latéraux moins distincts.

HYPOMÉLANOSE PHYLLOÏDE

• Macules et taches hypopigmentées en forme de feuilles et oblongues dans un agencement ressemblant à un ornement floral, habituellement dans le cadre d'une trisomie 13 en mosaïque, et associées à des anomalies du SNC.

Hypomélanoses post-inflammatoires

• Les atteintes cutanées inflammatoires peuvent potentiellement entraîner des *hypo* ou *hyper*pigmentations post-inflammatoires ou les deux (cf. chap. 55).

• L'hypopigmentation post-inflammatoire est une affection cutanée très fréquente qui succède à une large variété de dermatoses, principalement dermatite atopique, dermatite séborrhéique, psoriasis, de même que pityriasis lichénoïde chronique, lichen striatus et lichen scléreux (fig. 54.15).

• Typiquement, elle coexiste ou se co-localise avec les lésions inflammatoires, mais occasionnellement seules des lésions hypopigmentées

Tableau 54.3 Diagnostic différentiel des hypopigmentations linéaires.

Lésions suivant habituellement les lignes de Blaschko
Hypopigmentation linéaire nævoïde*/hypomélanose de Ito (cf. fig. 54.12) Lichen striatus (cf. chap. 9 et fig. 54.15D) Hypoplasie dermique focale (syndrome de Goltz, cf. fig. 51.8A) Maladie de Menkès (transmission maternelle, cf. chap. 43) Syndrome de Conradi-Hünermann-Happle (cf. chap. 46) Nævus épidermique Nævus comédonien (cf. fig. 51.3G) Lichen scléreux linéaire (cf. chap. 36) Macules en gouttes dans la kératose folliculaire linéaire et l'hamartome folliculaire basaloïde linéaire
Lésions pouvant suivre les lignes de Blaschko
Vitiligo segmentaire* (cf. fig. 54.5) Tache segmentaire en feuille de sorbier Quatrième stade de l'incontinentia pigmenti (fig. 54.13)
Lésions ne suivant pas les lignes de Blaschko
Hypopigmentation linéaire secondaire à l'injection intralésionnelle de corticostéroïdes (cf. fig. 54.22A) Lignes pigmentaires de démarcation, type C (cf. chap. 55)

** L'hypopigmentation de type bloc (maladie avec hyperpigmentation segmentaire) représente un autre type de « mosaïcisme pigmentaire » et peut coexister avec des lésions linéaires ; précédemment, on utilisait les termes de nævus dépigmenté « systématisé » avec une configuration linéaire.*
Adapté de Bolognia JL, Shapiro PE. Albinism and other disorders of hypopigmentation. In Arndt KA, et al. (Eds.), Cutaneous Medicine and Surgery. Philadelphia : Saunders, 1995.

sont observées ; la taille, la forme et la distribution donnent souvent des arguments en faveur de la dermatose inflammatoire sous-jacente et le clinicien peut imaginer les lésions étant roses, rouges ou rouge brun.

• Le plus souvent, il y a une diminution de la pigmentation, rarement une absence (p. ex. dermatite atopique sévère).

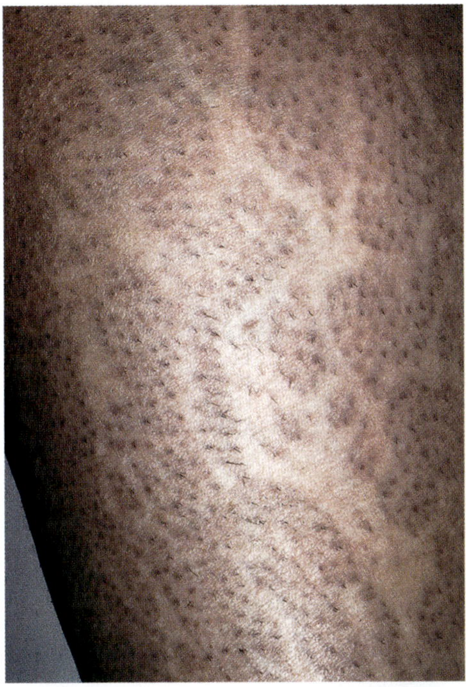

Fig. 54.13 Stade 4 de l'incontinentia pigmenti. Noter l'absence de poils à l'intérieur des stries du mollet. *Remerciements : UDSCDRSC.*

Fig. 54.14 Nævus dépigmenté. Tache hypomélanotique avec une diminution mais pas une absence de pigmentation. *Remerciements : YDRSC.*

• L'examen histopathologique est souvent non spécifique mais dans certaines affections (p. ex. sarcoïdose ou mycosis fongoïde hypopigmenté), il peut être diagnostique.

• Le **TT** de la dermatose sous-jacente est suivi d'une disparition progressive.

Pityriasis alba (cf. chap. 10)

• Affection très fréquente, asymptomatique, observée principalement durant l'enfance et l'adolescence.

• Typiquement sur les joues, on observe une à plusieurs macules et plaques discrètement squameuses, hypopigmentées ; les lésions sont habituellement mal délimitées et il y a parfois un érythème modéré associé.

• L'hypomélanose devient souvent plus apparente pendant les mois d'été ; les émollients, crèmes solaires ou CS topiques peu puissants (p. ex. hydrocortisone à 2,5 %) peuvent être utiles.

• **DD :** pityriasis versicolor, vitiligo débutant et hypopigmentation post-inflammatoire après une dermatite séborrhéique ou une dermatite atopique.

Sarcoïdose

• La sarcoïdose survient plus fréquemment chez les Afro-Américains et la variante hypopigmentée de la sarcoïdose cutanée peut ne pas être diagnostiquée ; cette forme n'a pas de signification pronostique et peut repigmenter spontanément.

• Des papules et plaques hypopigmentées, ou parfois des nodules sont observés ; la taille varie de 1 à plusieurs cm.

• L'examen histopathologique montre des granulomes non caséeux.

Mycosis fongoïde (MF) hypopigmenté (cf. chap. 98)

• Variante du stade précoce de MF qui est le plus souvent observée chez des personnes à la pigmentation foncée (cf. fig. 54.15E) ; observée chez des adultes, mais aussi des enfants et des adolescents.

• Une atrophie est souvent observée à l'intérieur des taches hypopigmentées.

• L'histopathologie trouve des manifestations caractéristiques de MF.

• **DD :** parapsoriasis hypopigmenté, pityriasis lichénoïde chronique (PLC).

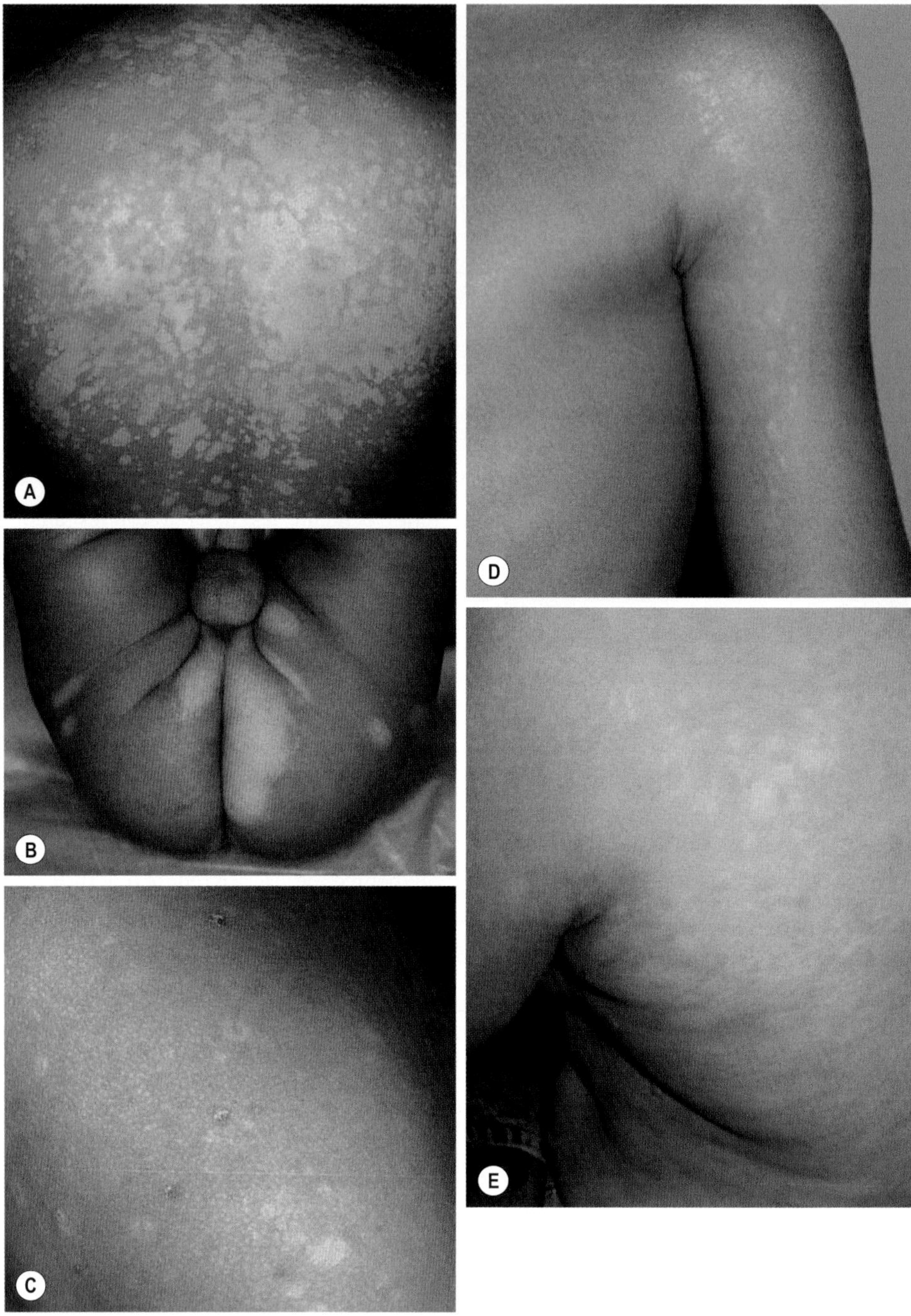

Fig. 54.15 Hypomélanose post-inflammatoire. Hypopigmentation secondaire à un psoriasis (**A**), une dermatite séborrhéique chez un nourrisson (**B**), un pityriasis lichénoïde chronique (**C**), un lichen striatus (noter les papules à toit plat) (**D**), un mycosis fongoïde hypopigmenté (**E**). *Suite*

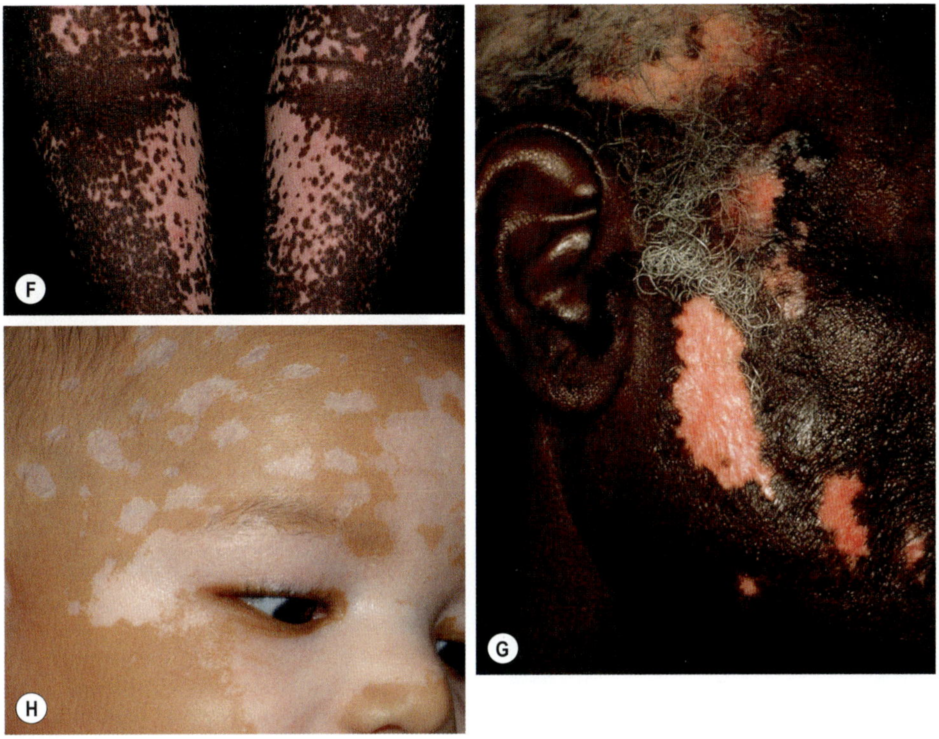

Fig. 54.15 Suite. Perte complète du pigment chez un patient ayant une dermatite atopique sévère (**F**), un lupus érythémateux discoïde (**G**), un lupus érythémateux néonatal (**H**). *Remerciements : A, E-G : YDRSC; B : Jean L. Bolognia, MD; C : SUNYSBDRSC; D, H : Julie V. Schaffer, MD.*

Lupus érythémateux (LE) cutané (cf. chap. 33)

• Dans le LE discoïde (LED), l'hypomélanose est souvent observée au centre de lésions bien développées et les lésions montrent aussi une atrophie cutanée, des cicatrices et une bordure hyperpigmentée ; les modifications pigmentaires tendent à persister (cf. fig. 54.15G).

• Dans le LE cutané subaigu (LECS), l'hypomélanose survient typiquement au centre des lésions annulaires et elle est habituellement réversible.

Sclérodermie systémique (ScS) (cf. chap. 35)

• Les patients ayant une ScS peuvent développer plusieurs anomalies pigmentaires, incluant une hypermélanose diffuse avec photo-accentuation, un mélange d'hyper et hypopigmentation dans les zones de sclérose chronique et une leucodermie caractéristique à la fois dans la peau scléreuse et non scléreuse (fig. 54.16).

• Cette « leucodermie de la sclérodermie » se présente comme des zones circonscrites de dépigmentation mais avec une rétention de pigment périfolliculaire et supraveineuse (cf. fig. 54.16).

• Cette leucodermie particulière est plutôt spécifique d'une ScS mais peut occasionnellement survenir dans deux autres situations cliniques, un syndrome de chevauchement (qui inclut la ScS) et un scléromyxœdème.

• Bien que cliniquement similaire à la repigmentation périfolliculaire observée dans un vitiligo répondant au traitement, la différence tient au fait que dans le vitiligo, les macules périfolliculaires représentent une *nouvelle* pigmentation, alors que dans la ScS, les macules représentent une pigmentation *ancienne* ou une rétention pigmentaire.

Lichen scléreux (LS) (cf. chap. 36)

• Les lésions génitales et extra-génitales de LS sont souvent hypopigmentées, mais en plus montrent une atrophie cutanée, des bouchons folliculaires (extra-génitaux) et du purpura (génital).

• Le LS extra-génital se présente occasionnellement comme une leucodermie en gouttes (fig. 54.17 ; cf. tableau 54.2).

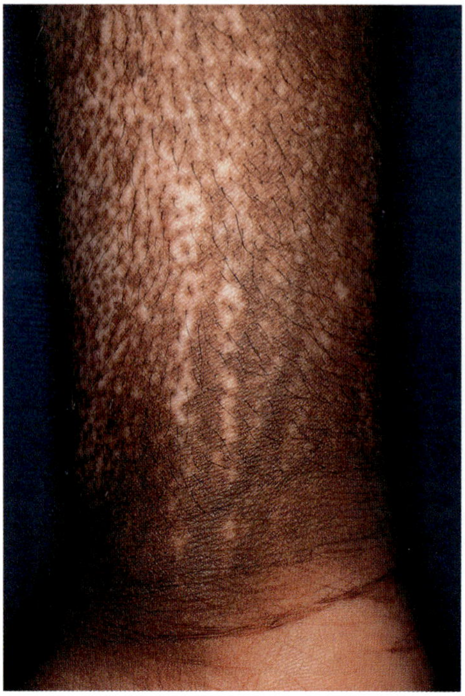

Fig. 54.16 Leucodermie de la sclérodermie systémique. Rétention uniforme du pigment périfolliculaire dans les zones de leucodermies. Une hyperpigmentation est aussi observée au-dessus d'une veine superficielle. *Remerciements : YDRSC.*

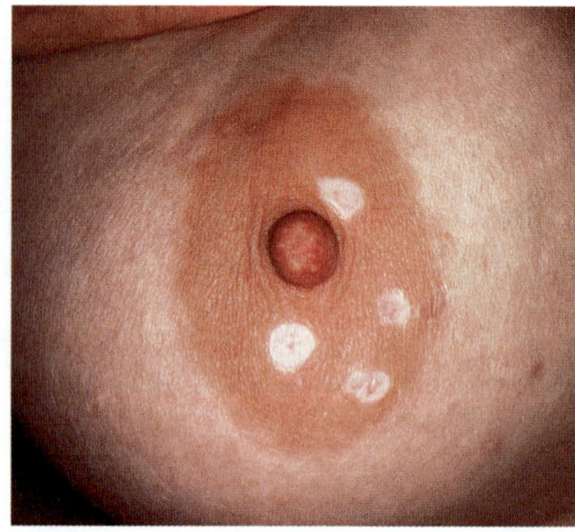

Fig. 54.17 Lichen scléreux en gouttes atteignant l'aréole. *Remerciements : YDRSC.*

Hypomélanoses infectieuses ou parasitaires

Pityriasis versicolor (cf. chap. 64)

- Mycose superficielle très fréquente causée par *Malassezia* spp. ; bien qu'il y ait habituellement une inflammation minime, cette infection peut entraîner aussi bien une hyper qu'une hypopigmentation.
- Se présente typiquement de façon symétrique sur le haut du tronc, les épaules ou les zones de flexion (p. ex. plis inguinaux et sous-mammaires), sous forme de macules ovales ou rondes, ou de fines papules confluant en taches ou fines plaques ; les lésions varient en couleur de rose à ocre à brun, d'où le terme *versicolor* (fig. 54.18).
- Les lésions confluent souvent et si elles ne sont pas traitées, il y a généralement une discrète squame sus-jacente qui apparaît plus facilement si l'on gratte ou si on étire la peau.
- Le diagnostic est facilement confirmé par examen au KOH de squames associées.
- L'hypomélanose sans aucune squame peut persister pendant plusieurs mois après le traitement.

Lèpre (cf. chap. 62)

- *Lèpre tuberculoïde* (fig. 54.19) : grandes taches hypopigmentées, moins nombreuses, avec des bords discrets, souvent en relief ; principalement à la partie postérolatérale des membres, du dos, des fesses, du visage ; associées à une anhidrose, une alopécie et une perte de sensibilité.
- *Lèpre borderline :* des macules hypomélaniques mal limitées sont occasionnellement observées.
- *Lèpre indéterminée :* macules érythémateuses à hypomélaniques asymétriques, réparties sur les zones exposées ; pilosités normales.
- *Lèpre lépromateuse :* des macules hypomélaniques peuvent être la manifestation la plus précoce ; elles sont souvent petites, multiples, fines et mal limitées ; en particulier au visage, aux membres et aux fesses ; il n'y a pas, ou presque pas d'anhidrose ou de perte de sensibilité.

Tréponématoses (cf. chap. 61 et 69)

- Les tréponématoses non vénériennes (p. ex. pinta, pian, bejel) et la syphilis vénérienne peuvent être associées à des hypomélanoses, en particulier dans la période où elles ne sont pas traitées.

Onchocercose (cécité des rivières) (cf. chap. 70)

- Cette infestation par filaires atteint de façon prédominante la peau et les tissus oculaires ; elle est causée par la transmission d'*Onchocerca volvulus* à partir de la piqûre d'une mouche noire dans des zones tropicales d'Afrique > Amérique centrale et du Sud.

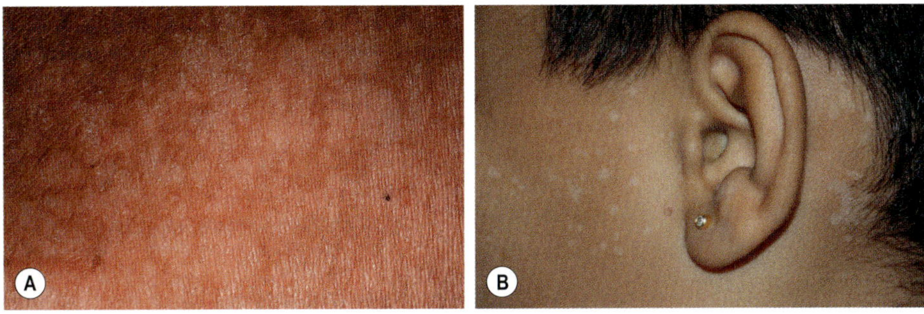

Fig. 54.18 Pityriasis versicolor. A Variante hypopigmentée avec squames évidentes. **B** Lésions hypopigmentées en gouttes sur la joue; noter les lésions squameuses classiques de la zone auriculaire postérieure. *Remerciements : A : YDRSC; B : Julie V. Schaffer, MD.*

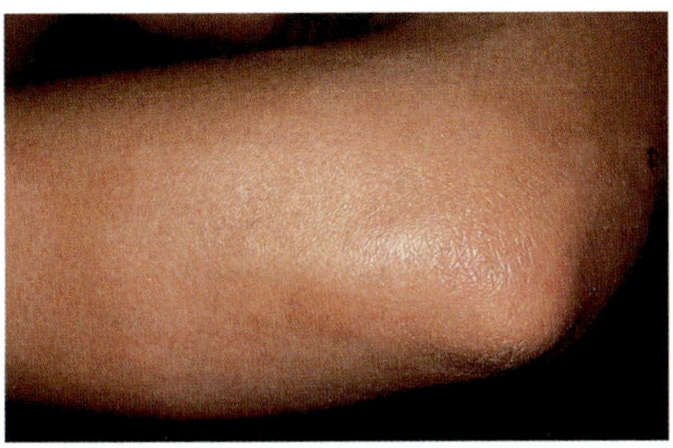

Fig. 54.19 Lèpre tuberculoïde. Grande plaque fine, hypopigmentée, sur le coude avec une bordure rose, claire, en relief. *Remerciements : YDRSC.*

- Ultérieurement surviennent des leucodermies des jambes avec une hyperpigmentation folliculaire ressemblant à une peau de léopard (fig. 54.20).
- **DD :** dermatite atopique avec dépigmentation post-inflammatoire, ou dermatite atopique plus vitiligo avec phénomène de Koebner.

Autres

- Une hypopigmentation peut aussi résulter d'infections bactériennes ou virales, p. ex. le zona.

Leucodermie associée au mélanome (cf. chap. 93)

- Une dépigmentation de type vitiligo peut survenir chez des patients qui ont un mélanome cutané ou oculaire, soit spontanément, soit dans le cadre d'une immunothérapie (p. ex. ipilimumab, pembrolizumab, nivolumab).
- Considérée comme résultant d'une réaction immune dirigée contre des antigènes communs des mélanocytes normaux et malins (fig. 54.21).

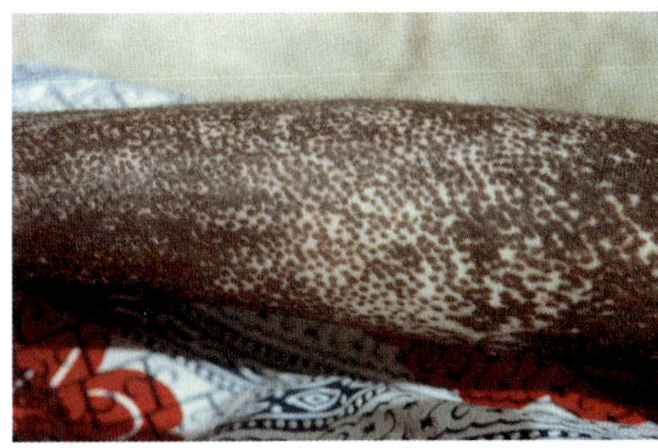

Fig. 54.20 Onchocercose (peau de léopard). Dépigmentation de la jambe, avec repigmentation folliculaire ou rétention du pigment périfolliculaire, site fréquent de leucodermie associée. Ressemble cliniquement à un vitiligo qui se repigmente ou à une leucodermie de sclérodermie. *Remerciements : Jean-Paul Ortonne, MD.*

- Tandis que la forme spontanée nécessite une reclassification, la forme associée au traitement laisse présager un meilleur pronostic.

Leucodermie chimique

- Le contact avec nombre de substances chimiques peut entraîner une hypomélanose de la peau et des pilosités (fig. 54.22).
- Les composés dépigmentants ont une structure chimique similaire à celle des précurseurs de la mélanine; ils incluent les catéchols, phénols et quinones (p. ex. hydroquinone [HQ] ou monobenzyl éther de HQ [MBEH]).
- La HQ induit une hypopigmentation réversible, tandis que la dépigmentation par MBEH est souvent permanente et ne survient pas seulement au site d'application mais aussi sur des sites distants.
- Les CS topiques et injectés peuvent aussi entraîner une hypopigmentation (cf. fig. 54.22).

Divers

Hypomélanose idiopathique en gouttes

• Affection très fréquente dont l'incidence augmente avec l'âge ; survient dans toutes les ethnies et pour tous types de peau (fig. 54.23).
• Se présente typiquement comme de multiples petites (en gouttes) macules blanches, asymptomatiques, bien circonscrites, sur les faces d'extension des avant-bras et des jambes ; la surface est lisse, avec souvent une accentuation des marques cutanées.
• **DD :** autres leucodermies en gouttes (cf. tableau 54.2).

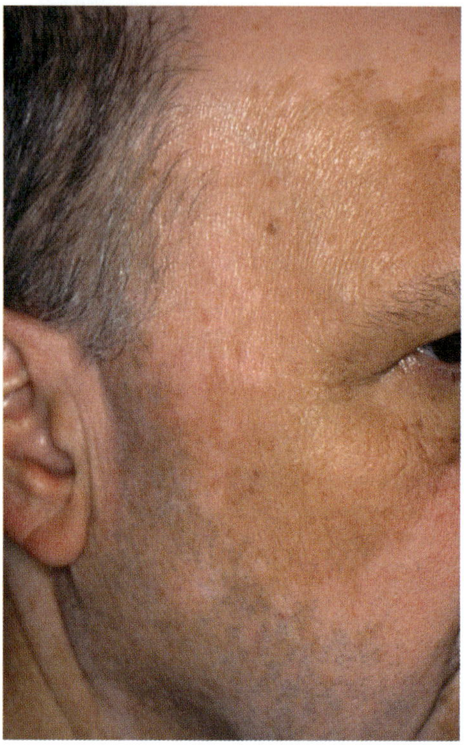

Fig. 54.21 Leucodermie associée au mélanome. Leucodermie de type vitiligo associée à l'ipilimumab, un anticorps anti-CTLA-4 (*cytotoxic T-lymphocyte-associated antigen-4*) administré pour un mélanome métastatique. *Remerciements : Jean L. Bolognia, MD.*

Hypomélanose maculeuse progressive du tronc (HMPT)

• Caractérisée par des macules et des taches asymptomatiques, mal limitées, petites, rondes ou ovales, non squameuses, principalement sur le tronc et la partie proximale des membres supérieurs, avec fréquente confluence des lésions (fig. 54.24).
• Une variante moins fréquente en grandes taches est observée chez les femmes afro-caribéennes.
• **DD :** pityriasis versicolor traité précédemment.

Hypomélanoses capillaires

• Circonscrite (poliose) versus généralisée (canitie).
• Le grisonnement de la chevelure, localisé ou généralisé, est caractérisé par un mélange de cheveux normalement pigmentés, hypomélanotiques et amélanotiques.
• Le blanchiment de la chevelure est le point final du grisonnement des cheveux et les deux sont dus à un défaut de persistance des cellules souches mélanocytaires.
• Le grisonnement prématuré de la chevelure a été associé à de nombreuses affections génétiques (p. ex. syndrome de Werner, piébaldisme), de même qu'au vitiligo.
• L'hypomélanose diffuse de la chevelure a été associée à des causes aussi bien héréditaires (p. ex. syndrome de Fanconi) qu'acquises (p. ex. inhibiteurs de la tyrosine-kinase, antipaludéens).

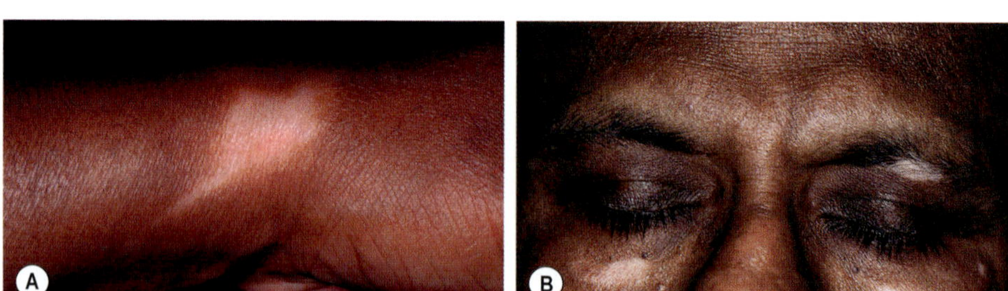

Fig. 54.22 Leucodermie chimique. A Hypopigmentation due à l'injection de corticostéroïdes dans la tabatière anatomique. La lisière est à la fois étoilée et linéaire. Apparition typique quelques semaines à quelques mois après l'injection. Dans la plupart des cas, une repigmentation survient dans l'année qui suit l'interruption des injections. **B** Dépigmentation développée dans les zones de contact avec des lunettes de natation caoutchoutées. *Remerciements : A : YDRSC ; B : Kalman Watsky, MD.*

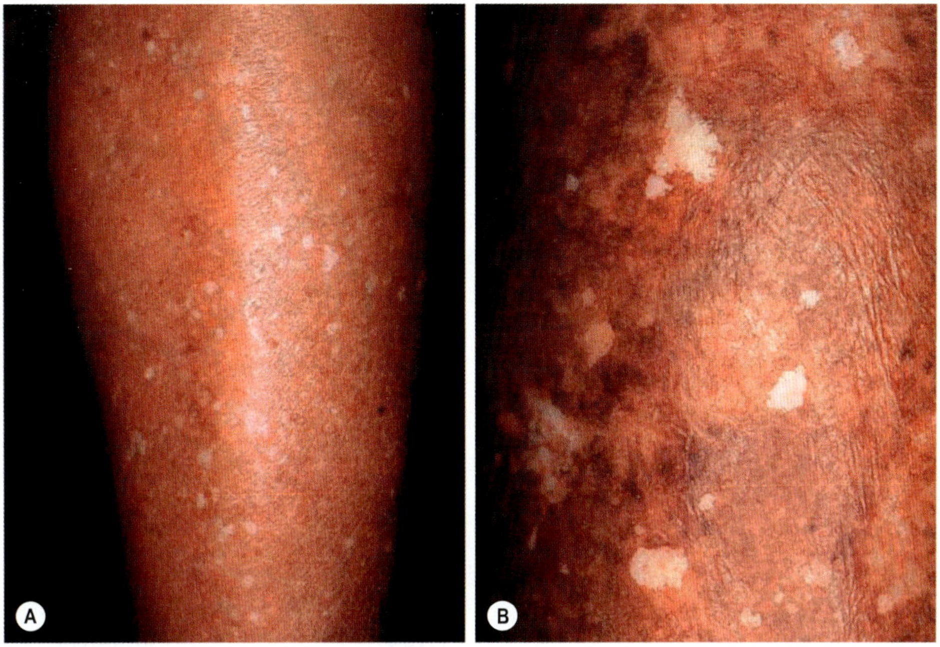

Fig. 54.23 Hypomélanose idiopathique en gouttes. A Macules typiques de la jambe de 1–5 mm. **B** Occasionnellement, il y a un mélange avec des lésions plus grandes. *Remerciements : YDRSC.*

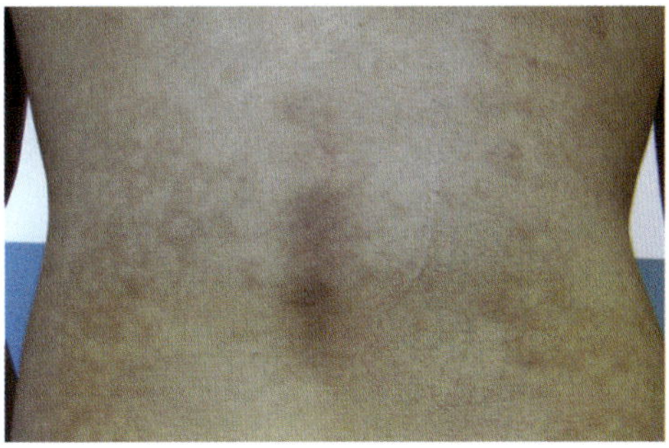

Fig. 54.24 Hypomélanose maculeuse progressive. Noter la coalescence de macules hypopigmentées non squameuses au milieu du dos. *Remerciements : Jean-Paul Ortonne, MD.*

Pour plus d'informations, cf. chap. 65 et 66 de *Dermatology, Fourth Edition*.

55 Maladies avec hyperpigmentation

Définitions

• **Hyperpigmentation** : terme utilisé pour décrire des affections caractérisées par un noircissement de la peau ; englobe les hypermélanoses.
• **Hypermélanose** : terme plus spécifique qui indique une augmentation du contenu en mélanine de la peau ; typiquement due à une augmentation de la production de mélanine mais parfois par augmentation de la densité des mélanocytes actifs.
• **Coloration anormale** : expression utilisée pour décrire une couleur anormale de la peau ; peut être due au dépôt de substances telles que des médicaments, des complexes avec des médicaments (p. ex. avec mélanine ou fer) ou des métaux lourds dans le derme.
• **Dyschromatose** : affection caractérisée par la présence à la fois d'une hypo et d'une hyperpigmentation.
• **Incontinence pigmentaire :** présence de mélanine dans les macrophages dermiques (mélanophages) ; la source de la mélanine est dans l'épiderme, l'incontinence pigmentaire résulte typiquement d'une inflammation à la jonction dermoépidermique.
• **Hyperpigmentation épidermique** : indique une augmentation de la mélanine dans l'épiderme, ce qui produit typiquement une couleur de brun clair à brun noir.
• **Hyperpigmentation dermique** : indique une augmentation de la mélanine dans le derme, principalement au sein des mélanophages ; se présente de façon caractéristique par une couleur gris bleu à gris brun.

Approche diagnostique des affections avec hyperpigmentation

• Les affections avec hyperpigmentation résultent habituellement d'une augmentation de la production de mélanine et occasionnellement d'une augmentation de la densité des mélanocytes actifs.
• L'approche clinique de ces affections est simplifiée en les divisant en quatre types : *circonscrit*, *diffus*, *linéaire* et *réticulé* (fig. 55.1).
• Le type clinique le plus fréquent est *circonscrit* ; l'observation des sites d'atteinte, de la forme, de la configuration et de la taille peut fournir des indices diagnostiques.
• Les dyschromatoses sont discutées séparément.

Hyperpigmentation circonscrite

• Les trois principales entités de cette catégorie sont l'hyperpigmentation post-inflammatoire, le mélasma et l'hyperpigmentation induite par des médicaments.

HYPERPIGMENTATION POST-INFLAMMATOIRE

• Elle représente un excès de mélanine acquis après une inflammation cutanée (p. ex. acné, psoriasis) ou une blessure (p. ex. brûlures ou friction).
• Dépend de l'affection, une hypopigmentation post-inflammatoire est aussi possible, cela est discuté chap. 54.
• Peut survenir n'importe où sur le corps, incluant les muqueuses ou l'unité unguéale ; l'augmentation de la pigmentation est localisée aux zones inflammatoires et devient plus apparente quand l'érythème associé disparaît (comparable à une « ombre laissée derrière »).
• L'inflammation qui précède peut être évidente, transitoire ou infraclinique (tableau 55.1 ; fig. 55.2).
• Les macules et taches hyperpigmentées peuvent se disposer en une variété de couleurs allant du brun clair au brun noir (mélanine épidermique) ou de gris bleu à gris brun (mélanine dermique).
• En général, la pigmentation épidermique post-inflammatoire peut disparaître pour autant que l'affection sous-jacente soit traitée

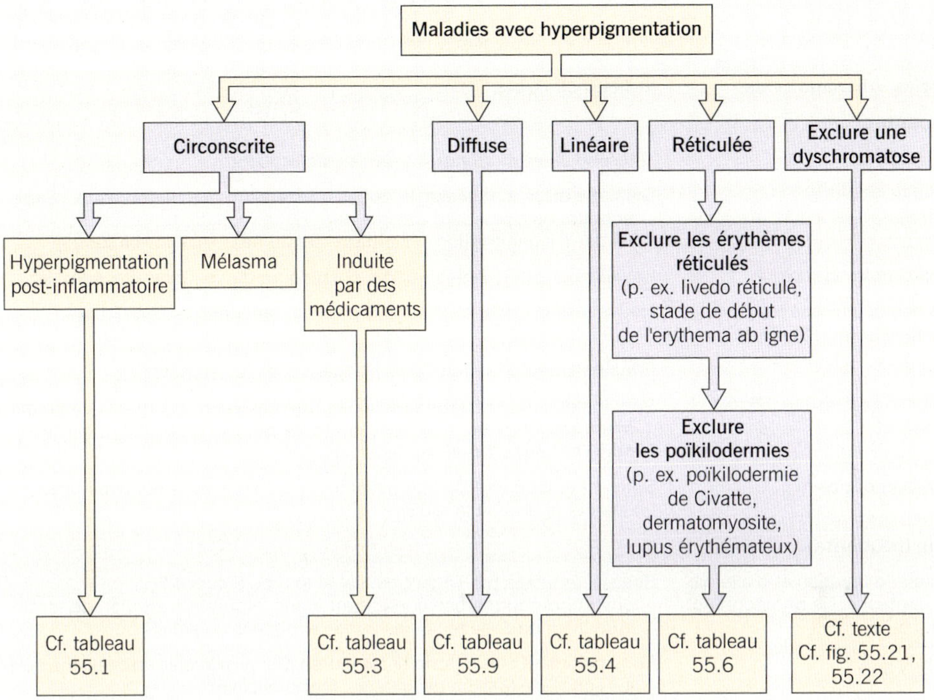

Fig. 55.1 Approche diagnostique des maladies avec hyperpigmentation.

efficacement, mais cela peut nécessiter des mois voire des années ; la pigmentation post-inflammatoire dermique peut être persistante.

• Peut aussi être exacerbée par des expositions aux UV, la photoprotection est donc un élément important du traitement.

• **DD :** cf. tableau 55.1 ; une biopsie cutanée peut parfois aider à établir le diagnostic.

• Les causes d'hyperpigmentation post-inflammatoire souvent présentes sans signes évidents d'inflammation préalable sont les suivantes :
  – Amylose cutanée primaire (localisée) (cf. chap. 39 et fig. 39.6 et 39.7)
  – Érythème dyschromique persistant (EDP ou dermatose cendrée) (cf. chap. 9 et fig. 9.10 et 55.3A)
  – Lichen plan pigmenté (LPP) (cf. chap. 9, tableau 9.1, et fig. 9.5G et 55.3B)
  – **Mastocytose** (cf. chap. 96 et fig. 96.4)
  – **Pityriasis versicolor** (cf. chap. 54 et 64 et fig. 64.1)
  – **Atrophodermie de Pasini et Pierini** (cf. chap. 82)
    ◦ Il est débattu de savoir s'il s'agit d'une entité distincte ou d'un stade final de morphée
    ◦ Typiquement observée chez de jeunes adultes en bonne santé sous forme de nombreuses plaques de la face postérieure du tronc légèrement déprimées, hyperpigmentées, ovalaires, de 3 à 6 cm
    ◦ Absence de phase inflammatoire

• **TT :** en plus du traitement de l'affection inflammatoire sous-jacente et de la photoprotection, les agents topiques suivants peuvent être utilisés : hydroquinone 2–4 % ; une combinaison d'hydroquinone, trétinoïne et d'un CS de faible puissance ; acide azélaïque 15 % ; α-hydroxyacides (p. ex. acide glycolique).

MÉLASMA

• Affection acquise très courante caractérisée par des taches symétriques, hyperpigmentées avec des bords irréguliers, résultant d'une augmentation de la mélanine épidermique et/ou dermique ; principalement au visage (cf. infra) > moitié supérieure de la poitrine et face d'extension des avant-bras.

• Observé principalement chez les femmes ; augmentation de la prévalence chez les personnes qui ont un phototype cutané III-IV.

• La pathogénie est considérée comme liée à des mélanocytes hyperfonctionnels qui sont stimulés

Tableau 55.1 Affections associées à une hyperpigmentation post-inflammatoire. Les affections ayant un fond bleu sont caractérisées par une inflammation à la jonction dermoépidermique. De telles inflammations peuvent conduire à la présence de mélanine dans les mélanophages dermiques (incontinence pigmentaire), qui peut être résistante aux traitements et prendre du temps à disparaître. De nombreuses affections peuvent entraîner une hyperpigmentation épidermique et éventuellement disparaître si l'affection sous-jacente est traitée efficacement.

Maladies inflammatoires	Indices cliniques
Fréquentes	
Acné vulgaire	Tête/cou, haut du tronc ; < 1 cm ; périfolliculaire
Dermatite atopique	Diathèse atopique ; visage et zones d'extension des membres chez les enfants, puis plus tard atteinte des plis ; excoriations ; replis atopiques ; xérose ; lichénification ; pli transversal du nez (« salut allergique »)
Lichen simplex chronique	Localisations fréquentes : partie postérieure du cou, cheville, scrotum
Mélanose pustuleuse transitoire du nouveau-né (fig. 55.2D)	Nouveau-nés noirs ; les pustules peuvent précéder la pigmentation
Impétigo	Principalement le visage ; plus fréquent chez les enfants
Piqûres d'insectes (fig. 55.2A)	Principalement les zones exposées ; habituellement < 1 cm ; fréquemment membres inférieurs avec les piqûres de puces ; présentation groupée et parfois linéaire (*breakfast-lunch-dinner*)
Traumatisme linéaire	Souvent antécédent de traumatisme ou de blessure ; peut avoir une forme ou une configuration irrégulière
Moins fréquentes	
Dermatite d'irritation et d'allergie de contact et de photocontact (fig. 55.2E)	Sites déterminés par l'agent causal et le type d'exposition ; phytophotodermatose conduisant à une hyperpigmentation de forme irrégulière ou linéaire sur les zones exposées au soleil
Pityriasis rosé	Principalement sur le tronc et les extrémités proximales ; les lésions suivent les lignes de tension de la peau ; forme ovalaire
Psoriasis (fig. 55.2B)	Atteintes du cuir chevelu/des ongles ; les genoux/coudes sont les sites les plus fréquents
Lucite estivale bénigne	Faces d'extension des membres supérieurs, partie supérieure médiane de la poitrine, visage ; saisonnière (p. ex. printemps ou début de l'été)
Lupus érythémateux discoïde	Visage et conques des oreilles, avec bouchons folliculaires dans ce dernier site ; lésions orales ; dans les lésions cicatricielles, hypopigmentation centrale avec bordure hyperpigmentée
Lichen plan (LP ; fig. 55.3B)	Poignets, face antérieure des jambes, et zone présacrée dans le LP classique ; visage, cou et zones intertrigineuses dans le LP pigmentaire ; ongles/atteinte orale
Érythème dyschromique persistant (EDP ; dermatose cendrée) (fig. 55.3A)	Cou, partie proximale des membres supérieurs, tronc, de forme ronde ou ovale avec une couleur bleu gris ; l'axe longitudinal peut suivre les lignes de tension de la peau (comme dans le pityriasis rosé) ; moins habituellement observé chez les personnes à peau claire
Pigmentation éruptive maculeuse idiopathique*	Tronc, extrémités proximales, cou, visage ; de forme ronde ou ovale avec une couleur gris brun ou gris bleu ; plaques à peine surélevées avec une texture discrètement veloutée ; atteint principalement les enfants et les adolescents ; dure des mois ou des années
Éruption pigmentée fixe médicamenteuse (cf. fig. 55.2C)	Lésions arrondies ; principalement régions périorales, acrales et génitales ; récurrences au(x) même(s) site(s) si répétition des expositions
Éruption médicamenteuse morbilliforme	Étendue ; lésions habituellement discrètes ; antécédents d'expositions aux médicaments
Exanthème viral	Étendu ; lésions habituellement discrètes ; antécédents de symptômes associés
Morphée	Tronc ou membres ; grande taille sauf dans la variété en gouttes ; peut être linéaire ; induration et plus tard atrophie dermique
Atrophodermie de Pasini et Pierini	Sur le tronc ; grande taille ; déprimée avec signe de la « falaise » en périphérie, pas d'induration
Excoriations névrotiques (psychogènes), acné excoriée	Principalement le visage, le cuir chevelu, les faces d'extension des bras, le haut du dos (zones pouvant être atteintes) ; contours linéaires ou anguleux stades évolutifs variés depuis des érosions/ulcérations jusqu'à des cicatrices

* *Typiquement non précédée cliniquement ou histologiquement d'une phase inflammatoire.*
Adapté de Bolognia JL. Disorders of hypopigmentation and hyperpigmentation. In : Harper J, Oranje A, Prose N (Eds.), Textbook of Pediatric Dermatology, 2nd edn. Oxford : Blackwell Science, 2006 ; 997–1040

par des facteurs d'exacerbation comme l'exposition solaire et les hormones (p. ex. grossesse, contraceptifs oraux).

- Trois types cliniques sont classiques, reposant sur la distribution : centrofaciale (la plus fréquente), malaire et mandibulaire (fig. 55.4).
- Classiquement, le mélasma a aussi été classé selon les manifestations observées à l'examen à la lampe de Wood : les lésions qui sont renforcées indiquent une augmentation de la mélanine épidermique et les lésions qui ne sont pas renforcées indiquent une augmentation de la mélanine dermique ; toutefois, des types mixtes de mélasma à la fois épidermiques et dermiques sont courants.
- Dans les latitudes nord, les lésions tendent à pâlir durant les mois d'hiver ; le mélasma tend à être plus persistant chez les personnes à peau foncée.
- **DD :** hyperpigmentation post-inflammatoire, induite par des médicaments (p. ex. minocycline, amiodarone), nævus acquis bilatéral avec macules de type Ota (en particulier chez les femmes asiatiques), lichen plan actinique, dermatite de contact pigmentée, ochronose exogène due à l'application d'agents blanchissants contenant de l'hydroquinone (fig. 55.5), érythromélanose faciale.
- Ces autres affections se distinguent du mélasma sur des aspects anamnestiques (p. ex. ingestion médicamenteuse, application de médicaments topiques ou de cosmétiques, inflammation préalable), la couleur (p. ex. les groupes de macules de type nævus de Ota sont typiquement de couleur bleu gris), le type de distribution, les manifestations histologiques et les lésions primaires si elles existent.
- Les options thérapeutiques sont présentées tableau 55.2 ; l'hyperpigmentation épidermique répond généralement bien au traitement.

HYPERPIGMENTATION OU COLORATION ANORMALE CIRCONSCRITE INDUITE PAR DES MÉDICAMENTS

- Une vaste gamme de médicaments et de produits chimiques peut causer une hyperpigmentation ou une coloration anormale circonscrite, ou diffuse, voire selon des motifs linéaires ; une mélanonychie longitudinale ou horizontale peut aussi être présente.
- Les médicaments les plus fréquemment responsables d'hyperpigmentations circonscrites ou de colorations anormales sont la minocycline et les antipaludéens (tableau 55.3 ; fig. 55.5 à 55.8).
- La pathogénie résulte de divers mécanismes, de l'augmentation de la production de mélanine au dépôt de complexes médicamenteux ou de métaux lourds dans le derme.
- L'hyperpigmentation ou la coloration anormale régressent typiquement à l'arrêt du médicament en cause, mais l'évolution peut être prolongée.

Hyperpigmentation diffuse

- L'hyperpigmentation diffuse a de multiples causes, incluant des anomalies induites par des médicaments, métaboliques et endocriniennes, des déficiences nutritionnelles, des expositions aux métaux lourds et des syndromes héréditaires.
- Peut être accentuée sur les zones exposées au soleil.
- Une approche diagnostique du patient ayant une hyperpigmentation diffuse est présentée fig. 55.9.

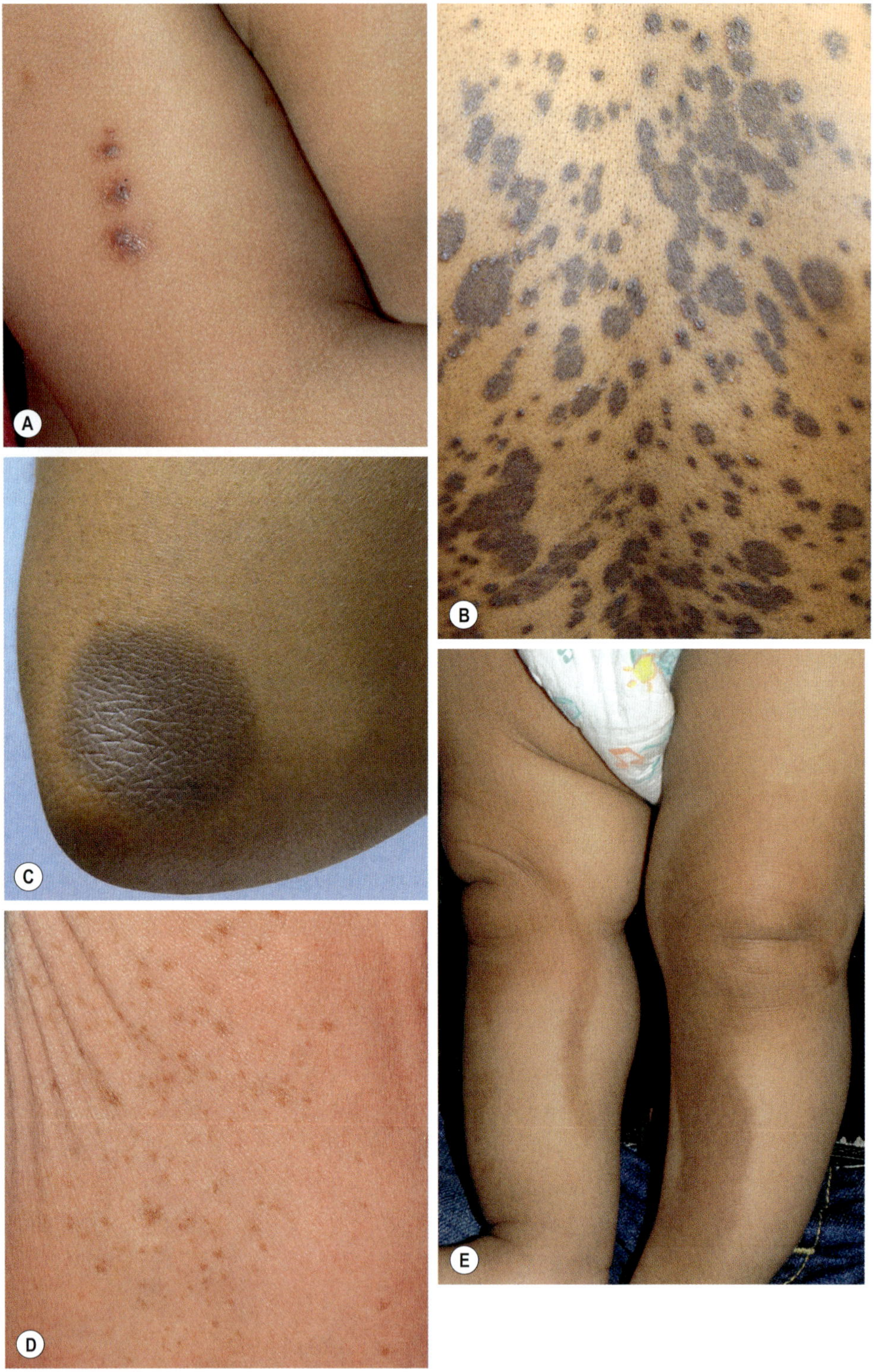

Fig. 55.2 Hyperpigmentation post-inflammatoire épidermique. Lésions dues à des piqûres d'insectes (**A**), un psoriasis (**B**), éruption médicamenteuse fixe induite par triméthoprime-sulfaméthoxazole (**C**) et mélanose pustuleuse néonatale transitoire (**D**). Noter l'inflammation résiduelle et la configuration en *breakfast-lunch-dinner* en (**A**). **E** Hyperpigmentation épidermique linéaire due à une phytophotodermatose, qui nécessite un contact avec une plante (p. ex. citron vert) contenant un agent photosensibilisant chimique suivi d'une exposition aux UV. *Remerciements : A, D, E : Julie V. Schaffer, MD ; B, C : Justin Finch, MD.*

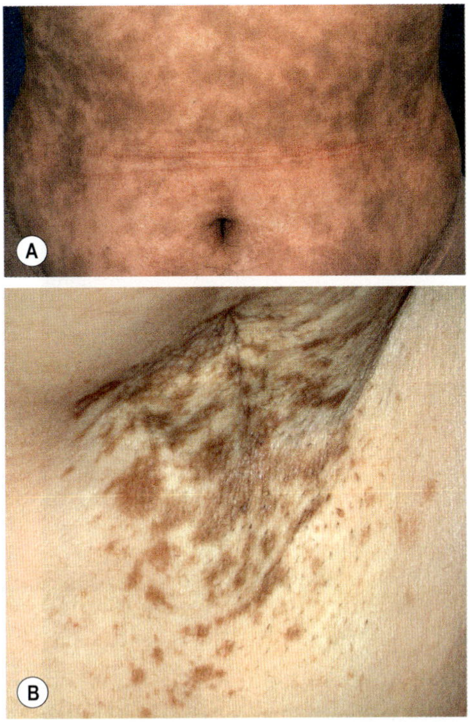

Fig. 55.3 Hyperpigmentation post-inflammatoire dermique. A Érythème dyschromique persistant (EDP ou dermatose cendrée). Multiples macules et taches gris brun sur l'abdomen. La couleur cendrée est caractéristique. **B** Lichen plan pigmentaire. Multiples macules coalescentes gris brun des régions axillaires chez une femme d'âge moyen. *Remerciements : A : NYUDSC; B : YDRSC.*

Hyperpigmentation linéaire

• Une hyperpigmentation linéaire, de même qu'une hypopigmentation linéaire (cf. chap. 54), peut résulter de nombreuses causes; une étape initiale consiste à déterminer si les lésions suivent ou non des lignes de Blaschko (cf. chap. 51).

• Le diagnostic différentiel d'une hyperpigmentation linéaire est présenté tableau 55.4 (fig. 55.10 à 55.16).

HYPERPIGMENTATION LE LONG DES LIGNES DE BLASCHKO ET DANS D'AUTRES TYPES DE MOSAÏQUES

• Une hyperpigmentation peut suivre les lignes de Blaschko ou d'autres types de mosaïque (p. ex. en forme de blocs [cf. chap. 51]).

• Des stries hyperpigmentées le long des lignes de Blaschko ont été nommées *« hypermélanoses nævoïdes linéaires et en tourbillons » (HNLT)* ou hyperpigmentations linéaires nævoïdes, elles sont le reflet d'un mosaïcisme pigmentaire (fig. 55.10).

• Chez une minorité de patients, la HNLT est associée à des anomalies systémiques (p. ex. du SNC, musculosquelettiques ou oculaires); les stries hyperpigmentées apparaissent généralement dans la petite enfance.

• Les patients présentant des stries hypo ou hyperpigmentées le long des lignes de Blaschko peuvent être approchés de la même façon, par un examen physique et une évaluation plus poussée (p. ex. génétique) orientée par les manifestations cliniques.

• L'hyperpigmentation peut également apparaître dans une configuration semblable à des blocs, aussi rapportée comme affection par **anomalie pigmentaire segmentaire** (cf. fig. 55.11); le **DD** inclut la mélanose de Becker et les TCL segmentaires, qui peuvent être isolés ou syndromiques (p. ex. syndrome de McCune-Albright [cf. tableau 50.3]); dans ce dernier, les TCL peuvent être de configuration plus géographique.

HYPERPIGMENTATION LINÉAIRE NE SUIVANT PAS LES LIGNES DE BLASCHKO

• ***Lignes de démarcation pigmentaire*** (cf. fig. 55.14).
  – Chez les humains, les surfaces cutanées dorsales sont relativement hyperpigmentées comparativement aux surfaces ventrales
  – Chez les patients ayant une pigmentation plus sombre, les lignes de démarcation entre les surfaces ventrales et dorsales sont plus apparentes
  – Ces lignes de démarcation sont présentes depuis la petite enfance et persistent au long de la vie; elles sont plus prévalentes à la partie antérolatérale des bras et à la partie postéromédiane des cuisses (fig. 55.15)
  – De nombreuses lignes de démarcation pigmentaire existent et sont présentées tableau 55.5 et fig. 55.14

• ***Pigmentation flagellée à la bléomycine***.
  – Survient chez ~ 10–20 % des patients traités par bléomycine systémique
  – La pigmentation apparaît être dose-dépendante mais la pathogénie n'est pas bien comprise
  – Se présente en stries linéaires hyperpigmentées de la poitrine, du dos et occasionnellement des membres (fig. 55.16); dans une configuration qui suggère typiquement un lien avec le grattage, cependant les essais de reproduction des lésions par le grattage sont en général restées infructueuses; une phase érythémateuse, qui est en général rose chez les personnes à peau claire, peut précéder l'hyperpigmentation.

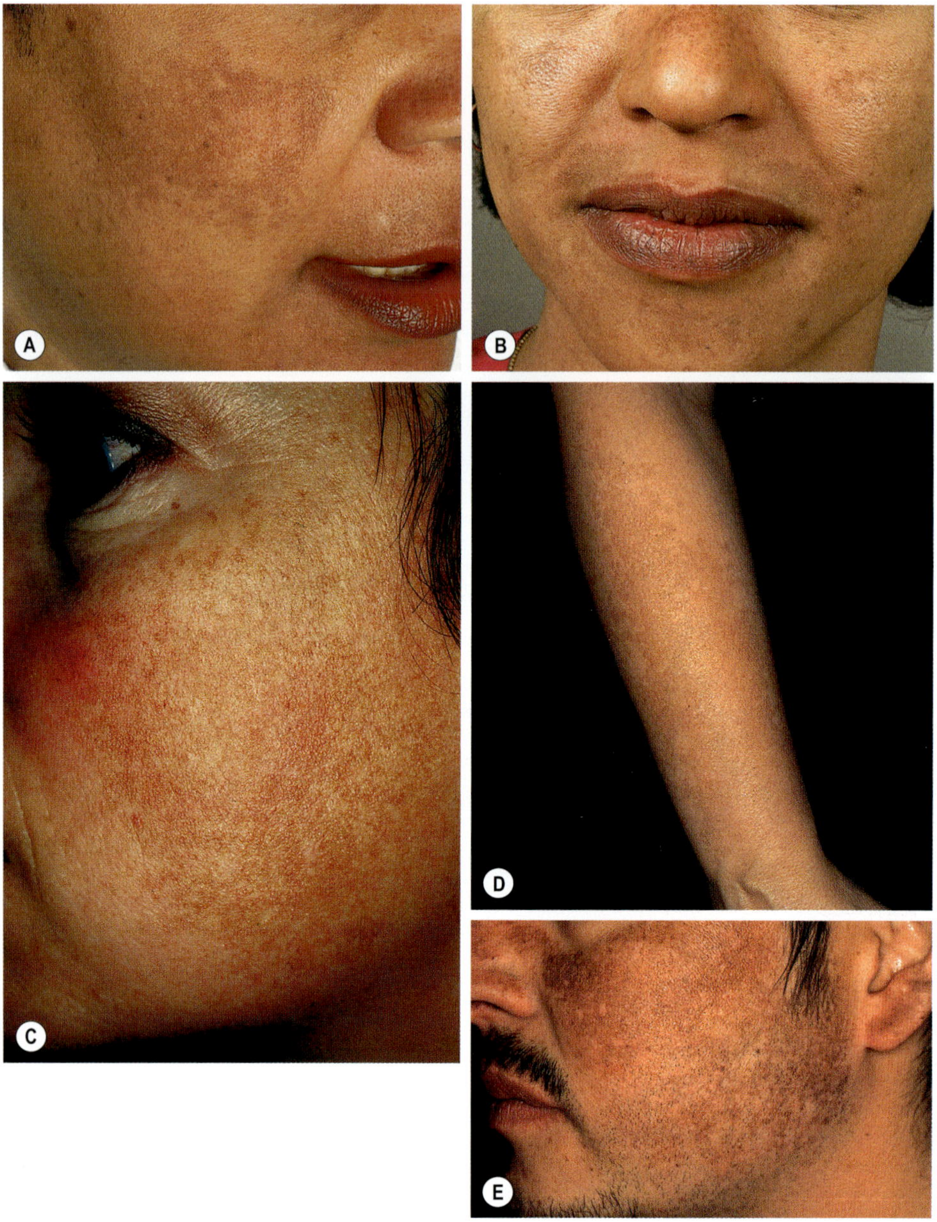

Fig. 55.4 Différentes formes de mélasma et d'hyperpigmentation de type mélasma. A Variante malaire. **B** Type centrofacial modéré avec épargne du philtrum. **C** Extension de l'hyperpigmentation en regard de la mandibule. **D** Atteinte de la face d'extension de l'avant-bras ; noter que le même contour irrégulier est observé sur le visage. **E** Aspect de type mélasma chez un patient qui avait eu précédemment un lupus érythémateux aigu. *Remerciements : A, B : NYUDSC ; C-E : Jean L. Bolognia, MD.*

Tableau 55.2 Options thérapeutiques choisies pour le mélasma.

Recommandations pour tous les patients
• Éviter les expositions solaires et les cabines de bronzage • Usage quotidien d'un antisolaire topique à spectre large (idéalement SPF ≥ 30 avec un écran physique tel qu'oxyde de zinc ou dioxyde de titane) • Chapeaux et vêtements de protection solaire • Maquillage camouflant • Arrêter les contraceptifs oraux, si possible
Options thérapeutiques énergiques/intenses*,**
Traitements topiques de 1re ligne
• Triple combinaison de HQ + rétinoïdes + CS† au coucher • HQ 4 % chaque jour, normalement au coucher • Acide azélaïque (15–20 %)
Traitements topiques d'appoint
• Acide L-ascorbique (10–15 %) • Acide kojique (1–4 %) • Acide tranexamique (2–5 %)
Traitements de 2e ligne
• Acide glycolique (en principe débuter à 30 % et augmenter si toléré) ou peelings à l'acide salicylique (20–30 %) toutes les 4-6 semaines
Traitements de 3e ligne‡
• Traitement laser (p. ex. fractionné) et lampes flash (*intense pulsed light therapy* : IPL)
Recommandations pour le traitement d'entretien à long terme
• Antisolaires topiques quotidiens et mesures de protection solaire (cf. ci-dessus) • Rétinoïdes topiques • α-hydroxyacides topiques (p. ex. crème à l'acide glycolique) • Autres topiques (p. ex. acide L-ascorbique [10–15 %], acide azélaïque [15–20 %], acide kojique [1–4 %], acide tranexamique [2–5 %])

** Les résultats des traitements topiques peuvent nécessiter jusqu'à 6 mois pour être objectivés; selon le patient HQ et combinaison HQ + rétinoïdes + CS sont normalement utilisés tous les jours pendant 2-4 mois et alors diminués en fréquence jusqu'à 1–2 fois/semaine; l'utilisation quotidienne prolongée peut entraîner des effets indésirables comme une dermatite périorale, des télangiectasies, une atrophie (CS) et une ochronose (HQ; cf. fig. 55.5).*
*** Tandis que l'HQ topique peut être cause d'une dermatite de contact allergique, tous les agents topiques peuvent causer une dermatite de contact par irritation, qui peut entraîner une aggravation de la pigmentation anormale; le cas échéant un test sur une petite zone, en dehors du visage, peut être réalisé avant de procéder à une application faciale étendue.*
† Typiquement un CS topique de classe faible est utilisé (cf. annexe).
‡ Il existe un risque de pigmentation anormale post-traitement; une zone doit être testée avant d'étendre le traitement au visage par laser ou lumière pulsée.
HQ : hydroquinone.

  - L'hyperpigmentation est habituellement réversible quand la bléomycine est interrompue, mais nécessite 3-4 mois pour s'effacer
  - D'autres manifestations cutanées peuvent inclure une hyperpigmentation circonscrite au-dessus des petites articulations des mains de même que des modifications sclérodermoïdes
- ***Dermatite flagellée aux champignons***
  - Survient après avoir mangé de grandes quantités de champignons shiitaké crus ou partiellement cuits
  - Une deuxième forme survient chez des personnes qui cultivent des champignons shiitaké
  - Se présente initialement par des papules prurigineuses et des vésicules qui se développent sur le visage, le cuir chevelu, le tronc et les extrémités proximales; le grattage de ces lésions peut conduire à des longues stries flagellées composées de pétéchies ou de papules, finalement suivies de motifs linéaires de pigmentation anormale (due à l'hémosidérine) ou d'hyperpigmentation post-inflammatoire

Tableau 55.3 Médicaments et substances chimiques associées à une hyperpigmentation ou une pigmentation anormale circonscrite.

Médicament ou substance chimique	Manifestations cliniques
Chimiothérapies	
Méchloréthamine (moutarde azotée)	• Hyperpigmentation aux sites d'applications topiques
Bléomycine (intraveineuse ou intralésionnelle)	Cf. texte
Anthracyclines (p. ex. daunorubicine, doxorubicine)	• Hyperpigmentation sur les zones exposées au soleil • Hyperpigmentation au-dessus des petites articulations de la main et atteignant les paumes (en particulier les plis), les plantes et la muqueuse orale (bouche, langue) • Mélanonychie transverse brun noir
5-fluoro-uracile	• Hyperpigmentation des zones exposées au soleil (~ 5 % des patients traités par voie systémique; souvent après une réaction érythémateuse photosensible) • Hyperpigmentation de la peau qui recouvre les veines dans lesquelles le médicament a été perfusé • Les autres sites incluent dessus des mains, paumes/plantes et zones irradiées • Mélanonychie transverse ou diffuse; pigmentation des lunules
Antipaludéens	
Chloroquine, hydroxychloroquine, quinacrine	• Coloration anormale grise à bleu noir, en général prétibiale avec l'(hydroxy)chloroquine; visage, palais dur, sclère et zones sous-unguéales peuvent être atteints • Coloration anormale, jaune à jaune brun diffuse avec la quinacrine • La coloration anormale atteint plus de 25 % des patients
Métaux lourds	
Arsenic (cf. chap. 74)	• Zones d'hyperpigmentation bronze ± «gouttes de pluie» de peau faiblement pigmentée surajoutées; principalement axillaires, aines, paumes, plantes, mamelons et points de pression (cf. fig. 74.7A)
Bismuth	• Coloration anormale bleu gris généralisée du visage, du cou, du dos des mains • La muqueuse orale et la gencive peuvent être atteintes
Or (chrysiase)	• Coloration anormale bleu gris permanente des régions exposées au soleil, principalement autour des yeux
Fer	• Coloration anormale permanente, brune, aux sites d'injection ou d'application de solution de sulfate de fer (solution de Monsel) comme agent hémostatique • Dépôts dermiques d'hémosidérine (dus à la lyse de globules rouges extravasés et ayant libéré leur stock de fer); communément observés dans le cadre d'une hypertension veineuse, dans les dermatoses purpuriques pigmentées, aux sites d'un purpura solaire antérieur, ou comme effet indésirable de la sclérothérapie de veines superficielles
Plomb	• «Ligne de plombage» du rebord gingival • Coloration anormale de l'ongle
Mercure	• Coloration anormale gris ardoisé, en particulier dans les plis cutanés

(*Suite*)

Tableau 55.3 Suite.

Métaux lourds	
Argent (argyrie)	• Zones d'applications topiques (p. ex. sulfadiazine argentique sur des brûlures ou ulcères) • Coloration anormale diffuse gris ardoisé, augmentée sur les zones exposées au soleil ; survient dans le cadre d'une exposition professionnelle, de médicaments alternatifs ou d'une absorption systémique à partir de l'usage de sulfadiazine argentique sur des brûlures/plaies étendues • Les ongles (de façon diffuse ou localisé à la lunule) peuvent aussi être atteints
Hormones	
Contraceptifs oraux, traitement hormonal substitutif	• Mélasma ; augmente la pigmentation des mamelons et des nævus
Composés divers	
Amiodarone	• Coloration anormale gris ardoisé à violacée des régions exposées au soleil, en particulier le visage (moins fréquente qu'un érythème par photosensibilité) • Patients à peau claire après un traitement au long cours, continu ; s'atténue après des mois si arrêt du traitement, mais peut persister
Azidothymidine (zidovudine, AZT)	• Mélanonychie longitudinale > transversale et diffuse (plus de 10 % des patients) ; lunule bleue • Hyperpigmentation cutanéomuqueuse (p. ex. diffuse étendue, acrale, macules orales) ; plus fréquente chez les patients à peau foncée, et peut être accentuée dans les zones de friction ou d'exposition solaire
Clofazimine	• Coloration anormale brun violacé ou gris bleuté, en particulier en peau lésionnelle (fig. 55.7) • Coloration anormale de la peau, diffuse, rouge à rouge brun et de la conjonctive
Diltiazem	• Coloration anormale gris ardoisé à gris brun des régions exposées au soleil chez les patients ayant un phototype IV-VI (cf. fig. 73.12) ; une accentuation périfolliculaire et un type réticulé peuvent être observés
Hydroquinone	Cf. texte et fig. 55.5
Minocycline	• *Type I :* coloration anormale bleu noir dans les zones d'inflammation et cicatrices, incluant celles dues à l'acné (fig. 55.8C) • *Type II :* macules/taches bleu gris (taille : 1 mm–10 cm) en peau préalablement normale, plus souvent sur les jambes (fig. 55.8A, B) ; parfois diagnostiquées à tort comme ecchymoses • *Type III :* pigmentation diffuse « brun boueux » prédominant sur les zones exposées au soleil • Coloration anormale bleu noir qui peut aussi atteindre les ongles, la sclère, la muqueuse orale, les os, la thyroïde et les dents
Médicaments psychotropes (p. ex. chlorpromazine, amitriptyline)	• Coloration anormale gris ardoisé des régions exposées au soleil

D'autres médicaments incluent le busulfan (cause d'une hyperpigmentation plus diffuse), l'hydroxyurée (hyperpigmentation sur les points de pression et les muqueuses [cf. fig. 55.6], mélanonychie), le méthotrexate (zones exposées au soleil), l'imatinib (localisée ou diffuse, peut atteindre les ongles et les muqueuses). Une hyperpigmentation et une coloration anormale diffuse sont discutées fig. 55.9.

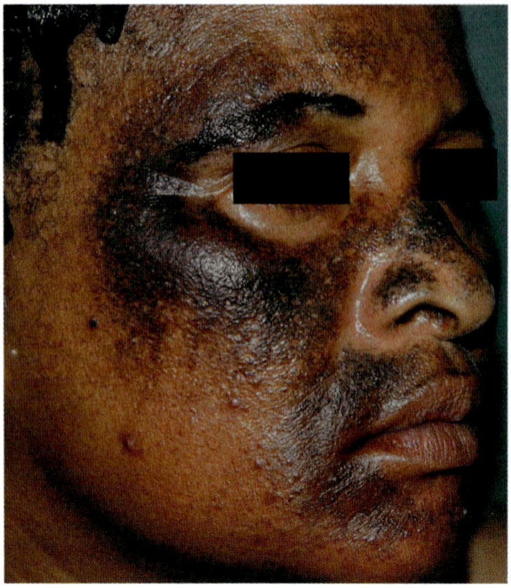

Fig. 55.5 Ochronose exogène secondaire à l'hydroquinone topique. Celle-ci causant un noircissement progressif est plus fréquemment observée en Afrique. *Remerciements : Regional Dermatology Training Centre, Moshi, Tanzania.*

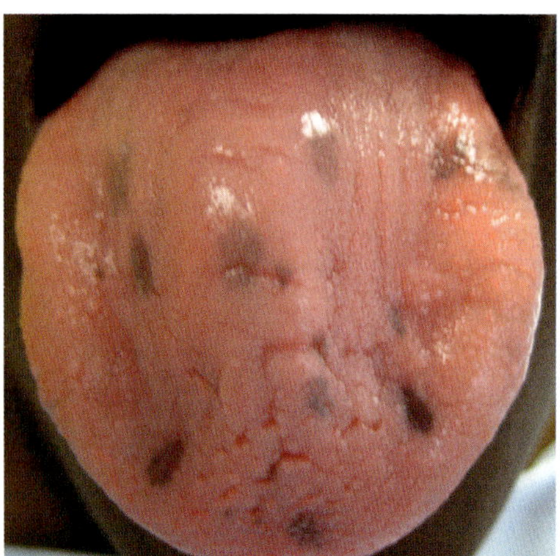

Fig. 55.6 Hyperpigmentation de la muqueuse orale induite par l'hydroxyurée. Macules hyperpigmentées circonscrites du dos de la langue. *Remerciements : Brian Horvath, MD.*

HYPERPIGMENTATION LINÉAIRE QUI PEUT OU NON SUIVRE LES LIGNES DE BLASCHKO

• ***Hyperpigmentation linéaire post-inflammatoire.***
  – Plus fréquente chez les personnes qui ont une pigmentation foncée
  – Survient après un traumatisme linéaire (p. ex. brûlure, abrasion, dermatite factice) et le long des veines (p. ex. phlébite, utilisation de drogues intraveineuses, sclérodermie systémique) ; succède aussi aux dermatoses inflammatoires, le plus souvent dermatites de contact allergiques dues à des plantes (p. ex. dermatite due au poison ivy/oak) ou phytophotodermatose, qui nécessite à la fois l'exposition à une plante et aux UV (cf. fig. 55.2E)
  – Occasionnellement, une hyperpigmentation post-inflammatoire peut suivre les lignes de Blaschko en raison de la configuration de la dermatose inflammatoire préalable (p. ex. lichen plan linéaire, blaschkite)

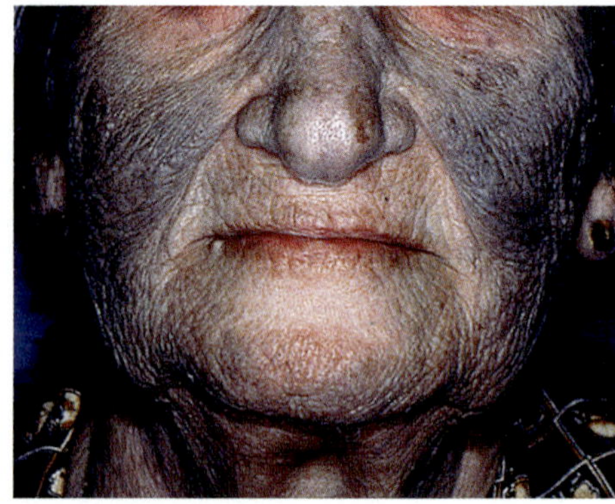

Fig. 55.7 Coloration anormale bleu-violet de lésions préexistantes d'une lèpre chez un patient traité par clofazimine. *Remerciements, Anne Burdick, MD.*

Hyperpigmentation réticulée

• Les affections caractérisées par une hyperpigmentation maculeuse vraiment réticulée sont inhabituelles et sont principalement des génodermatoses rares (tableau 55.6 ; fig. 55.17 à 55.20).

• Il est plus commun de rencontrer des affections où l'hyperpigmentation réticulée est simplement un des nombreux composants ; par exemple la papillomatose confluente et réticulée de Gougerot et Carteaud qui comporte aussi une papillomatose et une discrète hyperkératose (cf. fig. 55.17).

• De plus, il est nécessaire d'exclure les affections cutanées caractérisées par un érythème réticulé (p. ex. livedo réticulé) ou une poïkilodermie (p. ex. poïkilodermie de Civatte).

• L'hyperpigmentation réticulée peut aussi correspondre au motif d'un réseau veineux (p. ex. dernier stade d'un *erythema ab igne*) ; l'indice

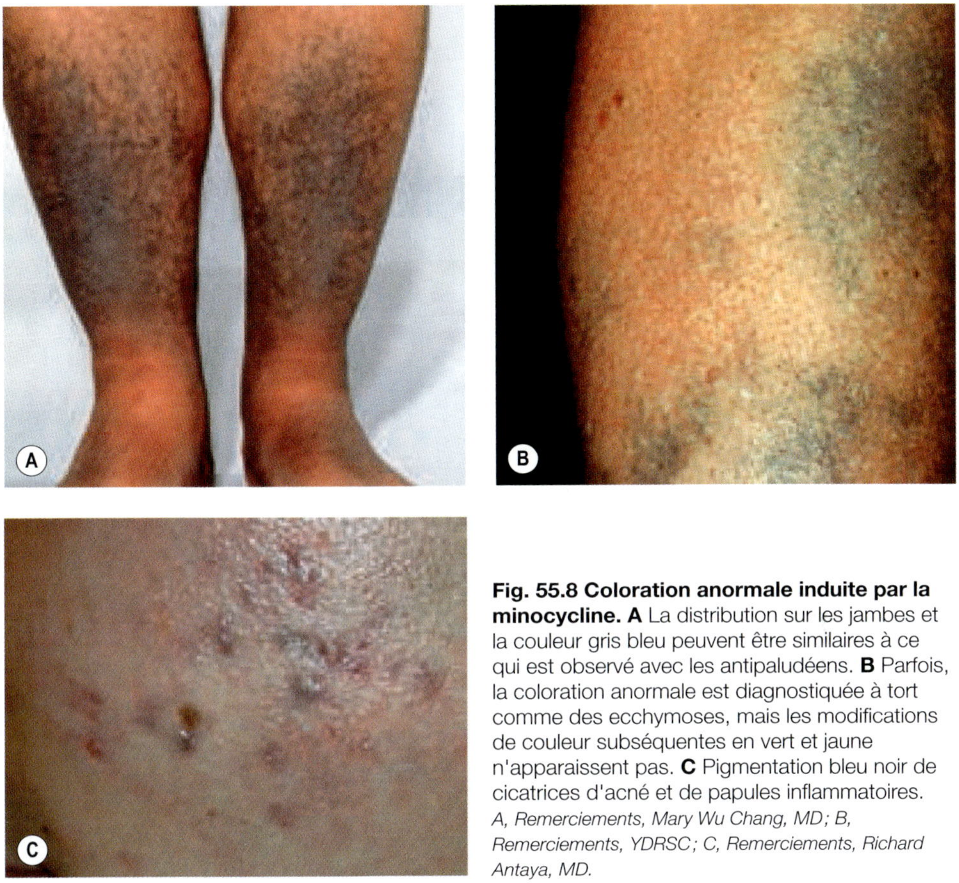

Fig. 55.8 Coloration anormale induite par la minocycline. **A** La distribution sur les jambes et la couleur gris bleu peuvent être similaires à ce qui est observé avec les antipaludéens. **B** Parfois, la coloration anormale est diagnostiquée à tort comme des ecchymoses, mais les modifications de couleur subséquentes en vert et jaune n'apparaissent pas. **C** Pigmentation bleu noir de cicatrices d'acné et de papules inflammatoires.
A, Remerciements, Mary Wu Chang, MD; B, Remerciements, YDRSC; C, Remerciements, Richard Antaya, MD.

clinique est un plus grand espacement que dans les génodermatoses.

Dyschromatoses

- Les dyschromatoses sont caractérisées par la présence à la fois d'hypo et d'hyperpigmentation; souvent au moins un composant de la pigmentation anormale a une configuration en gouttes.
- Ces affections peuvent être divisées en trois groupes :
  - *Génétique* (p. ex. dyschromatose symétrique héréditaire [fig. 55.21] et dyschromatose universelle héréditaire [fig. 55.22])
  - *Induite par des expositions* (p. ex. arsenic [cf. fig. 74.7A], monobenzyl éther d'hydroquinone [MBEH], diphénylcyclopropénone [DPCP], feuille de bétel)
  - *Liée à une infection* (p. ex. syphilis secondaire, pinta [cf. chap. 61])
- Il y a aussi une variante d'amylose cutanée dyschromique.

Pour plus d'informations, cf. chap. 67 de *Dermatology, Fourth Edition*.

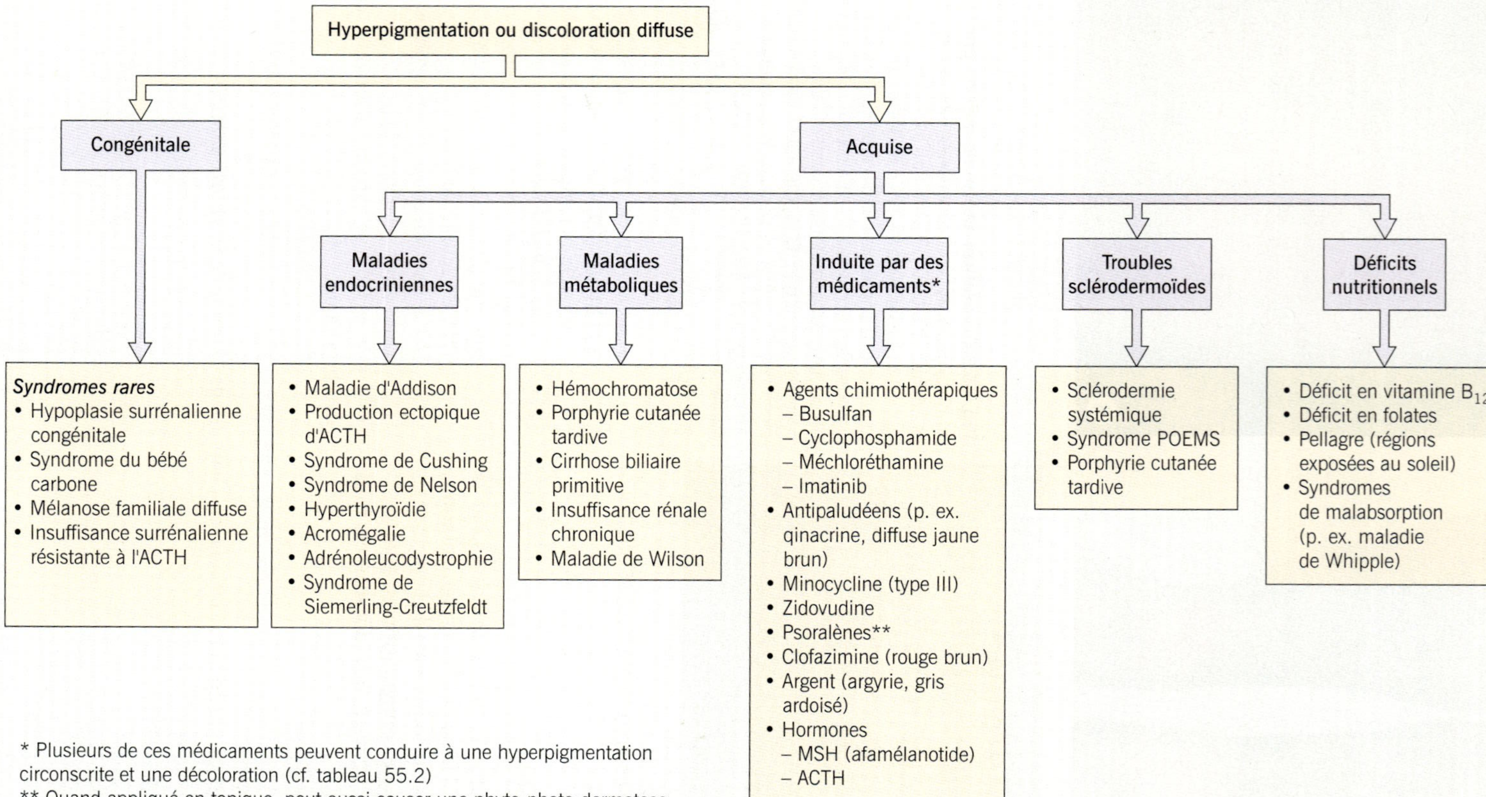

* Plusieurs de ces médicaments peuvent conduire à une hyperpigmentation circonscrite et une décoloration (cf. tableau 55.2)
** Quand appliqué en topique, peut aussi causer une phyto-photo-dermatose

Fig. 55.9 Diagnostic différentiel et approche clinique chez un patient qui a une hyperpigmentation ou une coloration anormale diffuse. ACTH : *adrenocorticotropic hormone* ; MSH : *melanocyte stimulating hormone* ; POEMS : *polyneurpathy, organomegaly, endocrinopathy, monoclonal gammotathy, and skin changes*.

Tableau 55.4 Affections avec lésions hyperpigmentées linéaires.

Lésions suivant les lignes de Blaschko
Héréditaire/début précoce
Hypermélanose linéaire et en tourbillons (HNLT) (« mosaïcisme pigmentaire »*; cf. fig. 55.10) Nævus épidermique débutant ou discret Troisième stade de l'incontinentia pigmenti** (cf. fig. 55.12) Affection pigmentaire réticulée liée à l'X** Hypoplasie dermique en aires** (syndrome de Goltz, macules hyperpigmentées dans des stries linéaires, le long d'une atrophie dermique cribiforme, des hernies graisseuses, une hypopigmentation et/ou des télangiectasies) Dysplasies ectodermiques hypohidrotiques liées à l'X** Syndrome de Conradi-Hünermann-Happle** Taches café-au-lait du syndrome de McCune-Albright (le plus souvent bandes épaisses ou en forme de bloc) Chimérisme (le plus souvent en forme de bloc ou de type mal défini)
Acquises/survenant souvent à un âge plus tardif
Lichen plan linéaire, lichen plan pigmentaire, érythème dyschromique persistant ou éruption médicamenteuse pigmentée fixe Atrophodermie de Moulin linéaire (fig. 55.13), possible morphée linéaire Hyperpigmentation post-inflammatoire due à une blaschkite Amylose cutanée linéaire biphasique‡
Lésions ne suivant pas les lignes de Blaschko
Lignes de démarcation pigmentaire (fig. 55.14 et 55.15; tableau 55.5) Linea nigra (fig. 22.7B) Phytophotodermatose (cf. fig. 55.2E) Hyperpigmentation linéaire en ligne de chaussettes ou de mitaines Hyperpigmentation flagellée – p. ex. due à la bléomycine (cf. fig. 55.16), dermatite au champignon shiitaké, dermatomyosite, plaques persistantes de la maladie de Still Hyperpigmentation serpentine supraveineuse, p. ex. due à une phlébite, utilisation d'un médicament intraveineux, sclérodermie systémique Causes additionnelles d'hyperpigmentation linéaire post-inflammatoire-excoriations, traumatismes/maltraitance, brûlures, dermatite de contact allergique (en particulier aux plantes), lésions koebnérisées (p. ex. psoriasis, lichen plan)

** Un mosaïcisme pigmentaire peut aussi être présent avec une hyperpigmentation de type bloc, rapportée comme trouble pigmentaire segmentaire (cf. fig. 55.11).*
*** Principalement chez les filles, dus à un mosaïcisme fonctionnel (par lyonisation) dans ces affections liées à l'X; occasionnellement chez les garçons avec mosaïcisme somatique ou syndrome de Klinefelter.*
‡ Cas unique.

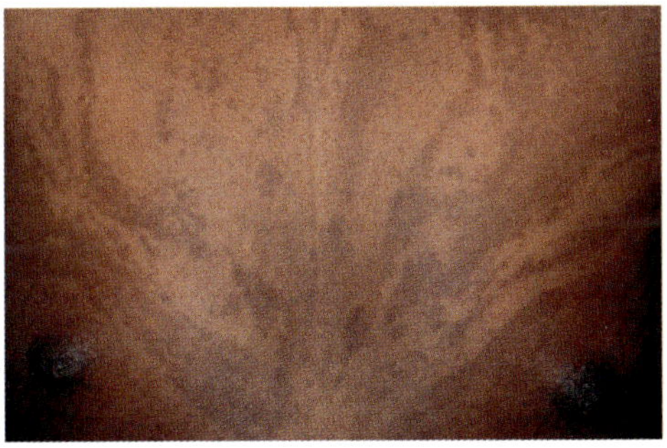

Fig. 55.10 Hypermélanose nævoïde linéaire et en tourbillons (HNLT) du tronc. Cette jeune Afro-Américaine avait un retard de développement. Noter la distribution le long des lignes de Blaschko.
Remerciements : Julie V. Schaffer, MD.

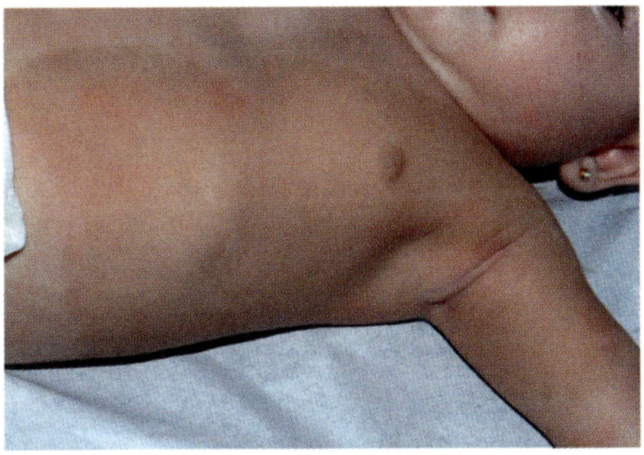

Fig. 55.11 Anomalie segmentaire de la pigmentation. Hyperpigmentation unilatérale de type bloc sur la poitrine, l'abdomen, et la partie supérieure du bras chez un petit enfant. Noter la démarcation médiane à la partie inférieure.
Remerciements : Julie V. Schaffer, MD.

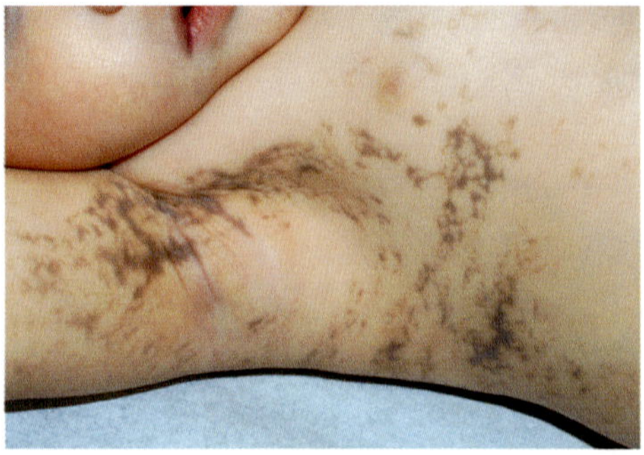

Fig. 55.12 Stade 3 de l'incontinentia pigmenti chez une enfant de 2 ans. Noter la couleur gris brun caractéristique, et la distribution le long des lignes de Blaschko. *Remerciements, Julie V. Schaffer, MD.*

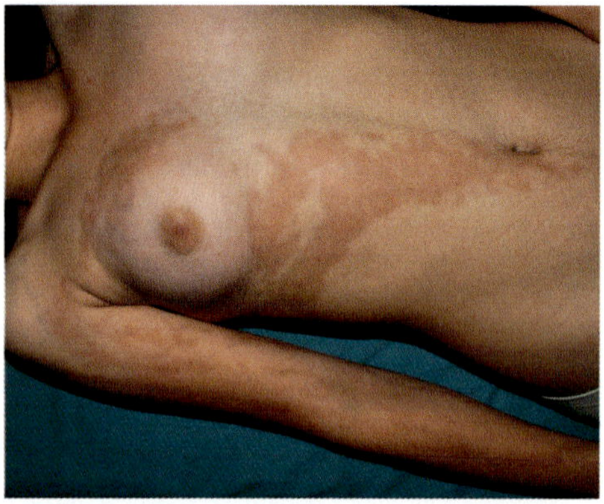

Fig. 55.13 Hyperpigmentation linéaire due à une atrophodermie de Moulin. Noter la discrète dépression des lésions. *Remerciements : Antonio Torrelo, MD.*

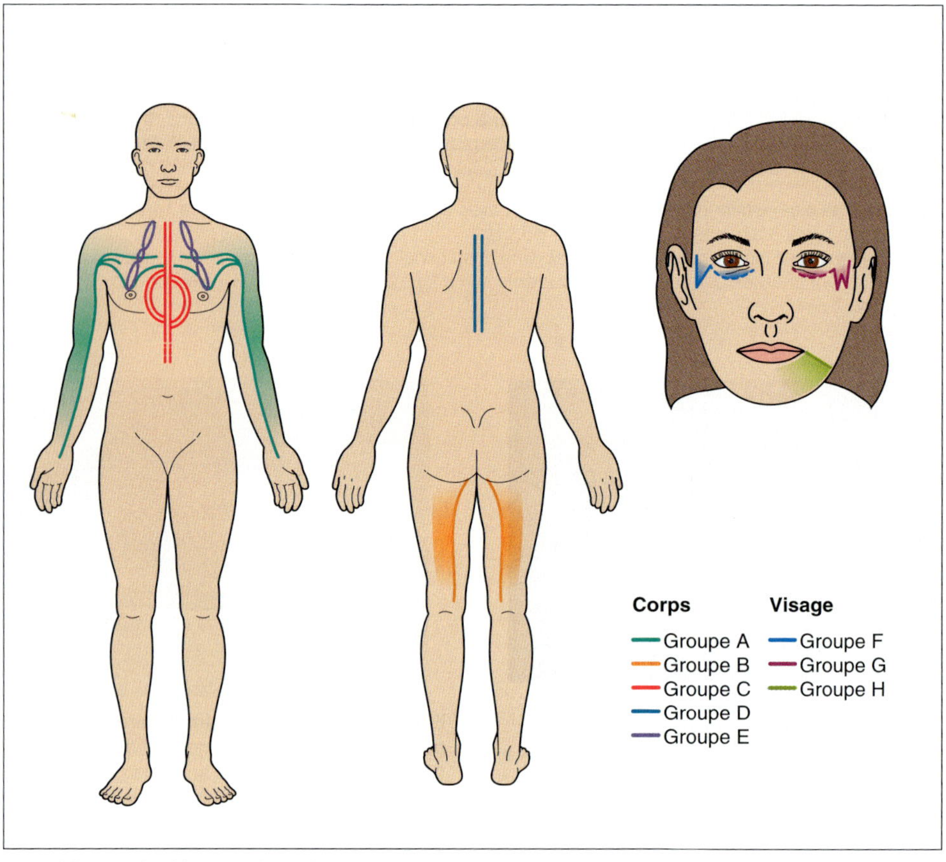

Fig. 55.14 Lignes de démarcation pigmentaire.

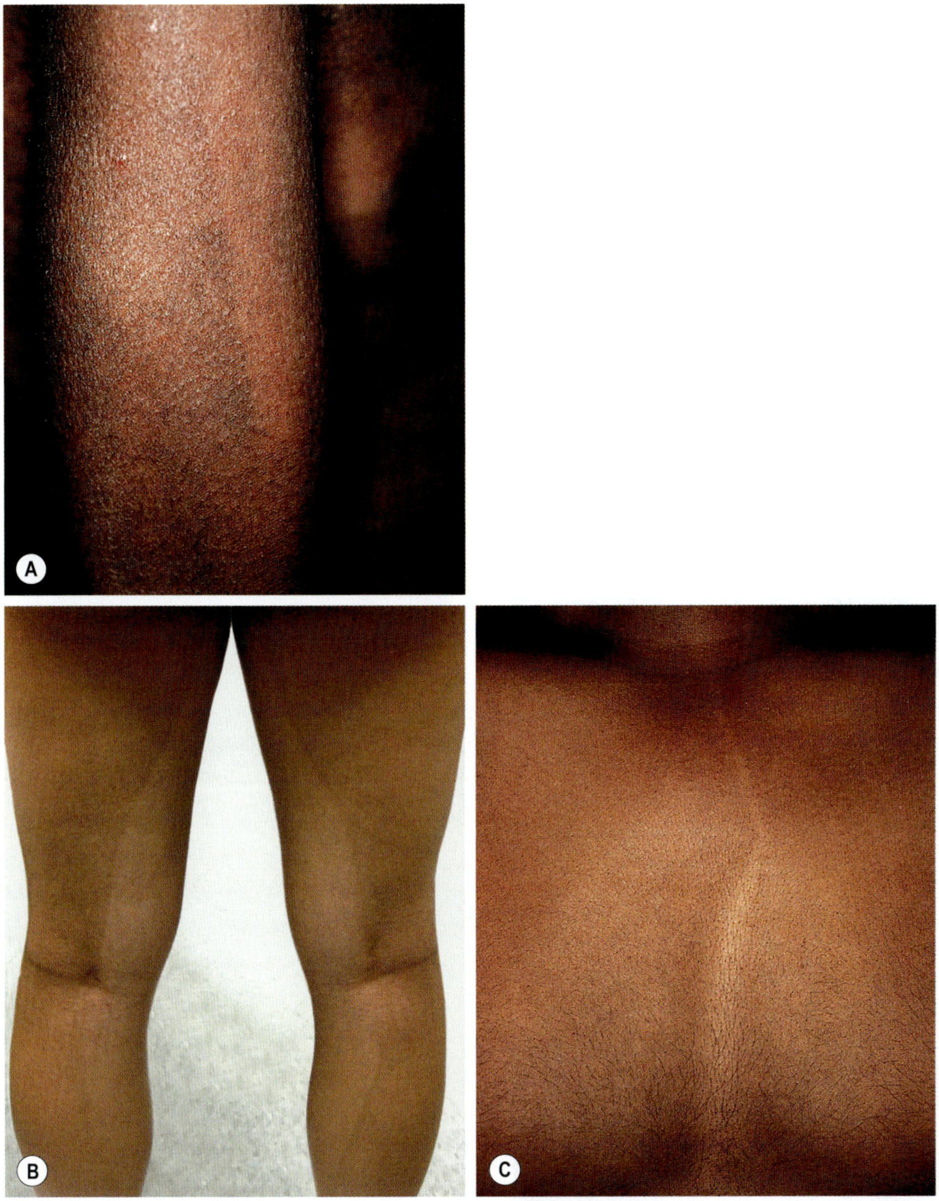

Fig. 55.15 Lignes de démarcation pigmentaire (LDP). A La LDP la plus fréquente est sur le bras (type A), avec une hypopigmentation relative de la surface ventrale. **B** LDP de type B à la partie postérieure des cuisses, avec une hypopigmentation médiane relative. **C** LDP de type C (composée de lignes parallèles) pouvant être confondues avec une hypopigmentation linéaire nævoïde. *Remerciements : A, C : Jean L. Bolognia, MD; B : Justin Finch, MD.*

Tableau 55.5 Cinq formes majeures de lignes de démarcation pigmentaire (A-E) et propositions de types faciaux (F-H).

Type	Description
A	Ligne verticale le long de la partie antérolatérale du bras qui peut s'étendre à la région pectorale (type le plus souvent observé, cf. fig. 55.15A)
B	Ligne courbe sur la partie postéromédiane de la cuisse qui s'étend depuis le périnée jusqu'au creux poplité et occasionnellement la cheville (cf. fig. 55.15B)
C	Bande hypopigmentée verticale ou incurvée de la partie moyenne de la poitrine qui résulte de deux lignes de démarcation pigmentaires parallèles (cf. fig. 55.15C)
D	Ligne verticale de localisation pré ou paraspinale
E	Marques cutanées bilatérales de la poitrine (macules et taches hypopigmentées) dans une zone qui va du tiers moyen de la clavicule à la zone périaréolaire
F et G	Lignes en forme de « V » ou « W » entre les régions temporales et la proéminence malaire ; une ligne courbe peut s'étendre au milieu dans la zone infraorbitale
H	Ligne diagonale depuis la commissure labiale jusqu'à la partie latérale du menton

Cf. aussi fig. 55.14.

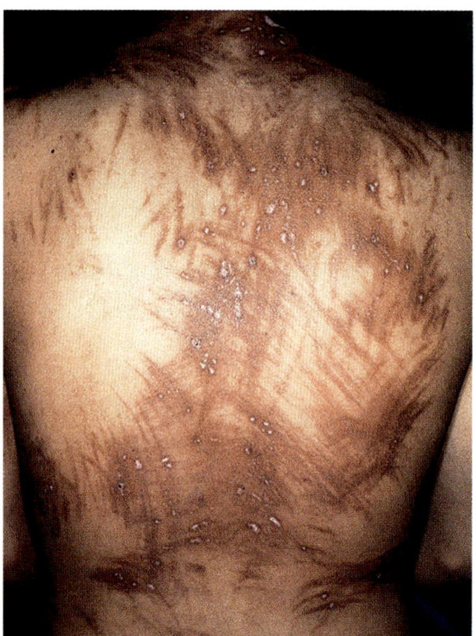

Fig. 55.16 Pigmentation flagellée. Ce jeune homme avait reçu de la bléomycine comme traitement de son lymphome. Noter les excoriations linéaires. *Remerciements : David E. Cohen, MD, MPH.*

Tableau 55.6 Affections caractérisées par une hyperpigmentation réticulée. Les deux affections les plus fréquentes sont en gras. Des affections additionnelles incluent la maladie de Mendes da Costa*, le syndrome de Cantu, l'hyperpigmentation génitale réticulée associée au vitiligo localisé*, et les affections mitochondriales.

Affections	Manifestations clés
Hyperpigmentation réticulée avec manifestations cutanées associées	
Papillomatose confluente et réticulée de Gougerot et Carteaud (fig. 55.17)	• En relief, principalement le cou et le haut du tronc ; traitée par minocycline • Apparaît souvent durant l'adolescence
Erythema ab igne (stade tardif) (cf. fig. 74.3)	• Filet à grandes mailles correspondant au réseau vasculaire • Dû à un traumatisme calorique induit p. ex. par des packs chauffants (dos) ou des batteries d'ordinateur portable (face antérieure des cuisses)
Cou « crasseux » atopique	• Partie antérolatérale du cou • Principalement chez les enfants
Épidermolyse bulleuse simple (EBS), herpétiforme (Dowling-Meara) et EBS avec pigmentation en mottes*	• Aspect en « mottes » ; dû à des mutations dans les gènes qui codent les kératines 5 et 14 (mutations *KRT5/14*) • Début durant la petite enfance
Prurigo pigmenté	• Typiquement des jeunes femmes asiatiques (principalement japonaises) • Principalement le dos, le cou et la poitrine • Poussées récurrentes de papulovésicules qui disparaissent en laissant un aspect d'hyperpigmentation réticulée
Hyperpigmentation maculeuse réticulée primitive – Début chez le nourrisson ou le petit enfant	
Affection pigmentaire réticulée liée à l'X	• RLX, due à des mutations *POLA1* • Les *garçons* présentent une hyperpigmentation réticulée généralisée, une colite néonatale, une pneumonie récurrente, une hypohidrose, une photophobie ± des dépôts amyloïdes chez l'adulte • Les *filles* porteuses présentent des stries hyperpigmentées le long des lignes de Blaschko
Dyskératose congénitale* (fig. 55.18)	• La forme RLX est plus fréquente que les formes AD et AR • ~ 50 % dues à des mutations dans les gènes *TERT*, *TERC*, *DKC1* ou *TINF2* • Pterygium, leucoplasie, pancytopénie, carcinome spinocellulaire muqueux, leucémie
Anémie de Fanconi*	• AR, avec au moins 11 groupes de complémentation, rarement RLX • Hyperpigmentation plus diffuse, défauts radiologiques de l'os radial, pancytopénie, leucémie
Dermatopathie pigmentaire réticulée (fig. 55.19)	• AD ; mutation dans le gène qui encode la kératine 14 *(KRT14)* • Hyperpigmentation persistante, alopécie, dystrophie unguéale ; absence des dermatoglyphes chez certains patients
Syndrome de Naegeli-Franceschetti-Jadassohn	• AD ; mutations dans le gène qui encode la kératine 14 *(KRT14)* • Hyperpigmentation s'atténuant, hypohidrose, anomalies dentaires, hyperkératose palmoplantaire, réduction/absence des dermatoglyphes, dystrophie unguéale
Hyperpigmentation maculeuse réticulée primitive – Début à l'adolescence ou à l'âge adulte	
Maladie de Dowling-Degos (MDD) (fig. 55.20)	• AD ; due à des mutations dans *KRT5, POFUT1* et *POGLUT1* • Hyperpigmentation réticulée des grands plis, comédons du dos et du cou, cicatrices faciales grelées
Maladie de Galli-Galli	• Variante acantholytique de MDD
Syndrome de Haber	• Éruption faciale de type rosacée plus manifestations cliniques de MDD
Pigmentation réticulée du visage et du cou	• Possible variante de MDD • Hyperpigmentation du visage et du cou plus multiples kystes épidermoïdes
Acropigmentation réticulée de Kitamura	• Principalement AD ; causée par des mutations de *ADAM10* • Atrophique, lésions de type lentigo acral, dépressions palmoplantaires et du dos des phalanges

* *Aussi dyschromatose.*

AD : autosomique dominant ; ADAM10 : *a disintegrin and metalloproteinase 10* ; AR : autosomique récessif ; KRT5/14 : kératine 5/14 ; *POFUT1* : protéine O-fucosyltransférase 1 ; *POGLUT1* : protéine O-glucosyltrasférase 1 ; *POLA1* : *DNA polymerase-α1, catalyc subunit* ; RLX : récessif lié à l'X.

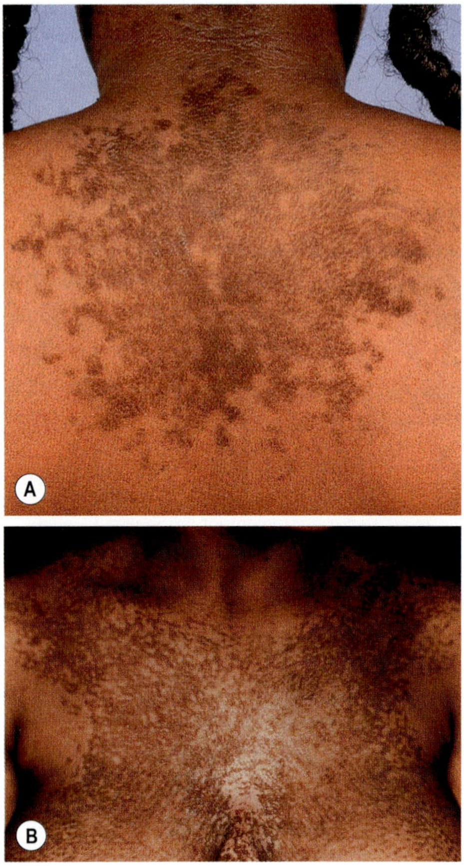

Fig. 55.17 Papillomatose confluente et réticulée de Gougerot et Carteaud. A Sur le cou et le dos d'une adolescente. **B** Sur la poitrine d'une femme âgée. *Remerciements : A : Seth Orlow, MD, PhD ; B : YDRSC.*

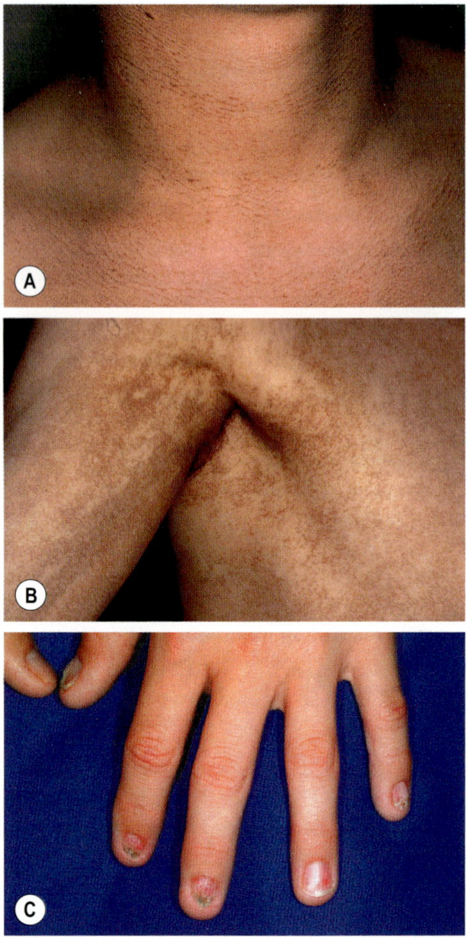

Fig. 55.18 Dyskératose congénitale.
A Hyperpigmentation réticulée sur la poitrine et le cou d'un adolescent. **B** Hyperpigmentation plus prononcée, réticulée et confluente sur l'épaule et la région axillaire. **C** Crêtes et sillons longitudinaux, et formation débutante d'un pterygium chez un autre adolescent. *Remerciements : A : Seth Orlow, MD, PhD ; B : Eugene Mirrer, MD ; C : Anthony Mancini, MD.*

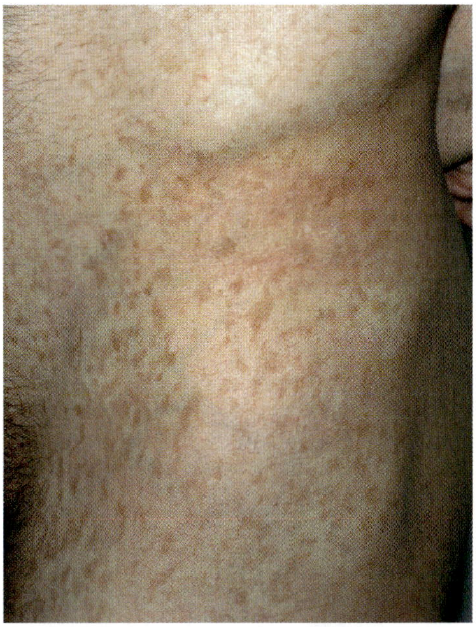

Fig. 55.19 Dermatopathie pigmentaire réticulée. Hyperpigmentation persistante selon un patron réticulé s'étendant depuis la partie inférieure de l'abdomen jusqu'à la cuisse chez un homme jeune. *Remerciements : Julie V. Schaffer, MD.*

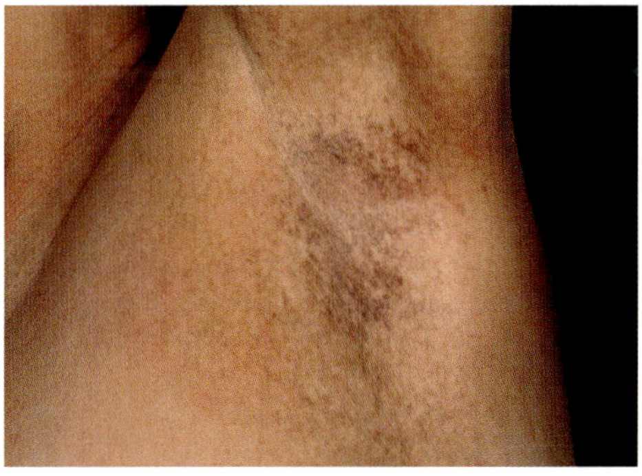

Fig. 55.20 Maladie de Dowling-Degos. Macules hyperpigmentées formant un patron réticulé *axillaire*. *Remerciements : Thomas Schwarz, MD.*

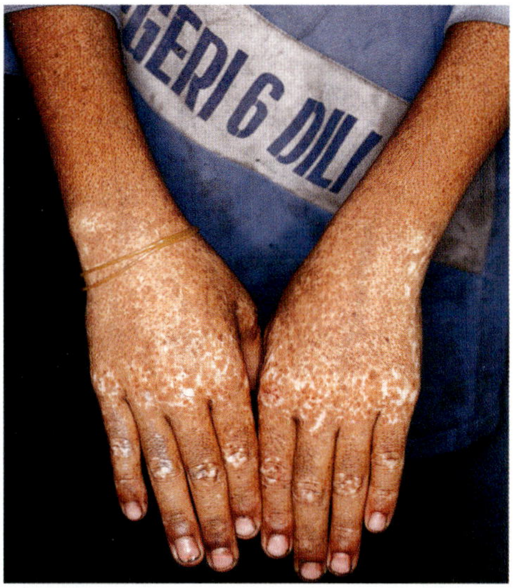

Fig. 55.21 Dyschromatose symétrique héréditaire. Affection autosomique dominante caractérisée par des mutations dans ADAR (*DSRAD*) (qui code une adénosine-désaminase) et mélange d'hypo et hyperpigmentation de la partie distale des mains et des pieds. Noter que les mains sont plus atteintes que les avant-bras. *Remerciements : Peter Ehrnstrom, MD.*

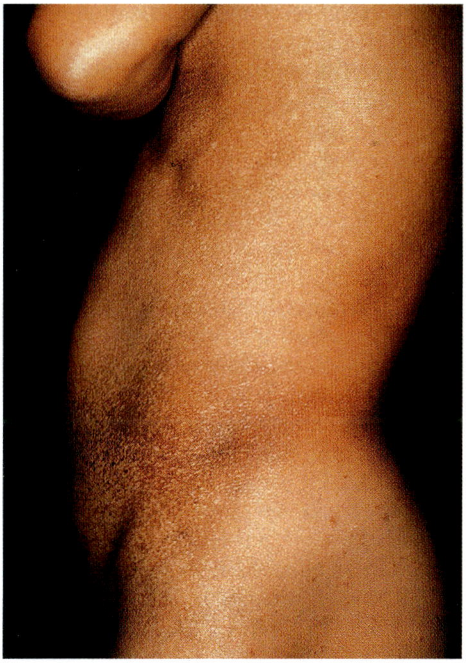

Fig. 55.22 Dyschromatose universelle héréditaire. Distribution étendue de macules à la fois hypo et hyperpigmentées. *Source, avec autorisation, de : Urabe K, Hori Y. Dyschromatosis. Semin Cutan Med Surg. 1997 ; 16 : 81-5.*

56 Alopécies

- Dans un cuir chevelu normal, 90–95 % des cheveux sont en phase anagène, 5–10 % sont en phase télogène (fig. 56.1).
- Environ 50–100 cheveux tombent normalement chaque jour.
- Les alopécies peuvent être classées en diffuses vs circonscrites, selon un modèle particulier vs aléatoires, et non cicatricielles vs cicatricielles (fig. 56.2).

Alopécies non cicatricielles

Chute de cheveux de type masculin ou féminin (alopécie androgénétique)

- 80 % des hommes caucasiens sont atteints à l'âge de 70 ans.
- Les femmes sont moins susceptibles que les hommes d'avoir un antécédent familial de cette manifestation.
- Liée aux effets hormonaux de la dihydrotestostérone (DHT), convertie de la testostérone par la 5-alpha-réductase.
- La sensibilité du cuir chevelu aux androgènes cause une miniaturisation progressive des cheveux des régions frontale/médiane/vertex des hommes et médiane et en couronne chez les femmes (fig. 56.3).
- Chez les femmes, la ligne frontale est épargnée (sauf dans le cadre d'une virilisation) et un aspect en arbre de Noël avec élargissement des lignes de partage des cheveux peut être observé.
- Peut devenir cliniquement apparent au début en raison d'un effluvium télogène surajouté >> une pelade, en particulier chez les femmes.
- Il faut exclure une hyperandrogénie (p. ex. de cause ovarienne ou surrénalienne) chez les jeunes femmes ou les femmes qui ont des signes de virilisation (cf. chap. 57).
- **TT :** minoxidil topique à 2 ou 5 %, en solution 2 fois/j, ou en mousse 1 fois/j dans les deux sexes ; finastéride ou dutastéride (inhibe la 5α-réductase) chez les hommes ; spironolactone chez les femmes ; greffe de cheveux (en utilisant les cheveux occipitaux).

Effluvium télogène

- Parfois un événement précipitant identifiable est survenu ~ 3 mois avant la chute diffuse, conduisant à une diminution de la densité de la chevelure de tout le cuir chevelu et occasionnellement d'autres zones pileuses du corps (tableau 56.1).

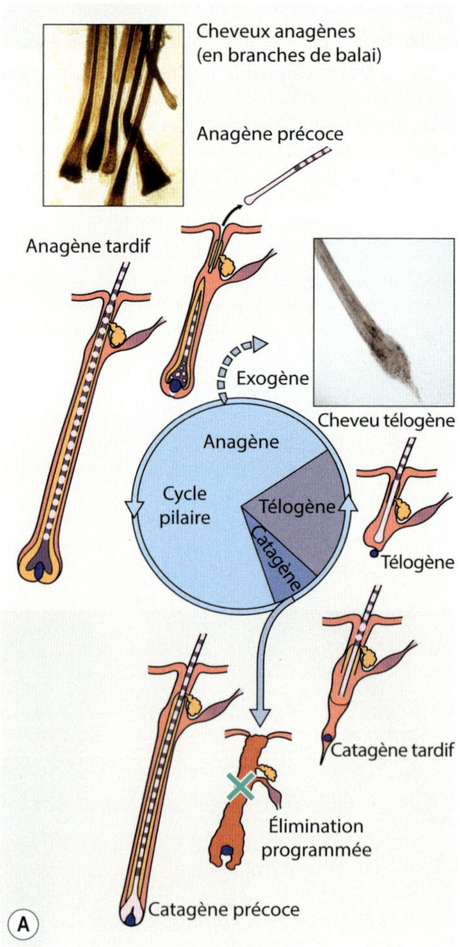

Fig. 56.1 Concepts généraux. A Développement et cycle du follicule pileux. *Suite*

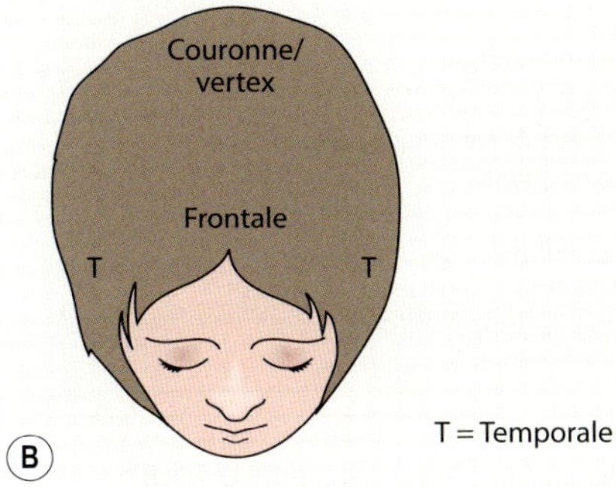

Fig. 56.1 Suite. B Schéma du cuir chevelu, montrant les régions frontale, temporale et de la couronne/du vertex. *Remerciements : A : Ralf Paus, MD; cheveux anagènes : Maria K. Hordinsky, MD; cheveu télogène : Leonard C. Sperling, MD.*

- Les cheveux qui tombent sont principalement des cheveux télogènes (fig. 56.1).
- Généralement la repousse complète survient après quelques mois ou années.
- Certaines femmes ont un effluvium télogène chronique sans cause définie.
- **TT :** arrêt des médicaments pouvant être incriminés, exclusion d'une anomalie thyroïdienne et des causes énumérées tableau 56.1.

Pelade

- Maladie auto-immune avec augmentation des cellules T présentes dans la zone matricielle du cheveu.
- Association avec l'atopie et d'autres maladies auto-immunes (p. ex. maladie thyroïdienne auto-immune, vitiligo, maladie intestinale inflammatoire, syndrome de polyendocrinopathie auto-immune de type 1).
- Le risque moyen de développer cette affection au cours de la vie est de 1–2 %.
- Zones d'alopécie rondes ou ovalaires qui peuvent progresser jusqu'à une perte totale des cheveux (alopecia totalis) ou la perte totale de tous les poils du corps (alopécie universelle) (fig. 56.4).
- On peut observer des cheveux en point d'exclamation en périphérie des plaques (fig. 56.4).
- Un test de traction positif (extraction facile de cheveux télogènes à la périphérie des zones ovalaires de chute) est corrélé avec une maladie évolutive.
- Le type ophiasique est un aspect particulier de perte de cheveux en bande le long de la partie temporale/occipitale du cuir chevelu (fig. 56.4); il peut être moins sensible au traitement.
- Quand il y a une lésion isolée au long cours, dans la région temporale, on doit envisager la possibilité d'une alopécie temporale triangulaire.
- Signes unguéaux associés = dépressions punctiformes des ongles, trachyonychie >> ongles cassants, onycholyse, koïlonychie, onychomadèse (cf. chap. 58).
- **TT** *(pour faire repousser les cheveux)* : CS topiques très puissants ou intralésionnels (p. ex. 5 mg/mL); topiques irritants (p. ex. anthraline ou tazarotène), immunothérapie topique (p. ex. dibutylester d'acide squarique), minoxidil topique 5 %; en cas de maladie rapidement progressive, des CS oraux sont prescrits occasionnellement pour une période d'essai limitée (p. ex. traitement par bolus pendant plus de 2–3 mois); pour les formes sévères : inhibiteurs de JAK/STAT.

Trichotillomanie

- Tortillements, tractions et/ou cassures des cheveux auto-induits.
- Peut être liée à un trouble psychologique ou un stress.
- L'épilation du cuir chevelu aboutit à une alopécie en plaques >> diffuse, parfois dans un motif ressemblant à des vagues, ou centrifuge; les cheveux ont tendance à être de longueurs différentes (cf. fig. 5.5).
- L'occiput est souvent épargné.
- Dans les cas difficiles, peut être distinguée d'une pelade en rasant une zone atteinte définie et en observant la repousse.
- **TT :** donner des conseils et traiter une éventuelle maladie psychiatrique sous-jacente (cf. chap. 5).

Postopératoire (alopécie induite par une pression)

- Le plus souvent secondaire à une procédure chirurgicale longue.
- L'alopécie est généralement observée sur l'occiput sous forme d'une plaque solitaire, ovalaire.
- La chevelure repousse habituellement complètement.

Alopécie induite par des médicaments

- Les agents des chimiothérapies (p. ex. cyclophosphamide, doxorubicine, paclitaxel, étoposide) sont des causes fréquentes d'effluvium anagène (cf. tableau 17.8).
- L'effluvium anagène peut aussi être secondaire à une exposition aux métaux, p. ex. arsenic, or.
- L'effluvium télogène peut être induit par des médicaments (cf. tableau 56.1).

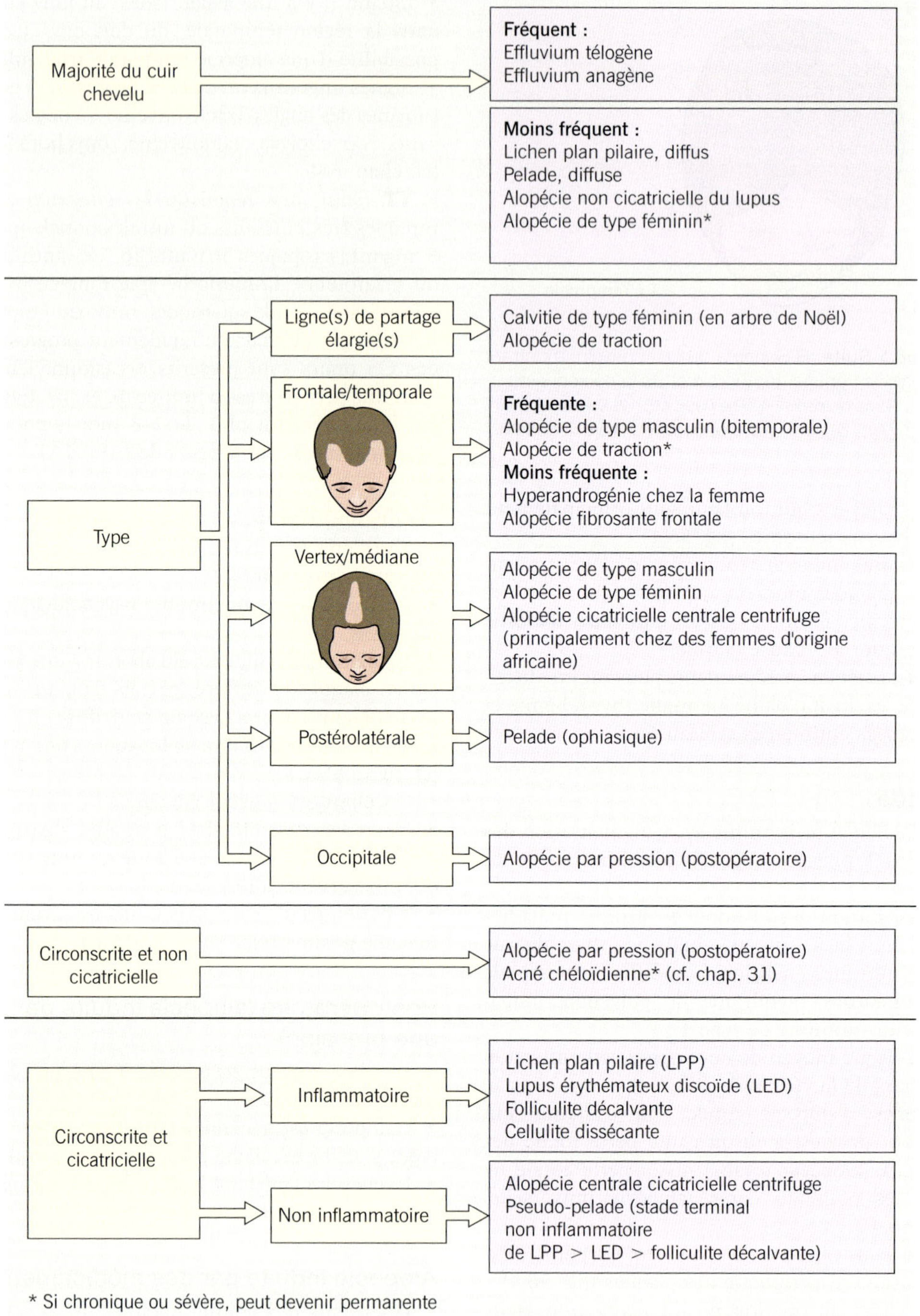

Fig. 56.2 Approche diagnostique d'une alopécie.

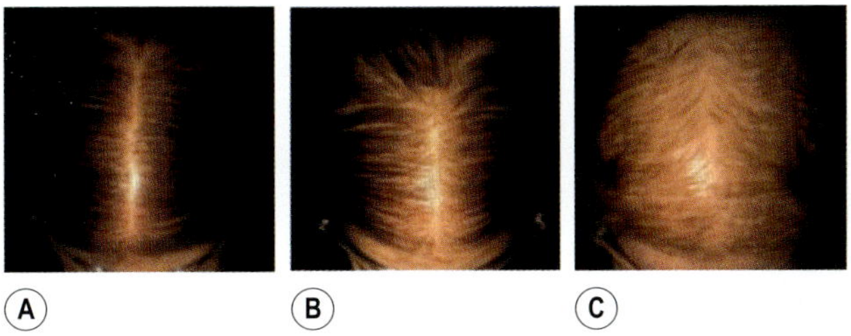

Fig. 56.3 **Alopécie androgénétique.** Élargissement de la ligne de partage centrale dans une phase précoce de la maladie (**A**) avec ensuite élargissement et translucidité des cheveux le long du bord dans une forme plus sévère (**B**). Rarement, la perte de cheveux extensive dans la maladie avancée (**C**). *Remerciements : Rodney D. Sinclair, MD.*

Tableau 56.1 Causes de l'effluvium télogène. Certains auteurs proposent aussi comme causes un déficit en vitamine B12 ou en fer.

- Chute de cheveux du nouveau-né (physiologique)
- Post-partum (physiologique)
- Effluvium télogène chronique (sans cause ou maladie attribuable)
- Après une fièvre (fièvre extrêmement élevée, p. ex. paludisme)
- Infection sévère
- Maladie chronique sévère (p. ex. infection VIH, lupus érythémateux systémique)
- Stress psychologique prolongé sévère
- Post-chirurgical (implique un acte chirurgical majeur)
- Hypothyroïdie et autres endocrinopathies (p. ex. hyperparathyroïdie)
- Régime d'éviction alimentaire draconien ou régime protéique liquide ; famine/malnutrition
- Médicaments
  - Rétinoïdes (acitrétine, isotrétinoïne)
  - Arrêt d'une pilule contraceptive
  - Anticoagulants (héparine en particulier)
  - Antidépresseurs
  - Lithium
  - Antithyroïdiens (propylthio-uracile, méthimazole)
  - Anticonvulsivants (p. ex. phénytoïne, acide valproïque, carbamazépine)
  - Interféron α-2b
  - Métaux lourds
  - β-bloquants (p. ex. propranolol)

Syphilis secondaire

- Alopécie en plaques, « mangée par des mites » chez 7 % des patients ayant une syphilis secondaire.
- Un effluvium télogène a aussi été décrit.

Alopécie psoriasique

- Des zones de chute de cheveux chez certains patients sont associées à la perte de plaques épaisses de psoriasis.
- Non cicatricielles le plus souvent.

Alopécies cicatricielles

- Classiquement définies comme une perte des follicules pileux avec cicatrices (p. ex. lupus érythémateux, lichen plan pilaire) *ou* une alopécie dans laquelle les cheveux ne peuvent pas repousser (p. ex. alopécie chronique, par traction prolongée).
- Les alopécies non cicatricielles qui peuvent éventuellement entraîner une perte permanente des cheveux incluent la chute de cheveux de type masculin ou féminin > pelade.
- Dans les alopécies cicatricielles *secondaires*, les cheveux sont détruits de façon non spécifique, c.-à-d. par brûlures, radiations, affections cutanées malignes (cf. chap. 100), sarcoïdose, morphée, nécrobiose lipoïdique, infections (p. ex. kérion sévère), pemphigoïde cicatricielle.

Alopécie cicatricielle centrale centrifuge (ACCC)

- Plus souvent observée chez les femmes noires.
- Peut être liée à l'utilisation de défrisants chimiques ou thermiques (p. ex. fer plat).
- Lentement progressive ; centrée sur la couronne/vertex et la ligne médiane (fig. 56.5).
- Les symptômes peuvent être modérés ou absents.
- Les patients ont parfois des manifestations secondaires, en particulier croûtes ou pustules.

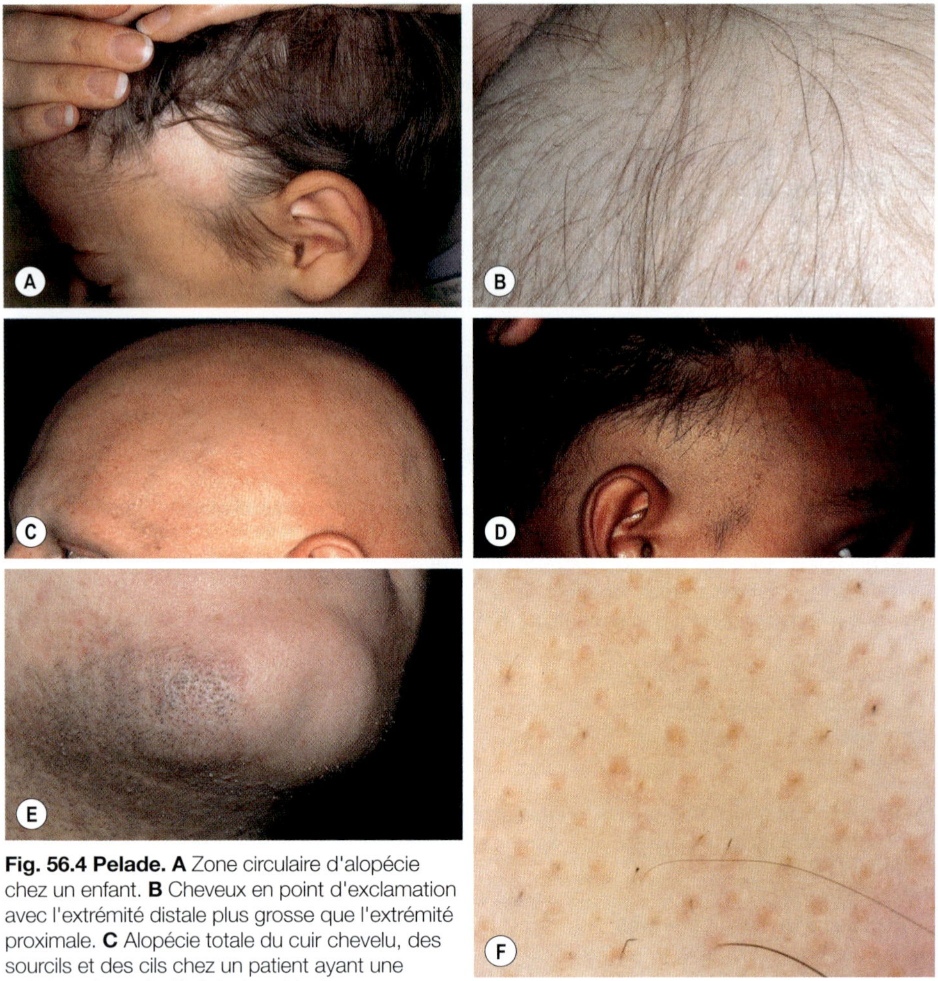

Fig. 56.4 Pelade. A Zone circulaire d'alopécie chez un enfant. **B** Cheveux en point d'exclamation avec l'extrémité distale plus grosse que l'extrémité proximale. **C** Alopécie totale du cuir chevelu, des sourcils et des cils chez un patient ayant une pelade universelle. **D** Pelade ophiasique avec une perte de cheveux en forme de bande à la périphérie du cuir chevelu temporal et occipital. **E** Pelade avec juste une atteinte de la barbe. **F** Bouchons jaunes typiques de la pelade vus en dermoscopie. *Remerciements : A, D : YDRSC; B : Julie V. Shaffer, MD; C : Leonard C. Sperling, MD; E : Maria K. Hordinsky, MD; F : Iris Zalaudek, MD.*

- **TT :** maladie modérée – tétracyclines orales plus CS topiques puissants ; maladie sévère – rifampicine orale plus clindamycine orale ; occasionnellement CS intralésionnels si une composante inflammatoire est présente.

Lichen plan pilaire

- Femmes > hommes, plus fréquente chez les Caucasiens.
- 30 % peuvent avoir un lichen plan associé atteignant la peau (cf. tableau 9.1), les muqueuses ou les ongles (cf. chap. 9 et 58).
- Habituellement plusieurs foyers d'alopécie avec perte de follicules et cicatrice centrale (peuvent être cliniquement discrets) ; les follicules pileux périphériques ont un bouchon corné central et un rebord inflammatoire (de couleur rose à violette) (fig. 56.6).
- Centrée sur la couronne/vertex ou la ligne médiane.

Alopécie fibrosante frontale

- Atteinte prédominante de la ligne frontale et les sourcils (« alopécie frontale fibrosante ») (fig. 56.7), ou rarement atteinte diffuse. Des cheveux isolés et l'absence de lentigines solaires peuvent être notés.

Syndrome de Graham-Little

• Alopécie du cuir chevelu, alopécie des zones axillaire/pubienne et papules folliculaires épineuses groupées sur le tronc/les membres.
• **TT :** CS topiques ou intralésionnels, doxycycline orale, antipaludéens oraux (p. ex. hydroxychloroquine), rétinoïdes oraux, mycophénolate mofétil oral (si sévère).

Lupus érythémateux discoïde (LED)

• Type de lupus érythémateux cutané chronique.
• Plus fréquent chez les femmes adultes, en particulier les femmes noires.
• Une minorité de personnes remplissent les critères d'un lupus érythémateux systémique (cf. chap. 33) mais les patients nécessitent d'être évalués au moment du diagnostic de LED et d'être suivis de façon longitudinale.
• Lésions arrondies avec érythème, atrophie, follicules dilatés/obturés et squames, ainsi qu'alopécie.
• Quand les lésions vieillissent, une hypopigmentation centrale et une hyperpigmentation périphérique peuvent apparaître, ainsi que des cicatrices (fig. 56.8).
• Des lésions similaires peuvent apparaître n'importe où (en particulier au visage et aux oreilles).
• **TT :** discuté chap. 33.

Acné chéloïdienne

• Touche préférentiellement les jeunes hommes noirs (cf. chap. 31).
• Le cuir chevelu occipital est le site le plus habituel, mais elle peut parfois atteindre la couronne/vertex.
• Papules lisses, fermes > pustules.
• Les lésions initiales disparaissent avec une alopécie et/ou des papules protubérantes.
• La coalescence des lésions conduit à une alopécie.
• **TT :** CS intralésionnels, antibiotiques oraux, excision (cf. tableau 31.6).

Cellulite disséquante

• Peut être associée à la « tétrade de l'occlusion folliculaire » qui inclut cette entité, l'hidradénite

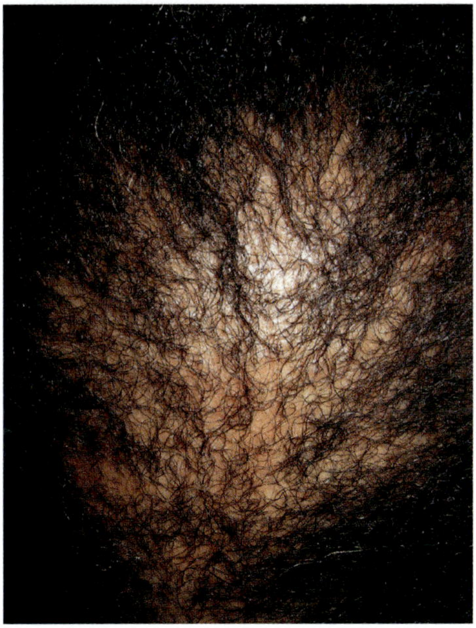

Fig. 56.5 Alopécie cicatricielle centrale centrifuge chez une femme afro-américaine. L'alopécie est plus proéminente sur la couronne/vertex et la ligne médiane. *Remerciements : Leonard C. Sperling, MD.*

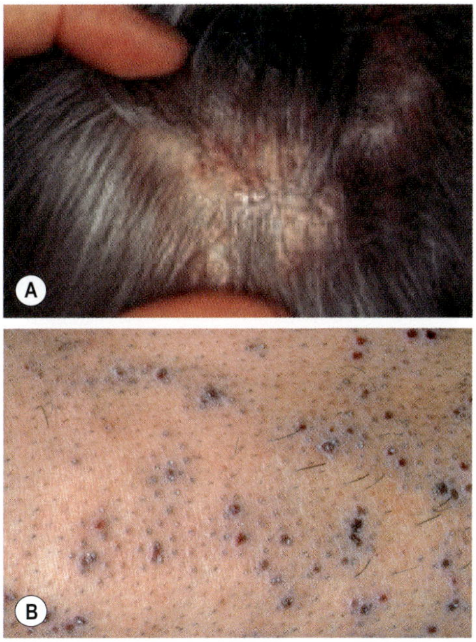

Fig. 56.6 Lichen plan pilaire. A Érythème périfolliculaire associé à des squames. **B** Multiples groupes de bouchons folliculaires de la jambe mêlés à des petites papules violacées, certaines sont folliculo-centrées. *Remerciements : A : Jean L. Bolognia, MD ; B : NYUDSC.*

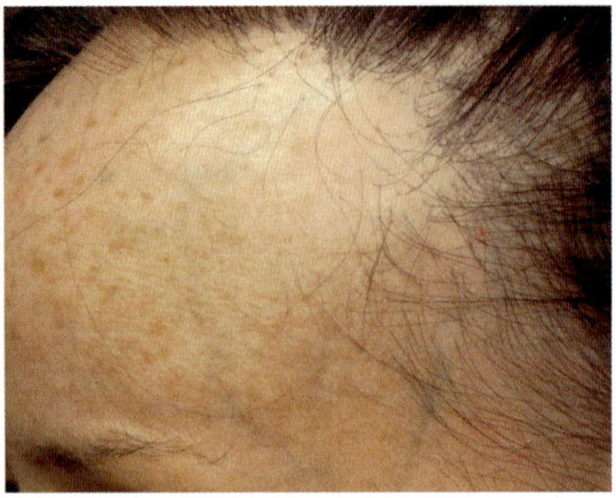

Fig. 56.7 Alopécie frontale fibrosante. Chute de cheveux progressive le long de la ligne antérieure d'implantation des cheveux. Noter l'alopécie des sourcils ainsi que la présence de cheveux « solitaires » isolés sur le haut du front. *Remerciements : Leonard C. Sperling, MD, et Rodney D. Sinclair, MD.*

suppurée, l'acné conglobata et le kyste/sinus pilonidal.

- Atteint les jeunes adultes masculins, en particulier les hommes noirs.
- Multiples nodules fermes du cuir chevelu, sur couronne/vertex/occiput qui deviennent spongieux et fluctuants avec un écoulement purulent ; ils sont souvent interconnectés.
- Parfois petite douleur.
- **TT :** CS intralésionnels, antibiothérapie d'après les cultures, incision et drainage, excision.

Folliculite décalvante

- Alopécie inflammatoire cicatricielle avec papules périfolliculaires et pustules.
- **TT :** dapsone, antibiotiques oraux (p. ex. tétracycline ou doxycycline pour leurs effets anti-inflammatoires ; combinaison de rifampicine et de clindamycine).

Pseudo-pelade (de Brocq)

- Considérée par beaucoup comme le stade terminal, séquellaire, de différents types d'alopécie cicatricielle (fig. 56.9), en particulier le lichen plan pilaire.

Alopécie de traction (stade tardif)

- Survient après des années d'usage d'un style de coiffure qui cause une traction des cheveux.
- Généralement chez des femmes noires, en particulier sur la ligne de chevelure bitemporale/frontale (fig. 56.10).

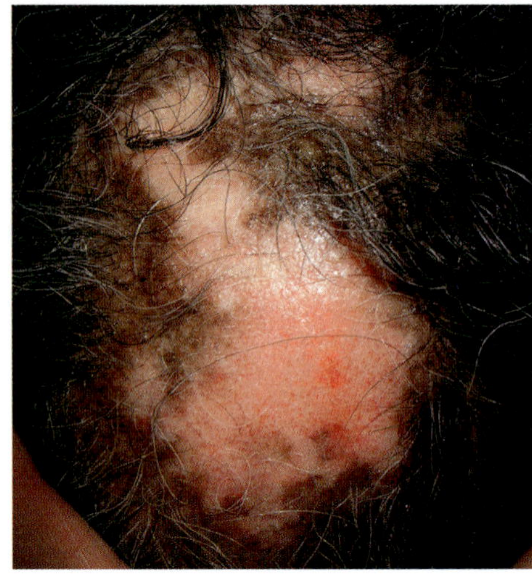

Fig. 56.8 Lupus érythémateux discoïde. Zones coalescentes d'alopécie dans lesquelles il y a un érythème notable. L'hypopigmentation centrale est accompagnée d'une hyperpigmentation périphérique. *Remerciements : Leonard C. Sperling, MD, et Rodney D. Sinclair, MD.*

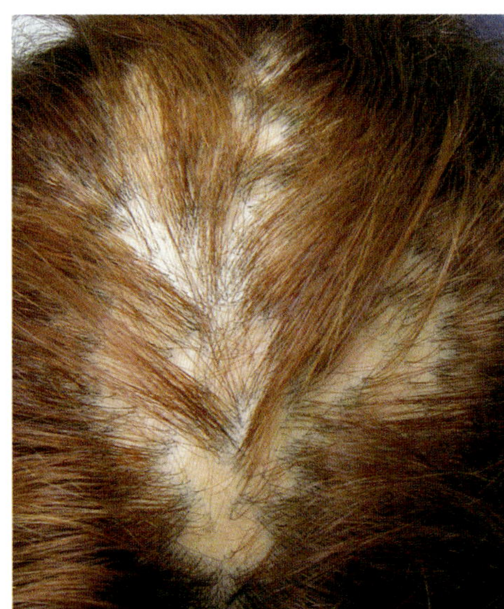

Fig. 56.9 Pseudo-pelade (stade terminal d'alopécie cicatricielle). Zones d'alopécie cicatricielle de formes irrégulières le long de la ligne médiane. *Remerciements : Kalman Watsky, MD.*

Anomalies de la tige pilaire

- Quatre principales catégories : (1) *fractures* (trichorrhexie noueuse et invaginée, trichoschisie) ; (2) *irrégularités* (monilethrix) ; (3) *torsion* (pili torti, cheveu laineux, trichonodose) ; et (4) *dépôts de matière étrangère* (fig. 56.11).

• Peuvent aussi être divisées entre *augmentation des cassures* (bulles d'air, monilethrix, pili torti, trichorrhexie invaginée et trichorrhexie noueuse, trichothiodystrophie) et *absence de cassures* (cheveux anagènes caducs, pili annulati, syndrome des cheveux incoiffables, cheveux laineux).
• Trichorrhexie noueuse – anomalie courante de la tige pilaire qui entraîne une augmentation des cassures ; les tiges pilaires fracturées ont l'apparence de deux brosses se repoussant ; observées avec des cheveux raides.
• Syndrome des cheveux anagènes caducs – cause fréquente de cheveux courts dispersés, en particulier chez des jeunes enfants, s'améliore avec le temps ; les cheveux anagènes sont mal implantés et de ce fait tombent ou sont facilement arrachés, mais les cassures ne sont pas augmentées.

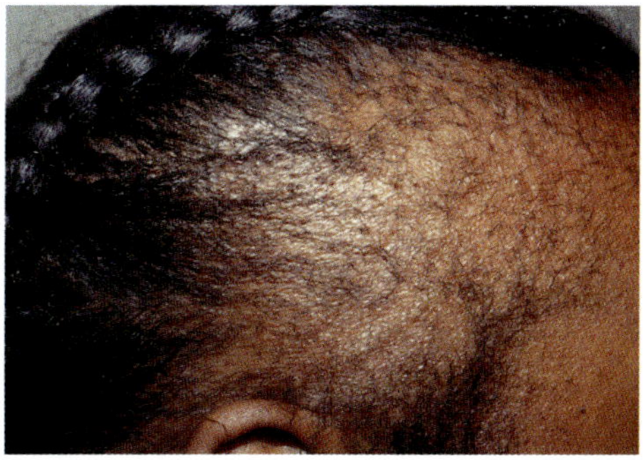

Fig. 56.10 Alopécie de traction. Atteint de préférence la zone frontotemporale chez des femmes afro-américaines ; due à des types de coiffure qui sont traumatisants pour le cuir chevelu. *Remerciements : Leonard C. Sperling, MD.*

Trichoscopie (fig. 56.12)

Pour plus d'informations, cf. chap. 69 de *Dermatology, Fourth Edition*.

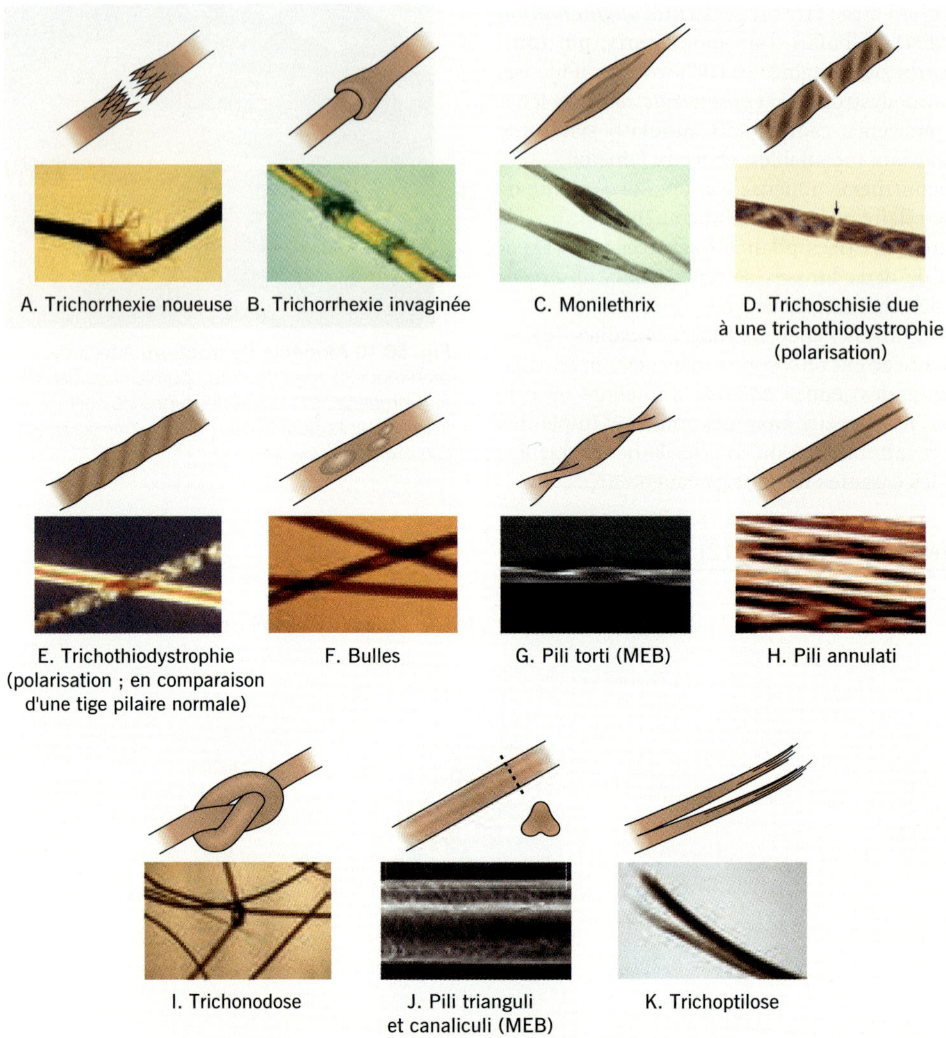

Fig. 56.11 Dessins schématiques et apparence microscopique des anomalies de la tige pilaire.
A Trichorrhexie noueuse. **B** Trichorrhexie invaginée. **C** Monilethrix. **D** Trichoschisie (due à une trichothiodystrophie). **E** Trichothiodystrophie (polarisation ; en comparaison avec une tige pilaire normale). **F** Bulles. **G** Pili torti (microscopie électronique à balayage). **H** Pili annulati. **I** Trichonodose. **J** Pili trianguli et canaliculi (« syndrome des cheveux incoiffables »). **K** Trichoptilose. Certaines anomalies de la tige pilaire sont observées dans des syndromes génétiques (p. ex. trichorrhexie invaginée dans le syndrome de Netherton, trichoschisie dans la trichothiodystrophie).

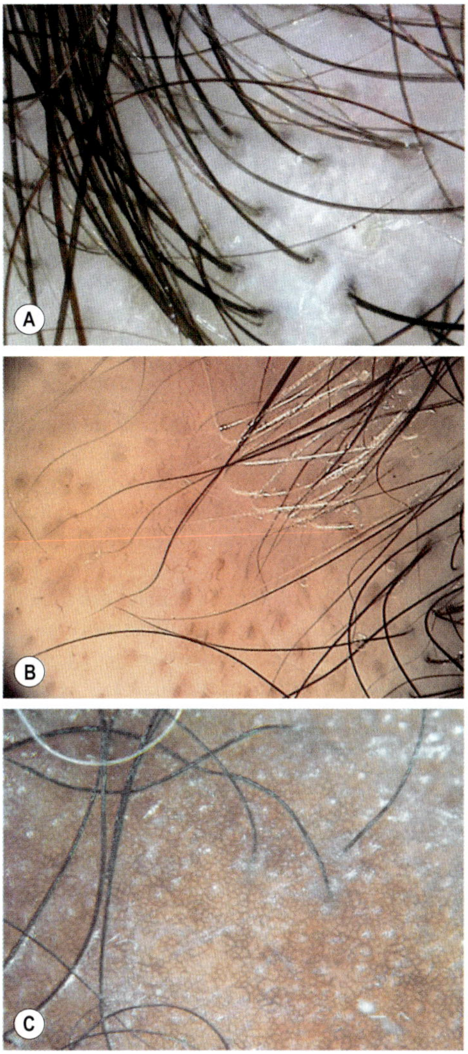

Fig. 56.12 Trichoscopie. A Alopécie androgénétique : une diversité des diamètres des tiges pilaires concerne >20 % des cheveux. Halos bruns autour des tiges pilaires (signe péripilaire) avec une coloration discrète. **B** Lupus érythémateux discoïde : les points rouges folliculaires sont un signe caractéristique et ils correspondent histologiquement à des vaisseaux dilatés, des érythrocytes extravasés et des bouchons de kératine. **C** Lichen plan pilaire : discrets points blancs dus à la perte de mélanine au-dessus des bandes fibreuses et de la fibrose périfolliculaire. La fibrose dans le lupus discoïde est plus diffuse. Les manifestations trichoscopiques de la pelade sont montrées fig. 56.4F. *Remerciements : A : Leonard C Sperling, MD et Rodney D. Sinclair, MD; B, C : Antonella Tosti, MD.*

57 Hypertrichose et hirsutisme

Définitions

• **Hypertrichose :** poussée excessive de poils sur n'importe quelle partie du corps, au-delà de ce qui est normalement supposé dans le groupe démographique auquel appartient le patient.
• **Hirsutisme :** poussée excessive de poils terminaux chez des femmes ou des enfants selon un modèle observé typiquement chez des hommes adultes.
• **Lanugo :** poils longs et fins poussant in utero, couvrant le fœtus, et qui normalement chutent *in utero* ou durant les premières semaines de vie.
• **Duvet :** poils courts non ou faiblement pigmentés qui couvrent la plus grande partie du corps ; parfois si fins qu'ils ne peuvent pas être distingués cliniquement.
• **Poils terminaux :** poils épais, pigmentés, typiques du cuir chevelu et des zones dépendant des androgènes, comme les régions axillaires et pubienne dans les deux sexes, de même que la barbe, le tronc et les membres chez les hommes adultes.
• **Hyperandrogénie :** taux élevés de testostérone, DHEAS et/ou androsténedione ; les manifestations cutanées incluent hirsutisme, acné sévère ou résistante au traitement, alopécie androgénique et séborrhée.
• **Virilisation :** chez les femmes, manifestations cliniques d'hyperandrogénie plus clitoromégalie, voix grave, augmentation de la masse musculaire, atrophie des seins et augmentation de la libido.
• **Dépilation :** suppression partielle des tiges pilaires dans une zone donnée.
• **Épilation :** suppression complète des tiges pilaires.

Hypertrichose

• Peut être classée selon la **distribution** (généralisée vs localisée), **l'âge de survenue** (congénitale ou de survenue précoce vs acquise) et le **type de pilosité** (lanugo vs duvet vs terminal).
• Trois mécanismes d'hypertrichose sont généralement reconnus :
  – 1.Conversion de duvet en poils terminaux (p. ex. hypertrichose localisée dans une zone de friction chronique ou de grattage).
  – 2.Modifications du cycle de croissance des poils (p. ex. hyperpilosité à l'intérieur du nez et des oreilles chez des hommes plus âgés due à la prolongation de la phase anagène).
  – 3.Augmentation de la densité des follicules pileux au-delà de ce qui est normal pour une zone cutanée donnée (p. ex. nævus mélanocytaire congénital).
• **TT :** si possible traiter le problème sous-jacent, sinon cf. tableau 57.2.
• Raser les poils n'augmente pas l'épaisseur ou la pigmentation des poils, contrairement à une croyance habituelle.

Hypertrichose généralisée

• Présence de lanugo, excès de duvet ou de poils terminaux sur une grande partie du corps.
• Une approche diagnostique d'un patient ayant une *hypertrichose généralisée* est présentée fig. 57.1.
• Chez des filles jeunes, une hypertrichose constitutionnelle prépubertaire est la forme la plus fréquente de l'hypertrichose généralisée.

Hypertrichose localisée

• Liée le plus souvent à une transformation des poils de type velus en poils terminaux dans des zones où il n'y a pas habituellement de poils terminaux.
• ***L'hypertrichose localisée congénitale*** est habituellement en relation avec un hamartome sous-jacent ou survient dans un site anatomique spécifique (tableau 57.1 ; fig. 57.2 à 57.5).
• ***L'hypertrichose localisée acquise*** se développe le plus souvent après des traumatismes répétés, des frictions, une irritation ou une inflammation (cf. tableau 57.1 ; fig. 57.6 à 57.7).

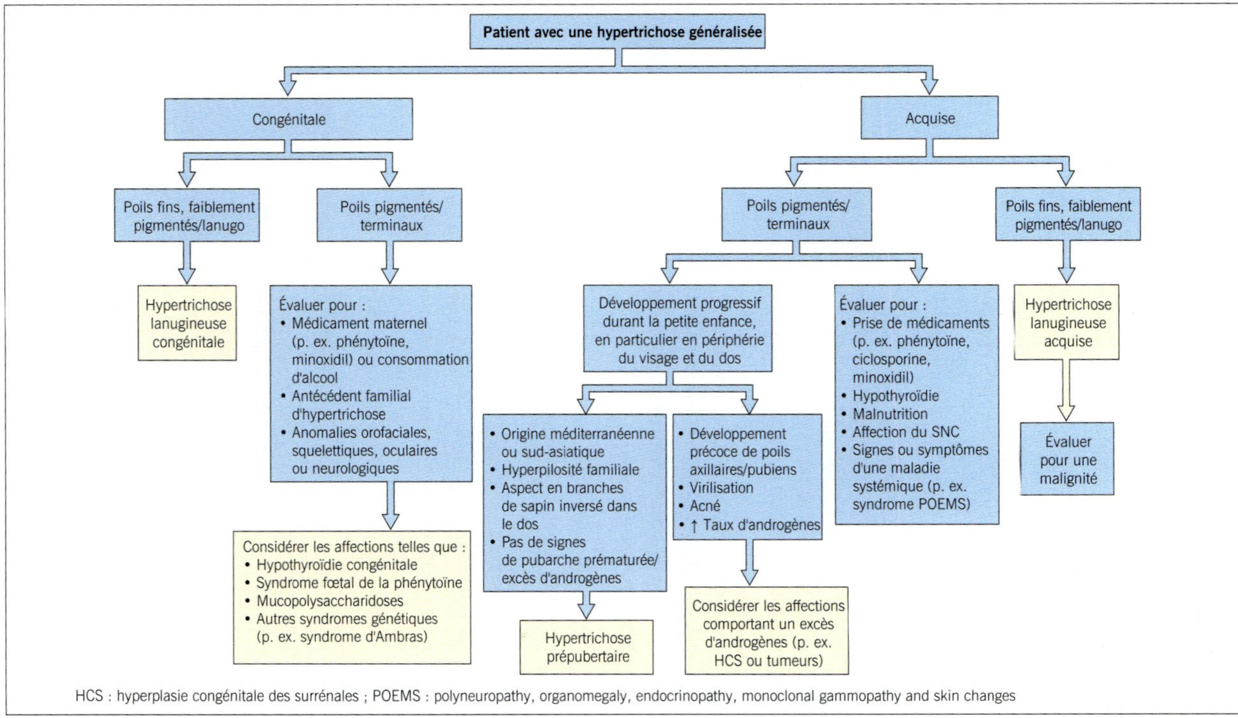

Fig. 57.1 Approche diagnostique d'un patient ayant une hypertrichose généralisée. L'hypertrichose lanugineuse acquise peut occasionnellement atteindre seulement le visage.

Tableau 57.1 Classification et manifestations clés d'affections comportant une hypertrichose localisée.

Affection	Manifestations clés
Hypertrichose congénitale localisée	
Nævus mélanocytaire congénital	• Hyperpigmentation et généralement en relief (cf. chap. 92)
Neurofibrome plexiforme	• Composants palpables et hyperpigmentation fréquente (cf. chap. 50)
Hypertrichose nævoïde (fig. 57.2)	• Zone circonscrite de pousse de poils terminaux • *Primaire :* peau normalement pigmentée ; pas d'hamartome sous-jacent • *Secondaire :* peut être associée à une lipodystrophie, une hémihypertrophie, une scoliose et des anomalies des vaisseaux sous-jacents
Hamartome à cellules musculaires lisses	• Existe sur un spectre clinique comprenant la mélanose (nævus) de Becker (cf. chap. 95)
Mélanose (nævus) de Becker (fig. 57.3)	• Hamartome caractérisé par une hyperpigmentation maculeuse avec des bords irréguliers ; souvent sur la partie supérolatérale du tronc ; début dans la 1re décennie de la vie • L'hypertrichose (variable) apparaît habituellement dans la 2e décennie, en corrélation avec la puberté • Hommes > femmes • Occasionnellement associé à une asymétrie des membres et une hyper ou hypoplasie des zones atteintes
Hypertrichose spinale (cf. chap. 53)	• Touffes de poils terminaux le long de la ligne dorsale médiane • Peut signifier un *dysraphisme spinal* sous-jacent
Signe du collier de cheveux (cf. chap. 53)	• Couronne d'hypertrichose du cuir chevelu entourant une aplasie cutanée membraneuse ou de tissu nerveux ectopique • L'IRM peut détecter un défect osseux sous-jacent ; *ne pas faire* de biopsie
Hypertrichose cervicale antérieure (cf. fig. 57.5)	• Touffe de poils terminaux au-dessus de la proéminence laryngée • Isolée > associée à une neuropathie ou un retard mental
Hypertrichose ulnaire (syndrome des coudes chevelus) (fig. 57.4)	• Excès symétrique de poils poussant dans la région du coude • Parfois associée à une petite taille
Hypertrichose faciale	• Syndromes génétiques (p. ex. syndrome de Cornelia de Lange)
Hypertrichose localisée acquise	
Due à des traumatismes répétés, des frictions, des inflammations ou des irritations (fig. 57.6)	• Les poils dans la zone atteinte deviennent plus longs et plus épais • Scénarios typiques : grattages répétés ou LSC ; membre fracturé ou matériels orthopédiques (attelles) ; porteurs de sacs
Chimiquement induite	• Exposition à l'iode ou à des produits topiques (p. ex. minoxidil, tacrolimus, CS)
Hypertrichose faciale	• Peut être due à une prédisposition familiale, PCT (cf. fig. 41.3), médicaments systémiques (p. ex. CSA) ou topiques (p. ex. minoxidil), malnutrition
Hypertrichosis singularis	• Un long poil « sauvage »
Trichomégalie des cils (fig. 57.7)	• Peut être due à des médicaments ophtalmiques topiques (p. ex. bimatoprost), systémiques (p. ex. inhibiteurs de l'EGFR, zidovudine, CSA, topiramate), une infection VIH, une malnutrition
Maladie systémique	• Syndrome douloureux régional complexe (hypertrichose dans les zones atteintes) • Dermatomyosite juvénile (hypertrichose de la région infrapatellaire) • Myxœdème prétibial (face antérieure des jambes) • En association avec une sclérose cutanée (p. ex. syndrome H, mélorhéostose linéaire)

CSA : ciclosporine ; EGFR : *epidermal growth factor receptor* ; LSC : lichen simplex chronique ; PCT : porphyrie cutanée tardive.

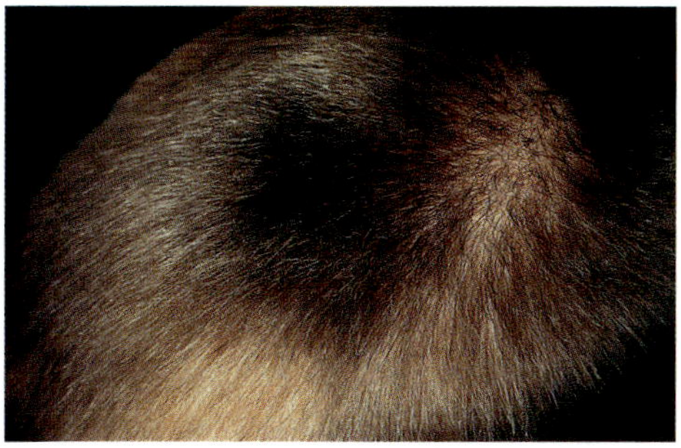

Fig. 57.2 Hypertrichose nævoïde du cuir chevelu chez un jeune garçon. Il n'y avait pas de nævus mélanocytaire ou d'hyperpigmentation sous-jacente. *Remerciements : Jean L. Bolognia, MD.*

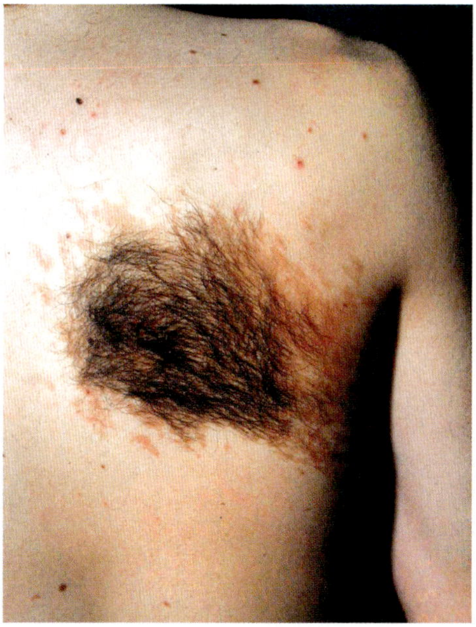

Fig. 57.3 Hypertrichose associée à une mélanose (nævus) de Becker au milieu du dos d'un homme jeune. En plus de l'hyperpigmentation, il y a une hypertrichose marquée. Le degré d'hypertrichose peut varier. Quand il est marqué, comme chez ce patient, le diagnostic différentiel inclut un nævus mélanocytaire congénital, en particulier quand il y a un hamartome à cellules musculaires lisses sous-jacent. *Remerciements : Francisco M. Camacho Martinez, MD.*

Hirsutisme

- Atteint ~ 5–10 % des femmes en âge de procréer ; peut aussi toucher les femmes après la ménopause.
- Dû à une hyperandrogénie (exogène ou endogène) ou à une sensibilité augmentée des follicules pileux à des taux normaux d'androgènes, constituant le critère clinique d'excès d'androgènes le plus utilisé.

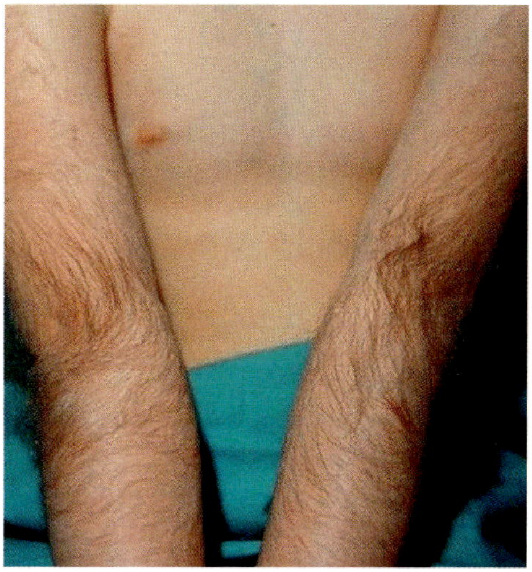

Fig. 57.4 Hypertrichose ulnaire. Multiples poils terminaux des deux coudes chez un enfant. *Remerciements : Francisco M. Camacho Martinez, MD.*

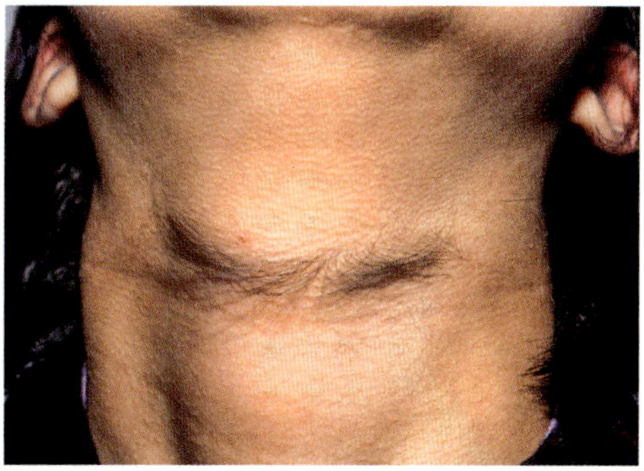

Fig. 57.5 Hypertrichose cervicale antérieure. *Remerciements : Harvey Lui, MD.*

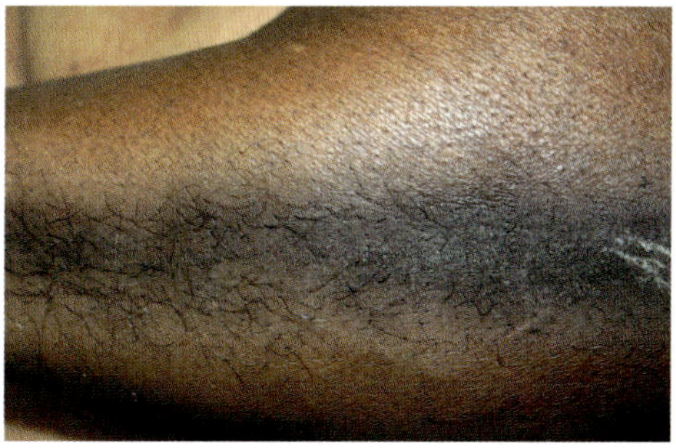

Fig. 57.6 Hypertrichose localisée acquise. Hypertrichose, hyperpigmentation et hyperplasie épidermique sur une zone de friction. Certains auteurs rapportent cela comme « noircissement frictionnel asymétrique des surfaces d'extension », quand il y a principalement une hyperpigmentation. *Remerciements : YDRSC.*

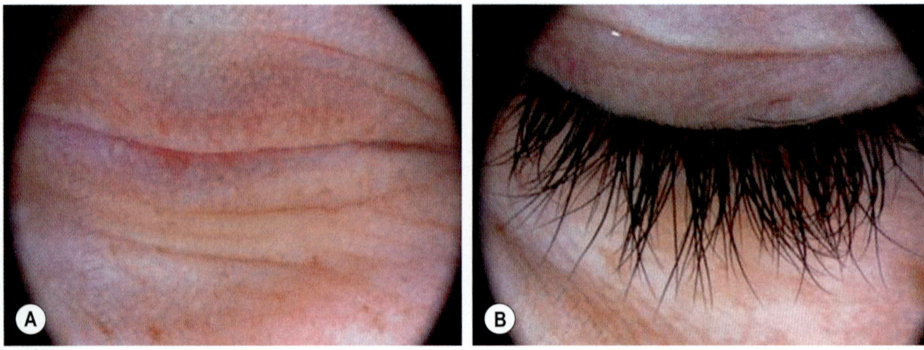

Fig. 57.7 Traitement d'une alopécie des cils chez une patiente ayant une pelade universelle. **A** Avant traitement. **B** Après des applications quotidiennes de latanoprost ophtalmique topique 0,005 % en solution pendant 6 mois, il y a eu une repousse des cils. *Remerciements : Francisco Camacho Martinez, MD.*

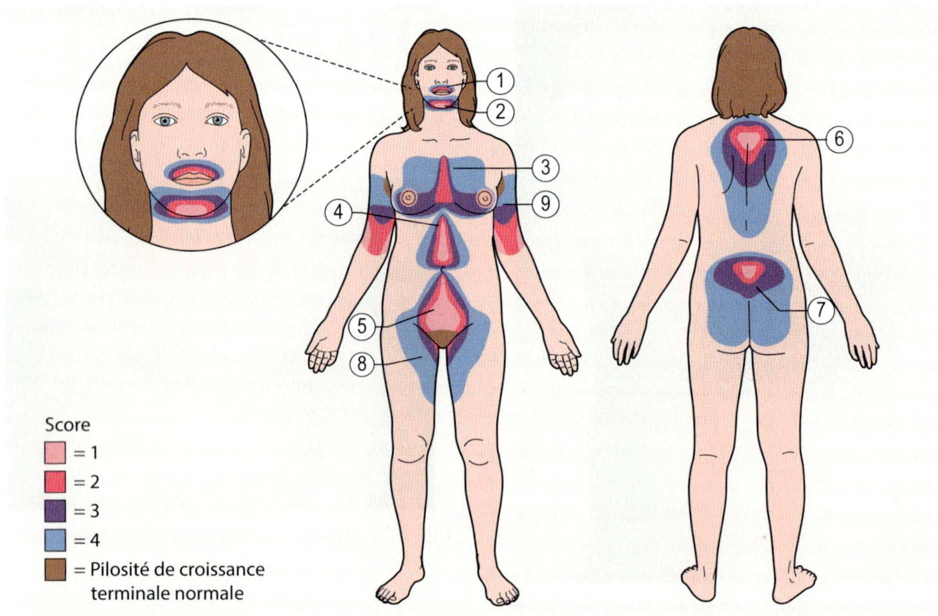

Fig. 57.8 Score modifié de Ferriman-Gallwey (mFG) pour coter les hirsutismes. Dans ce système, 9 zones du corps sont évaluées pour la survenue d'une croissance de poils terminaux. Un score de « 0 » (pas de croissance de poils terminaux) jusqu'à « 4 » (franche virilité) est donné pour les 9 zones, puis ils sont additionnés pour former un score d'hirsutisme (score mFG). Les scores totaux définissant l'hirsutisme chez les femmes en période de fertilité sont les suivants : femmes américaines ou britanniques noires ou blanches, ≥ 8 ; femmes méditerranéennes, hispaniques ou du Moyen-Orient, ≥ 9 ou 10 ; femmes sud-américaines, ≥ 6 ; et femmes asiatiques, un intervalle de ≥ 2 pour les femmes chinoises Han à ≥ 7 pour les femmes chinoises du Sud.

• Quantifié par l'utilisation des critères modifiés de Ferriman et Gallwey (mFG) (fig. 57.8).

• Les causes d'hyperandrogénie et d'hirsutisme chez les femmes en *préménopause* incluent :
  – *Le plus fréquemment :* syndrome des ovaires polykystiques (SOPK), idiopathiques (sensibilité de l'organe cible ; fig. 57.9)
  – *Moins fréquemment :* hyperplasie surrénalienne congénitale non classique, hyperthécose ovarienne, tumorale
  – *Doivent être exclus :* grossesse ; médicaments (p. ex. androgènes, stéroïdes anabolisants, acide valproïque, suppléments)

• La cause chez les femmes en *post-ménopause* (de survenue récente) est le plus probablement une hyperthécose ovarienne ou un hirsutisme tumoral.

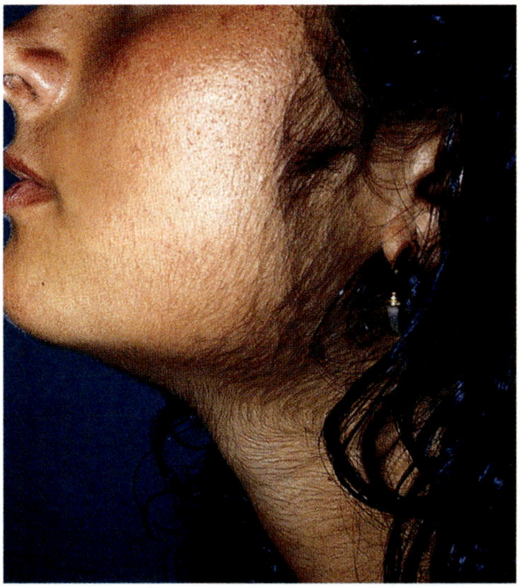

Fig. 57.9 Hirsutisme facial chez une jeune femme. Ceci peut être dû à une hyperandrogénie ou à une sensibilité de l'organe cible. *Remerciements : Francisco M. Camacho Martinez, MD.*

• Les algorithmes suggérés pour l'évaluation de l'hirsutisme et pour l'hyperandrogénie sont proposés respectivement fig. 57.10 et 57.11.

Syndrome des ovaires polykystiques (SOPK)

• Diagnostiqué sur la présence de ≥2 des critères suivants *et* l'exclusion des autres causes possibles (cf. fig. 57.11) :

1. Oligo ou anovulation (< 8 cycles/an ou cycles > 35 jours).
2. Signes cliniques et/ou biochimiques d'hyperandrogénie (fig. 57.12).
3. Ovaires polykystiques (échographie pelvienne [préférentiellement transvaginale]).

• Le ratio hormone lutéinisante (LH)/hormone folliculostimulante (FSH) est > 3 dans ~ 95 % des cas.

• Survient seulement pendant les années de fertilité, et bien que la majorité des patientes soit obèse, certaines peuvent avoir un poids normal.

• Les manifestations associées peuvent inclure l'acanthosis nigricans et la résistance à l'insuline ; les patientes sont à risque accru de syndrome métabolique (cf. tableau 45.11), infertilité, apnée du sommeil, carcinome endométrial, dépression et anxiété.

• **TT** de l'hirsutisme : traitements hormonaux (tableau 57.3) de même que méthodes générales d'épilation (cf. tableau 57.2).

Hirsutisme idiopathique

• Habituellement caractérisé par un hirsutisme modéré, des ovulations régulières et des taux normaux de testostérone.

• Diagnostic d'exclusion.

Hyperplasie congénitale des surrénales non classique (HCS-NC)

• Affection autosomique récessive due à un déficit partiel en activité 21-hydroxylase (mutations en *CYP21A2*), conduisant à une augmentation des taux de 17-hydroxyprogestérone (17-OHP).

• Prévalence plus importante chez les juifs Ashkénaze, les Hispaniques et les Slaves.

• Habituellement présente en période péripubertaire et chez des jeunes adultes avec hirsutisme, irrégularités menstruelles, infertilité, alopécie androgénétique et acné.

• Les tests initiaux comprennent un dosage tôt le matin du taux de 17-OHP durant la phase folliculaire du cycle menstruel ; si douteux un test de stimulation avec une dose élevée d'ACTH et/ou réalisation d'un génotypage pour *CYP21A2*.

• **TT** de l'hirsutisme : se chevauche avec celui du SOPK mais peut aussi comprendre des CS systémiques (cf. tableaux 57.2 et 57.3).

Hyperthécose ovarienne

• Survient chez les femmes aussi bien en pré qu'en post-ménopause.

• Due à la différenciation des cellules interstitielles ovariennes en cellules stromales stéroïdogénétiquement lutéinisantes actives, aboutissant à production majorée d'androgènes.

• Manifestations cliniques similaires à celles du SOPK mais avec un hirsutisme plus prononcé et plus durable, une augmentation du risque de virilisation (fig. 57.13) et la survenue en post-ménopause.

• Les taux de testostérone sont souvent assez élevés (> 200 ng/dL) ; le DHEAS peut être normal ou augmenté (cf. fig. 57.11).

• Comparé à l'hirsutisme tumoral, début plus lent des symptômes et aggravation plus progressive au fil des années.

• Augmentation du risque de résistance à l'insuline, d'un diabète de type 2, d'un carcinome endométrial.

Hirsutisme tumoral

• Peut être causé par différentes tumeurs ovariennes bénignes ou malignes, ou surrénaliennes sécrétant des androgènes.

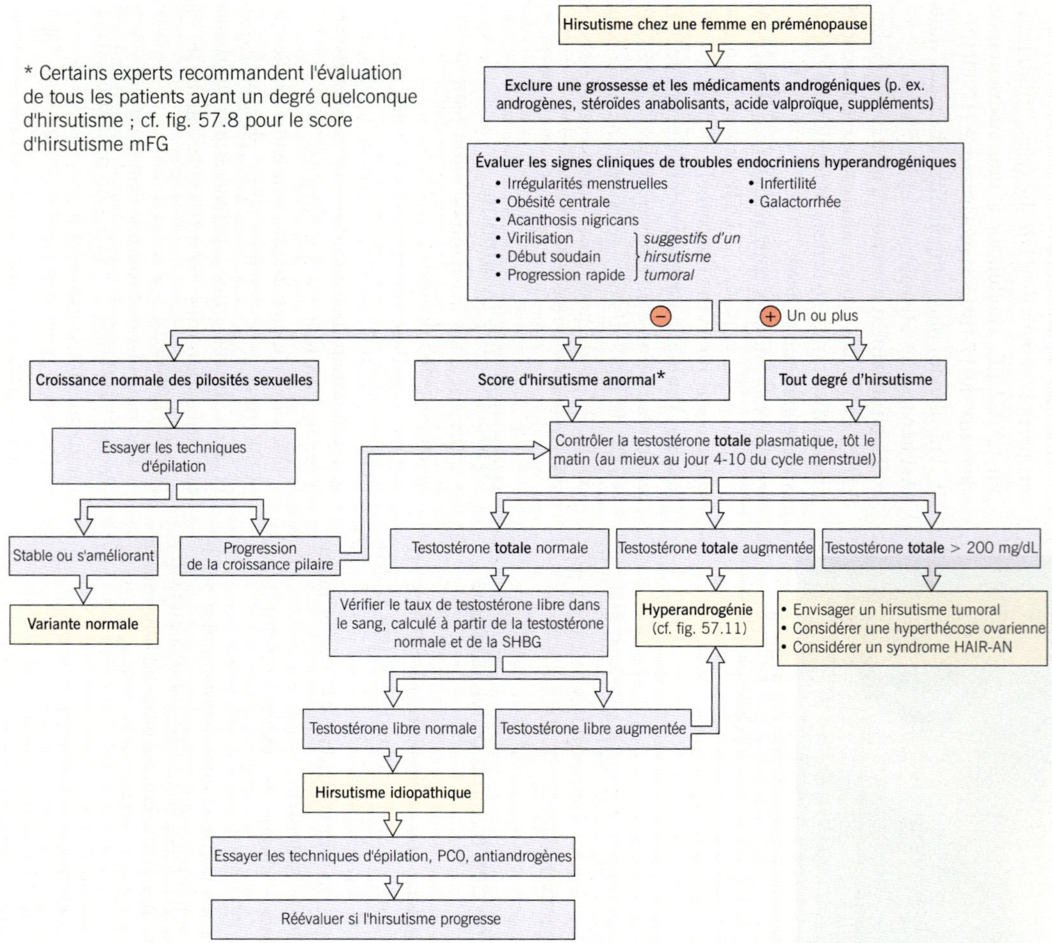

Fig. 57.10 Suggestion d'évaluation initiale d'une femme en préménopause ayant un hirsutisme. HAIR-AN : *hyperandrogenism, insulin resistance, acanthosis nigricans syndrome* ; mFG : *modified Ferriman-Gallwey score* (cf. fig. 57.8) ; PCO : pilule contraceptive orale.

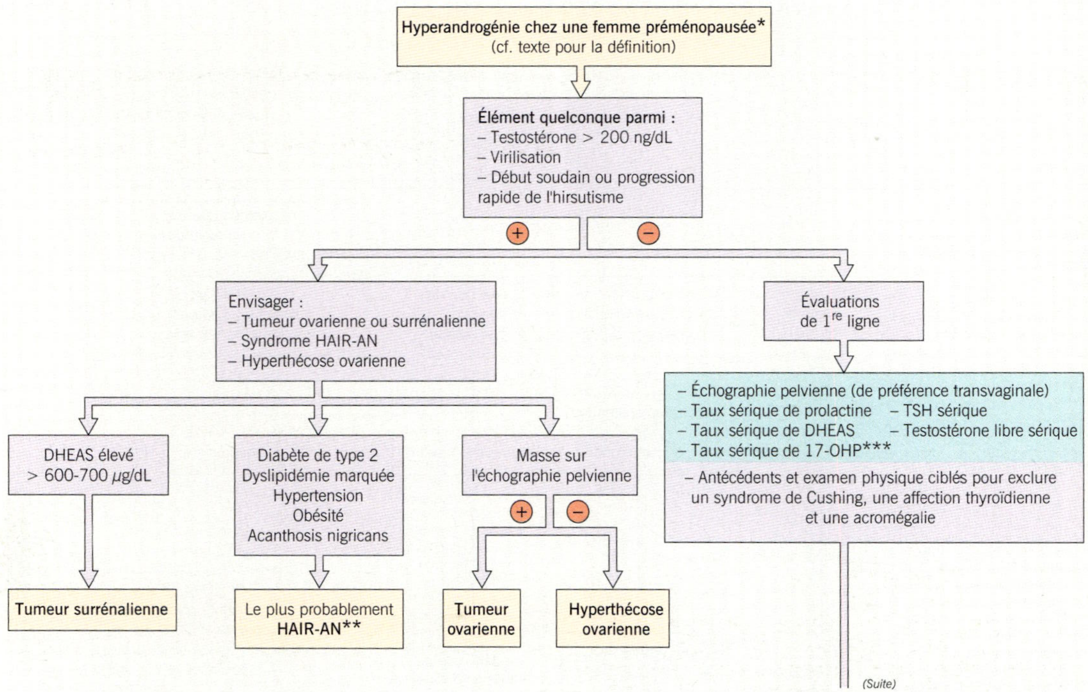

Fig. 57.11 Suggestion d'évaluation d'une hyperandrogénie chez une femme en préménopause.

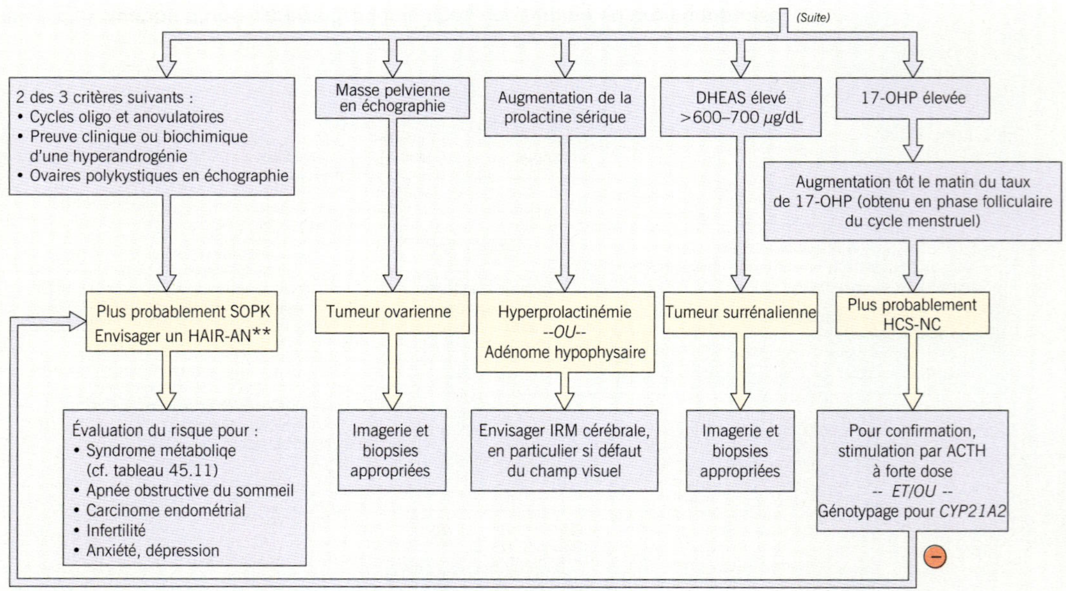

* *Exclure grossesse et médicaments*
** *Le syndrome HAIR-AN se présente plus souvent que le SOPK avec un syndrome métabolique évident*
*** *Comme pour la testostérone totale, contrôler tôt le matin, durant la phase folliculaire du cycle menstruel (p. ex. jours 4-10), ou un jour aléatoire en cas d'oligo ou aménorrhée*

Fig. 57.11 Suite 17-OHP : 17-hydroxyprogesterone ; ACTH : *adrenocorticotropic hormone* ; HAIR-AN : *hyperandrogenism, insulin resistance, acanthosis nigricans syndrome* ; HSC-NC : hyperplasie surrénalienne congénitale non classique ; SOPK : syndrome des ovaires polykystiques.

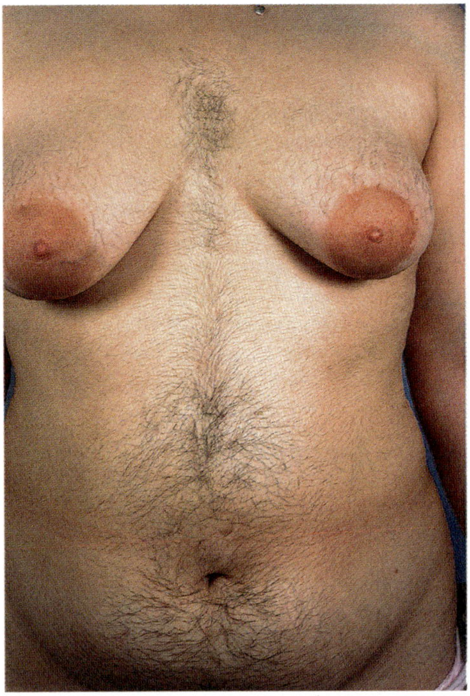

Fig. 57.12 Hirsutisme chez une jeune femme ayant un syndrome des ovaires polykystiques (SOPK). Score de Ferriman-Gallwey modifié (mFG) de 9 reposant sur 3 sites : poitrine, haut et bas de l'abdomen. *Remerciements : NYUDSC.*

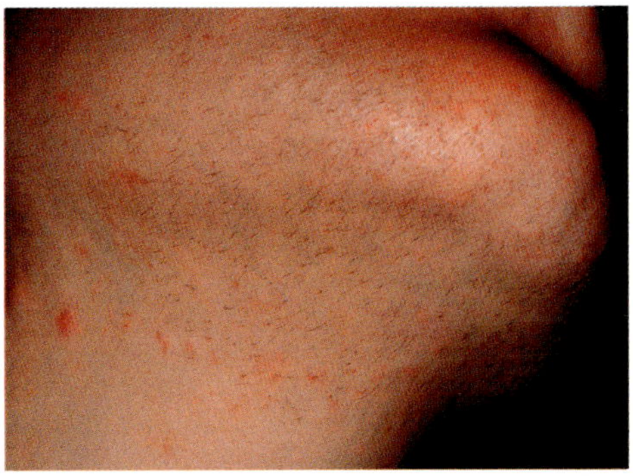

Fig. 57.13 Hirsutisme facial (score mFG de 4) dû à une hyperthécose ovarienne. *Remerciements : Robert Hartman, MD.*

- Se présente typiquement avec un début soudain ou une progression rapide de l'hirsutisme et d'autres manifestations cliniques d'hyperandrogénie ; virilisation plus probable.
- Les indices diagnostiques sont des taux extrêmement élevés de testostérone (> 200 ng/dL, observés en cas de tumeur ovarienne ou surrénalienne) ou de DHEAS (> 600–700 µg/dL, observé dans les tumeurs surrénaliennes).
- En cas de suspicion, une imagerie appropriée est recommandée (p. ex. scanner, IRM et/ou échographie).

Tableau 57.2 Options thérapeutiques pour les hypertrichoses et les pilosités non désirées. Les résultats des épilations durent typiquement plus longtemps que ceux des dépilations. Les dépilatoires chimiques agissent par dissolution des tiges pilaires, en particulier en rompant les ponts disulfures.

Camouflage	Techniques d'enlèvement des poils	Retardement de la pousse des poils
• Maquillage • Éclaircissement de la couleur des poils avec un décolorant commercial ou du peroxyde d'hydrogène 6–12 %	**Dépilation** ***Chimique*** 1. Crèmes au sulfate de baryum* 2. Crèmes au thioglycolate de calcium ***Mécanique*** 1. Tondeuse 2. Rasage **Épilation** • À la pince • À la cire • Au fil • Au sucre • Par électrolyse** • Par thermolyse** • Lasers ou autres sources lumineuses** (p. ex. Nd : Yag, diode, alexandrite, IPL)	• Crème d'hydrochloride d'éflornithine (utilisée au mieux en association avec les autres techniques pour enlever les poils)

* *Plus efficace que le thioglycolate de calcium mais plus irritant et odorant.*
** *Ces méthodes épilatoires sont opérateur-dépendantes et ont le potentiel d'épiler définitivement.*
IPL : *intense pulsed light.*

Syndrome HAIR-AN

- Syndrome *hyperandrogenism, insulin resistance, acanthosis nigricans*.
- Résistance marquée à l'insuline conduisant à une augmentation secondaire des taux d'insuline et entraînant une augmentation de la production d'androgènes ovariens.
- Diabète de type 2, hypertension et maladie cardiovasculaire plus probables qu'avec le SOPK.
- Hyperandrogénie marquée et souvent virilisation franche; les taux de testostérone totale sont généralement très augmentés.
- L'évaluation nécessite d'exclure une tumeur sécrétant des androgènes et un SOPK.

Hirsutisme associé à d'autres anomalies endocriniennes

- Syndrome de Cushing, hyperprolactinémie, adénome hypophysaire, acromégalie et dysfonction thyroïdienne peuvent être présents avec l'hirsutisme et les autres signes d'hyperandrogénie, mais se manifestent aussi typiquement par d'autres caractéristiques distinctes et diagnostiques de l'affection sous-jacente (cf. chap. 45).

Tableau 57.3 Traitement de l'hirsutisme et de l'hyperandrogénie – Agents systémiques et scénarios cliniques.

<table>
<tr><th colspan="3">Agents systémiques</th></tr>
<tr><td colspan="3">Contraceptifs oraux (PCO)*
• Tous les PCO apparaissent également efficaces dans le traitement de l'hirsutisme
• En cas de risque relativement élevé de thromboembolie veineuse (p. ex. obésité ou âge > 39 ans), choisir alors un PCO avec la plus faible dose efficace d'éthinylestradiol (habituellement 20 µg) et à progestatif à faible risque (p. ex. noréthindrone, lévonorgestrel, norgestimate)
Antiandrogènes***
• Spironolactone 100–200 mg/j (donnée habituellement en doses fractionnées, 2 fois/j)
• CPA (cyprotérone acétate); donné les jours 5-15 du cycle menstruel**
• Finastéride > flutamide (non recommandé en raison de son hépatotoxicité potentielle)
Agonistes de la GnRH (risque de déficit sévère en œstrogènes)
Agents diminuant l'insuline (p. ex. metformine > thiazolidinediones; améliorent le syndrome métabolique et la fonction reproductive, mais pas l'hirsutisme en traitement isolé)
Glucocorticoïdes (p. ex. faibles doses d'hydrocortisone [enfants], prednisone ou dexaméthasone [adolescents et adultes]; réservé au traitement de 2e ligne pour les femmes qui ont une HCS-NC ou pour celles qui recherchent une induction de l'ovulation)</td></tr>
<tr><th colspan="3">Scénarios cliniques et traitements recommandés†</th></tr>
<tr><td>Femme en préménopause</td><td>1re ligne : PCO
2e ligne : PCO + spironolactone ou CPA**</td><td rowspan="2">Sévère ou réfractaire : finastéride, flutamide, ou agoniste de la GnRH; plus un PCO si préménopause</td></tr>
<tr><td>Femme après la ménopause</td><td>1re ligne : spironolactone ou CPA**</td></tr>
<tr><td>HCS-NC</td><td colspan="2">1re ligne : PCO ± spironolactone ou CPA**
2e ligne ou si recherche de l'induction d'une ovulation : glucocorticoïdes</td></tr>
</table>

** Doivent être évités chez les femmes qui fument ou qui ont des facteurs de risques d'hypercoagulabilité et de thrombose.*
*** Le CPA n'est pas disponible aux États-Unis.*
**** Nécessite une méthode contraceptive concomitante fiable en raison du risque de féminisation d'un fœtus mâle.*
† Une période d'observation de 6-9 mois est recommandée après initiation du traitement et avant d'ajouter ou de modifier les traitements.
HCS-NC : hyperplasie congénitale des surrénales non classique.

Pour plus d'informations, cf. chap. 70 de *Dermatology, Fourth Edition*.

Affections des ongles 58

- La matrice unguéale, qui est une zone de croissance, comporte des composants proximaux et distaux (fig. 58.1).
  - La matrice proximale de l'ongle forme la partie supérieure (surface) de la tablette unguéale
  - La matrice distale de l'ongle forme le dessous de la tablette unguéale ; ainsi les biopsies de la matrice distale sont moins susceptibles de produire une déformation de la surface de la tablette unguéale
- Les ongles des mains croissent de ~ 1–3 mm/mois et sont renouvelés tous les 6 mois environ.
- Les ongles des orteils croissent de ~ 0,5–1 mm/mois et sont renouvelés tous les 12 mois environ.
- En conséquence, des anomalies de la tablette comme les lignes de Beau qui sont dues à des altérations de la matrice unguéale peuvent être datées par leur distance depuis la cuticule.
- Le **TT** des affections fréquentes des ongles est fourni tableau 58.1.

Tableau 58.1 Traitement des affections fréquentes des ongles.

Affection	Traitement
Psoriasis	Le traitement systémique du psoriasis peut être utile Analogues topiques de la vitamine D ou tazarotène Injection de CS dans la matrice unguéale ou le lit de l'ongle CS topiques sous occlusion
Lichen plan	Injection de CS dans la matrice unguéale
Lignes de Beau, onychomadèse	Attendre la guérison spontanée
Paronychie, aiguë	Incision et drainage (peuvent être survenus spontanément) Si modéré, mupirocine topique ou rétapamuline Antibiotiques oraux (dirigés contre *Staphylococcus aureus*)
Paronychie, chronique	Éviter les traumatismes de la cuticule Éviter strictement les produits irritants CS topiques pendant 2–3 semaines
Onycholyse*	Garder les ongles courts, réduire les traumatismes et les frottements sur l'ongle Éviter strictement les produits irritants Solution antifongique topique envisageable Si due au psoriasis, cf. ci-dessus
Ongles verts*	Tremper dans une solution d'acide acétique à 1 % Antibiotiques topiques (p. ex. gentamycine, tobramycine ou solution ophtalmologique de ciprofloxacine)
Onychorrhexie	Urée topique 20 %, acide lactique 12 % ou rétinoïdes ; durcisseur d'ongle ; et/ou biotine (2,5 mg p.o. chaque jour)
Ongles incarnés des orteils	Corriger les facteurs prédisposants (p. ex. changer pour des chaussures dont la partie avant est plus large) Couper les ongles correctement (tout droit) Surélever le bord latéral de l'ongle avec un morceau de gaze, de coton ou de fil dentaire Trempages tièdes Si sévère, matricectomie (partielle ou totale)

** Couper les parties détachées de la tablette unguéale.*

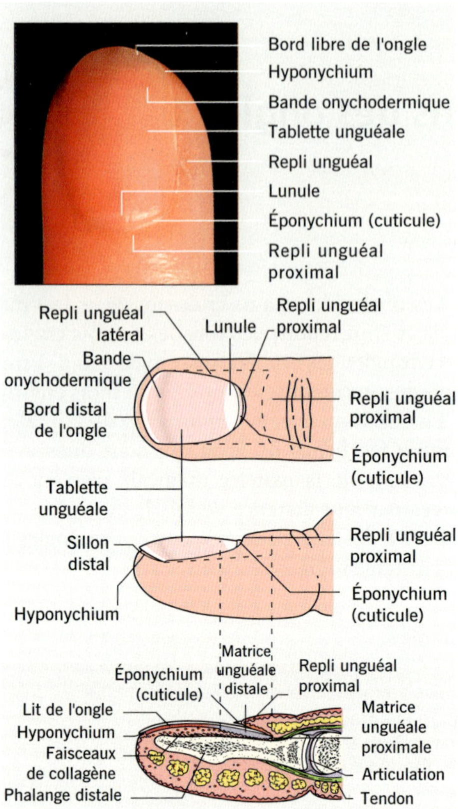

Fig. 58.1 Anatomie de l'unité unguéale.

Manifestations unguéales fréquentes

Ongles incarnés (onychocryptose)

• Inflammation douloureuse du repli latéral avec croissance d'un tissu de granulation.
• Habituellement due à une hypercourbure horizontale de la tablette unguéale avec l'âge ; atteint plus fréquemment les gros orteils.
• La prolifération du tissu de granulation liée à des médicaments systémiques, p. ex. des rétinoïdes systémiques, peut combler le repli latéral.
• **TT :** cf. tableau 58.1.

Mélanonychie longitudinale

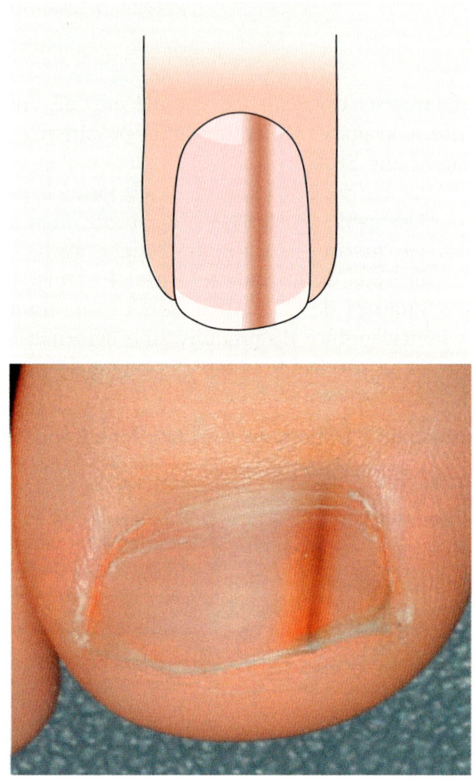

• Bande longitudinale brune à noire.
• De multiples bandes sont fréquentes sur les types de peaux foncées (physiologique) ; peut aussi être consécutive à un traumatisme (tableau 58.2).
• Une bande unique peut être un signe de mélanome de l'ongle (tableau 58.3 ; fig. 58.2).
• Quand un mélanome est suspecté, la matrice de l'ongle doit être biopsiée (cf. fig. 58.1).

Tableau 58.2 Causes de mélanonychie longitudinale.

Activation mélanocytaire	Ethnique
	Traumatique • Manucures • Onychophagie/onychotillomanie • Par friction, principalement aux orteils
	Médicaments • Chimiothérapies anticancéreuses, p. ex. doxorubicine, 5-fluoro-uracile • Zidovudine (AZT) • Psoralènes
	Grossesse
	Syndrome de Laugier-Hunziker/syndrome de Peutz-Jeghers
	Maladie d'Addison
	Infection VIH
	Post-inflammatoire • Lichen plan • Psoriasis pustuleux • Onychomycose (*T. rubrum* et *Scytalidium* spp.) • Radiodermite chronique
Tumeurs et proliférations non mélanocytaires	Maladie de Bowen Verrues Carcinome basocellulaire Kératose sous-unguéale Kyste myxoïde
Hyperplasie mélanocytaire	
Nævus matriciel de l'ongle	
Mélanome matriciel de l'ongle	

Tableau 58.3 Règle ABCDEF pour suspicion clinique de mélanome unguéal.

A	• Âge (pic d'incidence – 5e à 7e décennies de la vie) • Afro-Américains, Asiatiques et Amérindiens • Asymétrie
B	• Brun à noir • Largeur (≥ 3 mm) • Bords bigarrés, flous
C	• Changements dans la bande unguéale (modifications de couleur/taille) • Absence de changement dans la morphologie de l'ongle malgré un traitement a priori adapté
D	• Doigts le plus souvent atteints (pouce et gros orteil)
E	• Extension du pigment : dans le repli proximal et/ou latéral (signe de Hutchinson)
F	• Famille : antécédent personnel ou familial de mélanome

Adapté de Levit EK, et al. The ABC rule for clinical detection of subungual melanoma. J Am Acad Dermatol 2000; 42 : 269–74; Benati E, et al. Clinical and dermoscopic clues to differentiate pigmented nail bands : an international Dermoscopic Society study. J Eur Acad Dermatol Venereol 2017; 31 : 732–6; Ohn J, et al. Assessment of a predistive scoring model for dermoscopy of subungual melanoma in situ. JAMA Dermatol 2018; 154 : 890–6.

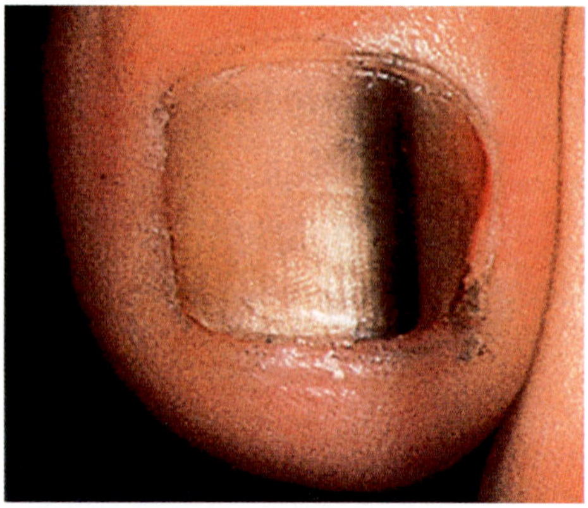

Fig. 58.2 Mélanome in situ de l'ongle. Bande pigmentée en noir du lit de l'ongle et de la matrice.
Remerciements : Frank O Nestle, MD.

Onycholyse

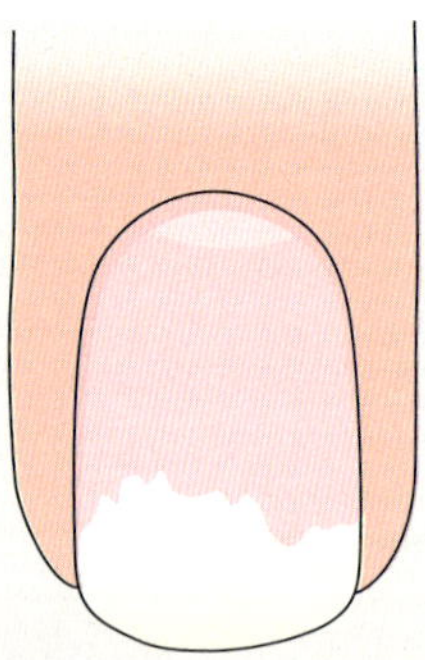

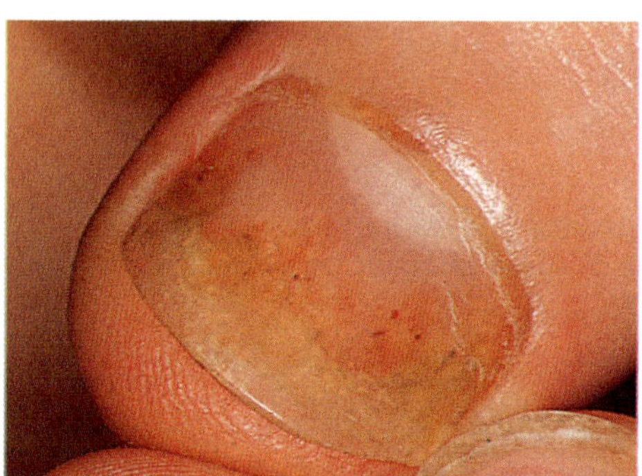

• Le décollement de la partie distale de la tablette unguéale provoque un aspect blanc à blanc jaune de l'ongle (fig. 58.3).
• L'addition de pigments exogènes sous la tablette (p. ex. pyocyanine de *Pseudomonas*) peut causer une coloration jaune à vert brun.
• L'exposition chronique à l'eau et aux produits irritants (p. ex. savons) est une cause habituelle d'onycholyse d'un doigt, tandis que l'onycholyse du gros orteil est souvent due à des forces biomécaniques.
• Associée au psoriasis (cf. fig. 6.14), à l'onychomycose, à l'hyperthyroïdie et à la prise de médicaments (tableau 58.4).

Onychomycose

• Cf. chap. 64.

Onychorrhexie

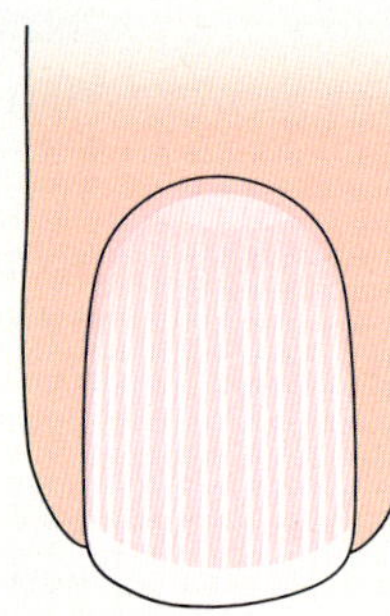

• Amincissement et stries longitudinales.
• Des fissures et des entailles peuvent apparaître.
• Moins prononcée que la trachyonychie.
• Parfois secondaire à un traumatisme, mais plus généralement phénomène lié à l'âge.

Onychoschizie

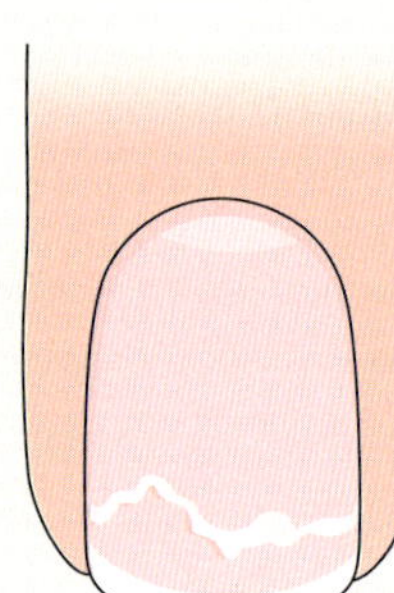

• Séparation lamellaire de la partie distale de l'ongle en multiples couches.
• Associée à l'utilisation des savons et de produits irritants.
• Manifestation normale avec l'âge.

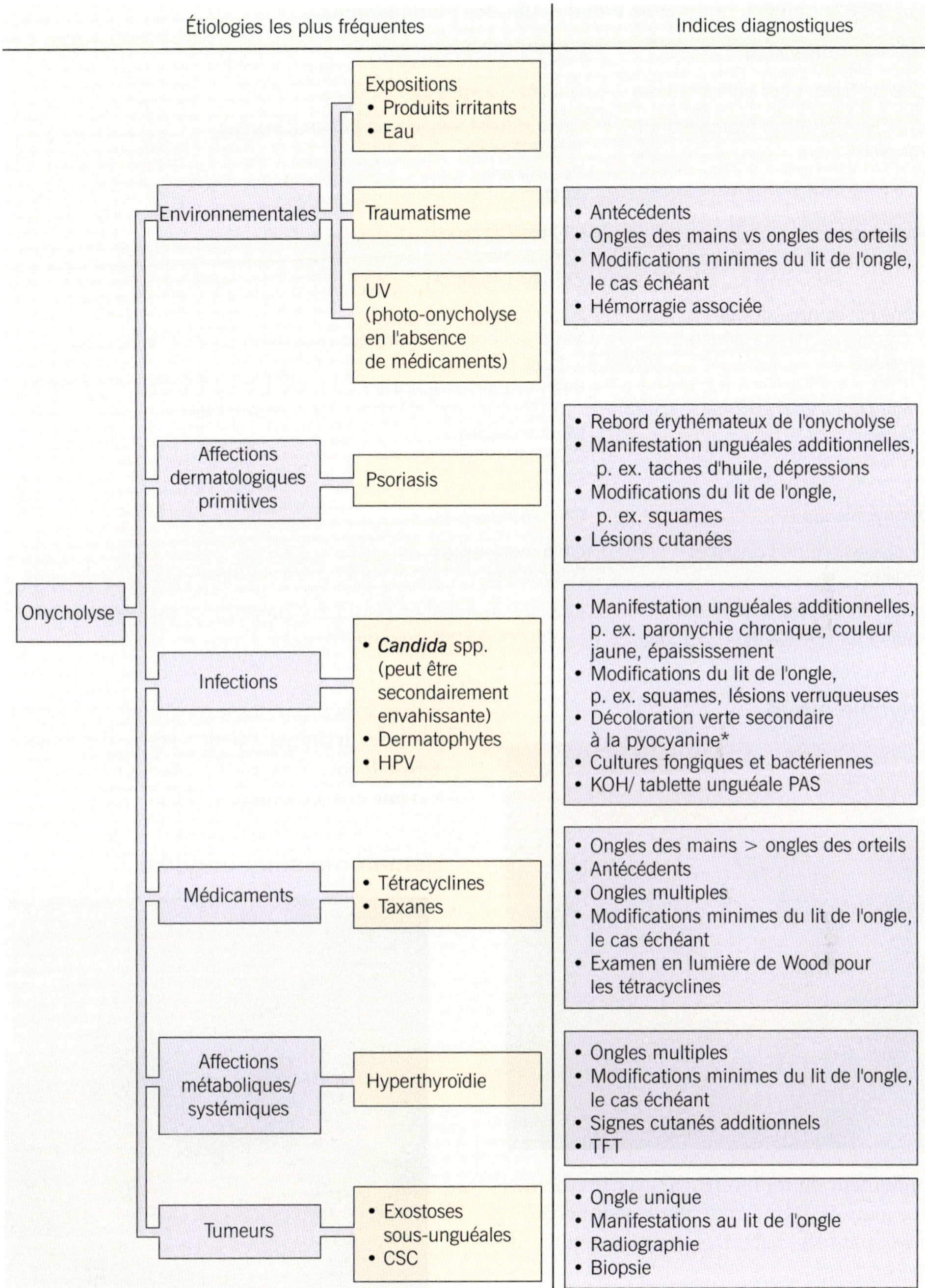

* Due à une colonisation secondaire par *Pseudomonas aeruginosa*.

Fig. 58.3 Causes d'onycholyse. TFT : tests de la fonction thyroïdienne.

Tableau 58.4 Anomalies unguéales induites par des médicaments.

Anomalies unguéales	Agents responsables
Lignes de Beau et onychomadèse	Chimiothérapies
Onycholyse/photo-onycholyse (cf. fig. 58.3)	Chimiothérapies, en particulier taxanes Tétracyclines Psoralènes AINS
Mélanonychie	Chimiothérapies Psoralènes Zidovudine (AZT)
Paronychie et granulome pyogénique périunguéal (cf. fig. 58.6)	Rétinoïdes Médicaments antirétroviraux (p. ex. indinavir, éfavirenz, lamivudine) Inhibiteurs du récepteur du facteur de croissance épidermique (EGFR) (p. ex. cétuximab, panitumumab) Méthotrexate Capécitabine Sirolimus
Leuconychie vraie	Chimiothérapies
Amincissement de l'ongle et fragilité	Chimiothérapies Rétinoïdes
Leuconychie apparente (p. ex. ongles de Muehrcke)	Chimiothérapies, en particulier polychimiothérapie incluant anthracyclines, vincristine

Paronychie aiguë

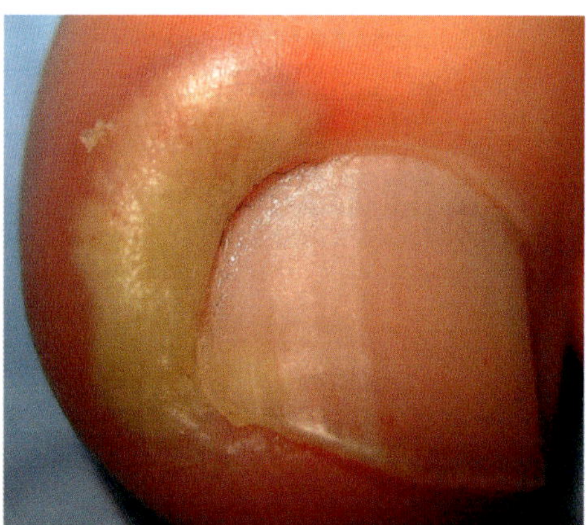

- Gonflement du repli unguéal avec érythème et douleur, parfois avec écoulement pustuleux.
- Causé par des bactéries (en particulier des staphylocoques).
- Les épisodes récurrents peuvent résulter d'une infection à virus herpès simplex (panaris herpétique).

Paronychie chronique

- Inflammation chronique du repli unguéal avec perte de la cuticule (mastic naturel).
- Exacerbée par les expositions à l'eau et aux produits irritants ou des soins des ongles très agressifs.
- Peut être colonisée par *Candida*.

Hématome sous-unguéal

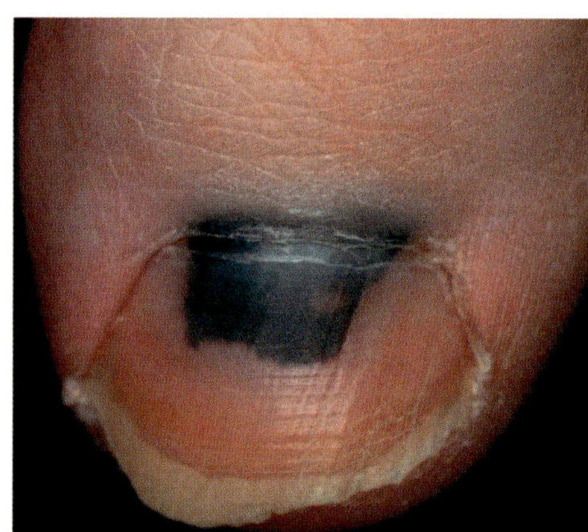

- Couleur rouge pourpre à noire sous la tablette unguéale due à une hémorragie.
- Migre vers la partie distale avec la croissance de l'ongle ; en cas de survenue plus récente, une bande de tablette unguéale normale peut être observée en repoussant la cuticule en arrière.
- Secondaire à un traumatisme.

Vraie leuconychie

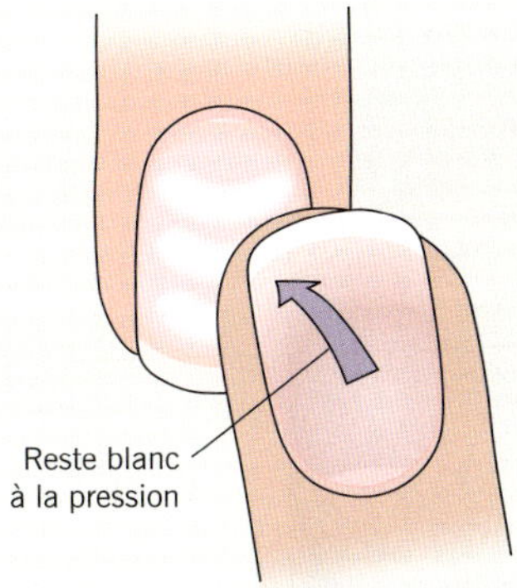

- Coloration blanche de l'ongle qui persiste quand une pression est appliquée.
- La forme ponctuée, qui est due à un traumatisme est la forme la plus fréquente.
- Moins souvent, un type linéaire ou diffus est observé.
- Des bandes linéaires peuvent être transversales (p. ex. lignes de Mees, traumatismes) ou longitudinales (p. ex. maladie de Darier).
- Une variante diffuse peut être héréditaire et occasionnellement associée à une surdité.
- **DD :** onychomycose blanche superficielle et leuconychie apparente.

Manifestations unguéales moins fréquentes

Lignes de Beau

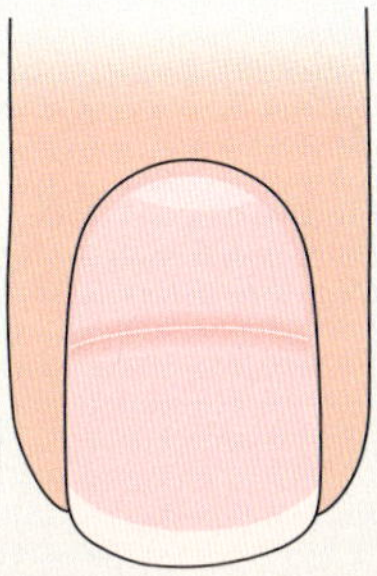

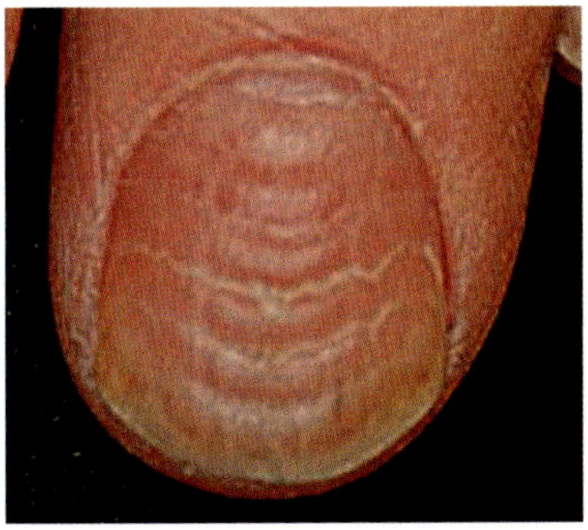

- Dépressions transversales de la tablette unguéale.
- Souvent secondaires à un traumatisme, en particulier quand elles sont limitées à un seul doigt.
- Chercher une agression systémique (p. ex. fièvre élevée, chimiothérapie) si plusieurs ongles sont atteints.

Pterygium dorsal

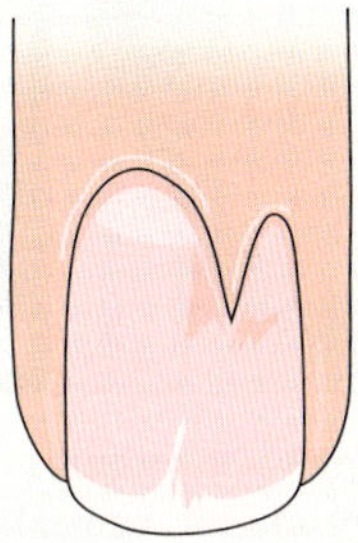

- Extension triangulaire du repli proximal de l'ongle dans le lit de l'ongle.
- Perte locale de la tablette unguéale.
- Le plus communément associé à un lichen plan (cf. infra) ; aussi observé dans d'autres affections (p. ex. dyskératose congénitale).

Ongle vert

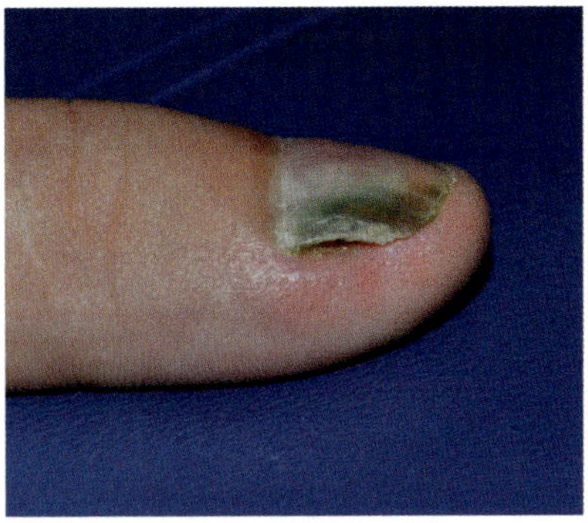

- Coloration anormale bleu vert à vert noir secondaire à la pyocyanine produite par *Pseudomonas aeruginosa*.
- Habituellement associé à une onycholyse (qui crée un environnement humide favorable).

Désalignement

- Déviation latérale de la tablette unguéale, souvent bilatérale et congénitale.
- Le plus fréquemment 1^er(s)^ orteil(s).
- Peut entraîner une incarnation des ongles des orteils et un épaississement de l'ongle atteint.

Dystrophie médiane de l'ongle (déformation liée à un tic)

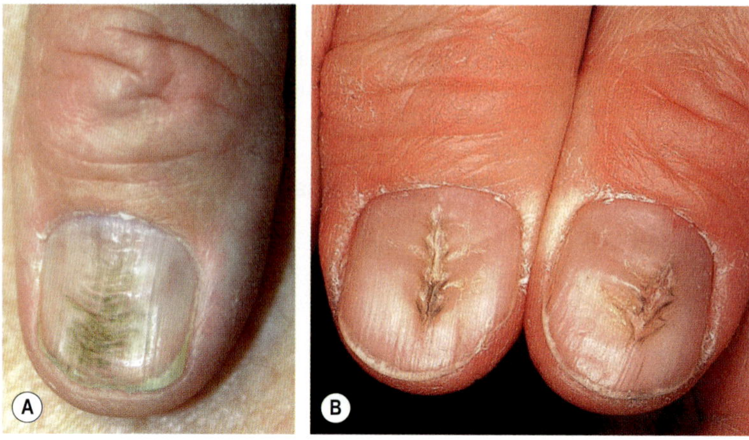

- Multiples dépressions transversales avec une dépression longitudinale centrale qui ressemble à une planche à laver (**A**).
- Principalement le(s) ongle(s) du (des) pouce(s).
- Due à la manipulation de la peau qui recouvre la matrice.
- **DD :** principalement la dystrophie médiane canaliforme de Heller qui se présente comme une fente longitudinale, centrale avec un motif de sapin inversé (**B**).

Onychogryphose

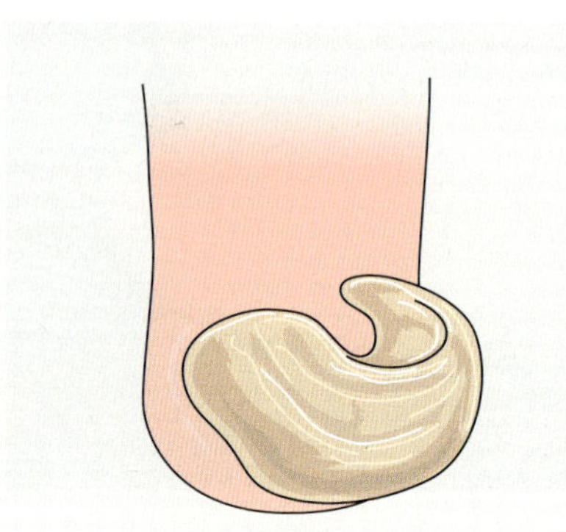

- Courbure de la tablette unguéale conduisant à un aspect en corne de bélier.
- Le plus souvent ongle(s) du (des) 1$^{er(s)}$ orteil(s).
- Atteint les patients d'âge avancé.

Onychomadèse (chute de l'ongle)

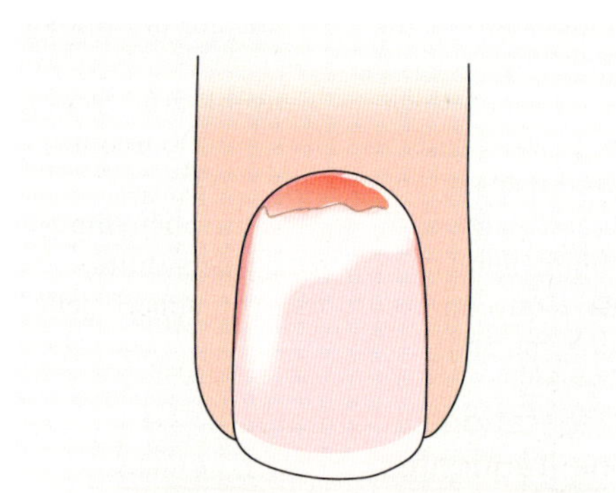

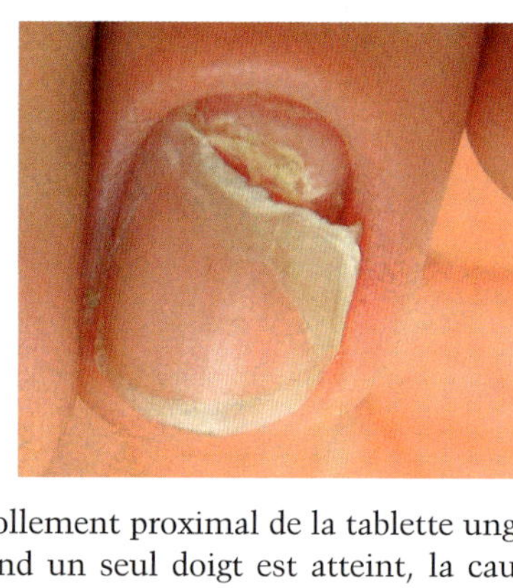

- Décollement proximal de la tablette unguéale.
- Quand un seul doigt est atteint, la cause est souvent un traumatisme.
- Si de nombreux ongles sont atteints, discuter une cause systémique (p. ex. fièvre élevée, chimiothérapie, post-érythrodermie, post-virale) ; les infections à coxsackies sont une cause fréquente chez les enfants.

Exostose sous-unguéale

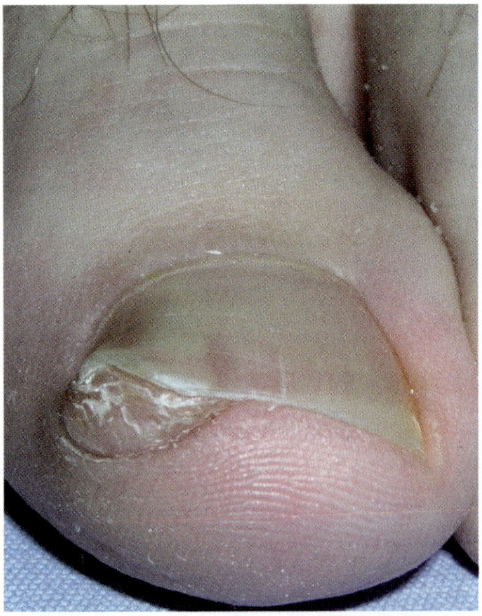

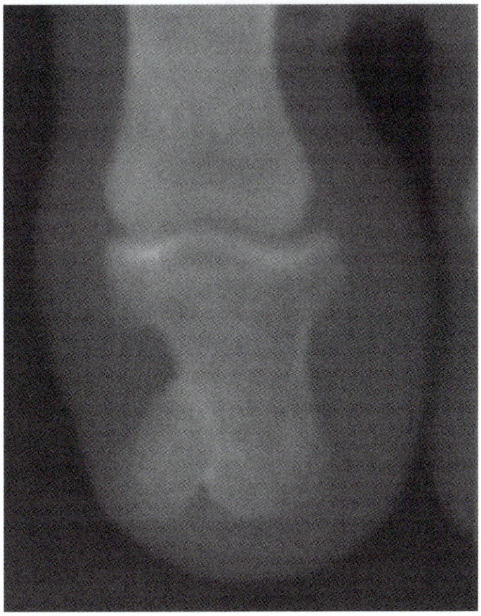

• Associée à une onycholyse et un nodule sous-unguéal sensible.
• Diagnostic confirmé par radiographie.

Hémorragies en flammèches

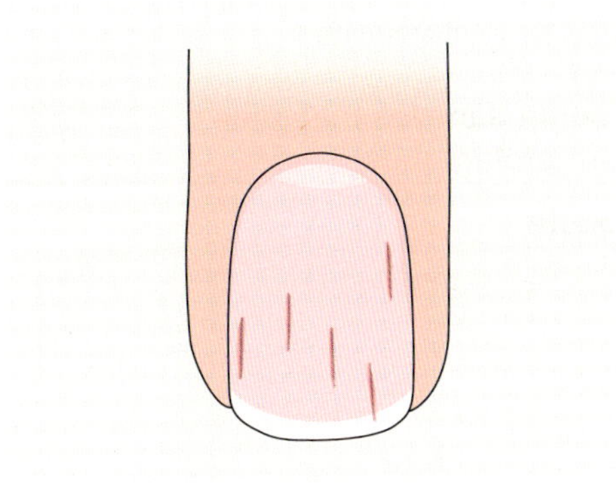

• Fines lignes longitudinales sous-unguéales rouge brun.
• Habituellement secondaires à un traumatisme.
• Peuvent être observées avec le psoriasis ou une endocardite.
• Le motif reflète l'orientation longitudinale des vaisseaux sanguins dans le lit de l'ongle.

Trachyonychie

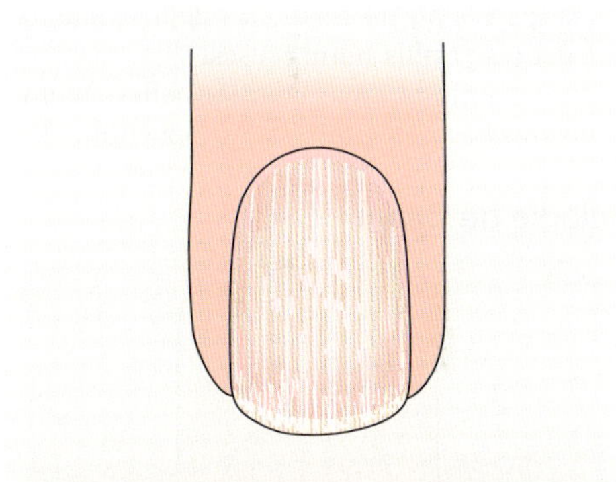

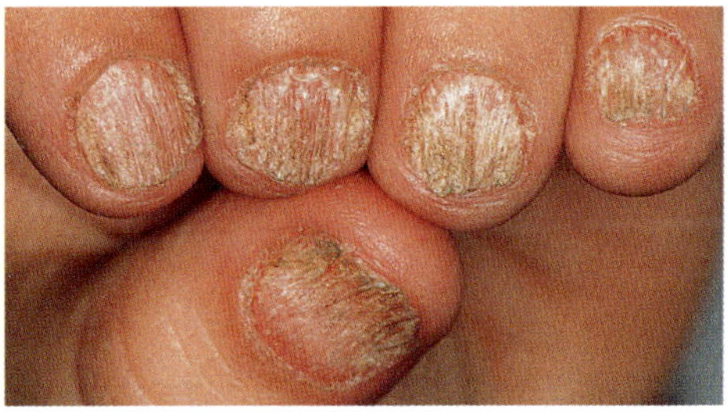

• Ongles rugueux, « comme du papier de verre », souvent fins.
• Associée à la pelade ou le lichen plan >> psoriasis.
• Peut atteindre la plupart, voire tous les ongles, en particulier chez les enfants; souvent appelée alors « dystrophie des 20 ongles ».

• **DD :** onychorrhexie qui est une entité fréquente due à des stries longitudinales secondaires au vieillissement.

L'ongle dans les maladies dermatologiques

Pelade

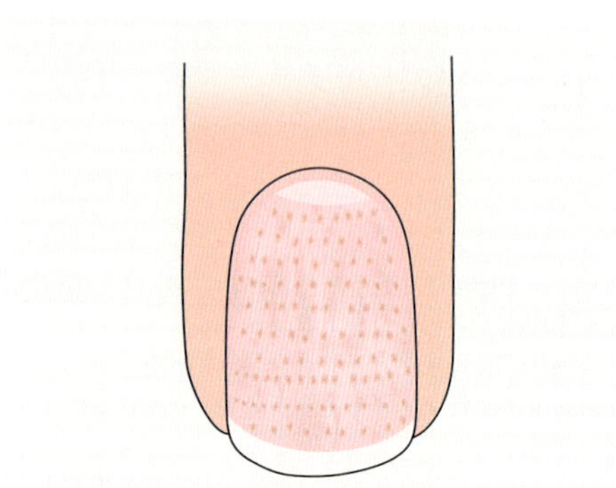

• Dépressions punctiformes de la tablette unguéale ; motif géométrique ou en « plaid écossais ».
• Comparées au psoriasis, les dépressions sont plus petites et plus nombreuses.
• Des manifestations additionnelles incluent trachyonychie > leuconychie ou onychomadèse.

Maladie de Darier

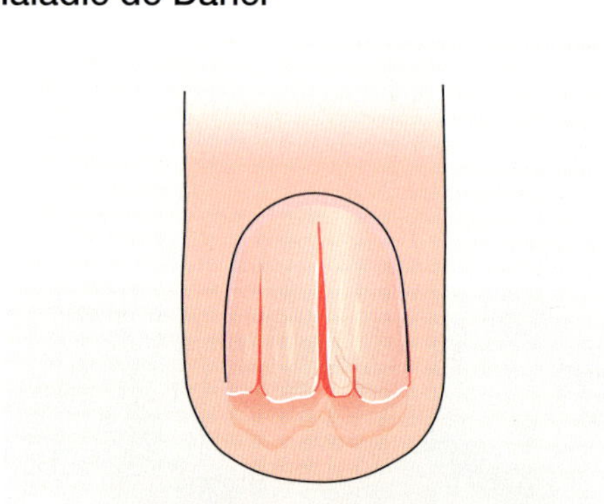

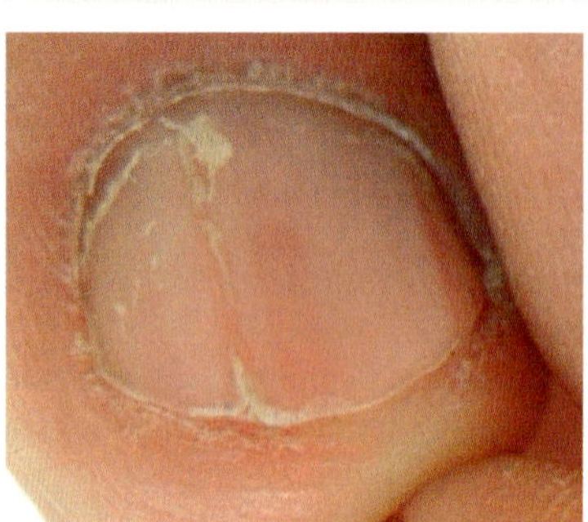

• Alternance de stries rouges et blanches (c.-à-d. érythronychie et leuconychie longitudinales).
• Fissurations distales (entailles).

Lichen plan (cf. chap. 9)

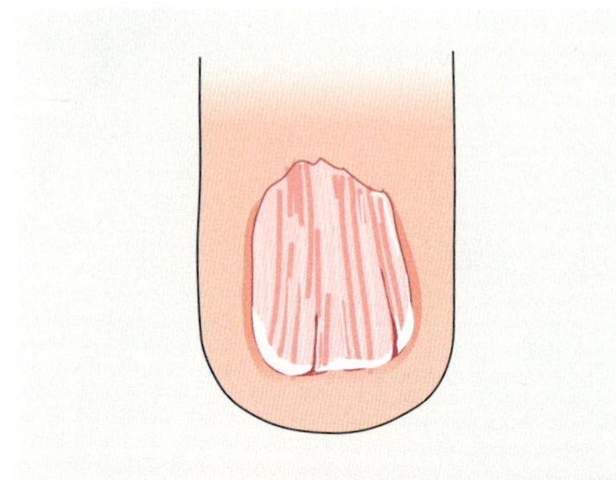

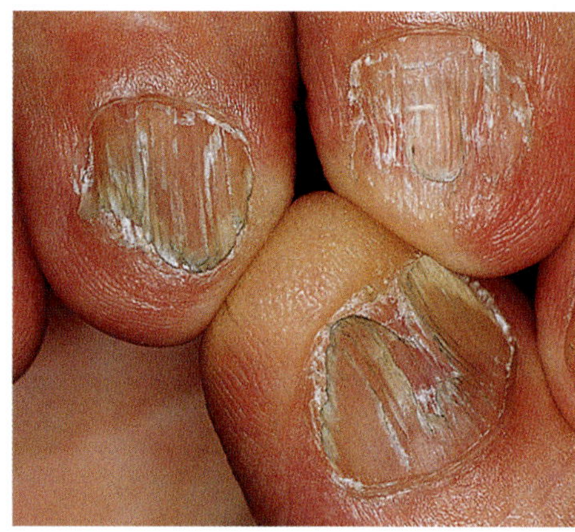

• Amincissement des ongles/atrophie, surtout latéralement.
• Parfois pterygium dorsal et trachyonychie (cf. supra).

Psoriasis (cf. chap. 6)

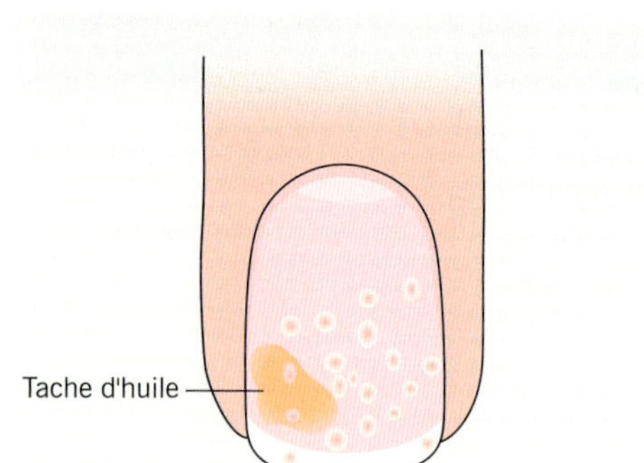

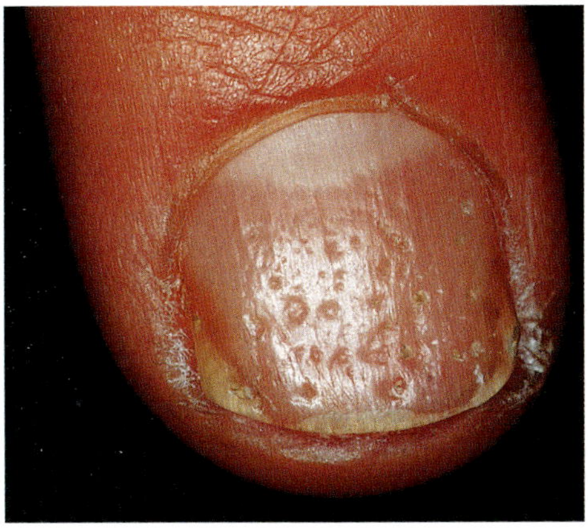

- Les manifestations unguéales sont souvent associées à une arthrite et une enthésite.
- Piqûres, dépressions punctiformes de la tablette, irrégulières en taille et distribution.
- Taches d'huile apparaissant comme des espaces irréguliers de couleur jaune orange.
- Des manifestations associées incluent jaunissement, épaississement et effritement de la tablette unguéale, onycholyse, débris sous-unguéaux, hémorragies en flammèches, paronychie, et rarement pustules (voir la prochaine section).
- **DD :** onychomycose.

Psoriasis pustuleux

- Des pustules peuvent se former sous la tablette unguéale.
- Il peut y avoir des lésions de psoriasis sur le bout des doigts.

L'ongle dans les maladies systémiques

Des exemples, en plus de ceux infra, sont dans le tableau 58.5.

Leuconychie apparente

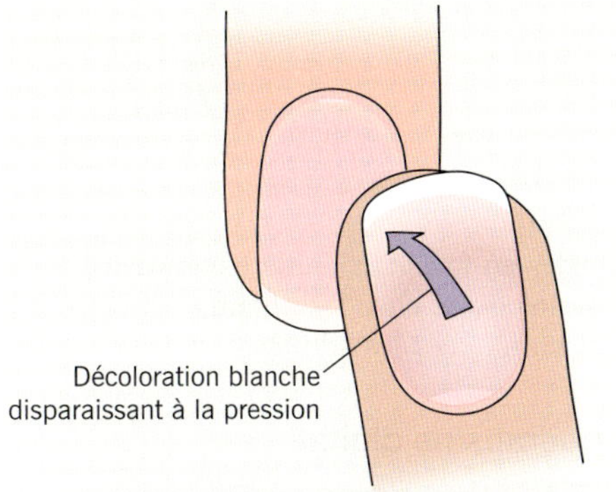

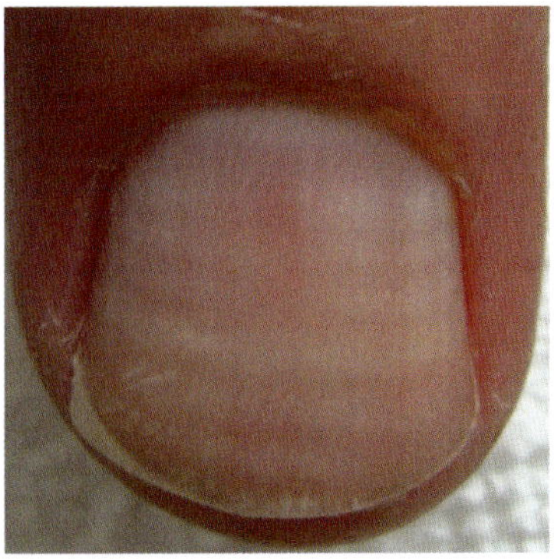

- La tablette unguéale apparaît blanche par altération du lit de l'ongle (p. ex. œdème).
- Secondaire à des médicaments ou à une maladie systémique (p. ex. hypoalbuminémie conduisant aux lignes de Muehrcke).
- Ongles blancs de Terry : seule une petite partie, distale, de l'ongle n'est pas atteinte ; associés à une atteinte hépatique.
- Ongles de Lindsay : la moitié proximale de l'ongle est blanche, la partie distale est rouge ; associés à une atteinte rénale.

Tableau 58.5 Exemples de modifications des ongles dans les maladies systémiques et les génodermatoses. D'autres entités sont discutées plus en détail dans le texte.

Manifestations unguéales	Maladie génétique ou systémique
Onycholyse	Hyperthyroïdie
Hémorragies en flammèches	Endocardite
Lignes de Beau/onychomadèse	Fièvre élevée Infection virale, p. ex. coxsackie
Variées, p. ex. épaississement caractéristique « en coin de porte », atrophie, perte complète ou partielle des ongles, pterygium	Génodermatoses, p. ex. pachyonychie congénitale, dysplasie ectodermique hidrotique (cf. fig. 52.10), épidermolyse bulleuse dystrophique dominante, dyskératose congénitale

Koïlonychie

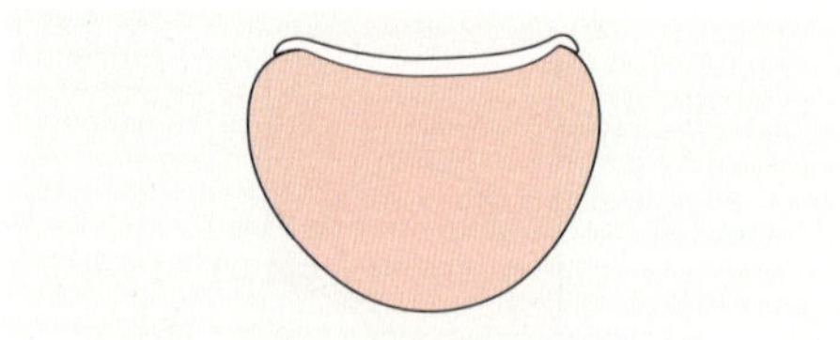

- Ongles en forme de cuillère (concaves).
- Physiologique chez les enfants, associée à un déficit en fer chez les adultes.

Hippocratisme digital

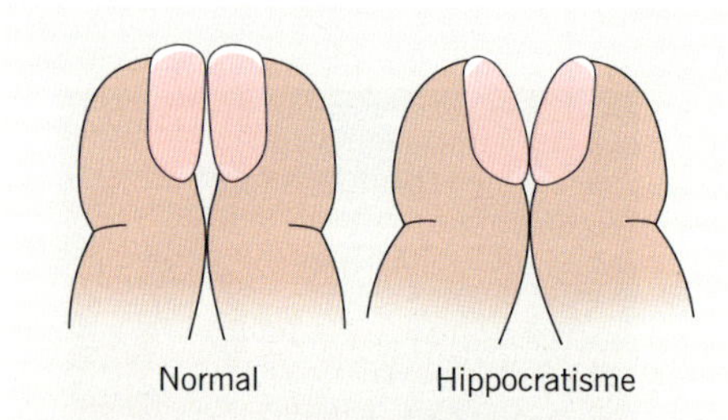

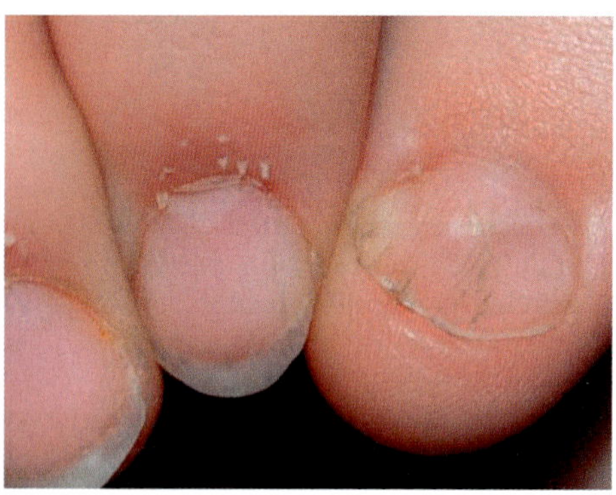

- Doigts bulbeux avec des ongles en verre de montre (angle > 180° entre le repli unguéal proximal et l'ongle).
- Observé le plus souvent dans l'acropathie thyroïdienne ou en association à des affections cardiovasculaires ou bronchopulmonaires (p. ex. pneumopathie interstitielle).

Syndrome ongles-rotule

- Hypoplasie des ongles des doigts, plus importante au pouce, moindre au 5e doigt, lunule triangulaire.
- Rotule absente ou hypoplasique ; associé à une atteinte rénale dans plus de 40 % des cas.

Télangiectasies du repli unguéal proximal (cuticulaires)

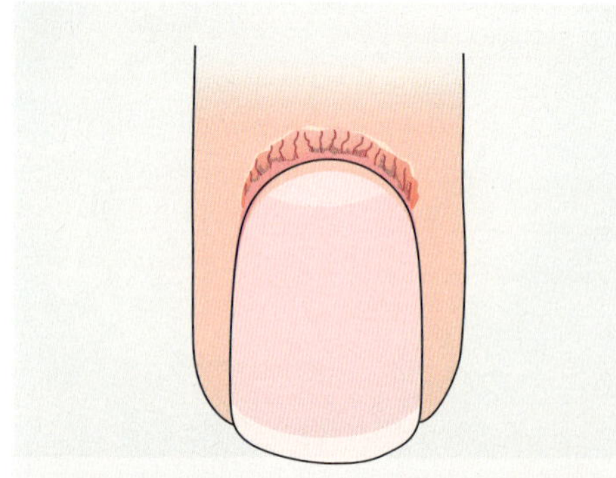

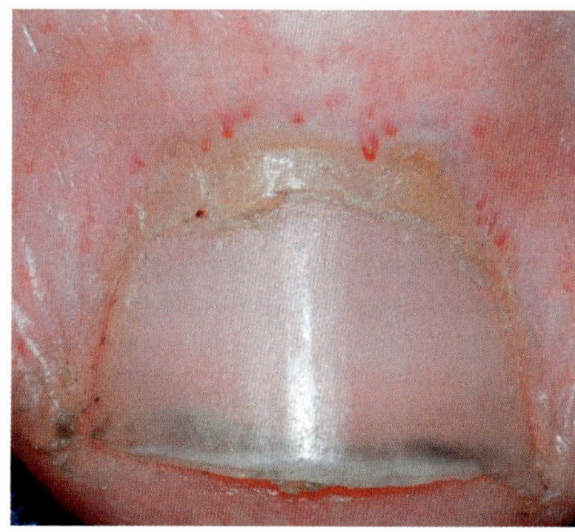

- Proéminence des capillaires ± hémorragies de la cuticule.
- Association au lupus érythémateux et au syndrome de Rendu-Osler (télangiectasies héréditaires hémorragiques).
- Associées aussi à la dermatomyosite et à la sclérodermie, avec une apparence légèrement différente des raréfactions capillaires alternant avec des boucles capillaires dilatées (cf. infra).
- Dans la dermatomyosite, des cuticules en lambeaux peuvent aussi être présentes.
- Dans la sclérodermie systémique, un pterygium ventral (perte de l'espace sous-unguéal) peut aussi être observé.

Syndrome des ongles jaunes

- Coloration jaune de tous les ongles (ou de la plupart) des doigts > orteils (cf. fig. 45.1C).
- Perte de la cuticule, onychomadèse, hypercourbure de la tablette unguéale.
- Associé à un lymphœdème et une atteinte bronchopulmonaire.

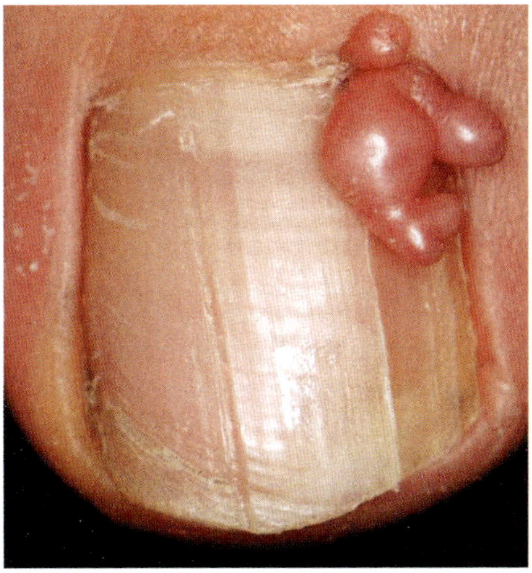

Fig. 58.4 Fibrome périunguéal produisant une dépression longitudinale par compression matricielle. *Remerciements : Antonella Tosti, MD.*

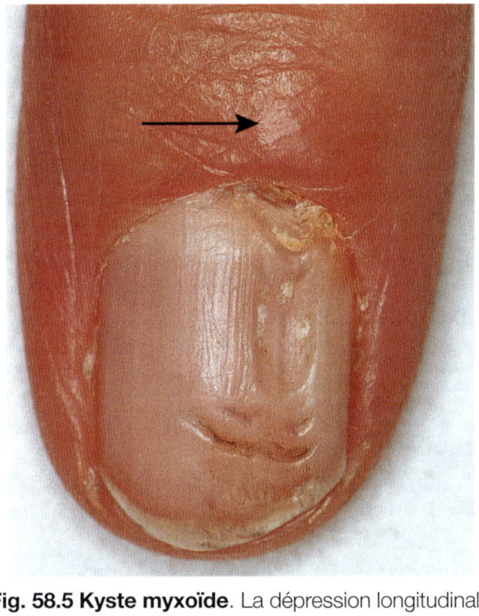

Fig. 58.5 Kyste myxoïde. La dépression longitudinale de l'ongle est le résultat de la compression de la matrice unguéale par le kyste (flèche). *Remerciements : Antonella Tosti, MD.*

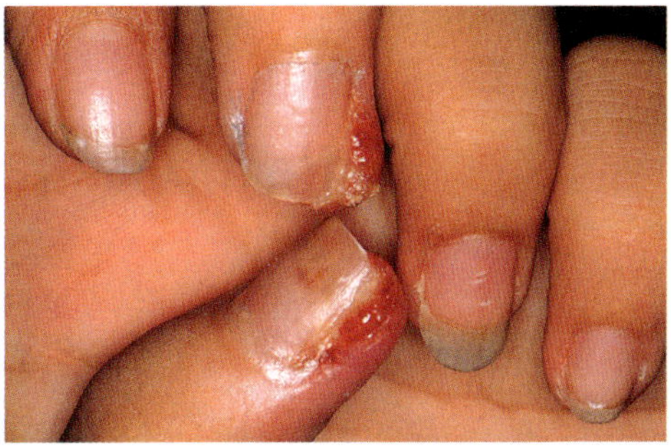

Fig. 58.6 Multiples granulomes pyogéniques périunguéaux chez un patient sous indinavir. Des lésions similaires peuvent être observées chez des patients sous rétinoïdes systémiques ou sous inhibiteurs du récepteur du facteur de croissance épidermique. *Remerciements : Antonella Tosti, MD.*

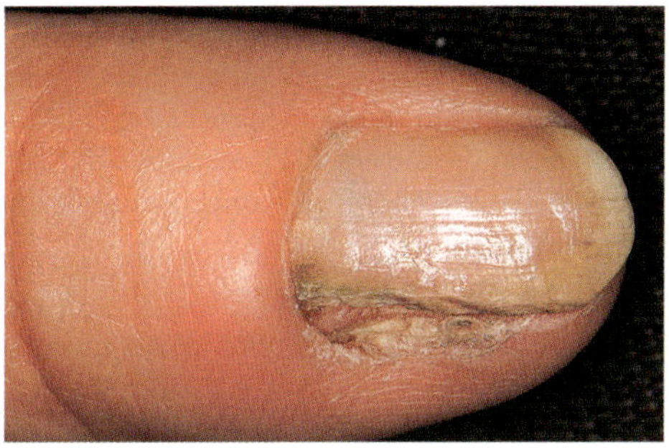

Fig. 58.7 Maladie de Bowen. La partie latérale de la tablette unguéale est absente. Le lit de l'ongle montre une hyperkératose avec squames et fissurations de l'épithélium. *Remerciements : Antonella Tosti, MD.*

Tumeurs

• Des kystes variés, hyperplasies et tumeurs peuvent être observés à la partie distale des doigts, incluant fibromes (fig. 58.4), kystes myxoïdes (fig. 58.5 ; cf. fig. 90.10), granulome pyogénique (fig. 58.6), tumeur glomique (associée à des douleurs paroxystiques) (cf. chap. 94), maladie de Bowen (fig. 58.7), kératoacanthome (les symptômes incluent la douleur et l'accroissement rapide), mélanome (les signes incluent une mélanonychie longitudinale [fig. 58.2], un signe de Hutchinson = pigmentation de la cuticule proximale).

Détails additionnels des figures : onycholyse due au psoriasis ; onychomadèse après un épisode de paronychie aiguë ; la leuconychie apparente représente les lignes de Muehrcke ; des lignes de Beau multiples étaient dues à des cycles répétés de chimiothérapie ; télangiectasies du repli unguéal proximal et cuticules en lambeaux dues à une dermatomyosite.

Remerciements supplémentaires : Antonella Tosti, Julie V. Schaffer et Jean L. Bolognia.

Pour plus d'informations, cf. chap. 71 de *Dermatology, Fourth Edition*.

59 Affections orales

• En plus des lésions bénignes fréquentes comme les fibromes après morsure et les mucocèles, les manifestations orales représentent souvent des indices diagnostiques pour des maladies cutanées (p. ex. lichen plan, pemphigus vulgaire débutant) ou des signes cutanés de maladie systémique (tableau 59.1). Le tableau 59.2 fournit une vue générale des traitements topiques pour les états inflammatoires oraux.
• Les manifestations orales des maladies infectieuses (p. ex. candidose, énanthèmes viraux, manifestations associées à l'infection VIH) sont traitées dans les chapitres concernant directement ces affections.

Manifestations muqueuses orales fréquentes

Grains de Fordyce

• Glandes sébacées «libres» (c.-à-d. non associées à des follicules pileux) présentes chez au moins 75 % des adultes (fig. 59.1).
• Papules jaunâtres multiples de 1 à 2 mm de diamètre sur le vermillon des lèvres (supérieure > inférieure) et la muqueuse orale (en particulier buccale).

Langue géographique (glossite migratrice)

• Manifestation fortuite sur le dos de la langue chez ~ 2 à 3 % de la population; peut occasionnellement être associée à un psoriasis, en particulier dans ses variantes pustuleuses.
• Zones bien délimitées d'érythème et d'atrophie des papilles filiformes, entourées par une bordure serpigineuse, blanchâtre, hyperkératosique (fig. 59.2); les lésions tendent à migrer dans le temps, elles peuvent atteindre d'autres sites oraux et sont parfois associées à une sensation de brûlure.

Langue scrotale (fissurée)

• Manifestation asymptomatique qui peut occasionnellement être associée à des affections telles qu'une chéilite granulomateuse (cf. infra) ou un syndrome de Down.
• De multiples dépressions et sillons sont situés sur la partie dorsale de la langue, en particulier en son centre (fig. 59.3).

Langue villeuse (langue noire villeuse)

• Reflète l'accumulation de kératine sur le dos de la langue; les facteurs contributifs peuvent inclure une mauvaise hygiène orale, le tabagisme ou un régime semi-liquide.
• Confluence d'aspérités d'aspect chevelu, qui représentent des papilles allongées, avec dyschromie jaune à brun noir (fig. 59.4); peuvent être colorées par des substances exogènes à partir d'aliments, de tabac ou de bactéries chromogènes (en particulier après un traitement antibiotique); certains patients signalent une odeur ou un goût désagréable.
• **DD :** papilles linguales pigmentées (chez des personnes à peau intensément pigmentée).
• **TT :** racler ou brosser la langue.

Leuco-œdème

• Variante normale qui est plus souvent patente chez les fumeurs ou les personnes ayant une peau intensément pigmentée.
• Apparence gris blanc, opalescente, parfois «mitée» de la muqueuse buccale > labiale (fig. 59.5); devient typiquement moins évident à l'étirement de la joue.

Glossite médiane rhomboïde (atrophie papillaire centrale)

• Trouvée chez ~ 1 % des adultes, souvent associée à une candidose locale.
• En forme de losange ou ovalaire, bien délimitée, érythémateuse et atrophique sur le dos de la langue (fig. 59.6).
• **TT :** clotrimazole ou fluconazole oral (pour les doses, cf. tableau 64.5).

Tableau 59.1 Maladies systémiques avec manifestations orales.

Affection	Manifestations orales
Amylose systémique primaire (cf. chap. 39)	• Macroglossie, souvent avec des bords festonnés (dus aux empreintes dentaires) ou papulonodules hémorragiques (cf. fig. 39.3) ; xérostomie
Carences nutritionnelles (cf. chap. 43)	• Glossite atrophique (cf. texte), stomatite • *Scorbut :* hypertrophie gingivale, hémorragies et érosions (cf. fig. 43.7B)
Maladie intestinale inflammatoire	• *Maladie de Crohn :* aspect pavimenteux oral et ulcères (aphteux ou linéaires ; fig. 59.16), chéilite angulaire, granulomatose orofaciale (cf. texte) • *Pyostomatite végétante* (colite ulcéreuse > Crohn) : pustules et érosions orales dans une disposition comme une « trace d'escargot »
Maladie de Behçet (cf. chap. 21)	• Aphtes (cf. texte)
Sarcoïdose (cf. chap. 78)	• Granulomatose orofaciale (cf. texte), xérostomie, hypertrophie des glandes salivaires
Syndrome de Sjögren (cf. chap. 37)	• Xérostomie
Granulomatose avec polyangéite (cf. chap. 19)	• Hémorragies gingivales avec une surface micropapuleuse friable (« gencives fraise » ; fig. 59.17)
Leucémie	• Hémorragies dues à la thrombocytopénie, infections (virales, fongiques, bactériennes), hypertrophie gingivale due à l'infiltration leucémique (en particulier dans les formes [myélo]monocytaires)
Génodermatoses	• *Sclérose tubéreuse de Bourneville* : fibromes oraux, piqûres de l'émail dentaire • *Syndrome de Cowden :* papillomes oraux principalement des lèvres et de la langue (cf. fig. 45.3C et 52.1B) • *Néoplasie endocrinienne multiple de type 2B :* neuromes muqueux – papulonodules principalement des lèvres et de la partie antérieure de la langue (cf. fig. 52.2B) • *Maladie de Darier :* papules blanchâtres et plaques rugueuses principalement du palais et des gencives (cf. fig. 48.8) • *Lipoïdoprotéinose* : infiltration diffuse ou papules en pavage principalement des lèvres et de la langue/frein, xérostomie (cf. fig. 40.4B) • Candidose cutanéomuqueuse chronique (cf. fig. 49.3A) • *Syndrome hyper-IgE classique* : rétention des premières dents, candidose • *Dysplasies ectodermiques :* hypodontie, dent en virole • *Nævomatose basocellulaire :* kératokystes odontogéniques de la mandibule > maxillaire • *Syndrome de Gardner :* ostéomes du maxillaire et de la mandibule • Syndrome de Peutz-Jeghers, macules brunes des lèvres et de la muqueuse orale (cf. fig. 45.3B)

Affections parodontales et dentaires ayant une signification dermatologique

Gingivite desquamative

• Manifestation clinique qui peut survenir dans différentes maladies immunes vésiculeuses et érosives (fig. 59.7) ; principalement chez les femmes après l'âge de 40 ans.

• Érythème gingival diffus avec différents degrés de desquamation et d'érosions ; fréquemment douloureux.

• Comme la gingivite desquamative est souvent une manifestation de pemphigoïde muqueuse (cicatricielle) ou d'autres maladies bulleuses auto-immunes, l'évaluation doit comprendre un examen histologique de routine et des examens en immunofluorescence directe et indirecte (cf. chap. 23).

• **TT :** traitement de l'affection sous-jacente et hygiène orale méticuleuse.

Hypertrophie gingivale (hyperplasie, prolifération)

• Les médicaments systémiques et les autres causes d'hypertrophie gingivale sont listés tableau 59.3.

• L'hypertrophie gingivale liée à des médicaments se développe typiquement durant la 1re année

Tableau 59.2 Soins topiques pour les inflammations orales.

Hygiène orale
Brosse à dents souple Jet dentaire, cure-dents à bout mousse ou fil dentaire ciré pour enlever la plaque dentaire Rince-bouche sans alcool Éviter les traumatismes, p. ex. restaurations dentaires/appareils ou morsures de joues
Anesthésiques topiques pour érosions/ulcères
Lidocaïne visqueuse à 2 % (sur la surface des ulcérations ou en bains de bouche) « Bain de bouche magique » avec parts égales de ; (1) lidocaïne visqueuse 2 % ; (2) diphénhydramine 12,5 mg/5 mL ; (3) hydroxyde de magnésium et aluminium plus sucralfate (Maalox®) ; envisager d'ajouter de la dexaméthasone et/ou une suspension de nystatine Dyclonine en pastilles Benzocaïne gel ou pastilles
Traitements anti-inflammatoires topiques
Corticostéroïdes, p. ex. clobétazol 0,05 % gel/pommade, fluocinonide 0,05 % gel/pommade, triamcinolone 0,1 % pâte, 2 fois/j Sirop de dexaméthasone 0,5 mg/5 mL, en bains de bouche 5 mL 2 à 3 fois/j (garder dans la bouche pendant 5 minutes)* Corticostéroïdes inhalés 2 fois/j Tacrolimus 0,1 % pommade 2 fois/j Tacrolimus 1 mg capsules dissous dans 0,5–1 L d'eau, bains de bouche 5 mL 2 fois/j (laisser dans la bouche pendant ≥ 2 minutes, puis recracher)*
Prévention d'une infection secondaire**
Clotrimazole 10 mg tablettes 4 fois/j Suspension de nystatine (400 000–600 000 U), en bains de bouche, puis avaler, 4 fois/j Chlorhexidine 0,12 % rince-bouche, en bains de bouche, puis recracher, 2 fois/j Peroxyde d'hydrogène dilué (une part de solution à 3 %, deux parts d'eau) en bains de bouche, puis recracher, 2 fois/j

** En particulier pour les patients avec une atteinte étendue.*
*** À discuter pour les patients ayant une des érosions/ulcérations, en particulier si utilisation d'agents immunosuppresseurs systémiques.*

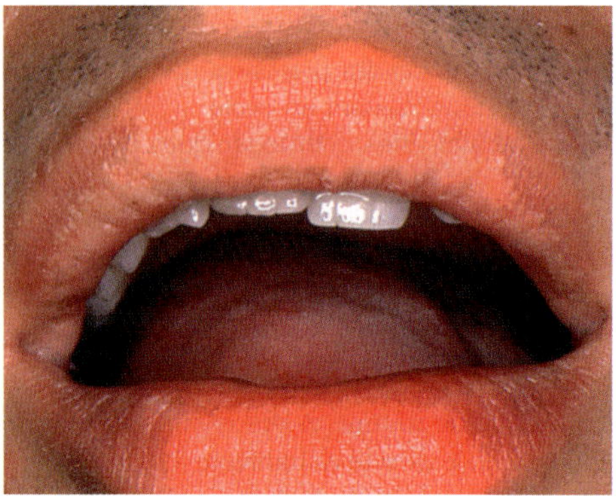

Fig. 59.1 Grains de Fordyce. Multiples papules jaunâtres de 1 à 2 mm sur la partie vermillon de la lèvre supérieure, représentant des glandes sébacées « libres ». *Remerciements : Carl M. Allen, MD, et Charles Camisa, MD.*

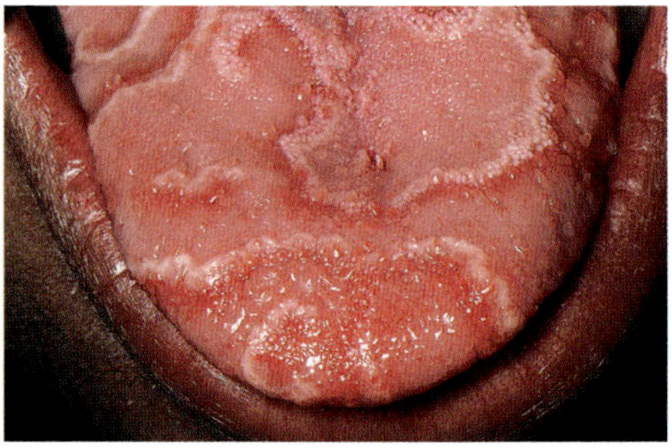

Fig. 59.2 Langue géographique. Exemple floride, montrant des zones bien limitées d'érythème, partiellement entourées de bordures blanches serpigineuses. *Remerciements : Carl M. Allen, MD, et Charles Camisa, MD.*

d'administration du médicament et elle est d'abord évidente au niveau des papilles interdentaires.

Sinus dentaire

- Survient dans le contexte d'un abcès périapical chronique d'une dent cariée.
- *Intra-oral (épulis) :* papule érythémateuse, molle, non tendue, du processus alvéolaire dans la région de la dent atteinte.
- *Cutané :* papule érythémateuse, avec souvent un centre ombiliqué ou ulcéré, trouvée sur le menton ou dans la région sous-mandibulaire (dent mandibulaire) > joue ou lèvre supérieure (dent maxillaire) (fig. 59.8).

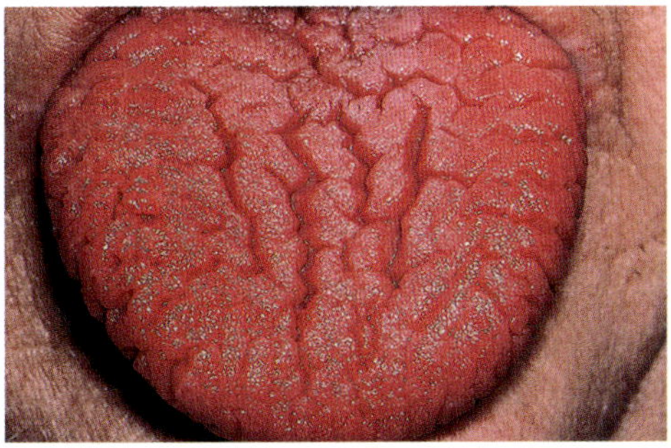

Fig. 59.3 Langue fissurée. Nombreuses fissures et dépressions de la face dorsale de la langue. *Remerciements : Carl M. Allen, MD, et Charles Camisa, MD.*

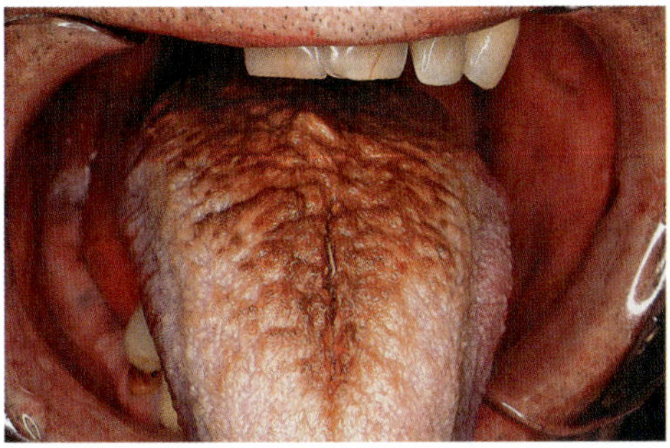

Fig. 59.4 Langue chevelue. Le dos de la langue montre une accumulation de kératine avec une coloration brune. *Remerciements : Carl M. Allen, MD, et Charles Camisa, MD.*

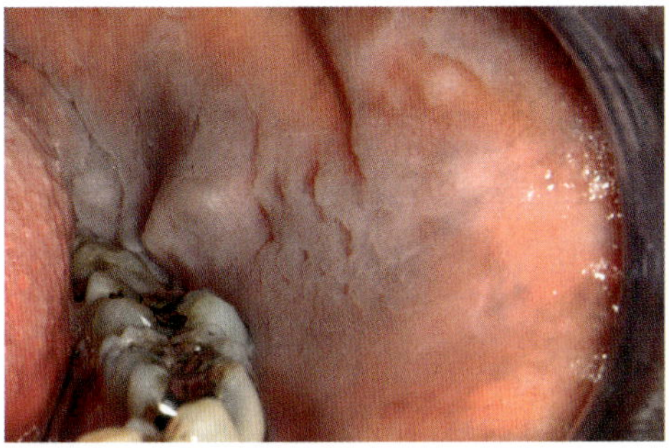

Fig. 59.5 Leuco-œdème. Apparence grisâtre blanc et ridé de la muqueuse buccale. Ces manifestations disparaissent quand la joue est étirée. *Remerciements : Carl M Allen, MD, et Charles Camisa, MD.*

Séquelles de traumatismes ou d'agressions toxiques

Fibrome (fibrome après morsure)

• Résulte d'une hyperplasie réactive du tissu conjonctif en réponse à un traumatisme local.

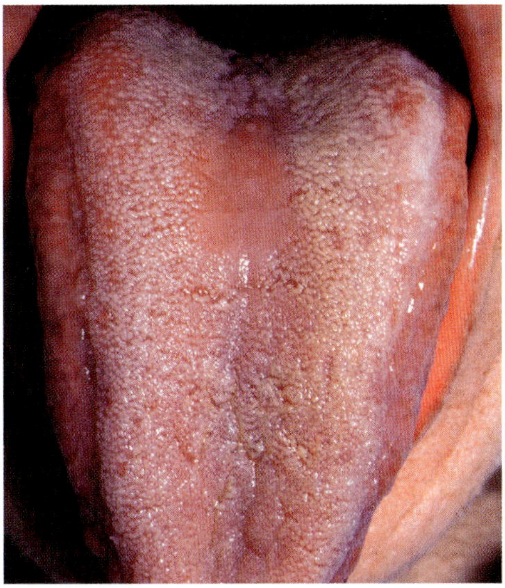

Fig. 59.6 Glossite rhomboïde médiane. Sur le dos de la langue (en avant des papilles caliciformes), il y a une zone bien délimitée, lisse, avec perte des papilles filiformes. *Remerciements : NYUDSC.*

• Papulonodule lisse, rose, souvent localisé sur la muqueuse labiale, en particulier sur le bord latéral de la lèvre inférieure, ou le long de la « ligne de morsure » de la muqueuse buccale.
• **TT :** si inquiétude, excision avec examen histologique pour exclure une néoplasie.

Morsicatio buccarum (joue mâchée chronique)

• Modifications muqueuses chroniques caractéristiques liées à l'habitude de mâcher ou mordre.
• Muqueuse blanche déchiquetée, souvent bilatérale dans la bouche, le long de la « ligne de morsure » (fig. 59.9).

Mucocèle

• Papule translucide ou bleutée due à la rupture du canal d'une glande salivaire mineure localisée en général sur la partie muqueuse de la lèvre inférieure (fig. 59.10 ; cf. chap. 90).

Mucite chimio ou radio-induite

• Résulte d'effets cytotoxiques sur l'épithélium oral, en particulier dans le cadre d'une neutropénie ; se développe de façon caractéristique 4 à 7 jours après l'administration de la chimiothérapie ou ≥ 2 semaines après le traitement par irradiation.

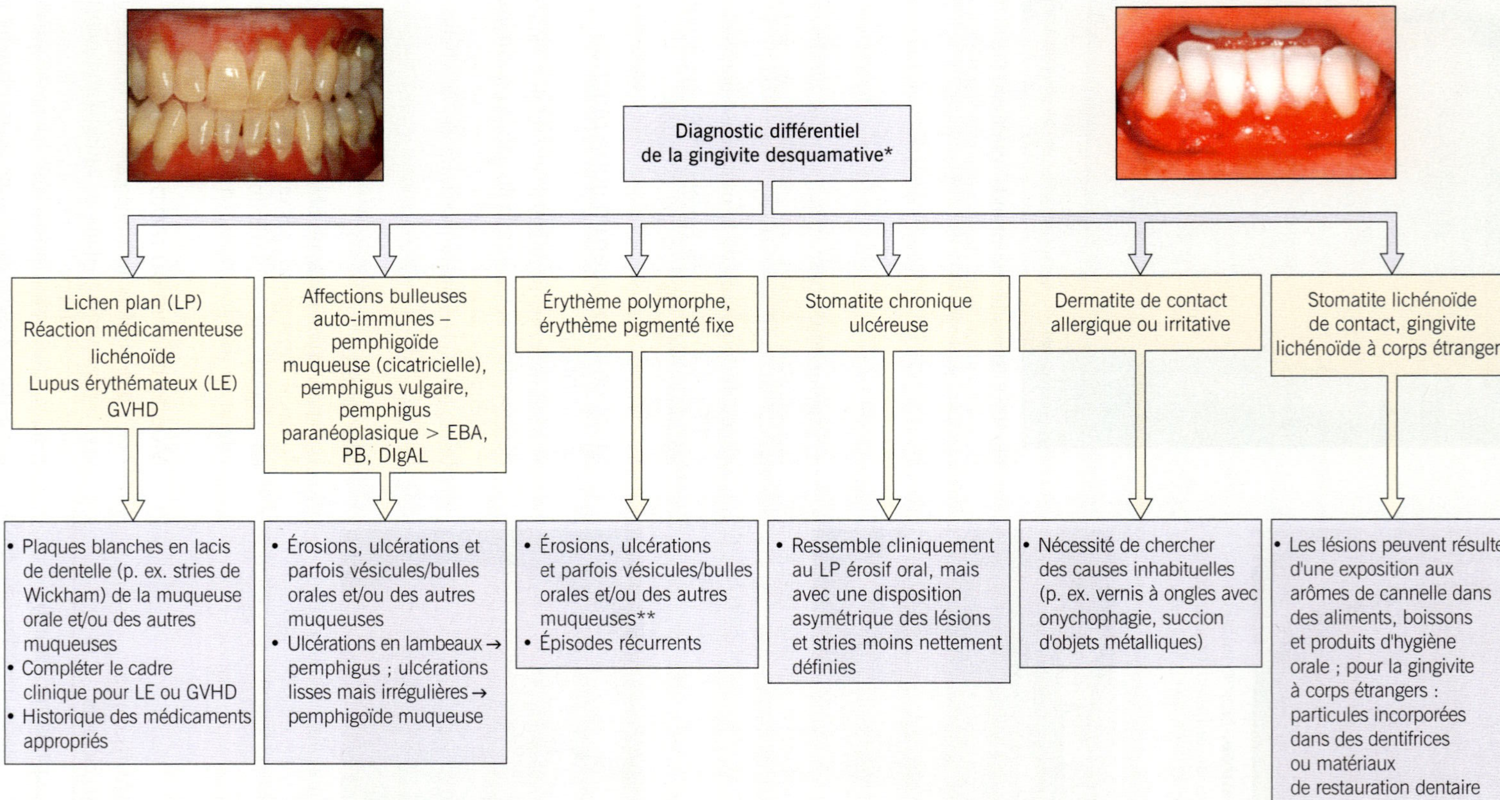

* Certaines entités peuvent comporter des lésions cutanées.
** L'érythème polymorphe est plus susceptible d'affecter d'autres muqueuses (p. ex. génitale, oculaire)

Fig. 59.7 Diagnostic différentiel de la gingivite desquamative. Si la gencive est douloureuse, hémorragique et nécrotique avec extériorisation de papilles interdentaires, on peut alors penser à une gingivite nécrosante et ulcérative (bouche de tranchée). DIgAL : dermatose bulleuse à IgA linéaires ; EBA : épidermolyse bulleuse acquise ; PB : pemphigoïde bulleuse. *Remerciements : Carl M. Allen, MD, et Charles Camisa, MD.*

Tableau 59.3 Causes d'hypertrophie gingivale (hyperplasie, hypertrophie).

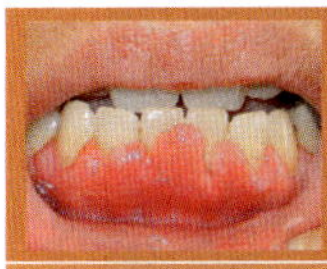

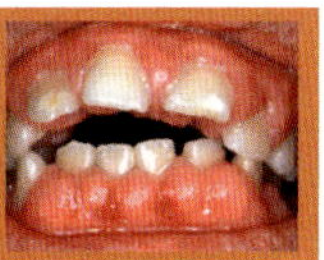

Médicaments systémiques
• Phénytoïne (~ 50 %) > autres anticonvulsivants • Ciclosporine (~ 25 %)* • Nifédipine (~ 25 %) > autres inhibiteurs calciques • Autres – p. ex. amphétamines, œstrogènes
Autres causes
• Mauvaise hygiène orale**, maladie parodontale • Liées aux hormones – grossesse, acromégalie • Granulomatose orofaciale (cf. texte) • Granulomatose avec polyangéite (gencives « fraises » friables) • Scorbut • Affections génétiques – p. ex. sclérose tubéreuse de Bourneville, syndrome de Cowden, fibromatose gingivale héréditaire • Affections malignes – p. ex. leucémie, sarcome de Kaposi • Dépôts – p. ex. amylose systémique primaire

** Envisager une substitution par le tacrolimus oral.*
*** Contribue souvent à une hypertrophie gingivale liée aux médicaments et autres facteurs.*
Remerciements, images insérées : YDRSC.

• Multiples érosions et/ou ulcérations principalement des gencives, des bords latéraux de la langue et de la muqueuse buccale ; autolimitée.
• **DD :** infections herpétiques ou candidosiques (peuvent être concomitantes).
• **TT :** anesthésiques locaux, analgésiques, maintien d'une bonne hygiène orale ; la palifermine (facteur de croissance recombinant des kératinocytes humains) peut réduire la sévérité mais produit une décoloration blanchâtre du dos de la langue due à l'hyperkératose.

Chéilite

• Le diagnostic différentiel des chéilites et les indices pour déterminer leur étiologie sont détaillés fig. 13.5 ; la chéilite granulomateuse est discutée ci-dessous.
• La *chéilite glandulaire,* observée principalement chez des hommes ayant des antécédents d'exposition chronique au soleil et/ou d'irritation des lèvres, est caractérisée par de minuscules macules rouges de la muqueuse labiale inférieure aux sites de canaux salivaires inflammatoires.

Autres affections inflammatoires

Aphtes (stomatite aphteuse)

• Affection fréquente caractérisée par des ulcères oraux récidivants, avec un pic de prévalence durant les 2e et 3e décennies de la vie ; les poussées peuvent être déclenchées par des traumatismes, des stress psychologiques et des fluctuations hormonales.
• *Aphtes mineurs* (forme la plus fréquente) : ulcérations superficielles, rondes ou ovalaires, mesurant en général < 5 mm de diamètre ; avec une base pseudo-membraneuse jaune blanche à grise, bien délimitée, avec une bordure rouge marquée (fig. 59.11) ; principalement muqueuse buccale ou labiale et guérissant typiquement en 1–2 semaines sans cicatrice.
• *Aphtes majeurs :* ulcérations plus larges (>1 cm), plus profondes, persistant jusqu'à 6 semaines, atteignant parfois la muqueuse kératinisée (p. ex. dos de la langue, palais dur, gencive attachée) de même que la muqueuse non kératinisée, peuvent guérir avec une cicatrice et sont plus fréquents chez les personnes ayant une infection VIH.

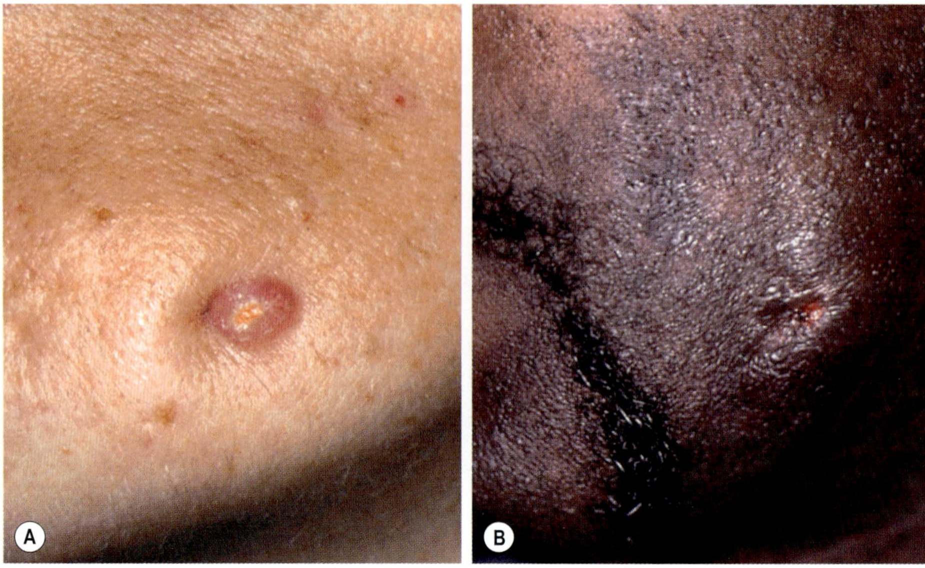

Fig. 59.8 Sinus cutanés d'origine dentaire. A, B Drainage extra-oral de sinus originaires d'un abcès dentaire périapical dans la mandibule. Ces trajets des sinus gagnent la peau au-dessus. Ils peuvent être confondus avec un granulome pyogénique, une infection cutanée ou un néoplasme. *Remerciements : A : Judit Stenn, MD ; B : Carl M. Allen, MD, et Charles Camisa, MD.*

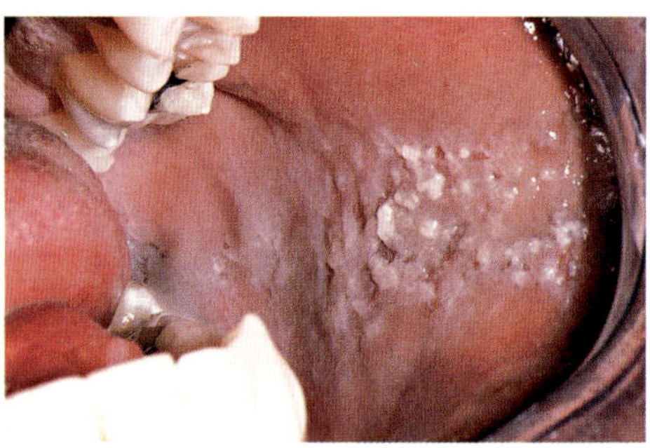

Fig. 59.9 Joue mâchée (morsicatio buccarum). Des mordillements répétés des couches superficielles de l'épithélium peuvent aboutir à ces modifications. Noter que l'aspect hérissé caractéristique, blanc, se trouve approximativement dans la zone où les dents supérieures et inférieures se rencontrent. *Remerciements : Carl M. Allen, MD, et Charles Camisa, MD.*

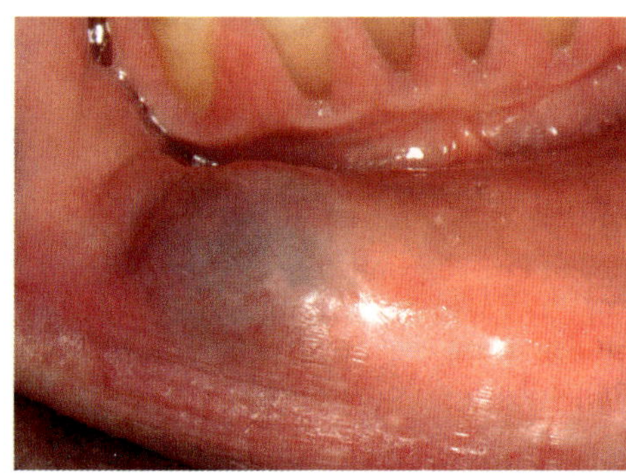

Fig. 59.10 Mucocèle. Nodule lisse bleuâtre dans une localisation typique : partie latérale de la muqueuse labiale inférieure. *Remerciements : Carl M. Allen, MD, et Charles Camisa, MD.*

- *Aphtes herpétiformes* : développement simultané de nombreuses petites lésions, qui tendent à fusionner ; tendent à atteindre surtout la muqueuse non kératinisée, contrairement aux lésions virales herpétiques récurrentes qui touchent principalement la muqueuse kératinisée.
- *Aphtose complexe* : poussées fréquentes d'aphtes oraux multiples (≥ 3), ou aphtes génitaux aussi bien qu'oraux récurrents en dehors d'une maladie de Behçet (cf. chap. 21).
- Des aphtes récurrents peuvent survenir dans le cadre d'affections systémiques telles qu'une maladie intestinale inflammatoire, un LES, une maladie de Behçet, une neutropénie cyclique, ou un PFAPA (*periodic fever, aphous stomatitis, pharyngitis and adenitis*) (cf. tableau 59.1).
- **DD :** en plus des affections systémiques associées, peuvent inclure une infection à HSV, un traumatisme et les affections listées fig. 59.7.
- **TT :** CS très puissant en gel, en inhalateur, analgésiques topiques (cf. tableau 59.2) ; si sévère ou en cas de récurrences fréquentes : colchicine, dapsone, thalidomide (ce dernier particulièrement utile pour les aphtes majeurs).

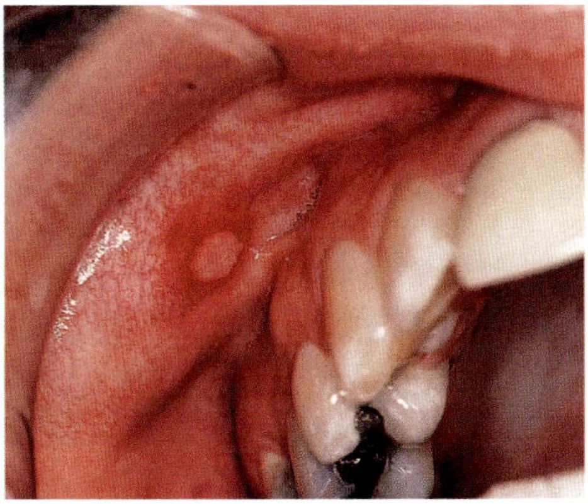

Fig. 59.11 Stomatite aphteuse récurrente. Ulcération superficielle blanc crémeux entourée par un halo rouge intense, localisée sur la muqueuse non kératinisée, illustrant une présentation classique. *Remerciements : Carl M. Allen, MD, et Charles Camisa, MD.*

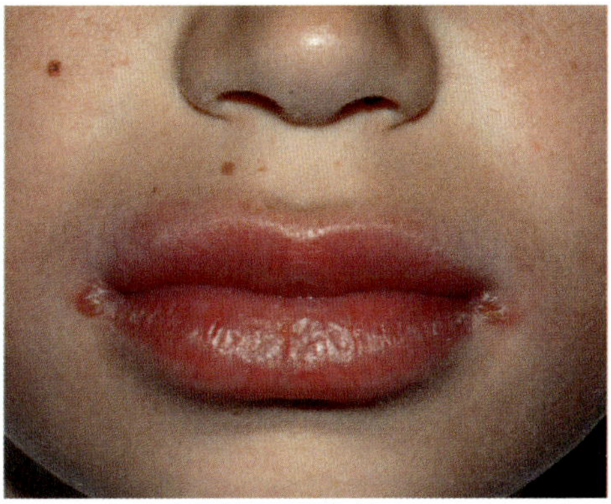

Fig. 59.12 Granulomatose orofaciale. Noter le gonflement des lèvres (inférieure > supérieure) et la chéilite angulaire chez un garçon de 10 ans ayant une maladie de Crohn. *Remerciements : Julie V. Schaffer, MD.*

Chéilite granulomateuse et autres formes de granulomatose orofaciale

• Le terme *granulomatose orofaciale* se rapporte à une inflammation granulomateuse non infectieuse, non nécrosante, des lèvres, du visage et/ou de la cavité orale ; ce terme inclut la chéilite granulomateuse isolée aussi bien que les manifestations de la maladie de Crohn et de la sarcoïdose (cf. tableau 59.1) ; se développe habituellement durant la 2e ou la 3e décennie de la vie.

• La *chéilite granulomateuse* se présente comme un gonflement diffus de la (des) lèvre(s) (inférieure > supérieure ou les deux) qui peut être intermittente au début (soulevant la possibilité d'un angio-œdème), mais qui est éventuellement persistante (fig. 59.12) ; les patients peuvent avoir un aspect oral pavimenteux, des aphtes récurrents, une hypertrophie gingivale, et l'association moins fréquente d'une langue scrotale et/ou une paralysie faciale rapportée comme *syndrome de Melkersson-Rosenthal*.

• **TT :** CS intralésionnels, inhibiteurs de la calcineurine topiques, dapsone, tétracyclines (données pendant plusieurs mois), thalidomide ou inhibiteurs de TNF (pour les cas sévères) ; les patients doivent faire l'objet d'évaluations à la recherche de signes de maladie de Crohn et de sarcoïdose.

Stomatite de contact

• Une stomatite de contact irritative ou allergique peut résulter d'une variété d'aliments, d'additifs alimentaires et de matériaux utilisés en dentisterie, en particulier l'arôme de cannelle et les amalgames dentaires qui peut conduire à une mucite lichénoïde en histologie.

• Zones en relief broussailleuses blanches ou érythémateuses, le plus souvent sur la muqueuse buccale ou les bords latéraux de la langue ; un lacis de stries blanches (ressemblant à un lichen plan) ou des érosions peuvent être observés (fig. 59.13).

• **TT :** évaluation par patch-test et suppression des agents en cause, requiert parfois le remplacement des amalgames par d'autres matériels.

Stomatite nicotinique

• Se présente comme une coloration anormale blanc gris du palais, souvent avec des papules ombiliquées qui représentent des canaux salivaires inflammatoires (fig. 59.14).

Glossite atrophique

• Manifestation de candidose et de différents déficits nutritionnels, p. ex. vitamine B_{12} (anémie pernicieuse), folates, fer, niacine (pellagre), riboflavine (cf. chap. 43).

• Se présente comme une langue lisse, rouge chair (fig. 59.15) ; l'atteinte peut être initialement en plaques, mais éventuellement diffuse et peut être associée à une sensation de brûlure ou douloureuse.

Autres signes oraux de maladies systémiques

• Les maladies systémiques qui peuvent se présenter avec des manifestations orales sont énumérées tableau 59.1 (fig. 59.16 et 59.17).

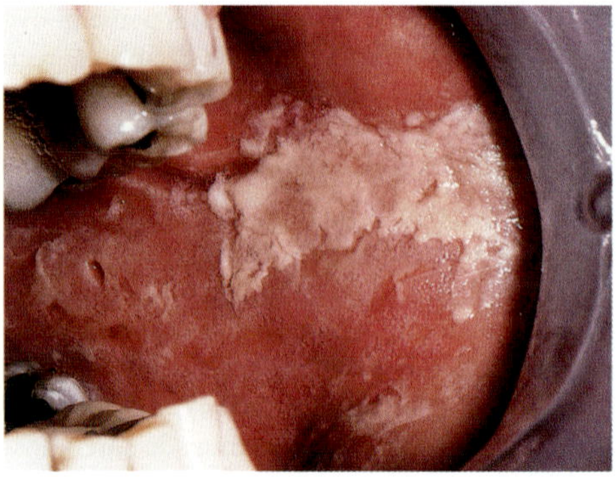

Fig. 59.13 Stomatite de contact à partir d'un arôme artificiel de cannelle. L'utilisation d'une gomme parfumée à la cannelle artificielle a causé cet amas de lésions kératosiques blanches de la muqueuse buccale. *Remerciements : Carl M. Allen, MD, et Charles Camisa, MD.*

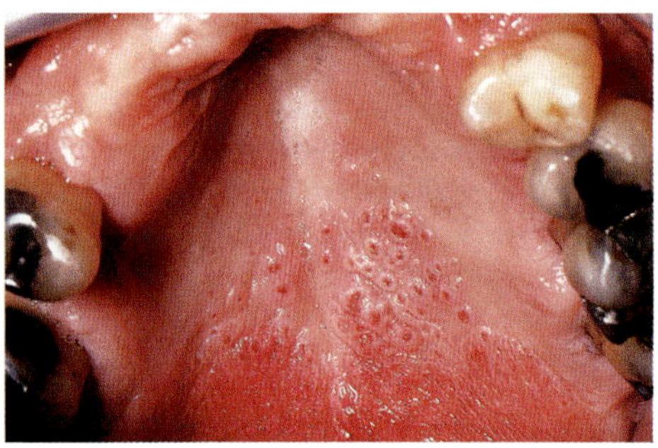

Fig. 59.14 Stomatite nicotinique. Muqueuse palatine gris blanc avec de nombreuses papules ombiliquées représentant des glandes muqueuses palatines inflammatoires. *Remerciements : Carl M. Allen, MD, et Charles Camisa, MD.*

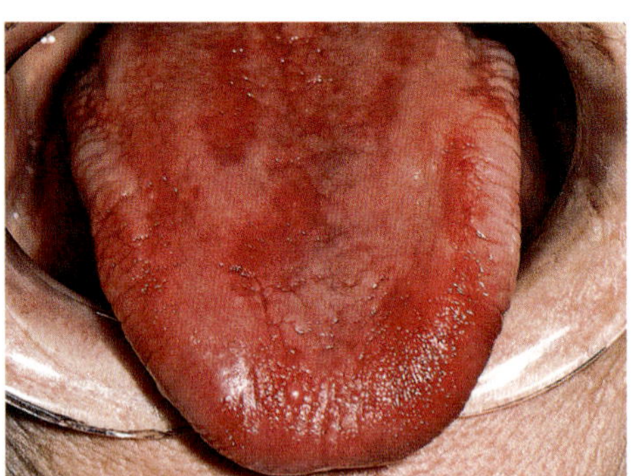

Fig. 59.15 Glossite atrophique due à une anémie pernicieuse plus une candidose. Langue érythémateuse, atrophique, manifestation d'une anémie pernicieuse avec une infection candidosique surajoutée. *Remerciements : Carl M. Allen, MD, et Charles Camisa, MD.*

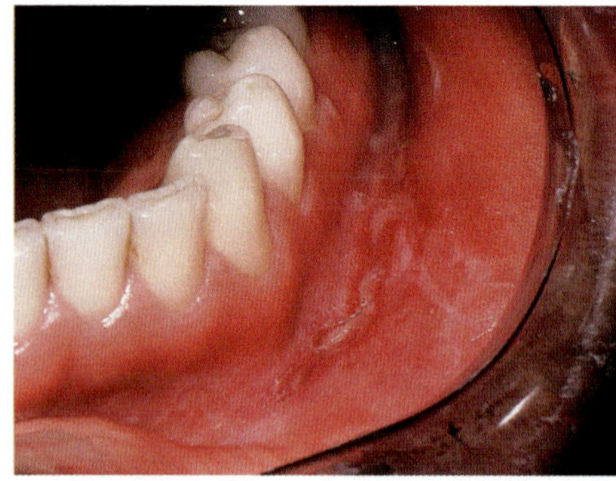

Fig. 59.16 Maladie de Crohn. Ulcération linéaire du vestibule mandibulaire, c'est la manifestation orale classique de la maladie. *Remerciements : Carl M. Allen, MD, et Charles Camisa, MD.*

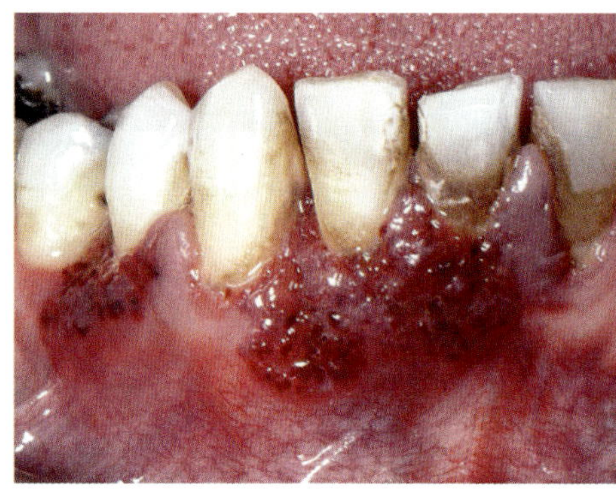

Fig. 59.17 Granulomatose avec polyangéite – gencives fraises. Les zones atteintes de la gencive sont rouge pourpre, micropapuleuses et friables, ressemblant à des fraises mûres. *Remerciements : Carl M. Allen, MD, et Charles Camisa, MD.*

Affections prémalignes et malignes

Leucoplasie et érythroplasie

- La *leucoplasie* se réfère à une tache ou une plaque blanche de la muqueuse orale qui ne peut être caractérisée du point de vue clinicopathologique comme un processus pathologique spécifique ; survient typiquement à un âge moyen et chez les adultes âgés (hommes > femmes), en particulier consommateurs de tabac ± alcool et est considérée comme une situation précancéreuse de CSC.
  - Souvent tache ou plaque blanche, homogène, mais qui peut être non homogène et « tachetée » (p. ex. taches blanches sur une base rouge) ; bords habituellement bien délimités (fig. 59.18)

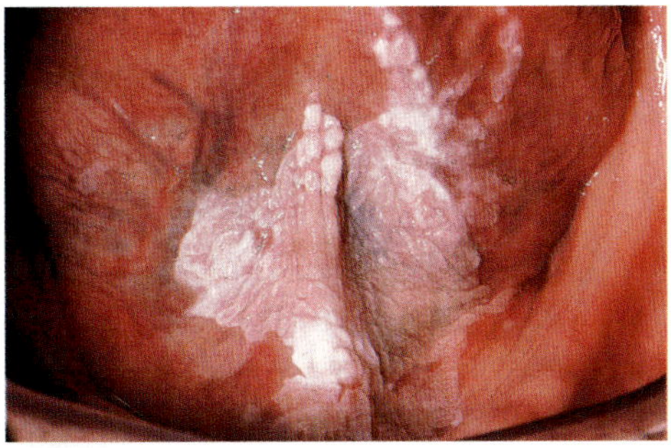

Fig. 59.18 Leucoplasie. Plaques blanches à démarcation nette atteignant la surface ventrale de la langue et le plancher de la bouche. *Remerciements : Carl M. Allen, MD, et Charles Camisa, MD.*

- De façon similaire, l'*érythroplasie* est définie comme une tache rouge, intra-orale, ou discrètement surélevée, veloutée, qui ne peut être diagnostiquée comme une maladie particulière ; les biopsies montrent souvent une dysplasie épithéliale plus sévère que dans les leucoplasies.
- Atteint souvent la muqueuse buccale, la partie interne de la lèvre inférieure, le plancher de la bouche, et le bord latéral ou la partie ventrale de la langue.
- Le degré de dysplasie épithéliale histologique influence le risque de transformation en CSC ; une leucoplasie non homogène, une érythroplasie, et des lésions localisées au plancher de la bouche ou à la partie latérale/ventrale de la langue ont aussi un potentiel malin plus élevé.
- **DD** d'une leucoplasie : peut inclure CSC, lichen plan, candidose, morsicatio buccarum (cf. ci-dessus) et une stomatite nicotinique ou de contact.
- Après élimination des facteurs possiblement en cause (p. ex. tabagisme, candidose, irritations/traumatismes) pendant 2–6 semaines, les lésions persistantes doivent être biopsiées.
- **TT :** pour une leucoplasie avec dysplasie modérée à sévère ou en sites à haut risque et pour l'érythroplasie – excision, cryochirurgie ou ablation laser ; tous les patients nécessitent une surveillance longitudinale et doivent éviter les habitudes favorisant les cancers.
- La *leucoplasie verruqueuse proliférative* tend à survenir chez des femmes sans facteurs de risque traditionnels ; caractérisée par des taches rouges ou blanches, multifocales qui éventuellement développent une surface verruqueuse ; difficile à traiter et associée à un risque élevé de transformation en CSC.

Carcinome spinocellulaire

- Affection maligne la plus courante de la cavité orale, en particulier chez des hommes d'âge moyen et âgés ; les facteurs de risque incluent la consommation de tabac et d'alcool, les infections à HPV (cf. chap. 66), ainsi que la mastication de noix de Betel.
- Peut se présenter comme une ulcération, une masse exophytique ou une zone indurée, le plus souvent sur la partie ventrale ou latérale de la langue ou le plancher de la bouche (fig. 59.19).
- **DD :** leucoplasie, ulcération traumatique (fig. 59.20), tumeur des glandes salivaires, mélanome amélanotique.
- **TT :** combinaison de chirurgie, radiothérapie (en particulier si associé à HPV) et chimiothérapie.
- Le *carcinome verruqueux (papillomatose orale floride)* est une variante à bas grade du CSC qui présente une croissance lente, des masses

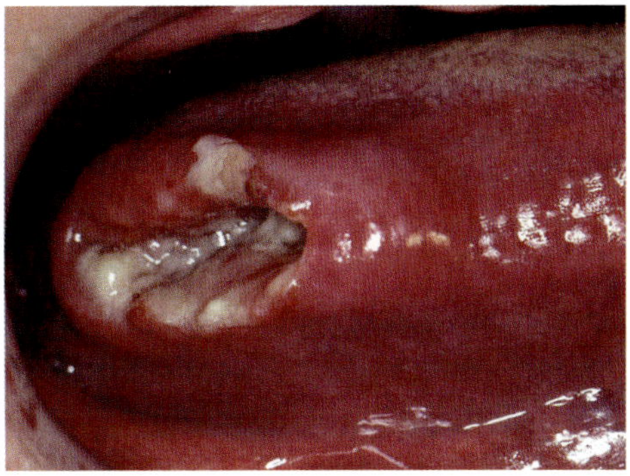

Fig. 59.19 Carcinome spinocellulaire. La masse exophytique ulcérée, indurée, atteint le bord latéral droit de la langue, une présentation et une situation typiques pour cette tumeur. *Remerciements : Carl M. Allen, MD, et Charles Camisa, MD.*

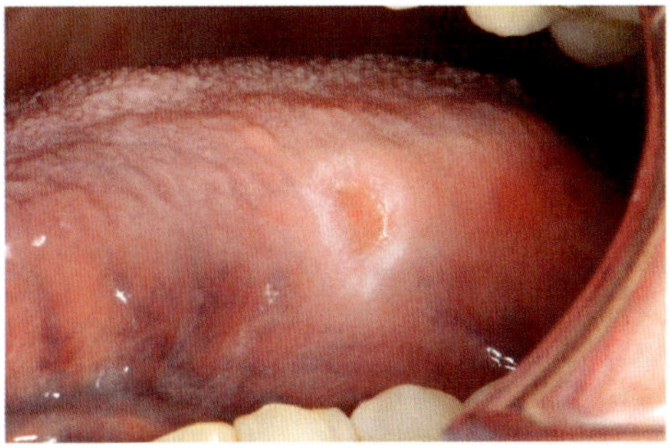

Fig. 59.20 Ulcère traumatique. Cette lésion de la partie latérale de la langue montre une membrane jaune à base fibrineuse avec une bordure hyperkératosique blanche. Comparer avec le CSC oral de la fig. 59.19, qui se présente comme une masse ulcérée et indurée. *Remerciements : Carl M. Allen, MD, et Charles Camisa, MD.*

papillomateuses exophytiques principalement de la muqueuse buccale et gingivale ; **TT :** excision, les radiations sont traditionnellement évitées en raison d'une possible association avec une transformation anaplasique.

Mélanome

- Malignité orale peu fréquente qui atteint plus généralement les hommes d'âge moyen ou âgés ; souvent diagnostiqué à un stade localement avancé.
- Pigmentation (avec des manifestations similaires à un mélanome cutané ; cf. chap. 93) > amélanotique, avec une prédilection pour le palais dur et la gencive maxillaire.
- **DD :** pour les lésions pigmentées – tatouage par corps étranger (fig. 59.21), nævus bleu, macule mélanotique orale, pigmentation physiologique.

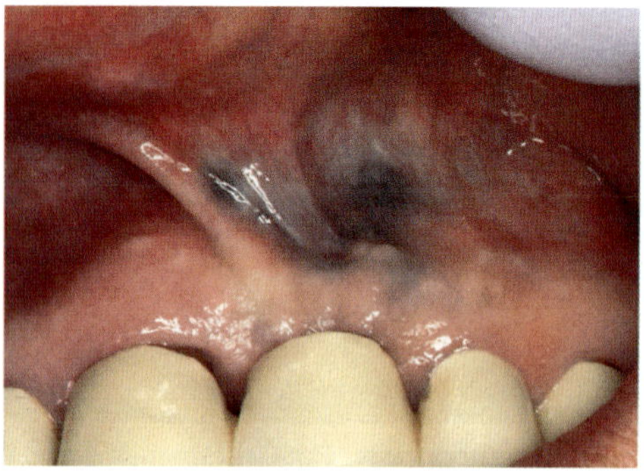

Fig. 59.21 Tatouage par amalgame. Les tatouages par corps étrangers sont la cause la plus habituelle de pigmentation orale, et la plupart d'entre eux sont dus à l'implantation d'amalgame dentaire. Chez ce patient, l'amalgame a été utilisé pour obturer les dents traitées, il en a résulté un tatouage du vestibule maxillaire. *Remerciements : Carl M. Allen, MD, et Charles Camisa, MD.*

Pour plus d'informations, cf. chap. 72 de *Dermatology, Fourth Edition*.

Maladies anogénitales

60

Introduction

• L'anatomie (fig. 60.1), les caractéristiques cutanées normales et les lésions bénignes de la région anogénitale (tableau 60.1) doivent être bien comprises avant d'aborder les maladies de cette région.
• Un certain nombre de maladies systémiques affectent la région anogénitale (tableau 60.2).
• Les affections cutanées de la région anogénitale peuvent être plus difficiles à diagnostiquer que celles qui atteignent d'autres zones cutanées, car les signes typiques peuvent ne pas être présents.
• Nombre d'affections dermatologiques concernent la région anogénitale, incluant des atteintes inflammatoires (tableau 60.3 ; fig. 60.2 à 60.6), bulleuses (tableau 60.4 ; fig. 60.7), infectieuses (tableau 60.5 ; cf. chap. 69), et prémalignes ou malignes (tableau 60.6 ; fig. 60.8 à 60.11).
• La douleur et le prurit peuvent être les symptômes de présentation d'une large variété de maladies anogénitales (fig. 60.12 et 60.13).
• Les patients ayant une maladie anogénitale doivent utiliser des substituts du savon et des pommades émollientes douces ; les produits irritants et les allergènes potentiels doivent être évités (p. ex. lingettes humides jetables, médicaments topiques utilisés précédemment).
• Les pommades sont préférées aux crèmes dans cette région en raison d'irritations et brûlures moindres lors de l'application, ainsi que la fourniture d'une meilleure barrière vis-à-vis de l'urine et des fèces.
• La région anogénitale est une zone d'occlusion, elle est plus prédisposée à des effets indésirables liés à une augmentation de l'absorption de topiques (p. ex. CS).
• Les CS topiques puissants sont généralement évités en raison du risque d'atrophie et de vergetures, mais ils peuvent être utilisés avec confiance dans certaines situations (p. ex. lichen scléreux, lichen plan érosif) pendant des périodes allant jusqu'à 12 semaines, une à deux fois par an.
• En raison de l'augmentation de l'humidité, de la chaleur et de l'occlusion, les maladies anogénitales ont un risque accru d'infections bactériennes ou fongiques surajoutées.
• Les maladies peuvent provoquer des cicatrices de la région anogénitale (p. ex. lichen scléreux, lichen plan érosif) et conduisent à une augmentation du risque à long terme de développer un carcinome spinocellulaire (CSC) invasif.

Néoplasie intra-épithéliale

• Le terme *néoplasie intra-épithéliale* (*NI*) se rapporte à une modification prémaligne de l'épithélium anogénital et qui a alors, de ce fait, le potentiel de devenir un CSC invasif.
• NI a remplacé les anciens synonymes tels que maladie de Bowen génitale, érythroplasie de Queyrat et CSC génital in situ ; l'utilisation du terme leucoplasie avec atypie n'est pas non plus recommandée.
• La NI est de plus subdivisée en fonction de la localisation : NI vulvaire (VIN), NI pénienne (PIN), NI périanale (PaIN) et NI anale (AIN) (cf. tableau 60.6), ainsi que du degré d'atypie : 1, léger ; 2, modéré ; 3, sévère.
• La VIN est aujourd'hui classée en VIN de *type usuel* associée à une infection HPV (typiquement HPV de type 16 et 18) ou VIN de *type différencié* qui survient dans le cadre d'un lichen scléreux ou d'un lichen plan.
• La terminologie plus récemment recommandée pour remplacer ou qualifier la NI, est : lésion intraépithéliale squameuse de haut grade ou de bas grade.
• La papulose bowénoïde est une variante clinique de NI distincte qui survient dans un groupe d'âge plus jeune (plus actif sexuellement), causée par le papillomavirus humain (HPV sous-types 16 et 18), ayant un meilleur pronostic et régressant parfois spontanément (cf. chap. 66).

Condylomes acuminés

• Cf. chap. 66.

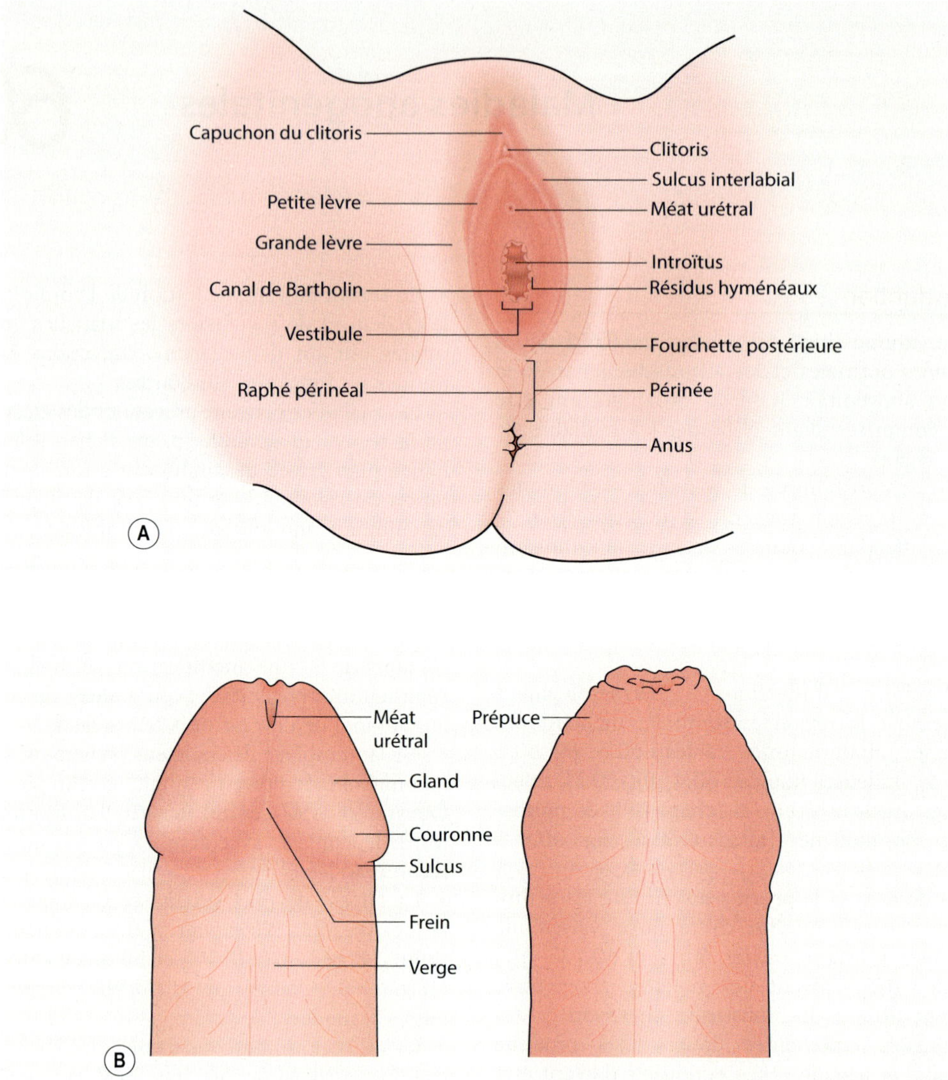

Fig. 60.1 Anatomie génitale. A Vulve normale. **B** Pénis normal, circoncis et non circoncis.

Syndromes de douleurs génitales dysesthésiques

- Incluent différents syndromes de douleurs régionales dans lesquels l'apparence clinique de la région anogénitale est normale malgré le ressenti de douleurs invalidantes (fig. 60.14) ; un état dépressif associé est courant.
- La *vulvodynie localisée* (vestibulodynie) survient chez des femmes jeunes, sexuellement actives et est caractérisée par une dyspareunie superficielle et une sensibilité à la pression du vestibule vulvaire.
- La *vulvodynie/scrotodynie généralisée* (dysesthésique) est caractérisée par la persistance d'une douleur brûlante qui atteint toute la vulve, le scrotum ou le pénis, et peut s'étendre vers le bas aux cuisses.

Tableau 60.1 Manifestations normales et lésions bénignes de la région anogénitale. Des papules de la région anogénitale peuvent aussi résulter d'une infection HPV, notamment condylomes acuminés et verrues communes (cf. chap. 66).

Fréquentes	Moins fréquentes
Kystes épidermoïdes	Maladie de Fox-Fordyce
Comédons ouverts	Syringomes
Papules perlées du gland (cf. fig. 95.7)	Calcinose idiopathique du scrotum
Papillomatose vestibulaire	Caroncule urétrale
Angiokératomes (cf. fig. 94.11)	Hidradénome papillifère
Kératoses séborrhéiques et acrochordons	
Nævus mélanocytaires et lentigines génitales (cf. fig. 92.2)	
Glandes sébacées libres	

Tableau 60.2 Maladies systémiques associées à des manifestations de la région anogénitale.

- Maladie intestinale inflammatoire, en particulier maladie de Crohn (cf. chap. 45)
- Dermatoses nutritionnelles, p. ex. acrodermatite entéropathique, érythème nécrolytique migratoire, mucoviscidose (cf. chap. 43)
- Histiocytose à cellules de Langerhans (cf. chap. 76)
- Maladie de Kawasaki (cf. chap. 3)
- Maladie de Behçet – ulcérations (cf. chap. 45)
- Infections (non vénériennes), p. ex. érythème périnéal récurrent médié par des toxines, gangrène de Fournier
- Infections (vénériennes) (cf. chap. 69)
- Réactions médicamenteuses (cf. chap. 16 et 17), p. ex. EP majeur, SSJ, NET ; éruptions médicamenteuses fixes ; érythème toxique d'une chimiothérapie
- Dermatoses neutrophiliques, p. ex. syndrome de Sweet (cf. chap. 21)

EP : érythème polymorphe ; NET : nécrolyse épidermique toxique ; SSJ : syndrome de Stevens-Johnson.

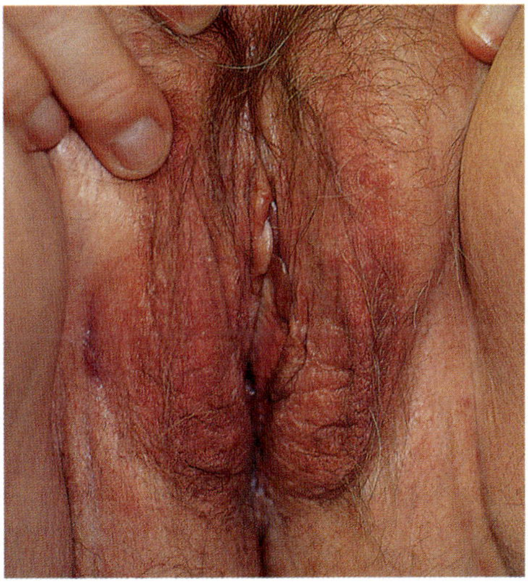

Fig. 60.2 Dermatite vulvaire. Une lichénification est manifeste. Le diagnostic sous-jacent était une dermatite atopique. *Remerciements : Susan M. Cooper, MD, et Fenella Wojnarowska, MD.*

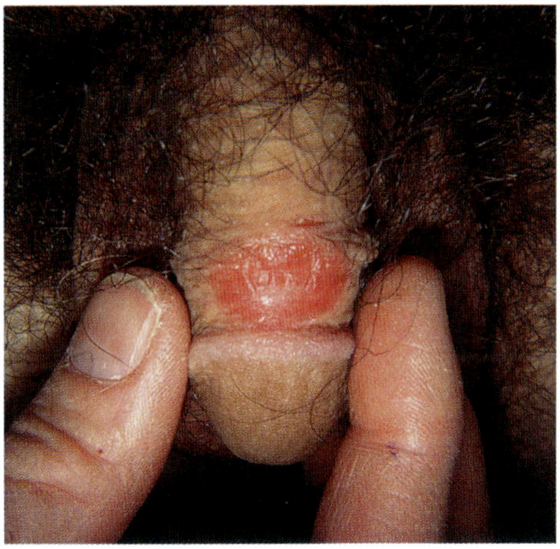

Fig. 60.3 Psoriasis de la verge. Plaque érythémateuse bien délimitée avec squames discrètes. Des lésions similaires peuvent être observées chez les patients qui ont une arthrite réactive (auparavant maladie de Fiessenger-Leroy-Reiter ou de Reiter). *Remerciements : Jean L. Bolognia, MD.*

Tableau 60.3 Affections dermatologiques inflammatoires avec manifestations anogénitales. La porokératose ptychotropica est une affection rare, elle peut mimer une dermatite anogénitale ou un psoriasis inversé.

Affections dermatologiques inflammatoires	Manifestations anogénitales	TT
Dermatite anogénitale	• Femme > homme • Présentations variées, depuis un érythème discret jusqu'à une lichénification significative (fig. 60.2) • Cycle prurit/grattage incessant **Femmes :** périanal, grandes lèvres, mont de Vénus **Hommes :** cuisses et scrotum	• Examiner tout le corps pour trouver des indices étiologiques (p. ex. dermatite séborrhéique ou dermatite atopique) • Éliminer les produits irritants et les allergènes • Casser le cycle prurit/grattage avec des CS puissants pendant plusieurs semaines, puis diminuer lentement • Les antihistaminiques oraux peuvent aider à contrôler le prurit • Envisager des patch-tests
Psoriasis (incluant le psoriasis inversé) (cf. chap. 6)	• Fissurations périanales et dans le sillon interfessier; plaques érythémateuses lisses bien délimitées **Femmes :** grandes lèvres et mont de Vénus **Hommes :** gland et fourreau de la verge (fig. 60.3)	**Léger-modéré** • CS topiques de puissance moyenne pendant 2-3 semaines avec diminution par utilisation de CS topiques moins puissants plus antifongiques • Inhibiteurs topiques de la calcineurine et analogues de la vitamine D (peuvent piquer) **Sévère** (cf. chap. 6)
Lichen scléreux (LS)	Cf. fig. 60.4 et chap. 36	Cf. chap. 36
Lichen plan (LP) (cf. chap. 9)	• Prurit intense, fréquent dans toutes les formes	**1re ligne** • CS topiques très puissants • Pour la maladie vaginale, CS mousse, lavements, suppositoires ou pommades (± dilatateurs) **2e ligne** • Entretien au long cours avec CS topiques très puissants ou combinaison de préparations de CS de puissance modérée/antifongiques/antibactériens • Inhibiteurs topiques de la calcineurine • CS intralésionnels (lésions hypertrophiques) • Antipaludéens systémiques (p. ex. hydroxychloroquine) • Immunosuppresseurs systémiques (p. ex. méthotrexate hebdomadaire, mycophénolate mofétil) • Antibiotiques systémiques (p. ex. minocycline ± nicotinamide) • Chirurgie pour supprimer les adhérences
1. Classique	• Papules violacées à toit plat et plaques; stries blanches comme de la dentelle • **Femme :** mont du pubis et lèvre • **Homme :** gland et fourreau de la verge; souvent annulaire (fig. 60.5A)	
2. Érosif	• Femme > homme • Érosions entourées d'un motif en lacis blanc en dentelle; cicatrices proéminentes et adhérences (fig. 60.5B) • Vaginite desquamative avec écoulement; douleur significative et dyspareunie • Habituellement atteinte orale sévère/gingivite desquamative • Augmentation du risque de CSC	
3. Hypertrophique	• Plaques hyperkératosiques blanches de la vulve ou de la verge (fig. 60.5C) • Augmentation du risque de CSC	
Balanite de Zoon/vulvite (balanite/vulvite plasmocytaire)	• Hommes (non circoncis) > femmes • Prurit et douleur • **Hommes :** gland (fig. 60.6) • Plaques érythémateuses discrètes humides avec aspect tacheté et coloration orangée • Atteinte des surfaces adjacentes produisant des lésions suintantes • **Femmes :** lésions similaires atteignant la vulve	• Circoncision curative • CS topiques si symptômes

Le DD de ces affections inclut les autres entités énumérées dans ce tableau; envisager les infections primaires ou surajoutées (cf. tableau 60.5); les affections bulleuses moins fréquentes (cf. tableau 60.4); si pas de cicatrisation, envisager une malignité, le plus souvent un CSC (cf. tableau 60.6).

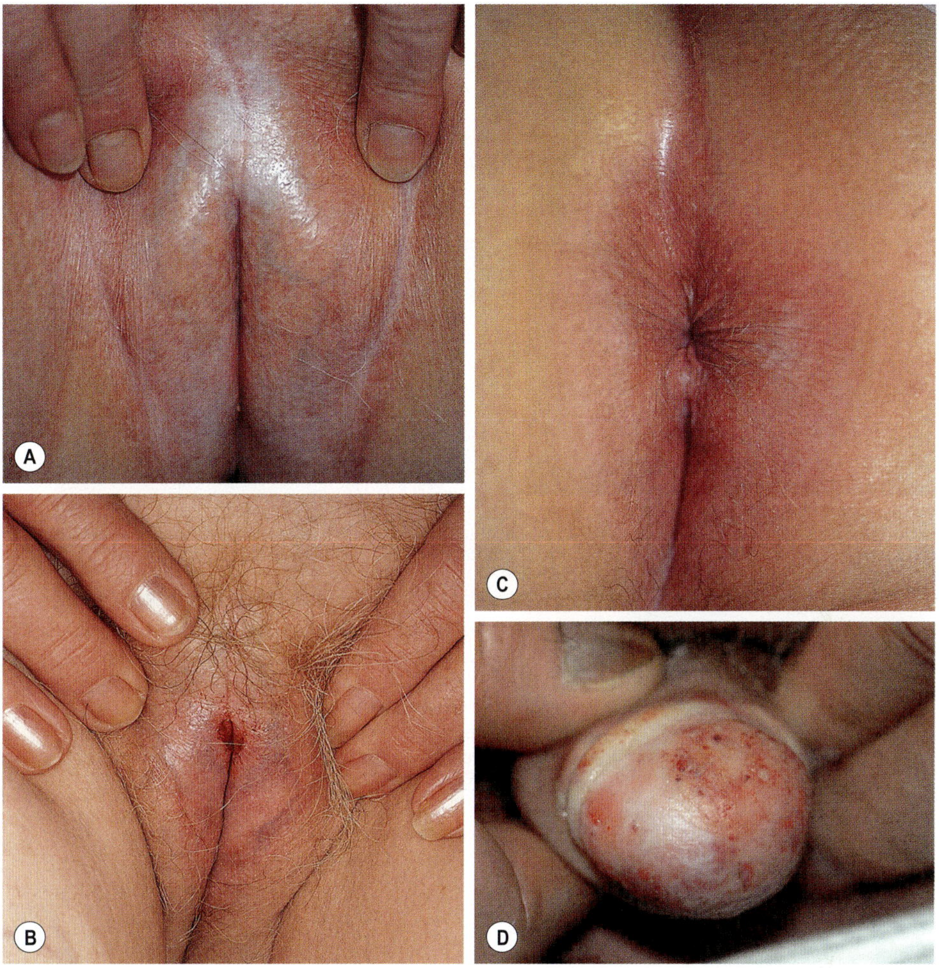

Fig. 60.4 Lichen scléreux (LS). Atteinte typique de la vulve montrant des modifications marquées de structure avec la disparition des petites lèvres, une fusion médiane (**A**) et du purpura (**B**). LS périanal (**C**) et atteinte du pénis (**D**) avec une plaque érythémateuse et hypopigmentée du gland. *Remerciements : A, C : Susan M. Cooper, MD, et Fenella Wojnarowska, MD ; B : Kalman Watsky, MD ; D : Luis Requena, MD.*

• La *vulvovaginite cyclique* est une vulvovaginite récurrente, avec ou sans production candidosique typique, elle survient le plus souvent en période prémenstruelle et est associée à une dyspareunie superficielle ; elle répond souvent à un traitement prolongé par antifongiques oraux.

• *L'anodynie* est un syndrome douloureux anal/périanal des hommes ou des femmes, il partage de nombreuses caractéristiques avec les entités précédemment décrites.

• **TT :** personnalisé, il peut comprendre des anesthésiques locaux topiques, des antidépresseurs tricycliques oraux, la gabapentine orale, ainsi qu'une consultation chez un neurologue ou dans une clinique spécialisée dans la douleur (pour exclure une affection neurologique sous-jacente ; cf. chap. 4), acupuncture ou biofeedback.

Pour plus d'informations, cf. chap. 73 de *Dermatology, Fourth Edition*.

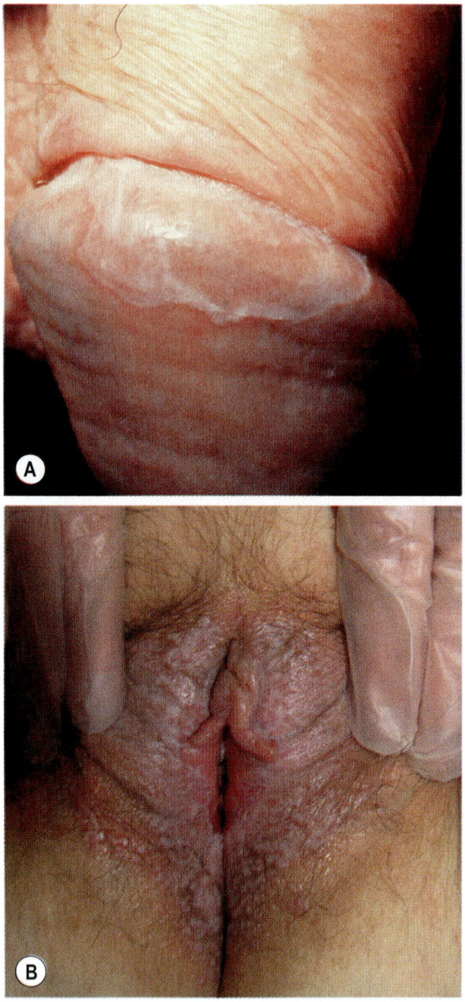

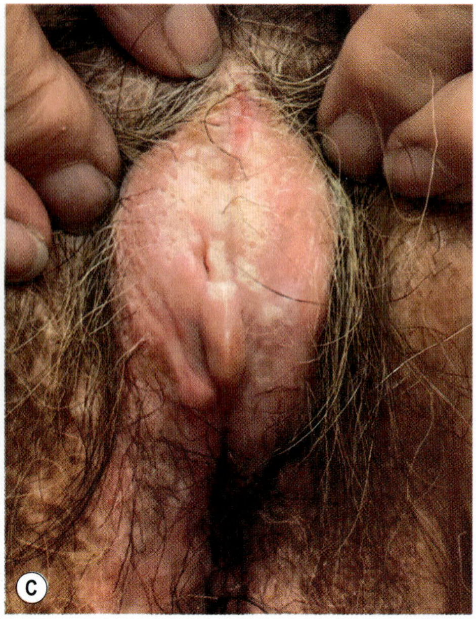

Fig. 60.5 Lichen plan anogénital. A Atteinte du pénis avec une bande annulaire du gland, un aspect typique. **B** Lichen plan érosif de la vulve avec des fissurations et un motif blanc, étendu, comme de la dentelle. **C** Cette patiente avec un lichen plan hypertrophique étendu de la vulve et du périnée a développé un CSC invasif. *Remerciements : A : R. Turner, MD ; B : Susan M. Cooper, MD, et Fenella Wojnarowska, MD ; C : Karynne O. Duncan, MD.*

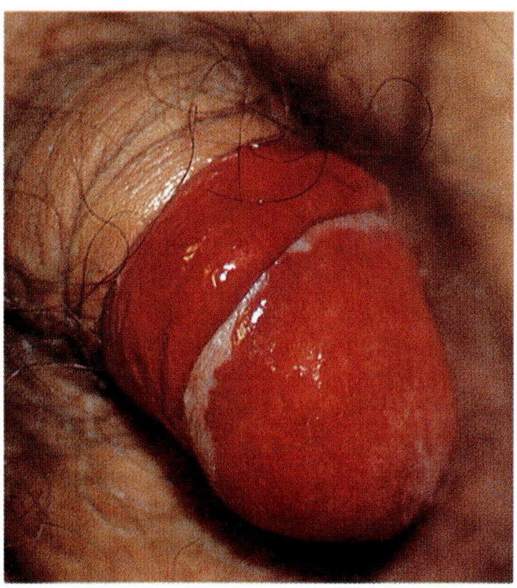

Fig. 60.6 Balanite de Zoon. Il y a des lésions suintantes des surfaces adjacentes du gland et du prépuce. *Remerciements : Susan M. Cooper, MD, et Fenella Wojnarowska, MD.*

Tableau 60.4 Sélection de maladies bulleuses avec manifestations anogénitales. Les maladies bulleuses acquises auto-immunes sont difficiles à différencier les unes des autres et nécessitent des biopsies pour H&E et IFD, de même que l'étude du sérum pour IFI et/ou Elisa. La PM peut être cliniquement non distinguable du lichen plan érosif de la région anogénitale. Le DD (en particulier du PV) peut inclure d'autres causes d'érosions (tableau 60.7). Les autres affections bulleuses, incluant la DIgAL (dermatose bulleuse à IgA linéaires), l'épidermolyse bulleuse acquise (EBA) et le pemphigus paranéoplasique peuvent survenir dans la zone anogénitale.

Maladies bulleuses	Manifestations anogénitales	TT
Maladie de Hailey-Hailey	Cf. chap. 48	Cf. chap. 48
Pemphigoïde bulleuse (PB) (cf. chap. 24)	• Atteint principalement les personnes âgées, mais une variante localisée vulvaire est parfois observée chez des enfants • La forme végétante touche préférentiellement les plis • Atteint moins facilement les muqueuses que le PV	**Modérée** • CS topiques puissants/ intralésionnels **Sévère** • CS systémiques • Autres immunosuppresseurs systémiques • Méthotrexate (PB) • Dapsone, cyclophosphamide (PM) • Dapsone ou sulfapyridine (DIgAL) • Mycophénolate mofétil, azathioprine (PV)
Pemphigoïde muqueuse (PM) (cicatricielle) (cf. chap. 24)	• Organes génitaux externes et anus **Précocement :** érosions, ulcérations, bulles (fig. 60.7) • Douleur, prurit, dysurie **Tardivement :** cicatrices proéminentes avec infirmité liée • Phimosis, rétrécissement de l'introïtus vaginal, rétrécissement anal	
Pemphigus vulgaire (PV) (cf. chap. 23)	• Vagin, lèvres, anus, pénis • Érosions disséminées ; des nodules et plaques végétantes et papillomateuses peuvent se développer (pemphigus végétant)	Cf. chap. 23

IFD : immunofluorescence directe ; IFI : immunofluorescence indirecte.

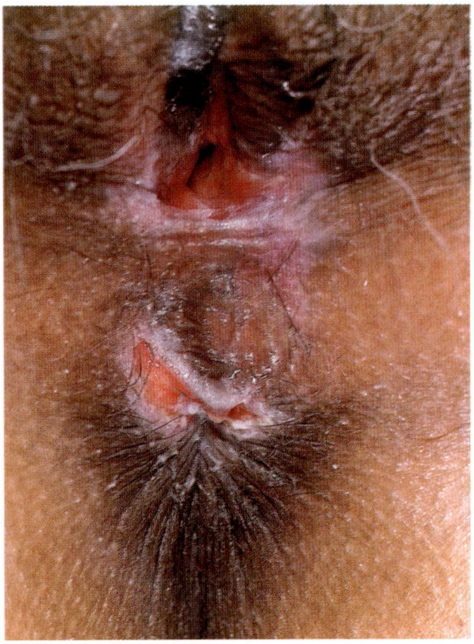

Fig. 60.7 Pemphigoïde muqueuse de la vulve. Ulcérations et cicatrices de la région périanale et du périnée. Immunofluorescence directe positive avec dépôts linéaires d'immunoréactifs la différenciant d'un lichen plan érosif. *Remerciements : Susan M. Cooper, MD, et Fenella Wojnarowska, MD.*

Tableau 60.5 Infections dermatologiques, non vénériennes, avec manifestations anogénitales. Condylomes acuminés et maladies vénériennes sont étudiés chap. 66 et 69 respectivement.

Affections dermatologiques infectieuses (non vénériennes)	Manifestations anogénitales	Diagnostic et DD	TT
Candidose (cf. chap. 64 et fig. 13.2 et 13.4)	• Principalement la région périanale et les plis inguinaux, avec un érythème comme une feuille, des fissures, érosions et pustules satellites **Femmes** • Érythème vulvaire, petites fissurations • Prurit sévère • Écoulement vaginal blanc, comme de la crème **Hommes** • Non circoncis > circoncis • Balanite ou balanoposthite • Dans les plis inguinaux/scrotaux, érythème et zones blanches focales	• De nombreuses maladies anogénitales peuvent être diagnostiquées à tort comme infections à levures ou bien développent une candidose surajoutée • Confirmation par microscopie (préparation KOH) et/ou culture • Si pustules, envisager un impétigo	• Chercher des facteurs précipitants (p. ex. diabète, antibiotiques systémiques) **Modéré** • Antifongiques topiques/antilevures • Suppositoires vaginaux antilevures • Prise orale unique de fluconazole 150 mg (candidose vaginale) **Sévère** • Fluconazole 50-100 mg/j pendant 14 jours **Récurrent (> 3 épisodes/an)** • Traiter les partenaires sexuels • Fluconazole oral 150 mg/semaine pendant 6 mois • Comprimés vaginaux de clotrimazole 500 mg/semaine pendant 6 mois • Itraconazole oral 200 mg 2 fois/j, 1 fois/mois pendant 6 mois
Dermatophytose inguinale (cf. chap. 64 et fig. 13.2)	• Chronique, extension lente, squameuse, taches érythémateuses et fines plaques ; ± pustules • Principalement les aines (mais le scrotum est souvent épargné) avec extension vers le milieu des cuisses ; milieu des fesses • Mycose des pieds et onychomycose de l'ongle des gros orteils souvent présentes	• Confirmer par examen microscopique (préparation au KOH)	**Modéré** • Antifongiques topiques **Sévère** • Terbinafine orale 250 mg/j pendant 2 semaines

(Suite)

Tableau 60.5 Suite.

Affections dermatologiques infectieuses (non vénériennes)	Manifestations anogénitales	Diagnostic et DD	TT
Érythrasma (cf. chap. 61 et fig. 13.2)	• Taches ou fines plaques, pigmentées, bien définies, roses à rouge brun, ridées, avec squames fines diffuses • Principalement les plis tels que l'aine et le sillon interfessier • Causé par Corynebacterium minutissimum	• Examen à la lampe de Wood (fluorescence rouge corail)	**Modéré** • Savons antibactériens • Chlorure d'aluminium topique 10-20 % • Clindamycine topique 2 % • Érythromycine topique **Sévère** • Érythromycine orale pendant 5 jours
Infection streptococcique périanale et vulvovaginale (cf. chap. 61 et fig. 13.4)	• Enfants >> adultes • Érythème nettement délimité, brillant, s'étendant sur 2-3 cm autour de l'anus • Douleurs à la défécation ou à la miction • Selles striées de sang • Irritation ou prurit • Causé par *Streptococcus* β-hémolytique du groupe A • Peut aussi atteindre le cou et les régions inguinales, en particulier chez les enfants (intertrigo streptococcique) • Peut être précédé ou accompagné par une pharyngite	• Le diagnostic peut être fait par culture bactérienne ou test streptococcique rapide du site atteint • Envisager aussi une candidose, une dermatite de contact, des oxyures, un abus sexuel, une maladie de Kawasaki débutante (si atteinte inguinale) • Peut déclencher un psoriasis en gouttes	• Céphalosporine orale, pénicilline ou érythromycine pendant 10-14 jours • Refaire une mise en culture pour exclure une récurrence

Les diagnostics différentiels de ces affections incluent les autres entités listées dans ce tableau ; elles peuvent être confondues avec les affections énumérées tableaux 60.2 et 60.3 ou bien leur être surajoutées ; les médicaments topiques peuvent aussi conduire à une dermatite de contact surajoutée.

Tableau 60.6 Affections dermatologiques malignes et prémalignes avec manifestations anogénitales.

Affections dermatologiques malignes et prémalignes	Manifestations anogénitales	Autres	TT
Lésions prémalignes			
• Néoplasie intra-épithéliale vulvaire (VIN) • Néoplasie intra-épithéliale pénienne (PIN) • Néoplasie intra-épithéliale périanale (PaIN) • Néoplasie intra-épithéliale anale (AIN)	Présentations variées • Plaques érythémateuses ou pigmentées, bien délimitées (variantes de la maladie de Bowen génitale) • Plaques verruqueuses blanc gris • Érosions • Ulcérations ne cicatrisant pas • Taches veloutées ou plaques érythémateuses brillantes (variante de l'érythroplasie de Queyrat) (fig. 60.8)	Diverses causes/facteurs prédisposants • HPV oncogènes (p. ex. sous-types 16, 18, 31, 33) • États inflammatoires, cicatriciels (p. ex. lichen scléreux, lichen plan érosif) • Homme non circoncis • Immunosuppression • Infection VIH	• En collaboration avec l'onco-gynécologue ou l'onco-urologue • Une surveillance à long terme est nécessaire, incluant des cytologies anales et cervicales • Examiner les partenaires sexuels • Varie du traitement par agents topiques (p. ex. imiquimod, 5-fluoro-uracile) à l'excision chirurgicale incluant la chirurgie de Mohs • Prévention : vaccination HPV
• Papulose bowénoïde	• Cf. fig. 60.9 et cha. 66	Cf. chap. 66	Cf. chap. 66
Lésions malignes			
• CSC invasif	Présentations variées • Ulcère ou fissuration ne cicatrisant pas • Plaque érythémateuse avec des bords comme entassés (fig. 60.10) • Plaque verruqueuse • Nodule	• Tumeur anogénitale la plus fréquente, mais globalement rare • Les causes sont similaires à celles énumérées pour les lésions prémalignes	• Consultations avec l'onco-gynécologue ou l'onco-urologue • 2e ligne : excision chirurgicale, incluant la chirurgie de Mohs • 1re ligne : RT
• Maladie de Paget extra-mammaire	• Extension lente de la plaque érythémateuse avec démarcation entre la peau normale et atteinte ; érosions et squames présentes (fig. 60.11) • Principalement vulve et région périanale • Prurit, brûlures, ou asymptomatique	• Adénocarcinome intra-épithélial rare • Plus fréquente chez les femmes âgées et les hommes japonais • Peut être primaire ou secondaire à une malignité sous-jacente • Associée à une malignité viscérale sous-jacente dans 10-20 % des cas • Associée à un adénocarcinome annexiel sous-jacent dans < 5 % des cas	• Des recherches initiales et périodiques de malignités internes sont nécessaires • Excision chirurgicale vs chirurgie de Mohs • Traitementcombiné, p. ex. topique (cf. ci-dessus), RT, traitement photodynamique

De multiples biopsies peuvent être nécessaires pour faire le diagnostic. Les diagnostics de ces affections incluent les autres entités énumérées dans ce tableau et le tableau 60.2, de même que les kératoses séborrhéiques, les condylomes acuminés, le CCNM et le mélanome achromique.

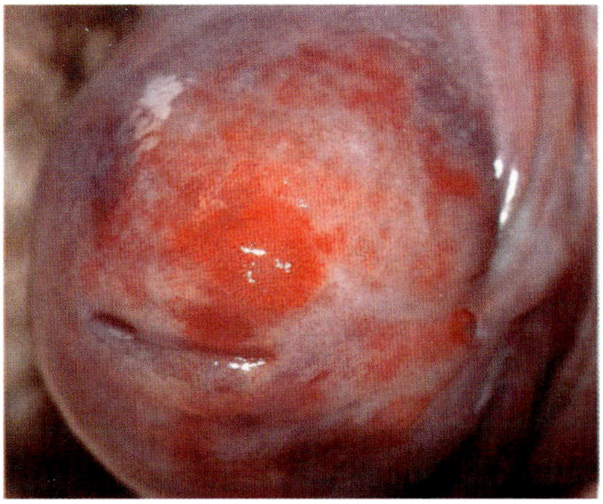

Fig. 60.8 Néoplasie intra-épithéliale pénienne (PIN). Érythème persistant ne répondant pas aux stéroïdes topiques. *Remerciements : R. Turner, MD.*

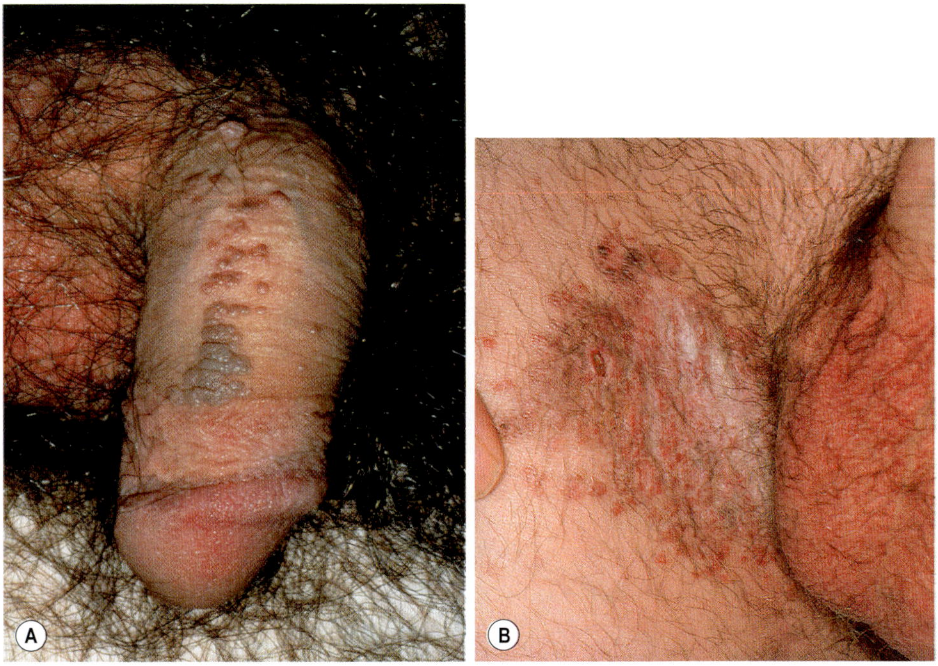

Fig. 60.9 Papulose bowénoïde variante d'une néoplasie intra-épithéliale. A Multiples papules rouge brun à brunes de la verge. **B** Papules rouge brun à brunes, coalescentes, de la racine de la cuisse. *Remerciements : A : YDRSC ; B : Robert Hartman, MD.*

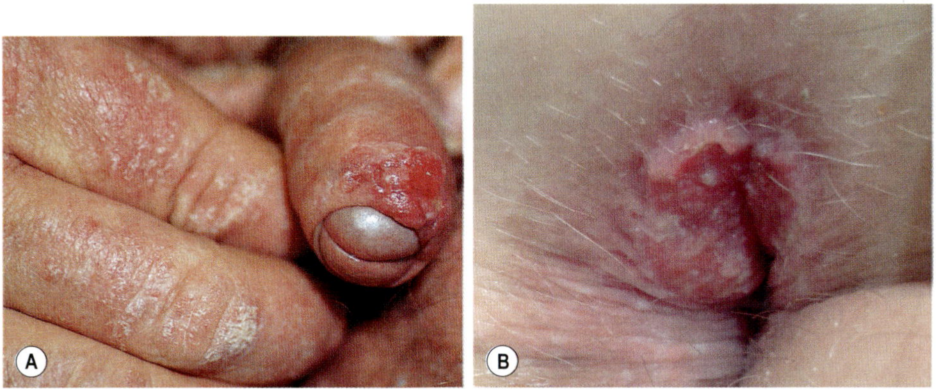

Fig. 60.10 Carcinome spinocellulaire invasif. A Plaque érythémateuse du prépuce chez ce patient qui avait un psoriasis et qui avait reçu un traitement par PUVA sans protection génitale. **B** Plaque érythémateuse, indurée chez un autre patient ayant un CSC périanal non lié à HPV. *Remerciements : A : Susan M. Cooper, MD, et Fenella Wojnarowska, MD ; B : Karynne O.Duncan, MD.*

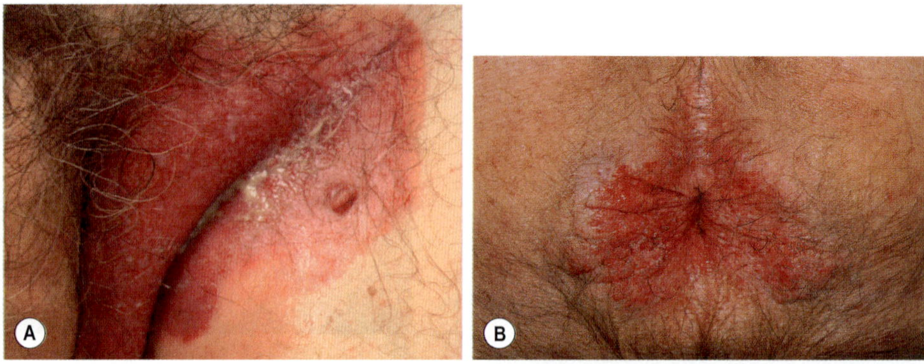

Fig. 60.11 Maladie de Paget extra-mammaire. A Plaques érythémateuses érodées avec exsudat, en particulier du pli inguinal. Ce patient a refusé toute évaluation ultérieure et n'avait jamais eu de coloscopie ou de cystoscopie. **B** Plaque périanale bien délimitée avec à la fois des érosions et des squames, donnant naissance à un aspect « fraises et crème ». *Remerciements : A : Kathryn Schwarzenberger, MD, et Jeffrey P. Callen, MD; B : Kalman Watsky, MD.*

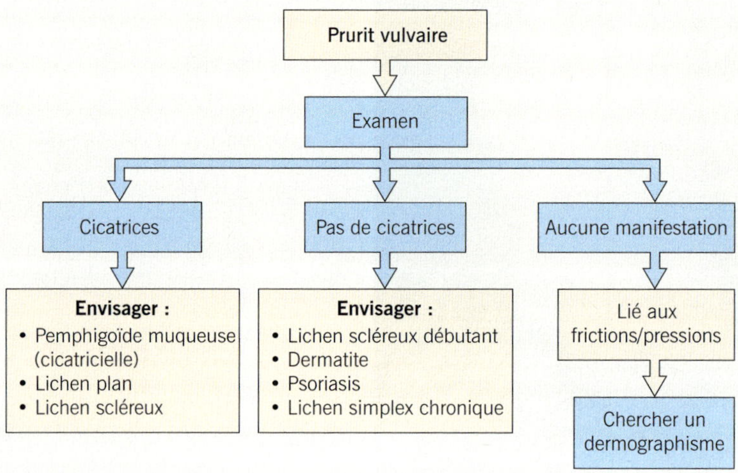

Fig. 60.12 Diagnostic du prurit vulvaire. *Remerciements : Susan M. Cooper, MD, et Fenella Wojnarowska, MD.*

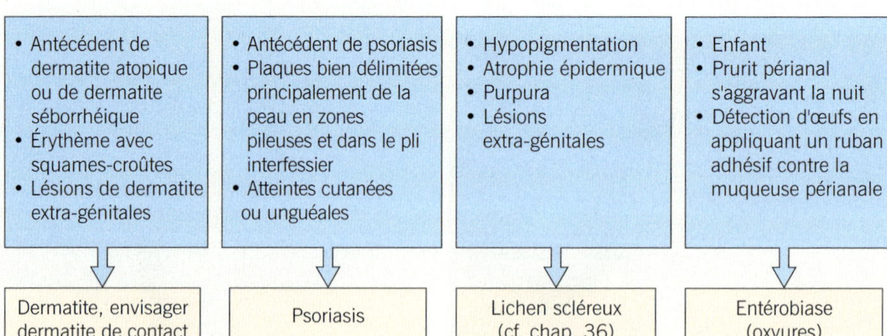

Fig. 60.13 Diagnostic du prurit anogénital. Une évaluation histologique peut être nécessaire pour confirmer le diagnostic clinique (p. ex. lichen scléreux) ou pour exclure des causes plus inhabituelles (p. ex. maladie de Paget extra-mammaire). Les dermatites de contact systémiques dans cette zone peuvent aussi être très prurigineuses. *Remerciements : Susan M. Cooper, MD, et Fenella Wojnarowska, MD.*

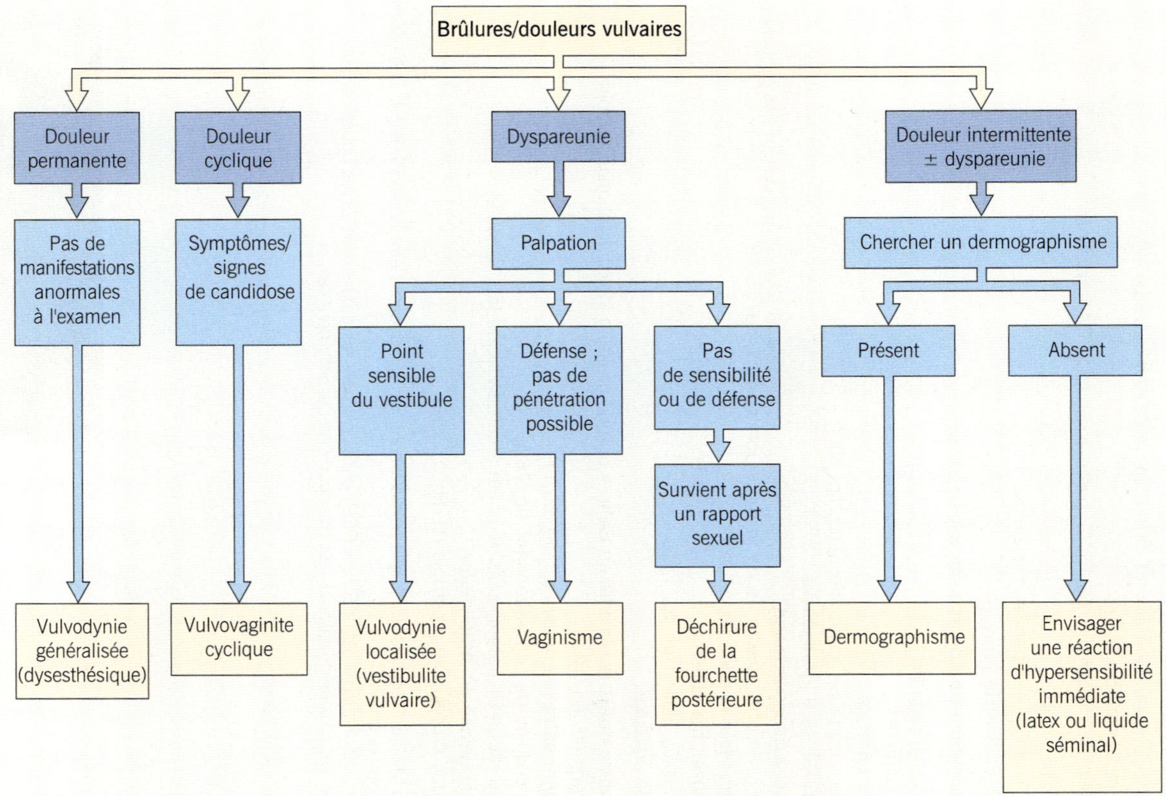

Fig. 60.14 Diagnostic de brûlures/douleurs vulvaires dans le cadre d'une vulve d'apparence normale. *Remerciements : Susan M. Cooper, MD, et Fenella Wojnarowska, MD.*

Tableau 60.7 Causes des érosions et ulcérations génitales.

• Lichen scléreux (cf. fig. 36.9B) • Lichen plan érosif (cf. fig. 60.5B) • Aphte génital/aphtose*
• Infection – Candidose (cf. fig. 13.2 et 13.4) – Impétigo (*Staphylococcus/Streptococcus*) – Infection virale à herpès simplex (cf. fig. 67.2E et 67.6D) ou zona – Syphilis primaire, chancre mou – Virus d'Epstein-Barr (EBV ; fig. 60.15)**,†, cytomégalovirus†, *Mycoplasma*† – Tuberculose
• Carcinome spinocellulaire et autres malignités • Néoplasie intra-épithéliale
• Balanite plasmocytaire de Zoon/vulvite (cf. fig. 60.6)
• Maladies bulleuses acquises – Pemphigus vulgaire – Pemphigoïde bulleuse – Pemphigoïde muqueuse (cicatricielle) (cf. fig. 60.7) – Dermatose bulleuse à IgA linéaires – Épidermolyse bulleuse acquise – Érythème polymorphe, syndrome de Stevens-Johnson (cf. fig. 16.7B) – Éruption pigmentée fixe (cf. fig. 17.10B) • Maladies bulleuses héréditaires – Maladie de Hailey-Hailey (cf. fig. 13.2) – Épidermolyse bulleuse
• Aphtose complexe due à la maladie de Behçet ou une maladie intestinale inflammatoire • Maladie de Crohn (cf. fig. 13.2) • Maladie de Paget extra-mammaire (cf. fig. 60.11) • Histiocytose à cellules de Langerhans (cf. fig. 76.1) • Érythème nécrolytique migrateur, acrodermatite entéropathique (cf. fig. 43.9) • Dyskératose papuleuse acantholytique • Érythème toxique d'une chimiothérapie (cf. fig. 17.15A)

** Inclut des ulcères génitaux aigus réactifs, non sexuellement liés, qui peuvent être déclenchés par une variété d'infections virales ou bactériennes.*
*** Diagnostiqué par des anticorps IgM EBV ou PCR; principalement les petites filles et les adolescentes.*
† Cause/déclenchement d'ulcères génitaux réactifs aigus non sexuellement liés.

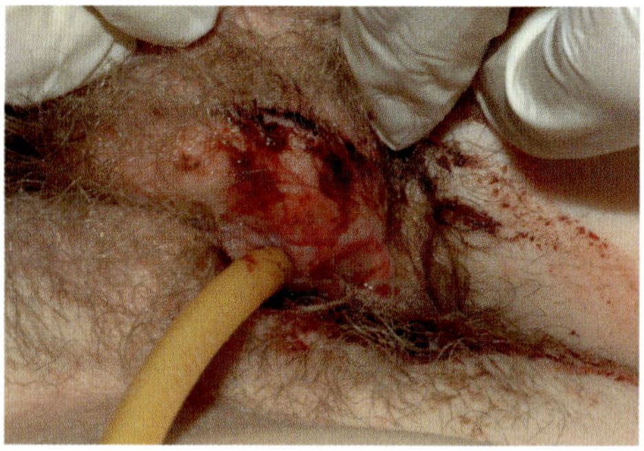

Fig. 60.15 Ulcérations génitales aiguës réactives non liées au sexe associées à une infection primitive au virus d'Epstein-Barr (EBV). L'extrême douleur lors des mictions a nécessité la pose d'un cathéter de Foley chez cette fille de 13 ans. Les ulcères génitaux liés à l'EBV sont souvent diagnostiqués à tort comme infection génitale virale à herpès simplex. *Remerciements : Julie V. Schaffer, MD.*

Maladies bactériennes 61

La peau est normalement colonisée par des centaines d'espèces de bactéries participant au microbiote (flore cutanée). Ces organismes aident à prévenir les infections cutanées en entrant en compétition avec les micro-organismes pathogènes.

Les infections cutanées bactériennes peuvent être primitives (p. ex. impétigo) ou être la complication d'une autre maladie cutanée (p. ex. dermatite atopique). La nomenclature de ces maladies reflète souvent le site et la profondeur de l'infection, du stratum corneum au tissu sous-cutané (fig. 61.1) – de même que l'organisme suspecté d'être en cause.

Cocci Gram-positifs

Infections cutanées staphylococciques et streptococciques

Les infections streptococciques peuvent être compliquées d'une glomérulonéphrite aiguë post-streptococcique ; cela se produit chez < 1 % des patients dans les pays à revenus élevés, mais reste un problème important dans les pays à faibles revenus.

IMPÉTIGO

- Les micro-organismes majeurs sont *Staphylococcus aureus* et *Streptococcus pyogenes* (streptocoques du groupe A [SGA]).
- C'est une infection bactérienne très fréquente, hautement contagieuse, observée le plus communément sur le visage ou les membres des enfants ; en particulier autour du nez ou de la bouche (fig. 61.2A). Habituellement la peau est érodée et recouverte de croûtes «couleur de miel», mais il existe une variante bulleuse (fig. 61.2B) qui est souvent observée dans les grands plis, p. ex. axillaires.
- La variante bulleuse est due à *S. aureus* et peut être expliquée par la libération d'une toxine exfoliante qui se fixe à la desmogléine 1 et entraîne la dissolution (c.-à-d. l'acantholyse) de la partie supérieure de l'épiderme (cf. chap. 23).
- Les facteurs de risque pour l'infection sont le portage nasal de *S. aureus* et la rupture de la barrière épidermique, p. ex. par la dermatite atopique, des piqûres d'arthropodes, des traumatismes ou la gale.
- **DD** de lésions érodées : piqûres d'insectes, dermatite (p. ex. nummulaire, atopique), infection virale à herpès simplex, prurigo simplex.
- **DD** de bulles : piqûres d'insecte bulleuses, brûlures thermiques, infection virale à herpès simplex, et occasionnellement dermatoses bulleuses auto-immunes.
- **TT :** soins locaux des plaies (incluant le savon), décollement des croûtes par trempage ; pour les cas modérés, mupirocine topique, rétapamuline, ozénoxacine ou acide fusidique ; pour les infections modérées à sévères, antibiotiques oraux, leur choix dépend de la prévalence locale des staphylocoques résistants à la méthicilline (SARM) dans la communauté (tableau 61.1).

ECTHYMA

- Le plus fréquemment secondaire à *Streptococcus pyogenes*.
- Ulcération avec croûtes hémorragiques s'étendant dans le derme superficiel, c.-à-d. plus profondément que l'impétigo (fig. 61.3) ; peut guérir en laissant des cicatrices.
- Souvent sur les membres inférieurs, les facteurs de risque incluent un membre œdémateux, des piqûres d'arthropodes ou une ulcération préexistante.
- **DD :** ulcérations secondaires à une autre cause (p. ex. diphtérie cutanée ; cf. fig. 86.1) ; ne doit pas être confondue avec un ecthyma gangréneux (ecthyma gangrenosum) qui est dû à des emboles septiques (cf. infra).
- **TT :** cf. tableau 61.1.

FOLLICULITE BACTÉRIENNE

- *Staphylococcus aureus* est la cause la plus fréquente, suivie par les bactéries Gram-négatives ; ces dernières peuvent se développer chez des patients qui ont une acné vulgaire traitée au long cours par des antibiotiques ; cf. chap. 31 pour la folliculite à *Pseudomonas*.

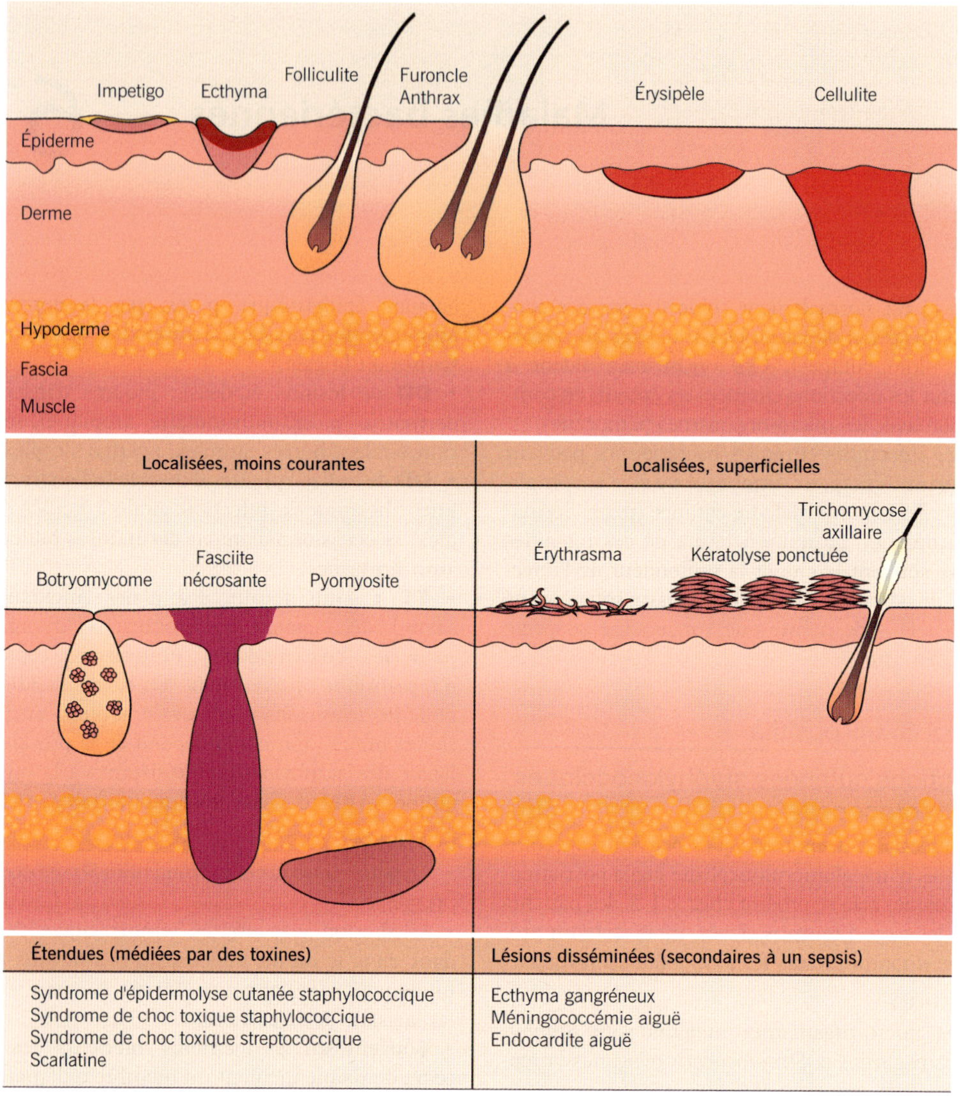

Fig. 61.1 Catégorisation des infections bactériennes en fonction de la profondeur et de l'extension de l'atteinte cutanée. Plus fréquentes, les infections localisées sont décrites en premier ; ces infections sont souvent secondaires à *Staphylococcus aureus* ou aux streptocoques de groupe A. *Adapté de "Common bacterial infections of the skin", American Academy of Dermatology.*

- Habituellement superficielle, mais occasionnellement profonde centrée sur des follicules pileux (cf. fig. 61.1).
  - Superficielle – pustules de 1 à 4 mm sur une base érythémateuse (cf. fig. 31.2) ; au centre une tige pilaire peut être notée
  - Profonde – aussi dénommée sycosis – papulonodules érythémateux, sensibles, avec souvent une pustule centrale
- Communément dans la zone de la barbe, le haut du tronc, ou sur les fesses et les cuisses ; le rasage peut être un facteur d'exacerbation.
- **DD :** folliculite négative en culture (flore normale), acné vulgaire, folliculites dues à des champignons (p. ex. *Pityrosporum*), des virus (p. ex. virus herpès simplex) ou Demodex (cf. fig. 31.1) ; rosacée, chloracné et pseudo-folliculite de la barbe.

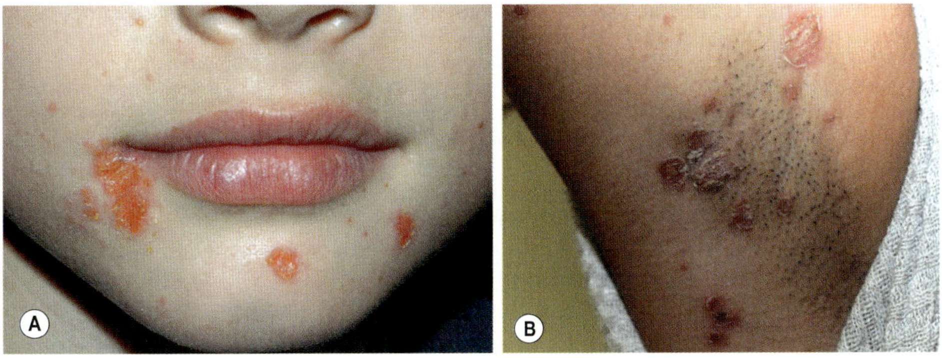

Fig. 61.2 Impétigo staphylococcique. A Croûtes couleur miel du menton et des joues chez un enfant ayant un impétigo. **B** Érosions superficielles rondes ou ovales avec croûte centrale fine et collerette superficielle, dues à un impétigo bulleux axillaire. *A, Remerciements, Julie V. Schaffer, MD; B : Kalman Watsky, MD.*

- **TT :** pour les formes superficielles – lavages antibactériens (p. ex. peroxyde de benzoyle, chlorhexidine) ou gels topiques (p. ex. combinaison de clindamycine/peroxyde de benzoyle) ; folliculite staphylococcique disséminée – antibiotiques oraux (cf. tableau 61.1).

ABCÈS, FURONCLES ET ANTHRAX

- Les abcès sont des collections localisées de pus. Par définition, un furoncle atteint un follicule pileux, l'atteinte de multiples follicules adjacents est appelée anthrax (cf. fig. 61.1).
- Le micro-organisme le plus fréquent est *S. aureus*, et c'est la présentation la plus fréquente pour les SARM acquis communautaires (SARM-AC).
- Cliniquement, les furoncles apparaissent comme des nodules fermes, rouges, sensibles ; les anthrax peuvent être similaires mais s'étendent et peuvent développer de nombreux sinus et trajets fistuleux.
- Les localisations les plus fréquentes des furoncles sont le visage, le cou, les régions axillaires, les fesses, le périnée et les cuisses. Les anthrax sont localisés préférentiellement au tronc et aux cuisses et guérissent avec des cicatrices.
- **DD :** kyste épidermoïde rompu, hidradénite suppurée et acné kystique.
- **TT :** les lésions fluctuantes doivent être incisées et drainées. L'administration d'antibiotiques systémiques (cf. tableau 61.1 pour les options thérapeutiques) réduit la récurrence, même pour des petites lésions, isolées, elle est indiquée pour : (1) des furoncles autour du nez, dans le canal auditif externe et dans d'autres localisations où le drainage est difficile ; (2) une maladie sévère ou étendue (p. ex. sites multiples) ; (3) des lésions avec cellulite de voisinage/phlébite ou associées à des signes ou symptômes d'une affection systémique ; (4) des lésions ne répondant pas aux traitements locaux ; et (5) des patients avec comorbidités ou immunodépression.

Érysipèles

- Le plus souvent dus à *Streptococcus pyogenes*.
- Représentent une infection du derme superficiel avec une atteinte lymphatique importante ; souvent du visage et du cou ou de la jambe.
- Se présentent comme une zone bien définie d'érythème brillant, chaud, induré, douloureuse et sensible (fig. 61.4) ; occasionnellement il peut y avoir des pustules surajoutées, des vésicules, des bulles ou des zones de nécrose hémorragique.
- Principalement les jeunes, les personnes invalides, les personnes âgées, et les membres avec œdème ou lymphœdème.
- **DD :** cellulite, cancer du sein érysipéloïde, dermatite de contact par irritation, fasciite nécrosante débutante ou zona, cancer du sein érysipéloïde, syndrome de Sweet et, si atteinte de l'oreille, chondrite.
- **TT :** 10 à 14 jours de pénicilline si dû à *Streptococcus pyogenes*, avec adaptation à la sévérité et aux facteurs de risque.

INTERTRIGO STREPTOCOCCIQUE, INFECTION STREPTOCOCCIQUE AVEC ATTEINTE PÉRIANALE OU VULVOVAGINALE

- Érythème rouge vif, bien délimité, en particulier chez les jeunes enfants (cf. fig. 61.4 et tableau 60.5).

Tableau 61.1 Traitement empirique des infections cutanées staphylococciques et streptococciques de l'adulte. La durée du traitement est habituellement de 5–10 jours selon la sévérité et la réponse clinique. Le choix initial de l'antibiotique dépend des résistances connues dans une communauté déterminée. Le contenu des pustules ou de l'exsudat (p. ex. sous une croûte) doit être envoyé pour culture et étude des sensibilités avant de commencer le traitement. Quinolones et macrolides ne sont pas des traitements optimaux des staphylocoques communautaires résistants à la méthicilline (SARM-AC) car une résistance est fréquente ou peut se développer rapidement.

Micro-organisme/Situation		Antibiotiques suggérés
Streptocoques	Confirmé	• Amoxicilline 500 mg p.o., 3 fois/j • Pénicilline VK 500 mg p.o. 4 fois/j
	Traitement empirique couvrant à la fois les streptocoques et les staphylocoques	• Céphalosporine de 1re génération (cf. infra) • Dicloxacilline 500 mg p.o. 4 fois/j • Nafcilline ou oxacilline 1–2 g i.v. 4 fois/j si sévère
SASM suspecté (p. ex. impétigo nécessitant un traitement systémique ou cellulite non purulente) ou streptocoque		• Céphalosporine de 1re génération, p. ex. céfalexine 250–500 mg p.o. 3 ou 4 fois/j • Dicloxacilline 250–500 mg p.o. 4 fois/j • Amoxicilline-clavulanate 875/125 mg p.o. 2 fois/j
SARM-AC suspecté (p. ex. furoncles/abcès, cellulite purulente, ou infections ne répondant pas au traitement pour SASM) • Les facteurs de risque incluent la participation à des sports de contact, des contacts personnels étroits (p. ex. militaires), l'utilisation de drogues par injection		• Doxycycline 100 mg p.o. 2 fois/j* • Triméthoprime-sulfaméthoxazole 1 ou 2 comprimés double dose p.o. 2 fois/j* • Clindamycine 300–450 mg p.o. 4 fois/j • Linézolide, tédizolide, délafloxacine
Suspicion de SARM acquis à l'hôpital (SARM-AH) • Les facteurs de risque incluent un contact récent avec des hôpitaux, des établissements de santé, des infirmiers à domicile, des unités de dialyse		• Cf. SARM-AC suspecté
Patients allergiques à la pénicilline		• Clindamycine (cf. supra) • Clarithromycine 250 mg p.o. 2 fois/j
Considérations additionnelles particulières		• Furoncle/abcès : incision et drainage (sans pansement fermé) sont des composants clés de la réussite du traitement • Si infections récurrentes, traiter le sujet porteur : – Mupirocine pommade nasale à 2 %, 2 fois/j pendant 5 jours – Mupirocine 2 % crème dans les principaux plis, p. ex. axillaires, inguinaux, sous-mammaires, de même que l'ombilic – Nettoyer le corps avec de la chlorhexidine, bains dilués d'hypochlorite de sodium (cf. fig. 10.12A), 1 à 2 fois/semaine, ou utilisation d'hypochlorite de sodium en spray • Traiter les objets contaminés incluant les équipements de sport • Envisager les contacts humains étroits ou les animaux de compagnie comme de possibles sources d'infection

* *N'apporte pas de couverture vis-à-vis des streptocoques du groupe A ; si une couverture est souhaitée une β-lactamine est aussi prescrite.*
SASM : *Staphylococcus aureus* sensible à la méthicilline.

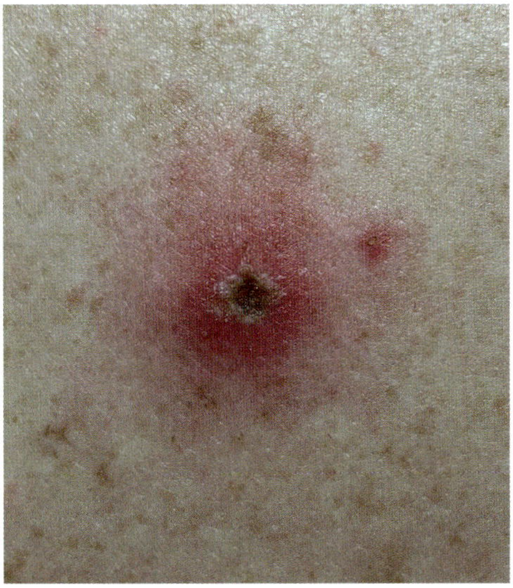

Fig. 61.3 Ecthyma. Ulcération avec croûtes hémorragiques sur le poignet, due à une infection par des streptocoques de groupe A. *Remerciements : Karynne O. Duncan, MD.*

- **DD :** décrit fig. 13.4 et tableau 60.5.
- **TT :** 7 à 10 jours de céphalosporine de 1re génération (cf. tableau 61.1) ou pénicilline.

CELLULITE

- Le plus souvent due à *Streptococcus pyogenes* ou *S. aureus*; chez les diabétiques et les immunodéprimés, d'autres organismes (p. ex. bacilles Gram-négatifs) peuvent être en cause.
- Chez les enfants, *Haemophilus influenzae* peut être une cause de cellulite, mais son incidence a diminué depuis l'introduction du vaccin contre *H. influenzae*.
- Infection du derme profond et parfois de la graisse sous-cutanée (cf. fig. 61.1).
- Rougeur, chaleur, douleur et tuméfaction cutanées sont présentes; limites moins bien définies que l'érysipèle et possibilité de zones épargnées; les bords sont moins bien définis que dans l'érysipèle avec possibilité de zones respectées; peut devenir bulleuse ou nécrotique (fig. 61.5 et 75.9).

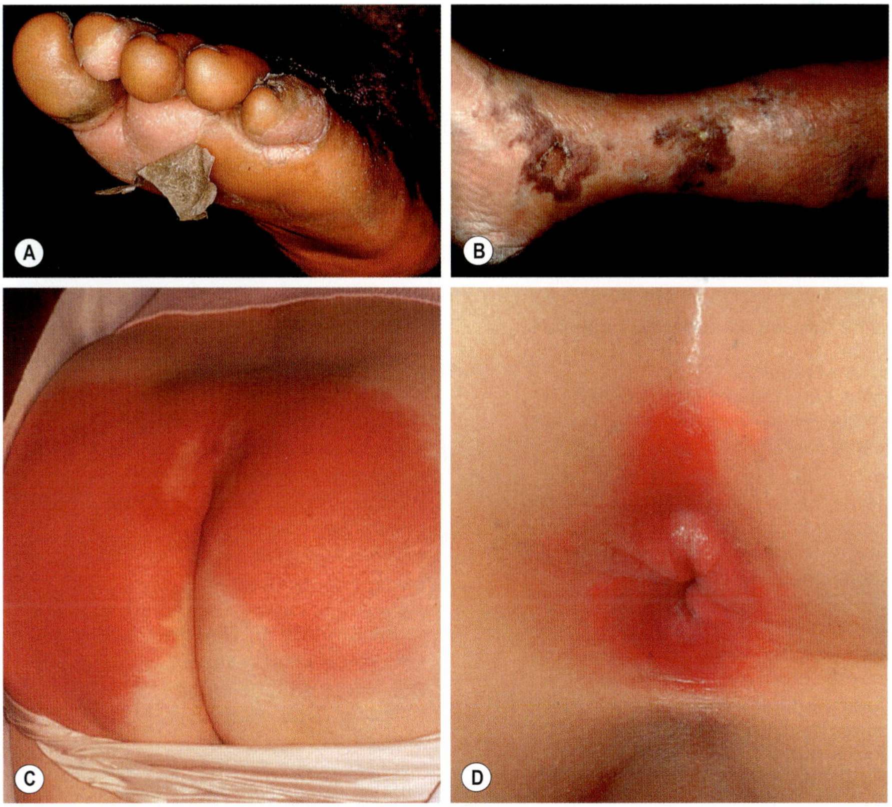

Fig. 61.4 Manifestations cutanées des infections à streptocoques. Desquamation notable sur les pieds (**A**) après une scarlatine. Multiples zones de croûtes nécrotiques et purulence localisée due à une cellulite streptococcique (**B**). Érythème bien délimité des fesses (**C**) d'un érysipèle. Érythème rouge brillant s'étendant à partir de la marge anale chez un jeune garçon ayant une streptococcie périanale (**D**). *Remerciements : A : Eugene Mirrer, MD; B : YDRSC; C : Mary Stone, MD; D : Julie V. Schaffer, MD.*

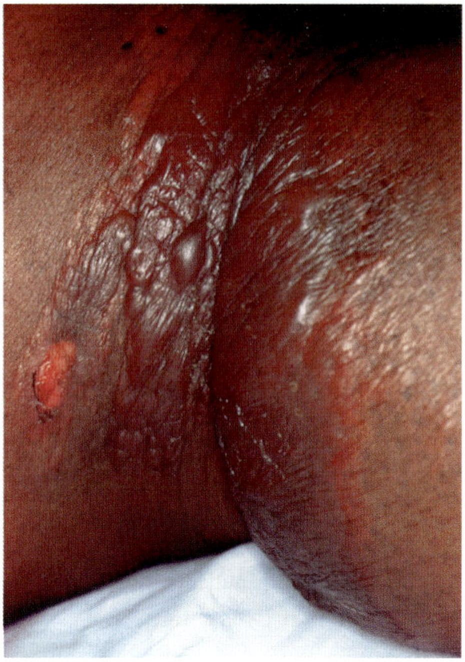

Fig. 61.5 Cellulite bulleuse. Œdème et bulles confluentes. *Remerciements : YDRSC.*

• Les symptômes systémiques incluent fièvre, frissons et malaise ; la NFS montre habituellement une leucocytose et une myélocytose.
• Les facteurs de risque pour une cellulite du membre inférieur incluent une TVP antérieure, une cellulite antérieure avec lymphangite, un œdème chronique, une mycose des pieds (en particulier chez les patients qui ont eu une ablation de la veine saphène).
• **DD :** sur les membres inférieurs, lipodermatosclérose et dermatite de stase (cf. fig. 11.5) ; n'importe où, érysipèle et début de fasciite nécrosante, de même que les causes de pseudo-cellulite (tableau 61.2).
• **TT :** cf. tableau 61.1.

DACTYLITE BULLEUSE DISTALE

• Le plus souvent secondaire à un SGA > *S. aureus*.
• Localisée sur le coussinet distal palmaire d'un doigt ou, moins souvent, d'un orteil ; survient plus fréquemment chez des enfants.
• Initialement érythème et gonflement de la peau, suivis du développement d'une ou plusieurs vésicules ou bulles.
• **DD :** panaris herpétique, brûlure, paronychie aiguë, impétigo bulleux, bulle de friction.
• **TT :** drainage des bulles et antibiotiques systémiques (cf. tableau 61.1).

BOTRYOMYCOSE

• Le plus souvent causée par *S. aureus*, suivi par *Pseudomonas* spp.
• Nodules cutanés et sous-cutanés qui peuvent comporter des pustules surajoutées, un écoulement purulent, ou qui deviennent ulcérés ou verruqueux ; souvent chez des personnes immunodéprimées.

Tableau 61.2 Causes de « pseudo-cellulite ».

Infections et piqûres • Réactions aux piqûres (et morsures) d'arthropodes (p. ex. insectes, araignées) • Érythème migrant • Zona • Érythème médié par des toxines (p. ex. érythème périnéal récurrent médié par des toxines) **Dermatoses neutrophiliques** • Syndrome de Sweet, panniculite neutrophilique • Fièvre méditerranéenne familiale, autres syndromes de fièvres périodiques **Réactions médicamenteuses** • Éruptions médicamenteuses fixes (en particulier non pigmentées) • Réactions aux vaccinations/site d'injection • Érythème toxique de chimiothérapie (p. ex. dû à la gemcitabine), hidradénite eccrine neutrophilique*	**Autres affections inflammatoires** • Dermatite de contact allergique (incluant aéroportées et cutanées) • Phytophotodermatite • Syndrome de Wells • Panniculite, p. ex. lipodermatosclérose, érythème noueux • Thrombophlébite • Angio-œdème • Dermatite interstitielle granulomateuse, granulome annulaire inflammatoire • Morphée inflammatoire **Désordres métaboliques** • Goutte **Malignités** • Métastases cutanées érysipéloïdes (en particulier cancer du sein)

** Se développe occasionnellement avant le début d'une leucémie ou en raison d'une infection.*

• Les grains, représentant des colonies de bactéries macroscopiques, sont observés dans les biopsies aussi bien que dans les écoulements pustuleux ; les grains sont aussi observés dans les mycétomes eumycotiques et actinomycotiques (cf. chap. 64) et l'actinomycose (cf. ci-dessous).
• Se développe souvent sur les sites de traumatismes.
• **DD :** kyste épidermoïde rompu, abcès, mycétome actinomycosique ou eumycotique et infection mycobactérienne atypique ou infection mycosique dimorphique.
• **TT :** excision chirurgicale avec débridement et/ou traitement antibiotique dirigé contre l'organisme pathogène.

FASCIITE NÉCROSANTE

• Représente habituellement une infection polymicrobienne avec à la fois des anaérobies et des aérobies ; ~ 10 % secondaires à un SGA ; les autres organismes incluent les SARM acquis communautaires.
• Nécrose rapidement progressive de la graisse sous-cutanée et des fascias en profondeur et qui conduit à des ulcérations ; il peut y avoir un écoulement fétide et non saignant à l'incision.
• Les facteurs de risque incluent un âge avancé, le diabète, l'alcoolisme, une atteinte vasculaire périphérique, une immunodépression.
• Peut initialement ressembler à une cellulite, mais la douleur associée est souvent sans commune mesure avec les manifestations cliniques ; les indices cliniques incluent un œdème sensible, des bulles, une crépitation et une coloration violacée ou grise reflétant une nécrose imminente (fig. 61.6 et 75.10).

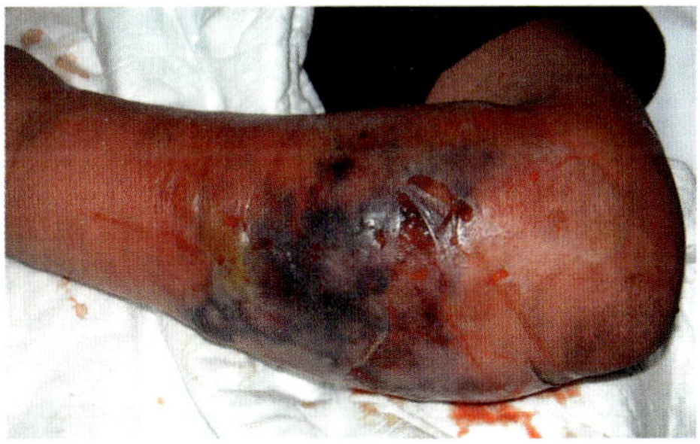

Fig. 61.6 Fasciite nécrosante. Œdème tendu, ligneux de l'avant-bras avec des zones de nécrose gris pourpre et des bulles avec écoulement aqueux. Des injections intraveineuses ont été un facteur prédisposant. *Remerciements : Luis Requena, MD.*

• Le diagnostic nécessite un fort degré de suspicion ; une localisation anogénitale est rapportée comme gangrène de Fournier.
• Les patients peuvent avoir de la fièvre, des frissons, un malaise et une hyperleucocytose.
• Diagnostic : décrit fig. 61.7.
• **DD :** cellulite, traumatisme avec hématome, pyomyosite, myonécrose à *Clostridium*, phlébite.
• **TT :** le débridement chirurgical est la base du traitement ; antibiotiques i.v. à large spectre.

PYOMYOSITE

• Infection bactérienne primaire d'un muscle squelettique, le plus souvent par *S. aureus* (cf. fig. 61.1) ; associée à une immunodépression, incluant l'infection VIH.

SYNDROME D'ÉPIDERMOLYSE STAPHYLOCOCCIQUE AIGUË (SSSS)

• Secondaire à une infection par *S. aureus*, souche phage groupe II, qui produit une toxine exfoliante qui fixe la desmogléine 1 et conduit à la dissolution (c.-à-d. l'acantholyse) de l'épiderme superficiel.
• Plus communément observée chez les nourrissons et les enfants ; des adultes ayant une insuffisance rénale chronique peuvent parfois développer un SSSS.
• Prodromes de malaise, fièvre, irritabilité, gorge irritée et peau sensible ; une rhinorrhée purulente ou une conjonctivite peuvent être présentes car le site initial de l'infection staphylococcique est habituellement extra-cutané.
• Un érythème sensible du visage et des zones intertrigineuses se généralise au reste du corps en 1 ou 2 jours ; en raison du décollement de l'épiderme supérieur, la peau devient « plissée » et alors se décolle en 3–5 jours, conduisant à des espaces dénudés ; sur le visage, des fissures radiaires avec des squames-croûtes se développent autour de la bouche et des yeux (fig. 61.8 ; cf. fig. 3.9).
• **DD :** brûlure solaire, réaction médicamenteuse, maladie de Kawasaki (l'érythème débute souvent dans les aines), syndrome de Stevens-Johnson/nécrolyse épidermique toxique (SSJ/NET ; atteint habituellement les grands enfants et les adultes, comporte une atteinte muqueuse, il est presque toujours induit par des médicaments).
• **TT :** hospitalisation et antibiotiques antistaphylococciques i.v. (cf. tableau 61.1).

SYNDROME DE CHOC TOXIQUE (AUTRE QUE STREPTOCOCCIQUE) (SCT)

• Secondaire à *Staphylococcus aureus*, qui produit une exotoxine : la toxine de syndrome de choc toxique-1.

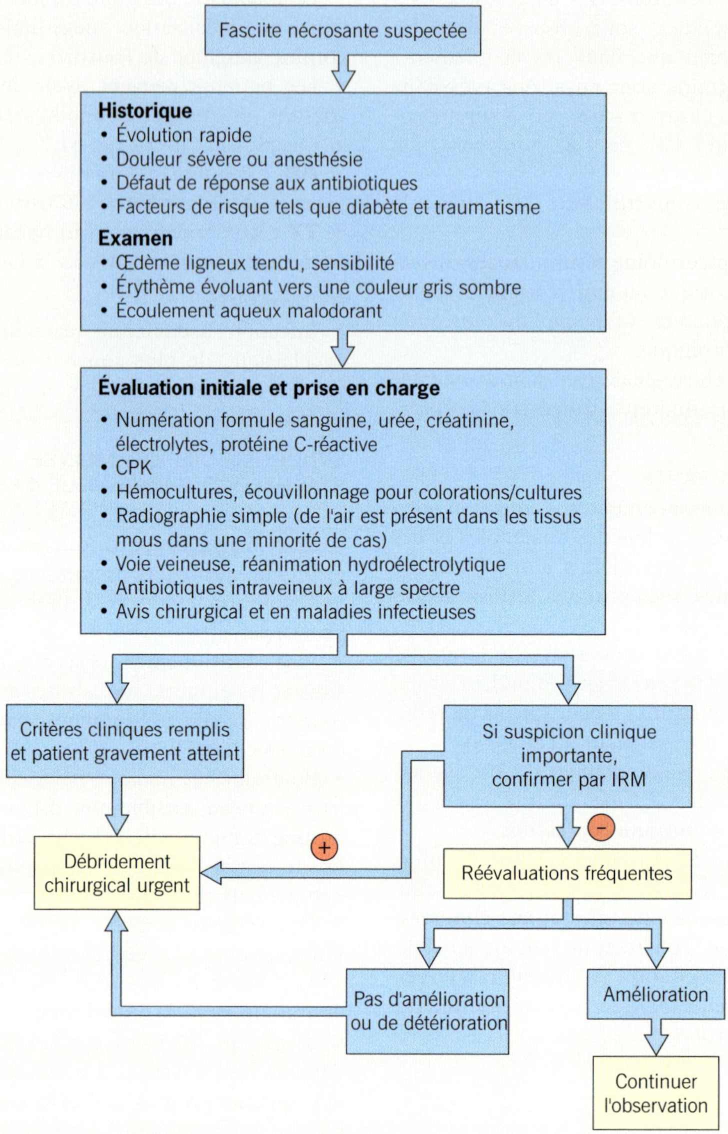

Fig. 61.7 Algorithme pour l'évaluation et le traitement d'un patient suspect de fasciite nécrosante.
CPK : créatine phosphokinase.

• La définition des tableaux de SCT staphylococciques est détaillée tableau 61.3.
• Historiquement associé aux menstruations et à l'utilisation de tampons périodiques, mais aujourd'hui aussi aux garnitures chirurgicales, aux mèches et aux infections cutanées (p. ex. abcès).
• Survenue soudaine de fièvre élevée, myalgies, vomissements, diarrhée, céphalées et pharyngite ; une hypotension est un élément clé.
• Cliniquement, les modifications scarlatiniformes apparaissent sur le tronc et s'étendent de façon centrifuge ; l'érythème et l'œdème des

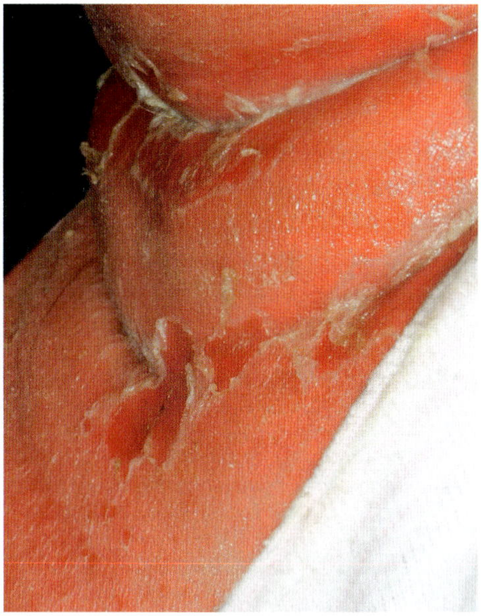

Fig. 61.8 Syndrome d'épidermolyse staphylococcique. Atteinte étendue du cou avec un aspect ridé de la peau érythémateuse en plus d'une desquamation et de multiples érosions. *Remerciements : Julie V. Schaffer, MD.*

paumes et des plantes peuvent être suivis d'une desquamation 1–3 semaines plus tard.

- Manifestations muqueuses : érythème, langue fraise, hyperémie conjonctivale (fig. 61.9).
- **DD :** SCT streptococcique, réaction médicamenteuse plus hypotension due au sepsis ; chez les enfants, maladie de Kawasaki et scarlatine.
- **TT :** hospitalisation et antibiotiques i.v. (cf. tableau 61.1).

SYNDROME DE CHOC TOXIQUE STREPTOCOCCIQUE (SCT STREPTOCOCCIQUE)

- Secondaire à un SGA (en particulier M types 1 et 3), avec production d'exotoxines A et/ou B.
- La définition des cas de SCT streptococcique est détaillée tableau 61.3.
- Les sites d'infection streptococcique les plus fréquents sont cutanés, p. ex. cellulite ou fasciite nécrosante.
- **TT :** hospitalisation et antibiotiques i.v. (cf. tableau 61.1).

SCARLATINE

- Secondaire à des SGA, qui produisent des toxines érythrogènes de types A, B, et C.
- Observée chez des enfants (âges 1–10 ans), habituellement après une angine streptococcique ou une pharyngite.
- Irritation de la gorge, céphalées, malaise, frissons, anorexie, nausée et fièvre élevée précèdent un érythème du cou, de la poitrine et axillaire qui devient généralisé en 4–6 heures.
- L'érythème s'efface à la pression et est parsemé de minuscules papules (« coup de soleil avec chair de poule ») ; les joues présentent aussi des flushs avec une pâleur péribuccale.
- Les lignes de Pastia (stries pétéchiales linéaires) sont observées dans les principaux plis cutanés, p. ex. axillaires, inguinaux, antécubitaux.
- Une desquamation de la partie distale des doigts survient après 7–10 jours.
- Les séquelles post-infectieuses incluent la glomérulonéphrite aiguë et le rhumatisme articulaire aigu.
- **DD** d'une desquamation palmoplantaire : maladie de Kawasaki, SCT et n'importe quelle infection précédente (dont virale) avec fièvre élevée.
- **DD** d'un exanthème : éruption médicamenteuse, exanthème viral, SSSS débutant ; une éruption scarlatiniforme est également observée dans le SCT et la maladie de Kawasaki.
- **TT :** 10 à 14 jours de pénicilline ou d'amoxicilline.

BACTÉRIÉMIE/SEPTICÉMIE

- Des emboles septiques peuvent se présenter sous forme de pétéchies et de purpura qui peuvent développer des pustules centrales ou des bulles hémorragiques ; des abcès sous-cutanés peuvent aussi être observés.
- Une endocardite peut être aiguë ou subaiguë et être causée par des micro-organismes incluant *S. aureus* et *Streptococcus* spp., respectivement ; les signes cutanés d'endocardite incluent des hémorragies en flammèches (cf. chap. 58), des nodosités d'Osler et des lésions de Janeway (cf. tableau 18.2).

Bacilles Gram-positifs

Infections cutanées à *Clostridium*

- *Clostridia* spp. sont des bacilles Gram-positifs qui vivent sur de la matière organique morte et qui peuvent causer une cellulite anaérobie ou myonécrose (gangrène gazeuse) ; ils constituent la moitié du microbiote cutané normal.
- Cellulite anaérobie.
  - Facteurs de risque : traumatisme, diabète, maladie vasculaire périphérique et usage de drogues injectables
  - Généralement due à *Clostridium perfringens* > autres bactéries anaérobies

Tableau 61.3 Définitions des cas pour les syndromes de choc toxique.

Syndrome de choc toxique (autre que streptococcique)
• Fièvre : température > 38,9 °C • Éruption : érythrodermie maculeuse diffuse • Desquamation : 1–2 semaines après le début de l'affection (notamment paumes et plantes) • Hypotension : pression sanguine systolique < 90 mmHg pour les adultes (< 5e percentile pour les enfants) • Atteinte de trois (ou plus) systèmes organiques suivants : – Gastro-intestinal – Hépatique – Musculaire – Muqueux (énanthème) – Système nerveux central – Hématologique (plaquettes < 100 000/mm³) – Rénal • Résultats négatifs pour les tests suivants (si effectués) : – Hémocultures et cultures du LCS (l'hémoculture peut être positive à *Staphylococcus aureus*) – Tests sérologiques pour la fièvre pourprée des Montagnes Rocheuses, la leptospirose, la rougeole
Syndrome de choc toxique streptococcique
• Isolement d'un streptocoque du groupe A à partir d'un site normalement stérile* (p. ex. sang, LCS, prélèvement biopsique, cicatrice chirurgicale) *ou* • Isolement d'un streptocoque du groupe A à partir d'un site non stérile† (p. ex. gorge, expectorations, vagin, lésion cutanée superficielle) *et* • Hypotension : pression sanguine systolique < 90 mmHg pour les adultes (< 5e percentile pour les enfants) *et* • Deux des signes suivants ou plus : – Insuffisance rénale – Coagulopathie (plaquettes ≤ 100 000/mm³ ou coagulation intravasculaire disséminée) – Insuffisance hépatique – Syndrome de détresse respiratoire aiguë – Éruption maculeuse érythémateuse généralisée ± desquamation – Nécrose des tissus mous (p. ex. fasciite nécrosante, myosite, gangrène)

* *Défini comme cas certain.*
† *Défini comme cas probable, en excluant les autres causes possibles.*
Pour des détails sur les définitions actuelles de cas, cf. https://ndc.services.cdc.gov/case-definitions/toxic-shock-syndrome-2011/ et https://ndc.services.cdc.gov/case-definitions/streptococcal-toxic-shock-syndrome-2010/.

(p. ex. *Bacteroïdes*); période d'incubation > 3 jours avec une évolution rapide
– Minimes modifications cutanées visibles; les signes incluent des crépitements et un fin exsudat noir gris brun, nauséabond (« eau de vaisselle sale »); la douleur est souvent absente ou modérée sans symptômes de toxémie (p. ex. tachycardie)

• La myonécrose, contrairement à la cellulite anaérobie, a une incubation courte avec une évolution très rapide; la peau sus-jacente a une couleur jaune noir à bronze, avec parfois des bulles ou une nécrose, et un gonflement sévère; une toxémie (p. ex. hypotension) est généralement présente.

• **TT :** débridement chirurgical précoce et antibiotiques donnés empiriquement (p. ex. clindamycine plus une céphalosporine de 3e génération) jusqu'aux résultats de la culture et des études de sensibilité.

Infections cutanées à *Corynebacterium* (et *Kytococcus*)

ÉRYTHRASMA

• Infection superficielle, localisée, due à *Corynebacterium minutissimum*.
• Trois variantes cliniques majeures :
  – Interdigitale – variante la plus fréquente, caractérisée par une macération chronique avec fissurations ou desquamation; nécessite d'être distinguée d'un pied d'athlète
  – Intertrigineuse – plaques fines, rouge brun des aisselles et des aines/partie interne supérieure des cuisses pouvant être diagnostiquée à tort comme dermatophytose inguinale (cf. tableau 60.5; fig. 61.10)
  – « Disciforme » – souvent sur le tronc, le diabète est un facteur de risque (fig. 61.10D)

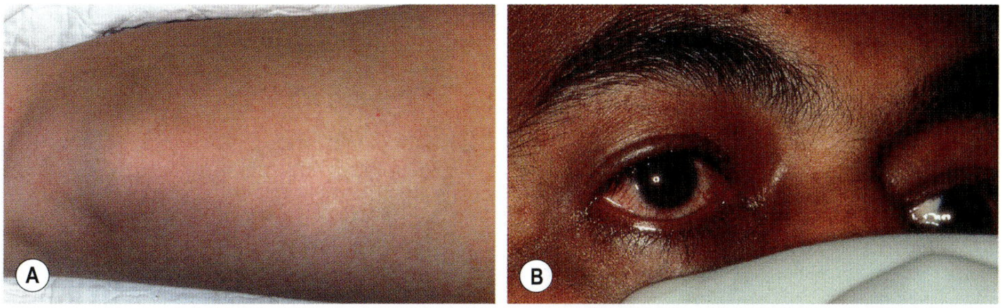

Fig. 61.9 Syndrome de choc toxique staphylococcique par infection à *Staphylococcus aureus*. A Un érythème tacheté est manifeste sur la cuisse. **B** Une hyperémie conjonctivale est observée. *Remerciements : YDRSC.*

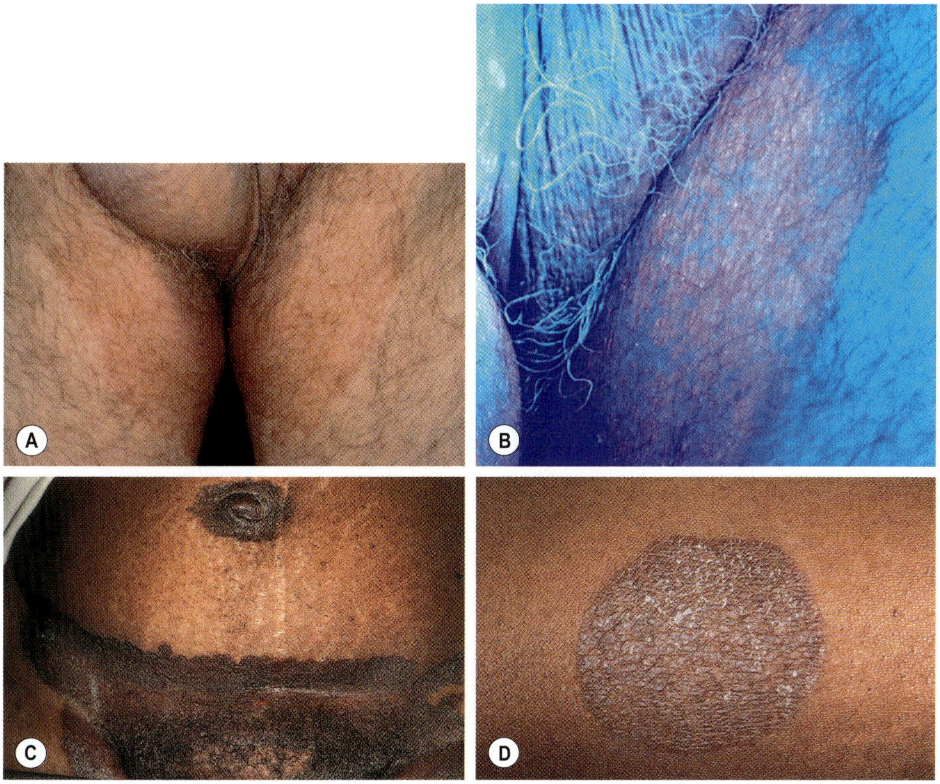

Fig. 61.10 Érythrasma. A Taches roses à brunes sur la partie supéro-interne des cuisses. **B** Fluorescence rouge corail en illumination par lampe de Wood. **C** Plaques hyperpigmentées des zones inguinale et périombilicale (zones intertrigineuses). **D** Plaques bien délimitées, squameuses, hyperpigmentées, d'érythrasma disciforme. *Remerciements : A, B : Louis A. Fragola, Jr.,MD; C, D : NYUDSC.*

- Fluorescence vive, rouge corail à l'examen à la lumière de Wood (cf. fig. 61.10B et 13.2).
- **TT :** clindamycine topique ou érythromycine; prévention de la macération avec du chlorure d'aluminium topique 6–20 % (axillaire).

KÉRATOLYSE PONCTUÉE

- Secondaire à *Kytococcus sedentarius* (*Micrococcus sedentarius*) et *Corynebacterium* spp.
- L'hyperhidrose, l'occlusion prolongée et l'augmentation du pH de surface sont des facteurs contributifs; cette dernière associée à une infection bactérienne entraîne des dépressions cratériformes de 1 à 3 mm de diamètre dans le stratum corneum qui peuvent confluer avec atteinte des plantes >> paumes (fig. 61.11).

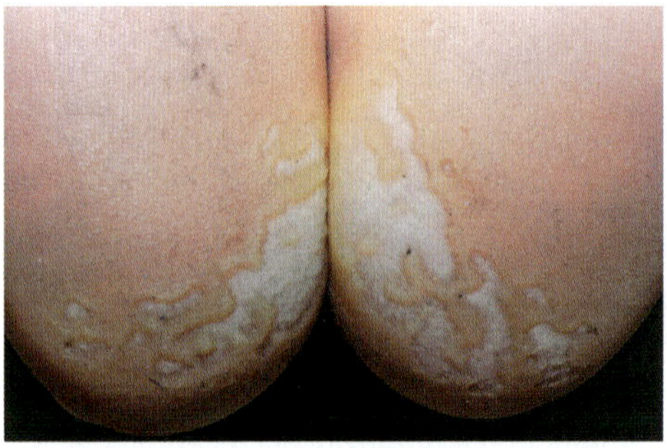

Fig. 61.11 Kératolyse ponctuée de la surface plantaire du pied. Multiples cratères avec diminution de stratum corneum principalement sur les points de pression de la surface plantaire. *Remerciements : Kalman Watsky, MD.*

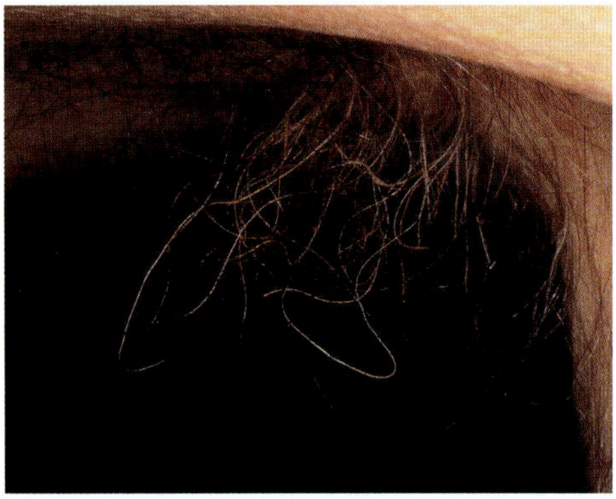

Fig. 61.12 Trichomycose axillaire. Manchons cylindriques et perles des poils axillaires. Une couleur jaune est fréquemment observée. *Remerciements : YDRSC.*

- Souvent accompagnée d'une mauvaise odeur caractéristique.
- **TT :** clindamycine ou érythromycine topiques ; diminution de la production de sueur avec du chlorure d'aluminium topique 20 %.

TRICHOMYCOSE AXILLAIRE

- Affection fréquente mais qui peut être cliniquement discrète ; souvent accompagnée d'une mauvaise odeur.
- Les tiges pilaires sont recouvertes par des concrétions composées de micro-organismes, adhérentes, jaunes > rouges ou noires (fig. 61.12) ; plus fréquentes dans les régions axillaires, et causes de chromhidrose (cf. chap. 32).
- **DD :** autres causes de nodules sur les tiges pilaires (cf. fig. 64.3).
- **TT :** raser les poils ; les antimicrobiens topiques (p. ex. peroxyde de benzoyle, érythromycine) peuvent aider à prévenir les récurrences.

Tableau 61.4 Charbon cutané (anthrax) – caractéristiques cliniques.

- Période moyenne d'incubation de 7 jours (1–12 jours)
- Macules purpuriques ou papules se développant sur une zone exposée (p. ex. avant-bras, cou, thorax, doigts) ; la papule peut ressembler à une piqûre d'insecte et peut être prurigineuse
- Dans les 48 heures suivant l'apparition de la lésion, une vésicule (1–3 mm) se forme avec autour un œdème ne prenant pas le godet
- La vésicule centrale s'ulcère, des petites vésicules peuvent se former autour de l'ulcère
- La lésion devient hémorragique et déprimée et une escarre nécrotique *non douloureuse*, noire, se forme au centre avec une augmentation de l'érythème et de l'œdème
- L'escarre sèche, se détache et tombe en 1–2 semaines, sans cicatrice persistante

Adapté de Carucci JA, McGovern TW, Norton SA, et al. Cutaneous anthrax management algorithm. J. Am. Acad. Dermatol. 2002 ; 47 : 766–769.

Autres infections cutanées Gram-positives

ANTHRAX (MALADIE DU CHARBON)

- *Bacillus anthracis* cause une maladie par inhalation, ingestion ou cutanée.
- Survient plus communément chez des fermiers et éleveurs exposés à des animaux tels que moutons, vaches, chevaux, chèvres et volailles ; aussi secondairement à des expositions aux peaux provenant de ces animaux (p. ex. peaux utilisées pour fabriquer des tambours).
- Est apparu comme agent de bioterrorisme.
- Les caractéristiques cliniques des atteintes cutanées sont détaillées tableau 61.4.
- **TT** pour la maladie cutanée : fluoroquinolone (p. ex. ciprofloxacine 500 mg p.o. 2 fois/j) pendant 7 à 10 jours ou 60 jours s'il y a eu aussi un risque d'exposition par inhalation.
- Vaccin préventif (p. ex. raxibacumab) pour les populations à haut risque (p. ex. militaires).

ÉRYSIPÉLOÏDE

- Dû à *Erysipelothrix rhusiopathiae*.
- Variantes.
  - Cellulite localisée – infection due à une inoculation traumatique ; observée chez des personnes qui préparent des poissons et des viandes ; la main est un site fréquent d'atteinte, avec une couleur rose violet caractéristique (fig. 61.13)

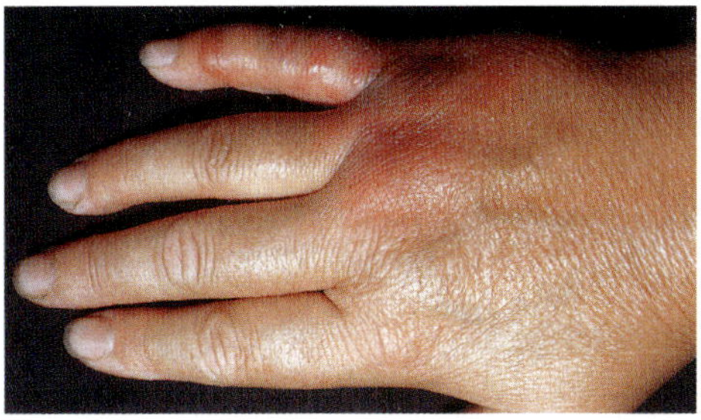

Fig. 61.13 Érysipéloïde. Érythème et œdème avec formation de vésicules de la main et du 5e doigt. *Remerciements : NYUDSC.*

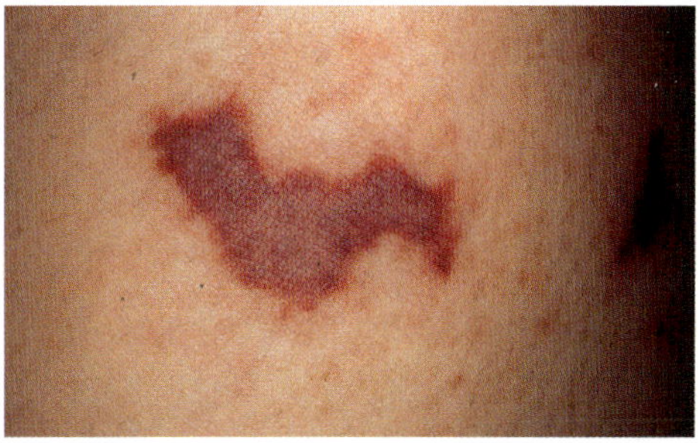

Fig. 61.14 Méningococcémie aiguë. Purpura avec bordure irrégulière et zone centrale de couleur gris métallisé. *Remerciements : Kalman Watsky, MD.*

– Généralisée – forme peu fréquente ; multiples plaques roses, habituellement dans le cadre d'une immunodépression, avec fièvre et arthralgies associées ; les cultures sanguines sont généralement négatives
- **DD** d'une forme localisée : cellulite due aux agents infectieux les plus fréquents (cf. supra), infection par mycobactéries atypiques, infection débutante à *Vibrio*.
- **TT** de la forme localisée : pénicilline 500 mg p.o. 4 fois/j pendant 7–10 jours.

Cocci Gram-négatifs

Méningococcémie aiguë

- Infection systémique due à *Neisseria meningitides*.
- Principalement observée chez les jeunes enfants (âgés de 6 mois à 1 an) et les jeunes adultes vivant dans des lieux confinés (p. ex. dortoirs, casernes).
- Chez la plupart des personnes, l'infection entraîne un état de porteur asymptomatique.
- Dans la méningococcémie aiguë, un tiers à la moitié des patients a des lésions cutanées dues à des emboles septiques, initialement pétéchies discrètes qui évoluent en purpura de forme irrégulière avec un centre couleur gris métallique témoignant de la nécrose (fig. 61.14) ; les cocci Gram-négatifs peuvent être observés sur la coloration de Gram du tissu lésionnel.
- Les lésions septiques doivent être distinguées de celles qui sont dues à une coagulation intravasculaire disséminée (cf. tableau 18.1).
- Les manifestations systémiques additionnelles incluent fièvre, frissons, hypotension, méningo-encéphalite, pneumonie, péricardite et myocardite.
- **TT :** pénicilline i.v. ou ceftriaxone ; la vaccination est importante pour la prévention.

Méningococcémie chronique

- Infection indolente due à *Neisseria meningitides*.
- Épisodes récurrents de fièvre, frissons, sueurs nocturnes, arthralgies ; les lésions cutanées sont polymorphes, p. ex. macules roses et papules, nodules, pétéchies/purpura ; les lésions cutanées correspondent à une vascularite des petits vaisseaux sans organismes visibles en microscopie optique, mais la PCR peut être utilisée pour détecter les micro-organismes.
- **TT** comme pour la méningococcie aiguë ; il faut traiter de la même façon les contacts proches

Gonorrhée et infection gonococcique disséminée

Cf. chap. 69.

Bacilles Gram-négatifs

Infections à *Pseudomonas*

Le syndrome de l'ongle vert est discuté chap. 58.

INFECTION GRAM-NÉGATIVE DES PLIS INTERDIGITAUX DES ORTEILS

- Bien que *Pseudomonas aeruginosa* soit la cause la plus fréquente, d'autres bacilles Gram-négatifs peuvent être impliqués (p. ex. *Escherichia coli*, *Proteus mirabilis*).
- Les facteurs de risque sont une infection mycosique préexistante et l'occlusion (p. ex. chaussures étroites).
- Symptômes de brûlure et douleur ; les signes incluent un exsudat malodorant avec une teinte

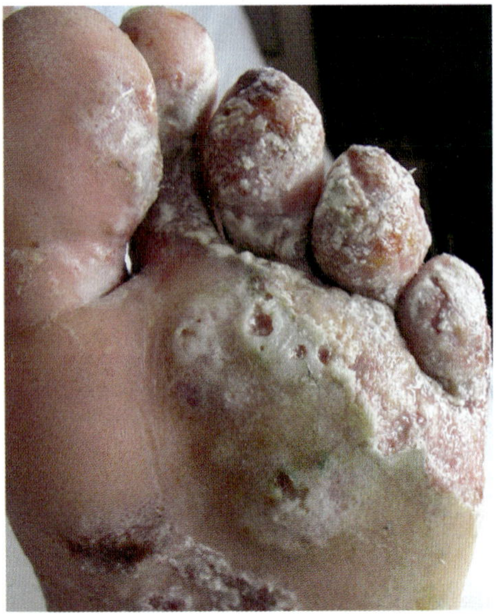

Fig. 61.15 Infection cutanée superficielle sévère à *Pseudomonas*. Noter la bordure macérée, les érosions et l'aspect mité de la peau. Il s'agit souvent d'une surinfection sur pied d'athlète. *Remerciements : Kalman Watsky, MD.*

bleu vert, une odeur de jus de raisin et un aspect mité de la peau dû à la macération et aux érosions (fig. 61.15).

• Dans les cas sévères, il peut y avoir une cellulite.

OTITE EXTERNE (« OREILLE DU NAGEUR »)

• Gonflement du conduit auditif avec écoulement purulent verdâtre.

• Douleur extrême lors de la manipulation du pavillon de l'oreille.

• **TT :** gouttes antimicrobiennes (p. ex. ofloxacine) avec ou sans méchage, analgésiques oraux (p. ex. AINS).

FOLLICULITE À *PSEUDOMONAS* (FOLLICULITE DES JACUZZIS)

Cf. tableau 31.2.

SYNDROME DES PIEDS CHAUDS À *PSEUDOMONAS*

• Développement aigu sur les plantes de pied d'enfants ou d'adolescents qui par ailleurs sont en bonne santé après avoir nagé dans une eau à fortes concentrations de *Pseudomonas aeruginosa*.

• Des nodules de 1 à 2 cm, douloureux et sensibles, rouge pourpre, apparaissent sur les zones d'appuis des pieds (fig. 61.16).

• Autolimité, le **DD** est principalement l'hidradénite palmoplantaire idiopathique (cf. chap. 32).

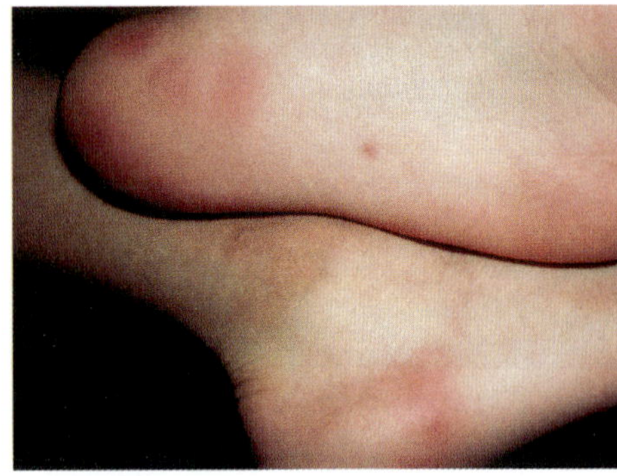

Fig. 61.16 Syndrome du pied chaud à *Pseudomonas*. Nodules érythémateux sensibles du talon. *Remerciements : Justin J. Green, MD.*

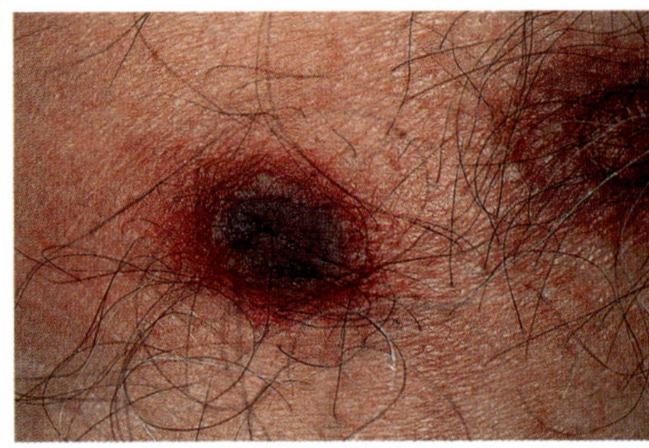

Fig. 61.17 Ecthyma gangréneux. Lésion embolique à *Pseudomonas aeruginosa* de la poitrine. Noter le centre nécrotique et la bordure inflammatoire. *Remerciements : YDRSC.*

CELLULITE

• Les manifestations cliniques sont similaires à celles des cellulites dues à *S. aureus* (cf. supra); peuvent survenir aux membres inférieurs dans le cadre d'une infection Gram-négative du gros orteil ou sur l'oreille externe en postopératoire.

• Il est parfois difficile de distinguer une infection des tissus mous d'une colonisation par *Pseudomonas*, notamment dans les ulcères chroniques.

ECTHYMA GANGRÉNEUX

• Signe de bactériémie ou de septicémie.

• Le plus souvent dû à des bacilles Gram-négatifs incluant *Pseudomonas*, mais peut aussi être dû à des champignons opportunistes; principalement observé des sujets immunodéprimés, en particulier ceux qui ont une neutropénie prolongée.

• Une macule ou une tache rouge pourpre développe une nécrose centrale; parfois la nécrose est précédée d'une bulle hémorragique; le nombre de lésions peut varier d'une à une douzaine à plus (fig. 61.17).

- La localisation la plus fréquente de l'ecthyma gangréneux dû à *Pseudomonas* est l'aine.
- Pour établir le diagnostic, une culture de tissus obtenue par biopsie stérile (cf. fig. 2.10) est réalisée en combinaison avec l'histopathologie.

TRAITEMENT DES INFECTIONS À *PSEUDOMONAS*

- Pour une infection superficielle (p. ex. infection du gros orteil Gram-négative) : tamponnements avec acide acétique à 5 % suivis de l'application d'un antibiotique topique (p. ex. gentamycine, sulfadiazine argentique); si peu d'amélioration ou infection sévère, fluoroquinolone orale.
- En cas d'infection sévère ou systémique : pipéracilline/tazobactam ou doripénem; si allergie à la pénicilline, peut être combiné à un antibiotique aminoglycoside.

Maladies causées par les espèces du genre *Bartonella*

Cf. tableau 61.5.

Autres infections cutanées Gram-négatives avec fièvre et manifestations cutanées

Cf. tableaux 61.6 et 61.7.

Spirochètes

MALADIE DE LYME

Cf. chap. 15.

SYPHILIS

Cf. chap. 69.

AUTRES MALADIES TRÉPONÉMIQUES

- Comme la syphilis, les autres infections tréponémiques peuvent présenter des stades primaire, secondaire et tertiaire.
- Syphilis endémique.
  - Due à *Treponema pallidum endemicum*
  - Observée plus communément en Afrique, péninsule arabique et Sud-Est asiatique
  - Les enfants âgés de moins de 15 ans sont plus souvent atteints
  - Les lésions primaires manquent souvent
  - Stade secondaire : plaques macérées des lèvres, de la langue, et du pharynx; stomatite angulaire; condyloma lata; lymphadénopathies généralisées
  - Stade tertiaire : gommes qui peuvent conduire à une destruction du palais et du septum nasal
- Pinta.
  - Due à *T. carateum*
  - Observée principalement en Amérique centrale et du Sud
  - Stade primaire : minuscules macules ou papules avec halo érythémateux, le plus souvent sur les membres inférieurs, qui évoluent en plaques infiltrées en quelques mois
  - Stade secondaire : macules et papules de petite taille, squameuses, de pigmentations variées (rouges, bleues, noires ou hypopigmentées) qui peuvent confluer; groupées près de la lésion primaire ou généralisées
  - Stade tertiaire : lésions symétriques, dépigmentées, de type vitiligo, atrophiques ou kératosiques
- Pian.
  - Dû à *T. pallidum pertenue*
  - Observé sous les climats tropicaux chauds et humides
  - Les enfants avant l'âge de 15 ans sont atteints le plus souvent
  - Stade primaire : papule érythémateuse, infiltrée, douloureuse, habituellement sur les membres; grossit jusqu'à 5 cm de diamètre et s'ulcère; cicatrise spontanément en 3–6 mois
  - Stade secondaire : petites lésions proches des orifices ou du site de la lésion primaire initiale (fig. 61.18)
  - Stade tertiaire : lésions cutanées destructrices, épaississements palmoplantaires qui peuvent entraîner des difficultés de déplacement, ostéite chronique (tibia en forme de sabre)

Bactéries filamenteuses

ACTINOMYCOSE

- Le plus souvent due à *Actinomyces israelii*.
- Trois sites majeurs d'atteinte – cervical, pulmonaire et gastro-intestinal.
- L'atteinte cutanée est la plus fréquente avec sa variante cervicale parfois étiquetée « mâchoire bosselée » en raison de nodules sous-cutanés irréguliers; ces derniers peuvent se drainer et l'exsudat contient des grains (fig. 61.19).
- **TT :** pénicilline.

MYCÉTOME ACTINOMYCOSIQUE

- Le plus souvent dû à *Nocardia* aussi bien qu'*Actinomadura madurae*, *Actinomadura pelletieri*, et *Streptomyces somaliensis*; les organismes sont trouvés dans le sol et les végétaux (tableau 61.8).

Tableau 61.5 Principales maladies humaines causées par les espèces du genre *Bartonella*.

Espèces	Maladie	Vecteur	Épidémiologie	Manifestations cliniques
B. henselae	Maladie des griffes du chat	Puces du chat (*Ctenocephalides felis*)*	Personnes jeunes, âge < 18 ans	• Lymphadénopathies • Symptômes systémiques (p. ex. fièvre, malaise)
	Angiomatose bacillaire		Patients immunodéprimés	• Papules brillantes, rouges qui peuvent ressembler à des granulomes pyogéniques ; papules/plaques lichénoïdes ; nodules sous-cutanés • Atteinte hépatique (péliose)
B. bacilliformis	Bartonellose (maladie de Carrion, fièvre de la Oroya, verruga péruvienne)	Mouche de sable (*Lutzomyia verrucarum*)	Pérou, Équateur et sud-ouest de la Colombie	• Fièvre de la Oroya – fièvre, anémie hémolytique, infections bactériennes secondaires, p. ex. *Salmonella* • Verruga péruvienne – taches érythémateuses couvertes de papules et de nodules brillants
B. quintana	Fièvre des tranchées/fièvre des tranchées « urbaine »	Poux de corps (*Pediculus humanus corporis*)	Observée originellement parmi les troupes de la Première guerre mondiale ; actuellement associée aux populations sans domicile fixe et à mauvaise hygiène	Fièvre récurrente
	Angiomatose bacillaire		Cf. ci-dessus	Cf. ci-dessus

* *Plus fréquemment par une griffure ou une morsure de chat.*

Tableau 61.6 Sélection d'infections Gram-négatives avec symptômes systémiques non spécifiques (p. ex. fièvre) et manifestations cutanées.

Infection	Micro-organisme(s) fréquent(s)	Transmission/autres facteurs	Manifestations uniques/ caractéristiques	Signes cutanés
Infection par *Vibrio vulnificus*	*Vibrio vulnificus*	Produits de la mer crus ou exposition de plaies cutanées à de l'eau de mer infectée, principalement dans des climats chauds ; les patients à risque sont des hommes d'âge moyen avec une affection hépatique chronique ou un diabète		Bulles hémorragiques avec cellulite
Tularémie	*Francisella tularensis*	Lapins infectés ; taons ou tiques (p. ex. *Amblyomma americanum*) comme vecteur	Peut présenter un aspect sporotrichoïde	Ulcères, lymphadénopathies
Morve	*Burkholderia mallei*	Contact direct avec des animaux infectés (chevaux, mules, ânes)	Aspect sporotrichoïde (lymphocutané)	Nodule, pustule ou vésicule entouré par un érythème
Peste	*Yersinia pestis*	Aliments, eau ou lait cru contaminés ; des puces peuvent être le vecteur	La forme bubonique peut avoir un aspect sporotrichoïde	• La forme bubonique est due à une inoculation : la plaie devient pustuleuse ou ulcéreuse avec une adénopathie régionale douloureuse • Forme septicémique : des emboles se manifestent par des vésicules, des furoncles, des pétéchies ou un purpura
Mélioïdose	*Burkholderia pseudomallei*	Contact avec un sol ou de l'eau contaminé(e) ; ingestion ou inhalation ; rapports sexuels ; des puces peuvent être le vecteur		Abcès, lésions granulomateuses, purpura, pustules, urticaire, ecthyma gangréneux
Fièvre par morsure de rat (fièvre de Haverhill)	*Streptobacillus moniliformis*	Contact étroit avec des rats infectés ou de la nourriture, de l'eau, ou du lait cru contaminés (fièvre de Haverhill)	Polyarthrite migratoire chez 50 % des patients qui mime la polyarthrite rhumatoïde	Éruption acrale, palmoplantaire de macules, papules, pétéchies, vésicules, pustules, avec des croûtes secondaires

(*Suite*)

Tableau 61.6 Suite.

Infection	Micro-organisme(s) fréquent(s)	Transmission/autres facteurs	Manifestations uniques/caractéristiques	Signes cutanés
Brucellose	*Brucella abortus*	Consommation de produits fabriqués avec du lait non pasteurisé	Transpiration malodorante	• Érythème noueux • Vascularite
Fièvre typhoïde	*Salmonella typhi*	Contact avec des personnes infectées	Petites macules roses	• Petites taches roses de 2–8 mm, papules discrètes souvent par groupes de 5–15 à la face antérieure du tronc • Érythème polymorphe, syndrome de Sweet, bulles hémorragiques, pustules
Malakoplakie	*Escherichia coli* (moins communément *Pseudomonas* ou autre bactérie)	Personnes immunodéprimées	Corps de Michaelis-Gutmann : inclusions calcifiées intracytoplasmiques à l'intérieur de grands histiocytes	Le plus souvent abcès périanaux ou ulcères
Rhinosclérome	*Klebsiella rhinoscleromatis*	Endémique en Europe centrale, Inde, Égypte, autres pays (p. ex. Indonésie)	Bactéries intracellulaires dans de grands histiocytes (cellules de Mikulicz)	Rhinite qui progresse en nodules granulomateux et cicatrices du nez et du tractus respiratoire supérieur

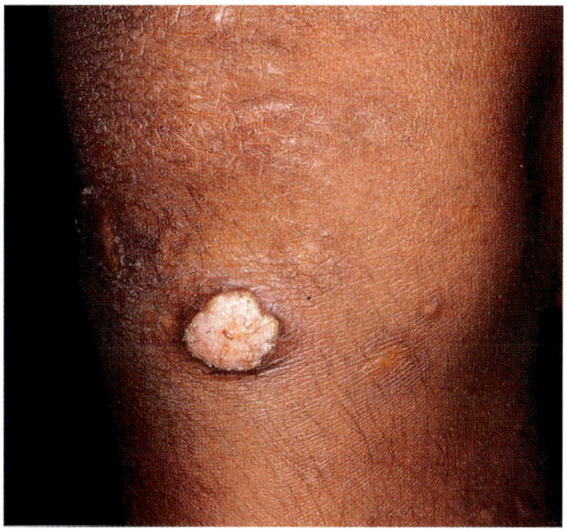

Fig. 61.18 Pian cutané sur le genou d'un adolescent venant d'Indonésie. *Remerciements : Peter Ehrnstrom, MD.*

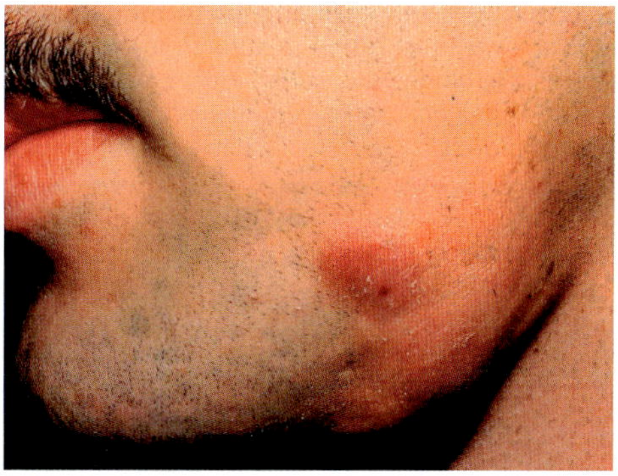

Fig. 61.19 Actinomycose cervicofaciale ou « mâchoire bosselée » avec gonflement des tissus mous et nodules ulcérés avec écoulements. L'écoulement contient des granules de soufre, un terme qui est utilisé quand les grains sont de couleur jaune. *Remerciements : M. Joyce Rico, MD.*

Tableau 61.7 Facteurs de prédisposition pour une infection à *Vibrio vulnificus*. Les infections sont plus fréquentes chez les hommes d'âge > 40 ans.

Acquisition de l'infection
Exposition cutanée à de l'eau de mer contaminée et/ou des fruits de mer
• Exposition à de l'eau salée chaude sur les côtes (avril-octobre pour les climats tempérés) • Ramassage de coquillages • Une nouvelle blessure ou une blessure préexistante prédispose à une infection primitive, qui peut conduire à une cellulite, une fasciite nécrosante et/ou une septicémie chez les hôtes prédisposés (cf. infra)
Consommation de produits de la mer crus/peu cuits
• Classiquement huitres crues, mais aussi palourdes, crabes et d'autres coquillages • Conduit à une maladie gastro-intestinale chez les personnes immunocompétentes et une septicémie chez les hôtes prédisposés (cf. infra)
Affections médicales qui prédisposent à des infections sévères
Maladie hépatique
• Hémochromatose ou excès de fer dans le cadre d'une thalassémie – *V. vulnificus* est ferrophile et nécessite des taux de fer plus élevés que les autres pathogènes – Les patients ont des taux diminués d'activité antibactérienne liée à l'hepticidine • Cirrhose alcoolique ou hépatite chronique
Diabète sucré
• La neuropathie périphérique prédispose à des plaies cutanées qui servent de porte d'entrée
Maladies gastro-intestinales
• Ulcère peptique – L'utilisation des antiacides conduit à augmenter la survie de *V. vulnificus* • Chirurgie gastro-intestinale
Immunosuppression
• Infection VIH • Leucémie ou lymphome • Traitement par corticoïdes, chimiothérapie ou autres agents immunosuppresseurs
Maladie rénale chronique

Tableau 61.8 Quatre principales formes de nocardiose cutanée. TT : les sulfamides sont les médicaments de choix de la nocardiose cutanée primaire, avec la minocycline comme alternative chez des patients allergiques aux sulfamides. La durée du traitement est au moins de 6–12 semaines pour l'affection localisée chez des patients immunocompétents. Une excision chirurgicale peut être nécessaire pour les abcès profonds.

Primaire	
Mycétome actinomycosique	• La moitié des cas de mycétomes actinomycosiques est due à des espèces de *Nocardia** • L'inoculation traumatique cause un nodule non douloureux qui s'agrandit, suppure et se draine par des trajets de sinus • L'écoulement purulent contient des grains • Le pied est un site habituel d'atteinte • Peut atteindre le muscle et l'os sous-jacents
Lymphocutanée	• Survient dans les jours ou semaines qui suivent un traumatisme • Apparaît comme une pustule croûteuse ou un abcès persistant, résistant souvent à des cures antibiotiques trop courtes • On peut observer des trajets lymphatiques en traînées ascendantes, un aspect sporotrichoïde formé de papulonodules et des ganglions palpables sensibles
Cutanée superficielle	• Implantation traumatique de corps étrangers dans la peau (incluant de la terre ou des graviers) • Le diagnostic repose sur un fort indice de suspicion, l'absence de réponse à un traitement antibiotique de routine et les résultats de laboratoire
Secondaire	
Pulmonaire/ systémique	• Abcès sous-cutané de la paroi thoracique • Pustules, nodules, fistules cutanées • Quasiment toujours fatale si laissée sans traitement • Le plus souvent causée par *Nocardia asteroides*

** Au Mexique et en Amérique centrale et du Sud, N. brasiliensis est l'agent causal de 90 % des mycétomes actinomycosiques, tandis qu'aux États-Unis, la plupart des mycétomes sont causés par des vrais champignons.*

• **DD :** distinguer cette entité d'un mycétome eumycotique nécessite une culture des grains ou des tissus ; avant le résultat des cultures de tissus ou de grains, un diagnostic présomptif peut être fait sur le diamètre des filaments ou des hyphes composant les grains sur les pièces de biopsie.

NOCARDIOSE

Cf. tableau 61.8.

Pour plus d'informations, cf. chap. 74 de *Dermatology, Fourth Edition*.

Infections à mycobactéries

62

Points clés

- Des mycobactéries sont les agents responsables de trois types majeurs d'infections :
  - Lèpre – *Mycobacterium leprae*
  - Tuberculose – *Mycobacterium tuberculosis*
  - Infections atypiques ou non tuberculeuses – p. ex. *Mycobacterium marinum*, *Mycobacterium chelonae* (tableaux 62.1 et 62.2)

Lèpre

- Maladie de progression lente, caractérisée par la formation de granulomes dans les nerfs et dans la peau.
- Atteint tous les âges, mais avec une distribution bimodale à deux pics – âges de 10–15 ans et 30–60 ans.
- Actuellement la plus grande prévalence rapportée est au Sud Soudan (fig. 62.1), avec une prévalence élevée au Brésil, en Inde et en Indonésie.
- La diffusion de la lèpre est dépendante : (1) d'une personne contagieuse (principalement par des gouttelettes nasales/orales) ; (2) d'une personne réceptive ; et (3) d'un contact proche/intime.
- Période d'incubation de 4–10 ans en moyenne.
- Le degré d'immunité est reflété par les signes cliniques (tableau 62.3 ; fig. 62.2 à 62.4) et les signes histopathologiques ; ces derniers vont de macrophages contenant de nombreux bacilles (globus) dans la lèpre lépromateuse jusqu'à des granulomes sans micro-organismes dans la lèpre tuberculoïde.
- Les nerfs sont souvent atteints, notamment ceux qui sont proches de la surface de la peau (fig. 62.5) ; les sensibilités à la douleur, thermiques et/ou au toucher des lésions cutanées doivent être évaluées.
- Les séquelles de lèpre peuvent être défigurantes (fig. 62.6 et 62.7).

Tableau 62.1 Mycobactéries responsables de maladie cutanée.

Groupe et pigment	Vitesse de croissance	Exemples de pathogènes
Croissance lente		
Photochromogènes*	2–3 semaines	*M. kansasii*, *M. marinum*, *M. simiae*
Scotochromogènes†	2–3 semaines	*M. scrofulaceum*, *M. szulgai*, *M. gordonae*, *M. xenopi*
Non chromogènes‡	2–3 semaines	*M. tuberculosis*, *M. avium*, *M. intracellulare*, *M. chimaera*, *M. ulcerans*, *M. haemophilum*, *M. bovis*§
Croissance rapide	3–5 jours	Exemples incluant *M. fortuitum*, *M. chelonae*, *M. abscessus***
Non cultivés (à ce jour)		*M. leprae*

* *Capable de produire un pigment jaune sous exposition à la lumière.*
† *Capable de produire un pigment jaune sans exposition à la lumière.*
‡ *Incapable de produire un pigment.*
§ *Incluant le bacille de Calmette et Guérin.*
** *Incluant* M. abscessus subsp. massiliense *et* M. abscessus subsp. bolletii.
Classification modifiée de Runyon depuis : Hautmann G, Lotti T. Atypical mycobacterial infections of the skin. Dermatol. Clin. 1994 ; 12 : 657-668 ; Yates VM, Rook GAW. Mycobacterial infections. In : Burns T, Breathnach S, Cox N, Griffiths C (eds). Rook's Textbook of Dermatology, 7 edn. London : Blackwell Science, 2004 ; 28.1-39 ; Neves RG, Pradinaud R. Micobacterioses atípicas. In : Neves RG, Talhari S (eds). Dermatologia Tropical. Rio de Janeiro : Medsi, 1995 : 283-90.

Tableau 62.2 Caractéristiques importantes des mycobactéries atypiques. Les lésions cutanées disséminées sont un critère de définition du VIH, la plupart dues à *M. avium intracellulare* ou *M. kansasii*.

Mycobactérie	Manifestations cliniques	Contexte clinique
M. marinum	• Cf. texte	Trouvés dans l'environnement
M. fortuitum, M. chelonae, M. abscessus	• Tatouages infectés et furoncles des membres inférieurs post-pédicurie • Infections des sites chirurgicaux	Peuvent survenir chez des patients immunocompétents
M. ulcerans	• Souvent infection d'enfants • Peut former de grands ulcères • Peut nécessiter un traitement chirurgical car répond mal au traitement antibiotique	
M. avium intracellulare *M. kansasii*	• Rares lésions cutanées	Trouvés dans l'environnement
M. scrofulaceum	• Classiquement responsable de lymphadénopathies	Se développent souvent chez des patients immunodéprimés

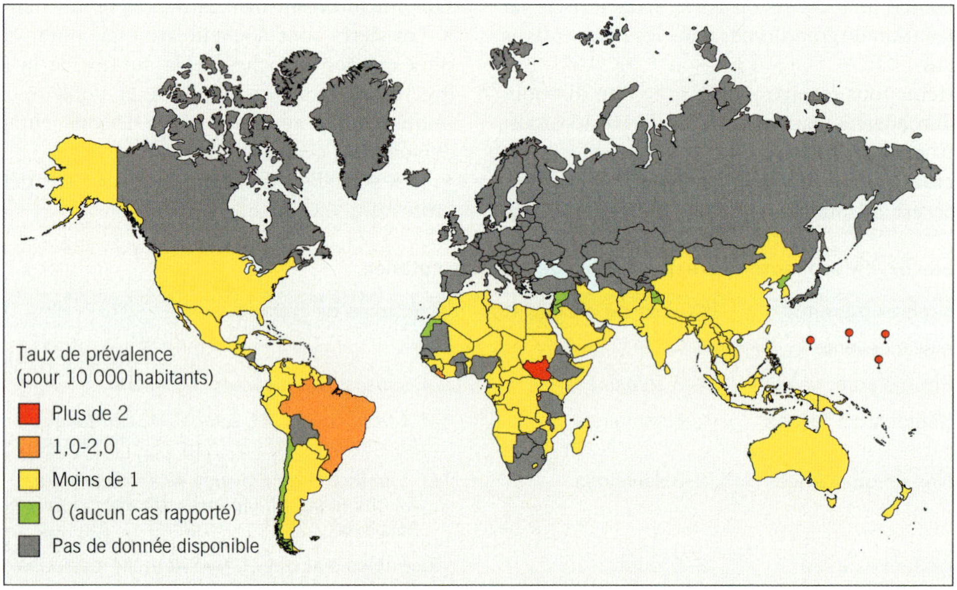

Fig. 62.1 Taux de prévalence de la lèpre en 2012. L'Organisation mondiale de la santé (OMS) a atteint son but d'un taux de prévalence inférieur à 1 cas pour 10 000 personnes dans presque tous les pays. *Reproduit de World Health Organization, https://www.who.int/lep/situation/Leprosy_PR_2011.pdf?ua=1.*

Tableau 62.3 Classification de la lèpre : Ridley-Jopling et opérationnelle.

Opérationnelle	Multibacillaire, > 5 lésions cutanées		Paucibacillaire, 1-5 lésions cutanées	
Ridley-Jopling*	Lèpre lépromateuse (LL)	Lèpre borderline (BL)	Lèpre tuberculoïde (TT)	Indéterminée (I)
Manifestations cliniques	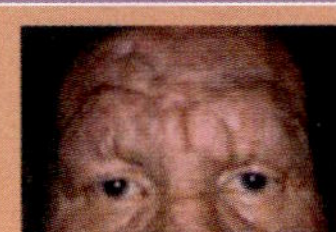	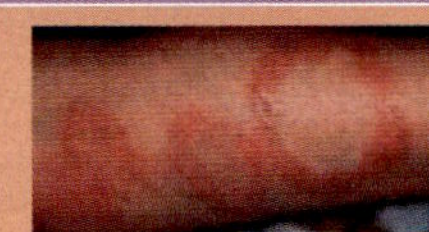	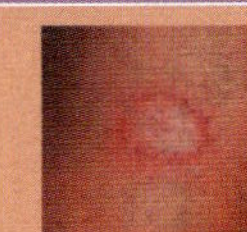	
Immunité cellulaire	La plus faible (réponse cellulaire T Th2 CD4+) →		La plus forte (réponse cellulaire T Th1 $CD4^+$)	
Type de lésions	Macules, papules, plaques et parfois infiltration diffuse de la peau	Macules, papules et plaques avec induration variable	Plaques fines infiltrées avec bords surélevés, souvent hypopigmentées	Macules, souvent hypopigmentées
Distribution	Symétrique ; principalement visage, fesses, membres inférieurs	Tendance à la symétrie	Localisée, asymétrique	Variable
Définition	Vague, difficulté à distinguer la peau normale versus la peau atteinte	Limites moins bien définies	Limites bien nettes	Pas toujours définie
Sensibilité	Non altérée	Diminuée	Absente	Altérée
Bacilles dans les lésions cutanées	←			Habituellement non détectés

** Les états de la maladie intermédiaires entre LL et TT incluent LL borderline, lèpre mi-borderline, TT borderline TT et indéterminée.*

Adapté de A Guide to Leprosy Control, 2nd ed. Geneva : World Health Organization, 1988; 27-28.

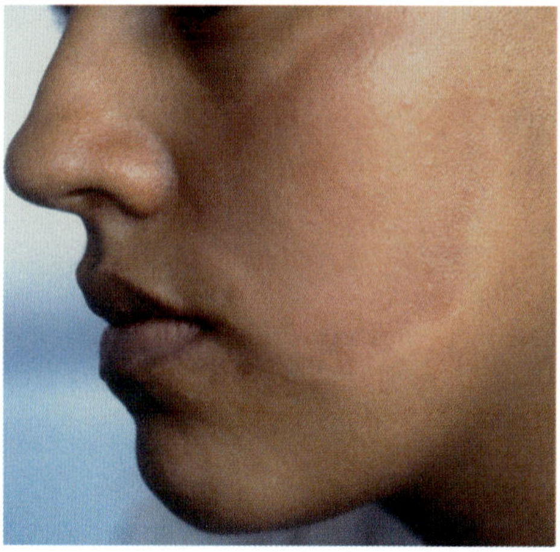

Fig. 62.2 Lèpre tuberculoïde. Vaste lésion annulaire de la joue de couleur rouge brun avec un bord hypopigmenté. *Remerciements : Marcia Ramos-e-Silva, MD.*

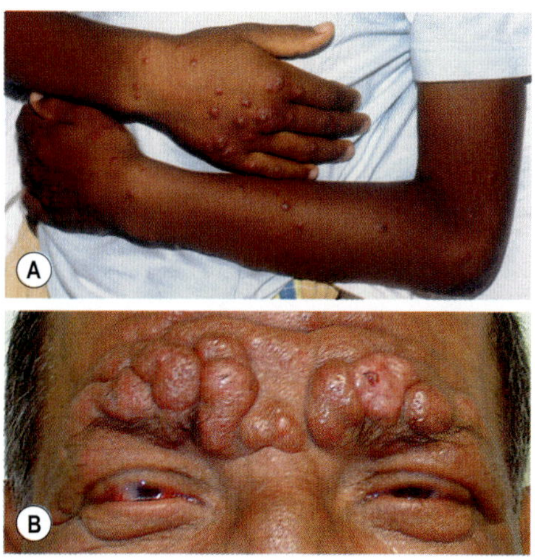

Fig. 62.3 Lèpre lépromateuse. A Papules et nodules érythémateux nombreux des avant-bras et des mains. **B** Nodules infiltrés coalescents sur le front avec faciès léonin et madarose. Noter l'atteinte oculaire. *Remerciements : Marcia Ramos-e-Silva, MD.*

- Des états réactionnels pouvant atteindre la peau peuvent se développer, en particulier après institution d'un traitement antimicrobien.
  - Type 1 (réaction de réversion) – inflammation aiguë des lésions cutanées (fig. 62.8A) et des nerfs ; apparaît rapidement, en raison d'un changement de l'état immunitaire du patient ; dans le cas d'un renforcement, des lésions infracliniques peuvent devenir cliniquement apparentes

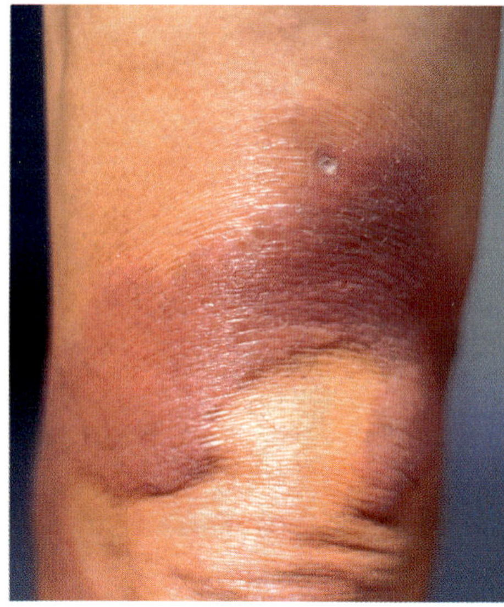

Fig. 62.4 Lèpre borderline. Lésions érythémateuses arciformes avec des bords externes mal définis et des bords internes bien définis. *Remerciements : Marcia Ramos-e-Silva, MD.*

  - Type 2 (vascularite) – formation de complexes immuns dans le cadre d'une réaction excessive de l'immunité humorale, conduisant à l'apparition de lésions cutanées, notamment un érythème noueux lépreux (fig. 62.8B)
- **DD :** décrit tableau 62.4.
- **TT** pour les adultes : lèpre multibacillaire – rifampicine 600 mg p.o. 1 fois/mois, dapsone 100 mg p.o. chaque jour et clofazimine 300 mg p.o. 1 fois/mois plus 50 mg p.o. chaque jour pendant 12 mois ; lèpre paucibacillaire – rifampicine 600 mg p.o. 1 fois/mois et dapsone 100 mg p.o. chaque jour pendant 6 mois ; lésion unique – une dose unique de rifampicine 600 mg, ofloxacine 400 mg et minocycline 100 mg ; prednisone pour les réactions de type 1 (de réversion) ; thalidomide pour les réactions de type 2. Une seconde ligne d'antimicrobiens inclut moxifloxacine, clarithromycine et rifapentine.

Tuberculose (TB) cutanée

- Les lésions cutanées reflètent le mode d'exposition et le degré d'immunité.
- Exposition exogène (inoculation).
  - Chancre tuberculeux – observé chez des personnes non infectées préalablement ; 2–4 semaines après l'inoculation, un papulonodule rouge brun, ferme, non douloureux apparaît, il s'ulcère au centre ; il cicatrise généralement en 3–12 mois

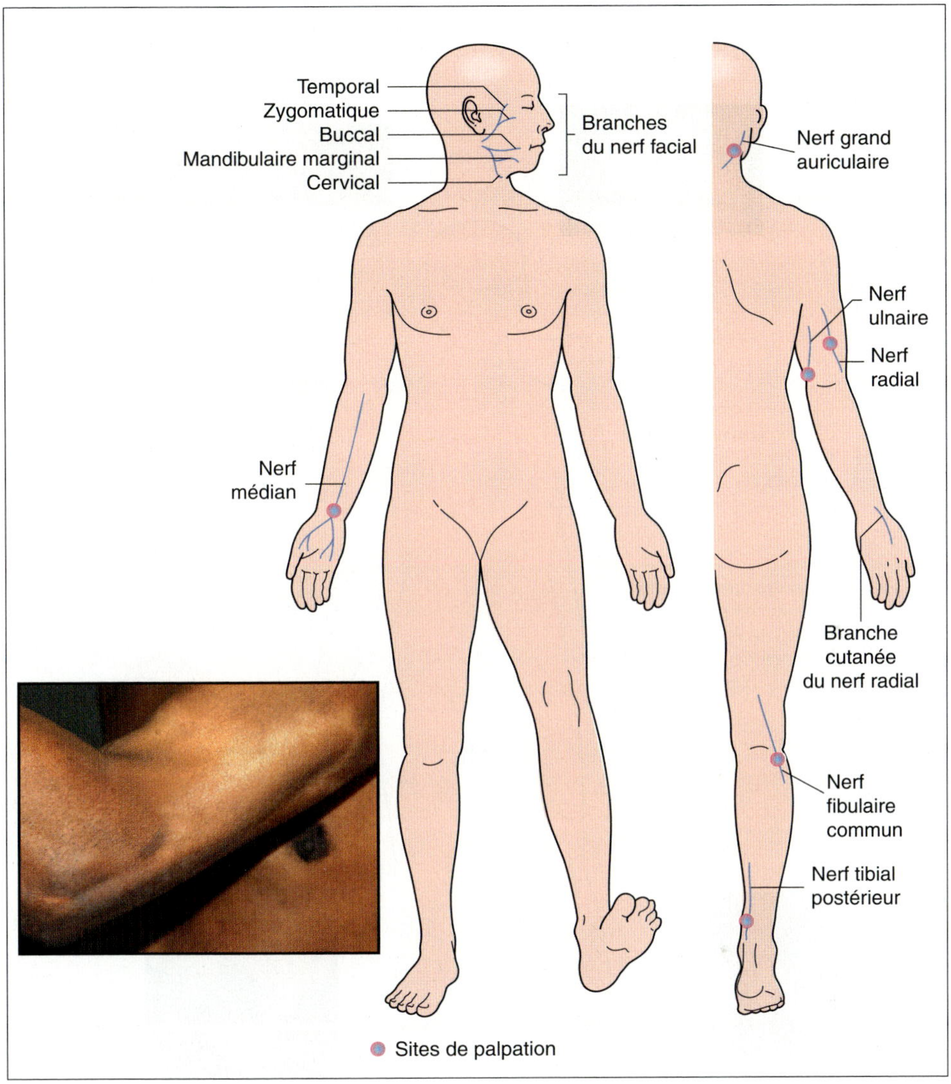

Fig. 62.5 Sites d'examen des nerfs.

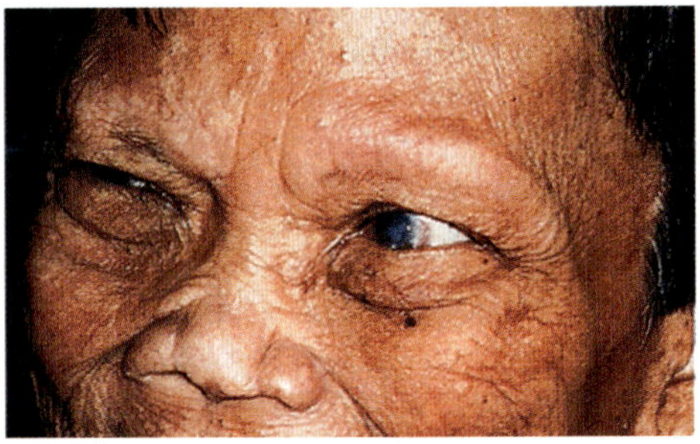

Fig. 62.6 Séquelles de lèpre. Le patient a une madarose, un nez en selle et une cécité de l'œil gauche. *Remerciements : Evangeline Handog, MD.*

- TB verruqueuse cutanée – secondaire à l'inoculation chez des personnes qui ont une immunité modérée à élevée à *M. tuberculosis*; asymptomatique, papule ayant l'aspect d'une verrue qui s'agrandit progressivement (fig. 62.9); peut cicatriser spontanément après quelques années

• Diffusion endogène de l'infection.
  - Un certain degré d'immunité cellulaire (IDR/DPP [test tuberculinique cutané] habituellement positif)

• Scrofuloderme – nodules sous-cutanés fermes qui deviennent fluctuants; peuvent s'ulcérer ou se drainer via des trajets fistuleux qui laissent

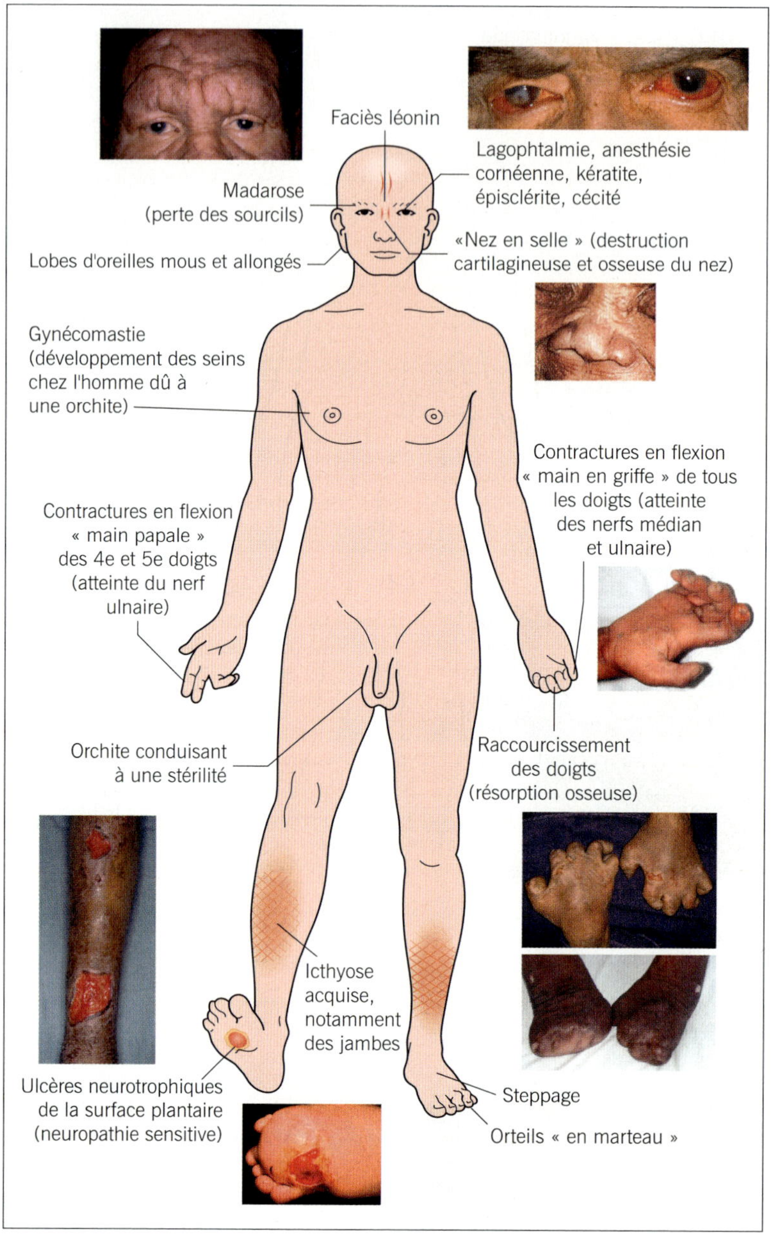

Fig. 62.7 Séquelles de lèpre. *Vignettes, remerciements : Louis A. Fragola, Jr., MD, et Joyce Rico, MD.*

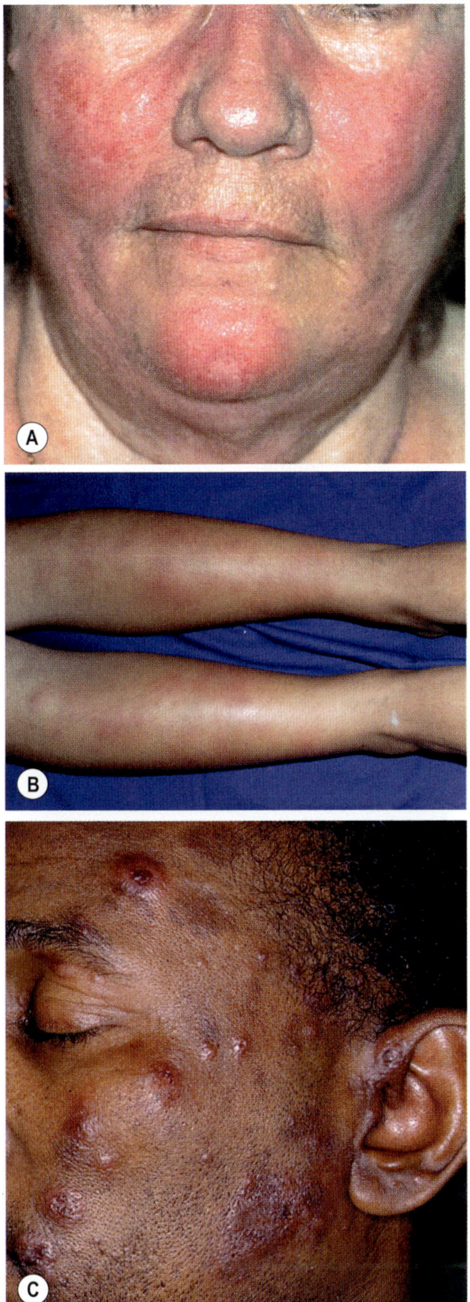

Fig. 62.8 Réactions lépreuses. A Réaction de «renforcement» de type 1, faciale, de type lupus érythémateux, distribuée en ailes de papillon avec une inflammation marquée. **B** Érythème noueux lépreux, une réaction de type 2, se présentant comme des nodules érythémateux des jambes. **C** Réaction de type 2 avec apparition de papulonodules rouges du visage résultant d'une vascularite des petits vaisseaux liée à des complexes immuns chez un patient ayant une lèpre lépromateuse. *Remerciements : A, B : Marcia Ramos-e-Silva, MD; C : Louis A. Fragola, Jr., MD.*

des cicatrices fixes; représente une diffusion de l'infection à partir de la maladie sous-jacente (p. ex. des os ou des ganglions lymphatiques, souvent cervicaux; fig. 62.10).

- Lupus vulgaire – typiquement une plaque rouge brun qui peut s'étendre avec formation d'une cicatrice centrale (fig. 62.11); comme pour les autres maladies granulomateuses cutanées telles que la sarcoïdose, la pression (diascopie) révèle une coloration jaune marron; il représente une dissémination directe de l'infection ou par voie hématogène/lymphatique.
  - Immunité cellulaire défectueuse (TTC/DPP habituellement négatif)
- TB orificielle – auto-inoculation de la peau ou de la muqueuse adjacente à un orifice qui draine une infection tuberculeuse active (fig. 62.12); survient chez des patients qui ont une TB interne évoluée.
- TB miliaire – petites papules érythémateuses qui développent une croûte centrale et peuvent ressembler à un exanthème viral ou un pityriasis lichénoïde et varioliforme aigu (PLEVA); secondaire à une dissémination hématogène à partir d'un foyer pulmonaire primitif.
- Gomme tuberculeuse – nodule sous-cutané ferme ou tuméfaction fluctuante qui s'ulcère souvent; observée dans le cadre d'une dissémination hématogène.
- Tuberculides (réaction cutanée immune à *M. tuberculosis*).
  - Tuberculides papulonécrotiques – papules rouge sombre ou papulopustules distribuées largement, parfois avec une croûte centrale; principalement aux membres et pouvant ressembler au PLEVA (fig. 62.13)
  - Lichen scrofulosorum – petites papules périfolliculaires roses à jaune brun avec squame, souvent groupées sur le tronc
  - Érythème induré, forme de panniculite – nodules sous-cutanés qui peuvent s'ulcérer; principalement aux mollets (cf. chap. 83)
- Confirmation du diagnostic : test cutané à la tuberculine (TTC/DPP) ou production d'IFN-γ (p. ex. QuantiFERON-TB GOLD® [In-Tube]) ou test sur les tissus par *polymerase chain reaction* (PCR) pour *M. tuberculosis*; les avantages et inconvénients des deux premiers tests sont décrits tableau 62.5.
- **TT :** en fonction des sensibilités en attente, un exemple de traitement initial avec plusieurs médicaments inclut rifampicine, isoniazide, pyrazinamide et éthambutol.

Tableau 62.4 Diagnostic différentiel de la lèpre.

Lésions hypopigmentées	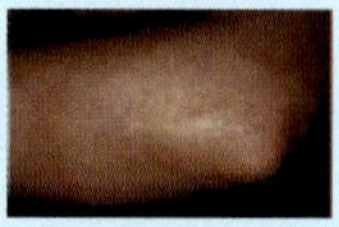	• Mycosis fongoïde, incluant la variante hypopigmentée • Sarcoïdose, mais la variante hypopigmentée est habituellement plus papulonodulaire • Hypopigmentation post-inflammatoire
Plaques circinées (annulaires)	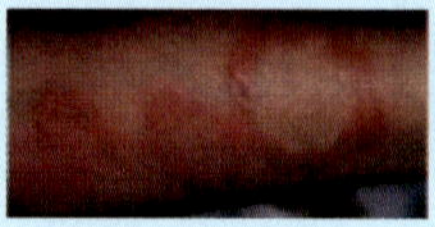	• Mycosis fongoïde et autres formes de lymphome cutané • Sarcoïdose • Psoriasis • Dermatite granulomateuse interstitielle • Granulome annulaire • Dermatophytose corporelle
Plaques/nodules infiltrés	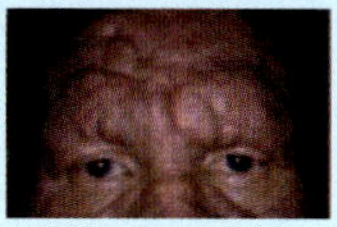	• Lymphome • Sarcoïdose • Autres infections (champignon dimorphique, tuberculose) • Pour le DD du faciès léonin, cf. tableau 38.1
Manifestations neurologiques		• Neuropathie périphérique due à d'autres affections (p. ex. diabète, vascularite)
Affections provoquant des déformations acrales	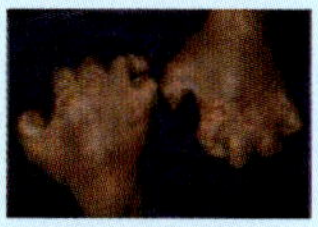	• Sclérodermie systémique • Tabès dorsal • Maladie de Dupuytren
Réaction de type 1	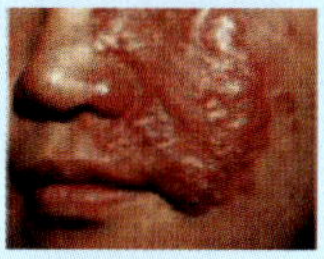	• Lupus érythémateux aigu • Cellulite • Réactions médicamenteuses • Diagnostiquée à tort comme aggravation d'une maladie dont les manifestations infracliniques ont pu devenir apparentes
Réaction de type 2	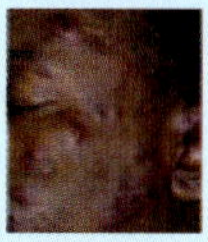	• Syndrome de Sweet • Vascularite des vaisseaux de taille moyenne • Panniculite, p. ex. érythème noueux* • Infections, incluant d'autres mycobactéries, bactéries, champignons dimorphiques et d'autres champignons opportunistes

** Les lésions touchent principalement les faces antérieures des jambes et durent plus longtemps que l'érythème noueux lépreux, qui est plus étendu, apparaît par poussées et disparaît relativement rapidement.*

Mycobactéries atypiques

• Trouvées dans l'environnement naturel (eau, sol humide, végétation, animaux à sang froid [p. ex. poissons], produits laitiers, matières fécales humaines).

• Les infections cutanées surviennent le plus souvent via une inoculation traumatique ; les autres voies incluent les actes chirurgicaux ou cosmétiques (p. ex. liposuccion, tatouage) et les expositions à l'eau contaminée (p. ex. trempage des extrémités distales inférieures avant un acte de pédicurie ; cf. tableau 62.2).

• Cliniquement, pustules, plaques ou nodules se développent et peuvent devenir kératosiques ou avec une ulcération centrale.

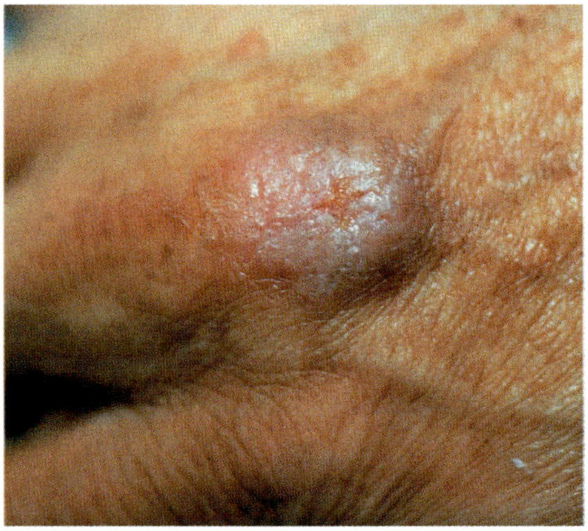

Fig. 62.9 Tuberculose verruqueuse cutanée. Papule ressemblant à une verrue au site d'une inoculation exogène chez un patient ayant une immunité existante contre *M. tuberculosis.* *Remerciements : YDRSC.*

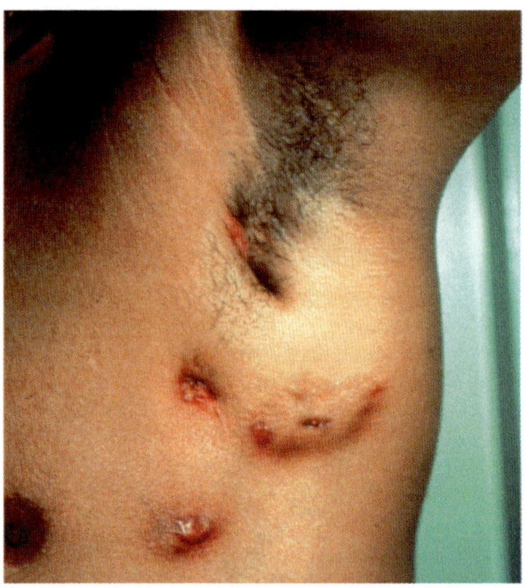

Fig. 62.10 Scrofuloderme. Plaques et nodules avec une ulcération centrale ainsi que cicatrisation résultante avec rétraction. *Remerciements : YDRSC.*

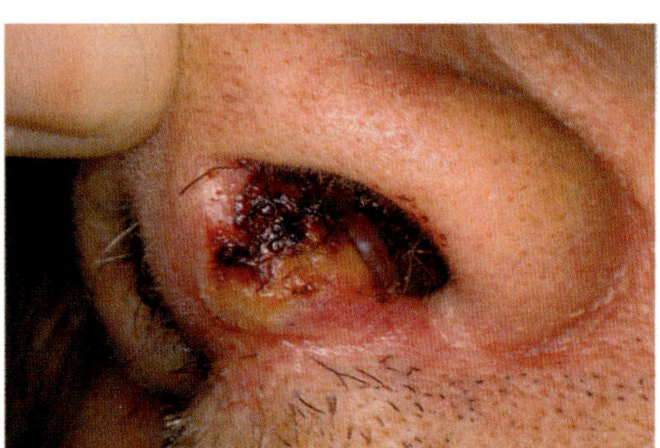

Fig. 62.12 Tuberculose orificielle. Ulcération de la muqueuse nasale ne cicatrisant pas. *Remerciements : Louis A. Fragola, Jr., MD.*

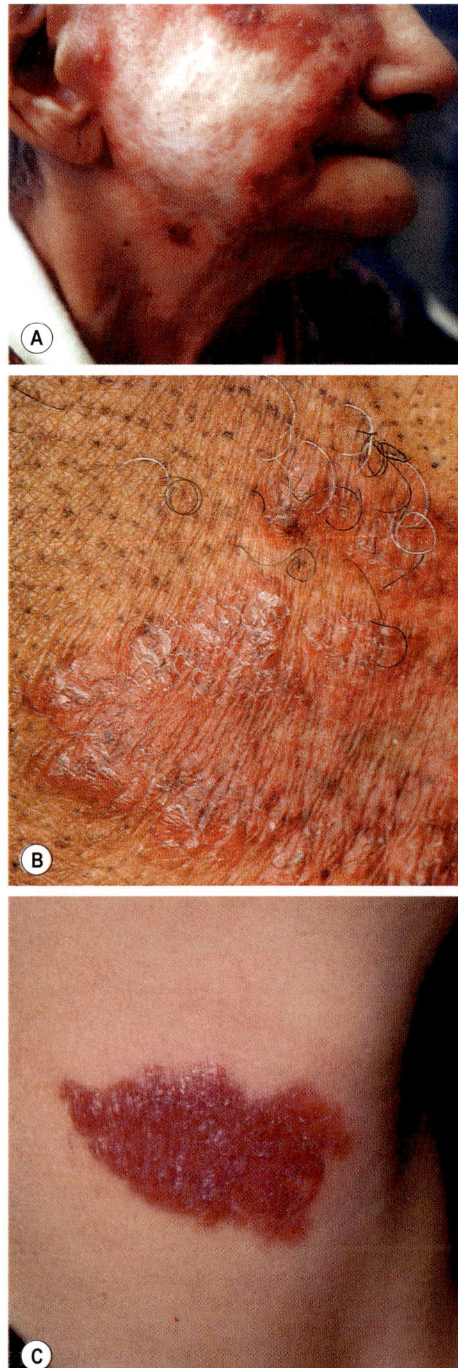

Fig. 62.11 Lupus vulgaire. A Plaque granulomateuse annulaire avec cicatrice centrale. **B** Deux plaques rouge brun terne avec bords papuleux, des squames et une guérison centrale. **C** Plaque brun violet du cou. *Remerciements : A : Marcia Ramos-e-Silva, MD ; B : YDRSC ; C : Eugene Mirrer, MD.*

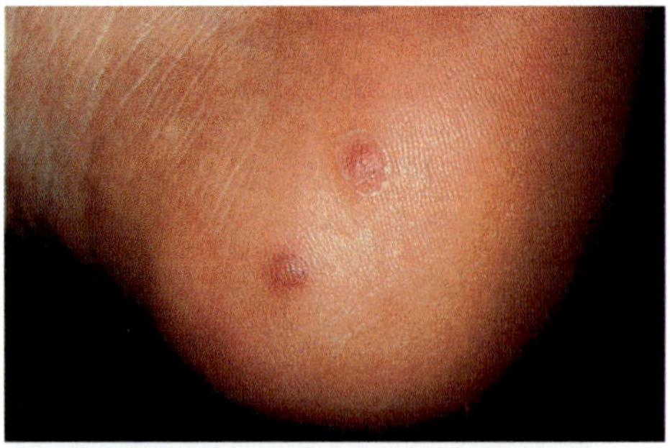

Fig. 62.13 Tuberculides papulonécrotiques. Papules érythémateuses et papulopustules du talon. *Remerciements : YDRSC.*

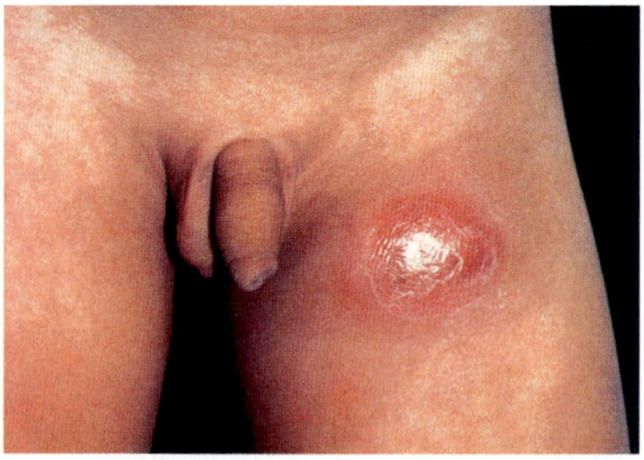

Fig. 62.14 Lymphadénite suppurative due à une infection à *Mycobacterium fortuitum.* Le chancre d'inoculation était sur le pied. *D'après Azulay RD, Neves RG, Estrella RR et al.Complexo primario cutaneoganglionar por Mycobacterium fortuitum. AMB Rev Assoc Med Bras. 1974; 20 : 177-81. Remerciements : Rubem Azulay, MD.*

Tableau 62.5 Avantages et inconvénients des tests de libération d'IFN-γ et des tests cutanés à la tuberculine. Les deux types de tests peuvent être négatifs chez les patients ayant une tuberculose active précoce. La réponse indéterminée au test de libération d'IFN-γ est due à un défaut du contrôle positif (c.-à-d. une réponse « mitogène faible »), elle plus fréquente chez les patients immunodéprimés et chez les jeunes enfants. Des résultats indéterminés dus à des taux inappropriés d'IFN-γ dans les contrôles négatifs peuvent aussi survenir. Faire un test avec une seconde méthode après un test initial négatif peut être utile si le risque d'infection/progression est élevé ou quand il y a suspicion clinique de tuberculose active. Le test QuantiFERON®-TB Gold (In-Tube) mesure directement les taux d'IFN-γ, tandis que le T-SPOT®.TB détermine le nombre de cellules T produisant l'IFN-γ ; les deux utilisent un échantillon de sang périphérique.

	Test cutané à la tuberculine	Tests de libération d'IFN-γ
Avantages	Ne nécessite pas de laboratoire Coût relativement bas	Ne nécessite qu'une seule visite du patient Les résultats peuvent être obtenus dans les 24 heures Une vaccination BCG préalable ne cause pas de résultat faussement positif Ne renforce pas les réponses mesurées par des tests ultérieurs
Inconvénients	Nécessite deux visites du patient Les résultats ne sont pas disponibles avant 48 heures Une vaccination antérieure par BCG peut causer un résultat faussement positif Peut renforcer la réponse à des tests ultérieurs Une infection par une mycobactérie non tuberculeuse peut entraîner un résultat faussement positif	Nécessite le traitement par le laboratoire dans les 16 heures (pour QuantiFERON®-TB Gold [In-Tube]) ou 8 heures (pour T-SPOT®.TB ; la limite de temps est de 30 heures si l'on utilise T-cell Xtend®) Coût relativement élevé Des infections avec certaines mycobactéries non tuberculeuses (p. ex. *M. kansasii*, *M. szulgai* et *M. marinum*) peuvent entraîner un résultat faussement positif
Situations à privilégier	Enfants < 5 ans	Groupes de patients qui ont dans leur histoire un faible taux de retour pour une deuxième visite (p. ex. personnes sans domicile fixe, usagers de drogues) Personnes qui ont reçu le BCG

BCG : bacille de Calmette et Guérin.

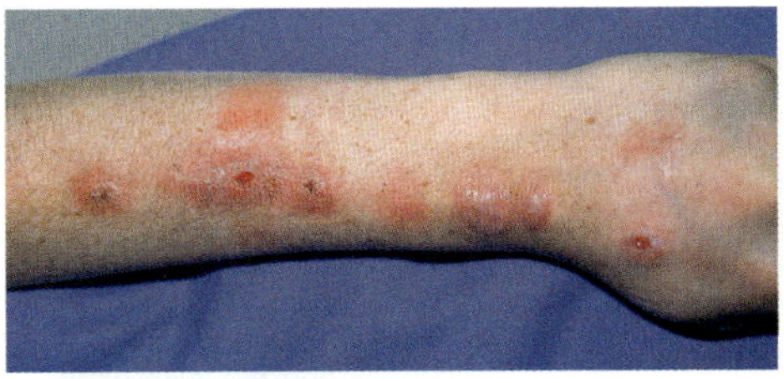

Fig. 62.15 Complication d'une injection de *methanol extraction residue* (MER) du bacille de Calmette et Guérin (BCG), une souche atténuée de *Mycobacterium bovis.* Nodules, dont certains ulcérés, disposés selon un motif linéaire de type « lymphatique » chez un patient ayant un mélanome à haut risque d'un membre et qui avait reçu une injection de MER de BCG comme immunothérapie adjuvante. *Remerciements : YDRSC.*

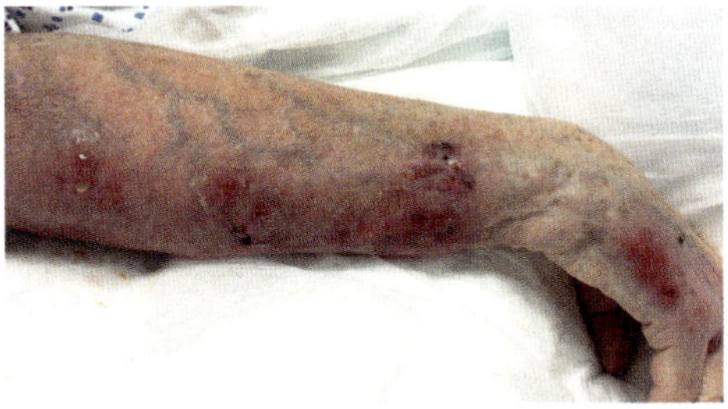

Fig. 62.16 Cellulite complexe à *Mycobacterium avium* chez un patient recevant des CS de façon chronique pour une polyarthrite rhumatoïde. Noter la disposition sporotrichoïde (lymphocutanée) des nodules coalescents avec formation d'un abcès. *Remerciements : YDRSC.*

- Un modèle sporotrichoïde ou lymphocutané (arrangement linéaire des lésions le long des lymphatiques de drainage) peut être observé (fig. 62.14 à 62.16).
- Une infection disséminée peut survenir chez des hôtes immunodéprimés.
- L'infection à *Mycobacterium marinum* est observée plus fréquemment aux États-Unis.
  - Trouvée dans un environnement aquatique, incluant viviers et piscines
  - Nodule inflammatoire bleu rouge ou pustule qui peut s'ulcérer ; avec le temps, des lésions additionnelles peuvent se développer selon un modèle sporotrichoïde (fig. 62.17)
- **DD :** autres infections avec une diffusion sporotrichoïde (p. ex. sporotrichose, nocardiose) (cf. tableau 64.7).
- **TT :** en attendant l'étude des sensibilités, le traitement empirique de l'infection par *M. marinum* est la clarithromycine et des antibiotiques additionnels incluant minocycline et rifampicine ; les infections localisées par *M. ulcerans* ou *M. scrofulaceum* peuvent être excisées ; une maladie plus disséminée nécessite habituellement un traitement avec plusieurs médicaments pour au moins 3-6 mois.

Pour plus d'informations, cf. chap. 75 de *Dermatology, Fourth Edition*.

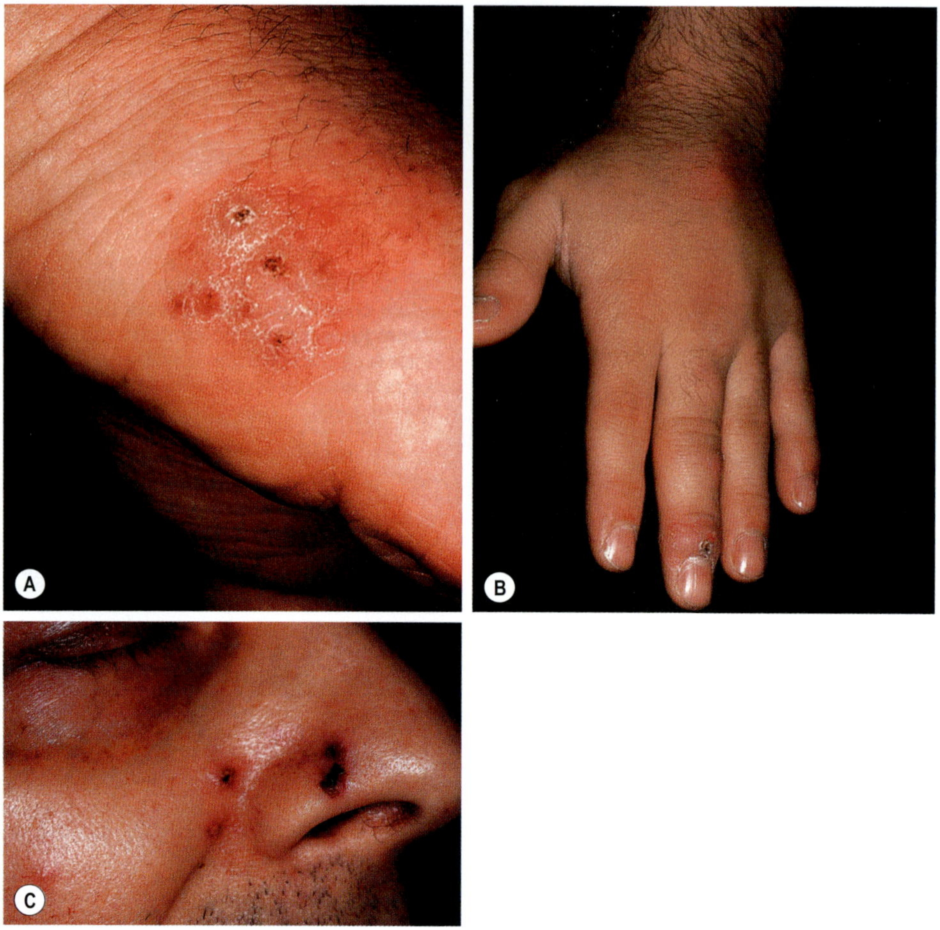

Fig. 62.17 Infections à *Mycobacterium marinum*. Gamme de présentations incluant une plaque érythémateuse avec squames-croûtes au site d'inoculation sur le bord latéral de la main (**A**), un motif sporotrichoïde avec site d'inoculation sur la partie distale du 3e doigt (**B**) et des lésions nécrotiques disséminées sur le visage d'un patient immunodéprimé (**C**). *Remerciements : YDRSC*

Rickettsioses 63

Les infections rickettsiennes ont souvent des manifestations cutanées, elles peuvent varier depuis des éruptions maculopapuleuses non spécifiques jusqu'à une escarre au site d'inoculation (par un vecteur), à des pétéchies et un purpura rétiforme (tableau 63.1). Ces bactéries Gram-négatives résident dans un arthropode – tique, puce, acarien ou pou – durant une partie de leur cycle et sont transmises aux humains pendant que celui-ci mange, soit par la salive, soit par les déjections (tableau 63.2). Il en résulte que les rickettsioses présentent à la fois une saisonnalité et une diversité géographique.

Rickettsia et *Orientia* spp. ciblent les cellules endothéliales de multiples organes, incluant la peau, tandis que *Ehrlichia*, *Anaplasma* et *Coxiella* spp. ciblent respectivement les monocytes ou les neutrophiles, les neutrophiles, ou les macrophages.

Fièvre pourprée des Montagnes Rocheuses (FPMR)

• Due à la transmission de *Rickettsia rickettsia* par la piqûre d'une tique, le plus souvent *Dermacentor* spp. (fig. 63.1); la période d'incubation est de 2–14 jours (moyenne, 7 jours) après la piqûre.
• L'incidence la plus élevée est observée dans les États sud-Atlantique, et du centre sud des États-Unis (fig. 63.2), pas dans les États des Montagnes Rocheuses, avec un pic d'incidence de la fin du printemps à la fin de l'été (saison des tiques).
• Débute comme une éruption cutanée discrète avec des macules roses à rouges puis des papules, initialement dans les zones acrales (p. ex. poignets, chevilles); avec le temps, des pétéchies centrales se développent et les lésions deviennent plus disséminées (fig. 63.3 à 63.6).
• Chez la majorité des patients, les manifestations cutanées sont précédées de fièvre (pendant 3–5 jours), myalgies et céphalées sévères; certains patients développent aussi nausée et vomissements et un changement de leur état mental; en l'absence de traitement approprié, insuffisance rénale, hypotension et coma peuvent survenir, avec un taux de mortalité supérieur à 25 %.
• Diagnostic : biopsie d'une papule pétéchiale ou d'une escarre suivie d'une PCR et/ou une immunohistochimie (tableau 63.3); les résultats sérologiques n'ont pas d'utilité au stade aigu.
• **DD :** exanthème viral (p. ex. entérovirus, EBV, rougeole, parvovirus B19, dengue; cf. fig. 68.1), autres fièvres boutonneuses rickettsiennes (éruption similaire mais plus sujettes à comporter une escarre d'inoculation; cf. tableau 63.1), typhus (plusieurs formes), ehrlichiose, éruption médicamenteuse morbilliforme; quand elle est sévère et purpurique, méningococcémie, autres vasculopathies thrombotiques, vascularite, fièvres hémorragiques.
• **TT :** commencé empiriquement; la doxycycline ou une tétracycline représente le traitement de 1re ligne, même chez l'enfant (tableau 63.4).

Typhus – épidémique et endémique (murin)

• Tandis que le vecteur diffère entre épidémique (pou de corps humain) et endémique (puce), la diffusion de l'infection implique le dépôt de déjections sur la peau puis dans la peau après grattage, dans les muqueuses après frottements ou par inhalation.
• L'éruption débute souvent dans la région axillaire, puis devient plus étendue avec un respect relatif du visage; les lésions individuellement sont similaires à celles observées dans la FPMR.
• **DD** et **TT :** cf. paragraphe sur la FPMR.

Rickettsiose

• Survient plus souvent dans les zones urbaines.
• Dans les 48 heures, une papulovésicule (puis une escarre) se développe au site de la morsure d'un acarien de la souris (fig. 63.7A); fièvre, myalgies et céphalées apparaissent 1–2 semaines

Tableau 63.1 Manifestations dermatologiques des infections rickettsiennes.

Maladie	Incidence de l'éruption (%)	Apparition de l'éruption après le début de la maladie	Caractéristiques	Escarres (%)
Fièvre pourprée des Montagnes Rocheuses, fièvre pourprée brésilienne	90	3–5 jours	Macules au début, plus tard papules ; pétéchies dans 50 % des cas ; purpura rétiforme dans les formes sévères	< 1
Rickettsiose varicelliforme (Rickettsialpox)	100	2–3 jours	Macules et papules au début ; plus tard papulovésicules et croûtes	90
Rickettsiose à *Rickettksia parkeri*	80	2–4 jours	Macules, papules, souvent vésicules	100
Fièvre boutonneuse et affections rattachées	95	3–5 jours	Macules au début, papules plus tard	50
Typhus à tiques nord-asiatique et affections rattachées	100	4–5 jours	Macules et papules	75
Typhus à tiques du Queensland	90	2–6 jours	Macules, papules et vésicules	75
Fièvre boutonneuse des îles Flinders	85	Quelques jours	Macules et papules précocement, plus tard (chez certains patients) pétéchies	50
Fièvre boutonneuse japonaise	100	Quelques jours	Macules précocement, plus tard (chez certains patients) pétéchies	90
Fièvre boutonneuse à puces	80	Quelques jours	Macules et papules ; occasionnellement pustules	15–20
Fièvre africaine à tique	50	2–5 jours	Généralement relativement peu de lésions ; macules, souvent vésicules	90, souvent multiples
Infection à *R. aeschlimannii*	50	Non connue	Macules, papules	100
Lymphadénopathie à tiques	5	Non rapportée	Macules, papules	100
Typhus épidémique à poux	50–100	4–5 jours	Macules précocement, plus tard papules ; pétéchies	Non
Maladie de Brill-Zinsser	50	4–6 jours	Macules, papules	Non
Typhus des écureuils volants	65	2–8 jours	Macules, papules	Non
Typhus murin (endémique)	80	5 jours	Macules au début, papules plus tard	Non
Typhus des broussailles	50	4–6 jours	Macules au début, papules plus tard	60–90
Ehrlichiose monocytique humaine	40	Médiane 5 jours	Macules, papules, occasionnellement pétéchies	Non
Infection à agent de type *Erlischia muris*	10	Non rapporté	Non rapporté	Non
Anaplasmose (anaplasmose granulocytique humaine)	≤ 5	Non rapportée	Éruption érythémateuse du cou/poitrine ; pétéchies ou purpura	Non
Fièvre Q	Rare	Associée à une infection chronique	Macules, papules, purpura palpable ; rarement érythème noueux	Non

Des manifestations cutanées n'ont pas été rapportées chez les patients ayant une ehrlichiose à *Ehrlichia ewingii*.
Remerciements : David H. Walker, MD.

Tableau 63.2 Épidémiologie des infections rickettsiennes. Des infections additionnelles transmises par des tiques incluent la fièvre à tique de la côte Pacifique (*Rickettsia philipii*, souche de type « Rickettsia 364D »), la fièvre boutonneuse d'Extrême-Orient (*Rickettsia heilongjiangenesis*), la rickettsiose à *Rickettsia massiliae*, et l'infection à *Candidatus Neoehrlichia mikurensis*.

Agent	Maladie	Transmission	Distribution géographique
Rickettsia rickettsii	Fièvre pourprée des Montagnes Rocheuses, fièvre boutonneuse brésilienne	**Piqûre de tique :**	
		Dermacentor variabilis (fig. 63.1)	Deux tiers est et côte Pacifique des États-Unis
		D. andersoni	États des Montagnes Rocheuses
		Rhipicephalus sanguineus	Sud ouest des EU ; nord ouest du Mexique ; Brésil
		Amblyomma cajennense, *A. aureolatum*, *A. imitator*, *A. sculptum*	Mexique ; Amérique centrale et du Sud
Rickettsia akari	Rickettsialpox	**Piqûre d'acarien de souris :**	
		Liponyssoides sanguineus	Amérique du Nord ; Eurasie
Rickettsia parkeri	Rickettsiose à *Rickettsia parkeri* (maladie à *maculatum*, fièvre américaine par morsure de tique)	**Piqûre de tique** :	
		Amblyomma maculatum, *A. americanum*	Amérique du Nord
		A. triste	Amérique du Sud
Rickettsia conorii (4 sous-espèces)	Fièvre boutonneuse, méditerranéenne, indienne, israélienne de l'Astrakhan	**Piqûre de tique :**	
		Rhipicephalus sanguineu	Sud de l'Europe ; Afrique ; Asie de l'ouest et du sud
		R. pumilio	Sud de la Russie
Rickettsia sibirica	Typhus du nord de l'Asie et typhus sibérien à tiques ; rickettsiose associée à une lymphangite	**Piqûre de tique :**	
		Dermacentor nuttallii, *D. silvarum*, *Haemaphysalis concinna*, *Hyalomma asiaticum*, autres espèces	Eurasie et Afrique
Rickettsia australis	Typhus à tiques du Queensland	**Piqûre de tique :**	
		Ixodes holocyclus	Australie de l'est
Rickettsia honei	Fièvre boutonneuse de l'île Flinders	**Piqûre de tique :**	
		Bothriocroton hydrosauri, autres espèces	Australie et Népal (l'île Flinders est située entre la Tasmanie et l'Australie continentale)
Rickettsia japonica	Fièvre boutonneuse japonaise	**Piqûre de tique :**	
		Le statut des vecteurs pour les tiques qui transportent l'agent n'a pas encore été établi (*Haemaphysalis flava, H. longicornis, Ixodes ovatus, Dermacentor taiwanensis*)	Japon ; Asie de l'est
Rickettsia felis	Fièvre boutonneuse transmise par des puces	**Piqûre de puce :**	
		P. ex. *Ctenocephalides felis*	Mondiale

(*Suite*)

Tableau 63.2 Suite.

Agent	Maladie	Transmission	Distribution géographique
Rickettsia africae	Fièvre africaine par morsure de tiques	**Piqûre de tique :**	
		Amblyomma hebraeum	Afrique du Sud
		A. variegatum	Afrique centrale, de l'est et de l'ouest ; îles des Caraïbes
Rickettsia aeschlimannii	Maladie à *Rickettsia aeschlimannii*	**Piqûre de tique :**	
		Hyalomma marginatum	Afrique
Rickettsia slovaca, *R. raoultii* ou *Candidatus Rickettsia rioja*	Lymphadénopathie transmise par des tiques, nécrose et lymphadenopathie transmises par des tiques *Dermacentor* (DEBONEL)	**Piqûre de tique** (généralement sur le cuir chevelu) :	
		Dermacentor marginatus, *D. reticularis*	Europe
Rickettsia prowazekii	Typhus épidémique transmis par des poux	**Déjections des poux de corps humains** (*Pediculus humanus* var. *corporis*)	Amérique du Sud, Afrique, Eurasie
	Maladie de Brill-Zinsser	**Aucune (recrudescence d'une infection)**	
	Typhus de l'écureuil volant	**Contact avec un écureuil volant** (*Glaucomys volans*), et ses poux et puces	Amérique du Nord
Rickettsia typhi	Typhus murin (endémique)	**Déjections de puces :** *Xenopsylla cheopis* *Ctenocephalides felis*	Mondiale Amérique du Nord
Orientia tsutsugamushi	Typhus de broussailles	**Piqûre de larves de thrombiculidés**	
		L. deliense, *L. fletcheri*, *L. scutellare*, *L. arenicola*	Sud et est de l'Asie ; îles du sud-ouest Pacifique et de l'Océan Indien, nord de l'Australie
		P.ex. *L. pallidum*	Japon ; Corée ; Extrême-Orient russe
		P. ex. *L. scutellare*	Chine ; Malaisie
		P. ex. *L. deliense, L. fletcheri, L. arenicola*	Régions tropicales
Ehrlichia chaffeensis	Ehrlichiose humaine monocytique	**Piqûre de tique :**	
		Amblyomma americanum (fig. 63.1), *Dermacentor variabilis*	Sud-est et sud de la partie centrale des États-Unis
Agent de type *Ehrlichia muris* (EML) agent	Erlischiose à agent EML	**Piqûre de tique :**	
		Ixodes scapularis	Haut Midwest des États-Unis
Ehrlichia ewingii	*Ehrlichia ewingii ehrlichiosis*	**Piqûre de tique :**	
		Amblyomma americanum	Sud-est et centre sud des États-Unis

(*Suite*)

Tableau 63.2 Suite.

Agent	Maladie	Transmission	Distribution géographique
Anaplasma phagocytophilum	Anaplasmose granulocytotropique humaine	**Piqûre de tique :**	
		Ixodes scapularis (fig. 63.1)	Nord des États-Unis
		I. pacificus	Extrême ouest des États-Unis
		I. ricinus, *I. persulcatus*	Eurasie
Coxiella burnetii	Fièvre Q	**Aérosol** de produits infectés du vêlage des ruminants (p. ex. moutons, bovins, chèvres), chats et autres animaux*	Mondiale

** Des modes de contamination moins communs incluent l'ingestion de produits laitiers contaminés et des piqûres de tiques (p. ex. Dermacentor spp.).*

Remerciements : David H. Walker, MD.

plus tard, suivies rapidement d'une éruption cutanée.

• L'éruption est disséminée, incluant le visage, mais le nombre de lésions est habituellement limité, c.-à-d. de ~ 20–40 ; les macules et papules développent des vésicules centrales et des croûtes hémorragiques (fig. 63.7B).

• **DD :** varicelle, autres exanthèmes vésiculeux (p. ex. Coxsackie), pityriasis lichénoïde et varioliforme aigu (PLEVA), réaction bulleuse à une piqûre d'insecte, gale.

• **TT :** tétracycline ou doxycycline (dosages tableau 63.4).

Ehrlichiose

• Le vecteur essentiel de l'ehrlichiose est une tique *Amblyomma americanum* (fig. 63.1 et 63.8), avec le cerf à queue blanche comme réservoir principal.

• En plus de la fièvre, des céphalées, et des myalgies, les patients qui ont une ehrlichiose monocytique humaine (EMH) peuvent développer une méningoencéphalite et un syndrome de détresse respiratoire aiguë avec une maladie prégnante chez les sujets immunodéprimés.

• Les lésions cutanéomuqueuses apparaissent en moyenne après 5 jours de l'EMH et vont d'une éruption morbilliforme étendue à des pétéchies principalement sur les paumes et les plantes à des vésicules ; occasionnellement un purpura palpable dû à une vascularite des petits vaisseaux peut survenir.

• **Diagnostic :** PCR du sang avec macrocolonies intracytoplasmiques de bactéries parfois notées sur les étalements sanguins.

• **DD :** cf. les paragraphes FPMR et Rickettsiose varicelliforme (si vésiculeuse).

• **TT :** cf. tableau 63.4.

Anaplasmose (anaplasmose granulocytique humaine)

• Les manifestations cutanées sont rares (< 5 % des patients), mais les patients peuvent avoir des signes concomitants et des symptômes de borréliose de Lyme et/ou de babésiose parce que les trois infections sont transmises par les tiques *Ixodes*, p. ex. *I. scapularis* dans le nord-est des États-Unis (cf. fig. 63.8).

• La maladie n'est habituellement pas aussi sévère que la EMH, mais les patients peuvent avoir une neuropathie périphérique.

• **TT :** cf. tableau 63.4.

Pour plus d'informations, cf. chap. 76 de *Dermatology, Fourth Edition*.

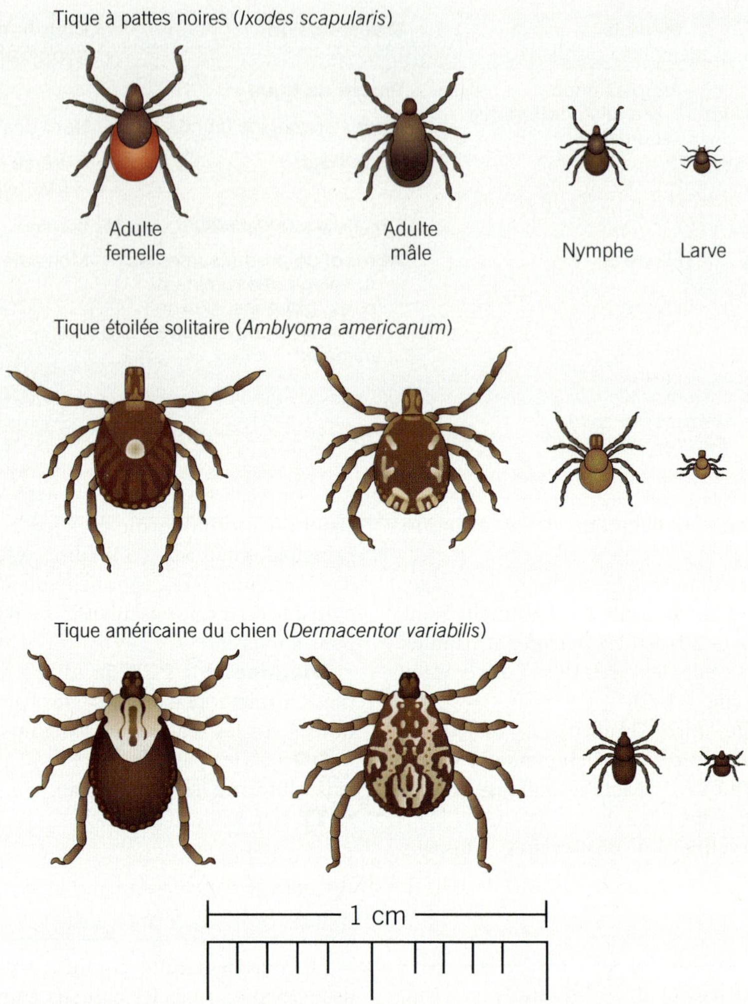

Fig. 63.1 Comparaison de *Ixodes scapularis* (tique à pattes noires), *Amblyomma americanum* (tique étoile solitaire) et *Dermacentor variabilis* (tique américaine du chien), par stades de développement.
De Chapman, A. S., et al. MMWR Recomm. Rep. 2006; 55 : 1–27.

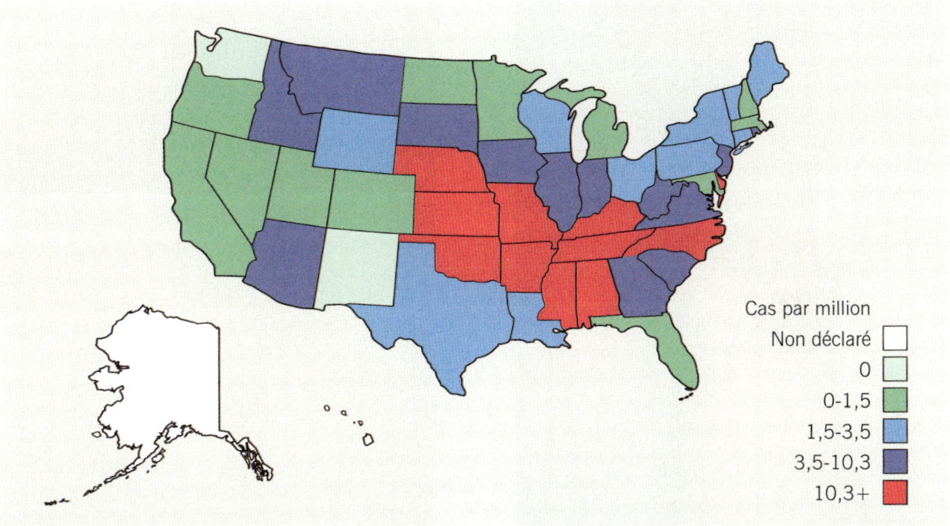

Fig. 63.2 Incidence annuelle (par million d'habitants) pour la fièvre pourprée rickettsienne (FPR) aux États-Unis en 2016. Comme en 2010, les cas de FPMR sont rapportés dans la catégorie FPR, en même temps que les rickettsioses à *Rickettsia parkeri*, la fièvre à tiques de la côte Pacifique et les rickettsioses varicelliformes (rickettsialpox). *De www.cdc.gov/rmsf/stats/#reportsurv.*

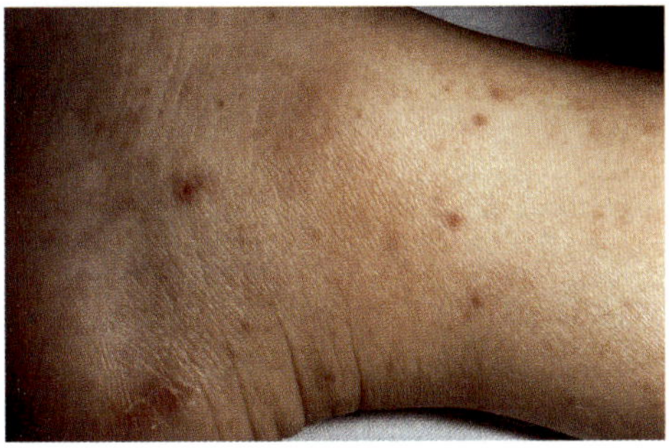

Fig. 63.3 Fièvre pourprée des Montagnes Rocheuses. Les lésions cutanées apparaissent souvent sur les chevilles et poignets. Elles ne s'effacent pas à la pression en raison des hémorragies dans la peau. *Remerciements : Philippe Berbis, MD.*

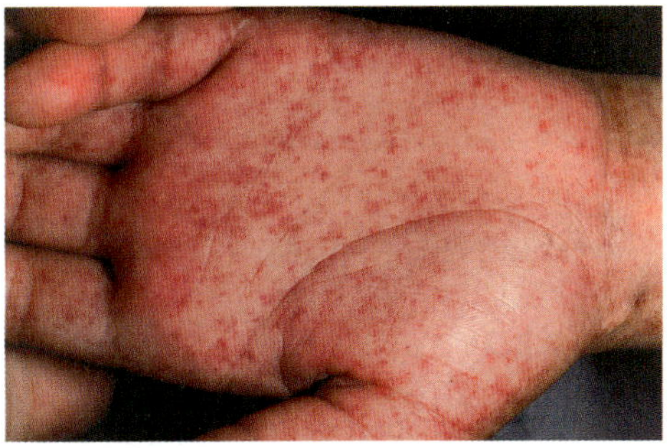

Fig. 63.4 Fièvre pourprée des Montagnes Rocheuses. Des pétéchies sur les paumes et les plantes se développent souvent relativement tard dans l'évolution de la maladie. *Remerciements : Ronald Rapini, MD.*

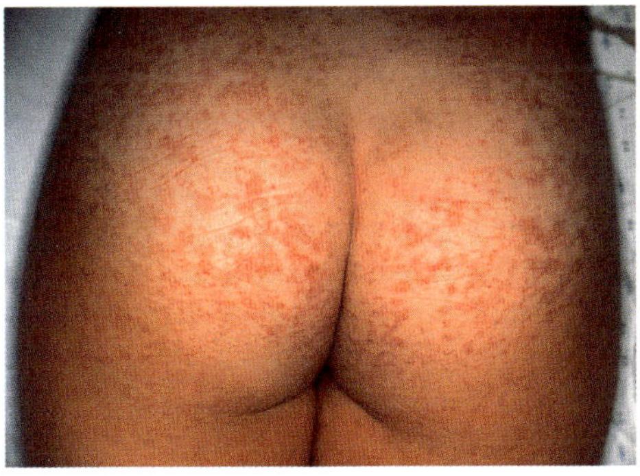

Fig. 63.5 Fièvre pourprée des Montagnes Rocheuses. Des pétéchies sont présentes dans les papules et les plaques des fesses. Certaines lésions ont un type rétiforme. *Remerciements : YDRSC.*

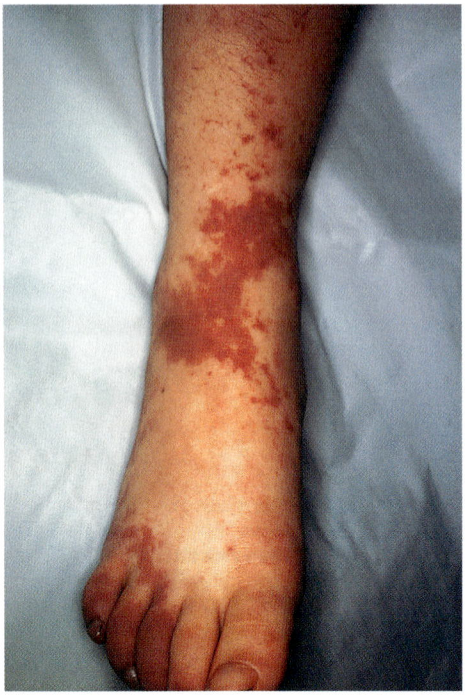

Fig. 63.6 Fièvre pourprée des Montagnes Rocheuses. Purpura rétiforme sur la partie distale du membre inférieur chez un patient avec une maladie plus sévère. *Remerciements : YDRSC.*

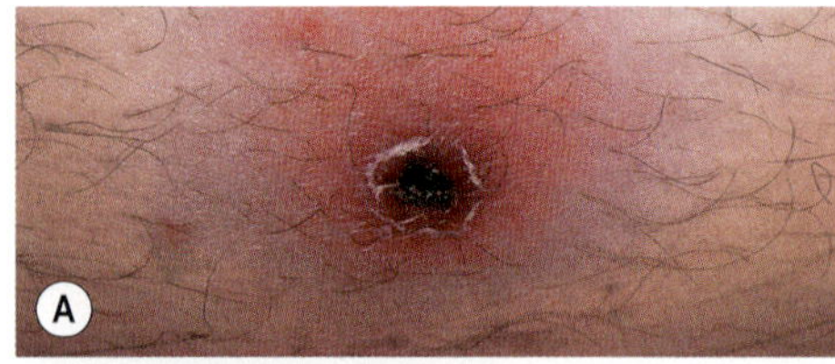

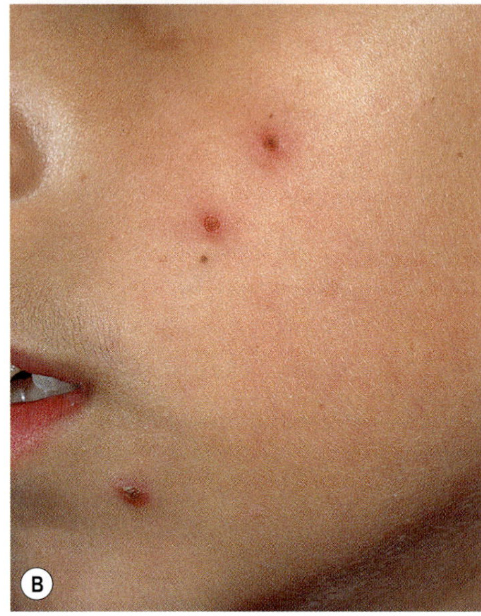

Fig. 63.7 Rickettsiose varicelliforme (Rickettsialpox). A Escarre au site de la morsure par l'acarien. **B** Papules éparses avec croûtes centrales hémorragiques. *Remerciements : A, B : NYUDSC.*

Tableau 63.3 Évaluation de lésion(s) cutanée(s) suspecte(s) de fièvre pourprée, incluant la fièvre pourprée des Montagnes Rocheuses (FPMR), par PCR en temps réel. Comme recommandé par les *Centers for Disease Control and Prevention* (CDC) (https://www.cdc.gov/ncezid/dvbd/pdf/Collection-Submission-Skin-Biopsy-Specimens-Rickettsial-Disease.pdf). L'isolement de cultures cellulaires à partir de tissu frais peut aussi être effectué.

- Contacter le département de santé de l'État pour assistance (requise si utilisation du CDC)
- Biopsie cutanée de 4 à 5 mm d'une lésion récente mais développée, p. ex. dans les cas d'une fièvre pourprée, d'une lésion maculopapuleuse avec hémorragie punctiforme, ce qui inclut le centre de la lésion
- Un traitement approprié pendant <24 heures ne semble pas altérer la sensibilité
- Un traitement pendant ≥ 72 heures entraîne souvent un test négatif
- Du tissu frais non congelé est préféré en plaçant la biopsie cutanée dans un container à urine stérile sur de la gaze humidifiée avec du sérum salé stérile (transport pendant la nuit avec des packs de glace) (cf. fig. 2.10B)
- La PCR peut être réalisée sur du tissu congelé (transport durant la nuit avec de la neige carbonique)

Tableau 63.4 Traitement des rickettsioses. Un traitement empirique approprié doit être débuté aussitôt que le diagnostic de fièvre pourprée des Montagnes Rocheuses (FPMR), d'ehrlichiose monocytique humaine (EMH), d'anaplasmose granulocytaire humaine (AGH) ou d'une autre rickettsiose potentiellement sévère est suspecté cliniquement.

	Médicament	Dose adulte	Dose pédiatrique	Durée du traitement
• Premier choix pour virtuellement toutes les infections rickettsiennes des enfants et des adultes*	Doxycycline	100 mg p.o. ou i.v. 2 fois/j	2,2 mg/kg (max. 100 mg) p.o. ou i.v. 2 fois/j	Jusqu'à ≥3 jours après la défervescence, pour une durée minimale totale de 5–7 jours†
• Premier choix pour les FPMR ne mettant pas la vie en péril chez des femmes enceintes	Chloramphénicol‡	500 mg i.v. toutes les 6 heures	Non recommandé	Jusqu'à ≥3 jours après la défervescence, pour une durée minimale totale de 5–7 jours†
• Alternative pour les EMH ou AGH, ne mettant pas la vie en péril, chez des femmes enceintes • Alternative pour le typhus des broussailles résistant	Rifampicine	300 mg p.o. 2 fois/j	10 mg/kg (max. 300 mg) 2 fois/j	Jusqu'à ≥3 jours après la défervescence, pour une durée minimale totale de 7–10 jours
• Premier choix pour le typhus des broussailles chez les femmes enceintes et potentiellement chez les enfants • Alternative pour les rickettsioses modérées (p. ex. fièvre boutonneuse au début) durant la grossesse ou chez les enfants	Azithromycine§	500 mg/j p.o.	10 mg/kg/j p.o.	3 jours

** À l'exception des infections chez la femme enceinte, bien que la doxycycline puisse être administrée durant la grossesse dans les situations où le pronostic vital est menacé quand la suspicion de FPMR ou d'autres rickettsioses sévères est élevée; les autres tétracyclines sont aussi efficaces pour les infections rickettsiennes.*
† Recommandé par le CDC; d'autres recommandent un traitement de 10 jours.
‡ Peut être associé à un syndrome du bébé gris quand administré tardivement, pendant le 3e trimestre de la grossesse.
§ La clarithromycine peut aussi être envisagée.

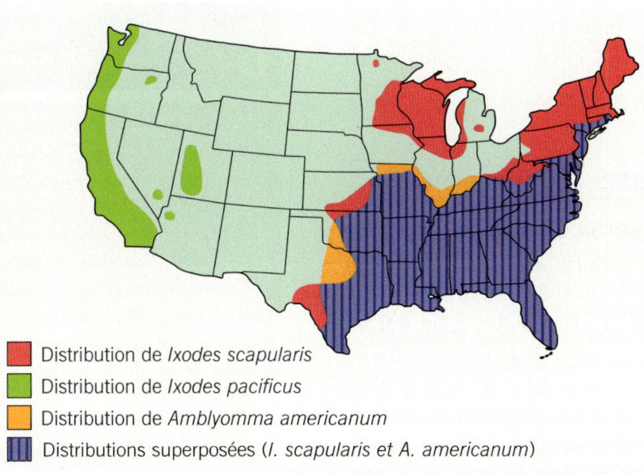

Fig. 63.8 Distribution approximative aux États-Unis des espèces de tiques vectrices de l'ehrlichiose monocytotropique humaine, de l'anaplasmose granulocytique humaine, de la rickettsiose à *Rickettsia parkeri* et de la borréliose de Lyme. Il a été postulé que *Amblyomma maculatum*, qui est trouvé classiquement le long des côtes Atlantiques et du Golfe, a une répartition aussi large que *Amblyomma americanum*. *De Chapman, A. S., et al. MMWR Recomm. Rep. 2006; 55 : 1–27.*

64 Maladies fongiques

Points clés

• Les maladies fongiques cutanées peuvent grossièrement être divisées en deux groupes :
   – Superficielles – limitées au stratum corneum, pilosités et/ou ongles
   – Profondes – dermiques et/ou sous-cutanées
• Les infections fongiques superficielles peuvent ensuite être sous-divisées en :
   – Non inflammatoires – le plus souvent pityriasis versicolor, mais comprenant aussi tinea nigra et piedra
   – Inflammatoires – principalement infections dues des dermatophytes (*Trichophyton*, *Microsporum*, *Epidermophyton* ; p. ex. dermatophytose corporelle – tinea corporis, dermatophytose inguinale – tinea cruris) ou *Candida* spp. (p. ex. candidose cutanée inguinale)
• Les infections fongiques profondes sont souvent secondaires à des innoculations sous-cutanées (p. ex. sporotrichose, chromoblastomycose, eumycétome) ou à la diffusion hématogène d'une infection systémique sous-jacente (p. ex. cryptococcose, coccidioïdomycose).
• Les agents pathogènes opportunistes (p. ex. *Aspergillus*, *Mucor*) peuvent conduire à une infection systémique chez les personnes immunodéprimées.

Infections fongiques superficielles

Pityriasis (tinea) versicolor

• Secondaire à la transformation de *Malassezia* spp., en particulier *M. furfur*, depuis la forme filamenteuse jusqu'à la forme hyphéale (cf. fig. 2.1A).
• *Malassezia* spp. fait partie de la flore normale.
• Macules, taches ou plaques fines multiples, ovales à rondes, brunes (hyperpigmentées), claires sur peau hâlée (hypopigmentées) ou roses ; il y a souvent coalescence de lésions au centre avec dispersion en périphérie.
• Les squames associées peuvent être discrètes mais deviennent plus évidentes par grattage doux ou étirement de la peau.
• Se développe le plus souvent sur le haut du tronc et les épaules, mais peut aussi atteindre les plis tels que les plis des coudes, les plis sous-mammaires et inguinaux (fig. 64.1) ; chez les enfants plus que chez les adultes, il peut aussi y avoir aussi une atteinte faciale.

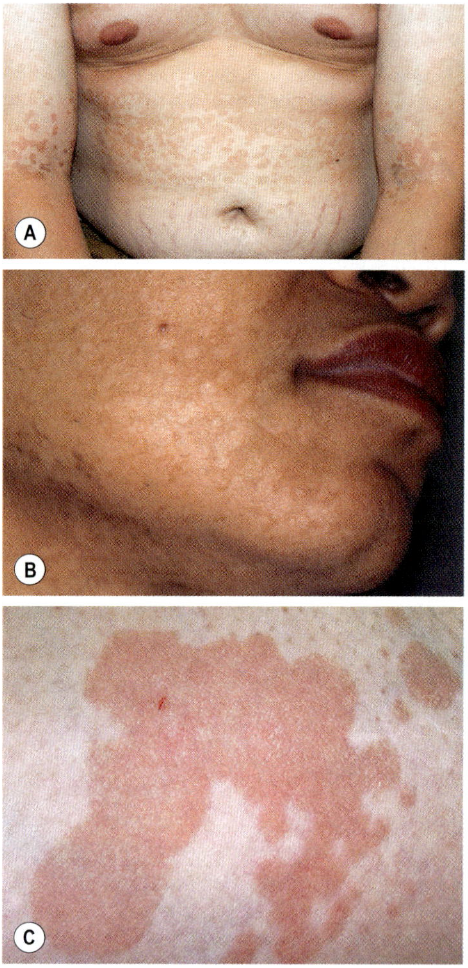

Fig. 64.1 Pityriasis (tinea) versicolor. A Variante hyperpigmentée. **B** Variante hypopigmentée sur le visage. **C** Lésions coalescentes roses avec fine squame. *Remerciements : A, B : Kalman Watsky, MD ; C : Boni E. Elewski, MD, et Roderick J. Hay, MD.*

Tableau 64.1 Traitement du pityriasis (tinea) versicolor.

Traitement initial (souvent en combinaison)	**Topique** • Application d'un shampooing antifongique pendant 10 minutes à 1 heure 1 à 2 fois/semaine pendant 2-4 semaines • Shampooing au sulfure de sélénium à 1 ou 2,5 % • Shampooing au kétoconazole à 1 ou à 2 % • Imidazolés, p. ex. kétoconazole crème à 2 % 1 à 2 fois/j × 2 semaines • Appliquer largement (plusieurs largeurs de main) au-delà des lésions visibles
	Oral • Fluconazole 200-400 mg p.o. 1 fois/semaine × 2-3 doses
Traitement d'entretien (si le pityriasis versicolor récidive fréquemment)	**Exemples de traitements topiques** • Traiter les zones précédemment atteintes avec un imidazolé topique tous les jours pendant 2 semaines avant une nouvelle exposition solaire (dans les climats tempérés) • Appliquer un shampooing antimycosique (cf. ci-dessus) 1 à 2 fois/mois (dans les climats tropicaux)

- Souvent noté d'abord en été, le bronzage accentue la variante hypopigmentée.
- **DD :** hypopigmentation post-inflammatoire et hypomélanose maculeuse idiopathique (si hypopigmentée) ; papillomatose confluente et réticulée de Gougerot et Carteaud (si hyperpigmentée ; cf. chap. 89).
- **TT :** détaillé tableau 64.1.
- Après **TT** approprié, l'hypopigmentation associée peut persister pendant des mois jusqu'à ce qu'il y ait une repigmentation ou une atténuation du bronzage.

Tinea nigra, piedra noire, piedra blanche

- Typiquement observées dans les zones tropicales.
- Tinea nigra.
  - Le plus souvent due à une infection par *Hortaea werneckii*, un champignon pigmenté trouvé dans le sol
  - Macules ou plaques brunes, à bords abrupts, le plus souvent sur les paumes (fig. 64.2)
  - **TT :** agents kératolytiques (p. ex. crème à 6 % d'acide salicylique) et antifongiques topiques (p. ex. terbinafine crème à 1 %)
- La piedra noire et la piedra blanche sont caractérisées par la formation de nodules sur les tiges pilaires (tableau 64.2 ; fig. 64.3).

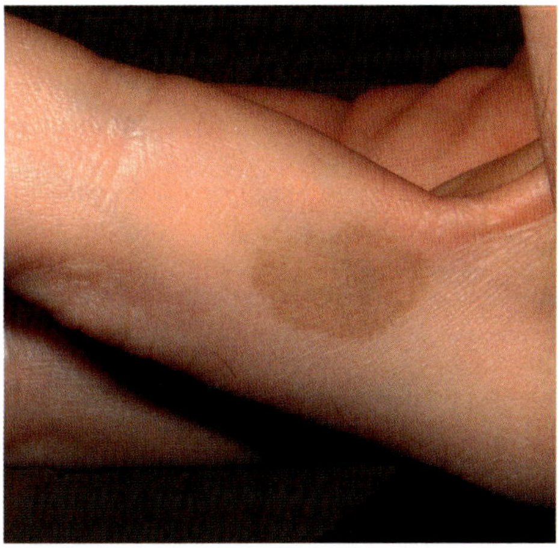

Fig. 64.2 Tinea nigra. Macule unique, brune, bien délimitée, du doigt.*Remerciements : Frank Samarin, MD.*

Dermatophytoses (infections à tinea)

- Les noms des infections à dermatophytes sont constitués du mot « tinea » suivi par le nom latin de la zone du corps qui est atteinte ; exemples tinea pedis (pied) et tinea cruris (aine) (fig. 64.4).
- Dues aux champignons de trois groupes génériques – *Trichophyton*, *Microsporum* et *Epidermophyton* – qui envahissent seulement des tissus kératinisés (stratum corneum, pilosités et ongles) :
  - À l'exception des teignes du cuir chevelu (tinea capitis), *Trichophyton rubrum* et *T. mentagrophytes* sont les pathogènes les plus fréquents
  - *Trichophyton mentagrophytes* (auparavant *T. mentagrophytes* var. *mentagrophytes*) est acquis à partir d'animaux (zoophile) ; *T. interdigitale* (auparavant *T. mentagrophytes* var. *interdigitale* [anthropophile]) est transmis entre humains

- La transmission intervient par contact étroit avec des personnes ou des animaux domestiques infestés, à l'occasion d'activités professionnelles ou récréatives (p. ex. vestiaires) ou par contact avec des vêtements, des meubles ou des brosses contaminés ; ces derniers objets servent de vecteurs passifs (fomites).
- Plus souvent observées chez des adultes, à l'exception de la teigne du cuir chevelu qui survient plus fréquemment chez des enfants.
- La présentation classique est une lésion annulaire avec une bordure active, squameuse ; des pustules superficielles peuvent aussi être présentes (fig. 64.5).
- Occasionnellement, des vésicules peuvent se développer en particulier dans les dermatophytoses des pieds (tinea pedis) ou des mains (tinea manuum) dues à *T. mentagrophytes*.
- Dg : KOH ± culture fongique de produits de grattage cutanés (cf. fig. 2.1) de même que cheveux dans les cas de teigne du cuir chevelu et d'onychomycose à dermatophytes respectivement.
- Variantes importantes :
  - *Tinea incognito* se rapporte à des présentations cliniques atypiques, souvent dues à des traitements inappropriés avec des CS topiques puissants ou des combinaisons de traitements topiques qui contiennent des CS ; les lésions peuvent ne pas comporter de squames ou être peu inflammatoires (fig. 64.6)
  - *Le granulome de Majocchi* est caractérisé par des papules érythémateuses ou des pustules dans une zone de dermatophytose de la peau glabre (tinea corporis) ; les papules représentent des zones d'invasion des tiges pilaires, habituellement par *T. rubrum* ; souvent observé chez des femmes qui ont une dermatophytose des pieds (tinea pedis) et qui rasent leurs jambes ou chez des patients immunodéprimés (cf. fig. 31.4A ; fig. 64.7)

Exemples de types spécifiques de dermatophytoses

- Dermatophytose des pieds (tinea pedis) (fig. 64.8 ; **DD**, cf. tableau 13.1) :
  - Le plus souvent due à *T. rubrum*, *T. interdigitale* ou *T. mentagrophytes* > *Epidermophyton floccosum*
  - Les quatre types principaux sont : (1) interdigital (ou pied d'athlète) – érythème, squames et macération des espaces interdigitaux, en particulier les deux espaces interdigitaux latéraux, qui comportent le plus

Tableau 64.2 Comparaison de la piedra noire et de la piedra blanche.

	Piedra blanche	Piedra noire
Couleur des nodules	Blanche (occasionnellement rouge, verte ou marron clair)	Brune à noire
Consistance des nodules	Molle	Dure
Adhésion des nodules à la tige pilaire	Lâche	Ferme
Location anatomique typique	Visage, régions axillaire et pubienne (occasionnellement cuir chevelu)	Cuir chevelu et visage (occasionnellement région pubienne)
Climat privilégié	Tropical	Tropical
Organisme causal	*Trichosporon beigelii*	*Piedraia hortae*
Examen au KOH de tiges pilaires coupées placées entre 2 lames	Hyphes non démaciées avec blastoconidies et arthroconidies (cf. fig. 2.17A)	Hyphes dématiacées avec asques et ascospores (reproduction sexuée)
Culture sur milieu de Sabouraud	Humide, couleur crème, ressemblant à des colonies de levures*	Colonies à croissance lente, vert noir à brun foncé noir
Traitement	Couper les cheveux atteints, laver les cheveux atteints avec un shampooing antifongique	Couper les cheveux atteints, laver les cheveux atteints avec un shampooing antifongique

* *Croissance est inhibée par le cycloheximide.*

D'après Elewski B. The superficial mycoses, the dermatophytoses, and select dermatomycosis. In : Elewski BE, editor. Cutaneous fungal Infections. Masschusetts : Blackwell Science ; 1998.

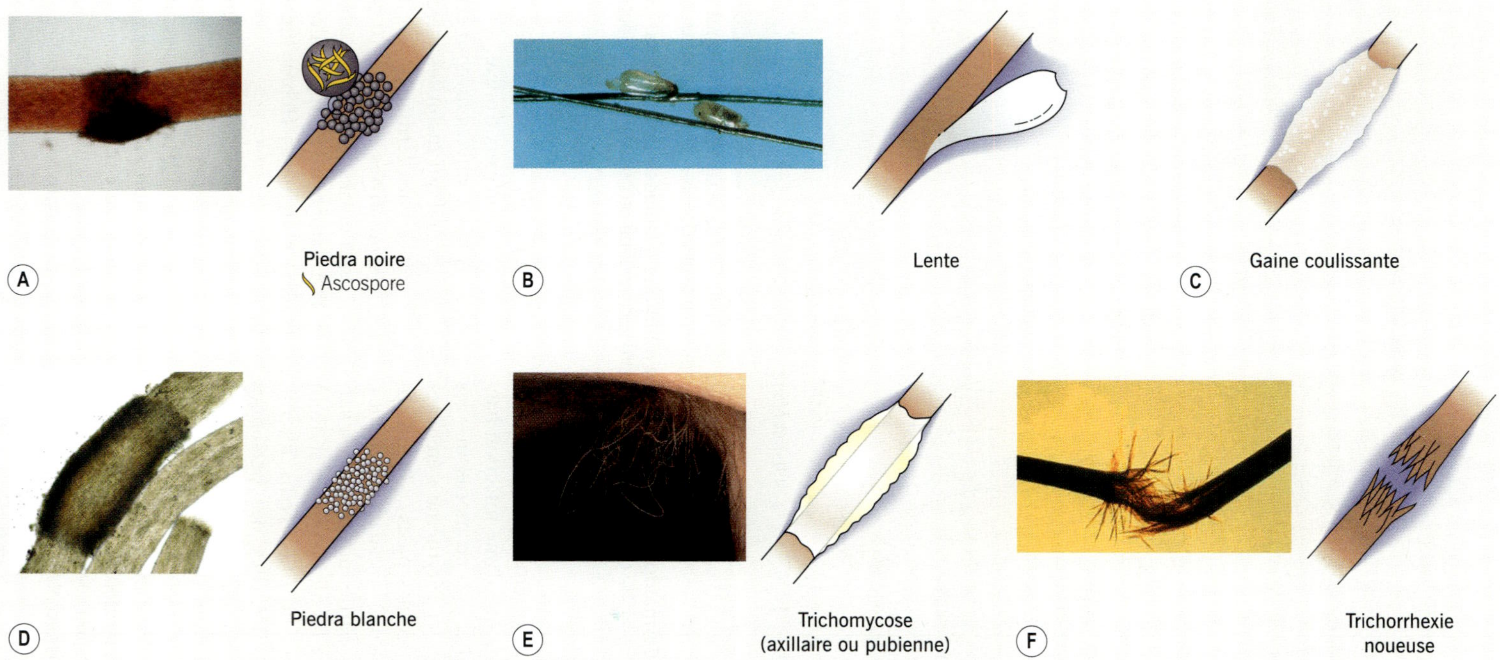

Fig. 64.3 Causes de nodules des tiges pilaires. *Vignette A de Bonifaz A. Tinea versicolor, tinea nigra, white piedra, and black piedra. Clinics in Dermatology, 2010-03-01, 28, 2, pp. 140-5, Copyright © 2010 Elsevier Inc. ISSN : 0738-081X. Fig. 11 ; vignette D : remerciements YDRSC.*

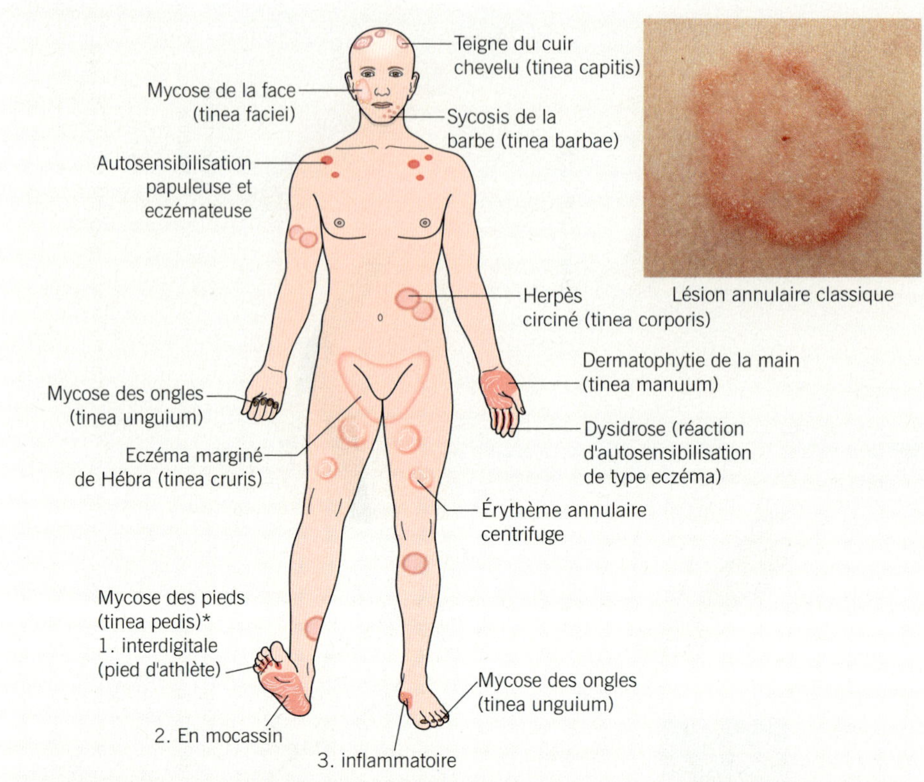

Fig. 64.4 Infections à dermatophytes de la peau et réactions associées potentielles. L'érythème annulaire centrifuge est un mode de réaction qui peut être idiopathique ou associé à des infections mycosiques (cf. chap. 15).

d'occlusion ; peuvent être accompagnés de fissures de même que d'une infection bactérienne surajoutée ; (2) en mocassin – les squames diffuses et l'érythème s'étendent à la partie latérale des pieds ; (3) inflammatoire (vésiculeux) – vésicules et bulles, notamment à la partie moyenne de la surface plantaire ; et (4) ulcéré qui est souvent une exacerbation de tinea pedis interdigital, en particulier chez des personnes immunodéprimées ou diabétiques. Une infection bactérienne secondaire (p. ex. à *Pseudomonas*) est fréquente (cf. fig. 61.15)
   - Envisager l'utilisation d'antifongiques oraux en cas de tinea pedis ne répondant pas aux médicaments topiques, ou sévère (tableau 64.3)
- Onychomycose à dermatophytes (tinea unguium) (fig. 64.9) :
   - Diagnostic : préparation KOH et/ou culture fongique de la tablette unguéale et de squames sous-unguéales, coloration PAS des morceaux d'ongle
   - À noter, *onychomycose* est un terme plus général qui inclut les infections unguéales dues à des dermatophytes, *Candida* spp. ou saprophytes (plus de 10 % des infections des ongles des orteils ; tableau 64.4)
- Dermatophytose inguinale (tinea cruris, eczéma marginé de Hébra) (fig. 64.10) ; **DD**, cf. fig. 13.2) :
   - Principalement la partie intérieure du haut des cuisses et peut s'étendre au bas de l'abdomen et aux fesses ; épargne habituellement le scrotum, contrairement à la candidose ; associée à une dermatophytose des pieds
   - Le plus souvent due à T. rubrum > Epidermophyton floccosum > T. mentagrophytes
- Dermatophytose des mains (tinea manuum) (fig. 64.11 ; **DD**, cf. fig. 13.1) :

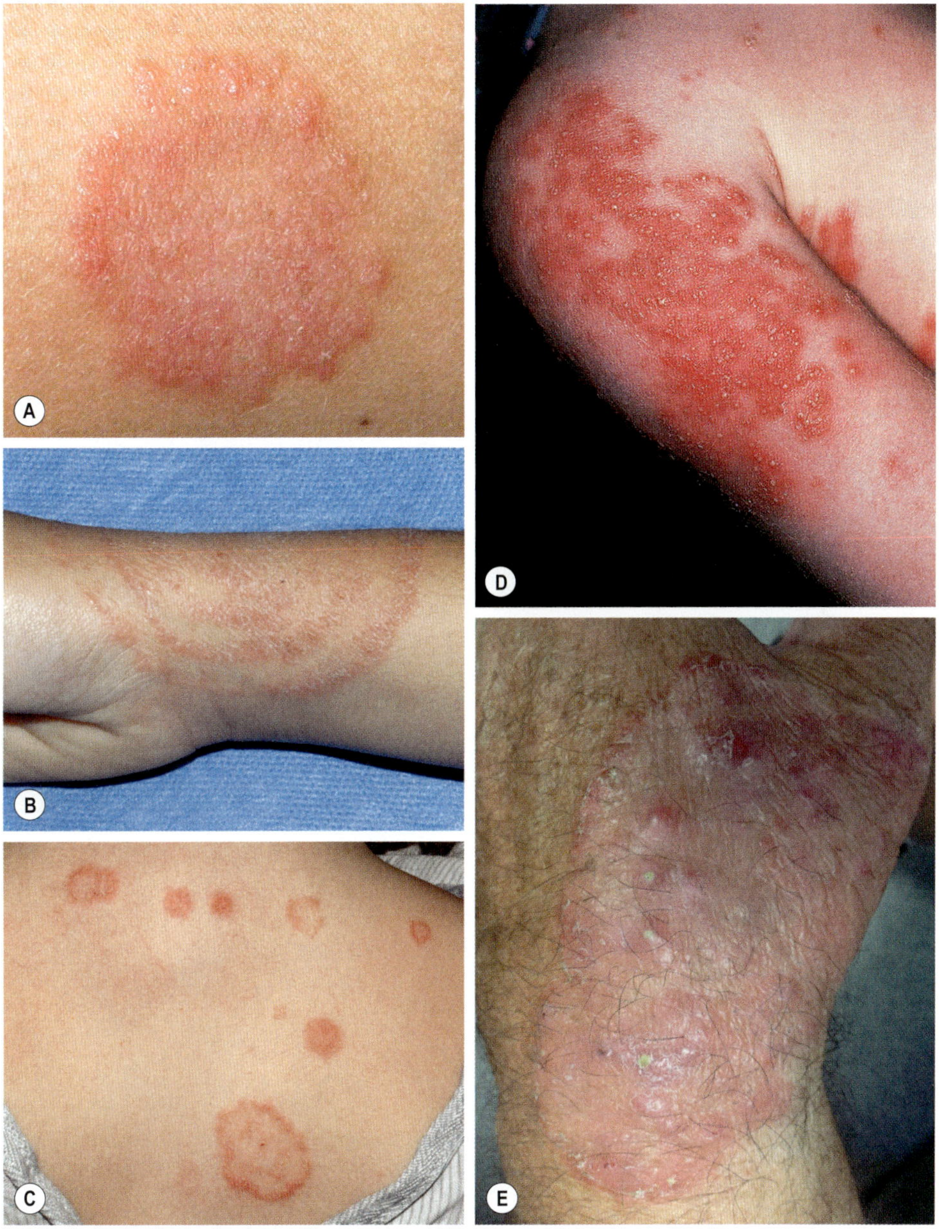

Fig. 64.5 Dermatophytose de la peau glabre (tinea corporis, herpès circiné). A Lésions avec configuration annulaire discrète et bord composé de papules individualisées, légèrement squameuses. **B** Anneaux squameux concentriques sur le bras. **C** Multiples lésions annulaires et circinées de dimensions variées sur le haut du dos. **D** Pustules dans de multiples lésions figurées de la partie supérieure du bras. **E** Contre le diagnostic de folliculite, toutes les pustules sont contenues dans la plaque rose. *Remerciements : A, B, D : Julie V. Schaffer, MD ; C : Kalman Watsky, MD ; E : Karynne O. Duncan, MD.*

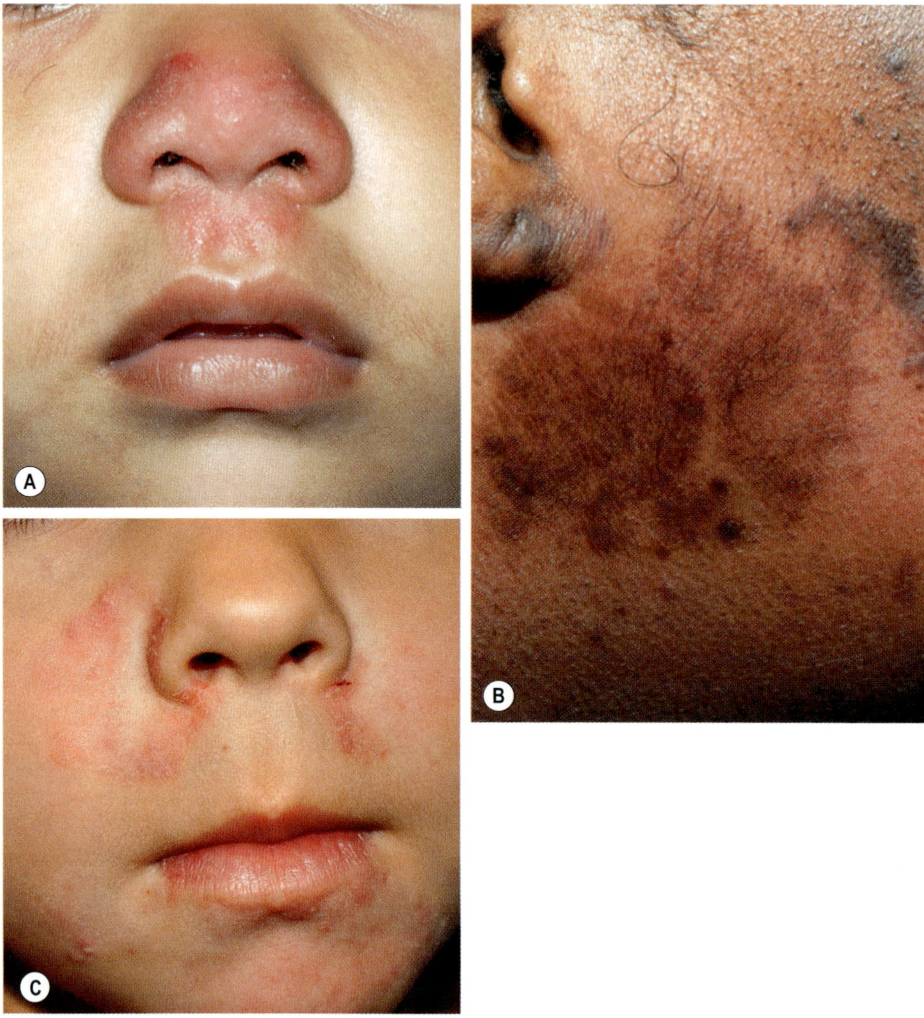

Fig. 64.6 Dermatophytose du visage (tinea faciei) et tinea incognito. A Zone d'érythème et squames du nez et du philtrum chez un jeune enfant. **B** Lésions hyperpigmentées avec des configurations discrètement arciformes et annulaires chez une femme qui a une peau pigmentée. Il y a une squame minime après utilisation de CS topique (« tinea incognito »). L'indice d'une application de CS topique est la relative hypopigmentation en comparaison de la partie plus médiane de la joue. **C** Enfant avec des papules roses, quelques petites pustules, et fines plaques squameuses annulaires et arciformes de disposition périnasale et périorale. Ces manifestations cliniques pourraient être confondues par erreur avec une dermatite périorificielle. *Remerciements : A : Julie V. Schaffer, MD; B : Kalman Watsky, MD; C : Antonio Torrelo, MD.*

- Souvent due au même dermatophyte que la dermatophytose des pieds (tinea pedis)
- Peut être unilatérale (« syndrome une main, deux pieds » ; cf. fig. 64.8A)
- L'onychomycose à dermatophytes (tinea unguium) de la main atteinte est un indice clinique

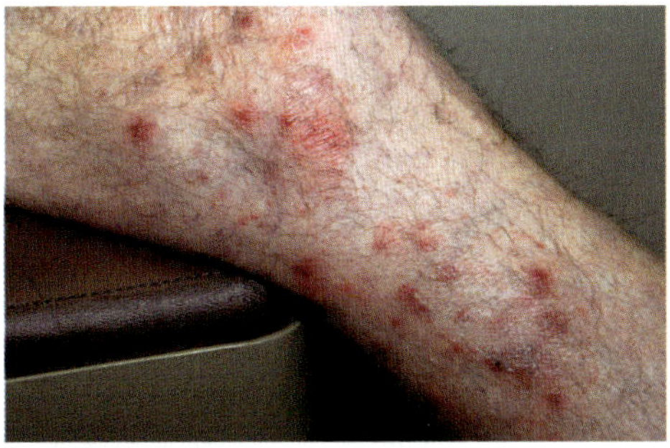

Fig. 64.7 Périfolliculite nodulaire (granulome de Majocchi). Inflammation périfolliculaire et pustules folliculaires de la jambe dues à *Trichophyton rubrum.* Quelques papules les plus bas situées ont une apparence granulomateuse. *Remerciements : Kalman Watsky, MD.*

- Dermatophytose faciale (tinea faciei), (cf. fig. 64.6) :
  - Un mauvais diagnostic est fréquent et l'application d'un CS topique est un antécédent typique, souvent suivie d'une tinea incognito
  - Un contour arciforme avec des pustules des bords oriente vers le diagnostic
- Dermatophytose de la barbe (tinea barbae, sycosis dermatophytique de la barbe) (fig. 64.12 ; cf. fig. 31.7).
  - Souvent secondaire à un dermatophyte zoophile – c.-à-d. acquis à partir d'un animal, p. ex. *T. mentagrophytes* (petits mammifères) et *T. verrucosum* (bétail)
  - Atteint principalement les garçons post-pubères
  - L'invasion des tiges pilaires et l'inflammation intense avec pustules folliculaires et formation d'abcès peuvent ressembler à un kérion
- Teigne du cuir chevelu (tinea capitis) (fig. 64.13).

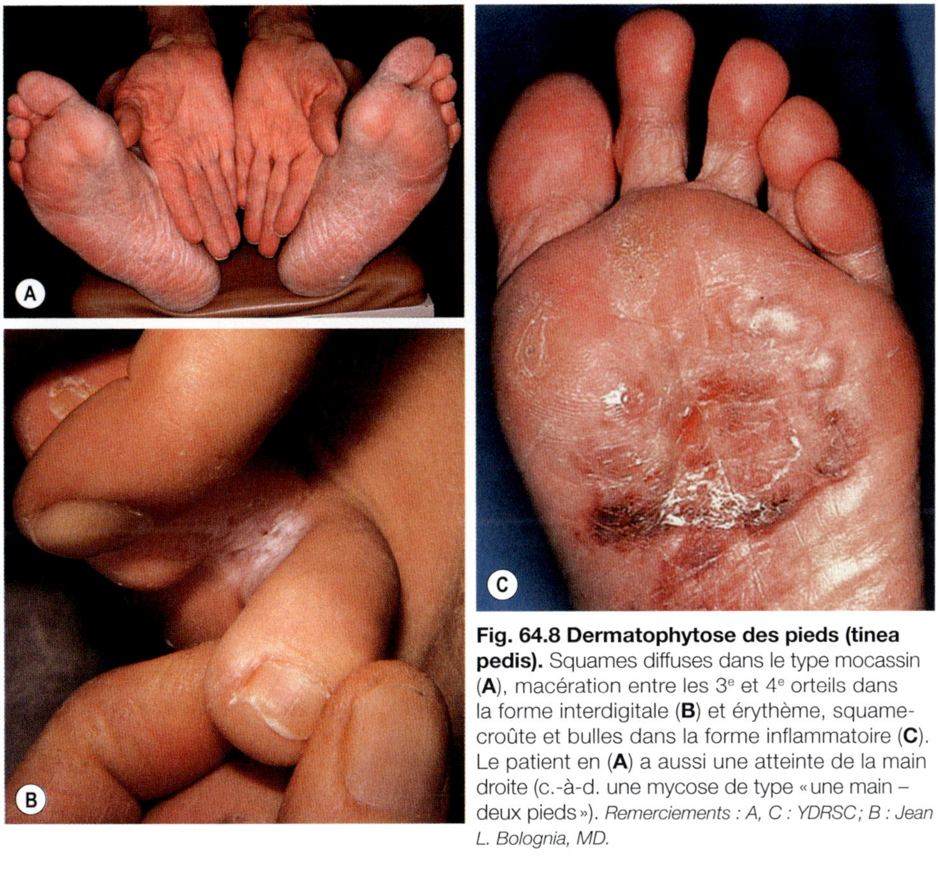

Fig. 64.8 Dermatophytose des pieds (tinea pedis). Squames diffuses dans le type mocassin (**A**), macération entre les 3e et 4e orteils dans la forme interdigitale (**B**) et érythème, squame-croûte et bulles dans la forme inflammatoire (**C**). Le patient en (**A**) a aussi une atteinte de la main droite (c.-à-d. une mycose de type « une main – deux pieds »). *Remerciements : A, C : YDRSC ; B : Jean L. Bolognia, MD.*

Tableau 64.3 Traitement des dermatophytoses.

Médicaments topiques

2 fois/j pendant 2-4 semaines

- Allylamines (p. ex. terbinafine crème à 1 %, naftifine gel à 1 %)
- Imidazolés (p. ex. éconazole crème à 1 %, sulconazole solution à 1 %)
- Hydroxypyridinones (p. ex. ciclopirox crème ou gel à 0,77 %)

Médicaments oraux

	Fluconazole	Griséofulvine [a]	Itraconazole*	Terbinafine
Dermatophytose corporelle ou des pieds (type mocassin)/des mains (chez les adultes)**	150-200 mg/semaine × 2-6 semaines	500-1 000 mg/j (micronisée) ou 375-750 mg/j (ultra-micronisée) × 4 semaines	200-400 mg/j × 1 semaine	250 mg/j × 1-2 semaines
Granulome de Majocchi	Terbinafine le plus fréquemment utilisée Doses comme ci-dessus × 2-8 semaines (ou en attendant que toutes les lésions aient disparu)			
Tinea corporis et pedis (type mocassin)/ tinea manuum (*enfants***)	6 mg/kg/semaine × 2-6 semaines	15-20 mg/kg/j (suspension micronisée) × 4 semaines	3-5 mg/kg/j (maximum 400 mg) × 1 semaine	Dose quotidienne comme pour tinea capitis (cf. ci-dessous) × 2 semaines
Onychomycose à dermatophytes (tinea unguium) (*adultes*)	Atteinte des ongles des orteils ± ongles des mains			
	200-450 mg/semaine jusqu'à ce que les ongles soient clairs	1-2 g/j (micronisée) ou 750 mg/j (ultra-micronisée) jusqu'à ce que les ongles soient normaux†	200 mg/j × 12 semaines ou 200 mg 2 fois/j × 1 semaine/mois pendant 3-4 mois consécutifs	250 mg/j × 12 semaines
	Atteinte seulement des ongles des mains			
	200-450 mg/semaine jusqu'à ce que les ongles soient clairs	1-2 g/j (micronisée) ou 750 mg/j (ultra-micronisée) jusqu'à ce que les ongles soient normaux†	200 mg/j × 6 semaines ou 200 mg 2 fois/j × 1 semaine/mois pendant 2 mois consécutifs	250 mg/j × 6 semaines
Teigne du cuir chevelu (tinea capitis) (*adultes*)‡	6 mg/kg/j × 3-6 semaines	10-15 mg/kg/j (ultra-micronisée ; maximum habituel 750 mg/j) × 6-8 semaines	5 mg/kg/j (maximum 400 mg) × 4-8 semaines	250 mg/j × 3-4 semaines§
Teigne du cuir chevelu (*enfants*)‡	6 mg/kg/j × 3-6 semaines	20-25 mg/kg/j (suspension micronisée) × 6-8 semaines	5 mg/kg/j (maximum 400 mg) × 4-8 semaines	Granules [b] 125 mg (< 25 kg), 187,5 mg (25-35 kg) ou 250 mg (> 35 kg) × 3-4 semaines§

* *Non approuvé aux États-Unis pour l'utilisation chez les enfants.*
** *En général, les durées les plus courtes et les doses les plus faibles tendent à être utilisées pour les mycoses du corps (dermatophytoses corporelles).*
† *N'est plus utilisée actuellement dans cette indication.*
‡ *Combiné avec shampooing de sélénium sulfide à 2,5 % ou de kétoconazole à 2 % ; une réaction d'autosensibilisation ne doit pas être confondue avec une allergie au médicament.*
§ *Non recommandé pour* Microsporum canis, *sauf à donner à double dose.*
[a] *NDT. La griséofulvine n'est plus commercialisée en France actuellement.*
[b] *NDT. Présentation en granules indisponible en France et aux États-Unis.*

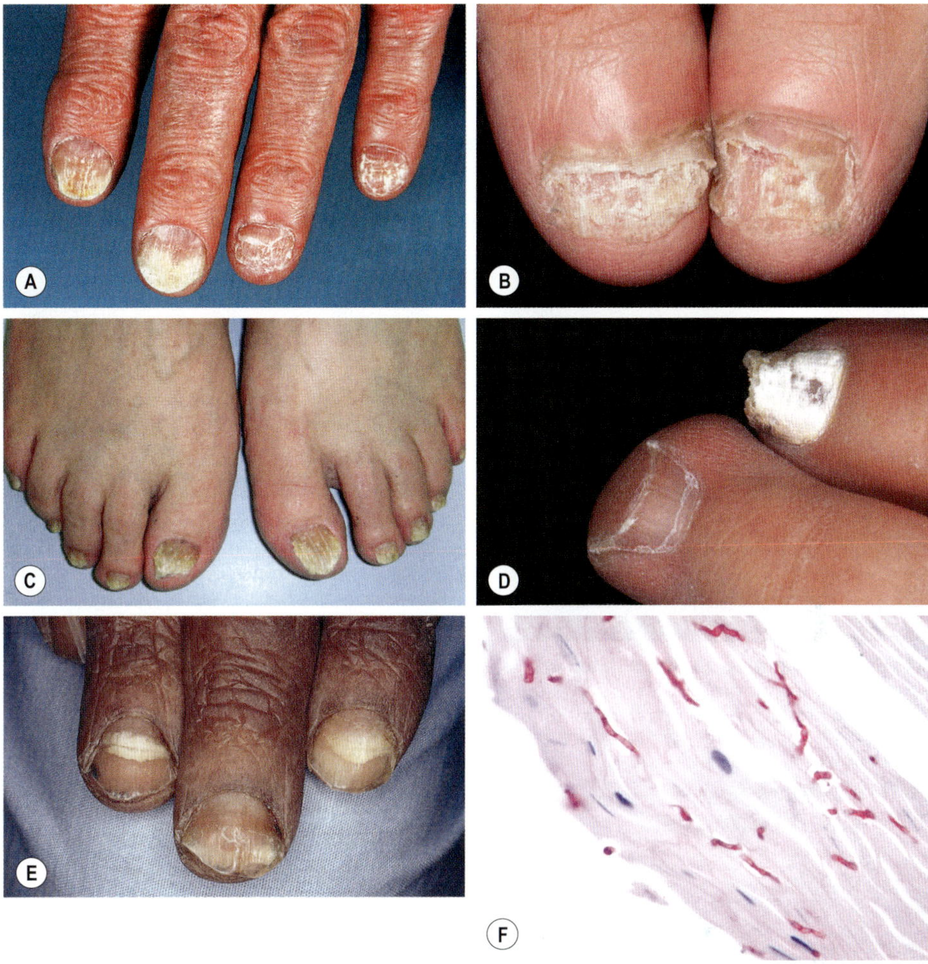

Fig. 64.9 Onychomycose à dermatophytes (tinea unguium). Onycholyse, jaunissement, effritement et épaississement des ongles des doigts (**A**), des pouces (**B**) et des orteils (**C**) dans la variante sous-unguéale distale/latérale. Coloration anormale diffuse (**D**) de l'ongle de l'orteil dans la variante blanche superficielle. **E** Onychomycose proximale blanche, sous-unguéale des ongles des 2e et 4e doigts chez un patient infecté par le VIH. Hyphes dans la tablette unguéale, fixée au formol, colorée au PAS (**F**). *Remerciements : A, D : Jean L. Bolognia, MD ; B : Louis A. Fragola, Jr., MD ; C : Boni Elewski, MD, et Roderick J Hay, MD ; E : de Callen, J et al. Dermatological Signs of Systemic Disease, 5th edition. Elsevier, 2016, ISBN : 9780323358293, Fig. 29.14 ; F : Mary Stone, MD.*

- Survient plus fréquemment chez des enfants
- Aux États-Unis, de même que dans d'autres pays tels que la Grande-Bretagne, *T. tonsurans* est le pathogène le plus fréquent ; par exemple, aux États-Unis, il cause >95 % des teignes du cuir chevelu ; *T. tonsurans* affecte principalement les personnes avec des cheveux de type africain
- La teigne du cuir chevelu due à *T. tonsurans* peut être plus difficile à diagnostiquer en raison de manifestations cliniques qui peuvent être discrètes avec seulement une desquamation de type dermatite séborrhéique du cuir chevelu, une alopécie minime et l'absence de fluorescence à l'examen à la lampe de Wood (au contraire de l'infection ectothrix due à *M. canis*)
- De multiples spores (conidies) dans les tiges pilaires ou autour d'elles se réfèrent respectivement à la teigne du cuir chevelu endothrix ou ectothrix, causant fragilité et cassure des cheveux, et conduisant à des zones d'alopécie (cf. fig. 2.2 et 2.3)
- En plus de l'alopécie, les indices cliniques incluent des pustules, des squames et

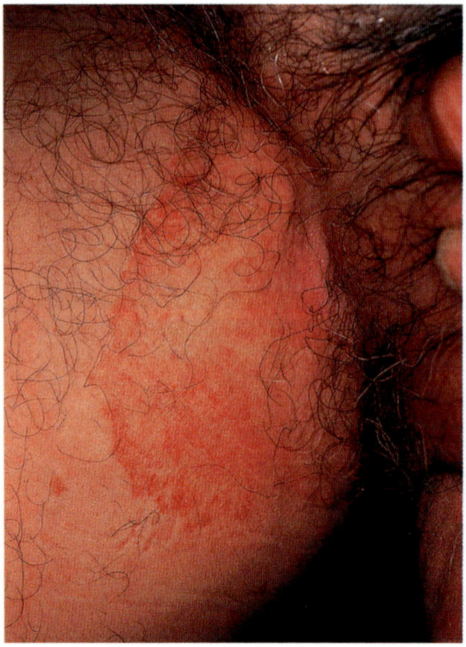

Fig. 64.10 Eczéma marginé de Hébra (tinea cruris, dermatophytose inguinale). Noter la bordure arciforme érythémateuse à la partie supéro-interne de la cuisse. *Remerciements : YDRSC.*

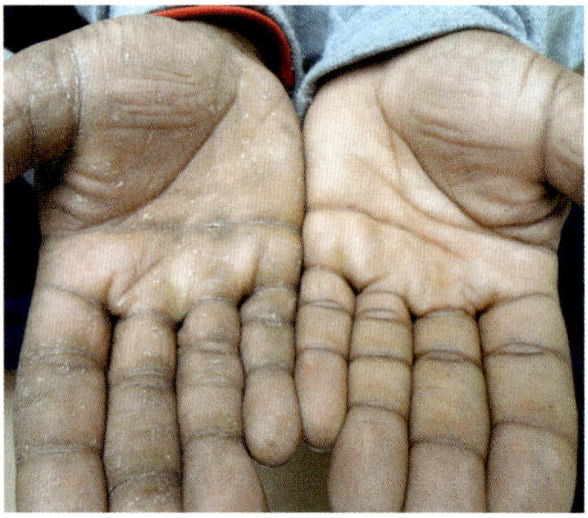

Fig. 64.11 Dermatophytose des mains (tinea manuum). Multiples collerettes de squames rappelant une kératolyse exfoliative d'une paume. *Remerciements : Boni E, Elewski, MD, et Roderick J. Hay, MD.*

des croûtes ; il y a parfois formation d'un kérion (cf. fig. 64.13E) ou développement d'adénopathies postérocervicales et rétro-auriculaires
  - Un type de teigne du cuir chevelu observé dans le Bassin méditerranéen et le Moyen-Orient est le favus, dans lequel il y a des masses kératosiques qui contiennent des hyphes et de la kératine (fig. 64.14)

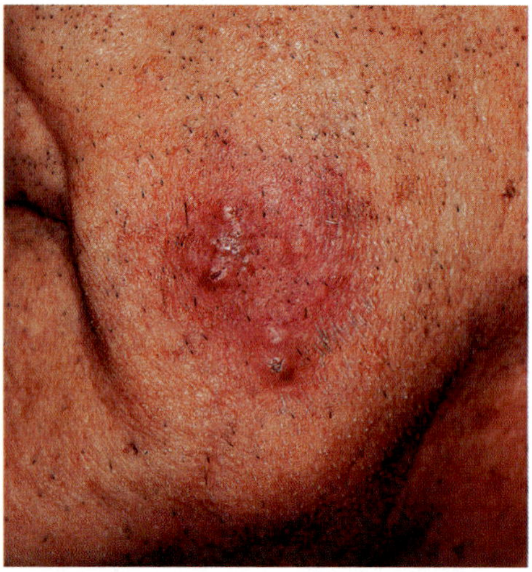

Fig. 64.12 Sycosis de la barbe (tinea barbae). Forme plus superficielle due à *Trichophyton rubrum*. Plusieurs pustules folliculaires sont observées. *Remerciements : Jean L. Bolognia, MD.*

  - **TT :** un traitement oral est nécessaire ; pour les enfants, la dose adéquate de griséofulvine est de 20–25 mg/kg/j (suspension micronisée) × 6–8 semaines ; un traitement combiné avec sulfide de sélénium à 2,5 % ou un shampooing de kétoconazole à 2 % est recommandé pour détruire les spores et réduire la transmission ; cf. tableau 64.3 pour les traitements oraux additionnels
- Des réactions d'autosensibilisation de type id (cf. chap. 11) peuvent survenir dans le cadre d'infections à dermatophytes ; deux exemples courants sont les suivants (cf. fig. 64.4) :
  - Papules et vésicules des paumes et des doigts de type eczéma dysidrosique observées en association avec un pied d'athlète (tinea pedis)
  - Papules prurigineuses principalement du haut du tronc dans le cadre d'une teigne du cuir chevelu, souvent après l'initiation d'un traitement approprié
- Un érythème annulaire centrifuge peut aussi être présent en association avec une dermatophytose des pieds (tinea pedis) (cf. chap. 15 et fig. 64.4)
- **DD :** détaillé tableau 64.4.
- **TT :** détaillé tableau 64.3.

Infections candidosiques

Infections cutanéomuqueuses superficielles à *Candida*

- Le plus souvent dues à *Candida albicans* ou *C. tropicalis*.

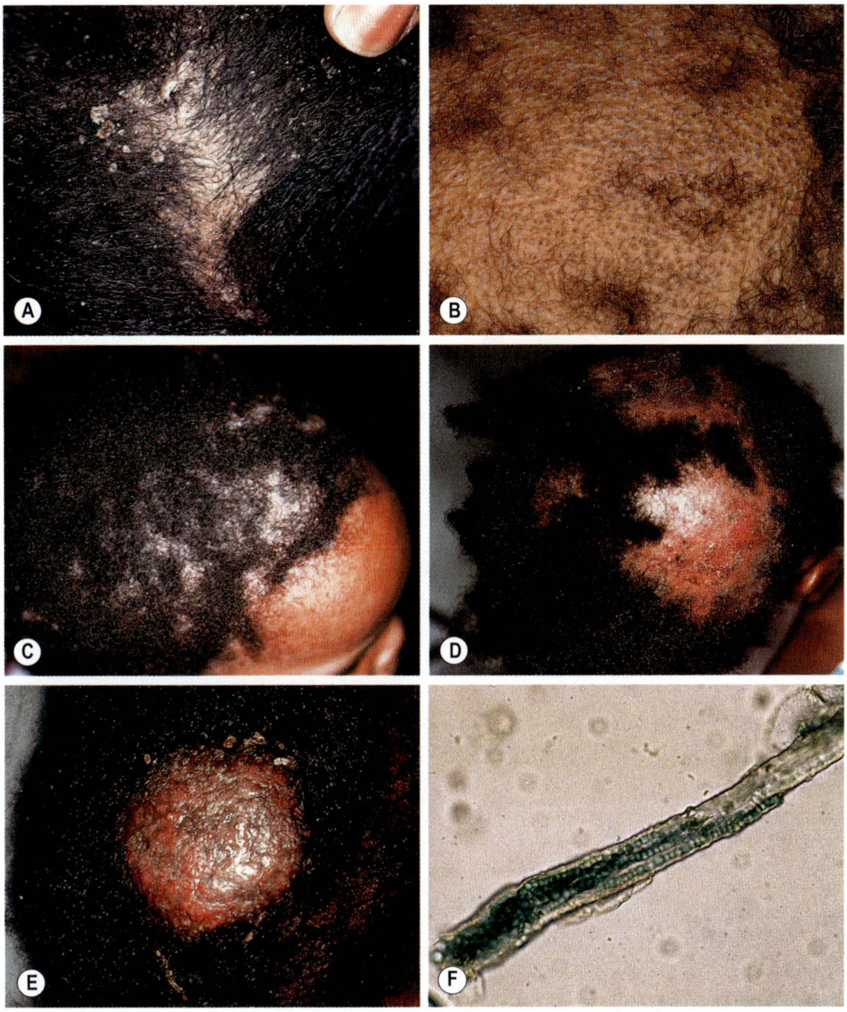

Fig. 64.13 Teigne du cuir chevelu (tinea capitis). Gamme de présentations cliniques de teignes du cuir chevelu dues à *Trichophyton tonsurans*, depuis des squames modérées du cuir chevelu (**A**) jusqu'à une alopécie en plaques avec des points noirs (**B**) ou des squames (**C**) et de grandes zones d'alopécie avec pustules et squames-croûtes (**D**). **E** Formation de kérion dû à *T. tonsurans*. Il y a une plaque en relief, irrégulière, qui pourrait être diagnostiquée à tort comme abcès bactérien. **F** Examen microscopique de cheveux atteints, montrant un exemple endothrix (coloration KOH-chlorazol noir). *Remerciements : A, C, D-F : YDRSC; B : Louis A. Fragola, Jr., MD.*

- Large spectre de présentations cliniques, depuis la dermatite du siège des nourrissons (cf. fig. 13.4) à l'intertrigo (cf. tableau 60.5 et fig. 13.2) et à la candidose cutanéomuqueuse chronique (cf. chap. 49).
- Muqueuse :
  - La candidose orale (muguet) se présente comme un exsudat blanc ressemblant à du fromage blanc; les facteurs de risque incluent le diabète, un traitement par antibiotiques à large spectre, l'utilisation de CS inhalés, le port de dentier, l'immunosuppression; fréquente aussi chez des nouveau-nés et nourrissons par ailleurs en bonne santé
  - Formes additionnelles : taches érythémateuses intra-orales et plaques blanches adhérentes, glossites, chéilite angulaire (cf. fig. 13.5), et vulvovaginite ou balanite (cf. chap. 60)
- Cutanée :
  - La présentation la plus habituelle est une plaque érosive avec des pustules satellites dans une zone intertrigineuse (sous-mammaire, axillaire, inguinale, ou sous un repli

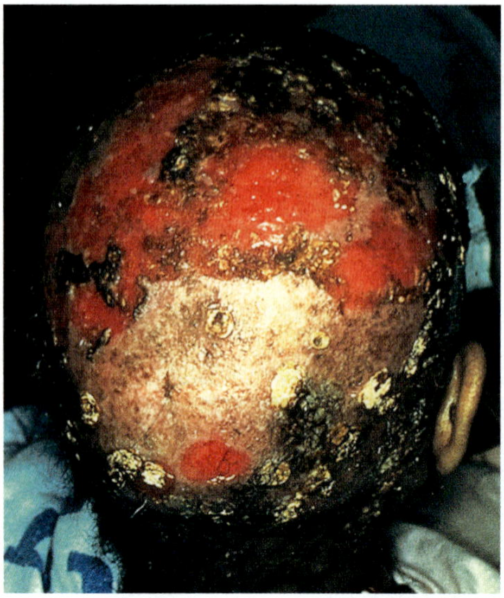

Fig. 64.14 Favus dû à *Trichophyton schoenleinii*. Alopécie cicatricielle avec érosions et différents amas cupuliformes sur le cuir chevelu occipital. Ces dernières représentent des masses de kératine plus des champignons. *Remerciements : Israel Dvoretzky, MD.*

Tableau 64.4 Diagnostic différentiel des infections à dermatophytes.

Mycose corporelle (tinea corporis)	• Dermatite (dermatite atopique, nummulaire, de contact, de stase, séborrhéique [pétaloïde]) • Pytiriasis versicolor • Pityriasis rosé • Érythème annulaire centrifuge • Psoriasis annulaire • Parapsoriasis • Lupus érythémateux cutané subaigu • Granulome annulaire (pas de squames) • Impétigo
Teigne (tinea capitis)	• Pelade • Trichotillomanie • Dermatite séborrhéique (inhabituelle dans les populations prépubertaires) • Psoriasis • Fausse teigne amiantacée (tinea amiantacea) • Si pustules, pyodermite et folliculite • Si cicatrices, autres alopécies cicatricielles (p. ex. lichen plan)
Mycose unguéale (tinea unguium)	• Onychomycose due à des saprophytes (p. ex. *Fusarium*) ; principalement les ongles des gros orteils • Onychomycose candidosique (principalement les ongles des doigts ; stries, coloration jaune et onycholyse, il y a souvent une paronychie concomitante) • Psoriasis • Traumatismes chroniques
Mycose faciale (tinea faciei)	• Dermatite (séborrhéique, de contact, atopique, périorale) • Rosacée • Lupus érythémateux • Acné vulgaire • Psoriasis annulaire (enfants)
Mycose de la barbe (tinea barbae)	• Folliculite (p. ex. culture négative, staphylococcique, herpétique ; cf. fig. 31.1) • Acné vulgaire, rosacée • Dermatite (p. ex. séborrhéique, de contact)
Mycose des pieds (tinea pedis) (cf. aussi fig. 13.1 et tableau 13.1)	Si interdigital : • Érythrasma • Infection Gram-négative du 1er espace interdigital

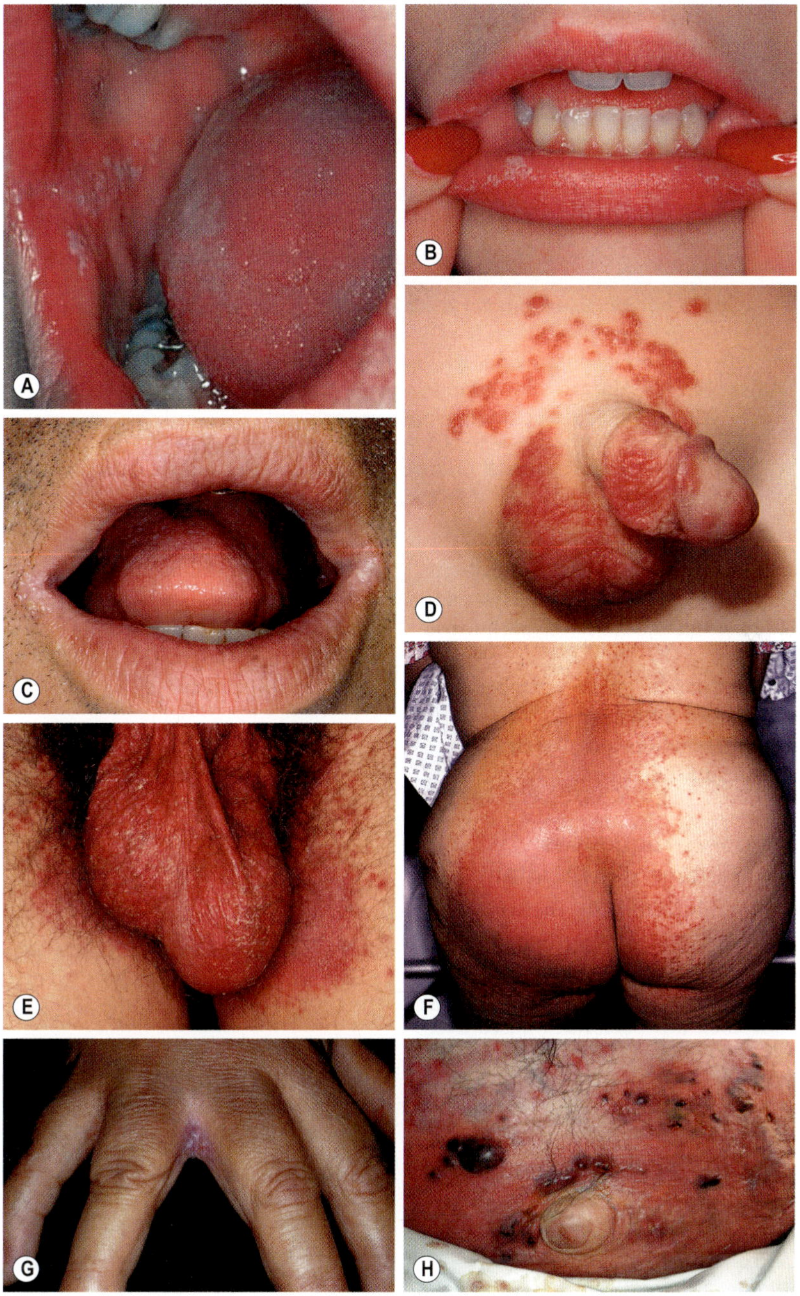

Fig. 64.15 Candidose cutanéomuqueuse. A Muguet avec exsudat comme du « fromage blanc » sur la muqueuse buccale. **B** Chéilite candidosique avec plaques blanches sur la lèvre vermillon. **C** Chéilite angulaire (perlèche). **D** Candidose de la zone suprapubienne, du scrotum et du pénis chez un jeune garçon. Noter les collerettes de squames sur les papules coalescentes érythémateuses brillantes. **E** Candidose du scrotum et de la partie médiane des cuisses avec érythème rouge vif, squames et papules satellites. **F** Cette infection est survenue chez un patient hospitalisé pour diabète et qui avait reçu des antibiotiques à large spectre. Noter les multiples lésions satellites. **G** Érosion interdigitale à blastomycètes dans la localisation classique entre les 3e et 4e doigts. **H** Candidose dermique chez un patient immunodéprimé. *Remerciements : A : Judit Stenn, MD ; B : Kalman Watsky, MD ; C, D : Louis A. Fragola, Jr., MD ; E, G : Eugene Mirrer, MD ; F : YDRSC ; H : Boni E. Elewski, MD, et Roderik J. Hay, MD.*

Tableau 64.5 Traitement des candidoses cutanéomuqueuses.

Candidose	Traitement
Muqueuse (traitement à continuer pendant 7-14 jours après la résolution clinique)	Patient immunocompétent • Clotrimazole pastilles à 10 mg 5 fois/j • Nystatine suspension à 100000 U/mL : appliquer 4–6 mL puis avaler 4 fois/jour (adultes) ; 1 mL dans chaque joue 4 fois/j (enfants) Patient immunodéprimé *OU* absence de réponse au traitement topique • Fluconazole 200 mg p.o. au 1er jour, puis 100-200 mg/j p.o.
Cutanée	Si modérée, traitement topique • Imidazolés (p. ex. kétoconazole crème à 2 %) ou autres topiques (p. ex. ciclopirox crème) 2 fois/j pendant 2 semaines ou jusqu'à guérison Si modérée à sévère *OU* absence de réponse au traitement topique • Fluconazole 50–100 mg/j pendant 14 jours *OU* • Fluconazole 150 mg/semaine p.o. pendant 2–4 semaines *Candidose cutanéomuqueuse chronique* • Fluconazole 400–800 mg/j p.o. pendant 4–6 mois • Peut nécessiter un traitement suppressif à vie par fluconazole 200 mg/j p.o.

– Les facteurs prédisposants à des infections cutanées sont similaires à ceux des candidoses orales en ajoutant l'hyperhidrose avec occlusion

- **DD** de l'intertrigo candidosique : cf. chap. 13.
- **TT :** détaillé tableau 64.5.
- **TT** de l'intertrigo candidosique ou de la balanite : détaillé tableau 60.5.

Papules pseudo-verruqueuses périanales (granulome glutéal infantile)

- L'étiologie est multifactorielle, incluant l'occlusion humide, les irritations par l'urine et les selles, ou une infection candidosique.
- Observées principalement chez des nourrissons mais aussi chez des personnes âgées avec incontinence urinaire et fécale.
- Des papules et nodules érythémateux, de même que des érosions, se développent dans la région anogénitale.
- Quand les lésions deviennent érosives, certains cliniciens utilisent les termes de dermatite du siège de Jacquet ou de dermatose érosive papulonodulaire.
- **DD :** détaillé fig. 13.4.

Candidose congénitale

- La candidose congénitale est discutée chap. 28.

Candidose systémique

- Atteint généralement les personnes immunodéprimées dans le cadre d'une neutropénie.
- Les manifestations cliniques sont détaillées tableau 64.6.
- Bien que les lésions cutanées représentent des emboles septiques, les hémocultures peuvent être négatives ; il en résulte que les biopsies cutanées pour cultures tissulaires et histologie peuvent jouer un rôle crucial.

Infections fongiques profondes

Les mycoses profondes sont traitées par des antifongiques oraux ou intraveineux, souvent pendant une période prolongée (p. ex. 6 mois). Le traitement résulte directement des cultures, mais un traitement empirique initial est souvent débuté sur la base de la présentation clinique et des manifestations histologiques (p. ex. itraconazole 200–400 mg/j pour la chromoblastomycose).

Dermiques/sous-cutanées

Chromoblastomycose

- Souvent due à différentes espèces de champignons démaciés – *Fonsecaea pedrosoi*, *F. compacta*, *F. monophora*, *Phialophora verrucosa*, *Cladophialophora carrionii* et *Rhinocladiella aquaspersa* – qui sont trouvés dans le sol et les bois pourris.
- Consécutive à des traumatismes avec inoculation de champignons dans la peau.
- Plaque verruqueuse extensive, généralement d'un membre (fig. 64.16) ; une zone cicatricielle centrale peut apparaître.
- Plus courante dans les régions tropicales et subtropicales.
- Manifestations histologiques diagnostiques – corps pigmentés ronds avec des segmentations internes qui sont dites ressembler à des pièces

Tableau 64.6 Manifestations cutanées des mycoses opportunistes fréquentes.

Mycose	Présentations cutanées habituelles
Candidose systémique* • Candida albicans • *C. tropicalis* (lésions cutanées fréquentes) • Autres *Candida* spp. (p. ex. *C. glabrata*, *C. auris*)	• Papules et nodules fermes, souvent avec un centre pâle • Les lésions peuvent être hémorragiques, en particulier dans le cadre d'une thrombocytopénie • Lésions de type ecthyma gangréneux • Occasionnellement, les lésions peuvent être non spécifiques, c.-à-d. des macules purpuriques
Aspergillose* • *Aspergillus flavus* • *A. fumigatus* Tests sériques pour dépister les personnes à haut risque • dosage des galactomannanes (plus spécifique, moins sensible) • 1,3-D-glucane (moins spécifique)	• Primitivement cutanée – Papulonodules nécrotiques – Peut être associée à un site de cathéter intraveineux, des brûlures, traumatismes ou plaies chirurgicales • Secondairement cutanée (emboles septiques à partir d'une infection disséminée) – Papulonodules nécrotiques et lésions de type ecthyma gangréneux – Associé avec le stade final du sida
Zygomycose* • *Mucor* • *Rhizopus* • *Absidia*	• Lésions de type ecthyma gangréneux, cellulite, œdème facial (communément unilatéral dû à une extension contiguë de l'atteinte sino-orbitale), papulonodules nécrotiques, plaques, grandes croûtes hémorragiques du visage • Peuvent être associées au site d'un cathéter intraveineux (primitivement cutanée) • Aussi associées à un diabète mal contrôlé
Cryptococcose† • *Cryptococcus neoformans*	• Lésions de type molluscum contagiosum, ulcérations, cellulite
Phæohyphomycose*,‡ • *Alternaria* • *Exophiala* • *Phialophora*	• Kystes sous-cutanés, plaques ulcérées, papulonodules nécrotiques
Hyalohyphomycose*,‡ • *Fusarium* • *Talaromyces* • *Paecilomyces*	• Papules ombiliquées ou nécrotiques, pustules, abcès, cellulite, nodules sous-cutanés • L'infection à *Fusarium* peut débuter par un foyer périunguéal
• Trichosporonose (p. ex. *Trichosporon* spp.)	• Papulovésicules, papules purpuriques, papulonodules nécrotiques

** Avec l'utilisation prophylactique du voriconazole, posaconazole et isavuconazole chez les patients à haut risque en oncologie (p. ex. patients neutropéniques avec affections hématologiques malignes), l'incidence des candidoses disséminées, des aspergilloses systémiques et des mucormycoses (psoaconazole et isavuconazole) a décliné chez ces personnes.*
† Notamment dans le cadre du sida ; aussi histoplasmose, coccidioïdomycose, pénicilliose et sporotrichose.
‡ Infections moins habituelles.

de monnaie en cuivre, aussi nommées corps scléreux ou corps de Medlar.

Mycétome (pied de Madura)

• Deux sous-types : (1) mycétome actinomycosique – secondaire à des bactéries filamenteuses, en particulier *Nocardia* et *Actinomyces* (cf. chap. 61) ; et (2) mycétome eumycotique – causé par des vrais champignons ex. *Madurella mycetomatis*, *Pseudallescheria boydii*.
• Contracté lors de traumatismes avec inoculation de champignons dans la peau (fig. 64.17A).
• Le site le plus habituel est la partie distale du membre inférieur, mais d'autres sites sont possibles comme la partie distale du membre supérieur, le tronc et le cuir chevelu.
• Triade clinique de sinus suintants, de grains,

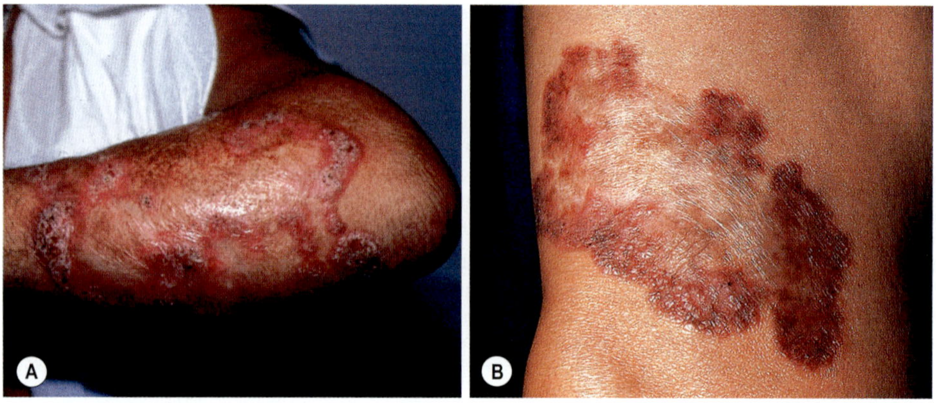

Fig. 64.16 Chromoblastomycose. Plaques annulaires et figurées dues à la guérison centrale et à la cicatrisation avec une surface verruqueuse sur le bras (**A**) et une apparence plus granulomateuse sur la jambe (**B**). *Remerciements : USCDRSC.*

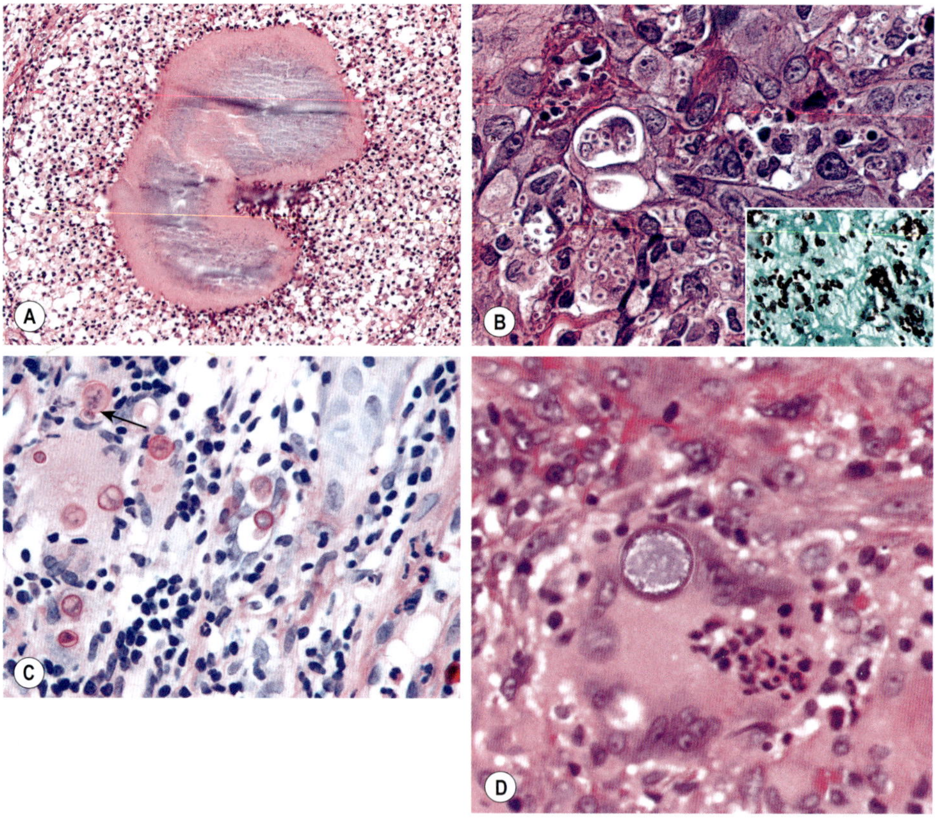

Fig. 64.17 Manifestations histologiques d'une sélection de mycoses profondes. A Eumycétome avec formation d'un grain qui représente des colonies compactes d'organismes fongiques. **B** Histoplasmose – *Histoplasma capsulatum* sous forme de levures présentes dans des macrophages et des cellules géantes mises en évidence avec un colorant méthénamine silver (encart). **C** Blastomycose – levures de forme bourgeonnante dans le derme, plusieurs d'entre elles sont dans une cellule géante (coloration PAS). Noter l'unique bourgeonnement à large base (*flèche*). **D** Coccidioïdomycose – sphérule contenant une endospore dans une cellule géante. *Remerciements : A : Lorenzo Cerroni, MD ; B : C. Massone, MD ; C : Mary Stone, MD ; D : Jennifer McNiff, MD.*

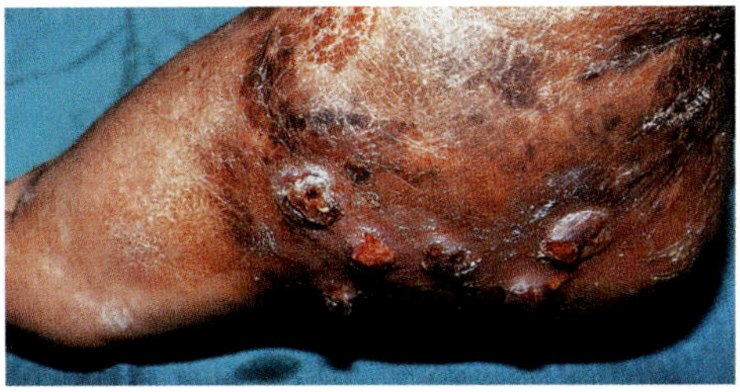

Fig. 64.18 Pied de Madura (mycétome). Noter le gonflement des tissus mous du pied, de même que les nodules multiples avec écoulement pustuleux. *Remerciements : USCDRSC.*

Tableau 64.7 Causes des infections réalisant un modèle lymphocutané (« sporotrichoïde »). Il existe aussi des causes non infectieuses, telles qu'un lymphome, une histiocytose à cellules de Langerhans ou des métastases en transit. De plus, l'envahissement périneural de la lèpre peut imiter un aspect lymphocutané.

Les plus fréquentes • Mycobactériose atypique, en particulier à *Mycobacterium marinum*, mais aussi d'autres espèces (p. ex. *M. chelonae*, *M. kansasii*) • Sporotrichose
Inhabituelles • Nocardiose • Bactérie pyogène (p. ex. *Staphylococcus aureus*, *Streptococcus pyogenes*) • *Pseudallescheria boydii*
Rares (dans les pays à revenus élevés) • Leishmaniose • Tularémie* • Tuberculose* • Champignons dimorphiques (autres que *Sporothrix schenckii*) • Champignons opportunistes chez des personnes immunodéprimées (p. ex. *Fusarium*, *Alternaria* spp.) • Morve (*Burkholderia mallei*)* • Maladie des griffes du chat* • Anthrax (charbon) • Vaccine • Acanthamoeba spp.

* *Souvent ulcéroglandulaires.*

colonies macroscopiques de micro-organismes (cf. chap. 61) et d'œdème (fig. 64.18). Des grains peuvent aussi être observés dans la botryomycose et l'actinomycose (cf. chap. 61).

• **TT :** excision des lésions les plus localisées ; pour les zones atteintes plus étendues de même qu'en pré et postopératoire, traitement prolongé (c.-à-d. 6 mois ou plus) d'un antifongique oral

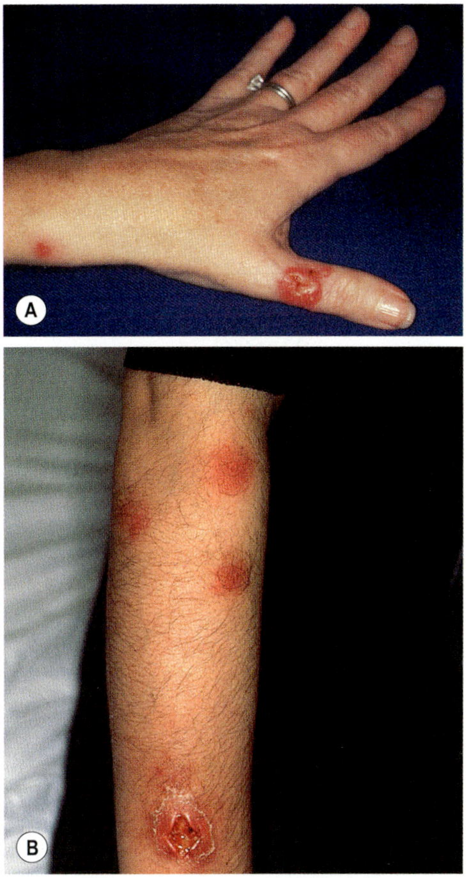

Fig. 64.19 Aspect lymphocutané (sporotrichoïde). **A** Nodule érodé du pouce, représentant la lésion primaire, avec une lésion secondaire le long des lymphatiques due à une sporotrichose. **B** Nodule ulcéré de la face d'extension de l'avant-bras avec de multiples nodules plus proximaux dus à une nocardiose chez un patient ayant un lymphome, qui recevait des corticoïdes systémiques. *Remerciements : A : YDRSC ; B : Jean L. Bolognia, MD.*

(p. ex. itraconazole 400 mg/j p.o. × 3 mois suivi par 200 mg/j p.o. pendant 9 mois).

Sporotrichose

• Secondaire à des micro-organismes du genre *Sporothrix* (p. ex. *Sporothrix schenkii)*, qui sont des champignons dimorphiques, c.-à-d. des levures à 37 °C (corps humain) et des moisissures à 25 °C (sol).

• Distribution mondiale ; présent dans le sol et les mousses du genre sphagnum.

• La présentation la plus habituelle est lymphocutanée ou « sporotrichoïde » (~ 75 % des

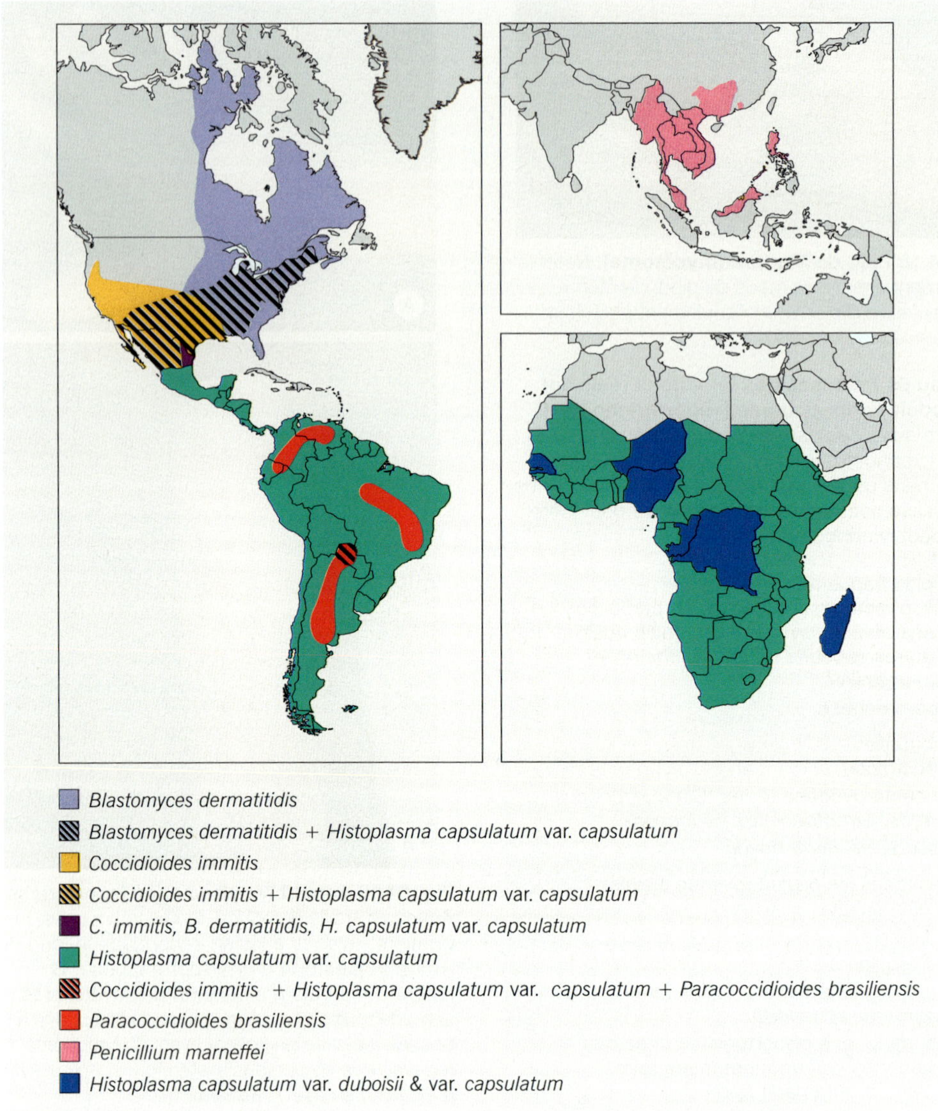

Fig. 64.20 Principales distributions géographiques des champignons dimorphiques. *Histoplasma capsulatum* var. *capsulatum* est aussi endémique le long des bassins des rivières dans certaines zones de l'Inde, de l'Asie du sud-est et en Australie. *Remerciements : Braden A. Perry, MD.*

patients) qui consiste initialement en une papule ou un nodule au site d'inoculation; puis apparition de papulonodules le long des lymphatiques de drainage (fig. 64.19; tableau 64.7).

• Variantes moins fréquentes : (1) plaque fixe, ulcérée du visage chez une personne avec exposition préalable, forme prévalente au Brésil due à la transmission par des chats infectés; et (2) dissémination cutanée à partir d'une infection systémique.

Systémiques (à moins d'une inoculation primitive dans la peau)

Blastomycose

• Due à *Blastomyces dermatitidis*, un champignon dimorphique; le champignon forme des bourgeonnements à large base (cf. fig. 64.17C).

• Endémique dans le sud-est des États-Unis et d'autres zones d'Amérique du Nord (fig. 64.20).

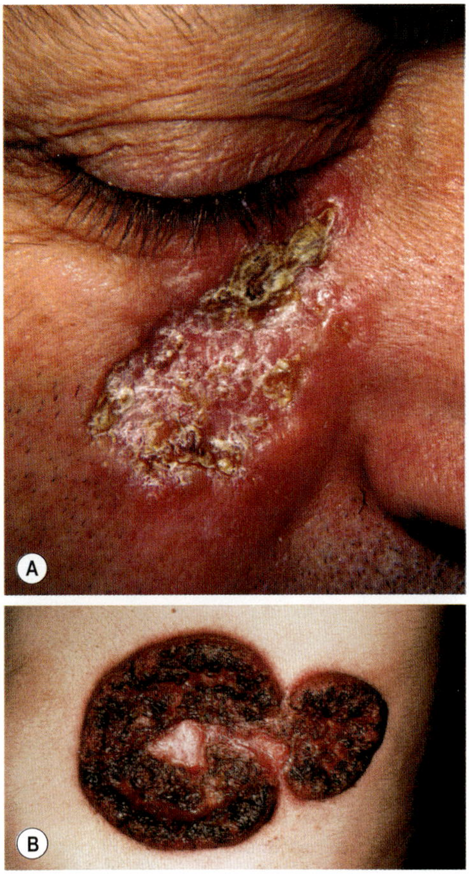

Fig. 64.21 Blastomycose. A Plaque du visage avec squame-croûte et bordure d'apparence granulomateuse. **B** Plaques bien délimitées avec érosions, cicatrice centrale et croûte noire. *Remerciements : A : Louis A. Fragola, Jr., MD; B : Paul Lucky, MD.*

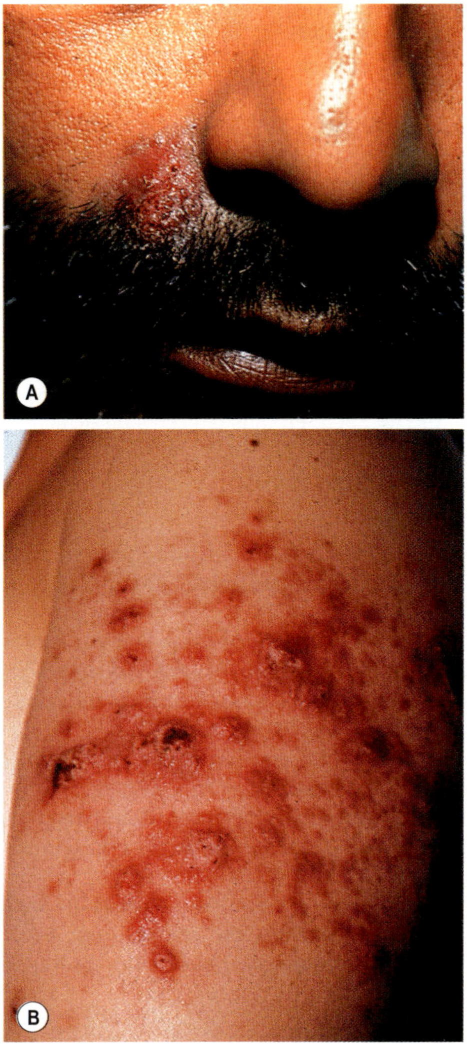

Fig. 64.22 Coccidioïdomycose. Plaque érythémateuse humide du visage (**A**) et multiples papules et nodules suppuratifs du bras (**B**) chez deux patients vivants dans le sud-ouest des États-Unis. *Remerciements : USCDRSC.*

- Contractée par inhalation, avec comme sites d'infection secondaire les plus fréquents : peau, os et tractus génito-urinaire.
- Les lésions cutanées varient depuis des papulopustules à des plaques verruqueuses avec des bordures croûteuses (fig. 64.21).

Coccidioïdomycose

- Due à *Coccidioides immitis*, un champignon dimorphique qui forme des arthrospores dans le sol et des sphérules dans la peau (cf. fig. 64.17D).
- Endémique dans le sud-ouest des États-Unis (cf. fig. 64.20).
- Contractée par inhalation, avec maladie disséminée plus fréquente chez les Afro-Américains, Mexicains et personnes immunodéprimées.
- Manifestations cutanées : les lésions varient de papules à des pustules, abcès et plaques avec des trajets fistuleux (fig. 64.22).
- Réactions d'hypersensibilité non infectieuse incluant des érythèmes, toxique, polymorphe et noueux.
- Des lésions de type molluscum contagiosum peuvent être observées chez des personnes infectées par le VIH.

Cryptococcose

- Des lésions de type molluscum contagiosum peuvent être observées chez des patients infectés

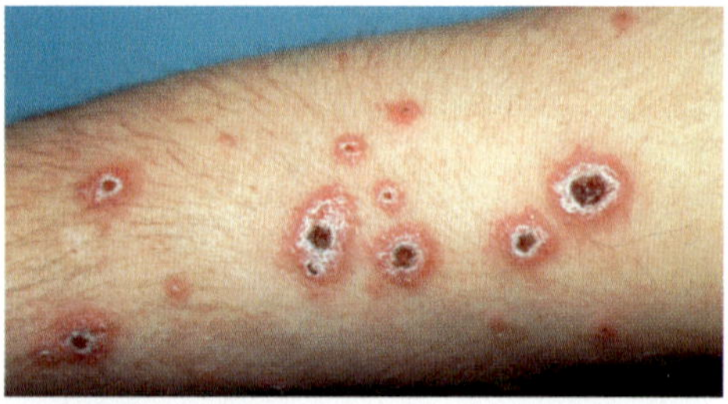

Fig. 64.23 Histoplasmose. Papules et nodules avec squames-croûtes chez un patient ayant le sida. *Remerciements : USCDRSC.*

par le VIH et d'autres patients immunodéprimés (cf. fig. 64.25G), en plus d'ulcères ou de cellulite (cf. fig. 64.25F).

Histoplasmose

- Due à *Histoplasma capsulatum* var. *capsulatum*, un champignon dimorphique (cf. fig. 64.17B).
- Endémique dans le sud-est et la partie centrale des États-Unis et dans de nombreux autres pays avec des réservoirs des oiseaux, incluant volailles et chauves-souris (cf. fig. 64.20).
- La maladie est contractée par inhalation ou, rarement, inoculation.
- Hôtes immunocompétents : ulcérations orales chez plus de 75 % des patients; occasionnellement papulonodules cutanés.
- Hôtes immunodéprimés : ulcérations orales et multiples papules ou plaques (fig. 64.23), incluant celles qui ressemblent à des molluscum contagiosum.

Paracoccidioïdomycose

- Due à *Paracoccidioides brasiliensis*, un champignon dimorphique qui dissémine de multiples bourgeons à base étroite dans les tissus, incluant la peau.
- Endémique en Amérique du Sud.
- La maladie est contractée par inhalation, avec dissémination principalement aux ganglions lymphatiques > oropharynx > glandes surrénales > rate et tractus gastro-intestinal, en plus de la peau.

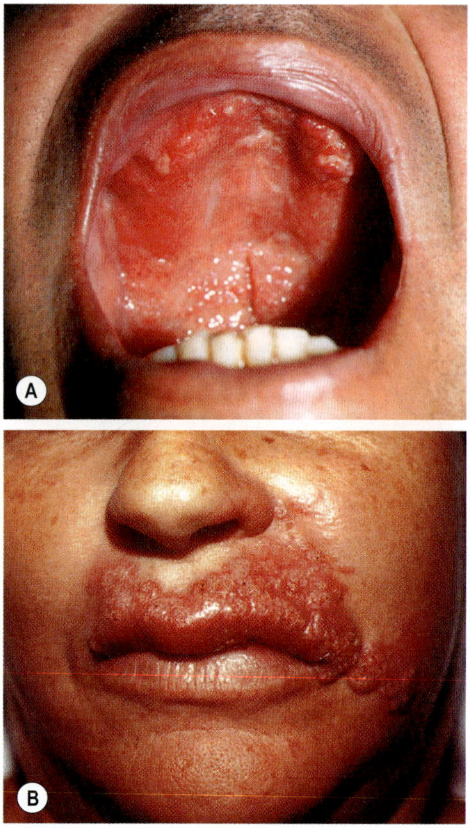

Fig. 64.24 Paracoccidioïdomycose. Plaques ulcérées du palais (**A**) et plaques granulomateuses rouge brun avec croûtes atteignant la région périorale et la lèvre supérieure (**B**). *Remerciements : A, B : Marcia Ramos-e-Silva, MD, PhD.*

- Les lésions cutanées sont principalement périorificielles et associées à une atteinte de la muqueuse orale; des lésions verruqueuses et des plaques ulcérées sont observées (fig. 64.24).

Pathogènes opportunistes

Cf. tableau 64.6 et fig. 64.25.

Pour plus d'informations, cf. chap. 77 de *Dermatology, Fourth Edition*.

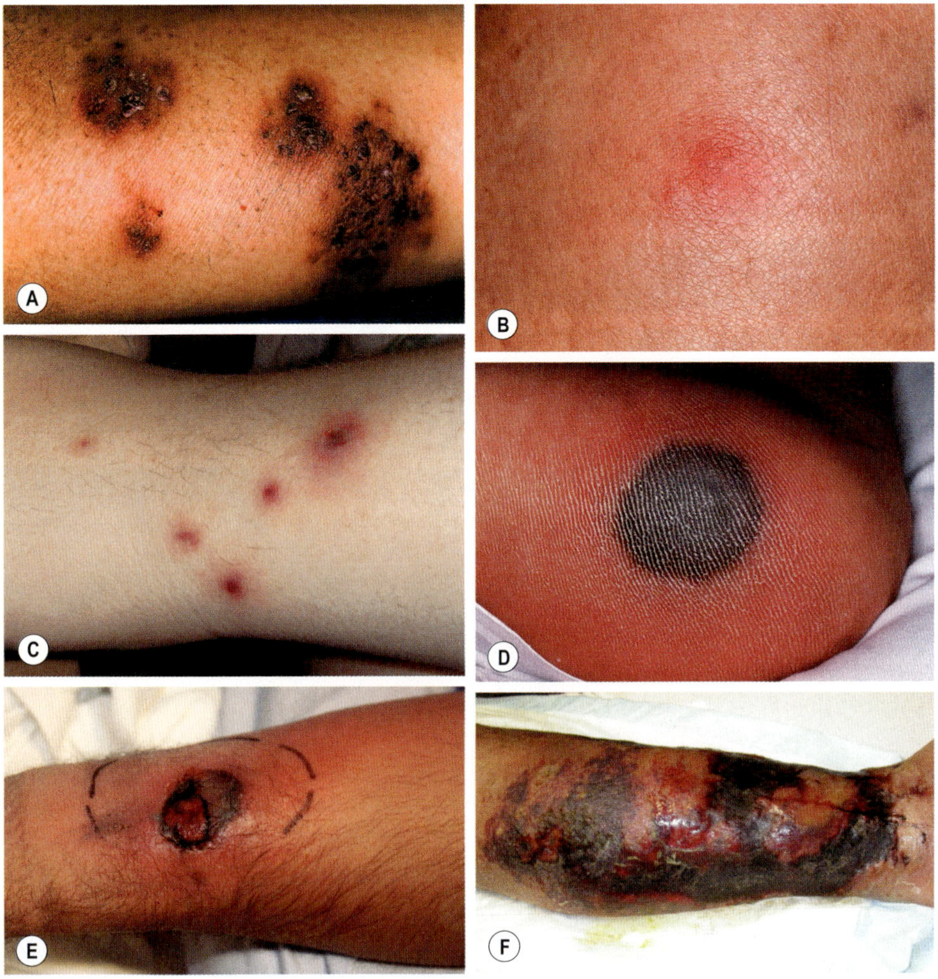

Fig. 64.25 Manifestations cliniques d'infections mycosiques opportunistes chez des personnes immunodéprimées. Aspergillose cutanée primitive caractérisée par des plaques hyperpigmentées avec des squames-croûtes brun noir au site de cathéters intraveineux du bras (**A**) ; papulonodule ferme, rose, dû à une candidose disséminée (**B**) ; papulonodules érythémateux avec un purpura central, une vésiculation et/ou des croûtes, chez un patient leucémique avec une fusariose disséminée (**C**) ; bulle nécrotique, hémorragique due à des emboles d'*Aspergillus flavus* (**D**) ; cellulite avec zone(s) de nécrose due à *Rhizopus* (**E**) et *Cryptococcus neoformans* (**F**). *Suite*

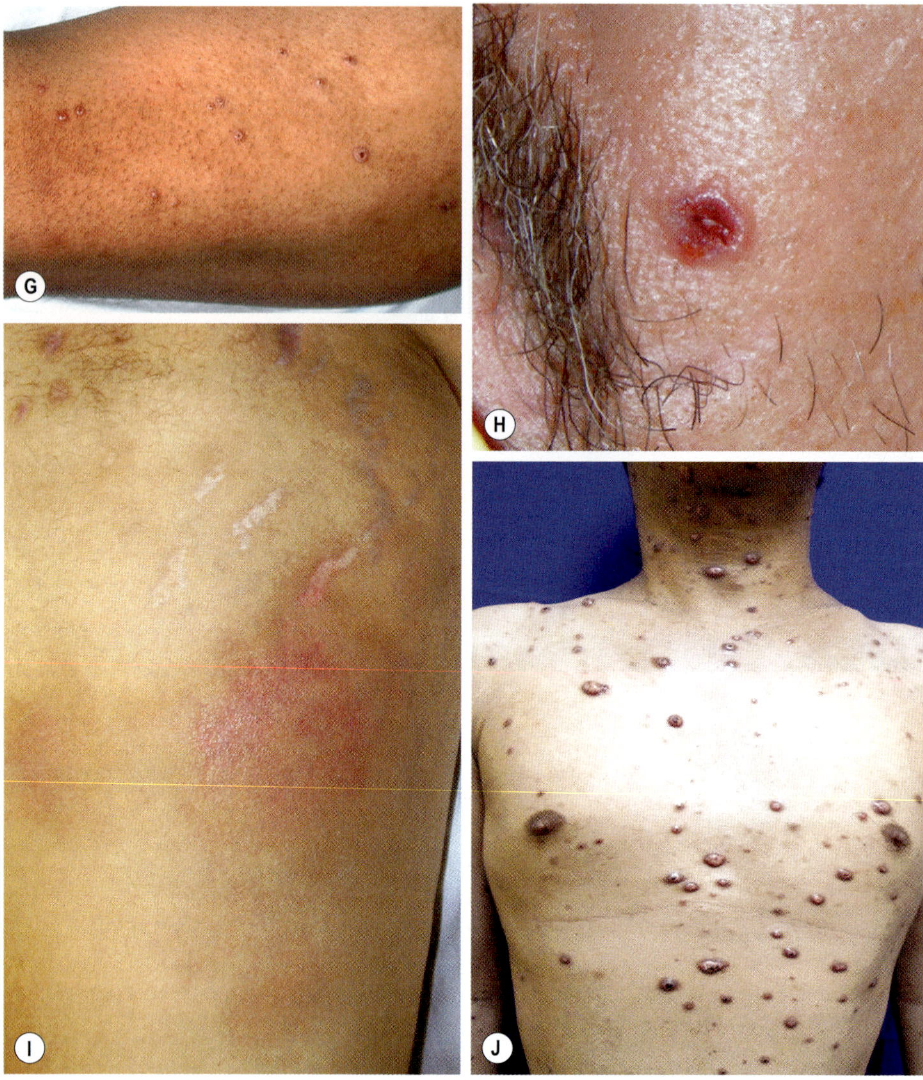

Fig. 64.25 Suite. Cryptococcoses disséminées présentant des lésions de type molluscum contagiosum (**G**) ; et un carcinome basocellulaire (**H**) ; une cellulite cryptococcique (**I**) ; nombreuses papules et nodules, avec une ombilication centrale et des croûtes dans une infection disséminée à *Talaromyces* (*Penicillium*) *marneffei* (**J**).
Remerciements : A, B, D, E : YDRSC ; C, F-I : Boni E. Elewski, MD, et Roderick J. Hay, MD ; J : Evangeline Handog, MD, et le Dermatology Department Research Institute for Tropical Medecine.

Manifestations cutanées de l'infection VIH

65

Il existe de nombreuses affections cutanées qui orientent vers le diagnostic d'une infection VIH. Pour certaines, c'est la simple existence de la maladie cutanée, tandis que pour d'autres, la maladie cutanée s'est étendue ou est devenue résistante au traitement (tableau 65.1 ; fig. 65.1 à 65.14). Comme l'infection VIH est associée à l'immunodépression, la présentation clinique de maladies infectieuses variées rappelle souvent ce que l'on peut observer chez des personnes qui ont une immunodépression due à des médicaments (p. ex. CS plus chimiothérapie) ou à des maladies sous-jacentes (p. ex. leucémie aiguë).

Chez les patients infectés par le VIH, différentes maladies cutanées (p. ex. coccidioïdomycose disséminée, sarcome de Kaposi) sont des affections définissant le sida (cf. who.int/hiv/pub/guidelines/HIVstaging150307.pdf), tandis que d'autres telles que la leucoplasie orale chevelue et la dermatite séborrhéique peuvent servir d'indices précoces de l'infection, c.-à-d. quand il y a > 400 cellules $CD4^+/mm^3$.

Épidémiologie

- Avec l'émergence de la thérapie antirétrovirale (ARV), l'infection VIH/sida est devenue une maladie chronique.
- Les groupes à haut risque incluent toujours les travailleurs du sexe, les hommes homosexuels et les usagers de drogues intraveineuses, mais la transmission hétérosexuelle est devenue un mode de transmission significatif.
- Presque deux tiers des personnes qui ont une infection VIH vivent en Afrique subsaharienne.

Exanthème de l'infection VIH primitive (syndrome rétroviral aigu)

- Il survient après une période d'incubation de 3–6 semaines, mais cette dernière peut être plus courte si l'infection a été acquise par voie hématogène.
- L'éruption morbilliforme (40–80 % des patients) apparaît dans le cadre du pic de virémie ; accompagnée par des ulcérations orogénitales (5–20 %)

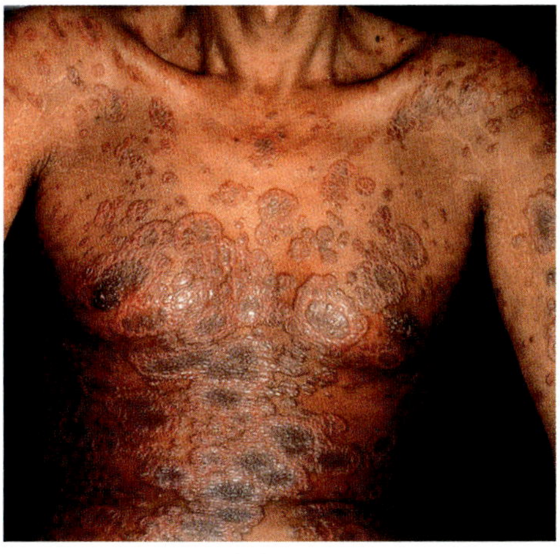

Fig. 65.1 Psoriasis sévère chez un patient ayant un sida. Une exacerbation soudaine ainsi qu'une résistance au traitement peuvent être observées.

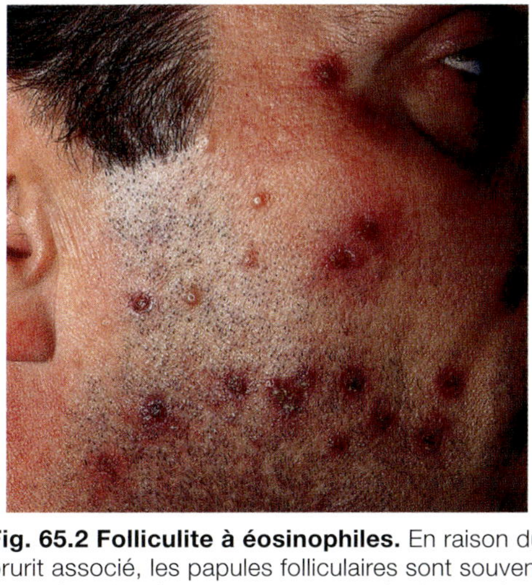

Fig. 65.2 Folliculite à éosinophiles. En raison du prurit associé, les papules folliculaires sont souvent excoriées ; les lésions touchent principalement la tête et le haut du tronc. *Remerciements : Clay J. Cockerell, MD.*

Tableau 65.1 Affections cutanéomuqueuses associées à une infection VIH.

Affections inflammatoires
Quand sévères, récalcitrantes ou de survenue soudaine, considérer une infection VIH
• Dermatite séborrhéique (p. ex. visage, cuir chevelu) • Psoriasis vulgaire (fig. 65.1) • Arthrite réactionnelle (précédemment étiquetée maladie de Reiter)
Isolées, augmentent la possibilité d'une infection VIH
• Folliculite à éosinophiles (fig. 65.2 ; chap. 31) • Pityriasis rubra pilaire type VI avec épines folliculaires et acné conglobata
Maladies infectieuses et infestations*
Quand sévères et/ou récalcitrantes, considérer une infection VIH
• Infection à papillomavirus humains (verrues), incluant des lésions épidermodysplasie de type verruciforme (chap. 66) • Molluscum contagiosum, nombreux, coalescents, et/ou de grande taille, en particulier chez les adultes (fig. 65.3) • Infections à dermatophytes (chap. 64)
Isolées, augmentent la possibilité d'une infection VIH
• Syphilis (fig. 65.4) et autres infections sexuellement transmissibles (p. ex. chancre mou ; chap. 69) • Angiomatose bacillaire (fig. 65.5) • Botryomycose (« grains » dans le derme composé de *Staphylococcus*, *Pseudomonas*) • Infections mycobactériennes disséminées (tuberculeuses ou non tuberculeuses ; fig. 65.6) • Herpès simplex chronique oral et anogénital (fig. 65.7) ou HSV disséminé • Zona, notamment si multidermatomes, disséminé, verruqueux ou chronique, mais peut avoir une présentation classique (fig. 67.11A) • Leucoplasie orale chevelue due à une infection EBV (fig. 65.8) • Ulcères anogénitaux et oraux, plaques verruqueuses ou éruption morbilliforme due à CMV (chap. 67) • Sarcome de Kaposi dû à une infection à HHV-8 (fig. 65.9 ; chap. 67 et 94) • Candidose oropharyngée (muguet ; fig. 65.10 ; chap. 64) • Onychomycose sous-unguéale proximale • Cryptococcose disséminée (fig. 65.11 ; chap. 64) • Infections fongiques disséminées à champignons dimorphiques (p. ex. coccidioïdomycose, histoplasmose, pénicillose) • Gale croûteuse (gale norvégienne ; fig. 65.12) • Leishmaniose cutanée disséminée ou nécrotique
Autres
• Éruption VIH papuleuse prurigineuse (fig. 65.13) • Xérose et ichtyose acquise • Aphtes majeurs (fig. 65.14) ; stomatite ulcérée aiguë nécrosante avec gingivite ou périodontite • Porphyrie cutanée tardive, souvent en association avec une hépatite C • Hyperpigmentation faciale, idiopathique ou due à une éruption médicamenteuse photolichénoïde • Télangiectasies linéaires de la poitrine • Trichomégalie des cils et changement dans la texture de la chevelure (p. ex. frisés → fins et raides) • Folliculite à *Demodex* • Lésions cutanées de lymphome non hodgkinien • Néoplasie intraépithéliale anale/carcinome anal • Mucinose papuleuse acrale persistante ; variantes atypiques de granulome annulaire

* *En particulier quand il n'y a pas de cause connue d'immunosuppression.*

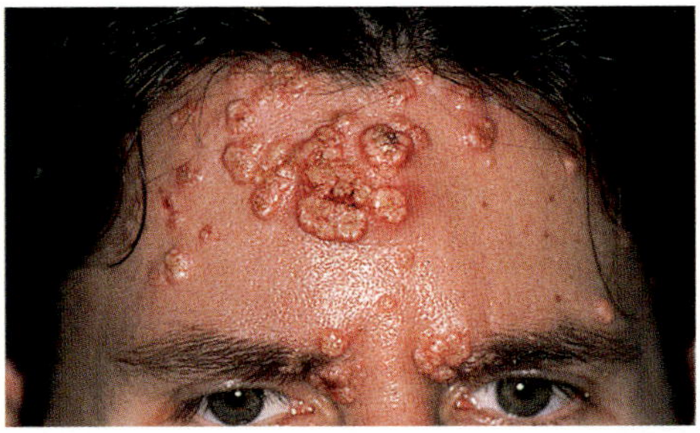

Fig. 65.3 Molluscum contagiosum dans le cadre d'une infection VIH. Les grandes lésions sont dues à la coalescence des papules. Le visage est une localisation habituelle.

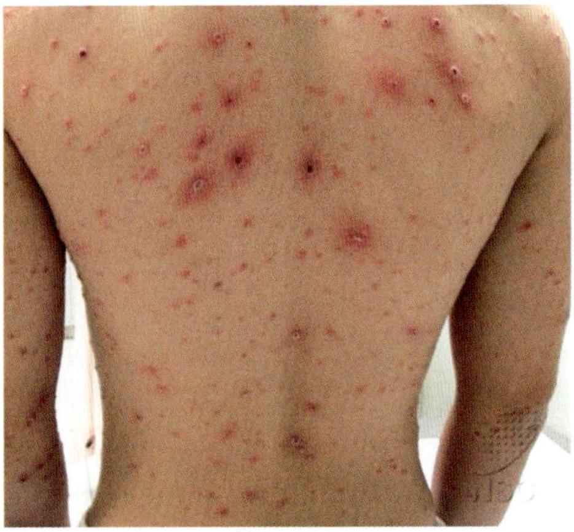

Fig. 65.4 Syphilis secondaire se présentant comme lues malignes (syphilis maligne). Cet homme VIH-positif avait de la fièvre, des céphalées, des arthralgies et des myalgies en même temps qu'une éruption disséminée de pustules et de papulonodules croûteux. *Remerciements : Singapore National Skin Centre.*

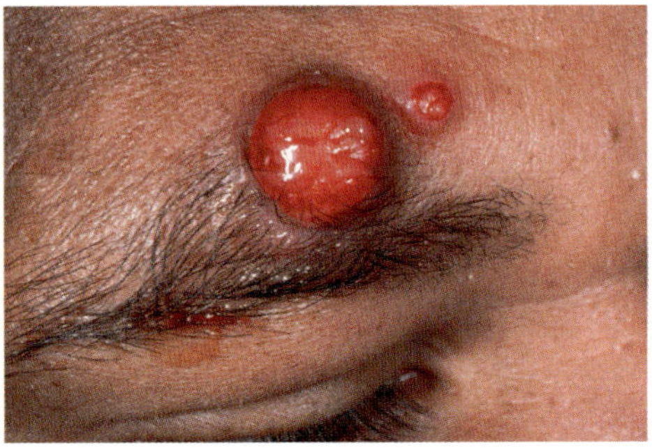

Fig. 65.5 Angiomatose bacillaire. Les lésions peuvent ressembler à des tumeurs vasculaires ou à des granulomes pyogéniques et reflètent l'infection par *Bartonella henselae* ou *B. quintana*. *Remerciements : NYUDSC.*

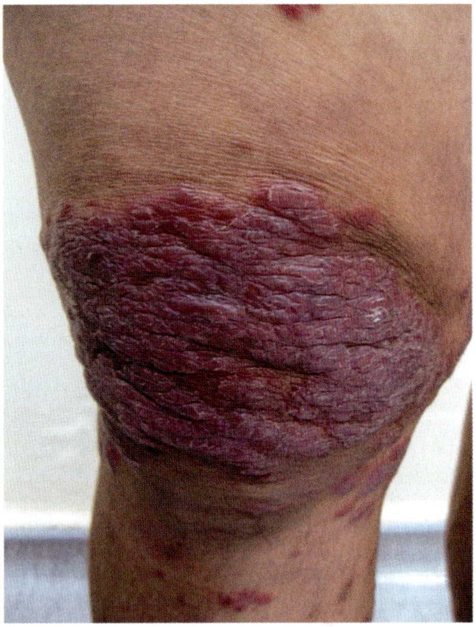

Fig. 65.6 Infection à *Mycobacterium haemophilum*. Cet homme positif au VIH avec une numération des cellules T $CD4^+$ de 350/mm^3 se présentait avec des plaques épaisses des membres depuis 4 mois, d'extension lente. Ces lésions ont disparu après 6 mois d'un traitement antimicrobien qui incluait ciprofloxacine, clarithromycine et éthambutol. *Remerciements : Singapour National Skin Centre.*

de même que de la fièvre, une fatigue, des céphalées, une pharyngite, des arthralgies, des myalgies, des lymphadénopathies, des sueurs nocturnes et une diminution des cellules T $CD4^+$ circulantes.

• Tandis que l'éruption cutanée dure en général 4–5 jours, les symptômes constitutionnels peuvent durer de quelques jours à quelques mois.

• **Dg** : détection de l'ARN viral par PCR et/ou l'antigène p24 dans le plasma ; les tests pour chercher des anticorps anti-VIH-1 sont moins fiables car ils peuvent être négatifs, en particulier précocement dans l'évolution de la maladie.

Syndrome inflammatoire de reconstitution immunitaire (SIRI)

• Ces atteintes qui peuvent « s'exacerber » ou « s'aggraver », et qui sont dues à une capacité de stimuler une réponse inflammatoire après l'institution d'un ARV, sont détaillées tableau 65.2 (fig. 65.15).

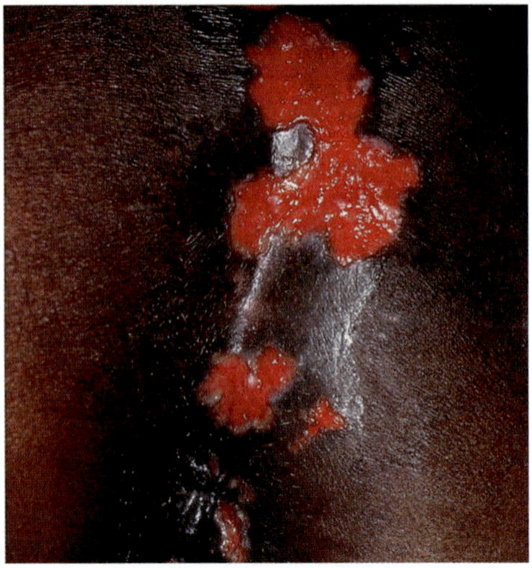

Fig. 65.7 Ulcération chronique virale par herpès simplex chez un patient infecté par le VIH. Ces ulcères d'extension lente des fesses et de la région périnéale ont une bordure festonnée caractéristique. *Remerciements : YDRSC.*

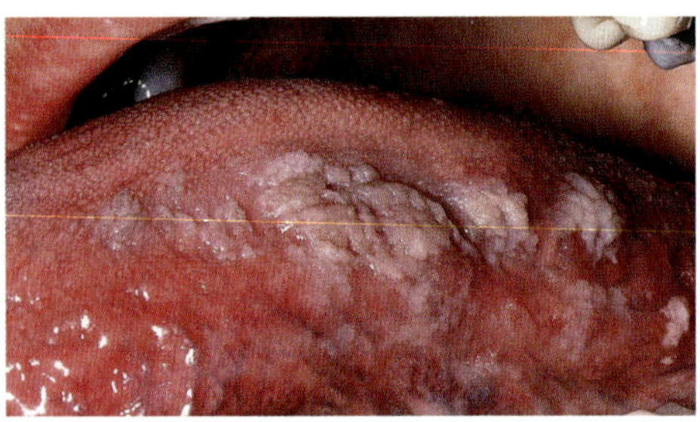

Fig. 65.8 Leucoplasie orale chevelue. Plaques blanches kératosiques hérissées du bord latéral de la langue. Un aspect irrégulier est souvent observé. *Remerciements : Charles Camisa, MD.*

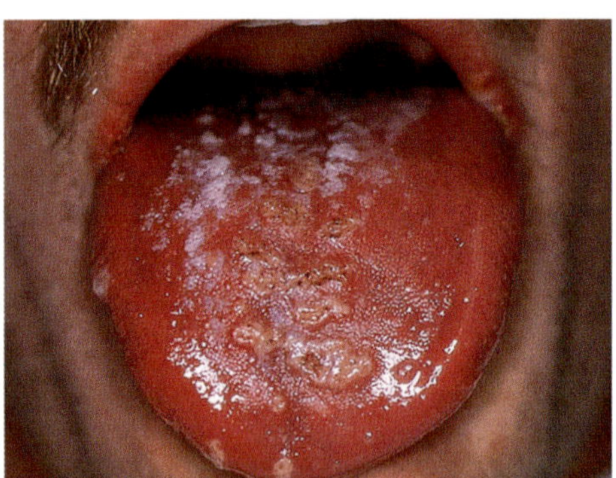

Fig. 65.10 Candidose buccale et infection virale herpétique atteignant la langue. Les plaques blanches représentent la première, et les zones circulaires et festonnées d'épithélium décollé représentent cette dernière. Chacune de ces infections, et en particulier leur combinaison, oriente vers une immunodépression et la possibilité d'une infection VIH.

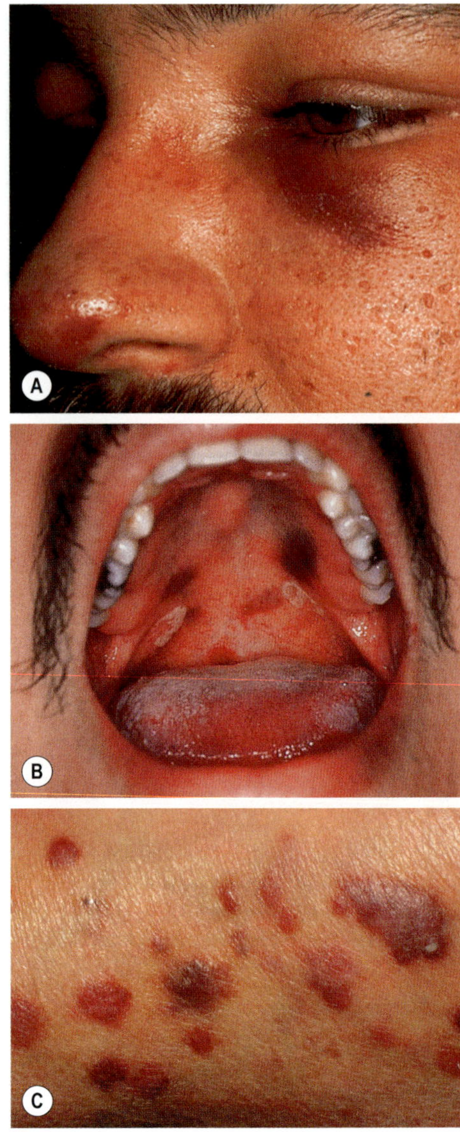

Fig. 65.9 Sarcome de Kaposi dans le cadre d'un sida. Papules violacées et plaques atteignant le visage (**A**), le palais (**B**) et un membre (**C**). Le patient avait aussi une candidose orale. *Remerciements : A, B : YDRSC ; C : Thomas Horn, MD.*

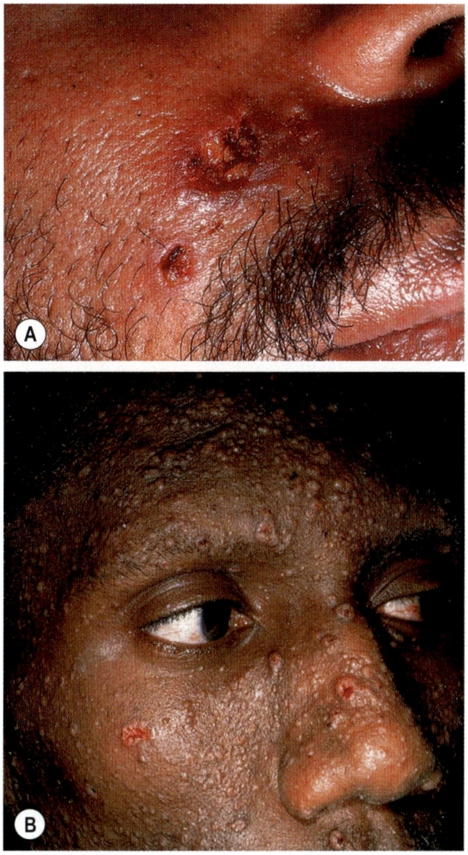

Fig. 65.11 Cryptococcose disséminée dans le cadre d'un sida. A Différentes ulcérations avec des bords en rouleaux. **B** Nombreuses lésions de type molluscum contagiosum. L'examen microscopique et les cultures de produits de raclage ou d'un prélèvement biopsique confirment le diagnostic. *Remerciements : A : YDRSC ; B : NYUDSC.*

- Il est notable que selon le patient, certaines de ces affections peuvent s'améliorer plutôt que s'aggraver dans le cadre d'un ARV, p. ex. le sarcome de Kaposi.

Traitement antirétroviral (ARV)

- Recommandé pour toutes les personnes infectées par le VIH, sans tenir compte du nombre de CD4.
- Pour des patients naïfs au traitement, la 1re ligne consiste en une association de deux INTI (inhibiteurs nucléosidiques de la transcriptase inverse) plus un inhibiteur d'intégrase, tandis que le traitement de 2e ligne consiste en un traitement double INTI plus un INNTI (inhibiteur non nucléosidique de la transcriptase inverse) ou un inhibiteur de protéase boosté au ritonavir. Dans les pays à faible ou moyen revenu économique, le traitement de 1re ligne peut consister en un traitement double INTI plus un INNTI.
- Le tableau 65.3 (fig. 65.16 et 65.17) détaille les effets indésirables cutanéomuqueux de ces médicaments antirétroviraux (fig. 65.18) ; de telles réactions peuvent succéder à un arrêt du médicament incriminé.
- Quand elle est prise quotidiennement, la prophylaxie avant exposition (PrEP) réduit le risque de contracter une infection VIH, p. ex. une réduction > 90 % pour les contaminations sexuelles. Cependant la diminution de l'usage de préservatifs conduit à une augmentation des autres infections à transmission sexuelle.

Pour plus d'information, cf. chap. 78 de *Dermatology, Fourth Edition*.

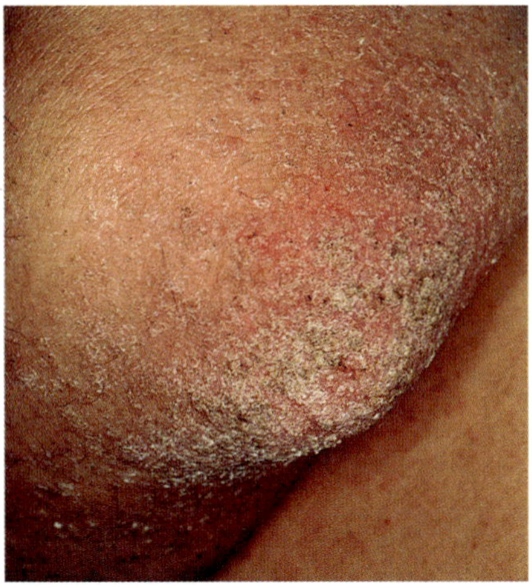

Fig. 65.12 Gale croûteuse dans le cadre d'une infection VIH. La gale croûteuse est souvent diagnostiquée à tort comme dermatite mais ces squames-croûtes grouillent de parasites. Cette forme de la maladie était précédemment étiquetée gale norvégienne. *Remerciements : YDRSC.*

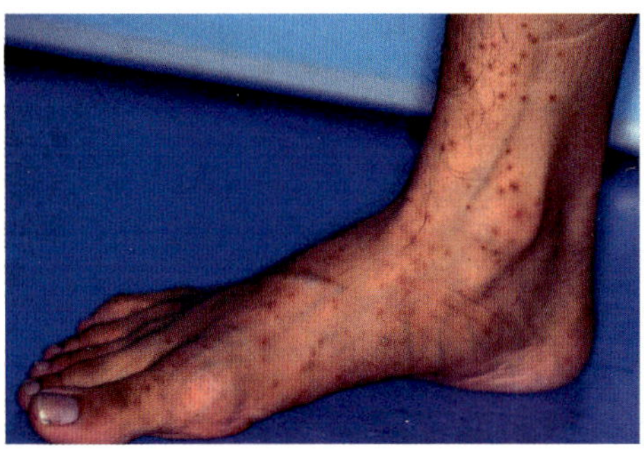

Fig. 65.13 Éruption papuleuse associée à VIH. Cette éruption est caractérisée par des papules érythémateuses extrêmement prurigineuses avec une prédilection pour les membres, censée représenter une réaction d'hypersensibilité aux antigènes d'arthropodes. *Remerciements : Singapore National Skin Centre.*

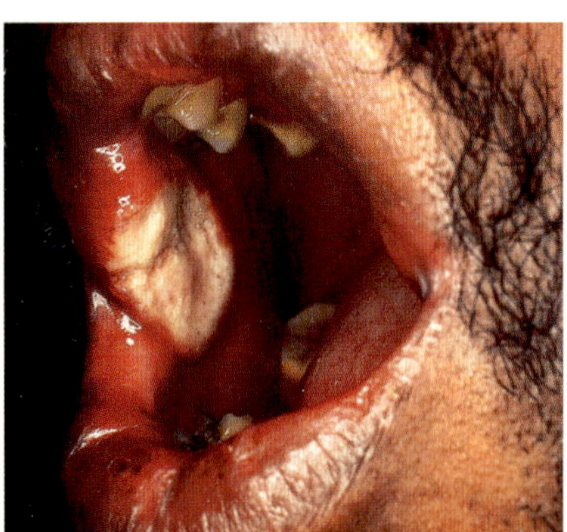

Fig. 65.14 Aphtes majeurs chez un patient ayant un sida. La résolution de ces ulcérations orales peut nécessiter l'utilisation de thalidomide. *Remerciements : YDRSC.*

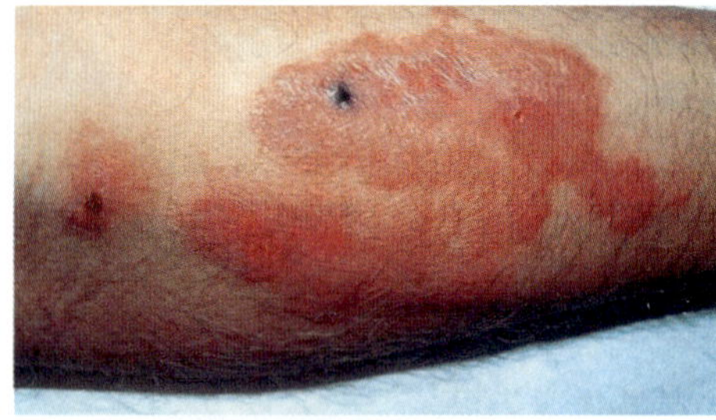

Fig. 65.15 Exacerbation de la lèpre due à un syndrome inflammatoire de reconstitution immunitaire (SIRI) après institution d'un ARV. *Remerciements : Beatriz Trope, MD, PhD.*

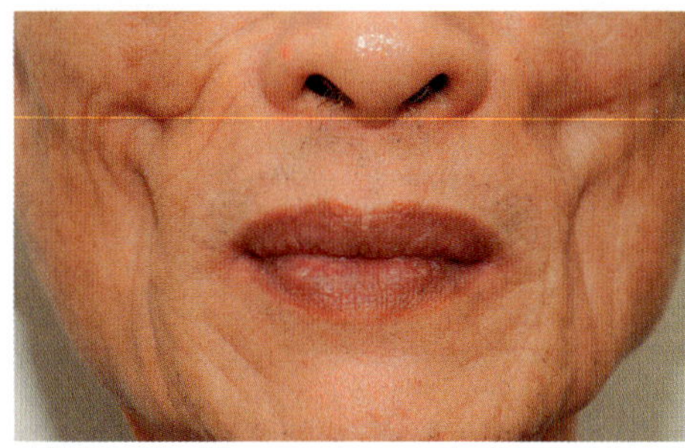

Fig. 65.16 Lipodystrophie associée au VIH/ARV. La dépression marquée de la partie moyenne des joues est une manifestation caractéristique due à la lipoatrophie est une manifestation caractéristique, de même qu'une diminution de la graisse sous-cutanée des membres et une augmentation de la graisse abdominale (obésité centrale). *Remerciements : Priya Sen, MD.*

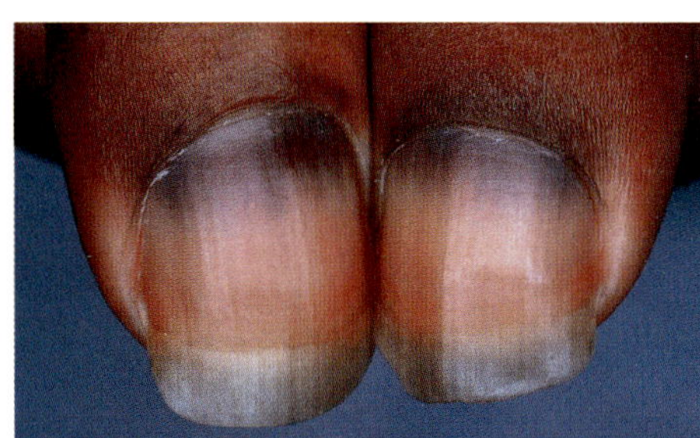

Fig. 65.17 Mélanonychie associée à la zidovudine. Les patients recevant de la zidovudine (AZT) peuvent développer des stries longitudinales, des bandes horizontales ou une hyperpigmentation diffuse, de même qu'une hyperpigmentation orale et cutanée. *Remerciements : YDRSC.*

Tableau 65.2 Maladies cutanées pouvant s'exacerber à cause d'un syndrome inflammatoire de reconstitution immune (SIRI). Le SIRI peut aussi survenir dans d'autres cadres d'immunodépression (p. ex. transplantation d'organes solides, administration de TNF).

Infections
• *Mycobacterium tuberculosis* • *Mycobacterium leprae* (fig. 65.15) • *Mycobacterium avium* complexe et autres espèces • Herpès simplex virus 1 et 2 • Virus varicelle-zona • Virus d'Epstein-Barr (p. ex. leucoplasie orale chevelue) • Cytomégalovirus • Papillomavirus humains • Virus des molluscum contagiosum • *Candida* spp. • Dermatophytes • *Cryptococcus* spp. • *Histoplasma capsulatum, Penicillium marneffei* • *Demodex*, *Malassezia* spp. (p. ex. folliculite) • *Leishmania* spp.
Affections inflammatoires
• Psoriasis, dermatite séborrhéique • Pityriasis rubra pilaire • Granulome annulaire • Sarcoïdose • Réaction à corps étrangers (granulomateuse) • Folliculite à éosinophiles • Acné vulgaire, rosacée • Éruption papuleuse prurigineuse • Lupus érythémateux (systémique, discoïde, tumidus), polychondrite récidivante • Pelade • Eczéma dysidrosique • Plasmolyse de l'épiderme moyen
Néoplasies
• Sarcome de Kaposi • Lymphome non hodgkinien • Dermatofibromes éruptifs multiples

Tableau 65.3 Effets indésirables cutanés du traitement antirétroviral (ARV). En général, les patients ayant une infection VIH ont un risque accru de développer des éruptions morbilliformes et une nécrolyse épidermique toxique, p. ex. aux sulfamides. Cellules colorées en foncé = courantes ; cellules faiblement colorées = moins courantes. Une cellule entière qui n'a pas de médicament spécifique se réfère à la classe de ce médicament, alors que dans les sous-divisions de cellules, il se réfère au(x) médicament(s) restant(s) de cette classe de médicaments.

Type de réaction cutanée	INTI/INTTI	INNTI	Inhibiteurs de protéases	Inhibiteurs d'intégrase	Inhibiteurs de CCR5	Inhibiteurs de fusion
Réaction au site d'injection						
Éruption morbilliforme	Emtricitabine* / Abacavir**	Névirapine > étravirine, éfavirenz	Atazanavir, fosamprénavir^ > darunavir^, tipranavir^ > lopinavir			
DRESS [SHM]	**Abacavir****	**Étravirine, éfavirenz** / **Névirapine**	Atazanavir, darunavir^, fosamprénavir^, tipranavir^, lopinavir	Rare	Rare	Rare
SSJ/NET	Rare	Rare / Névirapine > éfavirenz, étravirine	Rare	Rare		
Lipodystrophie (aussi résistance à l'insuline et TG élevés)	d4T, ddI	Éfavirenz	Fig. 65.16			
Paronychie, tissu de granulation périunguéal	Lamivudine		Indinavir			
Xérose			Indinavir			
Hyperpigmentation de la peau et des ongles	AZT (fig. 65.17), emtricitabine (palmoplantaire)					

* *Éruption palmoplantaire.*
** *Associé à l'allèle HLA-B*5701.*
^ *Structure de type sulfamide et à utiliser avec précaution chez les patients ayant une allergie aux sulfamides.*
AZT : zidovudine ; CCR5 : *CC-chemokine receptor* ; d4T : stavudine ; ddI : didanosine ; DRESS : *drug reaction with eosinophilia and systemic symptoms* ; INNTI : inhibiteurs non nucléosidiques de la transcriptase inverse ; INTI/INTTI : inhibiteurs nucléosidiques/nucléotidiques de la transcriptase inverse ; SHM : syndrome d'hypersensibilité médicamenteuse ; SSJ : syndrome de Stevens-Johnson ; NET : nécrolyse épidermique toxique ; TG : triglycérides.

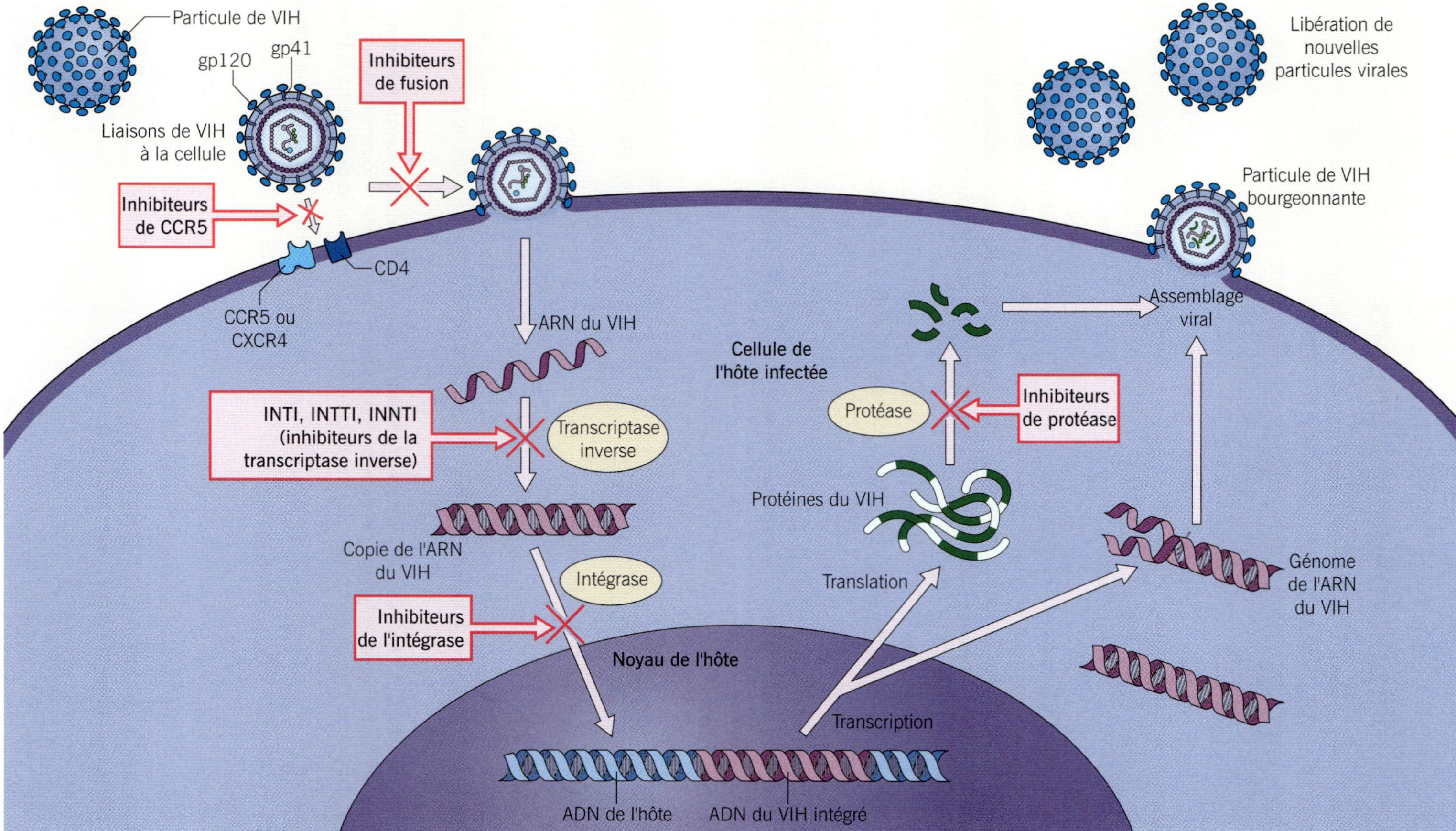

Fig. 65.18 Réplication du VIH dans les lymphocytes CD4⁺ et cibles des médicaments antirétroviraux. CCR5 : *CC-chemokine receptor 5 ;* INNTI : inhibiteurs non nucléosidiques de la transcriptase inverse ; INTI : inhibiteurs nucléosidiques de la transcriptase inverse ; INTTI : inhibiteurs non nucléotidiques de la transcriptase inverse.

66 Papillomavirus humains

Points clés

- Les papillomavirus humains (HPV) composent un vaste groupe d'au moins 200 génotypes de virus à ADN qui infectent la peau et les muqueuses.
- Différents génotypes peuvent causer des lésions cutanées variées (tableau 66.1).
  - Les variantes cliniques diffèrent en fonction des localisations anatomiques, de la morphologie, de l'histopathologie, et du sous-type d'HPV ; la corrélation entre les aspects clinique et histopathologique est particulièrement importante en cas de papulose bowénoïde ou de carcinome verruqueux afin d'éviter un traitement excessif dans le premier cas ou insuffisant dans le deuxième
- Verrues non génitales.
  - Transmises de personne à personne ou par contact avec des surfaces ou objets contaminés
  - Prévalence de 20 % chez les enfants d'âge scolaire
  - Un tiers ou plus régressent spontanément en 1–2 ans
  - Des verrues nombreuses ou persistantes/progressives doivent rapidement faire prendre en compte la possibilité d'une immunodépression, d'un défaut de l'immunité cellulaire ou d'autres syndromes (p. ex. infection VIH, épidermodysplasie verruciforme, syndrome WHIM [cf. chap. 49])
- Infection anogénitale à HPV.
  - Transmission sexuelle ; chez les jeunes enfants, peut aussi être acquise lors de la naissance ou de la même façon que les verrues non génitales
  - Peut être infraclinique
- Les types d'HPV à haut risque, en particulier 16 et 18, sont une cause majeure de cancer du col utérin, de même que de cancers cutanés (CSC périunguéaux) et d'autres néoplasies muqueuses intra-épithéliales ou CSC, en particulier vaginales, vulvaires, péniennes et anales ; le CSC associé au HPV est un sous-type récemment identifié.
- **TT.**
  - Si souhaité, se focaliser sur la destruction des lésions visibles ou l'induction d'une réponse immune
  - Il n'existe pas de traitements antiviraux ciblés efficaces disponibles
- Prévention : des vaccins prophylactiques anti-HPV (p. ex Gardasil 9®) sont recommandés dans les deux sexes entre les âges de 9 et 45 ans.

Tableau 66.1 Manifestations cliniques des différents types fréquents de papillomavirus humains (HPV). En pratique clinique, le sous-typage est généralement effectué en routine uniquement sur les frottis de Papanicolaou. Le sous-typage ne change pas habituellement la prise en charge des lésions cutanées.

Lésions cutanées	Types d'HPV fréquemment détectés
Verrues communes, palmaires, plantaires, myrmécies	1, 2 > 27, 57
Verrues planes	3, 10
Épidermodysplasie verruciforme	5*, 8* > autres (p. ex. 9, 20)
Condylomes acuminés (verrues anogénitales)	6, 11
Néoplasie intra-épithéliale spinocellulaire de haut grade (lésions du col, papulose bowénoïde, érythroplasie de Queyrat)	16, 18, 31, 33 > autres (p. ex. 35)
Cancer du col	16, 18

** Oncogène, comme les HPV de type 16, 18.*

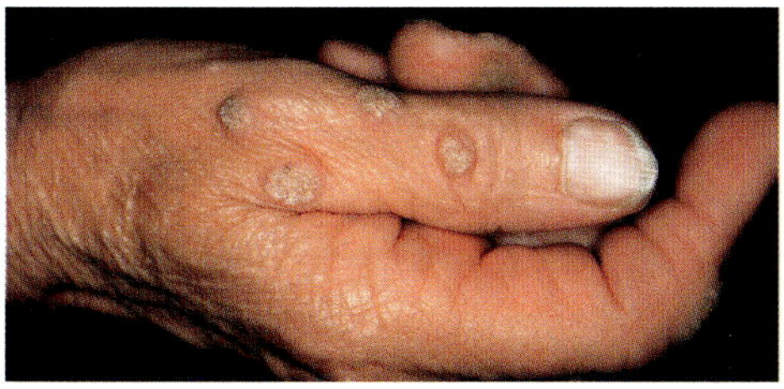

Fig. 66.1 Verrues vulgaires (verrues communes). *Remerciements : A. Geusau, MD.*

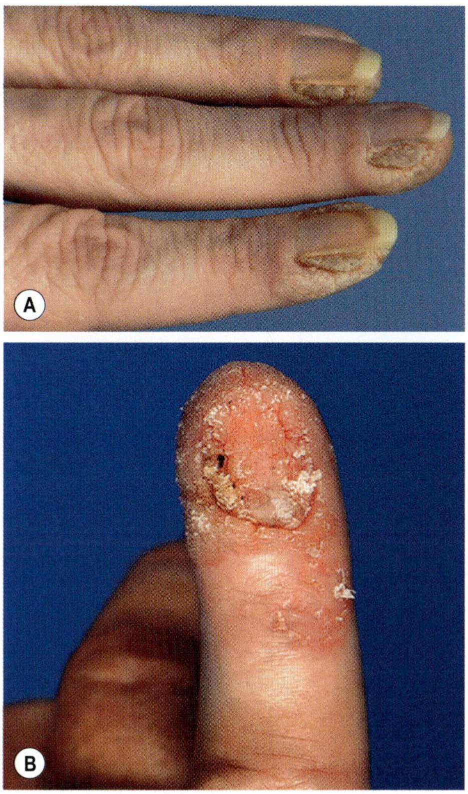

Fig. 66.2 Verrues périunguéales communes. La destruction de la matrice et du lit de l'ongle peut conduire à une absence de la tablette unguéale, partielle (**A**) ou complète (**B**). La maladie de Bowen peut être envisagée dans le diagnostic différentiel, en particulier pour une verrue digitale isolée récalcitrante. *Remerciements : A, B : Reinhard Kirnbauer, MD, et Petra Lenz, MD.*

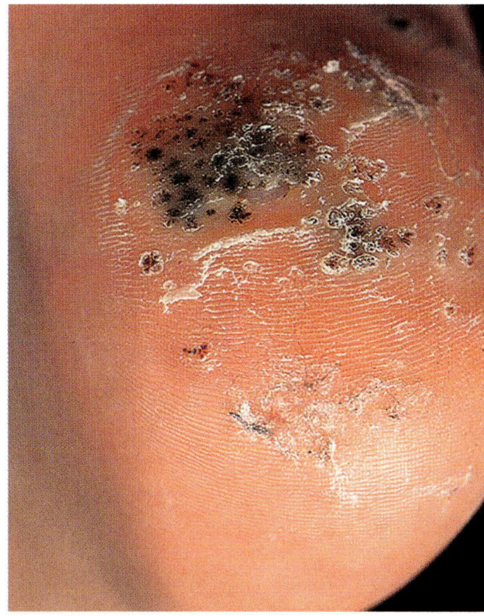

Fig. 66.3 Verrues plantaires (verrucae plantares). La photographie a été prise après rasage de la surface hyperkératosique ; les points noirs représentent des hémorragies intracornées. *Remerciements : Reinhard Kirnbauer, MD, et Petra Lenz, MD.*

Verrues vulgaires (verrues communes)

• Elles peuvent siéger dans n'importe quel site, mais fréquemment sur les doigts, le dos des mains et/ou des sites plus sujets aux traumatismes (fig. 66.1 et 66.2).

• Papules ou plaques hyperkératosiques exophytiques ou en dôme parsemées de points noirs (hémorragies dans le stratum corneum) qui peuvent nécessiter d'être décapées pour être bien vues (fig. 66.3).

• Histopathologie : papillomatose, acanthose, hypergranulose ; les kératinocytes épidermiques ont un halo autour de leur noyau (koïlocytes).

• **DD :** kératoses séborrhéiques, kératoses actiniques, cornes cutanées, CSC (en particulier périunguéal), trichilemmome, nævus de Spitz.

• **TT :** détaillé fig. 66.4 ; peut régresser spontanément en 1–2 ans ; peut être difficile à éradiquer.

Verrues plantaires/palmaires

• Papules et plaques épaisses, hyperkératosiques, exo et endophytiques (fig. 66.5) ; la coalescence de lésions peut conduire à une atteinte de zones étendues appelées verrues en mosaïque.

• Peuvent montrer des bords festonnés et une dépression centrale (le terme *myrmécie* est utilisé parce que cela peut ressembler à une fourmilière) ; elles sont sensibles à la pression (fig. 66.6).

• **DD :** cors (cf. chap. 74), kératodermie palmoplantaire ponctuée (cf. tableau 47.1), kératoses arsenicales, CSC, mélanome amélanotique.

• **TT :** chevauchement avec TT des verrues communes (cf. fig. 66.4).

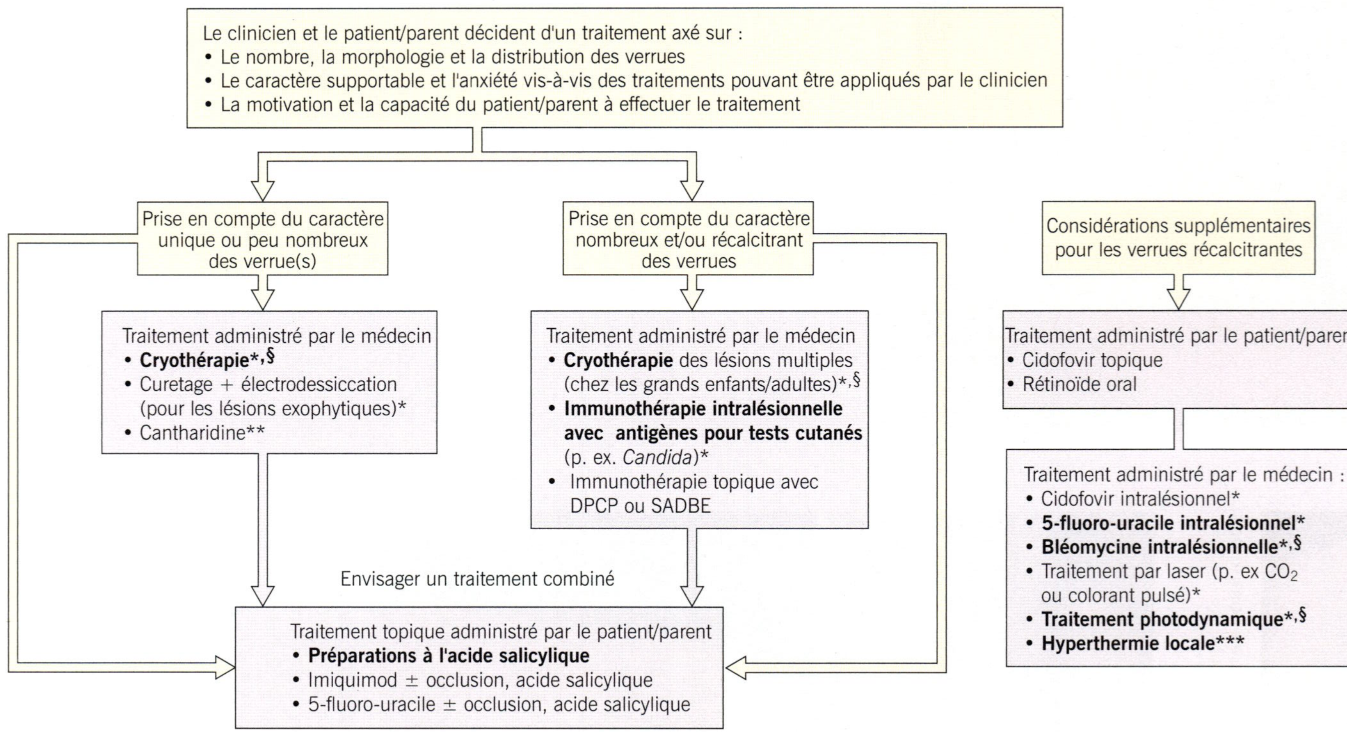

* L'inconfort/anxiété lié au traitement peut être difficile à tolérer chez des jeunes enfants
** Probabilité élevée de formation d'une verrue « en beignet » ; peut être combinée avec de la podophyllotoxine et de l'acide salicylique
§ Les résultats des essais contrôlés ont été incohérents
*** 44 ° C pendant 30 minutes à J1, 2, 3, 17 et 18

Fig. 66.4 Traitement des verrues communes. Les traitements évalués comme efficaces dans les essais contrôlés sont en **gras**. Bien qu'encore employée par certains cliniciens, trois études en double aveugle, contrôlées, contre placebo n'ont pas réussi à confirmer une efficacité de la cimétidine dans le traitement des verrues communes récalcitrantes. DPCP : diphénylcyclopropénone ; SADBE : *squaric acid dibutyl ester*.

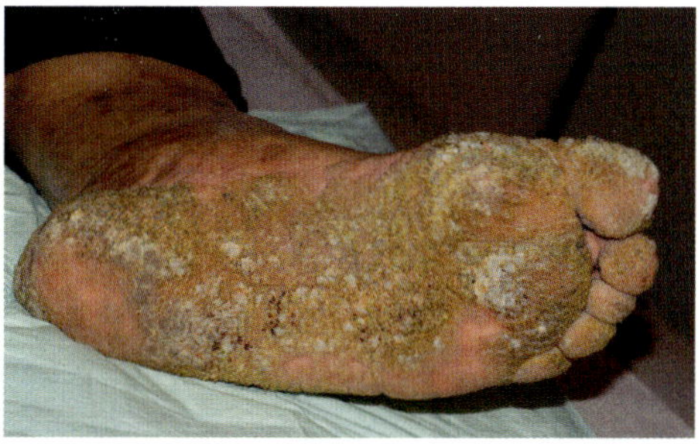

Fig. 66.5 Verrucose étendue et chronique de la plante chez un patient qui a une cirrhose éthylique. L'ADN de HPV-27 a été isolé à partir des lésions. *Remerciements : Reinhard Kirnbauer, MD, et Petra Lenz, MD.*

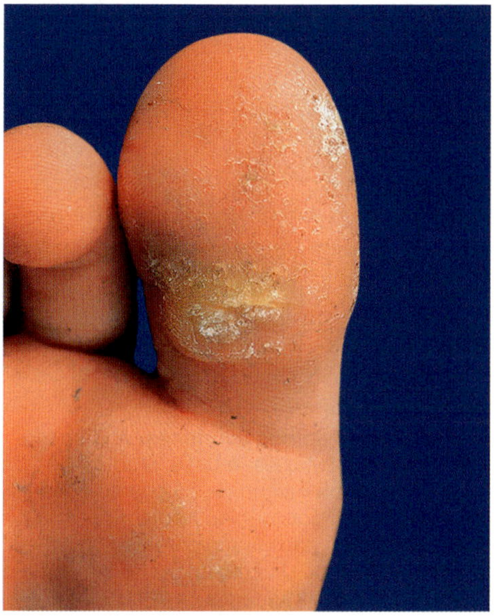

Fig. 66.6 Verrue de type myrmécie. La verrue à la base de la phalange distale du gros orteil est douloureuse en raison d'une croissance endophytique profonde ; il y a en plus des plaques confluentes de verrues superficielles (verrues en mosaïque). *Remerciements : Reinhard Kirnbauer, MD, et Petra Lenz, MD.*

Verrues planes (verrucae planae)

• Habituellement sur le dos des mains, les bras, le visage, ainsi que les jambes (exacerbées par le rasage).

• Couleur de la peau à rose ou marron (parfois hypopigmentées sur les peaux foncées), papules surélevées de façon minime ; la surface est lisse et souvent plane (fig. 66.7).

• **DD :** petites kératoses séborrhéiques, verrues vulgaires, papules de Gottron de la dermatomyosite, lichen nitidus, lichen plan, acrokératose verruciforme (cf. chap. 48), épidermodysplasie verruciforme (cf. infra).

• **TT :**
  - Si peu de lésions, traitements destructeurs ou ablatifs (p. ex. cryochirurgie, acide trichloracétique ; cf. fig. 66.4)
  - Si nombreuses, applications topiques d'irritants (p. ex. rétinoïdes), immunothérapie (cf. fig. 66.4), 5-fluoro-uracile topique

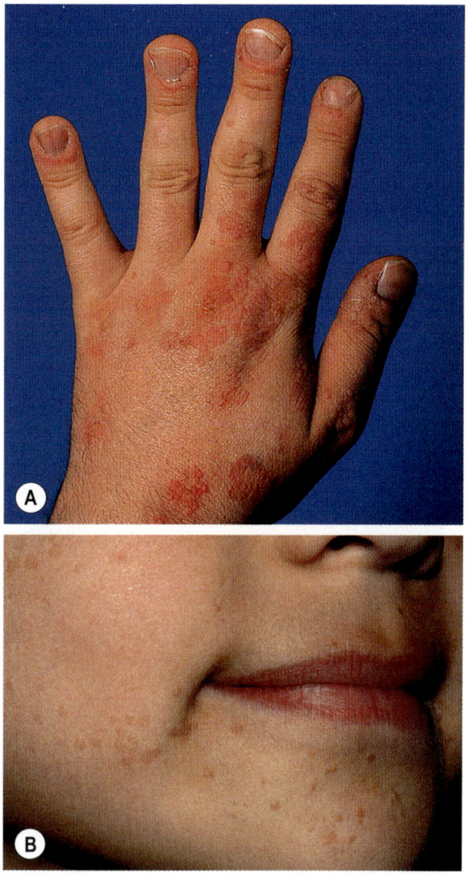

Fig. 66.7 Verrues planes (verrucae planae). Multiples papules couleur de la peau ou roses (**A**) à marron (**B**) planes, de surface lisse, papules à toit plat. Ces lésions sont causées typiquement par HPV-3 ou -10. *Remerciements : A : Reinhard Kirnbauer, MD, et Petra Lenz, MD ; B : Julie V. Schaffer, MD.*

Verrues orales

• Muqueuses buccales, gingivales et labiales ainsi que la langue et le palais dur (fig. 66.8).

• Papules petites, molles, couleur de la muqueuse à blanches, légèrement surélevées, papillomateuses.

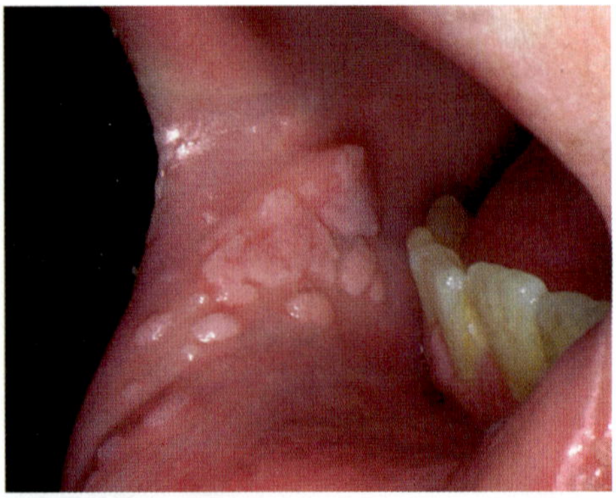

Fig. 66.8 Verrues orales. Papillomes de la muqueuse labiale chez un enfant de 6 ans. *Remerciements : Reinhard Kirnbauer, MD, et Petra Lenz, MD.*

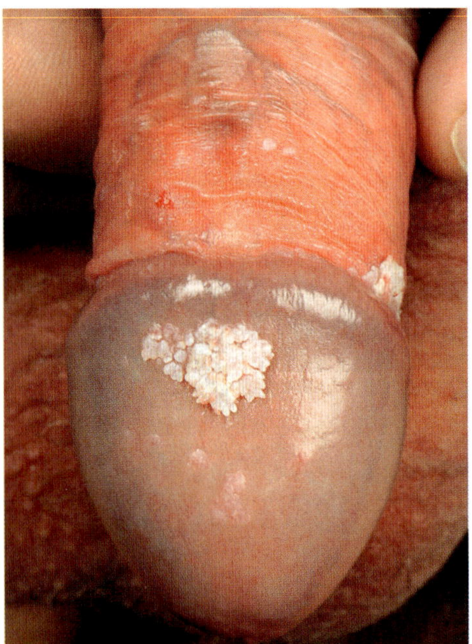

Fig. 66.9 Condylomes acuminés péniens (verrues génitales). Des verrues à la fois sessiles et exophytiques sont présentes. *Remerciements : Reinhard Kirnbauer, MD, et Petra Lenz, MD.*

- **DD :** maladie de Heck (hyperplasie épithéliale focale ; papules multiples blanches à roses, sessiles ; secondaires à HPV types 13 et 32), leucoplasie verruqueuse proliférative, nævus blanc spongieux.

Condylomes acuminés

- Atteignent principalement la région anogénitale.
- Vont de discrets papillomes à surface lisse, sessiles, jusqu'à de grandes lésions en forme de chou-fleur (fig. 66.9 et 66.10).
- Couleur de la peau à marron.
- Si présents chez des enfants, en particulier ceux > 3 ans, la possibilité d'un abus sexuel doit être envisagée (cf. chap. 75).
- **DD :** kératose séborrhéique, acrochordons, molluscum pendulum, molluscum contagiosum, papulose bowénoïde, CSC, papules perlées du gland (cf. chap. 95), glandes sébacées isolées, condylome plan de la syphilis secondaire.
- **TT :** décrit fig. 66.11.

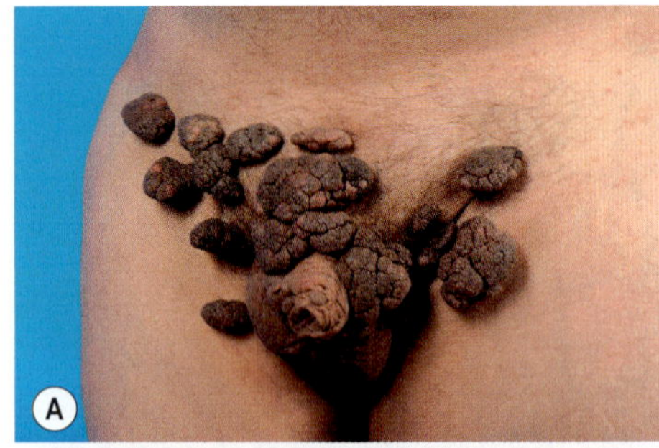

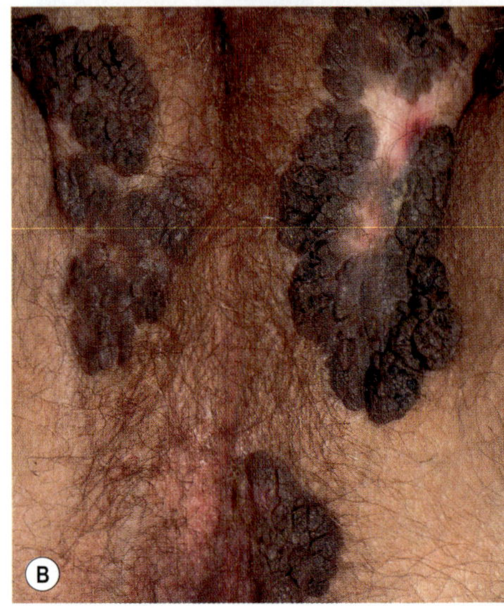

Fig. 66.10 Condylomes acuminés. A Grands papillomes, exophytiques, à base large ou pédiculés chez un garçon de 15 ans en bonne santé. **B** Lésions confluentes formant des plaques hyperpigmentées dans la région périnéale et le long du pli inguinal. Une cicatrice dépigmentée est observée au site du traitement par azote liquide. *Remerciements : A, B : Reinhard Kirnbauer, MD, et Petra Lenz, MD.*

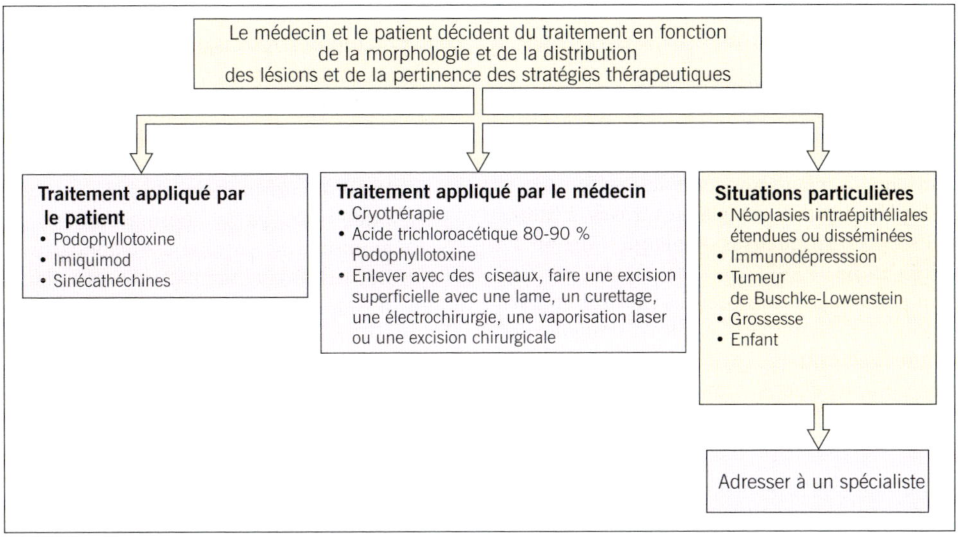

Fig. 66.11 Traitement des verrues anogénitales. TCA : *trichloroacetic acid*. *Remerciements : Reinhard Kirnbauer, MD, et Petra Lenz, MD.*

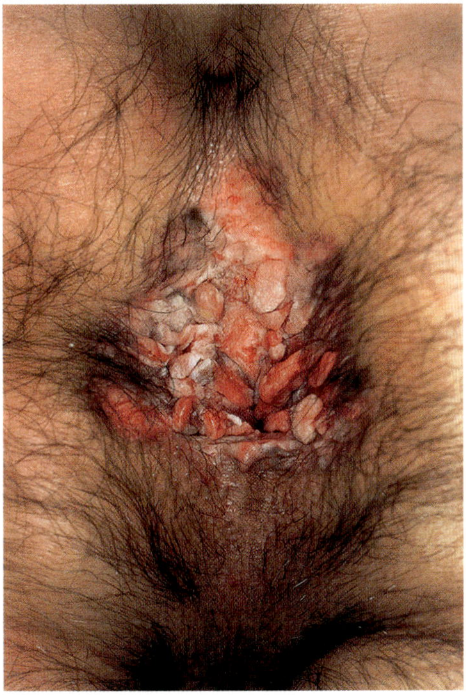

Fig. 66.12 Papulose bowénoïde de l'anus positive pour un HPV muqueux à haut risque chez un homme homosexuel. L'examen histologique a montré une néoplasie intra-épithéliale anale (AIN) de haut grade. *Remerciements : Reinhard Kirnbauer, MD, et Petra Lenz, MD.*

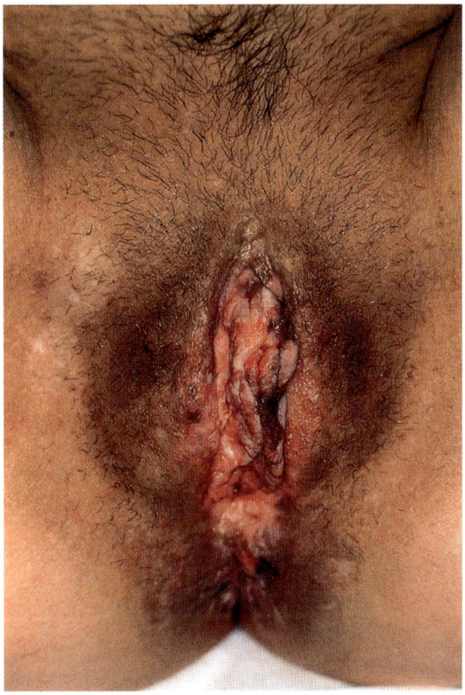

Fig. 66.13 Papulose bowénoïde de la vulve avec manifestations histopathologiques d'une néoplasie intra-épithéliale vulvaire (VIN). Les papules extensives rouge brun ou blanchâtres et les plaques contenaient un HPV muqueux à haut risque chez une patiente positive au VIH. Des analogues aux lésions intraépithéliales de haut grade (HSIL) étaient présents en périanal (AIN) et sur le col (CIN). *Remerciements : Reinhard Kirnbauer, MD, et Petra Lenz, MD.*

Papulose bowénoïde (néoplasie intraépithéliale de grade 3 ; lésion intraépithéliale squameuse de haut grade)

• Similaire aux condylomes acuminés, principalement dans la région anogénitale.
• Multiples papules ou plaques roses à rouge brun, lisses à verruqueuses ou plaques (fig. 66.12 et 66.13 ; cf. fig. 60.9).
• Histopathologie : nombreuses mitoses éparses dans tout l'épiderme (ce qui les distingue des condylomes acuminés) ; les kératinocytes peuvent présenter moins d'atypies que dans un CSC.
• **TT :** décrit fig. 66.11.

Carcinome spinocellulaire in situ (néoplasie intraépithéliale de grade 3 ou lésion squameuse intraépithéliale de haut grade *si anogénitale*, maladie de Bowen *si périunguéale*, historiquement érythroplasie de Queyrat *si pénienne*)

• Préférentiellement sur la peau glabre de la vulve ou du pénis, ou la région périunguéale.
• Plaque bien délimitée rose à rouge (fig. 66.14) qui avec le temps peut évoluer en carcinome invasif (fig. 66.15).
• **DD :** dermatite, psoriasis, verrue périunguéale résistant au traitement, lichen scléreux, lichen plan érosif, candidose, en particulier chez les hommes non circoncis, maladie de Paget extra-mammaire, balanite de Zoon, mélanome amélanotique.
• **TT :** excision, chirurgie de Mohs ou autres modalités destructrices selon les caractéristiques du patient et des lésions ; imiquimod avec réévaluation soigneuse.

Carcinome verruqueux

• Malignité de bas grade qui est localement invasive et destructrice, mais rarement à l'origine de métastases ; la lésion peut atteindre une grande taille quand elle reste sans traitement.
• Types principaux :
  – Tumeur de Buschke-Löwenstein (fig. 66.16) – région anogénitale ; fistules et/ou abcès peuvent être présents
  – Papillomatose orale floride – muqueuse orale ou sinus périnasaux – pavage confluent de papillomes blanchâtres
  – Épithélioma cuniculatum – face plantaire – forme irrégulière, bien délimitée, nodule verruqueux, souvent de plusieurs centimètres de diamètre
  – Papillomatose cutanée carcinoïde : autres sites cutanés
• **TT :** excision.

Épidermodysplasie verruciforme (EDV)

• Infection cutanée par des types particuliers de virus HPV chez des patients qui ont une prédisposition héréditaire (mutations dans *TMC6* [*EVER1*], *TMC8* [*EVER2*]) ou une immunosuppression acquise (p. ex. infection VIH) ; cf. tableau 66.1.
• Lésions disséminées qui commencent à apparaître dans l'enfance (formes héréditaires), avec une prédisposition pour les zones exposées au soleil.
• Les lésions varient en couleur de blanc à rose et marron et peuvent ressembler à des verrues planes ou au pityriasis (tinea) versicolor (fig. 66.17).
• Histopathologie distinctive avec cytoplasme étendu gris bleu des kératinocytes de la partie supérieure du stratum spinosum.
• Risque augmenté de CSC, en particulier dans les zones exposées au soleil.
• **TT :** difficile (similaire à celui des verrues planes), mesures de protection solaire, poser le problème de l'immunodépression dans les formes acquises.

Pour plus d'information, cf. chap. 79 de *Dermatology, Fourth Edition*.

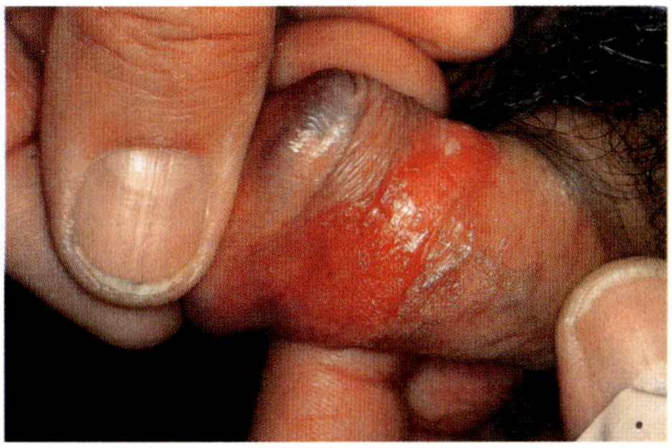

Fig. 66.14 Érythroplasie de Queyrat. Plaque bien délimitée, de consistance veloutée du prépuce positive pour un HPV à haut risque ; l'examen histologique a détecté une néoplasie intra-épithéliale pénienne (PIN) de haut grade. *Remerciements : Reinhard Kirnbauer, MD, et Petra Lenz, MD.*

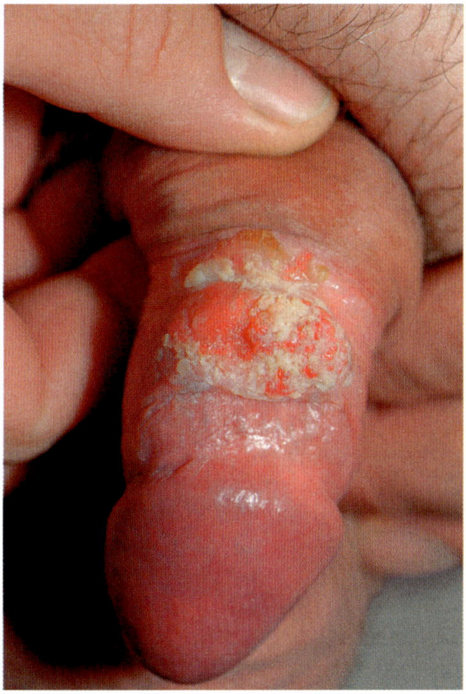

Fig. 66.15 Carcinome spinocellulaire du pénis. Il s'est développé pendant plus d'une décennie à partir d'une lésion papuleuse du prépuce. Les ADN de HPV-16 et -51 ont été détectés par RT-PCR. *Remerciements : Richard Kirnbauer, MD, et Petra lenz, MD.*

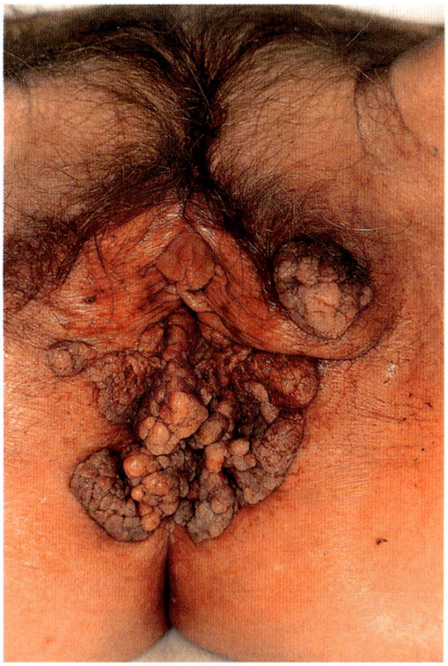

Fig. 66.16 Condylomatose acuminée géante (tumeur de Buschke-Löwenstein). Condylome acuminé avec aspect en chou-fleur, infiltration profonde, chez une femme âgée. *Remerciements : Reinhard Kirnbauer, MD, et Petra Lenz, MD.*

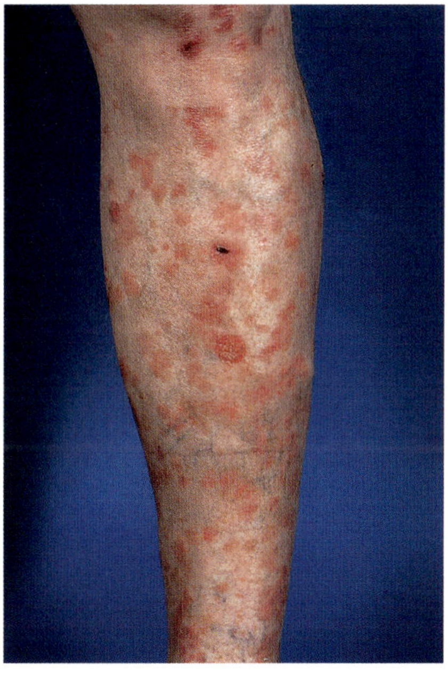

Fig. 66.17 Épidermodysplasie verruciforme. Des macules et des plaques érythémateuses généralisées sont observées. Les lésions ont été testées positives pour HPV-8 et -36. *Remerciements : Reinhard Kirnbauer, MD, et Petra Lenz, MD.*

67 Herpèsvirus humains

Données générales

• Les herpèsvirus humains (HHV) sont une famille de virus à ADN à double hélice (8 membres) avec une enveloppe lipidique.
• Ils sont tous capables d'établir une latence prolongée chez l'hôte après une primo-infection.
• La pathogénie de base des infections par HHV comporte une séquence de primo-infection, l'établissement d'une latence, une réactivation et des récurrences (secondaires) de l'infection.
• La présentation clinique dépend de l'âge de l'hôte, de la localisation anatomique, du statut immunitaire et de caractéristiques ethniques (p. ex. virus d'Epstein-Barr ou EBV).
• La dissémination de l'infection est habituellement le résultat d'un contact avec des sécrétions corporelles contenant le virus.
• La sécrétion asymptomatique du virus est habituelle.

Virus herpès simplex (HSV-1/HHV-1 et HSV-2/HHV-2)

• Agents pathogènes ubiquitaires qui produisent principalement des lésions orolabiales (HSV-1 > HSV-2) et des infections génitales (HSV-2 > HSV-1) caractérisées par des éruptions vésiculeuses récurrentes (tableau 67.1).
• *La transmission* peut se faire durant des périodes de sécrétion virale aussi bien symptomatiques qu'asymptomatiques.
• La *réactivation* peut survenir spontanément où à la suite d'un stimulus approprié (p. ex. stress, exposition aux UV, fièvre, traumatisme tissulaire ou immunodépression).
• Il existe un large éventail de présentations cliniques, l'infection asymptomatique étant la plus fréquente.
• Dans la primo-infection :
  – Le début survient habituellement 3–7 jours après l'exposition
  – *Prodromes généralisés* (avant la survenue de lésions cutanéomuqueuses) d'adénopathies sensibles, fièvre, malaise ; localement : douleur, sensation de brûlure, sensibilité
  – Lésions initiales : petites vésicules rondes sur une base érythémateuse ; souvent douloureuses ou brûlantes ; le caractère groupé de ces vésicules est un élément clé du diagnostic ; les vésicules peuvent devenir ombiliquées ou pustuleuses, suivies par des érosions ou des ulcérations avec des croûtes hémorragiques à bords festonnés ; les lésions disparaissent en 2–6 semaines (fig. 67.1)
• Dans la réactivation de l'infection :
  – *Prodromes localisés* de dysesthésie (p. ex. brûlures/picotements, douleur, prurit) et sensibilité
  – Les lésions cutanéomuqueuses sont similaires à la primo-infection mais moins nombreuses, moins sévères et de durée plus courte (fig. 67.2)
• En plus des lésions classiques orolabiales et génitales, HSV peut causer d'autres infections (tableau 67.2 ; fig. 67.3 à 67.7).
• **DD** et **Dg :** cf. tableau 67.1.
• **TT :** exposé tableau 67.3.

Virus varicelle-zona (VZV ou HHV-3)

• Primo-infection varicelleuse.
  – Habituellement autolimitée chez les enfants par ailleurs en bonne santé, mais plus sévère avec un nombre plus élevé de lésions et un risque supérieur de complications chez les adultes (incluant les femmes enceintes) et les sujets immunodéprimés (tableau 67.4 ; fig. 67.8)
• Zona – réactivation du VZV.
  – L'incidence, la sévérité et le risque de complications augmentent significativement avec l'âge et l'immunodépression en raison d'une baisse de la réponse immune spécifique de type cellulaire au VZV
  – La réactivation provoque une névrite sensitive et une névralgie douloureuse, suivies

Tableau 67.1 Principaux signes cliniques des infections orolabiales et génitales à virus herpès simplex. ~ 50 % des adultes aux États-Unis sont séropositifs pour HSV-1 et ~ 25–30 % pour HSV-2, avec une augmentation de la séroprévalence pour ce dernier. Le traitement est décrit tableau 67.3.

Infection HSV cutanéomuqueuse	Primo-infection*	Récurrence*	DD
HSV orolabial (HSV1 >HSV2) La latence s'effectue dans les cellules nerveuses du ganglion de la racine dorsale, en particulier trigéminé	• Infection asymptomatique le plus fréquemment • Gingivostomatite principalement chez les enfants d'âge <10 ans (fig. 67.1A) • Pharyngite et syndrome de type mononucléosique chez les jeunes adultes • Dysphagie et hypersalivation peuvent survenir	• De préférence au bord vermillon des lèvres (fig. 67.2B) et survient moins habituellement dans la région périorale et les joues, la muqueuse nasale et les muqueuses dures (p. ex. muqueuse couvrant un os) comme le palais dur ou la gencive (fig. 67.2A) • Chez les personnes immunodéprimées, peut se voir sur la muqueuse molle, p. ex. la muqueuse jugale et le palais mou	**Lèvres vermillon/périoral** • Impétigo • Infection à Coxsackie (aussi intra-oral) • EP majeur ou SSJ (aussi intra-oral) **Intra-oral** • Stomatite aphteuse • Pharyngite (p. ex. EBV)/herpangine • Mucite médicamenteuse
HSV génital (HSV2 >HSV1) La latence s'effectue dans les cellules nerveuses du ganglion de la racine dorsale, en particulier sacré	• Les personnes séropositives ne rapportent souvent aucun antécédent d'infection génitale primaire • Elles se présentent fréquemment avec une balanite érosive atrocement douloureuse, une vulvite ou une vaginite • Chez les hommes, atteint typiquement le gland ou la verge • Chez les femmes, peut aussi atteindre le col de l'utérus, les fesses (cf. fig. 67.1D) et le périnée avec association possible d'une dysurie, d'une rétention urinaire ou d'une adénopathie inguinale (fig. 67.1C)	• Présentation habituellement infraclinique • Typiquement, un nombre limité de vésicules groupées* survient sur les organes génitaux ou les fesses (en particulier chez les femmes) (fig. 67.2C et D) • La fréquence des récurrences est corrélée avec la sévérité de la primo-infection	• Traumatisme • Ulcères liés à EBV ou CMV • Aphtose • Chancre syphilitique • Chancre mou • Lymphogranulomatose vénérienne • Donovanose
Le diagnostic est fait au lit du malade par soit (1) réalisation d'un cytodiagnostic de Tzanck (cf. fig. 2.7 ; résultats en quelques minutes) ; IFD ou PCR (résultats en quelques heures) ou culture virale (résultats en quelques jours), soit (2) réalisation d'une biopsie cutanée pour marquage H&E (cf. fig. 2.6 ; résultats en quelques jours). *Chez les personnes immunodéprimées, il est prudent de réaliser les tests pour HSV-1, HSV-2 et VZV car les présentations cliniques sont souvent atypiques.*			

** Pour la description des lésions typiques, cf. texte ; occasionnellement, des vésicules intactes ne sont pas vues, mais plutôt des ulcérations groupées avec prédominance de croûtes hémorragiques.*

EP : érythème polymorphe ; SSJ : syndrome de Stevens-Johnson.

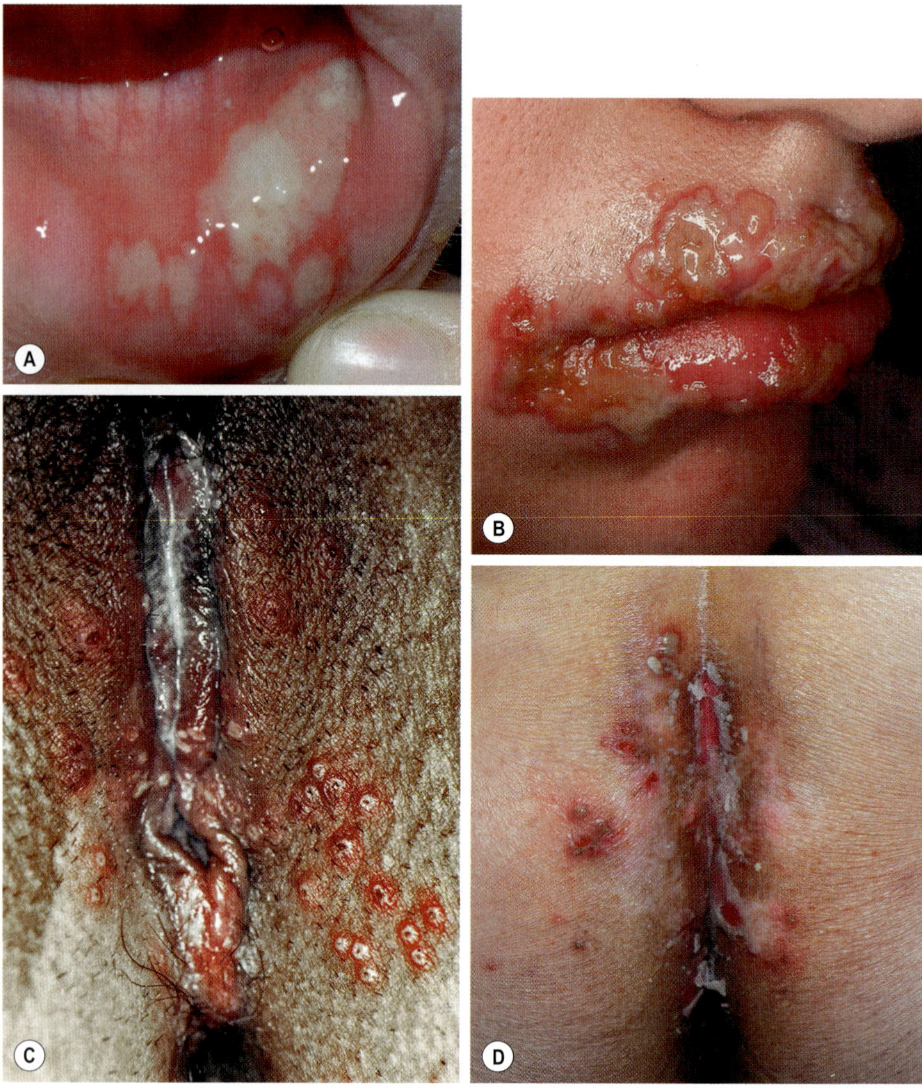

Fig. 67.1 Primo-infection à virus herpès simplex (HSV). A Gingivostomatite d'une primo-infection herpétique due à HSV-1 chez un enfant. Noter les lésions coalescentes avec des bords festonnés. **B** Infection à HSV-2 chez un adolescent (primo-infection vs infection initiale non primitive). Noter les bords festonnés. **C** Primo-infection HSV génitale. En plus des croûtes hémorragiques de 1 à 2 mm, il y a des vésiculopustules périfolliculaires. **D** Vésicules et érosions groupées du pli interfessier. *Remerciements : A : Julie V. Schaffer, MD; B : Jean L. Bolognia, MD; C : Stephen K. Tyring, MD; D : Kalman Watsky, MD.*

d'une éruption vésiculeuse sur un dermatome; l'évolution clinique est exposée tableau 67.4 (fig. 67.9 à 67.11)

– L'exposition d'une personne susceptible d'infection à un individu ayant la varicelle ou un zona va entraîner une varicelle mais pas un zona
– **TT :** le traitement antiviral précoce (dans les 72 heures suivant l'apparition de la première vésicule) est idéal, cependant l'initiation après 72 heures, mais dans les 7 premiers jours, peut aussi être utile (cf. tableau 67.3)
– Sélection de complications d'un zona :

1. **Zona disséminé**
   - Défini par >20 vésicules en dehors du dermatome initial ou des dermatomes adjacents
   - Implique une virémie et une augmentation du risque d'atteinte viscérale ou du SNC (cf. tableau 67.4)

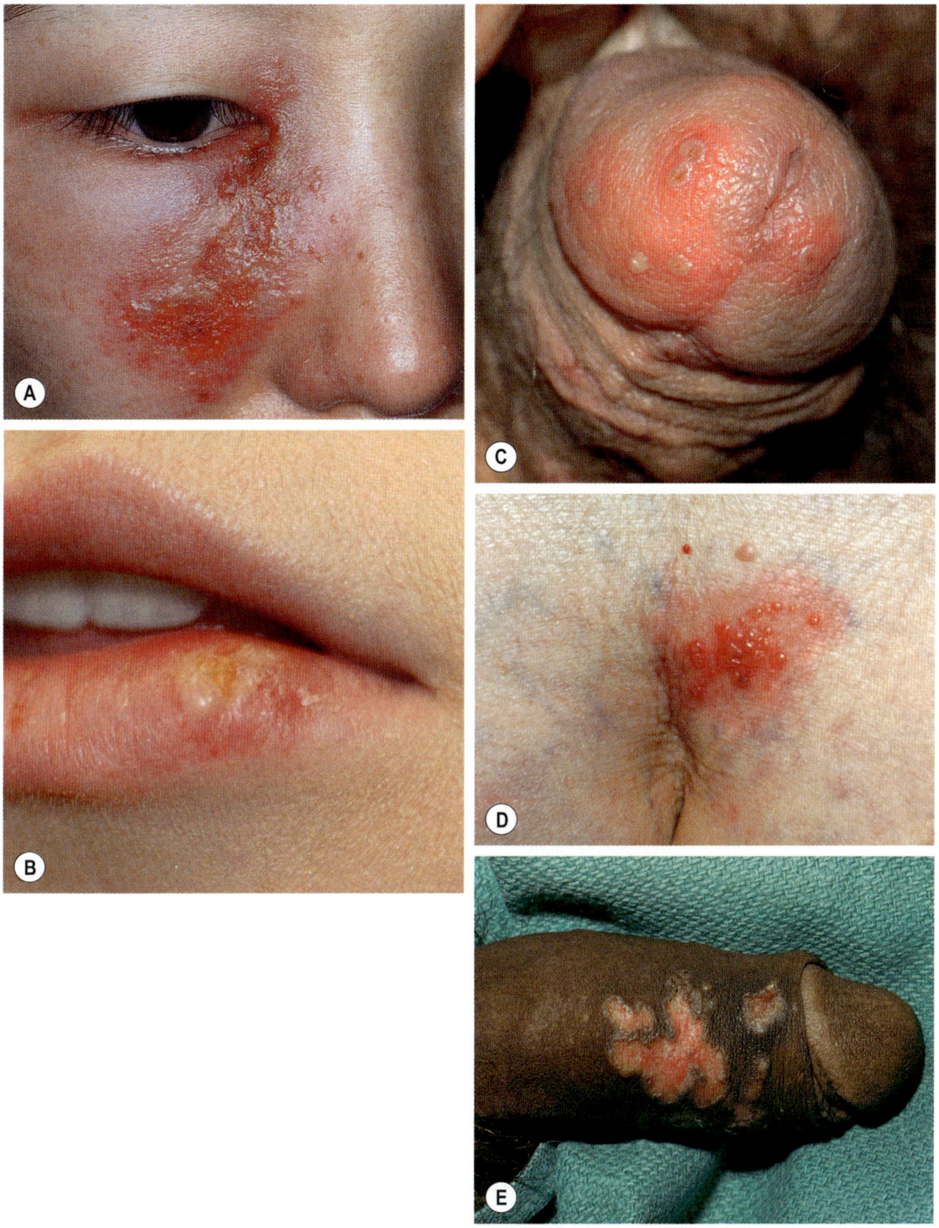

Fig. 67.2 Réactivation d'infections à virus herpès simplex (HSV). A Infection récurrente à HSV-1 de la joue. De telles lésions sont parfois diagnostiquées à tort cellulite ou impétigo bulleux. **B** Herpès labial récurrent (bouton de fièvre). **C, D** Vésicules groupées, intactes et/ou vésiculopustules avec une base érythémateuse sur le pénis (**C**) et au-dessus du pli fessier (**D**). La fesse est une localisation courante chez la femme. **E** Ulcérations en voie de cicatrisation avec des bords festonnés sur le pénis. *Remerciements : A, C, D : Kalman Watsky, MD; B : Stephen K. Tyring, MD. ; E : Joseph L. Jorizzo, MD.*

Tableau 67.2 Principales manifestations cliniques des autres infections à virus herpès simplex (HSV). Le traitement est expliqué tableau 67.3.

Infection HSV	Principales manifestations cliniques
Eczema herpeticum (pustulose varioliforme aiguë de Kaposi-Juliusberg)	• Éruption disséminée de HSV, survient habituellement en association avec des atteintes cutanées qui comportent une rupture de la barrière épidermique (p. ex. dermatite atopique, brûlures, maladie de Darier) (fig. 67.3); le DD inclut des infections à coxsackievirus ou *Streptococcus*
Panaris herpétique	• Infection HSV du (des) doigt(s) (fig. 67.4); plus souvent observé chez les enfants; était fréquent dans le passé chez le personnel de santé qui n'utilisait pas de gants
Herpès gladiatorum	• Survient dans les sports de contact (p. ex. lutte) (fig. 67.5)
Folliculite à HSV	• Peu fréquente; plus souvent observée chez des patients qui se rasent avec un rasoir à lame (p. ex. sycosis herpétique dans la région de la barbe) ou chez des sujets immunodéprimés (cf. fig. 31.4B)
HSV chez des sujets immunodéprimés (p. ex. VIH(+), transplantés d'organes ou de cellules souches hématopoïétiques, leucémie, lymphome)	• Peut se présenter avec des manifestations cutanéomuqueuses chroniques ou atypiques (p. ex. sites multiples; lésions disséminées; lésions verruqueuses, exophytiques ou pustuleuses; fig. 67.6) • La présentation la plus habituelle est une ulcération chronique, étendue; sur la fesse, peut être diagnostiquée à tort comme une escarre (fig. 67.6D)
HSV oculaire	• Le plus souvent acquis chez des nouveau-nés, à l'accouchement, lors du passage vaginal • *Primo-infection :* typiquement présent comme kératoconjonctivite unilatérale ou bilatérale, œdème des paupières, déchirures, photophobie, chémosis (œdème conjonctival) et lymphadénopathie pré-auriculaire; avec *infections récurrentes* habituellement unilatérales, peut-être confondue avec une dermatite de contact ou une cellulite périoculaire • Complications potentielles : ulcère de cornée, cicatrice • Manifestations pathognomoniques : ramification, lésions dendritiques de l'épithélium de la cornée.
HSV néonatal	• Le risque de transmission de la mère infectée au nouveau-né (30–50 %) est plus important parmi les femmes qui ont leur premier épisode de HSV génital près du moment de l'accouchement; le risque est faible (<3 %) pour les femmes ayant une infection génitale récurrente à HSV • Morbidité et mortalité significatives chez les enfants atteints, en particulier en cas d'atteinte disséminée • Présentations cliniques variées (fig. 67.7 et cf. chap. 28)
Encéphalite herpétique	• *Pas* de manifestations cutanées • Principale cause d'encéphalite virale sporadique, fatale, aux États-Unis

- Nécessite un traitement par aciclovir intraveineux

2. **Névralgie post-herpétique (NPH) et prurit post-herpétique (PPH)**
   - Surviennent chez 10–15 % des patients; l'incidence et la sévérité augmentent avec l'âge.
   - Caractérisés par une douleur persistante, une dysesthésie (NPH) ou du prurit (PPH) le long des dermatomes sensitifs pendant des semaines ou des années après la résolution de l'éruption
   - **TT :** gabapentine, antidépresseurs tricycliques (p. ex. amitriptyline, nortriptyline); topiques (p. ex. patch de lidocaïne, capsaïcine); antalgiques oraux (p. ex. ibuprofène, opioïdes)

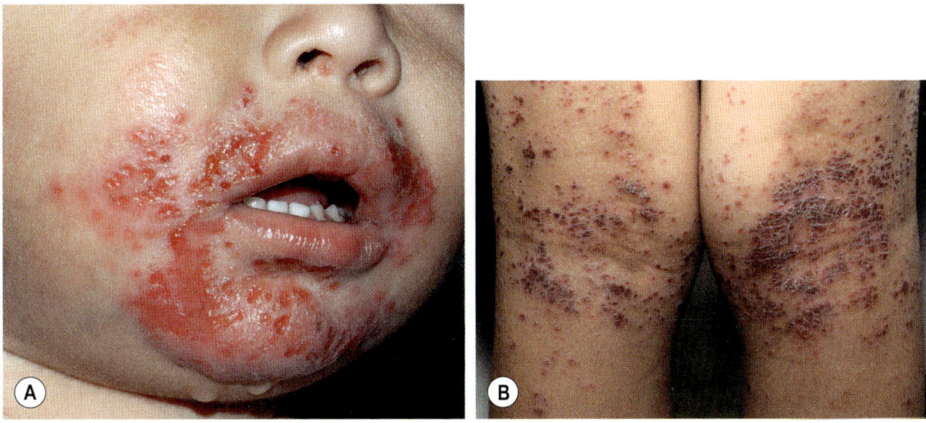

Fig. 67.3 Eczema herpeticum. A Érosions monomorphes, à l'emporte-pièce, avec une bordure festonnée chez cet enfant qui a un antécédent de dermatite atopique faciale. **B** Petites croûtes hémorragiques, monomorphes et érosions coalescentes des creux poplités, des zones de dermatite atopique préexistante. *Remerciements : A : Julie V. Schaffer, MD ; B : Kalman Watsky, MD.*

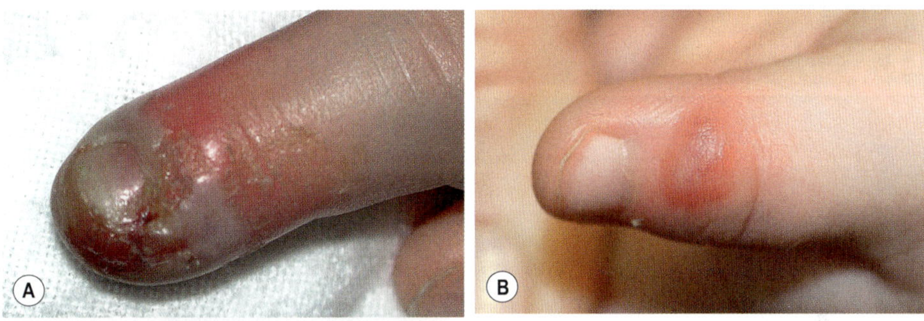

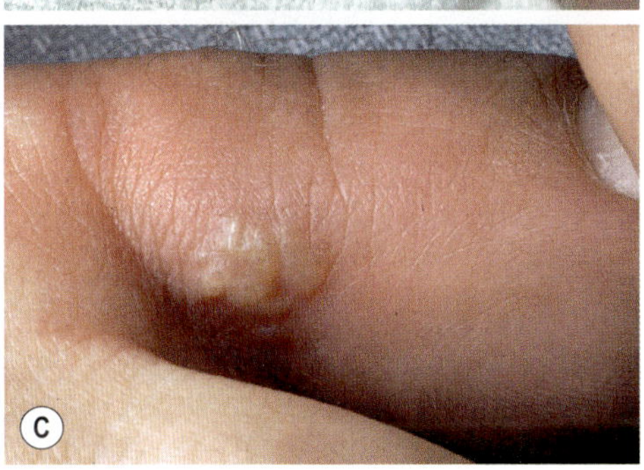

Fig. 67.4 Panaris herpétique. A Vésicules coalescentes et érosions sur le bout du doigt d'un enfant. **B** Plaque érythémateuse et œdémateuse avec formation d'une bulle centrale relativement discrète sur le pouce d'un enfant. **C** Vésicules groupées sur le doigt d'un adulte. Le panaris herpétique parfois diagnostiqué à tort comme cellulite ou dactylite bulleuse ou, selon la localisation, paronychie. *Remerciements : A : YDRSC ; B : Stephen K. Tyring, MD ; C : Louis A. Fragola, MD.*

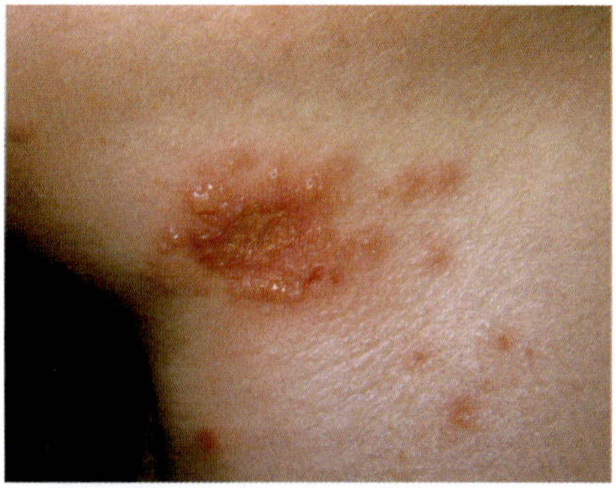

Fig. 67.5 Herpès gladiatorum. Vésicules groupées et érosions sur le cou d'un lycéen pratiquant la lutte. *Remerciements : Louis A. Fragola, Jr., MD.*

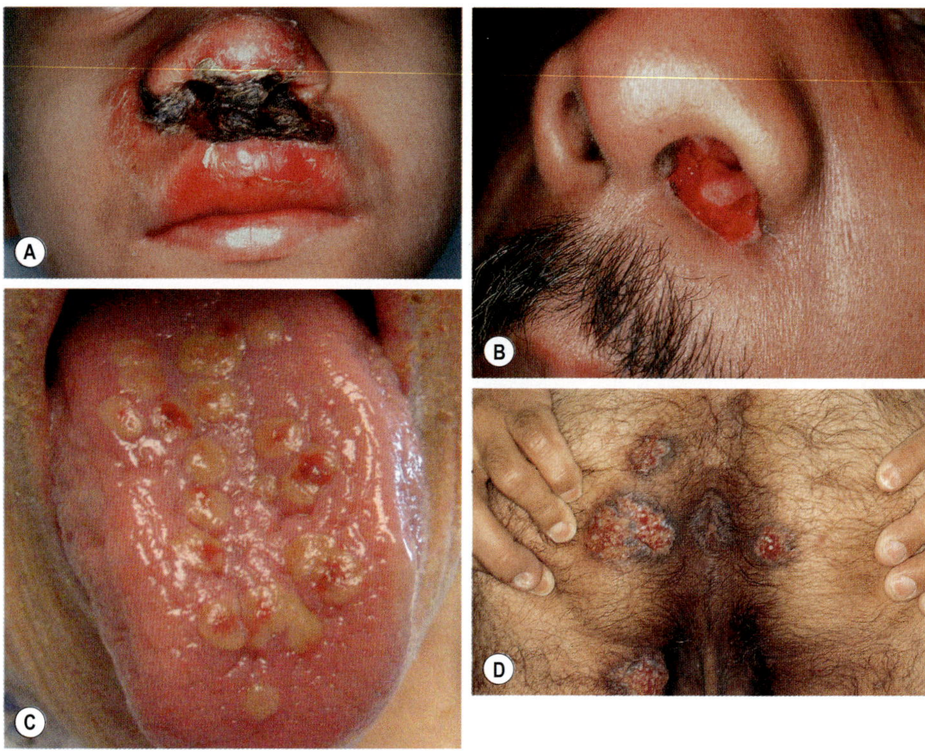

Fig. 67.6 Infections virales à herpès simplex chez des personnes immunodéprimées. A Ulcérations étendues chez un enfant qui a une leucémie aiguë et qui étaient présumées être dues à *Rhizopus*, et (**B**) chez un homme jeune ayant un sida. **C** Coalescence de papules et de plaques érodées jaune blanc de la langue. **D** Ulcérations chroniques périanales chez un homme infecté par le VIH. *Remerciements : A-C : YDRSC ; D : de Callen JP, Jorizzo JL, et al. Dermatological Signs of Internal Disease, 4th ed. ; Saunders/Elsevier, 2009.*

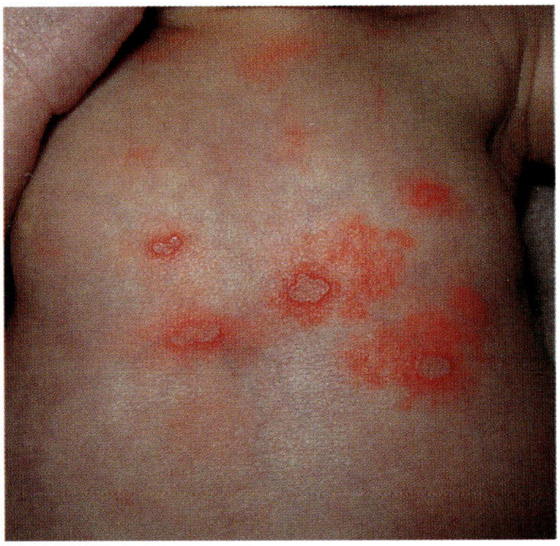

Fig. 67.7 Herpès néonatal. Papulovésicules groupées avec une base érythémateuse sur la poitrine. Noter les bords festonnés dans les zones de coalescence. *Remerciements : Frank Samarin, MD.*

Tableau 67.3 Traitement antiviral pour les infections à virus herpès simplex et infections à virus zona-varicelle.

Contexte pathologique	Médicaments et posologie
Infections à herpès simplex	
Herpès orolabial* (récurrence)	*Topique* Docosanol : × 5/j jusqu'à guérison Penciclovir : crème à 1 %, appliquer toutes les 2 heures dans la journée × 4 jours Aciclovir : pommade à 5 %, appliquer toutes les 3 h/× 6/j × 7–10 jours Aciclovir + hydrocortisone : crème 5 %/1 %, appliquer × 5/j × 5 jours Aciclovir : comprimé mucoadhésif 50 mg, une seule application dans la fosse canine du côté atteint *Oral** Aciclovir ** : 400 mg p.o., × 3/j × 7–10 jours Famciclovir : 1,5 g p.o. × 1 dose Valaciclovir : 2 g p.o. × 2/j × 1 jour
Herpès génital (premier épisode)	Aciclovir : 200 mg p.o. × 5/× 10 jours, ou 400 mg p.o. × 3/j × 10 jours Famciclovir 250 mg p.o. × 3/j × 10 jours Valaciclovir : 1 mg p.o. × 2/j × 10 jours
Herpès génital (récurrence)	Aciclovir : 400 mg p.o. × 3/j × 5 jours ou 800 mg p.o. × 2/j × 5 jours ou 800 mg p.o. × 3/j × 2 jours Famciclovir : 1 g p.o. × 2/j × 1 jour ou 500 mg p.o. × 1 dose puis 250 mg p.o. × 2/j × 2 jours ou 125 mg p.o. × 2/j × 5 jours Valaciclovir : 500 mg p.o. × 2/j × 3 jours ou 1 g p.o./j × 5 jours
Traitement suspensif au long cours	Aciclovir : 400 mg p.o. × 2/j Famciclovir : 250 mg p.o. × 2/j Valaciclovir : 500 mg p.o./j pour < 10 poussées/an ou 1 g/j p.o. pour ≥ 10 poussées/an
Néonatal	Aciclovir : 20 mg/kg i.v. toutes les 8 heures × 14–21 jours
Immunodépression	*Utilisation recommandée jusqu'à ce que toutes les lésions cutanéomuqueuses aient guéri* Aciclovir : 400 mg p.o. × 5/j ou 5 mg/kg (si âge ≥ 12 ans) jusqu'à 10 mg/kg (si âge < 12 ans) i.v. toutes les 8 heures Famciclovir** : 500 mg p.o. × 2/j Valaciclovir** : 1 g p.o. × 2/j

(Suite)

Tableau 67.3 Suite.

Contexte pathologique	Médicaments et posologie
Infections à herpès simplex	
Eczema herpeticum/ pustulose varioliforme aiguë de Kaposi-Juliusberg	*Utilisation recommandée pendant 10–14 jours ou (en particulier chez les immunodéprimés) jusqu'à ce que toutes les lésions cutanéomuqueuses aient guéri* Aciclovir : 15 mg/kg (400 mg max) p.o. × 3–5/j ou, si sévère, 5 mg/kg (si âge ≥ 12 ans) à 10 mg/kg (si âge < 12 ans) i.v. toutes les 8 heures Famciclovir : 500 mg p.o. × 2/j Valaciclovir : 1 g p.o. × 2/j
Herpès génital récurrent dans le cadre d'une infection VIH	*Utilisation recommandée jusqu'à ce que toutes les lésions aient guéri* Aciclovir** : 400 mg p.o. × 3/j Famciclovir : 500 mg p.o. × 2/j Valaciclovir** : 1 g p.o. × 2/j
Traitement au long cours dans le cadre d'une infection VIH	Aciclovir** : 400–800 mg p.o. × 2–3/j Famciclovir** : 250–500 mg p.o. × 2/j Valaciclovir : 500 mg p.o. × 2/j
HSV résistant à l'aciclovir chez des patients immunodéprimés	Foscarnet : 40 mg/kg i.v. toutes les 8–12 h × 2–3 semaines (ou jusqu'à ce que toutes les lésions aient guéri) Cidofovir : crème ou gel quotidien à 1 % × 2–3 semaines, ou (pour les maladies sévères) 5 mg/kg i.v. hebdomadaire × 2 semaines puis 1 semaine/2 (avec du probénécide)
Infections à virus varicelle-zona	
Varicelle	Aciclovir : 20 mg/kg (800 mg max) p.o. × 4/j × 5 jours Valaciclovir† : 20 mg/kg (1 g max) p.o. × 3/j × 5 jours
Zona	Aciclovir : 800 mg p.o. × 5/j × 7–10 jours Famciclovir : 500 mg p.o. × 3/j × 7 jours Valaciclovir : 1 g p.o. × 3/j × 7 jours
Immunodéprimés	Aciclovir : 10 mg/kg (500 mg/m²) i.v. toutes les 8 heures × 7–10 jours *ou jusqu'à ce que la poussée soit terminée* (selon des cas, en principe continuer jusqu'à ce que les lésions aient guéri)

** Les indications et l'efficacité du traitement antiviral pour les épisodes initiaux de l'herpès orolabial chez les patients immunocompétents adultes n'ont pas été définies, mais les schémas thérapeutiques utilisés pour les épisodes initiaux d'herpès génital peuvent être utilisés chez des personnes qui ont une atteinte sévère; l'aciclovir 15 mg/kg (200 mg max) p.o. × 5/j × 7 jours (initié dans les 3 jours du début de la maladie) a montré un bénéfice chez de jeunes enfants ayant une gingivostomatite herpétique primitive.*

*** Non approuvé de façon spécifique par la FDA pour cette indication.*

† Approuvé par la FDA pour les âges de 2–17 ans. Les pharmacies peuvent convertir les comprimés de valaciclovir en suspension orale (25 ou 50 mg/mL).

  - Noter que les opioïdes sont typiquement inefficaces ou sont aggravants chez les patients ayant un PPH
3. **Atteinte oculaire** (cf. fig. 67.9H)
  - Survient chez ~ 10 % des patients, dont 20–70 % développent une maladie oculaire (occasionnellement une cécité)
  - Due à une réactivation du VZV au niveau de la première division du nerf trijumeau (V1)
  - Les éléments clé du diagnostic incluent des lésions dans le territoire du V1 (cf. fig. 67.10), qui peuvent être accompagnées de douleurs oculaires unilatérales ou d'une conjonctivite
  - Le *signe de Hutchinson* correspond à la présence de vésicules au bout du nez, sur le côté ou sur l'arête nasale, indiquant une atteinte de la branche nasociliaire du nerf trijumeau, qui innerve aussi la cornée
  - Une évaluation initiale puis un suivi par un ophtalmologiste sont nécessaires
4. **Syndrome de Ramsay-Hunt** (zona auditif)
  - Dû à une réactivation du VZV dans le ganglion géniculé

Tableau 67.4 Principales manifestations cliniques des infections par le virus zona-varicelle (VZV). Le traitement est indiqué tableau 67.3.

Infection VZV	Principales manifestations cliniques	Complications (cf. aussi texte)	DD
Primo-infection*: varicelle La latence s'installe dans les cellules nerveuses du ganglion de la racine dorsale ~ 98 % des adultes dans le monde sont séropositifs	• Période d'incubation de 11 à 20 jours • *Prodromes généralisés* avec fièvre modérée, malaise et myalgies, suivis d'une éruption de macules et papules érythémateuses et prurigineuses qui développent des vésicules centrales (« goutte de rosée dans un pétale de rose ») et ensuite évoluent en pustules et croûtes (fig. 67.8); les lésions guérissent en 7–10 jours • Touchent principalement le cuir chevelu et le visage avec une progression vers le tronc et les membres et parfois la muqueuse orale (fig. 67.8D) • *Marque particulière :* des lésions à tous les stades de développement (cf. fig. 67.8A-C) • Le sujet atteint est contagieux par des gouttelettes aériennes et le contact avec le liquide des vésicules (jusqu'à ce qu'elles soient toutes recouvertes de croûtes) • *Varicelle atténuée :* vue chez des personnes préalablement immunisées; caractérisée par une évolution plus modérée et une présentation souvent atypique, p. ex. seulement quelques papules ou papulovésicules	***Sujet immunocompétent*** **Les plus fréquentes :** surinfection bactérienne (principalement staphylococcique et streptococcique), cicatrices **Moins fréquentes :** pneumonie **Rares :** SNC (p. ex. syndrome de Reye, encéphalite); glomérulonéphrite; névrite optique; hépatite **Varicelle congénitale :** associée à de multiples anomalies fœtales et des cicatrices cutanées ***Sujet immunodéprimé*** • Morbidité et mortalité significatives avec plus d'éruptions atypiques et étendues (p. ex. hémorragiques, purpuriques) et probabilité accrue d'atteintes du SNC ou viscérales (poumons, foie)	• Exanthèmes vésiculeux viraux (p. ex. coxsackievirus, ECHO) • PLEVA • HSV disséminé† • Rickettsiose varicelliforme • Éruption médicamenteuse • Gale • Piqûres d'insectes
Réactivation de l'infection : zona**	• *Prodromes localisés (à un dermatome)* de douleur intense et dysesthésie, avec ensuite développement de lésions cutanées • Vésicules douloureuses groupées sur des bases érythémateuses se développant à l'intérieur d'un dermatome sensitif (cf. fig. 67.9 et 67.10) • Plus souvent sur le tronc > visage, cou, cuir chevelu, membres • Typiquement autolimité chez les enfants et jeunes adultes • Occasionnellement dysesthésies localisées mais pas d'éruption cutanée (zona « *sine herpete* »)	***Sujet immunocompétent*** • Névralgies postherpétiques (~ 10–15 %) • Localement : infection bactérienne secondaire, cicatrices, paralysie motrice • Systémiques (cf. ci-dessous) : occasionnellement pneumonie • Zona ophtalmique (fig. 67.9H) • Syndrome de Ramsay-Hunt ***Sujet immunodéprimé*** (fig. 67.11) • Présentations plus sévères et inhabituelles (p. ex. lésions persistantes et verruqueuses ou hyperhidrose post-herpétique) • Maladie disséminée • Atteintes viscérales : pneumonie; méningoencéphalite; hépatite	• Infection HSV zostériforme • Dermatite de contact localisée • Infection cutanée bactérienne (p. ex. impétigo bulleux, cellulite)

Le diagnostic est décrit tableau 67.1

** La prévention est aujourd'hui un élément important : aux États-Unis, il est indiqué que tous les enfants éligibles reçoivent deux doses du vaccin VZV vivant atténué. Des IgG de varicelle (IGV) sont prescrites aux patients immunodéprimés à leur première exposition; les IGV sont prescrites aux nouveau-nés dont les mères ont été infectées peu de temps avant la naissance.*

*** La prévention est désormais un objectif important aux États-Unis et en Grande-Bretagne; la FDA a approuvé la vaccination par VZV vivant, atténué, une fois, pour les personnes éligibles âgées de plus de 50 ans (l'efficacité est ~ 50 %).*

† En particulier chez les sujets immunodéprimés.

HSV : *herpes simplex virus*; ECHO : *enteric cytopathic human orphan*; PLEVA : pityriasis lichénoïde et varioliforme aigu.

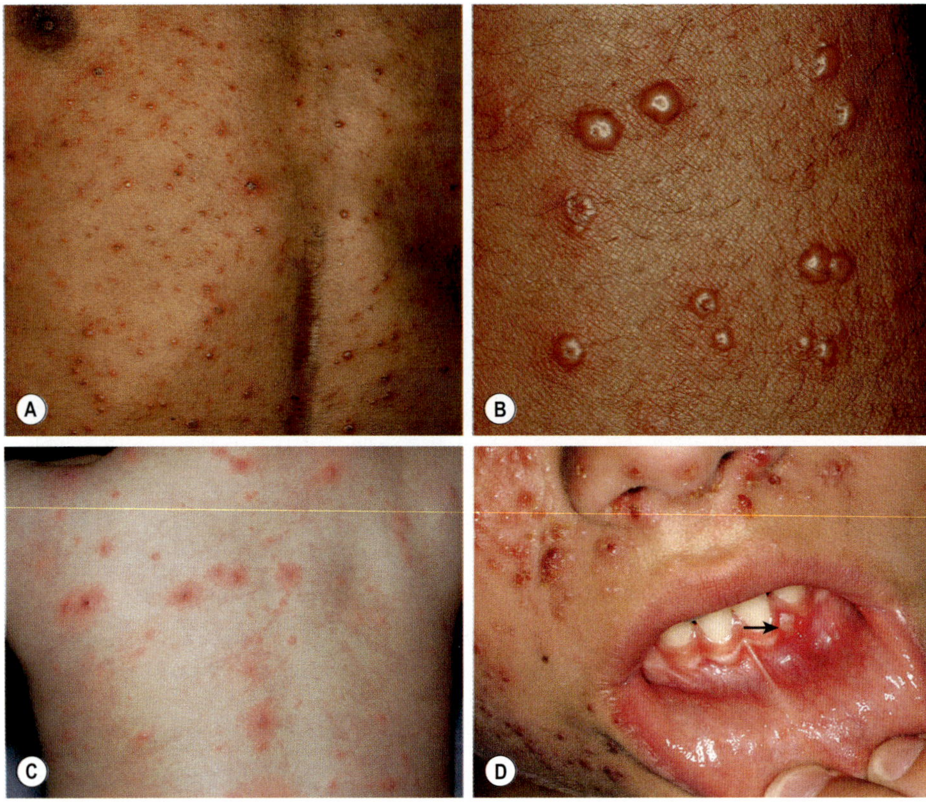

Fig. 67.8 Primo-infection par virus varicelle-zona (VZV) : varicelle. A-C Lésions disséminées à différents stades d'évolution, incluant vésicules, pustules et croûtes hémorragiques. Les vésicules comportent souvent une ombilication centrale. **D** Des lésions orales peuvent aussi survenir. *Remerciements : A, B : Robert Hartman, MD; C : Julie V. Schaffer, MD; D : Judit Stenn, MD.*

- Éléments du diagnostic : vésicules dans le méat acoustique, sur la langue et/ou le palais dur
- Les patients peuvent avoir des douleurs importantes de l'oreille, une paralysie faciale aiguë et/ou une perte du goût des deux tiers antérieurs de la langue
- Si le nerf vestibulocochléaire est aussi atteint, ils peuvent avoir des bourdonnements d'oreille, une surdité ou des vertiges
- Envisager une consultation en ORL

Virus d'Epstein-Barr (EBV ou HHV-4)

- Tableau 67.5 et fig. 67.12 et 67.13.

Cytomégalovirus (CMV ou HHV-5)

- Tableau 67.6 et fig. 67.14.

Herpès virus humains 6 et 7 (HHV-6 et HHV-7)

- Tableau 67.7 et fig. 67.15.

Herpès virus humain 8 (herpès virus associé au sarcome de Kaposi)

- Tableau 67.8 et fig. 67.16.

Pour plus d'informations, cf. chap. 80 de *Dermatology, Fourth Edition*.

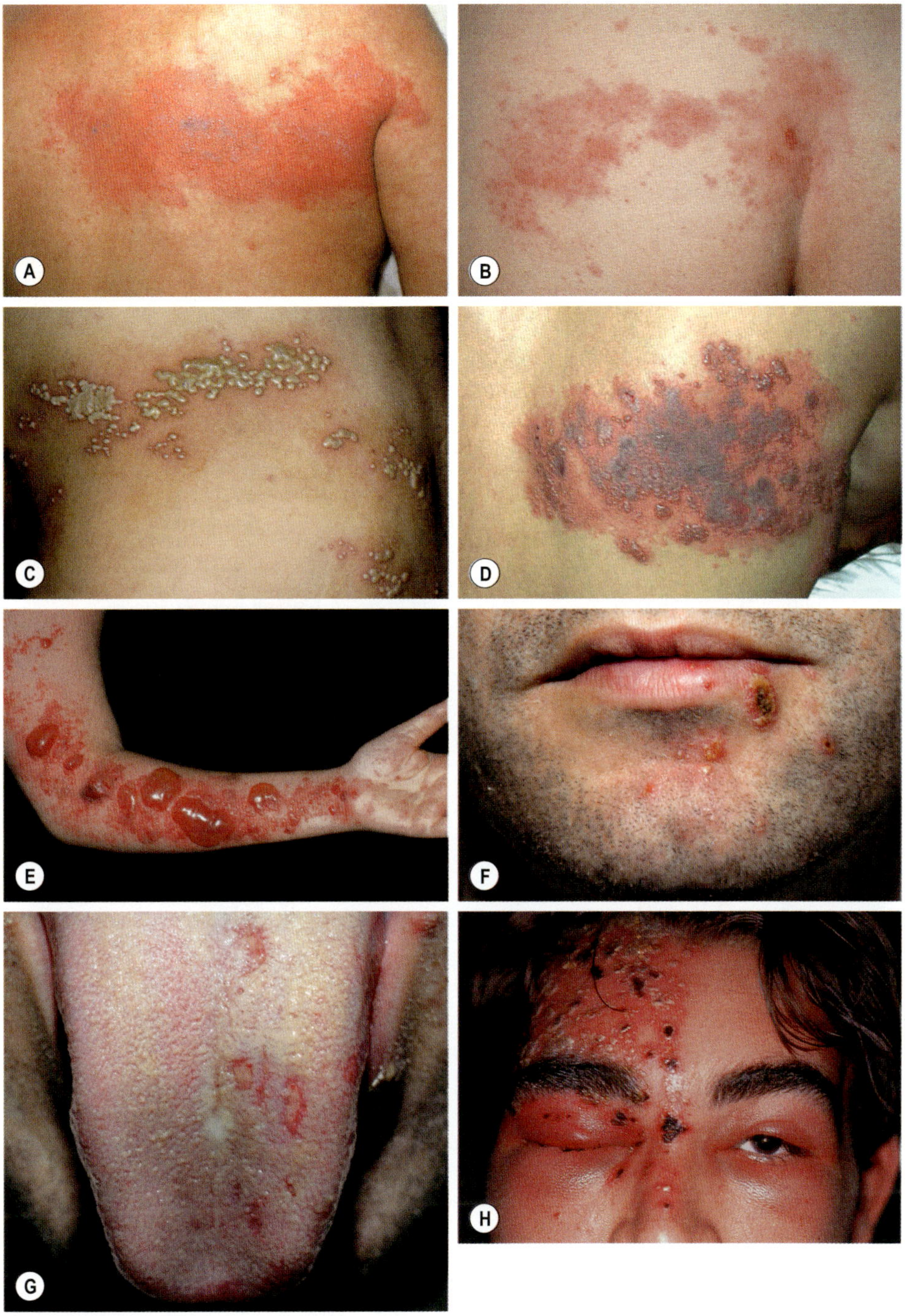

Fig. 67.9 Zona. A-B Plaques érythémateuses, œdémateuses avec formation précoce de vésicules. Noter l'accentuation périfolliculaire (**B**). **C, D** Stades ultérieurs de l'évolution avec formation importante de pustules (**C**) et une couleur pourpre sombre associée à des vésicules anciennes (**D**). **E** Variante bulleuse sur la partie interne du membre supérieur. **F-H** Zona facial. **F** Dans le territoire V_3, pustules groupées sur la partie droite du menton et croûtes hémorragiques de la lèvre inférieure, avec une lésion s'étendant au-delà de la ligne médiane. Ceci peut être confondu avec une éruption acnéiforme ou un impétigo. **G** Chez le même patient, des érosions sont présentes sur la partie gauche de la langue. Les deux tiers antérieurs de la langue sont innervés par le nerf facial (VII ; goût) ainsi que le V_3 (sensibilité). **H** Zona ophtalmique (V_1) avec ligne de démarcation médiane nette et des croûtes du front ainsi qu'un œdème périorbital controlatéral. *Remerciements : A, D, E, H, : YDRSC ; B : Jean L. Bolognia, MD ; C : Louis A. Fragola, Jr., MD ; F, G : Kalman Watsky, MD.*

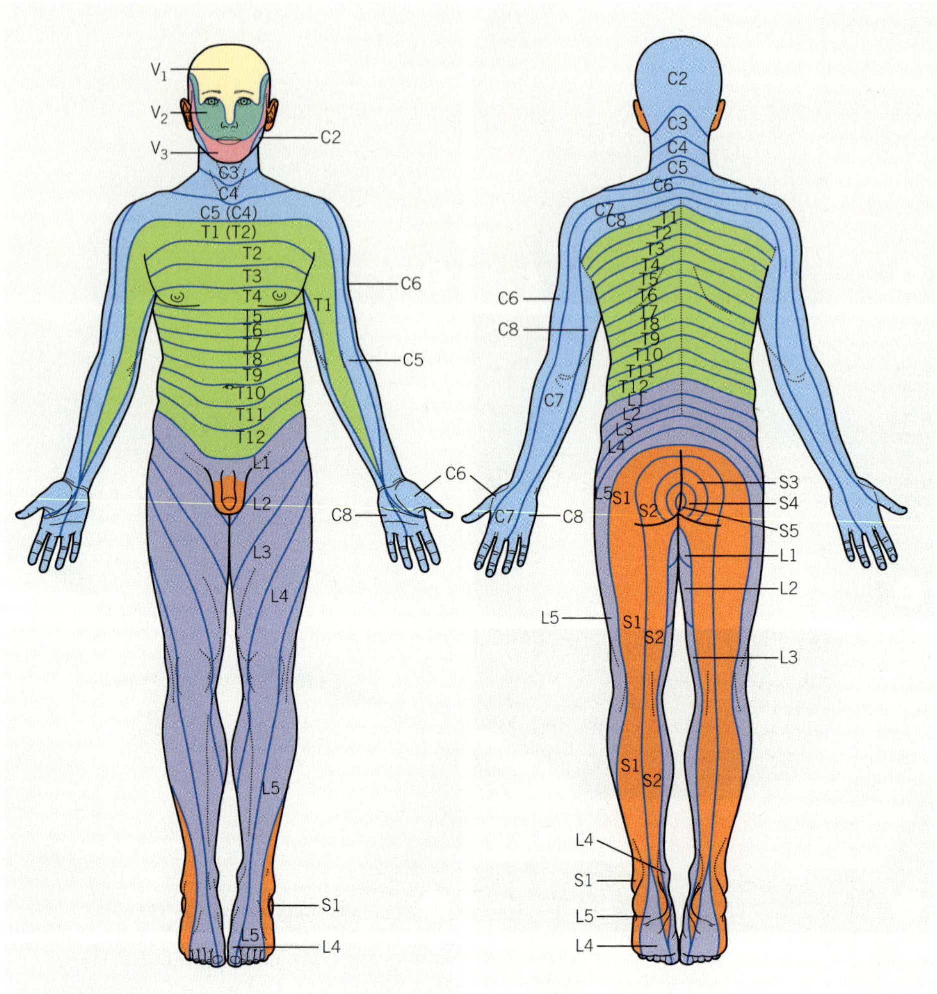

Fig. 67.10 Distribution des dermatomes.

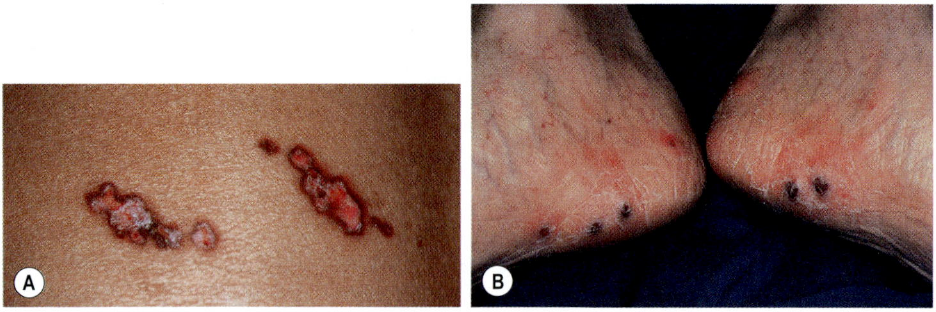

Fig. 67.11 Zona chez des personnes immunodéprimées. A Zona chronique verruqueux chez un patient infecté par le VIH. **B** Zona disséminé avec de multiples papules violet noir sur les pieds. Les patients avec des lésions cutanées disséminées doivent être évalués pour une atteinte possible du SNC ou une atteinte viscérale, p. ex. hépatique, pulmonaire, en particulier s'ils sont immunodéprimés. *Remerciements : YDRSC.*

Tableau 67.5 Principales manifestations cliniques des infections à virus d'Epstein-Barr (EBV). Le traitement de la primo-infection à EBV est principalement symptomatique ; celui des affections lymphoprolifératives à EBV est concentré sur le rétablissement, si possible, de l'état immunitaire antérieur à l'immunosuppression.

Infection à EBV	Principales manifestations cliniques	Complications	DD
Primo-infection*: mononucléose infectieuse (MNI) La latence est établie dans les lymphocytes B ~ 95 % des adultes dans le monde sont séropositifs	• Période d'incubation longue : 30 à 50 jours ; habituellement asymptomatique chez les enfants mais symptomatique chez les adolescents et les jeunes adultes • *Prodromes généralisés de* céphalées, malaise, fatigue • *Classiquement,* ~ 80 % présentent une triade de fièvre, pharyngite et lymphadénopathies • *Autres manifestations cliniques :* angine exsudative, splénomégalie (50 %), lymphocytose à lymphocytes atypiques, hépatite modérée • *Éruption cutanée :* début ~ J4 et persiste plusieurs jours ; le plus souvent exanthème discret, non spécifique, du tronc et des extrémités proximales, avec extension au visage et aux avant-bras • Occasionnellement paupières, palais, et pétéchies cutanées • Moins souvent ulcères génitaux (fig. 67.12), syndrome de Gianotti-Crosti, urticaire > érythème polymorphe, érythème noueux	**Fréquentes, *non* sévères :** réaction d'hypersensibilité induite par les antibiotiques (plus souvent avec les pénicillines ou les céphalosporines) ; ce n'est pas une vraie réaction allergique et il n'y a typiquement pas de risque pour le patient à prendre cet antibiotique dans le futur (cf. fig. 67.13) **Rares, mais sévères :** rupture splénique, en particulier post-traumatique ; obstruction de la voie respiratoire et orale par gonflement du tissu lymphoïde oropharyngé **Autres :** hépatite sévère ; thrombocytopénie ; anémie hémolytique ; glomérulonéphrite ; SNC (p. ex. encéphalite, méningite aseptique)	**Orocutanées** • Primo-infections CMV, HHV-6 ou VIH • Éruption médicamenteuse (p. ex. DRESS/SHM) **Pharyngite** • Infection à *Streptococcus* du groupe A **Autres** • Hépatite virale aiguë • Lymphome • Toxoplasmose
Réactivation de l'infection: atteintes lympho-prolifératives à EBV**	***Aux États-Unis :*** lymphome à cellules B ; atteintes lymphoprolifératives chez les patients immunodéprimés (p. ex. transplantés d'organes ; infection VIH(+) ; et personnes prenant des médicaments immunosuppresseurs, classiquement méthotrexate et/ou infliximab dans le cadre d'une polyarthrite rhumatoïde) ***Dans le monde :*** hydroa vacciniforme, hypersensibilité nécrotique aux piqûres de moustiques, lymphome de Burkitt africain (endémique), carcinome nasopharyngé		•Autres lymphomes cutanés et systémiques (cf. chap. 97–99)

* *Le diagnostic de* ***primo-infection à EBV*** *est confirmé par un test anticorps hétérophile positif (test «monospot»); si le test anticorps hétérophile est négatif mais si la MNI est encore suspectée (p. ex. tôt dans l'évolution de la maladie [≤6 semaines]) ou chez un jeune enfant (<2 ans), alors penser à : répéter les tests à anticorps hétérophiles, les sérologies EBV-spécifiques et/ou les taux d'ADN EBV.*

** *Le diagnostic d'une* ***affection lymphoproliférative suspectée à EBV*** *est confirmé par la présence de taux circulants élevés d'ADN EBV.*

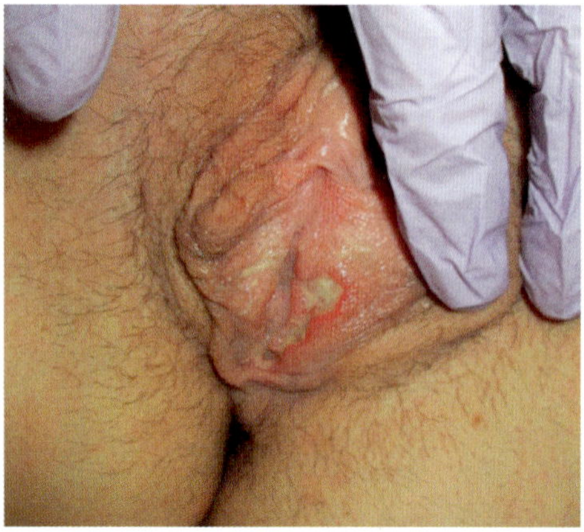

Fig. 67.12 Ulcères vulvaires associés à une primo-infection à EBV. Les ulcères génitaux à EBV, qui sont plus fréquents chez les adolescentes, sont souvent diagnostiqués à tort comme infections génitales à virus herpès simplex, chez certaines personnes ils représentent une variante d'aphtose. *Remerciements : YDRSC.*

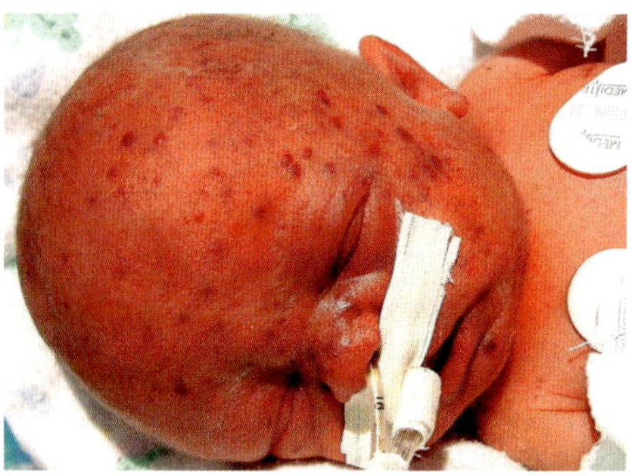

Fig. 67.14 Syndrome TORCH dû au cytomégalovirus. Papules multiples, fermes, rouge violet d'érythropoïèse dermique. *Remerciements : Mary S. Stone, MD.*

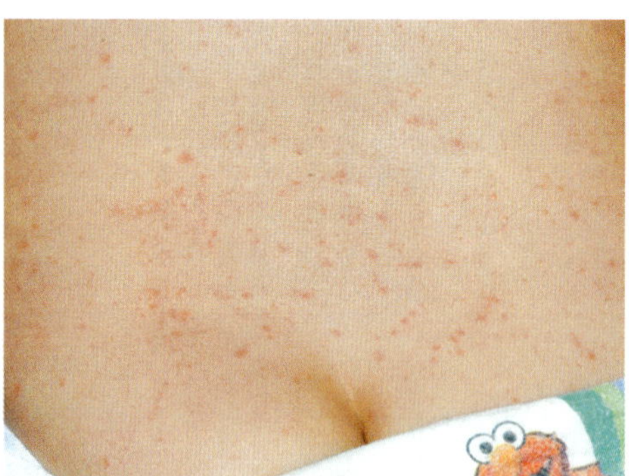

Fig. 67.15 Exanthème subit (roséole infantile). Petites macules rose rouge et papules développées sur le tronc et le cou chez ce garçon âgé de 9 mois durant la défervescence d'une fièvre élevée qui avait duré 5 jours. *Remerciements : Julie V. Schaffer, MD.*

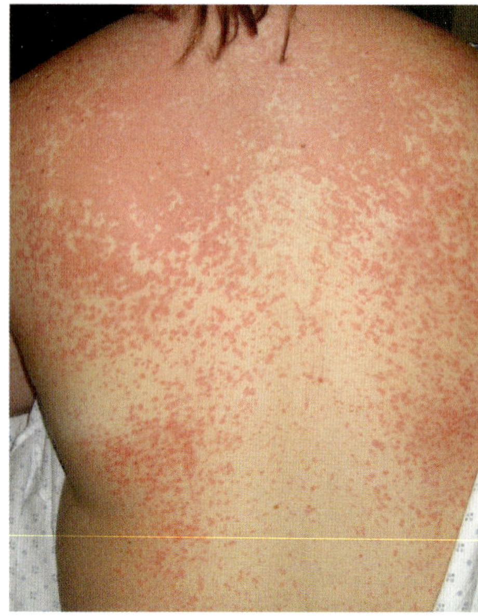

Fig. 67.13 Éruption induite par l'ampicilline chez un patient ayant une mononucléose infectieuse due au virus d'Epstein-Barr. Macules et papules érythémateuses sont devenues confluentes sur le haut du tronc. *Remerciements : YDRSC.*

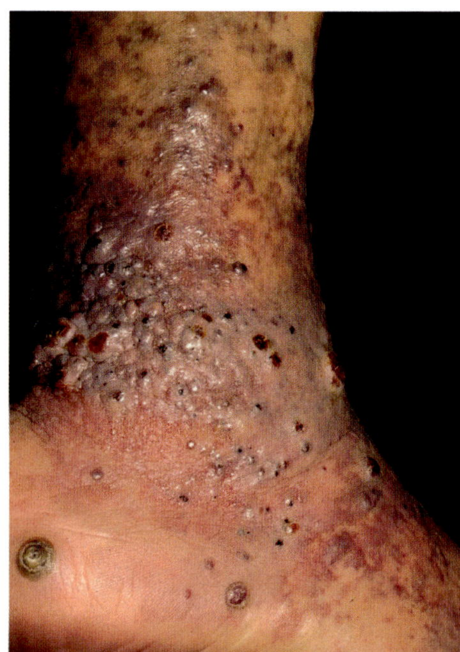

Fig. 67.16 Sarcome de Kaposi classique. Multiples nodules rouge violet avec croûtes hémorragiques et plaques de la cheville et du pied. *Remerciements : Joyce Rico, MD.*

Tableau 67.6 Principales manifestations cliniques des infections à cytomégalovirus (CMV). Le traitement des infections à CMV non compliquées chez des patients immunocompétents est principalement symptomatique ; le traitement des patients immunodéprimés ou de ceux ayant des infections compliquées nécessite des traitements systémiques (p. ex. ganciclovir intraveineux, valganciclovir oral, cidofovir, foscarnet). Une prévention est possible en appariant les sérologies entre donneur et greffé.

Infection à CMV*	Principales manifestations cliniques	Complications	DD des lésions cutanées
Primo-infection La latence est principalement établie dans les monocytes et les macrophages ~ 40–100 % des adultes sont séropositifs	• Période d'incubation de 4–8 semaines **Sujet immunocompétent** • > 90 % n'ont pas de signes cliniques et chez des enfants > adultes • Occasionnellement (adultes > enfants) syndrome de type mononucléose ; habituellement moins sévère, pas d'angine, et anticorps hétérophiles (–) ; chez ces patients, ~ 33 % ont une éruption morbilliforme ou pétéchiale **Congénitale et nouveau-nés** • ~ 5–10 % des nouveau-nés infectés ont ictère, RCIU, thrombocytopénie, choriorétinite et pétéchies ou papules d'une hématopoïèse extra-médullaire (lésions en « muffin aux myrtilles ») (cf. fig. 67.14) **Patients ayant le sida** • Choriorétinite, œsophagite, colite, pneumonie • Rarement ulcérations, périnéales chroniques et des membres inférieurs **Transplantés d'organes** • Atteinte gastro-intestinale et pneumonie	**Hôtes immunocompétents :** rarement colite, encéphalite, myocardite et uvéite antérieure **Congénitale et nouveau-nés :** surdité congénitale ; retard mental **Patients ayant le sida :** cécité	**Hôtes immunocompétents** • Autres syndromes ressemblant à une mononucléose (p. ex. EBV, HHV-6, toxoplasmose) • Éruption médicamenteuse morbiliforme • Autres causes de pétéchies (cf. chap. 18) **Congénitale et nouveau-nés** • Autres causes de TORCH
Réactivation de l'infection	• Peut résulter de la réactivation du CMV latent (risque le plus important chez les personnes immunodéprimées) ou d'une réinfection avec une nouvelle souche de CMV exogène • Globalement rare chez les personnes immunocompétentes • Les présentations cliniques sont semblables à celles décrites dans les primo-infections à CMV		

* *Le diagnostic est fait par des techniques variées : (1) sérologies (p. ex. anticorps IgM et IgG) ; (2) techniques variées d'amplification moléculaire (p. ex. PCR) ; (3) cultures (utiles pour déterminer si une résistance aux médicaments est présente) ; (4) dosages d'antigénémie CMV (utile chez les sujets immunodéprimés) ; (5) la biopsie des lésions cutanées (p. ex. ulcérations) peut montrer les signes caractéristiques de cellules endothéliales hypertrophiées avec des inclusions intranucléaires proéminentes (« œil de hibou »).*

RCIU : retard de croissance intra-utérin ; TORCH : *toxoplasmosis, other agents, Rubella, cytomegalovirus, herpes simplex virus.*

Tableau 67.7 Principales manifestations cliniques des infections humaines à herpèsvirus 6 et 7 (HHV-6 et HHV-7). Aucun traitement définitif n'est disponible.

Infection	Primo-infection	Réactivation de l'infection	DD
HHV-6* La latence est établie dans les lymphocytes T ~ 70–90 % des adultes dans le monde sont séropositifs	• Habituellement acquise entre les âges de 6 mois et 2 ans • ~ 30 % des enfants développent des manifestations cliniques observables • Des convulsions fébriles peuvent survenir chez les enfants **Présentations cliniques** ***Exanthème subit (roséole, sixième maladie)*** • 3–5 jours de fièvre élevée suivis d'une éruption cutanée quand la fièvre décroît (fig. 67.15) • Discrètes macules ou maculopapules circulaires, «rose rouge», de 2 à 5 mm, souvent entourées d'un halo blanc • Énanthème de papules sur le palais mou (taches de Nagayama) • Tardivement possibilité d'œdème palpébral ***Syndrome fébrile sans éruption cutanée*** ***Syndrome de type mononucléose chez des adultes***	**Observée principalement chez les hôtes immunodéprimés** • Fièvre, éruption cutanée, hépatite, pneumonie, aplasie médullaire, encéphalite, colite • Aussi impliquée dans le syndrome DRESS/SHM et possiblement le pityriasis rosé	***Exanthème subit*** • Autres exanthèmes viraux (cf. chap. 68); maladie de Kawasaki (si la fièvre persiste après l'apparition de l'éruption) ***Syndrome de type mononucléose*** • EBV, CMV, toxoplasmose
HHV-7** La latence se produit dans les lymphocytes T ~ 85 % des adultes aux États-Unis sont séropositifs	• Habituellement acquise dans les 5 premières années de vie, avec un pic vers l'âge de 3 ans • Habituellement asymptomatique • Peut provoquer un **exanthème subit**, moins fréquemment que HHV-6 • Les complications potentielles incluent des convulsions fébriles et une hémiplégie aiguë	• Impliquée dans le syndrome DRESS/SHM et possiblement le pityriasis rosé	• Cf. ci-dessus, à exanthème subit

** Le diagnostic de HHV-6 est clinique dans la plupart des cas d'exanthème subit classique chez les enfants; les investigations de laboratoire avec sérologies et recherche de séroconversion (p. ex. anticorps IgM et IgG et leur titrage) ou la détection de l'ADN de HHV-6 dans les échantillons tissulaires sont réservées aux présentations atypiques et aux complications ou aux sujets immunodéprimés.*

*** Les tests sérologiques et les PCR quantitatives peuvent être utiles chez les sujets immunodéprimés.*

Tableau 67.8 Principales manifestations cliniques des infections à herpèsvirus 8 (HHV-8). HHV-8 est aussi connu comme herpèsvirus associé au sarcome de Kaposi (SK). Le traitement du SK comporte reconstitution du système immunitaire du sujet (p. ex. diminution du traitement immunosuppresseur, ARV, changement pour le sirolimus), chimiothérapie systémique et intralésionnelle, radiothérapie, cryothérapie.

Infection à HHV-8	Principales manifestations cliniques	DD
Primo-infection La latence est établie dans les lymphocytes B et les cellules endothéliales vasculaires	**Enfants** • Fièvre et éruption morbilliforme **Hommes homosexuels** • Lymphadénopathies récentes, fatigue, diarrhée et éruption cutanée localisée **Personnes immunodéprimées (p. ex. transplantés d'organes, infection VIH(+))** • Fièvre, splénomégalie, hyperplasie lymphoïde, pancytopénie • Parfois SK de survenue rapide	
Réactivation de l'infection	**Sarcome de Kaposi (SK) (quatre sous-types)** • Lésions cutanées progressant par les stades de papules, plaques et nodules rouges, bruns ou violacés 1. ***SK classique*** (fig. 67.16) • Indolent ; vu à l'origine chez des hommes âgés de descendance méditerranéenne ou juive ; touche surtout les membres inférieurs 2. ***SK endémique ou africain*** • Vus en Afrique équatoriale ; principalement chez des enfants ou des jeunes adultes ; plus agressif que le SK classique ; peut disséminer aux ganglions lymphatiques, aux os ou à la peau 3. ***SK iatrogène chez des immunodéprimés*** • Le plus souvent observé chez des receveurs d'une transplantation d'organe ; similaire au SK lié au sida ; peut être acquis du donneur ou du tissu transplanté ; régresse typiquement avec la réduction de l'immunosuppression médicamenteuse ou le remplacement par le sirolimus 4. ***SK lié au sida*** • Typiquement présent avec des lésions plus largement étendues sur la peau ou internes (p. ex. poumons, tractus GI) ; peut s'améliorer avec le traitement ARV, mais peut aussi flamber comme partie du SIRI **Lymphome primitif des séreuses** • Lymphome à cellules B **Maladie de Castleman multicentrique** • Maladie lymphoproliférative caractérisée par de la fièvre, une hépatosplénomégalie et des lymphadénopathies massives	**SK (membres inférieurs)** • Acroangiodermatite (pseudo-SK) • Lymphome • Ecchymoses **SK (distribution plus étendue)** • Angiomatose bacillaire • Ecchymoses • Autres tumeurs vasculaires et hyperplasies (cf. chap. 94) • Lymphome
Le test sérologique optimal pour le diagnostic de HHV-8 n'est pas connu ; quand des lésions cutanées sont présentes, une biopsie cutanée pour une analyse immunohistochimique pour LNA-1 peut être diagnostique.		

SIRI : syndrome inflammatoire de reconstitution immunitaire.

68 Autres maladies virales

Les infections virales comportent fréquemment des manifestations cutanées, notamment chez les enfants. Ce chapitre couvre les exanthèmes classiques de l'enfance, les infections à Poxvirus, et différentes autres infections virales aux manifestations cutanées caractéristiques. *Les exanthèmes viraux non spécifiques* se présentent typiquement par des macules ou des papules érythémateuses, dont la rougeur s'efface à la pression, disséminées, ils sont aussi fréquents chez les enfants infectés par des *Enterovirus* (cf. ci-dessous) et une variété de virus respiratoires, disparaissant en général spontanément en une semaine. La fig. 68.1 détaille les manifestations cliniques à prendre en compte quand on évalue ayant un exanthème morbilliforme (« maculopapuleux »), et le chap. 3 aborde le problème des patients qui ont une fièvre et une éruption. Les infections par VIH, papillomavirus humains et herpèsvirus (incluant la mononucléose infectieuse et la roséole infantile) sont discutées chap. 65–67.

Infections à Enterovirus

- Les entérovirus non-polio (p. ex. coxsackievirus, Echovirus) sont des picornavirus à ARN simple brin ayant une distribution mondiale ; ils causent une variété d'exanthèmes, énanthèmes et manifestations systémiques.
- La dissémination se fait par voie fécale-orale (p. ex. piscines, ingestion d'huîtres) et par voie respiratoire, avec une période d'incubation de 3 à 6 jours ; plus souvent en été, diminue sous des climats tempérés et atteint en particulier les jeunes enfants.
- *Syndrome mains-pieds-bouche* (SMPB ; aux États-Unis, coxsackievirus A16 et A6 > autres), les manifestations : vésicules ovales des mains et pieds (paumes/plantes > face dorsale) et fesses plus une stomatite érosive (p. ex. langue, muqueuse buccale, palais, amygdales), sont souvent associées avec fièvre et malaise (fig. 68.2A-C) ; une onychomadèse survient parfois 1 à 2 mois plus tard.
- Une infection par le coxsackievirus A6 a été associée à un exanthème vésiculobulleux plus étendu en particulier périoral, membres > tronc et zones de dermatite antérieure (« eczéma coxsackium ») ou de blessure, de même que les sites classiques de SMPB (fig. 68.2D-F ; cf. fig. 3.6B-D).
- *L'herpangine* comporte de la fièvre et des érosions oropharyngées, mais habituellement pas d'exanthème.
- Le spectre des divers exanthèmes entéroviraux inclut aussi des éruptions morbilliformes, scarlatiniformes, un syndrome ressemblant au Gianotti-Crosti, des éruptions pétéchiales et pustuleuses (cf. fig. 3.6A) ; la pseudo-angiomatose éruptive est une manifestation rare.
- Les systèmes organiques qui peuvent être affectés par des infections entérovirales incluent les tractus respiratoire (supérieur > inférieur) et gastro-intestinal, le foie, le SNC (méningite > encéphalite ; en particulier par entérovirus 71), les yeux (conjonctivite hémorragique), les articulations, les muscles et le cœur.
- La résolution spontanée survient typiquement en 1–2 semaines.

Rougeole

- Son incidence a considérablement diminué depuis l'introduction d'un vaccin vivant pour ce paramyxovirus à ARN simple brin en 1963 ; cependant, des épidémies de rougeole continuent à survenir à la fois dans les pays à revenus bas ou élevés, souvent en raison de peurs infondées vis-à-vis de la vaccination.
- Hautement contagieuse et disséminant par des gouttelettes respiratoires, avec une période d'incubation de 10–14 jours.
- Prodromes de fièvre, toux, coryza et conjonctivite (*cough, coryza and conjunctivitis* : les 3 C), suivis dans les 2–4 jours par l'apparition du signe de Koplik pathognomonique (papules gris blanc de la muqueuse buccale).

1. Exclure les autres causes

- Réaction médicamenteuse
- Maladie de Kawasaki
- Infections bactériennes (p. ex. streptocoque β-hémolytique du groupe A ou *Arcanobacterium haemolyticum**, méningococcémie (si pétéchies), ehrlichiose, leptospirose, rickettsiose, syphilis
- Autres exanthèmes viraux, p. ex. de séroconversion VIH (cf. chap. 65), Covid-19, chikungunya, dengue, autres infections par les virus Zika, Barmah Forest et de Ross River

2. Manifestations spécifiques

Signes cliniques et symptômes		Virus : Rougeole	Rubéole	Parvovirus B19	HHV-6 ou -7	Virus d'Epstein-Barr	Adénovirus	Entérovirus	Cytomégalo-virus†	Virus West Nile
Exanthème	Extension cérébro-caudale	✓	✓							
	Macules roses		✓		✓	✓	✓	✓	✓	
	Joues rouges ; aspect réticulé ou en dentelle			✓						
	Lésions ponctuées des membres									✓
	Début de l'éruption alors que la fièvre diminue				✓					
	Plus important après une antibiothérapie					✓			✓	
	Pétéchies	✓		✓		✓	✓	✓	✓	
Énanthème	Papules gris blanc, muqueuse buccale (signe de Koplik)	✓								
	Macules rouges du palais mou (Forschheimer)		✓							
	Papules rouges du palais mou/ luette (Nagayama)				✓					
	Ulcérations à la jonction palatoglossale – luette				✓					
	Érosions douloureuses, en particulier du pharynx postérieur			✓				✓		
	Pharyngite					✓	✓	✓		
Lymph-adénopathies	Généralisées	✓				✓				✓
	Localisées : occipitales, rétro-auriculaires		✓							
	Localisées : cervicales					✓		✓	✓	
Musculos-quelettiques	Arthralgies/arthrites		✓	✓		✓		✓	✓	✓
	Fatigue musculaire									✓
Yeux	Conjonctivite	✓	✓				✓	✓		✓
Foie/rate	Hépatosplénomégalie	✓				✓			✓	
SNC	Encéphalite (E) ± méningite (M)	✓(E)	✓(E)		✓(E**)		✓(E,M)	✓(E,M)	✓(E)	✓(E,M)
Poumons	Pneumonie	✓					✓	✓		
Cœur	Myocardite	✓	✓					✓		
3. Examens de laboratoire		Sérologie ; Isolement du virus NP ; xxxxxx	Sérologie ; Isolement du virus NP/U/CSF ; xxxxxx	Sérologie ; xxxxxx	Sérologie ; xxxxxx	Anticorps hétérophiles ; Sérologie ; Lymphocytose atypique ; xxxxxx	Détection d'antigènes T/S ; Isolement du virus NP ; Sérologie ; xxxxxx	Isolement du virus T/S/V ; Sérologie ; xxxxxx	Détection d'antigènes ; xxxxxx Sang[ab] ; Isolement du virus U[b] ; Sérologie	Sérologie ; Aussi LCS ; xxxxxx

Légende : Sérologie ; Isolement du virus ; xxxxxx PCR ; Détection d'antigènes ; Anticorps hétérophiles ; Lymphocytose atypique
LCS = liquide cérébrospinal ; NP = nasopharyngé ; V = liquide des vésicules ; U = urine ; P = pharynx ; S = selles

Notes: [a] Sujet immunodéprimé [b] Sujet immunocompétent

Fig. 68.1 Approche diagnostique d'un patient ayant une suspicion d'exanthème viral morbilliforme ou maculeux/papuleux. * Bacille Gram-positif ; peut entraîner une pharyngite sévère et un exanthème scarlatiniforme chez des adolescents et des jeunes adultes. † Des inclusions intracellulaires dans les cellules endothéliales sont une autre manifestation. ** Habituellement convulsions fébriles.

• Un exanthème se développe 3–5 jours après le début des symptômes, avec des macules et papules érythémateuses s'étendant de façon céphalocaudale depuis le front, la lisière des cheveux et derrière les oreilles jusqu'au tronc et aux membres (fig. 68.3); après 5 jours, l'éruption s'atténue dans l'ordre d'apparition.

• Les complications incluent : otite moyenne, pneumonie et encéphalite; une panencéphalite sclérosante subaiguë apparaît parfois 5–10 ans plus tard.
• *La rougeole atypique* dans le cadre d'une immunisation partielle entraîne fièvre élevée, toux et exanthèmes de types variés qui peuvent être vésiculeux, pétéchial ou associé à un œdème acral.

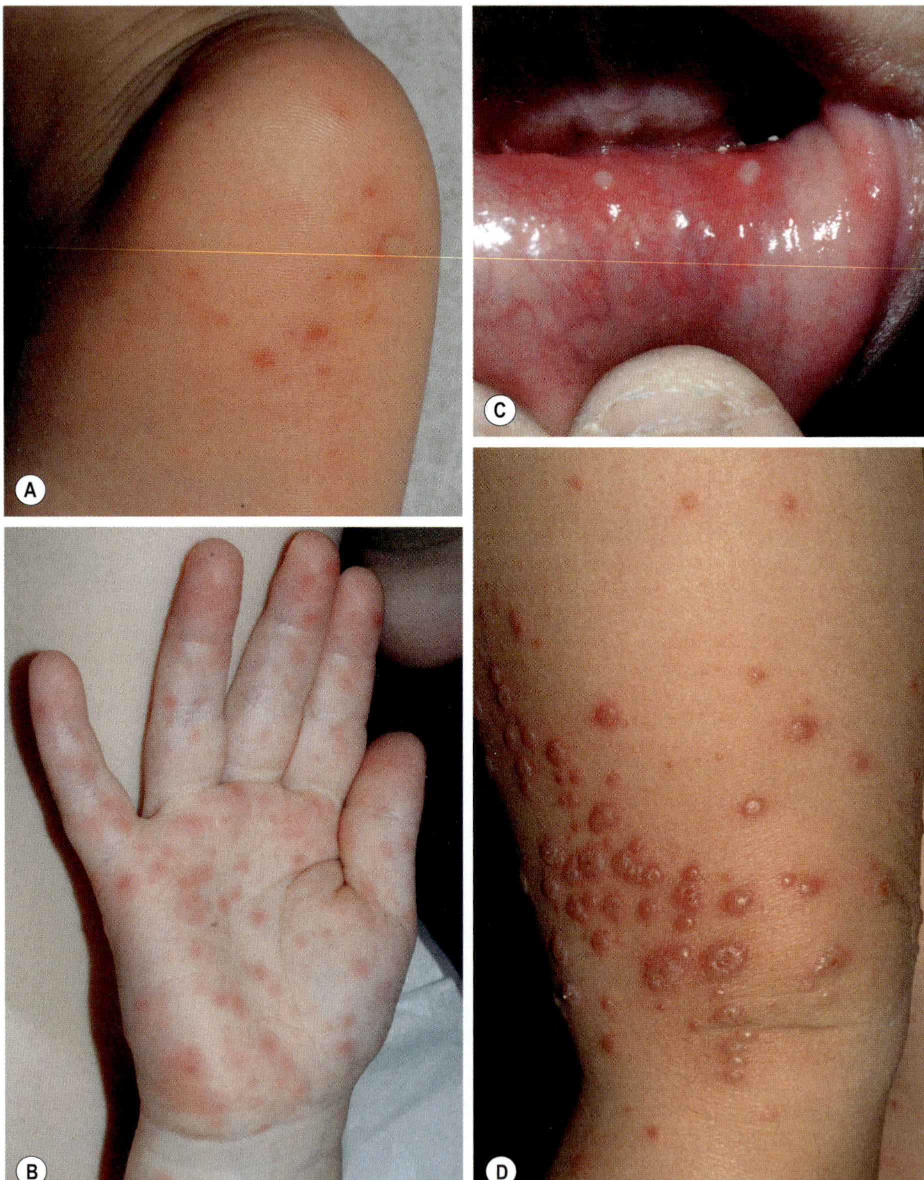

Fig. 68.2 Syndrome mains-pieds-bouche (SMPB). A Vésicule ovale et macules érythémateuses de la face plantaire. **B** Multiples macules érythémateuses sur la paume, certaines avec une apparence sombre réminiscente d'un érythème polymorphe. **C** Petites érosions ovales de la muqueuse buccale ressemblant à des aphtes. **D** Infection à cocksakievirus A6 manifestant des vésicules et des papulovésicules largement distribuées y compris la cuisse. *Suite*

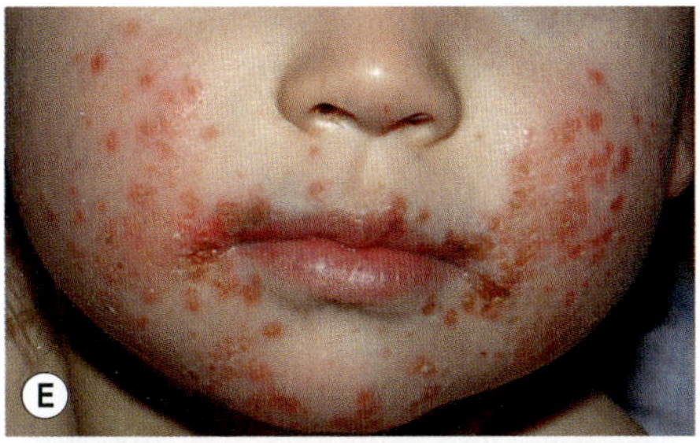

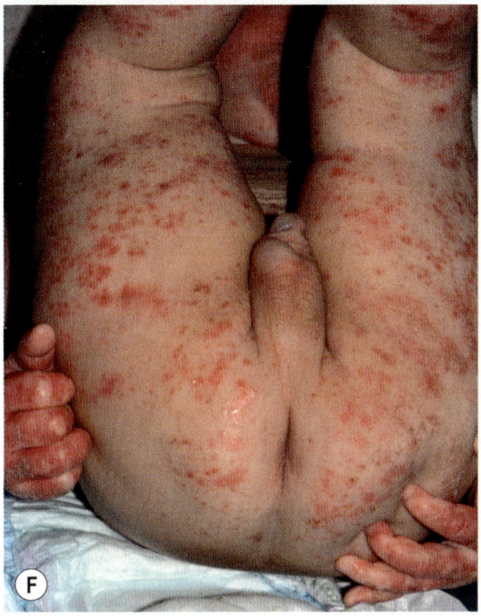

Fig. 68.2 Suite. Infection à cocksakievirus A6 présentant des lésions monomorphes ressemblant à un eczéma herpeticum (**E**) et, plus extensif un « eczéma coxsackium » plus extensif chez un tout-petit ayant une dermatite atopique (**F**). *Remerciements : A, B, D-F : Julie V. Schaffer, MD; C : Kalman Watsky, MD.*

- **TT :** administration de vitamine A pour les enfants ayant une maladie aiguë ; prévention par vaccination.

Rubéole

- L'incidence a notablement diminué depuis l'introduction en 1969 du vaccin vivant vis-à-vis de ce togavirus à ARN simple brin.
- Disséminée par des gouttelettes respiratoires, avec une période d'incubation de 16–18 jours.
- Prodromes légers de fièvre, céphalées et symptômes concernant l'appareil respiratoire supérieur, suivis 1–5 jours plus tard par une éruption de macules et papules érythémateuses à extension descendante à partir du visage et durant ~ 3 jours ; les taches de Forchheimer (macules rouges ou pétéchies du palais mou) et des adénopathies sensibles (notamment occipitales et rétro-auriculaires) sont des signes caractéristiques.

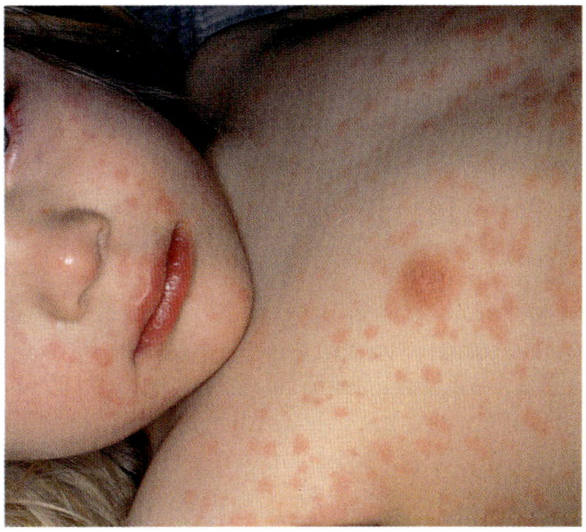

Fig. 68.3 Rougeole. Macules roses et papules légèrement surélevées. *Remerciements : Louis Fragola, MD.*

- Bien qu'habituellement autolimitées, les complications incluent arthralgies/arthrites (en particulier chez les adolescentes et les femmes), thrombocytopénie et encéphalite.
- *Syndrome de rubéole congénitale*, plus fréquent avec une infection maternelle survenant dans les 16 premières semaines de grossesse ; peut causer cataracte, surdité, malformations cardiaques congénitales et microcéphalie ; un aspect de bébé en « muffin aux myrtilles » est possible occasionnellement (cf. fig. 67.14).

Infection à parvovirus B19 (mégalérythème épidémique, cinquième maladie, syndrome des « joues giflées »)

- Virus à ADN simple brin avec tropisme pour les cellules érythropoïétiques ; existe dans le monde entier.
- Transmission par les sécrétions respiratoires et les produits sanguins aussi bien que de la mère au fœtus, avec une période d'incubation de 4–14 jours ; pic d'incidence en hiver et au printemps, prédomine chez les enfants de 4–10 ans.
- Prodromes modérés (p. ex. fièvre peu élevée, myalgies, céphalées) suivis 7–10 jours plus tard par un érythème des joues, maculeux, rouge vif ; peu de jours après des macules et des papules érythémateuses de disposition réticulée, un aspect en dentelle, peuvent apparaître sur les membres > tronc, durant 1–3 semaines et fluctuant en intensité (avec des poussées sur les zones exposées au soleil ou à la chaleur) (fig. 68.4).
- Le *syndrome papulopurpurique gants et chaussettes* (parvovirus B19 > autres virus) comporte un œdème acral, douloureux, un érythème

et des pétéchies/purpura (notamment sur les paumes et plantes; fig. 68.5).

• Une éruption plus diffuse et un énanthème (pétéchies, érosions) peuvent aussi survenir.

• Les complications incluent arthrites/arthralgies principalement des petites articulations des mains (surtout chez les jeunes adultes) et une anémie aplasique > pancytopénie chez des personnes prédisposées (p. ex. avec affections des globules rouges ou immunodépression).

• Une *infection fœtale à parvovirus B19* peut être suivie d'une anémie autolimitée, d'un œdème étendu (hydrops fœtal) ou d'une fausse couche/mortinaissance (2–6 %, en particulier dans la première partie de la grossesse).

• **TT :** AINS pour arthropathies, transfusions de GR pour les crises aplasiques sévères, échographies fœtales répétées pour les infections durant les 2 premiers trimestres de grossesse.

Exanthème latérothoracique unilatéral (exanthème périflexural asymétrique de l'enfant)

• Aucun agent infectieux causal n'a été identifié.

• Survient plus souvent au printemps et principalement chez les enfants d'âge préscolaire.

• Éruption morbilliforme ou eczémateuse qui commence de façon unilatérale (axillaire > tronc ou cuisse) et ensuite s'étend au côté controlatéral (fig. 68.6).

• Souvent prurigineuse, elle peut être précédée par des symptômes des voies aériennes supérieures ou gastro-intestinaux.

• **DD :** dermatite de contact allergique, réaction eczémateuse à molluscum contagiosum, pityriasis rosé, gale; des éruptions avec une atteinte plus diffuse peuvent chevaucher avec le syndrome de Gianotti-Crosti.

• Disparaît spontanément habituellement en 3–8 semaines.

• **TT :** les CS topiques sont souvent d'un bénéfice limité.

Syndrome de Gianotti-Crosti (acrodermatite papuleuse infantile)

• Associé avec une variété d'agents infectieux déclenchants, le plus souvent virus d'Epstein-Barr, virus de l'hépatite B (en dehors des États-Unis) et vaccins.

• Plus fréquent au printemps et au début de l'été, prédomine chez les jeunes adultes.

• Souvent précédé par une fièvre modérée et/ou des symptômes des voies aériennes supérieures.

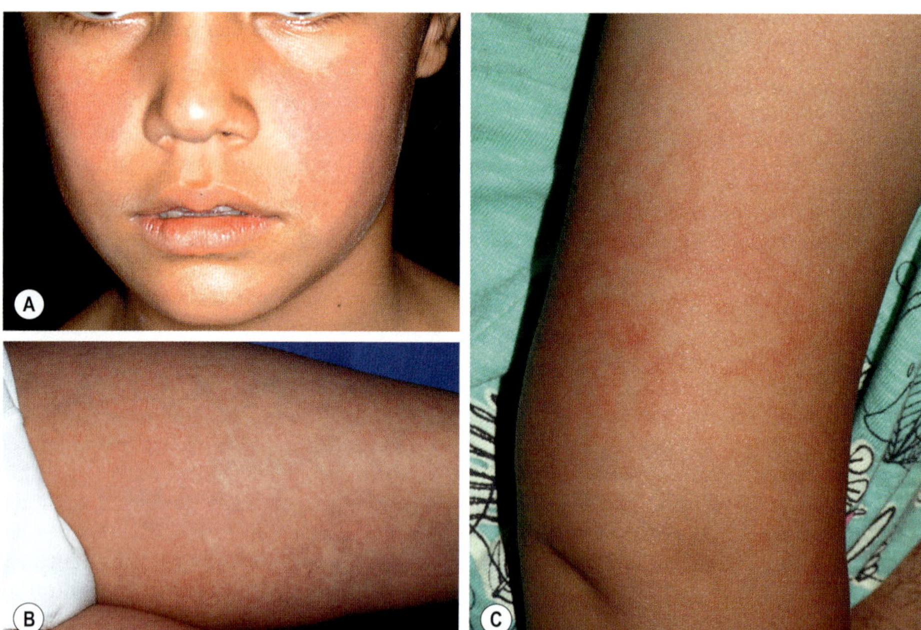

Fig. 68.4 Mégalérythème épidémique. Érythème maculeux vif sur les joues, épargnant de façon caractéristique les zones périorificielles (**A**). Éruption érythémateuse, réticulée comme de la dentelle, de la cuisse (**B**) et des avant-bras (**C**) durant le deuxième stade de l'exanthème. *Remerciements : A : Louis Fragola, MD; B, C : Julie V. Schaffer, MD.*

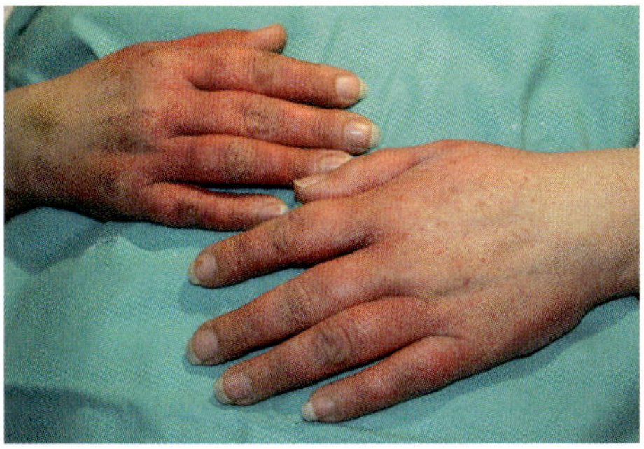

Fig. 68.5 Syndrome papulopurpurique en gants et chaussettes. Érythème et œdème avec des pétéchies associées et de petites papules purpuriques sur le dessus des doigts et des mains. *Remerciements : Luis Requena MD.*

• Survenue rapide de papules > papulovésicules monomorphes couleur de la peau à rose rouge, œdémateuses, dans une distribution symétrique sur les faces d'extension des membres, fesses et visage (fig. 68.7) ; prurit, lésions purpuriques et extension au tronc surviennent occasionnellement.

• **DD :** réponse inflammatoire au molluscum contagiosum, réaction d'autosensibilisation (p. ex. due à une allergie de contact au nickel), urticaire papuleuse, autre exanthème viral (p. ex. coxsackievirus A6), éruption médicamenteuse, gale.

• Disparition spontanée, habituellement dans les 3–8 semaines (plus lentement qu'un exanthème viral classique) ; des examens de laboratoire pour rechercher des agents viraux spécifiques peuvent être réalisés en cas d'orientation géographique ou par des signes cliniques.

• **TT :** les CS topiques sont souvent d'un bénéfice limité.

Molluscum contagiosum (MC)

• Infection cutanée fréquente causée par un Poxvirus.

• Diffusion par contact cutané direct > indirect (p. ex. serviettes de toilette), principalement jeunes enfants mais peut aussi survenir par contact sexuel chez des adultes ; des lésions plus grandes et plus nombreuses peuvent être observées des sujets immunodéprimés, principalement ceux qui ont une infection VIH.

• Papules fermes, couleur de la peau à rose ou papulonodules avec surface cireuse et ombilication centrale ; prédilection pour les plis cutanés (p. ex. axillaire, cou, aine), partie latérale du tronc, cuisses, fesses, régions génitales et visage (fig. 68.8).

• Des réactions inflammatoires surviennent fréquemment, incluant une dermatite eczémateuse

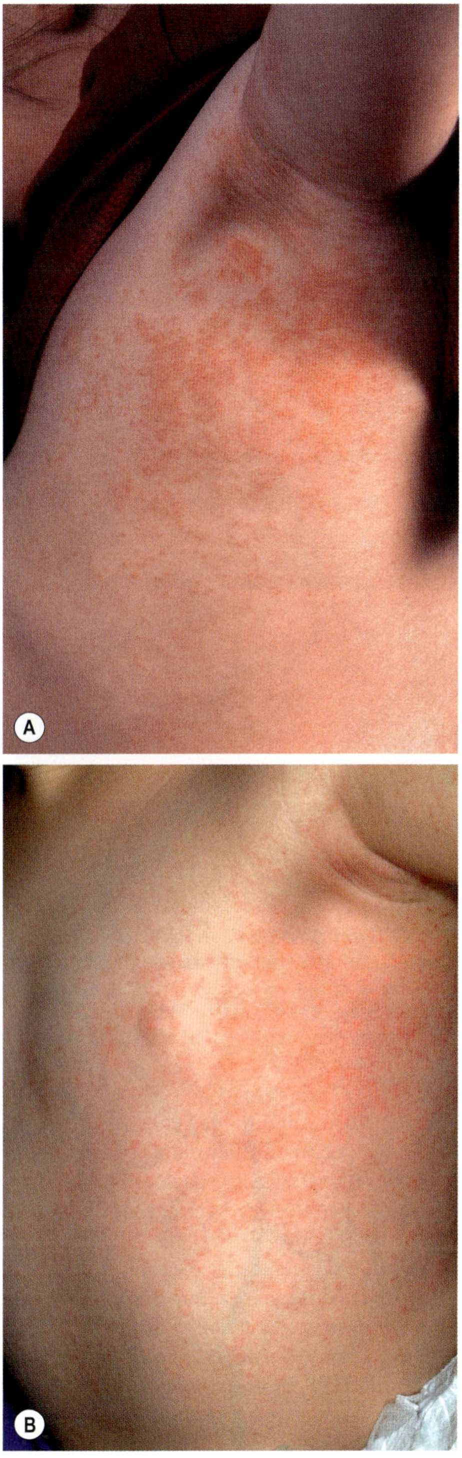

Fig. 68.6 Exanthème latérothoracique unilatéral. Macules et papules érythémateuses atteignant la zone axillaire gauche et la partie supérieure du flanc (**A**) une distribution un peu plus étendue sur la partie latérale gauche du tronc (**B**). *Remerciements : NYUDSC.*

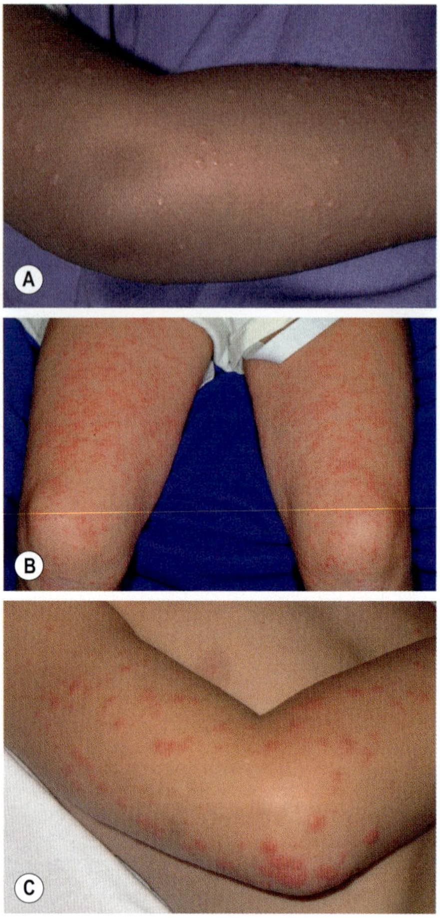

Fig. 68.7 Syndrome de Gianotti-Crosti.
A Petites papules érythémateuses monomorphes du coude. **B** Éruption plus exubérante de papules érythémateuses, œdémateuses coalescentes sur les cuisses et les genoux. *Remerciements : A, C : YDRSC; B : Anthony Mancini, MD.*

(diffuse ou nummulaire) de la peau entourant les lésions de MC, une inflammation ressemblant à un furoncle sur des lésions isolées de MC, et une éruption de papules érythémateuses de type syndrome de Gianotti-Crosti principalement aux coudes et aux genoux (fig. 68.8B-F).

• **DD** (en addition à ce qui précède) : *lésions multiples* – verrue, condylomes acuminés, eczéma papuleux; *lésion solitaire ou peu de lésions* – xanthogranulome juvénile ou nævus de Spitz chez un enfant, CBC chez un adulte; *chez le sujet immunodéprimé* – cryptococcose, histoplasmose, autres infections fongiques dimorphiques.

• Évaluation microscopique après curetage du contenu lésionnel ou biopsie qui montre de grands corps d'inclusion ronds (cf. chap. 2); la dermoscopie peut identifier une structure lobulaire centrale jaune blanc entourée par une « couronne » de vaisseaux sanguins.

• Guérit spontanément en quelques mois ou années chez les enfants immunocompétents, avec un plus grand nombre de lésions chez ceux qui ont une dermatite atopique.

• **TT :** les options thérapeutiques sont listées tableau 68.1.

Autres infections à Poxvirus

• L'infection à Poxvirus qui a la plus grande importance historique est la variole (smallpox), qui a été responsable de millions de décès chez les humains; le monde a été déclaré indemne de la variole en 1980, cependant deux collections de référence existent toujours (aux États-Unis et en Russie) et on peut craindre que la variole puisse être un jour utilisée pour le bioterrorisme.

• Les manifestations cliniques de la variole et de la varicelle sont comparées tableau 68.2, et une sélection d'infections à Poxvirus et de complications de la vaccination antivariolique est présentée fig. 68.9, 68.10 et tableau 68.3.

Fièvres hémorragiques et autres infections virales avec manifestations cutanées

• *Fièvres hémorragiques :* groupe de zoonoses infectieuses virales avec manifestations cutanées non spécifiques qui incluent pétéchies, purpura et hémorragies muqueuses; bien que globalement plus fréquentes en Afrique et Amérique du Sud (p. ex. à virus Ebola, Marburg ou de la fièvre jaune), certaines ont une distribution mondiale (p. ex. hantavirus).

• Les manifestations cutanées lies à la maladie à coronavirus 2019 (Covid-19 [SARS-CoV-2]) incluent la possibilité de survenue d'éruptions urticariennes, morbilliformes, papulovésiculeuses, de type érythème polymorphe, de type engelures, et purpuriques; le livedo réticulé/racemosa et le purpura réticulé (principalement dans les formes sévères chez l'adulte) et un syndrome inflammatoire multisystème, chez les enfants, avec des manifestations cutanéomuqueuses similaires à la maladie de Kawasaki (cf. chap. 3), peut aussi survenir.

• Les manifestations cutanées des hépatites A, B et C sont listées tableau 68.4.

• Les principales manifestations des autres infections virales sont présentées tableau 68.5.

Pour plus d'informations cf. chap. 81 de *Dermatology, Fourth Edition*.

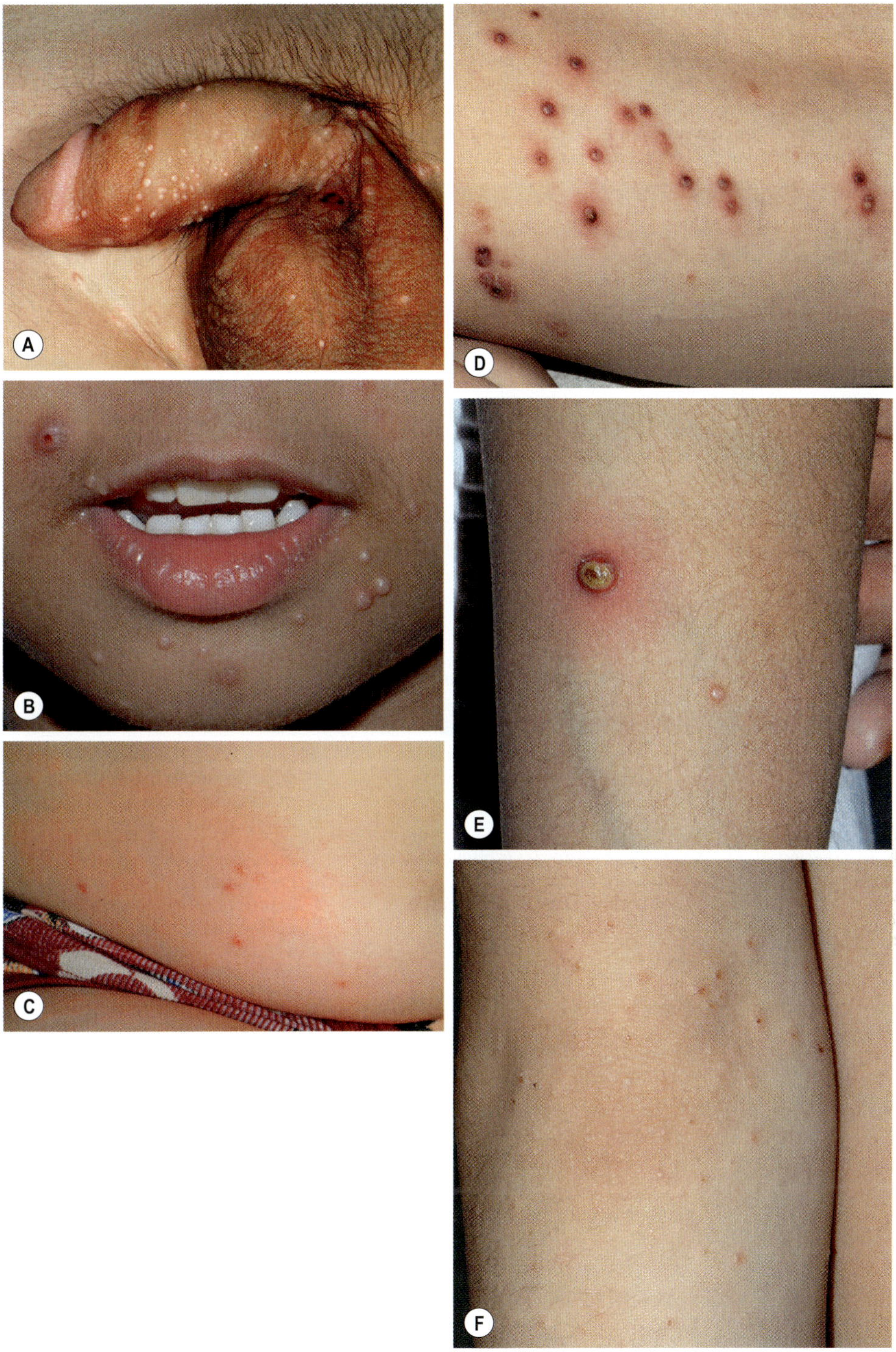

Fig. 68.8 Molluscum contagiosum. Multiples papules perlées, ombiliquées de la région génitale (**A**) et du visage (**B**) ; noter la lésion inflammatoire sur la joue droite. Les réactions inflammatoires sont le signe d'une réponse immune de l'hôte contre le virus. **C** Lésions inflammatoires entourées d'une « dermatite molluscum ». **D, E** Présentations pustuleuses de molluscum inflammatoires. Une mise en culture avait seulement mis en évidence une flore cutanée normale. **F** Éruption monomorphe de papules roses prurigineuses avec croûtes sur le coude. Ces lésions réactives étaient aussi présentes sur les genoux de cet enfant ayant des molluscum contagiosum sur le tronc. *Remerciements : A, C : Anthony Mancini, MD ; B, D-F : Julie V. Schaffer, MD.*

Tableau 68.1 Traitement des molluscum contagiosum. Les autres options incluent les sinecatéchines topiques, le KOH 5-10 % solution, d'autres irritants (p. ex. rétinoïdes), l'immunothérapie intralésionnelle avec l'antigène de *Candida*, le laser à colorant pulsé et (pour les lésions étendues), des traitements systémiques (p. ex. cimétidine orale ou [chez les sujets immunodéprimés] cidofovir intraveineux). L'imiquimod a été trouvé inefficace dans deux grandes études contrôlées randomisées. Clés pour une justification fondée sur des preuves : (1) essais contrôlés prospectifs ; (2) études rétrospectives de grandes séries ; (3) petites séries de cas ou cas cliniques isolés.

Pas de traitement direct
Involution spontanée chez des sujets immunocompétents (durée moyenne ~ 1 an) Le traitement de la dermatite associée avec un CS topique peut prévenir l'auto-inoculation par grattage
Modalités physiques
Curetage* (1) ou extraction manuelle (3) Cryothérapie (2) Électrodissection* (3)
Traitement topique
Cantharidine (1) Podophyllotoxine (1) Rétinoïdes (3) Acide trichloroacétique (1)

* *L'inconfort peut être minimisé par l'application préalable d'un anesthésique topique (p. ex. lidocaïne crème à 4–5 %).*

Tableau 68.2 Comparaison varicelle/zona disséminé et variole.

	Varicelle/zona disséminé	**Variole**
Prodromes	Non ou fièvre modérée et malaise	Fièvre ≥ 38,3 °C pendant 1–4 jours avant le début de l'éruption, plus malaise, céphalées, lumbago et/ou douleurs abdominales
Distribution des lésions	Initialement visage/cuir chevelu ; tronc > extrémités distales Peuvent présenter un énanthème	Concentrées sur le visage et les membres ; peuvent progresser jusqu'à atteindre la totalité de la surface du corps Les lésions oropharyngées précèdent souvent l'éruption cutanée
Stade des lésions	Différents stades sont présents simultanément dans n'importe quelle zone cutanée (non synchrones)	Les lésions adjacentes sont toutes au même stade de développement (synchrones)
Types de lésions	Papules superficielles, vésicules et pustules	Papulovésicules → pustules fermes, situées profondément avec une tendance à confluer
Évolution	Les lésions apparaissent par poussées sur une période de 3 jours	Les lésions s'étendent pendant 1-2 semaines Les croûtes se développent pendant plus de 1 semaine
Cicatrices	Rares dans les cas non compliqués	Habituelles et marquées

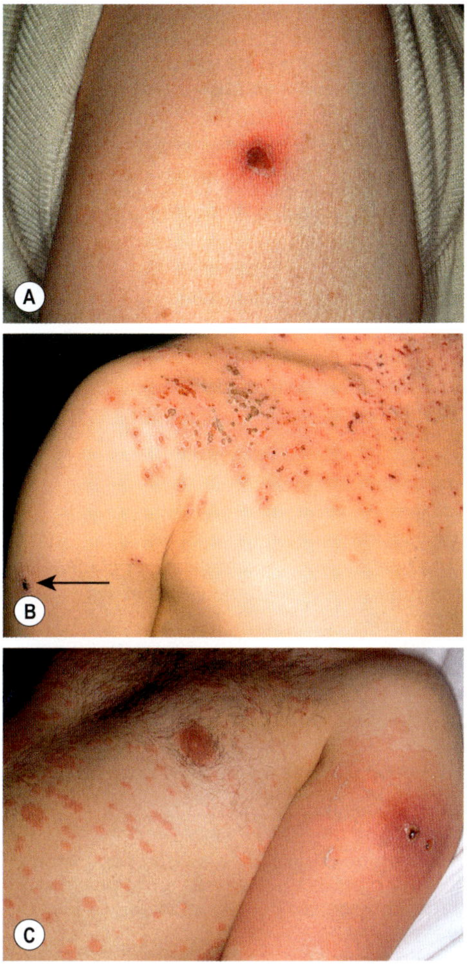

Fig. 68.9 Vaccin antivariolique. A Papule croûteuse au site de vaccination, 14 jours après sa réalisation. **B** Pustulose varioliforme aiguë de Kaposi-Juliusberg chez un patient ayant une dermatite atopique. Diffusion depuis le site de vaccination (flèche) jusqu'aux zones d'eczéma. **C** Réaction de type érythème polymorphe associée à un érythème marqué et un œdème au site de vaccination. *Remerciements : A : Anthony J. Mancini, MD, et Ayelet Shani-Adir, MD; B, C : Louis Fragola, MD.*

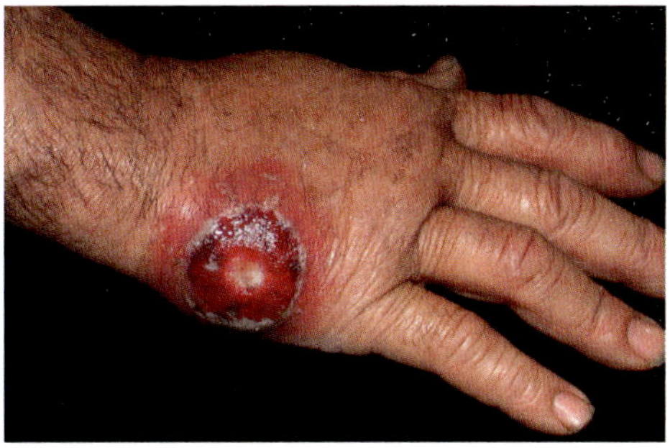

Fig. 68.10 Orf. Nodule érythémateux avec suintement et ulcération centrale sur le dos de la main. *Remerciements : Luis Requena, MD.*

Tableau 68.3 Sélection d'infections à Poxvirus. La PCR en temps réel est actuellement la méthode diagnostique de choix. Les autres Poxvirus qui entraînent occasionnellement des lésions cutanées (uniques ou peu nombreuses) chez les humains incluent les *Parapoxvirus associés aux cerfs* (est des États-Unis; rapportés chez les chasseurs de cerfs) et *tanapox* (Afrique équatoriale; endémique chez les primates non humains, arthropode vecteur probable).

Maladie/virus (genre; hôte)	Principales manifestations
Variole/smallpox (*Orthopoxvirus;* seulement les humains)	• Théoriquement éradiquée; transmission respiratoire, 7 à 17 jours de période d'incubation • Cf. tableau 68.2 pour les manifestations cliniques* • Complications : panophtalmie, arthrite, encéphalite
Vaccine (*Orthopoxvirus;* utilisé comme vaccin chez les humains)	• Actuellement utilisée pour la vaccination antivariolique chez les militaires et premiers intervenants de secours • Papule au site de vaccination (p. ex. deltoïde ou cuisse) → vésiculopustules → croûte (fig. 68.9A) → cicatrice avec parfois lésions satellites; fièvre et LAN sont fréquentes, et une éruption urticarienne ou exanthémateuse peut se développer en 1-3 semaines post-vaccination • Effets indésirables possibles* – Surinfection du site de vaccination ou adénopathies – Auto-inoculation par inadvertance ou transmission par contact – Vaccine généralisée ou progressive (en particulier chez les personnes immunodéprimées) – Pustulose varioliforme aiguë de Kaposi-Juliusberg ou eczéma vaccinatum (p. ex. chez les patients qui ont une dermatite atopique) (fig. 68.9B) – Pustulose non virale post-vaccination ou érythème polymorphe (fig. 68.9C) – Vaccine oculaire, myo/péricardite, atteinte du SNC post-vaccinale
Monkeypox (*Orthopoxvirus;* singes, rongeurs)	• Principalement en Afrique; inoculation cutanée ou par voie respiratoire, période d'incubation de 10 à 12 jours • Malaise et fièvre, puis éruption de papules non synchrones (peu à > 100) → vésiculopustules → croûtes → cicatrices, principalement au visage et aux membres (souvent sur paumes/plantes); LAN et symptômes respiratoires • Vaccination antivariolique protectrice
Cowpox (*Orthopoxvirus;* chats > rongeurs > bétail)	• Principalement en Europe et en Asie centrale; période d'incubation de 7 jours • Au site de contact (habituellement mains ou visage) avec un animal infecté : papule → vésicule → pustule → escarre croûteuse → cicatrice; souvent fièvre et LAN • Parfois généralisée chez les patients qui ont une dermatite atopique
Orf (*Parapoxvirus;* moutons, chèvres, rennes)	• Occupations à risque : bergers, vétérinaires, bouchers • Sur les mains (fig. 68.10) après contact avec un animal infecté (notamment zone périorale ou pis de brebis) : papule (1 à quelques-unes) → lésion targétoïde → nodule (humide, puis sec, avec des points noirs puis papillomateux) → régression sans cicatrice; ± fièvre, LAN et érythème polymorphe peuvent apparaître 10 à 14 jours plus tard • Le diagnostic repose souvent sur l'histologie
Nodules des trayeurs (stomatite papuleuse bovine)/paravaccine (*Parapoxvirus;* bétail)	• Occupations à risque : producteurs laitiers, éleveurs, bouchers, vétérinaires • Lésions des mains quasiment identiques à l'orf (cf. ci-dessus)

* *Informations additionnelles (p. ex. critères diagnostiques, algorithmes, cas cliniques) disponibles sur http://www.cdc.gov/smallpox/index.html.*

LAN : lymphadénopathie.

Tableau 68.4 Manifestations cutanées des hépatites A, B et C.

Urticaire aiguë (A, B, C)	Érythème nécrolytique acral (C)
Réaction de type maladie sérique (B, C)	Porphyrie cutanée tardive (B, C)
Syndrome de Gianotti-Crosti (B > A, C)	Prurit (B, C > A)
Vascularite des petits vaisseaux (B, C > A)	Lichen plan – notamment maladie érosive orale (C)
Vascularite cryoglobulinémique (C > B > A)	Sarcoïdose (avec interféron et/ou traitement par ribavirine; C > B)
Vascularite urticarienne (B, C)	Érythème polymorphe (B, C)
Périartérite noueuse (classique – B, cutanée – C)	Érythème noueux (B > C)
Livedo réticulé (C)	

Tableau 68.5 Autres infections virales avec manifestations cutanées. D'autres virus ont une distribution géographique limitée et des signes cutanés importants, p. ex. virus Barmah Forest en Australie.

Infection virale (famille)	Géographie/source de l'infection	Principales manifestations
Dengue (Flaviviridae)	Caraïbes, Mexique, Amérique centrale et du Sud, Asie (en particulier les tropiques)/ moustiques	• Période d'incubation de 3 à 10 jours → fièvre variable, céphalées (notamment rétro-orbitaires) myalgies, vomissements* • ~ 50 % des patients : érythème maculeux de la tête, du cou et de la partie supérieure du tronc suivi d'une éruption morbilliforme avec zones de peau saine et souvent pétéchies*
West Nile (Flaviviridae)	Afrique, Europe, Asie, Amérique du Nord > Amérique du Sud, Australie/moustiques qui se nourrissent sur des oiseaux	• Incubation de 5 à 14 jours → fièvre, céphalées, myalgies > méningo-encéphalite, paralysie flasque • ~ 25 % des patients : exanthème avec macules/papules érythémateuses, souvent ponctiformes, en particulier des membres
Zika (Flaviviridae)	Caraïbes, Mexique, Amérique centrale et du Sud, Afrique, îles du Pacifique, Asie (en particulier tropiques)/ moustiques, contact sexuel, de mère à fœtus, produits sanguins	• Incubation pendant 2 à 14 jours → symptomatique chez ~ 20 % des patients : fièvre, arthralgies, céphalées, conjonctivite, exanthème morbilliforme (souvent prurigineux, pouvant atteindre les paumes et les plantes) • Risque de microcéphalie si infection maternelle
Chikungunya (Togaviridae)	Asie, Inde, îles de l'Océan Indien et du Pacifique, Afrique, Europe, Amériques/ moustiques	• 1 à 14 jours de période d'incubation → fièvre, céphalées, myalgies/arthralgies • ~ 50 % des patients : éruption acrofaciale, érythème/œdème, éruption morbilliforme; parfois ulcères (génitaux, intertrigineux, oraux), vésiculobulleuse et hyperpigmentation post-inflammatoire (de type taches de rousseur, flagellée ou diffuse)
Trichodysplasie spinulosique associée à des virus (Polyomaviridae)	Monde entier**	• Nombreuses papules pointues, érythémateuses à couleur de la peau, épineuses, principalement de la partie moyenne du visage et des oreilles; ± alopécie ou faciès léonin

** La dengue sévère (incluant la dengue hémorragique fébrile et le syndrome de choc), est plus fréquente chez les enfants et suit la répétition de l'infection avec un second sérotype viral, les manifestations sont une thrombocytopénie marquée avec saignement, une fuite de plasma conduisant à un choc, une détresse respiratoire et des atteintes organiques.*

***Chez les receveurs d'organes solides transplantés ou patients traités par chimiothérapie pour une affection hématologique maligne.*

69 Infections sexuellement transmissibles

Dans ce chapitre, cinq infections sexuellement transmissibles (IST) sont étudiées – syphilis, gonorrhée, chancre mou, lymphogranulomatose vénérienne (LGV) ou maladie de Nicolas-Favre, et donovanose ou granulome inguinal. Les autres IST plus fréquentes incluant les infections à herpès simplex, molluscum contagiosum, condylomes acuminés, morpions (poux de pubis) et l'infection à VIH sont discutées respectivement dans les chap. 67, 68, 66, 71 et 65. Quand une IST est présente, la recherche des autres est indiquée.

Syphilis

• L'agent causal est un spirochète *Treponema pallidum*; l'infection est divisée en quatre phases : primaire, secondaire, latente et tertiaire (fig. 69.1), en plus d'une forme congénitale.
• La syphilis est 7–8 fois plus fréquente chez les hommes que chez les femmes aux États-Unis, et l'incidence est en augmentation, en particulier chez les hommes, après l'âge de 15 ans; les taux les plus élevés sont observés chez les noirs et les hispaniques ainsi que les hommes homosexuels; il existe un risque augmenté de transmission de l'infection VIH chez les personnes qui ont des ulcérations dues à la syphilis, de même qu'un chancre mou ou une infection à virus herpès simplex.
• Une (ou plus) ulcération habituellement anogénitale caractérise la *syphilis primaire*, elle est dénommée chancre (fig. 69.2); l'ulcération n'est pas douloureuse (sauf si secondairement infectée), à la palpation, sous l'ulcération, la base de celle-ci est ferme; une lymphadénopathie régionale peut être présente (fig. 69.3).
• La *syphilis secondaire* est le reflet d'une dissémination hématogène, les lésions cutanées varient de maculeuses à papulosquameuses et d'annulaires à granulomateuses (fig. 69.4 et 69.5) (cf. fig. 65.4); l'atteinte muqueuse est fréquente et comporte des taches muqueuses, des papules avec érosion linéaire aux commissures, ainsi que des condylomes vénériens (fig. 69.6); accompagnés habituellement de symptômes généraux (tableau 69.1).
• La *syphilis tertiaire* est précédée d'une phase latente qui peut durer des années (fig. 69.7); la peau et les muqueuses, de même que les os développent des gommes (fig. 69.8), la syphilis cardiovasculaire et la neurosyphilis représentent les principales causes de décès chez les personnes qui sont restées sans traitement.
• L'infection *in utero* d'un fœtus peut survenir, principalement durant la phase secondaire ou latente, conduisant à une syphilis congénitale ou à des stigmates (tableaux 69.2 et 69.3); les lésions cutanées de la syphilis congénitale précoce sont similaires à celles de la syphilis secondaire (fig. 69.9) mais elles peuvent être bulleuses; les autres manifestations incluent des écoulements nasaux sanglants ou purulents (« jetage nasal »), des fissures périorales ou périanales et une ostéochondrite.
• Diagnostic : examen au microscope à fond noir (exsudat séreux de lésions primaires ou secondaires); anticorps anticardiolipine (*rapid plasma reagin* [RPR], *venereal disease research laboratory* [VDRL]), ~ 80 % + en phase primaire et 99 % + en phase secondaire; anticorps anti-*T. pallidum* (TP) (*microhemagglutination assay* [MHA-TP] ou *fluorescent treponemal antibody absorption* [FTA-ABS]), ~ 90 % + en phase primaire et 99 % + en phase secondaire.
• Un faux VDRL positif peut survenir chez la femme enceinte et en association avec un certain nombre d'affections incluant le syndrome des anticorps antiphospholipides, le lupus érythémateux (LE), un lymphome, l'usage de drogues, de même que des infections (p. ex. tréponématoses endémiques, borréliose, paludisme), tandis qu'un faux FTA-ABS positif peut survenir chez des patients ayant un LE, une infection VIH, une hypergammaglobulinémie, une tréponématose endémique, une borréliose.
• **DD :** cf. tableau 69.4.
• **TT :** cf. tableau 69.5 pour le traitement des syphilis primaire, secondaire et latente récente;

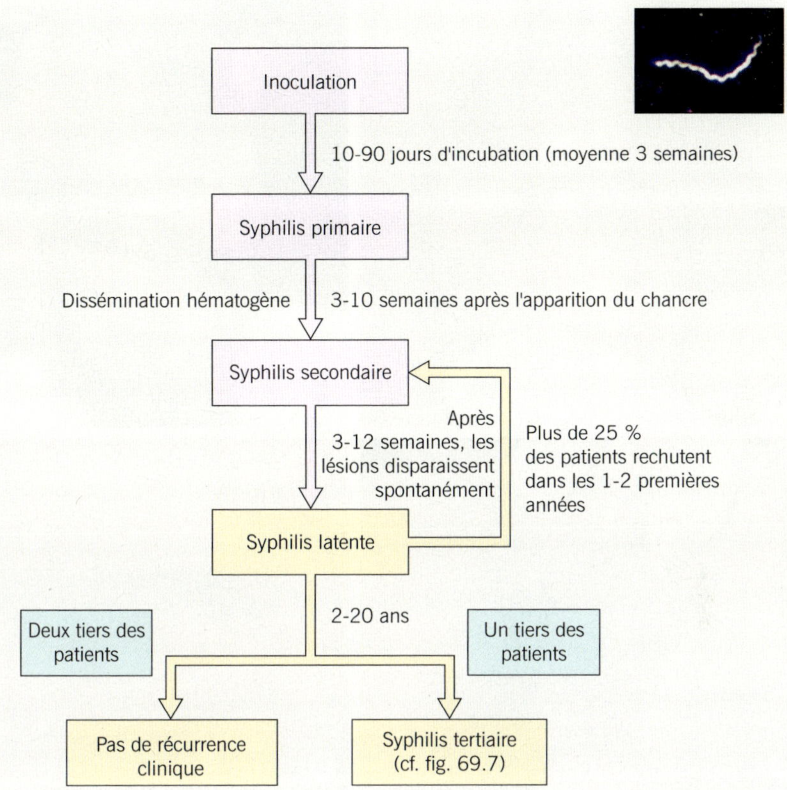

Fig. 69.1 Histoire naturelle de la syphilis non traitée. Les chancres disparaissent spontanément après quelques semaines (cf. fig. 69.3). Dans le groupe des patients sans récurrence, le test *rapid plasma reagin* (RPR) devient négatif dans 50 % des cas et reste positif dans 50 % des cas. *Adapté de Rein MF, Musher DM. Late syphilis. In : Rein MF (Ed.), Atlas of Infectious Diseases, Vol. V : Sexually Transmitted Diseases. New York : Current Medicine, 1995 : 10.1–10.13. Figure en vignette : adaptée de Morse SA,* et al. *Atlas of Sexually Transmitted Diseases and AIDS, 3rd ed. London : Mosby; 2003.*

les patients ayant des symptômes ou des signes suggérant une atteinte neurologique doivent avoir une analyse du LCS et les patients infectés par le VIH sont à risque accru de neurosyphilis; pour le traitement de la syphilis latente tardive, oculaire, tertiaire et congénitale de même que la neurosyphilis, cf. www.cdc.gov/std/treatment ou télécharger l'application CDC STD Tx Guide; une diminution d'un facteur 4 du taux de base des anticorps pour le RPR ou le VDRL est l'indicateur d'un traitement efficace.

Gonococcie

- L'agent causal est *Neisseria gonorrhoeae* et la primo-infection est habituellement génitale mais peut être anale, rectale ou oropharyngée; la gonorrhée est acquise principalement par contact sexuel et la période d'incubation est de 2–5 jours.
- Tandis que l'urétrite aiguë chez les hommes s'accompagne d'un écoulement purulent et constitue la présentation la plus fréquente, les manifestations de la gonorrhée chez les femmes sont variées (fig. 69.10; tableau 69.6); les infections asymptomatiques sont courantes chez les femmes ou quand le site de l'infection est le rectum ou le pharynx.
- Dans l'infection gonococcique disséminée, souvent rapportée comme syndrome arthrite-dermatite gonococcique, un petit nombre de pustules acrales inflammatoires apparaissent dues à une vascularite septique, en même temps que de la fièvre, des arthralgies et une ténosynovite (fig. 69.11); les facteurs de risque incluent les menstruations et les déficits dans les derniers composants du complément (C5-C9; cf. chap. 49).
- Diagnostic : frottis colorés des exsudats urétraux et cervicaux ou des pustules cutanées;

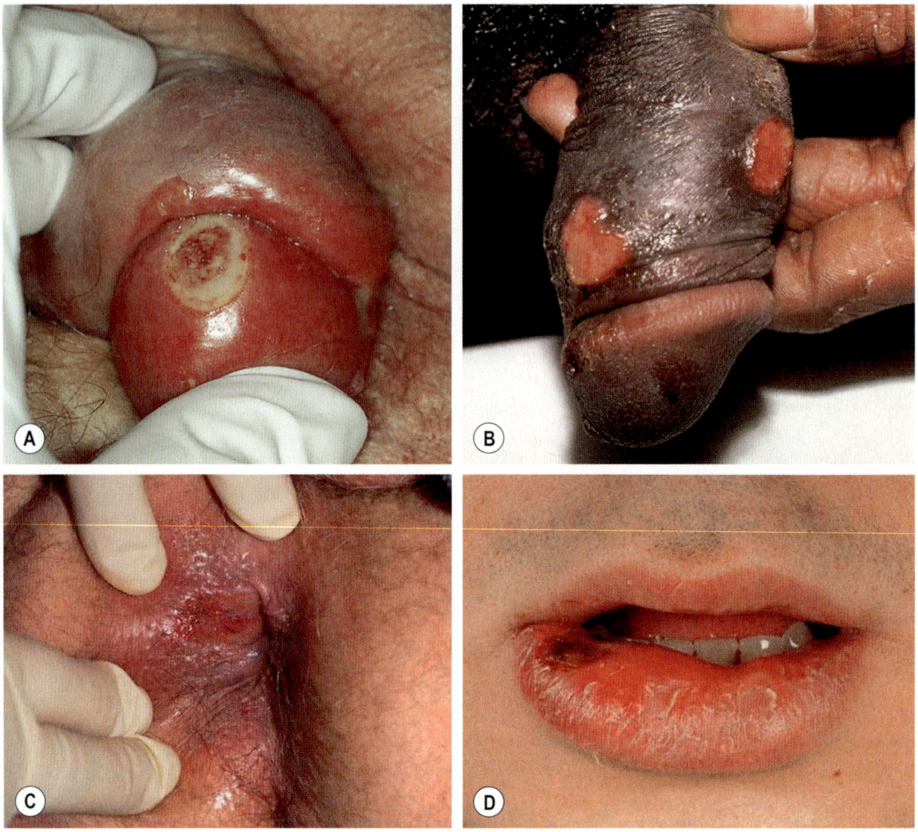

Fig. 69.2 Chancres de syphilis primaire. Les lésions sont fermes à la palpation et occasionnellement multiples. Les sites de chancres incluent le pénis (**A, B**), la zone périanale (**C**) et la lèvre (**D**), de même que les doigts, le col de l'utérus et les seins. *Remerciements : A, C, D : Angelika Stary, MD ; B : YDRC.*

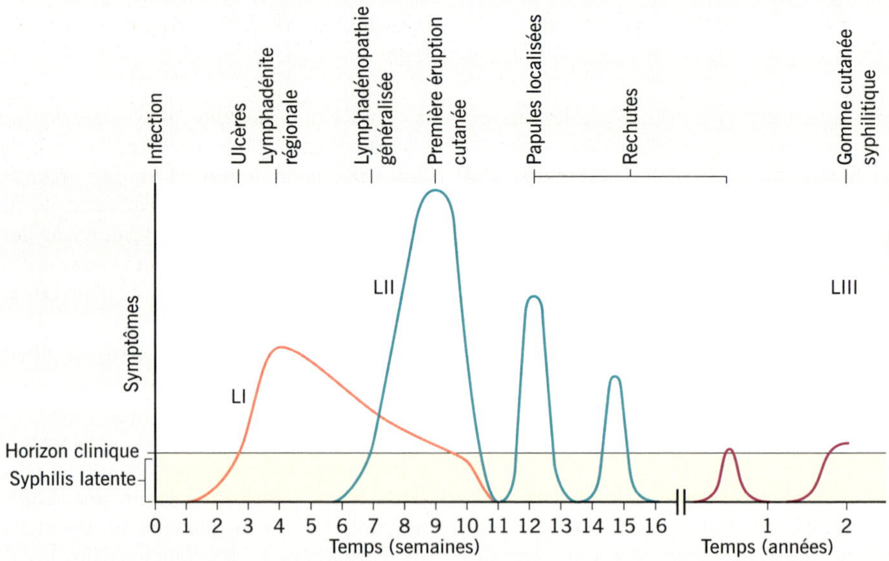

Fig. 69.3 Manifestations cliniques de la syphilis. LI : syphilis primaire ; LII : syphilis secondaire ; LIII : syphilis tertiaire. *Adapté de Fritsch P, Zangerle R, Stary A. Venerologie. In : Fritsch P (Ed.), Dermatologie und Venerologie. Berlin : Springer, 1998 : 865–86.*

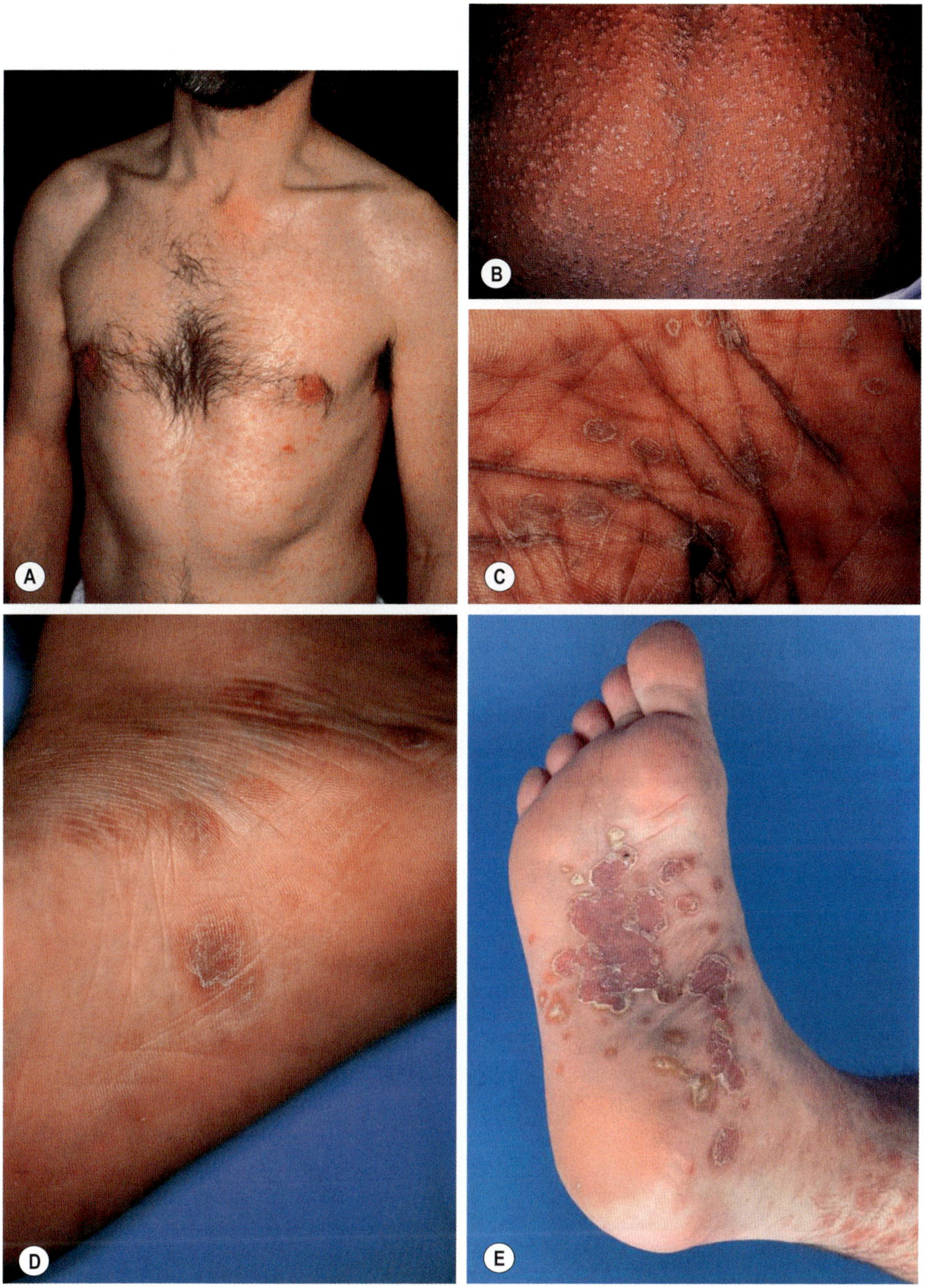

Fig. 69.4 Syphilis secondaire – manifestations cutanées. Exanthème de papules roses disséminées (**A**) et lésions papulosquameuses généralisées (**B**). Les lésions des paumes (**C**) et des plantes (**D, E**) peuvent avoir une collerette de squames ; chez les patients ayant une peau plus pigmentée, ces lésions peuvent avoir une couleur cuivrée. *Remerciements : A-D : YDRSC ; E : Angelika Stary, MD.*

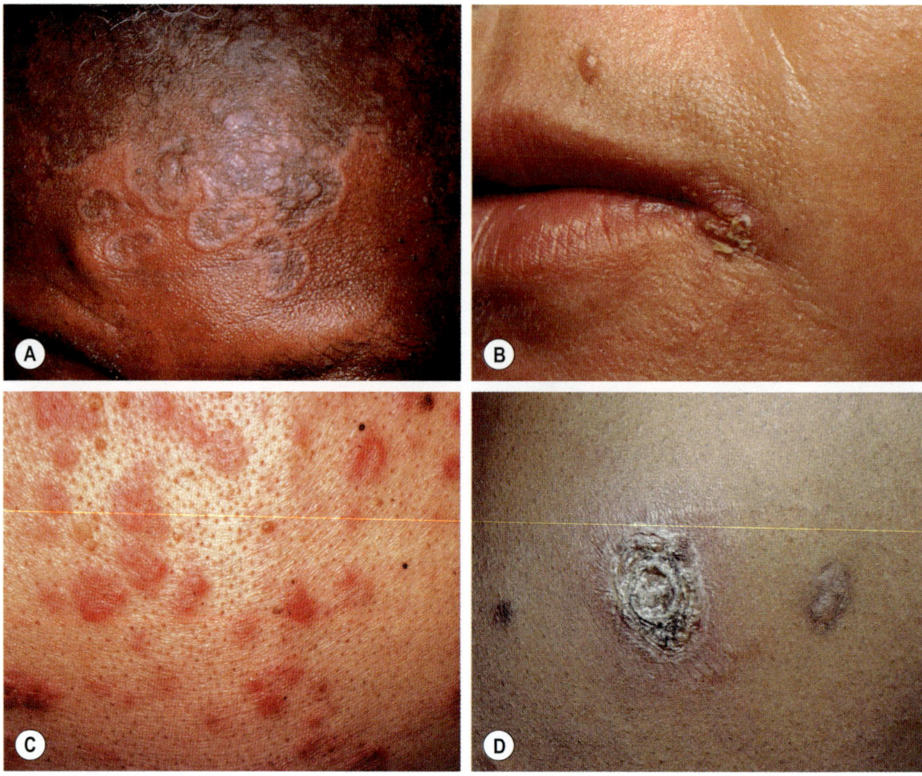

Fig. 69.5 Manifestations moins fréquentes de la syphilis secondaire. A Plaques annulaires avec hyperpigmentation centrale du front. **B** Papule fissurée de la commissure buccale. **C** Nodules granulomateux et plaques. **D** Lésion nécrotique avec squame-croûte chez un patient ayant le sida. *Remerciements : A-C : YDRSC ; D : Judit Stenn, MD.*

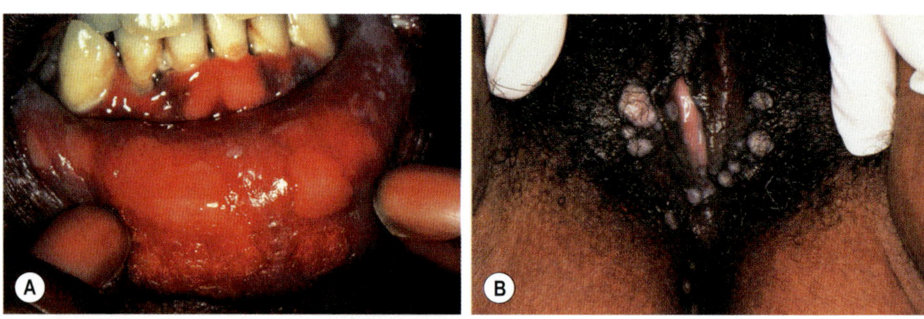

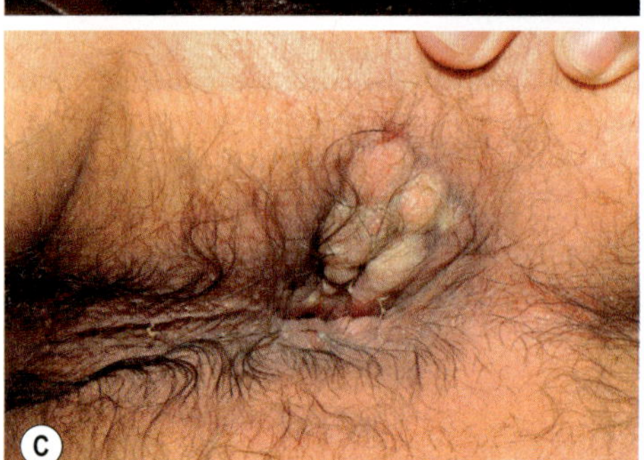

Fig. 69.6 Lésions orogénitales de syphilis secondaire. Les lésions orales peuvent varier de petites ulcérations superficielles à des taches muqueuses (**A**). Les condylomes vénériens dans les zones vulvaire (**B**) et périanale (**C**) peuvent être diagnostiqués à tort comme infection HPV (c.-à-d. des condylomes acuminés). *Remerciements : A, B : YDRSC ; C : Angelika Stary, MD.*

Tableau 69.1 Manifestations cliniques de la syphilis secondaire.

- **Symptômes et signes prodromiques**
  - Perte de poids
  - Fièvre modérée
  - Malaise
  - Céphalées (irritation méningée)
  - Maux de gorge
  - Conjonctivite (iridocyclite)
  - Arthralgies (périostite)
  - Myalgies, douleurs osseuses
  - Hépatosplénomégalie (hépatite modérée)
- **Lymphadénopathies généralisées avec hypertrophie indolente des ganglions lymphatiques (50–85 %)**
- **Manifestations cutanées**
  - Précoces (10 %) : éruption généralisée; non prurigineuse, de type roséole, macules discrètes, initialement sur les flancs et les épaules
  - Tardives (70 %) : éruptions généralisées maculopapuleuses et papulosquameuses; lésions plus infiltrées, souvent cuivrées; plaques annulaires du visage; arrangement en corymbes (papules satellites autour d'une large lésion centrale); polymorphe et survenue par vagues successives
  - Syphilides localisées (infiltrations spécifiques de tréponèmes; examen positif au microscope à fond noir) :
    - paumes et plantes : papules symétriques et plaques avec une collerette de squames (collerette de Biett)
    - zone anogénitale : condylomes vénériens
    - zone séborrhéique : «corona veneris» le long de la ligne d'implantation des cheveux
  - Macules hypopigmentées, principalement du cou (post-inflammatoires; «collier de Vénus»)
- Manifestations atteignant les muqueuses (30 %)
  - Perlèche syphilitique, papules avec sillons linéaires
  - Taches muqueuses : «plaques muqueuses» de l'oropharynx (équivalentes aux condylomes vénériens de la région génitale)
  - Maux de gorge syphilitiques : inflammation de tout le pharynx
- **Alopécie en plaques (7 %) :** «mitée», zones localisées de perte de cheveux; effluvium télogène toxique

Remerciements : Angelika Stary, MD.

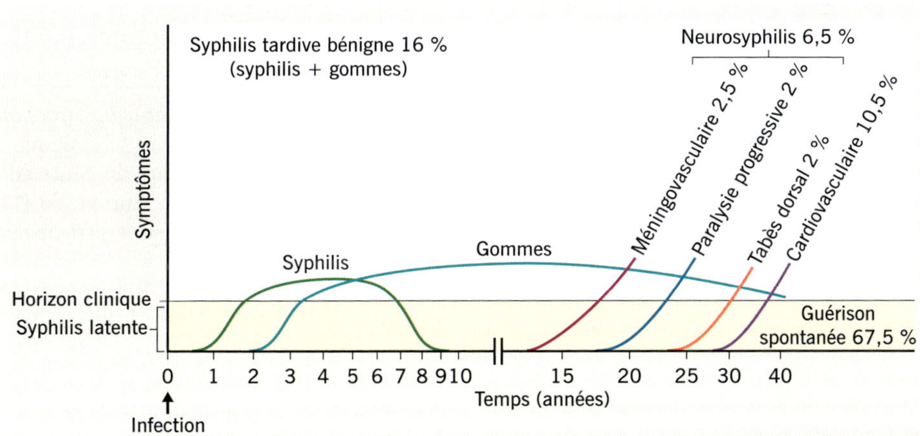

Fig. 69.7 Manifestations cliniques de la syphilis tardive. Les gommes surviennent plus fréquemment dans la peau (70 %) et moins souvent dans les os (10 %) ou les muqueuses (10 %). Dans la neurosyphilis, une endartérite et une invasion directe du parenchyme cérébral peuvent survenir. Le tabès dorsal se présente avec des paresthésies douloureuses des membres, une ataxie, un signe d'Argyll-Robertson des pupilles. *Adapté de Fritsch P, Zangerle R, Stary A. Venerologie. In : Fritsch P (Ed.), Dermatologie und Venerologie. Berlin : Springer, 1998 : 865–86.*

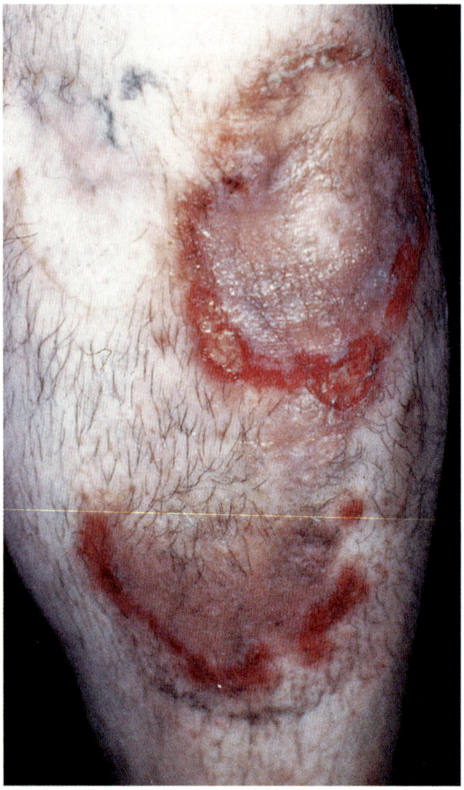

Fig. 69.8 Gommes cutanées de la syphilis tertiaire. Plaques érythémateuses érodées, arciformes avec cicatrice centrale. *Remerciements : NYUDSC.*

cultures, PCR ou hybridation ADN de prélèvements à partir de n'importe que site d'infection.

• **DD :** pour les écoulements urétraux ou cervicaux, et les autres infections, en particulier dues à *Chlamydia trachomatis*; pour les lésions cutanées dues à une gonococcie, autres emboles infectieux, vascularite des petits vaisseaux et dermatoses neutrophiliques.

• **TT :** cf. tableau 69.7. La résistance à de nombreux antibiotiques, incluant la ciprofloxacine est préoccupante.

Chancre mou

• L'agent causal est *Haemophilus ducreyi*; cette infection survient plus communément en Afrique et Asie du Sud (fig. 69.12), et a un ratio homme/femme de 10/1.

• Après une incubation de 3–10 jours, des ulcérations génitales douloureuses, habituellement multiples, se développent en conjonction avec une lymphadénite inguinale (généralement unilatérale; fig. 69.13); la base de l'ulcération est purulente et molle, à l'opposé de l'induration des chancres syphilitiques.

• Diagnostic : frottis colorés et cultures (sur milieu spécial) d'un exsudat d'ulcération; PCR.

• **DD :** cf. tableau 69.8.

• **TT :** cf. tableau 69.9.

Tableau 69.2 Transmission materno-fœtale de la syphilis non traitée et ses conséquences.

Risque
• Infection de la mère entre la conception et le 7ᵉ mois de grossesse : la transmission est proche de 100 % (souvent décès fœtal ou syphilis congénitale sévère) • Infection au moins 2 ans avant la grossesse : risque de transmission réduit de 50 % • Infection durant les 7ᵉ, 8ᵉ ou début du 9ᵉ mois : risque de transmission réduit • Infection 3–6 semaines avant le travail : pas de transmission placentaire; risque de transmission périnatale
Conséquences de l'infection
• Avortement spontané (2ᵉ ou 3ᵉ trimestre) (10 %) • Mortinaissance (10 %) • Décès infantile (20 %) • Syphilis congénitale (20 %) • Enfant en bonne santé (40 %)

Remerciements : Angelika Stary, MD.

Lymphogranulose vénérienne (LGV, ou maladie de Nicolas-Favre)

• L'agent causal est *Chlamydia trachomatis* sérotypes L1-L3; les régions d'endémie sont l'Afrique, l'Asie et l'Amérique du Sud; ailleurs, p. ex. aux États-Unis et en Europe de l'Ouest, les homosexuels hommes sont principalement affectés.

• L'infection est acquise via la muqueuse anogénitale ou rectale avec diffusion lymphatique subséquente, entraînant des lymphadénopathies qui sont en général unilatérales (fig. 69.14); ~ 50 % des patients développent des lésions herpétiformes au site initial de l'infection qui cicatrisent spontanément après une période d'incubation de 3–12 jours; les manifestations cliniques ultérieures sont détaillées tableau 69.10.

Tableau 69.3 Stigmates de la syphilis congénitale. Ces manifestations représentent les conséquences retardées de l'inflammation aux sites de l'infection.

Cutanés
• Rhagades (périorificielles radiaires [bouche, nez, yeux, anus] cicatrices aux sites de fissures précédentes)
Dentaires
• Dents de Hutchinson (en viroles, entailles des incisives définitives)* • Molaires de Mulberry (multiples dépressions arrondies, muriformes des molaires définitives) • Caries dues à des défauts de l'émail
Squelettiques
• Nez en selle (dépression de la racine du nez due à la destruction du cartilage/os) • Bosse frontale de Parrot («front olympien») • Hypoplasie maxillaire, mandibule relativement proéminente • Palais ogival ± perforation • Signe de Higouménakis (épaississement de la partie médiane de la clavicule) • Scapula scaphoïde • Tibias en lame de sabre – courbure tibiale antérieure • Articulations de Clutton (synovite non douloureuse et épanchements des genoux)
Autres
• Surdité par atteinte de la VIIIe paire* • Kératite interstitielle (entraînant des ulcérations de cornée et des opacités)*

** Composants de la triade de Hutchinson.*
Remerciements : Angelika Stary, MD.

• Diagnostic : détection d'ADN spécifique de *Chlamydia* par PCR à partir des tissus atteints.
• **DD :** cf. tableau 69.8.
• **TT :** cf. tableau 69.9.

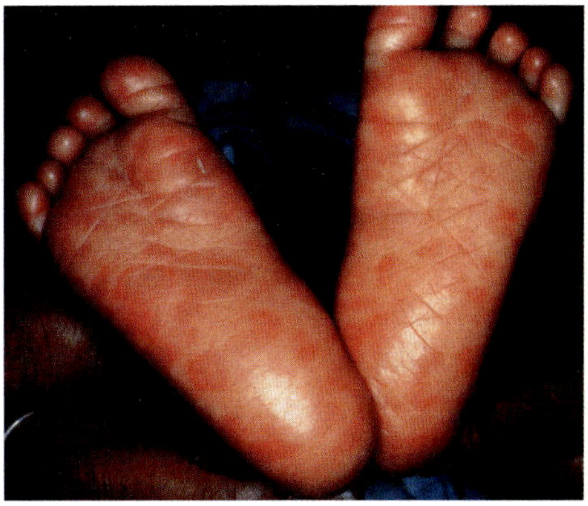

Fig. 69.9 Syphilis congénitale. Plaques rouge brun des plantes, rappelant une syphilis secondaire de l'adulte. Le diagnostic de laboratoire inclut l'identification de tréponèmes en microscopie à fond noir et/ou la détection des anticorps 19S par le test FTA-ABS-19S-IgM (90 % de sensibilité) ou la spirochétémie par PCR.

Granulome inguinal (donovanose)

• L'agent causal est *Klebsiella granulomatis* (dénommé précédemment *Calymmatobacterium granulomatis*), la majorité des infections surviennent en Afrique du Sud, Asie du Sud-Est, et nord de l'Australie ; histologiquement des macrophages, «parasités» par des organismes intracellulaires (corps de Donovan) sont observés.
• Cliniquement, un petit papulonodule initial de la région anogénitale s'ulcère et grossit après une période d'incubation jusqu'à plus de 1 an (habituellement ~ 15–20 jours) ; la base de l'ulcération est souvent assez vascularisée avec un écoulement malodorant (fig. 69.15).
• Diagnostic : détection des corps de Donovan dans les frottis de raclage tissulaire ou les appositions de prélèvements biopsiques (cf. chap. 2).
• **DD :** cf. tableau 69.8.
• **TT :** cf. tableau 69.9.

Pour plus d'informations, cf. chap. 82 de *Dermatology, Fourth Edition*.

Tableau 69.4 Diagnostic différentiel de la syphilis.

Syphilis primaire
Autres causes d'ulcérations génitales à envisager : • Traumatisme génital • Entités des tableaux 69.8 et 60.7 (p. ex. herpès génital, lichen plan, ulcérations génitales aiguës non sexuellement transmises [multiples causes incluant l'EBV]) • Éruptions médicamenteuses fixes (érythème pigmenté fixe) • Carcinome génital ulcéré (p. ex. carcinome spinocellulaire) • Maladie de Behçet
Syphilis secondaire
• Cutanée : pityriasis rosé, psoriasis en gouttes, exanthèmes viraux, lichen plan, pityriasis lichénoïde chronique, primo-infection VIH, éruption médicamenteuse, eczéma nummulaire, folliculite • Muqueuses : lichen plan; aphtose chronique; syndrome mains-pieds-bouche; herpangine; perlèche • Condylomes vénériens : verrues dues à HPV, papulose bowénoïde, carcinome spinocellulaire
Syphilis tertiaire
• Cutanée : lupus vulgaire, chromoblastomycose, infections à champignons dimorphiques, leishmaniose, lupus érythémateux, mycosis fongoïde, sarcoïdose, tumeurs, ulcère veineux

Remerciements : Angelika Stary, MD.

Tableau 69.5 Recommandations thérapeutiques pour la syphilis récente (primaire, secondaire et latente récente [acquise < 1 an auparavant]). La réaction de Jarisch-Herxheimer caractérisée par la survenue aiguë de fièvre et céphalées, et des myalgies peut survenir lors du traitement d'une syphilis récente. Cf. recommandations des *Centers for Disease Control and Prevention* (CDC) (http://www.cdc.gov/std/treatment) ou télécharger l'application CDC IST Tx Guide.

Recommandé
• Benzathine pénicilline, 2,4 MUI* i.m. en injection unique – *ou* – • Procaïne pénicilline, 1,2 MUI/j pendant 10 jours#
Traitements alternatifs pour les personnes allergiques à la pénicilline‡
• Doxycycline, 200 mg/j (100 mg p.o. × 2/j préféré à une dose unique de 200 mg) pendant 14 jours – *ou* – • Tétracycline, 500 mg p.o. × 4/j pendant 14 jours – *ou* – • Ceftriaxone, 1–2 g/j i.m. ou i.v. pendant 10–14 jours – *ou* – • Azithromycine, 2 g p.o. en dose unique§
Grossesse
Recommandé
• Benzathine-pénicilline, 2,4 MUI/semaine i.m., 2 doses
En cas d'allergie à la pénicilline

• Désensibilisation à la pénicilline – *ou* –
• Traitements alternatifs **
  • Azithromycine, 500 mg/j pendant 10 jours – *ou* –
  • Ceftriaxone, 1 g/j i.m. ou i.v. pendant 10–14 jours

** Chez les enfants, 50 000 UI/kg i.m., jusqu'à la dose adulte.*
*# Traitement alternatif des recommandations de l'OMS et de l'*International Union against Sexually Transmited Infections *(IUSTI) (www.iusti.org/sti-information/guidelines/).*
‡ Données limitées; la désensibilisation à la pénicilline est préconisée quand la non-conformité au traitement recommandé peut constituer un problème.
§ Résistance rapportée; non recommandée chez les hommes homosexuels et les femmes enceintes.
*** Données limitées; non recommandé par le CDC mais inclus dans les recommandations de la branche européenne de l'IUSTI.*

Tableau 69.6 Manifestations cliniques de la gonococcie. L'urétrite et la cervicite entraînent toutes deux un écoulement purulent.

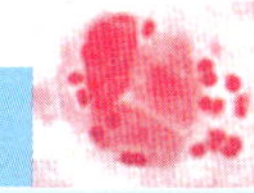

Infection disséminée	Extension locale	Infection directe de la muqueuse
• Arthrite • Fièvre • Ténosynovite • Pustules cutanées acrales • Abcès du cuir chevelu* • Endocardite • Méningite	• Prostatite • Vésiculite • Épididymite • Salpingite • Oophorite • Maladie inflammatoire pelvienne	• Urétrite • Cervicite • Proctite • Pharyngite • Vulvovaginite (enfants) • Infection conjonctivale du nouveau-né

** Chez les nouveau-nés aux sites des électrodes fœtales du cuir chevelu.*
Remerciements : Angelika Stary, MD.

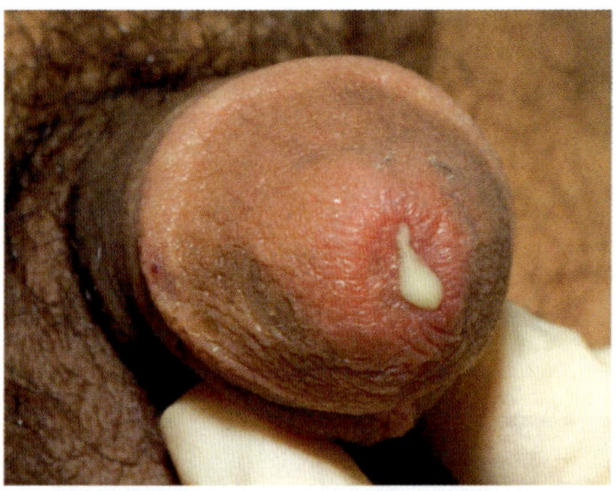

Fig. 69.10 Urétrite gonococcique avec écoulement urétral purulent.

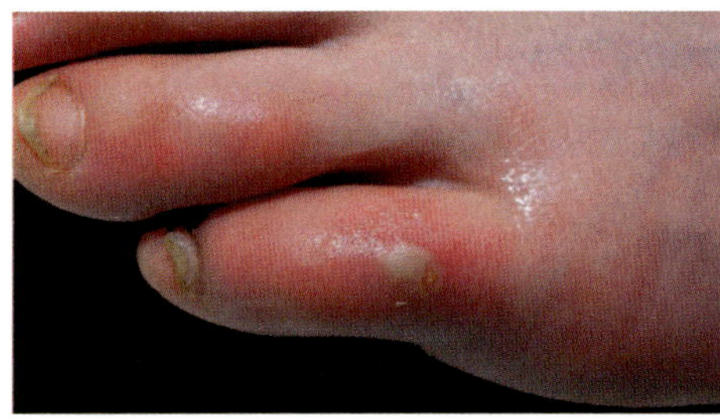

Fig. 69.11 Gonococcémie (syndrome arthrite-dermatite gonococcique). La pustule de l'orteil est entourée d'un érythème. *Remerciements : Angelika Stary, MD.*

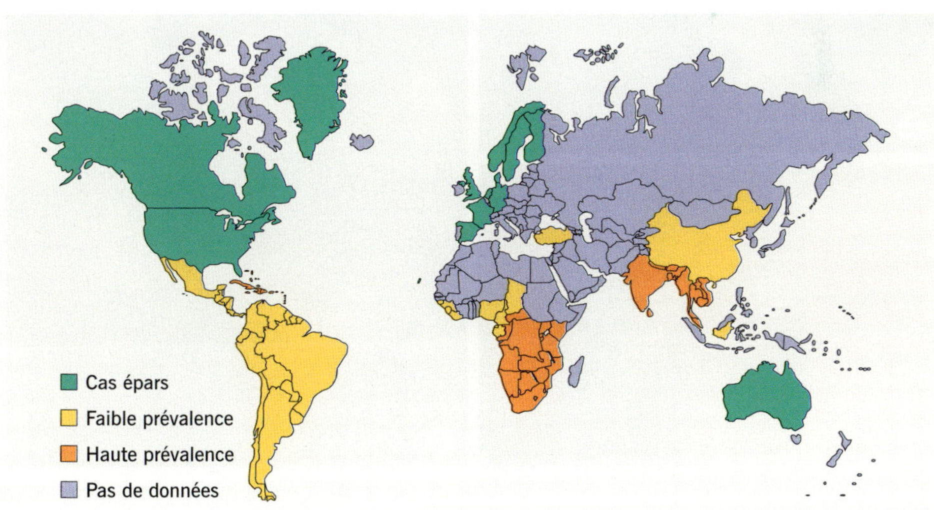

Fig. 69.12 Prévalence mondiale estimée du chancre mou. *Adapté de Ronald A. Chancroid. In : Mandell GL (Ed.-in-Chief), Rein MF (Ed.), Atlas of Infectious Diseases : Vol. 5. Sexually Transmitted Diseases. New York : Current Medicine, 1995 : 16.1–10.*

Tableau 69.7 Recommandations thérapeutiques pour les infections gonococciques. L'examen et le traitement des partenaires sexuels sont aussi indiqués. Cf. recommandations des CDC (http://www.cdc.gov/std/treatment).

Infections gonococciques non compliquées de l'urètre, du col de l'utérus ou du rectum
Traitements recommandés
• Ceftriaxone, 500 mg i.m. dose unique, PLUS doxycycline 100 mg p.o. × 2/j × 7 jours*
Traitements alternatifs (urètre, col, rectum)
• Gentamycine, 240 mg i.m. en dose unique, PLUS azithromycine 2 g p.o. en dose unique • Céfixime, 800 mg p.o. en dose unique PLUS doxycycline 100 mg p.o., × 2/j × 7 jours*
Infection gonococcique disséminée
Traitements recommandés
• Ceftriaxone, 1 g/24 h i.m. ou i.v. toutes les 24 heures PLUS azithromycine 1 g p.o. en dose unique • 24–48 heures après le début d'une amélioration clinique substantielle et, guidé par les tests de sensibilité antibiotique, on peut changer pour un médicament oral (p. ex. céfixime, 400 mg p.o. × 2/j) pour au moins 1 semaine de traitement
Traitements alternatifs
• Céfotaxime ou ceftizoxime, 1 g/8 heures i.v. toutes les 8 heures PLUS azithromycine 1 g p.o. en dose unique • Switcher pour des traitements oraux comme ci-dessus

* *Si* Chlamydia *n'est pas exclu, associer doxycycline ou pendant la grossesse associer azithromycine 1 g en dose unique; la dose de ceftriaxone est 1 g i.m. si le patient pèse ≥ 150 kg.*

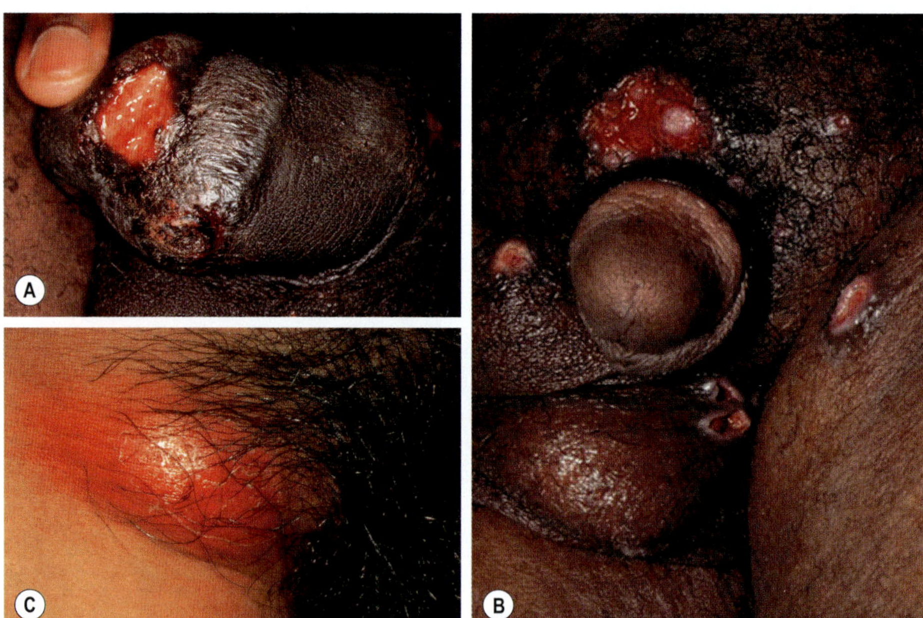

Fig. 69.13 Chancre mou. A Ulcérations bien délimitées du pénis. **B** Ulcérations purulentes multiples avec bords indéterminés. **C** Lymphadénite unilatérale avec érythème sus-jacent. *Remerciements : A : YDRSC; B : Joyce Rico, MD.*

Tableau 69.8 Causes infectieuses des ulcérations génitales.

Maladie	Durée d'incubation	Lésions cliniques	Diagnostic	Micro-organisme en cause
Herpès génital	3–7 jours	Vésicules, érosions, ulcérations ; antécédents d'infection herpétique ; douleur	PCR, culture, DFA, cytodiagnostic de Tzanck (si vésicules)	HSV 2 > 1
Syphilis primaire	10–90 jours, moyenne 3 semaines	Non purulente ; habituellement ulcère unique ; induré ; relativement non douloureux	Microscope à fond noir, sérologie, PCR	*Treponema pallidum*
Chancre mou	3–10 jours	Purulent ; souvent ulcères multiples ; mou, bords mal limités ; douloureux	Culture, PCR	*Haemophilus ducreyi*
LGV	3–12 jours	Ulcération éphémère ; indurée ; non douloureuse	PCR, sérologie, culture	*Chlamydia trachomatis* sérotypes L1-L3
Donovanose	2–12 semaines	Ulcération chronique ; indurée, charnue, friable	Frottis, histologie	*Klebsiella (Calymmatobacterium) granulomatis*

LGV : lymphogranulose vénérienne.
Remerciements : Angelika Stary, MD.

Tableau 69.9 Traitements du chancre mou, de la maladie de Nicolas-Favre (LGV) et du granulome inguinal (donovanose). L'examen et le traitement des partenaires sexuels sont aussi indiqués.

Chancre mou

- Azithromycine, 1 g p.o., dose unique – *ou* –
- Ceftriaxone, 250 mg i.m., dose unique – *ou* –
- Ciprofloxacine, 500 mg p.o. × 2/j pendant 3 jours*,† – *ou* –
- Érythromycine base, 500 mg p.o. × 4/j pendant 7 jours†

Maladie de Nicolas-Favre (LGV)

- Recommandé : doxycycline, 100 mg p.o. × 2/j
- Alternative et en cas de grossesse : érythromycine base, 500 mg p.o. × 4/j

Durée des deux traitements : au moins 3 semaines

Donovanose (granulome inguinal)

*Recommandé***

- Azithromycine 1 g p.o. × 1/semaine – *ou* – 500 mg p.o. chaque jour

Alternatives**

- Doxycycline, 100 mg p.o. × 2/j – *ou* –
- Triméthoprime-sulfaméthoxazole, 1 comprimé double dose (160 mg/800 mg) p.o. × 2/j – *ou* –
- Ciprofloxacine, 750 mg p.o. × 2/j – *ou* –
- Érythromycine base, 500 mg p.o. × 4/

Durée de tous ces traitements : jusqu'à cicatrisation complète de toutes les lésions (au moins 3 semaines)

* *Contre-indiqué chez les femmes enceintes ou allaitantes.*
† *Dans le monde entier, isolats avec une résistance intermédiaire.*
** *Pour tous ces traitements, l'ajout d'un aminoside (p. ex. gentamicine 1 mg/kg/8 heures i.v.) doit être envisagé si les lésions ne répondent pas au traitement dans les tout premiers jours.*
LGV : lymphogranulose vénérienne.
Remerciements : Angelika Stary, MD.

Tableau 69.10 Manifestations cliniques de la maladie de Nicolas-Favre (LGV).

Manifestations initiales : 3–12 jours
• Papule • Érosion ou ulcération • Vésicules herpétiformes • Urétrite ou cervicite non spécifique
Syndrome inguinal : 10–30 jours jusqu'à 6 mois
• Lymphadénopathies régionales (principalement inguinale et fémorale; aussi périrectale, iliaque profonde) • Érythème sus-jacent • Symptômes généraux • Éruption de bubons • Maladie inflammatoire pelvienne, douleurs du dos
Syndrome ano-génito-rectal : des mois à des années
• Proctocolite • Hyperplasie du tissu lymphatique intestinal et périrectal • Abcès périrectal • Fistules ischiorectales et rectovaginales • Fistules anales • Strictions et sténoses rectales
Autres manifestations
• Syndrome urétro-génito-périnéal • Éléphantiasis pénoscrotal • Érythème noueux • Lymphadénopathies sous-maxillaires ou cervicales associées à des lésions oropharyngées

Remerciements : Angelika Stary, MD.

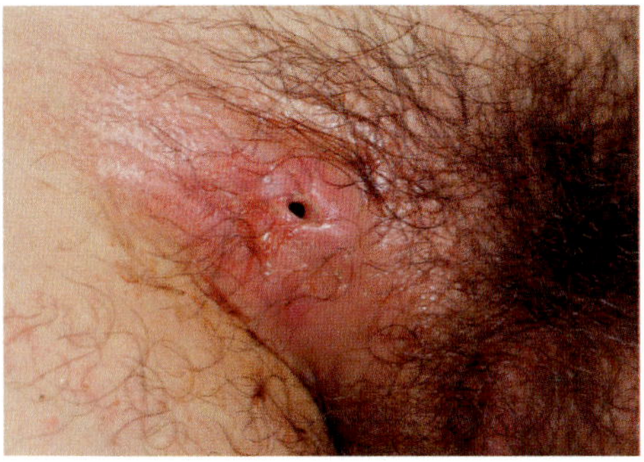

Fig. 69.14 Lymphogranulomatose vénérienne (maladie de Nicolas-Favre). Bubon inguinal qui s'est rompu et évacué. *Remerciements : Angelika Stary, MD.*

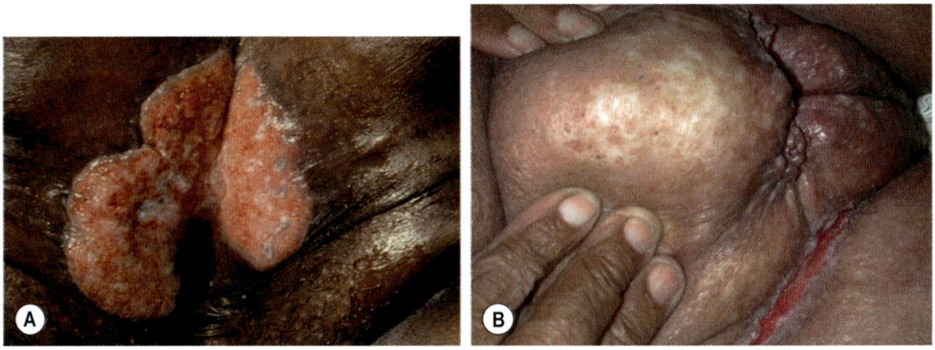

Fig. 69.15 Granulome inguinal (donovanose). A Grandes ulcérations avec apparence «charnue» caractéristique. **B** La vulve est le site le plus fréquent d'atteinte chez les femmes avec des plaques granulomateuses ainsi que des ulcérations. *Remerciements : A : Joyce Rico, MD; B : Francisco Bravo, MD.*

Protozoaires et vers 70

Leishmaniose

- Trois formes principales : (1) cutanée (fig. 70.1); (2) cutanéomuqueuse (fig. 70.2); et (3) viscérale (p. ex. foie, rate).
- Causée par plus de 15 espèces différentes de *Leishmania* (tableau 70.1).
- Vecteur = phlébotome (*Phlebotomus* et *Lutzomyia* spp.) (fig. 70.3).
- La maladie est observée dans le monde entier, mais elle est endémique en Asie, Afrique, Amérique latine et bassin méditerranéen (fig. 70.4).
- La maladie cutanée atteint la peau seulement, c'est communément une papule qui s'étend et s'ulcère (fig. 70.5); la présentation peut être sporotrichoïde (fig. 70.6; cf. tableau 64.7), disséminée ou diffuse (fig. 70.7); la (les) lésion(s) peu(ven)t guérir spontanément (fig. 70.8).
- La forme cutanéomuqueuse, souvent due à *Leishmania brasiliensis*, atteint les muqueuses (p. ex. nez, lèvres, oropharynx) aussi bien que la peau.
- La leishmaniose viscérale (kala-azar) atteint la moelle, la rate et le foie, elle est due habituellement à *Leishmania donovani*; les symptômes incluent fièvre, toux, lymphadénopathies et hépatosplénomégalie; une leishmaniose post-kala-azar dermique (fig. 70.9) peut apparaître après le traitement.
- **TT :** pour une lésion isolée ou un nombre limité de lésions, un traitement conservateur (p. ex. surveillance, chaleur, cryothérapie) ou paromycine topique, ou antimoine pentavalent intralésionnel, peut être utilisé; pour une maladie plus étendue antimoine pentavalent i.v. ou i.m. (sodium stibogluconate, méglumine antimoniate), miltéfosine orale.

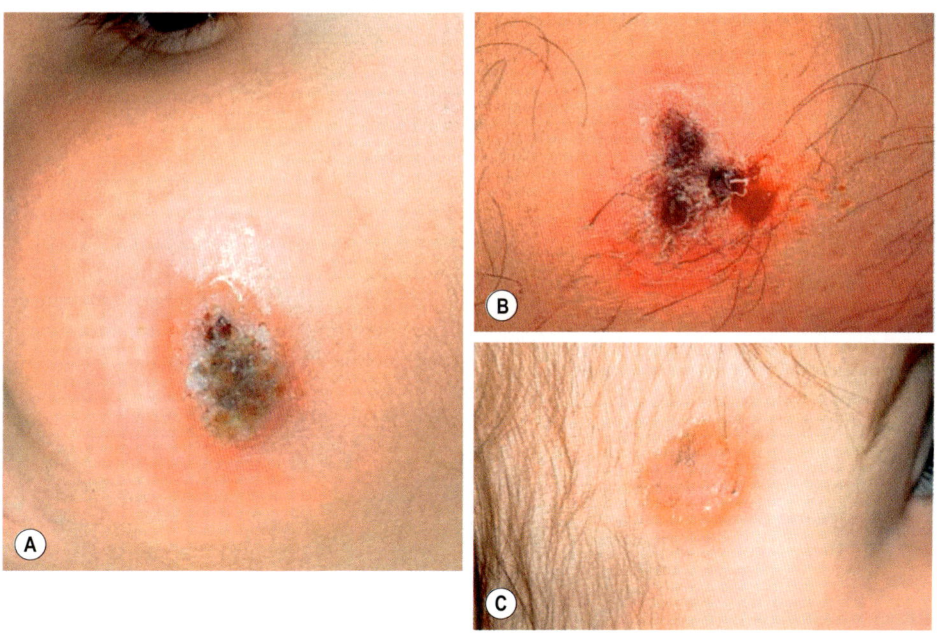

Fig. 70.1 Présentations variables de leishmaniose cutanée. Plaques ulcérées avec des bords enroulés (**A**) et une croûte centrale (**A**, **B**). Plaque avec des bords translucides contenant des télangiectasies et une cicatrice centrale (**C**). La leishmaniose cutanée est parfois confondue avec un carcinome basocellulaire chez l'adulte. *Remerciements : A, C : Julie V. Schaffer, MD; B : YDRSC.*

Tableau 70.1 Quatre espèces principales de *Leishmania* qui causent la maladie cutanée.

Complexe	Espèces	Distribution géographique principale
Leishmania tropica	*L. major*	Zones arides de l'Afrique (nord et sud du Sahara), Moyen Orient et Asie centrale
	L. tropica	Est méditerranéen, Moyen Orient et Asie centrale
Leishmania mexicana	*L. mexicana*	Mexique et Amérique centrale
Leishmania braziliensis	*L. braziliensis**	Amérique du Sud et centrale

* *Peut aussi causer une leishmaniose muqueuse ou viscérale chez des personnes immunodéprimées.*

• Pour une assistance diagnostique ou thérapeutique les sources d'information incluent les *Centers for Disease Control* et l'Organisation mondiale de la santé.

Amibiase

• Infection par protozoaire (*Entamoeba histolytica*) qui cause le plus souvent une colite ; transmission orofécale.
• Produit occasionnellement des ulcérations cutanées nécrotiques qui peuvent ressembler au pyoderma gangrenosum ou des plaques verruqueuses ressemblant à un carcinome spinocellulaire ou à des condylomes acuminés.
• L'atteinte cutanée est généralement secondaire à l'extension d'une amibiase rectale à la peau périanale ou périgénitale ou à l'extension d'un abcès hépatique à la peau et à la paroi abdominale.
• **TT :** pour *Entamoeba histolytica*, métronidazole ; les autres traitements incluent diloxanide, tinidazole.

Infections par amibes libres

• *Balamuthia mandrillaris* peut infecter des sujets immunocompétents (en particulier des enfants) et des sujets immunodéprimés ; la lésion cutanée typique est une plaque indurée de croissance lente de la partie centrale du visage avec une éventuelle diffusion hématogène vers le système nerveux central.
• *Acanthamoeba* spp. peuvent être responsables de papulonodules cutanés et d'une encéphalite chez des patients immunodéprimés.

Trypanosomiase américaine (maladie de Chagas)

• *Trypanosoma cruzi* est transmis par des réduves (punaises).

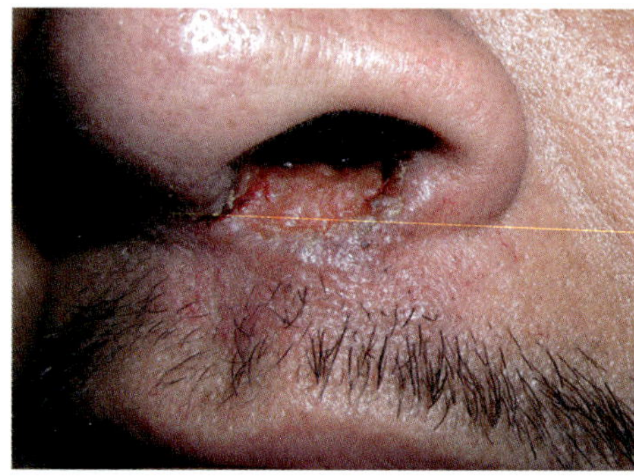

Fig. 70.2 Leishmaniose cutanéomuqueuse. Ulcération et induration du vestibule nasal s'étendant sur la lèvre cutanée, dues à *Leishmania braziliensis*. *Remerciements : Kalman Watsky, MD.*

• Endémique dans certaines zones d'Amérique centrale et du Sud.
• Maladie systémique qui peut affecter le système nerveux autonome, le tractus gastro-intestinal et le cœur.
• Phase primaire aiguë : érythème local et œdème au site d'inoculation ± lymphadénopathies régionales ; quand elle est périorbitaire, elle est appelée signe de Romaña (fig. 70.10).
• La phase chronique survient après des années ou des décennies : insuffisance cardiaque congestive, arythmies incluant un bloc cardiaque, mégacôlon, méga-œsophage.

Trypanosomiase africaine

• Vecteur = mouche tsé-tsé (glossine).
• Trouvée aussi bien en Afrique de l'Ouest (*Trypanosoma brucei gambiense*) que de l'Est (*Trypanosoma brucei rhodesiense*).
• Manifestations cutanées : chancre trypanosomal ou trypanome (réaction cutanée de piqûre ; fig. 70.11) et éruption érythémateuse annulaire avec fièvre.
• Signe de Winterbottom – hypertrophie des ganglions lymphatiques cervicopostérieurs et

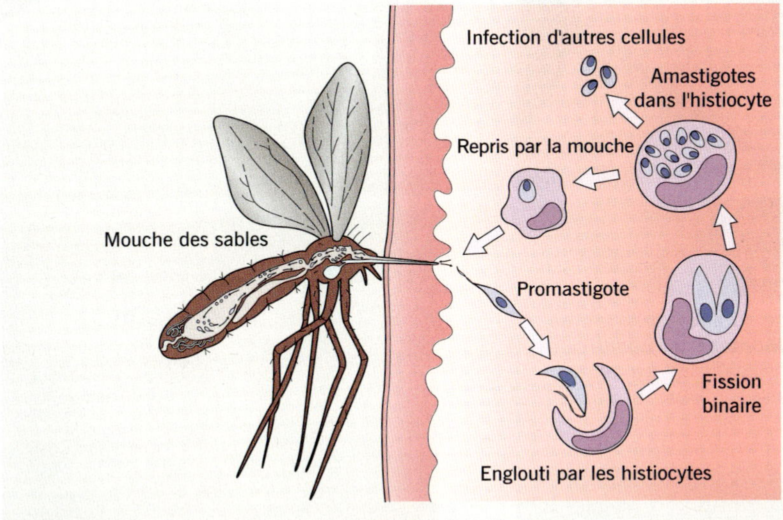

Fig. 70.3 Cycle de vie des espèces de *Leishmania*. Les promastigotes se développent dans le tube digestif du phlébotome et migrent alors dans la trompe.

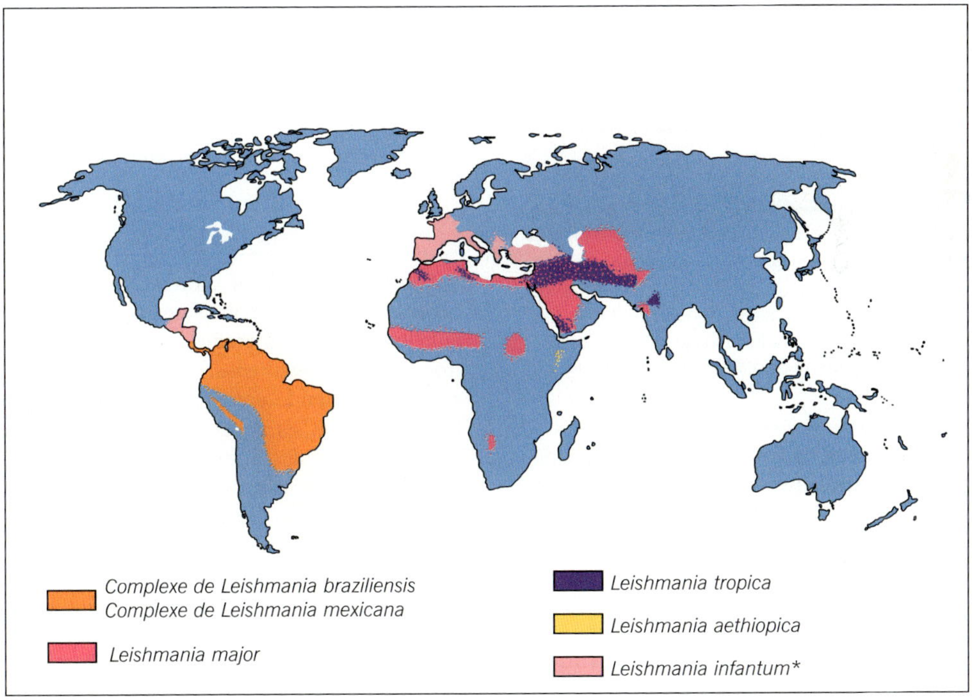

Fig. 70.4 Distribution des leishmanioses cutanées. * Les sous-espèces de *L. infantum* en Amérique centrale et du Sud étaient précédemment appelées *L. chagasi*. *Adapté avec autorisation de Davidson RN, Leishmaniasis. In Cohen J, Powderly WG (Eds.), Infectious Diseases. Edinburgh, UK : Mosby, 2004.*

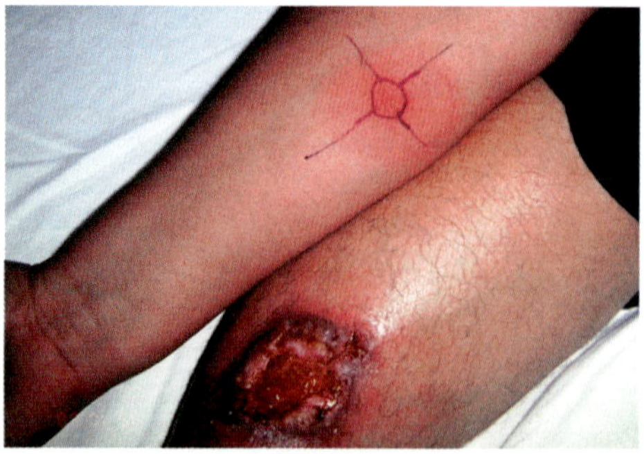

Fig. 70.5 Leishmaniose cutanée de la jambe ulcérée avec test de Monténégro positif. L'ulcère extensif avait été diagnostiqué à tort pyoderma gangrenosum. *Remerciements : Omar P. Sangüeza, MD.*

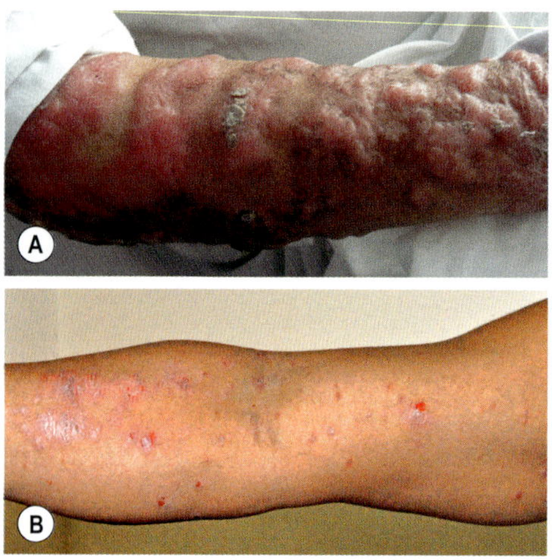

Fig. 70.7 Leishmaniose diffuse et disséminée. **A** Leishmaniose cutanée diffuse se présentant avec de grands nodules qui ressemblent à une lèpre lépromateuse. **B** Petites papules de leishmaniose cutanée disséminée. *Remerciements : Francisco G. Bravo.*

supraclaviculaires – manifestation classique de la forme Ouest-Africaine.

Toxoplasmose

- Infection mondiale secondaire à *Toxoplasma gondii*; des oocytes sont présents dans les déjections de chats ou dans des aliments infectés.
- Atteinte cutanée rare; les infections congénitales comportent des papules nécrotiques ou hémorragiques du tronc (« T » dans le syndrome TORCH).
- Les présentations fréquentes incluent une lymphadénite cervicale ou une choriorétinite.

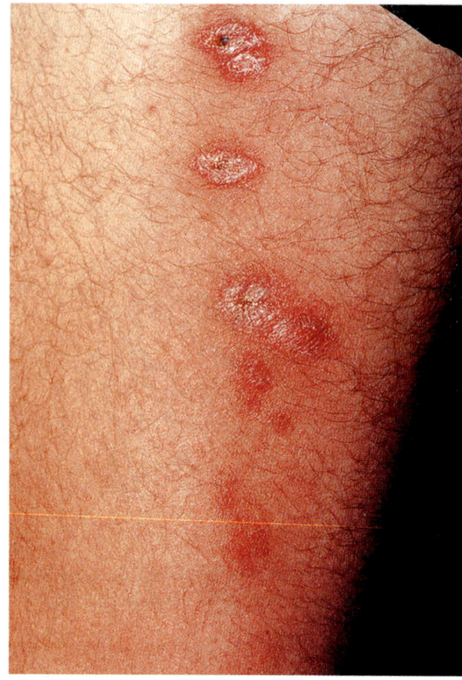

Fig. 70.6 Forme sporotrichoïde de leishmaniose cutanée. *Avec autorisation de Tyring S, Lupi O, Hengge U (Eds.),* Tropical Dermatology. *Oxford : Churchill Livingstone, 2005.*

- Des kystes tissulaires peuvent conduire à une recrudescence chez des personnes immunodéprimées.

Larva migrans cutanée

- Secondaire à la larve d'un *animal* (p. ex. habituellement chiens/chats sauvages/domestiques), ankylostomes (nématodes intestinaux), p. ex. *Ancylostoma braziliense*.
- Dans le monde entier, mais particulièrement fréquente dans les zones tropicales/subtropicales et le sud-ouest des États-Unis.
- Les larves présentes dans le sol infecté, dont le sable, pénètrent dans la peau.
- Des traînées prurigineuses, inflammatoires, serpigineuses sont produites par la migration des parasites (fig. 70.12); migration moyenne 1–2 cm/j.
- Les localisations les plus fréquentes sont les membres inférieurs, notamment les pieds et les fesses suite à la marche et la position assise sur une plage.
- **DD :** ne doit pas être confondue avec la larva currens (secondaire à des *Strongyloides*; cf. tableau 70.2).
- La maladie est autolimitée mais peut-être traitée par albendazole ou ivermectine orale; thiabendazole topique pour la maladie localisée.

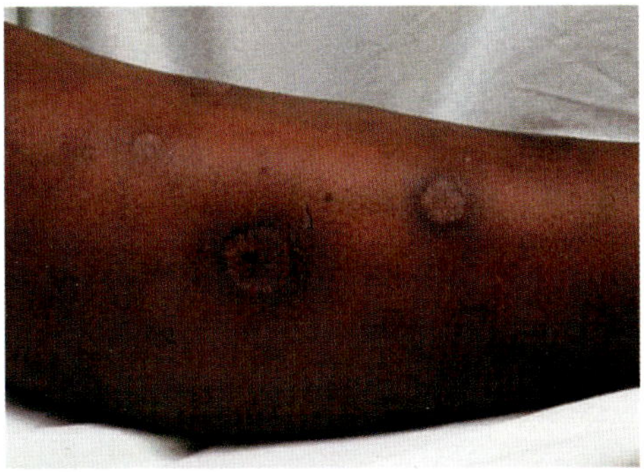

Fig. 70.8 Cicatrices secondaires à une leismaniose cutanée. Les cicatrices circulaires aux sites d'une ancienne leishmaniose cutanée sont souvent le seul signe de l'infection passée. *Remerciements : Omar P. Sangüeza, MD.*

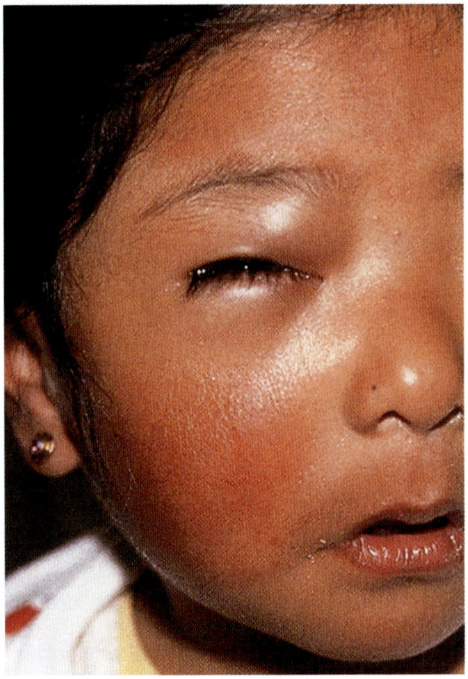

Fig. 70.10 Maladie de Chagas. Jeune enfant avec un œdème périorbitaire caractéristique de cette maladie (signe de Romaña) quand la conjonctive est la porte d'entrée. *Remerciements : Omar P. Sangüeza, MD.*

Onchocercose

• Secondaire à *Onchocerca volvulus*, un nématode tissulaire.
• Vecteur = mouche noire ou simulie (*Simulium*).
• Endémique en Afrique, au Yémen et dans certaines zones d'Amérique centrale ou du Sud; près des rivières à courant rapide.
• Manifestations cutanées : nodules sous-cutanés contenant des vers adultes (onchocercomes),

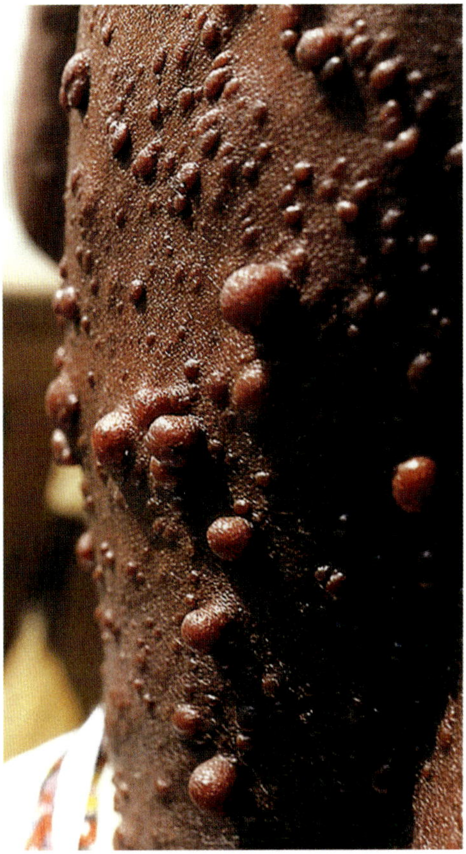

Fig. 70.9 Leishmaniose dermique post-kala-azar. Nodules de taille variée, certains pédiculés, observés chez un patient qui a été traité pour kala-azar sur une période de 6 mois, 20 ans avant. *Avec l'autorisation de Peters W, Pasvol G. Tropical Medicine and parasitologiy, 6th edition, London Mosby, 2007.*

dermatite papuleuse prurigineuse, peau dépigmentée, lichénifiée, en particulier sur les faces antérieures des jambes (sowda) (fig. 70.13).
• Atteinte oculaire chronique conduisant à une kératite sclérosante, une iridocyclite et finalement une cécité, d'où le nom de « cécité des rivières ».
• **TT :** ivermectine orale (simple dose dans les zones non endémiques; doses répétées dans les zones endémiques); parfois la doxycycline est ajoutée secondairement pour stériliser les vers femelles adultes.

Filariose

• Des nématodes tissulaires (*Wuchereria bancrofti* ou *Brugia malayi/B. timori*) infectent le système lymphatique.

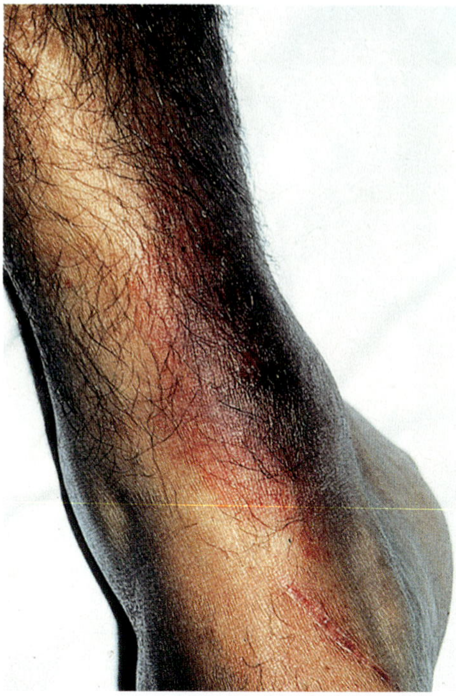

Fig. 70.11 Chancre trypanosomien. La réaction à la piqûre, qui est la première lésion clinique, est connue comme « chancre trypanosomien ». Il ressemble à un furoncle mais n'est habituellement pas douloureux. Le liquide aspiré du nodule contient des trypanosomes se divisant activement. Cette réaction est observée plus fréquemment dans l'infection par *T. b. rhodesiense* que par *T. b. gambiense*. *Avec l'autorisation de Peters W, Pasvol G,* Tropical Medicine and Parasitology, *6th ed. London : Mosby, 2007.*

- Vecteur = moustique (*Culex*, *Anophèles*, *Aedes* spp.).
- Endémique dans les régions tropicales et subtropicales de l'Inde, l'Amérique et l'Afrique.
- Forme aiguë : lymphangite et orchite.
- Forme chronique : lymphœdème, éléphantiasis (les membres hypertrophiés deviennent indurés avec des plis cutanés et des modifications verruqueuses au-dessus), hydrocèle, chylurie.
- Compliquée par des cellulites récurrentes.

Bilharziose (schistosomiase)

- Infection par un trématode (douve), secondaire à trois espèces principales avec une distribution géographique spécifique (Afrique – *Schistosoma hematobium*, Asie – *S. japonicum*, Amérique du Sud – *S. mansoni*) ; l'hôte intermédiaire est un mollusque vivant dans l'eau douce ; les organismes pénètrent dans la peau.
- Variantes de la maladie cutanée – dermatite cercarienne (érythème transitoire, urticaire ou papules prurigineuses), fièvre de Katayama (réaction allergique systémique avec urticaire, fièvre, frissons, sueurs, céphalées, éosinophilie périphérique).
- Maladie fibro-occlusive chronique du foie (*S. japonicum*), de l'intestin (*S. mansoni*) ou du tractus urinaire (*S. hematobium*).

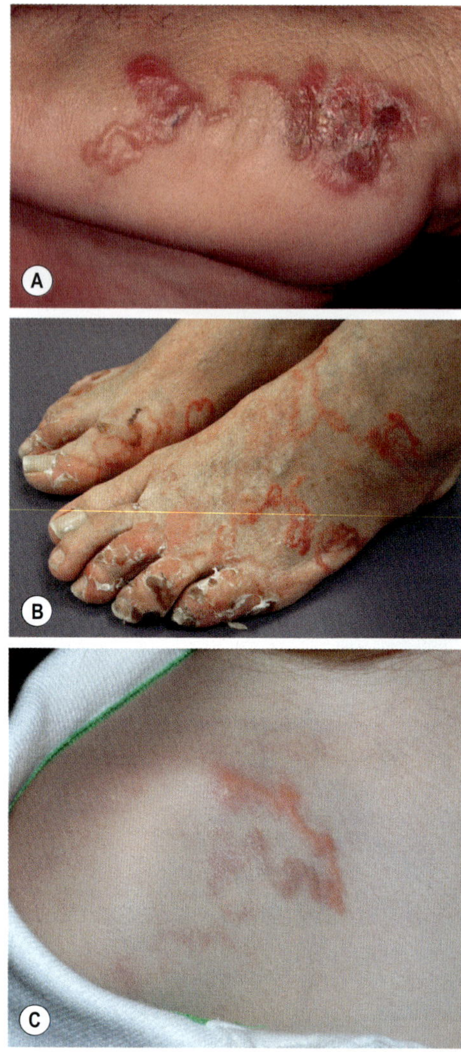

Fig. 70.12 Larva migrans cutanée. Noter les traces érythémateuses, serpigineuses caractéristiques sur la partie latérale du pied (**A**), les deux pieds (**B**) et l'épaule (**C**). Vésiculation et croûtes (**B**) sont parfois observées. *Remerciements : B : Peter Klein, MD ; C : Julie V. Schaffer, MD.*

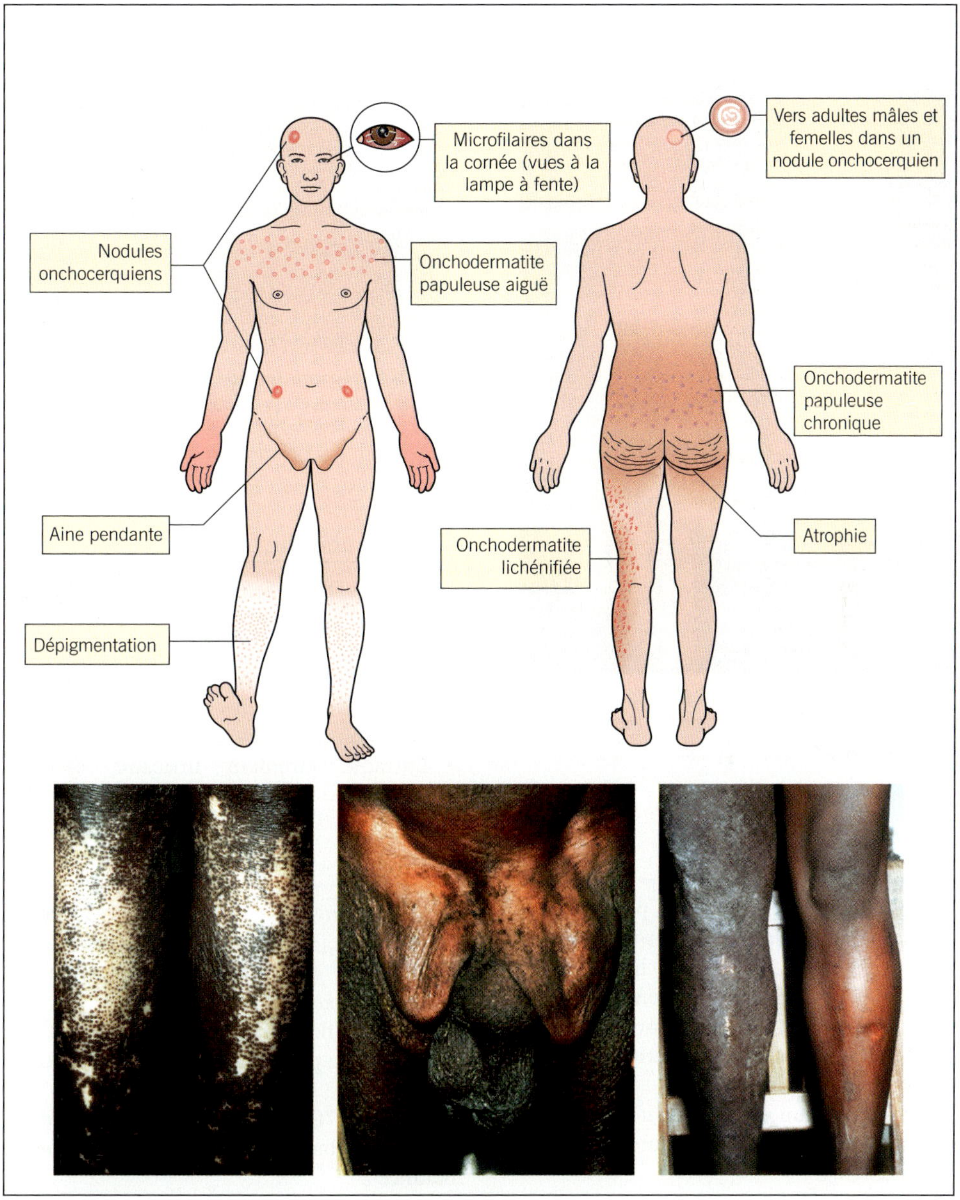

Fig. 70.13 Manifestations cutanées de l'onchocercose. Photo de gauche : dépigmentation avec respect périfolliculaire (« peau de léopard ») ; au centre : aine pendante due à une obstruction lymphatique chronique et une atteinte du ganglion lymphatique ; à droite : onchodermatite lichénifiée (« swoda »). *Remerciements : encarts : David O. Freeman, MD.*

Dermatite des nageurs

• Cercaires de >20 espèces de schistosomes *d'animaux* (p. ex. *Ornithobilharzia*) pouvant pénétrer dans la peau et causer la dermatite des nageurs.

• Dans le monde entier; endémique dans la région des Grands Lacs.

• Papules érythémateuses de la peau exposée (fig. 70.14).

• Autolimitée (7–10 jours).

• Ne pas confondre avec l'éruption des tenues de bain (secondaire à *Linuche*, *Edwardsiella* spp.), qui affecte les zones situées sous les vêtements de bain (cf. chap. 72).

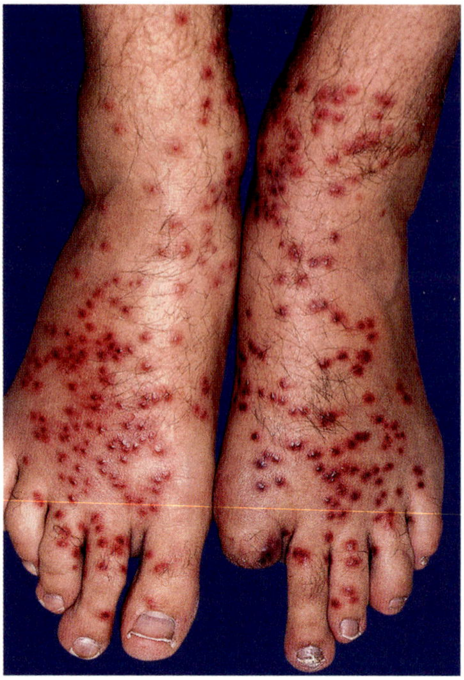

Fig. 70.14 Prurit des nageurs. Nombreuses papules rouge noir sur les pieds et les chevilles. *Remerciements : Kalman Watsky, MD.*

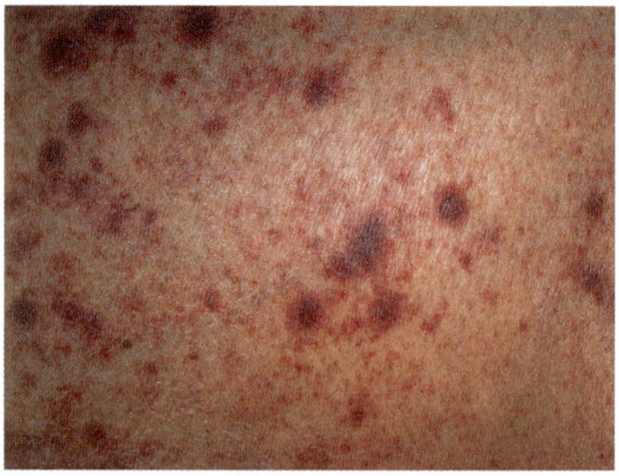

Fig. 70.15 Hyperinfection de strongyloïdose. Multiples lésions purpuriques (parfois rapportées comme purpura en « empreinte de pouce ») sur l'abdomen d'un patient immunodéprimé. *Remerciements : Jean L. Bolognia, MD.*

Cysticercose

- Les cestodes (vers solitaires, p. ex. *Taenia solium*) qui infectent plus fréquemment les animaux peuvent aussi infecter les humains ; diffusent à partir de l'ingestion d'aliments contaminés ou par transmission orofécale.
- Manifestations cutanées : petits papulonodules asymptomatiques.
- Il peut y avoir une atteinte du cerveau, des yeux, du cœur, des muscles ou de la cavité péritonéale.

Échinococcose

- Cestode (ténia *Echinococcus*) qui infecte habituellement les chiens ; s'étend à partir de l'ingestion de déjections de chiens contaminées.
- Les humains peuvent être un hôte intermédiaire et développer des kystes hydatiques du foie ou des poumons.
- Entraîne rarement urticaire, asthme ou anaphylaxie.

Gnathostomiase

- Due à l'ingestion de poisson d'eau douce cru ou peu cuit (p. ex. ceviche) et d'anguilles ou de grenouilles qui contiennent des larves de *Gnathostoma* spp. (nématodes).
- Des gonflements sous-cutanés transitoires pouvant être prurigineux sont dus à la migration de la larve.

Cf. tableau 70.2 pour un résumé des autres vers parasites pouvant causer des manifestations cutanées.

Pour plus d'informations, cf. chap. 83 de *Dermatology, Fourth Edition*.

Tableau 70.2 Autres principaux vers parasitaires causant des manifestations cutanées chez l'homme.

Maladie	Parasite	Distribution	Mode de transmission	Manifestations cutanées	Manifestations systémiques
Entérobiase (oxyures), nématode intestinal	*Enterobius vermicularis*	Très répandu et prévalence élevée, notamment dans les pays tempérés	Ingestion des œufs	Prurit périanal et périnéal	Agitation, asymptomatique chez la plupart des patients
Ankylostomiase (ankylostomes humains), nématode intestinal	*Ancylostoma duodenale*, *Necator americanus*	Distribution tropicale et subtropicale	Percutanée par contact avec les larves infectantes dans le sol	Dermatite (« prurit du sol ») au site d'entrée des larves	Déficit en fer, anémie, symptômes GI, syndrome de Loeffler, hyperéosinophilie
Strongyloïdose, nématode intestinal	*Strongyloides stercoralis*	Survient dans le monde entier, notamment dans les zones tropicales ; dans les climats froids, on peut les trouver dans les mines profondes, chaudes et humides	Percutanée par contact avec des larves infectantes ; parfois ingestion de larves Auto-infection par pénétration dans la peau périanale Hyperinfection chez les patients immunodéprimés, due à la pénétration dans la muqueuse intestinale	Urticaire généralisée ou localisée débutant en périanal et s'étendant aux fesses, aux cuisses et à l'abdomen (larva currens) Purpura en « empreinte de pouce » dans les hyperinfections (fig. 70.15)	Diarrhée, hyperéosinophilie, symptômes pulmonaires Symptômes plus sévères chez les patients immunodéprimés
Loase, nématode tissulaire	*Loa loa*	Afrique de l'Ouest et du centre	Transmise par la piqûre de tabanidés (taons) du genre *Chrysops* (mango flies) transportant des larves infectantes Maturation dans le tissu conjonctif	Œdème transitoire localisé dans le tissu sous-cutané (œdème de Calabar), souvent des mains, poignets et avant-bras ; représente les trajets de migration des vers adultes ; associé au prurit et à la douleur	Conjonctivite (due aux mouvements des vers adultes sous la conjonctive), hyperéosinophilie, maladie rénale

(Suite)

Tableau 70.2 Suite.

Maladie	Parasite	Distribution	Mode de transmission	Manifestations cutanées	Manifestations systémiques
Dirofilariose, nématodes tissulaires d'animaux	*Dirofilaria immitis* (vers du cœur du chien); *D. tunuis* (filaire des ratons laveurs); *D. repens* (filaire des chiens et chats); *D. ursi* (filaire des ours)	*D. immitis* survient dans le monde entier; *D. tunuis* dans le sud-est des États-Unis; *D. repens* en Europe et Asie; *D. ursi* en Amérique du Nord et au Japon	Transmise par les moustiques transportant des larves infectantes Pas de maturation possible chez les humains	*D. tunuis*, *D. repens* et *D. ursi* causent des petits nodules sous-cutanés douloureux avec ou sans inflammation	*D. immitis* cause des nodules pulmonaires
Dracunculose, (ver de Guinée), nématode tissulaire	*Dracunculus medinensis*	Afrique, notamment Ghana et Soudan	Ingestion d'eau de boisson infectée par des puces du genre *Cyclops* Migrent de l'intestin au tissu sous-cutané, habituellement des jambes	Papulonodule puis bulle et/ou ulcération, habituellement des membres inférieurs; nodules calcifiés	Choc anaphylactique, symptômes rhumatologiques
Trichinose, nématode tissulaire	*Trichinella spiralis*	Répandu dans les zones tempérées	Ingestion de larves enkystées à partir de viande d'animaux crue/peu cuite, habituellement de porc	Œdème périorbitaire dans l'infection sévère, hémorragies en éclats	La plupart des infections sont infracliniques Les infections intenses entraînent aussi fièvre, entérite, myosite et hyperéosinophilie; parfois myocardite et encéphalite
Sparganose, stade larvaire des ténias de chiens et chats, cestode	*Spirometra*	Sporadique dans la plupart des pays, observé le plus souvent en Extrême-Orient	Ingestion de larves dans des hôtes intermédiaires (p. ex. serpents, grenouilles, poissons) Parfois à la suite d'application de grenouilles sur les yeux comme cataplasmes	Indolore, petits nodules sous-cutanés aux sites de prolifération des larves Œdème si atteinte périorbitaire	Rarement, atteinte pulmonaire ou du SNC

Infestations 71

Gale

- Infestation par *Sarcoptes scabiei* var. *hominis*, un acarien qui vit dans le stratum corneum de la peau humaine (fig. 71.1).
- La transmission se fait principalement par contact direct avec une personne infestée et occasionnellement par des fomites (p. ex. vêtements) ; la période d'incubation peut aller jusqu'à 6 semaines ; dans certaines régions tropicales, la gale peut infester la majorité des personnes d'une communauté.
- L'infestation asymptomatique par la gale n'est pas inhabituelle (« porteurs » de gale).
- Dans les cas symptomatiques, le prurit est sévère, souvent plus important la nuit ou après un bain chaud ; des infections bactériennes secondaires (p. ex. staphylococcique, streptococcique) peuvent survenir.
- Les lésions cutanées sont variées et incluent des papules érythémateuses avec squames-croûtes, des petites plaques d'eczéma, des excoriations, des vésicules (acrales, en particulier chez les nourrissons) et des nodules ; le classique sillon – une structure linéaire, filiforme, ondulée, gris blanc, de 1 à 10 mm de long – atteint surtout les zones acrales (fig. 71.2 à 71.4).
- La confirmation clinique se fait par examen dans l'huile minérale d'un produit de grattage cutané (cf. chap. 2) ou par dermoscopie (cf. fig. 71.3).
- Habituellement < 100 sarcoptes, mais souvent pas plus de 10–15, vivent sur une personne infestée (fig. 71.5) ; il peut y avoir des milliers de sarcoptes dans la gale norvégienne (ou gale croûteuse) (squames épaisses, notamment acrales, avec très peu d'inflammation), qui affecte les personnes immunodéprimées, celles qui ont une diminution de la sensibilité cutanée et parfois les personnes âgées (fig. 71.6).
- En général, les sarcoptes vivent hors du corps ≤ 3 jours ; si accompagnés de desquamation, comme dans la gale croûteuse, la durée peut être augmentée.
- **DD :** morsures ou piqûres d'arthropodes, incluant les morsures d'acariens d'animaux (p. ex. *Cheyletiella*) ; maladies associées à un prurit généralisé (p. ex. dermatite atopique ; cf. tableau 4.1) ; chez les nourrissons, acropustulose infantile (qui peut aussi survenir après un traitement efficace de la gale), incontinentia pigmenti.
- **TT :** cf. tableau 71.1.
  - Deux applications toute la nuit d'un antiscabieux topique, à 1 semaine d'intervalle, sur toute la surface du corps depuis le cou jusqu'aux orteils ; chez les nourrissons, les vieillards et les personnes immunodéprimées, nécessité d'inclure le visage et le cuir chevelu
  - La perméthrine 5 % en crème est le traitement topique préféré
  - L'ivermectine orale (200–400 µg/kg donnés à J1 et J8) remplace de plus en plus les traitements topiques, en particulier lorsque des groupes nombreux d'individus sont atteints comme dans une maison de retraite
  - Tous les vêtements et la literie doivent être lavés à l'eau chaude et séchés à haute température ou gardés dans un sac pendant 10 jours (3 jours après le deuxième traitement)

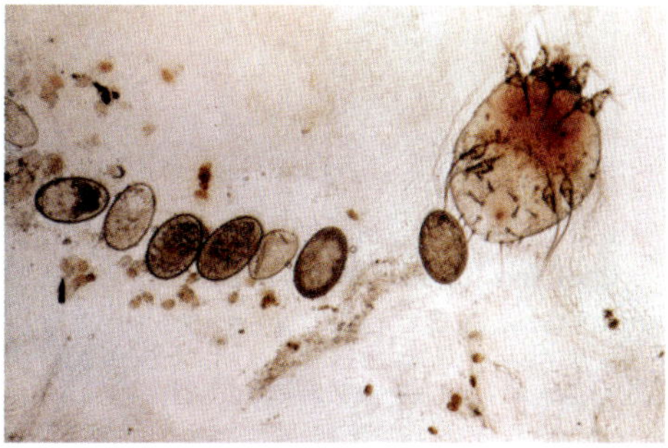

Fig. 71.1 Sarcopte femelle avec œuf et scybales dans les produits de grattage cutané. Noter l'acarien aplati, le corps ovale et huit pattes.
Remerciements : YDRSC.

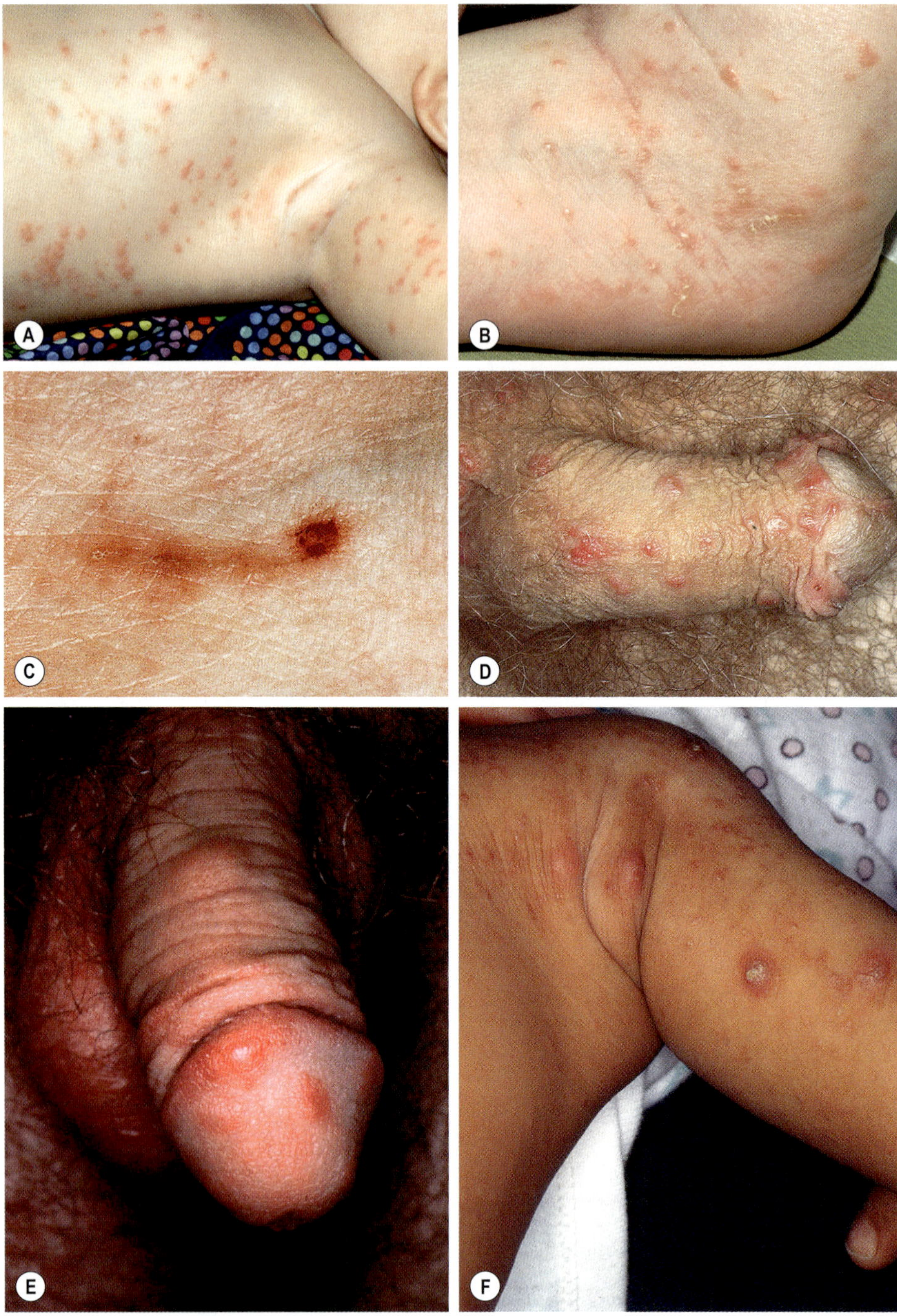

Fig. 71.2 Gale. A, B Papules érythémateuses, sillons linéaires, zones de croûtes et vésiculopustules acrales chez deux enfants ayant la gale. **C** Vision rapprochée d'un sillon linéaire après grattage pour examen avec huile minérale. **D**, **E** Atteinte du pénis avec des papules érythémateuses et des nodules. **F** Gale nodulaire chez un nourrisson.
Remerciements : A, B : Julie D Schaffer, MD; C : USCDRSC; D : YDRSC; E : Robert Hartman, MD; F : Kalman Watsky, MD.

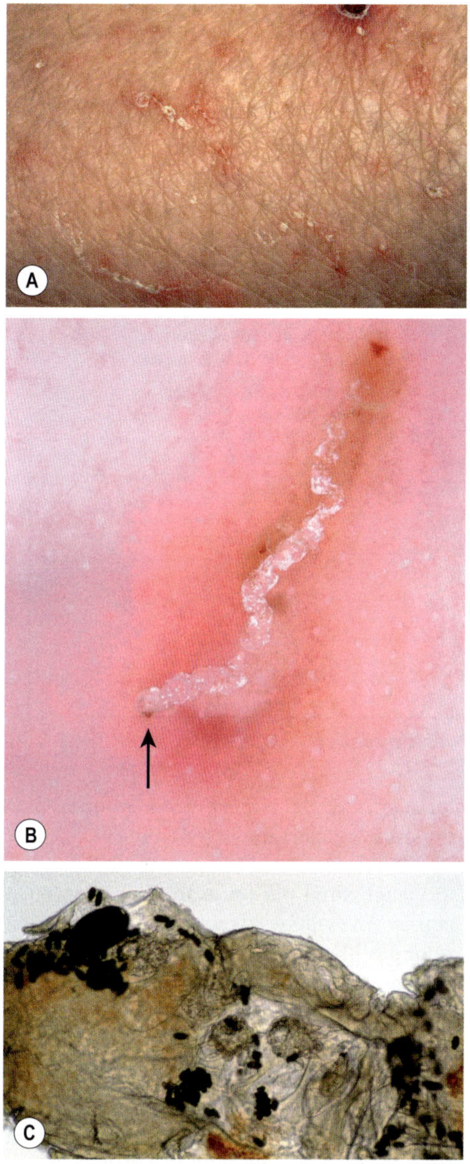

Fig. 71.3 Sillon de gale et examen microscopique d'un produit de grattage cutané chez un patient ayant la gale. A Sillon de gale classique, filiforme, ondulé, blanc, de 1–10 mm de long. Les sillons sont un terrain privilégié pour isoler des acariens par raclement cutané. **B** La dermoscopie peut aider à identifier les acariens. En dermoscopie, une structure caractéristique en « aile volante » ou « jet avec traînée » peut être identifiée, correspondant à la partie antérieure du sarcopte (flèche) avec le sillon derrière. **C** Quatre sarcoptes, œufs de sarcopte et des scybales sont présents. Les sarcoptes se fondent avec les squames environnantes, les rendant difficiles à voir. *Remerciements : A, C : YDRSC ; B : Iris Zalaudek, MD.*

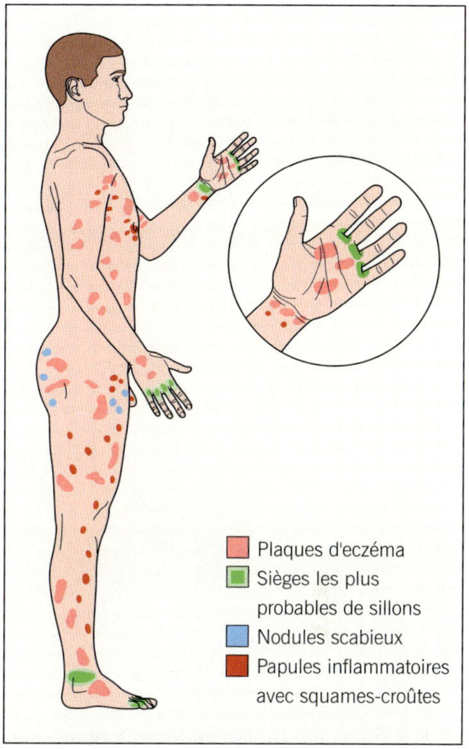

Fig. 71.4 Spectre des lésions cutanées de la gale. Les sites caractéristiques atteints par la gale sont colorés. Chez les nourrissons, les vieillards ou les sujets immunodéprimés, toutes les surfaces peuvent être atteintes, dont le cuir chevelu et le visage.

- Tous les membres de la famille et les personnes en contact étroit doivent être traités simultanément, même s'ils sont asymptomatiques
- Le prurit et les lésions cutanées durent souvent 2–4 semaines après un traitement efficace, mais les patients peuvent ressentir un soulagement dans les 3 premiers jours
- Une fois le diagnostic établi et le traitement initial administré, des corticostéroïdes topiques (de puissance modérée à moyenne) peuvent être utilisés pour traiter l'aggravation symptomatique
- Dans la gale croûteuse, des mesures additionnelles sont nécessaires (p. ex. traitements combinés et/ou répétés, couper les ongles, stocker plus longtemps les vêtements, utiliser le stockage avec dépression d'air)

Poux de tête (pédiculose du cuir chevelu)

• Secondaires à *Pediculus capitis*, un insecte à 6 pattes suceur de sang qui dépose ses œufs sur

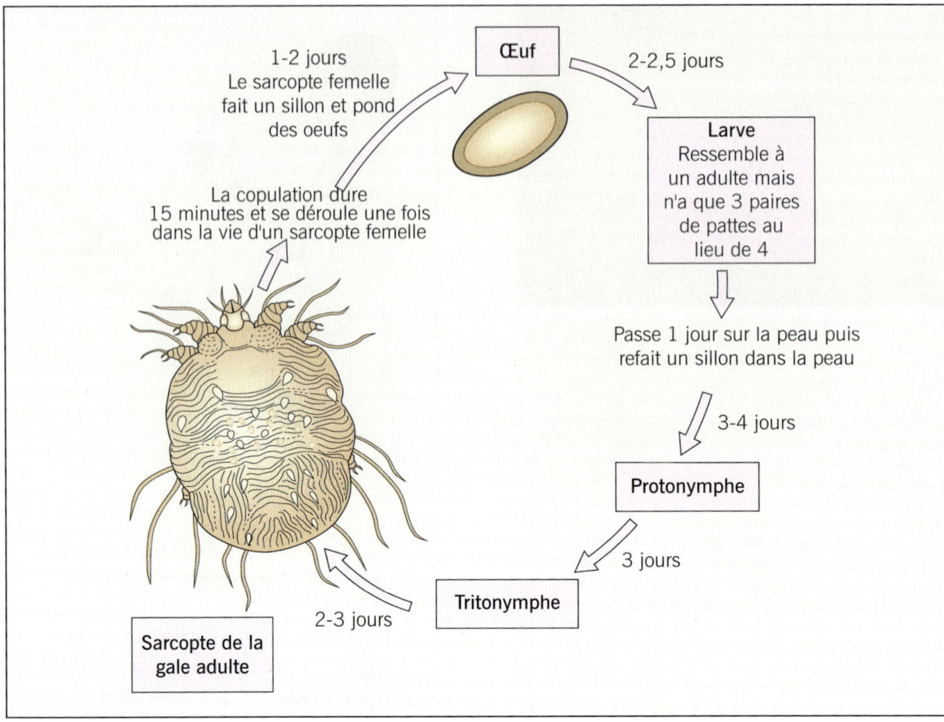

Fig. 71.5 Cycle de vie des sarcoptes (*Sarcoptes scabiei* var. *hominus*).

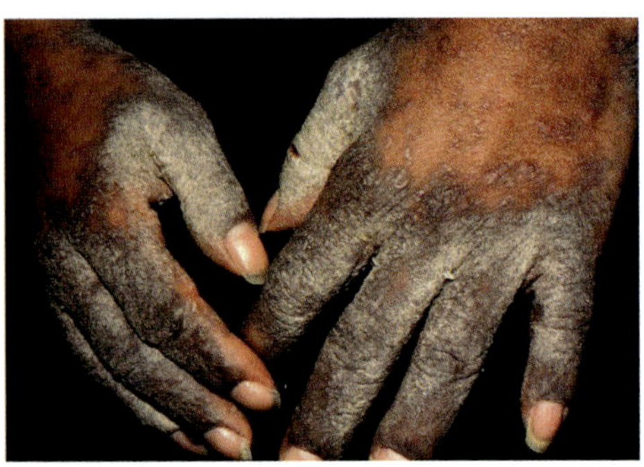

Fig. 71.6 Gale croûteuse. Hyperkératose asymptomatique des mains, qui peut être diagnostiquée à tort comme une dermatite des mains. Cette affection a été rapportée auparavant comme gale norvégienne. *Remerciements : Joyce Rico, MD.*

le cuir chevelu près de la racine des cheveux (fig. 71.7); l'enveloppe persiste après que l'œuf ait éclos et elle migre vers l'extérieur avec la pousse du cheveu.

• La transmission se fait par contact direct avec une personne infestée ou des fomites (p. ex. chapeaux, brosses à cheveux).

• Le prurit est variable.

• En plus de la présence de poux et d'œufs, il peut y avoir un érythème, des squames et des excoriations de la tête et de la nuque; il y a parfois une pyodermite secondaire.

• Le diagnostic est généralement fait par l'examen visuel, suivi par un examen microscopique et la mise en évidence d'œufs de 0,8 mm ou leurs enveloppes (lentes) attachés aux cheveux; les localisations à regarder avec le plus d'attention sont la chevelure derrière les oreilles et le cuir chevelu occipital bas (fig. 71.8).

• **DD** d'un prurit du cuir chevelu : dermatite séborrhéique, psoriasis, dermatite atopique.

• **DD** des lentes : gaines coulissantes, pellicules, résidus de gel pour cheveux et autres causes de nodules des tiges pilaires (cf. fig. 64.3).

• **TT :** expliqué tableau 71.2. La plupart des écoles ont une politique d'éradication des lentes qui nécessite leur élimination mécanique.

Morpions (pédiculose pubienne)

• Secondaires à *Phthirus pubis*, un insecte à 6 pattes suceur de sang qui vit sur les poils terminaux de la région pubienne, la barbe, les cils, les plis axillaires et la région périanale.

• Tandis que les poux de corps et de tête sont similaires en apparence, les poux de pubis sont plus courts et larges, ce qui les fait ressembler à des crabes (fig. 71.9).

Tableau 71.1 Traitements topique et oral de la gale. Tous les traitements doivent être donnés en deux occasions séparées par 1 semaine d'intervalle. D'autres traitements topiques sont parfois utilisés, en fonction de leur disponibilité, mais souffrent d'une efficacité moindre et de toxicités, p. ex. lindane (toxicité pour le SNC), sulfures 5–10 % et crotamiton.

Traitement	Administration à J1 et J8	Préoccupations	Efficacité et résistance	Utilisation chez les nourrissons	Catégorie de grossesse pour la FDA
Crème de perméthrine (5 %)	En topique, toute la nuit	Allergie de contact chez certaines personnes sensibles au formaldéhyde	Bonne, mais certains signes de résistance apparaissent	Approuvé par la FDA pour les nourrissons d'âge ≥ 2 mois	B
Ivermectine (disponible sous forme de comprimés à 3 mg)	Dose orale de 200–400 μg/kg	Toxicité potentielle pour le SNC chez les nourrissons et les jeunes enfants	Excellente	Sécurité non établie pour les enfants de moins de 15 kg ou pour les femmes allaitantes	C (mais généralement non recommandée pour la gale chez les femmes enceintes)

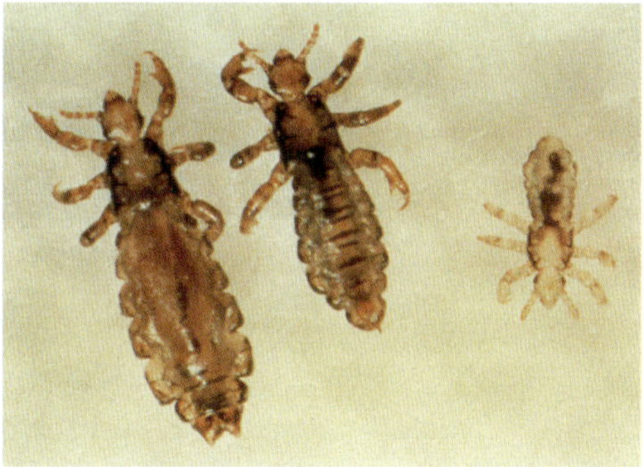

Fig. 71.7 Famille de poux de tête. De la gauche vers la droite : femelle, mâle et nymphe. *Avec autorisation de Taplin D, Meinking TL. Infestations. In : Schachner LA, Hansen RC (Eds.),* Pediatric Dermatology, *4th edn. Edinburgh, UK : Mosby, 2011 : 1141-80.*

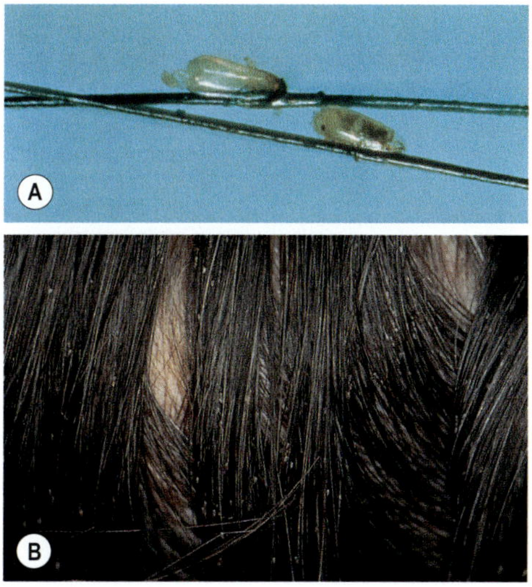

Fig. 71.8 Poux de tête. A L'œuf de pou de tête ou lente mesure 0,8 mm de long. **B** Lentes de poux de tête dans la chevelure. *Avec autorisation de Taplin D, Meinking TL. Infestations. In : Schachner LA, Hansen RC (Eds.),* Pediatric Dermatology, *4th edn. Edinburgh, UK : Mosby, 2011 : 1141-80.*

- La transmission se fait par contact direct (qui peut être sexuel) ou occasionnellement par des vêtements contaminés, des serviettes de toilette ou la literie.
- Peuvent coexister avec d'autres IST ; le prurit est fréquent.
- En plus des poux attachés aux poils ou se déplaçant à la surface de la peau (fig. 71.10A), des croûtes hémorragiques, un érythème périfolliculaire et la *macula caerulea* (macules asymptomatiques gris ardoise à bleu sur le tronc et les cuisses) peuvent être observés ; une infection bactérienne secondaire peut aussi survenir.
- Si l'infestation atteint les cils, les fèces peuvent s'accumuler à la base des cils et au bord inférieur de la paupière inférieure (fig. 71.10B).
- **DD :** autres causes de prurit génital ; les lentes doivent être distinguées des autres causes de nodules des poils (cf. fig. 64.3).
- **TT :** cf. tableau 71.3.

Tableau 71.2 Traitements topiques et oraux pour les poux de tête. Tous les traitements doivent être donnés en deux occasions séparées, à 1 semaine d'intervalle, à l'exception de l'application unique de la lotion d'ivermectine ou la lotion d'abamétapir 0,74 %, un inhibiteur de métalloprotéinase ovicide. Le shampooing au carbaryl (0,5 %), le shampooing au lindane (1 %) et la crème de perméthrine (5 %) sont parfois utilisés mais ils ont en général une efficacité inférieure. La diméticone (4 %) est une huile de silicone qui peut être appliquée pendant 15 minutes ou pendant la nuit. AirAllé® est un dispositif autorisé par la FDA qui utilise de l'air chaud pour traiter les poux par déshydratation de leurs œufs et, à moindre degré, les œufs éclos.

Traitement	Administration à J1 et J8	Préoccupations	Efficacité et résistance
Crème ou lotion de perméthrine (1 %)*	Application topique pendant 10 minutes sur cheveux propres et secs	Aucune	Mauvaise à modeste ; résistance fréquente
Pyréthrines (0,33 %) associées de façon synergique au pipéronyl butoxyde (4 %), dans différentes formulations*	Application topique pendant 10 minutes sur chevelure sèche	Réactions allergiques chez des personnes ayant une sensibilité aux chrysanthèmes, ambroisie, et plantes rattachées	Mauvaise à correcte ; résistance fréquente
Lotion d'ivermectine (0,5 %)^	Application topique pendant 10 minutes sur cheveux secs	Irritation oculaire	Bonne ; pas de résistance notée à ce jour
Lotion d'alcool benzylique (5 %)^	Application topique pendant 10 minutes sur chevelure sèche	Potentiellement irritation cutanée	Correcte à bonne ; pas de résistance notée à ce jour
Crème de spinosad après-shampooing (0,9 %)^	Application topique pendant 10 minutes sur chevelure sèche	Aucune	Bonne ; pas de résistance notée à ce jour
Lotion ou gel de malathion (0,5 %)**	Application topique pendant 8–12 heures sur chevelure sèche (Ovide® et gels contenant de l'isopropanol base efficaces en 20 minutes)	L'isopropanol base est inflammable ; brûlures ou picotements sur peau érodée	Excellente (aux États-Unis) ; résistances notées au Royaume-Uni et en France, mais pas aux États-Unis à ce jour
Ivermectine (disponible en comprimés de 3 mg)	Dose orale de 200–400 μg/kg	Toxicité potentielle pour le SNC ; non recommandée pour les enfants pesant moins de 15 kg, les femmes allaitantes ou enceintes (catégorie C)	Excellente ; pas de résistance notée à ce jour

* *Sans prescription.*
***Approuvé pour les individus d'âge ≥ 6 ans ; grossesse catégorie B.*
^*Approuvé pour les individus d'âge ≥ 6 mois ; grossesse catégorie B.*

Poux de corps (pédiculose corporelle)

- Secondaires à une infestation des vêtements et des personnes par *Pediculus humanus* var. *corporis*, un insecte à 6 pattes, suceur de sang.
- Associés avec la promiscuité, le manque d'hygiène, la pauvreté et les catastrophes naturelles.
- Les poux de corps transmettent le typhus épidémique (*Rickettsia prowazekii*), la fièvre des tranchées (*Bartonella quintana*) et la fièvre récurrente (*Borrelia recurrentis*).
- Un prurit sévère est habituel, notamment sur le dos, la taille, les épaules et le cou.
- Les poux de corps et les lentes sont trouvés en particulier dans les coutures des vêtements (fig. 71.11).

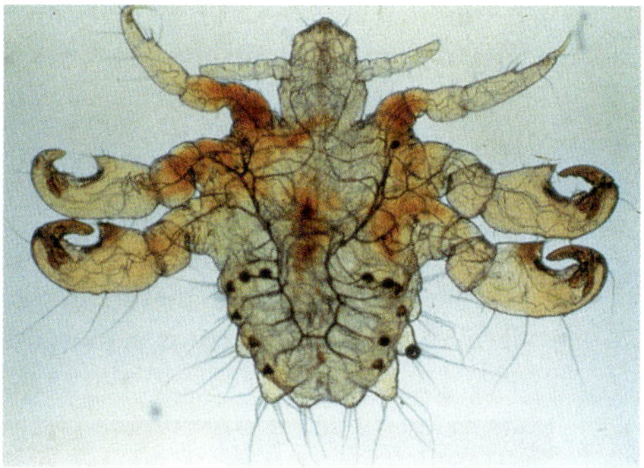

Fig. 71.9 Morpion adulte. La taille est plus courte et plus épaisse que celle des poux de tête et de corps. *Remerciements : Tony Burns, MD.*

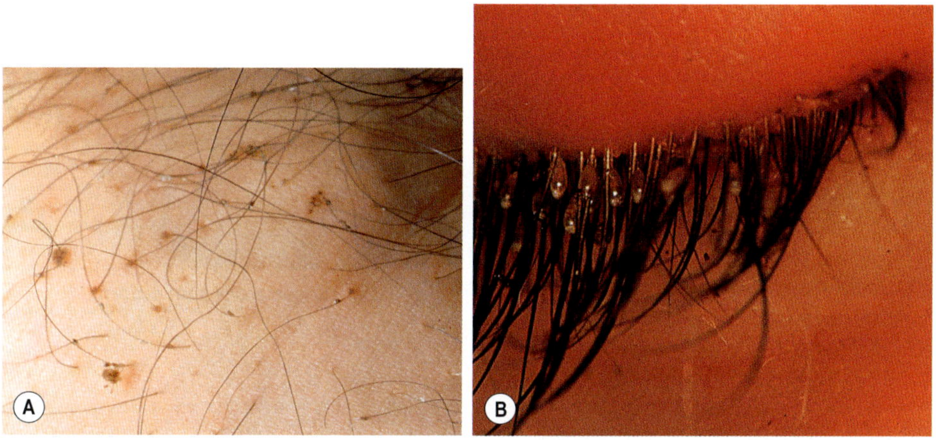

Fig. 71.10 Morpions. A Les morpions adultes et les lentes sont évidents sur les poils pubiens. **B** Lentes de morpions et fèces sur les cils. *Remerciements : A : Louis A. Fragola, Jr., MD; B : avec autorisation de Taplin D, Meinking TL. Infestations. In : Schachner LA, Hansen RC (Eds.),* Pediatric Dermatology, *4th edn. Edinburgh, UK : Mosby, 2011 : 1141-80.*

Tableau 71.3 Traitements topiques et oraux pour les morpions. Tous les traitements pour morpions doivent être utilisés en deux occasions séparées, à 1 semaine d'intervalle. Le shampooing au lindane (1 %) est utilisé occasionnellement mais a une efficacité inférieure.

Traitement	Administration à J1 et J8	Efficacité
Crème de perméthrine (1 %) après-shampooing ou shampooing synergique avec pyréthrine*	Application topique pendant 10 minutes sur pilosité propre et sèche	Correcte
Crème de perméthrine (5 %)	Application topique pendant 8–12 heures	Bonne
Ivermectine (disponible en comprimés de 3 mg)	Dose orale de 250 µg/kg	Excellente

* *Sans prescription.*

• **DD :** morsures d'autres arthropodes et autres causes de prurit généralisé (p. ex. usage d'amphétamines ; cf. tableaux 4.1 et 4.2) ; maladies systémiques associées au prurit (p. ex. défaillance hépatique ou rénale).

• **TT :** brûler les vêtements et la literie si possible ; sinon laver et sécher à haute température ; en cas d'épidémie, déparasitage de masse avec saupoudrages (p. ex. DDT).

Tungose

• Secondaire à une puce-chique, *Tunga penetrans*.
• Endémique en Amérique centrale et du Sud, dans les îles Caraïbes, en Afrique, au Pakistan et en Inde.
• Les femelles gravides tracent des sillons dans la peau, spécialement des pieds des personnes qui ne mettent pas de chaussures ou qui portent seulement des tongs (fig. 71.12).
• Le premier signe est un petit point noir qui devient une papule blanchâtre, puis un nodule de 1 ou 2 cm entouré d'un érythème ; il peut y avoir de multiples lésions.
• Rarement peuvent survenir tétanos, gangrène ou auto-amputation.
• **DD :** myiase, réaction persistante à une morsure ou piqûre d'arthropode, dermatite cercarienne, pyodermite, verrue, carcinome spinocellulaire.

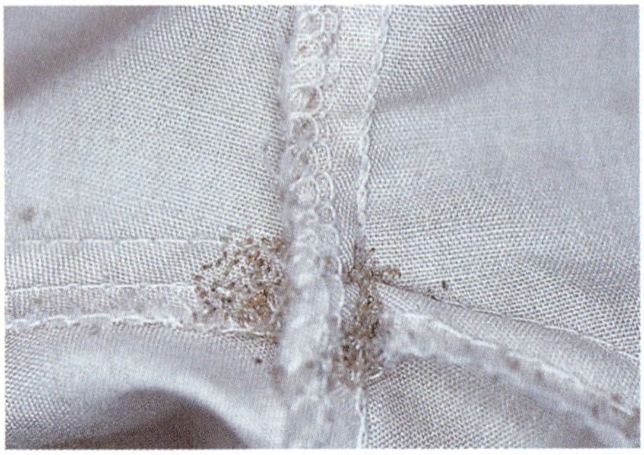

Fig. 71.11 Œufs de poux de corps dans les coutures de vêtements. *Remerciements : YDRSC.*

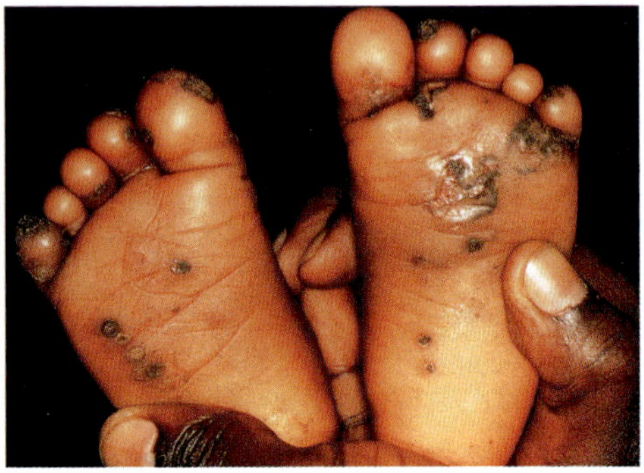

Fig. 71.12 Tungose chez un enfant. *Remerciements : Terri L. Meinking, MD, Craig N. Burkhart, MD, et Craig G. Burkhart, MD.*

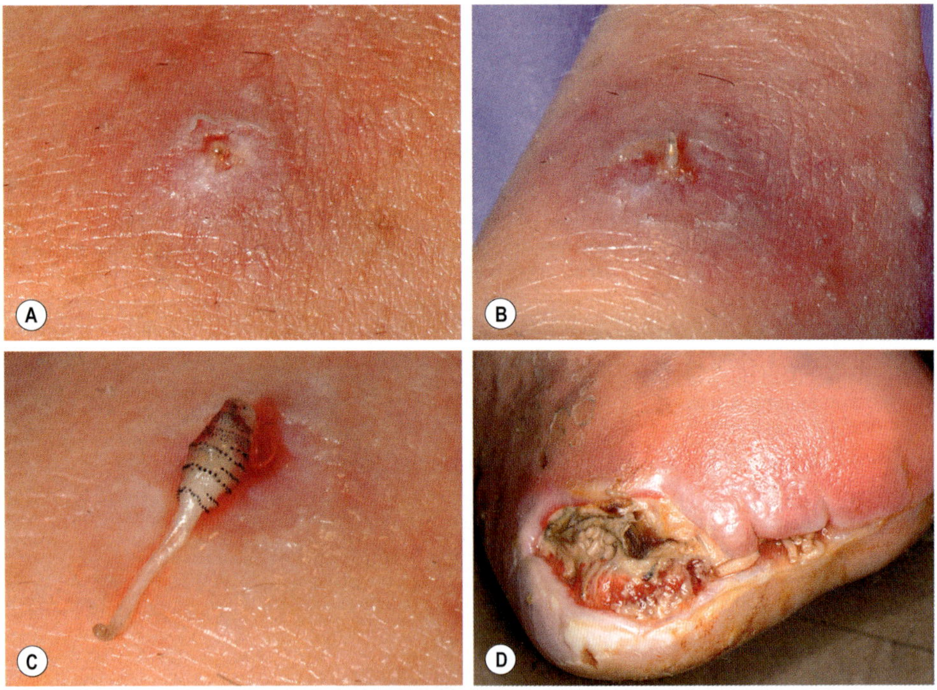

Fig. 71.13 Myiase cutanée. Myiase furonculeuse se présentant comme un papulonodule avec un point central (**A**) à travers lequel la partie postérieure de la larve, qui contient les spiracles respiratoires, peut s'extérioriser (**B**). Noter l'apparence caractéristique de la larve de ver macaque extraite, avec des lignes d'épines noires et de crochets (**C**). **D** Myiase dans une plaie d'un moignon d'amputation. *Remerciements : A-C : Edward W. Cohen, MD, MHSc ; D : Louis A. Fragola, Jr., MD.*

• **TT :** ablation de la puce; la prophylaxie du tétanos doit être envisagée.
• Prévention : mettre des chaussures et éviter de s'asseoir sur les plages de sable dans les zones d'endémie.

Myiase cutanée

• Infestation de la peau par une larve de mouche; la myiase furonculoïde ressemble à un abcès, elle est habituellement secondaire à *Dermatobia hominis* (ver macaque) et *Cordylobia anthropophaga* (ver de Cayor); la myase des plaies est le plus souvent due à *Cochliomyia hominivorax* ou *Chrysomya bezziana* (fig. 71.13).
• Des complications peuvent survenir, en particulier quand les sinus, la cavité nasale ou le cuir chevelu sont atteints.
• **DD** pour la myase furonculoïde : kyste rompu, abcès, furonculose et réaction à corps étrangers.
• **TT :** excision ou extraction des larves pour la myase furonculoïde; débridement et irrigation pour la myase des plaies; envisager l'ivermectine en cas d'atteinte orale/oculaire comme une myase peut être la porte d'entrée pour *Clostridium tetani*, on doit envisager la vaccination des personnes atteintes.
• Prévention : répulsifs contre les insectes, y compris sur le cuir chevelu; repasser tous les vêtements, séchés sur des fils, permet de tuer les œufs des vers de Cayor.

Pour plus d'informations, cf. chap. 84 de *Dermatology, Fourth Edition*.

72 Morsures et piqûres

Insectes

• La piqûre (ou la morsure) de n'importe quel insecte peut entraîner une réaction cutanée locale dont l'intensité peut varier en fonction du degré de sensibilité individuelle du sujet ; la présentation typique est une papule urticarienne, érythémateuse, de 2 à 8 mm de diamètre, sur une zone exposée (fig. 72.1) ; les lésions sont souvent multiples et peuvent être groupées (fig. 72.2).
• Des modifications secondaires consistant en des excoriations peuvent être présentes ; moins souvent, des vésicules ou des bulles peuvent se développer au site des morsures (fig. 72.3).
• Les réactions aux piqûres se résolvent après 5 à 10 jours ; occasionnellement, les patients développent des réactions persistantes après morsure qui en histologie peuvent être diagnostiquées comme pseudo-lymphomes (cf. chap. 99).
• Une hyperpigmentation post-inflammatoire est habituelle, en particulier chez les patients ayant une peau foncée.
• Une infection secondaire est une complication potentielle, le plus souvent staphylococcique ou streptococcique.

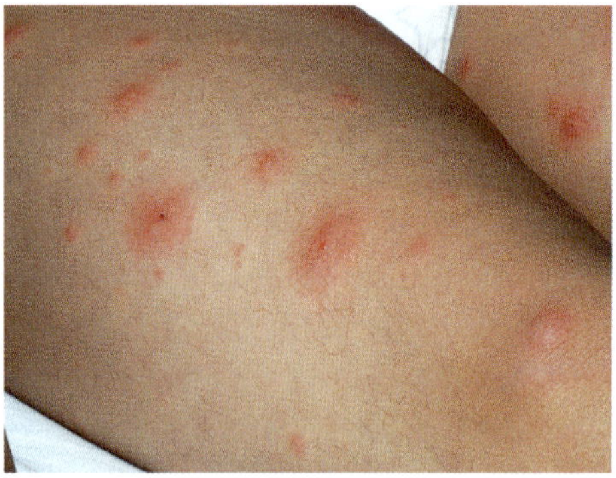

Fig. 72.1 Réactions à des piqûres de moustiques. Ce patient a des papules œdémateuses excoriées et des papulovésicules. Quand on utilise à la fois des répulsifs pour insectes et une crème de protection solaire, cette dernière doit être appliquée en premier. *Remerciements : Julie V. Schaffer, MD.*

• Des réactions exagérées aux piqûres peuvent être observées chez des patients ayant une leucémie lymphocytaire chronique ; rarement, des réactions d'hypersensibilité aux piqûres de moustiques, devenant nécrotiques, peuvent être associées à une infection à EBV (cf. chap. 67).
• L'anaphylaxie avec urticaire et angio-œdème est généralement due à des piqûres d'hyménoptères (abeilles, guêpes, frelons et fourmis de feu) (fig. 72.4).
• Les insectes peuvent être les vecteurs de maladies infectieuses (tableau 72.1).
• Les piqûres peuvent déclencher une urticaire papuleuse, notamment chez les enfants chez qui les papules œdémateuses sont plus étendues et plus persistantes ; certaines de ces lésions peuvent représenter une réactivation.
• Prévention : répulsifs pour insectes (p. ex. DEET), moustiquaire et vêtements protecteurs ou imprégnés de perméthrine (tableau 72.2).
• **TT :** agents topiques antiprurigineux (p. ex. pramoxine, calamine), CS topiques ± occlusion ; pour les lésions persistantes, CS intralésionnels (p. ex. triamcinolone 5 mg/mL).

Arachnides

Tiques dures

• Le site de la morsure peut devenir papuleux, nodulaire, bulleux ou comme des plaques ; les lésions expansives suggèrent la possibilité d'un érythème migrant.
• Les tiques attachées peuvent ne pas être remarquées (p. ex. cuir chevelu, aine) ; la tique attachée est parfois considérée à tort comme « nouveau grain de beauté ».
• Les tiques sont des vecteurs importants de maladies, en particulier au stade de nymphes (tableau 72.3 ; cf. fig. 63.1) ; les mesures de lutte contre les tiques sont importantes en santé publique (cf. fig. 63.8 pour la distribution géographique des espèces de tiques vectrices).
• L'ablation des tiques doit être faite avec précautions en attrapant l'extrémité de la tique qui

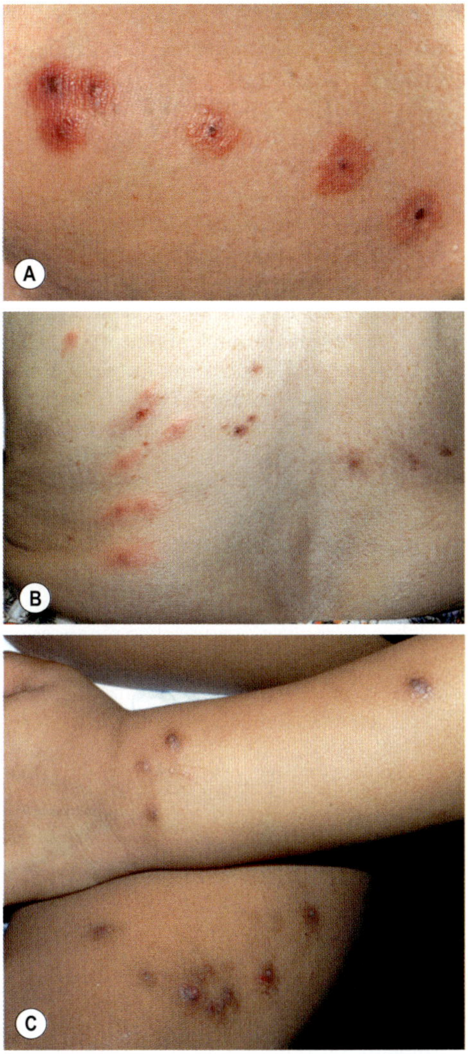

Fig. 72.2 Réactions à des piqûres d'insectes. Papules prurigineuses, linéaires avec croûte centrale montrant le signe « petit-déjeuner, déjeuner et dîner » (**A**) caractéristique mais non spécifique des réactions aux piqûres de punaises de lit. Les réactions aux punaises de lit sont typiquement des papules roses, œdémateuses, en disposition linéaire à arciforme avec un point central ou une excoriation (**B, C**). Une hyperpigmentation résiduelle suivant les réactions aux piqûres de punaises de lit est fréquente chez les personnes à peau sombre et peut persister pendant des mois. *Remerciements : A : Antonio Torelo, MD ; B : Kalman Watsky, MD ; C : Julie V. Schaffer, MD.*

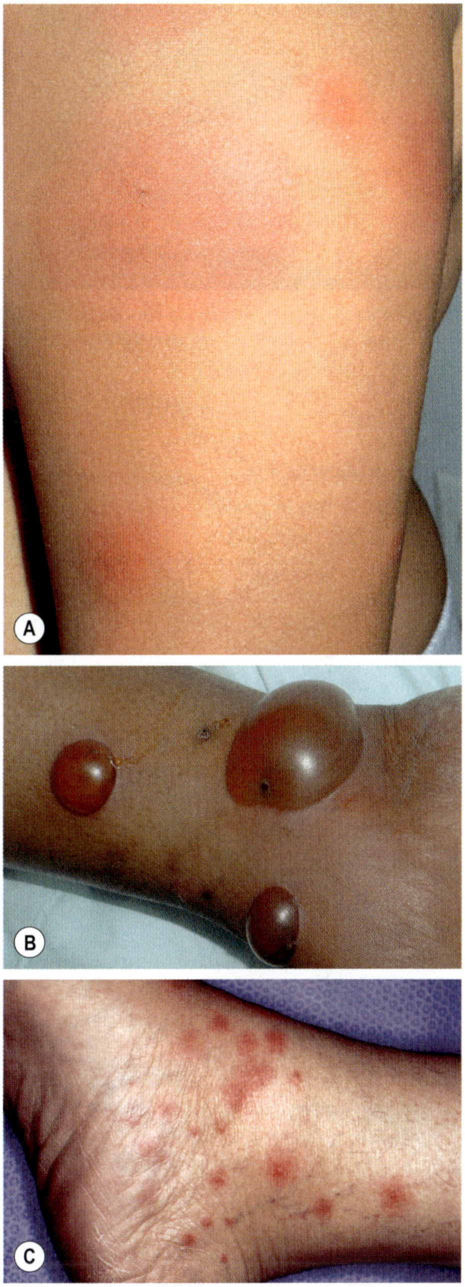

Fig. 72.3 Spectre des réactions aux piqûres d'insectes. Parfois les patients développent de vastes plaques érythémateuses, œdémateuses (**A**), des bulles franches (**B**) ou des lésions purpuriques qui peuvent être confondues avec une vascularite leucocytoclasique (**C**). *Remerciements : A, B, : Julie V Schaffer, MD ; C : Jean L. Bolognia, MD.*

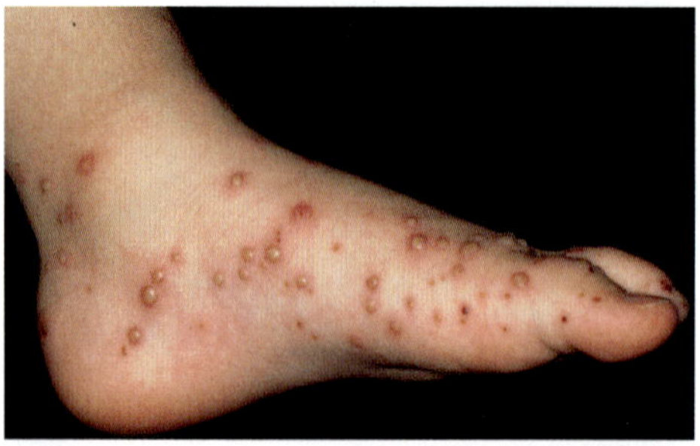

Fig. 72.4 Piqûres de fourmis de feu se présentant comme des groupements de pustules stériles sur le pied. *Remerciements : Dirk M. Elston, MD.*

fait protrusion aussi près que possible de la surface cutanée et en la tirant fermement en dehors de la zone d'attache avec une pince à épiler à pointes fines.

- Prévention : répulsifs de perméthrine pulvérisés en spray sur les vêtements ou autres tissus ; vêtements protecteurs.
- **TT** des réactions de morsures de tiques persistantes : CS topiques puissants, CS intralésionnels, voire excision dans les cas sévères ; la doxycycline est recommandée dans les cas suspects de fièvre pourprée des Montagnes Rocheuses (cure de 10 jours ; cf. chap. 63) ou la maladie de Lyme (cure de 14 à 21 jours).

Acariens

- Des milliers d'espèces ; parasitent des humains aussi bien que des animaux et des plantes.
- Les acariens humains incluent *Demodex folliculorum* et *D. brevis* (qui peuvent entraîner une folliculite et exacerber la rosacée) et *Sarcoptes scabiei*, qui cause la gale (cf. chap. 71) ; ces acariens complètent leur cycle de vie chez les humains.
- Les acariens *Cheyletiella* (« pellicules qui marchent ») sont trouvés chez les petits mammifères (p. ex. chats, chiens) et peuvent causer des lésions papulovésiculeuses chez les humains (fig. 72.5) ; des lésions similaires peuvent être observées chez des personnes exposées aux acariens aviaires.
- Les aoûtats (larves d'acariens) sont en Asie des vecteurs du typhus des broussailles ; dans d'autres régions, ils conduisent à de nombreuses morsures principalement des fesses et de la région anogénitale.
- Les acariens des souris domestiques sont des vecteurs de rickettsiose varicelliforme.

Araignées

- Veuve noire (*Latrodectus mactans* est la principale espèce aux États-Unis).
  - Les morsures entraînent douleur aiguë et œdème
  - Les manifestations systémiques peuvent inclure un abdomen aigu ou une rhabdomyolyse
  - **TT :** en cas de réaction sévère, traitement médical d'urgence
- Araignée recluse brune (*Loxosceles reclusa* est l'espèce prédominante aux États-Unis) (fig. 72.6).
  - Les morsures peuvent provoquer une nécrose dermique (la sphingomyélinase D est la toxine principale) qui commence par un érythème et/ou la formation de vésicules qui deviennent sombres, parfois avec la formation de bulles et éventuellement une nécrose (fig. 72.7)
  - Rarement manifestations systémiques de choc, hémolyse, insuffisance rénale et coagulation intravasculaire disséminée
  - **TT :** repos, glace, surélévation sont les principaux éléments du traitement

Morsures de chiens et chats

- L'infection des sites de morsure est habituelle, notamment par streptocoques, staphylocoques, *Pasteurella multocida*, *Capnocytophaga canimorsus* et anaérobies (p. ex. *Fusobacterium*).
- **TT :** antibiotiques à large spectre (p. ex. amoxicilline-acide clavulanique) pour couvrir le micro-organisme ci-dessus ; dépend du tableau clinique, discuter la vaccination antirabique/immunoglobulines et rappel de tétanos.

Piqûres/blessures marines

- Varient depuis une dermatite (secondaire au contact avec l'anémone de mer, le corail ou les éponges) jusqu'à des réactions à corps étrangers (p. ex. à des épines d'oursin incrustées) et des réactions aiguës (p. ex. érythème, urticaire ou stries hémorragiques secondaires à des piqûres de méduses ; fig. 72.8).
- Les complications incluent des infections bactériennes secondaires (p. ex. *Staphylococcus aureus*) ; les infections à *Vibrio vulnificus* avec des bulles hémorragiques sont plus fréquentes chez les patients qui ont une maladie hépatique.

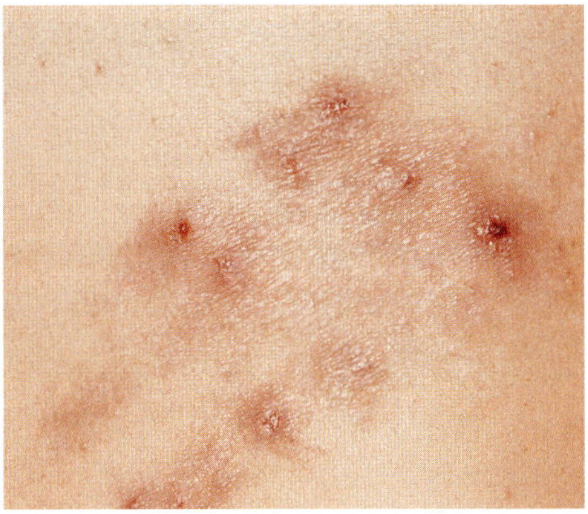

Fig. 72.5 Morsures à *Cheyletiella*. Ces acariens non creusants sont trouvés chez les chats, les lapins et les chiens. *Remerciements : Dirk M. Elston, MD.*

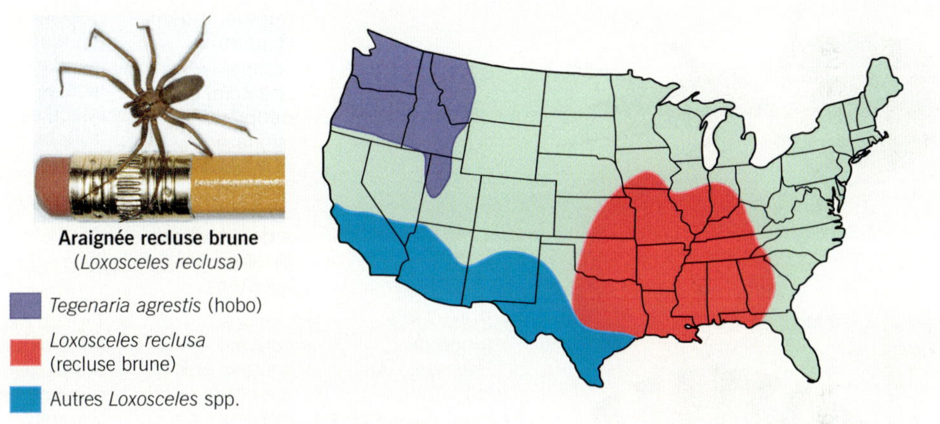

Fig. 72.6 Distribution aux États-Unis des araignées qui causent des réactions dermonécrotiques. *Adapté de Sams HH, Dunnick CA, Smith ML, et al. Necrotic arachnidism. J. Am. Acad. Dermatol. 2001 ; 44 : 561–573.*

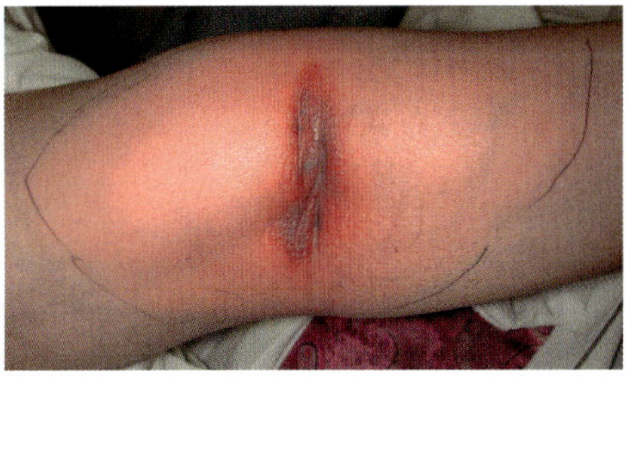

Fig. 72.7 Réaction dermonécrotique à une morsure d'araignée. Noter la nécrose centrale sombre. Le patient a été initialement diagnostiqué à tort pour une cellulite et hospitalisé après absence de réponse à un traitement antibiotique oral. *Remerciements : YDRSC.*

Tableau 72.1 Principaux insectes d'importance dermatologique.

Insecte, taille d'un adulte (longueur)	Exemple(s)	Indices lésionnels	Vecteur de :
Punaises de lit ~ 5–8 mm 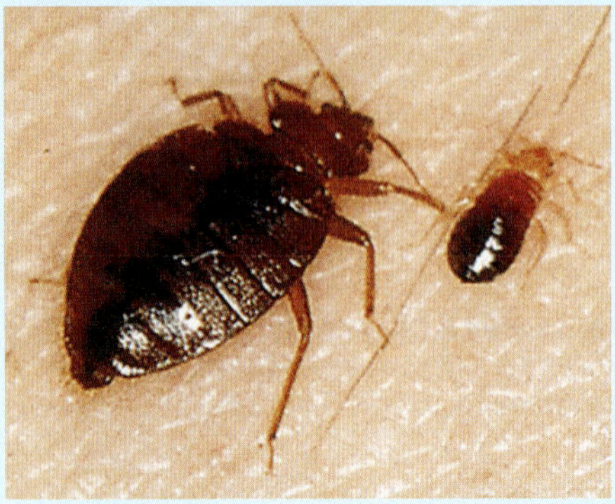	*Cimex lectularius,* espèce la plus souvent trouvée aux États-Unis	• Lésions notées au réveil • Morsures souvent par groupes de 2 ou 3	
Triatomes réduviidés (réduves) ~ 1–3 cm 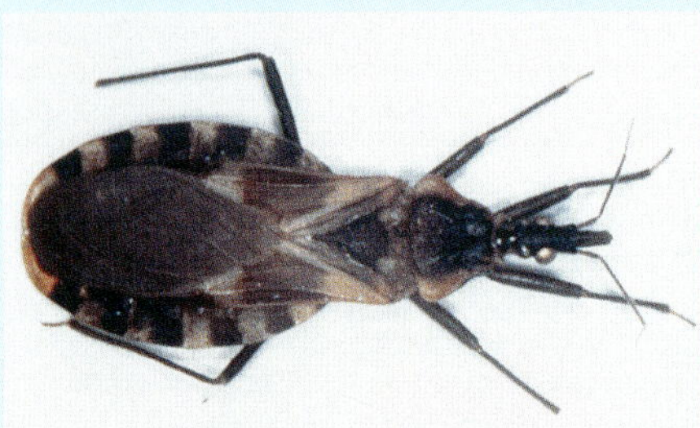	*Triatoma dimidiata, Rhodnius prolixus*	• Piqûres non douloureuses avec érythème retardé, œdème et prurit • Gonflement unilatéral des paupières (signe de Romaña), réaction conjonctivale à des matières fécales infectées	Trypanosomiase américaine (les punaises défèquent en mangeant et les matières fécales infectées sont frottées dans la plaie)
Puces*,~ 2–10 mm 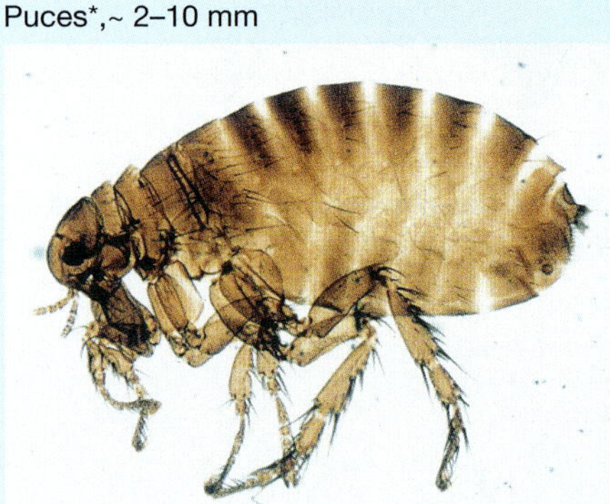	• *Pulex irritans* (puce de l'homme ; vue ici) • *Ctenocephalides felis* (souvent trouvée sur les chiens) • *Xenopsylla cheopsis* (puces du rat oriental)	• Lésions souvent limitées aux membres inférieurs car les puces sautent mais ne peuvent pas voler • Large distribution si un animal de compagnie est infesté, soigné ou partage le lit	• Typhus murin endémique, principalement puce du rat oriental • Fièvre boutonneuse transmise par les puces, et peste, principalement par puces du rat oriental
Fourmis de feu 2–6 mm	*Solenopsis invicta*	Groupes de pustules stériles (fig. 72.4), parfois en rosettes	
Coléoptères ~ 1–2,5 cm	*Epicauda occidentalis*	Vésicules/bulles résultant de la cantharidine sécrétée	

* *Cf. chap. 71 pour des informations sur* Tunga penetrans, *une puce creusant des sillons.*
Photographies offertes par Dirk M. Elston, MD.

Tableau 72.2 Traitement et prévention des principaux insectes d'importance dermatologique.

Punaises de lit	• Extermination
Réduves	• Élimination des cachettes/zones de reproduction (p. ex. murs de pierre fissurés) • Extermination
Puces	• Traiter les animaux infestés (p. ex. fipronil, méthoprène) • Traiter la maison avec des insecticides
Fourmis de feu	• Éradication des monticules des fourmis de feu

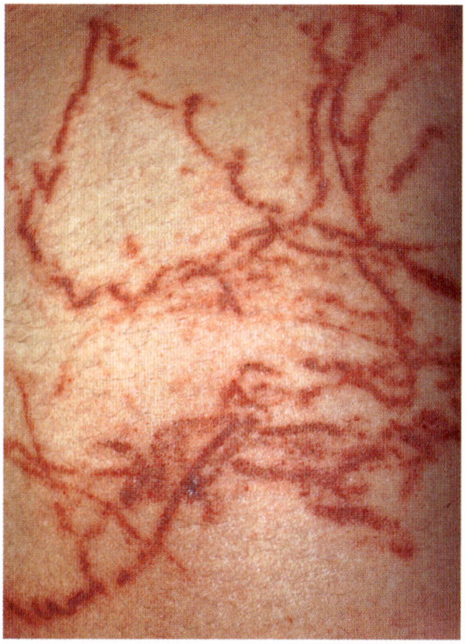

Fig. 72.8 Piqûre de méduse. Papules rouges douloureuses et papulovésicules en stries linéaires multiples. *Remerciement, Joyce Rico, MD.*

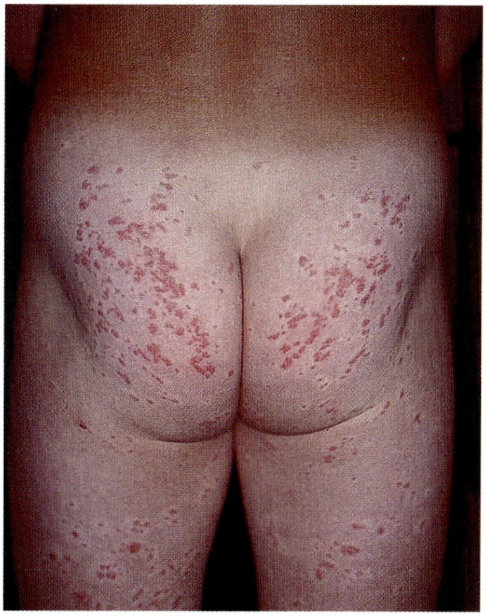

Fig. 72.9 Éruption du baigneur en eau de mer. Papules œdémateuses roses dans la même distribution que le maillot de bain. *Remerciements : Kalman Watsky, MD.*

- **TT :** pour l'envenimation marine aiguë – tremper dans de l'eau chaude pour dénaturer les protéines du venin ; pour les symptômes de réactions retardées ou de dermatite – CS topiques ; pour les réactions à corps étrangers retirer le corps étranger.
- Éruption du baigneur en eau de mer.
  - Papules prurigineuses, localisées à la zone couverte par le maillot de bain et plis (fig. 72.9)
  - Secondaire à diverses larves piquantes, p. ex. *Linuche unguiculata* (méduse), *Edwardsiella lineata* (anémone de mer)

Pour plus d'informations, cf. chap. 85 de *Dermatology, Fourth Edition*.

Tableau 72.3 Principales tiques ayant une importance dermatologique. Les tiques *Dermacentor* s'attachent principalement dans la région de la tête et du cou ; les tiques *Amblyomma* préfèrent les jambes et les fesses ; les tiques *Ixodes* peuvent être trouvées n'importe où, mais une localisation au tronc est habituelle.

Tique	Exemple/Distribution	Vecteur de :
Ixodes 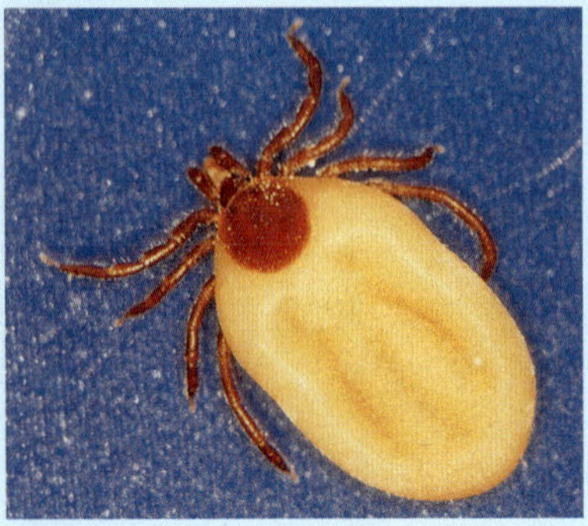	• *Ixodes scapularis* (tique à pattes noires vue ici), États-Unis : États de l'Est et États du milieu de l'Atlantique, région des Grands Lacs • *Ixodes pacificus* (tique à pattes noires de l'ouest), États de l'ouest des États-Unis • Ixodes ricinus, Europe • Ixodes persulcatus, Eurasie	• Maladie de Lyme • Babésiose • Anaplasmoses granulocytaires humaines humaines • Autres infections borréliennes et rickettsiennes (p. ex. fièvre boutonneuse japonaise) • Encéphalite de Powassan
Amblyomma 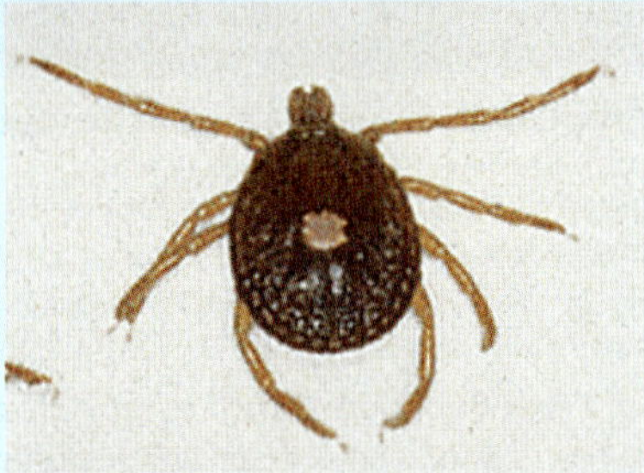	• *Amblyomma americanum* (tique étoilée d'Amérique ; vue ici), États-Unis : depuis le Texas jusqu'à l'Iowa et le Connecticut • *Amblyomma maculatum*, Côte du Golfe aux États-Unis	• Ehrlichiose humaine monocytotropique • Infection par Ehrlichia ewingii • Éruption cutanée liée aux tiques du sud • Parfois, des infections rickettsiennes sont transmises par les espèces *Amblyomma* • Tularémie
Dermacentor 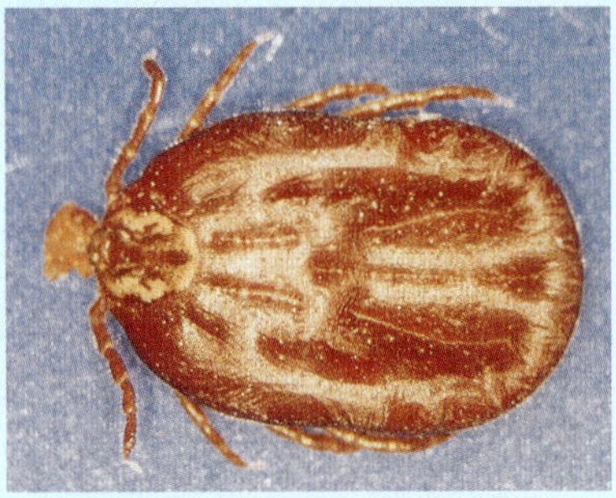	• *Dermacentor variabilis* (vu ici), majeure partie des États-Unis, à l'exception des États des Montagnes Rocheuses • *Dermacentor andersoni*, États-Unis : États des Montagnes Rocheuses • Dermacentor reticulatus, Europe	• Fièvre pourprée des Montagnes Rocheuses (États-Unis) • Fièvre à tiques du Colorado • Tularémie • Autres infections rickettsiennes (notamment en Europe, en Asie) ; ainsi que fièvre à tiques de la côte Pacifique des États-Unis (*Rickettsia philipii*, souche de type « Rickettsia 364D ») • Ehrlichiose • Occasionnellement, ehrlichiose humaine monocytique et fièvre Q
Rhipicephalus (tique brune du chien) 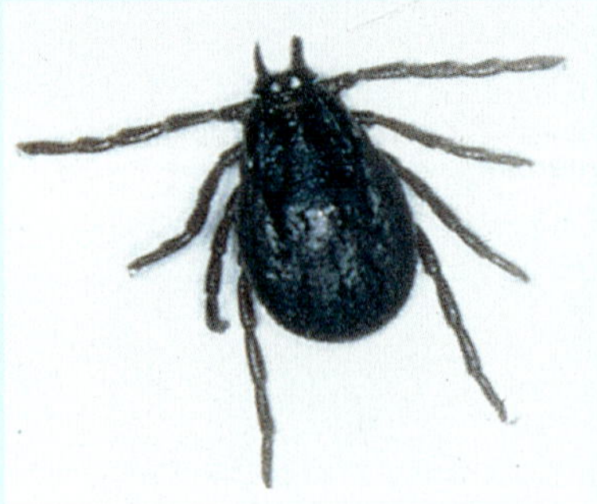	Sud-ouest des États-Unis et Mexico	• Fièvre boutonneuse • Parfois fièvre pourprée des Montagnes Rocheuses

Photographies offertes par Dirk M. Elston, MD.

Photodermatoses 73

Quelques faits

- Les rayonnements UV émis par le soleil sont arbitrairement subdivisés en UVA (400–320 nm), UVB (320–290 nm) et UVC (290–200 nm).
- Plus de 95 % des UV qui atteignent la terre sont des UVA.
- Les UVA, mais pas les UVB, peuvent passer à travers les verres des fenêtres.
- La pénétration des UV dans la peau est dépendante de la longueur d'onde (fig. 73.1).
- Les principes et les formulations des crèmes solaires sont discutés en annexe.

Effets cutanés d'une exposition aiguë aux UV

- Les effets des UV, visibles à court terme, incluent les coups de soleil et le bronzage ; de plus, ils conduisent à une synthèse de vitamine D, une hyperplasie épidermique, des réponses pro-inflammatoires et une immunodépression.
- **Coup de soleil** = inflammation + érythème ; UVC (absorbés par l'ozone) > UVB > UVA, comme cause potentielle d'un coup de soleil.
- **DEM** = « dose érythémale minimale » = la plus faible dose d'UV capable d'induire un érythème (coup de soleil) chez un individu donné.
- Typiquement, un coup de soleil induit par les UVB apparaît dans les 30 minutes à 8 heures d'une exposition suffisante, le pic est à 12–24 heures, avec diminution au fil des heures et jours, et desquamation.
- Le **bronzage** survient après exposition aux UV selon une réponse biphasique, et dépend de la longueur d'onde.
  - Un « **brunissement immédiat** » survient durant et immédiatement après l'exposition et il est plus important avec les UVA

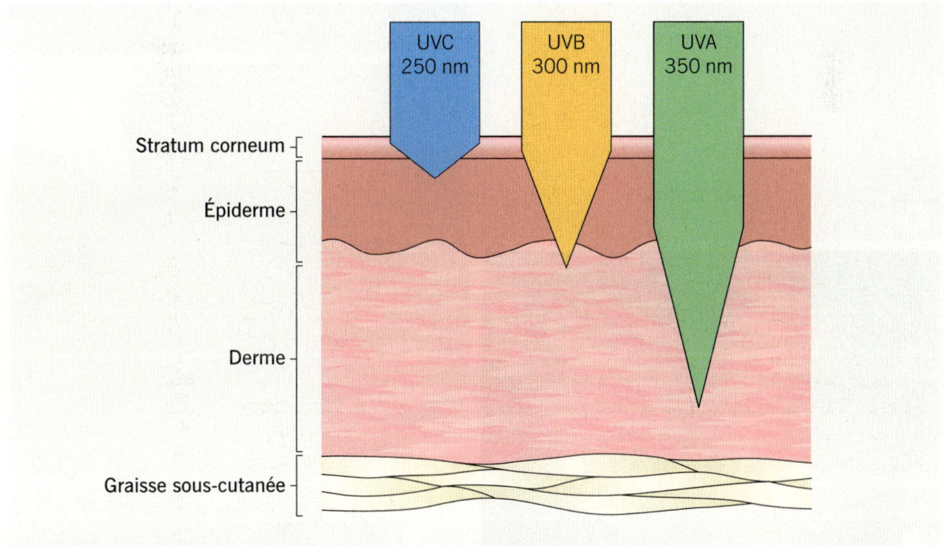

Fig. 73.1 Profondeur de pénétration des différentes longueurs d'onde dans la peau humaine. La profondeur de pénétration varie grandement avec l'épaisseur des différentes couches cutanées et leur composition (p. ex. contenu en mélanine). Le début de la partie rétrécie du symbole de pénétration représente une diminution d'approximativement un tiers de la densité d'énergie incidente, et la pointe du symbole représente une diminution jusqu'à 1 % approximativement. Figure non dessinée à l'échelle.

- Un « **bronzage retardé** » résulte habituellement de l'exposition UVB et culmine environ 3 jours après l'exposition solaire

• Un « bronzage induit par les UVA », tel que celui obtenu dans les cabines de bronzage, produit 5–10 fois moins de protection après exposition aux UV que celle produite par un « bronzage induit par les UVB », principalement parce que les UVB induisent aussi, une hyperplasie épidermique.

Effets cutanés de l'exposition chronique aux UV

• Les effets visibles à long terme des UV incluent le **photovieillissement** et la **photo-carcinogenèse**.

• Les signes cutanés de photovieillissement sont illustrés fig. 73.2 et comprennent aussi des lentigines solaires, des lentigines de coup de soleil et des éphélides ; dans les peaux de pigmentation plus foncée, des petites kératoses séborrhéiques, un mélasma et une dyspigmentation peuvent être observés.

• Les expositions chroniques aux UV sont responsables du développement de kératoses actiniques, carcinome spinocellulaire, carcinome basocellulaire, et mélanome cutané (cf. chap. 88 et 93).

Photodermatoses

• Les photodermatoses sont classées[1] en quatre grandes catégories (tableau 73.1) et discutées tableau 73.2 (fig. 73.3 à 73.11), tableau 73.3 (fig. 73.12 et 73.13) et tableau 73.5 (fig. 73.14).

[1] NDT. Nous avons conservé la classification utilisée dans le livre, celle utilisée en France est sensiblement différente, en particulier pour la lucite polymorphe et la lucite estivale bénigne.

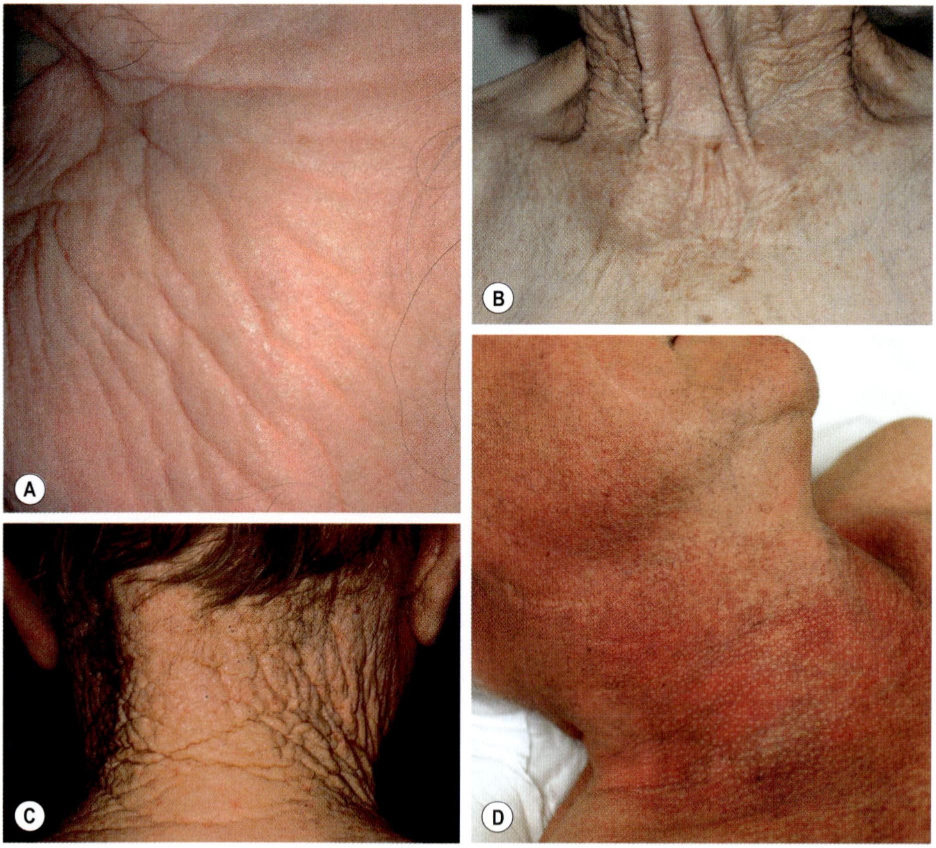

Fig. 73.2 Signes cutanés d'un photovieillissement significatif. A, B Élastose solaire de la joue (**A**), du cou et du décolleté (**B**) avec la coloration jaune, l'épaississement cutané et les sillons caractéristiques. **C** Nuque rhomboïdale avec sillons profonds de la partie postérieure du cou. **D** Poïkilodermie de Civatte avec préservation de la région sous-mentonnière et pileuse de la peau. *Suite*

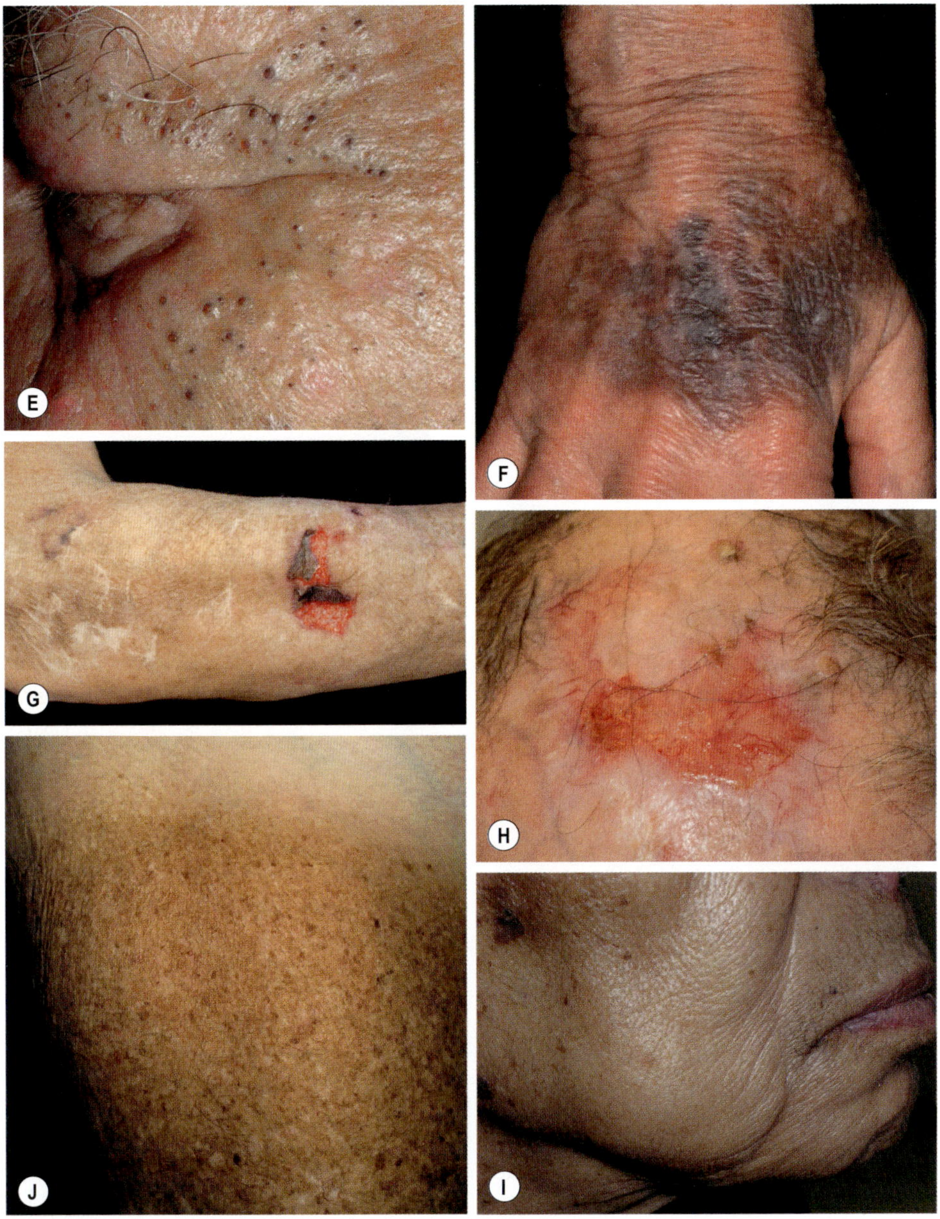

Fig. 73.2 Suite. **E** Multiples comédons ouverts de la région malaire du syndrome de Favre et Racouchot. **F** Coloration anormale, brune, du dos de la main due à des dépôts d'hémosidérine d'un purpura solaire récurrent. **G** Déchirure de la peau conséquence de la fragilité de la peau atrophique par photodommage (dermatoporose) et pseudo-cicatrices à partir des déchirures précédentes. **H** Dermatose pustuleuse érosive d'un cuir chevelu chauve. **I** Photovieillissement chez une femme afro-américaine de 93 ans, montrant des rides fines et de nombreuses minuscules kératoses séborrhéiques. **J** Démarcation nette sur la cuisse des lentigines solaires et de la dyspigmentation de la peau photoaltérée par rapport à la peau protégée. Le patient portait en permanence des shorts en élasthanne. *Remerciements : A, E, I : Henry Lim, MD ; B : Kalman Watsky, MD ; C : YDRSC ; D, F, G, J : Jean L. Bolognia, MD ; H : Harvey Lui, MD.*

Tableau 73.1 Classification des photodermatoses les plus fréquentes. Chez certains patients, la corrélation clinicopathologique (p. ex. par histopathologie de routine d'un prélèvement biopsique cutané), les évaluations biologiques (p. ex. Ac antinoyau ; anti-SSA/Ro, SSB/La ; porphyrines plasmatiques, suivies d'un profil complet des porphyrines an cas de positivité [cf. chap. 41]) et le phototest ou les photopatch-tests (cf. fig. 73.16) sont nécessaires pour faire un diagnostic.

Photodermatoses idiopathiques, à médiation probablement immunologique (tableau 73.2)
• Lucite polymorphe (LP) • Prurigo actinique • Hydroa vacciniforme • Dermatite actinique chronique (DAC) • Urticaire solaire
Dermatoses photoaggravées (tableau 73.2)
• Dermatite atopique • Dermatite séborrhéique > psoriasis • Lupus érythémateux, dermatomyosite • Rosacée • Maladie de Grover (dermatose acantholytique transitoire) • Autres : érythème polymorphe, pemphigoïde bulleuse, pityriasis rubra pilaire, maladie de Darier, GVHD, porokératose actinique superficielle disséminée, kératose lichénoïde
Photosensibilité induite chimiquement ou par des médicaments (tableau 73.3)
Affections héréditaires caractérisées par un défaut de réparation de l'ADN ou une instabilité chromosomique (tableau 73.5)

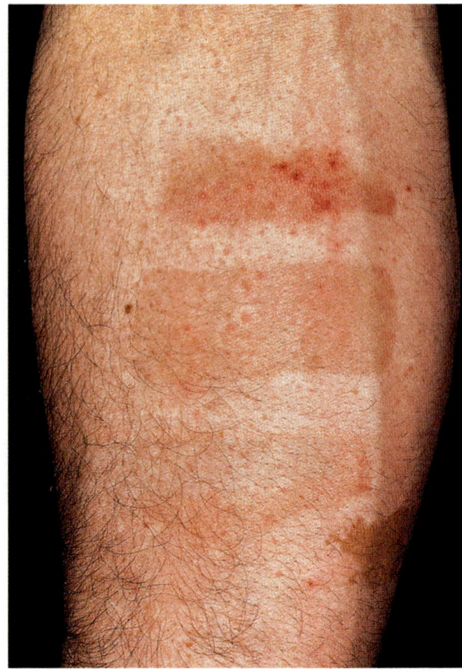

Fig. 73.3 Dermatite atopique photoaggravée induite par un simulateur solaire. Apparence 24 heures après l'irradiation. *Remerciements : John L. M. Hawk, MD.*

- Les indices pour le diagnostic de différentes photodermatoses sont décrits fig. 73.15.
- De toutes les photodermatoses, la lucite polymorphe (LP) est la plus fréquente, suivie par les dermatoses photoaggravées ; la photosensibilité induite par des médicaments est aussi une affection courante.
- La *phototoxicité* résulte d'altérations directes, tissulaires et cellulaires, consécutives à l'activation d'un agent phototoxique par les UV ; elle ressemble à un coup de soleil (tableau 73.4).
- La *photoallergie* est une réponse par hypersensibilité de type retardé qui nécessite à la fois un photoallergène (habituellement topique) et une exposition aux UV ; elle ressemble à un eczéma (tableau 73.4).
- La photosensibilité à certains médicaments (p. ex. méthotrexate [cf. fig. 73.13], 5-fluoro-uracile, rétinoïdes) ne nécessite pas une activation du médicament par les UV.
- Il est important de reconnaître les zones du corps photoexposées versus celles qui sont photoprotégées, épargnant ainsi certaines zones ; la préservation de certaines zones comme derrière les oreilles, sous le menton, les paupières supérieures et les sillons naso-labiaux, traduit une éruption photodistribuée (fig. 73.17).
- Certains patients peuvent ne pas avoir de manifestations cutanées au moment de la visite et le diagnostic repose alors sur l'historique, en particulier pour ceux qui ont une LP ou une urticaire solaire.

Maladie de Grover (dermatose acantholytique transitoire)

- Bien que qualifiée de transitoire, elle est souvent persistante ; considérée comme résultant d'une combinaison de lésions causées par le soleil et de la transpiration.
- Survient principalement chez les hommes d'âge moyen > femmes, comme papules couleur

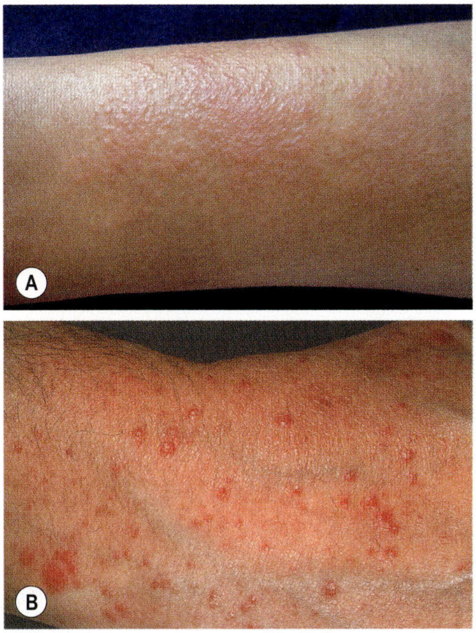

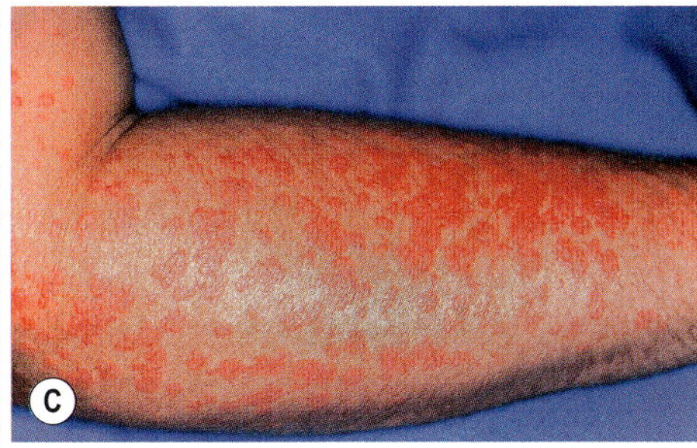

Fig. 73.4 Lucite polymorphe (LP) du membre supérieur. A Petites papules roses, œdémateuses qui coalescent en plaques sur l'avant-bras d'une patiente asiatique. **B** Papulovésicules discrètes dispersées. **C** Grandes papules œdémateuses et plaques. *Remerciements : A : Henri W. Lim, MD, et Cheryl F. Rosen, MD ; B : NYUDSC ; C : YDRSC.*

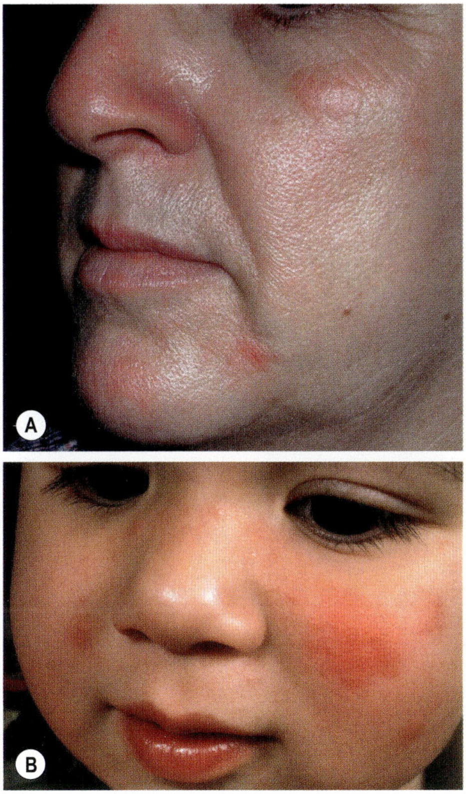

Fig. 73.5 Lucite polymorphe (LP) du visage. A Grandes plaques érythémateuses sur le nez, ainsi des plaques érythémateuses des éminences malaires et du menton. **B** Plaques érythémateuses et œdémateuses des joues chez un jeune enfant. *Remerciements : A : Henry W Lim, MD, et Cheryl F. Rosen, MD; B : NYUDSC.*

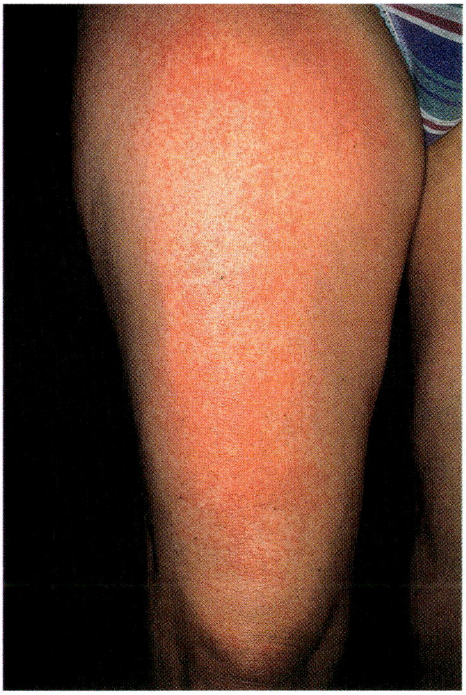

Fig. 73.6 Lucite polymorphe (LP) de la cuisse. Papules œdémateuses devenant confluentes en plaques. *Remerciements : Jean L. Bolognia, MD.*

Tableau 73.2 Manifestations cliniques des photodermatoses idiopathiques, à médiation probablement immunologique et des dermatoses photoaggravées.

Photodermatose (spectre d'action)	Manifestations cliniques	DD	TT
Lucite polymorphe (LP) Cf. fig. 73.4 à 73.6 (UVB et UVA; rarement lumière visible)	• **Début :** une à plusieurs heures après exposition solaire; apparaît principalement au printemps et au début de l'été, mais l'épisode initial peut suivre une exposition solaire intense (p. ex. voyage sous les tropiques en hiver) • **Durée :** les lésions durent des jours; tendent à diminuer ou cesser avec les expositions répétées au soleil (phénomène d'« endurcissement ») • **Clinique :** les lésions sont observées sur la peau exposée au soleil (face d'extension des avant-bras > dos des mains > visage et cou > autres zones); les récurrences ont typiquement un aspect similaire chez un individu donné • Papules symétriques, prurigineuses à rouge, de taille variable et/ou papulovésicules qui souvent confluent en grandes plaques • Un érythème confluent ou un œdème peuvent être observés sur le visage • L'éruption « printanière juvénile » est une variante clinique observée le plus souvent chez des garçons, sous forme de papulovésicules des hélix des oreilles	• LE (dure des semaines ou des mois, pas de prurit) • Urticaire solaire (début plus rapide et résolution) • Dermatite atopique photoaggravée ou dermatite séborrhéique (eczéma) • Érythème polymorphe • PPE (douloureuse) • Infection à parvovirus • Chez des enfants, envisager aussi les entités rares du tableau 73.5	**Modérée :** photoprotection*, CS topiques **Sévère** • Traitement court par antipaludéens (p. ex. hydroxychloroquine 5–6,5 mg/kg/j [poids corporel idéal] pendant 4–8 semaines) • « Endurcissement » par photothérapie (peut entraîner une poussée nécessitant des CS oraux)
Prurigo actinique Cf. fig. 73.7 (UV : UVA + UVB)	• **Début :** dans l'enfance; poussées dans les heures qui suivent une exposition solaire • **Durée :** les lésions sont chroniques et persistent toute l'enfance, mais s'atténuent souvent à l'adolescence • **Clinique :** observée plus souvent chez les Amérindiens; femmes > hommes • Atteint typiquement la peau exposée au soleil (p. ex. visage/nez, partie distale des membres) mais avec le temps, peut atteindre la peau non exposée • Papules érythémateuses prurigineuses et nodules avec croûtes hémorragiques et lichénification • Des cicatrices fines, linéaires ou grêlées peuvent être observées sur le visage quand les lésions disparaissent • Chéilite, conjonctivite	• Dermatite atopique photoaggravée • Dermatite de contact photoallergique • LP (disparaît plus rapidement) • Gale, piqûres d'arthropodes • Prurigo nodulaire	**Modéré :** photoprotection*, CS ou IC topiques **Modéré à sévère** • Antipaludéens • Photothérapie « d'endurcissement » comme pour la LP **Récalcitrant :** thalidomide, azathioprine, ciclosporine

(*Suite*)

Tableau 73.2 Suite.

Photodermatose (spectre d'action)	Manifestations cliniques	DD	TT
Hydroa vacciniforme (HV) Cf. fig. 73.8 et 73.9 (principalement UVA)	• **Début :** enfance ; poussées dans les heures qui suivent une exposition solaire • **Durée :** les lésions actives persistent des semaines ; peuvent disparaître durant l'adolescence ou chez l'adulte jeune • **Clinique :** hommes > femmes • Typiquement sur les zones cutanées exposées au soleil (p. ex. visage, dos des mains) comme macules et papules, symétriques, prurigineuses ou douloureuses, progressant en vésicules/bulles avec une ombilication centrale et des croûtes hémorragiques • Disparaît en laissant des cicatrices varioliformes • Les formes sévères comportent des nodules ulcérés, une distribution plus étendue, des manifestations systémiques (p. ex. fièvre, hépatosplénomégalie, charge virale EBV ADN élevée et cellules NK) et un risque élevé de syndrome hémophagocytaire/lymphome • Les patients avec HV doivent être dépistés pour une infection à EBV active	• Chevauchement avec l'hypersensibilité aux piqûres de moustiques liée à EBV • HSV, VZV • LE, dermatomyosite • Porphyries cutanées • Lymphome • L'histopathologie, de même que l'hybridation in situ pour l'ARN de l'EBV dans les lymphocytes, est d'une grande aide pour le diagnostic d'HV	• Souvent résistante au traitement car il n'existe pas de traitement efficace pour l'infection sous-jacente à EBV **Modéré :** photoprotection*, bêtacarotène, huile de poisson, antipaludéens **Sévère :** thalidomide, azathioprine, ciclosporine, transplantation de cellules souches hématopoïétiques (si progression vers un lymphome)
Dermatite actinique chronique (DAC) Cf. fig. 73.10 (UVB > UVA ; parfois lumière visible)	• **Début :** âge de début plus élevé (> 50 ans) • **Durée :** persiste pendant des années ; typiquement, ~ 10 % des cas disparaissent dans les 5 ans, ~ 20 % dans les 10 ans et 50 % dans les 15 ans • **Cliniquement :** hommes > femmes ; phototypes sombres • Présente sur les zones exposées au soleil (initialement avec des démarcations nettes sur les limites vestimentaires) comme papules prurigineuses, eczémateuses et plaques lichénifiées • Occasionnellement des papules de pseudo-lymphome, des plaques et une érythrodermie sont observées • Il y a souvent une dermatite de contact allergique aux plantes associée (p. ex. marguerites)	• Dermatoses photoaggravées (p. ex. dermatite atopique) • Dermatite de contact photoallergique • Photoallergie médicamenteuse • LE • Mycosis fongoïde	**Modérée :** photoprotection*, CS et IC topiques, et éviter les contacts avec les allergènes de contact et médicaments concernés **Sévère/récalcitrante :** ciclosporine, azathioprine, mycophénolate mofétil, petites doses de PUVA

(Suite)

Tableau 73.2 Suite.

Photodermatose (spectre d'action)	Manifestations cliniques	DD	TT
Urticaire solaire Cf. fig. 73.11 (UVA, lumière visible, rarement UVB ; ce spectre d'action peut changer au fil des années)	• **Début :** dans les 5 à 10 minutes d'une exposition solaire ; souvent âge de début plus élevé (30–40 ans) • **Durée :** les lésions disparaissent en 1 à 2 heures ; ~ 15 % des cas se résolvent dans les 5 ans et ~ 25 % dans les 10 ans • **Clinique :** femmes > hommes • Observée sur la peau exposée, principalement le haut de la poitrine et l'extérieur des bras • Chaque lésion ressemble à une urticaire typique et cause prurit, brûlures > douleurs • 20–50 % des personnes atteintes ont aussi une dermatite atopique • Différentes variantes cliniques existent, p. ex. attaques sévères, anaphylactoïdes ; fixe ; retardée ; et induite par des médicaments	• Autres urticaires (pas seulement photodistribuées) • PPE (enfant, douleur) • LP (début plus retardé et durée plus longue) • LE	**Modérée :** une photoprotection* est recommandée mais souvent peu utile en raison de l'induction par la lumière visible ; antihistaminiques oraux **Modérée à sévère** • Exposition graduelle aux UVA, PUVA **Récalcitrante :** antipaludéens, omalizumab, ciclosporine, plasmaphérèses, IgIV
Dermatoses photoaggravées Cf. tableau 73.1 pour la liste des affections et fig. 73.3 (UVA, UVB)	• **Début :** habituellement poussées dans les heures d'une exposition solaire, mais parfois retardée d'un jour ou plus • **Durée :** des jours à des mois • **Clinique :** exacerbation d'une affection cutanée sous-jacente dans les zones exposées au soleil et parfois les zones non exposées au soleil	• Dermatoses aggravées par la transpiration • LP • DAC	• Photoprotection* et traitement de la dermatose sous-jacente

** La photoprotection inclut généralement éviction solaire, vêtements protecteurs vis-à-vis du soleil, crèmes solaires à spectre large, chapeaux, lunettes de protection solaire ; pour les affections sensibles aux UVA, prendre aussi des précautions par rapport aux UV reçus pendant la conduite ou à travers des fenêtres en verre ; les crèmes solaires à base de zinc et dioxyde de titane sont les meilleures pour les affections liées à la lumière visible.*

IC : inhibiteur de la calcineurine ; PPE : protoporphyrie érythropoïétique.

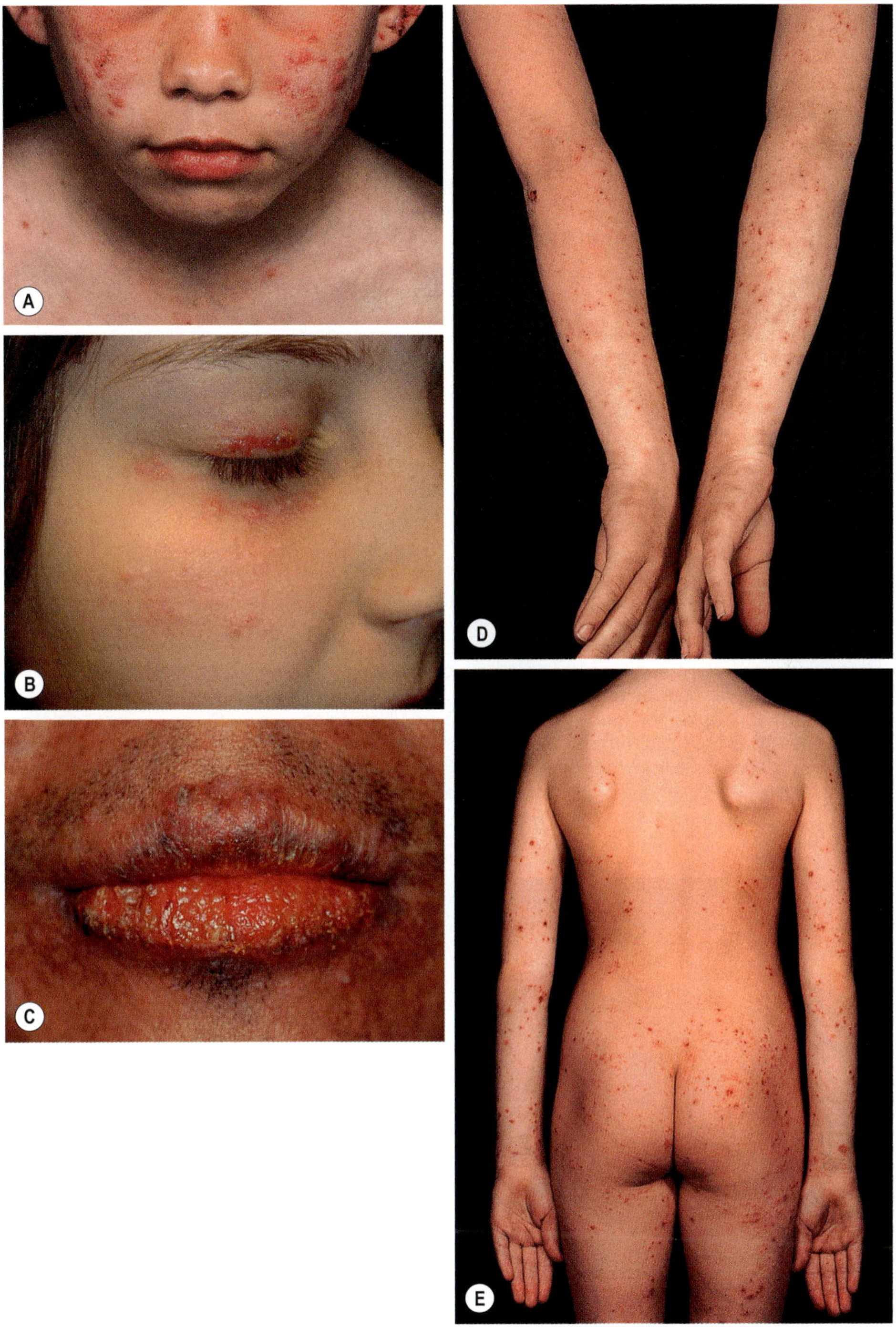

Fig. 73.7 Prurigo actinique. A Les manifestations cliniques, incluant une photodistribution et une aggravation l'été, peuvent être suggestives d'une lucite polymorphe, mais les lésions étaient persistantes et le type HLA était celui observé en association avec le prurigo actinique. Noter l'atteinte des oreilles. **B** Multiples papules de la partie supérieure de la joue, plusieurs d'entre elles ont une croûte centrale. Une excoriation linéaire est observée sur la partie inférieure de la paupière supérieure. **C** La chéilite est plus sévère sur la lèvre inférieure vermillon. Sur la lèvre supérieure, une inflammation chronique a conduit à brouiller la distinction entre la lèvre vermillon et la lèvre cutanée. **D** Les papules croûteuses sont plus denses à la partie distale des membres supérieurs. **E** Ce patient avec un prurigo actinique sévère a une atteinte des fesses ainsi que des zones exposées au soleil. *Remerciements : A, D, E : John L. M. Hawk, MD; B : Henry W Lim, MD, et Cheryl F. Rosen, MD; C : Jean L. Bolognia, MD.*

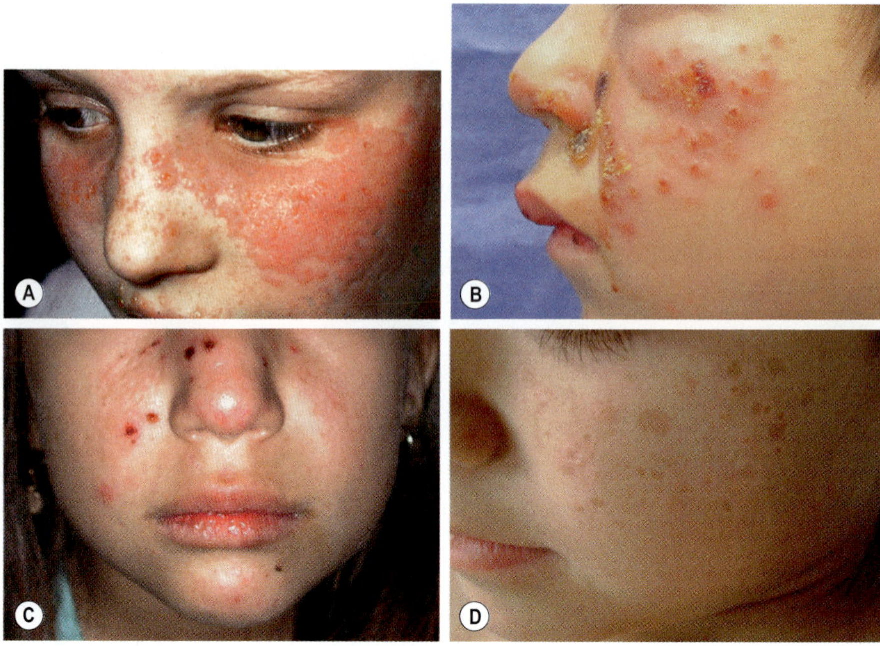

Fig. 73.8 Hydroa vacciniforme. A Il y a une éruption précoce de type lucite polymorphe, mais avec des vésicules autour de la bouche et des lésions ombiliquées du nez. **B** Des papulovésicules avec des croûtes du nez, des joues et des lèvres sont apparues quelques jours après une exposition solaire. **C** Les croûtes hémorragiques sont mêlées à des cicatrices varioliformes ; ces dernières sont les séquelles de crises aiguës répétées. Noter les cicatrices et les érosions de la lèvre inférieure vermillon. **D** Cicatrices varioliformes et hyperpigmentation post-inflammatoire de la joue. *Remerciements : A : John L. M. Hawk, MD ; B, D : Tor Shwayder, MD ; C : Jean L. Bolognia, MD.*

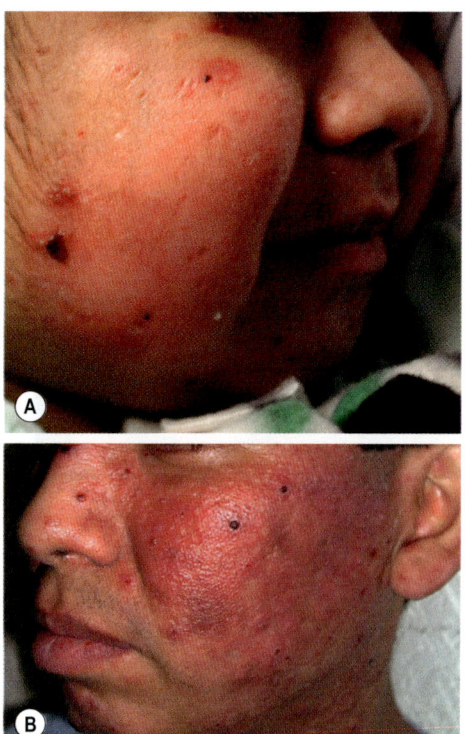

Fig. 73.9 Éruption de type hydroa vacciniforme associée à EBV. A Cet enfant hispanique avait > 50 000 copies d'ADN EBV/100 000 GB ainsi que de l'ARN EBV dans les lésions cutanées par hybridation in situ ; il est décédé plus tard d'un lymphome. Noter l'œdème facial, l'érythème, les papulovésicules, les croûtes hémorragiques et les cicatrices varioliformes. **B** Atteinte extensive du visage par des plaques érythémateuses et œdémateuses avec des croûtes hémorragiques dans les zones de vésiculation. *Remerciements : A : Richard Antaya, MD ; B : Henry W Lim, MD, et Cheryl F. Rosen, MD.*

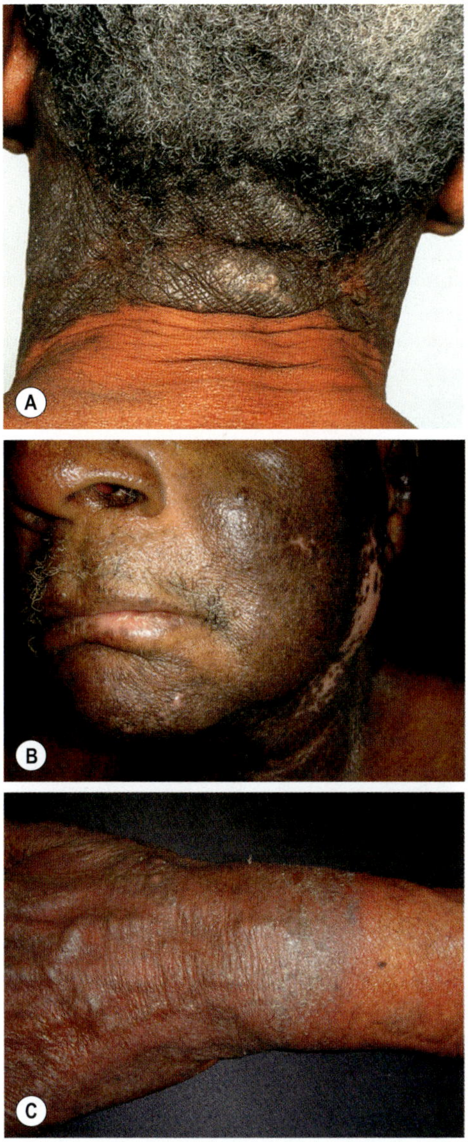

Fig. 73.10 Dermatite actinique chronique (DAC). **A** Manifestations eczémateuses chroniques de la face postérieure du cou avec lichénification et une délimitation franche au col, chez un patient ayant une peau de phototype V. **B** Lichénification et hyperpigmentation des sites exposés au soleil avec des zones de dépigmentation. Noter la préservation des zones protégées du soleil (c.-à-d. sillon nasolabial et épaule). **C** Modifications eczémateuses chroniques du dos de la main et du poignet avec hyperpigmentation associée et desquamation. Noter la délimitation nette à la partie distale de l'avant-bras. *Remerciements : Henry Lim, MD.*

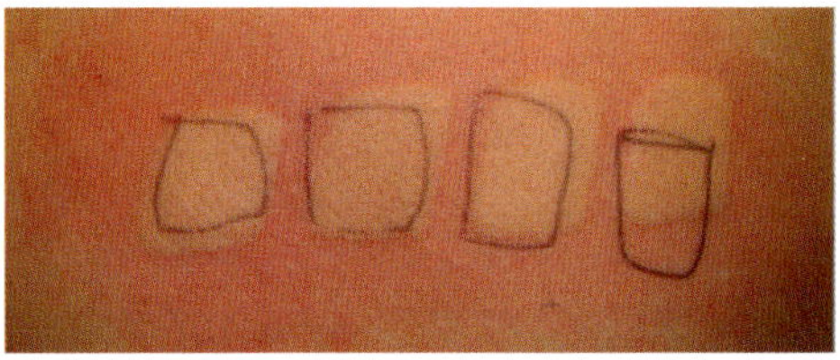

Fig. 73.11 Urticaire solaire. Réponse par un gonflement et un érythème vif dans les minutes suivant une irradiation par UVB chez un patient en cours de phototest. *Remerciements : John L. M. Hawk, MD.*

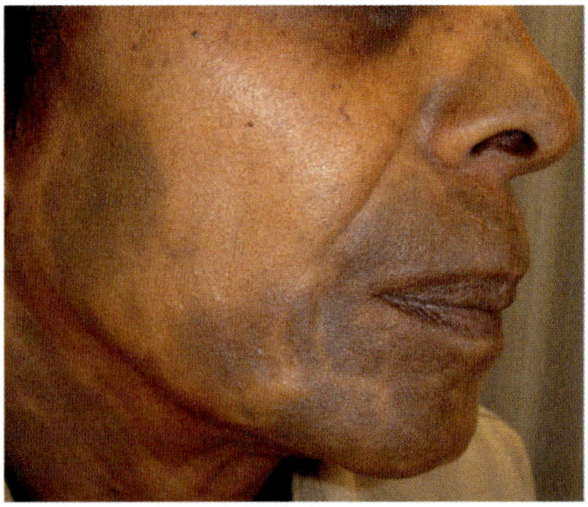

Fig. 73.12 Photosensibilité et hyperpigmentation induites par un médicament. Taches gris marron des zones cutanées exposées chez un patient recevant du diltiazem. *Remerciements : Henry Lim, MD.*

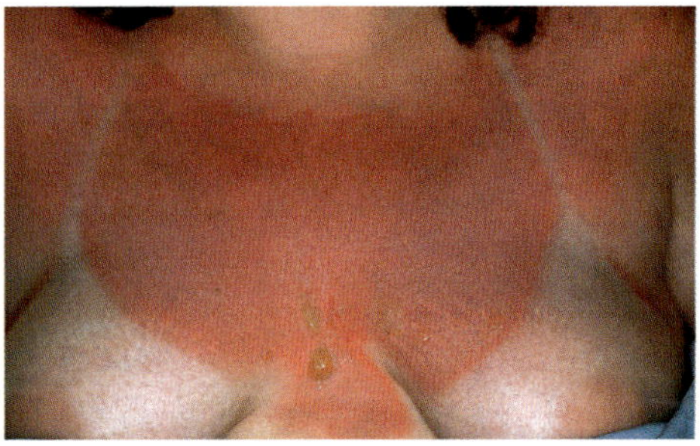

Fig. 73.13 Réaction phototoxique chez une patiente recevant du méthotrexate. L'érythème et les bulles sont manifestement limités aux zones exposées au soleil et ressemblent à un coup de soleil exagéré. Les patients sous méthotrexate peuvent aussi faire l'expérience d'un phénomène de « rappel de coups de soleil ». *Remerciements : YDRSC.*

Tableau 73.3 Photosensibilité chimique et induite par des médicaments.

Affection et étiologie	Manifestations cliniques	DD/Explorations
Exogène		
Phototoxicité • Réaction phototoxique à un médicament systémique > dermatite de contact phototoxique à un médicament topique ou un produit chimique (tableau 73.4) • Nécessite une exposition à un médicament ou un produit chimique plus une exposition aux UV (UVA > UVB)	• **Début :** des heures après l'exposition solaire • **Clinique :** se présente typiquement comme un coup de soleil exagéré; association à des brûlures ou des piqûres; quand sévère : des vésicules et/ou bulles se développent; disparition avec desquamation et hyperpigmentation • Les autres manifestations cutanées peuvent inclure 1. Photo-onycholyse (p. ex. tétracyclines, psoralènes; chap. 58) 2. Pseudo-PCT (p. ex. AINS) (chap. 41) 3. Éruption lichénoïde (p. ex. diurétiques thiazidiques [cf. fig. 17.12], quinidine)* 4. Hyperpigmentation ardoisée (p. ex. amiodarone, diltiazem [fig. 73.12], antidépresseurs tricycliques)	• Coup de soleil • LE • Photoallergie (cf. ci-dessous) • Dermatite de contact à des allergènes aéroportés • PPE • Urticaire solaire **Évaluation** • Si persistance malgré l'arrêt du médicament ou de la substance suspecté(e), envisager des phototests et des photo-patchtests (fig. 73.16)
Phytophotodermatose (chap. 12) • Réaction phototoxique due à une exposition à des plantes («phyto») qui contiennent une phototoxine, plus une exposition aux UVA • Due le plus souvent à des furocoumarines trouvées dans les citrons verts, céleris et fausse herbe de l'évêque	• **Réaction inflammatoire** (débute en général dans la journée) : initialement stries érythémateuses, souvent avec des vésicules ou bulles, reflétant l'exposition à une plante ou à son jus; douloureuse, non prurigineuse; la configuration peut être inhabituelle fonction du type d'exposition • **Réaction pigmentaire retardée :** stries hyperpigmentées (apparaissent parfois sans phase inflammatoire préalable); peut persister des mois ou années	• Dermatite de contact allergique aux plantes, p. ex. poison ivy ou poison oak; la distribution inclut les zones qui sont exposées à l'environnement mais pas au soleil, p. ex. face interne des bras • Peut être confondue avec une maltraitance de l'enfant

(Suite)

Tableau 73.3 Suite.

Affection et étiologie	Manifestations cliniques	DD/Explorations
Photoallergie • Dermatite de contact photoallergique à des médicaments topiques ou des produits chimiques > réaction photoallergique médicamenteuse à des médicaments systémiques • Nécessite une exposition à des médicaments ou des produits chimiques plus UV (tableau 73.4)	• **Début :** première exposition : 7–10 jours; exposition ultérieure : des minutes à des heures • **Clinique :** prurigineuse, éruption eczémateuse; occasionnellement vésicules et bulles	• Dermatite de contact allergique • Dermatose photoaggravée (p. ex. dermatite atopique) • Dermatite de contact à des substances aéroportées • Phototoxicité **Évaluation** • Si persistance malgré l'arrêt du médicament topique ou systémique suspecté(e), envisager des phototests et des photopatch-tests; le photopatch-test est positif, alors qu'il n'y a pas de phototoxicité (fig. 73.16)
Endogène		
Protoporphyrie érythropoïétique (PPE) (chap. 41)		
Porphyrie cutanée tardive (PCT) (chap. 41)		

* *Les éruptions médicamenteuses lichénoïdes, incluant les éruptions photolichénoïdes, sont discutées chap. 9.*
PCT : porphyrie cutanée tardive; PPE : protoporphyrie érythropoïétique.

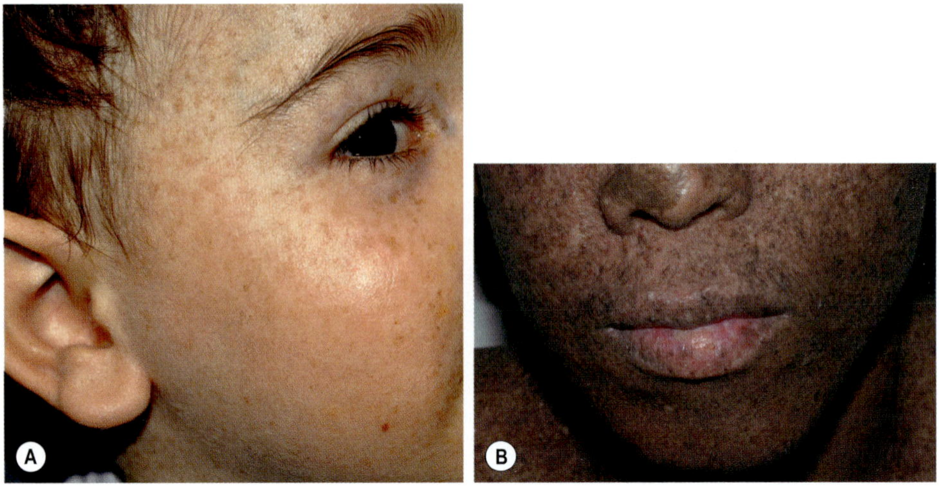

Fig. 73.14 **Xeroderma pigmentosum.** **A** Multiples lentigines solaires du visage et antécédent de photosensibilité chez cet enfant de 4 ans. **B** Un garçon de 17 ans ayant un phototype V a un mélange d'hyper et hypopigmentation avec des cicatrices, des lentigines, des kératoses séborrhéiques comme actiniques. Noter le carcinome spinocellulaire in situ de la lèvre inférieure associé à une chéilite actinique sévère. *Remerciements : A : Antonio Torrelo, MD; B : Julie V. Schaffer, MD.*

de la peau à roses et papulovésicules du tronc, prurigineuses, souvent croûteuses principalement, sur les zones exposées au soleil (cf. fig. 48.2 et fig. 73.18).

- **TT :** difficile mais peut comporter des CS de puissance faible à moyenne et la suppression des facteurs d'exacerbation (p. ex. chaleur, friction, exposition solaire).

Pour plus d'informations, cf. chap. 87 de *Dermatology, Fourth Edition*.

Tableau 73.4 Agents phototoxiques et photoallergiques courants.

Agents phototoxiques courants	Agents photoallergiques courants
• Antiarythmiques Amiodarone Quinidine • Agents antifibrotiques Pirfénidone • Antifongiques triazolés Voriconazole* • Antimicrobiens Qinolones (p. ex ciprofloxacine, sparfloxacine, acide nalidixique) Sulfamides Tétracyclines (p. ex. doxycycline*, déméclocycline) • Inhibiteurs calciques Diltiazem (cf. fig. 73.12) • Diurétiques Furosémide Thiazidiques* • Anti-inflammatoires non stéroïdiens Nabumétone Naproxène Piroxicam • Phénothiazines Chlorpromazine Prochlorpérazine • Agents thérapeutiques photodynamiques Acide aminolévulinique Méthyl aminolévulinate • Psoralènes (p. ex. 5-, 8-methoxypsoralène) • Millepertuis (hypericine) • Sulfonylurée • Goudron (topique) • Thérapies ciblées Vemurafénib*	**Produits topiques** • Crèmes solaires (p. ex. oxybenzone [benzophénone-3], octocrylène) • Fragrances 6-méthylcoumarine Ambrette musquée Huile de bois de santal • Antimicrobiens Bithionol Chlorhexidine Fenticlor Hexachlorophène • Anti-inflammatoires non stéroïdiens Diclofénac Kétoprofène • Phénothiazines Chlorpromazine Prométhazine **Médicaments systémiques** • Antiarythmiques Quinidine • Antipaludéens Quinine • Antifongiques Griséofulvine • Antimicrobiens Quinolones (p. ex. énoxacine, loméfloxacine) Sulfamides • Anti-inflammatoires non stéroïdiens Kétoprofène Piroxicam**

** Cause aussi une photocarcinogenèse accélérée.*
*** Patch-test souvent positif avec thimerosol.*

Tableau 73.5 Manifestations cliniques d'une sélection d'affections photosensibles héréditaires associées à avec un défaut de l'excision-réparation de l'ADN ou une instabilité chromosomique. Toutes ces maladies sont rares et transmises sur le mode autosomique récessif. Une autre maladie avec photosensibilité, due à un trouble héréditaire de la réparation de l'ADN, est la trichothidystrophie (TTD; cf. tableau 46.1).

Affection héréditaire	Manifestations cliniques
Défaut de l'excision – réparation des nucléotides d'ADN	
Xeroderma pigmentosum (XP) Cf. fig. 73.14	• Photosensibilité, xérose, survenue précoce de lentigines (vers l'âge de 2 ans), troubles pigmentaires • CBC, CSC, mélanomes cutanés sur les zones exposées au soleil; l'âge moyen de survenue du CCNM est de 9 ans et 22 ans pour le mélanome • Photophobie, kératite, opacification cornéenne • Augmentation de l'incidence des malignités intra-orales et oculaires, de même que des tumeurs du SNC • Anomalies neurologiques (p. ex. hyporéflexie, surdité, convulsions)
Syndrome de Cockayne	• Photosensibilité, macules pigmentées, peau fine, alopécie, hippocratisme digital, œdème acral, oreilles proéminentes, caries dentaires • Signes progressifs de vieillissement prématuré • Nanisme cachectique, microcéphalie, hypogonadisme, surdité, déficit intellectuel • Pas d'augmentation des malignités
Instabilité chromosomique	
Syndrome de Bloom	• Plus fréquent chez les juifs Ashkénazes • Présent dans les toutes premières semaines de vie avec un érythème malaire et des télangiectasies, exacerbés par l'exposition solaire • Macules café-au-lait avec macules hypopigmentées adjacentes • Retard de croissance, petite taille, intelligence normale, infections récurrentes • Augmentation de l'incidence des malignités internes (p. ex. leucémie)
Syndrome de Rothmund-Thomson	• Apparaît dans les tout premiers mois de vie avec un érythème photodistribué, un œdème et des vésicules sur les joues et le visage • Plus tard se développe une poïkilodermie sur les membres et les fesses • Kératoses acrales, défaut des rayons radiaux • Augmentation du risque de CSC et d'ostéosarcome • Fonction immune et intelligence normales

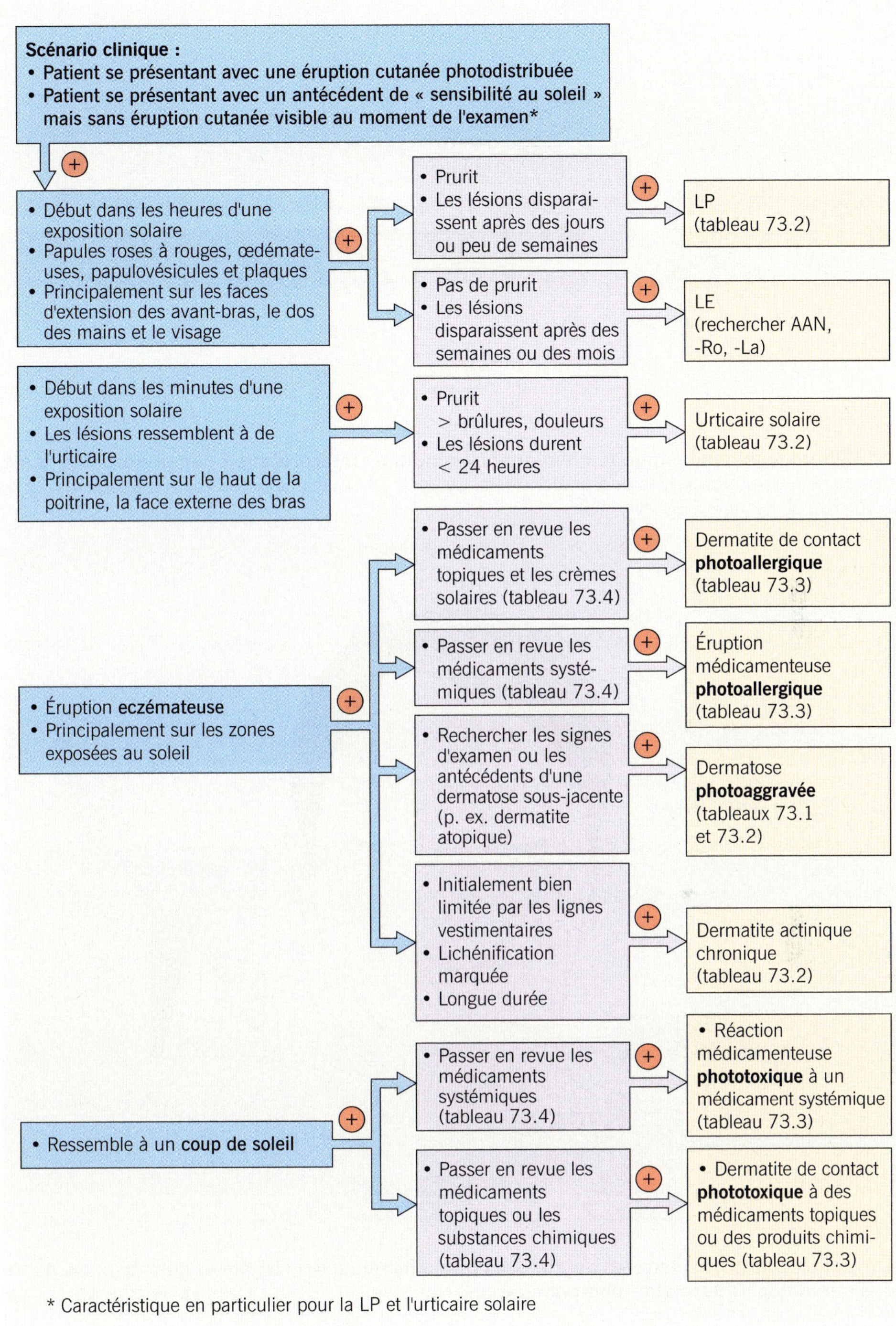

Fig. 73.15 Indices diagnostiques de photodermatoses spécifiques chez des adultes. LP : lucite polymorphe.

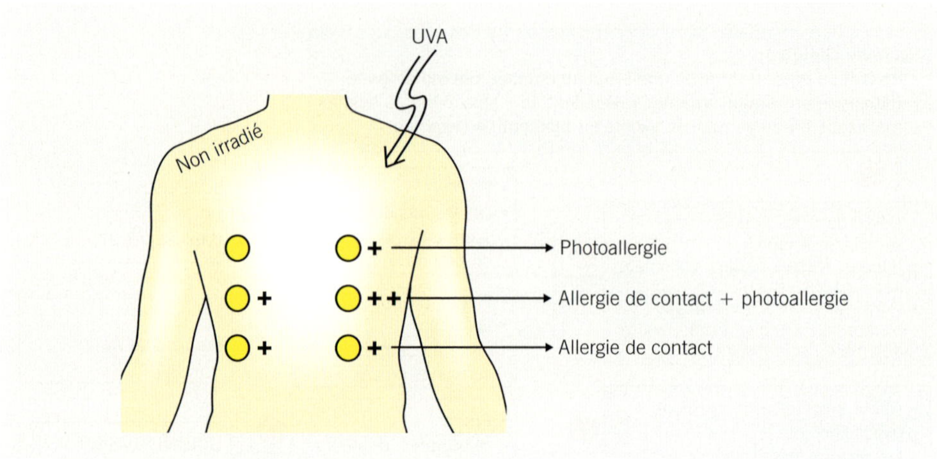

Fig. 73.16 Photosensibilité exogène chimiquement induite : interprétation des photopatch-tests. Ce schéma montre l'interprétation des photopatch-tests. La dose d'UVA est habituellement la valeur la plus basse entre 5 J/cm^2 et 50 % de la DEM aux UVA.

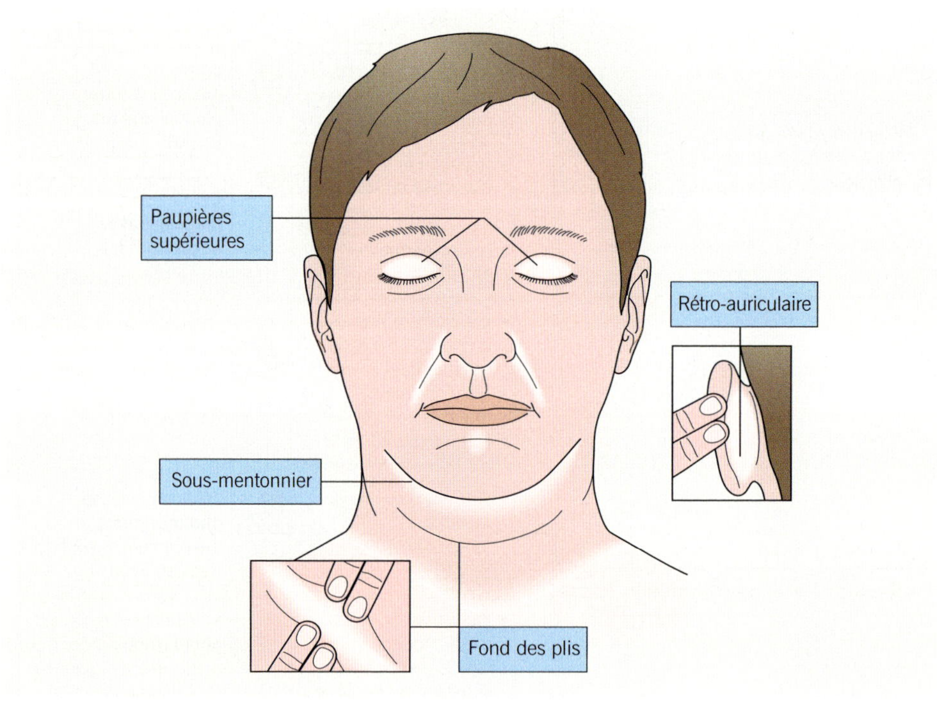

Fig. 73.17 Zones épargnées dans les dermatoses photodistribuées de la tête et du cou (p. ex. dermatite actinique chronique et dermatite photoallergique). Les zones relativement protégées du soleil incluent les paupières supérieures, les sillons nasolabiaux, les zones rétro-auriculaires, la région sous-mentonnière et la partie profonde des sillons cutanés. Dans les dermatites de contact aux allergènes aéroportés, ces zones peuvent être atteintes.

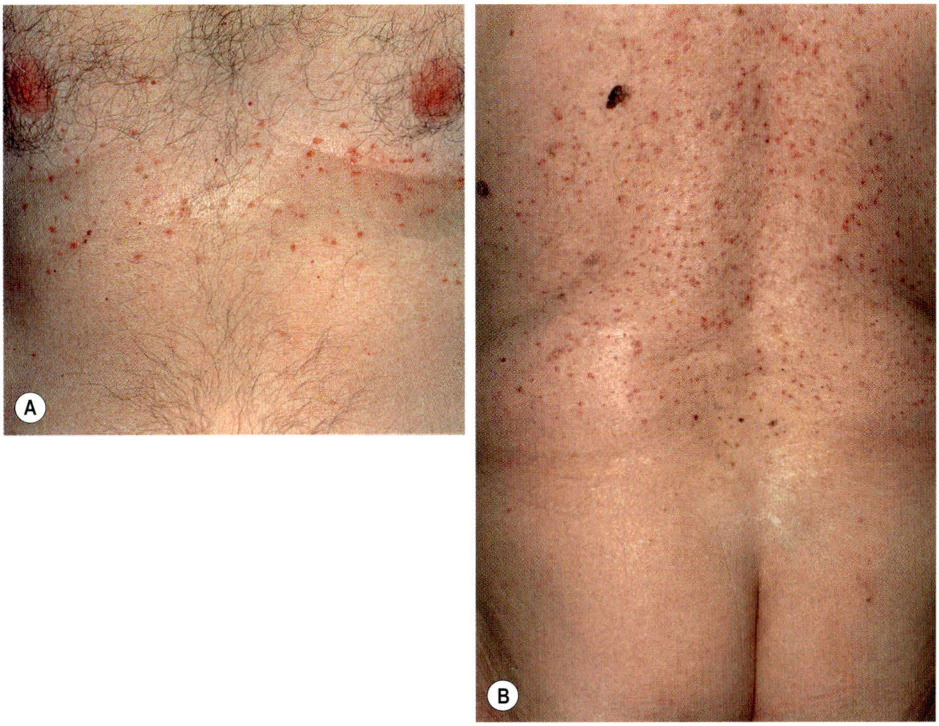

Fig. 73.18 Maladie de Grover. Papules croûteuses du tronc (**A**) et préservation évidente des zones protégées du soleil sur les fesses (**B**) chez ce patient ayant des photodommages significatifs. *Remerciements : Jean L. Bolognia, MD.*

74 Atteintes cutanées liées à l'environnement et au sport

Lésions cutanées dues à une exposition à la chaleur

Brûlures thermiques

- Lésion causée à la peau par une source externe de chaleur (fig. 74.1).
- La profondeur de la brûlure dépend de la température de la source de chaleur, de la durée du contact ainsi que de l'épaisseur de la peau affectée.
- La *profondeur de la brûlure* détermine la sévérité et la classification de l'atteinte, son potentiel de cicatrisation et la nécessité d'une intervention chirurgicale (tableau 74.1).
- Une classification exacte de la brûlure peut ne pas être possible d'emblée et nécessiter d'attendre jusqu'à 3 semaines pour être déterminée ; les brûlures peuvent être plus profondes que suspecté initialement quand elles surviennent sur une peau plus fine (p. ex. en pédiatrie et chez les personnes âgées ; sur les oreilles, la face interne des avant-bras, la partie médiane des cuisses et le périnée).
- L'*étendue des brûlures* est exprimée en pourcentage de surface corporelle (SC) atteinte ; elle est essentielle pour guider le traitement et déterminer les dispositions à prendre pour le patient (p. ex. admission à l'hôpital pour une brûlure d'épaisseur partielle atteignant > 10 % de la SC chez une personne entre 10 et 50 ans).
- La méthode d'estimation précise de SC la plus pertinente chez des adultes et des enfants est la Lund-Browder chart ; la « règle des neufs » est peut-être une méthode plus rapide chez les adultes, mais elle ne peut pas être utilisée pour les enfants (fig. 74.2).
- Les principes généraux du traitement sont indiqués tableau 74.1.

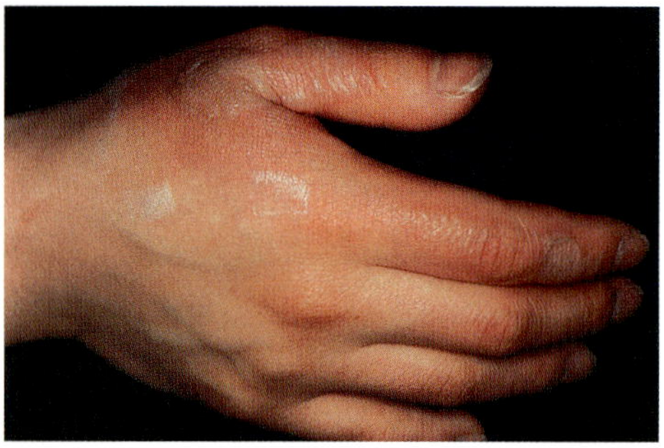

Fig. 74.1 Brûlure thermique. Cette brûlure superficielle d'épaisseur moyenne est caractérisée par des bulles qui contiennent du liquide séreux. *Remerciements : Kalman Watsky, MD.*

Erythema ab igne (dermatite des chaufferettes)

- Des zones localisées d'érythème réticulé et d'hyperpigmentation sont dues à une exposition chronique à la chaleur en dessous du seuil nécessaire pour produire une brûlure thermique.
- De multiples sources de chaleur ont été impliquées (tableau 74.2).
- Plus communément observé dans la région lombosacrée (dû à des coussinets chauffants appliqués pour supprimer la douleur de maladies dégénératives rachidiennes) ; il a été plus récemment observé sur la partie antérieure des cuisses à partir de la chaleur des batteries d'ordinateurs portables.
- Dans les lésions persistantes d'*erythema ab igne* (période de latence ≥ 30 ans) il y a un risque associé de transformation maligne, résultant de kératoses thermiques et de CSC.
- *Lésions précoces :* asymptomatiques, initialement transitoires, érythème maculeux disparaissant à la pression, dans une configuration grossièrement réticulée qui correspond aux plexus veineux superficiels ; la taille et la forme sont approximativement celles de la source de chaleur (fig. 74.3A).
- *Lésions tardives* : hyperpigmentation réticulée sombre ; les lésions sont fixes et ne sont plus effaçables par la pression (fig. 74.3B).
- *Stade final :* peuvent devenir kératosiques et des bulles peuvent apparaître.
- **DD :** livedo réticulé, cutis marmorata, poïkilodermie (p. ex. due à LC-CT, dermatomyosite,

Tableau 74.1 Classification et traitement des brûlures thermiques.

Type	Profondeur	Manifestations cliniques	Traitement*
Premier degré (Superficielle)	Épiderme seulement	• Douleur, sensibilité • Sécheresse, érythème, absence de bulles • Blanchit à la pression • Guérit sans cicatrice en 3–6 jours	• Aucun traitement spécifique nécessaire • Aloe vera**, protection solaire
Deuxième degré (Épaisseur partielle – superficielle) (fig. 74.1)	Épiderme et derme superficiel	• Douleur sévère et sensibilité • Bulles séreuses ou hémorragiques, rougeur profonde, érosions et exsudation • Blanchit à la pression • Guérit en 7–21 jours avec cicatrices modérées mais variables	• Pansements avec antibiotique topique changés tous les jours (p. ex. sulfadiazine argentique¶, nitrate d'argent¶¶, mafénide acétate, mupirocine) et compresses de gaze jusqu'à réépithélialisation*** • Protection solaire
Deuxième degré (Épaisseur partielle – profonde)	Épiderme et grande partie du derme détruits, incluant les structures folliculaires profondes	• Douleur intense mais sensibilité réduite (à la pression seulement) • Rouge profond à pâle et tachetée • Ne blanchit pas à la pression • Bulles sérosanglantes (facilement rompues), érosions • Peut apparaître initialement dévitalisée • Temps de guérison prolongé (> 21 jours) • Cicatrices hypertrophiques et rétraction marquée des plaies	• Intervention chirurgicale¶¶¶
Troisième degré (Épaisseur complète)	Destruction de toute l'épaisseur de l'épiderme et du derme	• Sensation de pression profonde seulement • Sèche, dure, cireuse, de couleur blanche à grise ou noir carbonisé • Ne blanchit pas à la pression • Petites lésions guérissant avec des cicatrices significatives • La plupart nécessitent une correction chirurgicale	• Intervention chirurgicale¶¶¶
Quatrième degré	Extension au-delà de la peau dans les fascias, les muscles, les os et/ou les articulations	• Sensibilité à la pression profonde uniquement • Ne guérit pas sans une intervention chirurgicale • Potentiellement mortelle	• Intervention chirurgicale¶¶¶

** Les principes généraux du traitement incluent la suppression de la source de chaleur, la prise en charge et le traitement des problèmes cardiopulmonaires ; compresses fraîches ; contrôle de la douleur ; nettoyage de la plaie (eau et savon) et retrait des corps étrangers ; prévention de l'infection ; prophylaxie du tétanos ; et création d'un environnement propice à la cicatrisation.*

*** Peut agir comme agent anti-inflammatoire et diminuer les taux de thromboxane, mais peut causer une dermatite de contact allergique.*

**** Un pansement basique peut comporter une première couche de gaze non adhérente (p. ex. Adaptic® ou Xeroform®), une seconde couche de gaze sèche et une couche extérieure de gaze enroulée.*

¶ Une utilisation extensive/l'absorption percutanée peuvent provoquer une leucopénie, une pseudo-escarre et une argyrie.

¶¶ Potentiellement argyrie.

¶¶¶ Excisions en série ; substituts cutanés.

D'après le système de classification de brûlures de l'American Burn Association révisé en 2009.

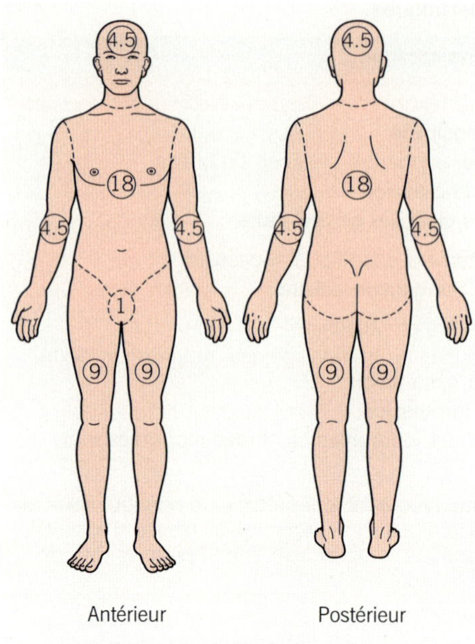

Fig. 74.2 Appréciation de l'étendue de surface cutanée des zones atteintes par des brûlures : règle des neuf. Chez les adultes, l'estimation de l'étendue des brûlures repose souvent sur ce dessin. Les nourrissons et les enfants ont une tête relativement plus grande : le ratio de surface pour le tronc sur ce dessin est inapplicable pour eux. Noter que la paume représente ~ 1 % de la surface cutanée et peut être aussi utilisée pour estimer des surfaces de zones inégalement atteintes. Ces estimations sont aussi utilisées pour évaluer des affections primitivement cutanées. Seules les brûlures d'épaisseur partielle ou complète sont prises en compte dans les mesures de surface cutanée. La méthode la plus adéquate pour estimer de façon précise la SC d'une brûlure chez des adultes comme chez des enfants est le diagramme de Lund-Browder.

différentes génodermatoses) ; ces dernières ont une disposition en filet plus serré.

• **TT :** supprimer la source de chaleur ; si possible, identifier et traiter la source de douleurs sous-jacente.

Brûlures associées à l'IRM et la fluoroscopie

IRM

• L'IRM peut produire des brûlures du premier, deuxième ou troisième degré dues à des métaux ou fils en contact avec la peau, créant un système de conduction en boucle.

• La forme et la taille des brûlures sont déterminées par l'agent conducteur causant la lésion (p. ex. brûlures circulaires sous des électrodes à ECG).

Tableau 74.2 Sources de chaleur rapportées comme causes d'*erythema ab igne*.

- Patchs chauffants
- Bouteilles d'eau chaude
- Poêle électrique/radiateur
- Feux ouverts
- Poêles à charbon
- Feux de tourbe
- Poêles à bois
- Ceintures de sudation
- Bains chauds prolongés
- Radiateurs à vapeur
- Sièges de voiture chauffants
- Chaises inclinables chauffantes
- Couvertures chauffantes
- Briques chaudes
- Lampes infrarouges
- Fours micro-ondes à pop-corn
- Ordinateurs portables*

** Partie antérieure des cuisses >> abdomen.*
Remerciements : Michael Smith, MD.

FLUOROSCOPIE

• La fluoroscopie, en particulier quand elle est réalisée de façon répétée chez des patients ayant une maladie cardiovasculaire, peut causer une atteinte induite par les radiations (radiodermite).

• Cette radiodermite peut être aiguë, mais avec le temps des modifications évolutives peuvent se développer, p. ex. chute de cheveux, desquamation, érythème permanent et ulcération (fig. 74.4).

Lésions cutanées dues à une exposition au froid

Gelures

• Peuvent survenir quand la température de la peau descend en dessous d'environ –2 °C.

• Le gel des tissus, la vasoconstriction et la libération de médiateurs de l'inflammation sont les éléments clé de la physiopathologie.

• Il existe quatre catégories de sévérité selon la profondeur de l'atteinte des tissus ; elles ne sont reconnaissables qu'après réchauffement (fig. 74.5).

• Pour la symptomatologie, l'érythème précoce, l'œdème et l'engourdissement sont remplacés par une hyperhémie marquée et de la douleur.

• **TT :** le réchauffement rapide dans un bain d'eau chaude est la pierre angulaire du traitement, suivi par les soins appropriés de la lésion.

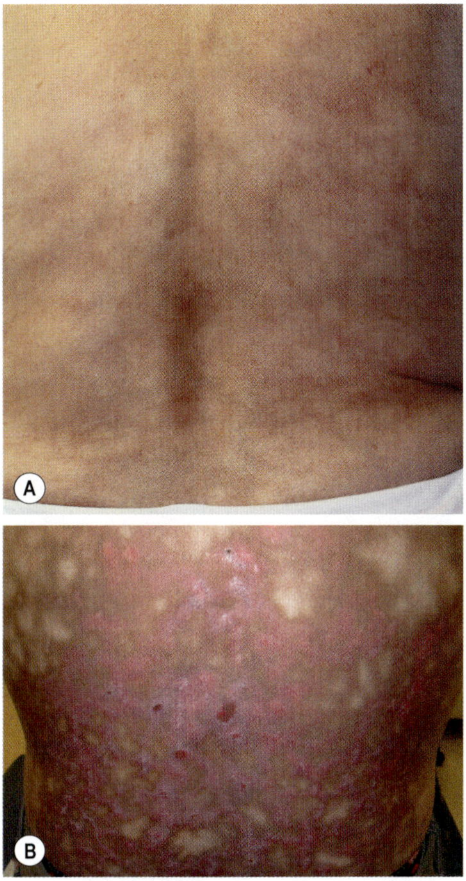

Fig. 74.3 Erythema ab igne. A Phase précoce avec taches rosées, réticulées, du dos, résultant de l'utilisation excessive d'une couverture chauffante. **B** Phase tardive avec vastes zones d'hyperpigmentation réticulée et plaques roses kératosiques surajoutées au centre. *Remerciements : A : Karynne O. Duncan, MD ; B : Peter Klein, MD.*

Perniose (engelure)

• Réponse inflammatoire anormale à des conditions froides, humides, non glaciales.

• Se présente classiquement avec des macules, papules ou nodules, érythémateux à bleu violacé, isolés ou multiples, distribués de façon symétrique à la partie distale des doigts ou orteils (fig. 74.6), et moins souvent sur le reste du pied, de la main, au nez et aux oreilles.

• Dans les cas sévères, des bulles et des ulcérations peuvent être observés.

• Les patients décrivent du prurit, des sensations de brûlures ou des douleurs ; l'histologie montre des infiltrats lymphocytaires périvasculaires et péri-eccrines.

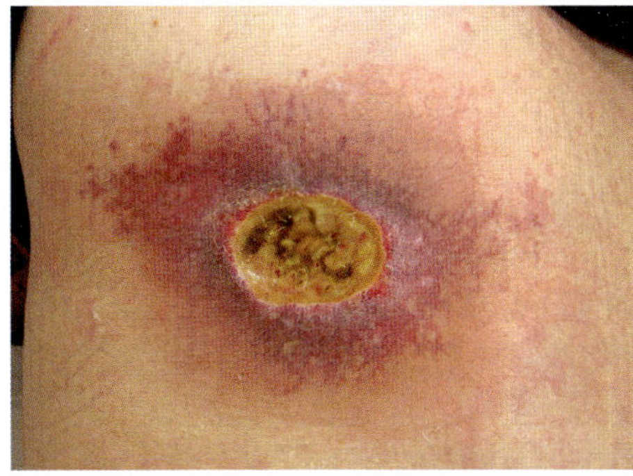

Fig. 74.4 Dermatite d'irradiation induite par la fluoroscopie. La partie gauche du haut du dos est une localisation caractéristique chez les patients qui ont subi une revascularisation des artères coronaires (p. ex. angioplastie, mise en place d'un stent). *Remerciements : Jeffrey P. Callen, MD.*

• Les lésions disparaissent typiquement en 1–3 semaines mais peuvent persister plus longtemps ou devenir chroniques chez des personnes âgées ayant une insuffisance veineuse.

• **DD :** lupus-engelure ; gelures ; lupus pernio (une variante de sarcoïdose atteignant principalement le nez et les oreilles) (tableau 74.3).

• **TT :** vêtements adéquats ; éviter le froid, les conditions humides ; garder les pieds secs ; éviter de fumer ; et utiliser la nifédipine dans les cas récalcitrants.

Lésions cutanées dues à une exposition chimique

Coloration anormale des cheveux par des agents chimiques

• Peut être le résultat d'un changement cosmétique volontaire ou d'une exposition à un métal (tableau 74.4).

• La plupart des colorations anormales des cheveux se normalisent avec le temps à partir de l'arrêt de l'exposition causale.

• De nombreux traitements anecdotiques ont été décrits, p. ex. huile chaude, eau oxygénée, (peroxyde d'hydrogène) et différents shampooings (p. ex. alcalins ou à base d'EDTA).

Dermatoses arsenicales chroniques

• L'exposition chronique à l'arsenic survient le plus souvent via une eau de boisson contaminée ou une exposition professionnelle ; la période de latence est longue (supérieure à 40 ans).

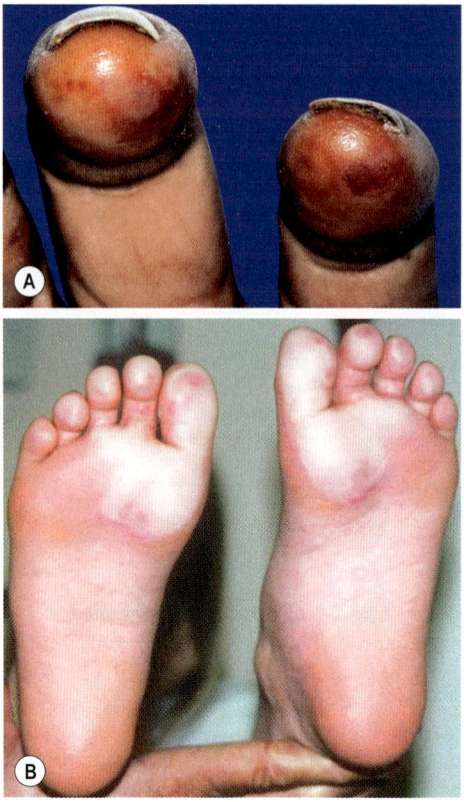

Fig. 74.5 Gelures. A Érythème, œdème et hémorragie sont observés sur les pulpes lors d'une ***gelure du premier degré (gelure superficielle);*** une guérison totale est espérée avec seulement une desquamation modérée. **B** Des bulles laissent échapper un liquide clair sur la surface plantaire distale dans une ***gelure du deuxième degré;*** nombre de ces patients développent à long terme des neuropathies sensorielles. Dans les ***gelures du troisième degré***, il y a une perte du derme sur toute son épaisseur avec des bulles hémorragiques ou une peau cireuse, sèche, momifiée. Dans les ***gelures du quatrième degré***, il y a une perte sur toute l'épaisseur, avec la peau, les muscles, les tendons et une atteinte osseuse; une amputation peut être nécessaire. *Remerciements : A : Michael L. Smith, MD; B : Timothy Givens, MD.*

• L'arsénicisme chronique est caractérisé par une pigmentation en mottes avec des zones d'hypopigmentation; des kératoses arsenicales sur les paumes et les plantes (fig. 74.7); de multiples cancers cutanés non-mélanomes (en particulier maladie de Bowen); une neuropathie périphérique et des cancers internes (p. ex. vessie, poumons, foie).

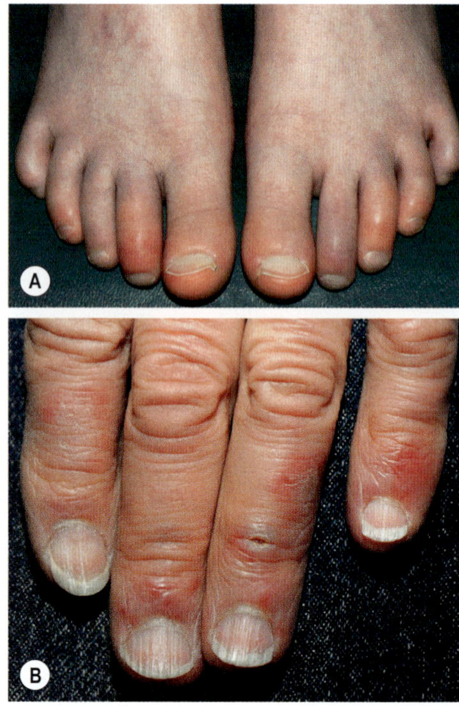

Fig. 74.6 Perniose. A Érythème distal de plusieurs orteils avec de l'œdème dans une répartition symétrique. **B** Papules érythémateuses et plaques de la partie distale de doigts avec squames et une érosion. *Remerciements : Kalman Watsky, MD.*

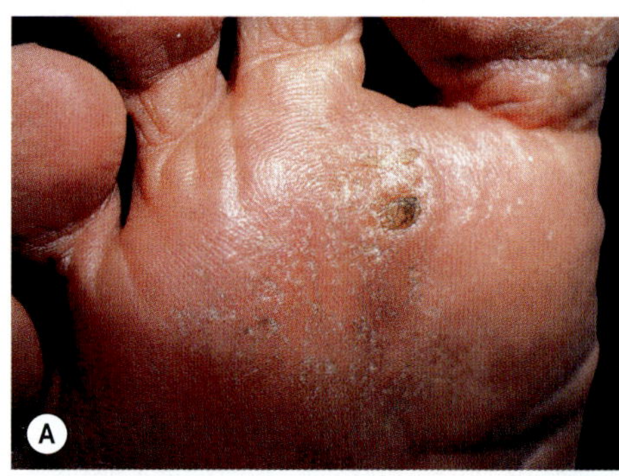

Fig. 74.7 Manifestations cutanées de l'arsénicisme chronique. A, B Kératoses arsenicales sur les faces plantaire et palmaire. *Remerciements : A : YDRSC; B : Jeffrey P. Callen, MD.*

Tableau 74.3 Diagnostic différentiel et évaluation des lésions cutanées induites par une exposition au froid non glacial.

Affection	Manifestations	Affections pouvant être associées
Acrocyanose	Coloration rouge à pourpre Mains et pieds Non douloureuse	Érythromélalgie Cryoprotéines Anorexie mentale
Perniose (engelures) (cf. fig. 74.6)	Érythrocyanose Distribution symétrique de macules douloureuses et de papules, principalement sur les doigts ; apparition de squames quand les lésions guérissent	Indice de masse corporelle faible Infection à SARS-CoV-2 Maladies hématologiques (p. ex. paraprotéinémie) Hépatite virale
Phénomène de Raynaud (cf. chap. 35)	Pâleur bien délimitée, suivie d'une coloration bleue, puis rouge ; douloureuse Forme idiopathique (fréquente) – pas de modification des capillaires du repli sus-unguéal ; ulcérations pulpaires rares	CAI (en particulier sclérodermie systémique) Dyscrasies sanguines (p. ex. polyglobulie) Médicaments (p. ex. bêtabloquants, bléomycine) Traumatisme
Livedo réticulé (cf. chap. 87)	Taches bleutées, grossièrement réticulées correspondant aux plexus veineux Peut être idiopathique	Maladies vasculaires occlusives (p. ex. athérosclérose sévère) CAI (p. ex. lupus érythémateux) Affections hématologiques (p. ex. syndrome des antiphospholipides) Infections (p. ex. hépatite C) Médicaments (p. ex. amantadine)
Panniculite au froid (cf. chap. 83)	Plaques érythémateuses indurées le plus souvent sur les joues d'enfants ou les cuisses de cavalières	
Urticaire au froid (cf. chap. 14)	Gonflements induits par le froid	Cryoprotéines Syndrome familial auto-inflammatoire au froid
Lupus engelures (cf. chap. 33)	Lésions acrales induites par le froid, similaires aux engelures Manifestations histopathologiques de LE LE coexistant	
Purpura réticulé dû à des cryoprotéines* • Cryoglobulines • Cryofibrinogène** • Agglutinines froides ou hémolysines**	Préférentiellement les zones acrales (cf. fig. 18.3) Précipitation au froid des protéines sériques Précipitation au froid de protéines plasmatiques Les GR s'agglutinent ou lysent au froid Hémoglobinurie paroxystique si lyse des GR	Cryoglobulinémie de type I (monoclonale) due à une dyscrasie plasmocytaire Affections lymphoprolifératives (p. ex. macroglobulinémie de Waldenström) Infections (p. ex. hépatite C) Malignités (p. ex. lymphome non hodgkinien) Infections (p. ex. avec *Mycoplasma*, EBV, CMV) Affections lymphoprolifératives

(*Suite*)

Tableau 74.3 Suite.

Explorations nécessaires
• NFS avec plaquettes • AAN avec profil • Évaluation d'un état d'hypercoagulabilité (cf. tableau 18.5) • Analyse des cryoprotéines • Électrophorèse des protéines sériques et immunoélectrophorèse • Biopsie de lésions

** Acrocyanose, phénomène de Raynaud, livedo réticulé et urticaire au froid peuvent aussi être observés en association avec des cryoprotéines.*
*** Entraîne rarement des syndromes d'occlusion liés au froid.*
Remerciements : Michael L. Smith, MD.

Tableau 74.4 Causes de modification de coloration non intentionnelle des cheveux.

Verte (chlorotrichose)	Jaune, orange ou dorée	Pourpre
Cuivre (piscines) Sulfure de sélénium Shampooing au goudron Cobalt Chrome Nickel Oxyde jaune de mercure	Shampooing au goudron Anthraline Minoxidil Cuivre (extraits de plantes pour la cosmétique, parties métalliques des lunettes de vue)	Anthraline alcalinisée

Remerciements : Michael L. Smith, MD.

Manifestations cutanées résultant d'une exposition à des toxiques et des métaux lourds

- Des toxiques et des métaux lourds variés sont connus pour causer une dermatite allergique et/ou de contact, incluant les suivants (tableau 74.5) :
  - Le ***béryllium***, est un métal connu pour causer une dermatite et des granulomes de type sarcoïdose, de la peau et des poumons
  - L'***or***, sous forme de sel élémentaire, peut causer une variété d'éruptions cutanées (tableau 74.6)
  - Le ***mercure***, sous forme élémentaire, inorganique ou organique, peut causer l'acrodynie, une réaction à un tatouage (cinabre), des granulomes, des exanthèmes, une hyperpigmentation cutanée, une dermatite de contact allergique ou irritative, un syndrome babouin
  - Le contact cutané avec ***l'argent*** peut provoquer une argyrie, une dermatite de contact allergique, ou une ulcération cutanée
  - Le ***thallium***, dans sa forme soluble, peut causer une alopécie, des papules acnéiformes, des plaques hyperkératosiques des mains et pieds et des lignes de Mees des ongles
- Pour la plupart des expositions cutanées à ces toxiques et métaux lourds, le traitement efficace nécessite un lavage rapide avec du savon et/ou de l'eau; le lithium est une exception, pour lequel le lavage est contre-indiqué, un brossage doux est préféré.

Manifestations cutanées de lésions par friction et traumatisme de la peau

Cornes et callosités

- Lésions kératosiques résultant de traumatismes répétés et du cycle subséquent de friction, pression et épaississement (fig. 74.8).
- Les facteurs contributifs incluent des chaussures mal ajustées, des protubérances osseuses, une fonction biomécanique anormale du pied et des activités particulières qui comportent une activité répétitive.
- Les *cornes dures* sont habituellement localisées à la partie dorsale des orteils, tandis que les *cornes molles* sont typiquement trouvées dans les espaces interdigitaux.
- Les cornes et les callosités sont souvent confondues avec des verrues; le raclage doux des lésions avec une lame et l'observation de l'effet

Tableau 74.5 Sélection de toxiques et de métaux lourds connus pour causer des dermatites de contact.

Dermatite de contact par irritation	Dermatite de contact allergique
• Sels de cobalt • Sels de cuivre • Lithium • Mercure, organique et inorganique • Sélénium	• Chrome • Cobalt • Or • Mercure organique • Nickel

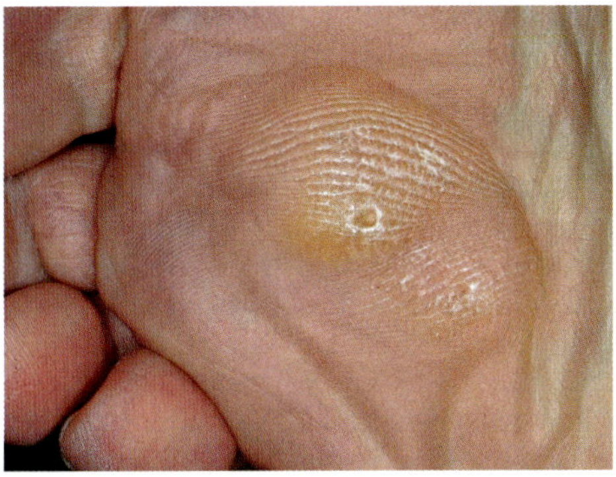

Fig. 74.8 Durillons plus cors durs. Les durillons (callosités) ont une base large avec une augmentation des marques cutanées alors que les cors sont des papules rondes, plus précisément définies avec une transparence centrale et une interruption des dermatoglyphes. La peau au-dessus des têtes des 2e et 3e métatarsiens est une localisation fréquente pour de telles lésions. *Remerciements : Jean L. Bolognia, MD.*

des lésions sur les dermatoglyphes peut aider à distinguer ces trois entités (tableau 74.7).

• Le traitement comporte à la fois le soulagement symptomatique et la correction du problème biomécanique sous-jacent :

– Soulagement symptomatique
  1. L'épluchage de la callosité avec extraction de la corne centrale peut apporter un soulagement immédiat, suivi par des soins périodiques de pédicurie
  2. L'application d'agents kératolytiques (p. ex. tampons contenant de l'acide salicylique à 40 % ; crèmes à l'acide salicylique à 6 %, urée à 10–40 % ou lactate d'ammonium à 12 %), d'hebdomadaire à bihebdomadaire en fonction de l'épaisseur
  3. Coussinets souples (p. ex. plaque de silicone, peau de mouton) ou coussinets en forme de beignet pour les cors

Tableau 74.6 Éruptions cutanées associées à une exposition à l'or (comme sel élémentaire)

Les plus fréquentes	Les moins fréquentes
• Lichen plan, éruption cutanée lichénoïde • Dermatite de contact allergique • Éruptions de type pityriasis rosé • Stomatite érosive	• Chrysiase • Érythème noueux • Érythème polymorphe, nécrolyse épidermique toxique • Dermatite exfoliative

– *Correction biomécanique* – chaussures sur mesure et utilisation d'orthèses appropriées
– *Lésions récalcitrantes* – penser à des radiographies pour visualiser des exostoses, et adresser à l'orthopédiste ou au chirurgien du pied.

Talon noir et paume noire

• Macules noires des paumes ou des plantes dues à l'hémoglobine dans le stratum corneum épaissi (fig. 74.9).

• Secondaire à l'impact de traumatismes et disparaissant avec l'épluchage, ou spontanément avec le temps.

• Sans danger, mais en raison de sa couleur noire, doit être différencié d'un mélanome cutané acral (ne disparaît pas avec un épluchage doux).

Chondrodermatite nodulaire de l'hélix (CNH) (nodule douloureux de l'oreille)

• Processus inflammatoire avec sensibilité de l'oreille, qui atteint principalement des hommes de plus de 50 ans ; causé par une inflammation liée à une ischémie du cartilage.

• Se manifeste par une papule en dôme ou un nodule, couleur de la peau ou érythémateuse, avec une croûte centrale ou un cratère rempli de kératine ; souvent extrêmement sensible (fig. 74.10).

• Le plus souvent unilatérale, atteignant la partie la plus protubérante de l'oreille, principalement la partie supérieure de la bordure de l'hélix ou le milieu de la partie inférieure l'anthélix.

• **DD :** CSC, kératoacanthome, CBC, kératose actinique, corne cutanée, nodule érosif, verrue, calcinose cutanée, tophus goutteux ; souvent diagnostiqués par biopsie.

• **TT :** principalement anecdotique et non standardisé (p. ex. CS intralésionnels, antibiotiques topiques, oreillers spécialement conçus pour la

Tableau 74.7 Caractères distinctifs des verrues, durillons et cors.

Lésion	Éléments révélateurs lors de l'épluchage	Effet sur les dermatoglyphes
Verrue	Capillaires thrombosés, nombreux points de saignement	Interrompus
Cor	Centre translucide, jaune blanchâtre	Interrompus
Durillon (callosité)	Couches de kératine jaunâtre	Accentués

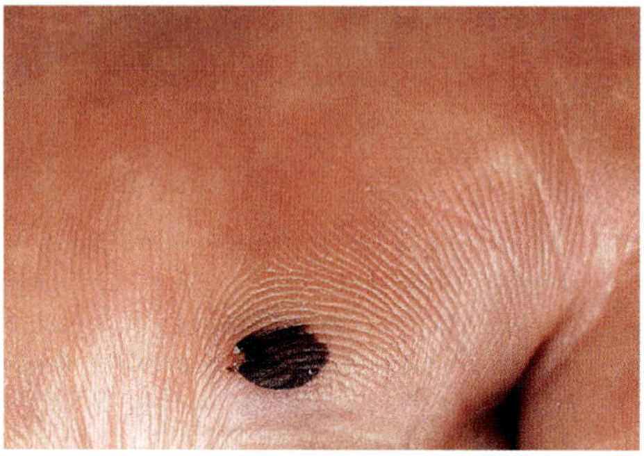

Fig. 74.9 Talon et paume noirs. Cette couleur noire est due à l'hémoglobine à l'intérieur du stratum corneum épaissi de la peau palmaire. *Remerciements : Jean L. Bolognia.*

CNH afin de permettre le sommeil, cryochirurgie, électrodissection et curetage, ablation par laser CO_2); l'excision de toute l'épaisseur est le traitement le plus définitif, il est choisi comme traitement pour les lésions particulièrement gênantes.

Acanthome fissuré

• Résulte du frottement de branches de lunettes mal ajustées qui créent une blessure par friction du repli rétro-auriculaire ou de la partie latérale supérieure du nez (fig. 74.11).

• Se présente comme un nodule ou une plaque ferme, il est parfois mou, couleur de la peau à érythémateux avec une dépression ou une fissuration centrale; occasionnellement sensible; écoulement séreux ou discrète hyperkératose.

• **DD :** CBC, CSC, dermatite chronique, acanthome bénin, une biopsie est parfois nécessaire pour éliminer un cancer cutané non-mélanome.

• **TT :** ajuster ou remplacer les lunettes en cause.

Nodules élastotiques des oreilles

• Papules multiples de 2 à 3 mm, bilatérales, fermes (donnent la sensation d'être comme du cartilage), asymptomatiques, blanchâtres, localisées le long de la bordure interne des hélix chez des hommes âgés >> femmes (fig. 74.12).

• Associés notablement à des antécédents d'exposition significative au soleil et des dommages actiniques.

• **DD :** CNH, tophus goutteux, calcinose cutanée, nodules d'élastose, granulome annulaire.

• **TT :** non nécessaire.

Dermatoses liées au sport

• La participation à des sports est souvent associée à un certain nombre de blessures cutanées, dermatoses ou infections, en relation avec des traumatismes mécaniques aigus ou chroniques (tableaux 74.8 et 74.9; fig. 74.13 à 74.16).

Pour plus d'informations, cf. chap. 88 de *Dermatology, Fourth Edition*.

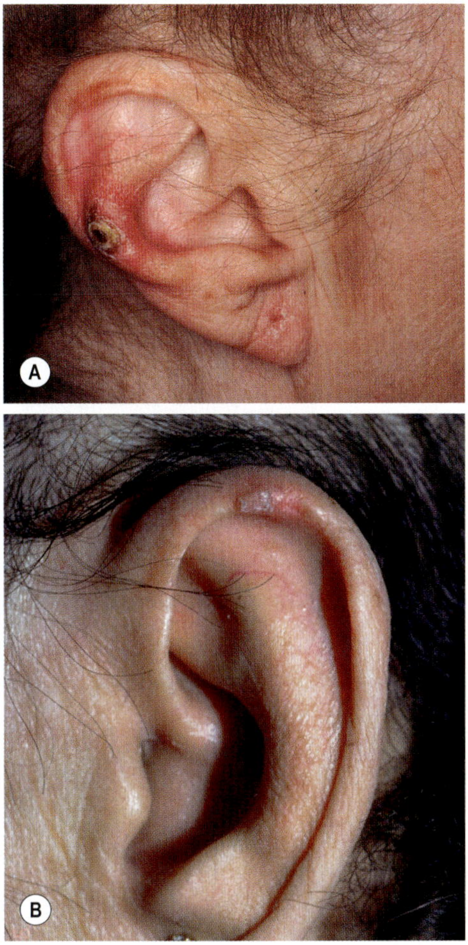

Fig. 74.10 Chondrodermatite nodulaire de l'hélix (CNH) (nodule douloureux de l'oreille). **A** Papulonodule érythémateux, sensible, avec une squame-croûte centrale de l'hélix supérieur chez une femme âgée. Ceci représente le site le plus susceptible de présenter une ischémie induite par la pression. **B** Papulonodule sensible avec une squame croûte centrale sur le milieu de l'anthélix d'une femme âgée. *Remerciements : A : Kalman Watsky, MD ; B : Harvey Lui, MD.*

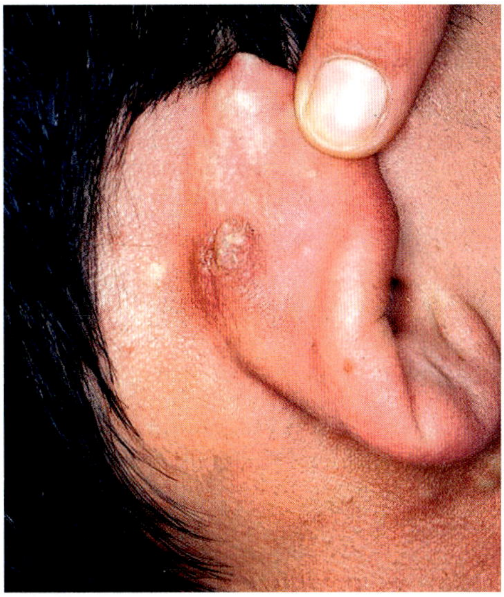

Fig. 74.11 Acanthome fissuré. Plaque kératosique du sulcus post-auriculaire ; noter la fissure linéaire. *Remerciements : Luis Requena, MD.*

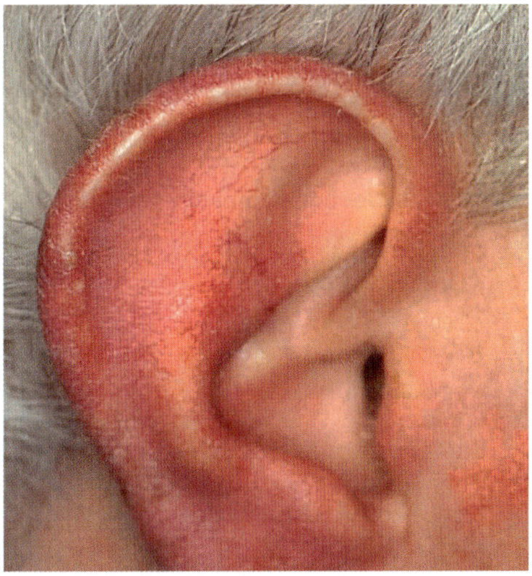

Fig. 74.12 Nodules élastotiques des oreilles. Multiples petites papules blanchâtres asymptomatiques, le long de l'hélix chez un homme âgé avec photodommage. *Remerciements : Jean L. Bolognia, MD.*

Tableau 74.8 Sélection de dermatoses mécaniques ou par friction chez les athlètes.

Atteinte	Manifestations cliniques	Sports	Étiologie/pathogénie **Prévention/traitement**
Hématome sous-unguéal*	Pigmentation anormale rouge/bordeaux, pourpre ou brune, en dessous de tout ou partie de l'ongle (cf. chap. 58 et fig. 74.14)	Course à pied Tennis	Impacts brusques du bout des orteils avec le bout des chaussures Agrandir la partie antérieure des chaussures avec soutien adapté métatarsien et des plantes; le drainage d'un hématome peut être nécessaire
Mamelon du jogger	Douleur, érythème, fissurations, occasionnellement saignement	Course à pied	Friction répétée d'un maillot en matière rugueuse Femme : soutien-gorge de jogging Homme : protection adhésive, lubrification, maillot semi-synthétique ou en soie
Orteil de joueur de tennis	Durillon du bout de l'orteil, épaississement de l'ongle, hyperkératose sous-unguéale (cf. fig. 74.15)	Tennis Course à pied	Traumatisme répété du plus long orteil contre la partie interne de l'avant de la chaussure Chaussures adaptées, agrandir la partie avant de la chaussure, améliorer le soutien de la plante
Nodules fibreux (p. ex. nodules de surfeur)	Nodules fibreux épais sur les genoux, articulations des doigts, dessus des pieds et partie antérieure des côtes inférieures (surfeurs)	Surf, boxe, football, jeux de billes, yoga, pratique des jeux vidéo	Pression chronique sur les proéminences osseuses Modification de la position, rembourrage

Remerciements : Michael L. Smith, MD.

Tableau 74.9 Infections cutanées chez les athlètes.

Bactériennes
• Impétigo (cf. fig. 61.2) • Folliculite (cf. chap. 31) • Folliculite des jacuzzis (cf. fig. 31.3) • Syndrome du pied chaud à *Pseudomonas* (cf. fig. 61.16) • Furoncles • Érythrasma (cf. fig. 13.2 et/ou fig. 61.10) • Kératolyse ponctuée (cf. fig. 61.11) • Otite externe (oreille de nageur)
Mycobactérienne
• Granulome des piscines (cf. fig. 62.17)
Virales
• Verrue vulgaire (cf. chap. 66) • Infection virale à herpès simplex (herpès gladiatorum) (cf. fig. 67.5) • Molluscum contagiosum (cf. fig. 68.8)
Fongiques (cf. chap. 64)
• Pied d'athlète (tinea pedis) • Eczéma marginé de Hébra (tinea cruris) • Mycoses cutanées des sports de contact (tinea gladiatorum)
Autres
• Éruption des baigneurs (poux de mer) (cf. fig. 72.9) • Prurit des baigneurs (cf. fig. 70.14)

Remerciements : Michael L. Smith, MD.

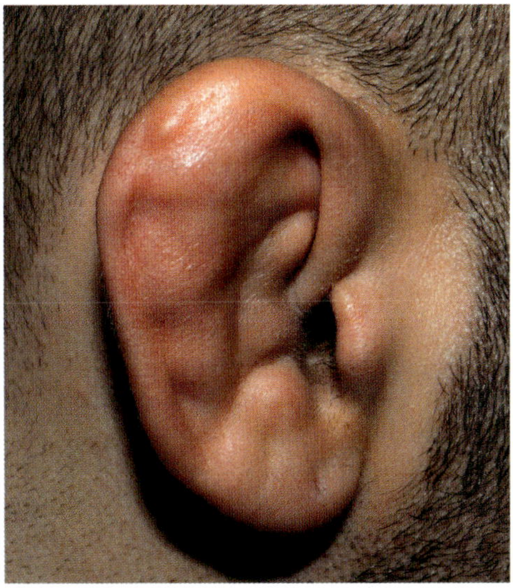

Fig. 74.13 Déformation multinodulaire de l'oreille externe, souvent dénommée « oreille en chou-fleur » chez un pratiquant de jiu-jitsu. Ceci est le résultat d'hématomes auriculaires répétés. *Remerciements : Kalman Watsky, MD.*

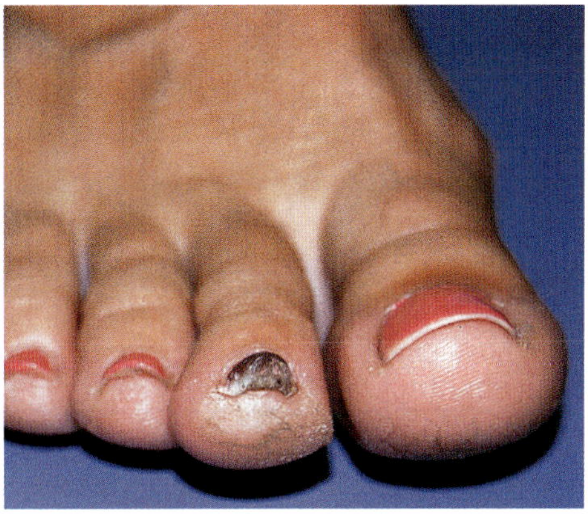

Fig. 74.15 « Orteil de tennis » chronique. Des traumatismes chroniques et répétés du 2e orteil plus long contre l'extrémité de la chaussure de tennis durant les arrêts brutaux entraînent la formation d'un cal distal et un épaississement de la tablette unguéale connus comme « ongle de tennis ». *Remerciements : Michael L. Smith, MD.*

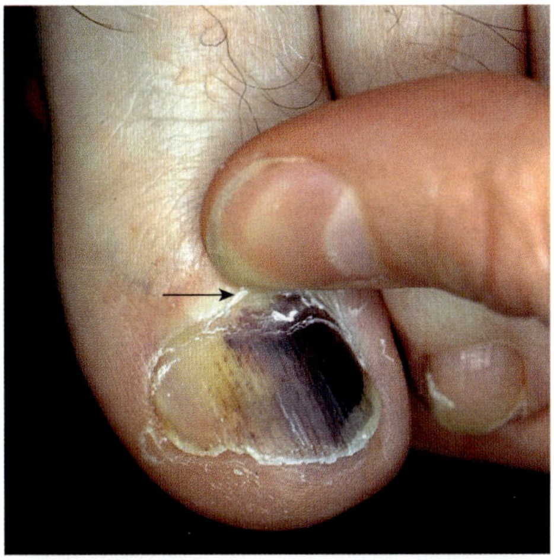

Fig. 74.14 Hématome sous-unguéal. Lésion fréquente liée au sport (p. ex. tennis, course à pied, basket-ball) due à un impact brutal du bout de l'orteil avec l'extrémité de la chaussure. Noter la coloration noir pourpre sous-unguéale, qui peut être diagnostiquée à tort comme mélanome. Les éléments pour le diagnostic d'hématome sous-unguéal incluent : une apparence normale de la tablette unguéale par réclinaison douce de la cuticule (flèche) ; des manifestations caractéristiques en dermoscopie (p. ex. des globules rouge marron à brun pourpre) ; et la constatation que la coloration progresse vers l'extérieur en distalité. *Remerciements : Jean L. Bolognia, MD.*

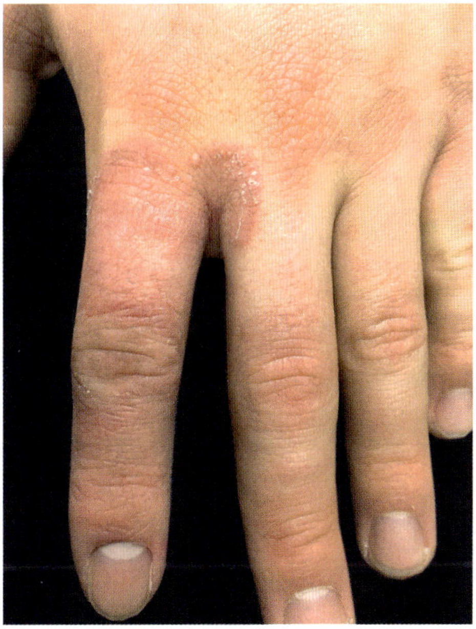

Fig. 74.16 Tinea gladiatorum. Plaque annulaire, érythémateuse, squameuse, avec une bordure active, du dos de la main chez ce pratiquant de lutte au lycée. *Remerciements : Karynne O. Duncan, MD.*

75 Signes cutanés des toxicomanies, maltraitances sur enfants ou personnes âgées

Toxicomanie

- La peau fournit souvent la preuve des injections ou des inhalations liées aux toxicomanies.
- Un large spectre de signes cutanés peut résulter des effets locaux et systémiques du médicament lui-même ou des agents infectieux associés (tableaux 75.1 et 75.2; fig. 75.1 à 75.10).
- Les infections ainsi que les thrombophlébites sont les raisons les plus habituelles pour lesquelles les toxicomanes demandent des soins médicaux et sont hospitalisés.

Maltraitance sur enfants

- La maltraitance des enfants englobe un large spectre de mauvais traitements non accidentels, incluant des abus physiques, émotionnels et sexuels, de même que la négligence.
- Les enfants handicapés, les problèmes comportementaux et les situations stressantes au domicile (p. ex. chômage parental ou usage de drogues) sont à risque accru de maltraitances; les blessures sérieuses sont plus fréquentes chez les garçons.
- Signes cutanés de maltraitance physique :
  - Ecchymoses inexpliquées (fig. 75.11), marques curvilignes ou marques de contrainte (p. ex. produites par ceintures, cordes), empreintes de boucles et brûlures (p. ex. par cigarettes ou produit bouillant; fig. 75.12)
  - Blessures cutanées dans des zones peu sujettes à des traumatismes accidentels (p. ex. oreilles, cou, tronc, fesses, membres supérieurs) ou chez les nourrissons qui n'ont pas une mobilité autonome
  - Retard entre le traumatisme et la demande de soins médicaux
- Des signes physiques sont présents chez une faible minorité d'enfants victimes d'abus sexuels; des manifestations évocatrices (en l'absence d'une histoire plausible de blessure accidentelle) incluent des lacérations aiguës, des ecchymoses des tissus génitaux/périanaux, une section complète de l'hymen postérieur, et des cicatrices de la zone périanale ou de la fourchette postérieure.
- Les condylomes anogénitaux chez des enfants peuvent être acquis en périnatalité, transmis durant les soins de routine, auto-innoculés à partir d'autres zones ou acquis par abus sexuel; cette dernière possibilité est une cause rare de condylomes anogénitaux chez l'enfant d'âge < 5 ans.
- **DD :** les affections qui peuvent imiter des abus physiques ou sexuels chez les enfants sont listées tableaux 75.3 et 75.4 (fig. 75.13).
- **TT :** les recommandations pour l'évaluation d'une suspicion de maltraitance physique sont disponibles à http://pediatrics.aapublications.org/content/pediatrics/135/5/e1337.full.pdf.

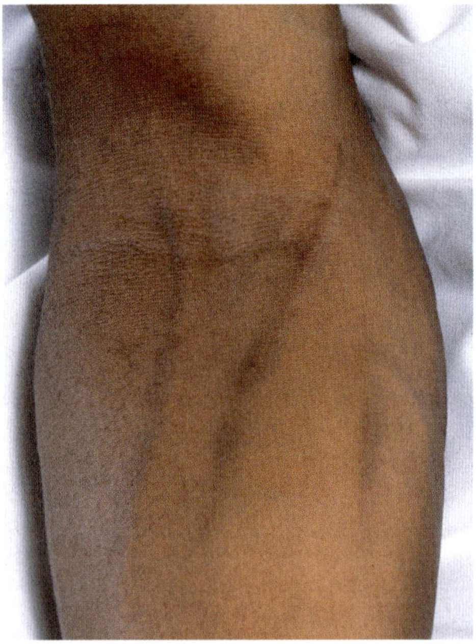

Fig. 75.1 Sites d'injection (« traces sur la peau ») chez un toxicomane. Il y a une hyperpigmentation au-dessus des veines et des scléroses de celles-ci dues à une inflammation par des injections non stériles, de même que des injections de drogues irritantes et d'adultérants. *Remerciements : Mark Pittelkow, MD.*

Tableau 75.1 Signes cutanéomuqueux de toxicomanie. Les infections associées à l'abus de drogues sont présentées tableau 75.2. Une variété de réactions cutanées aux drogues peut aussi se développer, comme des éruptions morbilliformes ou des érythèmes pigmentés fixes, de l'urticaire, une vascularite des petits vaisseaux, un syndrome de Stevens-Johnson/nécrolyse épidermique toxique.

Manifestations	Voie(s) d'administration et exemples de drogues
Séquelles des atteintes tissulaires	
Marques cutanées (fig. 75.1) et cicatrices éclatées d'injections cutanées (fig. 75.2)	i.v. et s.c./intradermique, respectivement
Lymphœdème	i.v., s.c.
Ulcères	i.v. – cocaïne, propoxyphène* s.c. – barbituriques, pentazocine Injections intra-artérielles conduisant à une ischémie
Purpura réticulé (fig. 75.3) avec ulcération (associé à une neutropénie)	Cocaïne intranasale/i.v. ou inhalation de fumée de crack de cocaïne adultéré avec du lévamisole
Sclérose	s.c. – pentazocine (fig. 75.4), barbituriques, cocaïne
Hyperkératose ± plaques linéaires ou circulaires, plaques noires sur les paumes/doigts ; érosions ou bulles des lèvres ; madarose	Inhalation de fumée de crack de cocaïne
Bandes circonférentielles pigmentées dues à un garrot	i.v.
Pseudo-anévrismes (masse tendue, pulsatile avec bruit à l'auscultation) associés à des pétéchies/purpura ± diminution des pouls ; purpura distal, papules/papulopustules dues à une embolisation (fig. 75.5)	Injection intra-artérielle dans l'aine ou un membre
Érythème par pression, bulle (fig. 75.8) et ulcères	Overdose de barbituriques ou d'autres sédatifs
Séquelles d'effets sur le SNC	
Prurit ± excoriations	Méthamphétamine (peau sèche, tannée), héroïne (associée à des flushs), cocaïne (usage chronique)
Formication/délire d'infestation parasitaire conduisant à des excoriations (fig. 75.7) et des ulcérations auto-induites	Cocaïne, méthamphétamine
Autres manifestations cutanées	
Granulomes (fig. 75.56 ; le début peut être retardé)	Injection de talc (p. ex. dans des comprimés de narcotiques) ou amidon
Hyperhidrose	Amphétamines, LSD
Acné vulgaire	Stéroïdes anabolisants†, méthamphétamine (en particulier acné excoriée), marijuana
Dermatite périnasale ou dermatite périorale par irritation	Solvants volatils sniffés/substances inhalées
Manifestations orales	
Xérostomie	Amphétamines, héroïne
Caries dentaires, gingivite, chute de dents	Méthamphétamine, héroïne

* *Supprimé de la prescription en 2010 aux États-Unis et en Europe.*

† *Peuvent aussi être associés à une alopécie androgéno-génétique, un hirsutisme, une hypertrophie clitoridienne, une atrophie testiculaire et une gynécomastie.*

LSD : *lysergic acid diethylamide.*

Tableau 75.2 Complications infectieuses de la toxicomanie.

Signes	Voie(s) et exemples de drogues
Abcès et cellulite (fig. 75.9) : *Staphylococcus aureus* > *Streptococcus* spp. > GNR, anaérobies ; souvent polymicrobiens et associés à une lymphangite*	i.v., s.c., intradermique • Héroïne adultérée (p. ex. « goudron noir ») : *Clostridium* (incluant le botulisme des plaies par *C. botulinum*) • Héroïne ou pentazocine : *Pseudomonas* spp.
Fasciite nécrosante (fig. 75.10 ; douleur sévère, disproportionnée) : habituellement polymicrobienne, peut inclure des anaérobies	i.v., s.c.
Candidose disséminée avec folliculite pustuleuse	Injection d'héroïne (p. ex. héroïne brune dans les années 1980)
Zygomycose (plaque cellulitique nécrotique ou abcès)	i.v.
Lésion verruqueuse du nez dans le cadre d'une irritation nasale	Cocaïne ou héroïne sniffée
Hépatite virale C > B entraînant une vascularite cryoglobulinémique (p. ex. purpura palpable)	Partage d'aiguilles/seringues

* *Peuvent aussi être associés à une ostéomyélite, une arthrite septique, une bactériémie, une thrombophlébite septique et une endocardite (souvent valves tricuspides).*
GNR : *Gram-negative rod.*

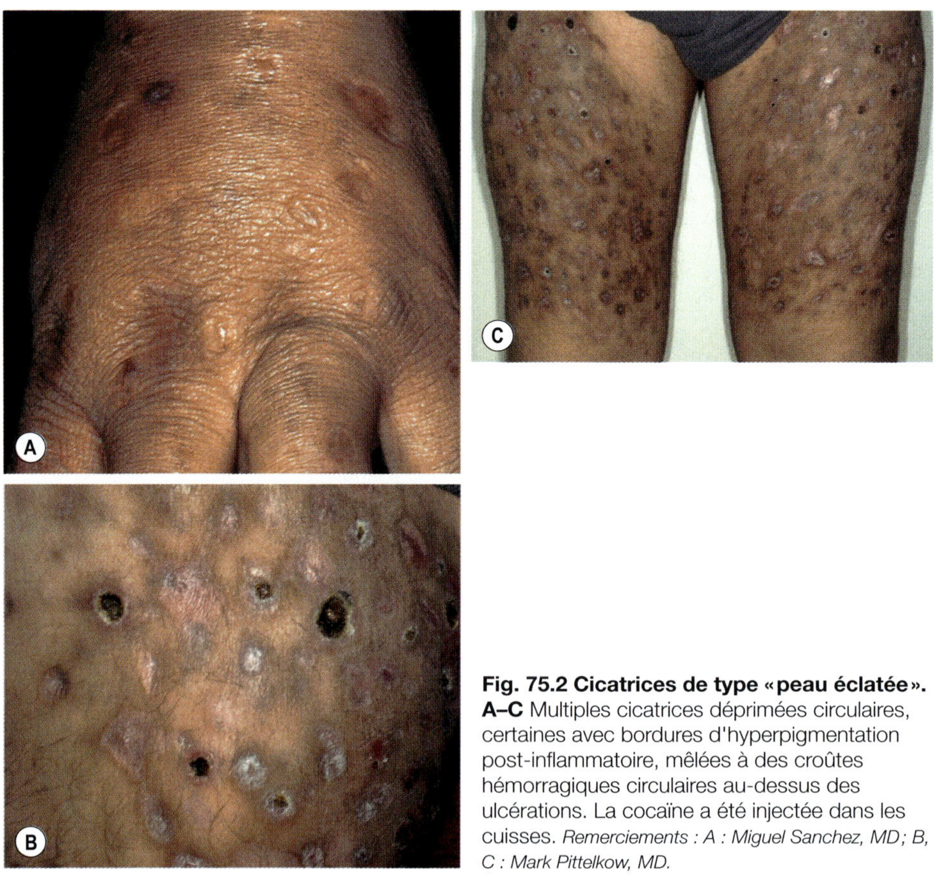

Fig. 75.2 Cicatrices de type « peau éclatée ». A–C Multiples cicatrices déprimées circulaires, certaines avec bordures d'hyperpigmentation post-inflammatoire, mêlées à des croûtes hémorragiques circulaires au-dessus des ulcérations. La cocaïne a été injectée dans les cuisses. *Remerciements : A : Miguel Sanchez, MD ; B, C : Mark Pittelkow, MD.*

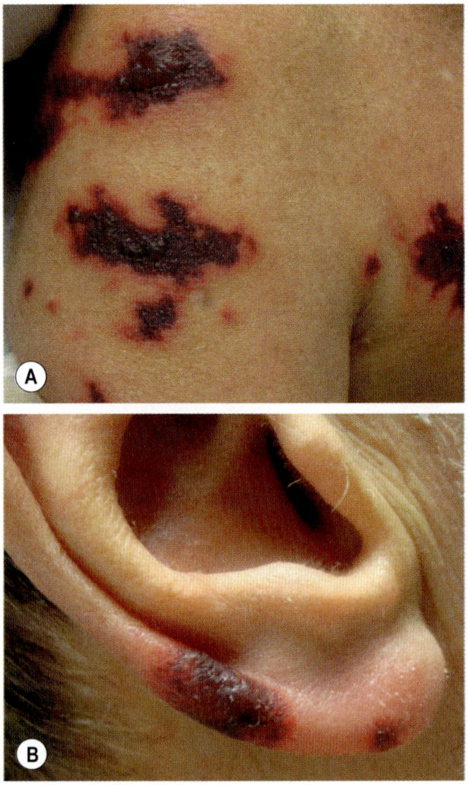

Fig. 75.3 Purpura réticulé dû à la cocaïne adultérée par du lévamisole. A, B Le lobe de l'oreille est un site habituel d'atteinte et les lésions purpuriques du lobe de l'oreille avaient été décrites précédemment comme effet indésirable du lévamisole. Au moment où ce chapitre est écrit, plus de 70 % de la cocaïne aux États-Unis contient du lévamisole, comparé à <3 % de l'héroïne. *Remerciements : Jeffrey Callen, MD.*

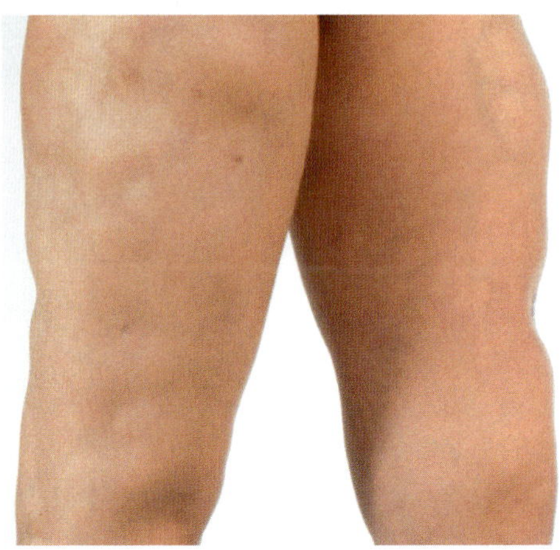

Fig. 75.4 Dépressions atrophiques des cuisses et calcifications étendues à la suite d'injections multiples de pentazocine. Les zones calcifiées sont fermes à la palpation. *Remerciements : Mark Pittelkow, MD.*

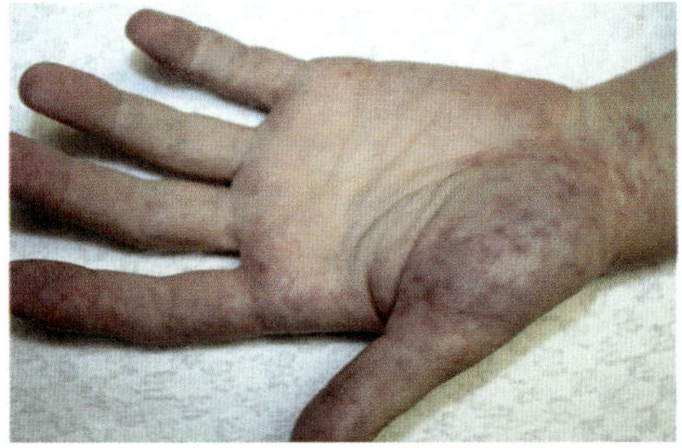

Fig. 75.5 Papules purpuriques de la paume dues à des emboles de fragments de comprimés après une injection intra-artérielle. *Remerciements : Jean L. Bolognia, MD.*

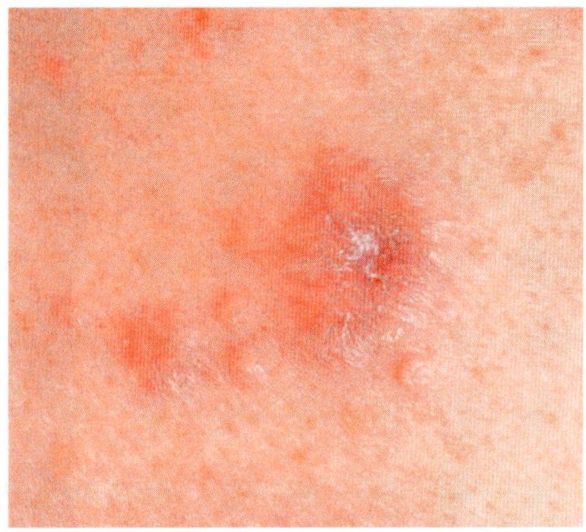

Fig. 75.6 Formation de granulomes à corps étrangers donnant des papules aux sites d'injection d'héroïne adultérée. *Remerciements : Mark Pittelkow, MD.*

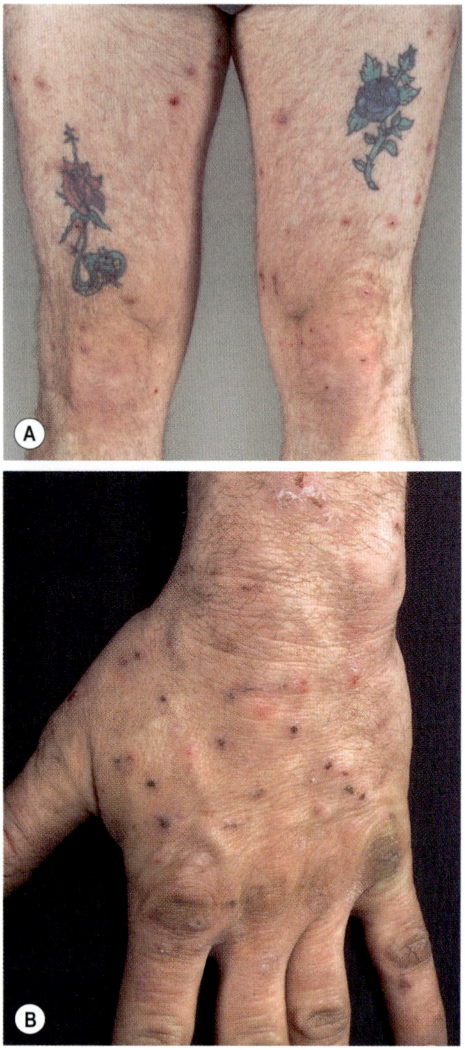

Fig. 75.7 Multiples excoriations chez un toxicomane à la cocaïne. Le patient ressentait des « reptations » dans sa peau. *Remerciements : Mark Pittelkow, MD.*

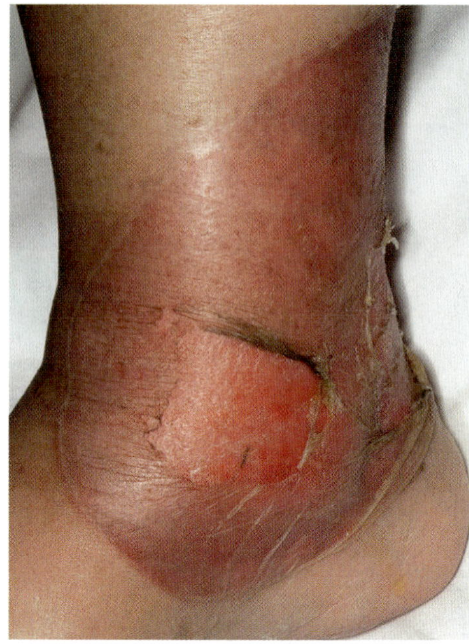

Fig. 75.8 Bulle d'un coma. Vaste bulle avec érosion secondaire de la partie interne de la cheville, consécutive à un coma prolongé lié à une overdose de barbiturique. *Remerciements : Mark Pittelkow, MD.*

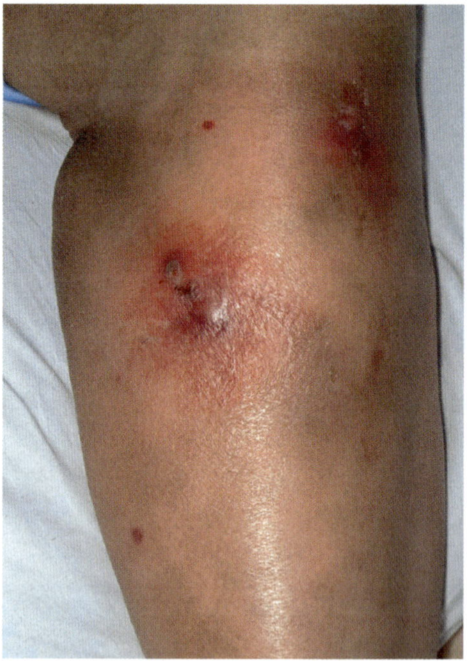

Fig. 75.9 Cellulite du membre inférieur chez un consommateur de drogue intraveineuse. *Remerciements : Mark Pittelkow, MD.*

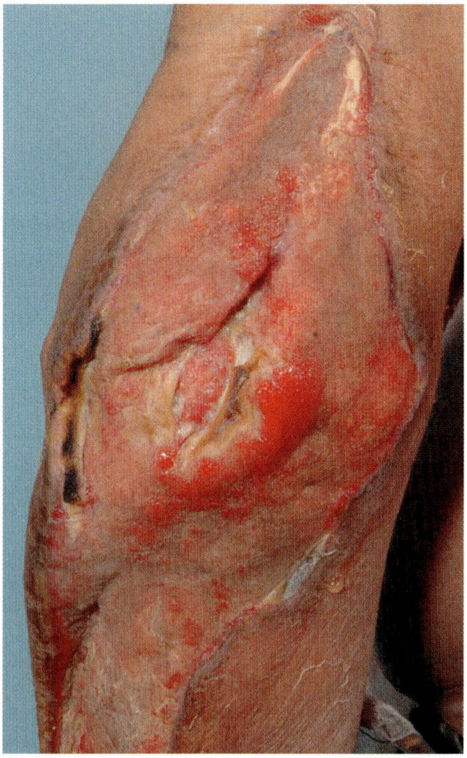

Fig. 75.10 Fasciite nécrosante du membre supérieur avec nécrose tissulaire étendue chez un consommateur de drogues intraveineuses. Un débridement chirurgical a été effectué. *Remerciements : Mark Pittelkow, MD.*

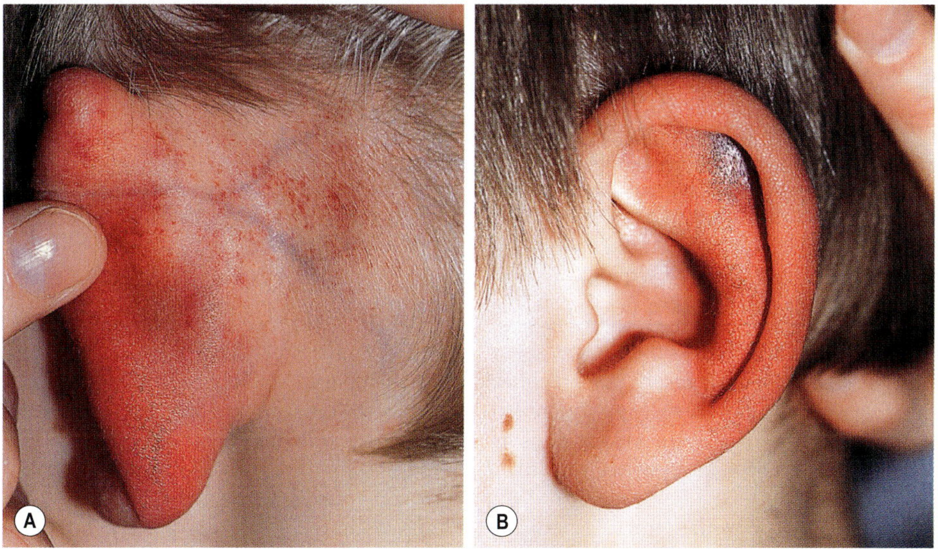

Fig. 75.11 Ecchymoses et pétéchies. A, B Ecchymoses et pétéchies du pavillon de l'oreille et de la zone rétro-auriculaire chez un garçon de 6 ans, compatibles avec une gifle par un adulte. *Suite*

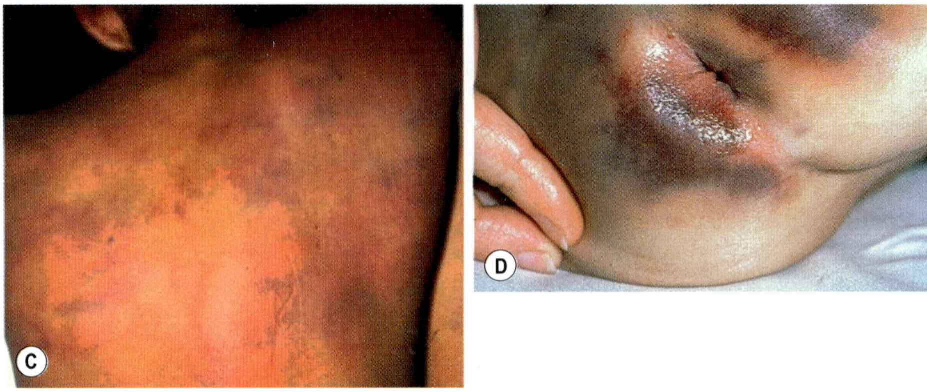

Fig. 75.11 Suite. C Ecchymoses par ceinture et boucle de ceinture sur le dos d'un garçon de 8 ans. **D** Ecchymoses des fesses et de la région périanale chez un enfant de 2 ans sexuellement abusé. *A, B : Hobbs CJ, Wynne JM.* Physical Signs of Child Abuse. *© 2001 WB Saunders. Remerciements : C, D : Sharon Ann Raimer, MD.*

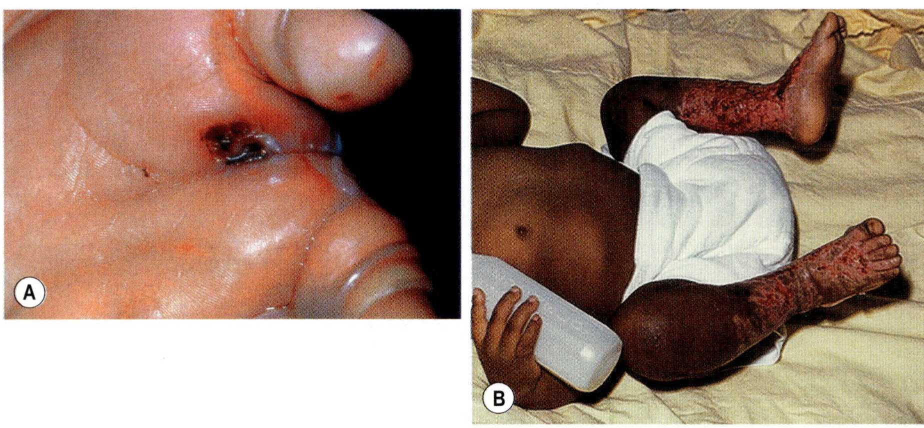

Fig. 75.12 Blessures produites par des brûlures. A Brûlure de cigarette. **B** Brûlures dues à une immersion dans de l'eau chaude, avec une ligne de démarcation nette sur les jambes. Une zone préservée « en forme de beignet » sur les fesses de l'enfant peut être observée quand les fesses de l'enfant sont tenues contre la baignoire froide tandis que l'eau ébouillante la peau environnante immergée. *Remerciements : A : Sharon Ann Raimer, MD ; B : Leo Litter, MD.*

Maltraitance sur personnes âgées

- La maltraitance des personnes âgées peut concerner des actions qui causent un préjudice (physique, psychologique, sexuel ou financier) aussi bien qu'un défaut par un aidant dans la satisfaction de leurs besoins basiques ou de les protéger de préjudices.
- Les facteurs de risque comprennent la démence et l'isolement social.
- L'auto-négligence de personnes âgées est une entité apparentée dans laquelle les personnes n'arrivent pas à résoudre, ou refusent, la résolution de leurs propres besoins, d'une façon qui menace leur santé et leur sécurité.
- Le *National center on elder abuse* (http://ncea.acl.gov) fournit des éléments pour reconnaître et prendre en charge les maltraitances vis-à-vis des personnes âgées.

Pour plus d'informations cf. chap. 89 et 90 de *Dermatology, Fourth Edition*.

Tableau 75.3 Affections pouvant mimer une maltraitance sur enfants.

Saignements dans la peau (ecchymoses, purpura)
• Multiples ecchymoses dues à des troubles plaquettaires/de la coagulation ou au syndrome d'Ehlers-Danlos (en particulier sur les parties antérieures des jambes, les genoux) • Ecchymoses par ventouse ou cao gio (frottement avec une pièce de monnaie) • Vascularite, notamment purpura de Henoch-Schönlein (PSH ; principalement aux membres inférieurs) et œdème aigu hémorragique du nourrisson (principalement au visage)
Coloration bleue de la peau confondue avec une ecchymose
• Mélanocytose dermique (principalement dans la zone sacrée et le dos ; la couleur n'évolue pas vers le vert/jaune) • Hémangiome infantile (profond) ou malformation vasculaire
Hyperpigmentation linéaire
• Phytophotodermatose (fig. 75.13A) • Hyperpigmentation sur la ligne de striction de chaussettes ou de moufles
Vésicules, bulles ou érosions prises à tort pour des brûlures non accidentelles, ou d'autres blessures intentionnelles
• Impétigo, ecthyma, bulles d'une dactylite distale • Érythème polymorphe, érythème pigmenté fixe • Mastocytose bulleuse • Dermatite irritative de contact (p. ex. par des laxatifs et mimant des brûlures par immersion, brûlures chimiques par applications topiques de vinaigre de cidre ou d'ail) (fig. 75.13B) • Réaction à des piqûres d'arthropodes • Moxibustion (stimulation par la chaleur des points d'acupuncture) • Brûlures à partir d'un siège chauffant de voiture ou de la boucle de ceinture de sécurité • Maladies génétiques avec fragilité cutanée, p. ex. épidermolyse bulleuse ou porphyrie
Autres
• Ostéogenèse imparfaite • Cheveu étrangleur • Blessures auto-induites

Tableau 75.4 Affections parfois diagnostiquées à tort comme abus sexuel chez des enfants.

- Anomalies congénitales ou variantes normales (p. ex. ligne blanche sur le vestibule postérieur)
- Blessure accidentelle
- Fissure anale due à la constipation
- Infection streptococcique périanale
- Lichen scléreux (fig. 75.13C ; peut être associé à du purpura ou des bulles hémorragiques)
- Vitiligo génital
- Pemphigoïde bulleuse ou autres maladies bulleuses
- Maladie de Crohn (fig. 75.13D)
- Hémangiome infantile (en particulier si ulcéré) ou malformation vasculaire
- Entités diagnostiquées à tort comme verrues génitales ou périanales
  - Protrusion pyramidale périanale (fig. 75.13E)
  - Molluscum contagiosum
  - Papules et nodules pseudo-verruqueux consécutifs à une encoprésie ou une incontinence urinaire

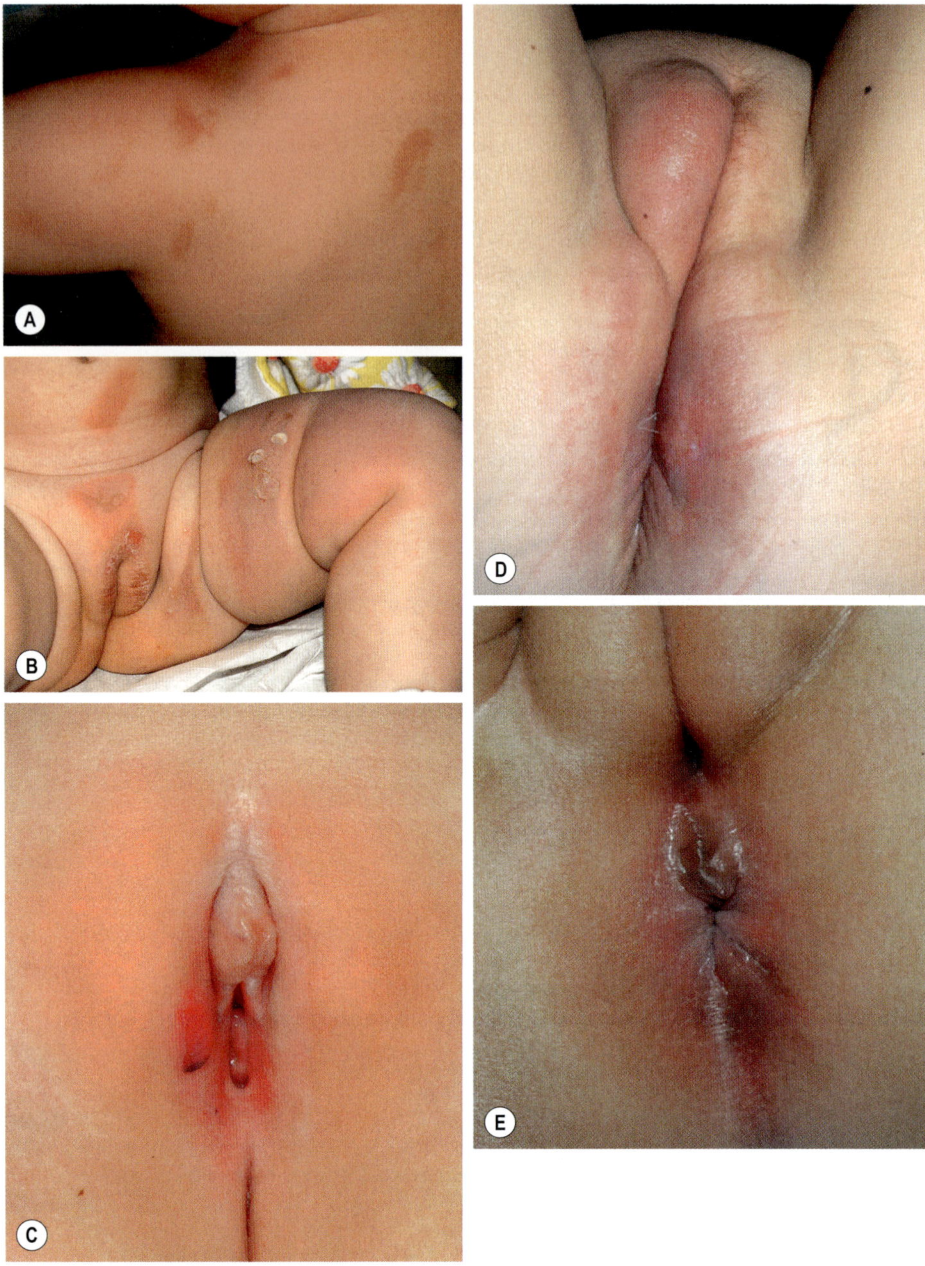

Fig. 75.13 Lésions cutanées qui peuvent être diagnostiquées à tort comme abus physique ou sexuel. **A** Stries linéaires hyperpigmentées dues à une phytophotodermatose sur le dos d'une fille de 2 ans ; la mère avait du jus de citron sur la main quand elle a touché l'enfant. **B** Brûlure chimique après application de vinaigre de cidre chez un nourrisson. Noter la démarcation nette de l'érythème avec des bords anguleux et un respect des plis cutanés, de même que des bulles superficielles et une desquamation. **C** Le lichen scléreux génital peut être associé à du purpura ou des bulles hémorragiques. **D** La maladie de Crohn peut se présenter avec un érythème vulvaire, une tuméfaction, de même que des ulcères périanaux. **E** Protrusion pyramidale périanale dans sa localisation typique, juste devant l'anus sur la ligne médiane. Cet aspect est plus habituel chez les nourrissons filles. *Remerciements : A : Anthony J. Mancini, MD ; B, D, E : Julie V. Schaffer, MD ; C : Sharon Ann Raimer, MD.*

Histiocytoses 76

• Groupe d'affections dans lequel le type cellulaire prédominant est la cellule de Langerhans, une cellule mononucléée/macrophage, ou un dendrocyte dermique.
• Traditionnellement, il y a deux groupes principaux : histiocytoses à cellules de Langerhans et histiocytoses sans cellules de Langerhans (non langerhansiennes). Le variant V600E de BRAF a été détecté dans les deux groupes.
• Dans ces deux groupes principaux, il y a des chevauchements formant un spectre clinicopathologique.

Histiocytoses à cellules de Langerhans

• Les cellules de Langerhans, qui représentent la majorité des cellules présentatrices d'antigène de l'épiderme, sont CD1a-positives, protéine S-100-positives et langérine (CD207)-positives.
• Les cellules de Langerhans contiennent des granules de Birbeck en microscopie électronique.
• Fréquentes chez les enfants âgés de 1–3 ans, mais elles peuvent survenir à n'importe quel âge.

Variante multisystémique

• Il y a une forme aiguë, diffuse (auparavant dénommée maladie de Letterer-Siwe) qui peut présenter une atteinte multisystémique (peau, poumons, foie, ganglions lymphatiques, os, moelle osseuse), classiquement chez les enfants d'âge < 1–2 ans. Les lésions cutanées sont des petites papules, de 1 à 3 mm, de la couleur de la peau à rose qui peuvent confluer ; parfois mélangées avec des pustules ou des vésicules. Secondairement des modifications comprennent des squames, des croûtes et des pétéchies/purpura. Ces lésions touchent principalement le cuir chevelu, les plis du cou, les régions axillaires, le périnée, le tronc (fig. 76.1).
• Une triade appelée auparavant maladie de Hand-Schüller-Christian peut survenir, consistant en diabète insipide (dans 30 % des cas), exophtalmie, lésions osseuses ostéolytiques (principalement du crâne) ; la maladie a une évolution habituellement chronique et progressive, et affecte classiquement des enfants entre 2 et 6 ans. Les lésions cutanées (cf. fig. 76.1) sont présentes dans ~ 30 % des cas. En raison de l'évolution chronique, les lésions plus anciennes sont souvent plus xanthomateuses (c.-à-d. de couleur jaune due à l'accumulation de lipides dans les macrophages) et occasionnellement ulcérées. Une chute prématurée de dents peut survenir.
• Le **DD** inclut dermatite séborrhéique (cf. fig. 13.4), intertrigo (cf. fig. 13.2), gale, impétigo, dermatite atopique, dermatite de contact. Le DD des lésions xanthomateuses inclut le xanthogranulome juvénile.

Variante touchant un seul système

• Occasionnellement, il y a une atteinte osseuse localisée (auparavant nommée granulome éosinophilique), classiquement chez les enfants (âgés de 7–12 ans). La présentation est souvent une atteinte osseuse isolée, asymptomatique, principalement du crâne.
• Une variante, limitée à la peau, guérissant spontanément et rapidement (« réticulohistiocytose congénitale auto-involutive » [maladie de Hashimoto-Pritzker]) est présente à la naissance ou dans les premiers jours de vie. Les lésions cutanées sont variées depuis un nodule isolé jusqu'à des papules/nodules disséminés rouge brun devenant croûteux et involuant après plusieurs semaines (fig. 76.2). Un suivi longitudinal est recommandé car un petit pourcentage de patients peut développer une atteinte systémique.

Histiocytoses non langerhansiennes

Xanthogranulome juvénile

• La plus fréquente des histiocytoses non langerhansiennes.
• Apparaît principalement chez les nourrissons ou enfants (75 % de présence durant la 1re année de vie).
• Habituellement une seule papule ou nodule (fig. 76.3).

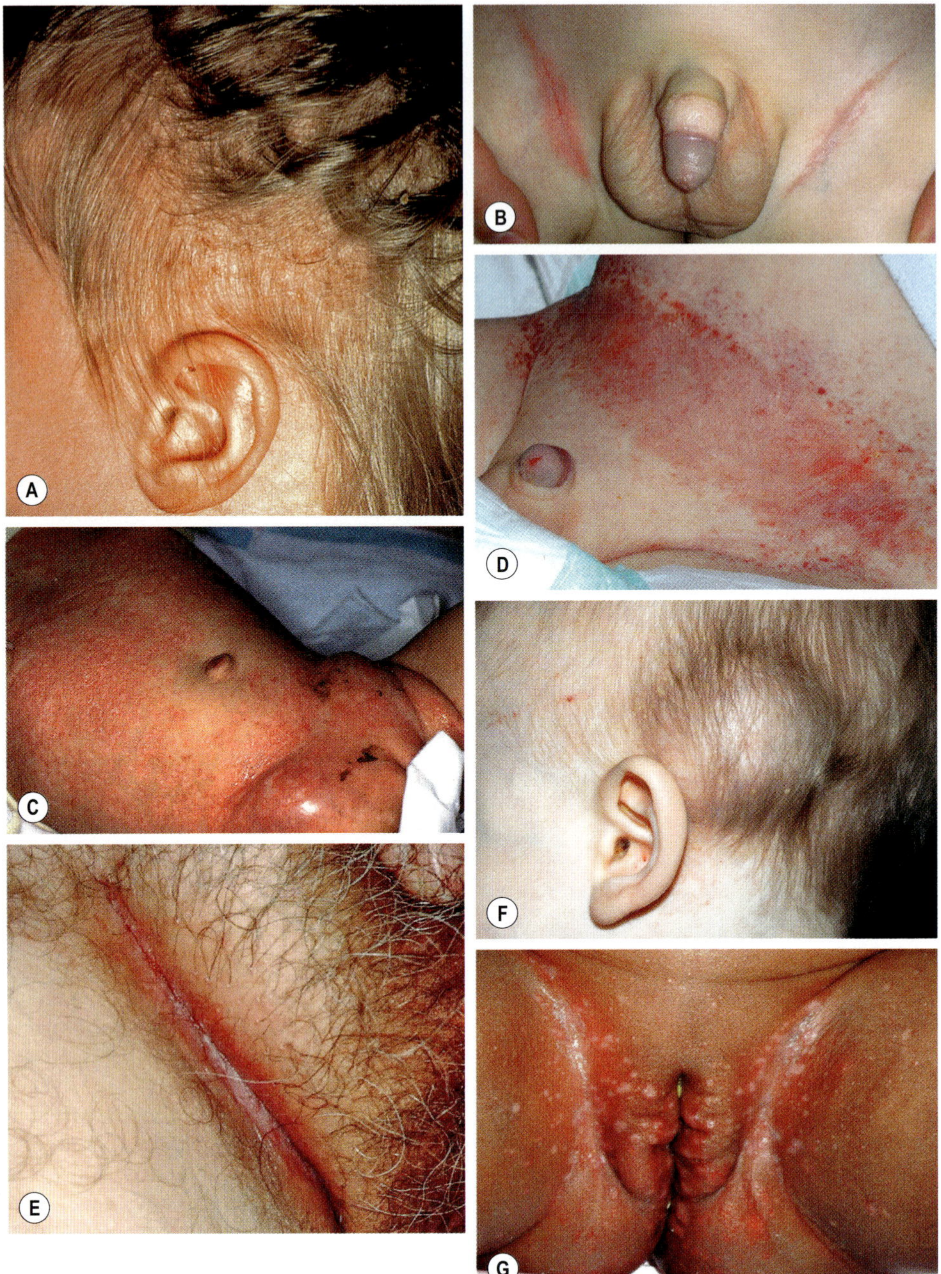

Fig. 76.1 Histiocytose Langerhansienne – spectre clinique. **A** Atteinte du cuir chevelu initialement diagnostiquée comme dermatite séborrhéique ; il y a cependant généralement plus de papules discrètes et de croûtes. **B** Plaques fines, roses, avec des fissures le long des plis inguinaux pouvant aussi ressembler à une dermatite séborrhéique. **C** Maladie évoluée avec coalescence de papules en larges plaques et d'adénopathies inguinales proéminentes. **D** La présence de pétéchies et de papules purpuriques est un élément clé du diagnostic. **E** Chez un adulte, la présentation clinique d'atteinte inguinale est similaire à celle des enfants. **F** Ce nodule sous-cutané du cuir chevelu atteint le crâne et constitue la manifestation initiale d'une histiocytose langerhansienne multisystémique chez un nourrisson. **G** Chez les patients ayant une peau fortement pigmentée, les papules peuvent être hypopigmentées. *Remerciements : A, C, E : YDRSC ; B : Richard Antaya, MD ; D, F, G : Julie V. Schaffer, MD.*

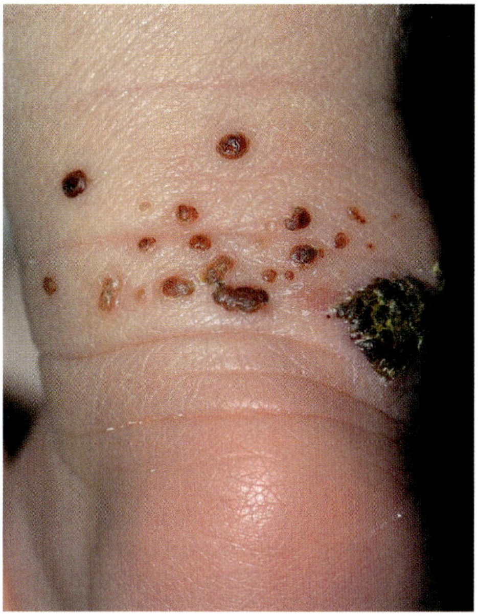

Fig. 76.2 Histiocytose à cellules de Langerhans avec résolution spontanée chez un nouveau-né («réticulohistiocytose congénitale auto-involutive»). Papules croûteuses et croûtes hémorragiques de la cheville. *Remerciements : Khristin Hook, MD.*

- La couleur est initialement rose à rouge brun mais avec le temps, une coloration jaune se développe due à une accumulation de lipides intracellulaires.
- Tête/cou > tronc > membres supérieurs > membres inférieurs.
- Autolimitée ; pas de traitement nécessaire.
- En cas de lésions multiples, penser à un examen ophtalmologique pour chercher une atteinte oculaire.
- Si de nombreuses macules café-au-lait sont présentes, envisager la triple association rare avec une neurofibromatose de type I et une augmentation du risque de développer une leucémie myélomonocytaire juvénile (cf. tableau 45.8).
- **DD :** molluscum contagiosum, quand il est solitaire nævus de Spitz ; chez un adulte avec de multiples lésions maladie de Erdheim-Chester, une affection rare avec une atteinte multisystémique fréquemment associée à des mutations BRAF V600E.

Histiocytose céphalique bénigne

- Rare, généralement chez des nourrissons < 1 an.
- Macules de 2 à 5 mm, rouge brun sur le visage et le cou, rarement ailleurs (fig. 76.4).
- Autolimitée après des mois ou des années ; aucun traitement n'est nécessaire.

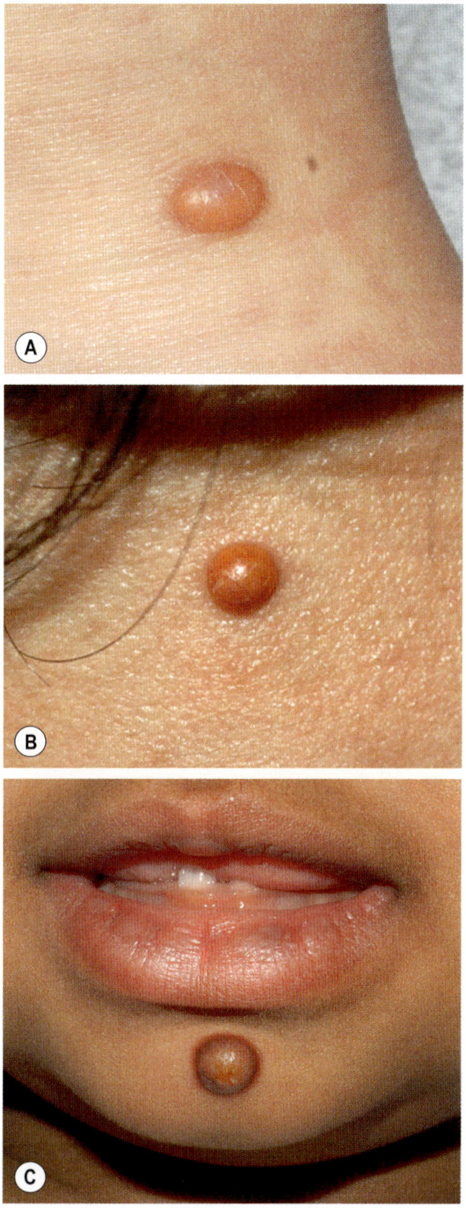

Fig. 76.3 Xanthogranulome juvénile. Lésions bien développées dont la couleur va du jaune pâle (**A**) au jaune sombre/jaune rouge (**B**) au jaune brun (**C**) avec la couleur jaune qui reflète l'accumulation de lipides dans les histiocytes. *Remerciements : A, C : Julie V. Schaffer, MD ; B : Luis Requena, MD.*

Histiocytome éruptif généralisé

- Rare, généralement chez des adultes.
- Poussées récurrentes des dizaines à centaines de petites papules rouge brun, fermes (fig. 76.5).
- Dissémination sur le tronc.
- Autolimité : aucun traitement n'est nécessaire.

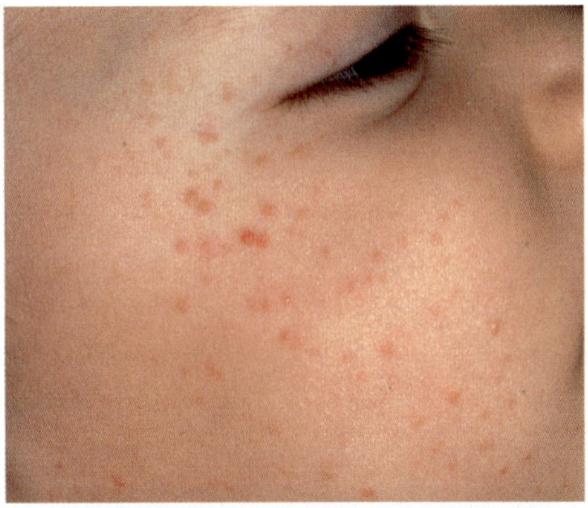

Fig. 76.4 Histiocytose céphalique bénigne. Multiples papules brunes du visage d'un jeune enfant. *Remerciements : Julie V. Schaffer, MD.*

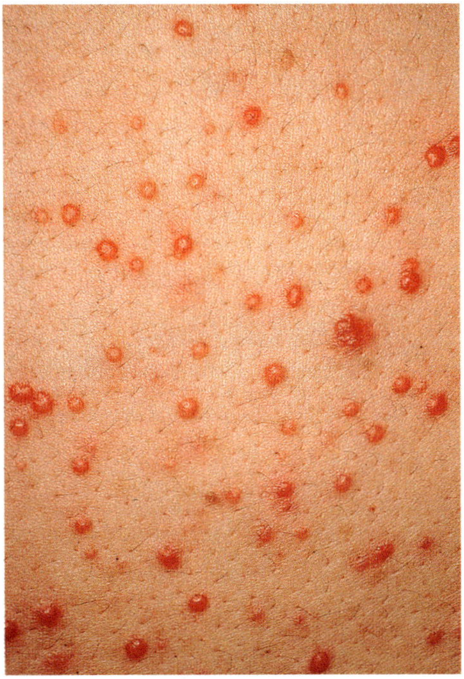

Fig. 76.5 Histiocytome éruptif généralisé. Papules rouges, fermes, multiples du tronc. *Remerciements : YDRSC.*

Histiocytose à cellules indéterminées

- Rare, tous les âges sont concernés.
- Cliniquement non distinguable de l'histiocytome éruptif généralisé.
- Diagnostic par étude d'un prélèvement biopsique avec des cellules exprimant CD1a, protéine S100 et CD 68 (un marqueur des macrophages) ; absence de granules de Birbeck en ultrastructure.

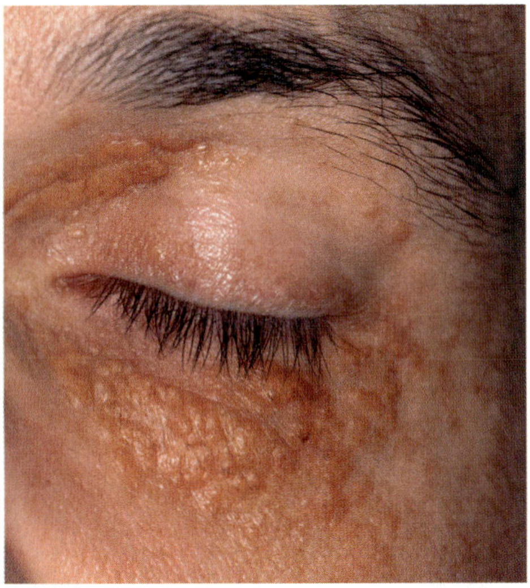

Fig. 76.6 Xanthogranulome nécrobiotique. Papules et plaques jaune brun de distribution périorbitaire chez un patient ayant une leucémie lymphoïde chronique. Ces lésions peuvent initialement être confondues avec un xanthélasma. *Remerciements : Kalman Watsky, MD.*

Xanthogranulome nécrobiotique

- Rare, généralement chez des adultes > 50 ans.
- Plaques jaunâtres ou papulonodules fermes ; parfois ulcérés.
- Classiquement périorbitaire (fig. 76.6).
- Gammapathie IgG monoclonale dans au moins 70 % des cas (cf. tableau 45.8) ; hépatosplénomégalie, VS augmentée, leucopénie, hypocomplémentémie.
- Dyscrasie sous-jacente fréquente des plasmocytes ; aussi augmentation du risque de maladies lymphoprolifératives.

Réticulohistiocytose multicentrique/ Réticulohistiocytome à cellules géantes

- Généralement chez des adultes.
- Quand unique :
  - Papulonodule couleur de la peau normale ou rose souvent sur la tête
  - Maladie uniquement cutanée
- Quand multiple (fig. 76.7) :
  - Papulonodules roses à rouge brun principalement sur les mains (notamment en périunguéal) et les coudes ; occasionnellement photodistribués
  - 50 % avec atteinte des muqueuses
  - Associée à une arthrite destructrice qui peut cliniquement ressembler à l'arthrite rhumatoïde ; dans plus de 50 % des cas, l'arthrite est précédée par l'atteinte cutanée

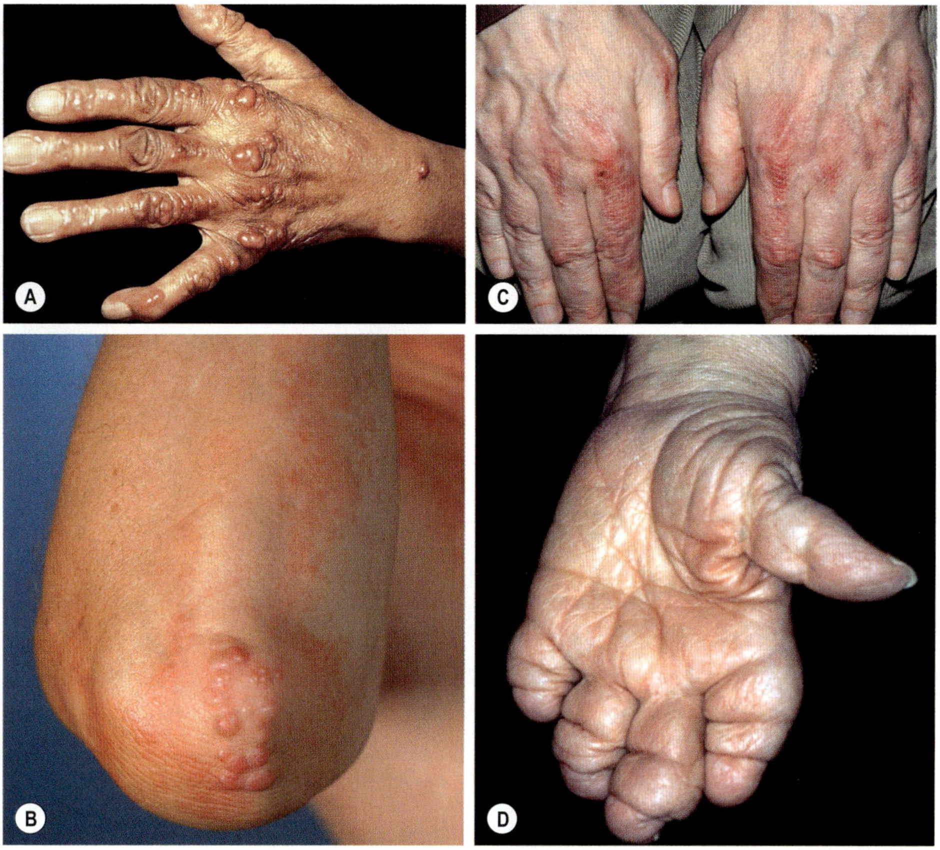

Fig. 76.7 Réticulohistiocytose multicentrique. A Papules groupées, roses, fermes sur la face dorsale des doigts, la main et le poignet d'une femme afro-américaine de 73 ans. **B** Papulonodules groupés, roses, du coude chez un deuxième patient. **C** Présentation plus subtile chez un troisième patient avec des petites papules roses et des plaques fines, principalement sur la peau recouvrant les petites articulations des mains ; cette forme peut initialement être confondue avec une dermatomyosite. **D** Télescopage des doigts dû à une arthrite mutilante. *Remerciements : A : Susan D. Laman, MD ; B : Jean L. Bolognia, MD ; C, D : Kalman Watsky, MD.*

- Plus d'un tiers des patients atteints peut avoir une malignité associée (cf. tableau 45.8).

Maladie de Rosaï-Dorfmann (histiocytose sinusale avec adénopathies massives)

• Généralement chez des enfants et des jeunes adultes.
• Papulonodules non spécifiques rouges, rouge brun ou jaunes (fig. 76.8).
• Principalement paupières et régions malaires.
• La forme limitée à la peau peut être reconnue plus facilement.
• Souvent autolimitée, mais il peut y avoir une évolution prolongée.
• La maladie systémique comporte des lymphadénopathies cervicales massives bilatérales ; possibilité de fièvre et d'hypergammaglobulinémie polyclonale à IgG.

Xanthome disséminé (xanthoma disseminatum)

• Rare, généralement avant 25 ans.
• Triade avec xanthomes cutanés, xanthomes muqueux (40–60 % des cas), et diabète insipide (40 % des cas).
• Éruption symétrique de dizaines à centaines de papules et de plaques jaunes, rouges ou brunes.
• Principalement au visage dans les plis, incluant les grands plis (fig. 76.9).
• Rarement sclérose (fig. 76.10).
• Atteinte muqueuse : orale, voies aériennes supérieures, oculaire (peut menacer la vision).
• Peut être associé à une gammapathie monoclonale.
• Peut se résoudre spontanément, persister ou progresser.

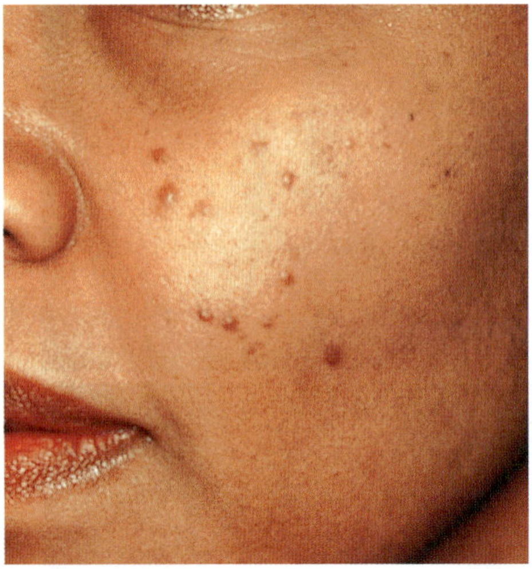

Fig. 76.8 Maladie de Rosaï-Dorfman cutanée. Papules discrètes, brunes, en forme de dôme. *Remerciements : YDRSC.*

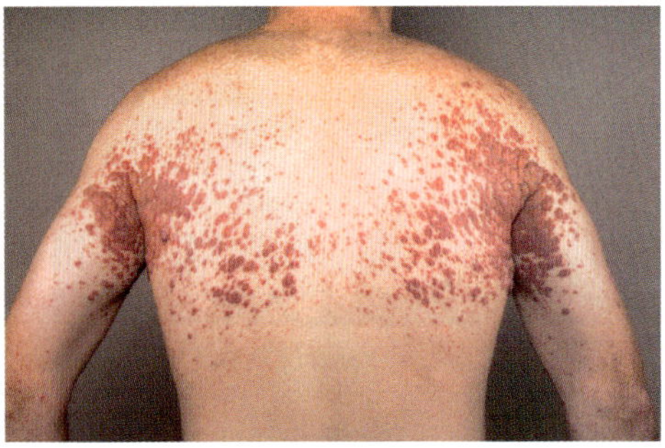

Fig. 76.9 Xanthome disséminé. L'atteinte symétrique des grands plis est une manifestation caractéristique. Noter la coloration jaune de certains des papulonodules coalescents. *Remerciements : David Wetter, MD.*

Xanthome papuleux

- N'importe quel âge.
- Papulonodules jaunes, généralisés, épargnant les plis.

Histiocytome nodulaire progressif

- N'importe quel âge.

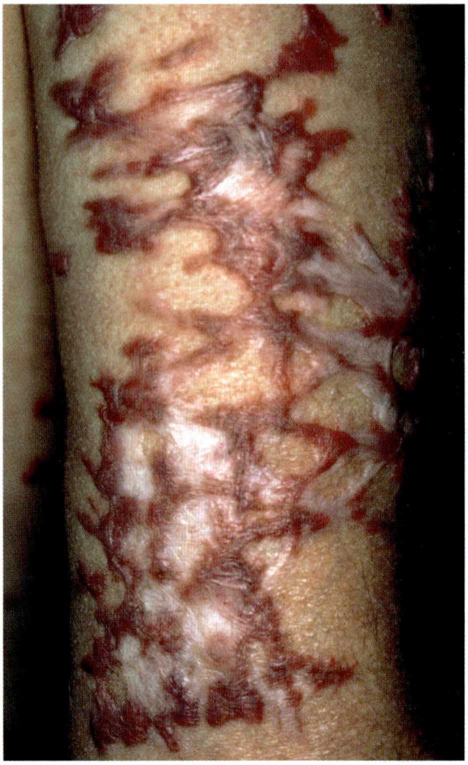

Fig. 76.10 Xanthome disséminé. Forme scléreuse de xanthome disséminé chez un patient qui a développé un myélome multiple. *Remerciements : YDRSC.*

- Papulonodules jaunes généralisés avec atteinte faciale prédominante.

Bien que nous ayons fait toutes ces distinctions parmi les histiocytoses non langerhansiennes, des patients peuvent avoir des manifestations cliniques et histopathologiques de chevauchement (incluant les marquages immunohistochimiques). Il en résulte que l'évaluation d'un patient ayant une histiocytose non langerhansienne doit comporter un examen de toute la peau et un examen physique général, incluant les yeux, les muqueuses et les ganglions lymphatiques. De plus, les examens de laboratoire doivent inclure une électrophorèse des protéines sériques, une immunoélectrophorèse et la recherche d'un diabète insipide.

Pour plus d'informations, cf. chap. 91 de *Dermatology, Fourth Edition*.

77 Xanthomes

Points clés

- Les xanthomes cutanés sont dus à l'accumulation de lipides, principalement dans les macrophages du derme (cellules fantômes), et ils ont une coloration caractéristique jaune orange.
- Il y a quatre types majeurs de xanthomes : éruptif, tubéreux, tendineux et plan.
- Ils peuvent être le signe d'une hyperlipidémie, aussi bien primaire que secondaire, ou d'une gammapathie monoclonale sous-jacente.
- Le type de xanthome et sa localisation anatomique sont caractéristiques de l'anomalie lipidique particulière ou de la maladie associée (tableaux 77.1 et 77.2; fig. 77.1).
- **DD :** dépend du type de xanthome (tableau 77.3).
- En général, le **TT** se focalise sur la correction de l'hyperlipidémie sous-jacente.

Tableau 77.1 Types principaux d'hyperlipidémie.

Type	Examens de laboratoire	Signes cliniques	
		Peau (types de xanthomes)	Systémiques
Type I (déficit familial en LPL, hyperchylomicronémie familiale)	Clairance lente des chylomicrons Diminution des taux de LDL et HDL Hypertriglycéridémie	Éruptif	Pas de risque d'augmentation de coronaropathie
Type II (hypercholestérolémie familiale ou défaut familial en apo B-100)	Clairance du LDL diminuée Hypercholestérolémie	Tendineux, tubéro-éruptif, tubéreux, plan (xanthélasma, plis, espaces interdigitaux*)	Athérosclérose des artères périphériques et coronaires
Type III (dysbêtalipoprotéinémie familiale, maladie d'élimination des résidus, maladie à bêta large, déficit en apo E)	Taux élevés de restes de chylomicrons et IDL Hypercholestérolémie Hypertriglycéridémie	Tubéro-éruptif, tubéreux Plans (plis palmaires) – les plus caractéristiques Tendineux	Athérosclérose des artères périphériques et coronaires
Type IV (hypertriglycéridémie familiale endogène)	Augmentation du VLDL Hypertriglycéridémie	Éruptif	Fréquemment associé à un diabète de type 2 non insulinodépendant, obésité, alcoolisme
Type V	Diminution des LDL et HDL Hypertriglycéridémie	Éruptifs	Diabète

* *Les xanthomes plans des espaces interdigitaux sont dits pathognomoniques pour l'état homozygote.*

Apo : apolipoprotéine; HDL : *high-density lipoprotein*; LDL : *low-density lipoprotein*; LPL : lipoprotéine-lipase; VLDL : *very low-density lipoprotein*.

Tableau 77.2 Causes d'hypertriglycéridémie. Une élévation sévère est généralement définie par des triglycérides > 500 mg/L, mais des xanthomes éruptifs apparaissent habituellement pour des taux plus élevés ; plus d'un facteur peut être présent chez un patient. Cf. tableau 77.4 pour les examens de laboratoire recommandés.

Primitive	
Facteurs génétiques (cf. tableau 77.1)	
Secondaire	
Diabète, en particulier si mal contrôlé (cf. tableau 45.10)	
Médicaments	Rétinoïdes systémiques (p. ex. bexarotène, acitrétine)
	Antirétroviraux (p. ex. ritonavir, indinavir, stavudine)
	Azacitidine, ciclosporine, œstrogènes, olanzapine
Obésité	
Consommation d'alcool	
Autres maladies systémiques sous-jacentes (p. ex. cholangite biliaire primitive [cf. tableau 45.6], hypothyroïdie [cf. tableau 45.12], syndrome néphrotique)	

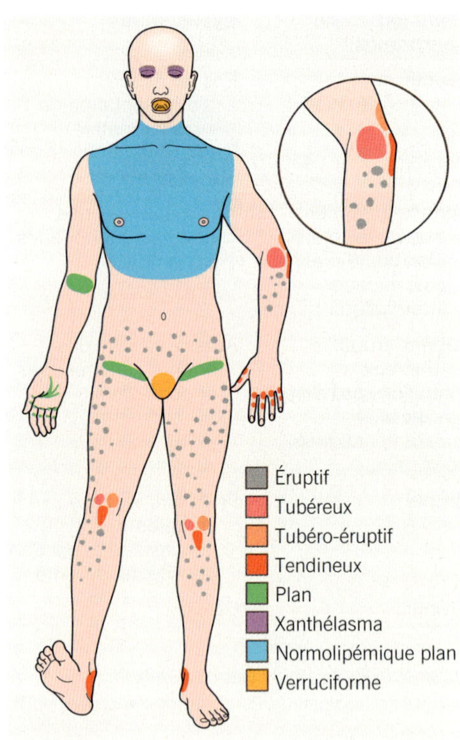

Fig. 77.1 Distribution des différents types de xanthomes.

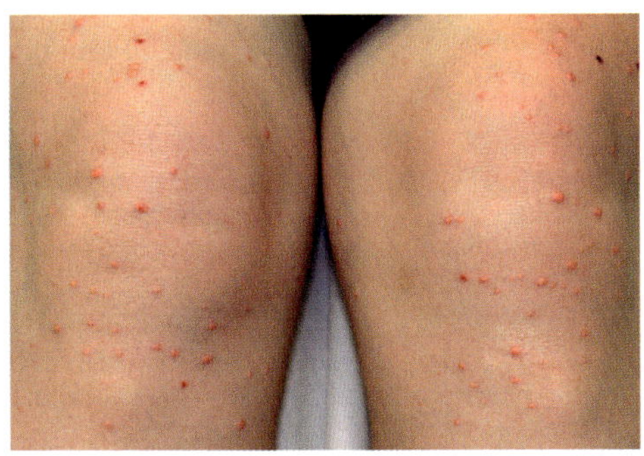

Fig. 77.2 Xanthomes éruptifs dus à une hypertriglycéridémie. Les lésions touchent surtout les faces d'extension des membres inférieurs, en particulier les genoux. *Remerciements : YDRSC.*

Xanthomes associés à une hyperlipidémie

Xanthomes éruptifs

- Papules jaune rose, de 1–5 mm de diamètre.
- Peuvent être étendus, mais se localisent préférentiellement sur la face d'extension des membres et sur les fesses (fig. 77.2 et 77.3 ; cf. fig. 45.10C).
- Un halo inflammatoire, une sensibilité et/ou du prurit peuvent être présents.
- Associés à une hypertriglycéridémie (souvent > 3–4 g/L) (cf. tableau. 77.2).
- Observés dans le cadre des hyperlipidémies de type I, IV ou V et plus habituellement

en association à un diabète mal contrôlé (cf. tableau 45.10).

• Les lésions disparaissent souvent en quelques semaines d'un **TT** agressif : insuline, agents diminuant les triglycérides, p. ex. fénofibrate.

Xanthomes tubéreux/tubéro-éruptifs

• Papules rose jaune à jaune brun (tubéro-éruptifs) ou nodules (tubéreux) sur les faces d'extension, en particulier des coudes et genoux (fig. 77.4 et 77.5) ; les xanthomes tubéreux peuvent avoir un diamètre > 3 cm.

Tableau 77.3 Diagnostics différentiels des xanthomes.

Xanthomes éruptifs
• Histiocytose non langerhansienne – xanthome disséminé – xanthome papuleux – histiocytome éruptif généralisé – histiocytose à cellules indéterminées – maladie de Rosai-Dorfman – xanthogranulome juvénile (forme micronodulaire) • Lésions xanthomateuses d'histiocytose langerhansienne • Granulome annulaire disséminé
Xanthomes tubéreux
• Erythema elevatum diutinum • Réticulohistiocytose multicentrique
Xanthomes tendineux
• Tumeur à cellules géantes des gaines de tendons • Nodule rhumatoïde • Granulome annulaire sous-cutané • Erythema elevatum diutinum
Xanthélasma
• Syringomes • Xanthogranulome nécrobiotique • Hyperplasie sébacée • Sarcoïdose palpébrale

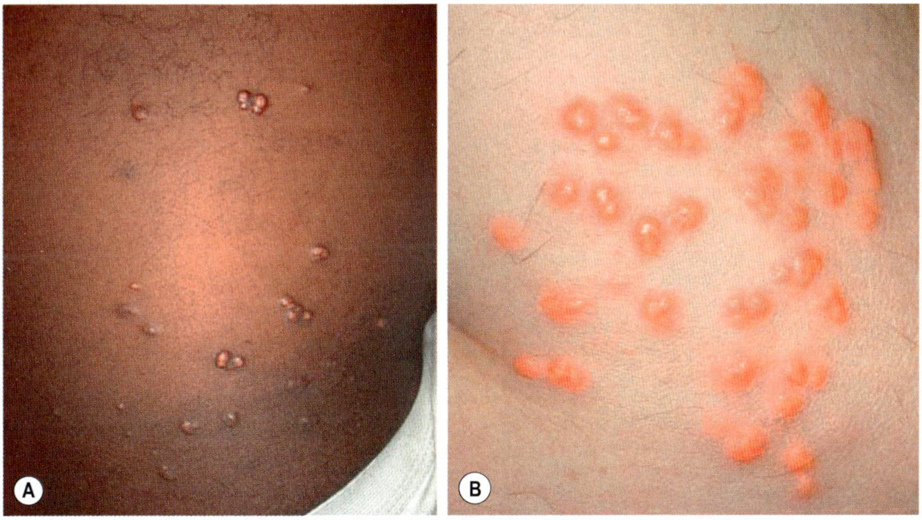

Fig. 77.3 Xanthomes éruptifs. A, B La couleur jaunâtre est influencée par le degré de pigmentation de la peau. Noter le regroupement de certaines des lésions. *Remerciements : A : YDRSC ; B : W. Trent Massengale, MD.*

- Associés à une hypercholestérolémie (hyperlipidémie de type II ou III).
- Peuvent être lents à régresser avec les agents diminuant le cholestérol (p. ex. statines).

Xanthomes tendineux

- Nodules fermes, lisses, couleur de la peau dus à des dépôts de lipides dans les tendons calcanéens et les tendons extenseurs des mains, des genoux et/ou des coudes (fig. 77.6 et 77.7).
- Peuvent être un signe précoce de l'existence d'une hyperlipidémie de type II.
- Ils sont rarement la conséquence de l'accumulation de cholestanol (xanthomatose cérébrotendineuse) ou de stérols de plantes (β-sitostérolémie).

Xanthomes plans et xanthélasma

- Macules jaunes à oranges et plaques ou fines papules et plaques.
- Parmi les différents types de xanthomes, le xanthélasma est le plus fréquent ; cependant, une hyperlipidémie est détectée chez seulement 50 % des patients.

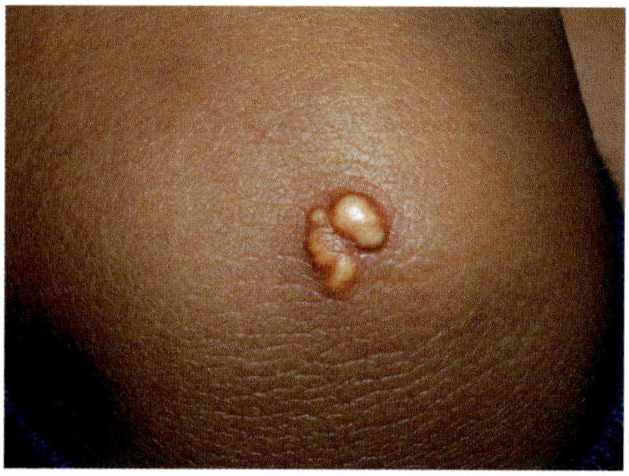

Fig. 77.4 Xanthomes tubéro-éruptifs du coude chez un enfant ayant une hypercholestérolémie familiale homozygote. Noter la coloration jaunâtre. *Remerciements : Julie V. Schaffer, MD.*

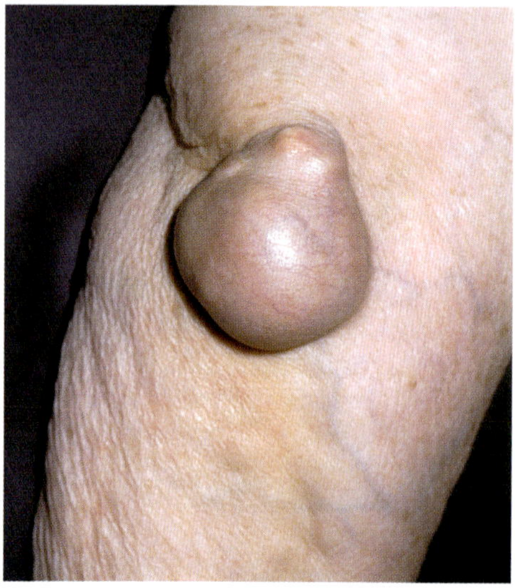

Fig. 77.5 Xanthome tubéreux nodulaire du coude. *Remerciements : Lorenzo Cerroni, MD.*

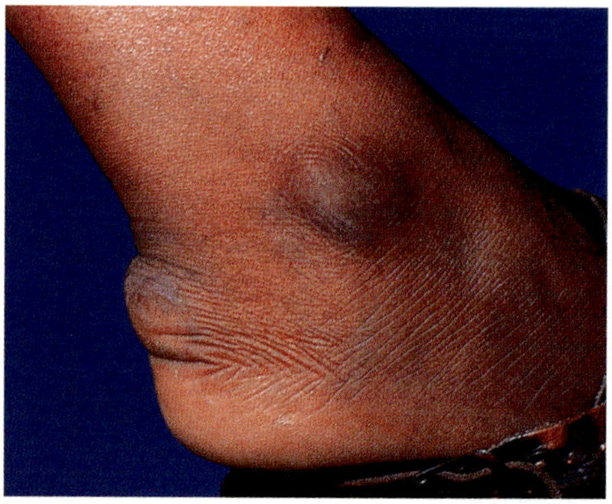

Fig. 77.6 Xanthome tendineux. Gonflement linéaire des zones du tendon calcanéen, représentant un xanthome tendineux chez un patient ayant une dysbêtalipoprotéinémie. *Remerciements : W. Trent Massengale, MD, et Lee T. Nesbitt, Jr., MD.*

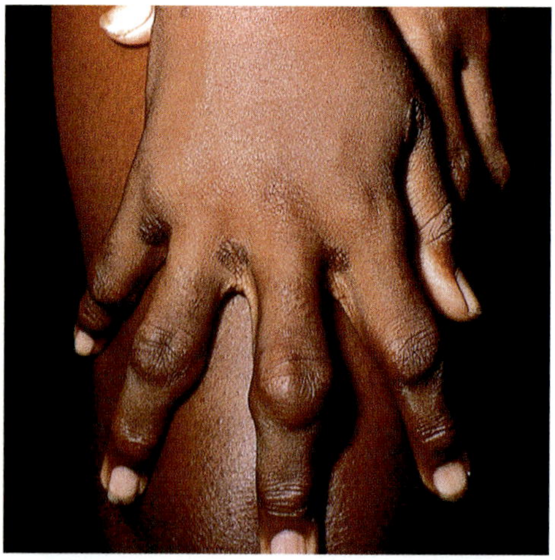

Fig. 77.7 Xanthomes tendineux des doigts chez un patient ayant une hypercholestérolémie familiale homozygote. Noter les xanthomes interdigitaux plans des espaces interdigitaux. *Remerciements : W. Trent Massengale, MD, et Lee T. Nesbitt, Jr., MD.*

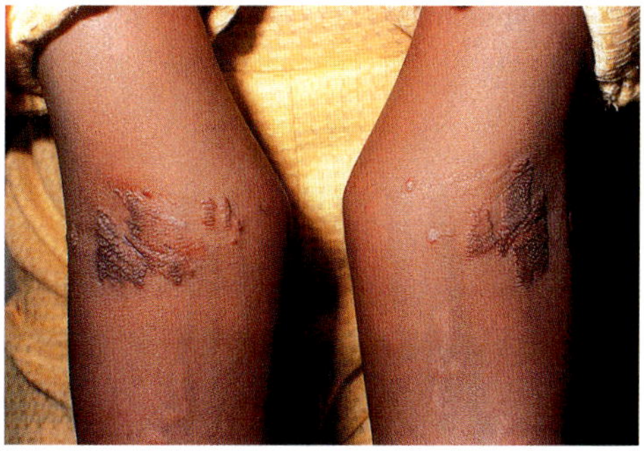

Fig. 77.8 Xanthomes plans de la fosse antéulnaire. Ce jeune patient avait une dysbêtalipoprotéinémie. *Remerciements : W. Trent Massengale, MD, et Lee T. Nesbitt, Jr., MD.*

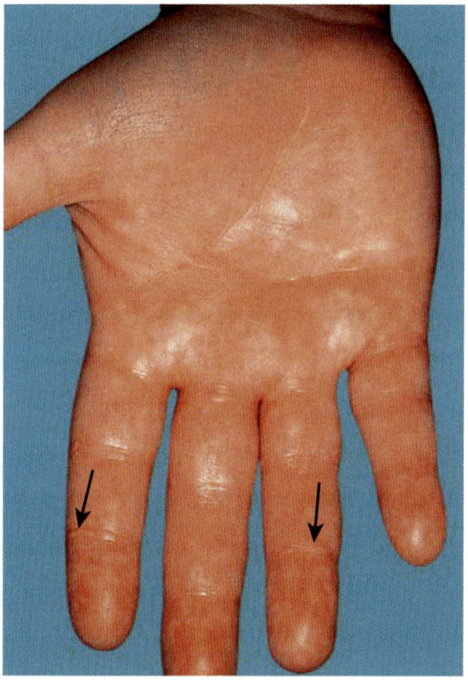

Fig. 77.9 Xanthomes plans des plis palmaires (flèches) chez un patient ayant une dysbêtalipoprotéinémie. Ils sont observés chez environ deux tiers des patients ayant cette affection. Les xanthomes plans sont aussi observés dans le cadre des cholestases, p. ex. atrésie biliaire ou bien cholangite biliaire primitive. *Remerciements : W. Trent Massengale, MD, et Lee T. Nesbitt, Jr., MD.*

- Localisation :
  - Intertrigineux – fosse antéulnaire, espaces interdigitaux, et plis palmaires (fig. 77.8 et 77.9)

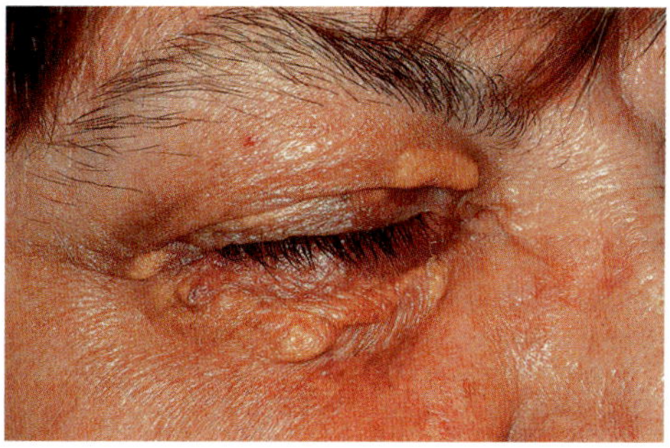

Fig. 77.10 Xanthélasma palpébral avec coloration jaunâtre typique. *Remerciements : YDRSC.*

  - Paupières (xanthélasma), en particulier la partie médiane de la paupière supérieure (fig. 77.10)
- Des xanthomes intertrigineux plans peuvent se voir dans l'hyperlipidémie primaire (type II ou III) aussi bien que secondaire (p. ex. atrésie biliaire, cholangite biliaire primitive ; cf. tableau 45.6).
- **TT** du xanthélasma : méthodes destructrices (p. ex. application d'acide trichloracétique, ablation par laser), excision chirurgicale.

Les évaluations biologiques d'une hyperlipidémie suspectée sont listées tableau 77.4.

Xanthomes normolipémiques

Xanthomes plans associés à une gammapathie monoclonale

- Contrairement aux xanthomes plans dus à une hyperlipidémie, ces taches jaune orange et fines plaques sont habituellement de plus grande taille et ont un mode de distribution plus extensif ; cette dernière forme atteint souvent le tronc (fig. 77.11).
- En plus du tronc, des lésions peuvent être observées sur le cou, dans les plis de flexion et dans la région périorbitaire.
- La gammapathie monoclonale est plus habituellement due à une dysplasie des cellules plasmatiques, et occasionnellement à une affection lymphoproliférative (cf. tableau 45.8).

Xanthome verruciforme

- Plaque verruqueuse asymptomatique, de 1 à 2 cm de diamètre (fig. 77.12).
- Muqueuse orale ou région anogénitale.
- Peut-être trouvé en association avec un lymphœdème, une épidermolyse bulleuse ou un syndrome CHILD (hémidysplasie congénitale avec érythrodermie ichtyosiforme et anomalies de membre).

Pour plus d'informations, cf. chap. 92 de *Dermatology, Fourth Edition.*

Tableau 77.4 Évaluation au laboratoire d'une suspicion d'hyperlipidémie.

- Profil lipidique à jeun*
- Glycémie à jeun
- Tests des fonctions hépatiques**
- Taux de thyréostimuline (TSH)
- Albumine sérique

** Panel lipidique : cholestérol total, triglycérides, HDL-cholestérol, LDL-cholestérol, non HDL-cholestérol calculé. Si lipides sériques élevés, chercher une maladie systémique (cf. tableaux 77.1 et 77.2).*
*** Si élévation des phosphatases alcalines et de la bilirubine, rechercher une maladie biliaire.*

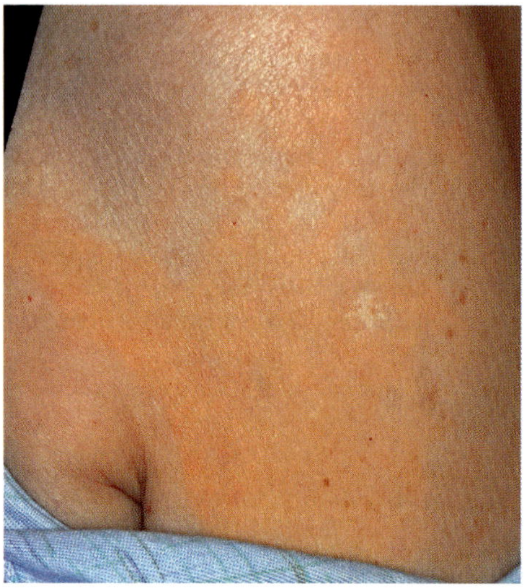

Fig. 77.11 Xanthome plan normolipémique. Les grandes plaques ont une couleur jaune orange. Au cours d'une évaluation longitudinale, une gammapathie monoclonale a été trouvée chez ce patient. *Remerciements : Whitney High, MD, JD.*

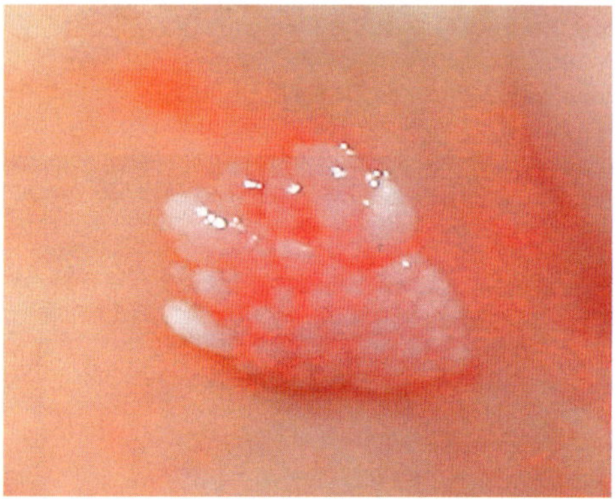

Fig. 77.12 Xanthome verruciforme de la muqueuse orale. *Remerciements : Kishore Shetty, DDS.*

Affections granulomateuses non infectieuses, incluant les réactions à corps étrangers

78

Quand les histiocytes forment des granulomes dans la peau, les manifestations cutanées sont indiquées comme étant granulomateuses. Ce groupe d'affections est ensuite divisé en infectieuses (p. ex. infections mycobactériennes, infections à champignons dimorphiques) et non infectieuses (p. ex. sarcoïdose, granulome annulaire). Ce chapitre se focalise sur cette dernière catégorie.

Sarcoïdose

- Affection de cause inconnue dans laquelle des granulomes se développent dans un ou plusieurs organes, plus particulièrement les poumons, la peau, le foie et la rate.
- Les manifestations cutanées surviennent chez > 30 % des patients et peuvent être le premier et/ou le seul le signe de la maladie (tableau 78.1).
- La lésion typique est une papule rouge brun ou une plaque de couleur jaunâtre à la pression (diascopie), principalement sur le visage (fig. 78.1 et 78.2 ; cf. fig. 45.1A).
- Variantes :
  - Lupus pernio – papules pourpres à rouge brun et plaques sur le nez, les oreilles et les joues ; peuvent être perlées sur les bords du nez (fig. 78.2C) ; associées à une sarcoïdose pulmonaire chronique (75 % des patients) ou une sarcoïdose du tractus respiratoire supérieur (50 %) et des kystes dans les phalanges distales
  - Sarcoïdose de Darier-Roussy (variante sous-cutanée) – nodules ou plaques, non douloureux, fermes, mobiles
  - Syndrome de Löfgren – adénopathies hilaires, fièvre, polyarthrite migrante, iritis aiguë ; l'érythème noueux est la manifestation cutanée primitive (cf. tableau 83.2) ; disparaît souvent spontanément
  - Syndrome de Heerfordt – augmentation de la taille de la parotide, uvéite, fièvre, paralysie des nerfs crâniens
- Une fois le diagnostic de sarcoïdose cutanée établi, une évaluation est nécessaire pour chercher une atteinte systémique (tableau 78.2).
- **DD de la papule/plaque classique :** autres entités de ce chapitre, rosacée granulomateuse et dermatite périorale, infections à champignons dimorphiques, tuberculose cutanée ; chez un jeune enfant, envisager un syndrome de Blau (cf. chap. 37).
- **TT des lésions cutanées :** CS (topiques, intralésionnels) ; les traitements oraux incluent minocycline, antipaludéens, méthotrexate, tacrolimus, inhibiteurs du TNF, thalidomide, inhibiteurs de JAK.

Granulome annulaire

- Peut être une réaction d'hypersensibilité de type retardé à un antigène inconnu ; mais l'historique peut trouver une piqûre d'arthropode, un traumatisme.
- Variantes cliniques habituelles (cf. tableau 78.1) – localisée, souvent acrale (fig. 78.3) ; sous-cutanée sur les mains, face antérieure des jambes et cuir chevelu chez l'enfant ; généralisée (fig. 78.4).
- Des variantes moins fréquentes sont perforantes, souvent sur les mains (fig. 78.5), en plaques sur le tronc, ou en micropapules (fig. 78.6).
- Le granulome annulaire généralisé (ou disséminé) est plus habituellement associé au diabète (cf. tableau 45.10) ou à des anomalies lipidiques (p. ex. hypercholestérolémie) comparé à d'autres variantes ; des présentations atypiques sont observées chez les patients infectés par le VIH.
- **DD :** autres entités de ce chapitre (cf. tableau 78.1), mycose, dermatite interstitielle granulomateuse, morphée inflammatoire.
- **TT :** une résolution spontanée peut survenir ; en 2e ligne – CS (topiques, y compris sous occlusion, intralésionnels) ; en 1re ligne – cryochirurgie, niacinamide ± tétracycline, antipaludéens, rétinoïdes, PUVA/UVA1/laser excimer et aprémilast.

Tableau 78.1 Manifestations cliniques des principales dermatites granulomateuses.

	Sarcoïdose*	Granulome annulaire classique^	Nécrobiose lipoïdique	DGI/DGPN	Maladie de Crohn cutanée	Nodule rhumatoïde (cf. fig. 37.2)
Âge moyen (années)	25-35, 45–65	< 30	30	40–70	35	40–50
Sexe de prédilection	Femme	Femme	Femme	DGI : femme	Femme	Homme†
Prédilection raciale/ethnique aux États-Unis	Afro-Américains	Non	Non	Caucasiens	Juifs Ashkénazes	Non
Sites	Symétrique sur le visage, le cou, la partie supérieure du tronc, les membres	Mains, pieds, zones d'extension des membres	Parties antérieures et latérales des jambes	DGI : parties latérales du tronc, partie médiane des bras/cuisses ; DGPN : coudes, doigts	Région anogénitale, fesses, membres inférieurs > supérieurs	Zones juxta-articulaires, en particulier coudes, mains, chevilles, pieds
Apparence	Protéiforme, le plus souvent papules rouge brun ou violacées ; et plaques ; parfois violacées ou annulaires	Coalescence de papules en plaques annulaires	Plaques à bords relevés avec télangiectasies centrales	DGI : papules érythémateuses et plaques parfois annulaires ; DGPN : papules ombiliquées	Érythème sombre, lymphœdème, ulcérations, plaques végétantes	Nodules couleur de la peau, fermes, sous-cutanés, mobiles
Taille des lésions	0,2 à > 5 cm	Papules de 1 à 3 mm, plaques annulaires habituellement < 6 cm	3 à > 10 cm	DGI : 5 mm à > 2 cm ; DGP : 1-4 mm	Variable	1–3 cm
Nb de lésions	Variable	1–10	1–10	1 à > 20	1–5	1–10
Associations	Manifestations systémiques de sarcoïdose ; peut être induite par des médicaments (p. ex. IFN, inhibiteurs de TNF) ou mode de réaction à un lymphome sous-jacent	Possible diabète, affection thyroïdienne ou hyperlipidémie ; rares infections VIH rapportées	Diabète	Médicaments, p. ex. statines, inibiteurs de TNF ; maladie auto-immune, p. ex. poyarthrite rhumatoïde	Maladie de Crohn intestinale	Polyarthrite rhumatoïde
Caractéristiques cliniques particulières	Parfois atrophie centrale et hypopigmentation ; se développe dans les cicatrices et tatouages	Hyperpigmentation centrale	Atrophies centrales jaune brun, ulcération	« Signe du cordage » (cordons linéaires)	Sinus de drainage et fistules	Ulcérations occasionnelles, en particulier sur les sites de traumatismes

** Les variantes cliniques incluent le lupus pernio et les formes de sarcoïdose, sous-cutanée (Darier-Roussy), psoriasiforme, ichtyosiforme, angiolupoïde et ulcérée.*
^Les variantes cliniques comprennent le granulome annulaire généralisé/disséminé, micropapuleux, nodulaire, perforant, sous-cutané et en plaques.
† Bien que la polyarthrite rhumatoïde ait un ratio femme/homme de 2-3/1.

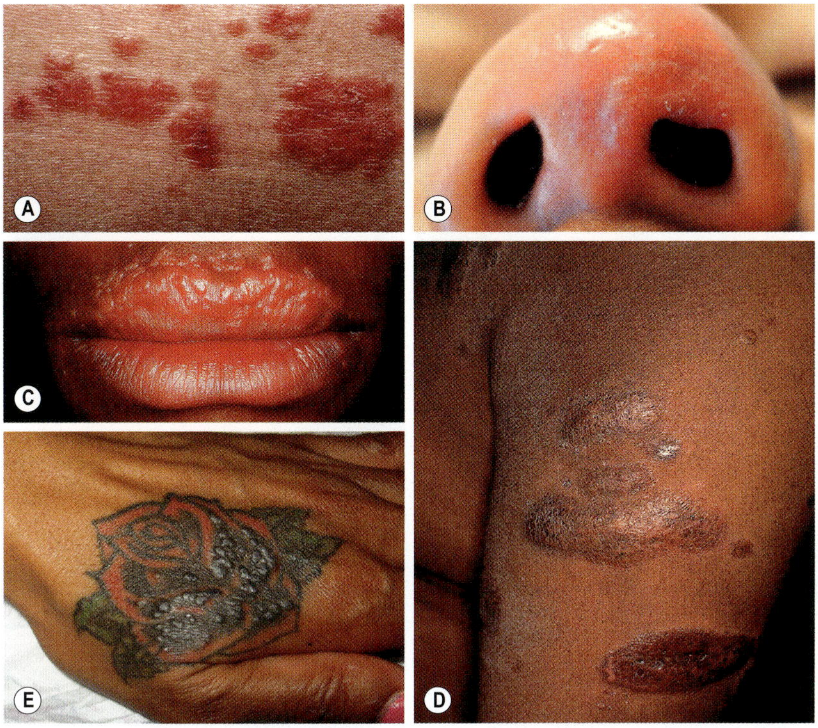

Fig. 78.1 Sarcoïdose. A Une sarcoïdose cutanée est habituellement constituée de papules et de plaques avec une couleur rouge brun caractéristique. **B, C** Les lésions sont souvent situées sur le nez, les lèvres et la région périorale. **D** Plaques hyperpigmentées, dont certaines sont squameuses. **E** Papules de sarcoïdose cutanée apparaissant dans un tatouage ; le diagnostic différentiel inclut une réaction à corps étrangers. *Remerciements : A, C-E : YDRSC ; B : Misha Rosenbach, MD.*

Nécrobiose lipoïdique

- Antérieurement rapportée comme « nécrobiose lipoïdique diabétique », terme abandonné car un diabète n'est pas présent chez tous les patients (cf. tableau 45.10).
- Typiquement plaques rouge brun sur la face antérieure des jambes avec une guérison centrale qui peut devenir jaune et atrophique avec le temps ; occasionnellement, les lésions atteignent les membres supérieurs, le visage et le cuir chevelu (fig. 78.7 ; cf. tableau 78.1 ; cf. fig. 45.10D).
- **DD :** granulome annulaire, sarcoïdose, et histiocytoses non langerhansiennes, en particulier xanthogranulome nécrobiotique.
- **TT :** principalement des CS (topiques, intralésionnels, rarement systémiques) ; pour les CS intralésionnels, des zones tests sont recommandées.

Granulome annulaire élastolytique à cellules géantes

- Cliniquement, ressemble assez à un granulome annulaire mais les lésions ont un centre atrophique et hypopigmenté et les sites de prédilection sont des zones exposées au soleil incluant le visage, le cou et les avant-bras (fig. 78.8 ; cf. tableau 78.1).
- Les biopsies doivent être elliptiques et concerner le centre, la bordure et la peau non atteinte, avec une section longitudinale.
- **TT :** souvent non efficace, on peut essayer les CS topiques et intralésionnels.

Dermatite granulomateuse interstitielle (DGI) et dermatite granulomateuse palissadique et neutrophilique (DGPN) (dermatite granulomateuse réactive)

- Deux types clinicopathologiques de dermatite granulomateuse survenant chez des patients (femmes > hommes) qui ont une polyarthrite rhumatoïde ou d'autres manifestations auto-immunes.
- La DGI se présente sous forme de plaques érythémateuses annulaires ou de cordons linéaires (« signe du cordage ») principalement de la partie latérale ou supérieure du tronc, axillaire, à la partie médiane des cuisses, et des fesses (fig. 78.9) ;

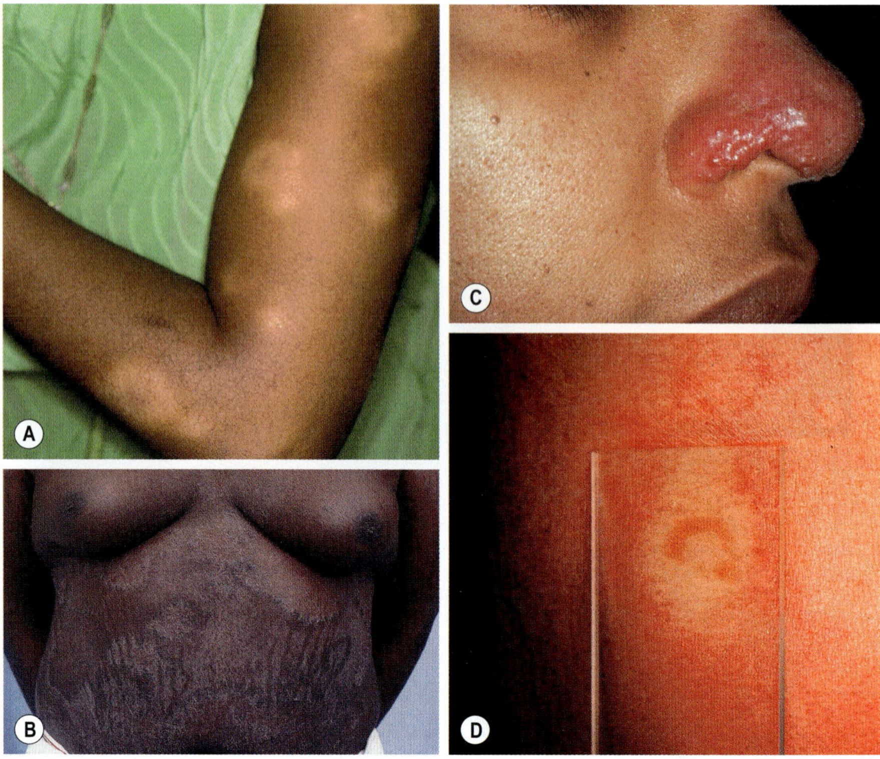

Fig. 78.2 Sarcoïdose – variantes cliniques et apparence en diascopie. A La variante hypopigmentée est plus visible chez les personnes à peau foncée. **B** Présentation ichtyosiforme avec squames bien visibles. **C** Papules violacées coalescentes du nez du lupus pernio ; noter l'encoche du rebord nasal. **D** Diascopie : la pression appliquée sur une lésion fait apparaître une couleur « gelée de pomme ». *Remerciements : A : Louis A. Fragola, Jr., MD ; B : Jean L. Bolognia, MD ; C, D : YDRSC.*

Tableau 78.2 Évaluation initiale d'un patient ayant une sarcoïdose cutanée.

Chez TOUS les patients :
- **Radiographies thoraciques (de face et latérale)***
- **EFR avec DLCO**
- **Examen ophtalmologique**
- **NFS, tests hépatiques, urée, créatinine, TSH, calcémie, 25-hydroxy- et 1,25-dihydroxy-vitamine D sériques, IEC**
- Test tuberculinique ou libération d'IFN-gamma (p. ex. Quantiféron)**
- ECG***

En s'appuyant sur les manifestations de l'historique complet, de l'examen des systèmes, de l'examen physique :
- Palpitations cardiaques, épisodes syncopaux ou présyncopaux, ECG anormal : adresser en cardiologie (de nouvelles imageries cardiaques peuvent être réalisées, p. ex. IRM ou TEP)
- Si atteinte faciale étendue (p. ex. lupus pernio, lésions nasales/périnasales) : adresser en ORL (évaluation d'une atteinte sinusienne ou des voies aériennes supérieures)
- Si toux, douleurs thoraciques, dyspnée, râles crépitants aux bases des poumons, radiographies thoraciques ou EFR anormales : adresser en pneumologie
- Si neuropathie (p. ex. périphérique, crânienne, des petites fibres) : adresser en neurologie

Les examens en **gras** doivent être répétés chaque année.

** Le scanner thoracique haute résolution est plus sensible que la radiographie thoracique et doit être prescrit en cas d'images suspectes ou de radiographie est normale mais avec une forte suspicion clinique d'atteinte pulmonaire.*

*** Pour exclure une tuberculose, qui peut présenter des signes radiologiques similaires.*

**** Toute anomalie doit entraîner un recours rapide en cardiologie*

DLCO : *diffusing capacity for carbon monoxide* ; EFR : explorations fonctionnelles respiratoires ; IEC : inhibiteur de l'enzyme de conversion ; TEP : tomographie par émission de positons.

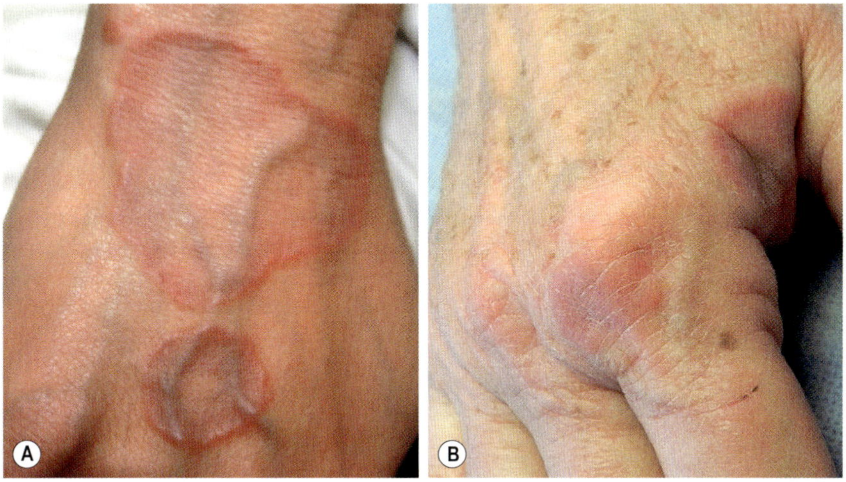

Fig. 78.3 Granulome annulaire. A, B Plaques annulaires roses à rose marron ; des papules discrètes peuvent être observées. Le dos de la main est une localisation habituelle. *Remerciements : A : YDRSC ; B : Misha A. Rosenbach, MD.*

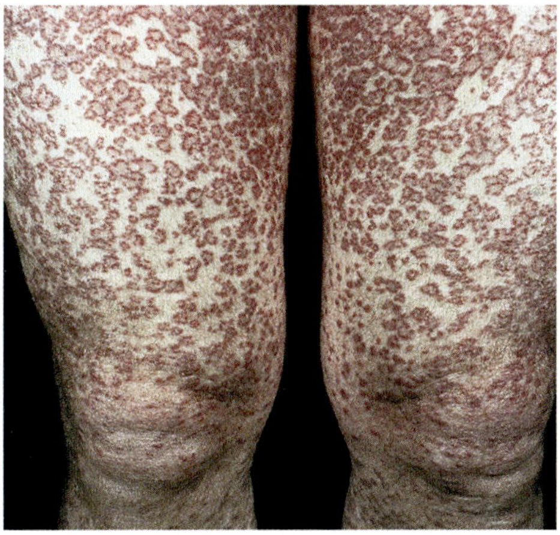

Fig. 78.4 Granulome annulaire généralisé. Nombreuses papules et petites plaques annulaires. *Remerciements : YDRSC.*

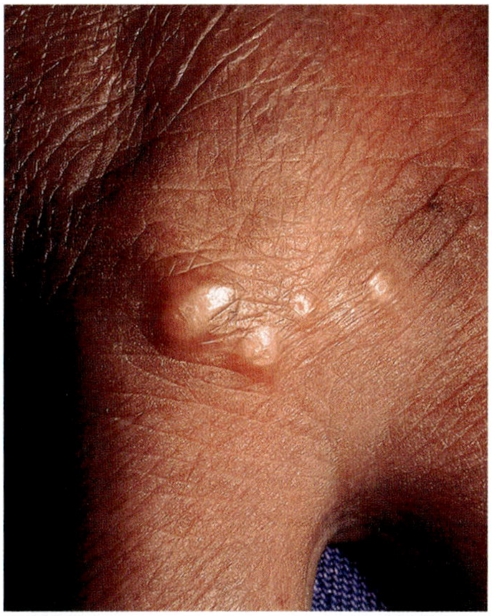

Fig. 78.5 Granulome annulaire perforant. Les papules peuvent comporter un bouchon central de kératine ou une ombilication. *Remerciements : Ronald P. Rapini, MD.*

les patients ont souvent une polyarthrite rhumatoïde ou une polyarthrite séronégative.

• La DGPN présente des papulonodules ombiliqués de la couleur de la peau à érythémateux, souvent croûteux principalement des coudes (cf. fig. 19.11B) et des surfaces d'extension des mains/doigts ; associés avec la polyarthrite rhumatoïde, le LES et les vascularites systémiques à ANCA positifs (p. ex. granulomatose éosinophilique avec polyangéite ; cf. tableau 45.1).

• Comme les réactions interstitielles granulomateuses médicamenteuses peuvent avoir des manifestations similaires à la DGI ou à la DGPN, un récapitulatif de tous les médicaments utilisés doit être réalisé ; les médicaments coupables incluent les inhibiteurs calciques, les inhibiteurs de l'enzyme de conversion de l'angiotensine, et les inhibiteurs de TNF.

• Histologiquement, un infiltrat pandermique dense est observé dans les deux entités ; dans la DGI des figures de rosettes d'histiocytes palissadiques entourent de petits foyers de dégénérescence collagène, tandis que dans le DGPN les résultats vont d'une prédominance de neutrophiles avec des foyers de vascularite leucocytoclasique à des granulomes palissadiques entourés de collagène altéré basophilique.

- **DD :** réactions granulomateuses interstitielles médicamenteuses (cf. supra) ; pour DGI – granulome annulaire (GA) en plaques, morphée (au stade inflammatoire), mycosis fongoïde et lèpre ; pour DGPN – GA papuleux, nodules rhumatoïdes/nodulose, affections perforantes.

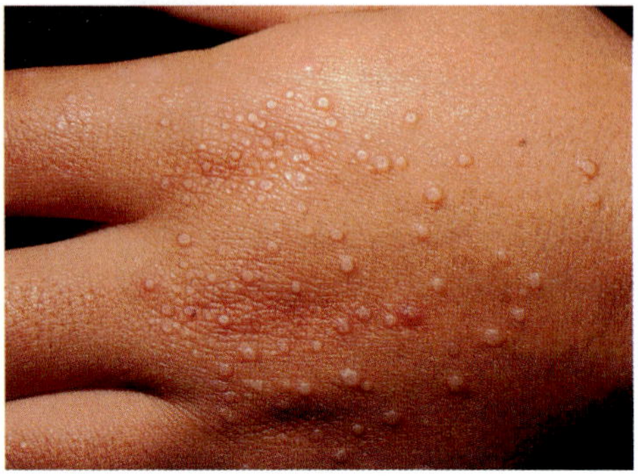

Fig. 78.6 Granulome annulaire papuleux du dos de la main. Plusieurs des lésions ont une dépression centrale. *Remerciements : Joyce Rico, MD.*

- **TT :** CS topiques très puissants ou intralésionnels, dapsone (si prédominance de neutrophiles) ; amélioration possible avec le traitement de l'affection sous-jacente.

Maladie de Crohn cutanée

- Les lésions cutanées peuvent être le signe révélateur de la maladie de Crohn chez plus de 20 % des patients, elles peuvent être spécifiques ou non spécifiques ; des exemples de ces dernières incluent le pyoderma gangrenosum et l'érythème noueux (cf. tableau 45.4).
- Les lésions spécifiques peuvent être contiguës ou non contiguës (métastatiques), les deux montrent des granulomes à la biopsie :
  - Des lésions contiguës sont observées dans la bouche, les régions périorale, anogénitale et péristomiale avec des présentations cliniques variant de fissures à un pavage et à un épaississement (fig. 78.10 et 78.11 ; cf. fig. 45.4A)

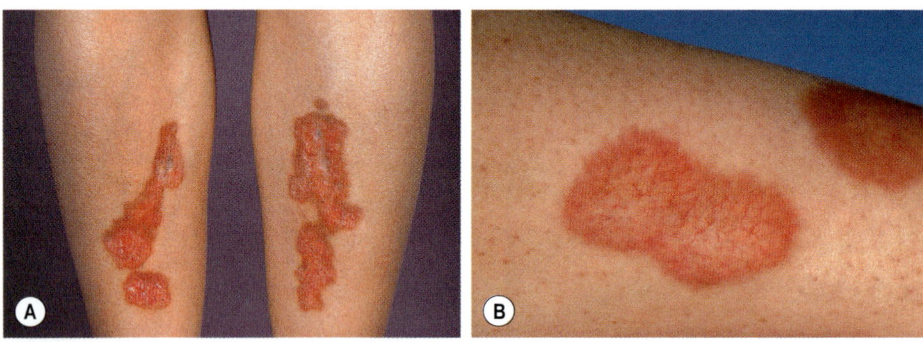

Fig. 78.7 Nécrobiose lipoïdique. A Plaques rose brun atrophiques sur les zones tibiales. **B** Plaques annulaires avec télangiectasies centrales. *Remerciements : A, B : NYUDSC.*

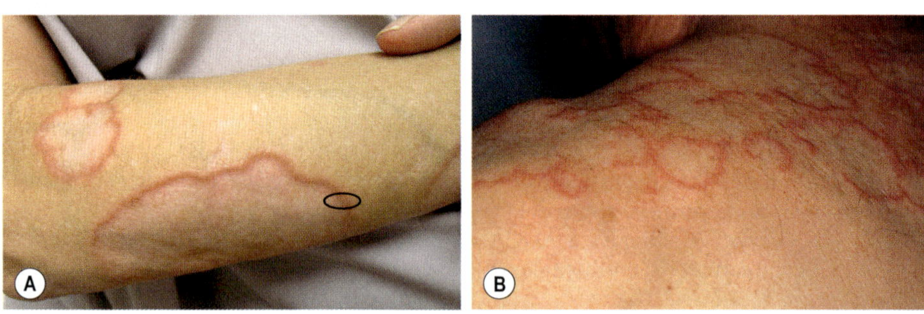

Fig. 78.8 Granulome annulaire élastolytique à cellules géantes. La bordure ressemble à un granulome annulaire mais la partie centrale est hypopigmentée et/ou atrophique (**A, B**). Une biopsie qui inclut la zone entourée en **A** devrait contenir les trois zones histologiques caractéristiques : absence de fibres élastiques, inflammation granulomateuse et peau normale. Une section longitudinale du prélèvement chirurgical est préférée. *Remerciements : A : Misha A, Rosenbach, MD; B : Kalman Watsky, MD.*

- Les lésions métastatiques se présentent comme des plaques ou des nodules, le plus souvent sur les membres inférieurs (cf. tableau 78.1)
- Des sinus à partir de la maladie gastro-intestinale (GI) peuvent s'étendre à la peau, en particulier dans la région anogénitale ou des sites d'interventions chirurgicales sur l'abdomen

• **TT des lésions cutanées :** elles s'améliorent souvent avec les TT systémiques de la maladie GI ; métronidazole oral (250 mg 3 fois/j) ; CS topiques, intralésionnels ou oraux ; autres agents systémiques (p. ex. sulfasalazine, inhibiteurs du TNF).

Granulome à corps étranger

• Réaction inflammatoire à du matériel inorganique (p. ex. suture) ou organique (p. ex. kératine) implanté dans la peau.

• Le corps étranger le plus fréquent est la kératine due à des kystes rompus ou à des follicules pileux (tableau 78.3 ; fig. 78.12 à 78.18).

• La présentation clinique est habituellement une papule rouge à rouge brun, un nodule, une plaque qui peut être ulcérée ou éliminant du matériel étranger.

• L'historique et les signes histologiques incluant la polarisation peuvent aider à identifier le matériel étranger ; d'autres procédures (p. ex. spectroscopie de rayons X à dispersion d'énergie) sont parfois nécessaires.

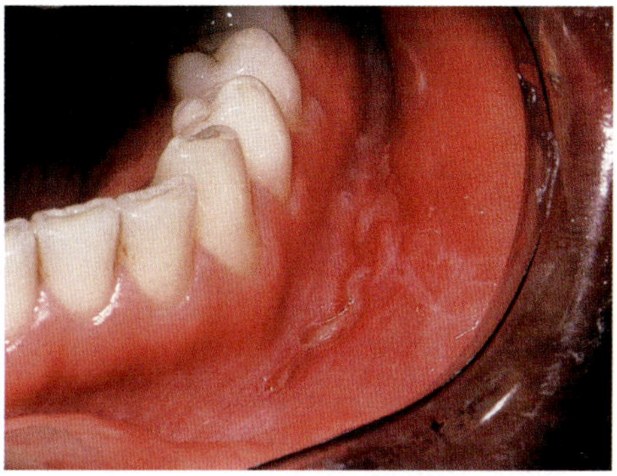

Fig. 78.10 Maladie de Crohn. Ulcération linéaire du vestibule mandibulaire : manifestation orale classique de cette maladie. *Remerciements : Charles Camisa, MD.*

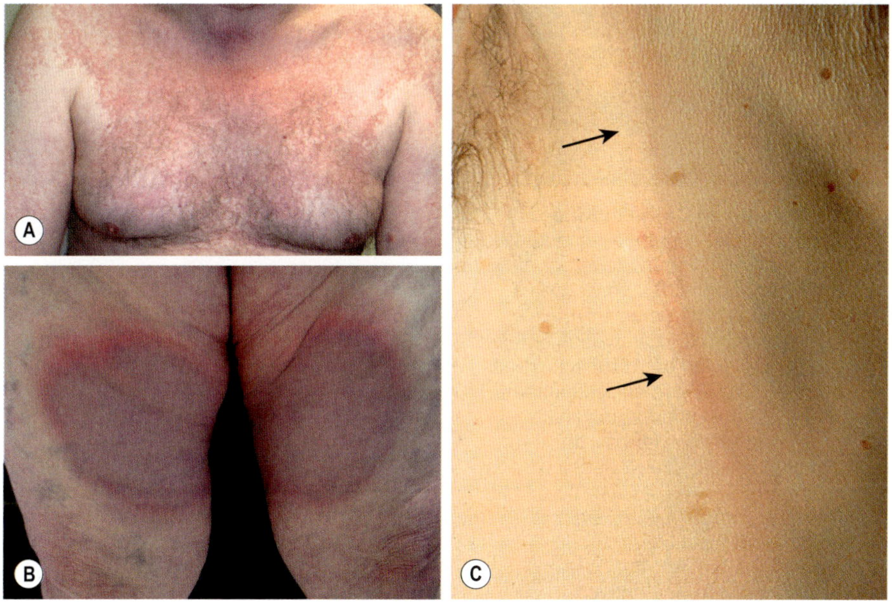

Fig. 78.9 Dermatite granulomateuse interstitielle (DGI). A Grandes plaques roses symétriques et fines plaques qui souvent ressemblent à un granulome annulaire en plaques. **B** Lésions annulaires de la partie médiane des cuisses. **C** Cordon linéaire, ferme, le long de la ligne axillaire chez un patient qui a une polyarthrite rhumatoïde. *Remerciements : A : YDRSC; B : Jeffrey P. Callen, MD; C : Kathryn Schwarzenberger, MD.*

Pour plus d'informations, cf. chap. 93 et 94 de *Dermatology, Fourth Edition*.

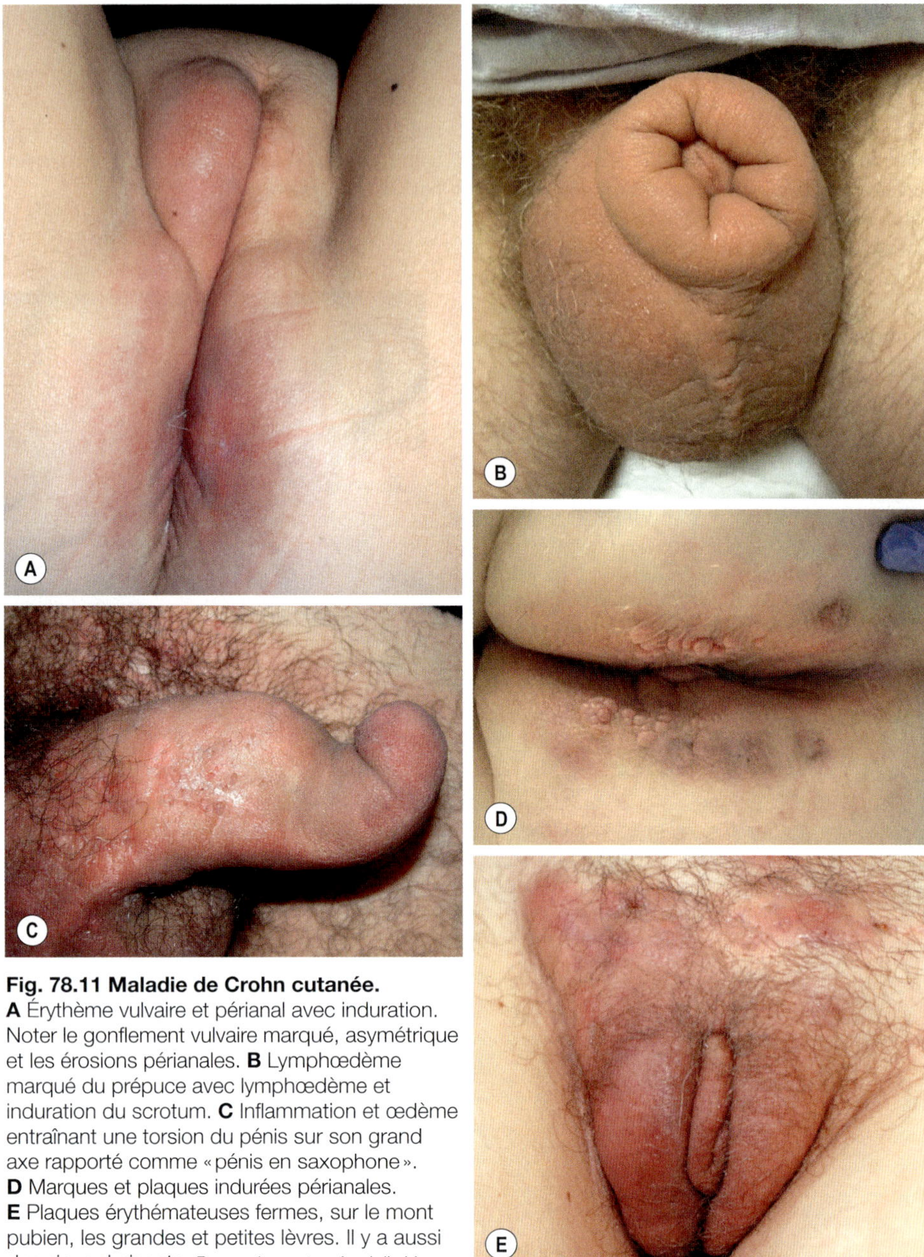

Fig. 78.11 Maladie de Crohn cutanée.
A Érythème vulvaire et périanal avec induration. Noter le gonflement vulvaire marqué, asymétrique et les érosions périanales. **B** Lymphœdème marqué du prépuce avec lymphœdème et induration du scrotum. **C** Inflammation et œdème entraînant une torsion du pénis sur son grand axe rapporté comme « pénis en saxophone ». **D** Marques et plaques indurées périanales. **E** Plaques érythémateuses fermes, sur le mont pubien, les grandes et petites lèvres. Il y a aussi des sinus drainants. *Remerciements : A : Julie V. Schaffer, MD; B, D : Misha Rosenbach, MD; C, E : Luis Requena, MD; D : Mary Stone, MD.*

Tableau 78.3 Manifestations d'une sélection de réactions à corps étranger.

Corps étranger	Présentations cliniques	Cause/siège(s) habituel (s)
Substance endogène		
Kératine	• Érythème, induration, papules, nodules • Pseudo-folliculite/acné chéloïdienne de la nuque • Lésions de type granulome pyogénique • Kyste pilonidal	• Follicule rompu/kyste • Poil/ongle incarné • Zone de la barbe • Nuque • Zone sacrée
Substance généralement exogène		
Pigment de tatouage	• Érythème, induration, papules, nodules (fig. 78.12) • Papules lichénoïdes et plaques • Dermatite eczémateuse (incluant des réactions photoallergiques)	• Décorative/cosmétique • Accidentelle (fig. 78.13) • Iatrogène
Silice (dioxyde de silicium)	• Nodules, plaques indurées dans les cicatrices (fig. 78.14) • Papules disséminées (blessure par explosion) • Période d'incubation prolongée (parfois des décennies)	• Contamination des plaies • Blessure par explosion
Zirconium	• Papules persistantes, brunes • Atteinte de la peau axillaire	• Application topique de déodorants, médicaments antiprurigineux
Béryllium	• Nodule, ulcère • Papules largement dispersées (réaction systémique)	• Lacération par lampes fluorescentes cassées • Inhalation
Cactus	• Papules en forme de dôme, couleur de la peau avec un point central, noir	• Accidentelle • Professionnelle
Méduses, coraux, épines d'oursins	• Papules lichénoïdes prurigineuses et plaques (début 2-3 semaines après exposition) • Disposition linéaire, en zigzag et flagellée de l'érythème/œdème (précocement), hyperpigmentation ou papules lichénoïdes (tardivement) (fig. 78.15)	• Accidentelle • Natation ou plongée
Matériel implanté/injecté durant des procédures (fig. 78.16)		
Suture	• Plaie/cicatrice apparaissant inflammatoire, rouge, œdémateuse (ou développant des papules ou nodules) et s'ouvrant pour former une fistule	
Corticostéroïdes intralésionnels	• Papules couleur de la peau à jaune blanc ou nodules se développant à l'endroit d'une injection intralésionnelle de corticostéroïde • Période d'incubation variant de semaines à des mois	
Talc	• Papules d'aspect sarcoïdosique • Épaississement et érythème d'une vieille cicatrice • Atteinte des zones intertrigineuses, sites d'injection intraveineuse (p. ex. médicaments préparés soi-même) • Papulonodules de type granulome pyogénique de l'ombilic des nourrissons (après application de talc sur le moignon ombilical)	
Amidon	• Papules et nodules	
Aluminium	• Nodule sous-cutané persistant au point d'injection d'un vaccin	
Zinc	• Furoncles aux sites d'injections de l'insuline	

(Suite)

Tableau 78.3 Suite.

Matériel injecté pour augmentation tissulaire	
Paraffine	• Nodules fermes, plaques indurées des organes génitaux ou des seins • Ulcérations ou formation d'abcès (fig. 78.17) • Parfois périorbitaires (dus à des préparations topiques contenant de la paraffine)
Silicone	• Érythème, induration, nodules, ulcérations des seins • Apparaît souvent après des années • Parfois injecté dans les fesses ou le visage dans un but cosmétique incluant une lipodystrophie associée au VIH (fig. 78.18 ; cf. chap. 84)
Collagène bovin*, acide hyaluronique*, matières de charge contenant des particules synthétiques	• Généralement utilisés sur le visage • Induration et érythème • Papules et nodules (fig. 78.19) • Abcès

* *Souvent résorbable.*

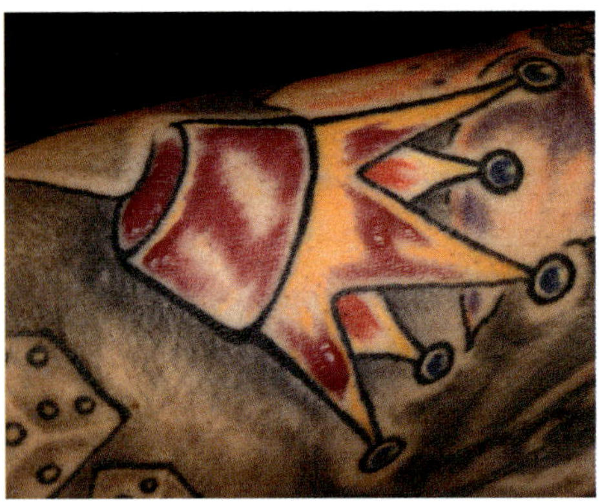

Fig. 78.12 Réaction granulomateuse des parties rouges d'un tatouage. Durant les dernières années, le cinabre (sulfite de mercure) a été progressivement remplacé par du séléniure de cadmium (cadmium rouge), de l'hydrate ferrique (terre de Sienne) et des composés organiques. *Remerciements : Lorenzo Cerroni, MD.*

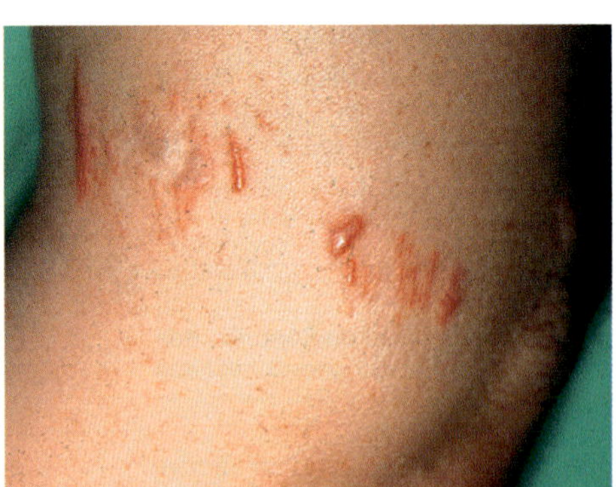

Fig. 78.14 Granulomes silicotiques. *Remerciements : Kenneth Greer, MD.*

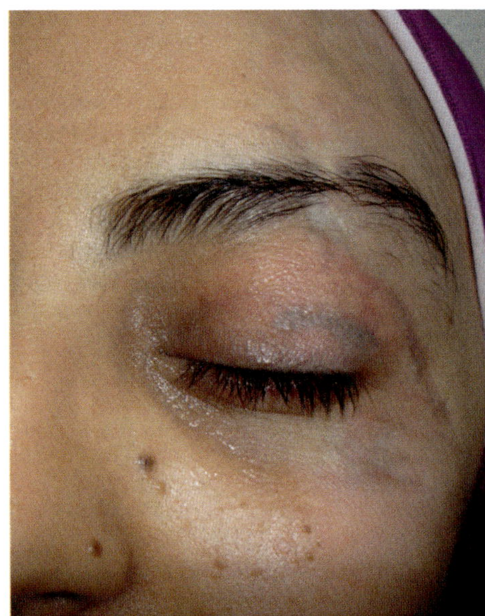

Fig. 78.13 Tatouage traumatique de la paupière dû à l'asphalte après un accident de véhicule à moteur. Ce type de tatouage répond favorablement à un traitement par laser Q-switched. *Remerciements : M. Abdel Rahim Abdallah, MD.*

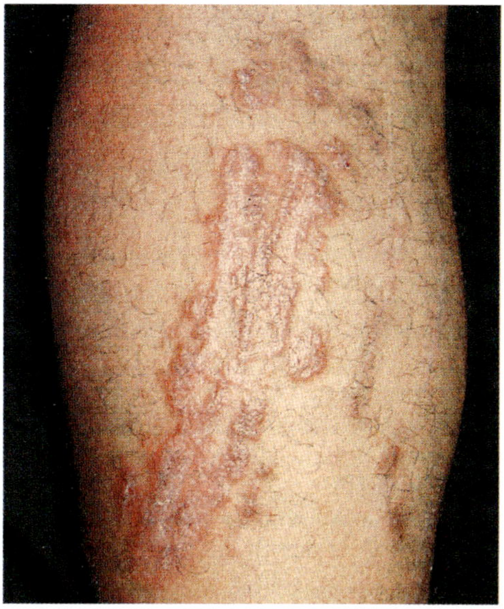

Fig. 78.15 Envenimation par du corail. Réaction lichénoïde retardée sur le mollet. Le patient est entré accidentellement en contact avec un récif de corail et a développé une dermatite aiguë qui a disparu et a été suivie 3 semaines plus tard par cette éruption très prurigineuse qui a répondu favorablement à une injection intralésionnelle de triamcinolone. *Remerciements : M. A. Abdallah, MD.*

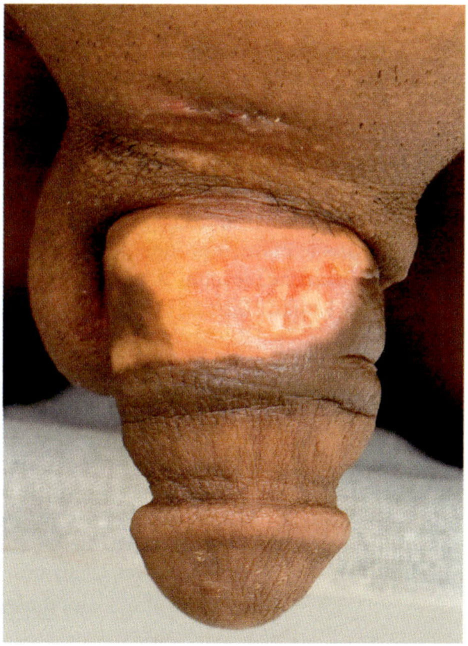

Fig. 78.17 Lipogranulome sclérosant du pénis. Le pénis a été injecté pour lever une rétention d'urine après un accident de moto, une plaque indurée, ulcérée, avec des télangiectasies s'est développée à cet endroit. *Remerciements : Glen Foxton, MD, et Clare Tait, MD.*

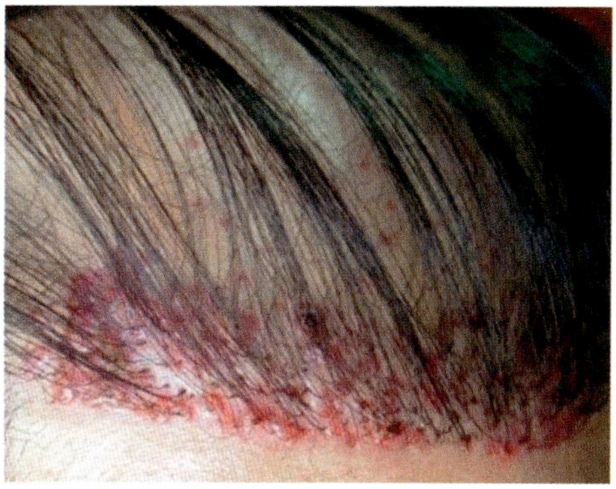

Fig. 78.16 Réaction à corps étrangers au polyamide de «cheveux» synthétiques implantés. En plus de multiples granulomes périfolliculaires, il y a une folliculite chronique manifeste. *Remerciements : Marwa Abdallah, MD.*

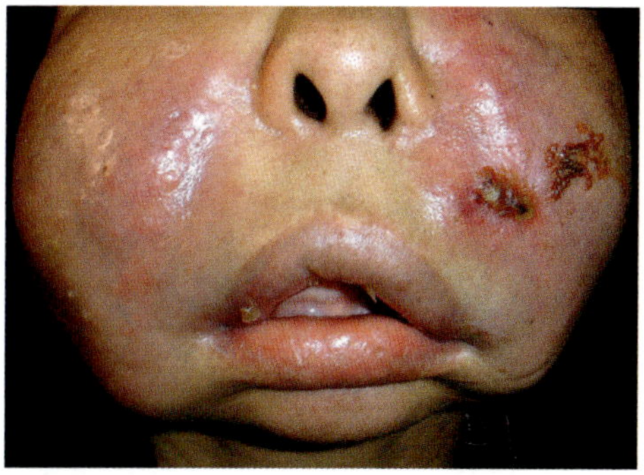

Fig. 78.18 Réaction granulomateuse due à des injections de silicone. La procédure a été réalisée dans un salon de beauté, dans un but cosmétique. *Remerciements : M. Abdel Rahim Abdallah, MD.*

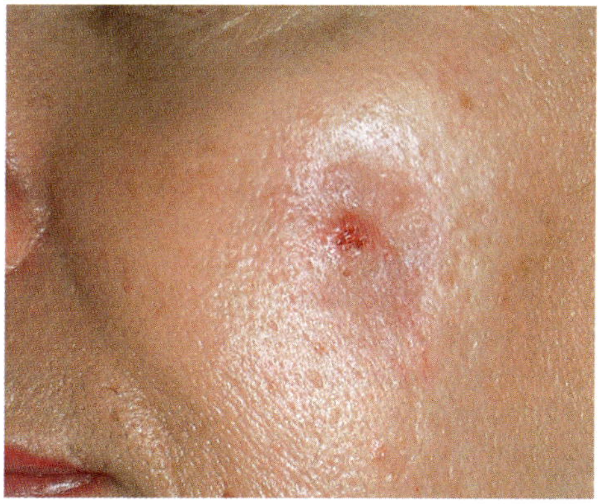

Fig. 78.19 Réaction granulomateuse à une injection de collagène bovin. La formation de granulomes aux sites d'injection de collagène bovin survient chez ~ 1 % des patients qui ont eu deux tests cutanés négatifs. *Remerciements : YDRSC.*

79 Affections perforantes

Il s'agit classiquement d'un groupe d'affections dans lesquelles il y a une élimination transépidermique («perforation») de composants du derme, en particulier de collagène et/ou de fibres élastiques (tableau 79.1). Les causes sont multiples, incluant l'hérédité, comme maladie cutanée indépendante ou en association avec des affections génétiques qui touchent le tissu conjonctif (p. ex. syndrome d'Ehlers-Danlos). Le plus communément, cependant, l'affection perforante est acquise et elle est liée à un traumatisme cutané résultant du grattage de la peau prurigineuse, notamment dans le cadre d'une maladie rénale chronique. Un certain nombre d'autres maladies cutanées présentent occasionnellement une perforation, p. ex. granulome annulaire, calcinose cutanée, chondrodermatite nodulaire de l'hélix.

Dermatose perforante acquise (DPA)

- Affection perforante la plus fréquemment observée (cf. tableau 79.1); c'est une maladie acquise qui atteint principalement les adultes; le terme DPA comprend plusieurs entités qui se chevauchent incluant la collagénose perforante réactionnelle (CPR) *acquise*, la maladie de Kyrle et la folliculite perforante.
- En général, les personnes atteintes ont une peau prurigineuse qui a été grattée; la vaste majorité des patients a une maladie rénale chronique et/ou un diabète, avec chez ces derniers une majorité de personnes qui ont une néphropathie diabétique; elle atteint plus de 10 % des patients en hémodialyse chronique.
- Survient moins souvent chez les patients qui ont un prurit d'autre cause, p. ex. piqûres d'insectes, gale, cholangite biliaire primitive, maladie de Hodgkin.
- Papules ou papulonodules de la couleur de la peau ou hyperpigmentés avec un noyau kératosique central, atteignant principalement les faces d'extension des membres (fig. 79.1 à 79.3); le noyau central est le reflet de l'élimination transépidermique de collagène et/ou de fibres élastiques aussi bien que de l'hyperkératose associée à l'hyperplasie épidermique.
- **DD :** cf. tableau 79.2.
- **TT :** difficile; antiprurigineux topiques (p. ex. pramoxine), antihistaminiques sédatifs, pansements imprégnés de CS, CS intralésionnels, cryothérapie, excision tangentielle, botte de Unna (bandes de gaze imprégnées qui servent de barrière physique contre le grattage), UVB à bande étroite ou large, rétinoïdes topiques ou oraux.

Élastose perforante serpigineuse (EPS)

- Plaques annulaires ou serpigineuses composées de papules kératosiques qui sont habituellement de la couleur de la peau (fig. 79.4); les lésions touchent généralement les plis, en particulier le cou et la fosse antéulnaire et peuvent avoir plusieurs centimètres de diamètre.
- Survient chez des patients qui ont des maladies héréditaires qui touchent le tissu conjonctif (~ 40 % des cas d'EPS; fig. 79.5) ou comme conséquence de la prise de médicaments qui interrompent la formation d'élastine, p. ex. pénicillamine; dans le premier groupe, le début a lieu dans l'enfance ou chez le jeune adulte; il y a aussi une forme de l'enfant limitée à la peau qui peut être héréditaire.
- Les fibres élastiques sont entourées d'un épiderme hyperplasique et alors éliminées à travers l'épiderme.
- **DD :** cf. tableau 79.2.
- **TT :** les lésions peuvent disparaître spontanément en quelques années; cryothérapie, excision tangentielle, traitement électrochirurgical non agressif ou par laser (pour éviter les cicatrices).

Collagénose perforante réactionnelle (CPR) familiale

- Affection héréditaire rare avec un début durant l'enfance; touchant les sites de traumatismes, en particulier les bras et les mains (fig. 79.6).

Tableau 79.1 Principales maladies perforantes.

Maladie	Incidence	Âge de début	Localisations les plus fréquentes	Substance perforante	Associations
Dermatose perforante acquise (DPA)	Fréquente	Adulte	Faces d'extension des membres (jambes > bras) ; parfois généralisées	Matériel nécrotique et/ou collagène >> fibres élastiques	Prurit, habituellement dans le cadre d'une maladie rénale chronique et/ou diabète* ; touche 10 % des patients en hémodialyse chronique
Élastose perforante serpigineuse (EPS)	Rare	Enfance, jeunes adultes ; variable si induite par des médicaments	Plis, en particulier cou, fosse antéulnaire ; visage	Fibres élastiques	Maladies génétiques (cf. fig. 79.5) ; pénicillamine
Collagénose perforante réactionnelle (CPR) familiale	Rare	Enfance	Bras, mains, sites de traumatismes	Collagène	Aucune
Élastose perforante calcifiante	Rare, mais plus fréquente chez les femmes afro-américaines	Adultes	Périombilicale, abdomen > sein	Tissu élastique calcifié	Principalement multiparité, obésité ; parfois maladie rénale chronique
Folliculite perforante (en l'absence de prurit)	Peu commune	Adultes jeunes	Membres, tronc	Tissu nécrotique	Peut représenter la rupture d'une folliculite ordinaire

** Atteint occasionnellement les patients qui ont un prurit dû à d'autres affections, p. ex. gale, maladie de Hodgkin, cholangite biliaire primitive ; peut aussi être induite par divers médicaments (cf. fig. 79.5).*

Remerciements : Ronald Rapini, MD.

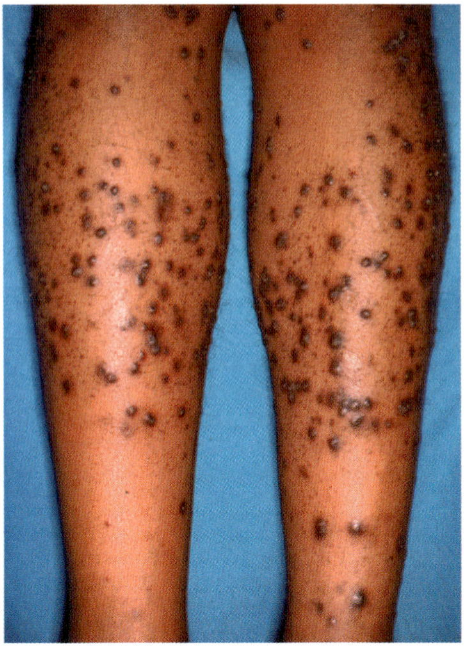

Fig. 79.1 Dermatose perforante acquise. Nombreux papules et papulonodules sur les jambes d'un patient ayant un diabète et une maladie rénale chronique. Noter le noyau central kératosique. *Remerciements : Ronald Rapini, MD.*

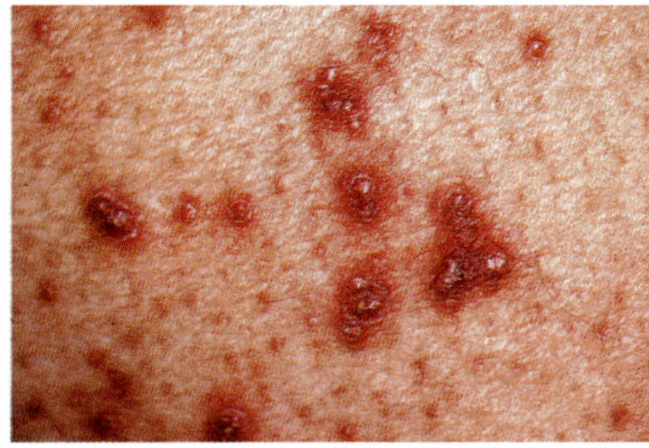

Fig. 79.2 Dermatose perforante acquise. Papules kératosiques du bras chez une femme diabétique en hémodialyse. Noter le noyau kératosique central qui est parfois extrait par le patient. *Remerciements : YDRSC.*

Tableau 79.2 Diagnostic différentiel des maladies perforantes En complément des autres maladies perforantes discutées dans ce chapitre.

Dermatose perforante acquise et collagénose perforante réactionnelle
• Excoriations de différentes causes (prurigo simplex) • Prurigo nodulaire • Folliculite • Piqûres d'arthropodes • Perforation par des substances exogènes • Perforation par des substances endogènes (p. ex. calcium) • Kératoacanthomes multiples • Dermatofibromes • Si phénomène de Koebner, psoriasis, lichen plan, verrues (auto-innoculation)
Élastose perforante serpigineuse (cf. chap. 15 pour le DD de lésions annulaires)
• Granulome annulaire } Maladies annulaires habituelles • Mycoses } • Sarcoïdose • Granulome actinique (granulome annulaire élastolytique à cellules géantes) • Pseudo-xanthome élastique perforant • Porokératose • Lupus érythémateux discoïde

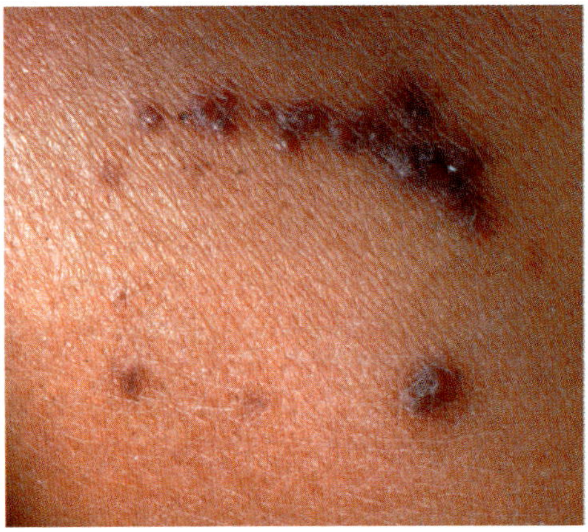

Fig. 79.3 Dermatose perforante acquise. Noter la disposition linéaire des papules kératosiques (phénomène de Koebner). *Remerciements : Ronald Rapini, MD.*

- Papules couleur de la peau avec un noyau central composé de fibres collagène « perforantes » ; une zone linéaire due au phénomène de Koebner peut être observée.
- **DD :** autres maladies perforantes, granulome annulaire perforant.
- **TT :** les lésions disparaissent spontanément sur une période de quelques mois.

Élastose calcifiante perforante

- Le site d'atteinte le plus fréquent est périombilical (fig. 79.7) ; peut être observée sur la poitrine dans le cadre de la maladie rénale chronique.
- La forme périombilicale touche préférentiellement des femmes obèses, d'âge moyen, noires, multipares.

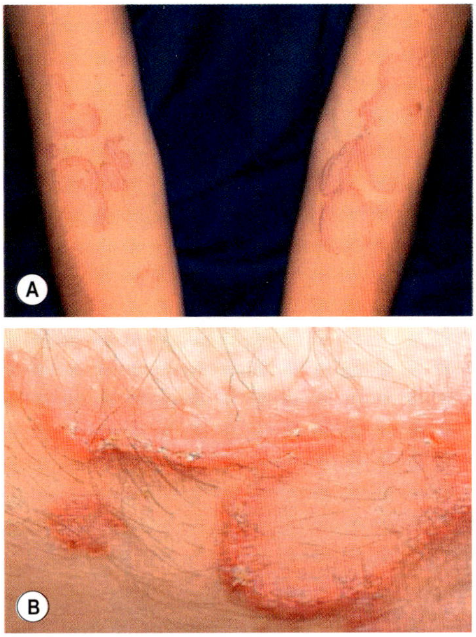

Fig. 79.4 Élastose perforante serpigineuse. **A** Multiples plaques annulaires principalement de la fosse antéulnaire, une localisation dans un pli. **B** Vue rapprochée avec des foyers d'hyperkératose aux sites d'élimination transépidermique. Le patient avait reçu de la pénicillamine. *Remerciements : YDRSC.*

- Les plaques ont habituellement une bordure kératosique ou verruqueuse et peuvent avoir une coloration jaunâtre ; histologiquement, les fibres élastiques calcifiées (avec un aspect identique aux fibres élastiques du pseudo-xanthome élastique [PXE]) sont en voie d'élimination transépidermique.
- Même si cette entité a été rapportée comme PXE perforante, ces patients n'ont pas l'affection génétique PXE.

Pour plus d'informations, cf. chap. 96 de *Dermatology, Fourth Edition*.

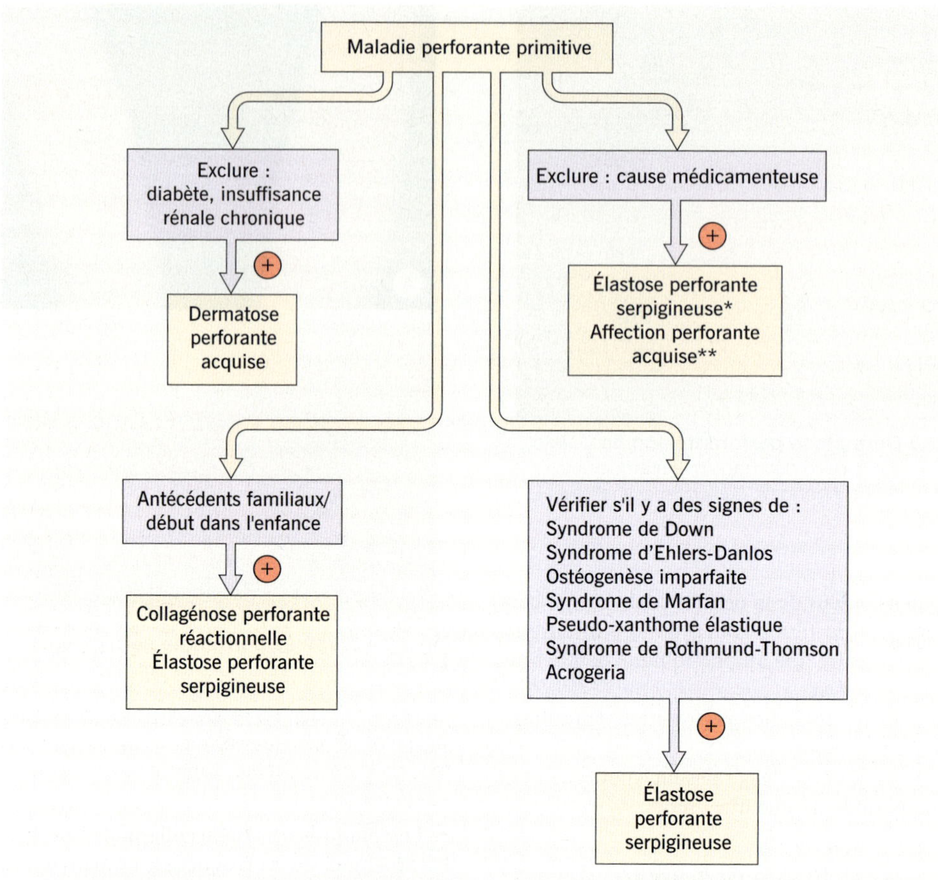

Fig. 79.5 Abord diagnostique d'un patient ayant une maladie perforante primitive. * Pénicillamine. ** Inhibiteurs du TNF, inhibiteurs du facteur de croissance épidermique (p. ex. géfitinib) et autres inhibiteurs de kinases (p. ex. nilotinib), antiviraux (p. ex. télaprivir, indinavir), sirolimus, plusieurs anticorps monoclonaux (p. ex. natalizumab, bévacizumab).

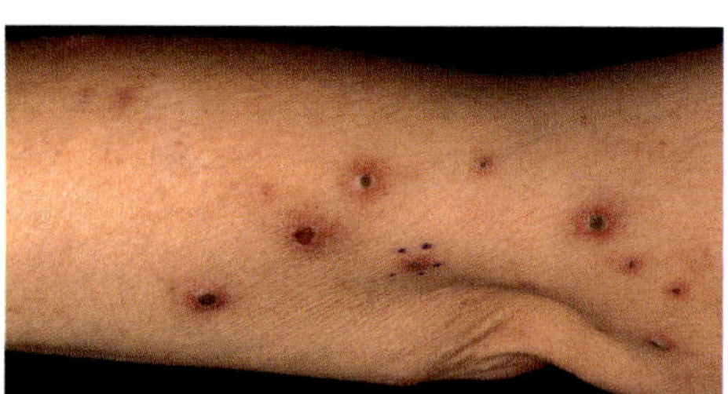

Fig. 79.6 Collagénose réactive perforante du bras. Plusieurs papules érythémateuses avec un noyau central de squame-croûte. *Remerciements : Lorenzo Cerroni, MD.*

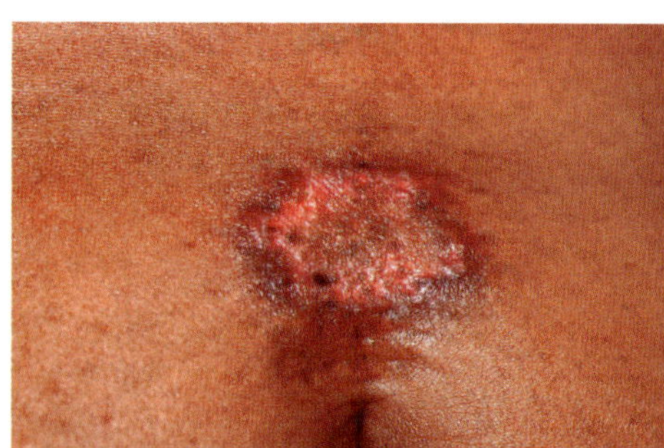

Fig. 79.7 Élastose perforante calcifiante. Quand une biopsie a été réalisée sur le bord surélevé de cette plaque sus-ombilicale chez une Afro-Américaine multipare, une résistance a été perçue ainsi qu'un crissement. *Remerciements : YDRSC.*

Anomalies héréditaires du tissu conjonctif 80

Les anomalies héréditaires du tissu conjonctif se manifestent par un large éventail de manifestations cutanées et extra-cutanées. La reconnaissance des signes cutanés caractéristiques est souvent cruciale pour établir le diagnostic et identifier une atteinte interne associée, qui peut inclure une maladie cardiovasculaire mettant la vie en danger (p. ex. dans le type vasculaire de syndrome d'Ehlers-Danlos [SED] et le pseudo-xanthome élastique [PXE]).

Syndrome d'Ehlers-Danlos

- Groupe de maladies du tissu conjonctif, hétérogène du point de vue clinique et génétique, causées par des défauts de fonctions de différents collagènes, des enzymes de la matrice extracellulaire, et des protéines associées.
- Les signes physiques cardinaux incluent une peau hyperextensible et fragile, et des articulations hypermobiles (fig. 80.1) ; ils sont présents à des degrés variés dans les différents sous-types de SED (tableau 80.1).
- Les manifestations de fragilité cutanée incluent des ecchymoses (conduisant parfois à une suspicion de maladie hémorragique ; cf. fig. 80.1D) et des plaies béantes en « bouche de poisson » à partir de traumatismes mineurs qui cicatrisent en laissant des cicatrices atrophiques larges (cf. fig. 80.1C) ; les signes additionnels peuvent inclure une peau lisse et veloutée, des pseudo-tumeurs molluscoïdes (nodules charnus aux sites de traumatismes répétés), des sphéroïdes sous-cutanés sur les proéminences osseuses (petits nodules durs qui représentent des lobules graisseux calcifiés), des papules piézogéniques (cf. chap. 82) et une élastose perforante serpigineuse (cf. chap. 79).
- **TT :** prévention des traumatismes ; les patients avec SED de type vasculaire nécessitent une surveillance rapprochée (en particulier pendant une grossesse) afin d'éviter de sérieuses complications.

Pseudo-xanthome élastique

- Maladie rare autosomique récessive caractérisée par des fibres élastiques déformées et calcifiées dans la peau, les yeux, le système cardiovasculaire ; causée par des mutations du gène *ABCC6*, qui encode un transporteur ABC (exprimé principalement dans le foie) qui facilite l'export de facteurs anti-minéralisation dans la circulation.
- Les modifications cutanées et les manifestations oculaires asymptomatiques apparaissent habituellement dans les 2 premières décennies de la vie, avec des complications oculaires et cardiovasculaires qui se développent typiquement dans les 3e et 4e décennies.
- De fines papules jaunâtres se groupent pour former des plaques de « pavage » (ressemblant à la peau d'un poulet déplumé) sur les parties latérales du cou et les autres zones de flexion (p. ex. fosses poplitées et antéulnaires, aines) (fig. 80.2) ; la diminution de l'élasticité laisse des zones de peau affaissée dans les aires cutanées atteintes (cf. fig. 80.2D) ; des papules jaunes de la muqueuse orale peuvent être évidentes (cf. fig. 80.2E).
- Les premières manifestations oculaires incluent des stries angioïdes, qui reflètent des ruptures dans la lame élastique de Brush calcifiée (aussi observées dans d'autres maladies métaboliques/génétiques, p. ex. drépanocytose) et la formation de mottes du pigment de l'épithélium rétinien ; la néovascularisation choroïdienne et les hémorragies peuvent entraîner une perte progressive de la vision.
- La calcification des fibres élastiques dans les parois des artères de moyen calibre provoque le rétrécissement des leurs lumières et des conséquences cliniques comme une claudication intermittente, une hypertension rénovasculaire, un angor ; une hémorragie GI peut aussi survenir.
- **DD :** des manifestations cutanées et extra-cutanées de type PXE peuvent être observées dans les calcifications artérielles généralisées de l'enfant (mutations de *ENPP1*), les affections de type PXE avec déficit de facteurs de la coagulation (mutations de *GGCX*), la β-thalassémie et la drépanocytose ; les autres situations mettant en évidence des lésions de type PXE sont détaillées tableau 80.2.
- **TT :** une approche de la prise en charge du PXE est présentée tableau 80.3.

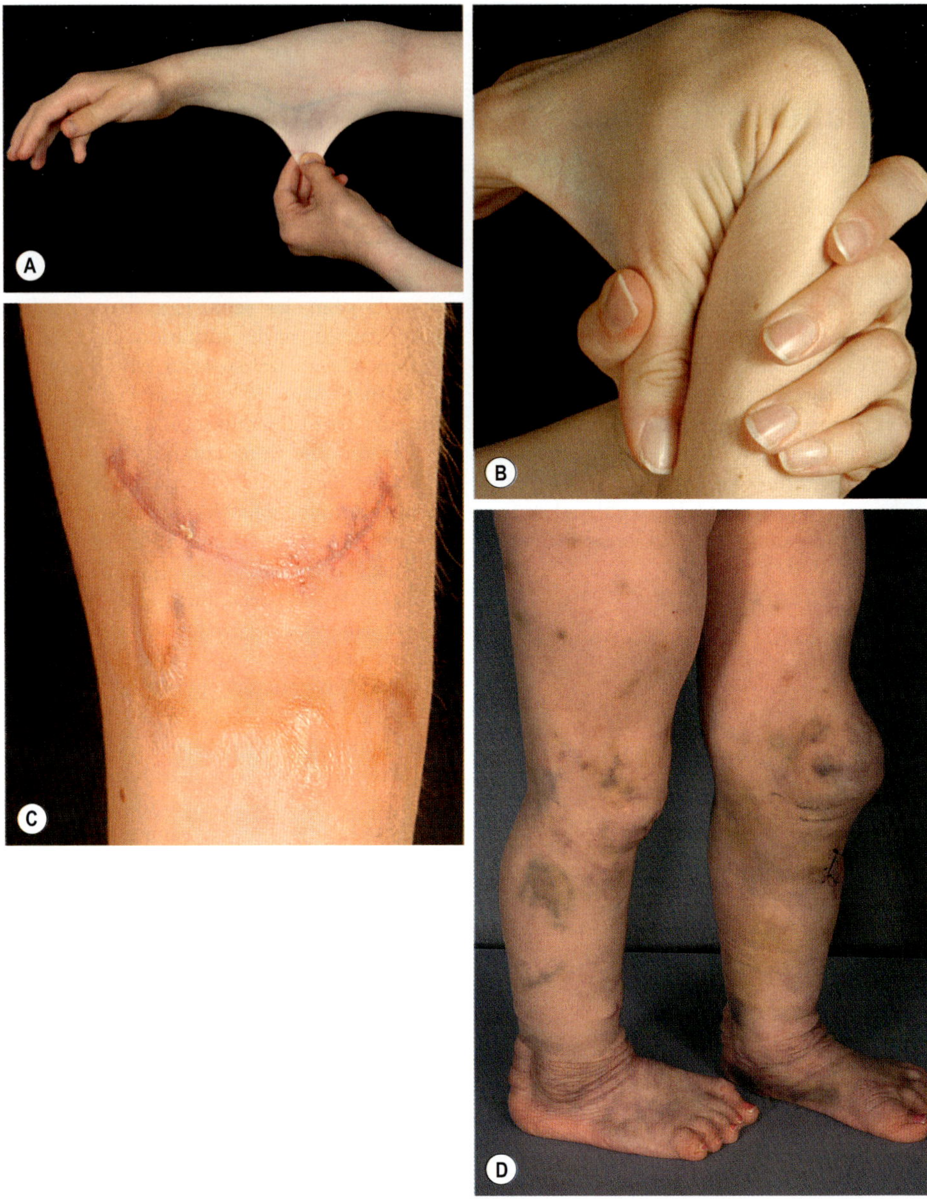

Fig. 80.1 Signes cliniques du syndrome d'Ehlers-Danlos (SED). Les patients avec SED classique présentent une peau hyperextensible (**A**) une hypermobilité articulaire du poignet (**B**), et de larges cicatrices atrophiques en forme de fer à cheval des zones prétibiales (**C**). Ecchymoses étendues en regard des tibias chez un patient ayant une dermatosparaxie (**D**) ; des modifications similaires peuvent être observées dans le SED vasculaire. *Remerciements : A-C : Addenbrooke's Hospital, Cambridge, UK ; D : Julie V. Schaffer, MD.*

Cutis laxa

- Groupe hétérogène d'affections héréditaires ou acquises (tableau 80.4) caractérisées par une peau lâche, affaissée, due à une fragmentation et une raréfaction des fibres élastiques.
- L'atteinte cutanée est souvent généralisée, donnant aux patients un aspect prématurément âgé (fig. 80.3) mais elle peut être localisée sur les zones acrales ou périorbitaires ; les manifestations cutanées sont présentes à la naissance dans la plupart des formes héréditaires de cutis laxa, se développant plus tard dans les formes de cutis laxa acquises et certaines variantes à transmission dominante.

Tableau 80.1 Principaux types de syndrome d'Ehlers-Danlos.

Type de SED	Signes cutanés	Manifestations extra-cutanées	Hérédité, protéine mutée
Classique (I/II)*	Peau hyperextensible et fragile, avec ecchymoses faciles et cicatrices atrophiques	Hypermobilité articulaire, absence de frein labial inférieur et de la langue, capacité à toucher le nez avec la langue (signe de Gorlin)	AD, collagène de type V
Hypermobile (III)	Peau hyperextensible	Hypermobilité articulaire, douleur et luxations	AD, X-ténascine (F > H)
Vasculaire (IV)†	Peau fine translucide avec ecchymoses excessives ; diminution de la graisse faciale	Hypermobilité des articulations distales ; ruptures artérielles, gastro-intestinales et utérines	AD, collagène de type III
Cyphoscoliose (VIA)	Peau hyperextensible et fragile	Hypermobilité articulaire, scoliose congénitale, ostéopénie ; hypotonie néonatale ; fragilité oculaire	AR, lysyl-hydroxylase
Musculo-contracturale (VIB)	Peau hyperextensible et fragile ; paumes ridées	Hypermobilité articulaire, contractures, scoliose, anomalies craniofaciales ; fragilité oculaire	AR, dermatane-4-sulfotransférase 1 ou dermatane sulfate-épimérase
Arthrochalasie (VIIA/B)	Peau hyperextensible et fragile	Hypermobilité articulaire sévère avec luxation congénitale de hanche bilatérale	AD, collagène de type I
Dermatosparaxie (VIIC)	Affaissement, et peau extrêmement fragile, pâteuse avec ecchymoses faciles et déchirures	Hernies ; RPM ; retard de fermeture des fontanelles, paupières gonflées, micrognatie	AR, procollagène de type I N-peptidase

** Formes les plus habituelles du syndrome d'Ehlers-Danlos. Le déficit en ténascine-X est une affection avec des manifestations similaires excepté pour une cicatrisation normale, et qui peut être associée à une hyperplasie surrénalienne congénitale due à un syndrome de gènes contigus.*

† Le syndrome de Loeys-Dietz de type II (cf. tableau 80.5) peut avoir une présentation clinique similaire.

AD : autosomique dominant ; AR : autosomique récessif ; RPM : rupture prématurée des membranes.

• Les manifestations extra-cutanées peuvent inclure emphysème, hernies (p. ex. ombilicale, inguinale), diverticulose (p. ex. GI, génito-urinaire), anomalies cardiovasculaires, musculosquelettiques ou craniofaciales, et retard de développement ; ces manifestations sont plus fréquentes dans les variantes autosomiques récessives et surviennent occasionnellement dans les formes acquises.

• **DD :** PXE et affections liées, élastolyse du derme moyen (cf. chap. 82), anétodermie (cf. chap. 82 ; lésions circonscrites et plus petites), amylose héréditaire liée à la gelsoline.

• **TT :** chirurgie reconstructrice pour l'atteinte cutanée ; approche multidisciplinaire pour les atteintes internes.

Autres affections

• Les autres affections héréditaires du tissu conjonctif comportant des signes cutanés sont résumées tableau 80.5.

Pour plus d'informations, cf. chap. 95 et 97 de *Dermatology, Fourth Edition*.

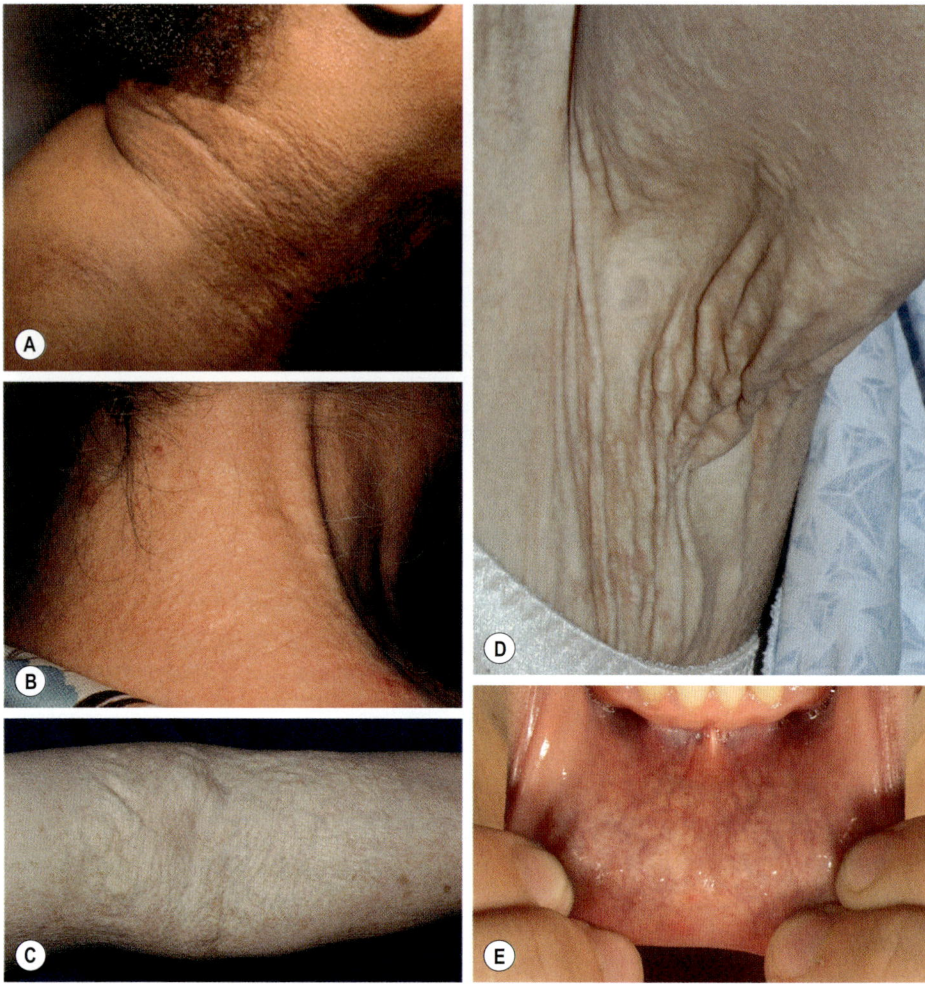

Fig. 80.2 Signes cutanéomuqueux du pseudo-xanthome élastique. Papules jaunâtres et plaques « en pavage » du cou (**A, B**) et de la fosse antéulnaire (**C**). Peau axillaire épaissie, jaunâtre, affaissée (**D**). Papules jaunes à la partie intérieure de la lèvre inférieure (**E**). *Remerciements : A, B : YDRSC ; C, D : Julie V. Schaffer, MD ; E : Addenbrooke's Hospital, Cambridge, UK.*

Tableau 80.2 Diagnostic différentiel des manifestations cutanées de type pseudo-xanthome élastique (PXE). Des considérations additionnelles peuvent inclure des lésions cutanées de type PXE chez des patients recevant de la D-pénicillamine, exposés au salpêtre, ou ayant une maladie rénale chronique, une β-thalassémie ou une drépanocytose.

Maladie	Caractéristiques des patients	Manifestations cliniques
Élastose actinique	Adultes d'âge moyen et plus âgés ayant une peau peu pigmentée et des antécédents d'expositions solaires chroniques	Peau jaune à grise, épaissie, lâche, ridée finement ou de façon plus grossière ; photodistribution sur les parties latérales du front, le cou, la face dorsale des avant-bras
Élastose perforante calcifiée*	5e-8e décennies ; principalement femmes noires multipares**	Plaque composée de papules kératosiques coalescentes (plus apparentes en périphérie) ; zone périombilicale >> seins
Élastolyse papillaire dermique de type PXE (EPDP)† et papulose fibreuse blanche du cou (PFBC)†	5e-9e décennies ; principalement femmes caucasiennes et (pour PFBC) hommes japonais	Papules multiples de 2 à 3 mm, jaunes, couleur de la peau ou (si PFBC) papules blanchâtres ; dans le EPDP, coalescence pour former des plaques avec une apparence de pavage ; cou > haut du tronc, aisselles, zone de flexion des avant-bras, partie inférieure de l'abdomen

* *Aussi rapportée comme PXE perforant périombilical.*
** *Occasionnellement associée à une augmentation de production de calcium phosphate dans la maladie rénale chronique.*
† *Atteintes rattachées au spectre de papulose fibroélastolytique ; l'élastose dermique focale de survenue tardive a une présentation clinique semblable.*

Tableau 80.3 Approche multidisciplinaire de la prise en charge du pseudo-xanthome élastique.

Général
• Antioxydants et supplémentation en magnésium, modération de l'absorption de calcium • Exercice régulier, contrôle du poids, éviter de fumer et d'absorber des boissons alcoolisées en excès
Peau
• Intervention chirurgicale pour des plis cutanés excessifs
Yeux
• Examen du fond d'œil bisannuel, utilisation de la grille d'Amsler pour évaluer les défauts du champ de vision central • Utilisation de lunettes de soleil ; éviter les traumatismes de la tête ou les efforts importants • Photocoagulation laser ou traitement photodynamique de la néovascularisation choroïdienne si symptômes visuels • Injections intravitréennes d'antagonistes du VEGF
Système cardiovasculaire
• Électrocardiogramme et échocardiogramme de référence, examen cardiaque annuel • Petites doses d'acide acétylsalicylique (si non contre-indiqué), correction de l'hyperlipidémie et de l'hypertension • Pentoxyfylline, cilostazol ou clopidogrel pour la claudication intermittente

VEGF : *vascular endothelial growth factor.*

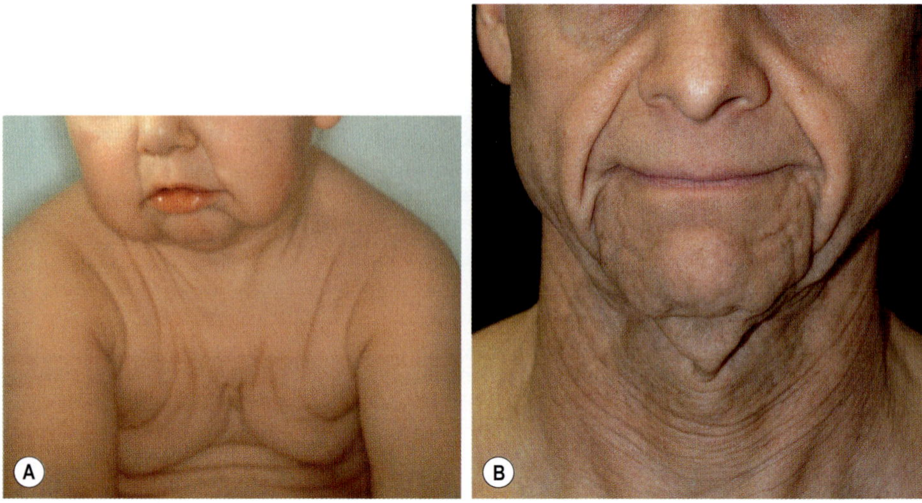

Fig. 80.3 Signes cutanés de cutis laxa. A Peau lâche et joues tombantes chez un enfant ayant une cutis laxa héréditaire. **B** Plis cutanés affaissés, donnant un aspect prématurément âgé chez un homme ayant une cutis laxa acquise associée à un myélome. *Remerciements : A : Thomas Schwarz, MD; B : Jeffrey P Callen, MD.*

Tableau 80.4 Étiologies de la cutis laxa.

Cutis laxa héréditaire
Défaut des composants des fibres élastiques, p. ex. élastine, fibuline-4/5 ou protéine-4 de liaison du TGF-β latent Défaut de glycosylation et du transport vésiculaire des composants des fibres élastiques Défaut des enzymes mitochondriales de biosynthèse de la proline
Cutis laxa acquise*
Affections cutanées, p. ex. éruptions de type syndrome de Sweet (syndrome de Marshall)*, urticaire/angio-œdème, éruptions médicamenteuses, lymphome cutané **Gammapathies monoclonales** avec dyscrasies sous-jacentes variées des plasmocytes ; la cutis laxa peut être acrale ou (en particulier avec la maladie des chaînes lourdes) généralisée Effets directs de prises médicamenteuses, notamment pénicillamine

* *Parfois dans le cadre d'un déficit en* α_1*-antitrypsine.*
TGF-β : *transforming growth factor-β.*

Tableau 80.5 Autres affections héréditaires du tissu conjonctif avec manifestations cutanées.

Maladie	Manifestations cutanées	Manifestations extra-cutanées	Hérédité, protéine mutée
Syndrome de Marfan	Vergetures, élastose perforante serpigineuse, diminution de la graisse des membres	Grande stature avec de longs membres, arachnodactylie, scoliose; subluxation du cristallin (vers le haut), myopie; dilatation/ dissection de l'aorte ascendante*	AD, fibrilline-1
Syndrome de Loeys-Dietz	Peau translucide, ecchymoses faciles, cicatrices atrophiques ± milium facial multiple	Habitus marfanoïde, hypermobilité articulaire; anévrismes aortiques, artères tortueuses; hypertélorisme, luette bifide	AD, récepteurs 1 et 2 du TGF-β2 et 3, membre 3 de la famille SMAD
Homocystinurie	Flush malaire, livedo réticulé, dilution pigmentaire diffuse, cicatrices fines comme du papier de soie	Habitus marfanoïde, subluxations du cristallin (descendantes), thromboses, déficience intellectuelle	AR, cystathionine-synthase > autres enzymes
Syndrome de Buschke-Ollendorff	Nævus conjonctifs avec augmentation de l'élastine ou du collagène (dermatofibrose lenticulaire disséminée); occasionnellement sclérose cutanée associée à une mélorhéostose	Ostéopoïkilose (os « mouchetés »); occasionnellement mélorhéostose (os scléreux avec un aspect de « ruissellement de cire de bougie » sur les radiographies)	AD, protéine LEMD3 (antagoniste du signal TGF-β)

* **TT :** *β-bloquants et antagonistes des récepteurs de l'angiotensine II, qui s'opposent au signal pathogénique TGF-β.*
AD : autosomique dominant; AR : autosomique récessif; TGF-β : *transforming growth factor-β.*

81 Hypertrophies dermiques

Cicatrice hypertrophique

• Ferme, initialement de couleur rose à pourpre puis devenant couleur de la peau à hypopigmentée, occasionnellement hyperpigmentée ; papule ou plaque limitée à un site d'excision ou de blessure (fig. 81.1 et 81.2).
• Observée le plus souvent sur le tronc ou les épaules.
• Parfois prurigineuse.
• Avec un traitement on peut réduire le prurit et le relief, mais pas la largeur de la cicatrice.
• Les options thérapeutiques incluent plaques de gel de silicone, triamcinolone intralésionnelle, réexcision (mais peut récidiver), laser (p. ex. laser à colorant pulsé pour améliorer la couleur), massage/pression, radiothérapie postopératoire.

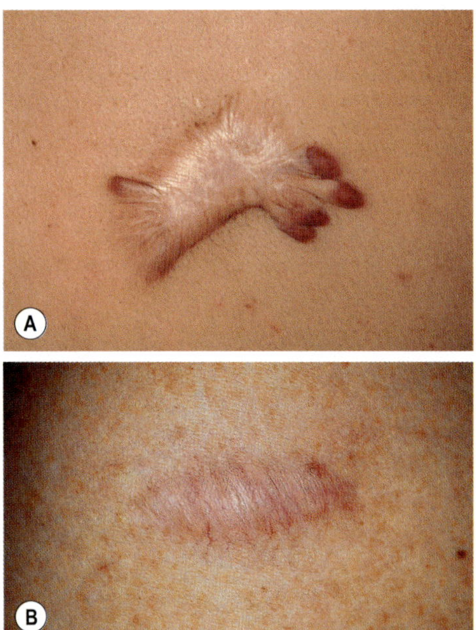

Fig. 81.1 Comparaison d'une cicatrice chéloïde et hypertrophique. A La chéloïde a des extensions en forme de pattes qui s'étendent au-delà des marges originelles dans la peau adjacente normale. **B** La cicatrice hypertrophique reste confinée au site de la plaie chirurgicale originelle. *Remerciements : A : Edward Cowen, MD ; B : Jean L. Bolognia, MD.*

Chéloïde

• Plus fréquente chez les personnes avec une peau très pigmentée et qui ont une prédisposition familiale.
• Rarement associée à des syndromes (p. ex. syndromes de Rubinstein-Taybi ou de Goeminne).
• Plaque(s) en relief, ferme, souvent de la couleur de la peau, et qui, à la différence des cicatrices hypertrophiques, s'étend au-delà des marges de la plaie (fig. 81.3 ; tableau 81.1) ; la couleur peut varier comme dans les cicatrices hypertrophiques.
• Suit un traumatisme lié à une procédure chirurgicale (incluant le percement des oreilles) et suit des affections inflammatoires, notamment l'acné, mais peut survenir spontanément (fig. 81.4).
• Mauvaise réponse au traitement.
• Les options thérapeutiques incluent plaques de gel de silicone, injections intralésionnelles de triamcinolone (débuter à 10–20 mg/mL), interféron α-2b ou 5-fluoro-uracile ; pression ; laser (p. ex. laser à colorant pulsé pour améliorer la couleur) ; excision suivie par d'autres modalités

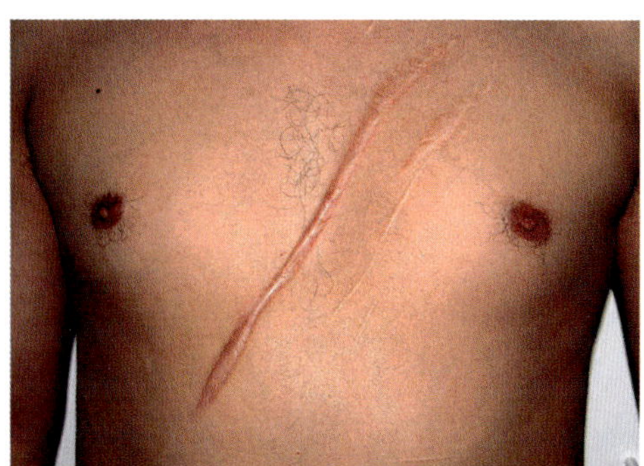

Fig. 81.2 Cicatrice hypertrophique sur la zone d'une blessure par couteau. *Remerciements : Luis Requena, MD.*

Tableau 81.1 Signes caractéristiques des cicatrices normales, hypertrophiques, et chéloïdes.

	Cicatrice normale	Cicatrice hypertrophique	Cicatrice chéloïde
Précédée d'une blessure	Oui	Oui	Pas toujours
Survenue	Immédiate	Immédiate	Retardée
Érythème	Temporaire	Proéminent	Aspects variés
Profil	Plan	En relief	En relief
Symptomatique	Non	Oui	Oui
Confinée aux limites de la plaie	Oui	Oui	Non
Augmentation des mastocytes	Non	Oui	Oui
Résolution spontanée	N/A	Possible, graduelle	Rare
Réponse au traitement	N/A	Bonne	Mauvaise

N/A : non applicable.

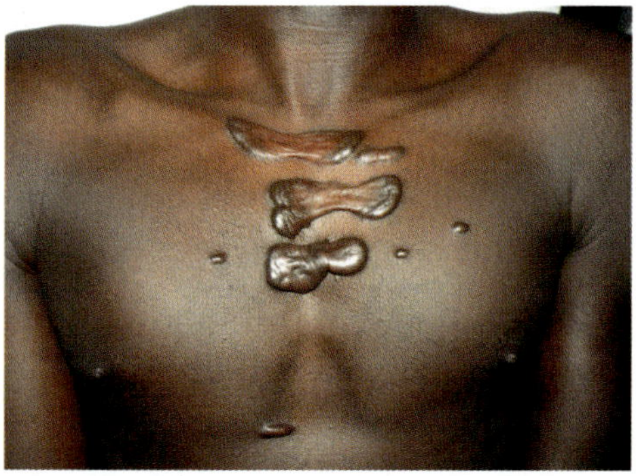

Fig. 81.3 Chéloïde de la poitrine, une zone habituelle. Noter l'extension de la chéloïde à l'intérieur la peau normale avoisinante et l'aplanissement central des plus grandes lésions. *Remerciements : Luis Requena MD.*

comme une irradiation à faibles doses ou l'imiquimod topique.

Maladie de Dupuytren

- Fibromatose du fascia de la face palmaire d'un doigt ou de la paume.
- Débute par un épaississement linéaire à la partie proximale du 4e > 5e doigt qui est plus apparent à l'extension des doigts.
- Peut progresser graduellement vers des contractures en flexion (fig. 81.5).
- Associée à d'autres fibromatoses (p. ex. plantaire, pénienne), alcoolisme et diabète ; le vémurafénib peut être responsable de l'apparition ou l'aggravation de la maladie.

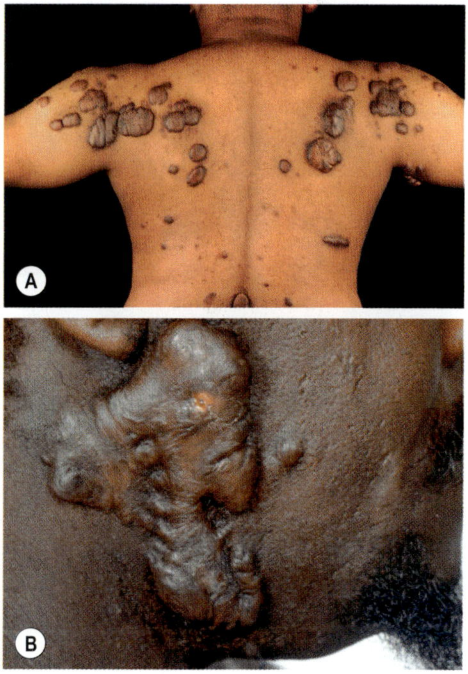

Fig. 81.4 Chéloïdes. Le haut du tronc (**A**) et le cou (**B**) sont des sites habituels. Il y a une prévalence élevée de chéloïdes chez les patients qui ont une peau très pigmentée, mais elles peuvent survenir chez des personnes de n'importe quel phénotype cutané. Noter l'extension des chéloïdes dans la peau normale avoisinante à la manière de pattes. *Remerciements : A : Lorrenzo Cerroni, MD ; B : YDRSC.*

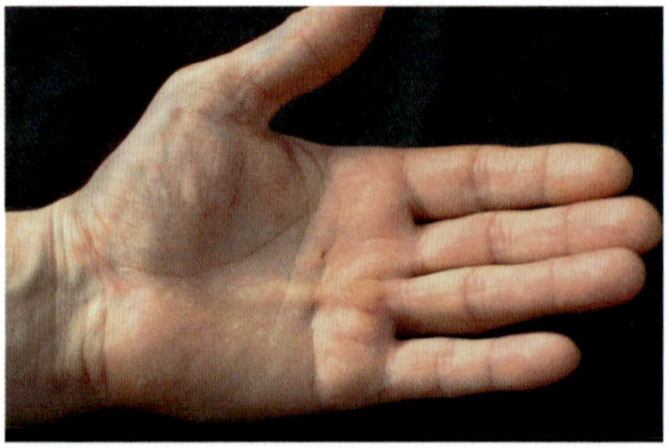

Fig. 81.5 Maladie de Dupuytren. Nodule fibreux à la base du 4e doigt avec un cordon notable s'étendant en proximal. Les cordons fibreux peuvent manquer, ils sont accentués par l'extension des doigts. Des contractures en flexion peuvent éventuellement se développer. *Remerciements : Jean L. Bolognia, MD.*

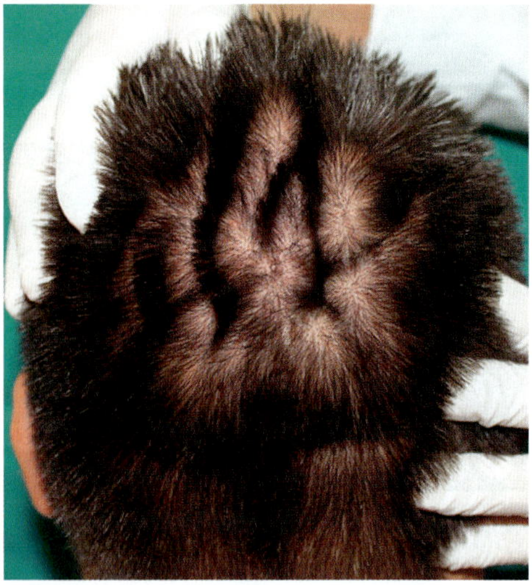

Fig. 81.6 Cutis verticis gyrata. Plis cérébriformes de la peau du cuir chevelu. *Remerciements : Luis Requena MD.*

- La correction chirurgicale est habituellement utile; l'injection de collagénase est également parfois efficace.

Affections liées au tissu élastique

- Cf. fig. 73.2A-C et E, 79.4, 79.7 ; tableaux 80.2, 80.5.

Cutis verticis gyrata

- Hypertrophie et plis linéaires limités au cuir chevelu (fig. 81.6) ; prédominance masculine avec début durant la puberté pour les cas idiopathiques.

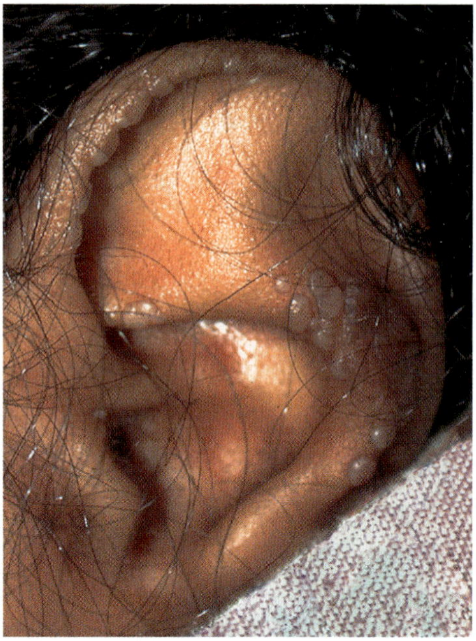

Fig. 81.7 Fibromatose hyaline juvénile. Les papules perlées, fermes, atteignent préférentiellement les oreilles. *Remerciements : YDRSC.*

- La forme primitive (idiopathique) est la plus fréquente et peut être associée à des manifestations systémiques (neurologiques, ophtalmologiques).
- La forme secondaire est associée à des endocrinopathies (p. ex. acromégalie, myxœdème), une résistance à l'insuline, ou des maladies génétiques (p. ex. syndrome de Turner).
- Le diagnostic différentiel inclut différentes affections, comme des tumeurs bénignes ou des hamartomes (p. ex. nævus pigmentaire congénital cérébriforme du cuir chevelu, neurofibrome plexiforme), la pachydermopériostose (qui atteint le visage et les zones acrales de même que le cuir chevelu), et la cellulite disséquante (le cuir chevelu est purulent et douloureux).

Syndrome de fibromatose hyaline (fibromatose hyaline juvénile et hyalinose systémique infantile)

- Spectre des affections autosomiques récessives dues à des mutations de *ANTXR2*.
- Présente chez le nourrisson ou le jeune enfant avec des papulonodules des oreilles, des mains et des zones périorificielles (fig. 81.7), en plus d'une hypertrophie gingivale et de contractures en flexion.
- La forme sévère (hyalinose systémique infantile) comporte une atteinte des organes internes.

Pour plus d'informations, cf. chap. 98 de *Dermatology, Fourth Edition*.

Atrophies du tissu conjonctif 82

Ce chapitre est principalement centré sur les entités dans lesquelles il y a une réduction du collagène et/ou du tissu élastique dans le derme. Elles varient depuis des affections cutanées très fréquentes comme les vergetures jusqu'aux manifestations cutanées de syndromes génétiques rares. La perte de la graisse sous-cutanée, c.-à-d. la lipoatrophie, est intégrée chap. 84, l'acrodermatite chronique atrophiante chap. 97, et le syndrome d'Ehlers-Danlos ainsi que la cutis laxa chap. 80.

Vergetures

• Lésions linéaires atrophiques qui reflètent les dommages dermiques (« cassures ») aux sites d'un stress mécanique dû à l'étirement de la peau, d'où l'expression populaire de « marques de traction » ; plus souvent observées chez les adolescents en poussée de croissance ou prenant du poids et sur l'abdomen chez plus de 75 % des femmes enceintes.

• Les vergetures sont multiples, symétriques et disposées le long des lignes de clivage ; les sites typiques d'atteinte et les manifestations caractéristiques sont montrés fig. 82.1 ; les lésions précoces peuvent être de couleur rouge pourpre (striae rubra) mais, avec le temps, la plupart des vergetures deviennent couleur de la peau à blanches avec des petites rides (striae alba) (fig. 82.2).

• Des causes additionnelles sont l'hypercortisolisme (p. ex. syndrome de Cushing), l'application de CS topiques puissants (en particulier dans les zones d'occlusion comme les grands plis du corps) et l'hérédité ; chez les haltérophiles, le stress mécanique et l'élargissement des muscles peuvent conduire à des vergetures.

• **DD :** élastose linéaire focale, en particulier quand les lésions sont présentes au milieu du bas du dos.

• **TT :** difficile, mais les vergetures deviennent souvent moins apparentes après quelques années ; une amélioration modeste est possible avec la trétinoïne topique en crème à 0,1 % ; des améliorations ont été rapportées avec les lasers (p. ex. laser à colorant pulsé pour striae rubra, 308 nm excimer pour striae alba).

Papules piézogéniques

• Ce sont des hernies de la graisse de la région du talon où il y a une diminution du tissu conjonctif dermique ; les papules, couleur de la peau, apparaissent avec la pression occasionnée par le poids du corps et disparaissent quand la jambe est surélevée (fig. 82.3A) ; elles surviennent occasionnellement au poignet.

• Dans une variante infantile, des nodules plus grands apparaissent sur la partie médiane du talon et leur apparition ne nécessite pas une mise en charge (fig. 82.3B).

Anétodermie

• Lésions bien circonscrites, couleur de la peau, flaccides qui résultent d'une diminution focale, marquée, du tissu élastique dans le derme (fig. 82.4).

• Apparaît souvent de novo (forme primaire), avec des lésions mesurant habituellement 1–2 cm de diamètre ; il y a aussi des formes secondaires d'anétodermie qui suivent une inflammation ou une infection de la peau (p. ex., varicelle, lèpre lépromateuse, lupus cutané aigu) ou qui sont vues en association avec des tumeurs cutanées (p. ex. hémangiome infantile qui a involué) ou le syndrome des anticorps antiphospholipides.

• L'anétodermie du prématuré se présente sous forme de lésions atrophiques résultant de traumatismes iatrogènes mineurs, sur une peau immature, dans le cadre de soins intensifs néonataux.

• Bien que les lésions de la forme primaire soient souvent en relief, elles peuvent parfois être situées au niveau de la surface cutanée ou déprimées (fig. 82.4C) ; cependant, toutes les lésions sont molles à la palpation et la réduction focale du tissu élastique provoque une sensation comparable à celle d'une hernie abdominale (rapportée comme signe de la « boutonnière », aussi observé dans les neurofibromes).

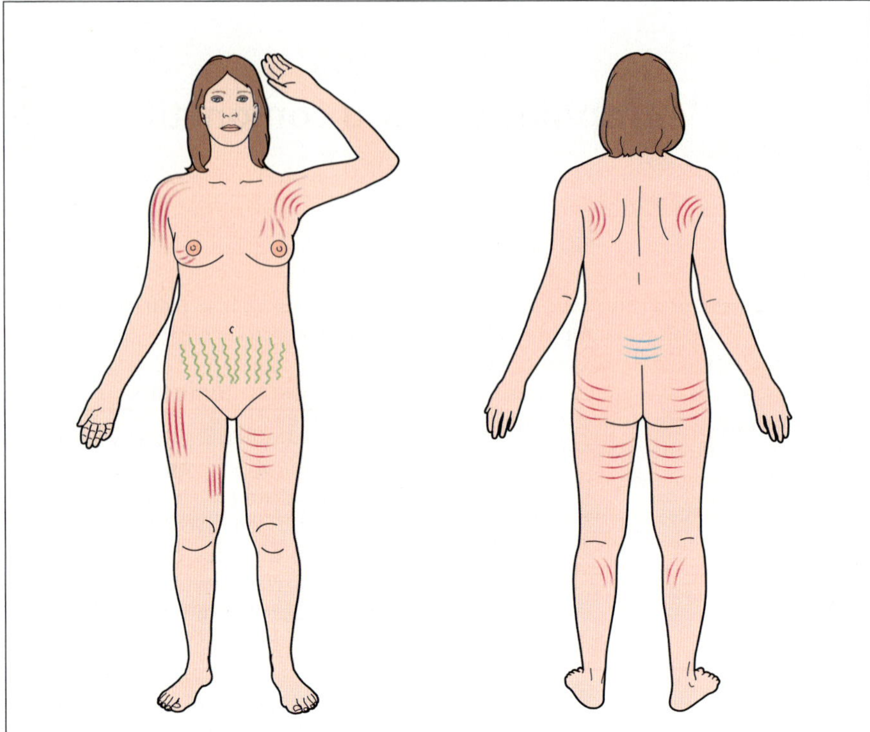

Fig. 82.1 Sites anatomiques habituels de vergetures et d'élastose linéaire focale.

- La forme primaire touche essentiellement le cou, la partie supérieure du tronc et les membres supérieurs de jeunes adultes, avec des lésions apparaissant sur une période de plusieurs années, tandis que la distribution des formes secondaires reflète celle de la maladie inflammatoire qui les a précédées.
- **DD :** cicatrices post-traumatiques, élastorrhexie papuleuse (apparence clinique similaire mais ferme à la palpation), cicatrices de type anétodermie (élastolyse périfolliculaire) dues à l'acné vulgaire, élastolyse de type pseudo-xanthome élastique du derme papillaire (zones de flexion; cf. tableau 80.2).
- **TT :** difficile; pour les formes secondaires, le traitement de la maladie sous-jacente peut prévenir l'apparition de nouvelles lésions; l'excision chirurgicale peut conduire à des cicatrices.

Atrophodermie de Pasini et Pierini

- Plaques hyperpigmentées à peine déprimées, principalement de la partie postérieure du tronc (fig. 82.5); le signe caractéristique « en bordure de falaise » du bord périphérique peut être subtil; un chevauchement important existe avec les plaques de morphées de type « brûlé »; de façon notable, une minorité de patients ont les deux affections.

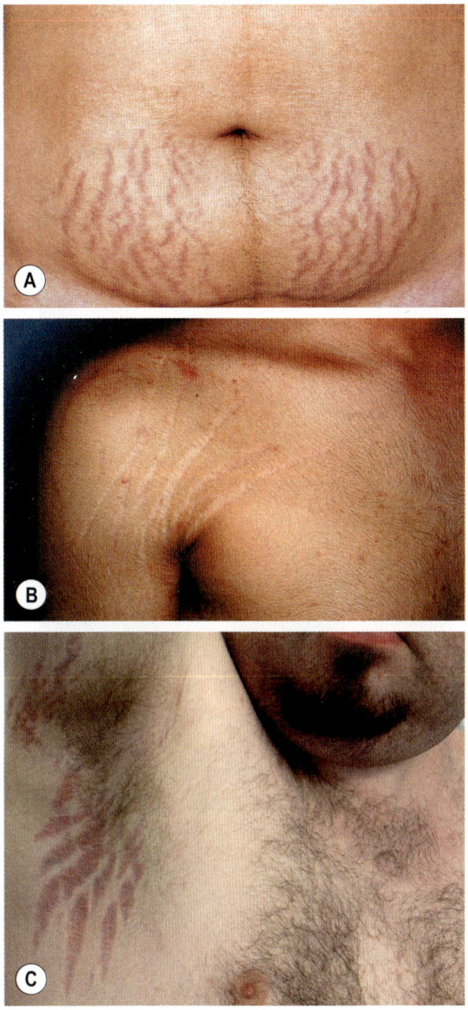

Fig. 82.2 Vergetures. A Lésions érythémateuses linéaires de l'abdomen (striae rubra). **B** Multiples stries linéaires atrophiques de striae alba chez un adolescent. **C** Larges vergetures axillaires chez un patient recevant de façon chronique, par voie systémique, de fortes doses de corticostéroïdes. *Remerciements : A : USCDRSC ; B : Kalman Watsky, MD ; C : YDRSC.*

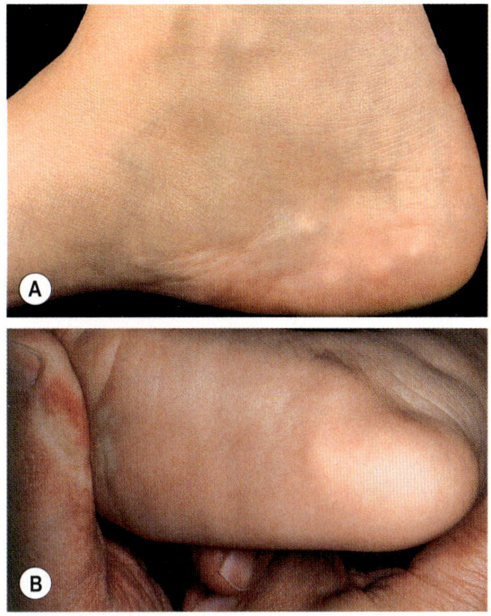

Fig. 82.3 Papules piézogéniques du pied. **A** Évaginations, couleur de la peau à jaunâtres, du talon, correspondant à des hernies de graisse sous-cutanée à travers le fascia plantaire ; elles sont parfois douloureuses. **B** Nodules mous de la partie médiane de la plante du pied chez un nourrisson. *Remerciements : B : Julie V. Schaffer, MD.*

• Survenue typique durant l'adolescence ou chez le jeune adulte ; les plaques sont souvent de forme ovale, de 2–8 cm de diamètre, le nombre est compris entre une et plusieurs, avec persistance pendant des décennies ; rarement, les lésions sont présentes à la naissance ou surviennent le long des lignes de Blaschko (atrophodermie de Moulin ; fig. 82.6 ; cf. chap. 51).

• Comme la réduction d'épaisseur du derme est subtile, une biopsie elliptique incluant à la fois la peau atteinte et non atteinte et coupée longitudinalement est habituellement nécessaire au diagnostic.

• **DD :** morphée, mais par contraste avec l'atrophodermie, une induration et/ou un rebord inflammatoire est observé ; il y a une hyperpigmentation post-inflammatoire ; si le nombre de lésions est limité, dermatofibrosarcome protuberans (principalement chez les enfants).

• **TT :** difficile ; amélioration modeste de l'hyperpigmentation rapportée avec un traitement par laser dépigmentant.

Élastolyse du derme moyen

• Affection idiopathique caractérisée par des plaques étendues, couleur de la peau avec de fines rides et occasionnellement des papules folliculaires avec une petite dépression centrale ; les lésions sont souvent cliniquement subtiles (fig. 82.7) et histologiquement, il y a une perte sélective du tissu élastique du derme moyen bien montrée par les colorations spécifiques des fibres élastiques.

• Atteint le plus souvent le tronc, le cou, les bras, des femmes caucasiennes d'âge moyen.

• **DD :** l'entité majeure est la cutis laxa acquise généralisée.

• **TT :** aucun actuellement valable.

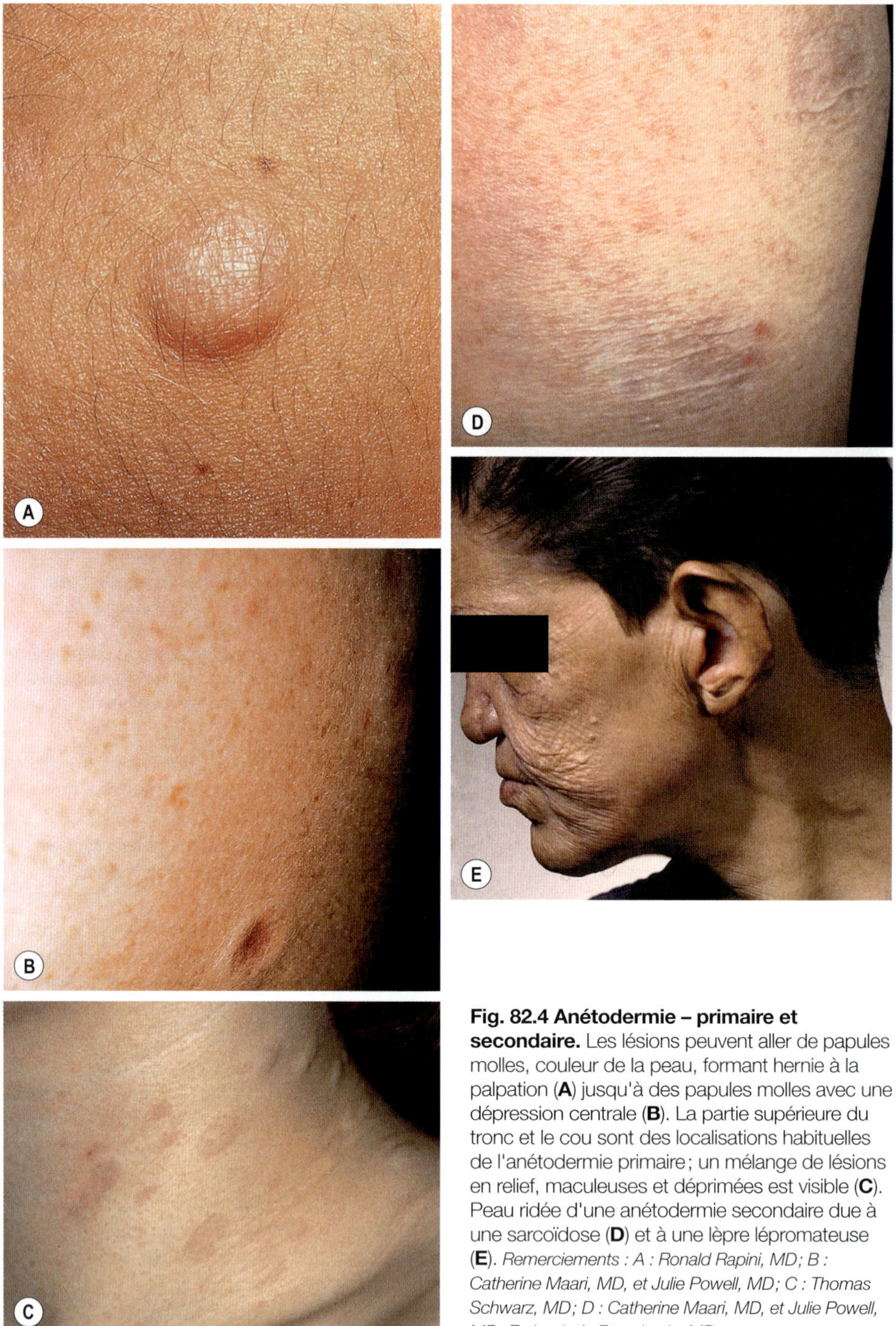

Fig. 82.4 Anétodermie – primaire et secondaire. Les lésions peuvent aller de papules molles, couleur de la peau, formant hernie à la palpation (**A**) jusqu'à des papules molles avec une dépression centrale (**B**). La partie supérieure du tronc et le cou sont des localisations habituelles de l'anétodermie primaire ; un mélange de lésions en relief, maculeuses et déprimées est visible (**C**). Peau ridée d'une anétodermie secondaire due à une sarcoïdose (**D**) et à une lèpre lépromateuse (**E**). *Remerciements : A : Ronald Rapini, MD ; B : Catherine Maari, MD, et Julie Powell, MD ; C : Thomas Schwarz, MD ; D : Catherine Maari, MD, et Julie Powell, MD ; E : Louis A. Fragola, Jr., MD.*

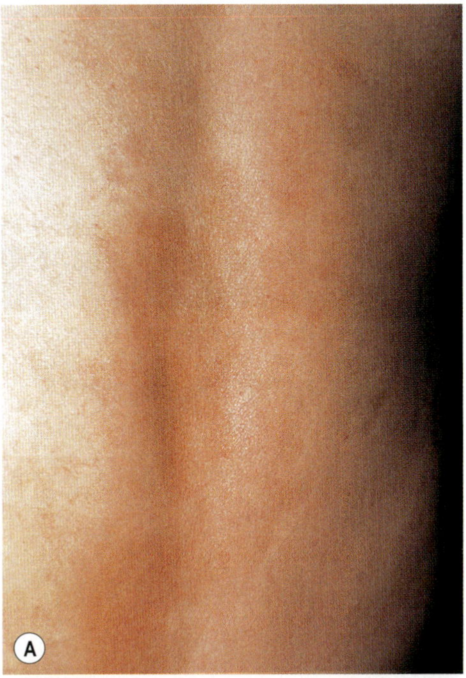

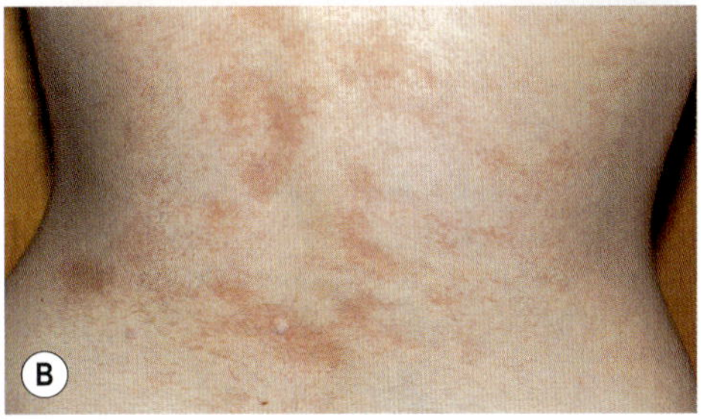

Fig. 82.5 Atrophodermie de Pasini et Pierini. **A, B** Multiples taches brun clair du dos ; noter la dépression légère des lésions avec une bordure en « bord de falaise ». En (**B**), des vaisseaux sanguins dermiques sont visibles à l'intérieur de quelques plaques ; la papule blanche correspond à la cicatrisation du site de biopsie. *Remerciements : A : Catherine C. McCuaig, MD ; B : Julie V. Schaffer, MD.*

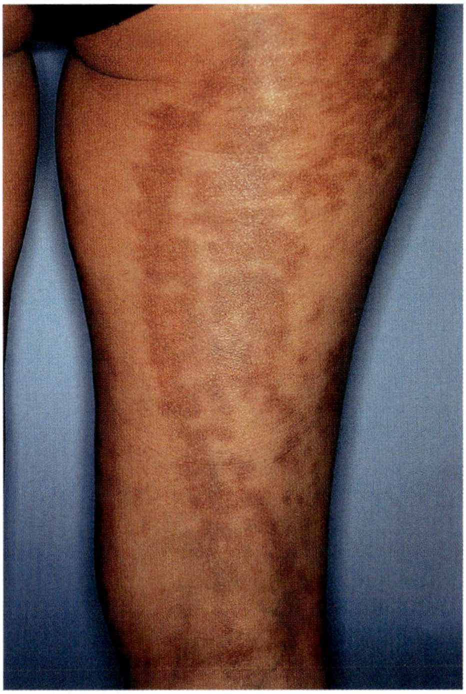

Fig. 82.6 Atrophodermie de Moulin. Stries linéaires hyperpigmentées le long des lignes de Blaschko. Noter la discrète dépression des lésions sur la partie latérale supérieure de la cuisse. *Remerciements : Jean L. Bolognia, MD.*

Atrophodermie folliculaire

Petites dépressions centrées sur des follicules pileux.

Les aspects cliniques peuvent se présenter comme :

- Atrophodermie vermiculée des joues (fig. 82.8), qui peut être sporadique, héréditaire autosomique dominante ou un composant du spectre de la kératose pilaire atrophiante, comportant aussi une hyperkératose folliculaire (tableau 82.1 ; fig. 82.9)
- Follicules ouverts du dos des mains et des pieds dans le syndrome dominant lié à l'X de Bazex-Dupré-Christol dans lequel les patients développent aussi des CBC et une alopécie
- Pits folliculaires dans des bandes le long de lignes Blaschko dans le syndrome lié à l'X de Conradi-Hünermann-Happle (forme de chondrodysplasie ponctuée)

Atrophie maculeuse varicelliforme cutanée (AMVC)

• Dépressions acquises, fines, linéaires, du visage qui mesurent 2–10 mm de long et peuvent être mélangées avec des petites dépressions circulaires ; il n'y a pas d'antécédent d'inflammation préalable, acné ou traumatisme (fig. 82.10).

Pour plus d'informations, cf. chap. 99 de *Dermatology, Fourth Edition*.

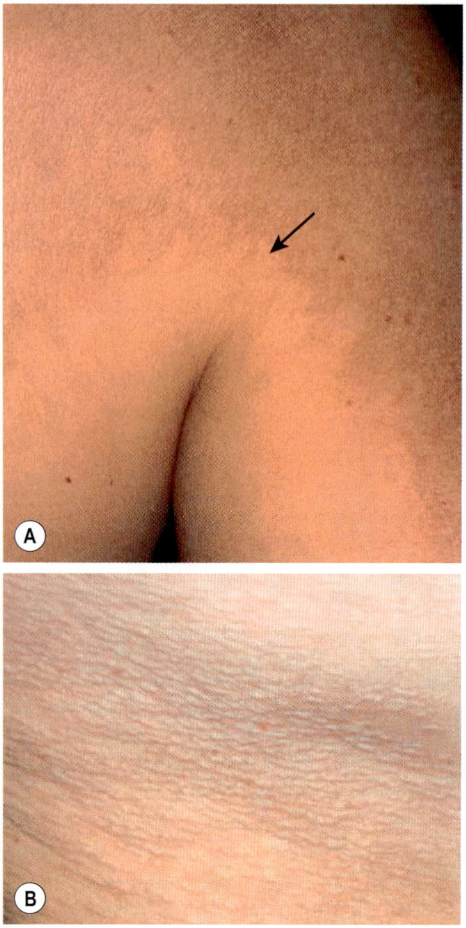

Fig. 82.7 Élastolyse du derme moyen. A Grande plaque avec de fines rides et une bordure finement réticulée du haut du dos et de l'épaule. La jonction entre peau atteinte et non atteinte est marquée d'une flèche. **B** Des zones circonscrites finement ridées et de papules folliculaires sont présentes. *Remerciements A : Judit Stenn, MD; B : Lorenzo Cerroni, MD.*

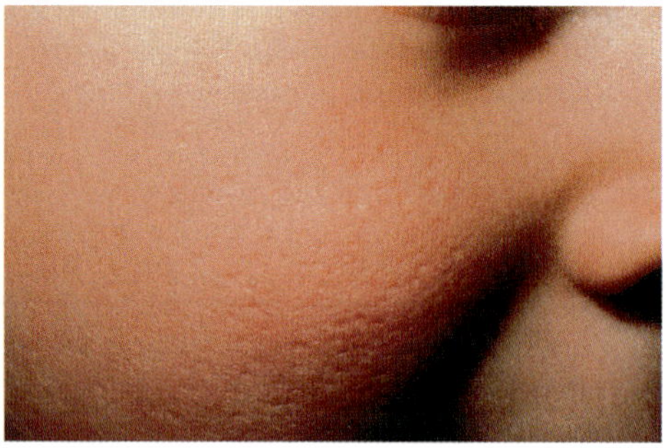

Fig. 82.8 Atrophodermie vermiculée. Multiples petites cicatrices déprimées sur la joue d'une jeune fille. Noter l'aspect en nid d'abeille sur la partie inférieure de la joue ; la peau apparaît comme « vermoulue ». Les lésions atrophiques peuvent être précédées de papules inflammatoires. *Remerciements : Robert Hartmann, MD.*

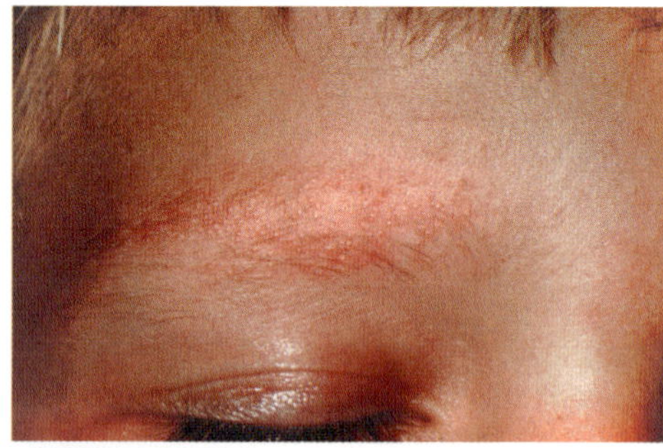

Fig. 82.9 Ulérythème ophryogène. L'alopécie des sourcils est mêlée à de minuscules papules folliculaires ayant un fin rebord érythémateux. *Remerciements : Jean L. Bolognia, MD.*

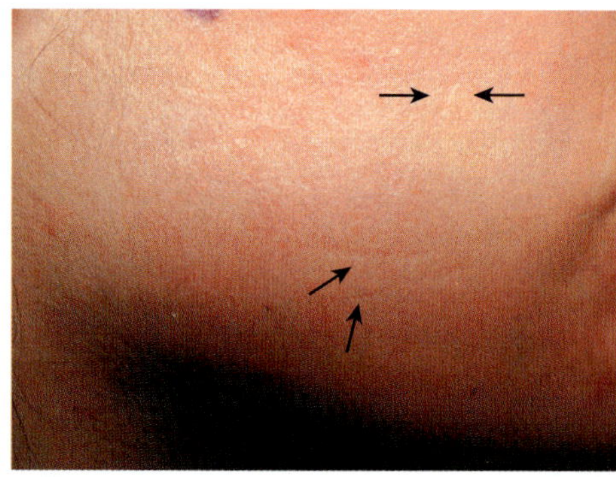

Fig. 82.10 Atrophie maculeuse varicelliforme de la peau. Multiples dépressions linéaires d'aspect cicatriciel (entre et au-dessus des flèches) avec absence d'antécédent de traumatisme. *Remerciements : Jean L. Bologna, MD.*

Tableau 82.1 Spectre des kératoses pilaires atrophiantes. Il y a aussi une forme autosomique dominante de KFDS avec atteinte du cuir chevelu.

Maladie	Hérédité	Âge de début	Distribution	Manifestations cutanées	KP*	Autres manifestations et associations
Kératose pilaire atrophiante du visage (ulérythème ophryogène)	AD AR (mutations *LRP1*)	Petite enfance	Sourcils, en particulier le tiers externe (fig. 82.9) > tempes, joues, front	• Papules folliculaires érythémateuses avec bouchons kératosiques, évoluant en atrophie folliculaire • Alopécie cicatricielle de la partie latérale des sourcils, ce qui le distingue de la KP rouge	+	Association au syndrome de Noonan et autres RASopathies
Atrophodermie vermiculaire	Cf. texte et fig. 82.8				–	
Kératose folliculaire décalvante spinulosique (KFDS)	XR (mutations de *MBTPS2*)	Enfance	Visage, cuir chevelu, membres, tronc	• Papules folliculaires érythémateuses avec un bouchon corné central, évoluant en atrophie folliculaire • Alopécie cicatricielle du cuir chevelu, des sourcils et des cils	++	• Kératodermie palmoplantaire, érythème facial • Kératite, photophobie

* *Kératose pilaire (KP) associée des membres et du tronc qui n'évolue pas typiquement en atrophie.*
AD : autosomique dominant ; *MBTPS2 : membrane-bound transcription factor peptidase, site 2* (impliqué dans la régulation des stérols) ; XR : récessif lié à l'X ; + : légère à modérée ; ++ : sévère.

83 Panniculites

Introduction

• Le tissu adipeux joue de nombreux rôles actifs dans l'organisme en plus de son caractère isolant, p. ex. stockage et relargage de lipides, médiation de l'inflammation, modulation endocrinienne et des systèmes lié à la reproduction.
• Panniculite = inflammation du tissu adipeux.
• Sur les plans clinique et histopathologique, le tissu adipeux a un répertoire limité de réponses aux agressions et à l'inflammation.
• Le plus souvent, il s'agit de nodules ou de plaques sous-cutanés, sensibles, inflammatoires ; à l'exception de l'érythème noueux, une ulcération avec écoulement peut se développer.
• Il existe des causes variées, et un système de classification clinique est présenté tableau 83.1.
• Le diagnostic est difficile et nécessite la prise en compte (1) des caractéristiques du patient telles que l'âge, le statut immunitaire, les affections sous-jacentes ; (2) de la localisation des lésions (fig. 83.1) ; (3) de la présence ou l'absence d'ulcération et/ou de drainage ; et (4) des manifestations histopathologiques.
• Une biopsie est habituellement nécessaire pour établir le diagnostic, il est crucial que le

Tableau 83.1 Classification clinique des panniculites.

Panniculite réactionnelle
• Érythème noueux (EN) • Panniculite nodulaire migratoire subaiguë • Érythème induré (EI)
Panniculite à prédominance infantile (cf. tableau 83.3)
Panniculite métabolique
• Panniculite avec déficit en α_1-antitrypsine • Panniculite pancréatique
Panniculite des connectivites
• Panniculite du lupus érythémateux • Panniculite associée à une dermatomyosite • Morphée/sclérodermie systémique (cf. chap. 35 et 36)
Panniculite physique/traumatique
• Panniculite au froid • Panniculite factice • Panniculite par traumatisme contondant • Panniculite liée à une injection (p. ex. abatacept, acétate de glatiramère) • Lipogranulome sclérosant
Panniculite induite par une infection (cf. tableau 83.2)
Lymphomes à cellules T de type panniculite (cf. tableau 83.4 et chap. 98)
Autres
• Lipodermatosclérose (LDS) • Panniculite lobulaire neutrophilique idiopathique (chevauchant avec un syndrome de Sweet) • Panniculite cytophagique hémophagocytaire (PCH)*

** La majorité représente un lymphome sous-cutané sous-jacent.*

prélèvement inclue une portion généreuse de graisse sous-cutanée (SC).

• Les biopsies par excision ou par incision étroite incorporant une grande étendue de graisse SC sont préférables à une biopsie au punch.

• Une fois le diagnostic de panniculite posé, des investigations plus poussées sont nécessaires pour chercher la cause sous-jacente ou évaluer les circonstances associées (tableaux 83.2 à 83.4).

• **DD :** différencier principalement les formes variées de panniculite et une phlébite superficielle.

• **TT :** comporte un traitement spécifique de la panniculite et souvent un traitement de l'affection sous-jacente (cf. tableaux 83.2 à 83.4).

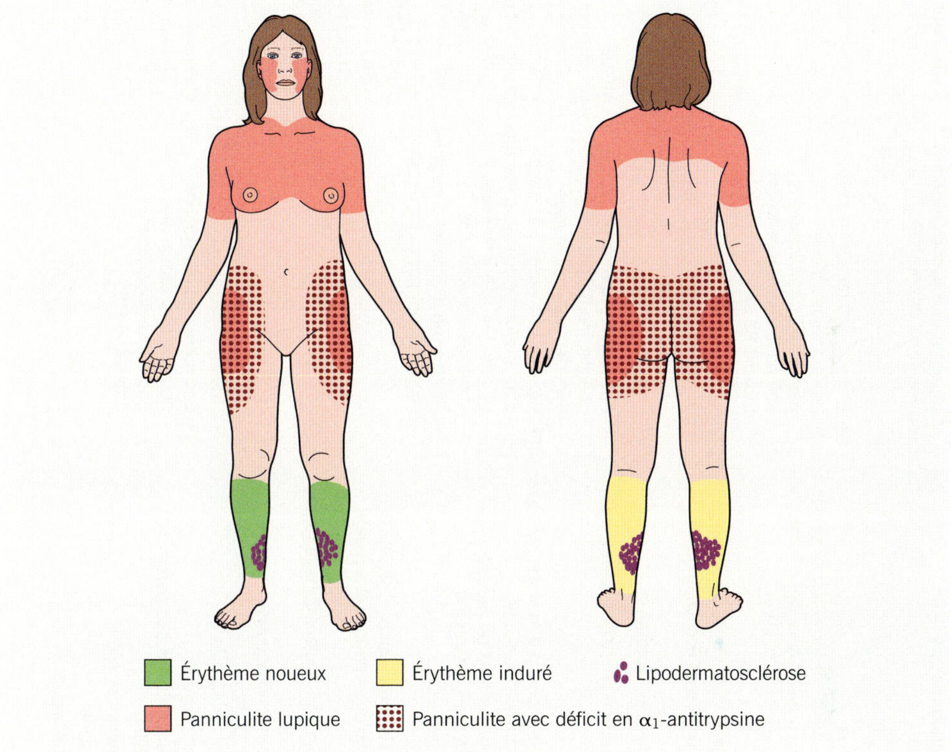

Fig. 83.1 Localisations les plus fréquentes des différentes formes de panniculites.

Pour plus d'informations, cf. chap. 100 de *Dermatology, Fourth Edition*.

Tableau 83.2 Panniculites les plus fréquentes.

Panniculite	Manifestations cliniques et histopathologiques	Manifestations systémiques et évaluations ultérieures	Traitement
Les plus fréquentes			
Érythème noueux (EN)	• Femmes > hommes ; 2e-4e décennies • Éruption aiguë de nodules sous-cutanés, inflammatoires, sensibles, bilatéraux, principalement des régions prétibiales (fig. 83.2A), mais pouvant survenir ailleurs • Pas d'ulcération ou d'écoulement • Peut durer des jours ou des semaines • Les lésions anciennes peuvent avoir un aspect ecchymotique (fig. 83.2B) • Histopathologie : panniculite septale prototypique	• ± fièvre, arthralgies, malaise • Les autres manifestations peuvent être rattachées à une cause sous-jacente (cf. tableau 83.5)	• Chercher et traiter la cause sous-jacente • Cf. tableau 83.6
Lipodermatosclérose (LDS)	• Typiquement personnes d'âge moyen ou plus âgées ayant une maladie veineuse chronique **AIGUË** • Plaques douloureuses, chaudes, rouge pourpre, mal définies avec une induration plus ou moins importante (fig. 83.3A) • Principalement les membres inférieurs, atteint en général initialement la peau au-dessus de la malléole interne • Atteint parfois le panus abdominal inférieur **CHRONIQUE** • Induration et hyperpigmentation du bas des jambes (fig. 83.3B), avec une apparence en « bouteille de champagne retournée » **AIGUË ou CHRONIQUE** • Occasionnellement survenue aiguë d'une douleur dans la région d'une LDS chronique • Histopathologie : modifications lipo-membraneuses	• Association forte avec obésité, insuffisance veineuse, hypertension systémique • Réaliser une étude par doppler pour évaluer le système veineux et chercher une insuffisance valvulaire ou veineuse • Réaliser un IPS avant d'instituer un traitement par compression	**AIGUË** • Traitement par compression (envisager la variante par Velcro) • Si trop douloureux pour un traitement par compression seule, ajouter un traitement fibrinolytique (p. ex. stéroïde anabolisant comme l'oxandrolone 10 mg × 2/j) plus pentoxifylline (400-800 mg × 3/j) **CHRONIQUE** • Bas de contention (≥ 20-30 mmHg) • Envisager l'ablation des veines incompétentes par laser endoveineux ou radiofréquence
Moins fréquentes			
Érythème induré (vascularite nodulaire)	• Femmes >> hommes ; jeunes à âge moyen • Nodules ou plaques sensibles, inflammatoires à la partie inféropostérieure des jambes (fig. 83.4) • Des ulcérations et écoulements peuvent survenir • Guérit avec des cicatrices ; récurrences • Histopathologie : vascularite neutrophilique	• Les autres manifestations peuvent être rattachées à une cause sous-jacente (tableau 83.5)	• Prendre en compte et traiter une cause sous-jacente (tableau 83.6)

(*Suite*)

Tableau 83.2 Suite.

Moins fréquentes			
Panniculite avec déficit en α_1-antitrypsine	• Hérédité autosomique en codominance • La panniculite peut être la présentation initiale de la maladie ou apparaître au cours de son évolution • Nodules ou plaques sous-cutanés, douloureux, rouges ou purpuriques, principalement de la partie inférieure du tronc ou la partie proximale des membres (fig. 83.5) • Peut s'ulcérer spontanément et drainer une substance huileuse • Histopathologie : nécrose liquéfiante du derme et des septums sous-cutanés	• BPCO • Maladie chronique du foie • Diagnostic par mise en évidence de taux plasmatiques bas d'α_1-antitrypsine (AAT) ou bien observation d'un variant déficient de la protéine AAT par typage de l'inhibiteur de la protéase (variant PI ZZ le plus souvent) ou par test de génétique moléculaire pour les mutations du gène *SERPINA1*	• **Maladie MODÉRÉE** – Doxycycline, dapsone • **Maladie SÉVÈRE** – α_1-antitrypsine intraveineuse • **Maladie RÉFRACTAIRE** – Échanges plasmatiques, greffe de foie
Panniculite du lupus érythémateux	• Forme inhabituelle de LE cutané chronique • Associée au LES dans au moins 10 % des cas • Associé au LE discoïde (LED) dans au moins un tiers des cas, mais peut être une manifestation isolée • Les nodules douloureux sous-cutanés ou les plaques ont un aspect caractéristique – sur le visage, les épaules, le haut des bras, les seins, les hanches et les fesses (fig. 83.6), épargnent notablement les membres inférieurs • Évolution chronique s'améliorant; peut être provoquée par un traumatisme • La peau sus-jacente peut être normale, déprimée, adhérente ou présenter des signes de LED («lupus profond») • Histopathologie : nécrose hyaline et infiltrat lymphoplasmocytaire	• Possibilité d'autres manifestations de LES (cf. chap. 33) • Si associé avec LES, présage souvent d'un bon pronostic • AAN souvent (+) mais à des titres faibles • Des troubles hématologiques peuvent constituer la seule autre anomalie • Doit être distinguée du lymphome à cellules T de type panniculite (cf. chap. 98)	• CS intralésionnels • Traitements systémiques les plus efficients • **1re ligne** – Antipaludéens • **2e ligne** – Méthotrexate, dapsone, mycophénolate mofétil, azathioprine, thalidomide
Panniculite induite par une infection • Bactérienne • Mycobactérienne • Fongique • Virale • Parasitaire	• Le plus souvent, mais pas exclusivement, observée chez des patients immunodéprimés • Trois scénarios cliniques typiques : – Inoculation directe d'organismes infectieux dans la graisse sous-cutanée (peut être d'aspect sporotrichoïde) – Diffusion hématogène à la graisse sous-cutanée, comme dans une septicémie (lésions disséminées) – Extension à la graisse sous-cutanée à partir d'une infection sous-jacente • Nodules fluctuants typiques dont ≥ 1 qui s'ulcèrent et se drainent • Principalement les membres inférieurs • Histopathologie : nécrose et neutrophiles; les colorations spéciales peuvent montrer les micro-organismes, mais les cultures tissulaires ± PCR sont aussi recommandées	• Peut être profondément malade (p. ex. septicémie) ou sembler normal (p. ex. hôte normal avec lésion isolée) • Le diagnostic nécessite un fort index de suspicion, prébiopsie, ce qui permet qu'une biopsie profonde stérile puisse être adressée en microbiologie pour culture tissulaire ± PCR, en plus de l'examen anatomopathologique	• Traitement empirique à large spectre chez les personnes très malades • Autrement adapté au micro-organisme identifié

Tableau 83.3 Panniculites à prédominance infantile.

Panniculite	Manifestations classiques*	Manifestations systémiques et explorations supplémentaires	Traitement
Nécrose graisseuse sous-cutanée du nouveau-né† (cytostéatonécrose)	• Observée chez des nouveau-nés à terme en général en bonne santé • Début dans les 2-3 premières semaines de vie • Nodules ou plaques, fermes, mobiles, sous-cutanés, principalement des joues, épaules, dos, fesses et cuisses (fig. 83.7)	• Hypercalcémie (habituellement 2 mois après le début), thrombocytopénie, hypertriglycéridémie • Peut être précipitée par hypothermie, hypoglycémie, détresse périnatale/hypoxie	• Disparition spontanée fréquente • Pronostic favorable • Soins de soutien
Panniculite post-stéroïdes†	• Survenue habituelle dans les 10 jours suivant un arrêt brutal de CS systémiques • Plaques rouges fermes, sur les joues, les bras, le tronc	• Peut être liée à l'affection qui a nécessité le recours aux CS systémiques	• Disparition spontanée possible • Envisager la réadministration puis une lente diminution des CS systémiques
Panniculite au froid	• Principalement les joues des nourrissons et des enfants, due à des sucettes ou des cubes de glace, ou la partie médiane des cuisses de cavalières due à l'équitation dans des températures basses avec des vêtements serrés (fig. 83.8)	• Possibilité d'autres signes d'hypothermie	• Cesser l'exposition au froid et réchauffer
Sclérème du nouveau-né†	• Observé chez des nouveau-nés prématurés, très malades • Début dans la 1re semaine de vie • Peau diffusément froide, rigide, comme une planche	• Décès fréquent par septicémie • Peut être précipité par hypothermie, déshydratation, asphyxie périnatale	• Pas de bon traitement • Soins de support

* *Toutes les entités, en dehors de la panniculite au froid, peuvent montrer des fentes en forme d'aiguilles en histopathologie.*
† *Observée exclusivement chez les nourrissons ou les enfants.*

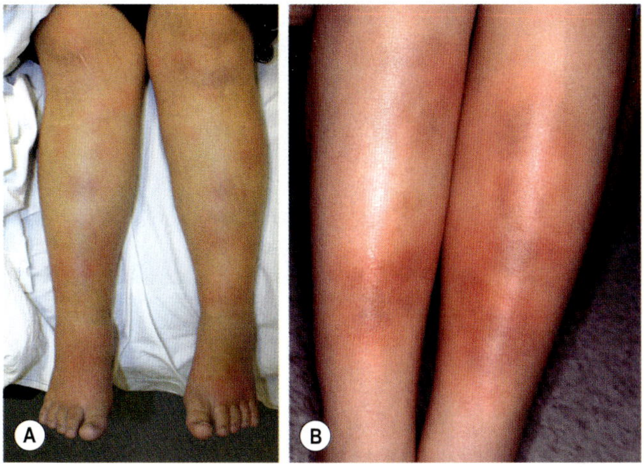

Fig. 83.2 Érythème noueux. A Nodules érythémateux, sensibles, localisés de façon bilatérale à la face antérieure des jambes et au dos des pieds ; la patiente était enceinte. **B** Les nodules et les plaques peuvent développer une apparence ecchymotique. *Remerciements : A : Ian Odell, MD, PhD ; B : Kalman Watsky, MD.*

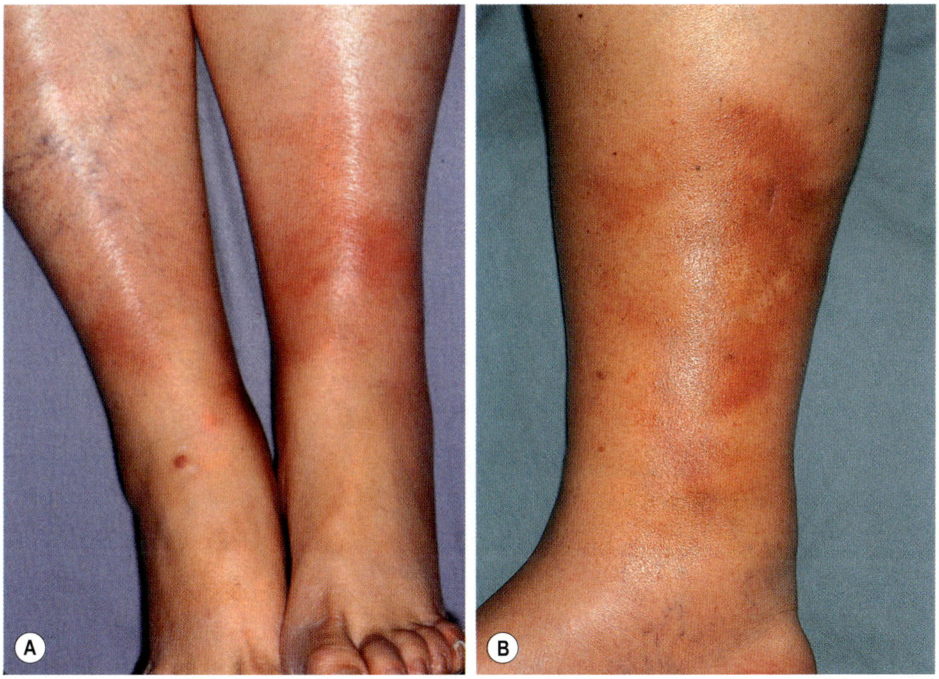

Fig. 83.3 Lipodermatosclérose. A Phase aiguë avec des plaques érythémateuses sensibles des deux membres inférieurs. Cet état est souvent diagnostiqué à tort comme « cellulite récidivante bilatérale ». **B** Phase chronique avec des plaques scléreuses rouge brun de la partie interne des jambes. *Remerciements : A : James Patterson, MD ; B : Kenneth E. Greer, MD.*

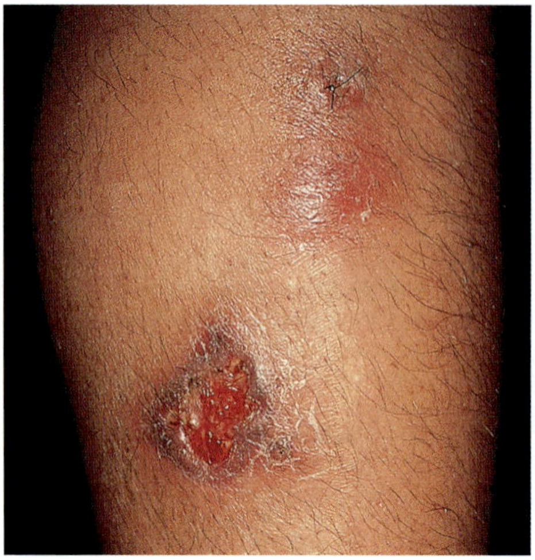

Fig. 83.4 Érythème induré. Lésions nodulaires de la partie inférieure des jambes, avec présence d'ulcérations. *Remerciements : Kenneth E. Greer, MD.*

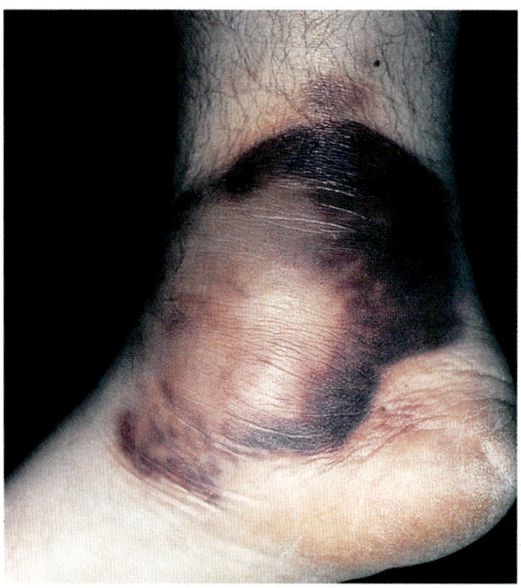

Fig. 83.5 Panniculite par déficit en α_1-antitrypsine. Nodules purpuriques des chevilles. *Remerciements : Kenneth E. Greer, MD.*

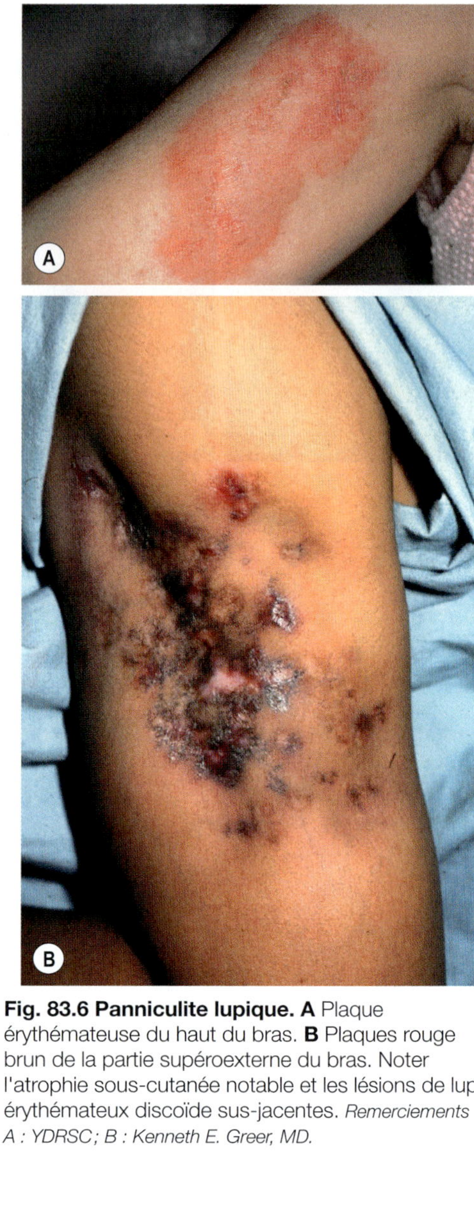

Fig. 83.6 Panniculite lupique. A Plaque érythémateuse du haut du bras. **B** Plaques rouge brun de la partie supéroexterne du bras. Noter l'atrophie sous-cutanée notable et les lésions de lupus érythémateux discoïde sus-jacentes. *Remerciements : A : YDRSC ; B : Kenneth E. Greer, MD.*

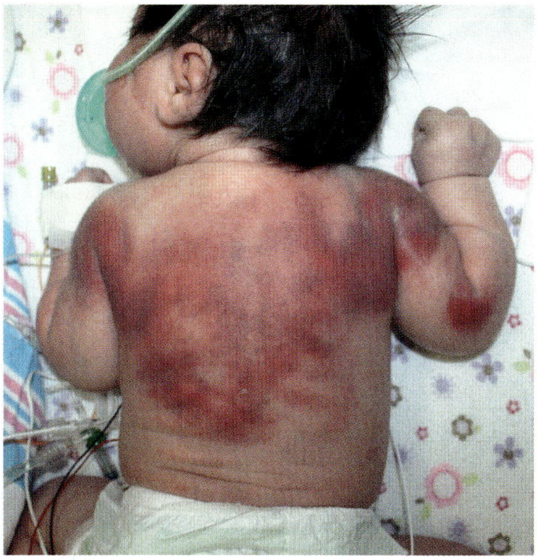

Fig. 83.7 Nécrose graisseuse sous-cutanée du nouveau-né (cytostéatonécrose). Plaques indurées rouge violet, principalement du dos et des épaules. *Remerciements : Lorenzo Cerroni, MD.*

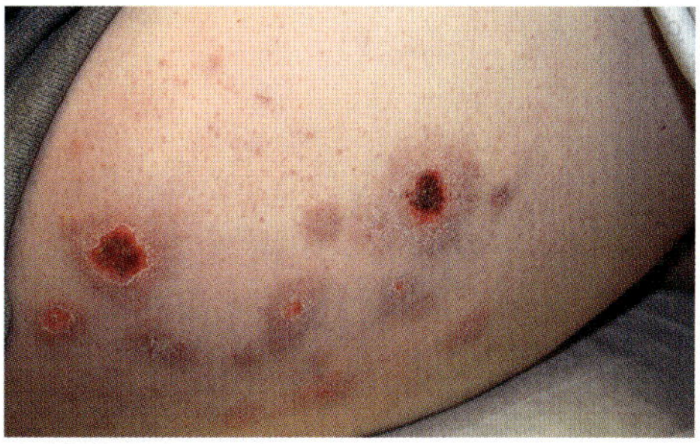

Fig. 83.8 Panniculite au froid. Nodules et plaques violacés, certains avec croûtes centrales, de la cuisse d'une jeune femme. *Remerciements : Kendra Lesiak, MD.*

Tableau 83.4 Panniculites les moins fréquentes.

Panniculite	Manifestations classiques
Panniculite nodulaire migrante subaiguë (EN chronique)	• Ressemble à l'EN mais elle est typiquement chronique, unilatérale et tend à migrer et/ou former des lésions annulaires • Peut être associée à une infection streptococcique ou une maladie thyroïdienne
Panniculite pancréatique	• Peut être la présentation initiale d'une maladie pancréatique (pancréatite > cancer) ou se développer pendant son évolution • Principalement les jambes (fig. 83.9) mais aussi les bras, la poitrine, l'abdomen • Peut devenir fluctuante, ulcérée et drainer une substance huileuse • Hyperéosinophilie et polyarthrite sont des manifestations associées
Panniculite associée à une dermatomyosite	• Plus fréquente avec la dermatomyosite juvénile • Nodules sous-cutanés sensibles ou plaques des cuisses, bras, fesses et abdomen; se calcifient avec le temps
Lymphomes à cellules T de type panniculite (cf. chap. 98)	• Le diagnostic est souvent suggéré après une biopsie chez un patient dont les lésions ne s'améliorent pas ou s'aggravent, p. ex. un patient qui a eu un diagnostic clinique d'EN • Deux types principaux nécessitent une différentiation histopathologique : lymphome sous-cutané à cellules T de type panniculite (type $\alpha\beta$) et lymphome à cellules T $\gamma\delta$ • Des explorations sont nécessaires pour chercher une atteinte systémique • Le **DD** inclut la panniculite lupique
Panniculite histiocytaire cytophagique	• Le diagnostic est fait en général après un examen histopathologique des nodules sous-cutanés ou des plaques (fig. 83.10) quand des manifestations d'hématophagocytose ont été identifiées • La majorité des patients ont une atteinte sous-cutanée avec un lymphome agressif, p. ex. lymphome à cellules T $\gamma\delta$; une évolution fatale est possible par syndrome hémophagocytaire

EN : érythème noueux.

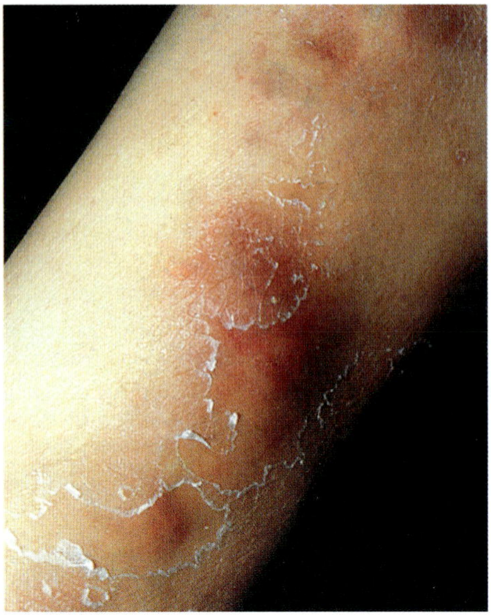

Fig. 83.9 Panniculite pancréatique. Multiples nodules rouges à brun violet du bras. Il y a aussi une desquamation post-inflammatoire. *Remerciements : Lorenzo Cerroni, MD.*

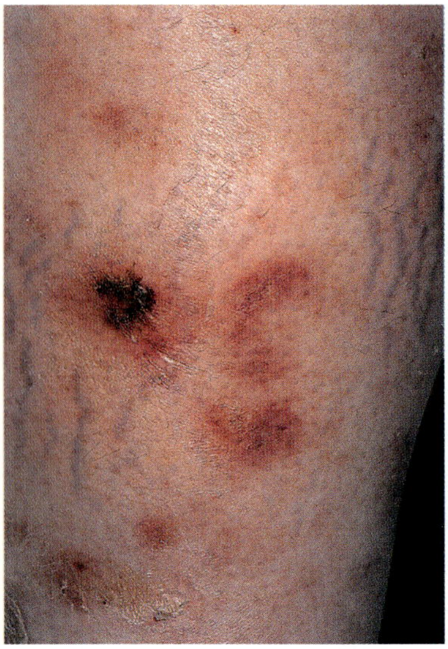

Fig. 83.10 Panniculite histiocytaire cytophagique. Nodules sous-cutanés avec purpura. La majorité de ces patients a un lymphome sous-cutané sous-jacent. *Remerciements : Kenneth E. Greer, MD.*

Tableau 83.5 Causes d'érythème noueux et d'érythème induré et évaluations suggérées.

	Érythème noueux	Érythème induré
Causes les plus fréquentes	• Idiopathique • Infections streptococciques, en particulier du tractus respiratoire supérieur • Autres infections associées : – Gastro-entérite bactérienne – *Yersinia* > *Salmonella, Campylobacter* – Infections virales du tractus respiratoire supérieur – Coccidioïdomycose • Sarcoïdose* • Maladie intestinale inflammatoire • Médicaments : – Œstrogènes/contraceptifs oraux – Antibiotiques (p. ex. sulfamides, pénicillines)	• Tuberculose • Idiopathique
Causes peu fréquentes	• Autres infections (p. ex. brucellose, tuberculose, hépatite B†) • Dermatoses neutrophiliques (p. ex. syndrome de Sweet, maladie de Behçet) • Grossesse • Médicaments – Inhibiteurs de TNF (p. ex. étanercept, infliximab, adalimumab)** – Inhibiteurs de point de contrôle immunitaire (p. ex. ipilimumab, nivolumab)*** – Inhibiteurs de BRAF (p. ex. vémurafénib, dabrafénib)‡ – Bromures, iodures • Malignité (p. ex. leucémie myéloïde aiguë)	• Autres infections (p. ex. *Nocardia*, *Pseudomonas*, hépatite virale) • Associations non infectieuses (p. ex. thrombophlébite superficielle, hypothyroïdie, polyarthrite rhumatoïde, maladie de Crohn) • Médicaments (p. ex. propylthio-uracile)

(*Suite*)

Tableau 83.5 Suite.

	Érythème noueux	Érythème induré
Explorations suggérées[§]	• Antistreptolysine O et/ou titres des anticorps anti-DNase B • Radiographie de thorax • Tests cutanés à la tuberculine ou IGRA • Panel des hépatites virales • Si diarrhée, explorer les GB fécaux et cultures de selles pour bactéries, œufs et parasites • Demander un avis GI si diarrhée sanglante, GB fécaux et cultures négatives • β-HCG chez les femmes • Explorations à la recherche de malignités si indiquées par les antécédents et l'examen physique	• Radiographie de thorax • Tests cutanés à la tuberculine ou IGRA • Demander une PCR d'une biopsie cutanée pour *M. tuberculosis* • Panel des hépatites virales • TSH • NFS, VS • Facteur rhumatoïde • Demander un avis GI si diarrhée

* *Le syndrome de Löfgren est une forme de sarcoïdose aiguë disparaissant spontanément caractérisée par un érythème noueux, de la fièvre, des adénopathies hilaires, une polyarthrite et une uvéite.*
** *Aussi de type lupique.*
*** *Aussi de type sarcoïdosique.*
† *Un érythème noueux secondaire au vaccin contre l'hépatite B a aussi été rapporté.*
‡ *Également neutrophile lobulaire comme avec d'autres inhibiteurs de tyrosine-kinase.*
§ *Explorations basiques chez les patients avec érythème noueux et érythème induré sans cause évidente.*
HCG : hormone chorionique gonadotrope; IGRA : *interferon-γ release assay*.

Tableau 83.6 Recommandations thérapeutiques pour l'érythème noueux et l'érythème induré.

Traitement	Érythème noueux	Érythème induré
Chez tous les patients	• Arrêter les médicaments potentiellement en cause • Diagnostiquer et traiter les causes/infections sous-jacentes • Repos au lit et surélever les jambes • Compression	
1re ligne	• Anti-inflammatoires non stéroïdiens • Salicylates • Iodure de potassium (cf. annexe)	
2e ligne, une fois une infection exclue ou traitée	• Colchicine* • Infliximab** • Hydroxychloroquine*** • Adalimumab*** • Étanercept • Mycophénolate mofétil	• CS systémiques • Tétracyclines • Mycophénolate mofétil
3e ligne, une fois une infection exclue ou traitée	• CS systémiques • Thalidomide** • Ciclosporine* • Dapsone	

* *Utile pour un érythème noueux survenant dans le cadre d'une maladie de Behçet.*
** *Utile pour un érythème noueux survenant dans le cadre d'une maladie intestinale inflammatoire.*
*** *Utile pour un érythème noueux chronique.*

84 Lipodystrophies

- La lipodystrophie est caractérisée par des zones de perte/absence de graisse (lipoatrophie) et/ou d'accumulation de graisse (lipohypertrophie), avec coexistence possible des deux chez un même patient ; la lipoatrophie peut produire une apparence d'hypertrophie musculaire (fig. 84.1).
- Les lipoatrophies peuvent être classées en :
  - Généralisée, partielle, ou localisée (fig. 84.2)
  - Héréditaire (apparaît souvent dans l'enfance) ou acquise
  - Stable ou progressive

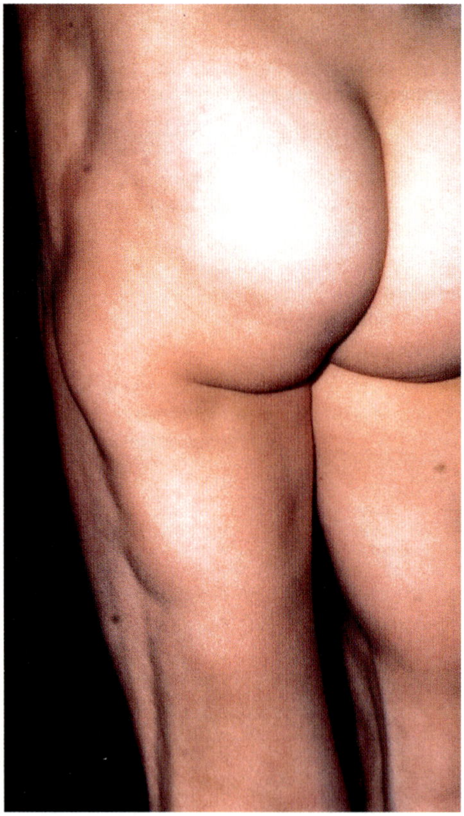

Fig. 84.1 Lipoatrophie des membres inférieurs, conduisant à l'apparence d'une hypertrophie musculaire. *Remerciements : William D. James, MD.*

- La lipo*atrophie* localisée peut être idiopathique (fig. 84.3) ou secondaire à diverses causes, p. ex. injection de médicaments (en particulier CS), pression (fig. 84.4 et 84.5), traumatisme, maladie auto-immune du tissu conjonctif (p. ex. panniculite lupique ; fig. 84.6 et 84.7) et autres panniculites dues à des inflammations ou des lymphomes.
- La lipo*hypertrophie* localisée est plus est le plus souvent observée dans le cadre d'injections multiples d'insuline.
- Le traitement antirétroviral contre le VIH (ARV/VIH) cause un syndrome distinct de lipohypertrophie centrale et de lipoatrophie périphérique (fig. 84.8).
- Les syndromes de lipodystrophie étendue ont des distributions caractéristiques d'atrophie et d'hypertrophie graisseuse (fig. 84.2 et 84.9 à 84.11).
- La graisse est un tissu métaboliquement actif qui a des fonctions endocriniennes importantes ; la lipodystrophie non localisée est donc souvent observée en conjonction avec un syndrome métabolique (résistance à l'insuline, diabète, hyperinsulinémie, dyslipidémie, maladie cardiovasculaire et stéatose hépatique).
- Les autres associations incluent des anomalies hormonales, un syndrome anabolique, une glomérulonéphrite, et des syndromes auto-inflammatoires (p. ex. syndrome CANDLE, cf. tableau 37.3).
- **TT :** dépend en partie de la cause sous-jacente (cf. fig. 84.2) ; (1) supprimer la cause déclenchante (p. ex. supprimer la pression ou établir une rotation des sites d'injection) ; (2) traiter le syndrome métabolique s'il est présent ; (3) envisager la métréleptine pour la lipoatrophie héréditaire ou acquise généralisée ; (4) améliorer l'apparence esthétique (p. ex. injection d'acide poly-L-lactique ou transfert autologue de graisse dans les joues).

Pour plus d'informations, cf. chap. 101 de *Dermatology, Fourth Edition*.

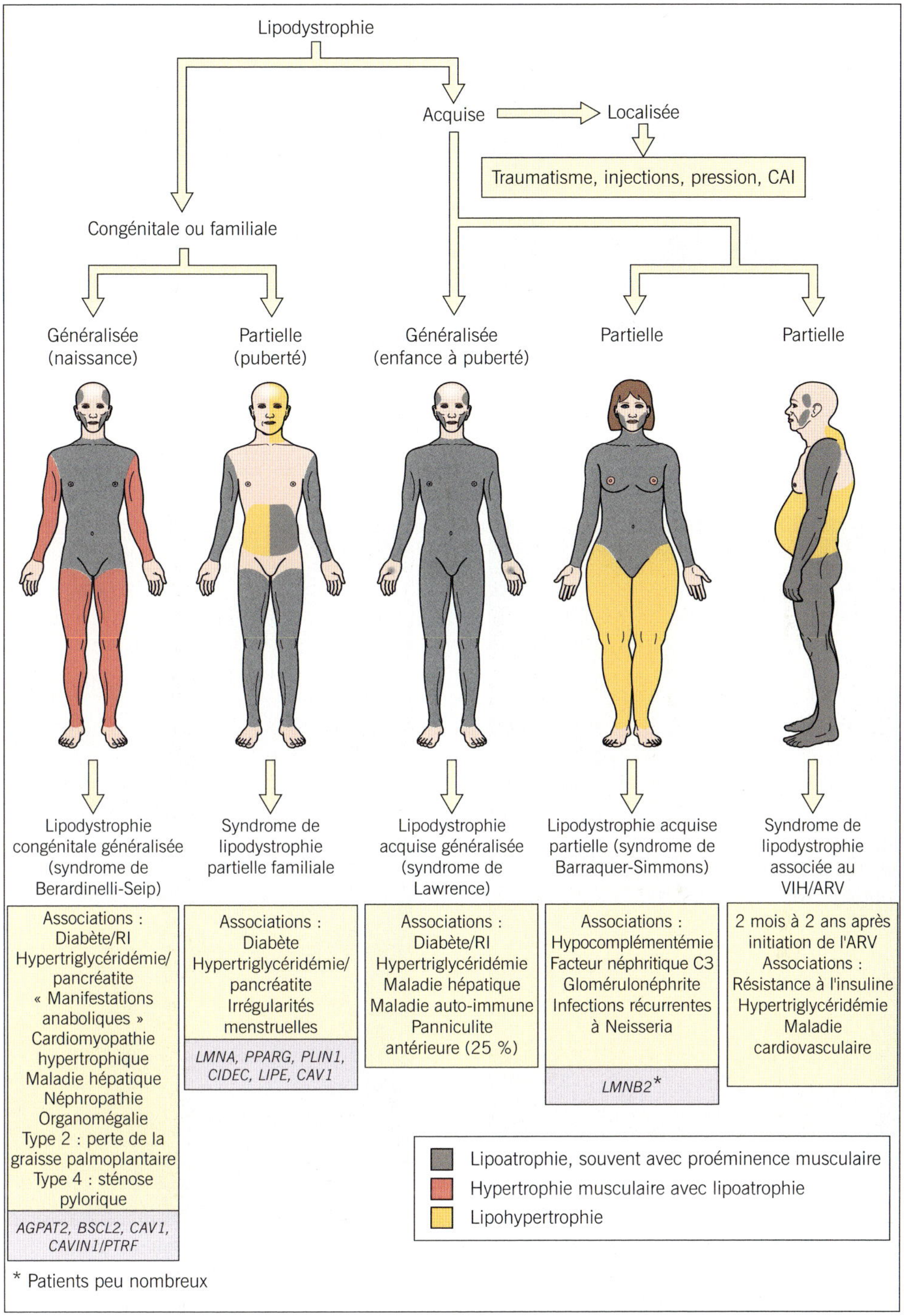

Fig. 84.2 Syndromes lipodystrophiques et formes localisées. Représentation schématique des sites de lipoatrophie et de lipohypertrophie prédominante. Les cadres colorés incluent les mutations génétiques sous-jacentes les mieux décrites. Dans la lipodystrophie familiale partielle, les mutations de *LMNA* sont associées à une lipohypertrophie faciale et une lipoatrophie abdominale tandis que les mutations de *PPARG* sont associées à une lipohypertrophie abdominale. RI : résistance à l'insuline.

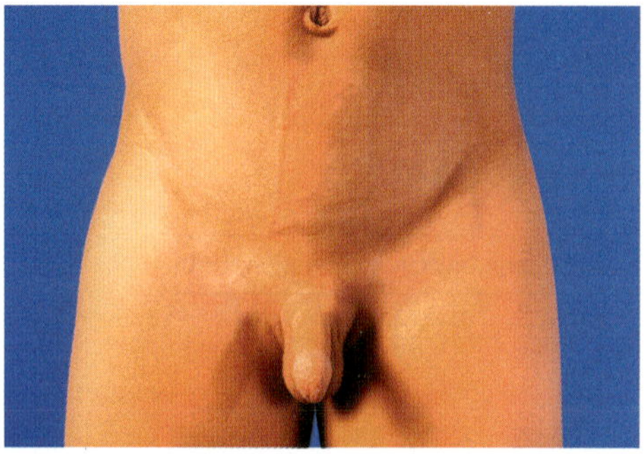

Fig. 84.3 Lipodystrophie abdominale centrifuge (lipodystrophia centrifugalis abdominalis infantilis). Enfant malaisien âgé de 5 ans avec antécédent de lipoatrophie progressive atteignant les aines et la partie inférieure de l'abdomen. Les veines de la zone atteinte sont facilement visibles. *Remerciements : National Skin Center, Singapore.*

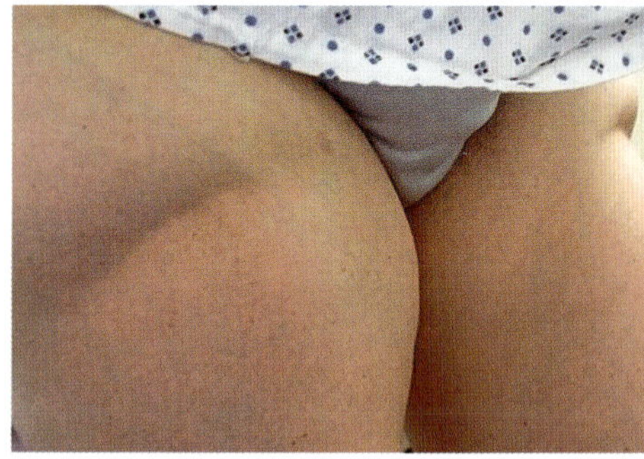

Fig. 84.5 Lipoatrophie semi-circulaire (lipoatrophia semicircularis). Dépressions bilatérales discrètement incurvées de la partie antérolatérale des cuisses. *Remerciements : Diane Thaler, MD.*

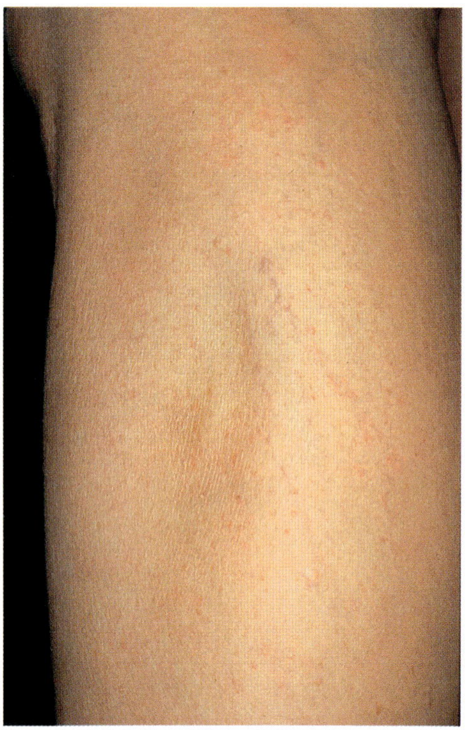

Fig. 84.4 Lipoatrophie localisée de la partie latérale supérieure du mollet due à la pression. Une manifestation assez fréquente chez les femmes qui croisent leurs jambes quand elles sont assises. *Remerciements : Jean L. Bolognia, MD.*

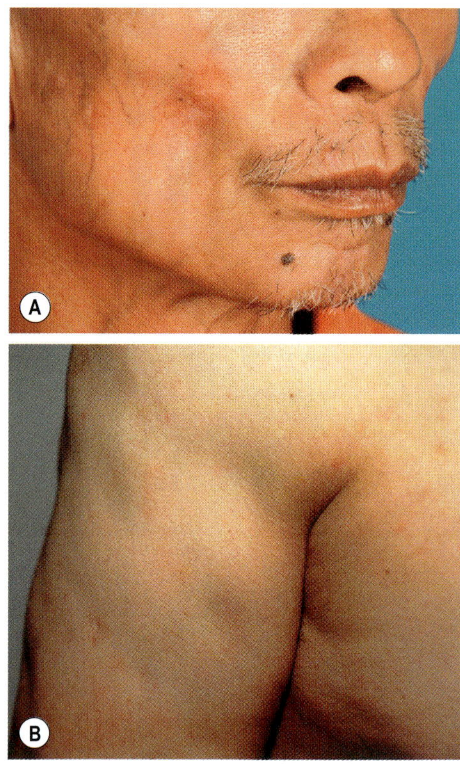

Fig. 84.6 Lipoatrophie secondaire à une panniculite lupique. A Zone de dépression sur la joue due à une panniculite lupique qui s'est résorbée ; noter la pigmentation anormale et la cicatrice consécutives à la lésion de lupus érythémateux discoïde en chevauchement. **B** Dépressions circulaires de la partie supérieure du bras, une localisation habituelle de panniculite lupique. Une lipoatrophie peut être observée avec d'autres connectivites, incluant la dermatomyosite chez les enfants. *Remerciements : A : National Skin Centre, Singapour ; B : YDRSC.*

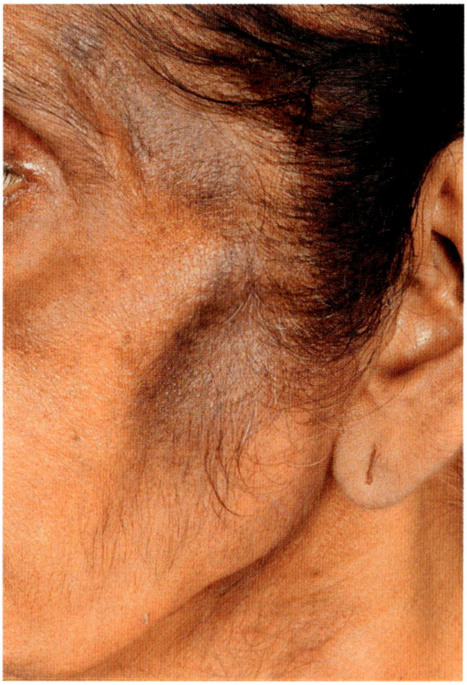

Fig. 84.7 Syndrome de lipoatrophie acquise partielle chez un patient qui a un syndrome de Sjögren. La lipoatrophie du visage avec des yeux enfoncés et perte des coussinets adipeux buccaux. La pigmentation faciale est liée à un lichen plan. *Remerciements : Priya Sen, MD.*

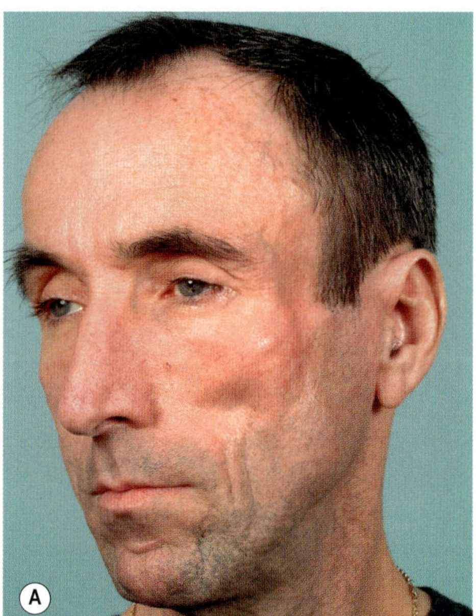

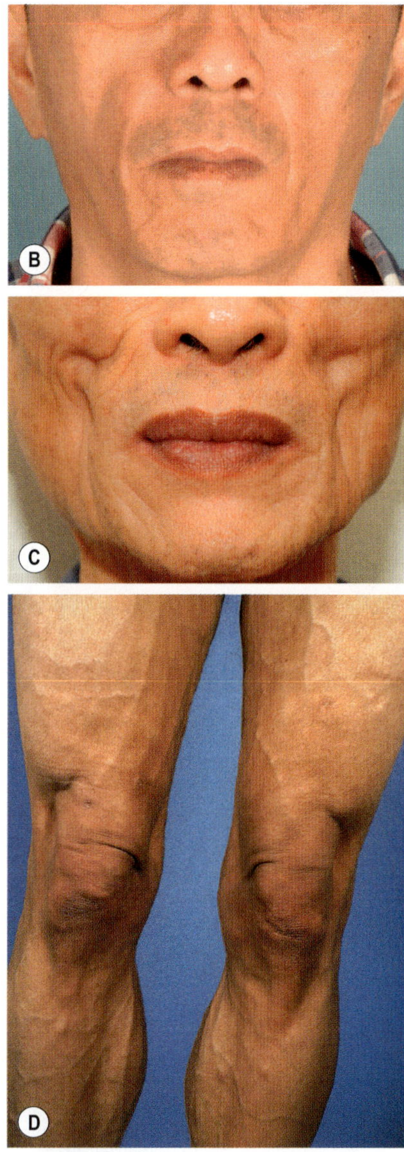

Fig. 84.8 Lipodystrophie associée aux ARV/VIH. A La vue latérale met en évidence la perte de la graisse temporale. **B** Disparition symétrique des masses graisseuses buccale, parotidienne et pré-auriculaire, entraînant une proéminence zygomatique, un enfoncement des globes oculaires et un aspect cachectique. **C** Indentation marquée, médiane, des joues chez un patient âgé avec redondance des plis mélolabiaux. La stavudine et les inhibiteurs de protéases en particulier sont fortement associés à la lipoatrophie. **D** Les membres inférieurs avec des veines bien définies et une musculature proéminente. *Remerciements : Ken Katz, MD ; B : National Skin Center, Singapore ; C : Priya Sen, MD ; D : Alison Sharpe Avram, MD, et Matthew Avram, MD.*

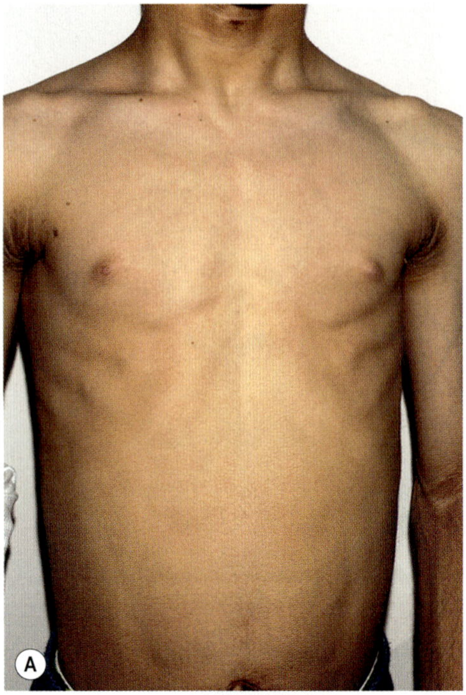

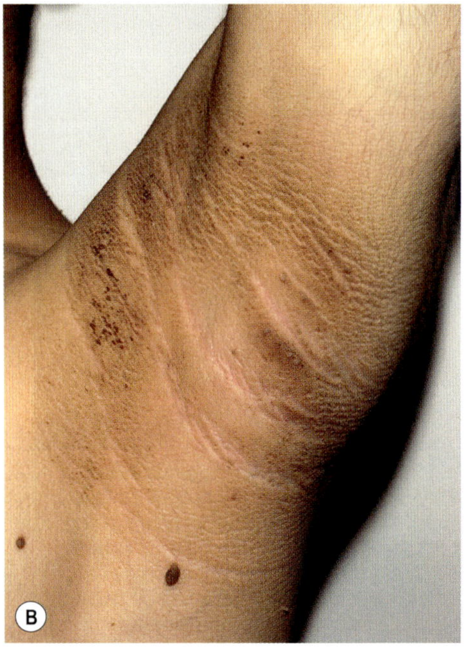

Fig. 84.9 Lipodystrophie congénitale généralisée (syndrome de Bernardinelli-Seip). A Lipoatrophie du tronc, entraînant une définition des muscles. **B** Acanthosis nigricans étendu. *Remerciements : A, B : Edward Cowen, MD.*

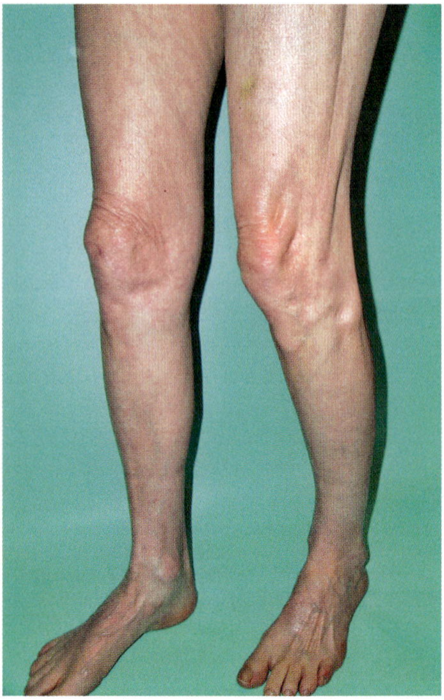

Fig. 84.10 Lipodystrophie généralisée acquise. Perte de la graisse sous-cutanée entraînant une apparence musclée des jambes et une accentuation des tendons. *Remerciements : Jacqueline Junkins-Hopkins, MD.*

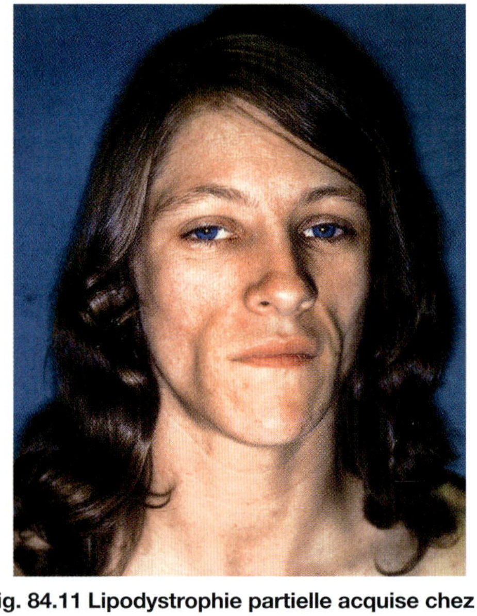

Fig. 84.11 Lipodystrophie partielle acquise chez un patient ayant un facteur néphritique et une maladie rénale. Les manifestations de lipoatrophie prédominent sur le visage, avec une perte marquée de la graisse péribuccale. Un acanthosis nigricans axillaire était présent. *Remerciements : Kenneth E. Greer, MD.*

Hémangiomes infantiles et malformations vasculaires 85

• Les anomalies vasculaires qui sont souvent présentes à la naissance ou durant la petite enfance sont classées en deux groupes en fonction de leurs caractéristiques biologiques et cliniques.
  - *Tumeurs vasculaires*, le plus communément hémangiome infantile (HI), caractérisées par une prolifération de cellules endothéliales
  - *Malformations vasculaires* résultant d'un défaut dans la morphogenèse vasculaire

• Les anomalies qui distinguent les HI des malformations vasculaires sont présentées tableau 85.1, et les différences dans leurs histoires naturelles sont décrites fig. 85.1.

• D'autres néoplasmes vasculaires sont discutés chap. 94 ; d'autres ectasies vasculaires, telles que les télangiectasies et les angiokératomes, sont décrites chap. 87.

Tableau 85.1 Comparaison des hémangiomes infantiles et des malformations vasculaires.

Caractéristiques	Hémangiomes infantiles	Malformations vasculaires
Épidémiologie	Plus fréquents chez : • Les filles (ratio femmes/hommes 3–5/1) • Les prématurés et/ou nouveau-nés de bas poids de naissance • Les nourrissons dont les mères sont âgées ou ont eu un PVC	• Sex ratio égal • Pas de prédilection reposant sur les antécédents gestationnels • Certaines variantes ont une hérédité autosomique dominante (cf. texte)
Apparence à la naissance	• Souvent absents • ~ 50 % ont une lésion précurseur discrète, p. ex. macules ou taches télangiectasiques, avec vasoconstriction, roses ou bleutées d'aspect ecchymotique (fig. 85.2)	• Typiquement présentes et montrant déjà les signes cliniques caractéristiques
Histoire naturelle	• *Prolifération postnatale* pendant 6-9 mois, suivie par une *lente involution* sur plusieurs années	• *Persistance toute la vie,* avec progression proportionnelle durant l'enfance et souvent *aggravation graduelle* (p. ex. épaississement des malformations capillaires) au fil du temps
Imagerie	• Masse bien définie avec vaisseaux à flux important	• Variations suivant le type (cf. texte)
Pathologie	Dans la phase proliférative : • Lobules denses de cellules endothéliales hyperplasiques formant des capillaires à lumières étroites • Augmentation du turn-over cellulaire démontré par les marqueurs de prolifération (p. ex. Ki-67)	• Vaisseaux ectasiques ou tortueux • Typiquement pas d'augmentation du turn-over cellulaire
Immunophénotypage	• GLUT1-positif	• GLUT1-négatif

GLUT1 : *Glucose Transporter protein-1* (exprimé par le placenta aussi bien que par les hémangiomes infantiles, mais pas d'expression diffuse dans les autres tumeurs vasculaires) ; PVC : prélèvement des villosités choriales.

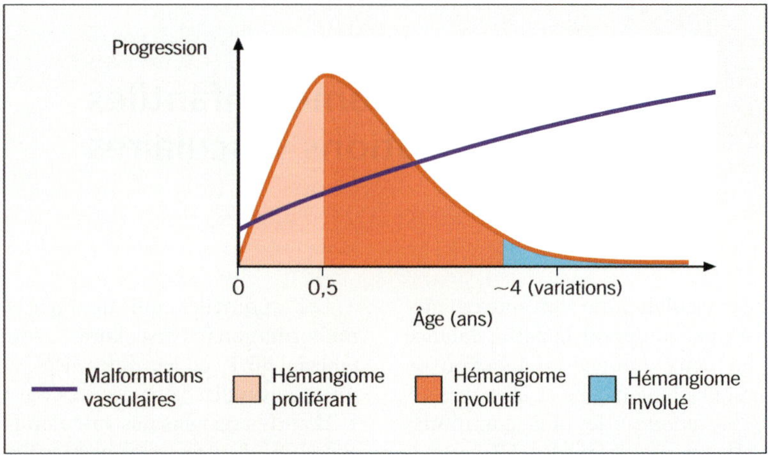

Fig. 85.1 Histoire naturelle des hémangiomes infantiles et des malformations vasculaires.

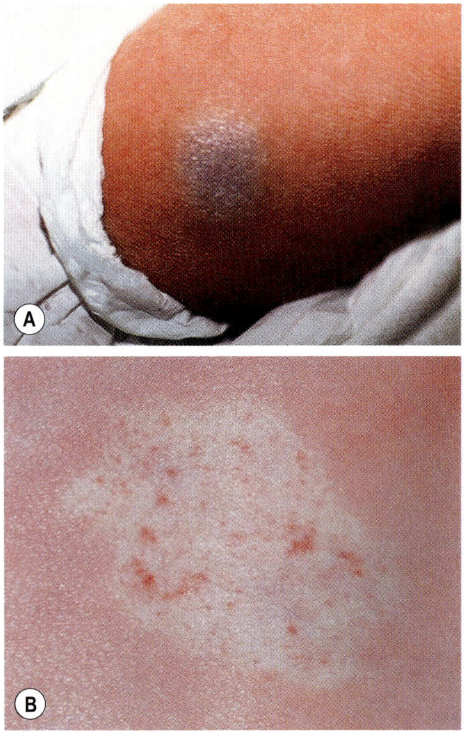

Fig. 85.2 Précurseurs d'hémangiomes. Ces lésions initiales peuvent avoir une apparence «ecchymotique» (**A**) ou blanchie (**B**). *Remerciements : A : Maria Garzon, MD; B : Julie V. Schaffer, MD.*

Hémangiome infantile (HI)

- Néoplasme vasculaire bénin constituant la tumeur la plus fréquente dans la petite enfance.
  - Atteint ~ 5 % des nourrissons, avec une prédilection pour les filles et les nouveau-nés prématurés (cf. tableau 85.1)
- Les HI apparaissent durant les premières semaines de vie, avec une évolution caractéristique :
  - *Prolifération* pendant 5-9 mois; tendant à d'abord à «marquer leur territoire», puis à se développer principalement en volume; en général ~ 80 % de croissance dans les 5 premiers mois de vie, avec une croissance plus rapide dans les 2–3 premiers mois
  - Ensuite *involution* graduelle sur plusieurs années (complète à un âge médian de 3 ans) avec le développement d'une couleur plus terne, rouge clair à gris et un ramollissement suivi d'un aplanissement (fig. 85.3)
  - Certains HI involuent sans séquelles ou avec des séquelles peu visibles, tandis que d'autres (en particulier s'ils sont pédiculés ou exophytiques) laissent un résidu atrophique, fibrograisseux ou télangiectasique en plus de cicatrices aux sites d'ulcération préalable (discuté plus loin; fig. 85.4)
- Ils sont divisés en trois sous-types cliniques selon la profondeur de l'atteinte cutanée :
  - Lésions *superficielles* (~ 50 %; derme superficiel) rouge brillant avec une surface finement lobulée (hémangiomes «fraise») durant la phase de prolifération, changeant pour un mélange de rouge pourpre et de gris pendant la phase d'involution (fig. 85.5)
  - Lésions *profondes* (~ 15 %; du derme profond et sous-cutanées) se présentant sous forme de nodules ou de masses élastiques, chaudes, mal définies, bleu pourpre léger, caoutchouteux (fig. 85.6A); deviennent souvent plus évidentes ensuite et pro-

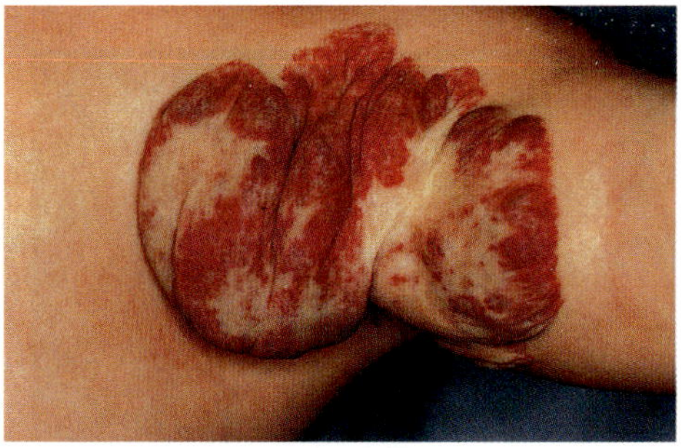

Fig. 85.3 Hémangiome infantile involutif. Noter la couleur rouge terne à grisâtre dans les zones de décoloration complète. Ces modifications de couleur étaient accompagnées d'un ramollissement progressif et d'un aplanissement. *Remerciements : YDRSC.*

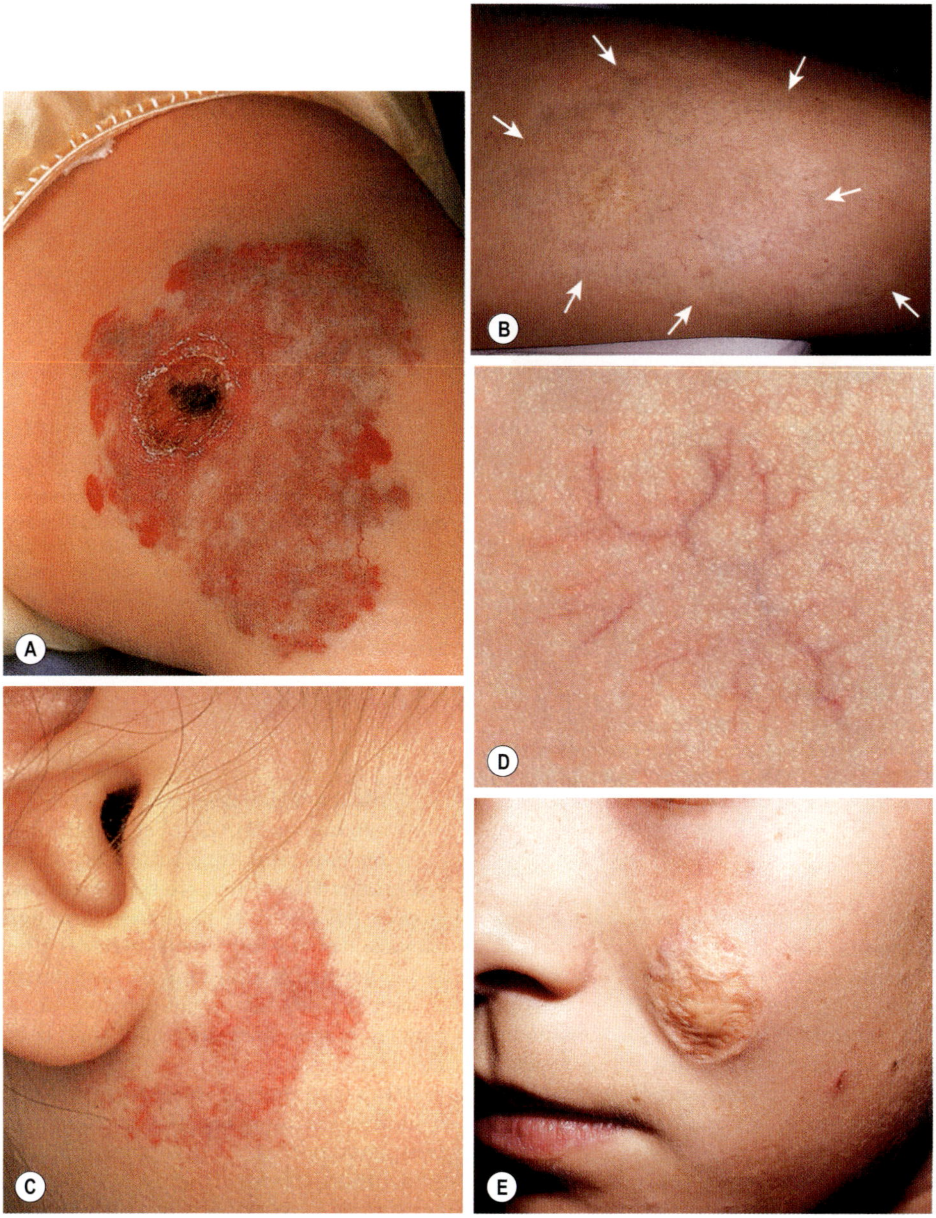

Fig. 85.4 Résidus d'hémangiomes infantiles. A Hémangiome superficiel avec ulcération en cours de cicatrisation chez un nourrisson. **B** Hypopigmentation (*flèches*) et cicatrice circulaire 20 ans plus tard à l'endroit d'une ulcération chez le même patient. **C, D** Télangiectasies résiduelles. **E** Atrophie et modifications fibrograisseuses. *Remerciements : A, B, E : Ronald P. Rapini, MD; C : YDRSC, D : Jean L. Bolognia, MD.*

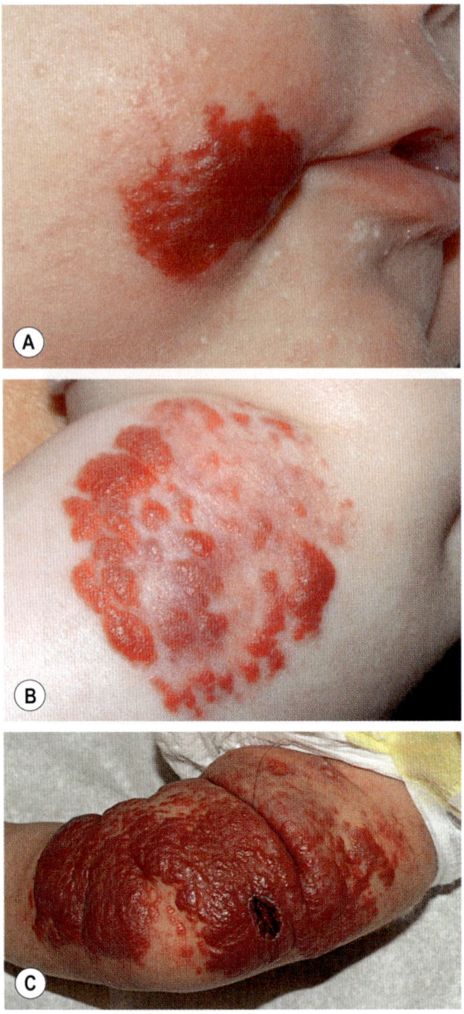

Fig. 85.5 Hémangiomes infantiles superficiels. Noter la couleur rouge vif et la surface finement lobulée. L'atteinte peut être diffuse ou fragmentée et les lésions peuvent être focales (**A, B**) ou avoir une distribution plus large et segmentaire (**C**). *Remerciements : Julie V. Schaffer, MD.*

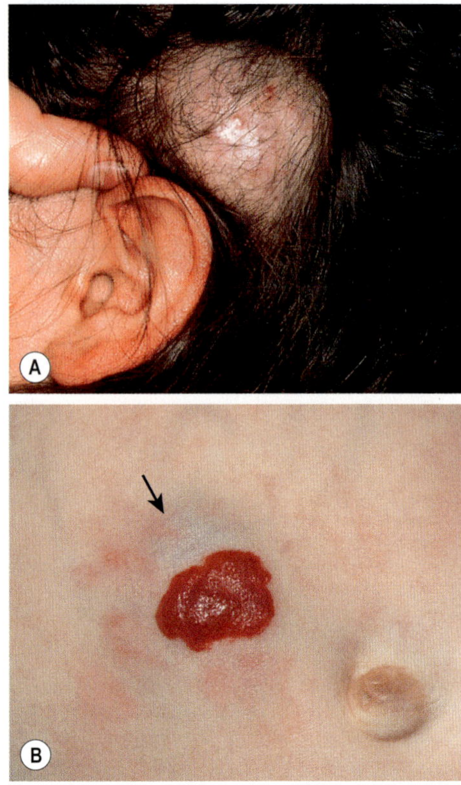

Fig. 85.6 Hémangiomes infantiles profonds et mixtes. A Hémangiome profond, couleur de la peau avec des télangiectasies sus-jacentes et une alopécie du cuir chevelu. **B** Hémangiome mixte composé d'une plaque superficielle bien délimitée, rouge brillant et d'un nodule profond plus gros mal délimité sous-jacent avec une coloration bleutée discrète (flèche) et de télangiectasies éparses. *Remerciements : A : YDRSC; B : Julie V. Schaffer, MD.*

lifèrent ~ 1 mois de plus que les lésions superficielles
- Lésions *mixtes* (~ 35 %) avec des composants superficiel et profond – p. ex. une plaque rouge bien définie surmontant un nodule bleuté mal circonscrit (fig. 85.6B)

• Les HI ont deux types majeurs de distribution :
- Lésions *focales* apparaissant à partir d'un nidus localisé (cf. fig. 85.5A, B)
- Lésions *segmentaires* couvrant une zone plus large ou une unité de développement et plus sujettes à être associées à des anomalies régionales extra-cutanées – p. ex. syndromes PHACE(S) et LUMBAR (discutés plus loin) (fig. 85.7; cf. fig. 85.5C)

• Certains HI ont une croissance minimale ou stoppée (HI-CMS), se présentant sous forme de plaques, d'érythème réticulé, avec des télangiectasies, souvent sur un fond de vasoconstriction, et avec le développement variable de petites papules rouges atteignant <25 % de la surface (fig. 85.8).

• **DD :** *précurseurs et lésions débutantes :* malformation capillaire, télangiectasies; *lésions bien développées :* granulome pyogénique, autres tumeurs vasculaires (p. ex. hémangioendothéliome kaposiforme qui peut conduire à un phénomène de Kasabach-Merritt, cf. chap. 94

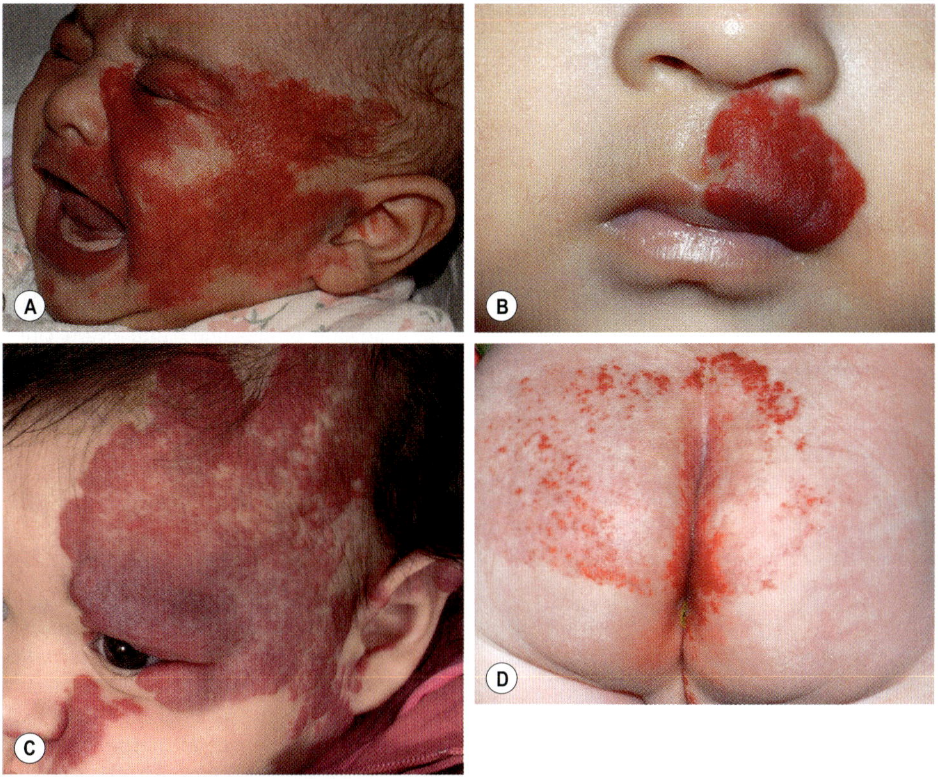

Fig. 85.7 Hémangiomes infantiles segmentaires. A Hémangiome facial segmentaire imitant une malformation capillaire. **B** Hémangiome plus petit de la lèvre. Ceci est une zone sensible sur le plan cosmétique, en particulier quand les lésions traversent le bord vermillon. Les hémangiomes de la lèvre vermillon sont susceptibles de s'ulcérer. **C** Hémangiome facial segmentaire plus épais obstruant l'axe visuel. Ce patient et celui décrit en **A** avaient un syndrome PHACE(S). **D** Hémangiome segmentaire lombosacré. Cet enfant est à risque de syndrome LUMBAR. *Remerciements : Julie V. Schaffer, MD.*

et fig. 85.15D), malformation veineuse/lymphatique et entités rares telles que gliome nasal ou sarcome des tissus mous (cf. tableau 53.1) ; *lésions multiples :* malformations glomuveineuses, syndrome du *blue rubber bleb nevus*, lymphangioendothéliomatose multifocale avec thrombocytopénie, « bébé en muffin aux myrtilles » (cf. chap. 99).

• Quand un aspect clinique atypique ou l'histoire naturelle conduisent à envisager d'autres entités dans le DD d'un HI, des explorations additionnelles peuvent inclure une échographie, d'autres examens d'imagerie et une biopsie.

Complications des HI

• *Ulcération :* survient dans ~ 10 % des lésions, notamment celles de la lèvre ou de la région ano-génitale ou d'autres plis profonds, à un âge moyen de 4 mois (fig. 85.9) ; la décoloration blanchâtre d'un HI chez un nourrisson d'âge <3 mois peut indiquer une ulcération imminente ; entraîner des douleurs, un risque d'infection (relativement rare) et d'éventuelles cicatrices (cf. fig. 85.4A, B).

• Défiguration et troubles fonctionnels dus à la localisation du HI et/ou sa grande taille.
  - *HI périoculaire* – risque d'astigmatisme s'il y a une pression sur le globe oculaire, amblyopie si obstruction de l'axe visuel, et strabisme si atteinte des muscles orbitaires (cf. fig. 85.7A, C) ; nécessite une évaluation ophtalmologique
  - *HI sur la pointe du nez*, la *columelle ou la lèvre (en particulier si déborde la lèvre vermillon)* – risque élevé de déformation des

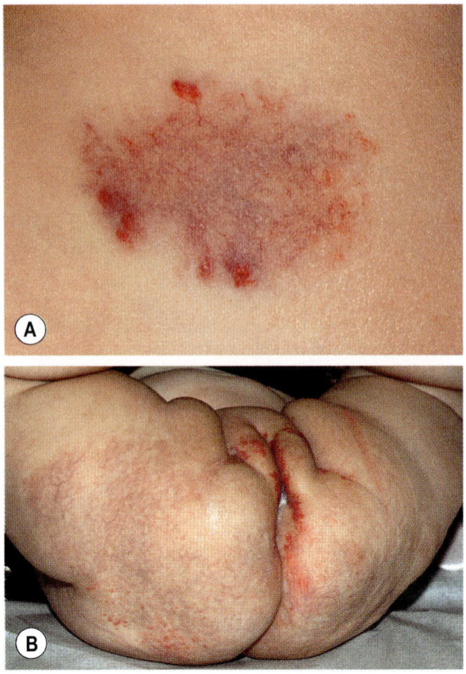

Fig. 85.8 Hémangiomes infantiles à croissance minimale/interrompue. Des papules rouges focales couvrent < 25 % de la surface de la zone atteinte et sont manifestes en périphérie (**A**) et sur la vulve et le haut de la fesse (**B**). La présence de ces papules (qui peuvent être discrètes ou absentes), d'un érythème réticulé et de télangiectasies caractéristiques (souvent à la fois fines et épaisses) aide à distinguer ces lésions de malformations capillaroveineuses. *Remerciements : Julie V. Schaffer, MD.*

structures du visage (de même qu'une ulcération s'il est situé sur la lèvre) (fig. 85.7B)
- *HI sur un sein* (chez les filles) – peut atteindre le bourgeon mammaire sous-jacent, une intervention chirurgicale précoce doit donc être évitée

• Anomalies extra-cutanées associées.
- *HI en «barbe» sur la partie inférieure du visage* – souvent associé à un *HI des voies respiratoires*, qui peut se manifester par une respiration bruyante ou un stridor biphasique; une évaluation ORL est nécessaire chez les nourrissons qui ont des symptômes ou quand l'HI semble activement proliférant (c.-à-d. âge <5 mois) (fig. 85.10)
- *HI faciaux étendus, notamment lésions segmentaires* – risque de syndrome *PHACE(S)* : P, *posterior fossa malformations*; H, *hemangioma*; A, *arterial abnormalities (cervical, cerebral)*; C, *cardiac defects, especially coarctation of the aorta*; E, *eye anomalies*; S, *sternal defects and supraumbilical raphe* (tableau 85.2; fig. 85.11 et 85.12; cf. fig. 85.7A, C)
- *HI étendus sur la partie inférieure du corps, en particulier lésions segmentaires (souvent HI-CMS)* – risque de syndrome *LUMBAR* : L, *lower body/lumbosacral IH and lipomas*; U, *urogenital anomalies and ulceration*; M, *myelopathy (spinal dysra-*

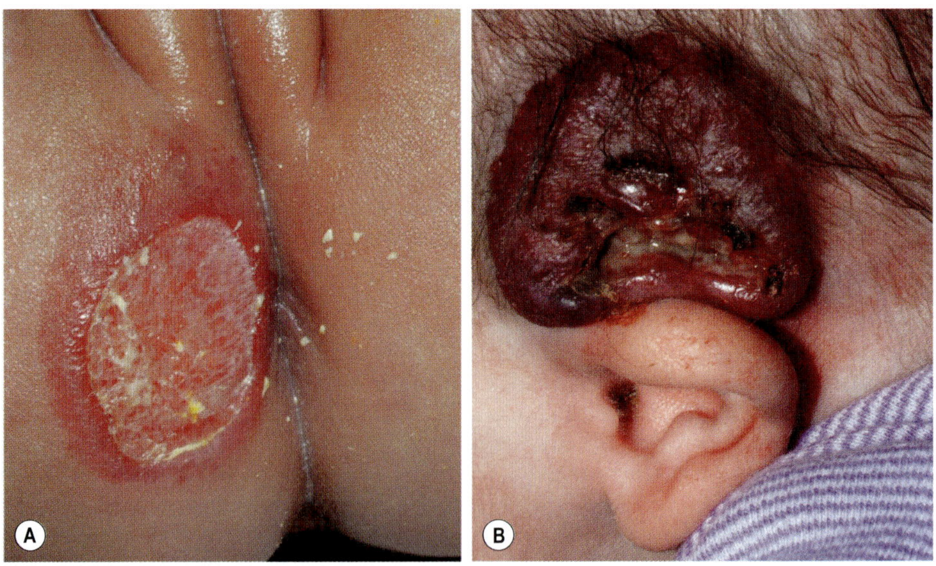

Fig. 85.9 Hémangiomes infantiles ulcérés. A Hémangiome ulcéré de la fesse. Comme la composante hémangiome peut ne pas être apparente, ce diagnostic doit être suspecté quand un nourrisson présente une ulcération du siège. **B** Hémangiome superficiel ulcéré au-dessus de l'oreille. Noter la déformation du pavillon de l'oreille. *Remerciements : Julie V. Schaffer, MD.*

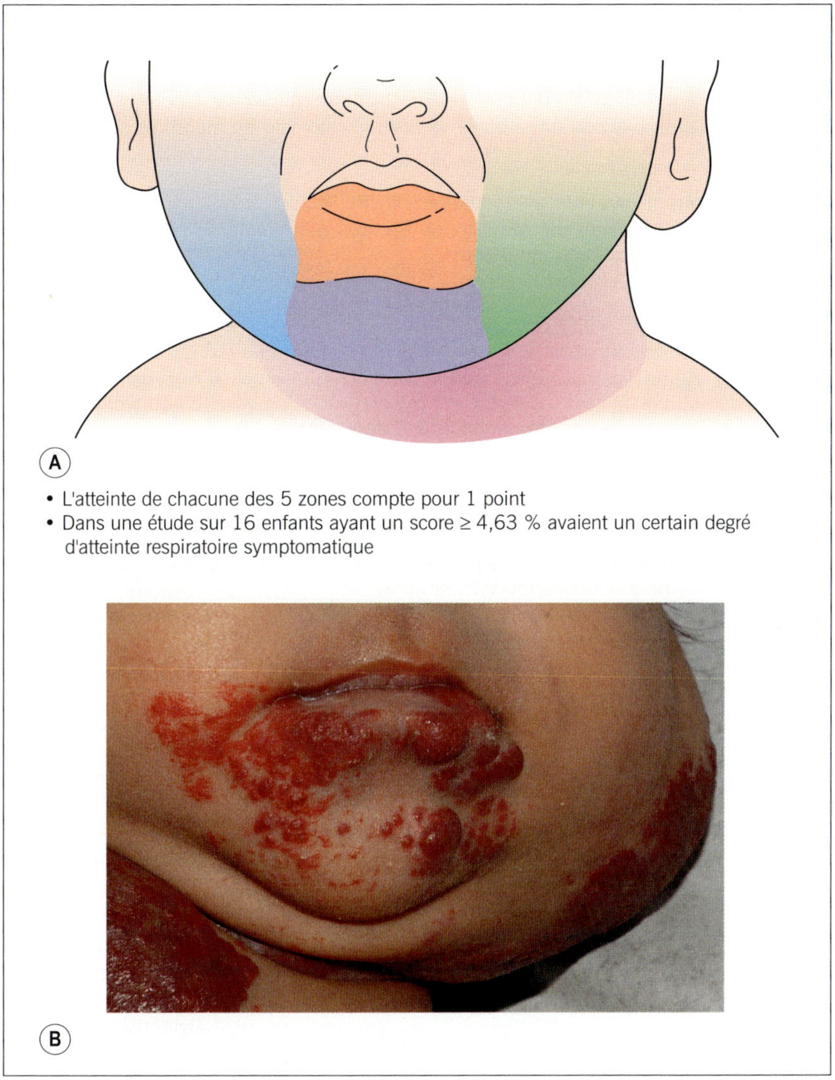

Fig. 85.10 Hémangiomes infantiles ayant une distribution en « barbe ». A Sites anatomiques avec risque d'hémangiome des voies respiratoires. **B** Nourrisson avec hémangiome laryngé en plus de lésions cutanées ayant une distribution en « barbe ». *Remerciements : A, adapté avec autorisation de Orlow SJ, Isakoff MS, Blei F. Increased risk of symptomatic hemangiomas of the airway in association with cutaneous hemangiomas in a 'beard' distribution. J. Pediatr. 1997 ; 131 : 643-6 ; B : Julie V. Schaffer, MD.*

phism) ; B, *bony deformities* ; A, *anorectal and arterial anomalies* ; R, *renal anomalies* (fig. 85.13 et cf. fig. 85.7D et 85.12)
- HI médian lombosacré – risque de dysraphisme spinal (cf. chap. 53)
- *HI multiples* (≥ *5*) – peuvent être associés à des *hémangiomes extra-cutanés*, le plus souvent hépatiques ; les HI cutanés sont habituellement relativement petits et superficiels, mais l'atteinte hépatique peut être associée à des complications telles qu'une insuffisance cardiaque à haut débit ou une hypothyroïdie (due à la production de iodothyronine-diodinase par le HI) (fig. 85.14 ; cf. fig. 85.12).

Tableau 85.2 Critères diagnostiques du syndrome PHACE(S).

PHACE(S) certain :
- Hémangiome de la tête > 5 cm de diamètre PLUS 1 critère majeur ou 2 critères mineurs
- Hémangiome du cou, du haut du tronc ou de la partie proximale de membres supérieurs, PLUS 2 critères majeurs.

PHACE(S) possible :
- Hémangiome de la tête, incluant le cuir chevelu > 5 cm PLUS 1 critère mineur
- Hémangiome du cou ou du haut du tronc, ou du tronc et des membres supérieurs proximaux PLUS 1 critère majeur ou 2 critères mineurs
- Pas d'hémangiome PLUS 2 critères majeurs

Système organique	Critères majeurs	Critères mineurs
Artériel	• Anomalies des principales artères cérébrales ou cervicales* – dysplasie**, hypoplasie, sténose/occlusion, origine/trajet aberrant • Persistance d'une anastomose carotido-vertébro-basillaire (p. ex. artères proatlantale segmentaire, hypoglosse, otique, trigéminale)	• Anévrisme des artères cérébrales
Structure cérébrale	• Anomalies de la fosse postérieure – complexe de Dandy-Walker, autre hypoplasie/dysplasie du mésencéphale ou du cerveau postérieur	• Anomalies de la ligne médiane • Malformation du développement cortical
Cardiovasculaire	• Anomalies de l'arc aortique • Anomalies de l'origine de l'artère sous-clavière ± anneau vasculaire	• Défauts du septum ventriculaire • Arc aortique droit/double • Anomalies veineuses systémiques
Oculaire	• Anomalies du segment postérieur – persistance du vitré primaire hyperplasique/persistance de vaisseaux fœtaux, anomalies vasculaires rétiniennes, hypoplasie du nerf optique, anomalie du disque de gloire du matin	• Anomalies du segment antérieur, p. ex. sclérocornée, cataracte, colobome, microphtalmie
Ventral ou sur la ligne médiane	• Défaut sternal/pit/fente • Raphé supra-ombilical	• Hypopituitarisme • Thyroïde ectopique • Papule sternale médiane/hamartome

* *Les artères cérébrales principales incluent la carotide interne, les artères cérébrales moyenne, antérieure ou postérieure et le système vertébrobasilaire.*
** *Incluent torsion, boucle, tortuosité et/ou dolichoectasie.*

Tableau 85.3 Raisons d'envisager un traitement systémique pour les hémangiomes infantiles.

Fonctions vitales menacées
• Vision • Respiration
Potentiellement défigurants
• Pointe du nez ou columelle • Lèvre, notamment si franchit le bord de la lèvre vermillon • Lésion étendue ou de croissance rapide, en particulier sur le visage
Ulcération sévère/récalcitrante
Insuffisance cardiaque à haut débit

Traitement des HI

• La « non-intervention active », incluant l'éducation des parents et le suivi clinique avec des photographies périodiques, est suffisante le plus souvent pour les plus petits hémangiomes dont on espère une évolution cosmétique favorable.

• Les patients qui ont un HI potentiellement problématique doivent être adressés pour un traitement systémique entre les 4e et 5e semaines de vie.

• **TT local :** timolol topique en gel appliqué 2 fois/j limité à <0,25 mg/kg/j (absorption systémique possible, en particulier si ulcération ou atteinte muqueuse) ou CS très puissants pour les

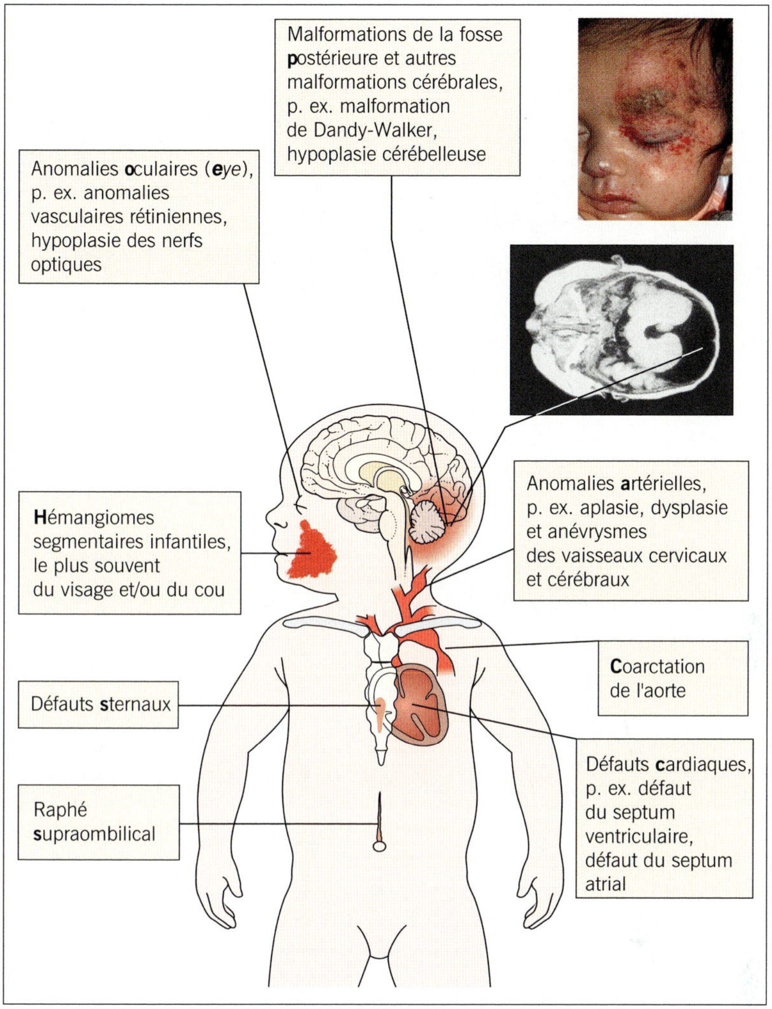

Fig. 85.11 Syndrome PHACE(S). Illustration des principales manifestations cliniques. Des manifestations additionnelles possibles incluent une déficience auditive et des anomalies endocriniennes comme une hypothyroïdie.

lésions fines, superficielles; CS intralésionnels pour les lésions épaisses (en évitant les zones périoculaires); laser à colorant pulsé pour les télangiectasies résiduelles et possiblement pour les lésions fines superficielles.

• **TT systémique :** les indications sont listées tableau 85.3; le propranolol oral (tableau 85.4) a remplacé la prednisolone comme traitement systémique de 1re ligne.

• La prise en charge d'un HI ulcéré inclut le traitement de la plaie (p. ex. pansements hydrocolloïdes), le traitement de la douleur, la prise en charge d'une infection et des traitements spécifiques contre l'ulcère (p. ex. laser à colorant pulsé) ou l'HI (p. ex. β-bloquants; cicatrisation plus rapide avec le propranolol à une dose ≤ 1 mg/kg/j).

• L'excision chirurgicale est utile pour enlever le tissu fibroadipeux et la peau en excès des HI complètement ou partiellement involués; souvent effectuée chez des enfants en âge préscolaire et ayant des lésions significatives sur le plan esthétique (p. ex. sur la lèvre), une résection plus précoce est envisageable quand l'éventualité d'une chirurgie est inévitable (p. ex. pour certaines lésions pédiculées).

Variantes d'hémangiomes

• *Les hémangiomes congénitaux* sont complètement développés à la naissance, ils se

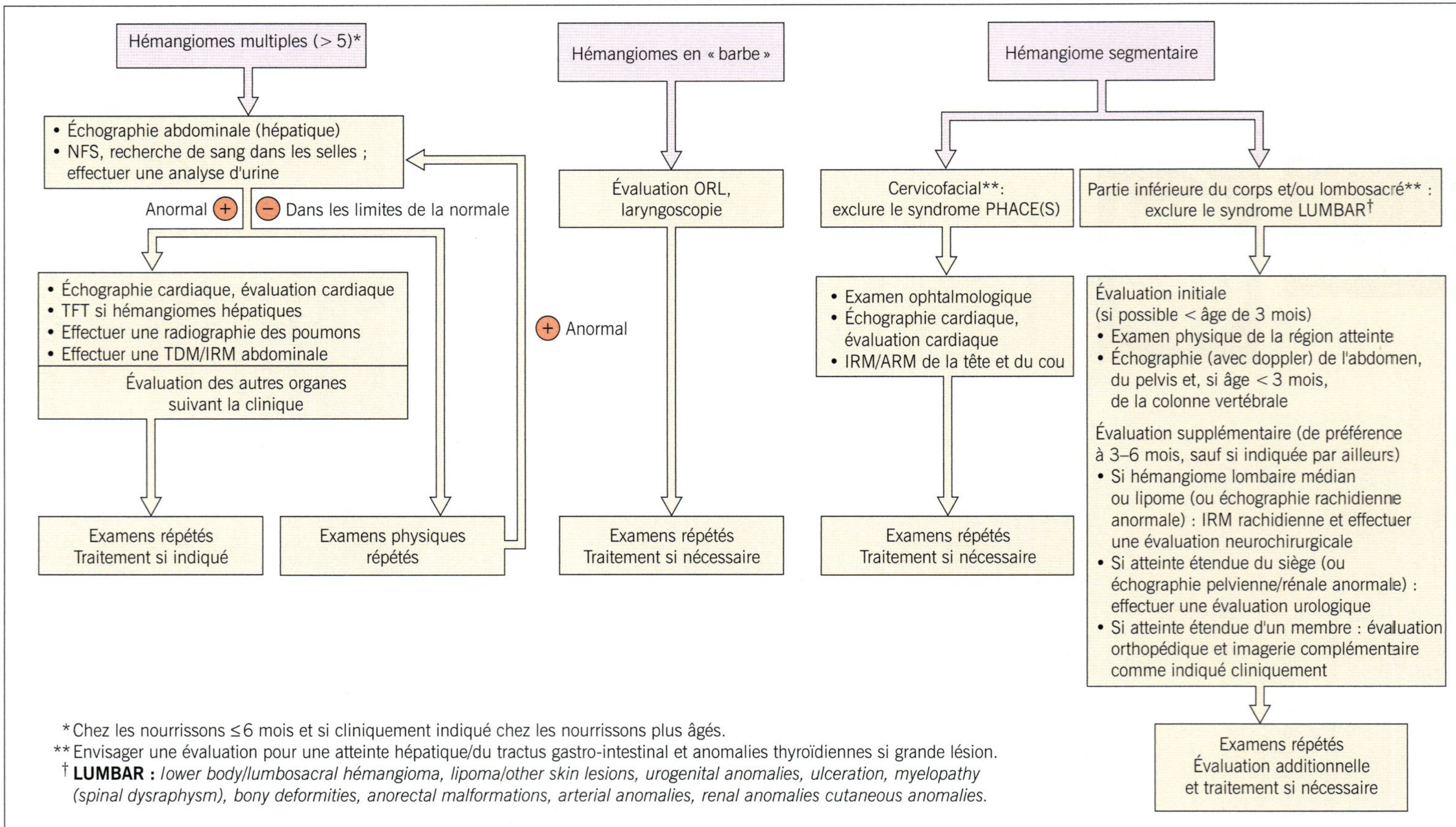

Fig. 85.12 Évaluation d'un enfant ayant des hémangiomes infantiles pour chercher une possible atteinte systémique. Cf. fig. 85.11 et tableau 85.2 pour des informations supplémentaires sur le syndrome PHACE(S).

Tableau 85.4 Administration du propranolol pour les hémangiomes infantiles : recommandations de consensus. Le propranolol est un β-bloquant non sélectif, se fixant sur les récepteurs β_2-adrénergiques des cellules endothéliales des hémangiomes, avec des effets incluant une vasoconstriction (conduisant à un ramollissement et une couleur terne dans les 24 heures), une diminution de l'expression des facteurs de croissance proangiogéniques, et l'induction d'une apoptose. Les pratiques varient, et l'âge de l'enfant, les problèmes liés à l'hémangiome et les comorbidités affectent aussi la prise en charge.

Évaluation avant traitement

- Si antécédents de bronchospasme/maladie respiratoire réactionnelle (une contre-indication relative au traitement par propranolol) : consultation avec un pneumologue ou envisager un traitement alternatif
- Si risque de syndrome PHACE(S)* : IRM/ARM de la tête et du cou et échocardiogramme pour exclure des anomalies artérielles et cardiovasculaires (cf. fig. 85.12); si anormale, nécessité d'une consultation avec neuroradiologue, neurologue et/ou cardiologue
- Examen cardiaque, fréquence cardiaque et pression sanguine, électrocardiogramme; une bradycardie (<80 bpm), un bloc cardiaque supérieur au 1er degré, une pression sanguine <50/30 mmHg ou une insuffisance cardiaque décompensée sont considérés comme des contre-indications

Dosage et évolution

- Dose *initiale :* habituellement ~ 1 mg/kg/j divisé en 2 (ou 3) doses**
- Dose *cible :* habituellement 2–3 mg/kg/j divisé en 2 (ou 3) doses**
- Pour un hémangiome infantile proliférant, le traitement est typiquement continué pendant 6–12 mois, en fonction du tableau clinique et de l'évolution¶
  - La dose doit être ajustée à l'augmentation du poids afin de maintenir le ratio dose/kg, en particulier pendant la phase proliférative
- Diminuer pendant 2–4+ semaines avant d'arrêter (principalement pour prévenir un rebond)

Surveillance

- Les risques du propranolol incluent bradycardie, hypotension, hypoglycémie, troubles du sommeil et bronchospasme
- Envisager un bref séjour hospitalier (p. ex. 1–2 jours) avec télémétrie pour initier le traitement si âge <5 semaines (en utilisant une correction d'âge pour les prématurés) et/ou des complications comme des anomalies cardiovasculaires ou cérébrovasculaires
- Début du traitement en ambulatoire
  - Monitorer la fréquence cardiaque et la pression artérielle pendant 2 heures après la dose initiale ou une augmentation significative de la dose
  - Mesurer la fréquence cardiaque et la pression sanguine toutes les 4–8 semaines si la dose est stable
  - Valeurs normales des signes vitaux pédiatriques disponibles : www.emedicinehealth.com/pediatric_vital_signs/article_em.htm
- Éduquer les parents sur les signes d'hypoglycémie – *précocement* (peuvent être masqués par le β-bloquant) : sueurs, fréquence cardiaque augmentée, tremblements, irritabilité; *tardivement* : léthargie, absence d'appétit, hypothermie, convulsions
- Administrer le traitement durant ou juste après un repas; 2 doses quotidiennes doivent être séparées de ≥ 9 heures
  - Arrêter le traitement lors de maladies intercurrentes, notamment si diminution des prises orales ou vomissements

** Hémangiome segmentaire > 5 cm de diamètre de la tête ou de la partie supérieure du corps (cf. tableau 85.2).*
*** La dose doit typiquement être augmentée par paliers de 1 mg/kg/j chaque semaine en ambulatoire ou après 1-3 doses chez à l'hôpital, jusqu'à atteindre la dose cible. Une dose de départ inférieure et une progression plus lente sont nécessaires pour les patients à haut risque de complications ou quand le traitement est initié sans surveillance en cabinet (p. ex. débuter à 0,5 mg/kg/j et augmenter de 0,5 mg/kg/j tous les 3-4 jours).*
¶ Une durée plus longue de traitement peut être nécessaire pour les HI qui continuent à croître ou recommencent à grossir après la réduction/discontinuation du propranolol.

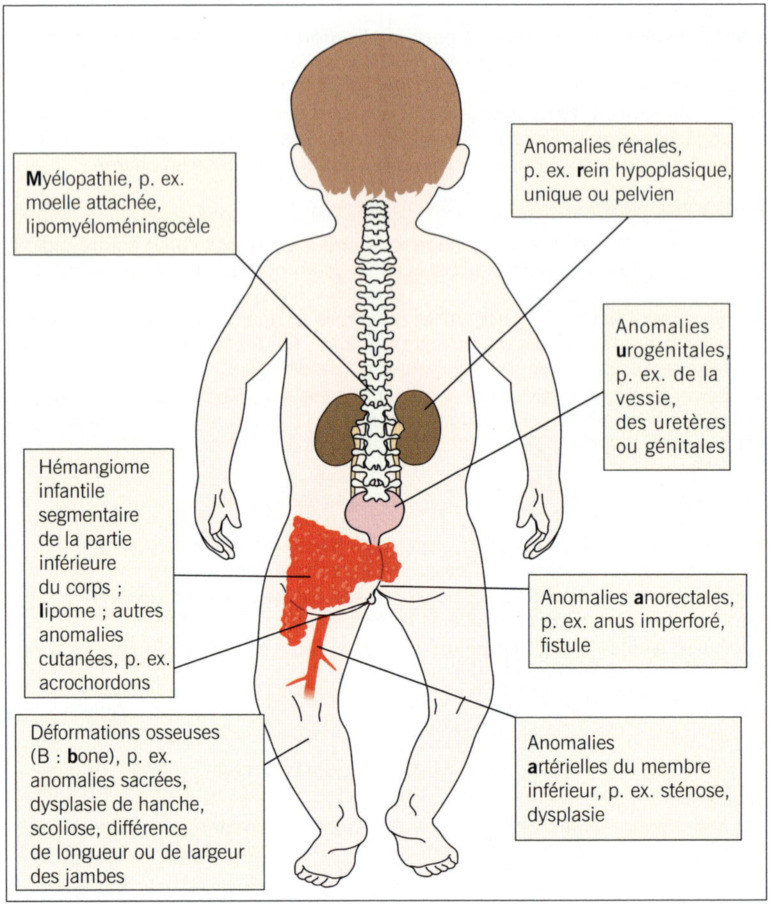

Fig. 85.13 Syndrome LUMBAR. Les principales manifestations cliniques sont illustrées. L'hémangiome segmentaire est souvent ulcéré.

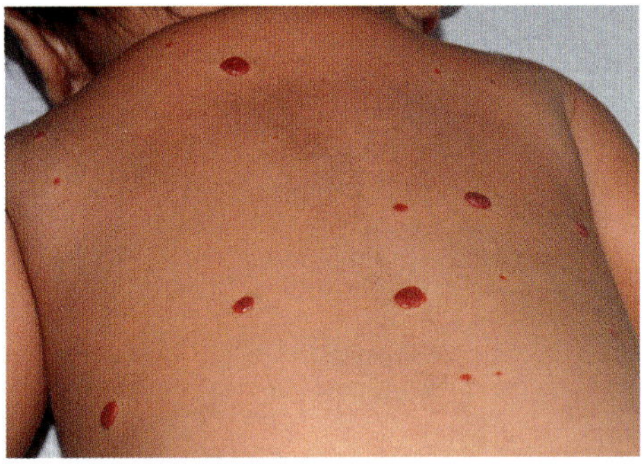

Fig. 85.14 Hémangiomes infantiles cutanés multiples (multifocaux) avec des hémangiomes extra-cutanés. Ce nourrisson avait de nombreuses petites lésions cutanées superficielles dans un modèle miliaire, plus des hémangiomes du foie. Historiquement ceci a été rapporté comme « hémangiomatose néonatale diffuse ». *Remerciements : Julie V. Schaffer, MD.*

présentent typiquement comme une masse ou une plaque chaude, rose à bleu violet, couverte de grosses télangiectasies entourées d'un anneau de vasoconstriction et/ou de veines en rayons ; contrairement aux véritables HI, les hémangiomes congénitaux sont GLUT1-négatifs et souvent ont une mutation somatique dans *GNAQ* ou *GNA11* qui active les sous unités α de la protéine G.

- *Rapidly involuting congenital hemangioma (RICH)* – involution rapide durant la 1re année de vie (fig. 85.15A, B)
- *Partially involuting congenital hemangioma (PICH)* – involution précoce et incomplète dans la vie
- *Non-involuting congenital hemangioma (NICH)* – croissance postnatale en proportion de la croissance de l'enfant, mais sans involution (fig. 85.15C) ; une expansion tardive peut occasionnellement survenir dans l'enfance

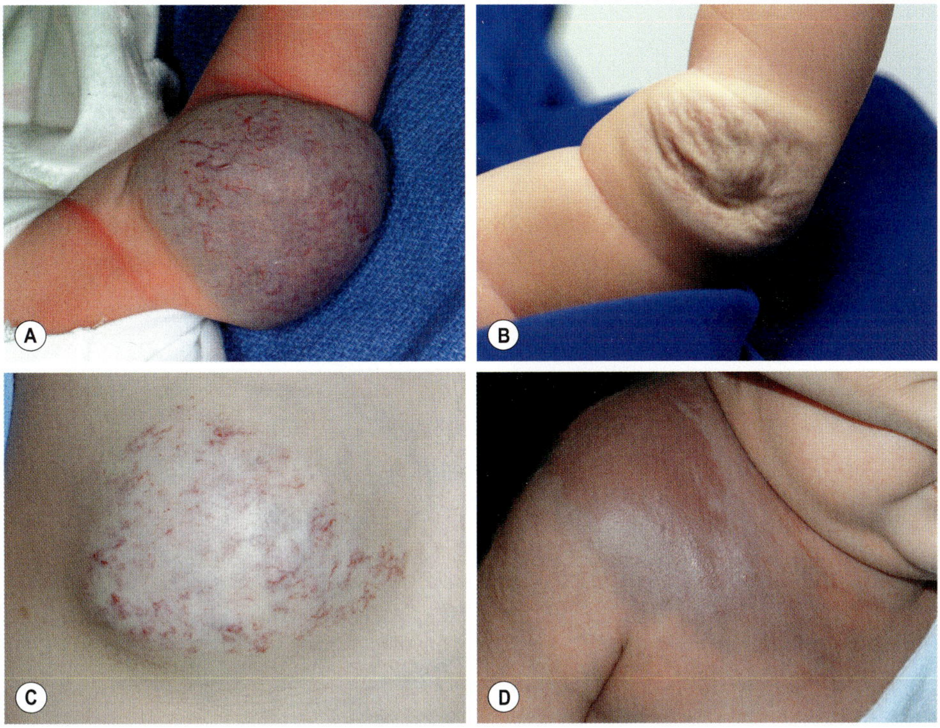

Fig. 85.15 Hémangiomes congénitaux et autres tumeurs vasculaires. A *Rapidly involuting congenital hemangioma* (RICH) se présentant comme une tumeur violacée du membre supérieur avec des télangiectasies de surface chez un nouveau-né. **B** Involution spontanée d'un RICH à 5 mois, avec un résidu fibro-graisseux. **C** *Non-involuting congenital hemangioma* (NICH) chez un enfant d'âge scolaire. Cette lésion était totalement constituée à la naissance et elle est restée chaude et ferme à la palpation. Noter les télangiectasies épaisses et la pâleur. **D** Hémangioendothéliome kaposiforme associé à un phénomène de Kasabach-Merritt chez un garçon de 5 semaines. Induration progressive et ecchymoses développées rapidement sur une période de 24 heures. Une éruption eczémateuse est aussi évidente. *Remerciements : A, B : Annette Wagner, MD; C, D : Julie V. Schaffer, MD.*

Malformations vasculaires

- La classification repose sur le(s) type(s) prédominant(s) de vaisseaux, avec une division en groupes à bas débit et haut débit :
  - *Bas débit :* capillaires (angiomes plans), veineux, lymphatiques microkystiques (« lymphangiome ») et lymphatiques macrokystiques (« hygroma kystique »)
  - *Haut débit :* artérioveineux (anomalies artérielles + shunts artérioveineux)
- Les malformations vasculaires peuvent contenir un seul type de vaisseaux ou une malformation artérioveineuse (*simple*) ou ≥ 2 types de vaisseaux (*combinée*; p. ex. malformation capillaro-lymphatico-veineuse)
- Bien qu'elles puissent affecter n'importe quel organe, les malformations vasculaires sont plus facilement trouvées dans la peau et les muqueuses, elles peuvent s'étendre dans les structures profondes ou être associées à d'autres anomalies extra-cutanées.

Malformations capillaires (Mcap) et affections rattachées

NÆVUS SIMPLEX (TACHES SAUMONÉES)

- Tache vasculaire congénitale fréquente (*n'est pas* une Mcap véritable) sur le milieu du visage (front, glabelle, bout du nez et philtrum), paupières, occiput et nuque (« morsure de cigogne ») (fig. 85.16A, B); de multiples lésions peuvent être présentes (*complexe du nævus simplex*) et peuvent survenir dans la région lombaire.
- Les lésions faciales s'atténuent souvent dans la petite enfance.

ANGIOMES PLANS (AP)

- Activation en mosaïque de mutations dans le gène *GNAQ*, qui code pour une sous-unité α d'une protéine G, sous-jacente à la fois aux AP non

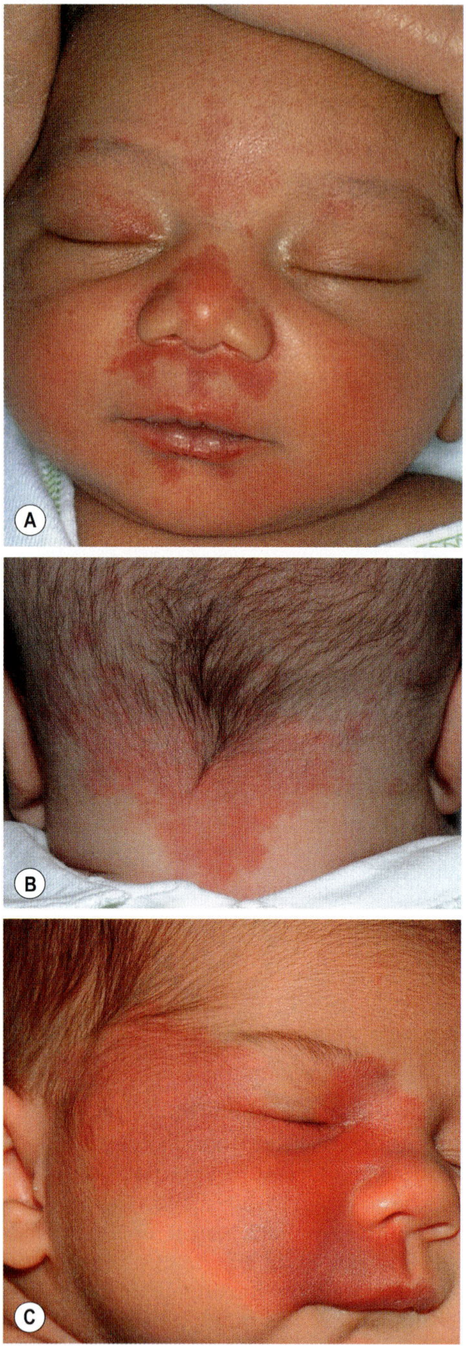

Fig. 85.16 Taches saumonées (nævus simplex) versus angiome plan (AP). A Une atteinte de la partie centrale du visage par une tache saumonée (nævus simplex) de disposition symétrique, est fréquente; de telles lésions pâlissent dans les toutes premières années de vie mais sont parfois diagnostiquées à tort comme AP. **B** Les taches saumonées de la nuque («morsure de cigogne») tendent à être plus persistantes. **C** Chez ce jeune nourrisson ayant un AP de la région maxillaire, la peau atteinte est lisse. Cette lésion va persister. *Remerciements : A : YDRSC; B, C : Julie V. Schaffer, MD.*

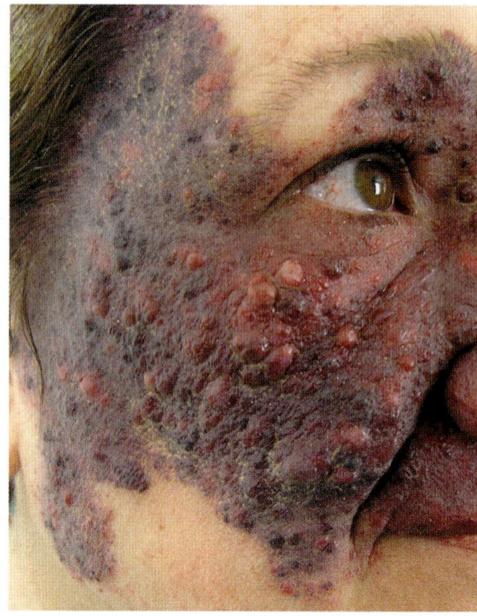

Fig. 85.17 Taches faciales lie de vin de la région maxillaire, avec changements hypertrophiques chez un adulte. Noter l'épaississement cutané et le caractère nodulaire proéminents. *Remerciements : Pablo Boixeda, MD : Odile Enjolras, MD.*

syndromiques et au syndrome de Sturge-Weber.

• Les AP se présentent à la naissance comme macules et taches rose rouge, souvent selon un modèle segmentaire (fig. 85.16C).

• Avec le temps, une couleur d'un rouge pourpre profond peut se développer et affecter la peau notamment du visage, qui souvent s'épaissit et devient nodulaire; une hypertrophie des tissus mous sous-jacents et des os peut aussi survenir (fig. 85.17 et 85.18).

• **DD :** *chez le nourrisson :* nævus simplex, HI débutant ou en arrêt de croissance; CMTC (en particulier sur un membre), malformation artérioveineuse au stade 1, *malformation verruqueuse veinocapillaire* («hémangiome verruqueux»; plaques congénitales rouge pourpre hyperkératosiques, de disposition souvent segmentaire, en particulier aux membres, avec une croissance proportionnelle à l'enfant).

• **TT :** laser à colorant pulsé, plutôt débuté dans la petite enfance pour éviter une détresse psychosociale et l'épaississement des lésions.

• *Syndrome de Sturge-Weber :* malformations oculaires et/ou leptoméningées pouvant accompagner un AP facial, atteignant la «zone du front», qui inclut aussi la paupière supérieure et qui est délimitée à la partie inférieure par une ligne allant du canthus externe au sommet de l'oreille;

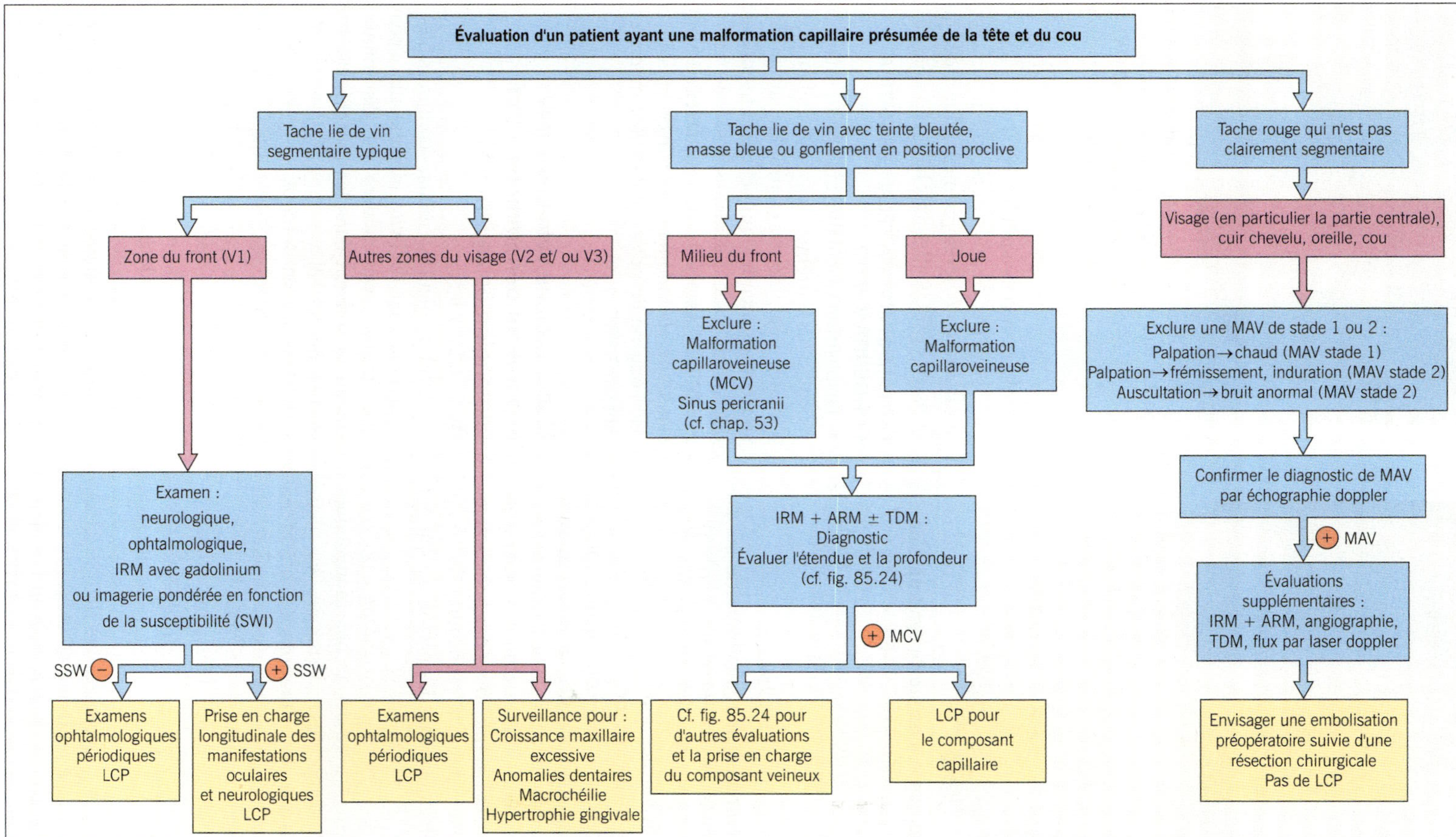

Fig. 85.18 Évaluation d'un patient ayant une malformation capillaire présumée de la tête et du cou. ARM : angiographie par résonance magnétique ; IRM : imagerie par résonance magnétique ; MAV : malformation artérioveineuse ; MCV : malformation capillaroveineuse ; LCP : laser à colorant pulsé ; SSW : syndrome de Sturge-Weber ; TDM : tomodensitométrie ; TEP : tomographie par émission de positons.

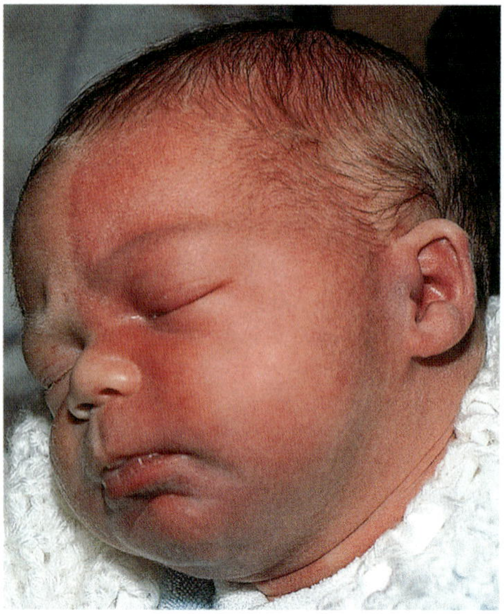

Fig. 85.19 Nourrisson à risque de syndrome de Sturge-Weber. L'angiome plan couvre une grande partie de la partie gauche du visage, avec atteinte de « la zone du front » témoignant d'un risque de syndrome de Sturge-Weber. *Remerciements : Odile Enjolras, MD.*

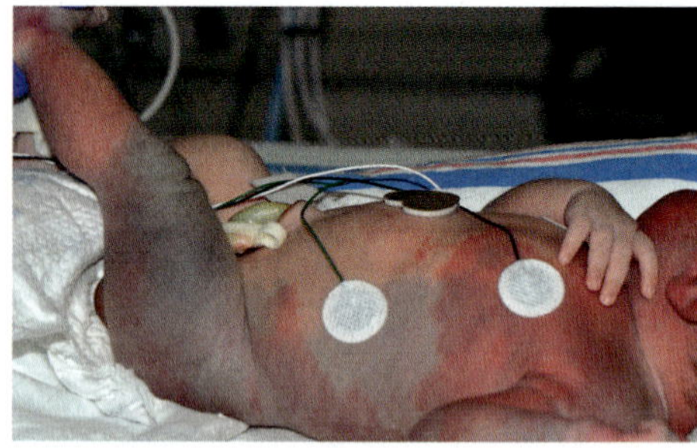

Fig. 85.20 Phacomatose pigmentovasculaire de type 2. Observation d'un grand angiome plan et d'une mélanocytose dermique étendue. *Remerciements : Julie V. Schaffer, MD.*

cette zone comprend une grande partie du dermatome trigéminé V1 et des petites portions des dermatomes V2/V3 (fig. 85.19). Les personnes atteintes peuvent développer un glaucome et des séquelles neurologiques comme un retard de développement et des convulsions controlatérales ou une hémiparésie. La neuro-imagerie (IRM pondérée en fonction de la sensibilité) peut avec fiabilité exclure une atteinte leptoméningée à l'âge de 1 an, et l'administration prophylactique d'aspirine peut réduire la probabilité de symptômes neurologiques chez les personnes qui ont un syndrome de Sturge-Weber.

- *Phacomatose pigmentovasculaire (PPV)* : les AP coexistent avec des taches mongoliques aberrantes (mélanocytose dermique, les deux étant causées par des mutations *GNAQ/11* en mosaïque) (fig. 85.20) ou un nævus spilus ; un nævus anémique peut aussi être présent.
- Malformation capillaire diffuse avec développement excessif : Mcap étendue réticulée associée à une hypertrophie des tissus mous qui n'est pas nécessairement corrélée à la localisation de la Mcap et qui n'est pas progressive (fig. 85.21A) ; peut être due à une mutation *GNA11*.
- *Mégalencéphalie – malformation capillaire* (antérieurement *macrocéphalie – CMTC*) : AP réticulé et nævus simplex persistant associés à une asymétrie de croissance, une macrocéphalie et un retard de développement ; due à des mutations de *PIK3CA* (fig. 85.21B).

CUTIS MARMORATA TELANGIECTATICA CONGENITA (CMTC)

- Disposition vasculaire rouge pourpre en grosses réticulations entremêlées avec des télangiectasies ± veines proéminentes et atrophie ; atteint le plus souvent un membre qui peut être hypoplasique ; occasionnellement généralisée (fig. 85.22).
- CMTC associée aux caractéristiques du *syndrome de Adams-Oliver* avec aplasie cutanée congénitale et anomalies des membres (cf. tableau 53.3).

Malformations veineuses (MV ; auparavant dénommées à tort hémangiomes caverneux)

MV CLASSIQUES

- Nodules bleutés mous, compressibles, se remplissant en déclivité (dépendants) ; peuvent être focaux, segmentaires ou disséminés, et s'étendent souvent dans les muscles et os sous-jacents (fig. 85.23).
- À la fois les *MV multiples cutanées et les MV muqueuses* d'hérédité autosomique dominante et les MV sporadiques peuvent résulter de mutations du gène *TEK*, qui code pour une tyrosine-kinase spécifique des cellules endothéliales, ou *PIK3CA*.
- Le syndrome de *blue rubber bleb nevus (ou syndrome de Bean)* se présente aussi avec des MV multiples cutanées et muqueuses (p. ex. GI).
- Une approche de l'évaluation et de la prise en charge des MV selon les différents sites est présentée fig. 85.24.

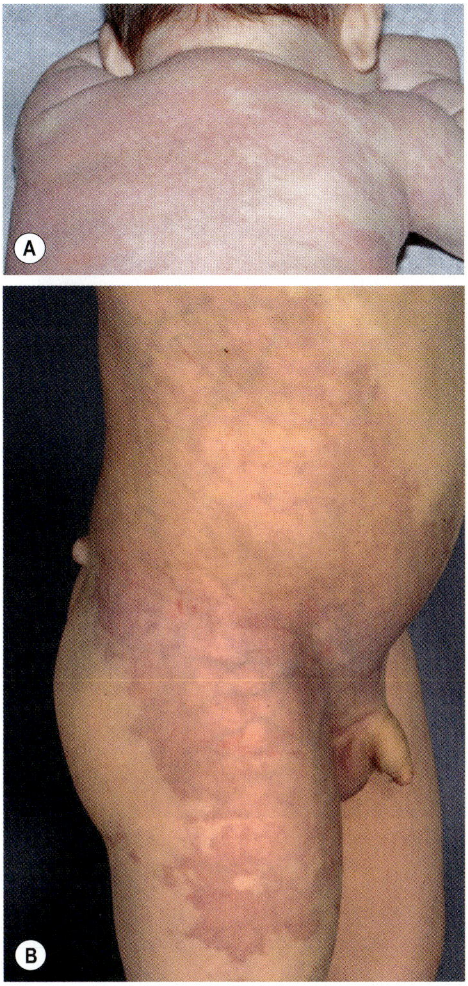

Fig. 85.21 Malformations capillaires réticulées. **A** Malformation capillaire diffuse avec hypertrophie. Cet enfant normocéphalique a une malformation capillaire réticulée étendue atteignant le tronc, un bras et les deux jambes. **B** Syndrome de mégalencéphalie – malformation capillaire. Ce garçon a une hémihypertrophie de la partie du corps opposée à l'AP. *Remerciements : Julie V. Schaffer, MD.*

MALFORMATIONS GLOMUVEINEUSES (MGV ; AUPARAVANT CONNUES COMME GLOMANGIOMATOSE)

• Nodules roses à bleu pourpre et plaques en pavage résistant à la compression forte et douloureux à la palpation ; peuvent être focales, segmentaires ou disséminées et (contrairement aux MV classiques) sont typiquement limitées à la peau et au tissu sous-cutané (fig. 85.25).

• Hérédité autosomique dominante due à des mutations du gène de la glomuline (*GLMN*).

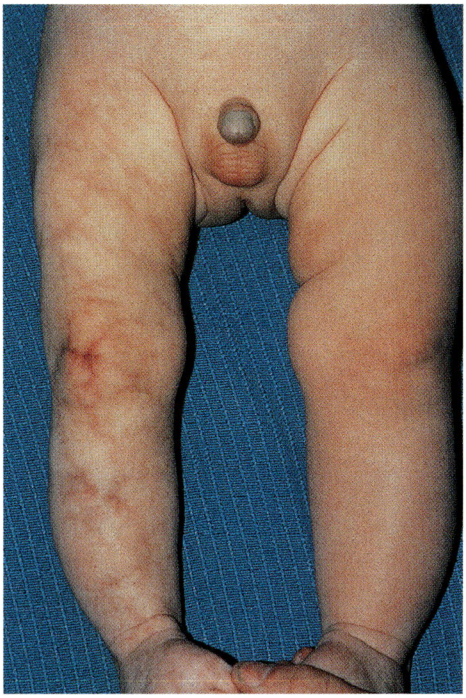

Fig. 85.22 Cutis marmorata telangiectatica congenita (CMTC) avec atrophie du membre atteint. La couleur du réseau vasculaire épais peut être rouge pourpre (comme chez cet enfant) à brun pourpre. *Remerciements : YDRSC.*

SYNDROME DE MAFFUCCI

• Association de MV avec des enchondromes, le plus souvent des membres ; les lésions cutanées peuvent aussi présenter les caractères d'un hémangiome à cellules fusiformes.

Anomalies lymphatiques

• Les *malformations lymphatiques (ML)* sont dues à un excès de vaisseaux lymphatiques aberrants, elles sont souvent dues à une mutation *PIK3CA* sous-jacente en mosaïque, alors que les *lymphœdèmes* résultent d'une hypoplasie ou d'une interruption des lymphatiques.

MALFORMATIONS LYMPHATIQUES

• *ML microkystique («lymphangiome circonscrit»)* : groupes de papules ayant l'aspect de vésicules claires ou hémorragiques principalement de la partie proximale de membres et de la poitrine ; des hémorragies ou un écoulement de lymphe intermittents peuvent survenir (fig. 85.26A-D). Un sous-groupe de LM superficielles se présente sous forme de taches rouge pourpre, géographiques, avec des structures vasculaires finement réticulées en filet.

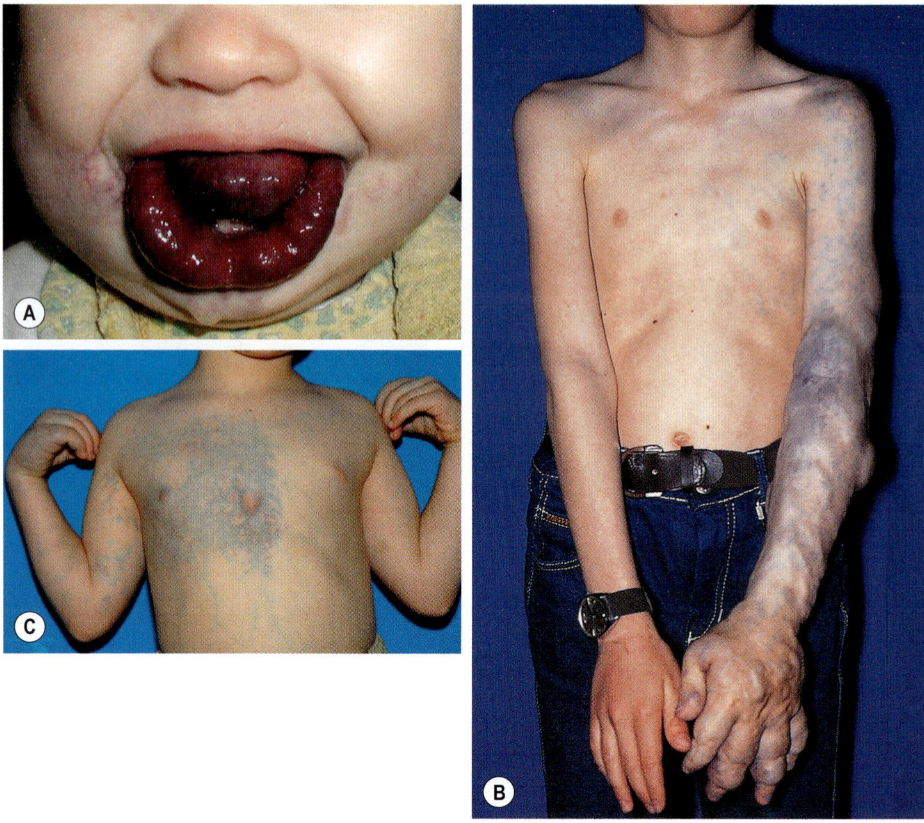

Fig. 85.23 Malformations veineuses (MV). A Déformation de la langue et de la lèvre inférieure ayant conduit à une morsure ouverte. **B** La peau et les muscles de tout le membre supérieur sont affectés, avec des nodules bleutés et un gonflement notable en position déclive. **C** Cette MV a une distribution segmentaire sur la partie droite du tronc et atteint le bras ipsilatéral. *Remerciements : Odile Enjolras, MD.*

• *ML macrokystique («hygrome kystique»)* : masses sous-cutanées mobilisables correspondant à de grands kystes lymphatiques ; principalement du cou, axillaire ou de la partie latérale de la paroi thoracique (fig. 85.26E).
• Des réactions inflammatoires de type cellulite peuvent être déclenchées par un traumatisme ou une infection et peuvent s'étendre ou s'aggraver avec le temps.
• Les lésions cervicofaciales déforment souvent les structures osseuses sous-jacentes, et une atteinte oropharyngée peut conduire à une asphyxie ; des complications rares incluent une «lymphangiomatose» viscérale et une ostéolyse massive (*maladie de Gorham-Stout [disparition osseuse]*).
• **DD :** lymphangiectasies cutanées acquises (p. ex. dues à une maladie de Crohn, une cellulite récurrente ou des métastases intralymphatiques).
• Évaluation radiologique : échographie, IRM avec gadolinium (absence de renforcement).
• **TT :** sirolimus topique ou oral, sclérothérapie, traitement laser (pour les lésions microkystiques), excision chirurgicale (mais des récurrences sont fréquentes).

LYMPHŒDÈME PRIMITIF

• Atteint le plus souvent les membres (inférieur > supérieur), avec occasionnellement une atteinte génitale, céphalique ou généralisée ; peut être associé à une atteinte pulmonaire ou des lymphangiectasies GI.
• Le *lymphœdème congénital* est présent à la naissance ou se développe durant la petite enfance ; les causes incluent la *maladie de Milroy* (mutations dans le gène codant pour le *vascular endothelial growth factor receptor 3*) et les syndromes de *Turner* et *Noonan*.
• Le *lymphœdème précoce* apparaît aux alentours de la puberté ; les étiologies incluent la maladie de Meige et le syndrome *lymphœdème – distichiasis.*
• Le lymphœdème secondaire est discuté chap. 86.

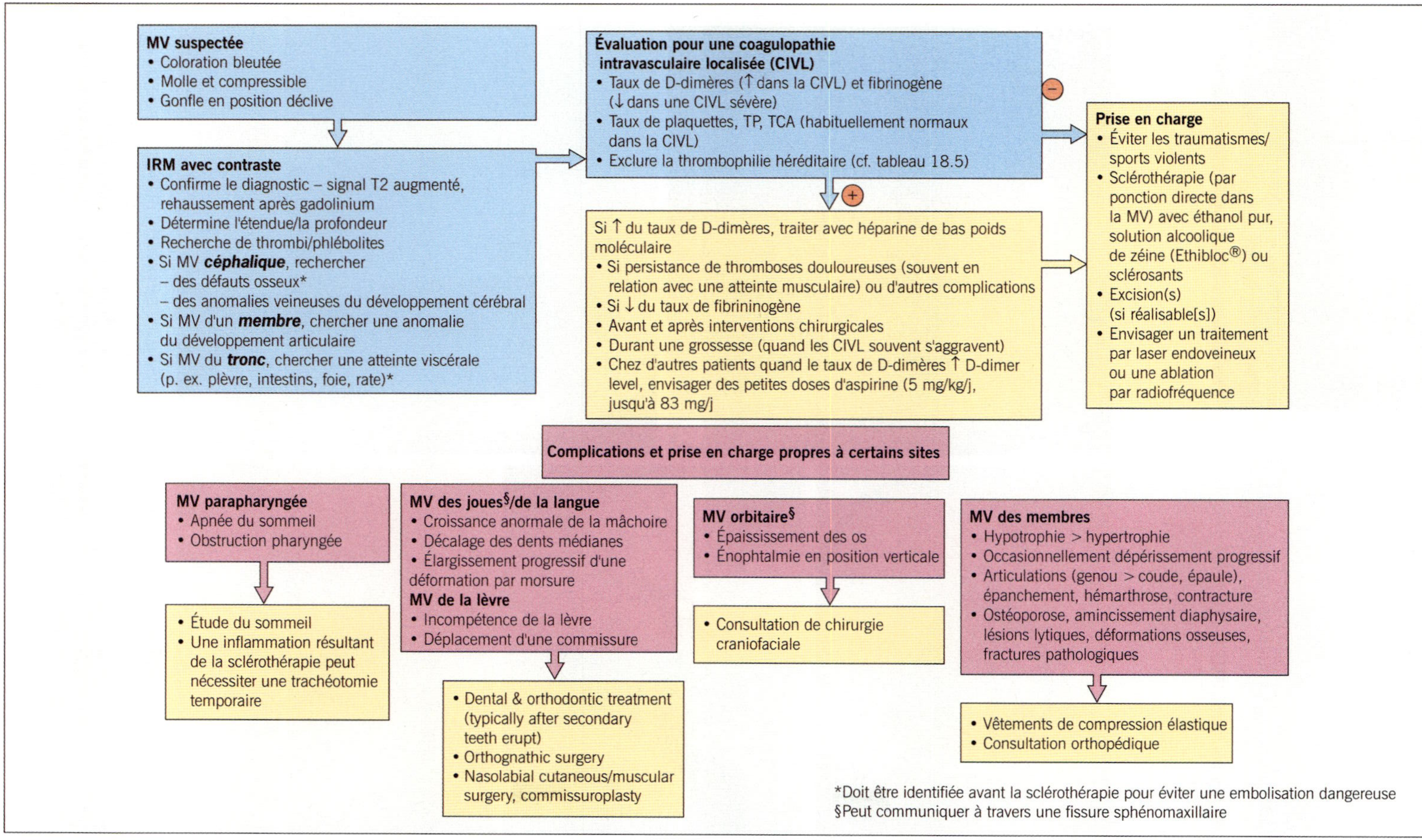

Fig. 85.24 Approche de l'évaluation et de la prise en charge des malformations veineuses (MV).

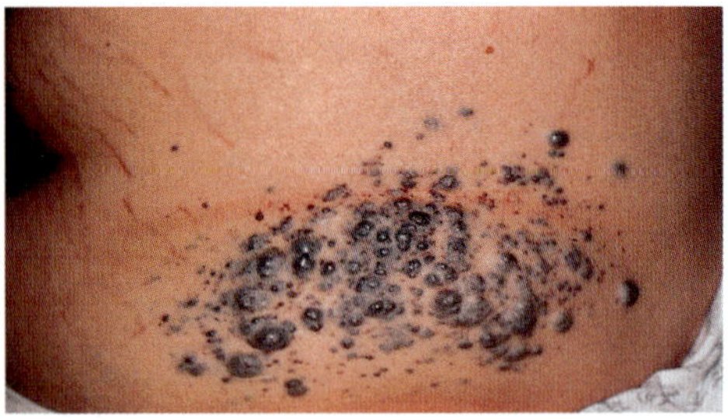

Fig. 85.25 Malformation glomuveineuse segmentaire de l'abdomen. Papulonodules coalescents bleu pourpre. *Remerciements : Paula north, MD.*

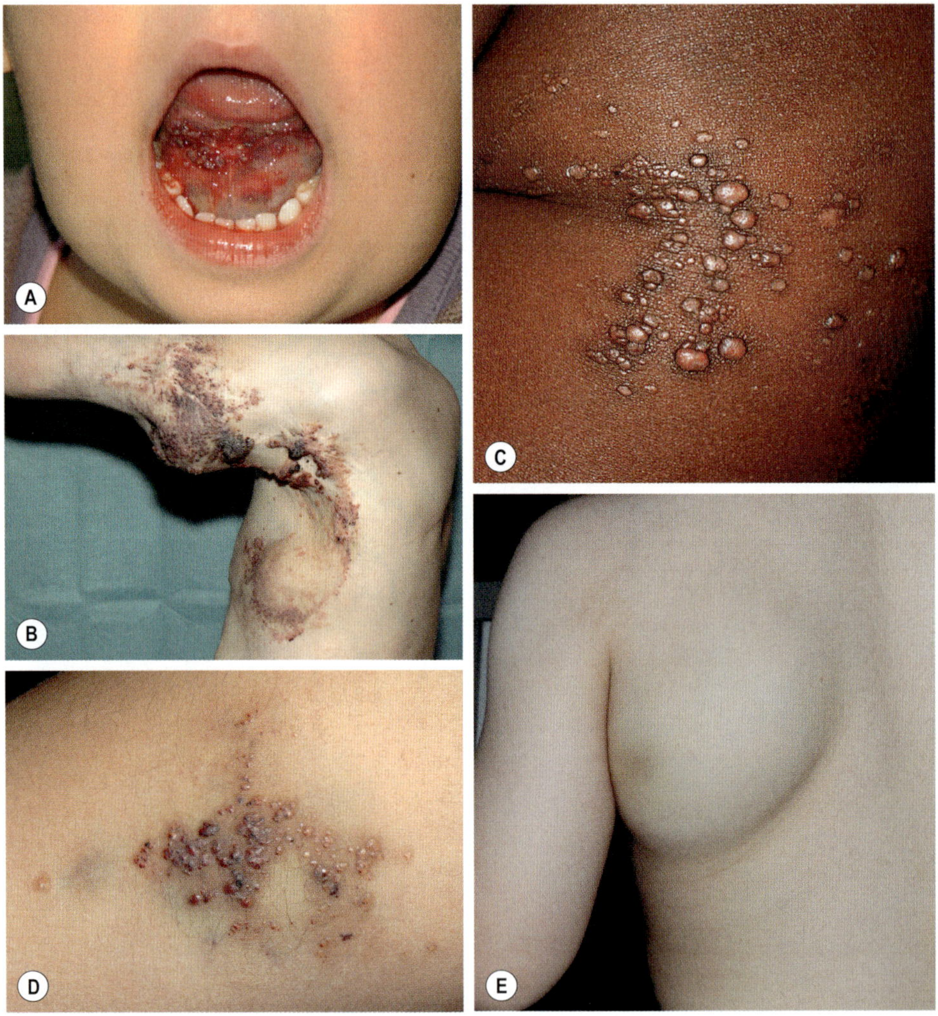

Fig. 85.26 Malformations lymphatiques (ML). A-D ML microkystiques se présentant sous forme de vésicules groupées claires ou hémorragiques, avec saignements à partir des lésions de la bouche (**A**). Les groupes de vésicules en (**B**) ont récidivé des années après la résection chirurgicale (utilisant des greffes et une fermeture linéaire) en grande ML microkystique atteignant la peau et les structures profondes du bras et du thorax. **E** ML macrokystique de la partie latérale du tronc. La masse était molle, à l'exception d'une zone focale ferme d'hémorragie associée à une coloration d'aspect ecchymotique de la peau sus-jacente. *Remerciements : A, B : Odile Enjolras, MD ; C : YDRSC ; D, E : Julie V. Schaffer, MD.*

Malformations artérioveineuses (MAV)

- Les malformations à flux rapide (haut débit) présentent de sérieuses complications potentielles (p. ex. amputation, déformation); fréquemment dues à une mutation en mosaïque affectant la voie de la *mitogen-activated protein kinase* (MAPK) (p. ex. *KRAS, MAP2K1*).
- Atteignent souvent la région céphalique, en particulier le milieu du visage avec approximativement la moitié des lésions évidentes à la naissance; peuvent s'aggraver avec la puberté, la grossesse, un traumatisme, une excision partielle ou une embolisation proximale.
- Divisées en quatre stades selon la sévérité clinique :
  - *Stade 1 – dormant :* rouge, chaud, et maculeux (imitant un AP) ou légèrement infiltré (fig. 85.27A, B)
  - *Stade 2 – expansion :* masse chaude avec frémissement/pulsations et veines de drainage dilatées
  - *Stade 3 – destruction :* douleur, nécrose et ulcération; ± lésions osseuses lytiques (fig. 85.27C)
  - *Stade 4 – décompensation cardiaque* : insuffisance cardiaque à haut débit.
- Évaluation radiologique : échographie, IRM/ARM, artériographie.
- **TT :** excision complète après embolisation judicieuse préopératoire.
- Une *acroangiodermatite* (pseudo-sarcome de Kaposi; cf. chap. 86) peut survenir en association avec une MAV des membres inférieurs.
- MAV métamériques.
  - *Syndrome de Cobb :* cutané (peut mimer une Mcap ou un angiokératome) dans une distribution selon des dermatomes + intraspinale/vertébrale
  - *Syndrome de Bonnet-Dechaume-Blanc (Wyburn-Mason) :* cutané facial + orbite/œil et/ou cerveau

Spectre des hypertrophies liées à *PIK3CA* et autres syndromes associés à des malformations vasculaires combinées

- *Syndrome de Klippel-Trenaunay :* Mcap + MV ± ML dues à une mutation mosaïque de *PIK3CA*, associées à une hypertrophie progressive du membre atteint; taches bien délimitées, géographiques avec habituellement une composante lymphatique, qui augmente la probabilité d'une hypertrophie massive et d'une cellulite; risque

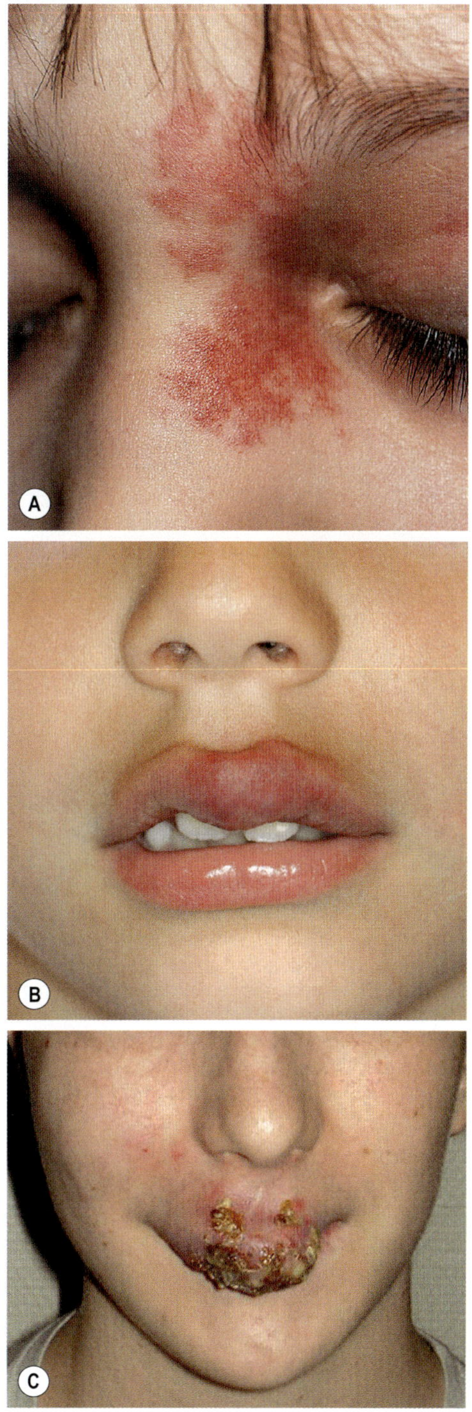

Fig. 85.27 Malformations artérioveineuses (MAV). **A, B** MAV dormante (stade 1) imitant un angiome plan (**A**) et un hémangiome infantile (**B**). **C** MAV destructrice (stade 3) qui a conduit à une nécrose cutanée. *Remerciements : A, B : Odile Enjolras, MD; C : Juan Carlos Lopez, MD.*

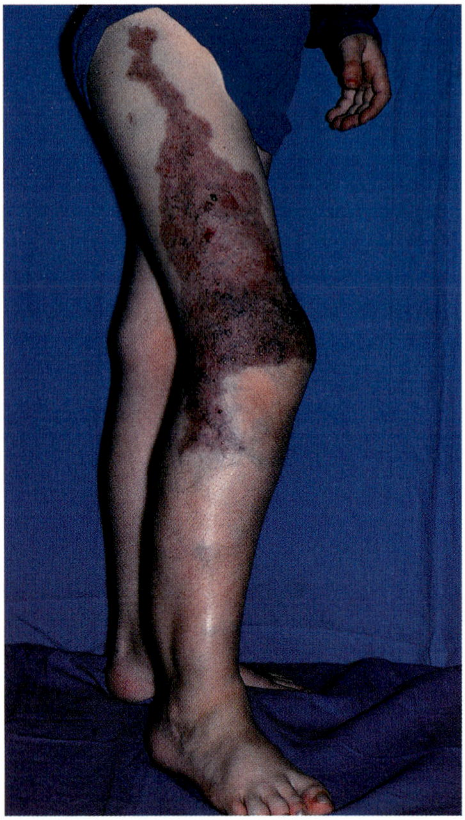

Fig. 85.28 Syndrome de Klippel-Trenaunay (SKT). Veines dilatées incontinentes et hypertrophie du membre inférieur manifestes. La délimitation nette avec des bords géographiques de cette tache capillaire et les papulovésicules pourpres surajoutées (correspondant à des télangiectasies) sont des indices de la présence d'une malformation lymphatique. Au contraire, un SKT sans composant lymphatique se présente souvent par une tache capillaire mal définie distribuée au hasard ou de façon segmentaire. *Remerciements : USCDRSC.*

de thrombose veineuse profonde/embolie pulmonaire (fig. 85.28).

- *Syndrome de Protée* (cf. tableau 51.3) : affection due à des mutations de *AKT1* en mosaïque ; peut présenter Mcap, MV et/ou ML.

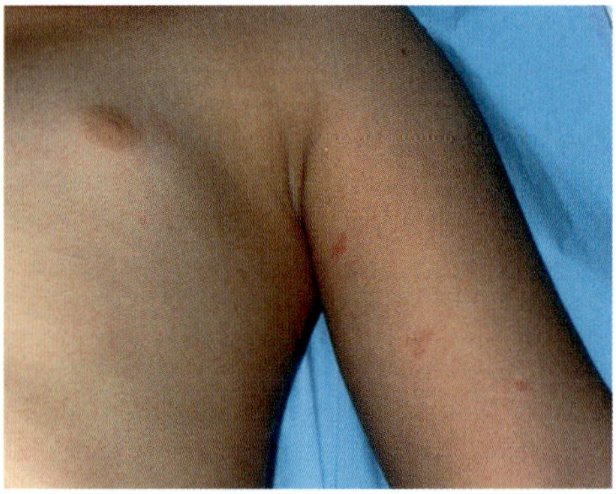

Fig. 85.29 Malformations capillaires – malformations artérioveineuses dues à une mutation de *RASA1*. Macules rose rouge multiples. Un halo blanchâtre est souvent visible à la périphérie des lésions. *Remerciements : Eulalia Baselga, MD.*

- *Syndrome CLOVES : congenital lipomatous overgrowth, vascular malformations (slow- or fast-flow), epidermal nevi and skeletal anomalies* (p. ex. scoliose, pieds plats) dû à des mutations de *PIK3CA* en mosaïque.
- *Syndrome des hamartomes multiples* lié à *PTEN* (cf. chap. 52) : souvent anomalies intramusculaires à haut débit associées à des amas de graisse ectopiques et des veines de drainage dilatées ; ± composants de Mcap et ML.
- *Mcap cérébrales et Mcap-MV cutanées hyperkératosiques :* affection autosomique dominante, habituellement due à des mutations *KRIT1* ; plaques congénitales rouge pourpre et macules rouge brun avec en périphérie des télangiectasies ponctuées.
- Syndrome *Mcap-MAV :* affection autosomique dominante due à des mutations *RASA1* ou *EPHB4* ; se présente avec de multiples petites Mcap ± MAV (fig. 85.29) et parfois un syndrome de *Parkes-Weber* (hypertrophie du membre associée à une MAV).

Pour plus d'informations, cf. chap. 103 et 104 de *Dermatology, Fourth Edition*.

Ulcères 86

• Un ulcère est défini comme une plaie avec perte de l'épiderme en entier, plus du derme, et parfois une extension en profondeur vers le tissu sous-cutané.
• Les types les plus fréquents d'ulcères de jambe – veineux, artériel et neuropathique – de même que les escarres, les lymphœdèmes, et une approche sur la cicatrisation des plaies sont passés en revue (cf. infra) ; de plus, les causes physiques, inflammatoires, infectieuses, métaboliques et néoplasiques sont expliquées fig. 86.1.
• Les points à considérer dans l'historique et l'examen physique des patients ayant un ulcère de jambe sont présentés tableau 86.1 ; les examens de laboratoire de routine incluent souvent NFS, VS, glycémie et taux d'albumine sérique ; les cultures microbiennes, la recherche d'une thrombophilie (rapportée auparavant comme hypercoagulabilité) (cf. tableau 18.5) et les examens additionnels dépendent du contexte clinique.
• Les ulcères ayant des manifestations atypiques ou une absence de réponse à un traitement approprié doivent être réévalués, avec une extension des diagnostics différentiels et la discussion d'une biopsie cutanée (incluant si possible les bords et le fond de l'ulcère) pour exclure les causes moins fréquentes telles que CSC, vascularite et infections fongiques ou mycobactériennes (par cultures tissulaires).

Ulcères veineux

• L'hypertension veineuse et l'insuffisance veineuse représentent les causes les plus fréquentes d'ulcères de jambe chroniques.
• La prévalence augmente avec l'âge, et les facteurs de risque incluent le sexe féminin, l'obésité, la grossesse, les stations debout prolongées ou un antécédent familial d'insuffisance veineuse ; la thrombophilie peut être un facteur contributif, en particulier chez les patients qui ont un antécédent de thrombose veineuse profonde ou de vasculopathie livédoïde (fig. 86.3 ; cf. chap. 18).
• Les ulcères tendent à avoir des bords irréguliers et une base fibrineuse jaune, avec une prédilection pour la zone située au-dessus de la malléole interne (fig. 86.4) ; ils peuvent s'élargir mais sont souvent peu profonds, avec un tissu de granulation manifeste après débridement.
• La peau environnante montre des signes d'hypertension veineuse tels qu'une coloration jaune brun due à des dépôts d'hémosidérine, des pétéchies punctiformes, une dermatite de stase, une lipodermatosclérose et, occasionnellement, une acroangiodermatite (fig. 86.5 ; cf. tableau 11.1).
• Les autres manifestations incluent varicosités et œdème > lymphœdème des membres inférieurs (fig. 86.6) ; le gonflement et les douleurs des jambes sont aggravés par la déclivité (p. ex. station debout prolongée) et améliorés par la surélévation de la jambe et un traitement compressif ; les autres zones déclives, telles qu'un gros pannicule adipeux, peuvent développer des changements cliniques similaires (fig. 86.7).
• **DD :** cf. fig. 86.1 ; insuffisance artérielle coexistante (cf. infra) ou insuffisance cardiaque congestive non compensée doivent être exclues avant de débuter un traitement compressif.
• Évaluation et **TT :** une approche du patient ayant un ulcère veineux chronique est présentée fig. 86.8.
• La compression constitue une composante essentielle du traitement.
  – *Bas de contention graduée* : des pressions de 30–40 mmHg à la cheville sont nécessaires pour un œdème modéré et pour promouvoir la cicatrisation d'ulcères veineux, cependant des pressions moins élevées (20–30 mmHg) peuvent être utilisées pour des œdèmes modérés et comme première étape ; les bas doivent être mis en place le matin, immédiatement après la sortie du lit, et une utilisation à vie est recommandée
  – *Bandages de compression* : la *botte de Unna*, un bandage imprégné d'oxyde de zinc recouvert par un bandage élastique autoadhésif tel que Cohéban™, produisent une compression semi-rigide qui est habituellement changée chaque semaine ; les bandages quatre couches représentent une autre option pour les plaies très exsudatives

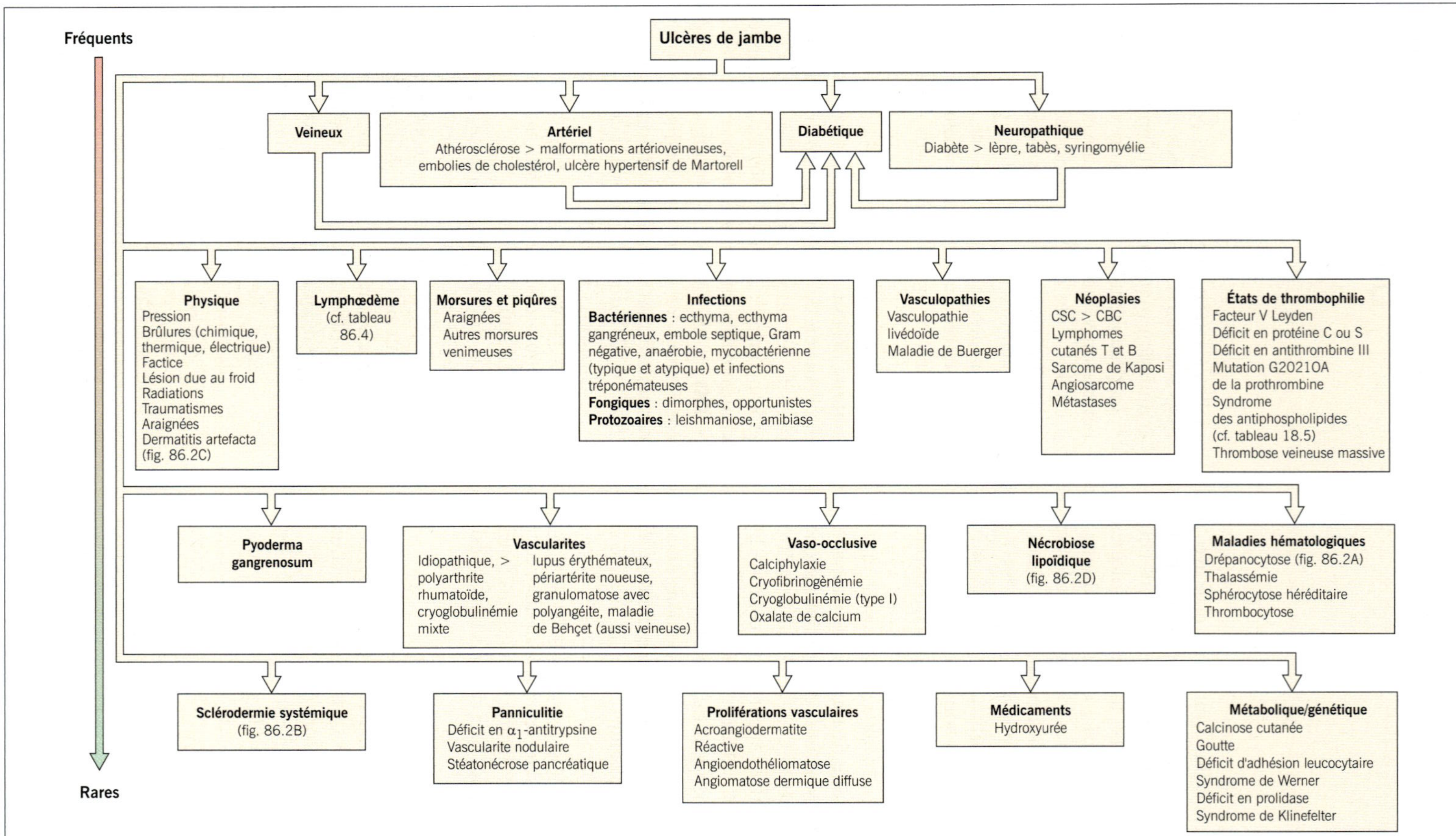

Fig. 86.1 Causes des ulcères de jambe. Les patients ayant une maladie de Behçet peuvent aussi développer des ulcères de jambe par vascularite et/ou une insuffisance veineuse liée à une thrombose des veines profondes. La dermatose pustuleuse érosive est une autre cause, occasionnelle, d'ulcères de jambe. Les ulcères de jambe induits par l'hydroxyurée sont extrêmement douloureux, entourés par une peau atrophique, et souvent localisés sur une malléole ou sur une crête tibiale.

Tableau 86.1 Points à inclure dans l'historique et l'examen physique de patients ayant un ulcère de jambe.

Historique	Examen physique
• Début et évolution clinique de l'ulcère • Symptômes, incluant ceux d'une maladie vasculaire ou d'une neuropathie • Facteurs de soulagement ou d'exacerbation • Antécédents médicaux, p. ex. diabète, maladie vasculaire athérosclérotique, CAI • Antécédent familial • Médicaments, topiques et systémiques • Addictions (p. ex. tabagisme, absorption d'alcool)	Général, comprenant : • Les caractéristiques de l'ulcère – Localisation et taille – Morphologie, dont la profondeur, la forme, les bords et le fond – Peau autour, p. ex. œdème, dermatite, fibrose, cellulite, nécrose • Pouls périphériques • Temps de recoloration capillaire • Preuve d'une neuropathie périphérique • Réflexes tendineux profonds

Remerciements : Tania Philips, MD.

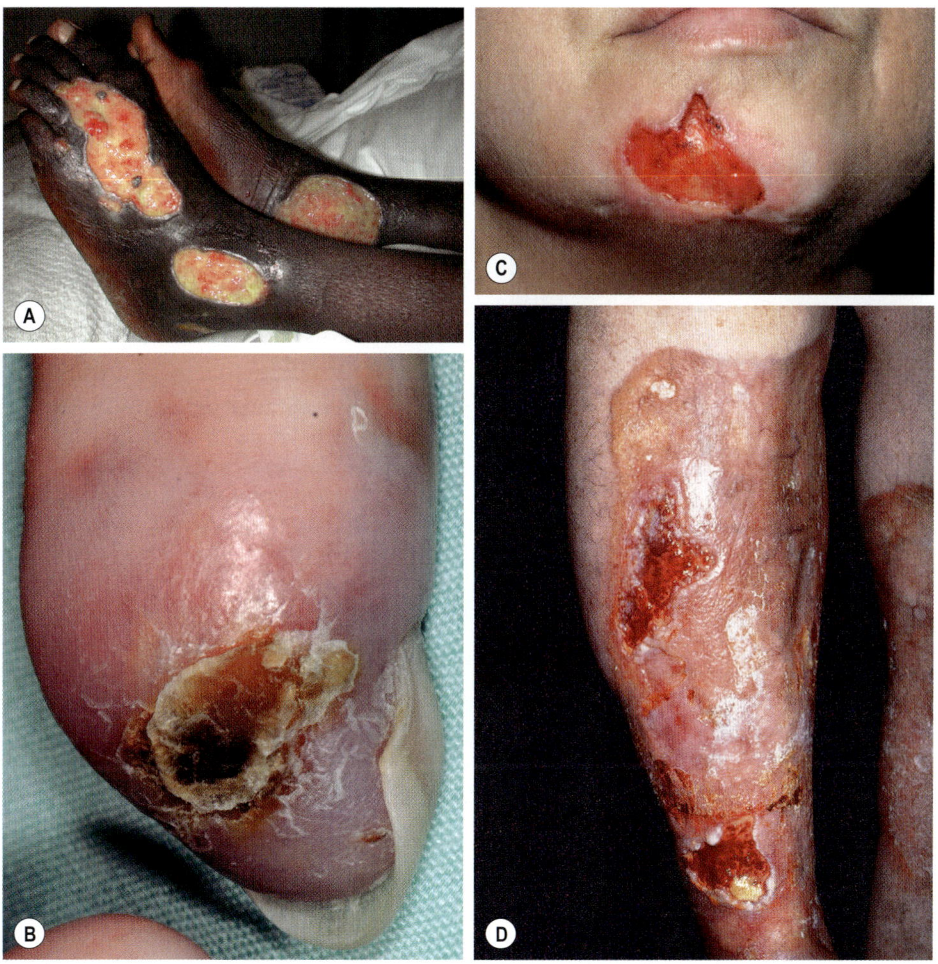

Fig. 86.2 Diverses causes d'ulcères. A Ulcères multiples chez un patient drépanocytaire. **B** Ulcère du bout du doigt chez un patient ayant une sclérodermie systémique. **C** Ulcère avec une forme « bizarre » et des bords angulés dû à une dermatite provoquée. **D** Nécrobiose lipoïdique ulcérée avec diabète dans un sous-groupe de personnes atteintes. *Remerciements : A, B : YDRSC ; C : Kalman Watsky, MD ; D : Jeffrey Callen, MD.*

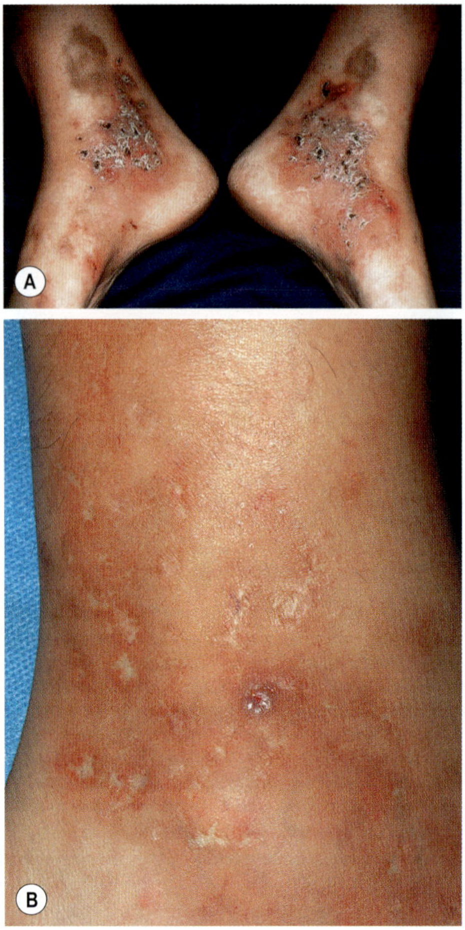

Fig. 86.3 Vasculopathie livédoïde. A Multiples croûtes hémorragiques et petits ulcères associés à une coloration brune due à des dépôts d'hémosidérine. **B** Cicatrices atrophiques étoilées, blanc porcelaine, avec des papules télangiectasiques, étiquetées atrophie blanche. *Remerciements : A : YDRSC; B : Julie V. Schaffer, MD.*

Ulcères artériels

- La maladie artérielle périphérique (MAP) est une manifestation d'athérosclérose, elle est présente chez plus de 25 % des patients ayant des ulcères de jambe ; les facteurs de risque incluent le tabagisme, le diabète, une dyslipidémie et l'hypertension ; l'ulcération est souvent précipitée par un traumatisme.
- Ulcères bien délimités, ronds, « à l'emporte-pièce » avec une base nécrotique sèche ; surviennent principalement à la partie distale des membres inférieurs, principalement les orteils et les zones de pression.
- La peau environnante est typiquement dépilée, brillante et atrophique (fig. 86.9).
- Les autres manifestations incluent pieds froids, faiblesse ou absence des pouls périphériques, temps de recoloration capillaire prolongé (> 3–4 secondes), pâleur ± douleur à la surélévation de la jambe (45° pendant 1 minute) et rougeur en position déclive ; les patients peuvent rapporter une douleur occasionnée par la marche et améliorée par le repos.
- **DD :** les autres causes d'ulcères chez les patients avec MAP incluent les emboles de cholestérol (fig. 86.10), l'angiomatose dermique diffuse (plaques violacées douloureuses avec ulcération centrale) et la maladie de Buerger (thromboangéite oblitérante ; affection inflammatoire et vaso-occlusive des fumeurs touchant les membres supérieurs et inférieurs) ; les patients ayant un diabète concomitant peuvent avoir des manifestations de chevauchement (cf. infra).
- Évaluation : l'index de pression systolique cheville-bras (IPS) est utilisé pour dépister la MAP (tableau 86.2) ; les explorations supplémentaires peuvent inclure échodoppler, angioscanner et angio-IRM.
- **TT :** restauration du flux sanguin chirurgical ou endovasculaire, soins de la plaie (cf. infra) mais en évitant un débridement important.

Ulcères neuropathiques (mal perforant) et diabétiques

- Le diabète entraîne un risque d'ulcères du pied au cours de la vie de 15–25 %, dont ~ 15 % évoluent vers une amputation ; la neuropathie diabétique est la cause principale de ces ulcères, bien que l'ischémie, l'hypertension veineuse et une infection contribuent souvent à la pathogénie.
- Une neuropathie *sensorielle* conduit à des traumatismes du pied passant inaperçus, une neuropathie *motrice* provoque des altérations biomécaniques et des déformations structurelles qui augmentent le stress mécanique, une neuropathie du *système nerveux autonome* entraîne à la fois des shunts artérioveineux qui diminuent la perfusion et une diminution de la transpiration qui prédispose à la sécheresse et aux fissurations.
- Les ulcères neuropathiques sont typiquement « à l'emporte-pièce » avec un rebord hyperkératosique, survenant dans un contexte de callosités cutanées ; ils sont habituellement localisés sur les points de pression et sur les protubérances osseuses (p. ex. tête des métatarsiens, talons, gros orteils) (fig. 86.11).
- Les autres manifestations incluent une diminution de la sensibilité due à la neuropathie

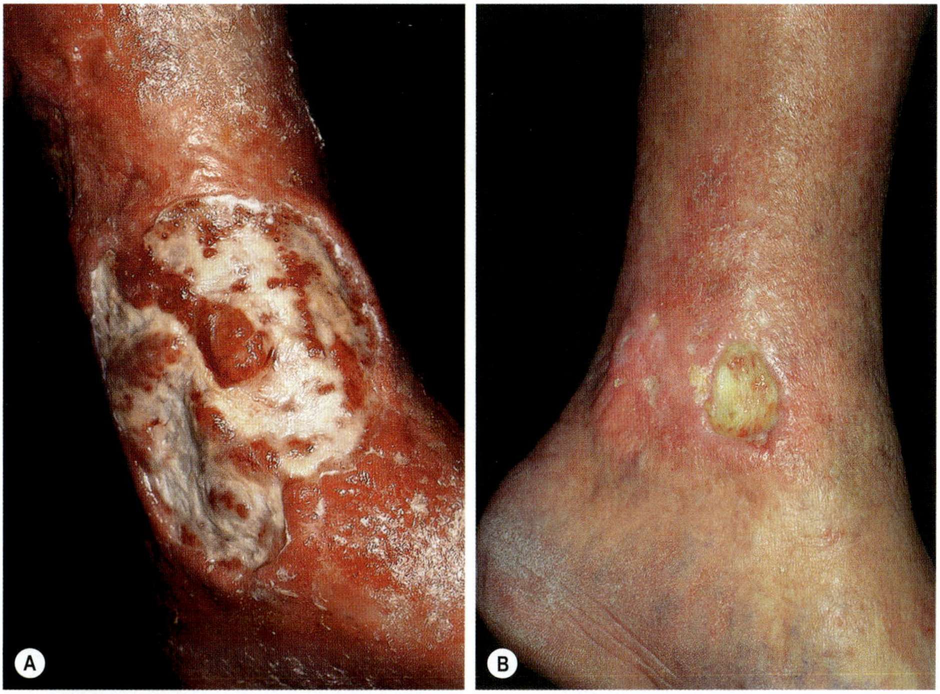

Fig. 86.4 Ulcères veineux sur la malléole interne. A Noter le fond jaunâtre fibrineux sur la plus grande partie de l'ulcère et les zones focales de tissu de granulation. Il y a une dermatite de stase autour avec érythème, croûtes et squames ainsi que des cicatrices. **B** Induration due à une lipodermatosclérose, dépôts d'hémosidérine et atrophie blanche sont présents dans la peau environnante. *Remerciements : A : YDRSC ; B : Jean L. Bolognia, MD.*

périphérique et parfois une déformation du pied (p. ex. orteils en marteau, pied de Charcot).

- Évaluation : examen neurologique utilisant un monofilament en nylon pour tester la sensibilité ± études de la conduction nerveuse/électromyographie et détermination de l'IPS (cf. tableau 86.2) ; recherche d'une infection utilisant les examens de laboratoire (p. ex. NFS, VS/CRP), cultures de la plaie (les tissus provenant de la biopsie ont un plus grand rendement que les écouvillonnages) et imagerie pour exclure une ostéomyélite (p. ex. radiographies [faible sensibilité], IRM) sont indiquées en cas de suspicion clinique.
- **TT :** soins de la plaie avec débridement du matériel nécrotique et de la bordure hyperkératosique, éradication de l'infection et mise en décharge (p. ex. alitement, chaise roulante, béquilles, techniques de déchargement, plâtre de contact total, mousse feutrée, chaussures orthopédiques) ; des options supplémentaires incluent l'oxygène hyperbare et le gel de bécaplermine (facteur de croissance plaquettaire recombinant [PDGF]) ; les instructions pour le patient sont fournies tableau 86.3.

Ulcères de pression/décubitus (escarres)

- Surviennent comme conséquence d'une immobilité prolongée, affectant ~ 10 % des patients hospitalisés et ~ 25 % des résidents en institution ; les autres facteurs de risque incluent les déficits sensitifs, l'âge élevé et la dénutrition.
- Les tissus mous sont comprimés entre une protubérance osseuse (p. ex. sacrum, tubérosité ischiatique ; fig. 86.12 et 86.13) et une surface externe ; les facteurs pathogéniques incluent pression continue, forces de cisaillement/friction et macération (p. ex. transpiration, urine, matières fécales).
- Classés selon un système en quatre stades (fig. 86.14) ; les ulcères ne progressent pas nécessairement selon ces stades, et des vastes lésions des tissus profonds peuvent comporter initialement peu de manifestations superficielles.
- Prévention : changements fréquents de position en même temps qu'utilisation de surfaces plus douces (p. ex. contenant mousse, air ou liquide) et dispositifs (p. ex. oreillers, coussins en mousse) pour diminuer la pression ; optimiser la nutrition.

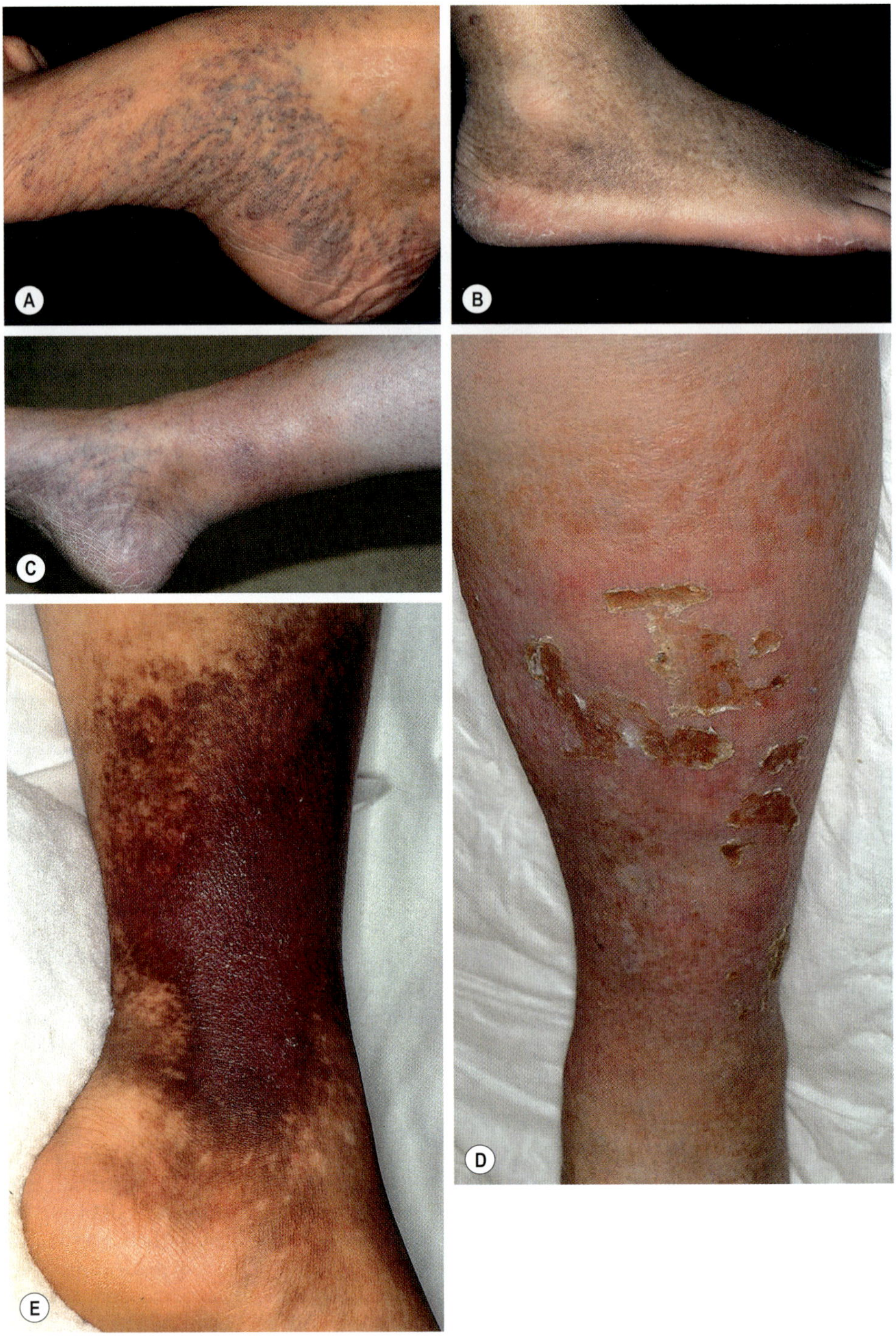

Fig. 86.5 Manifestations associées chez des patients ayant une hypertension veineuse et une insuffisance veineuse. **A** Ectasies veinulaires du cou-de-pied, étiquetées corona phlebectasia. **B** Coloration brune du pied et de la cheville due à des dépôts d'hémosidérine dans les macrophages dermiques en plus de l'hyperpigmentation. Noter la limitation à la ligne de Wallace. **C** Lipodermatosclérose avec coloration violet brun, sensibilité et induration qui débute typiquement au-dessus de la malléole interne. **D** Dermatite de stase et lipodermatosclérose chronique avec croûtes séreuses et aspect en « bouteille de champagne retournée » ou en « quille de bowling ». **E** Acroangiodermatite (pseudo-sarcome de Kaposi). Plaque violacée chez un patient ayant une hypertension veineuse. Histologiquement, ces lésions peuvent ressembler à un sarcome de Kaposi. *Remerciements : A, B : Jean L. Bolognia, MD; C : Kalman Watsky, MD; D : Ariela Hafner, MD, et Eli Sprecher, MD; E : YDRSC*

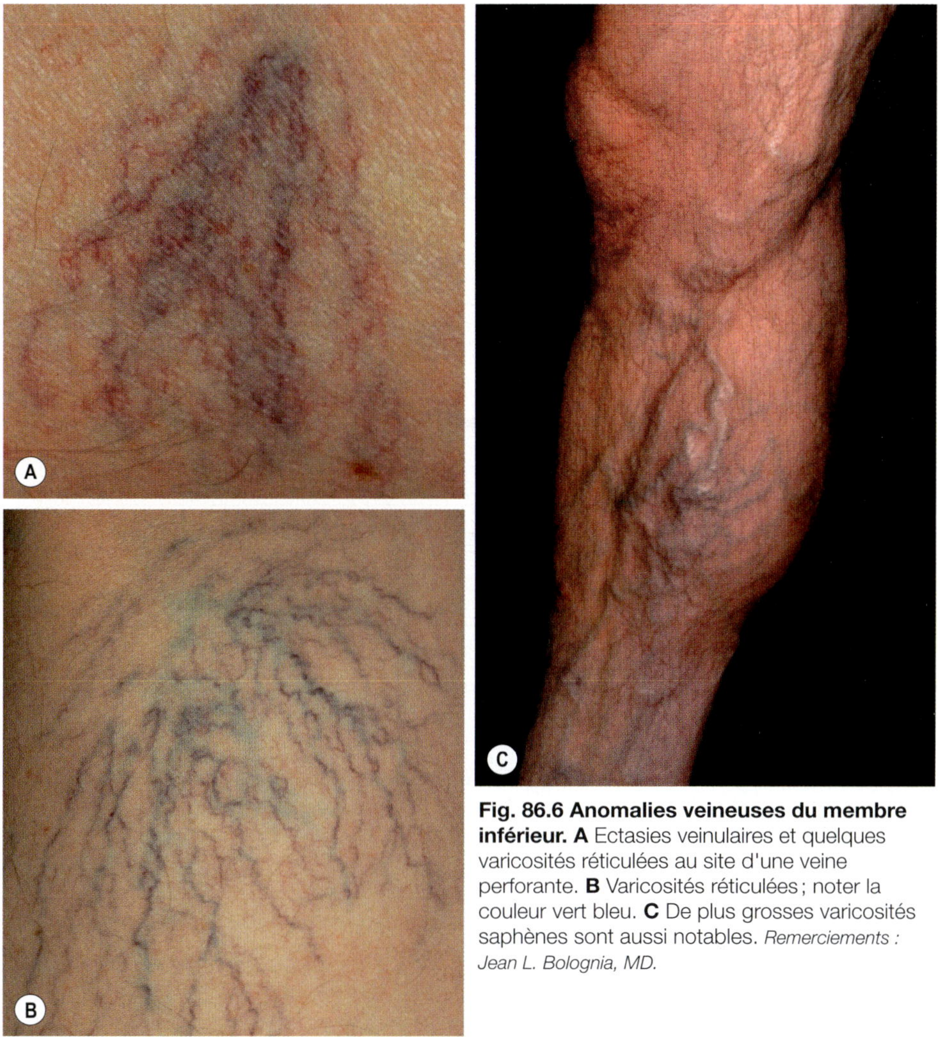

Fig. 86.6 Anomalies veineuses du membre inférieur. A Ectasies veinulaires et quelques varicosités réticulées au site d'une veine perforante. **B** Varicosités réticulées ; noter la couleur vert bleu. **C** De plus grosses varicosités saphènes sont aussi notables. *Remerciements : Jean L. Bolognia, MD.*

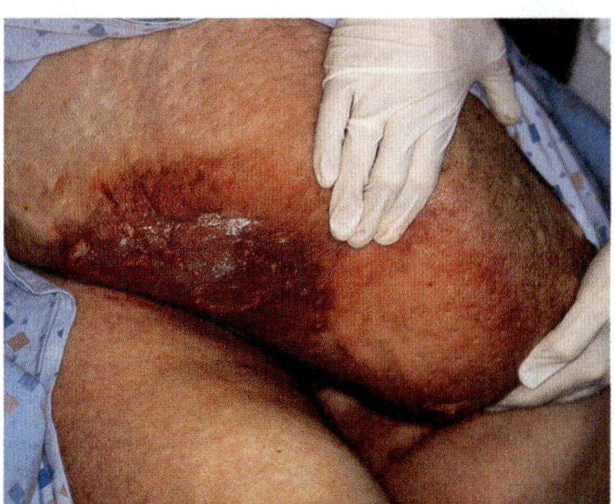

Fig. 86.7 Lymphœdème, lipodermatosclérose et ulcération chronique de la partie déclive du pannus. Les changements sont similaires à ceux que l'on peut voir à partie distale des membres inférieurs. *Remerciements : Jean L. Bolognia, MD.*

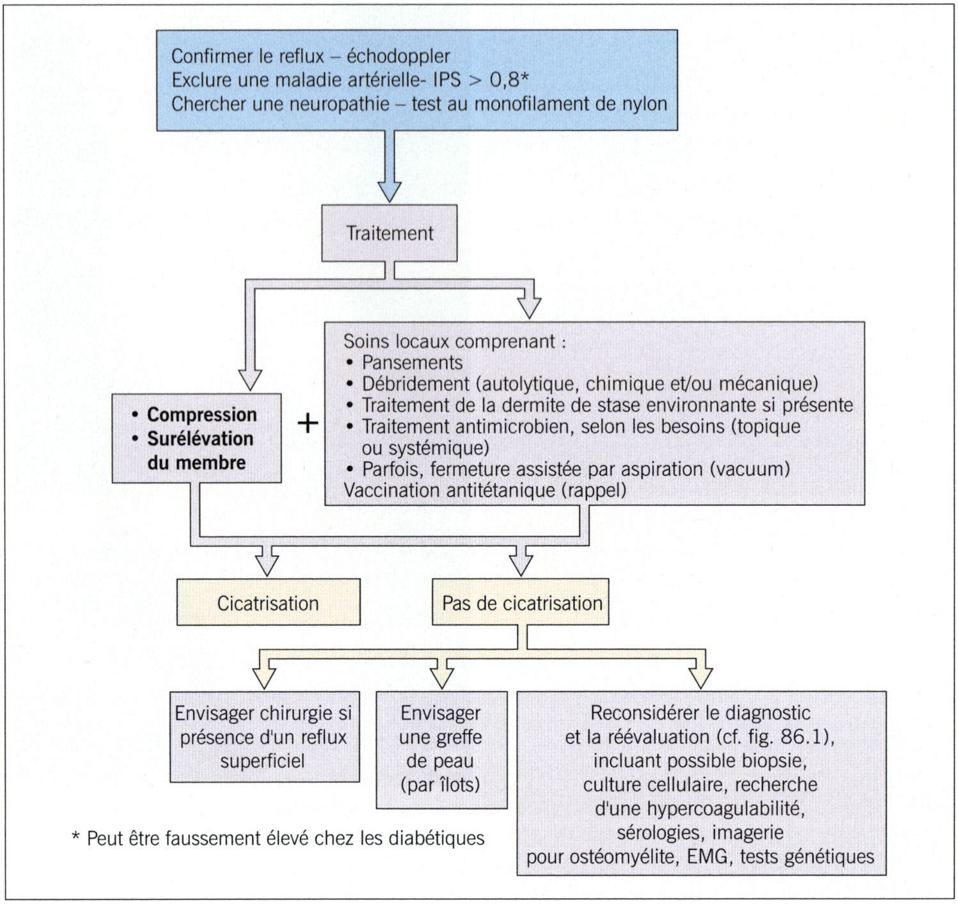

Fig. 86.8 Approche de l'évaluation et du traitement des ulcères veineux chroniques. *Remerciements : Tania Phillips, MD.*

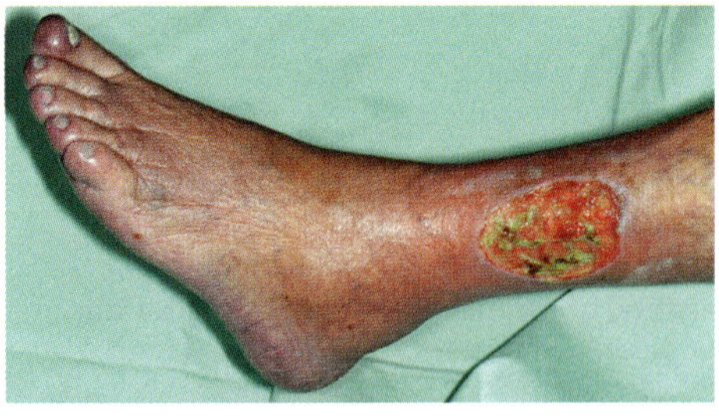

Fig. 86.9 Ulcère artériel. L'aspect en emporte-pièce et la peau environnante lisse brillante sont des manifestations fréquentes. *Remerciements : Ariela Hafner, MD, et Eli Sprecher, MD.*

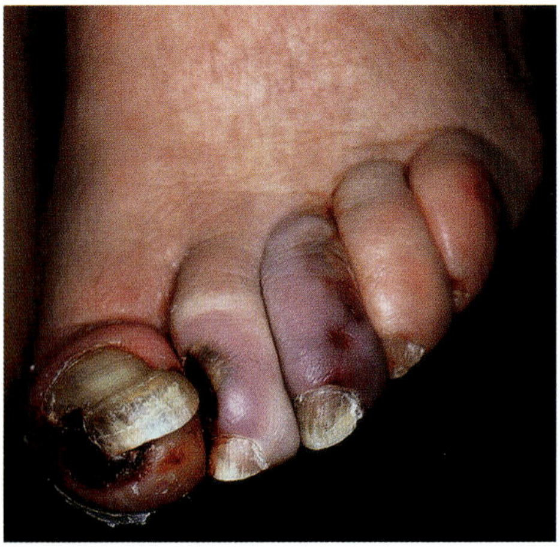

Fig. 86.10 Emboles de cholestérol. Ischémie des orteils et nécrose avec formation précoce d'ulcères.

Tableau 86.2 Détermination et interprétation de l'index de pression systolique cheville-bras (IPS).

- Le patient étant en position de supination, la pression sanguine systolique est mesurée dans :
  – les artères brachiales (droite et gauche)
  – les artères du dos du pied et tibiales postérieures (droites et gauches)
- L'IPS est déterminé par le rapport :

$$\frac{\text{la plus élevée des pressions systoliques des artères du dos du pied ou tibiales postérieures}}{\text{la plus élevée des pressions systoliques des artères brachiales}}$$

- Interprétation de l'IPS :
  0,91–1,30 = normale
  1,30 = suggère des artères tibiales incompressibles en raison d'une calcification de la média (diabète, insuffisance rénale chronique)
  <0,9 = indique une maladie artérielle périphérique (MAP)
  0,41–0,90 = MAP moyenne à modérée
  0,00–0,40 = MAP sévère

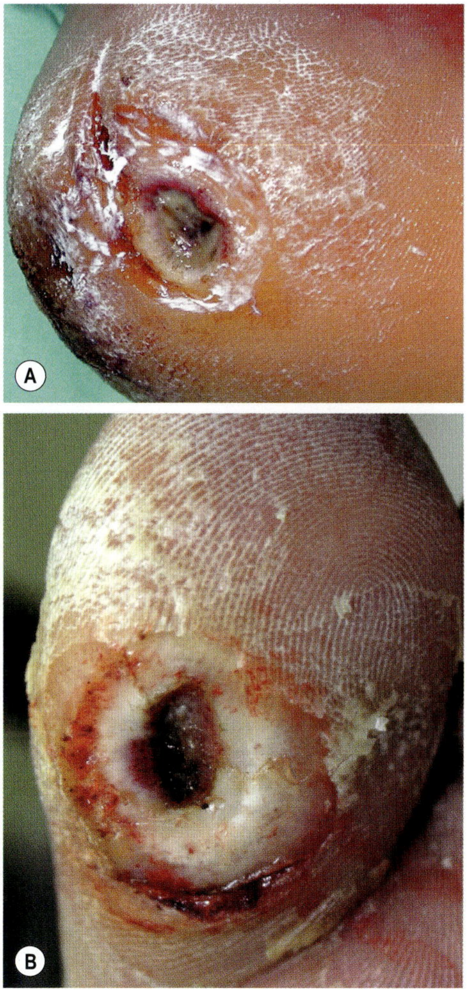

Fig. 86.11 Ulcères neuropathiques chez des patients ayant un diabète et une neuropathie périphérique. Localisations fréquentes à la face plantaire du talon (**A**) et du gros orteil (**B**). Noter le cal à bord épais. *Remerciements : A : Ariela Hafner, MD, et Eli Sprecher, MD ; B : YDRSC.*

Tableau 86.3 Instructions pour un patient qui a un ulcère diabétique ou neuropathique.

Soins des pieds
- Inspectez les pieds chaque jour à la recherche de bulles, excoriations et zones rouges. Si votre vision est altérée, demandez à quelqu'un de le faire pour vous.
- Lavez vos pieds chaque jour dans de l'eau chaude. Essuyez soigneusement entre les orteils.
- Appliquez de la vaseline sur les zones sèches, mais pas entre les orteils.
- N'enlevez pas les cors et n'appliquez pas de produits chimiques puissants sur vos pieds.
- Coupez les ongles en ligne droite.
- Si vous développez des fissures cutanées ou des bulles, informez votre médecin.
- Voyez votre pédicure régulièrement.

Choix et utilisation des chaussures
- Portez des chaussures bien adaptées à vos pieds. Des chaussures neuves doivent être portées chaque jour pendant 1-2 heures seulement. Inspectez vos pieds pour chercher des taches rouges ensuite.
- Inspectez l'intérieur de vos chaussures avant de les mettre.
- N'utilisez pas de sandales à bout ouvert, ni de chaussures à bout pointu.
- Ne marchez jamais pieds nus.

Soins médicaux généraux
- Arrêtez de fumer, contrôlez les taux de sucre dans le sang et la perte de poids si surpoids.
- Testez toujours la température de l'eau avant un bain.
- Voyez votre médecin régulièrement.

Adapté avec autorisation de Levin M, O'Neal ME. The Diabetic Foot. St Louis : Mosby, 1988.

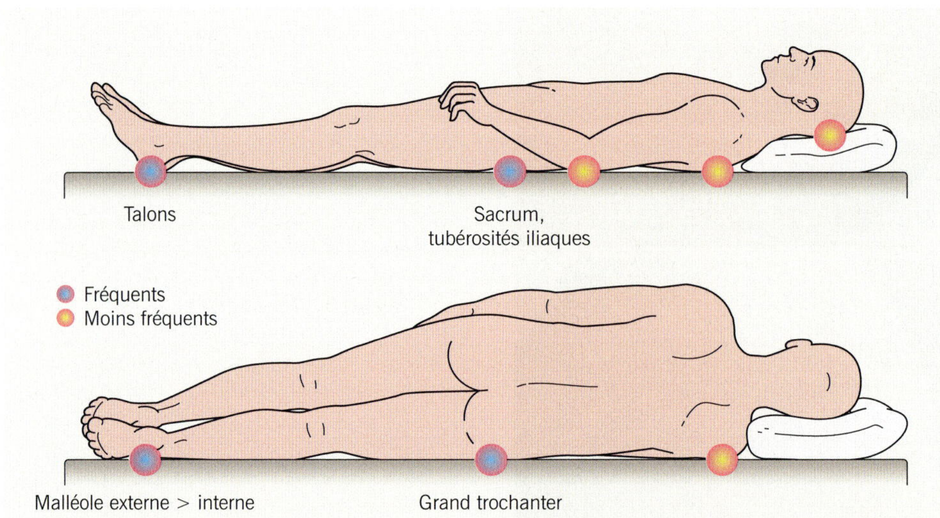

Fig. 86.12 Sites fréquents d'escarres.

• **TT :** soulagement de la pression et soins de la plaie – utilisant p. ex. des pansements occlusifs (cf. infra) ; les ulcères de stade IV peuvent nécessiter une intervention chirurgicale.

Lymphœdème

• Le lymphœdème est l'accumulation interstitielle de liquide lymphatique en raison d'une diminution du drainage par les vaisseaux lymphatiques.

• Divisé en formes *primitives*, conséquences d'un développement anormal des vaisseaux lymphatiques (cf. chap. 85), et *secondaires*, par altération ou obstruction des vaisseaux lymphatiques (tableau 86.4).

• Se présente habituellement par un gonflement indolore et une lourdeur d'un membre (jambe

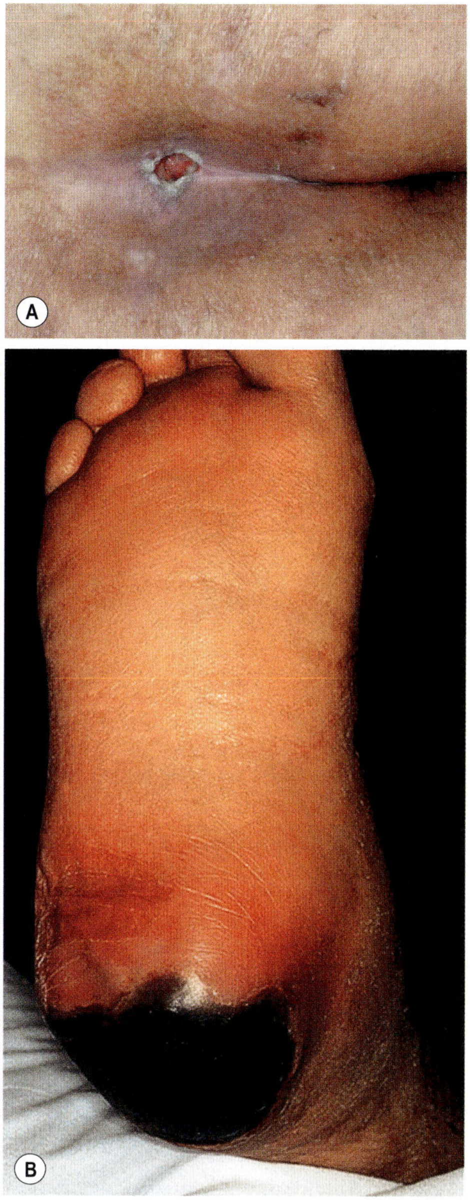

Fig. 86.13 Ulcères par pression. A Ulcère de stade III sur le sacrum. **B** Escarre noire du talon due à une nécrose par pression. *Remerciements : A : Ariela Hafner, MD, et Eli Sprecher, MD; B : YDRSC.*

> bras), débutant typiquement en distalité (p. ex. dos du pied) et progressant vers la partie proximale (fig. 86.15); initialement prenant le godet, puis devenant induré et ne prenant pas le godet quand la fibrose se développe; favorise l'ulcération et s'aggrave souvent à la suite d'infections secondaires.

• *L'elephantiasis nostras verrucosa* est une complication d'un lymphœdème sévère caractérisé par une augmentation massive de la zone atteinte, une fibrose marquée et des modifications épidermiques verruqueuses avec un aspect pavé couvert de mousse, (fig. 86.16).

• **DD :** œdème secondaire à une insuffisance veineuse, lipœdème (gonflement bilatéral des membres inférieurs qui épargne les pieds, atteignant presque exclusivement les femmes; fig. 86.17), mucinose lymphœdémateuse associée à l'obésité.

• **TT :** difficile; compression (p. ex. vêtements, enveloppements), appareils de pression pneumatique et massages pour diminuer l'accumulation de lymphe; traitement des infections secondaires.

Approche générale de la cicatrisation des plaies

• Chez un patient ayant un ulcère, les facteurs locaux et généraux qui empêchent la cicatrisation des plaies doivent être pris en charge, comprenant les forces mécaniques délétères, les perfusions inadéquates et un mauvais état nutritionnel ou immun.

• Un environnement humide de la plaie tel qu'il est réalisé par un pansement semi-perméable « occlusif » augmente la cicatrisation en stimulant la synthèse de collagène, promouvant l'angiogenèse, facilitant la réépithélialisation et permettant un débridement autolytique.

• Le choix des pansements dépend du type de plaie et de la quantité d'exsudat (tableaux 86.5 et 86.6), et il peut être utile de protéger la peau autour de la plaie avec une fine couche de pommade pour prévenir la macération; la fréquence de changement des pansements repose sur leurs capacités d'absorption aussi bien que sur la quantité d'exsudats.

• Le débridement des tissus non viables au fond de l'ulcère favorise aussi la cicatrisation.
  - Le *débridement autolytique* utilisant les propres enzymes protéolytiques du corps est fourni par des pansements retenant l'humidité; il est bien adapté pour les plaies non infectées avec des débris peu importants
  - Le *débridement mécanique* (p. ex. « tranchant » avec des instruments chirurgicaux, humide-à-sec [pouvant décoller des tissus viables]) peut être utile pour les plaies avec de grandes quantités de tissu nécrotique et/ou infecté
  - Le *débridement enzymatique* utilise des enzymes protéolytiques topiques telles que collagénase ou urée-papaïne

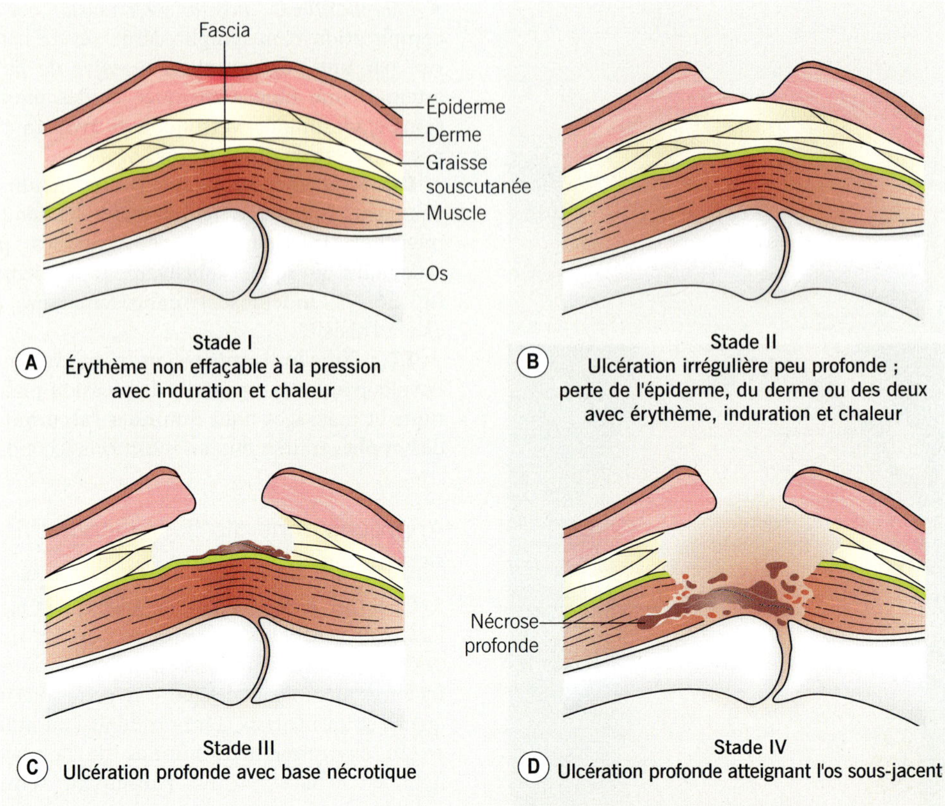

Fig. 86.14 Classification des escarres du *National pressure ulcer advisory panel*. A Stade I : érythème, ne blanchissant pas à la pression, sur une peau intacte. Cette lésion est le signe annonciateur d'une ulcération cutanée. Chez des personnes à peau foncée, d'autres signes peuvent être des indicateurs et incluent : chaleur, œdème, anomalies de la coloration de la peau et induration. **B** Stade II : perte partielle de l'épaisseur de la peau atteignant l'épiderme, le derme, ou les deux. Cette lésion superficielle se présente comme une abrasion, une bulle ou un cratère peu profond. **C** Stade III : perte de toute l'épaisseur de la peau, dans laquelle le tissu sous-cutané est altéré ou nécrotique et peut s'étendre en profondeur mais sans inclure le fascia sous-jacent. Cette lésion profonde se présente comme un cratère et atteint parfois les tissus adjacents. **D** Stade IV : perte de la peau sur toute son épaisseur et nécrose cutanée étendue, destruction du muscle, de l'os et des structures présentes telles que le tendon ou la capsule articulaire. Un décollement ou des trajets de sinus peuvent exister.

  – Le *débridement par des asticots* peut être envisagé pour des ulcères récalcitrants avec des tissus nécrotiques excessifs

• La colonisation bactérienne survient dans toutes les plaies chroniques et doit être distinguée de la véritable infection des tissus mous ; les plaies ayant des manifestations cliniques d'infection (p. ex. écoulement purulent, cellulite au voisinage) doivent faire l'objet de cultures et être traitées avec des antibiotiques systémiques (initialement à large spectre puis ajustés selon les sensibilités) ; les agents antimicrobiens topiques (p. ex. pansements contenant de l'argent ou du cadexomère iodé) peuvent être discutés pour des plaies ne cicatrisant pas avec une « colonisation critique » ($>10^6$ bactéries formant colonie par gramme de tissu).

• En plus du soin de la plaie, le traitement des ulcères doit être dirigé contre la cause sous-jacente (cf. supra).

• Les autres ajouts aux soins des plaies peuvent comprendre des facteurs de croissance topiques (p. ex. PDGF), un traitement par pressions négatives et des équivalents synthétiques de peau.

Pour plus d'information, cf. chap. 105 de Dermatology, Fourth Edition.

Tableau 86.4 Causes de lymphœdème secondaire.

Infections
• Cellulite récurrente et lymphangite • Infections parasitaires (p. ex. filariose)
Lié à un cancer, incluant iatrogène
• Biopsie ganglionnaire (p. ex. pour mélanome ou cancer du sein) ou autres excisions chirurgicales (p. ex. mastectomie) • Lésions résultant d'une irradiation • Obstruction maligne (p. ex. par lymphome ou sarcome de Kaposi)
Inflammatoire
• Acné vulgaire et rosacée (médiofaciale) • Affections granulomateuses (p. ex. anogénitale dans la maladie de Crohn)
Autres
• Obésité • Podoconiose (exposition à des microparticules minérales dans les sols volcaniques)

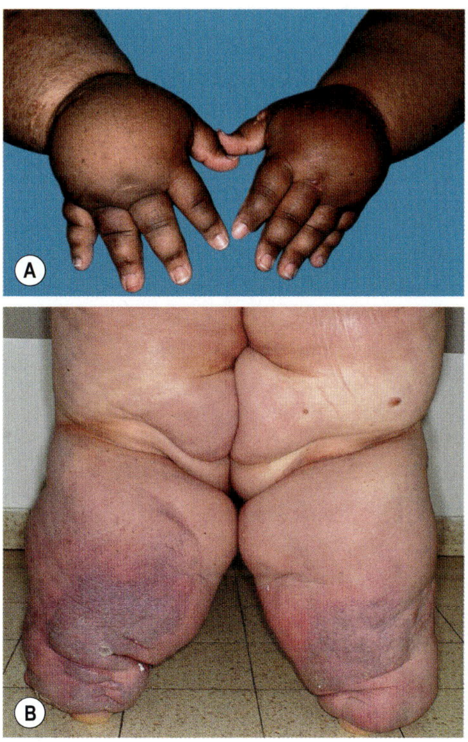

Fig. 86.15 Lymphœdème. A Lymphœdème primaire des membres supérieurs dus à la maladie de Milroy (cf. chap. 85). **B** Lymphœdème du membre inférieur secondaire à une obésité morbide et associé à un myxœdème. *Remerciements : A : YDRSC ; B : Ariela Hafner, MD, et Eli Sprecher, MD.*

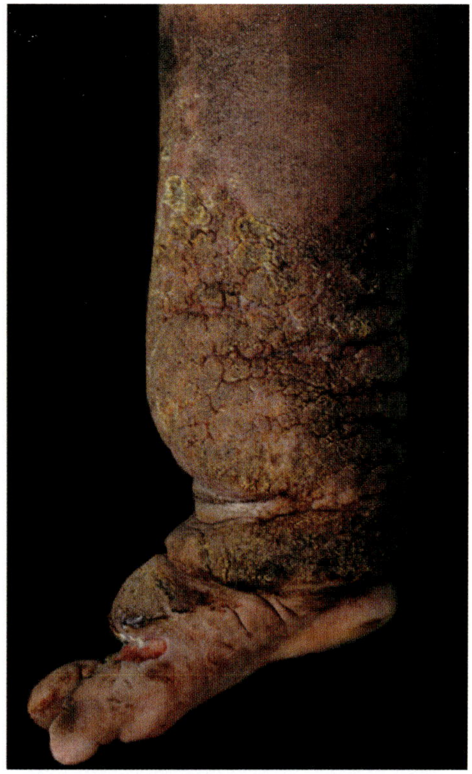

Fig. 86.16 Elephantiasis nostras verrucosa. Le patient avait à la fois un lymphœdème et une insuffisance veineuse. Noter l'atteinte du pied. *Remerciements : Ariela Hafner, MD, et Eli Sprecher, MD.*

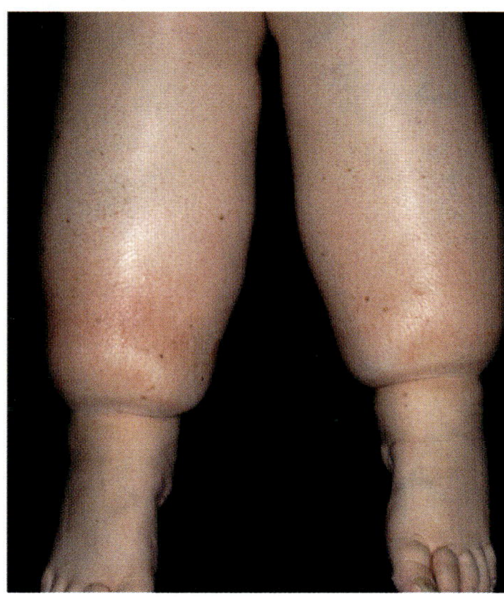

Fig. 86.17 Lipœdème. Cette femme d'âge moyen avait une hypertrophie « en poteaux » des jambes et une atteinte minime des pieds. Noter la délimitation nette entre tissu normal et anormal à la cheville, rapportée comme « signe du manchon ». *Remerciements : Jean L. Bolognia, MD.*

Tableau 86.5 Types de pansements pour plaies. Un pansement conventionnel par couches a habituellement trois composants : (1) matériau non adhérent, perméable aux fluides, au contact direct de la plaie ; (2) couche absorbante (p. ex. tampon en coton ou gaze) ; et (3) enveloppe extérieure. Cependant certains pansements (p. ex. hydrocolloïdes) qui sont imperméables et adhèrent directement ne nécessitent pas de couches secondaires.

Type de pansement	Propriétés	Inconvénients
Gazes	• Bonne absorption • Peuvent être imprégnées de : – NaCl pour devenir très absorbantes, préviennent une croissance bactérienne abondante et la formation excessive de tissu de granulation – Vaseline pour la rendre moins sèche et moins adhérente, mais devient alors moins absorbante – Iode ou argent comme antiseptique	• Adhèrent à la plaie et facilitent la dessiccation • Peuvent causer au retrait douleur et traumatisme, incluant un détachement de l'épiderme
Films	• Fines membranes de polyuréthane • Maintiennent un environnement humide • Semi-perméables (seulement aux vapeurs, pas aux liquides) • La transparence rend la visualisation de la plaie possible	• Non absorbants • Peuvent causer une macération de la peau environnante si appliqués sur des plaies très exsudatives
Hydrogels	• Maintiennent un environnement humide • Facilitent le débridement autolytique • Non adhésifs • Soulagent la douleur	• Peuvent causer une macération de la peau environnante si appliqués sur des plaies avec des exsudats importants
Hydrocolloïdes	• Pansements adhésifs, occlusifs qui absorbent les exsudats avec formation d'un gel hydrophile • Permettent un environnement humide	• Non utilisables sur les plaies avec un exsudat important ou si elles sont infectées • Peuvent produire un gel brun malodorant • Peuvent conduire à la macération de la peau environnante, et le retrait peut être traumatique
Alginates	• Pansements de fibres dérivés d'algues brunes • Très absorbants, nécessitent une hydratation pour agir • Échange d'ions entre le calcium dans l'alginate et le sodium dans les sérosités de la plaie conduisant à la formation d'un gel humide • Hémostatiques	• Peuvent adhérer aux plaies sèches • Peuvent laisser des débris fibreux dans la plaie • Peuvent entraîner une macération autour de la plaie à moins d'être découpés à la taille du fond de la plaie
Mousses (polyuréthane)	• Bonne capacité d'absorption • Enlevées de façon non traumatique • Fournissent une protection thermique et contre le cisaillement	• Non utilisables pour les plaies sèches • Possible macération autour de la plaie
Collagènes	• Matrice de collagène qui piège physiquement les MMP et facilite l'activité des facteurs de croissance	• Inhibition non spécifique des MMP

MMP : métalloprotéinases matricielles.

Remerciements : Ariela Hafner, MD, et Eli Sprecher, MD.

Tableau 86.6 Choix des pansements en fonction des différentes plaies. Les collagènes peuvent aussi être utiles pour des plaies chroniques, propres et non infectées.

	Gaze	Film	Hydrogel	Hydrocolloïde	Alginate*	Mousse
Exsudat de la plaie :						
Minime		✓	✓			
Faible				✓		
Modéré				✓	✓	✓
Important	✓				✓	✓
Utilisation comme pansement secondaire	✓	✓				

** Utile pour les plaies décollées ou profondes.*

87 Autres affections vasculaires

Ce chapitre couvre une série d'affections vasculaires allant du livedo réticulé aux ectasies vasculaires fréquentes telles que les lacs vasculaires et les télangiectasies. Des affections supplémentaires caractérisées par la prolifération de vaisseaux sanguins sont traitées chap. 85 (hémangiomes infantiles et malformations vasculaires) et 94 (néoplasies vasculaires).

Livedo réticulé

- Aspect en filet bleu violet qui reflète une augmentation du sang désoxygéné dans les plexus veineux cutanés (fig. 87.1); cette augmentation peut être due à de nombreuses causes, incluant un vasospasme des artérioles desservant la peau ou un flux lent dû à une hypercoagulabilité ou une pathologie luminale.
- Réponse vasospastique physiopathologique, au froid, fréquente, qui disparaît au réchauffement, mais aussi signe de nombreuses affections systémiques, depuis l'athérosclérose sévère jusqu'au lupus érythémateux systémique (tableau 87.1; fig. 87.2).
- Le plus souvent observé sur les jambes, mais peut être plus étendu, en particulier dans le cadre de maladies systémiques. Quand ce motif est plus large, irrégulier, plus ramifié, et aussi plus étendu, il est souvent décrit comme *livedo racemosa* (fig. 87.3).
- **DD :** phase précoce de l'*erythema ab igne*; exanthèmes viraux (p. ex. mégalérythème épidémique), purpura réticulé et nécroses dus à une interruption du flux sanguin plus complète (fig. 87.4; cf. chap. 18); les causes sous-jacentes sont détaillées tableau 87.1.
- **TT :** peut s'améliorer avec le traitement d'une affection systémique sous-jacente; il n'y a pas actuellement de traitement disponible pour la forme idiopathique.

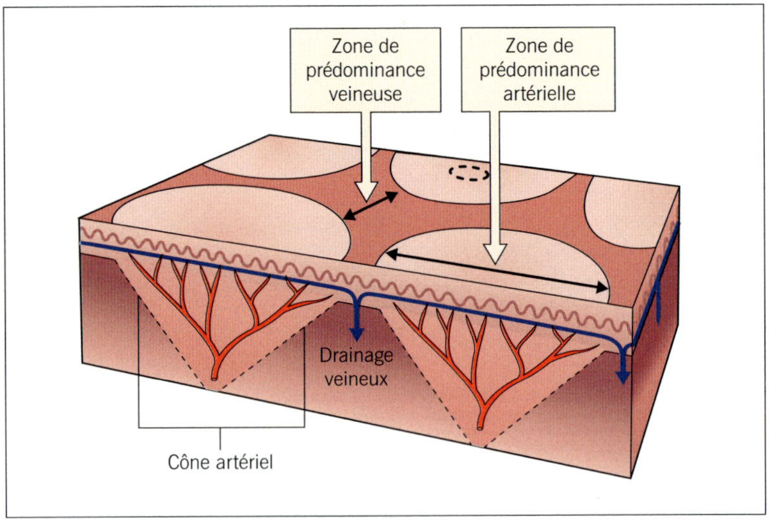

Fig. 87.1 Bases anatomiques du développement d'un livedo réticulé. En bordure des cônes artériels, le plexus veineux est proéminent. Une augmentation du sang désoxygéné dans ce plexus (par diminution du flux sanguin dans ou à travers la peau, ou par un mauvais drainage du sang stagnant) conduit au livedo réticulé. Si une maladie de l'artériole nourricière est suspectée, une large biopsie doit être effectuée au centre du cône.

Tableau 87.1 Causes de livedo réticulé.

Livedo réticulé congénital
Cutis marmorata telangiectatica congenita
Livedo réticulé acquis
Vasospasme
• Cutis marmorata/livedo réticulé physiologique (plus fréquent chez les jeunes enfants) • Livedo réticulé primitif (idiopathique) • Connectivites auto-immunes (p. ex. LES) • Phénomène/maladie de Raynaud
Pathologies de la paroi des vaisseaux
• Vascularite (artérioles de taille moyenne) – Périartérite noueuse cutanée (chez presque tous les patients) – Périartérite noueuse systémique – Vascularite cryoglobulinémique* – Vascularite associée à une connectivite auto-immune (p. ex. polyarthrite rhumatoïde, LES, syndrome de Sjögren) • Calciphylaxie • Syndrome de Sneddon • Vasculopathie livédoïde (aussi obstruction intraluminale) • Déficit en adénosine déaminase 2 (peut être présent dans le syndrome de Sneddon ou la PAN)
Pathologies intraluminales
• Augmentation des composants sanguins normaux (p. ex. thrombocythémie, polyglobulie essentielle) • Protéines anormales (p. ex. cryoglobulinémie, paraprotéinémie; cf. chap. 18) • Hypercoagulabilité (p. ex. syndrome des anticorps antiphospholipides, déficit en protéine C ou S, déficit en antithrombine III, mutation du facteur V Leiden, CIVD; cf. tableau 18.5) • Purpura thrombotique thrombocytopénique • Emboles (p. ex. de cholestérol, septiques) • Hyperoxalurie • Histiocytose intralymphatique
Autres
• Médicaments (p. ex. amantadine, norépinéphrine, interféron) • Infections (p. ex. hépatite C [vascularite], *Mycoplasma* spp. [agglutinines froides], syphilis) • Néoplasies (p. ex. phéochromocytomes, myélome multiple) • Affections neurologiques (p. ex. syndrome douloureux régional complexe [dystrophie sympathique réflexe], paralysie) • Maladie de Moyamoya

* *Peut aussi être présente sans vascularite des petits vaisseaux.*
CIVD : coagulation intravasculaire disséminée ; PAN : périartérite noueuse.

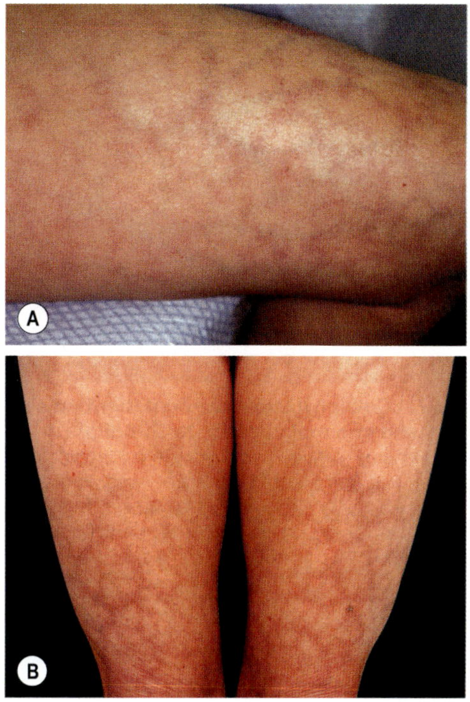

Fig. 87.2 Livedo réticulé. A Un aspect uniforme en filet est observé sur la cuisse dans le livedo réticulé physiologique ; dans le livedo réticulé primitif (idiopathique), cet aspect persiste au réchauffement. **B** Livedo réticulé chez un patient ayant un LES. *Remerciements : A : Christopher Baker, MD, et Robert Kelly, MD ; B : Jeffrey Callen, MD.*

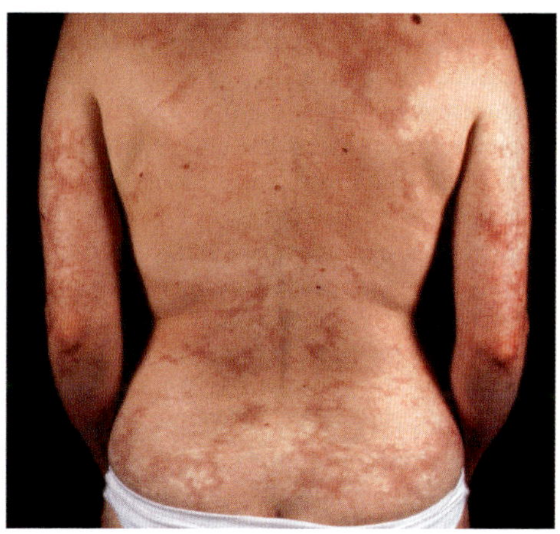

Fig. 87.3 Syndrome de Sneddon. L'aspect caractéristique, irrégulier, morcelé, ramifié, de livedo racemosa est observé sur le dos et les bras. La survenue pédiatrique du livedo racemosa et un accident vasculaire cérébral avec ou sans périartérite noueuse nécessitent la prise en considération rapide d'un déficit en adénosine déaminase 2. *Remerciements : Christopher Baker, MD, et Robert Kelly, MD.*

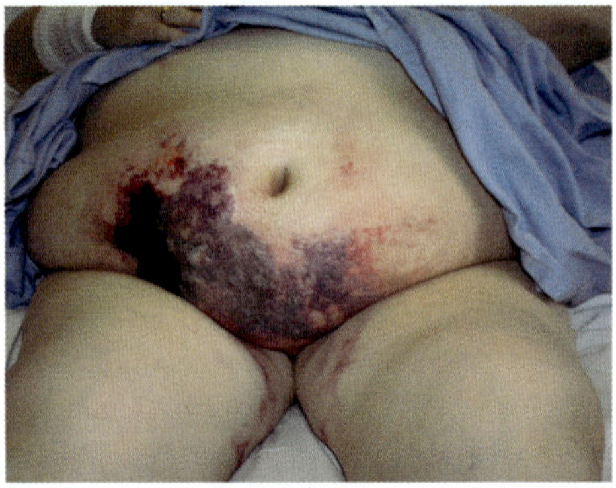

Fig. 87.4 Calciphylaxie chez un patient au stade terminal d'une maladie rénale chronique. Il y a un purpura réticulé et une grande escarre noire au-dessus d'une nécrose cutanée. Noter le dessin réticulé, violacé à la racine des cuisses. Comme le patient a aussi reçu de la warfarine, le diagnostic différentiel inclut une nécrose à la warfarine.
Remerciements : Alicia Little, MD.

Flushs

• Dilatation physiologique exagérée des vaisseaux cutanés superficiels qui peut être déclenchée par différents facteurs, incluant la chaleur, les aliments épicés, les boissons chaudes et l'anxiété ; l'érythème cutané résultant est épisodique et transitoire et peut être accompagné de sueurs.
• Les étiologies fréquentes sont la ménopause, d'autres causes de déficit œstrogénique (p. ex. tamoxifène), une rosacée et des médicaments (p. ex. acide nicotinique, nitrates) ; les causes peu communes sont un syndrome carcinoïde, une mastocytose, un phéochromocytome (tableau 87.2).
• Les sites d'atteinte, principalement visage > oreilles, cou et poitrine, sont à la fois visibles et caractérisés par une plus grande capacitance vasculaire ; une approche de l'évaluation d'un patient ayant des flushs est détaillée tableau 87.3.
• **TT :** éviter les facteurs d'exacerbation ; s'intéresser à toute affection systémique sous-jacente ; pour les flushs physiologiques – propranolol, nadolol ou clonidine ; pour les « bouffées de chaleur » de la ménopause – traitement hormonal substitutif, ISRS ou clonidine ; un traitement laser peut être utilisé pour les télangiectasies résultant d'épisodes répétés de flushs.

Tableau 87.2 Causes de flushs.

- Physiologique
- Déficit en œstrogènes (p. ex. ménopause, tamoxifène, raloxifène*)
- Rosacée (également déclenchée par des agents exogènes)
- Agents exogènes
  - Alcool, en particulier chez les métaboliseurs lents
  - Médicaments (p. ex. acide nicotinique, nitrates, inhibiteurs de PDE5 [p. ex. sildénafil], prostaglandines, disulfirame**, chlorpropamide**, méthylphénidate, inhibiteurs calciques, calcitonine)
  - Aliments (p. ex. poissons scombridés non frais)
  - Additifs alimentaires (p. ex. monosodium glutamate, sodium nitrite, sulfites)
- Affections neurologiques
  - Anxiété
  - Dysfonction autonomique
  - Tumeurs (p. ex. hypogonadisme par tumeurs pituitaires)
  - Migraine
  - Syndrome de Frey (syndrome auriculotemporal)
- Maladies systémiques
  - Syndrome carcinoïde (également modifications vasculaires de type rosacée, pellagre, œdème facial)***
  - Mastocytose (également papules rouge brun, plaques ou nodules)
  - Phéochromocytome (également amylose maculeuse si NEM 2a)
  - Carcinome médullaire de la thyroïde (également amylose maculeuse si NEM 2a)
  - Thyrotoxicose (également hyperhidrose)
  - Syndrome POEMS
  - Tumeurs pancréatiques (p. ex. VIPomes)

* *Effet agoniste sur l'os et le cholestérol.*
** *Avec prise d'alcool.*
*** *Tumeurs de l'intestin grêle avec métastases hépatiques, tumeurs gastriques de type III et tumeurs bronchiques.*
PDE5 : phosphodiestérase de type 5 ; POEMS : *polyneuropathy, organomegaly, endocrinopathy, M-protein (monoclonal gammopathy), skin changes* ; VIP : *vasoactive intestinal polypeptide*.

Érythermalgie (érythromélalgie)

• Érythème, chaleur et sensation de brûlures douloureuses des extrémités distales (inférieures > supérieures) qui est habituellement épisodique mais peut être permanente (fig. 87.5) ; améliorée par le froid et précipitée par le chaud avec des poussées brutales débutant souvent en soirée.
• Trois formes majeures : (1) associée à une thrombocythémie, (2) primitive ou « idiopathique » qui peut être familiale, et (3) associée à des affections sous-jacentes autres qu'une throm-

Tableau 87.3 Approche clinique de l'évaluation de flushs.

1. Identifier les facteurs déclenchants
   - Questionnement direct (p. ex. ménopause, périménopause)
   - Journal tenu par le patient (aliments, médicaments, activités)
2. Rechercher pour les symptômes associés
   - Sudation
   - Urticaire
   - Diarrhée
   - Bronchospasme
3. Investigations (non nécessaires dans tous les cas)

   Indiquées si flushs :
   - Survenue soudaine ou début récent
   - Sévères
   - Associés à des symptômes systémiques

   Investigations à envisager :
   - Œstradiol sérique, FSH, LH (chez les femmes)
   - Numération formule sanguine, plaquettes
   - Tests des fonctions thyroïdiennes
   - Tryptase sérique [M], et/ou taux de chromogranine A [C]; métanéphrines plasmatiques libres [P]
   - Recueil des urines de 24 heures pour :
     - Métabolites de la sérotonine tels qu'acide 5-hydroxy-indole acétique (5-HIAA) [C]
     - Métanéphrines fractionnées [P]
     - Métabolites de l'histamine tels qu'acide méthylimidazole acétique (MIAA) [M]
   - TDM/IRM; scintigraphie des récepteurs de la somatostatine (utilisant des analogues marqués de la somatostatine)
4. Élimination
   - Exclure les médicaments suspectés et les additifs alimentaires

C : carcinoïde; FSH : *follicle stimulating hormone*; LH : *luteinizing hormone*; M : mastocytose; P : phéochromocytome.

bocythémie (p. ex. myélodysplasie, LES); dans certaines familles, des mutations gain de fonction dans *SCN9A*, qui code une sous-unité de canaux sodiques voltage-dépendants, ont été identifiées et sont connues pour entraîner une « hyperexcitabilité » des neurones sensitifs signalant la douleur.

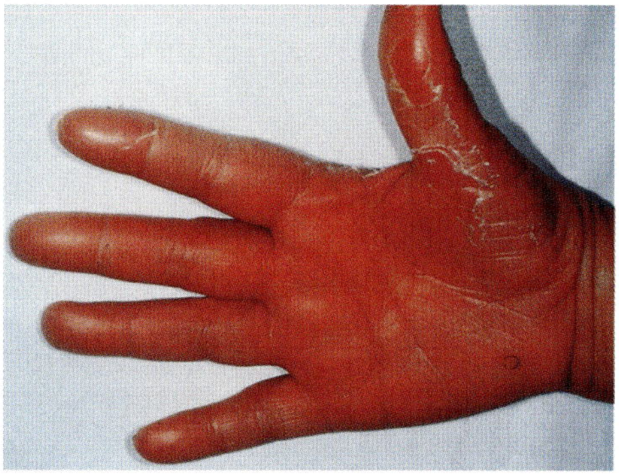

Fig. 87.5 Érythermalgie. Main rouge, chaude, avec sensation douloureuse de brûlure. *Remerciements : Agustin Aloma, MD.*

- **DD :** syndrome douloureux régional complexe (dystrophie sympathique réflexe), neuropathies périphériques, dysautonomie, acrodynie, thromboangéite oblitérante, administration d'inhibiteurs calciques.
- **TT :** techniques de refroidissement, surélévation de la jambe, analgésiques oraux, anesthésiques topiques, ISRS, antidépresseurs tricycliques, gabapentine, carbamazépine, magnésium; en cas de thrombocytopénie, aspirine; en cas de mutations *SCN9A*, agents bloquants des canaux sodiques (p. ex. mexilétine, flécaïnide).

Télangiectasies

- Vaisseaux sanguins superficiels dilatés de façon permanente; fins (diamètre 0,1–1 mm), de couleur rouge à bleu violet, s'effaçant généralement à la pression (fig. 87.6).
- Bien que plus souvent observées au visage et sur les membres inférieurs dans le cadre de respectivement photodommages ou hypertension veineuse, les télangiectasies sont associées à un certain nombre d'affections (tableau 87.4) et ont différentes variantes (cf. infra).
- **TT :** électrocoagulation à l'aiguille fine, sclérothérapie (jambes), laser ou lumière pulsée intense.

Angiomes stellaires

- Caractérisés par une papule rouge avec de fins vaisseaux disposés en étoile; le composant papuleux est le siège de l'artériole nourricière; habituellement isolés chez des enfants mais souvent multiples quand ils sont liés à une hyperœstrogénémie, p. ex.

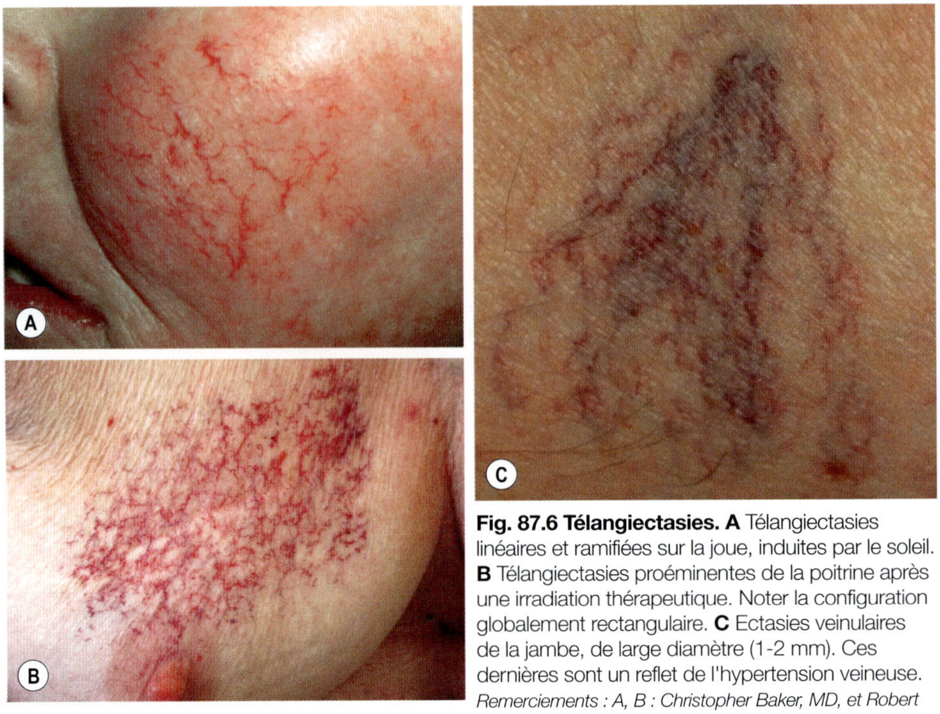

Fig. 87.6 Télangiectasies. A Télangiectasies linéaires et ramifiées sur la joue, induites par le soleil. **B** Télangiectasies proéminentes de la poitrine après une irradiation thérapeutique. Noter la configuration globalement rectangulaire. **C** Ectasies veinulaires de la jambe, de large diamètre (1-2 mm). Ces dernières sont un reflet de l'hypertension veineuse.
Remerciements : A, B : Christopher Baker, MD, et Robert Kelly, MD; C : Jean L. Bolognia, MD.

Tableau 87.4 Causes de télangiectasies.

Primitives
• Angiomes stellaires (également associés à un excès d'œstrogènes) (fig. 87.8) • Télangiectasies héréditaires bénignes (fig. 87.7) • Frange costale • Angiomes serpigineux (fig. 87.9) • Télangiectasies unilatérales nævoïdes (fig. 87.10) • Télangiectasies essentielles généralisées (fig. 87.11) • Vasculopathie cutanée collagénique
Secondaires à des modifications ou dommages physiques
• Photodommage (fig. 87.6A) • Post-radiothérapie (fig. 87.6B) • Traumatique • Hypertension veineuse (fig. 87.6C)
Maladie cutanée
• Rosacée télangiectasique (cf. chap. 30) • Hémangiome infantile débutant, à progression minime ou involué (cf. fig. 85.2 et 85.3) • Carcinome basocellulaire
Hormonales/métaboliques
• Liées aux œstrogènes – Maladie hépatique – Grossesse – Œstrogènes exogènes • Corticostéroïdes

(*Suite*)

Tableau 87.4 Suite.

Affections systémiques
• Syndrome carcinoïde • Mastocytose (*telangiectasia macularis eruptiva perstans*) (cf. fig. 96.5) • Connectivite auto-immune – Lupus érythémateux – Dermatomyosite (cf. fig. 34.3) – Sclérodermie systémique (cf. fig. 35.6) • Mycosis fongoïde, incluant la forme poïkilodermique • Lymphomes à cellules B • Sarcoïdose angiolupoïde • GVHD (dans le contexte de poïkilodermie) • Infection VIH (partie antérieure de la poitrine)
Malformations congénitales et génodermatoses*
• Cutis marmorata telangiectatica congenita • Télangiectasies hémorragiques héréditaires (fig. 87.12) • Ataxie-télangiectasies (cf. fig. 49.1) • Syndrome de Bloom (cf. chap. 73) • Syndrome de Goltz (suivant les lignes de Blaschko)

* *Liste non exhaustive.*

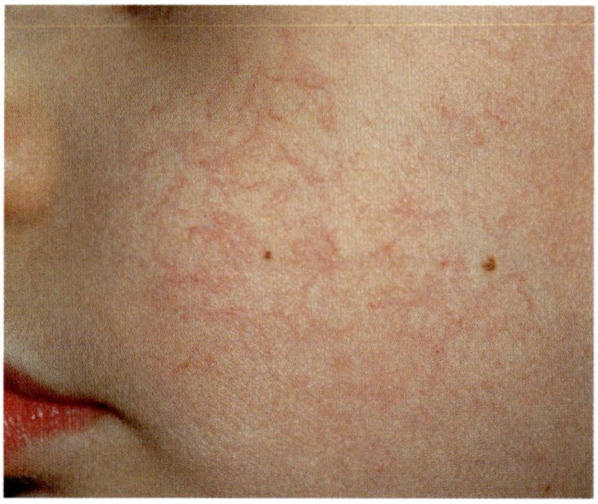

Fig. 87.7 Télangiectasies héréditaires bénignes. Multiples télangiectasies linéaires et en arborisation apparaissant durant l'enfance, en particulier sur le visage et les membres supérieurs ; les lèvres vermillon et le palais sont affectés occasionnellement, mais il n'y a pas d'atteinte viscérale. *Remerciements : Julie V. Schaffer, MD.*

dans le cadre d'une grossesse ou d'une cirrhose hépatique chez l'homme.

• Se développe habituellement chez des femmes ou des enfants par ailleurs en bonne santé, avec les localisations les plus fréquentes sur le visage, le cou, la poitrine et les mains (fig. 87.8).

Télangiectasies généralisées essentielles

• Vastes zones composées de multiples télangiectasies linéaires qui varient en couleur du rouge au pourpre ; l'atteinte est souvent symétrique et débute habituellement aux chevilles, principalement chez des femmes adultes (fig. 87.11) ; au fil du temps, il y a typiquement une extension proximale.

• Bien que ces télangiectasies linéaires puissent devenir relativement importantes, l'affection reste principalement cosmétique, c.-à-d. sans manifestations systémiques associées.

• **DD :** vasculopathie cutanée collagénique (présentation clinique similaire mais distribution centrale et dépôts périvasculaires de collagène de type IV) ; initialement, télangiectasies dues à une hypertension veineuse.

Télangiectasies hémorragiques héréditaires (THH, maladie de Rendu-Osler)

• Affection autosomique dominante due à des mutations dans différents gènes, notamment ceux qui codent pour l'endogline et l'ALK-1, tous deux récepteurs de TGF-β exprimés dans l'endothélium vasculaire.

• Les lésions vasculaires sont artérioveineuses (MAV) et trouvées dans la peau, les muqueuses, le tractus GI, le SNC et d'autres organes (p. ex. poumon, foie) ; l'affection se présente le plus souvent au début par des épistaxis récurrentes dues à une atteinte de la muqueuse nasale, avec des hémorragies à d'autres sites survenant habituellement plus tard dans la vie.

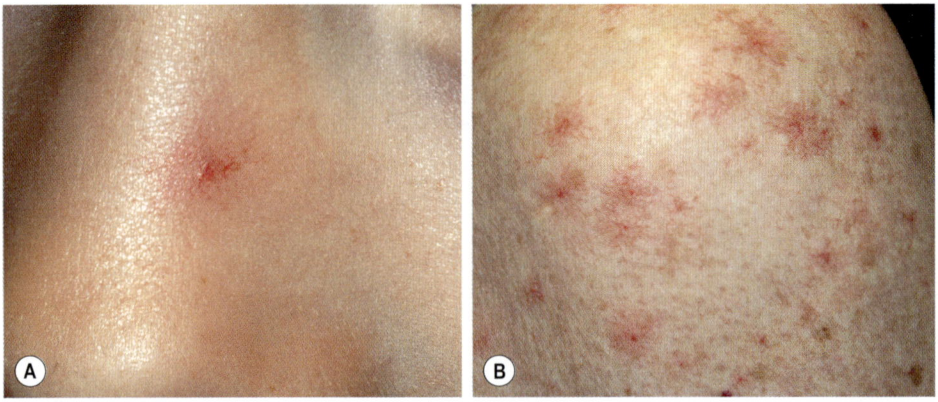

Fig. 87.8 Angiomes stellaires. Ils sont caractérisés par une artériole centrale avec des branches télangiectasiques rayonnantes **A** Lésion isolée du nez chez un jeune enfant. **B** Multiples lésions de l'épaule chez un adulte ayant une maladie du foie. *Remerciements : A : Julie V. Schaffer; B : Jeffrey P. Callen, MD.*

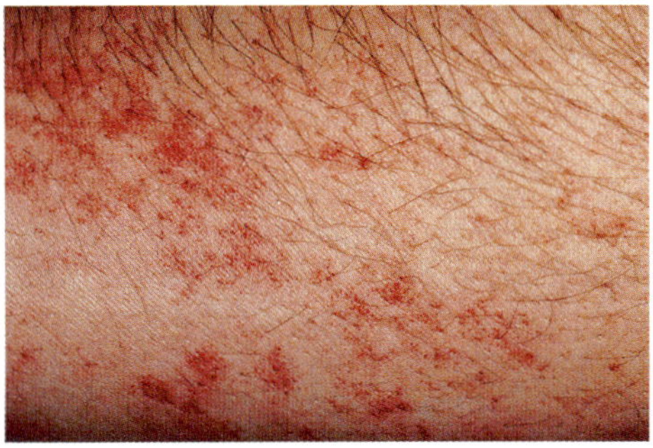

Fig. 87.9 Angiome serpigineux. Groupes de points rouge noir sur le bras avec une présentation serpigineuse. Cette affection touche au départ principalement un seul membre, habituellement chez une fille, et peut être confondue avec une éruption purpurique pigmentée. *Remerciements : YDRSC.*

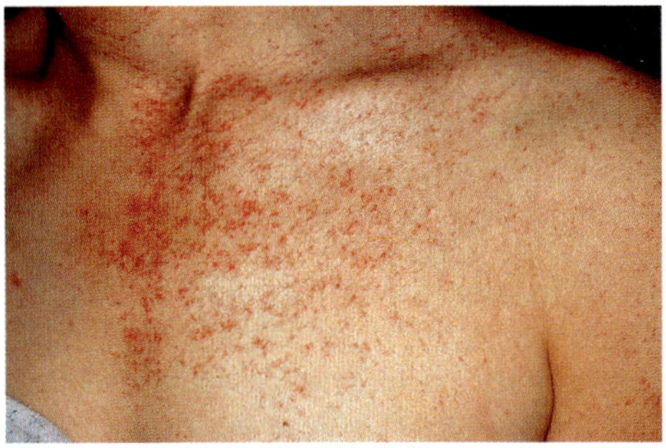

Fig. 87.10 Télangiectasies nævoïdes unilatérales. Télangiectasies distinctes dans une présentation segmentaire unilatérale. C'est une localisation fréquente. *Remerciements : Robert Hartman, MD.*

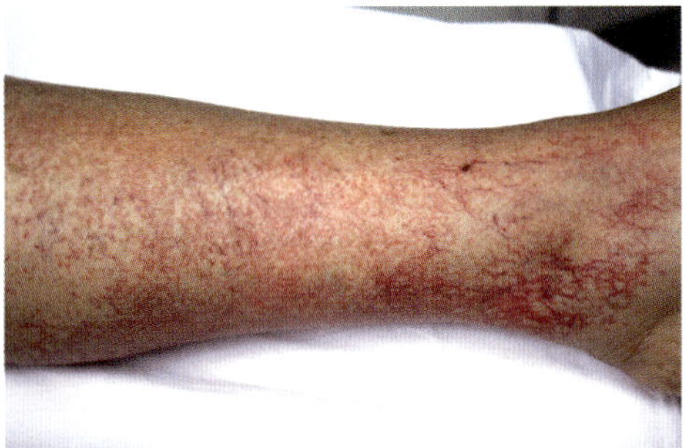

Fig. 87.11 Télangiectasies essentielles généralisées. Le site de l'atteinte initiale est habituellement la partie distale des membres inférieurs. Des zones de télangiectasies asymptomatiques blanchissables à la pression apparaissent de façon bilatérale et s'étendent avec le temps. *Remerciements : Jean L. Bolognia, MD.*

- Les lésions de la muqueuse orale (lèvre, langue) apparaissent habituellement durant l'adolescence et précèdent les « télangiectasies » cutanées (visage, mains) ; il y a une augmentation du nombre total de lésions avec le temps (fig. 87.12).
- Critères cliniques : (1) épistaxis spontanées récurrentes, (2) télangiectasies cutanéomuqueuses caractéristiques/MAV, (3) télangiectasies viscérales/MAV, et (4) THH chez un parent au premier degré ; diagnostic défini si ≥ 3 critères et diagnostic possible/suspecté si 1 ou 2 critères (en particulier chez des enfants ou de jeunes adultes).
- L'évaluation est détaillée tableau 87.5.
- **TT :** laser, diathermie, embolisation par cathétérisme (p. ex. pour MAV du poumon pour empêcher un shunt droit-gauche avec risque d'une embolie paradoxale), intervention chirurgicale.

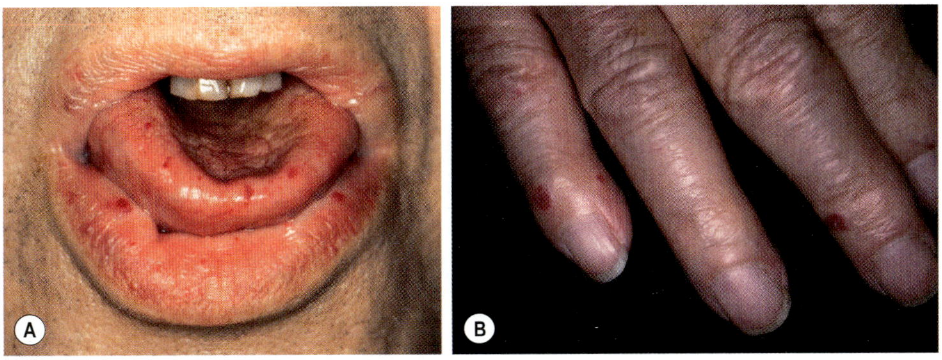

Fig. 87.12 Télangiectasies héréditaires hémorragiques (maladie de Rendu-Osler). La majorité des lésions sont papuleuses, mais parfois elles ressemblent aux télangiectasies en nappes observées dans une sclérodermie systémique. **A, B** Des localisations fréquentes incluent la langue et les lèvres ainsi que les doigts, les premières précédant ces dernières. *Remerciements : A : YDRSC; B : Irwin Braverman, MD.*

Tableau 87.5 Études recommandées pour rechercher une atteinte systémique et aider dans le diagnostic de télangiectasies hémorragiques héréditaires (THH).

Études et but	Fréquence	Indication(s)	% de patients THH
Échocardiographie transthoracique (avec produit de contraste à bulle) pour détecter des MAV **pulmonaires**	Si le dépistage initial est négatif, répéter tous les 5–10 ans de même qu'avant et après des grossesses	THH suspectées ou confirmées	15–50
IRM cérébrale avec ou sans gadolinium pour détecter des MAV **cérébrales** et autres malformations vasculaires	Si le bilan initial est négatif, le répéter à l'âge de 18 ans	THH suspéctées ou confirmées	~ 25
Taux d'hémoglobine et hématocrite pour détecter un saignement **GI** dû à des MAV GI	Chaque année après l'âge de 35 ans	Patients THH	~ 25
Échographie doppler ou TDM triphasique spiralée du foie pour détecter des MAV **hépatiques**	Si signes ou symptômes d'insuffisance cardiaque ou de maladie hépatobiliaire	Patients THH	30–80
	Comme critère clinique (cf. texte)	THH suspectées ou confirmées	
Analyse génétique d'*ENG* et/ou *ACVRL1* (quand *SMAD4* est négatif) du cas index	Une fois sauf si de nouveaux gènes sont identifiés ou si la méthodologie a progressé	Aussi effectuée chez les parents du premier degré de patients THH ou suspectés de THH	~ 75 pour *ENG* ou *ACVRL*1 ; 1-3 pour *SMAD4*

Ataxie-télangiectasie (cf. chap. 49)

- Syndrome d'immunodéficience primaire hérité sur le mode autosomique récessif dans lequel les télangiectasies apparaissent sur la conjonctive bulbaire durant l'enfance, ainsi que dans les régions de la tête et du cou (paupières, régions malaires, oreilles) et les creux antécubitaux et poplités.

Lac veineux

- Papule molle compressible dont, à la compression, la couleur et relief sont diminués (fig. 87.13) ; correspond à une dilatation de vaisseaux sanguins superficiels.
- Sites les plus fréquents : lèvre vermillon > visage, oreilles.
- **TT :** électrochirurgie, laser vasculaire.

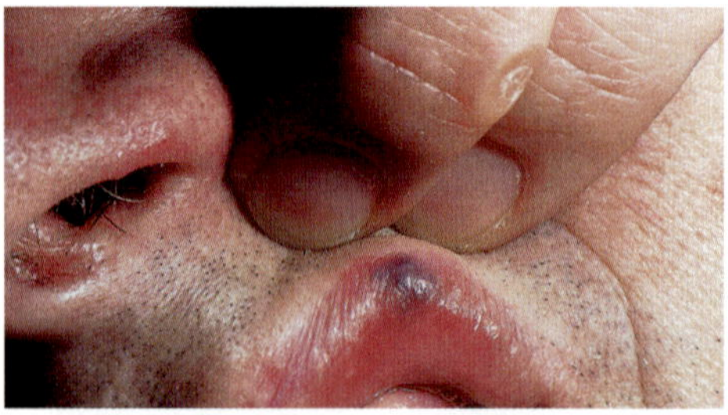

Fig. 87.13 Lac veineux de la lèvre vermillon. Cette papule bleu noir est molle et, par compression, elle peut être vidée de la grande part de son contenu sanguin. *Remerciements : Ronald Rapini, MD.*

Angiokératomes

- Cf. chap. 94.

Nævus anémique

- Zone congénitale, circonscrite, pâle, de vasoconstriction, souvent de 5–10 cm de diamètre, survenant principalement sur le tronc (fig. 87.14).
- Les bords sont irréguliers et disparaissent en diascopie (à la pression), permettant la distinction avec un nævus dépigmenté ou un vitiligo ; l'application de chaleur ou d'un glaçon accentue les bords par hyperhémie de la peau saine avoisinante.

Macules angiospastiques (taches de Bier)

- Les macules pâles sont dues à une vasoconstriction relative dans des zones de discrètes marbrures vasculaires (fig. 87.15) ; comme pour un nævus anémique, le bord disparaît en diascopie (pression) ; la station debout entraîne une accentuation par congestion veineuse dépendante.
- Plus communément observé chez des jeunes adultes en bonne santé ayant une peau peu pigmentée ; pas de traitement efficace.

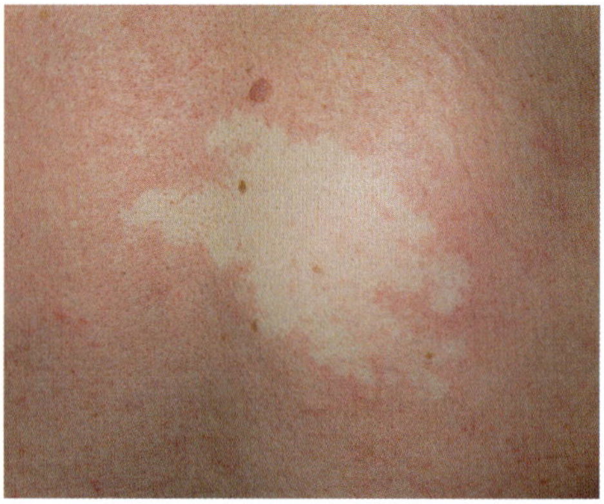

Fig. 87.14 Nævus anémique. Zône pâle de vasoconstriction avec bords irréguliers sur le dos. *Remerciements : YDRSC.*

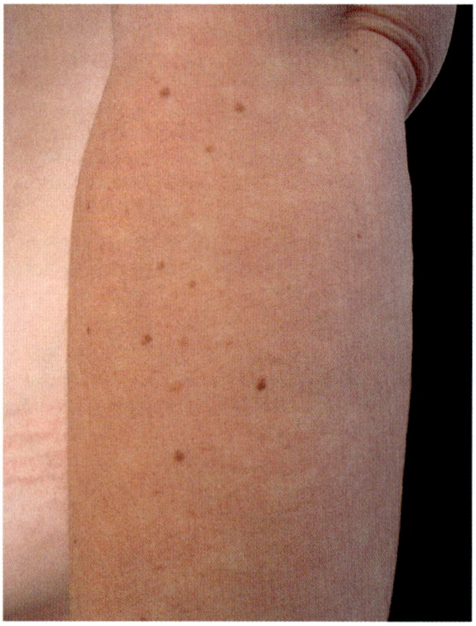

Fig. 87.15 Macules angiospastiques (taches de Bier). Multiples macules pâles dues à une vasoconstriction dans un contexte d'érythème préexistant de l'avant-bras.

Pour plus d'informations, cf. chap. 106 de *Dermatology, Fourth Edition*.

Kératose actinique, carcinome basocellulaire et carcinome spinocellulaire

88

Introduction

- Le carcinome des kératinocytes (CK), aussi mentionné comme cancer cutané non mélanome (CCNM), est la malignité la plus fréquemment observée chez les Caucasiens.
- Le CK fait référence habituellement aux carcinomes des kératinocytes – c.-à-d. aux carcinomes basocellulaire (CBC) et spinocellulaire (CSC).
- Chez des personnes à peau claire, ~ 75–80 % des CK sont des CBC, et jusqu'à 25 % sont des CSC.
- Les deux plus importants facteurs de risque de développer un CK sont le phototype cutané (cf. annexe) et l'exposition aux UV (tableau 88.1).
- La présence de kératoses actiniques (KA) et/ou de CK augmente la probabilité de futur CK et de mélanome cutané, en particulier lentigo malin ; ces personnes nécessitent une surveillance toute la vie par examen cutané du corps entier (ECCE).
- D'après des études épidémiologiques, les CK ont été associés à une augmentation du risque de malignités internes ; le risque est plus grand chez les personnes qui ont de nombreux CK et chez ceux qui ont eu des CK quand ils étaient jeunes.

Kératoses actiniques (KA)

- Aussi répertoriées comme kératoses solaires, les KA sont considérées comme des lésions « précancéreuses » ayant le potentiel de progresser en CSC invasifs ; l'estimation de la progression varie d'un taux de 0,075–0,1 % par lésion par an à ~ 10 % sur 10 ans.
- Les kératinocytes atypiques sont confinés dans la partie inférieure de l'épiderme (fig. 88.1).
- Les KA sont une des lésions les plus fréquemment rencontrées en pratique clinique.
- Elles surviennent principalement sur les zones qui ont reçu les plus grandes quantités d'exposition solaire cumulée (p. ex. cuir chevelu chez les personnes chauves, visage, oreilles, cou, face dorsale des avant-bras et des mains, face antérieure des jambes) ; observées principalement chez les personnes d'âge moyen à âgées, les personnes à peau claire.
- La présentation classique est une papule granuleuse avec une base érythémateuse ; les squames associées sont habituellement de couleur blanche à jaune et sont rugueuses (fig. 88.2).
- Variantes cliniques fréquentes : pigmentée (fig. 88.2C), hypertrophique (dénommées KAH [fig. 88.2D, E]), lichénoïde, et atrophique (fig. 88.2B) ; dans la chéilite actinique, il y a des squames et une rugosité de la lèvre inférieure vermillon (fig. 88.2F).
- Diagnostic : habituellement sur l'inspection visuelle et la palpation ; en raison de la texture rugueuse, il est parfois plus aisé de détecter les lésions par le toucher.
- Les KA ont le potentiel de persister, régresser spontanément, ou de progresser vers un CSC, mais il est difficile cliniquement de prédire pour une KA donnée quelle va être l'évolution.
- Les indices cliniques d'une progression vers un CSC invasif et de la nécessité d'une biopsie sont la sensibilité, le volume (notamment l'épaisseur), l'inflammation et l'absence de réponse à un traitement approprié.
- **DD :** CSC in situ, CBC, kératose de type lichen plan (KTLP ; cf. chap. 89), kératose séborrhéique irritée (KS), verrue vulgaire et mélanome amélanotique ; pour les lésions épaisses (p. ex. KAH), CSC invasif ; pour les lésions des faces d'extension des membres, porokératose actinique ; occasionnellement, des lésions isolées de psoriasis ou de dermatite séborrhéique peuvent ressembler à une KA.
- **TT :** des traitements localisés ou ciblés sont privilégiés pour une lésion unique ou un nombre limité de lésions ; des traitements par champs sont préférés pour des lésions nombreuses ou étendues (tableau 88.2).
- Une prévention est possible par des crèmes solaires à large spectre et des mesures d'éviction des expositions solaires, chez les patients qui ont un antécédent de CK, l'utilisation de nicotinamide oral peut réduire le développement d'autres KA et CK.

Tableau 88.1 Facteurs de risque de développement des carcinomes basocellulaires (CBC) et spinocellulaires (CSC).

	CSC	CBC
Expositions environnementales		
Exposition aux UV	+	+
Autres expositions aux lumières ultraviolettes (PUVA, cabines de bronzage)	+	+
Radiations ionisantes	+	+
Produits chimiques incluant arsenic, huiles minérales, goudrons, suie, méchloréthamine (moutarde azotée), biphényls polychlorés, 4,4′-bipyridyl, psoralènes (plus UVA)	+	+
Des médicaments (p. ex. HCTZ, voriconazole, inhibiteurs de BRAF [en particulier quand utilisés seuls]), hydroxyurée	+	(+)
Papillomavirus humain (HPV)	+	(+)
Tabagisme	+	
Phénotype pigmentaire		
Peau claire, brûle toujours, ne bronze jamais	+	+
Taches de rousseur	+	+
Cheveux roux	+	+
Syndromes génétiques		
Xeroderma pigmentosum	**+**	**+**
Albinisme oculocutané	+	+
Épidermodysplasie verruciforme	+	(+)
Épidermolyse bulleuse dystrophique (principalement récessive)	+	
Syndrome de Ferguson-Smith	+	
Syndrome de Muir-Torre	+*	(+)*
Syndrome de nævomatose basocellulaire		+
Syndromes de Bazex-Dupré-Christol et de Rombo		+
Situations cliniques prédisposantes		
Plaies chroniques ne cicatrisant pas	**+**	
Lupus érythémateux discoïde chronique, lichen plan (érosif) ou lichen scléreux	+	
Porokératose (en particulier linéaire)	+	
Nævus sébacé	+	+†
Immunosuppression		
Transplantation d'organe	**+**	**+**
Traitements immunosuppresseurs (p. ex. azathioprine, ciclosporine, tacrolimus, biologiques, prednisone)	**+**	**+**
Autre (p. ex. leucémie lymphoïde chronique traitée par fludarabine, sida avec infection HPV, survivants à un cancer de l'enfance)	+	(+)

* *Les CSC (de type kératoacanthome) et les CBC ont généralement une différenciation sébacée.*
† *Le plus souvent des trichoblastomes.*

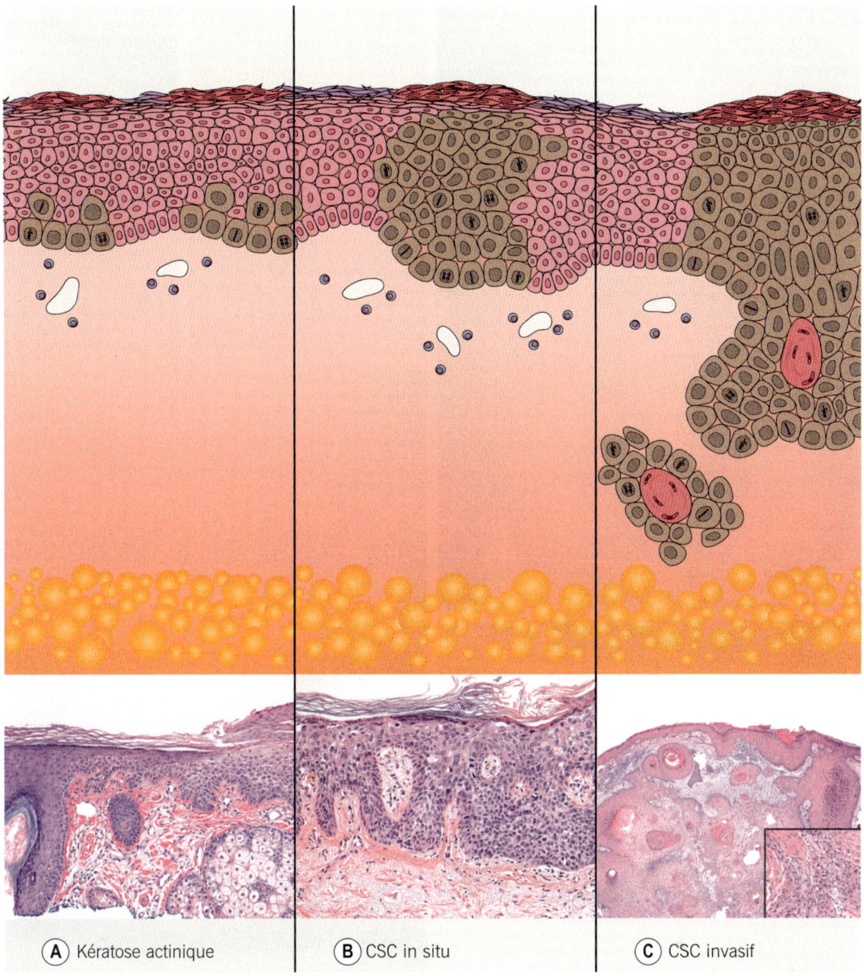

Fig. 88.1 Spectre histopathologique des kératoses actiniques (KA), CSC in situ et CSC invasif. A Une KA correspond à une prolifération de kératinocytes cytologiquement anormaux à la partie inférieure de l'épiderme; de façon notable l'épithélium annexiel est épargné. **B** Dans le CSC in situ, les kératinocytes atypiques occupent l'épiderme en entier et la portion intra-épidermique des annexes, sans invasion dermique. **C** Le CSC invasif se distingue par l'extension des kératinocytes malins dans le derme. Si un CSC invasif est cliniquement suspecté, la biopsie doit être suffisamment profonde pour déterminer l'étendue de l'invasion dermique.

CSC in situ (maladie de Bowen)

- Peut survenir de novo ou à partir d'une KA préexistante; parfois causé par des papillomavirus humains oncogènes (HPV, p. ex. périunguéal [cf. chap. 66]).
- Les atypies kératinocytaires sont observées à travers toute l'épaisseur de l'épiderme (cf. fig. 88.1) avec le potentiel de progresser vers un CSC invasif, avec un risque estimé de ~ 3–5 % en l'absence de traitement.
- À l'exception du CSC in situ lié à l'HPV – ou à l'arsenic –, les facteurs de risque et les localisations des CSC in situ sont similaires à ceux des KA (cf. supra et tableau 88.1).
- Se présente cliniquement comme une tache érythémateuse ou une fine plaque avec des squames (fig. 88.3); occasionnellement, les lésions sont pigmentées.
- Sites moins fréquents (pouvant être liés à une infection HPV) : zone de la barbe, zone périunguéale (cf. fig. 88.3C et 58.8), sous-unguéale, anogénitale (désormais dénommée néoplasie intra-épithéliale, puis qualifiée ensuite selon le site anatomique [cf. chap. 60 et fig. 88.4]); les

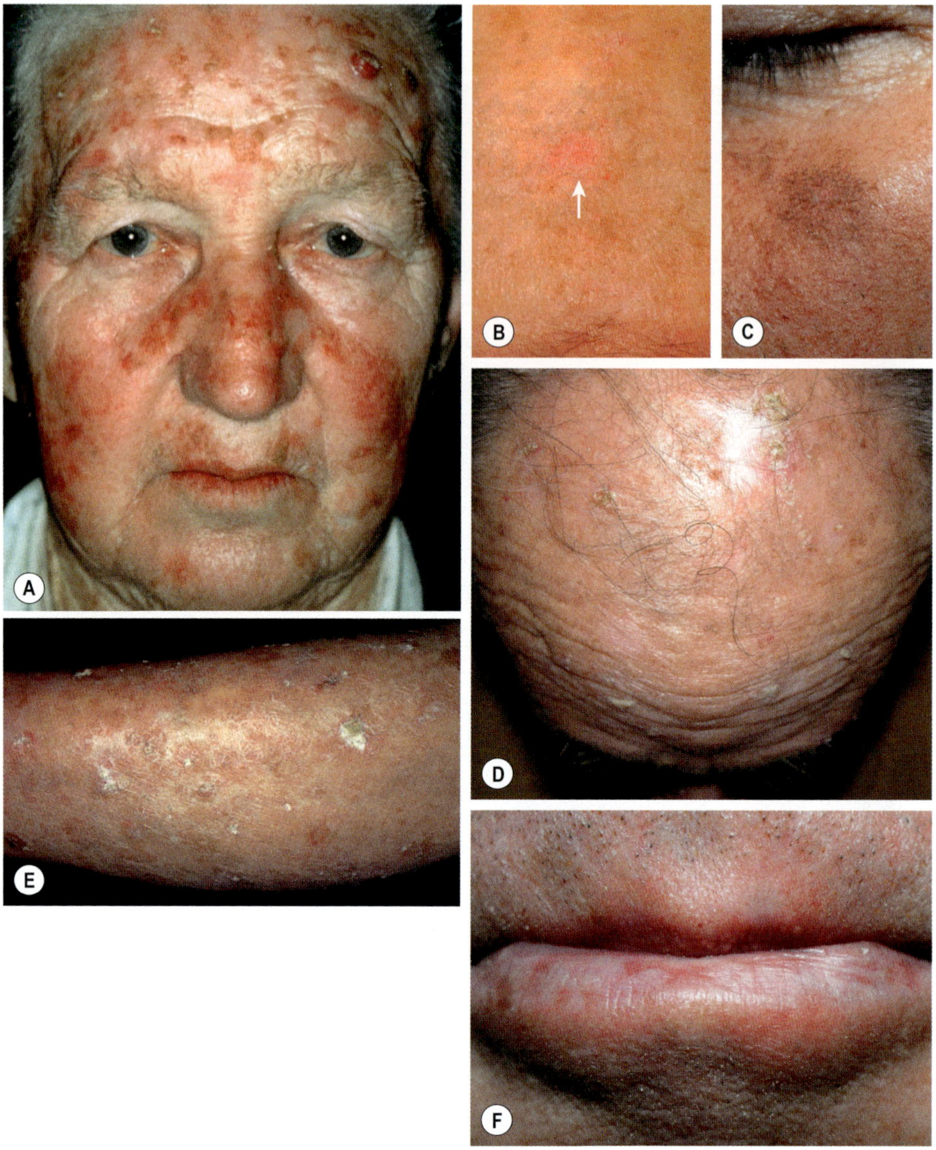

Fig. 88.2 Kératoses actiniques (KA). A Multiples KA du visage chez une femme âgée à peau claire, aux yeux bleus, avec des photodommages modérés à sévères ; les KA ont des tailles variables de quelques millimètres à plus de 1 cm. Sur la partie gauche du front, le nodule rouge avec des squames-croûtes légères représente un CSC bien différencié. **B** KA de couleur rose, atrophique, avec squames minimes du front. **C** KA pigmentées se présentant comme une macule discrètement pigmentée, réticulée sur la joue ; il peut y avoir des squames associées mais une absence d'érythème. **D** Multiples KA sur un cuir chevelu chauve, certaines sont hypertrophiques, la zone dépigmentée représente l'endroit d'un précédent traitement et en raison d'un défaut de marge une récidive en bordure est fréquemment observée. **E** Multiples et vastes KA hypertrophiques de la face antérieure de la jambe chez une femme âgée ; noter les squames épaisses. **F** Chéilite actinique se présentant avec un érythème et des squames de la lèvre vermillon en entier ; noter les érosions et les zones de leucoplasie. *Remerciements : A : H. Peter Sawyer, MD ; B : Iris Zalaudek, MD ; C, F : Kalman Watsky, MD ; D : Luis Requena, MD ; E : Jean L. Bolognia, MD.*

Tableau 88.2 Options thérapeutiques courantes pour les kératoses actiniques.

Traitements localisés/ciblés*		
Traitement ciblé des lésions	**Conseils utiles**	
Cryochirurgie à l'azote liquide	• Pas d'incision ou d'anesthésie nécessaire • Cicatrisation en 10 à 14 jours • Risque d'hypopigmentation	
Curetage (> curetage + électrodessiccation)	• Nécessite une anesthésie locale • Risque d'hypopigmentation et de cicatrice (moindre si curetage seul)	
Excision par *shaving*	• Nécessite une anesthésie locale • Risque d'hypopigmentation et de cicatrice	
Traitements par agents topiques[**,†]		
Bien que ces posologies soient celles recommandées par la FDA, si le patient développe une brûlure significative lors de l'application ou un érythème érosif important, le programme de traitement doit être interrompu ou abandonné.		
Agent topique	**Doses**	**Conseils utiles**
5-fluoro-uracile	• Crème à 1,0 ou 5,0 % – appliquer 2 fois/j pendant 2 à 4 semaines • Solution à 2,0 et 5,0 % – appliquer 2 fois/j pendant 2 à 4 semaines • Crème à 0,5 % – appliquer au coucher ×4 semaines • Quand on traite une zone d'extension des membres, un prétraitement avec un rétinoïde local pendant 1 à 2 semaines peut être nécessaire • Pour les atteintes sévères des jambes, on peut associer des pansements occlusifs « chimio-enveloppements » • La crème à 5 % peut être combinée avec un traitement topique par calcipotriène (calcipotriol) 0,005 %, 2 fois/j pendant 4 jours	• Prévenir la photosensibilité qui peut être sévère • Les résultats optimums sont obtenus si le traitement est continué jusqu'à produire une inflammation significative ou des érosions superficielles • La cicatrisation survient habituellement dans les 2 semaines qui suivent l'arrêt du traitement • La solution est mieux adaptée pour les zones pileuses, telles que le cuir chevelu
Imiquimod	• Crème à 2,5 ou 3,75 % – appliquer au coucher pendant 2 semaines ; arrêter pendant 2 semaines, puis répéter un cycle d'applications pendant 2 semaines • Crème à 5 % – appliquer 2 fois/semaine pendant 16 semaines consécutives • La zone de traitement recommandée est de 25 cm^2	• Peut causer des symptômes systémiques de type grippal • Non recommandé si le patient a une affection auto-immune sous-jacente • Peut causer une hypopigmentation de la zone traitée
Diclofénac	• Gel à 3 % – appliquer 2 fois/j pendant 90 jours • Une dose maximum de 8 g/j ne doit pas être dépassée	• Ne pas utiliser si le patient est allergique aux anti-inflammatoires non stéroïdiens (AINS) • Bien qu'il entraîne des lésions cutanées moins sévères, l'observance reste une question pour une longue période d'application
Ingénol mébutate[$]	• Gel à 0,015 % – appliquer au coucher pendant 3 nuits consécutives (visage et cuir chevelu) • Gel à 0,05 % – appliquer au coucher pendant 2 nuits consécutives (tronc et membres)	• Rapidité d'action ; typiquement dans les 24 heures de l'application, le patient va manifester érythème et brûlures • Cicatrisation en 10–14 jours • Supposé ne pas causer d'hypopigmentation

(*Suite*)

Tableau 88.2 Suite.

Traitements locaux étendus,†**	
Technique	**Conseils utiles**
Traitement photodynamique (p. ex. 5-ALA + lumière bleue)	• Peut être douloureux • Nécessite 48 heures sans sortir à l'extérieur après le traitement • Guérison relativement rapide en 1–2 semaines
Peeling chimique (p. ex. à l'acide trichloracétique)	• Peut nécessiter une anesthésie locale • Peut causer une irritation significative et une décoloration temporaire • Guérison généralement en 7 jours
Lasers ablatifs (p. ex. lasers ablatifs fractionnés, laser Yag erbium)	• Nécessite une anesthésie locale • Le délai de guérison dépend de la technique utilisée • Une hypopigmentation est une complication potentielle

* *Plus approprié pour une kératose actinique isolée ou des KA en nombre limité.*
** *Plus approprié pour des lésions de KA nombreuses ou étendues ; une étude récente est en faveur du 5-fluoro-uracile par rapport aux autres traitements topiques.*
† *En pratique, un traitement combiné ou séquentiel est parfois utilisé (p. ex. azote liquide pour différentes lésions épaisses suivi par imiquimod ou 5-fluoro-uracile appliqué sur tout le front).*
$ *Le mébumate d'ingénol a été retiré de la prescription aux États-Unis, au Canada et en Europe.*
ALA : *5-aminolevulinic acid.*

CSC in situ dans des zones non exposées au soleil peuvent aussi être liés à des expositions à l'arsenic.
• Diagnostic : biopsie ; la dermoscopie peut contribuer au diagnostic (fig. 88.3B).
• **DD :** KA, CSC invasif, CBC, KTLP, KS irritée, mélanome amélanotique ; occasionnellement peut être diagnostiqué à tort comme lésion isolée de psoriasis ou d'eczéma nummulaire, mais un indice est l'absence de réponse à un traitement approprié.
• **TT :** excision tangentielle avec curetage ou électrodessiccation ou curetage (en particulier pour les petites lésions), excision, chirurgie micrographique de Mohs (p. ex. tête et cou, acro-génitale) ; crème d'imiquimod et fluoro-uracile topique à 5 % (2 fois/j pour une longue période, p. ex. 8 semaines) peuvent être utilisés quand une intervention chirurgicale s'annonce difficile à réaliser en raison de la localisation ou de l'étendue.

Carcinome spinocellulaire (CSC)

• Affection maligne, cutanéomuqueuse provenant des kératinocytes ; peut se développer de novo ou à partir de précurseurs KA ou CSC in situ (cf. fig. 88.1).
• Plus fréquent chez les hommes que chez les femmes, l'incidence augmente avec l'âge.
• Chez les personnes à peau claire, les facteurs de risque et les localisations des CSC invasifs sont similaires à ceux des KA et CSC in situ (cf. *supra* et tableau 88.1).
• Dans tous les phototypes, les CSC invasifs peuvent se développer aux sites des infections HPV, cicatrices, plaies chroniques ou inflammation, de radiothérapie antérieure ou d'expositions chimiques (p. ex. hydrocarbures aromatiques polycycliques ; cf. tableau 88.1).
• La présentation clinique habituelle est une papule érythémateuse, kératosique ou un nodule qui survient dans le contexte d'une peau altérée par le soleil ; une sensibilité est fréquente ; il y a souvent un antécédent d'extension rapide (fig. 88.5) et parfois un antécédent de traumatisme (fig. 88.5B).
• Les variantes cliniques sont : le kératoacanthome (fig. 88.6), le carcinome verruqueux (fig. 88.7), les localisations muqueuse (fig. 88.8), périunguéale et sous-unguéale.
• Diagnostic : biopsie (suffisamment profonde pour pouvoir déterminer l'extension ou l'invasion dermique) ; palpation des ganglions lymphatiques de la zone de drainage.
• **DD :**
  – *Les plus fréquents* : KA, KAH, CSC in situ, CBC, verrue vulgaire, KS irritée
  – *Les moins fréquents* : mélanome amélanotique, fibroxanthome atypique (FXA), carcinome à cellule de Merkel, tumeurs annexielles, prurigo nodulaire
• Une stadification des CSC cutanés a été proposée par l'*American Joint Commission on Cancer*, intégrant les critères TNM, les facteurs pronostiques (épaisseur de la tumeur, ± invasion périnerveuse, localisations à haut risque ± atteinte des

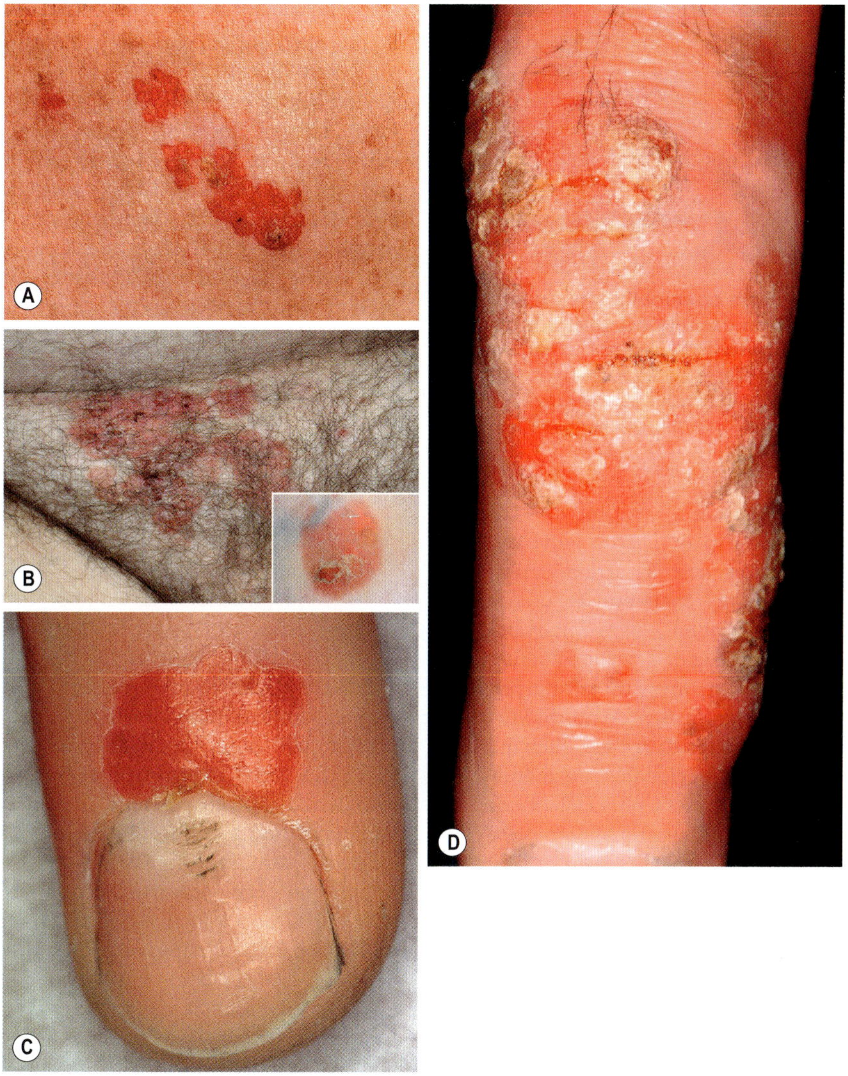

Fig. 88.3 Carcinome spinocellulaire in situ, de type Bowen. A Plaque rouge squameuse de la poitrine avec des zones épargnées, et contexte de photodommage. **B** Plaque rose plus grande, divisée, avec squame-croûte, de la région pubienne, une zone protégée du soleil. Ce type de lésion est souvent diagnostiquée à tort comme dermatite ou psoriasis et traitée par CS topiques ; (encart) examen dermoscopique d'un CSC rose squameux in situ avec petits vaisseaux punctiformes dans la moitié supérieure de la lésion combinés avec des squames superficielles. **C** Plaque rouge brillant, bien délimitée du repli proximal de l'ongle avec des dépressions horizontales ; la possibilité d'une infection à HPV doit être envisagée. **D** Atteinte étendue du doigt, souvent diagnostiquée à tort comme psoriasis ou eczéma chronique et alors traitée pendant des années avec des crèmes corticoïdes (comme chez ce patient). *Remerciements : A, C : YDRSC ; B : Kalman Watsky, MD ; encart : Iris Zalaudek, MD ; D : H. Peter Sawyer, MD.*

ganglions lymphatiques), le grade histologique et la présence ou l'absence d'invasion histologique lymphatique/vasculaire (tableau 88.3).

• Le pronostic des CSC traités de façon adéquate est excellent.

• Globalement, le risque de métastases ganglionnaires à partir d'un CSC invasif est estimé à 2–4 % ; ~ 20 % de tous les décès pour cancer cutané sont dus à un CSC.

• Il existe différents facteurs de risque pour des

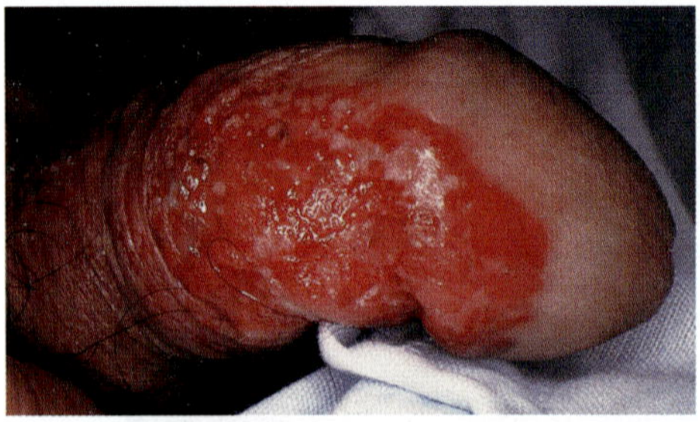

Fig. 88.4 Carcinome spinocellulaire, in situ, du pénis, aussi connu comme néoplasie intra-épithéliale pénienne (PIN). Appelé auparavant CSC in situ, érythroplasie de type Queyrat. Vastes plaques érythémateuses érodées avec des bords bien délimités. La lésion a débuté sur la verge. *Remerciements : YDRSC.*

métastases ganglionnaires : lésion de la lèvre, l'oreille ou muqueuse (p. ex. langue, vulve, pénis) ; développement dans une cicatrice ; immunosuppression de l'hôte ; épaisseur de la tumeur > 2 mm, diamètre tumoral ≥ 2 cm ; mauvaise différenciation en histologie, développement dans une maladie de Bowen ; invasion périnerveuse.

- C'est une cause significative de morbidité et de mortalité chez les greffés d'organes, chez qui des récurrences locales et régionales, de même que des métastases, surviennent plus facilement.
- **TT :** principalement excision mais repose sur les facteurs de risque (tableau 88.4), allant de l'électrodessiccation et du curetage (p. ex. petite lésion, très peu invasive, chez une personne âgée) jusqu'à la chirurgie micrographique de Mohs (tableau 88.5).
- Prophylaxie chez les patients à haut risque : acitrétine, petites doses de capécitabine chez les receveurs de transplantation d'organes solides.

Carcinome basocellulaire (CBC)

- Le plus fréquent des CK chez les humains ; survient de novo, sans aucune lésion précurseur connue.
- Plus fréquent chez les hommes que chez les femmes ; principalement observé chez les adultes d'âge moyen à âgés ayant une peau claire ; toutefois, l'incidence est en augmentation, en particulier chez les jeunes femmes.
- L'exposition aux UV est le principal facteur de risque, mais par contraste avec la KA/le CSC, des épisodes intenses de brûlures sont plus importants que des expositions chroniques prolongées ; de plus, les CBC peuvent aussi survenir sur des zones relativement non exposées au soleil, p. ex. le pli rétro-auriculaire ou le canthus interne (fig. 88.9C).
- Croissance habituellement lente ; sans traitement adéquat, les CBC augmentent graduellement de taille et peuvent s'ulcérer et produire une destruction des tissus avoisinants ; des métastases sont extrêmement rares (ganglions lymphatiques régionaux > poumons).
- Il existe de multiples variantes cliniques et présentations variées.
  - *Les plus fréquentes :* nodulaire (papules perlées avec télangiectasies et/ou ombilication ; fig. 88.9), superficielle (typiquement une fine plaque érythémateuse du tronc > membres ; fig. 88.10), pigmentée (fig. 88.11)
  - *Les moins fréquentes :* morphéiforme (de type cicatrice ; fig. 88.12), micronodulaire, kystique, basosquameuse et fibroépithéliale (fibroépithéliome de Pinkus) (fig. 88.13)
- Diagnostic : biopsie ; la dermoscopie peut contribuer au diagnostic (cf. fig. 88.9B et 88.11C).
- **DD :** *nodulaire :* nævus mélanocytaire intradermique, papule fibreuse, hyperplasie sébacée, CSC invasif, mélanome amélanotique ; *superficiel :* KTLP, KA, CSC in situ, lésion isolée de psoriasis, dermatite séborrhéique, eczéma nummulaire, mélanome amélanotique ; *morphéiforme :* cicatrice, tumeurs annexielles (p. ex. trichoépithéliome desmoplastique, carcinome annexiel microkystique [cf. chap. 91]) ; *pigmenté :* nævus mélanocytaire, kératose séborrhéique, CSC pigmenté in situ, mélanome nodulaire.
- Classer la tumeur dans les sous-types histologiques et selon qu'elle remplit ou non les critères de CBC à haut risque (p. ex. morphéiforme, micronodulaire ou infiltrant ; cf. tableau 88.4) ou les indications pour une chirurgie micrographique de Mohs afin de déterminer le meilleur traitement (cf. tableau 88.5) ; les lésions basosquameuses sont traitées comme les CSC invasifs (cf. supra).
- Syndrome du nævus basocellulaire (nævomatose basocellulaire, SNBC) : rare, autosomique dominant, causé par des mutations dans le gène *PTCH* humain ; caractérisé par de multiples CBC, des dépressions palmoplantaires, des kératokystes odontogéniques du maxillaire, des anomalies squelettiques, une macrocéphalie et des calcifications de la faux du cerveau ; les patients développent des médulloblastomes durant l'enfance ou des fibromes ovariens.

Pour plus d'informations, cf. chap. 107–108 de *Dermatology, Fourth Edition*.

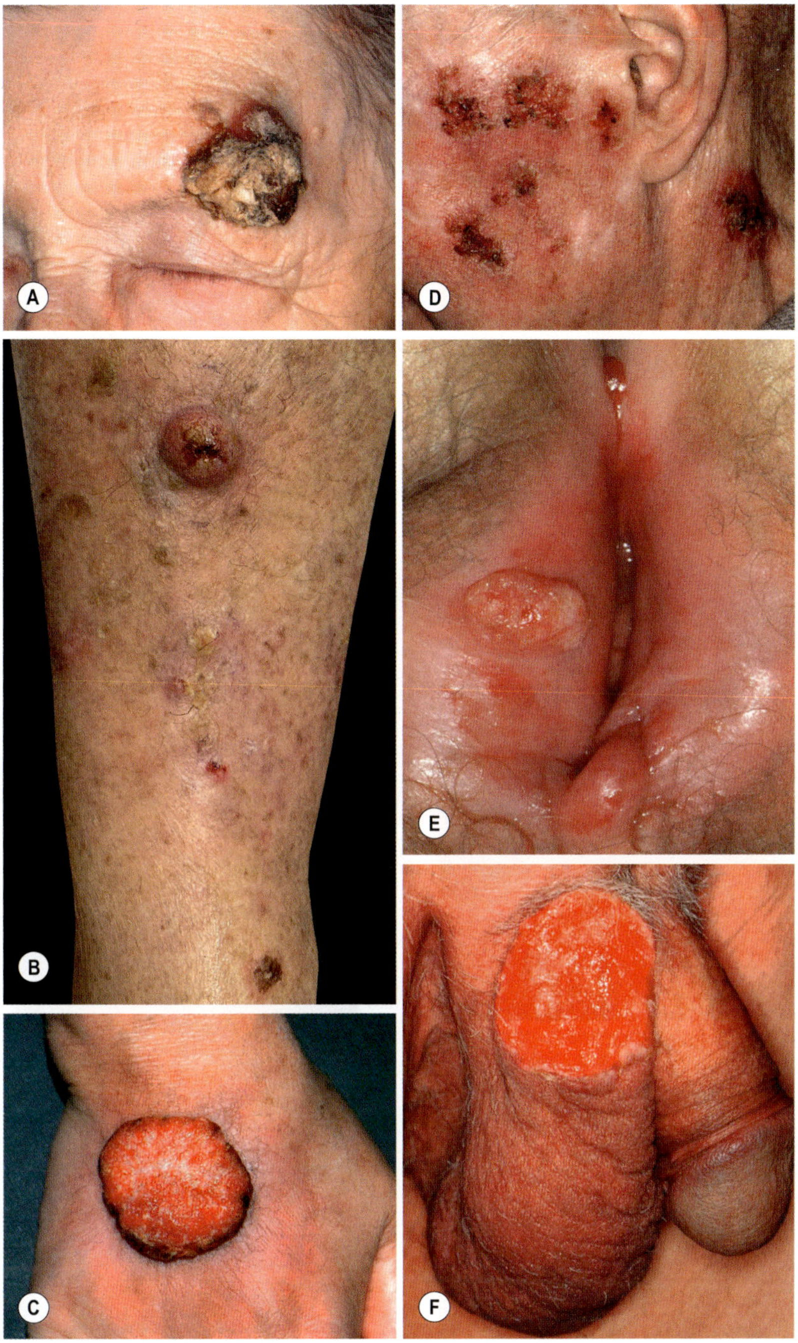

Fig. 88.5 Carcinomes spinocellulaires (CSC). **A** Vaste nodule kératosique de la région supraorbitaire chez une femme âgée ; noter les rides épaisses et l'élastose solaire du visage. **B** Nodule érodé et kératosique qui se développe rapidement au site d'un traumatisme de la partie antérieure de la jambe chez un patient qui a aussi un photodommage sévère ; ceci a aussi été décrit comme un processus réactionnel, nommé « prolifération squameuse atypique ». **C** Gros nodule fongueux du dos de la main. **D** Multiples CSC érodés superficiels en association avec des KA hypertrophiques de la joue et du cou chez un homme âgé. **E** Plaque épaisse, érosive, discrètement végétante survenant dans un lichen scléreux de la vulve. **F** Plaque rouge, ferme, érodée, du scrotum ; en histopathologie, le CSC était modérément différencié. *Remerciements : A, C-D : H. Peter Sawyer, MD ; B : Jean L. Bolognia, MD.*

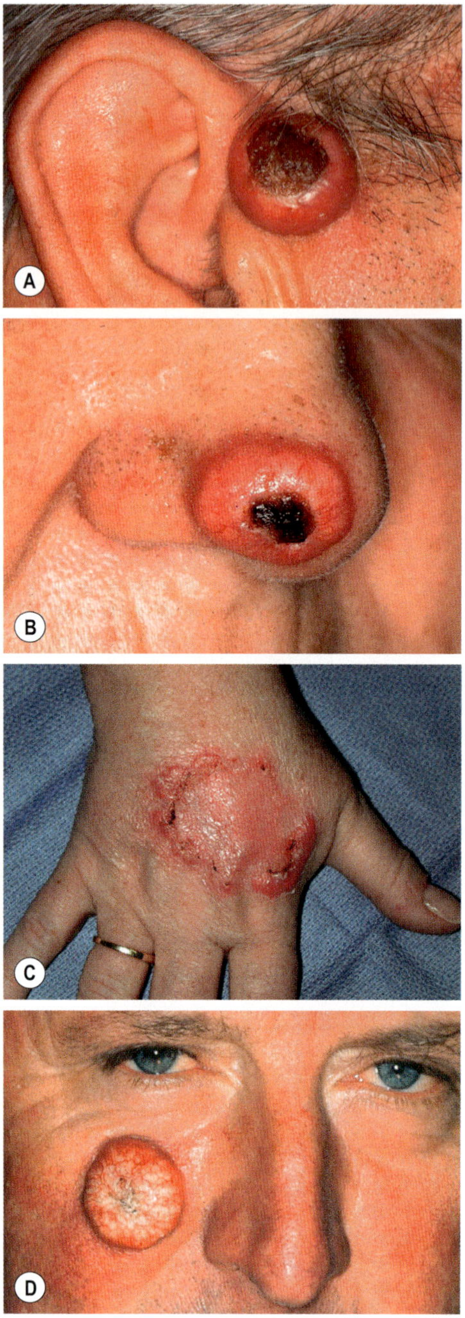

Fig. 88.6 Spectre clinique des kératoacanthomes. A, B Nodules érythémateux cratériformes, d'extension rapide, avec une bordure ourlée et un noyau kératosique central. **C** Extension progressive et involution centrale avec atrophie résiduelle caractérisant le kératoacanthome centrifuge marginé. **D** Kératoacanthome géant avec une coloration jaune rouge et un antécédent de croissance rapide. *Remerciements : A, D : H. Peter Sawyer, MD. B, C : YDRSC.*

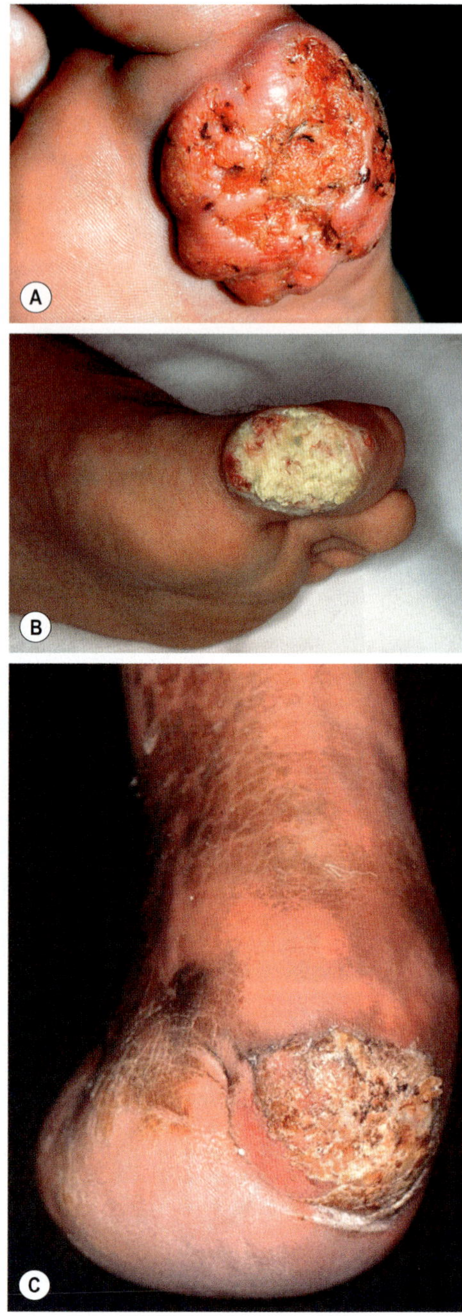

Fig. 88.7 Carcinome verruqueux. A Gros nodule persistant de la surface plantaire avec un aspect en terrier de lapin ; une telle tumeur est aussi rapportée comme épithélioma cuniculatum. **B** Plaque kératosique et ulcérée de la partie ventromédiane du gros orteil. La lésion avait été originellement diagnostiquée à tort comme verrue plantaire. **C** Localisation classique sur un moignon d'amputation. En général, ces CSC bien différentiés s'agrandissent lentement. *Remerciements : A, C : H. Peter Sawyer, MD ; B : YDRSC.*

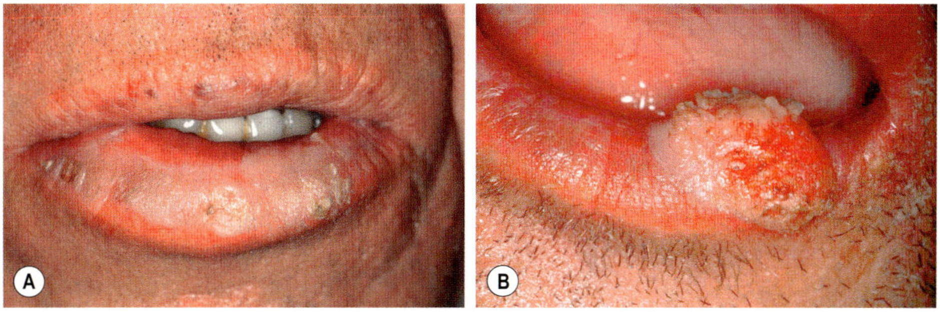

Fig. 88.8 Carcinome spinocellulaire (CSC) de la lèvre inférieure. A Hyperkératose étendue et leucoplasie de la lèvre inférieure vermillon ; en histopathologie, le CSC était superficiellement invasif et bien différencié. **B** Nodule verruqueux et érodé de la lèvre inférieure vermillon chez un grand fumeur. *Remerciements : A, B : H. Peter Sawyer, MD.*

Tableau 88.3 Stadification des carcinomes spinocellulaires (CSC) de la tête et du cou.

T, N, M	
Tumeur primitive (T)	
TX	La tumeur primitive ne peut pas être décelée
Tis	Carcinome in situ
T1	Tumeur < 2 cm dans sa plus grande dimension
T2	Tumeur ≥ 2 cm, mais < 4 cm dans sa plus grande dimension
T3	Tumeur ≥ 4 cm dans sa plus grande dimension ou érosion osseuse minime ou invasion périneurale ou invasion profonde*
T4	Tumeur avec envahissement important de l'os/moelle (4a) ; envahissement de la base du crâne et/ou envahissement de la base du crâne et/ou atteinte du foramen de la base du crâne (4b)
Ganglions lymphatiques régionaux (N)	
NX	Les ganglions lymphatiques régionaux ne peuvent être évalués
N0	Pas de ganglion lymphatique métastatique régional
N1	Ganglion lymphatique métastatique ipsilatéral unique, ≤ 3 cm dans sa plus grande dimension et ENE(–)
N2	Métastase en un ganglion lymphatique unique ipsilatéral, > 3 cm mais < 6 cm dans sa plus grande dimension et ENE(–) (2a) ; ou multiples ganglions lymphatiques ipsilatéraux, aucun > 6 cm dans sa plus grande dimension et ENE(–) (2b) ; ou ganglions lymphatiques bilatéraux ou controlatéraux, aucun > 6 cm dans sa plus grande dimension et ENE(–) (2c)
N3	Métastase dans un ganglion lymphatique, > 6 cm dans sa plus grande dimension et ENE(–) (3a) ; ou métastase dans n'importe(s) quel(s) ganglion(s) et ENE(+) (3b)
Métastase à distance (M)	
M0	Pas de métastase à distance
M1	Métastase à distance

(*Suite*)

Tableau 88.3 Suite.

Stade			
	T	N	M
0	Tis	N0	M0
I	T1	N0	M0
II	T2	N0	M0
III	T3	N0	M0
	T1	N1	M0
	T2	N1	M0
	T3	N1	M0
IV	T1	N2	M0
	T2	N2	M0
	T3	N2	M0
	N'importe quel T	N3	M0
	T4	N'importe quel N	M0
	N'importe quel T	N'importe quel N	M1

** Une invasion profonde est définie comme au-delà de la couche graisseuse ou >6 mm (mesurée à partir de la couche granuleuse de l'épiderme normal à la base de la tumeur); l'envahissement périneural pour la classification T3 est défini par des cellules tumorales dans les gaines nerveuses d'un nerf situé plus profondément que le derme ou ayant un calibre de 0,1 mm de large ou plus, ou avec envahissement clinique ou radiologique de nerfs nommés sans envahissement ou franchissement de la base du crâne.*

Le Brigham and women's Hospital (BWH) T staging system pour la tête et le cou divise T2 en a et b et considère T1 = 0 facteur de risque élevé (FdR), T2a = 1 FdR, T2b = 2–3 FdR et 3 = ≥4 FdR ou invasion osseuse; les FdR sont un diamètre ≥2 cm, une mauvaise différenciation, un envahissement périneural ≥0,1 mm, ou envahissement au-delà de la couche graisseuse. ENE : *extranodal extension*.

Adapté de American Joint Committee on Cancer, 2017.

Tableau 88.4 Caractéristiques des carcinomes basocellulaires (CBC) et spinocellulaires (CSC) à haut risque.

Caractéristiques cliniques	Caractéristiques histologiques
• Surface L ≥20 mm Surface M ≥10 mm Surface H (n'importe quelle taille) • Bords mal définis • Tumeur récidivante • Hôte immunodéprimé • Tumeur au site d'une RT antérieure • Tumeur au site d'un processus inflammatoire chronique ou d'une ulcération • Tumeur de croissance rapide (CSC seulement) • Symptômes neurologiques : douleurs, paresthésies, paralysie	• Morphéifrome (sclérosant), infiltrant ou sous-type micronodulaire ou basosquameux (CBC seulement) • Adénoïde, adénosquameux, desmoplastique ou métaplasique (CSC seulement) • Mal différencié (CSC seulement) • Survenant dans une maladie de Bowen (CSC seulement) • Profondeur ≥ 2 mm ou niveau de Clark IV ou V (CSC seulement) • Atteinte périnerveuse (CBC et CSC) • Atteinte lymphatique ou vasculaire (CSC)

La présence de caractéristiques de haut risque augmente la probabilité de récidive de CBC ou de CSC, de même que la possibilité de métastases (principalement CSC). De plus, ces manifestations à haut risque sont utilisées pour déterminer les indications d'une chirurgie micrographique de Mohs. Zone L – sites anatomiques à bas risque : tronc, membres (excluant mains, pieds, unités unguéales, zones prétibiales, chevilles). Zone M – sites anatomiques à risque moyen : joues, front, cou, mâchoire, cuir chevelu, zone prétibiale. Zone H – sites anatomiques à haut risque : centre du visage, paupières, sourcils, peau périorbitale, nez, lèvres, menton, mandibule, peau pré et rétro-auriculaire, sillons, tempes, oreilles, organes génitaux, mains, pieds, chevilles, mamelons/aréoles.

Tableau 88.5 Options thérapeutiques courantes pour les carcinomes basocellulaires (CBC) et les carcinomes spinocellulaires (CSC).

Carcinomes spinocellulaires	Carcinomes basocellulaires
Lésions à bas risque	**Lésions à bas risque**
Chirurgical : • Excision tangentielle avec curetage • Électrodessiccation et curetage • Excision standard avec 4 à 6 mm de marges Non chirurgical**: • RT† pour les cas non chirurgicaux • Les traitements topiques (p. ex. imiquimod, 5-FU) et PDT ne sont habituellement pas recommandés pour le traitement de CSC invasifs; parfois ils sont utilisés pour le traitement de CSC in situ quand le patient refuse ou n'est pas éligible à un traitement chirurgical	Chirurgical : • Excision tangentielle avec curetage • Électrodessiccation et curetage • Excision standard avec 4 mm de marges Non chirurgical (principalement pour les variantes superficielles)**: • Imiquimod topique (p. ex. 5 jours/semaine × 6 semaines)*** • 5-FU 5 % topique (p. ex. 2 fois/j × 3–6 semaines)*** • MAL- ou ALA-PDT • RT† pour les cas non chirurgicaux
Lésions à haut risque*	**Lésions à haut risque***
• Chirurgie micrographique de Mohs • Excision standard avec 10+ mm de marge$ • RT† pour les cas non chirurgicaux • RT adjuvante (si atteinte périnerveuse)	
Inopérables ou métastatiques#	**Inopérables ou métastatiques#**
• Inhibiteurs de points de contrôle immunitaires (p. ex. cémiplimab)	• Inhibiteurs de la voie Hedgehog (p. ex. vismodégib, sonidégib)
Indications pour la chirurgie micrographique de Mohs	
• Localisation réputée à haut risque (cf. tableau 88.4) • Site de marges positives à une excision antérieure • Syndrome génétique sous-jacent (p. ex. xeroderma pigmentosum, syndrome de nævus basocellulaire)	

* *Cf. les caractéristiques de ces lésions tableau 88.4.*
** *Les taux de guérison avec les traitements topiques sont plus bas qu'avec les traitements chirurgicaux.*
*** *Les schémas posologiques doivent être adaptés à la tolérance et aux effets indésirables (p. ex. croûtes, érythème érosif).*
† *Excluant organes génitaux, mains et pieds.*
$ *Peut être considérée dans certains cas pour des tumeurs à haut risque mais le problème est l'impossibilité d'évaluer une marge complète.*
\# *L'avis d'un oncologue est aussi nécessaire.*
5-FU : 5-fluoro-uracile; ALA: *aminolevulinic acid*; MAL : méthylaminolévulinate; PDT : *photodynamic therapy*.

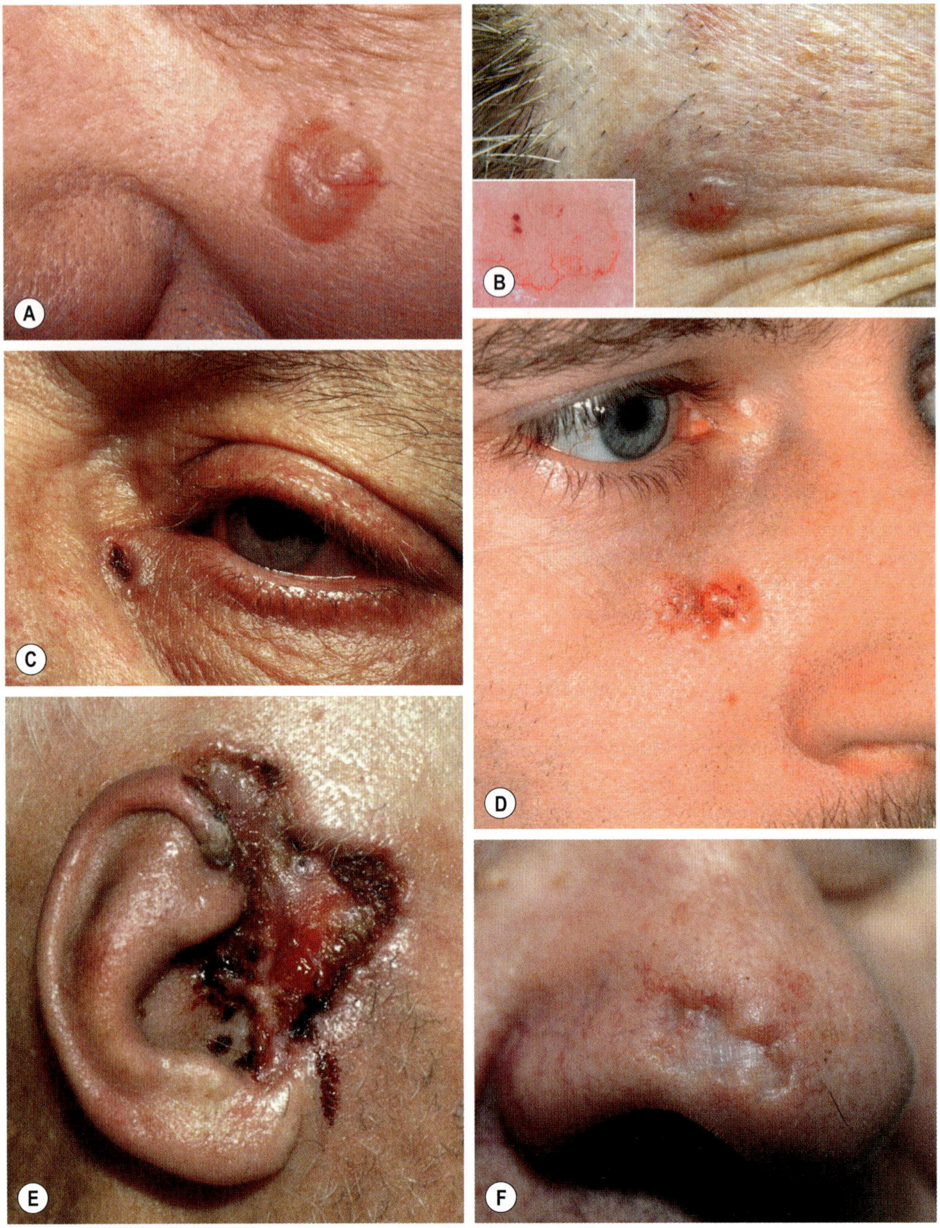

Fig. 88.9 Spectre clinique des carcinomes basocellulaires (CBC) nodulaires. A Papulonodule translucide avec télangiectasies infra-orbitaires sur la joue (**A**) et le front (**B**) ; en dermoscopie (**B**, encart), les télangiectasies ressortent clairement. **C** Présentation classique avec une bordure perlée ourlée et une croûte centrale hémorragique. **D** Grande plaque avec des bords ourlés et de multiples télangiectasies. **E** Tumeur ulcéronodulaire de la région préauriculaire avec des bords ourlés, translucides, plus évidents à « midi ». **F** Cicatrice déprimée du nez. *Remerciements : A : Stanley J. Miller, MD ; B, D, E : H. Peter Sawyer, MD ; C : YDRSC ; F : Kalman Watsky, MD.*

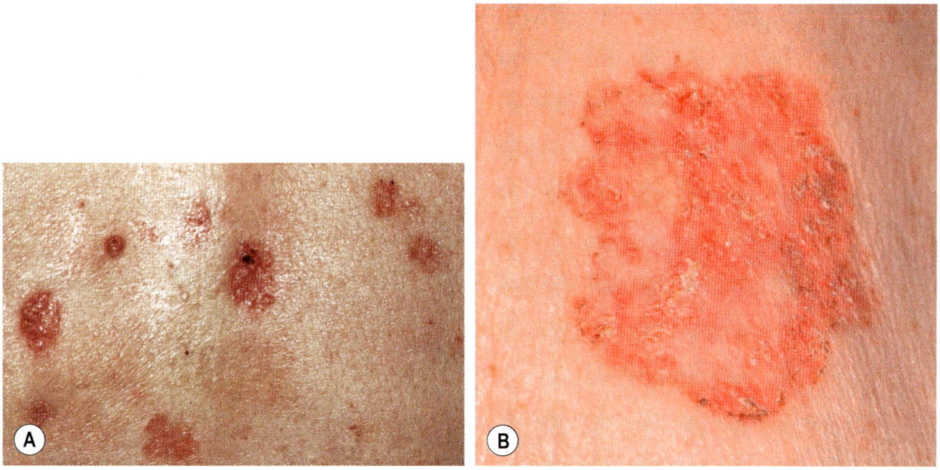

Fig. 88.10 Carcinome basocellulaire (CBC) superficiel. A Nombreuses taches érythémateuses et fines plaques sur le dos d'un homme ayant des antécédents d'exposition à l'arsenic des décennies plus tôt. **B** Grande plaque solitaire, fine, rose foncé. Il y a des zones éparses de fines squames et des petits foyers de pigment brun dans la bordure ourlée. En règle générale, ces lésions ne sont ni prurigineuses ni sensibles. *Remerciements : H. Peter Sawyer, MD.*

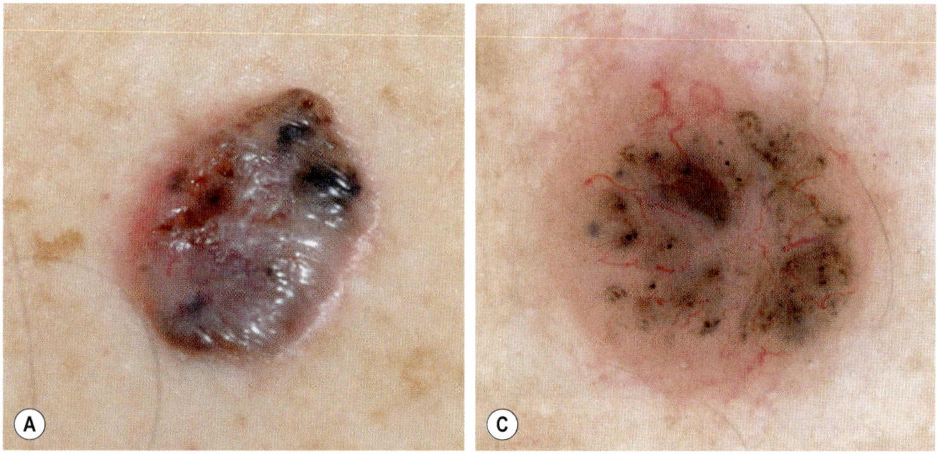

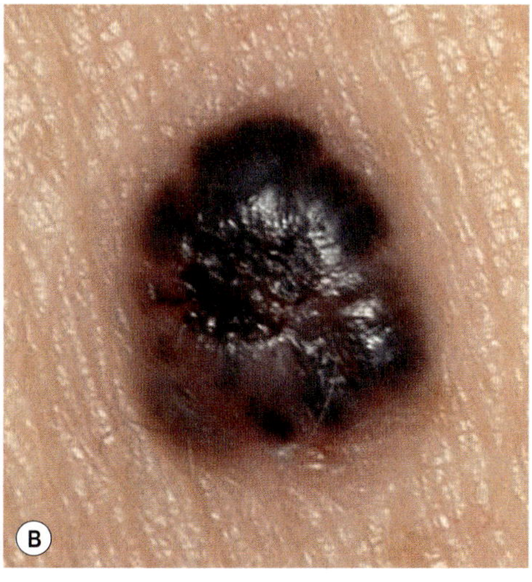

Fig. 88.11 Carcinome basocellulaire (CBC) pigmenté. A, B Carcinomes basocellulaires nodulaires pigmentés avec des degrés variés de pigmentation mélanique qui peuvent ressembler cliniquement à un mélanome cutané. Cependant la translucidité vitreuse, associée aux manifestations dermoscopiques caractéristiques telles que des télangiectasies arborescentes et de multiples globules ovoïdes gris bleu (**C**) orientent vers le diagnostic de CBC pigmenté. *Remerciements : A : Kalman watsky ; B : H. Peter Sawyer, MD ; C : Giuseppe Argenziano, MD.*

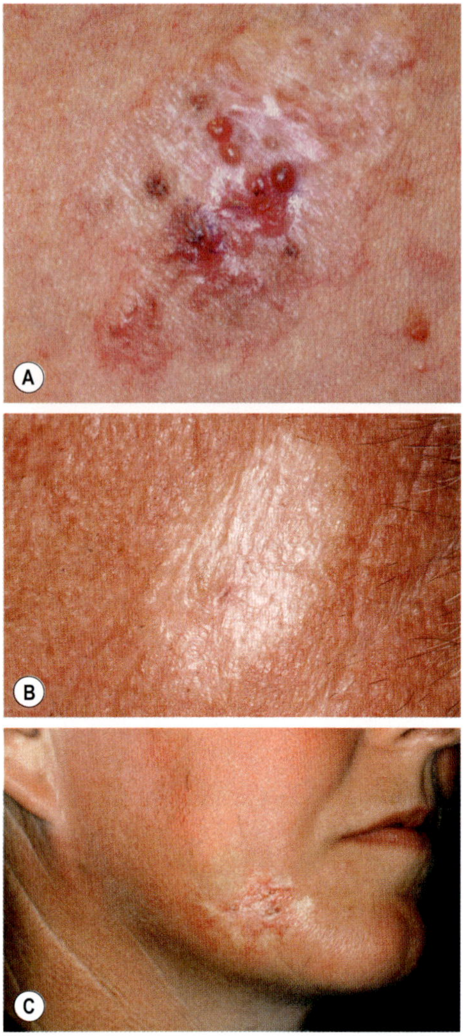

Fig. 88.12 Carcinome basocellulaire (CBC) morphéiforme. A Tumeur récidivant 2 ans après une intervention chirurgicale avec contrôle histologique ; noter l'apparence cicatricielle avec des papules roses et brunes vitreuses surajoutées. **B** Plaque ovalaire, hypopigmentée, ferme ressemblant à une cicatrice (p. ex. après électrodessiccation et curetage). Bien qu'il y ait une coloration rose, légère, entre 6 h et 9 h, il n'y a pas de translucidité ni de bordure ourlée. **C** Exemple classique avec des bords indistincts et un aspect pseudo-cicatriciel. *Remerciements : A : Darrell S. Rigel, MD; B : H. Peter Sawyer, MD.*

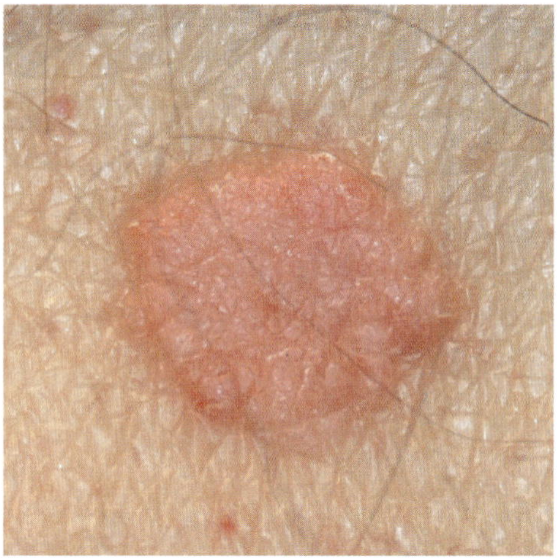

Fig. 88.13 Fibroépithéliome de Pinkus (carcinome basocellulaire fibroépithélial). Un nodule mou, couleur de la peau à rose clair, large, sessile, du bas du dos est une présentation classique d'un carcinome basocellulaire fibroépithélial. *Remerciements : Oscar R Colegio, MD, PhD.*

Tumeurs et proliférations épithéliales bénignes

89

Les affections de ce chapitre peuvent de plus être classées selon l'algorithme de la fig. 89.1.

FRÉQUENTES

Kératoses séborrhéiques

- Commencent à apparaître durant la 4e décennie de la vie et leur nombre augmente ensuite progressivement.
- Maculeuses, papuleuses ou verruqueuses ; les couleurs varient du blanc au noir mais le plus souvent, elles sont brunes.
- L'apparence est typiquement « collée » avec une surface lisse à verruqueuse (fig. 89.2).
- Épargnent les paumes, les plantes et les muqueuses.
- Peuvent ressembler cliniquement à un mélanome mais il n'y a pas de réseau pigmentaire (en dermoscopie) et elles comportent des pseudo-kystes cornés.
- L'apparition soudaine de multiples lésions peut être associée à une maladie interne maligne (*signe de Leser-Trélat*) ou une érythrodermie ; la première peut aussi être associée à des acrochordons, des kératoses séborrhéiques irritées, une pachydermatoglyphie et un acanthosis nigricans.
- Histopathologie : il existe une gamme de différentes architectures, plus souvent acanthosiques, papillomateuses et hyperkératosiques ou irritées (fig. 89.3).
- Variantes :
  - **Dermatose papuleuse noire (dermatosis papulosa nigra)** (fig. 89.4) : fréquente chez les personnes à peau foncée ; papules hyperpigmentées de 1 à 5 mm sur le visage
  - **Stuccokératose** (fig. 89.5) : papules de 1 à 4 mm gris blanc sur les membres inférieurs (en particulier le dos des pieds et les chevilles) d'adultes âgés

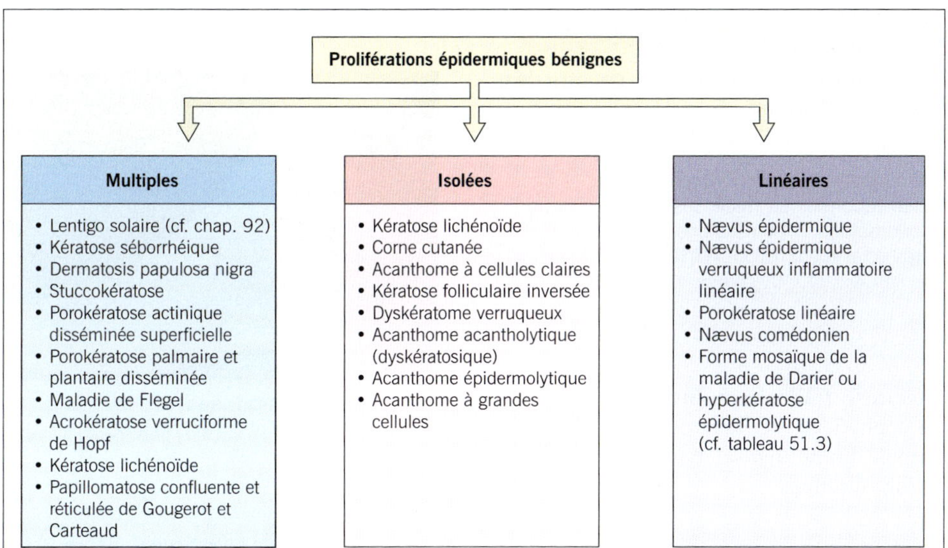

Fig. 89.1 Classification simplifiée des proliférations épidermiques bénignes. Même si le terme kératose lichénoïde solitaire est parfois utilisé, les patients peuvent développer de multiples lésions, en particulier ceux qui ont un phototype I ou II et des dommages actiniques importants. Les entités en italique ne sont pas abordées.
Remerciements : Luis Requena, MD.

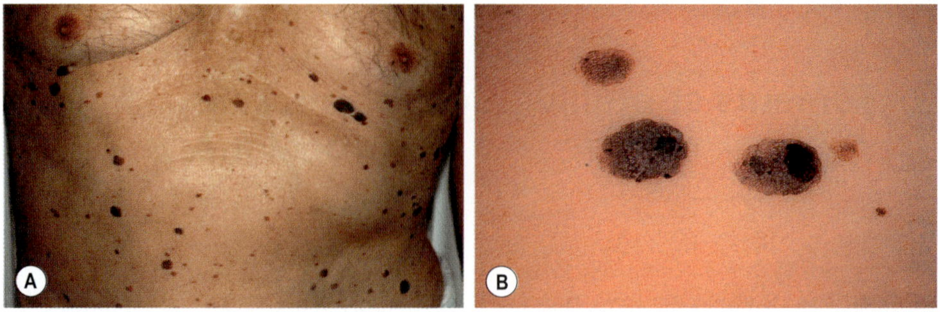

Fig. 89.2 Kératoses séborrhéiques. A Multiples kératoses séborrhéiques du dos, avec des variétés de tailles et de couleurs. **B** Papules et plaques bien délimitées avec une surface papillomateuse et des pseudo-kystes cornés. Noter l'apparence « collée ». *Remerciements : B : YDRSC.*

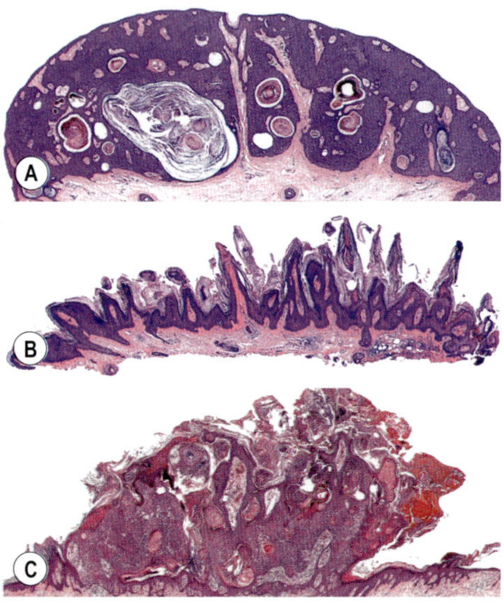

Fig. 89.3 Kératoses séborrhéiques – spectre des sous-types histologiques. A Type acanthosique avec hyperplasie lobulaire et kystes cornés proéminents. **B** Type papillomateux ou hyperkératosique avec « clochers d'église » de papillomatose et d'hyperkératose. **C** Kératose séborrhéique irritée ; lésion exophytique avec papillomatose, hyperkératose, croûtes hémorragiques et inflammation dermique. *Remerciements : A, B : Luis Requena, MD ; C : Lorenzo Cerroni, MD.*

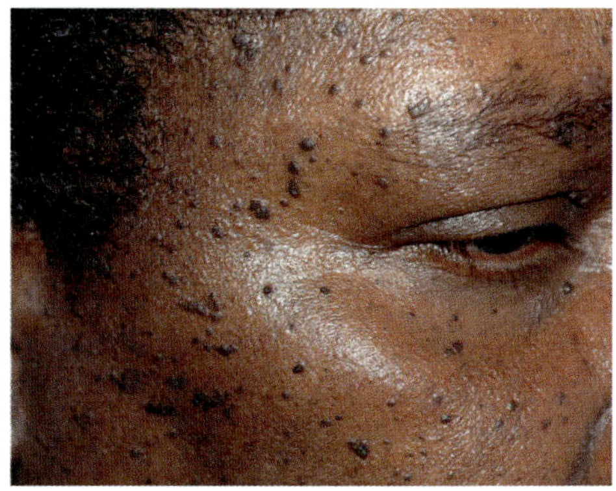

Fig. 89.4 Dermatose papuleuse noire. Multiples papules hyperpigmentées avec localisation typique sur les joues. *Remerciements : Luis Requena, MD.*

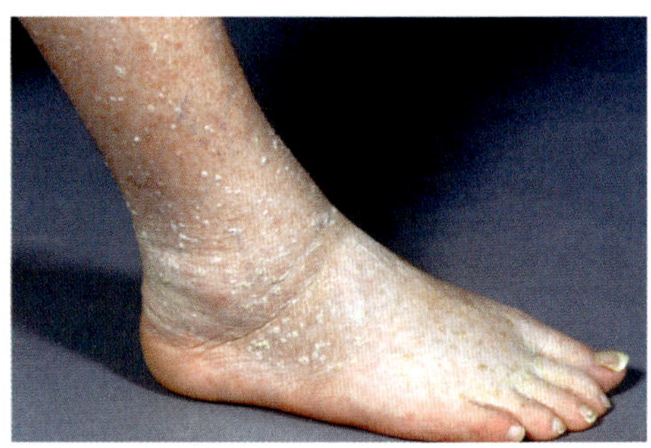

Fig. 89.5 Stuccokératoses. Multiples papules gris blanc sur la cheville et le dos du pied.

– **Kératose folliculaire inversée :** variante endophytique de kératose séborrhéique ; papule brune à rose, typiquement sur le visage d'adultes

Corne cutanée

• Terme clinique pour une hyperkératose marquée survenant à partir d'une papule ou d'un nodule (fig. 89.6).

• Communément constituée d'une kératose actinique, ou une verrue, mais parmi les entités de ce chapitre une kératose séborrhéique est plus fréquente ; parfois la base est un carcinome spinocellulaire.

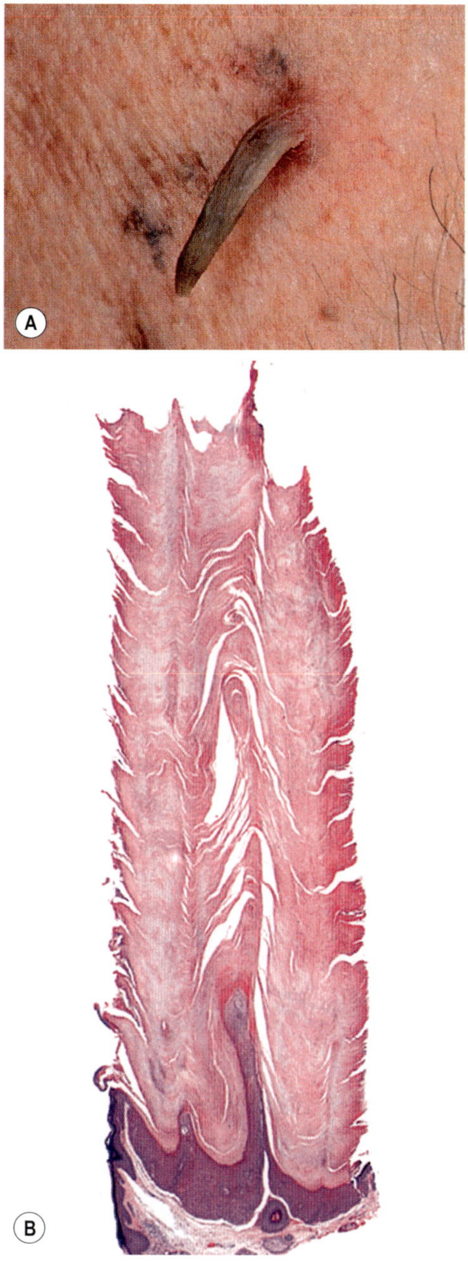

Fig. 89.6 Corne cutanée. A Cette corne cutanée est survenue à partir d'une kératose actinique. **B** Colonne d'hyperkératose notable, avec hyperplasie de l'épiderme sous-jacent. *Remerciements : A : YDRSC; B : Luis Requena, MD.*

Kératose lichénoïde solitaire/kératose de type lichen plan

• Papule ou plaque rose à rose brun (fig. 89.7); survient sur la peau chroniquement altérée par le soleil, plus communément sur la poitrine, les faces d'extension des membres supérieurs et la face antérieure des jambes.
• Occasionnellement multiple.
• Mime cliniquement un carcinome basocellulaire ou une maladie de Bowen.

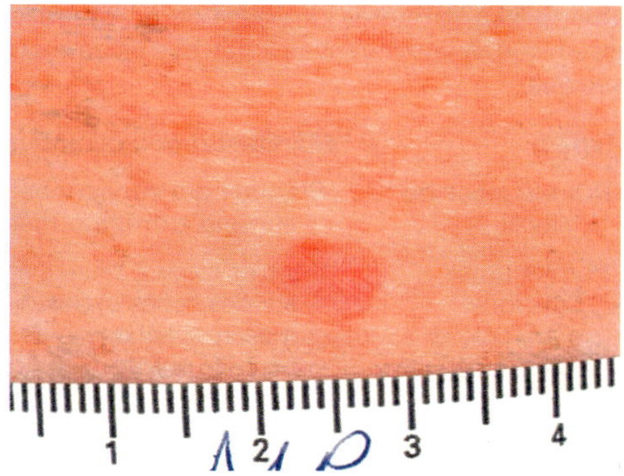

Fig. 89.7 Kératose lichénoïde. Papule rose, à toit plat chez une personne peu pigmentée. *Remerciements : Jean L. Bolognia, MD.*

Porokératose

• Plusieurs types différents (tableau 89.1; fig. 89.8).
• Tous ont une bordure de squames distinctive, filiforme, qui correspond histologiquement à la lamelle cornoïde (histologiquement colonne de parakératose).
• La forme la plus fréquente est la porokératose actinique disséminée, parfois diagnostiquée à tort comme des kératoses actiniques multiples.

Papillomatose confluente et réticulée (de Gougerot et Carteaud)

• Début durant la puberté.
• Plaques squameuses à verruqueuses hyperpigmentées.
• Confluentes au centre et réticulées en périphérie (fig. 89.9).
• Principalement le cou, le milieu de la poitrine et les régions sous-mammaires.
• **TT :** tétracyclines orales (p. ex. minocycline).

MOINS FRÉQUENTES

Acanthome à cellules claires

• Papule ou plaque rouge, brillante, parfois avec une collerette périphérique de squames (fig. 89.10).

Tableau 89.1 Variantes cliniques de porokératoses. Dans des observations de porokératose éruptive disséminée, de nombreuses kératoses inflammatoires ont été considérées comme le signe d'une malignité associée.

Type	Manifestations cliniques
Porokératose de Mibelli	Plaques qui surviennent durant la petite enfance ou l'enfance, habituellement sur une extrémité distale ; en général plusieurs cm de diamètre
Porokératose actinique superficielle disséminée	Papules roses à brunes et plaques avec squames périphériques ; surviennent sur des zones exposées au soleil, en particulier les avant-bras et les jambes ; mesurent habituellement de quelques mm à 1,5 cm ; chez certains patients, hérédité autosomique dominante
Lésions de grande taille	Chez les patients immunodéprimés, notamment transplantés d'organes ; sur les zones exposées au soleil
Porokératose linéaire	Stries le long des lignes de Blaschko ; elle survient durant la petite enfance ou l'enfance Risque de développement d'un carcinome spinocellulaire
Porokératose ponctuée	Papules palmoplantaires de 1 à 2 mm de diamètre ; début à l'adolescence ou à l'âge adulte
Porokératose palmaire et plantaire disséminée	Papules palmoplantaires en plus d'une atteinte du tronc, des membres et éventuellement des muqueuses ; début dans l'enfance ou l'adolescence
Porokératose ptychotropique	Papules rouges à brunes ou plaques dans le pli interfessier et sur les fesses, une coalescence des lésions au centre avec des papules dispersées en périphérie est possible

- Principalement sur la jambe.
- Histopathologie : acanthose formée de kératinocytes qui se démarquent de façon caractéristique par leur caractère pâle ou clair avec une parakératose sus-jacente.

Acanthome à grandes cellules

- Papule ou plaque colorée de façon variable sur les zones exposées au soleil des personnes âgées (fig. 89.11).
- Variante de kératose actinique et de kératose séborrhéique.
- Histopathologie : orthokératose recouvrant un épiderme fin composé de kératinocytes de taille augmentée.

Maladie de Flegel (hyperkératose lenticulaire)

- Rare ; peut-être héréditaire, autosomique dominante.
- Début habituellement à l'âge adulte.
- Papules kératosiques lenticulaires à la partie distale des membres inférieurs (fig. 89.12).

Acrokératose verruciforme

- Affection autosomique dominante ; parfois associée à la maladie de Darier.
- Multiples papules, ressemblant à des verrues planes, couleur de la peau, sur le dos des mains et des pieds (cf. fig. 48.10).
- Néoformation bénigne de kératinocytes montrant une papillomatose recouverte d'une hyperkératose en « clochers d'église ».
- Peut correspondre à une mutation du gène *ATP2A2*.

LINÉAIRES

Nævus épidermique (cf. chap. 51)

- Papules et plaques hyperpigmentées (rarement hypopigmentées) (fig. 89.13) le long des lignes de Blaschko.
- Verruqueuses, kératosiques, soyeuses ou à peine surélevées.
- Peut comporter un composant sébacé ou annexiel autre (c.-à-d. nævus sébacé), notamment sur le cuir chevelu ou le visage.
- Peut être causé par un mosaïcisme pour des mutations dans *FGFR3* (*fibroblast growth factor receptor-3*), *PIK3CA*, *HRAS* (aussi dans les nævus sébacés), les kératines 1 ou 10 (si manifestations histologiques d'hyperkératose épidermolytique), et d'autres gènes.
- Peut être associé à des manifestations extra-cutanées (cf. chap. 51).

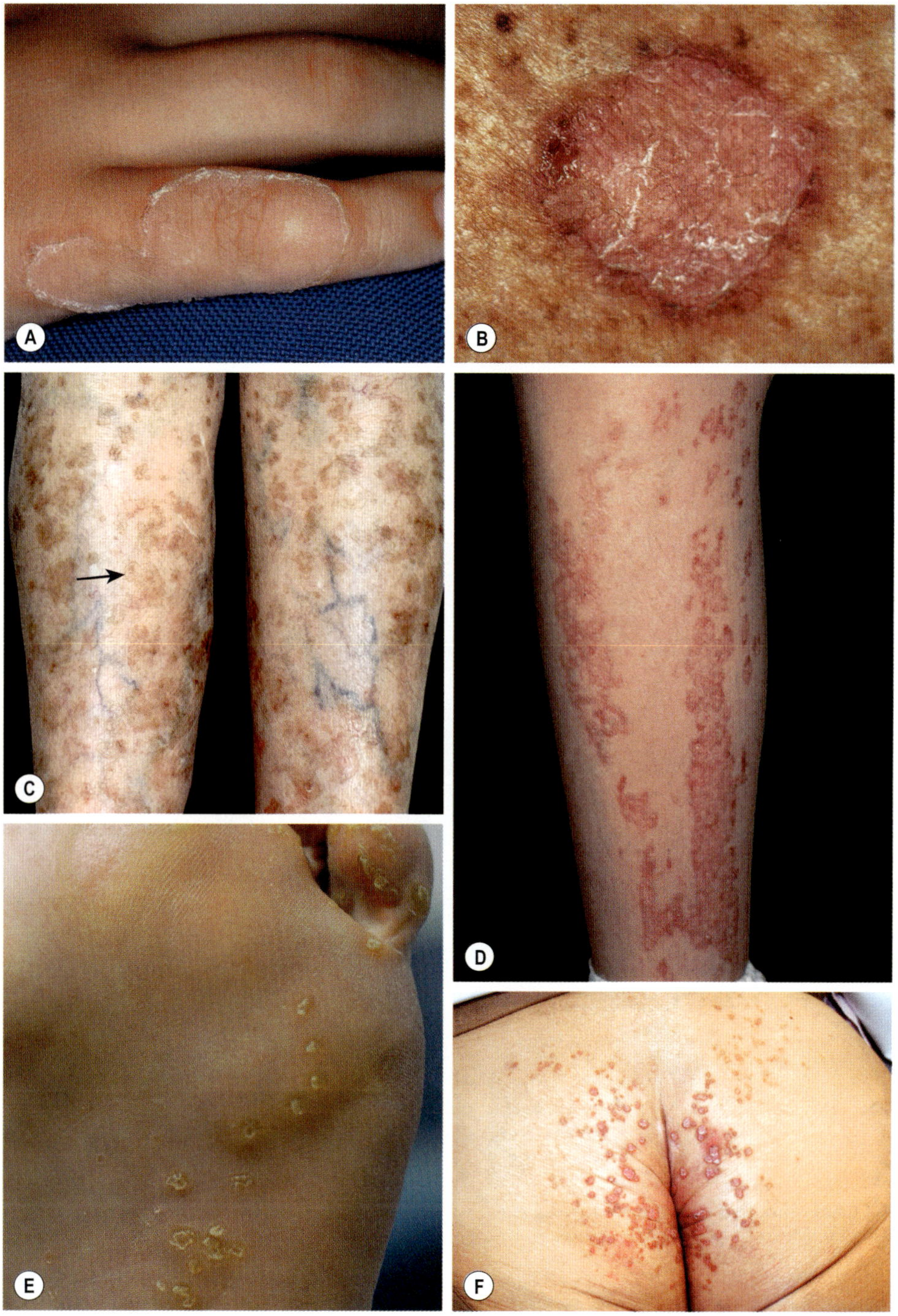

Fig. 89.8 Porokératoses. A Porokératose de Mibelli de la main chez un enfant. **B** Porokératose actinique chez un transplanté rénal ayant des altérations solaires importantes. Noter la bordure surélevée étroite. **C** Multiples lésions de porokératose actinique superficielle disséminée. Noter la bordure périphérique kératosique hyperpigmentée (flèche noire) située à l'endroit où la biopsie a été faite dans le but d'observer la lamelle cornoïde ; les lésions peuvent aller de marron clair à rose. **D** Plusieurs stries de porokératose linéaire du membre inférieur avec des bordures kératosiques évidentes ; les lésions peuvent aller en couleur du brun clair au rose. **E** Multiples papules kératosiques de la surface plantaire dues à une porokératose ponctuée. **F** Porokeratosis ptychotropica avec des papules roses à brunes localisées dans le pli interfessier et les fesses. *Remerciements : A : YDRSC; B, D : Jean L. Bolognia, MD; C : Karyne O. Duncan, MD; E : Kalman Watsky, MD; F : César Cosme Alvarez Cuesta, MD.*

Fig. 89.9 Papillomatose confluente et réticulée. Papules multiples hyperpigmentées qui confluent au centre et ont une disposition latérale réticulée. *Remerciements : Julie V. Schaffer, MD.*

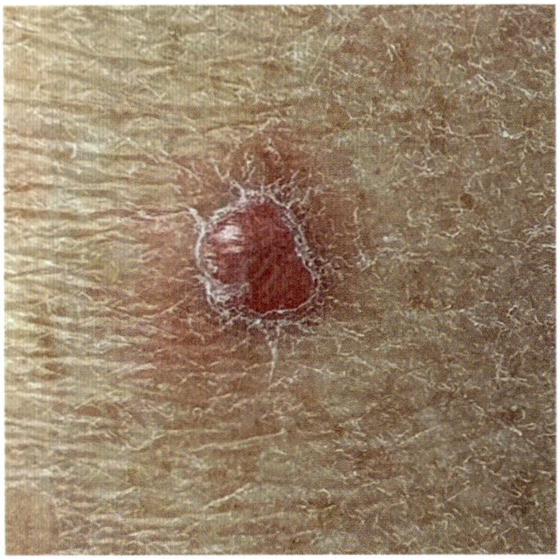

Fig. 89.10 Vaste acanthome à cellules claires. Papule bien délimitée, noire, rouge, brillante, avec une collerette de squames comme tranchée. *Remerciements : Karynne O. Duncan, MD.*

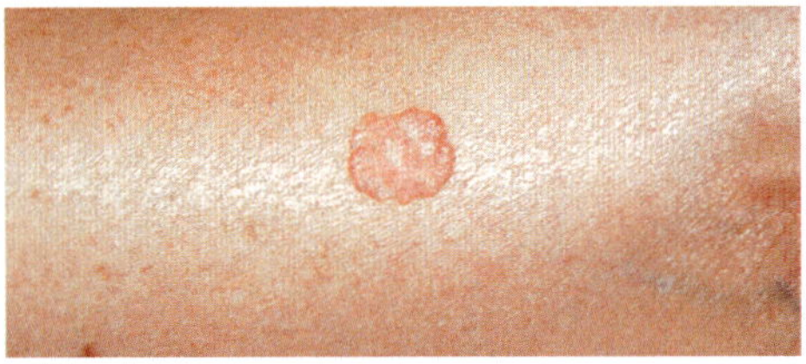

Fig. 89.11 Acanthome à grandes cellules. Plaque bien délimitée, fine, rose brun. *Remerciements : Luis Requena, MD.*

Nævus épidermique verruqueux inflammatoire linéaire (NEVIL) (cf. chap. 51)

- Plaques linéaires, prurigineuses, psoriasiformes (érythémateuses avec squames), habituellement sur un membre (cf. fig. 51.2C).

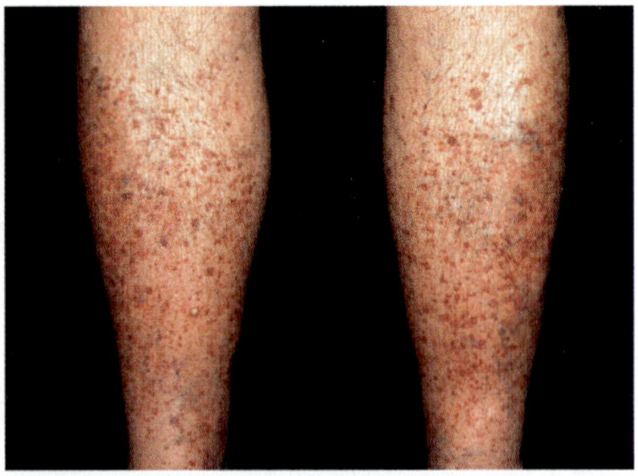

Fig. 89.12 Maladie de Flegel. Multiples papules kératosiques hyperpigmentées, symétriques, à la face antérieure des jambes. *Remerciements : Luis Requena, MD.*

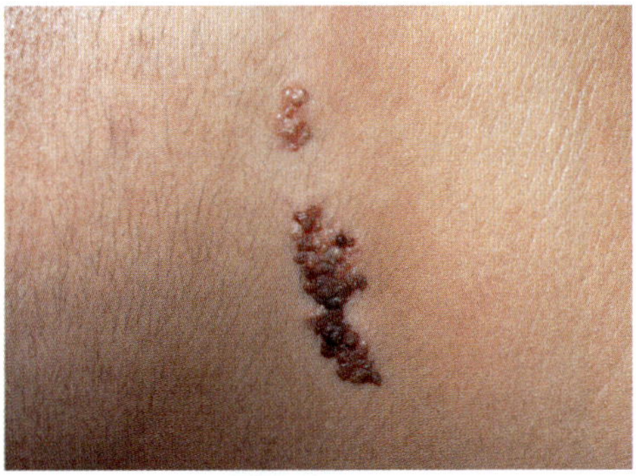

Fig. 89.13 Nævus épidermique. Papillomatose en fine plaque linéaire manifeste, présentation clinique la plus courante. *Remerciements : Julie V. Schaffer, MD.*

- 75 % apparaissent avant l'âge de 5 ans.
- **DD :** principalement psoriasis linéaire (cf. chap. 6).

Nævus comédonien

- Plaques linéaires composées de comédons groupés, des lésions acnéiformes inflammatoires peuvent se développer (cf. fig. 51.3G).
- 50 % sont présents à la naissance; apparaissent sinon généralement avant l'âge de 10 ans.
- Peut être dû à un mosaïcisme pour une mutation dans *FGFR2*.

Pour plus d'informations, cf. chap. 109 de *Dermatology, Fourth Edition*.

Kystes 90

Introduction

- Papules ou nodules de taille variable.
- Les kystes peuvent être divisés en vrais kystes avec une enveloppe épithéliale (histologique et parfois visible cliniquement) et faux kystes sans cette enveloppe.
- L'appréciation de la taille réelle du kyste nécessite souvent la palpation.
- Différents types de kystes ont souvent des localisations anatomiques et des signes histologiques caractéristiques.
- Le traitement des vrais kystes (si symptomatiques) est principalement chirurgical.
- Les kystes congénitaux (p. ex. dermoïde, fente branchiale, canal omphalomésentérique) sont présentés chap. 53.

Vrais kystes – Fréquents

Kyste épidermoïde d'inclusion (KEI, « kyste sébacé », kyste épidermique)

- Le plus communément sur le visage ou le haut du tronc; couleur de la peau normale à jaune blanc sans inflammation; la taille varie de quelques millimètres à quelques centimètres.
- Une ouverture visible ressemblant à un comédon ou un pore peut être vue à la surface de la papule ou du nodule (fig. 90.1A).
- Une matière molle ressemblant à du fromage, parfois malodorante, composée principalement de kératine, peut en général être exprimée à partir de l'ouverture.
- Le contenu du kyste peut se rompre dans le derme, provoquant une réaction inflammatoire aiguë et chronique, conduisant à une rougeur significative et une douleur; cette inflammation est souvent confondue avec une infection bactérienne (fig. 90.1B).
- Le plus souvent sporadique; des lésions multiples peuvent, rarement, être associées au syndrome de Gardner ou au syndrome de Gorlin. Des kystes du visage peuvent aussi se développer chez des patients recevant des médicaments oncologiques ciblés, p. ex. des inhibiteurs sélectifs de BRAF.
- **DD :** cf. fig. 95.18.
- **TT :** lésions *inflammatoires* : si fluctuantes, peuvent être incisées et drainées ± pansées avec de la gaze (une mèche); si non fluctuantes, peuvent être injectées avec un CS intralésionnel; les lésions *non inflammatoires* (« froides ») peuvent être excisées chirurgicalement, mais il peut en résulter une cicatrice importante.

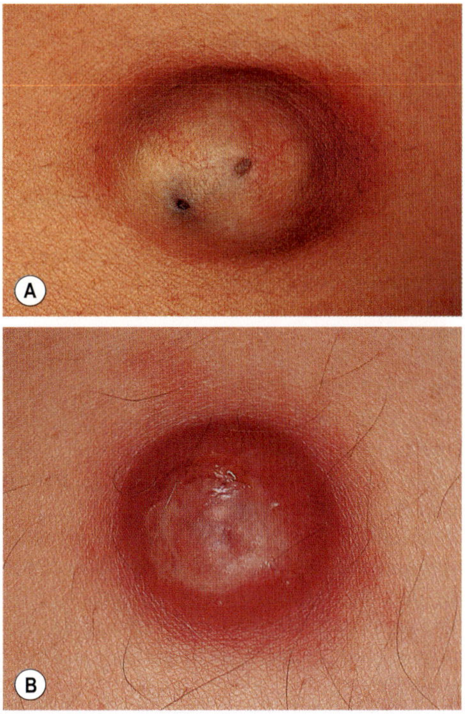

Fig. 90.1 Kystes épidermoïdes d'inclusion.
A Apparence clinique typique d'un kyste épidermoïde d'inclusion avec une teinte jaunâtre. Deux pores sont visibles dans cet exemple. **B** Des réactions douloureuses, inflammatoires à la rupture du kyste sont une cause fréquente de présentation à un médecin. La culture peut souvent prouver que ces lésions sont stériles, même s'il y a un suintement purulent. Le traitement antibiotique peut être utile en raison de ses effets anti-inflammatoires. *Remerciements : A : YDRSC; B : Mary S. Stone, MD.*

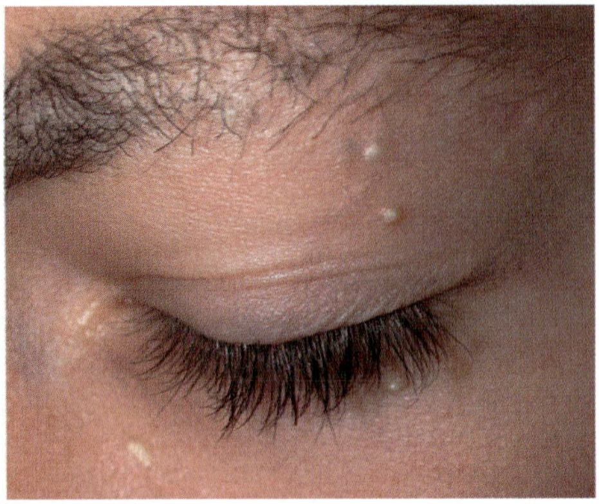

Fig. 90.2 Milium. Petites (1–2 mm) papules blanches, en forme de dôme, sur le visage. *Remerciements : YDRSC.*

Tableau 90.1 Affections associées à des milia multiples.

- Traumatisme, p. ex. brûlure
- Maladies bulleuses
  - Métabolique (p. ex. porphyrie cutanée tardive)
  - Auto-immune (p. ex. épidermolyse bulleuse acquise >> pemphigoïde bulleuse)
  - Héréditaire (p. ex. épidermolyse bulleuse)
  - Expositions (p. ex. poison ivy)
- Autres génodermatoses (p. ex. syndrome de Bazex-Dupré-Christol)
- Mycosis fongoïde folliculaire

Milium (pluriel : milia)

• Petit kyste épidermoïde superficiel (1–2 mm), ferme, de couleur blanche, qui est parfois confondu avec un « point blanc » d'acné (fig. 90.2) ; peuvent occasionnellement être groupés.

• Survient plus fréquemment au milieu du visage, en particulier la région périorbitaire ; observé aussi bien chez des enfants que des adultes.

• Fréquemment observés sur le visage des nouveau-nés ; dans ce cadre, ils disparaissent souvent spontanément.

• La majorité des patients qui ont de multiples lésions de milium du visage n'ont pas de cause sous-jacente ; il peut cependant exister une cause secondaire (tableau 90.1).

• **DD :** « point blanc » (comédon fermé), syringome.

• **TT :** comme le milium se situe à l'intérieur d'un épiderme intact, la lésion peut être extraite avec une aiguille ou une lame de bistouri (p. ex. #11) pour en extraire le contenu de kératine.

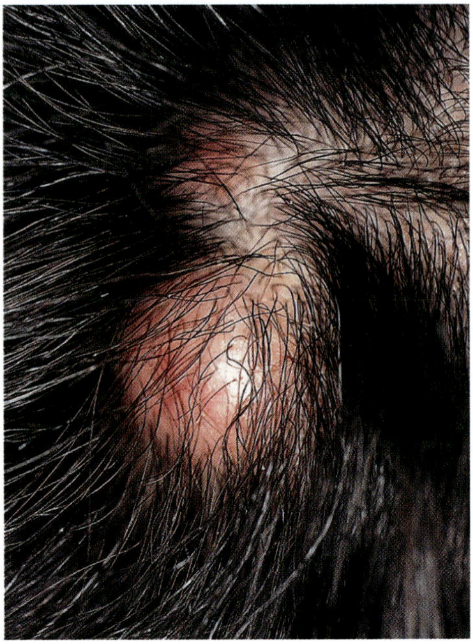

Fig. 90.3 Kyste pilaire. Kyste pilaire non inflammatoire, couleur de la peau, mobile, avec une surface lisse. *Remerciements : Mary S. Stone, MD.*

Kyste pilaire (kyste tricholemmal, loupe)

• Le plus souvent localisé au cuir chevelu ; parfois associé à une alopécie sus-jacente (fig. 90.3).

• Nodules uniques ou multiples, relativement fermes.

• Peut être héréditaire (autosomique dominant).

• L'exérèse chirurgicale est plus facile que pour un KEI parce qu'il est suffisant de faire une dissection moins importante dans le tissu normal périphérique ; une petite incision avec une pression latérale peut suffire.

Kyste pilonidal (sinus pilonidal)

• Le plus souvent localisé à la partie supérieure du pli interfessier en association avec un trajet fistuleux ± fragments de poils (fig. 90.4).

• Il peut y avoir un antécédent d'évacuation d'une substance malodorante.

• Plus fréquent chez des hommes.

• Peut être associé à une acné conglobata, une hidradénite suppurative, une cellulite disséquante (tétrade d'occlusion folliculaire).

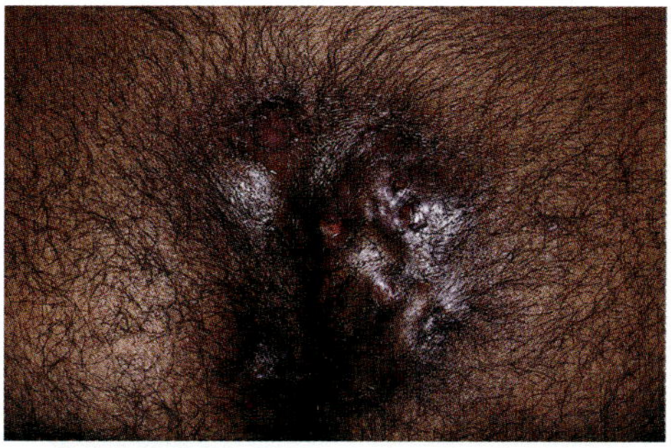

Fig. 90.4 Sinus pilonidal et formation d'un abcès à la partie supérieure du pli interfessier. *Remerciements : Kalman Watsky, MD.*

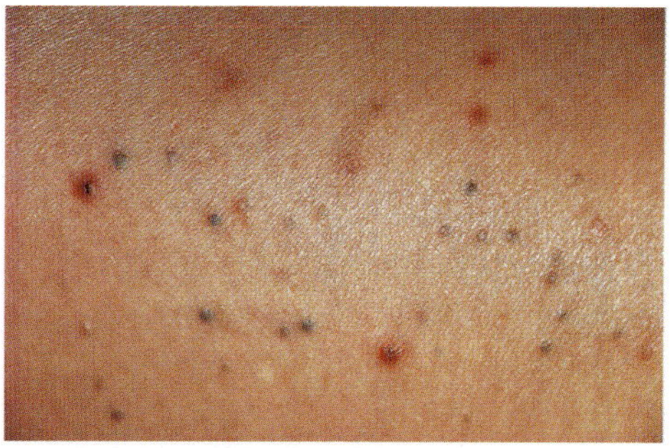

Fig. 90.5 Kyste éruptif à duvets. Petites papules pigmentées sur la cuisse d'une jeune femme. *Remerciements : Mary S. Stone, MD.*

Vrais kystes – Moins fréquents

Kyste à duvets

- Papule(s) de 1 à 3 mm, couleur de la peau normale ou brun bleu, habituellement sur le tronc (fig. 90.5).
- Occasionnellement inflammatoire.
- Quand ils sont multiples, peuvent être héréditaires (autosomiques dominants) ; peuvent être associés à une pachyonychie congénitale 6b/17 > 6a/16.
- Test diagnostique sur la table d'examen : inciser le kyste et examiner le contenu exprimé pour chercher des duvets.
- **DD :** acné, stéatocystomes (peuvent être intriqués).

Stéatocystome

- Papules ou nodules de 2 à 10 mm, couleur de la peau normale à pigmentée, habituellement multiples et groupés (stéatocystome multiplex) ; se développent fréquemment sur le tronc, la région axillaire et inguinale (fig. 90.6). Peut être solitaire (stéatocystome simplex).
- Peut produire un liquide huileux.
- Les lésions multiples peuvent être transmises comme manifestation isolée (autosomique dominant, mutation de *KRT17*) ou représenter un signe clinique de pachyonychie congénitale 6b/17 > 6a/16.

Hidrocystome

APOCRINE

- Souvent papule isolée, translucide à bleutée du bord de la paupière (fig. 90.7).
- Histologiquement : le revêtement ressemble à celui d'une glande apocrine (sécrétion par décapitation des cellules).
- **TT :** si gênant ou symptomatique, excision par un chirurgien expérimenté.

ECCRINE

- Papule(s) multiples ou unique bleutée(s), translucide(s) du visage (fig. 90.8).
- Peut devenir plus saillante avec la transpiration.
- Test diagnostique sur la table d'examen : percer la surface entraîne l'émission d'un liquide clair.

« Faux » kystes (pas de vraie enveloppe épithéliale)

Mucocèle

- Papule ou nodule couleur de la muqueuse à bleuté, compressible, observé le plus souvent sur la partie interne de la lèvre inférieure (fig. 90.9).
- Secondaire à la rupture des canaux des glandes salivaires accessoires.
- Peut disparaître spontanément.
- **TT :** si persistant, excision ou autres procédures destructrices, CS intralésionnels.

Kyste muqueux digital (kyste digital myxoïde)

- Papule ou nodule, couleur de la peau à bleuté principalement sur les doigts, en particulier le dos du dernier doigt près de l'articulation interphalangienne distale (fig. 90.10).
- Il peut y avoir une communication avec l'espace articulaire.
- Survient dans le cadre d'une ostéoarthrite.
- Une déformation longitudinale de l'ongle peut être présente quand la lésion comprime la matrice unguéale.
- La ponction peut conduire au drainage d'une substance gélatineuse.
- **TT :** observation, CS intralésionnels, excision, incisions et drainages répétés.

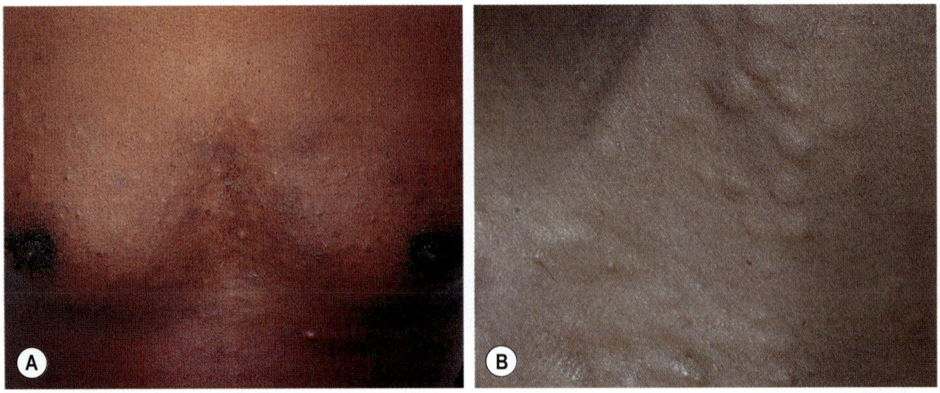

Fig. 90.6 Stéatocystome multiplex. A, B Nombreuses papules kystiques du tronc et multiples nodules kystiques du cou. *Remerciements : A : Mary S. Stone, MD; B : YDRSC.*

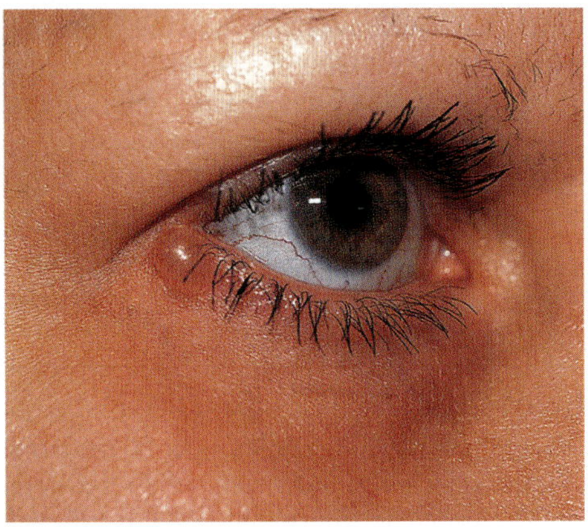

Fig. 90.7 Hidrocystome apocrine. Papule translucide isolée, bleutée, de la paupière inférieure près du canthus externe. *Remerciements : Mary S. Stone, MD.*

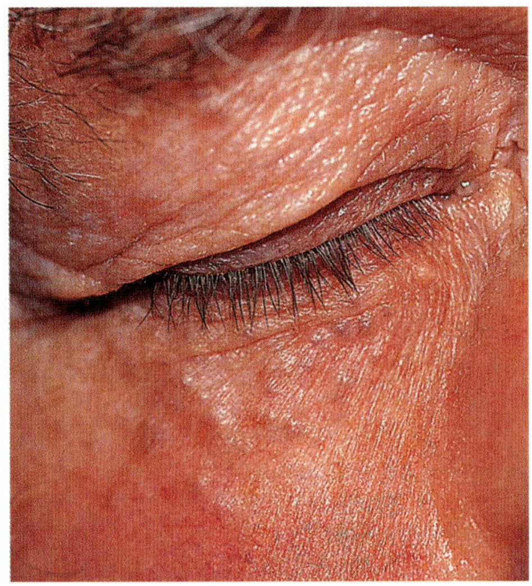

Fig. 90.8 Hidrocystomes eccrines. Nombreuses minuscules papules, légèrement translucides ou bleutées, sur la paupière inférieure.

Kyste ganglionnaire (kyste synovial)

- Nodule mou, kystique, de plus de 4 cm de diamètre, plus communément sur le poignet > la cheville (fig. 90.11).
- **TT :** peut disparaître spontanément mais la récidive est fréquente; les modalités thérapeutiques comprennent compression, aspiration et CS intralésionnels, excision.

Pseudo-kyste du pavillon de l'oreille

- Gonflement non douloureux, généralement unilatéral, de la fosse scaphoïde de l'oreille (fig. 90.12).
- Plus fréquent chez les hommes que les femmes.
- **TT :** aspiration ± CS intralésionnels, incision et drainage; tout traitement doit être suivi de pansements compressifs.

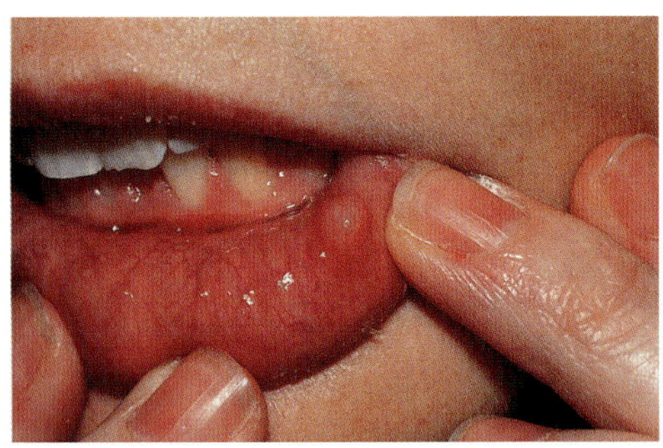

Fig. 90.9 Mucocèle. Papule bleutée translucide de la partie muqueuse de la lèvre inférieure. *Remerciements : Mary S. Stone, MD.*

Pour plus d'informations, cf. chap. 110. de *Dermatology, Fourth Edition*.

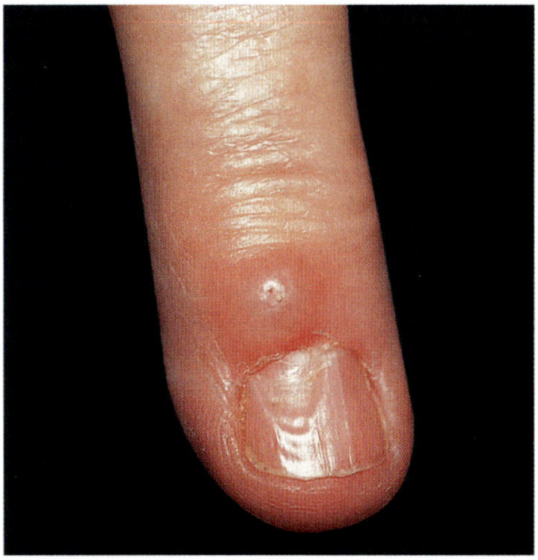

Fig. 90.10 Kyste muqueux digital. Papule translucide de la partie dorsale de la phalange distale du doigt causant une dépression de la tablette unguéale. *Remerciements : Mary S. Stone, MD.*

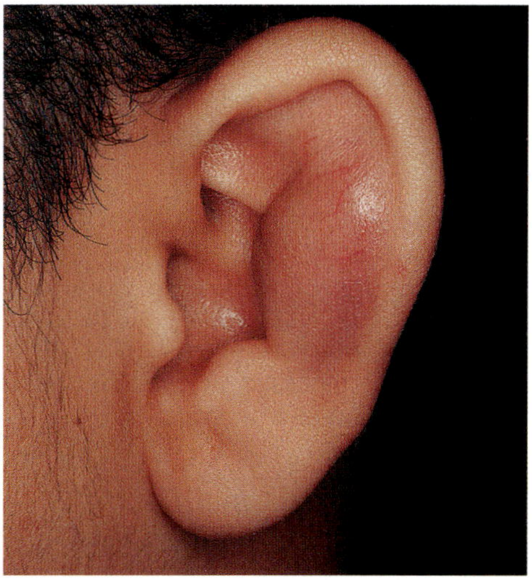

Fig. 90.12 Pseudo-kyste du pavillon de l'oreille. Nodule érythémateux ferme de l'oreille. *Remerciements : YDRSC.*

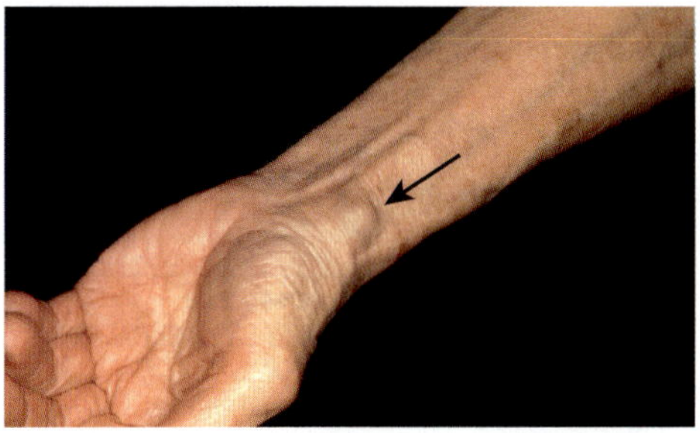

Fig. 90.11 Ganglion (kyste). Nodule sous-cutané, couleur de la peau, compressible du poignet (flèche), localisation la plus fréquente. *Remerciements : Jean L. Bolognia, MD.*

91 Tumeurs annexielles

• Les tumeurs annexielles sont le plus souvent bénignes, elles montrent les caractéristiques de structures cutanées annexielles fig. 91.1), p. ex. poil (tableau 91.1), glandes sébacées (tableau 91.2), glandes apocrines ou eccrines (tableau 91.3).

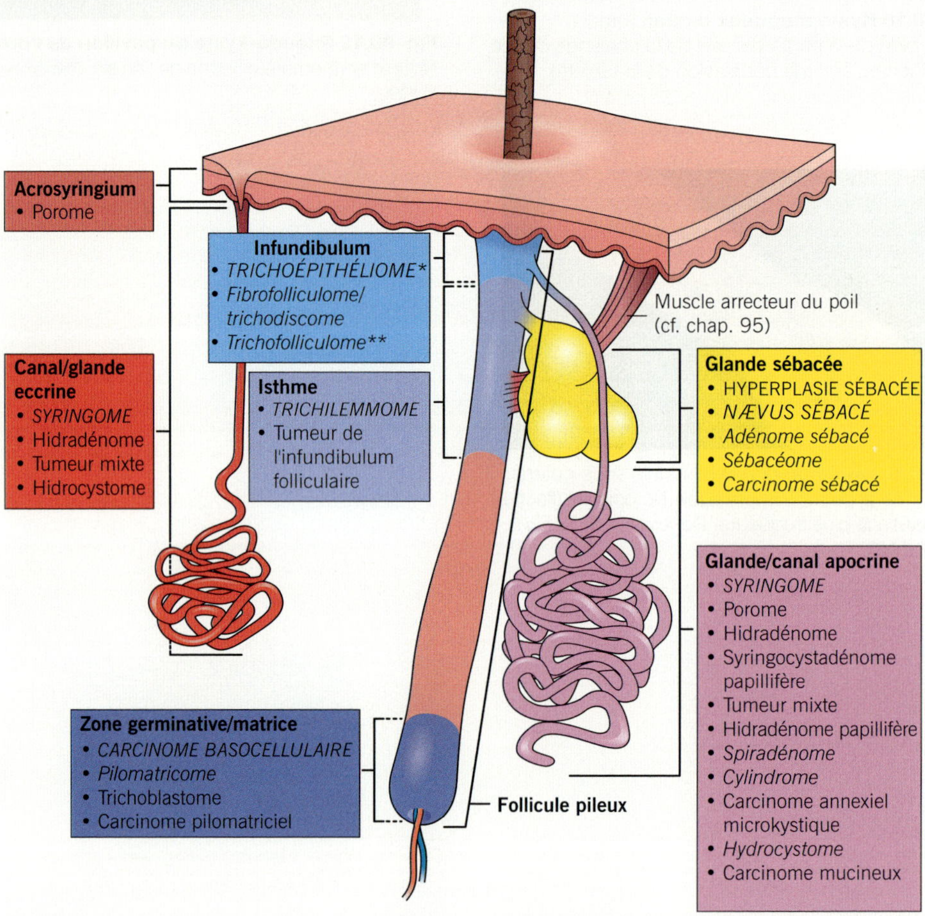

Fig. 91.1 Unité folliculo-sébacée-apocrine et glande sudorale eccrine. Les tumeurs annexielles montrant une différenciation vers un follicule pileux, une glande sébacée, une glande apocrine ou une glande eccrine sont indiquées dans les cases colorées correspondantes. Les entités importantes sont en lettres capitales ; les entités associées à des syndromes sont en italique (cf. tableaux 91.1 à 91.3).
* Peut montrer une différenciation germinale ; ** différentiation vers un follicule entier.

	Morphologie	Site(s) habituel(s)	Caractéristique(s) distinctive(s)	Association(s)*
Bénignes				
Pilomatricome	Papule, nodule ou plaque dermique ferme à dur (calcifié)	Tête > partie supérieure du tronc (fig. 91.2)	Fréquente chez les enfants ; peut donner une sensation de « plateau » qui peut être due à une calcification ; une anétodermie peut parfois être associée	La tumeur comporte une mutation de *CTNNB1* (code pour β-caténine) Occasionnellement associée à une dystrophie myotonique, un syndrome de Gardner (quand cystique ; mutation d'*APC*), syndrome de Rubinstein-Taybi
Trichilemmome	Papule couleur de la peau > nodule	Partie centrale du visage, notamment nez ou lèvre supérieure	Peut ressembler à une verrue (verruqueux)	Maladie de Cowden (syndrome tumoral hamartomateux lié à *PTEN*) (mutation de *PTEN*) (fig. 91.16)
Trichoépithéliome desmoplastique	Plaque couleur de la peau à érythémateuse	Joue ou lèvre supérieure	Annulaire ; plus fréquent chez les femmes	
Trichofolliculome	Papule ou nodule	Visage > cuir chevelu > partie supérieure du tronc	Occasionnellement, au centre, protrusion d'une touffe de fins poils blancs (fig. 91.3)	
Fibrofolliculome/ trichodiscome	Papule discrète, couleur de la peau à hypopigmentée	Visage, oreilles (fig. 91.4), cou > cuir chevelu > partie supérieure du tronc		Syndrome de Birt-Hogg-Dubé (mutation de *BHD*) (fig. 91.16)
Tumeur de l'infundibulum folliculaire	Macule, papule ou plaque hypopigmentée	Visage (fig. 91.5)	Parfois atrophique	Rarement, maladie de Cowden (syndrome tumoral hamartomateux lié à *PTEN*) (fig. 91.16)
Trichoépithéliome	Papule rose rouge à couleur de la peau ou nodule	Visage (en particulier partie médiane des joues, nez) > partie supérieure du tronc (fig. 91.6)		Syndrome de Brooke-Spiegler (mutation de *CYLD*), trichoépithéliomes multiples familiaux
Trichoblastome	Nodule			La tumeur se développe le plus fréquemment dans un nævus sébacé
Tumeur proliférante pilaire	Nodule couleur de la peau à rose rouge	90 % des cas sur le cuir chevelu		
Maligne†				
Carcinome basocellulaire	Cf. chap. 88			

* *Les patients ont généralement des tumeurs multiples quand il y a association à un syndrome.*

† *Les tumeurs malignes rares incluent le carcinome pilomatriciel et le carcinome trichilemmal.*

Les kystes (p. ex. épidermoïdes et pilaires) sont discutés chap. 90. *BHD* code pour la folliculine, un suppresseur de tumeur ; *CYLD* code pour une enzyme désubiquitination ; *APC* code pour une protéine qui régule l'adhésion/migration des cellules.

Tableau 91.2 Tumeurs bénignes et malignes avec une différenciation sébacée.

	Morphologie	Site(s)	Caractéristique(s) distinctive(s)	Association(s)
Bénignes				
Nævus sébacé (cf. chap. 51)	Plaque jaune orange, linéaire, alopécique (fig. 91.7)	Cuir chevelu > visage/cou	Selon les lignes de Blaschko, peu surélevé et cireux durant l'enfance, devenant épais et verruqueux à la puberté ; des tumeurs peuvent se développer secondairement, le plus souvent des trichoblastomes	Mutation en mosaïque *HRAS* > *KRAS* ; des lésions plus étendues peuvent être associées au syndrome de Schimmelpenning (cf. chap. 51)
Hyperplasie sébacée	Papules jaunâtres (fig. 91.8)	Visage (rarement d'autres sites)	Parfois télangiectasique, avec une dépression centrale	
Adénome sébacé	Papule ou nodule	Tête et cou > partie supérieure du tronc		Syndrome de Muir-Torre (en particulier chez les patients < 50 ans ; mutation *MSH2* ou *MLH1* >> mutation *MSH6*) (fig. 91.16)*
Sébacéome	Nodule profond ou « kyste »	Visage (en particulier le nez) > partie supérieure du tronc		Syndrome de Muir-Torre (fig. 91.16)
Maligne				
Carcinome sébacé	Occasionnellement nodule ou plaque jaunâtre parfois ulcéré ou croûteux	Paupière ou autres sites	Les lésions précoces peuvent ressembler à une blépharite ou une rosacée oculaire	Syndrome de Muir-Torre (fig. 91.16)

* MSH2, MLH1 *et* MSH6 *codent pour des protéines de réparation des mésappariements.*

Tableau 91.3 Tumeurs bénignes et malignes avec différenciation apocrine/eccrine (glandulaire).

	Morphologie	Site(s)	Caractéristiques distinctives	Syndrome(s) associé(s)*
Bénignes				
Syringome	Papule de 2-4 mm, ferme, couleur de la peau à jaune ou rose	Le plus souvent paupières > vulve > disséminé sur le tronc et les membres supérieurs (fig. 91.9)	Plus discret qu'un xanthélasma	Syndrome de Down, rarement syndrome métabolique (diabète) avec syringome à cellules claires (fig. 91.16)
Tumeur mixte	Nodule	Tête et cou (fig. 91.10)		
Porome	Papule rouge bleu, plaque ou nodule	Tête et cou ou palmoplantaire	Peut avoir une apparence vasculaire (fig. 91.11)	
Hidradénome	Nodule dermique ou sous-cutané (fig. 91.12)			
Syringocystadénome papillifère	Papule ou plaque, souvent croûteuse	Cuir chevelu (fig. 91.13)	Peut survenir dans un nævus sébacé (cf. fig. 91.7B)	
Hidradénome papillifère	Nodule lisse, dermique ou sous-cutané	Vulve		
Spiradénome	Papule dermique ou sous-cutanée ou nodule, peut avoir une teinte bleutée		Parfois douloureux	Syndrome de Brooke-Spiegler (fig. 91.16)
Cylindrome	Papule(s) ou nodule(s) rose(s), isolé ou multiples	Tête et cou, notamment cuir chevelu (fig. 91.14)	Peut devenir confluent/extensif sur la tête (« tumeur en turban »)	Cylindromatose, syndrome de Brooke-Spiegler (fig. 91.16)
Maligne†				
Carcinome annexiel microkystique	Nodule ou plaque	Visage (fig. 91.15)	Adultes jeunes ou d'âge moyen, femmes > hommes ; plus agressif que le carcinome basocellulaire	

* *Les patients ont en général des tumeurs multiples quand il y a association à un syndrome.*
† *D'autres tumeurs rares incluent le porocarcinome et le carcinome adénoïde kystique.*
Les kystes (p. ex. hidrocystomes) sont discutés chap. 90.

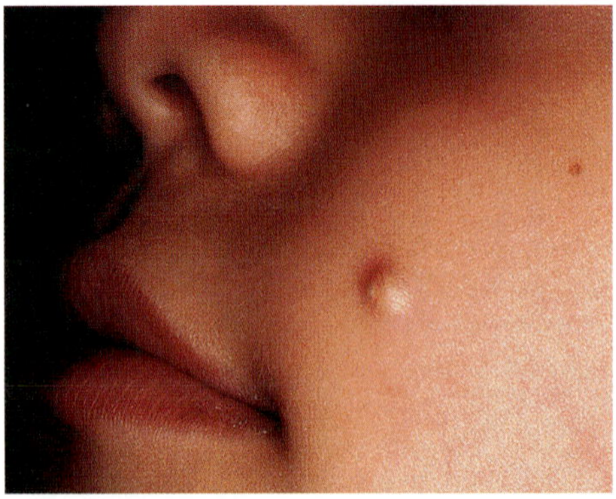

Fig. 91.2 Pilomatricome. Nodule sur la joue d'un enfant. *Remerciements : YDRSC.*

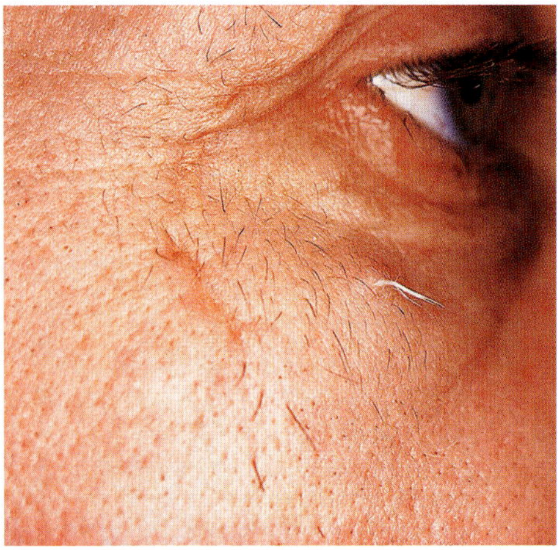

Fig. 91.3 Trichofolliculome. Des duvets fins émergent d'une papule couleur de la peau avec un pore central dilaté. *Remerciements : YDRSC.*

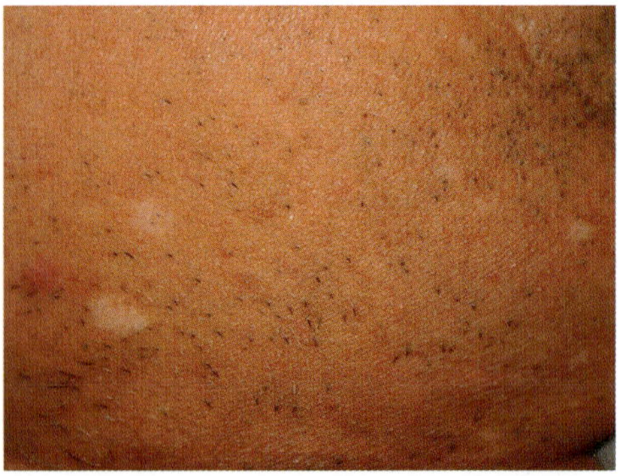

Fig. 91.5 Tumeurs de l'infundibulum folliculaire. Multiples papules hypopigmentées, peu épaisses, de la joue. *Remerciements : YDRSC.*

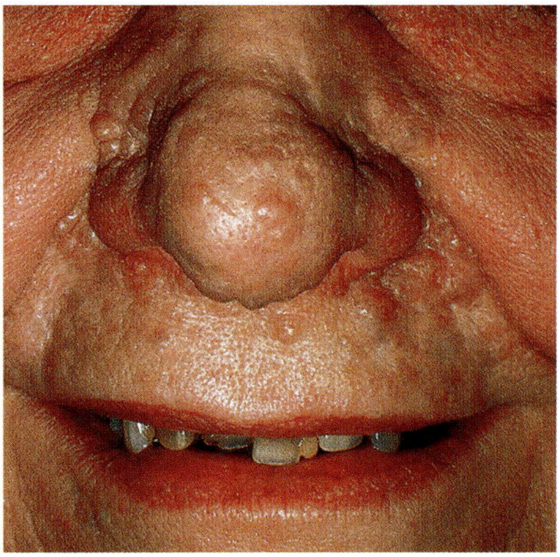

Fig. 91.6 Multiples trichoépithéliomes familiaux. Nombreux nodules et papules, couleur de la peau, au milieu du visage. *Remerciements : YDRSC.*

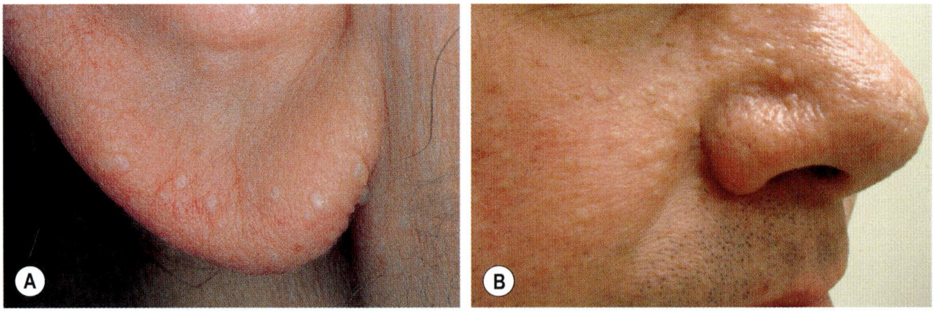

Fig. 91.4 Fibrofolliculomes associés au syndrome de Birt-Hogg-Dubé. A Plusieurs papules couleur de la peau présentes sur l'oreille. **B** Multiple papules lisses de la joue, de la couleur de la peau à relativement hypopigmentées, absence de télangiectasies sur la peau de cette zone.

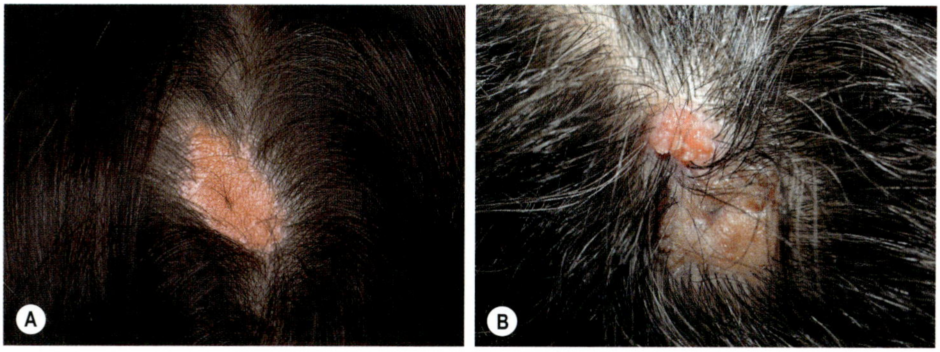

Fig. 91.7 Nævus sébacé. A Plaque ovalaire, verruqueuse, jaune rose du cuir chevelu. Noter l'alopécie. **B** Syringocystadénome papillifère survenant dans un nævus sébacé. Plaque jaune brun verruqueuse dans laquelle un papulonodule lobulé, érodé, rose s'est développé. *Remerciements : A : YDRSC ; B : Kalman Watsky, MD.*

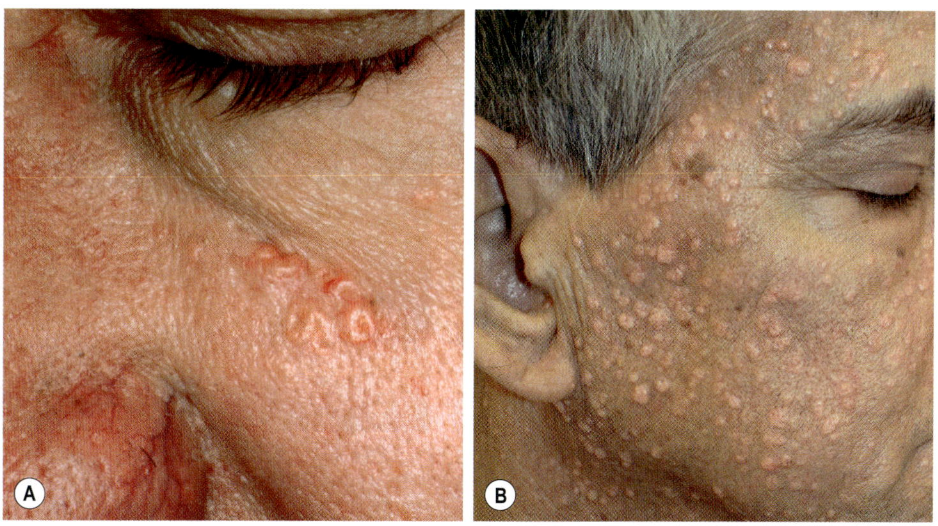

Fig. 91.8 Hyperplasie sébacée. A Papules couleur de la peau avec une dépression centrale. **B** Nombreuses lésions d'hyperplasie sébacée chez le receveur d'une transplantation d'organe solide traité par la ciclosporine au long cours. *Remerciements : A : YDRSC ; B : Oscar Colegio, MD, PhD.*

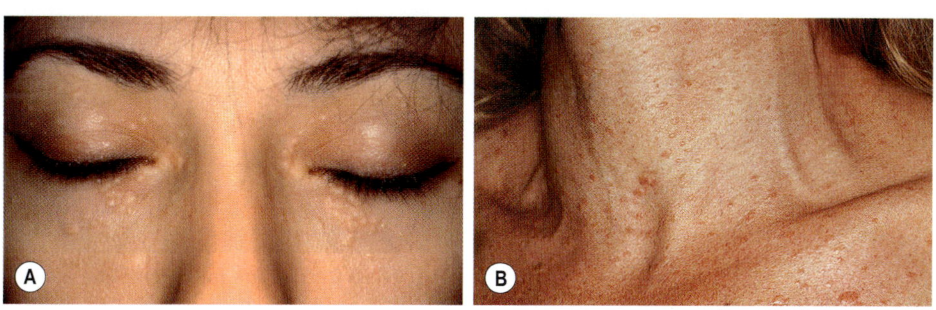

Fig. 91.9 Syringomes. A Papules agrégées, couleur de la peau, sur les paupières. **B** Multiple papules lisses, couleur de la peau à rose, sur le cou et la partie supérieure de la poitrine. Les lésions sont plutôt situées sur la partie antérieure du tronc, un type de distribution qui explique l'appellation en « demi-cuirasse ». *Remerciements : A : YDRSC ; B : Jean L. Bolognia, MD.*

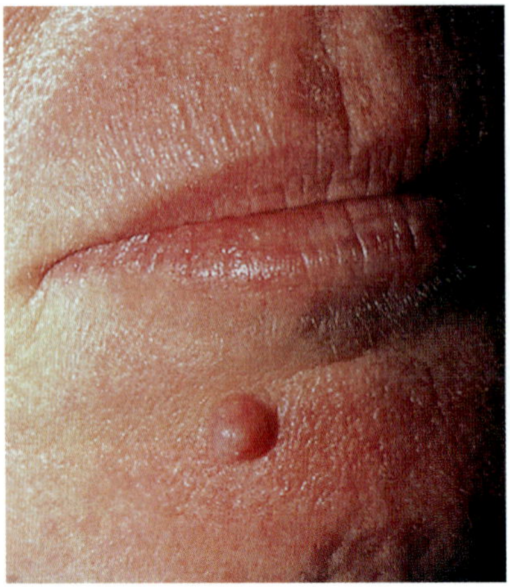

Fig. 91.10 Tumeur mixte (syringome chondroïde). Nodule du menton. *Remerciements : Ronald P. Rapini, MD.*

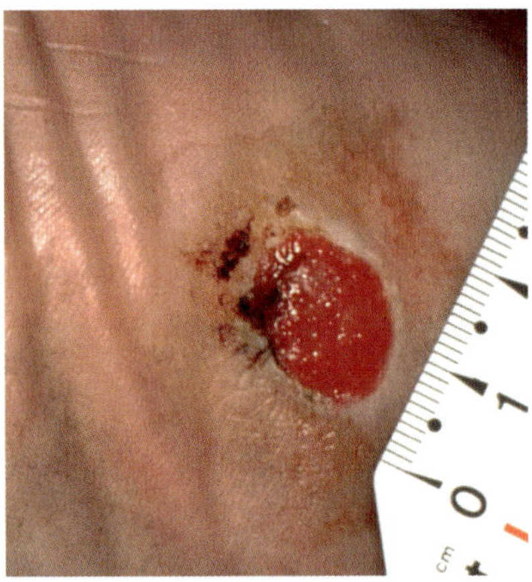

Fig. 91.11 Porome. Plaque rouge, érodée, solitaire de la surface plantaire. Le diagnostic différentiel inclut souvent le mélanome amélanotique et le granulome pyogénique. *Remerciements : YDRSC.*

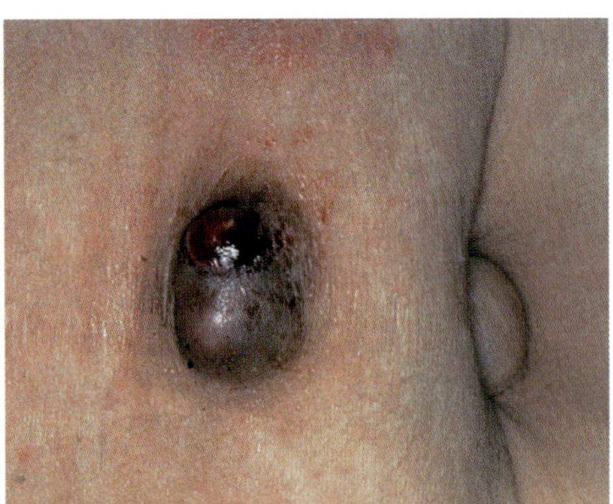

Fig. 91.12 Hidradénome. Nodule solitaire, violacé, de l'abdomen avec écoulement séreux. *Remerciements : USCDRSC.*

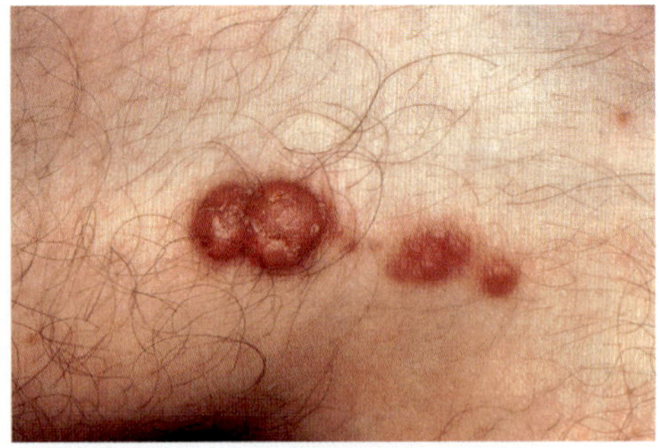

Fig. 91.13 Syringocystadénome papillifère. Papules et nodules groupés. La possibilité de l'association à un nævus sébacé doit être envisagée. *Remerciements : YDRSC.*

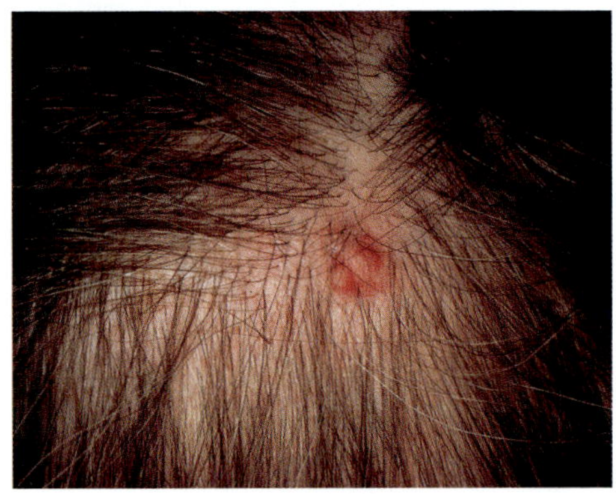

Fig. 91.14 Cylindrome. Alors que de nombreuses tumeurs agrégées sur le cuir chevelu sont appelées tumeurs en turban, des lésions solitaires se manifestent généralement sous forme de nodules lisses érythémateux. *Remerciements : YDRSC.*

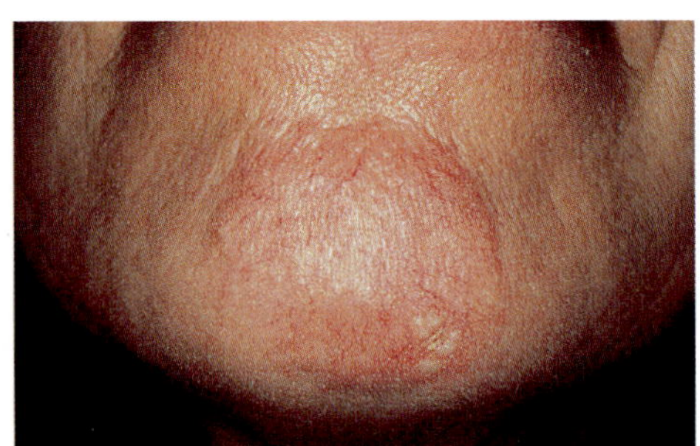

Fig. 91.15 Carcinome microkystique annexiel. Cette tumeur se présente comme une plaque ferme lentement extensive. *Remerciements : YDRSC.*

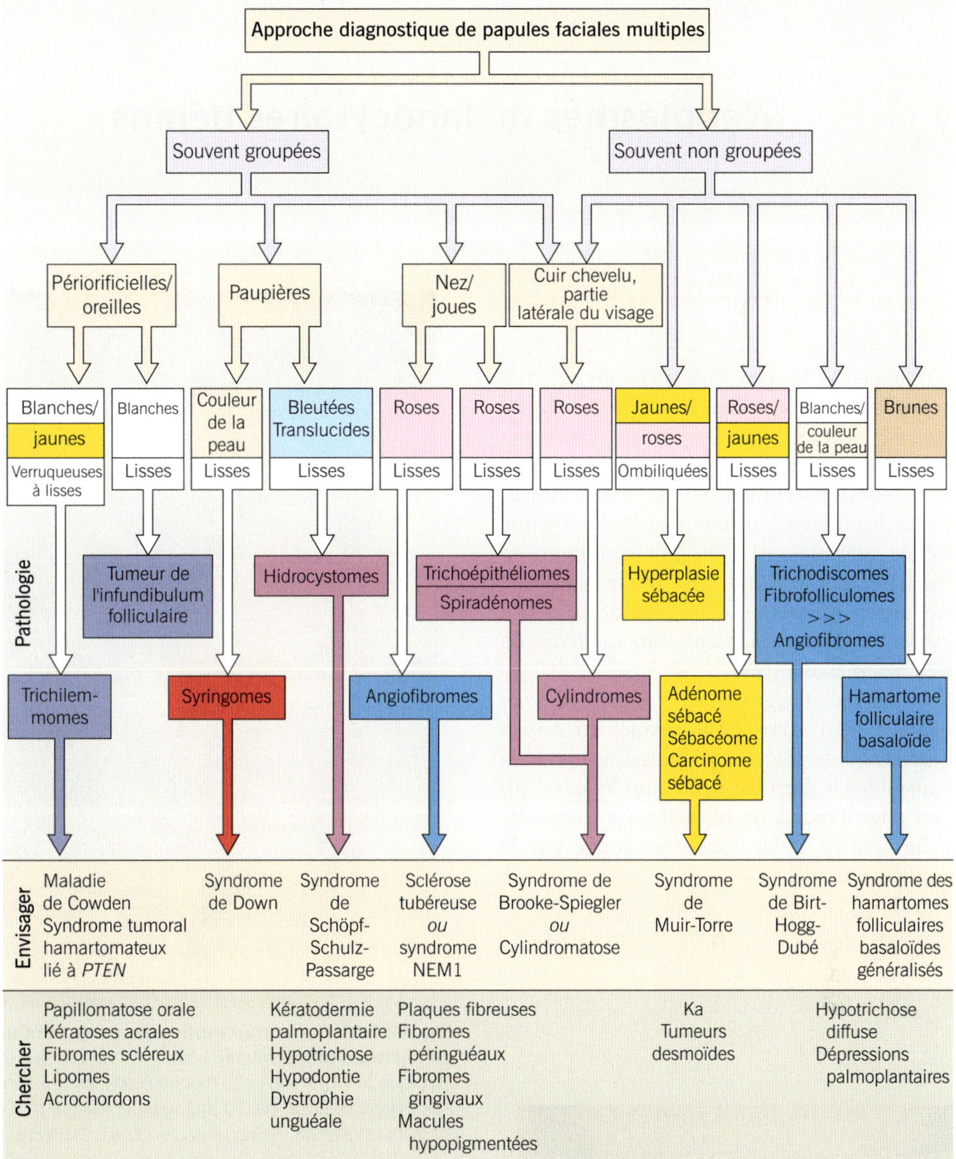

Fig. 91.16 Approche diagnostique des papules faciales multiples. En règle générale, des lésions multiples sont suggestives d'un syndrome, mais des exceptions sont les syringomes et les tumeurs de l'infundibulum folliculaire (rarement syndromiques). Les autres causes de papules faciales multiples incluent les CBC, les ostéomes miliaires, les grains de milium, les verrues et l'acné. Ka : kératoacanthome.

Pour plus d'informations, cf. cf. 111 de *Dermatology, Fourth Edition*.

92 Néoplasmes mélanocytaires bénins

Lésions cutanées pigmentées bénignes autres que les nævus mélanocytaires

- Ce groupe de lésions peut être divisé en : (1) lésions principalement épidermiques (tableau 92.1; fig. 92.1 à 92.5); et (2) mélanocytoses dermiques (tableau 92.2; fig. 92.6 et 92.7).
- Dans les lésions à prédominance épidermique, la couleur brun clair à brune peut résulter d'une variété de mécanismes – p. ex. augmentation de l'activité des mélanocytes (mélanogenèse), augmentation du contenu en mélanine des kératinocytes – et d'une augmentation modérée du nombre des mélanocytes.
- Dans les mélanocytoses dermiques, la peau est bleue à bleu gris (cérulodermie) en raison de la présence de mélanocytes produisant de la mélanine dans le derme moyen à inférieur ce qui crée un effet Tyndall (la diffusion préférentielle de la lumière de faible longueur d'onde par la mélanine dermique).

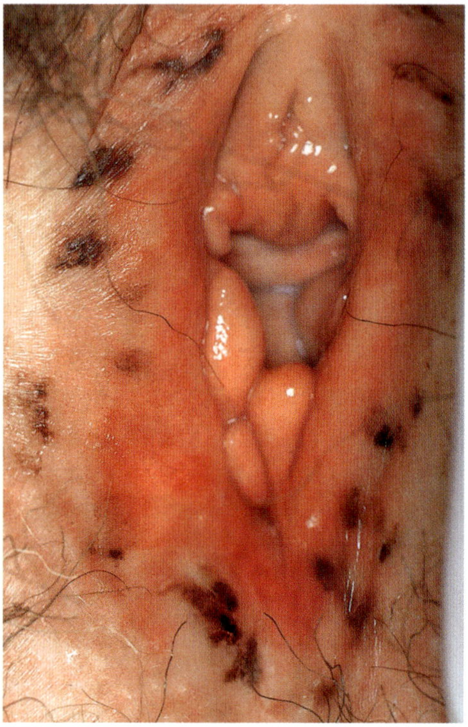

Fig. 92.2 Macules mélanotiques anogénitales (lentiginose anogénitale). La biopsie de la lésion la plus atypique (à 7 h) n'avait pas montré d'atypies cellulaires. Après une période de 10 ans, plusieurs des macules se sont atténuées. *Remerciements : Jean L. Bolognia, MD.*

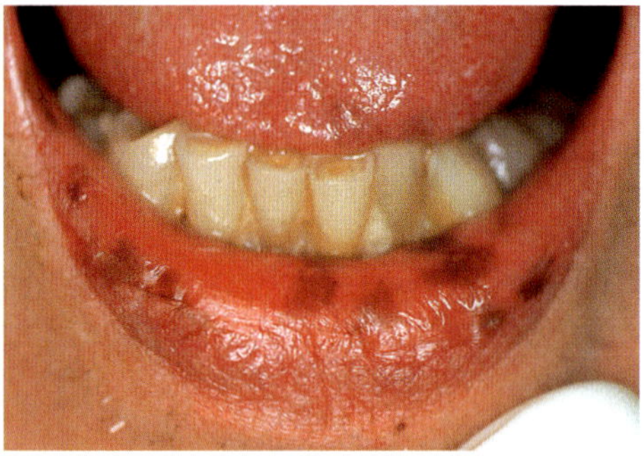

Fig. 92.1 Lentigines labiales chez un patient qui a un syndrome de Laugier-Hunziker. Multiple macules hyperpigmentées de la lèvre inférieure, quelques lésions additionnelles sont présentes sur la langue; le syndrome de Peutz-Jeghers peut avoir une apparence clinique similaire. *Remerciements : YDRSC.*

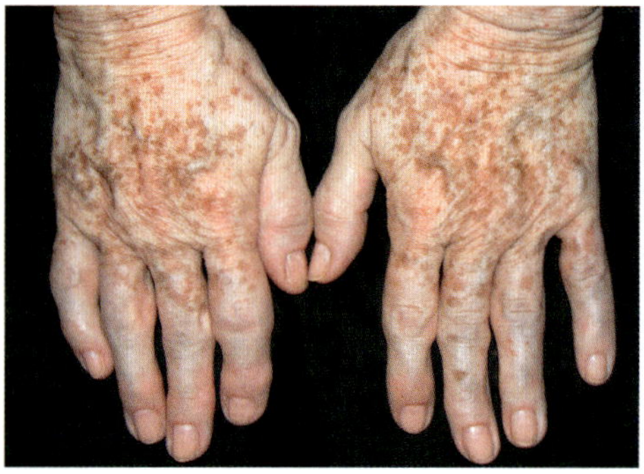

Fig. 92.3 Lentigines solaires. Nombreuses macules marron clair, de forme ronde à irrégulière, sur le dessus des mains d'une femme âgée. *Remerciements : Luis Requena, MD.*

Tableau 92.1 Lésions pigmentées bénignes autres que des nævus mélanocytaires (principalement des lésions épidermiques).

Lésion	Principales manifestations cliniques
Éphélides (taches de rousseur)	• Début dans l'enfance (induction par les UV) et tendance à s'atténuer avec l'âge et en l'absence d'exposition solaire (p. ex. mois d'hiver) • Petites macules, bien limitées, souvent multiples, marron à marron brun sur les régions exposées au soleil chez des personnes à teint clair
Lentigo simplex et lésions mélanotiques muqueuses	• Survient habituellement dans l'enfance; pas de relation avec les expositions solaires • Petites macules, bien délimitées, brunes à noires, pouvant survenir sur n'importe quelle zone incluant les muqueuses; typiquement peu de lésions • Des lentigines multiples ou généralisées peuvent être un phénomène isolé ou le marqueur d'une affection sous-jacente (tableau 92.3)
• **Macules mélanotiques orales** (fig. 92.1)	• Survenue chez l'adulte • Typiquement, une macule isolée ou quelques macules, brunes à brun noir sur la partie vermillon de la lèvre inférieure; occasionnellement sur la gencive, la muqueuse buccale, la langue ou le palais (fig. 92.1) • De multiples lésions (lentiginose) peuvent être un marqueur des syndromes de Peutz-Jeghers ou de Laugier-Hunziker
• **Lentiginose anogénitale** (macules mélanotiques anogénitales) (fig. 92.2)	• Survenue typiquement à l'âge adulte; femmes > hommes • Une ou plusieurs macules brunes à noires, parfois avec des bords irréguliers ou déchiquetés, pigmentation en mottes, occasionnellement de grande taille (> 1 cm) • Chez les *femmes* principalement sur petite lèvre > grande lèvre, introïtus vaginal, périnée; chez les *hommes* principalement le gland ou la verge • De multiples lésions sont une manifestation de lichen scléreux, de syndrome de Laugier-Hunziker ou de syndrome de Bannayan-Riley-Ruvalcaba (cf. tableau 52.1)
• **Mélanose conjonctivale** (macules mélanotiques conjonctivales)	• Macules conjonctivales, stries ou taches brunes à noir • Tandis que la forme congénitale est typiquement bénigne, la mélanose oculaire acquise est considérée comme un précurseur de mélanome conjonctival
Lentigo solaire (lentigo sénile, « taches de vieillesse ») (fig. 92.3)	• Survenue chez l'adulte (induit par les UV); persistance tout au long de la vie, peut foncer avec les expositions solaires, mais ne s'atténue pas • Typiquement, multiples macules marron à brun noir, avec souvent des bords irréguliers, allant de quelques millimètres à > 1 cm de diamètre • Distribution limitée aux zones exposées au soleil, favorisant les zones de plus grande exposition cumulée (p. ex. visage, dos des mains et des avant-bras, haut du tronc) • Variantes cliniques : lentigo en tache d'encre, lentigo de PUVA, lentigo des cabines de bronzage, lentigo des coups de soleil • Si présent ou étendu chez le jeune enfant, envisager : xeroderma pigmentosum, albinisme oculocutané de type 2 (lésions inhabituellement grandes et déchiquetées)
Macule café-au-lait, tache café-au-lait (TCL) (fig. 92.4)	• Survenue à la naissance ou dans la petite enfance; non induite par les UV, mais peut devenir notable après une exposition solaire • Macule ou tache uniformément colorée, marron à brune, taille comprise entre quelques millimètres et > 15 cm; s'étend proportionnellement à l'enfant • Habituellement isolée mais occasionnellement multiple; TCL isolée chez ~ 25-35 % des enfants; < 1 % des enfants ont ≥ 3 TCL • De multiples TCL peuvent être associées à une variété d'affections (cf. tableau 50.3)

(*Suite*)

Tableau 92.1 Suite.

Lésion	Principales manifestations cliniques
Nævus de Becker (fig. 92.5; cf. fig. 57.3 et tableau 57.1)	• Peut être présent à la naissance, mais dans la majorité des cas apparaît autour de la puberté; ratio hommes/femmes ~ 5/1; stimulé par les androgènes • Tache ou plaque fine classiquement unilatérale, brun clair à marron sur l'épaule et/ou la partie supérieure du tronc, mais peut apparaître ailleurs; les bords sont typiquement irréguliers et entrecoupés «d'îlots» en périphérie, hypertrichose dans ~ 50 % des cas • Souvent associé à un hamartome à cellules musculaires lisses qui est cliniquement rendu apparent par des papules folliculaires qui s'accentuent à la friction • Rarement associé à des anomalies du développement ipsilatérales (p. ex. mamelons surnuméraires, hypoplasie d'un sein, hypoplasie du muscle grand pectoral, anomalies osseuses)

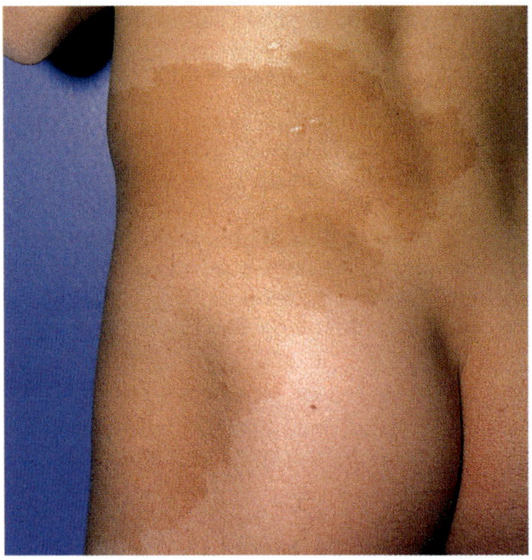

Fig. 92.4 Tache café-au-lait (TCL). Grande tache brun clair dans une présentation géographique, sur la partie latérale du tronc. Le patient n'avait pas de syndrome de McCune-Albright (cf. chap. 50).
Remerciements : YDRSC.

Nævus mélanocytaires acquis (moles)

• Prolifération bénigne d'un type de mélanocyte appelé «nævocyte ou cellule nævique».

• Les nævocytes diffèrent des mélanocytes «ordinaires», qui sont individualisés typiquement dans la couche basale de l'épiderme, dans le sens où (1) ils forment habituellement des groupements appelés thèques dans la partie inférieure de l'épiderme et/ou le derme; et (2) ils ne possèdent pas de dendrites (sauf quand ils se trouvent dans un nævus bleu).

• Les nævocytes comme les mélanocytes «ordinaires» peuvent produire de la mélanine.

• Les nævus mélanocytaires acquis peuvent être catégorisés en **communs** (banals) ou **atypiques** (dysplasiques), et ils sont ensuite nommés sur la base de la localisation histologique des groupements de cellules næviques (fig. 92.8) :
  - Nævus mélanocytaire *jonctionnel :* jonction dermoépidermique
  - Nævus mélanocytaire *composé :* jonction dermoépidermique plus derme
  - Nævus mélanocytaire *intradermique :* derme

• Les variantes incluent les nævus de type halo, bleu, de Spitz, et les nævus de «sites particuliers» (fig. 92.9A-F et 92.10).

• Les facteurs de risque de développer des nævus mélanocytaires acquis sont : (1) un antécédent familial de nombreux nævus; (2) un degré important d'expositions solaires durant l'enfance, en particulier intermittentes et intenses; et (3) une peau faiblement pigmentée (les personnes de phototype II ont le plus grand nombre de nævus).

• La grande majorité des nævus mélanocytaires acquis reste des néoplasmes bénins toute la vie et ne nécessitent aucun traitement.

• Avoir > 50-100 nævus mélanocytaires ou de multiples nævus atypiques est un marqueur phénotypique pour toute la surface cutanée d'un risque de développer un mélanome cutané; de telles personnes doivent avoir une surveillance toute la vie avec de façon périodique l'examen de toute la surface cutanée (en débutant aux alentours de la puberté) et en recevant des conseils concernant des autoexamens et des mesures de protection solaire.

• Un mélanome cutané peut survenir dans un nævus préexistant, mais plus de la moitié des mélanomes cutanés survient de novo – c.-à-d. dans une peau d'apparence précédemment normale.

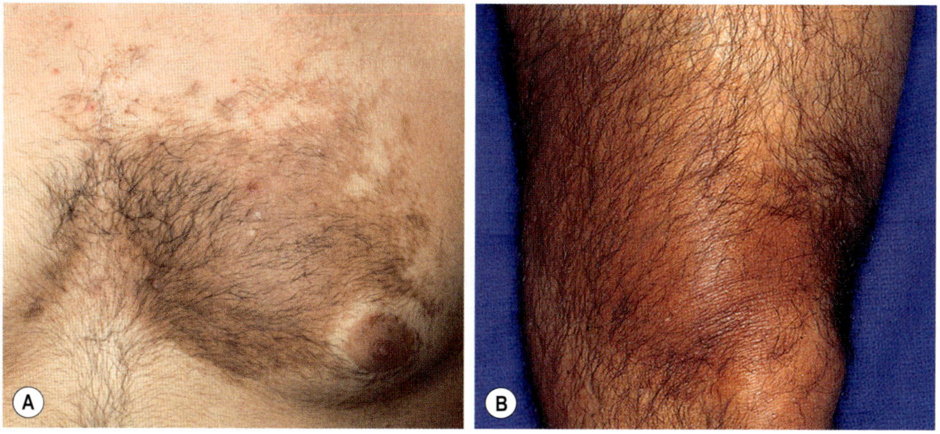

Fig. 92.5 Mélanose de Becker. A Grande plaque dans une disposition d'aspect rectangulaire et hypertrichose ; le patient avait un hamartome à muscles lisses sous-jacent. **B** Grande tache hyperpigmentée de la jambe, de couleur brun moyen. De telles lésions peuvent être diagnostiquées à tort comme tache café-au-lait ou nævus mélanocytaire congénital, en particulier quand elles ne surviennent pas sur le haut du tronc.
Remerciements : A : Edward Cowen, MD ; B : Jean L. Bolognia, MD.

Tableau 92.2 Spectre et manifestations cliniques des mélanocytoses dermiques.

Lésion	Principales manifestations cliniques
Mélanocytose congénitale dermique (taches mongoliques) (fig. 92.6)	• Typiquement apparente à la naissance ou dans les toutes premières semaines de vie • Régresse chez > 95 % des patients avant l'âge de 18 ans ; a plus de chances de persister si étendue ou dans des localisations extra-sacrées ; plus fréquente chez les Asiatiques et les noirs • Se présente comme une ou plusieurs taches, de couleur uniforme, bleu gris, avec des bords mal définis ; principalement de la région lombosacrée et des fesses > dos ; varie de taille depuis quelques centimètres jusqu'à > 20 cm • Les TCL et nævus mélanocytaires qui sont situés dans ces zones ont souvent un « halo » sans mélanocytes dermiques (fig. 92.6) • **DD :** ecchymose, maltraitance d'enfant, nævus bleu en tache, malformation veineuse • Les lésions étendues peuvent être associées à un angiome plan (phacomatose pigmentovasculaire ; cf. chap. 85), des anomalies du développement (p. ex. fente labiale) ou des erreurs innées du métabolisme (p. ex. syndrome de Hurler)
Nævus de Ota*,** (mélanocytose oculodermique, mélanocytose oculpalpébrale, nævus fuscocaeruleus ophtalmo-maxillaire) (fig. 92.7)	• Âge de survenue bimodal, avec en majorité (50-60 %) présence à la naissance ou chez le nourrisson (avant l'âge de 1 an) et le reste (40-50 %) apparaissant à la puberté ou autour d'elle ; persistance toute la vie • Plus fréquente chez les Asiatiques et les noirs ; femmes > hommes • Atteint les zones innervées par les 1re et 2e branches du nerf trijumeau, incluant la peau, la conjonctive, la sclère, la membrane tympanique et/ou la muqueuse orale et nasale ; 10 % des cas sont bilatéraux • Les lésions sont caractérisées par des lésions tachetées ou en mottes, gris brun ; pouvant s'étendre avec le temps, mais souvent stables à l'âge adulte • Occasionnellement associées avec une mélanose neurocutanée, un glaucome, une surdité sensorinerveuse ipsilatérale, un mélanome oculaire (un examen ophtalmologique annuel est recommandé)

(*Suite*)

Tableau 92.2 Suite.

Lésion	Principales manifestations cliniques
Nævus de Ito* (nævus fuscocaeruleus acromiodeltoideus)	• Principalement les mêmes populations que le nævus de Ota, avec une apparence similaire (cf. supra) • Atteint les zones de peau innervées par les nerfs supraclaviculaires postérieur et brachiocutané latéral, à savoir les régions supraclaviculaire, scapulaire et deltoïdienne; typiquement unilatéral
Macules de type nævus de Ota** (mélanocytose dermique acquise, macules acquises bilatérales de type Ota, nævus de Hori)	• Plus souvent observées chez les femmes asiatiques d'âge moyen • Macules multiples gris brun survenant dans une distribution bilatérale, symétrique sur la partie malaire des joues, le front et parfois les paupières, les tempes et le nez; n'atteint pas les muqueuses • Important à distinguer du mélasma, car le traitement laser améliore les macules de type nævus de Ota

* **DD** *pour nævus de Ota ou Ito : tache ou plaque de nævus bleu, ecchymose, malformation veineuse; pour nævus de Ito : tache mongolique extra-sacrée.*
** **TT** *(si souhaité) : laser pulsé Q-switched (p. ex. Q-switched rubis, alexandrite ou Nd : Yag) bénéfique mais nécessite souvent de multiples séances.*
TCL : taches café-au-lait.

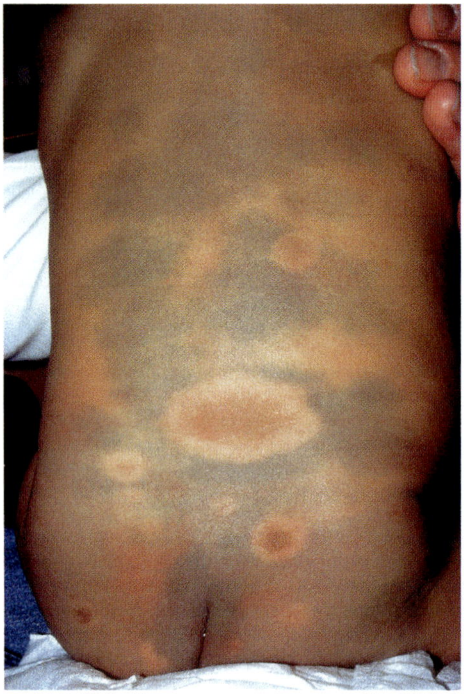

Fig. 92.6 Mélanocytose dermique (taches mongoliques) chez un enfant ayant une neurofibromatose 1. Autour de chaque tache café-au-lait, absence de la coloration bleue caractéristique. *Remerciements : YDRSC.*

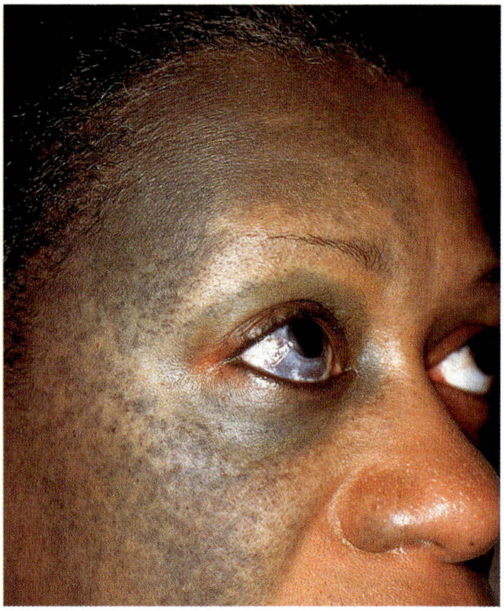

Fig. 92.7 Nævus de Ota (mélanocytose oculodermique). Coloration anormale bleu gris du visage, qui est soit en mottes, soit confluente. Il y a aussi une atteinte de la sclère. *Remerciements : YDRSC.*

• La plupart des patients qui ont des nævus nombreux ou atypiques ont un type morphologique de nævus prédominant («signature nævique»); en reconnaissant la signature nævique, un «vilain petit canard» peut être identifié et examiné avec attention.

• Les personnes qui ont une peau foncée ont typiquement des nævus plus foncés.

• **TT** : il n'est pas nécessaire d'enlever de façon prophylactique les nævus cliniquement atypiques pour confirmer la présence d'atypies

Tableau 92.3 Affections associées à des lentigines multiples.

Affection, hérédité, mutation génétique	Commentaires
Généralisées	
Syndrome LEOPARD (aujourd'hui référencé comme syndrome de Noonan avec des lentigines multiples) AD *PTPN11* > *RAF1* > *BRAF*	• *L*entigines présentes chez le nourrisson/la petite enfance • Macules café noir • Modifications *E*CG (anomalies de la conduction, cardiomyopathie hypertrophique), hypertélorisme *o*culaire, sténose *p*ulmonaire, *a*nomalies génitales, *r*etard de croissance et surdité (*deafness*)
Lentiginose généralisée AD	• Macules café-au-lait
Complexe de Carney (syndrome NAME/LAMB) AD *PRKAR1A*	• Lentigines, myxomes cutanéomuqueux, nævus bleu (dont épithélioïde) • Schwannomes mélanotiques psammomateux • Myxome atrial • Fibroadénomes myxoïdes mammaires • Maladie adrénocorticale pigmentée nodulaire; tumeurs testiculaire (calcification des cellules de Sertoli), thyroïdienne et pituitaire
Dissection artérielle plus lentiginose	• Lentigines cutanées avec début dans l'enfance • Dissection de l'aorte, de la carotide interne et des artères vertébrales
Localisées	
Tête et cou (incluant la muqueuse orale) ± acrale	
Syndrome de Peutz-Jeghers AD *STK11*	• Lentigines principalement de la région périorale†, muqueuse orale‡ et mains; mélanonychie longitudinale • Hamartomes multiples, polypes GI • Carcinome pancréatique; tumeurs ovarienne (adénome malin)/testiculaire
Syndrome de Laugier-Hunziker	• Distribution des lentigines similaire au syndrome de Peutz-Jeghers, incluant les lèvres, la muqueuse orale et les doigts • Mélanonychie longitudinale et mélanose génitale
Syndrome Cantú (hyperkératose – hyperpigmentation) AD	• Kératodermie palmoplantaire ponctuée • Multiples petites (1 mm) macules du visage, des avant-bras, des mains/pieds
Maladie de Cowden AD *PTEN* (cf. chap. 52 et tableau 52.1)	• Macules pigmentées périorificielles et acrales

(*Suite*)

Tableau 92.3 Suite.

Affection, hérédité, mutation génétique	Commentaires
Lentiginose centrofaciale (neurodysraphique) AD	• Lentigines distribuées en ailes de papillon sur le nez, les joues > front, paupières, lèvre supérieure • Début dans la petite enfance ; augmentent en nombre dans l'enfance • Association possible avec une maladie neuropsychiatrique et des anomalies osseuses
Lentiginose héréditaire à motifs AD	• Afro-Américains à peau plus claire • Les macules pigmentées apparaissent dans la petite enfance • Présentes sur la partie centrale du visage et lèvres > fesses, coudes, mains/pieds • Occasionnellement atteinte de la muqueuse orale
Syndrome de Cronkhite-Canada	• Atteint typiquement les hommes plus âgés • Lentigines de la muqueuse buccale, visage, mains/pieds • Alopécie (diffuse, non cicatricielle), dystrophie des ongles, polypose intestinale, diarrhée, malabsorption
Génitale	
Syndrome de Bannayan-Riley-Ruvalcaba AD *PTEN* (cf. tableau 52.1)	• Macules pigmentées péniennes > vulvaires
« Photodistribution »	
Xeroderma pigmentosum AR Mutations dans les gènes encodant pour la réparation des protéines de l'ADN	• Lentigines principalement sur les régions exposées de façon chronique au soleil, mais non exclusivement • Multiples cancers cutanés
Segmentaire	
Lentiginose unilatérale partielle	• Multiples lentigines dans une distribution segmentaire • Taches café-au-lait dans la même distribution

† *Peut s'atténuer.*

‡ *Persiste.*

AD : autosomique dominant ; AR : autosomique récessif ; LAMB : *lentigines/atrial myxoma/mucocutaneous myxoma/blue nevi syndrome* ; LEOPARD : *lentigines/ECG abnormalities/ocular hypertelorism/pulmonary stenosis/abnormalities of genitalia/retardation of growth/deafness syndrome* ; NAME : *nevi/atrial myxoma/myxoid neurofibroma/ephelides syndrome*.

Adapté de Bolognia JL. Disorders of hypopigmentation and hyperpigmentation. In Harper J, Oranje A, Prose N (eds.), Textbook of Pediatric Dermatology, 2nd edn. Oxford : Blackwell, 2006 ; 997-1040.

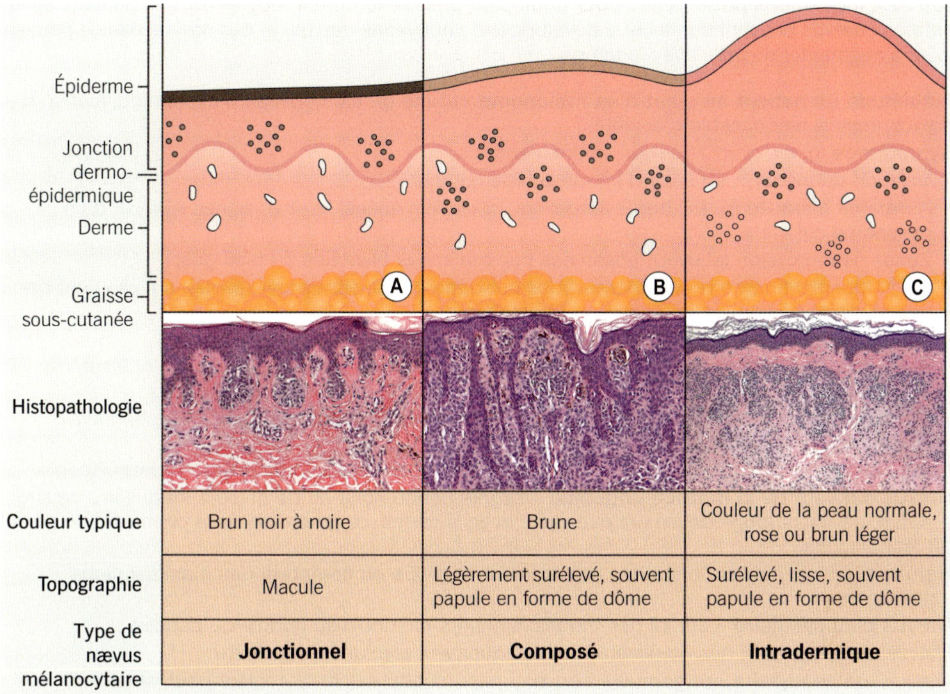

Fig. 92.8 Trois types fréquents de nævus mélanocytaire acquis. (**A**) Jonctionnel, (**B**) composé et (**C**) intradermique. Ce dernier peut être pédonculé ou papillomateux (cf. chap. 1).

histologiques; les exérèses de nævus sont indiquées principalement quand se pose un problème de **DD** entre un nævus sévèrement atypique et un mélanome (tableau 92.4); si un nævus banal a été irrité (p. ex. par des vêtements ou des bijoux), une exérèse par *shaving* peut être effectuée.

• Quand se pose le **DD** d'un mélanome cutané, l'exérèse complète du nævus est recommandée, de même que la soumission de la pièce d'exérèse à un dermato-pathologiste; différentes méthodes d'exérèse sont possibles (cf. fig. 1.6); fournir des informations additionnelles (p. ex. existence d'une zone hyperpigmentée marginale) est aussi utile.

Nævus mélanocytaires acquis communs (banals)

• Les lésions bénignes ont des apparences cliniques variées, mais typiquement ≤6 mm de diamètre, symétriques, bien limitées, uniformément pigmentées, et de forme ronde ou ovale; une hypopigmentation périfolliculaire ou une pigmentation en pointillé est souvent présente lors d'un examen soigneux.

• La distribution touche principalement les zones exposées au soleil de façon intermittente du tronc et des membres et, moins fréquemment, les zones acrales (paumes, plantes, matrice unguéale); chez les patients qui finalement développent de nombreux nævus, le cuir chevelu peut être un des premiers sites d'atteinte.

• Apparaissent classiquement après les 6 premiers mois de vie, augmentent en nombre durant l'enfance et l'adolescence, avec un pic dans la 3e décennie, puis régressent doucement avec l'âge.

• Quand les nævus «vieillissent» au fil du temps, ils deviennent souvent plus en relief, plus mous et sont moins pigmentés.

Nævus mélanocytaires acquis atypiques (dysplasiques ou de Clark)

• Lésions bénignes qui partagent, dans une moindre mesure, de nombreux signes cliniques de mélanome cutané, (p. ex. asymétrie, irrégularité des bords, variations de couleurs, et diamètre > 6 mm) mais habituellement ils «vieillissent» d'une façon similaire aux nævus banals et seulement une très petite portion peut développer un mélanome en son sein.

• À l'histopathologie, un désordre architectural est observé et des atypies cytologiques peuvent

Tableau 92.4 Indications potentielles pour la biopsie des nævus mélanocytaires. Les patients ayant de nombreux nævus peuvent continuer à développer de nouveaux nævus, et des nævus banals peuvent continuer à augmenter de taille avec le temps.

- **Inquiétude du patient au sujet d'un mélanome cutané** (p. ex. nouveau nævus, modification d'un nævus, nævus responsable d'anxiété)
- **Symptômes** (p. ex. prurit, douleur, saignement)
- Inquiétude du médecin au sujet d'un mélanome cutané
  - *A*symétrie marquée (p. ex. *b*ords irréguliers, *c*ouleurs variées –c.-à-d. signes ABCDE d'un mélanome cutané*)
  - Zones de régression (souvent observées comme zones blanches ou bleu gris)
  - Développement de zones de couleur rose ou rouge qui ne sont pas expliquées facilement par une étiologie bénigne (p. ex. acné ou traumatisme)
  - Entouré d'une « cape » d'érythème (« signe du petit chaperon rouge »)
  - Antécédent ou preuve photographique d'un changement inquiétant de taille, de couleur, de configuration
  - Nævus « vilain petit canard » (c.-à-d. pour un même patient, un nævus qui a un phénotype différent de la plupart des autres nævus)
- **Nævus acral** – asymétrie marquée, pigmentation en mottes, crêtes parallèles en dermoscopie
- **Nævus dérivant de la matrice unguéale** – simple bande noire ou de couleur irrégulière, de largeur ≥ 4 mm, devenant progressivement plus noire avec le temps, ou extension de la pigmentation au-delà du repli unguéal
- **Halo-nævus** – le nævus central est notablement atypique ou comporte des manifestations inquiétantes
- **Nævus bleu cellulaire** – a subi des modifications (p. ex. nouveau nodule ou papule)
- Nævus de Spitz ayant des manifestations cliniquement atypiques – cf. texte
- **Nævus mélanocytaire congénital** – nouveau papulonodule dont la couleur peut varier du rouge au noir, nouvelle zone d'induration ou d'ulcération

** D et E représentent un grand diamètre et une évolution.*

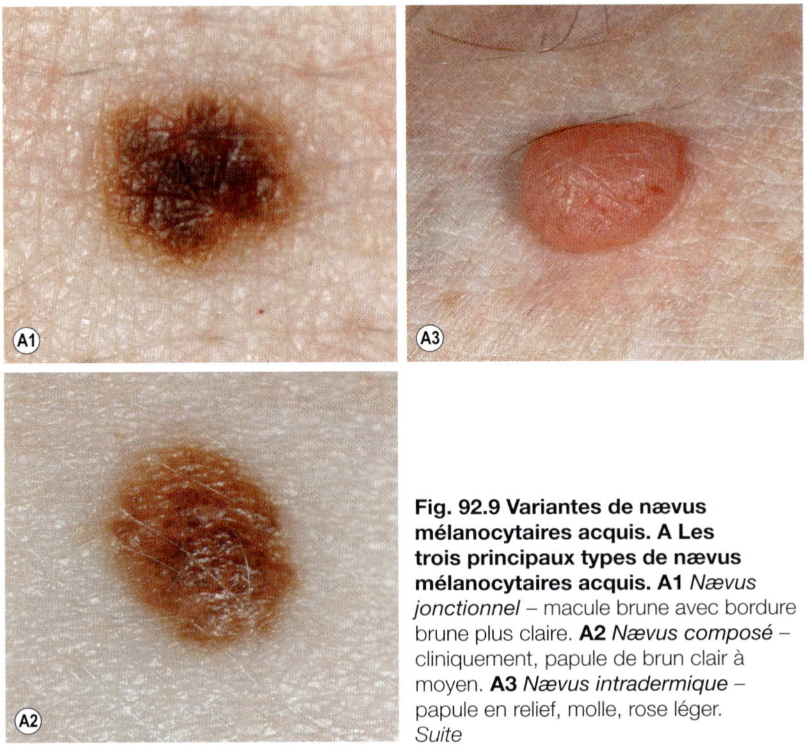

Fig. 92.9 Variantes de nævus mélanocytaires acquis. A Les trois principaux types de nævus mélanocytaires acquis. A1 *Nævus jonctionnel* – macule brune avec bordure brune plus claire. **A2** *Nævus composé* – cliniquement, papule de brun clair à moyen. **A3** *Nævus intradermique* – papule en relief, molle, rose léger. *Suite*

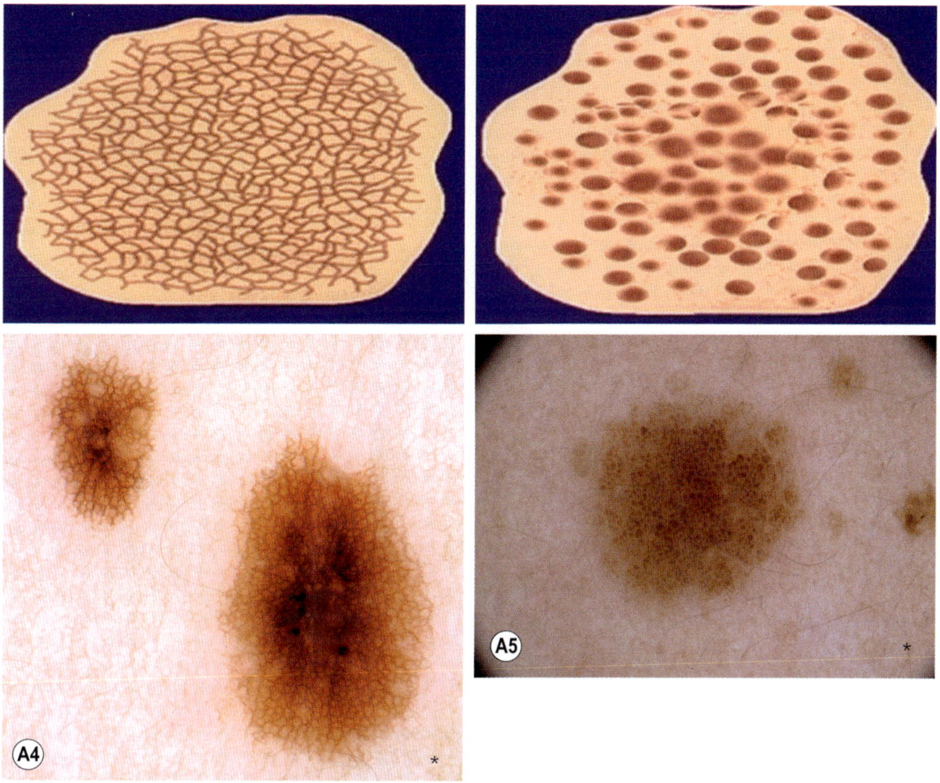

Fig. 92.9 Suite. A4 Un motif réticulé est souvent observé en dermoscopie* dans les nævus acquis typiques. **A5** Le motif globulaire est une autre manifestation fréquente en dermoscopie* dans les nævus mélanocytaires acquis. *Suite*

être présentes ; parfois ces dernières peuvent être catégorisées en légères, modérées ou sévères.

• Le principal facteur de risque de développer des nævus atypiques est une prédisposition génétique.

• Le « syndrome des nævus atypiques » a été décrit de façon variable dans la littérature, allant de personnes ayant des nævus atypiques mais sans antécédent personnel ou familial de mélanome jusqu'au *familial atypical multiple mole and melanoma syndrome* (syndrome FAMMM), dans lequel une personne ayant de nombreux nævus (> 50), de multiple nævus atypiques et ≥ 1 parent du premier – ou deuxième – degré atteint de mélanome cutané a un risque très élevé de développer un mélanome (cf. chap. 93).

• Les nævus atypiques apparaissent souvent autour de la puberté et se développent tout au long de la vie.

• Bien que la majorité des nævus atypiques soient localisés sur des zones exposées au soleil de façon intermittente (p. ex. tronc et membres [inférieurs > supérieurs chez les femmes]), ils peuvent souvent être observés sur les seins et les fesses.

• *Cliniquement*, les nævus atypiques sont reconnus par différentes manifestations – p. ex. couleurs variées (rose, marron, brun clair), apparence « œuf sur le plat » avec une composante papuleuse et une bordure maculeuse, taille plus grande qu'un nævus banal et bords mal limités, « flous » et parfois entaillés ou irréguliers (cf. fig. 92.9B).

• Les ajouts à la surveillance de ces patients incluent : l'état de départ et le suivi des nævus et photographies du corps entier ; dermoscopie ; éducation du patient/conjoint ; éducation concernant l'autoexamen cutané et la reconnaissance des signes de mélanome ; avec possibilité d'examen alterné entre deux dermatologues.

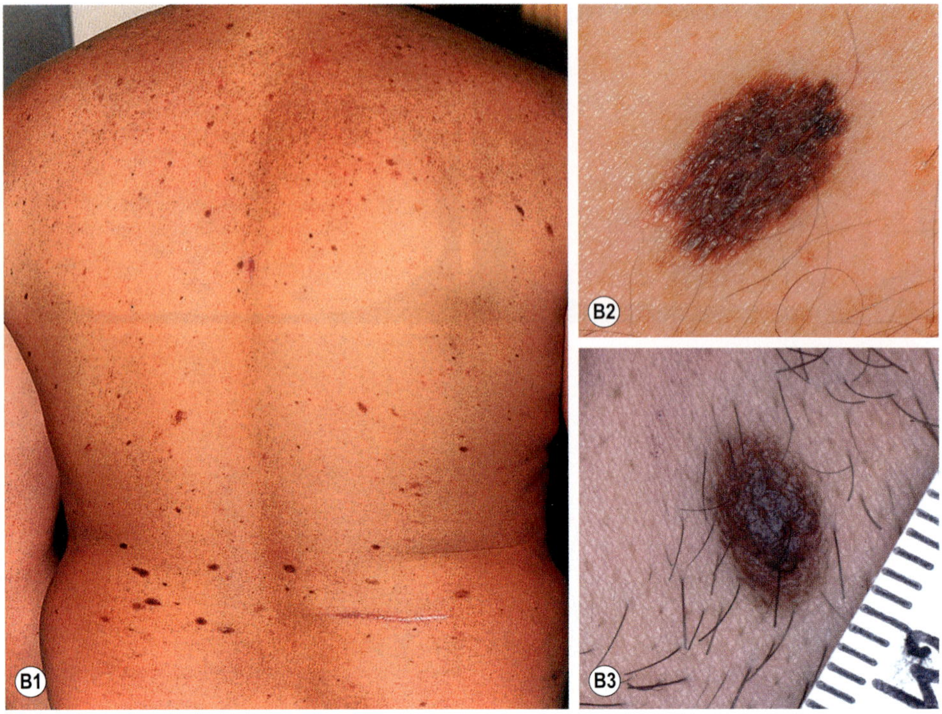

Fig. 92.9 Suite. B Nævus mélanocytaires acquis cliniquement atypiques. B1 En plus de multiples nævus atypiques, les patients peuvent avoir de nombreux nævus banals **B2** Il y a une asymétrie ainsi que différentes nuances de brun, simulant les manifestations cliniques observées dans les mélanomes cutanés. **B3** Bien que ce nævus en « œuf sur le plat » ait au moins une taille de 7 mm, il est symétrique et ne nécessite pas d'être excisé. *Suite*

• Les nævus avec atypies cytologiques légères en histologie et la plupart de ceux avec atypies cytologiques modérées ne nécessitent pas de réexcision, en particulier quand la biopsie a essayé de retirer le nævus entier ; il est généralement recommandé, cependant, que les nævus sévèrement atypiques soient complètement excisés ou réexcisés avec une marge saine (p. ex. 3-5 mm).

Nævus bleus

• Lésions bénignes dues à la prolifération de mélanocytes dendritiques dans le derme ; la couleur est bleue en raison d'un effet Tyndall (cf. supra).

• Les sites de prédilection sont les zones dans lesquelles des mélanocytes dermiques actifs sont encore présents au moment de la naissance (p. ex. tête, cou, dos des mains et des pieds, région sacrée).

• La plupart des nævus bleus ont une mutation somatique active dans *GNAQ* (plus souvent que *GNA11*), qui code pour les sous-unités α de la protéine G de classe Q.

• Le ***nævus bleu commun*** se présente typiquement comme une papule solitaire, bleue ou bleu noir, en forme de dôme, ayant habituellement < 1 cm de diamètre et atteint le plus souvent le dos de la main ou du pied (cf. fig. 92.9C) ; survient fréquemment dans l'adolescence ; pas de potentiel malin.

• Le ***nævus bleu cellulaire*** tend à être de plus grande taille (c.-à-d. plus de type plaque), et peut être congénital ou acquis (cf. fig. 92.9C4) ; atteint préférentiellement la tête, la région sacrée ou les fesses ; un mélanome (nævus bleu malin) peut se développer dans un nævus bleu cellulaire (cf. chap. 93) ; selon la localisation (p. ex. cuir chevelu) ou en cas d'impossibilité d'assurer une sur-

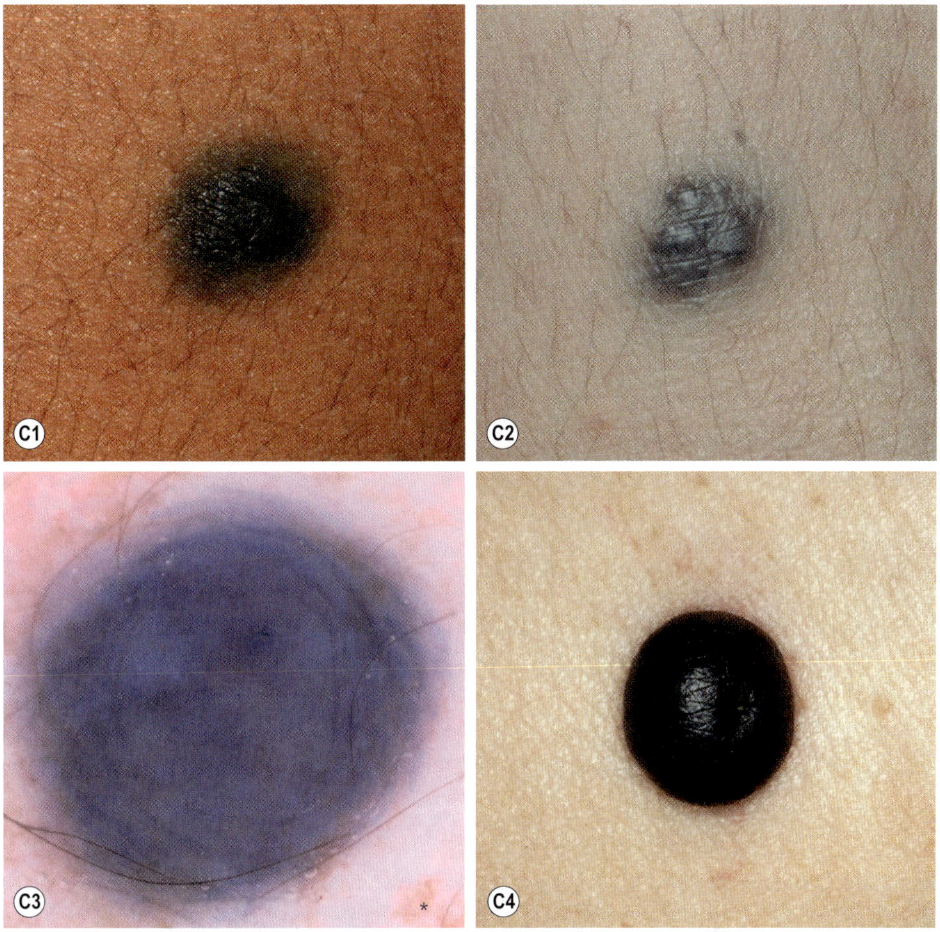

Fig. 92.9 Suite. C Nævus bleus. **C1-C3** *Nævus bleu commun* – cliniquement, papule sombre bleu noir chez un patient ayant une peau de pigmentation sombre (**C1**). Papule bleue avec une surface irrégulière, micropapuleuse (**C2**). En dermoscopie*, couleur bleue homogène (**C3**). **C4** *Nævus bleu cellulaire* – un nodule noir est observé. *Suite*

veillance satisfaisante du patient, une excision complète doit alors être réalisée.

- Le ***nævus bleu combiné*** se présente typiquement comme une macule ou une papule gris brun avec une bordure marron discrète ; il représente habituellement une combinaison de nævus bleu avec un nævus banal, mais en théorie il peut être la combinaison de deux nævus de n'importe quel type.
- **DD :** tatouage traumatique (p. ex. carbone depuis un crayon), qui peut typiquement être distingué par l'historique, ou lac veineux (compressible) > métastase de mélanome, mélanome cutané primitif.
- **TT :** aucun pour les nævus bleus communs et comme indiqué ci-dessus pour les nævus bleus cellulaires ; les lésions ayant présenté une croissance récente ou une modification doivent être biopsiées.
- Les nævus bleus multiples (normaux chez les Asiatiques) peuvent indiquer un syndrome sous-jacent, p. ex. un complexe de Carney (cf. tableau 92.3).

Nævus de Spitz (nævus à cellules épithélioïdes et fusiformes)

- Proliférations bénignes de mélanocytes épithélioïdes et/ou fusiformes.

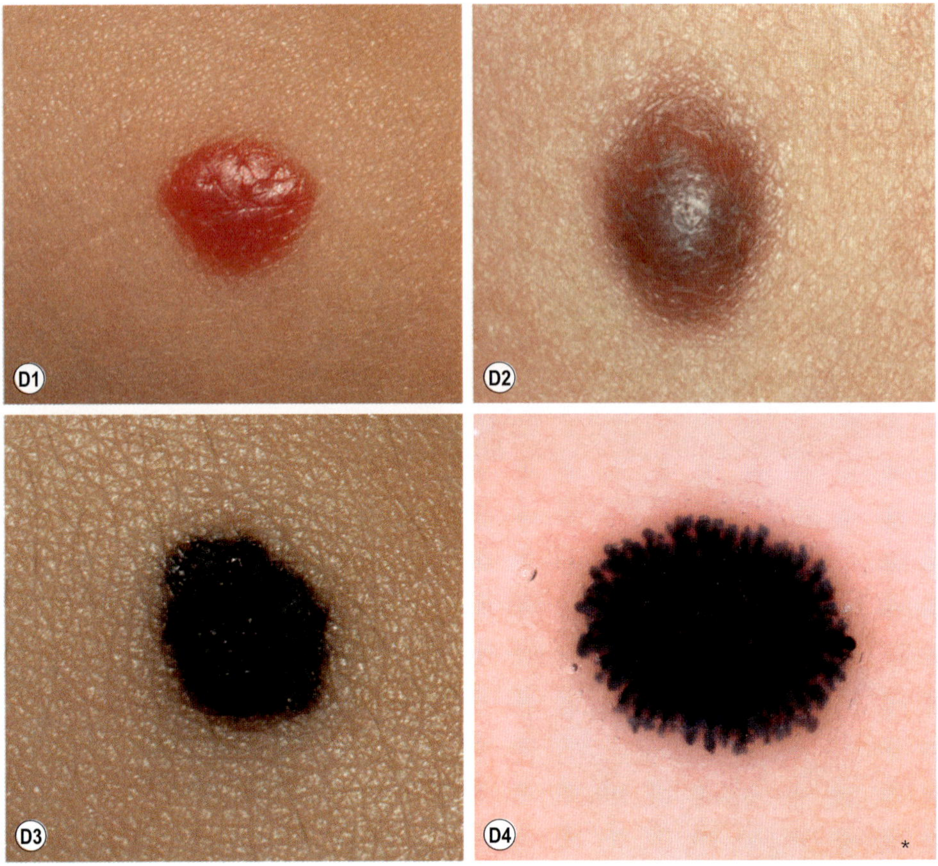

Fig. 92.9 Suite. D Nævus de Spitz. D1 Papule rouge, en forme de dôme sur la cuisse d'un enfant. **D2** Papule en forme de dôme, symétrique, marron moyen, avec une fine bordure chez un adolescent. **D3** Nævus de Spitz de pigmentation noire avec une surface plus plate chez un enfant. **D4** *Nævus de Reed*, caractérisé en dermoscopie* par le classique aspect étoilé (stries radiaires irrégulières à la périphérie d'une petite macule très pigmentée et symétrique). *Suite*

- La majorité apparaît durant l'enfance ou chez le jeune adulte et survient le plus communément sur le visage et les membres inférieurs.
- Classiquement un nævus de Spitz est symétrique, bien circonscrit, < 1 cm de diamètre, uniformément rose, marron, rouge ou rouge brun, lisse, et en forme de dôme (cf. fig. 92.9D); parfois, les lésions sont verruqueuses ou de pigmentation noire.
- Le ***nævus à cellules fusiformes et pigmentées de Reed*** est une variante qui se présente typiquement chez des jeunes femmes comme une papule brune très foncée à noire peu surélevée, le plus souvent sur la cuisse, caractérisée par un motif « étoilé » en dermoscopie (cf. fig. 92.9D4).
- **DD :** *clinique :* granulome pyogénique, xanthogranulome juvénile, molluscum contagiosum, verrue vulgaire, nævus mélanocytaire intradermique (chez des adultes), mélanome cutané, dermatofibrome, mastocytome solitaire, *histologique :* si éléments atypiques, mélanome cutané.
- Le **DD** inclut aussi des « BAPomes » qui sont en général amélanotiques (roses) et qui surviennent chez des patients qui ont des mutations germinales *BAP1* (cf. chap. 93).
- Des techniques moléculaires (p. ex. FISH ou analyse CGH, état mutationnel de *BRAF* V600E et *H-RAS*) peuvent aider à mieux classer les lésions difficiles.
- Le nævus de Spitz a tendance à involuer avec le temps, et la surveillance est une option pour un nævus de Spitz présumé se développant dans l'enfance et qui montre des signes cliniques et dermoscopiques classiques.

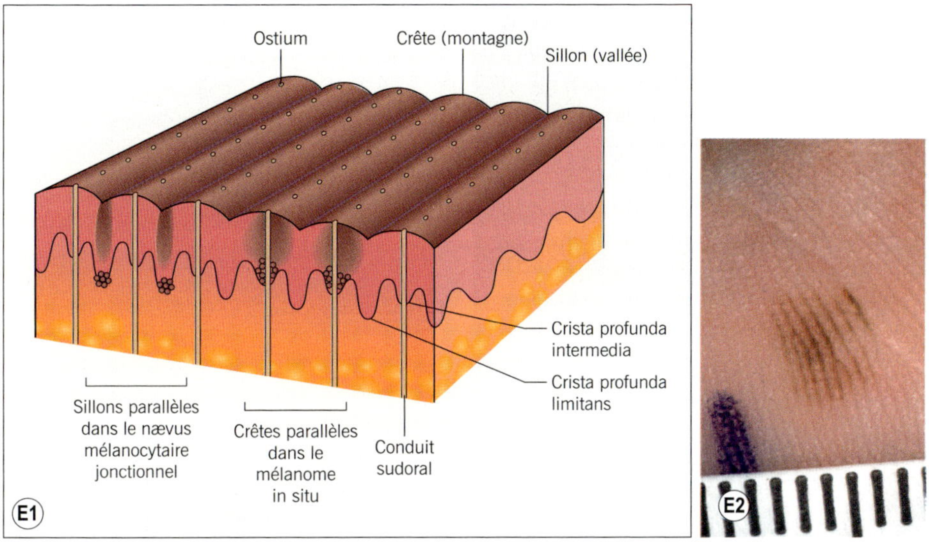

Fig. 92.9 Suite. E Nævus de « sites particuliers » (p. ex. du cuir chevelu, acral, génital, de la ligne de migration mammaire). E1 *Nævus mélanocytaire acral* – sillons et crêtes de la peau acrale. **E2** Le motif en sillons parallèles est évident avec un petit foyer de motif en treillis. L'ostium des canaux eccrines dans les crêtes épidermiques peut aussi être observé, en particulier dans la zone encrée de bleu. *Suite*

- N'importe quel nævus de Spitz ayant des manifestations *cliniques* atypiques (p. ex. taille > 1 cm, ulcération, asymétrie) doit être biopsié.
- N'importe quel nævus de Spitz ayant des manifestations *histopathologiques* inhabituelles doit être excisé complètement.

Nævus sur des sites particuliers

- Les nævus dans certaines localisations anatomiques (p. ex. cuir chevelu) peuvent présenter des manifestations *cliniques atypiques*, tandis que ceux de différents sites spécifiques (p. ex. acraux, génitaux, auriculaires, lignes de migration mammaires, plis et cuir chevelu) peuvent présenter des manifestations *histopathologiques atypiques* qui simulent un mélanome cutané (cf. fig. 92.9E).
- La connaissance de ces particularités permet de prévenir des diagnostics excessifs de mélanomes cutanés.

Autres nævus ayant des « noms particuliers »

- *Nævus de Meyerson ou eczémateux :* nævus mélanocytaire avec un halo eczémateux ; la réaction eczémateuse disparaît spontanément ou après l'application d'un CS topique.
- ***Nævus en éclipse*** : nævus mélanocytaire bénin trouvé le plus souvent sur le cuir chevelu des enfants ; se présente comme une macule centrale ou une papule brun clair, occasionnellement rose avec un pourtour brun, souvent étoilé (cf. fig. 92.9F1) ; vieillit en nævus intradermique ; quand il est présent sur le cuir chevelu, il peut être un marqueur du développement ailleurs ultérieurement de nombreux nævus.
- *Nævus en cocarde :* nævus mélanocytaire bénin ayant une configuration en cible, c.-à-d. une papule pigmentée centrale entourée par un anneau concentrique brun clair, qui est lui-même entouré par un autre anneau pigmenté (cf. fig. 92.9F2) ; survient chez des patients ayant des nævus en éclipse.
- *Nævus récurrents :* c'est la réapparition du pigment dans la cicatrice d'un nævus biopsié ou excisé (cf. fig. 92.9F4) ; si symétrique, la réévaluation de l'histologie initiale et la surveillance suffisent généralement ; en cas d'asymétrie ou de poursuite de l'extension, alors une biopsie est prudente.
- *Nævus agminé :* nævus mélanocytaires regroupés dans une peau d'apparence normale.

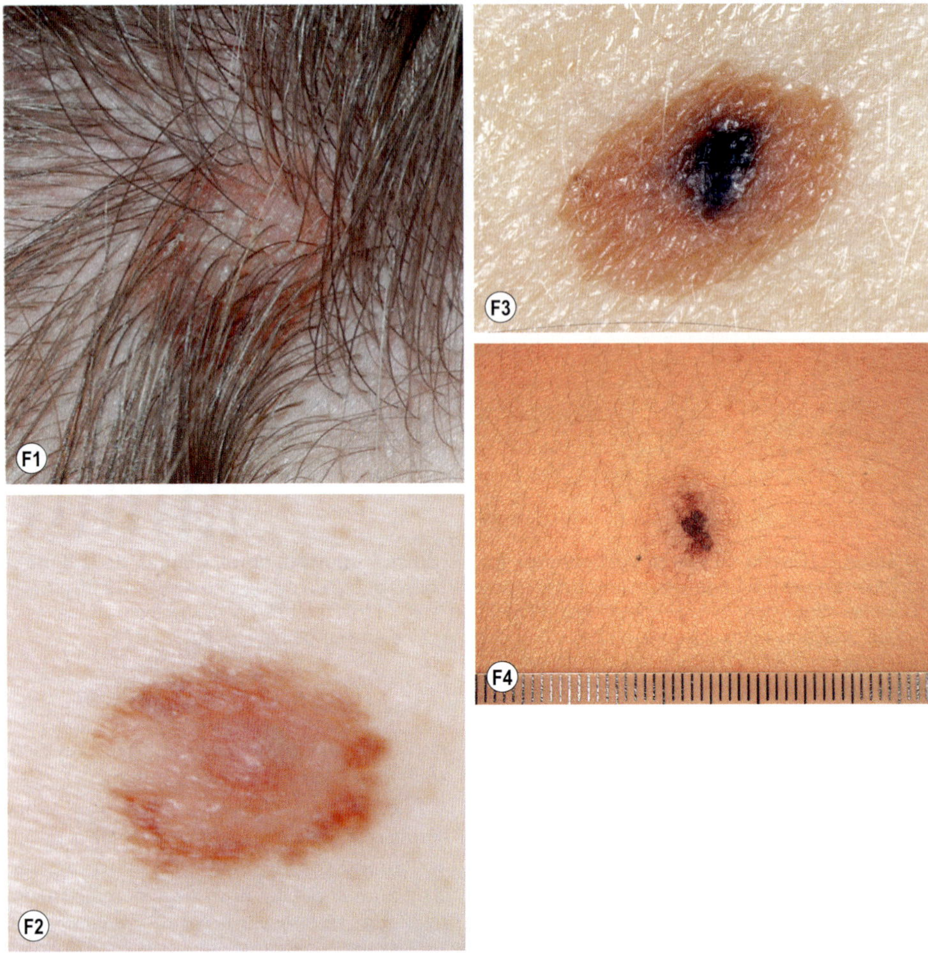

Fig. 92.9 Suite. F Autres nævus avec des «noms particuliers». F1 *Nævus en éclipse*, caractérisé par un centre brun léger et un pourtour brun fin, fréquemment observé sur le cuir chevelu d'enfants qui sont en train de développer de nombreux nævus mélanocytaires; les manifestations dermoscopiques associées sont celles qui sont observées dans les nævus mélanocytaires bénins. **F2** *Nævus en cocarde ou en cible*, caractérisé par une papule centrale discrètement pigmentée entourée par un anneau brun clair, puis un cercle brun. **F3** Une variante de *nævus mélanocytaire combiné* – papule brun noir à noire à l'intérieur d'un nævus par ailleurs uniformément pigmenté en marron clair. Le diagnostic différentiel inclut la possibilité d'un mélanome se développant dans un nævus. **F4** *Nævus pigmentaire récidivant*. Pigmentation irrégulière brun noir au centre d'une cicatrice circulaire; la pigmentation reflète la prolifération de mélanocytes dans l'épiderme. Noter qu'il n'y a pas d'extension de la récidive au-delà de la cicatrice elle-même, un des signes qui incite à l'observation plutôt qu'à des biopsies répétées. *Remerciements : A1-A3 : Raymond L. Barnhill, MD; A4 : AAD Dermoscopy Group et Iris Zalaudek, MD, et Giuseppe Argenziano, MD; A5 : AAD Dermoscopy Group, Iris Zalaudek, MD, et Giuseppe Argenziano, MD; B1, B2 : Raymond L. Barnhill, MD; B3, C5, E2, F4 : Jean L. Bolognia, MD; C1, C2, D1, D3, F1 : Julie V. Schaffer, MD; C3, D4 : Iris Zalaudek, MD, et Giuseppe Argenziano, MD; C4, D2, F3 : Lorenzo Cerroni, MD; E1 : Jean L. Bolognia, MD, et Julie V. Schaffer, MD; F2 : Jean L. Bolognia, MD.*

Halo-nævus

• Nævus mélanocytaire entouré d'un halo de dépigmentation totale (c.-à-d. de couleur blanche), rond ou ovale, habituellement symétrique.

• Le nævus central est le plus souvent un nævus mélanocytaire acquis commun, mais ce peut être aussi d'autres sous-types de nævus.

• Le halo de dépigmentation est considéré représenter une réponse immune médiée par les cellules T dirigée contre les antigènes næviques, comme dans le vitiligo (cf. chap. 54).

• Les halo-nævus sont observés chez plus de 5 % des enfants caucasiens âgés de 6-15 ans ; ils sont plus fréquents chez les patients qui ont un nombre de nævus élevé ou un antécédent familial de vitiligo.

• La localisation la plus habituelle est le dos ; des halo-nævus multiples sont observés dans ~ 50 % des cas.

• Il y a quatre stades cliniques dans la vie d'un halo-nævus, et l'évolution survient habituellement sur des années à des décennies (fig. 92.10).

• Le nævus central doit être évalué s'il existe une ou plusieurs manifestations cliniques atypiques ou suspectes ; si aucune n'est présente, aucun traitement n'est nécessaire (vaste majorité des lésions) ; si une est présente, alors une biopsie juste du nævus central doit être réalisée.

• L'apparition nouvelle de multiples halo-nævus est inhabituelle chez des adultes d'âge moyen ou plus âgés ; ce scénario clinique soulève la possibilité que les halo-nævus représentent une réaction auto-immune contre un mélanome cutané ou oculaire.

• **DD :** d'autres lésions cutanées pigmentées pouvant présenter un halo (p. ex. lentigo solaire, kératose séborrhéique), halo d'un mélanome cutané primitif, halo d'une métastase de mélanome.

Nævus mélanocytaire congénital (NMC)

• Classiquement défini comme un nævus mélanocytaire présent à la naissance ; mais peut être discret à la naissance et ne pas se manifester rapidement, pendant quelques mois.

• Les nævus mélanocytaires qui deviennent apparents après l'âge de 3 mois, mais avant l'âge de 2 ans, ont été qualifiés « NMC tardifs », « nævus de type nævus congénital » ou « nævus à début précoce ».

• Les NMC sont dus à une prolifération de mélanocytes qui survient durant l'embryogenèse ; les mélanocytes s'étendent en profondeur dans le derme et les tissus sous-cutanés et suivent souvent les structures folliculaires et neurovasculaires ; des mutations de *NRAS* ont été détectées le plus communément dans des NMC de grande taille/géants.

• L'incidence des petits NMC est estimée à 1–2 %, et celle des grands NMC à ~ 1 sur 20 000 enfants.

• Les NMC sont classés en quatre groupes, selon leur **taille adulte finale** :
  - *Petits NMC :* < 1,5 cm (fig. 92.11A)
  - ***NMC moyens*** *:* 1,5–20 cm (fig. 92.11B-E)
  - *Grands NMC :* > 20–40 cm (chez un nouveau-né, les grands NMC sont ≥ 9 cm sur la tête ou ≥ 6 cm sur le corps)
  - ***NMC géants*** : > 40 cm (fig. 92.11F)

• Les ***petits*** ou ***moyens NMC*** sont habituellement solitaires, peuvent survenir n'importe où sur le corps, de couleur marron à noir, et peuvent comporter une augmentation de pilosités terminales (hypertrichose).

• Les ***NMC géants*** sont parfois rapportés comme nævus en « maillot de bain » ou « vêtement » en raison de leur type de distribution ; de multiples, petits nævus satellites, largement disséminés sont aussi fréquemment associés à ces NMC géants.

• Les NMC grandissent proportionnellement à l'enfant, et avec le temps peuvent évoluer de taches planes éventuellement pigmentées à des plaques en relief, tachetées, en galets, ou verruqueuses ; les NMC du cuir chevelu peuvent s'éclaircir et régresser progressivement ; des papules ou des nodules peuvent se développer dans les NMC, mais les signes de croissance rapide, induration ou ulcération doivent faire suspecter le développement d'un mélanome et conduire rapidement à une biopsie.

• Les NMC constituent un facteur de risque connu de mélanome et de mélanose neurocutanée (MNC), avec un risque absolu qui peut être associé à la sévérité du phénotype cutané.

• Le risque de développer un mélanome dans un NMC petit ou moyen est estimé < 1 % pour la vie entière ; le risque pour un NMC géant est de ~ 5 %, avec un risque majoré selon la taille du nævus et le nombre de lésions satellites ; dans le NMC géant, la majorité des mélanomes se développe dans l'enfance (~ 50 % dans les 5 premières années de vie).

• Des mélanomes cutanés peuvent survenir dans le derme ou les tissus sous-cutanés d'un

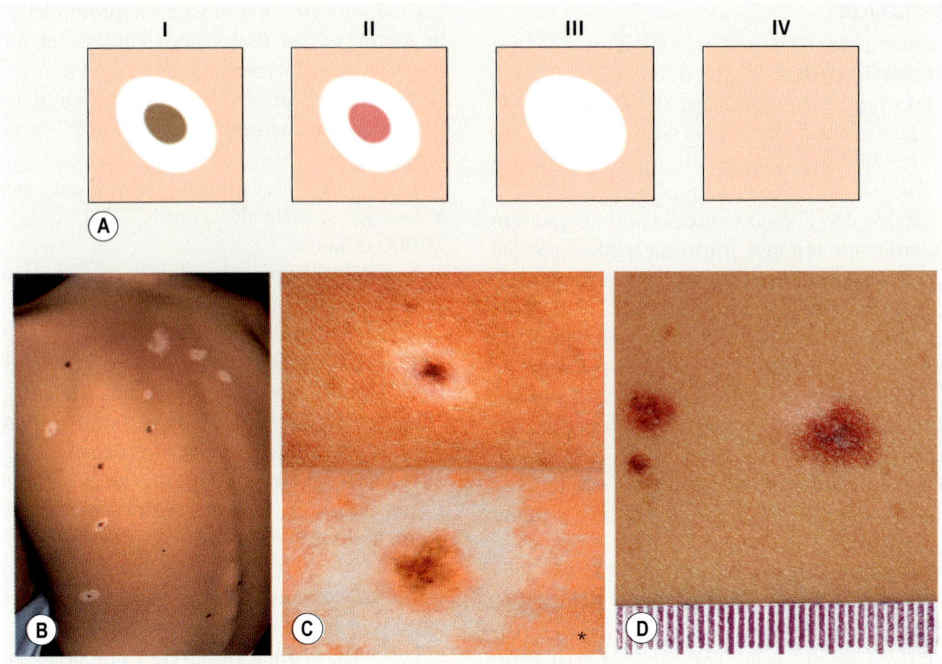

Fig. 92.10 Halo-nævus mélanocytaire. A Quatre stades cliniques potentiels dans la vie d'un halo-nævus. *Stade I :* nævus mélanocytaire pigmenté central avec un halo de dépigmentation ; *stade II :* nævus central rose avec un halo de dépigmentation ; *stade III :* pas de nævus central, juste une macule dépigmentée ; *stade IV :* repigmentation (partielle ou complète). **B** De multiples halo-nævus (présents ici dans les quatre différents stades) sont observés le plus souvent chez des enfants et de jeunes adultes qui ont de nombreux nævus. **C** Gros plan d'un halo-nævus mélanocytaire composé bénin, avec un halo maculeux dépigmenté entourant une papule brun noir centrale. En dermoscopie*, une zone symétrique, blanche sans structures entoure le réseau du persistant du nævus. **D** Des halos asymétriques peuvent aussi être observés, comme sur cette photo, entourant un nævus mélanocytaire composé bénin. *Remerciements : B : YDRSC ; C : Harold Rabinovitz, MD ; D : Jean L. Bolognia, MD.*

NMC, rendant le diagnostic clinique difficile.

• Les patients ayant un NMC géant en situation axiale postérieure associé à de multiples nævus satellites (≥ 20) ont le risque le plus élevé de développer un mélanome ; bien que le mélanome puisse se développer dans le NMC lui-même (pas les lésions satellites), le SNC ou le rétropéritoine, le site primitif peut demeurer inconnu.

• Dans la **mélanose neurocutanée (MNC)**, aussi étiquetée mélanocytose leptoméningée, il y a une prolifération de mélanocytes dans le SNC (de même que dans la peau) ; les personnes qui ont de multiples (≥ 3, mais habituellement 10-20+) NMC disséminés de taille moyenne sont à grand risque de MNC, suivis par ceux ayant un NMC géant en localisation axiale postérieure avec de nombreux satellites.

• Les signes associés à un MNC – p. ex. hydrocéphalie, convulsions, retard de développement, augmentation de la pression intracrânienne, paralysies des nerfs crâniens, défauts sensitivo-moteurs et hypotonie – ont tendance à se manifester vers l'âge de 2-3 ans.

• Une approche de la prise ne charge des NMC est présentée tableau 92.5 et fig. 92.12.

Nævus lentigineux tacheté (NLT, nævus spilus)

• Sous-type de NMC ayant une prévalence de ~ 2 % dans la population générale.

• Souvent présent à la naissance ou autour de la naissance sous forme d'une tache brun clair ; avec le temps, de nombreuses macules et papules

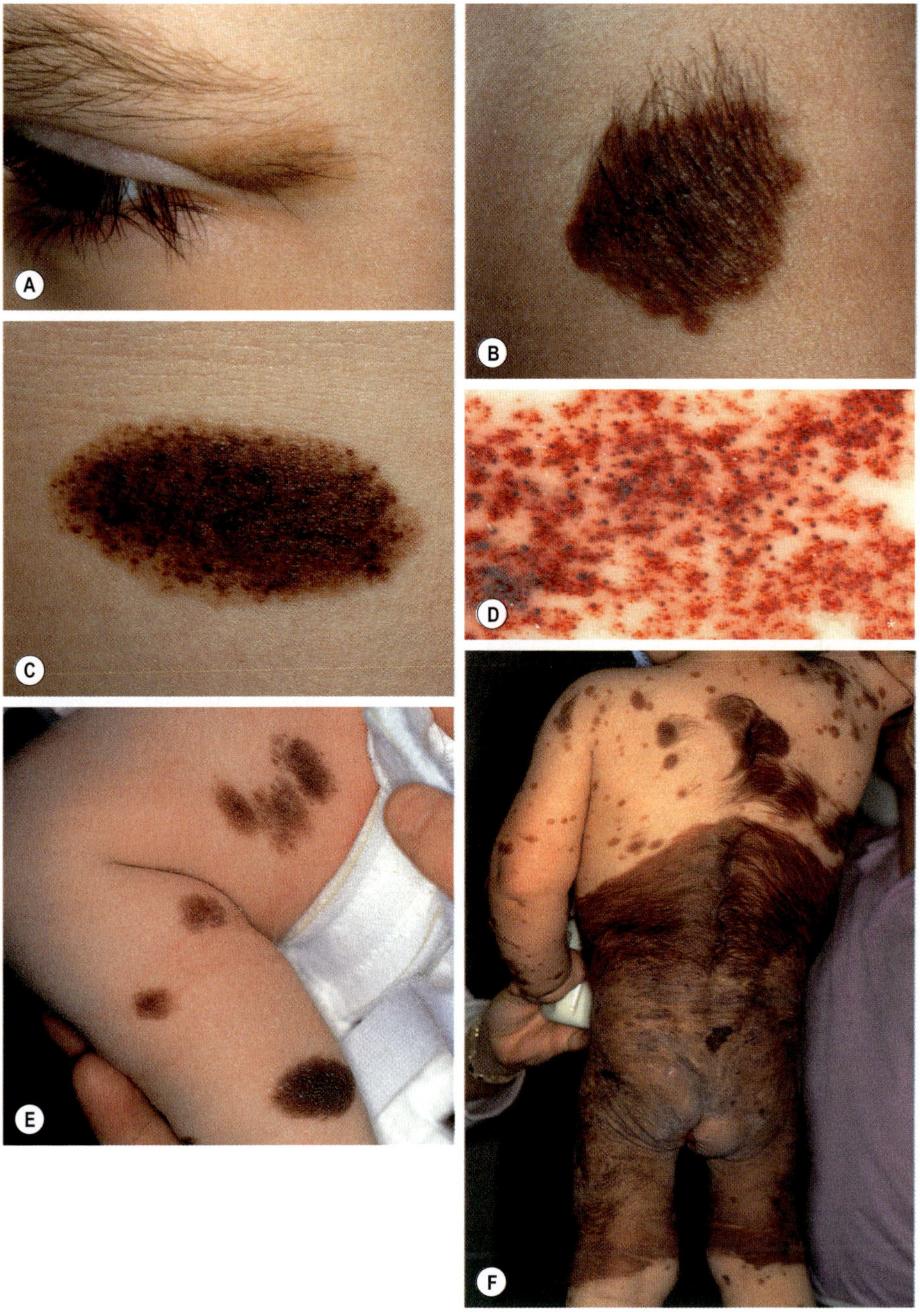

Fig. 92.11 Nævus mélanocytaires congénitaux (NMC). A Petit NMC. Noter l'hypertrichose et une discrète hétérogénéité dans la pigmentation, reflétant sa nature hamartomateuse. **B, C** NMC de taille moyenne, avec aussi une hypertrichose et une discrète hétérogénéité dans la pigmentation (**B**). Noter l'apparence en pavage à l'examen clinique (**C**) et la disposition globuleuse avec des structures en pseudo-hyphes en dermoscopie* (**D**). **E** Multiples NMC de taille moyenne. Ce patient avait 25-30 lésions de ce type. Cette présentation peut être associée à une mélanose neurocutanée (MNC). **F** NMC géant, aussi appelé nævus en « tenue de bain ». Il est situé en localisation axiale postérieure avec de nombreux nævus satellites, dont certains ont une hypertrichose. Ce patient est décédé d'ascites incoercibles dues à la migration de mélanocytes bénins du cerveau à la cavité péritonéale par son shunt ventriculo-péritonéal. Dans la région périanale, le nævus était mou et parfois « bosselé » en raison d'une neurotisation. *Remerciements : A : Lorenzo Cerroni, MD; B, C : Julie V. Schaffer, MD; D : Raymond L. Barnhill, MD, et Harold S. Rabinovitz, MD; E, F : Jean L. Bolognia, MD.*

Tableau 92.5 Approche d'un patient ayant un nævus mélanocytaire congénital (NMC) petit ou de taille moyenne.

Évaluation longitudinale *	Excision
• Pas de manifestations inquiétantes	• Manifestations cliniques ou histologiques inquiétantes
• L'observation est aisée en raison de : – La localisation – La couleur – La surface lisse avec une texture uniforme	• L'observation est difficile en raison de : – La localisation (p. ex. cuir chevelu) – La couleur (p. ex. noir) – La surface, irrégulière ou multinodulaire – Une hypertrichose dense
• Les parents/le patient sont/est : – Motivé(s) et capable(s) de comprendre les informations – Non anxieux au sujet du faible risque (< 1 %) de mélanome – Non concerné(s) par l'aspect esthétique	• Les parents/le patient sont/est : – Réticent(s) à une surveillance – Anxieux au sujet du faible risque (< 1 %) de mélanome – Concerné(s) par l'aspect esthétique

** Incluant photographie de départ, mesures et examens cutanés périodiques.*

se développent dans la tache marron, allant de lentigines à des nævus jonctionnels, composés et intradermiques et des nævus de Spitz et des nævus bleus (fig. 92.13).

• Le risque de développer un mélanome dans un NLT est considéré similaire à celui d'un NMC classique de même catégorie de taille, mais peut être en relation avec le type de nævus qui se développe à l'intérieur de celui-ci.

• **DD :** nævus agminé (cf. supra) ; lentiginose unilatérale partielle.

• Un NLT doit être suivi par des examens périodiques, des photographies et des biopsies si cliniquement indiquées.

Pour plus d'informations, cf. chap. 112 de *Dermatology, Fourth Edition*.

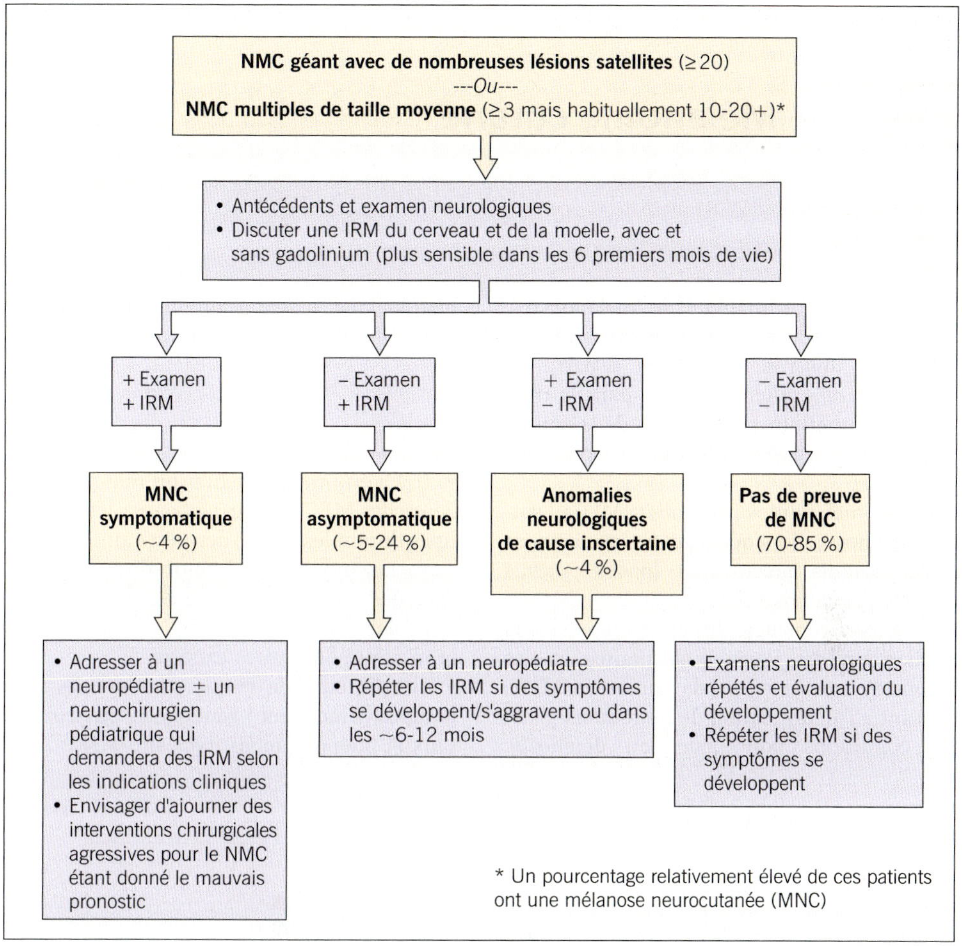

Fig. 92.12 Approche d'un patient ayant des nævus mélanocytaires congénitaux multiples de taille moyenne ou nævus congénital vaste/géants avec de multiples satellites. NMC : nævus mélanocytaire congénital.

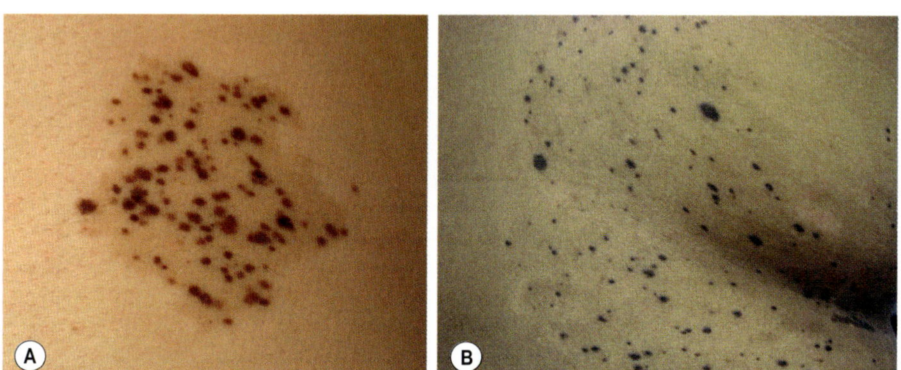

Fig. 92.13 Nævus lentigineux tacheté (nævus spilus). A Nombreuses macules marron moyen à brun noir et papules superposées sur une tache marron. **B** Lésions plus grandes sur la partie latérale du tronc avec des nævus foncés marron à noirs de différentes tailles ; parfois la tache brun clair sous-jacente est discrète et n'est pas reconnue initialement. *Remerciements : Jean L. Bolognia, MD.*

93 Mélanome cutané

• C'est une tumeur maligne de mélanocytes, survenant le plus souvent à partir de mélanocytes cutanés ; peut aussi se développer à partir de mélanocytes situés ailleurs – p. ex. dans le tractus uvéal, l'épithélium pigmentaire de la rétine, la muqueuse gastro-intestinale ou les leptoméninges.
• Certains mélanomes cutanés (MEC) surviennent de novo, alors que d'autres surviennent dans des lésions précurseurs (p. ex. nævus mélanocytaire ; cf. chap. 92).
• Des avancées considérables ont eu lieu dans la compréhension des voies moléculaires et des mutations d'où proviennent de nombreux MEC, aboutissant à l'identification de marqueurs génétiques, conditions pour aider au diagnostic histologique et aux traitements ciblés pour les MEC (fig. 93.1 et 93.2 ; cf. tableau 93.14).

Épidémiologie

• Il y a eu une augmentation marquée de l'incidence des MEC, en particulier des lésions les plus fines durant les 40–50 dernières années, avec une élévation modeste de la mortalité, en particulier chez des hommes âgés (fig. 93.3).
• Le décès survient à un âge plus jeune que pour la majorité des autres cancers.
• Les facteurs de risque sont divisés en trois groupes principaux : génétiques, environnementaux et phénotypiques (tableau 93.1).

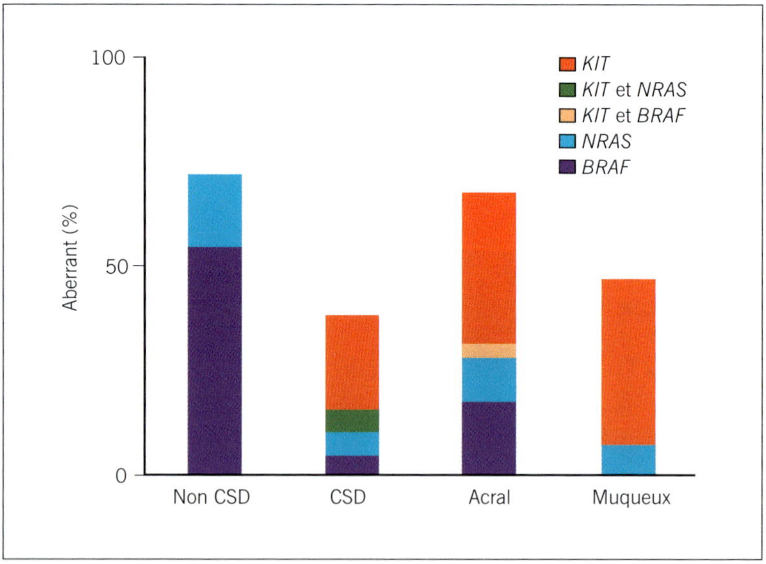

Fig. 93.1 Aberrations génétiques dans les mélanomes cutanéomuqueux. Dans les mélanomes avec mutation somatique dans *BRAF*, au moins 80 % conduisent à une substitution de l'acide glutamique (E) pour la valine (V) au codon 600, c.-à-d. V600E. CSD (*chronic sun-induced damage*), peau montrant des modifications chroniques induites par le soleil telles qu'une élastose solaire marquée ; non CSD, peau sans modifications chroniques induites par le soleil. *De Curtin JA, Busam K, Pinkel D, Bastian BC. Somatic activation of KIT in distinct subtypes of melanoma. J. Clin. Oncol. 2006 ; 24 : 4340-6.*

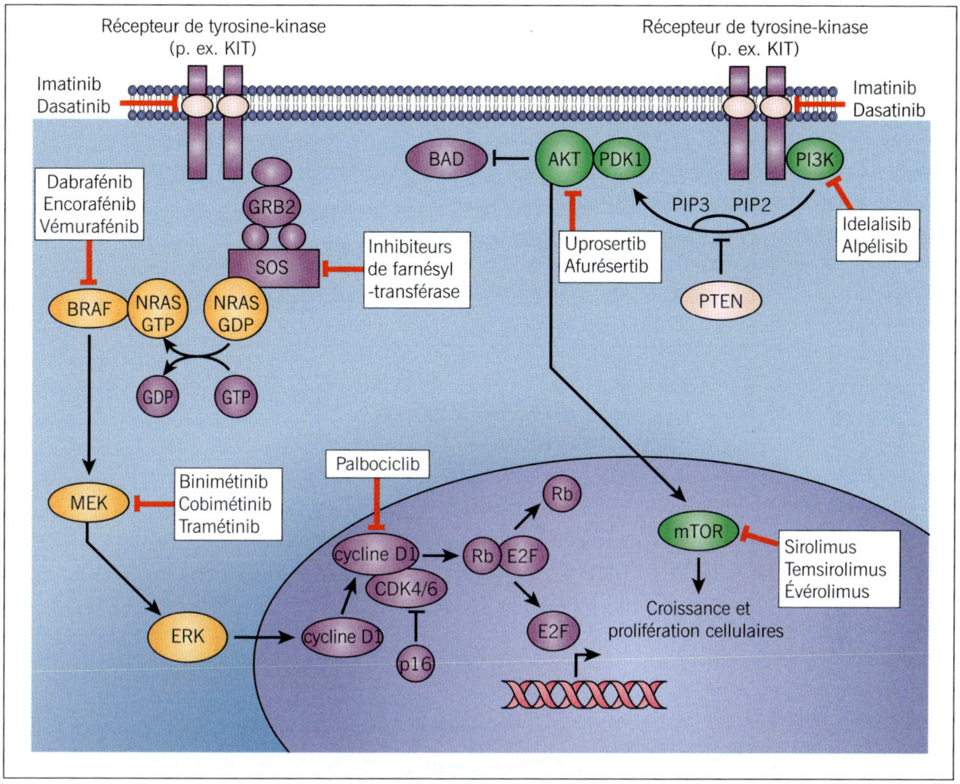

Fig. 93.2 Voies de signalisation RAS-RAF-MEK-ERK (MAPK) et PI3K-AKT. La voie *mitogen-activated protein kinase* (MAPK) (couleur orange), aussi référencée comme voie MAP-kinase, est activée physiologiquement par un facteur de croissance fixé au récepteur des tyrosine-kinases. Le stimulus est transmis au noyau via l'activité GTPase de NRAS et l'activité kinase de BRAF, MEK et ERK. Dans le noyau, il en résulte une augmentation de la transcription des gènes impliqués dans la croissance cellulaire, la prolifération et la migration. Le rôle central de cette voie dans les néoplasies mélanocytaires est souligné par le fait que soit *NRAS*, soit *BRAF* est muté dans approximativement 80 % de tous les mélanomes cutanés et nævus mélanocytaires. La voie PI3K-AKT est un autre régulateur important de la survie cellulaire, de la croissance et de l'apoptose (couleur verte). Un inhibiteur clé de cette voie est PTEN, et l'inactivation du gène qui code pour PTEN par mutations, délétions ou promotion de méthylation survient aussi dans les mélanomes cutanés. Il en résulte une augmentation de l'activité de la voie de signalisation PI3K-AKT. Exemples d'inhibiteurs de farnésyltransférase : tipifamid et ionafamid. BAD : BCL-2 *associated agonist of cell death* ; ERK : *extracellular signal-regulated kinase* ; GDP : guanosine-5'-diphosphate ; GRB2 : *growth factor receptor bound protein 2*, une protéine d'adaptation qui contient un domaine de *Src homology 2* (SH2) et deux domaines SH3 ; GTP : guanosine-5'-triphosphate ; MEK : MAPK-kinase ; mTOR : *mammalian target of rapamycin* (aka sirolimus) ; p16 : *protein product of CDKN2A* ; PDK1 : *phospho-inositide-dependent-kinase-1* ; PI3K, phospho-inositide 3-kinase ; PIP2 : phosphatidylinositol 4,5-biphosphate ; PIP3 : phosphatidylinositol 2,4,5-triphosphate ; PTEN : *phosphatase and tensin homolog* ; Rb : *retinoblastoma protein* ; SOS : *son of sevenless*.

- Approximativement 10 % des mélanomes sont familiaux, et des mutations des lignées germinales ont été détectées dans plusieurs gènes dominants du mélanome (p. ex. *CDKN2A, CDK4*) de même que des gènes responsables d'une prédisposition plus générale pour les tumeurs malignes (« syndromes cancéreux mixtes » tels que les syndromes de Lynch et Li-Fraumeni ; tableaux 93.2 et 93.3).
- Prévention primaire : mesures de protection solaire et éviter les cabines de bronzage.
- Prévention secondaire : détection précoce, dépistage des personnes à haut risque.

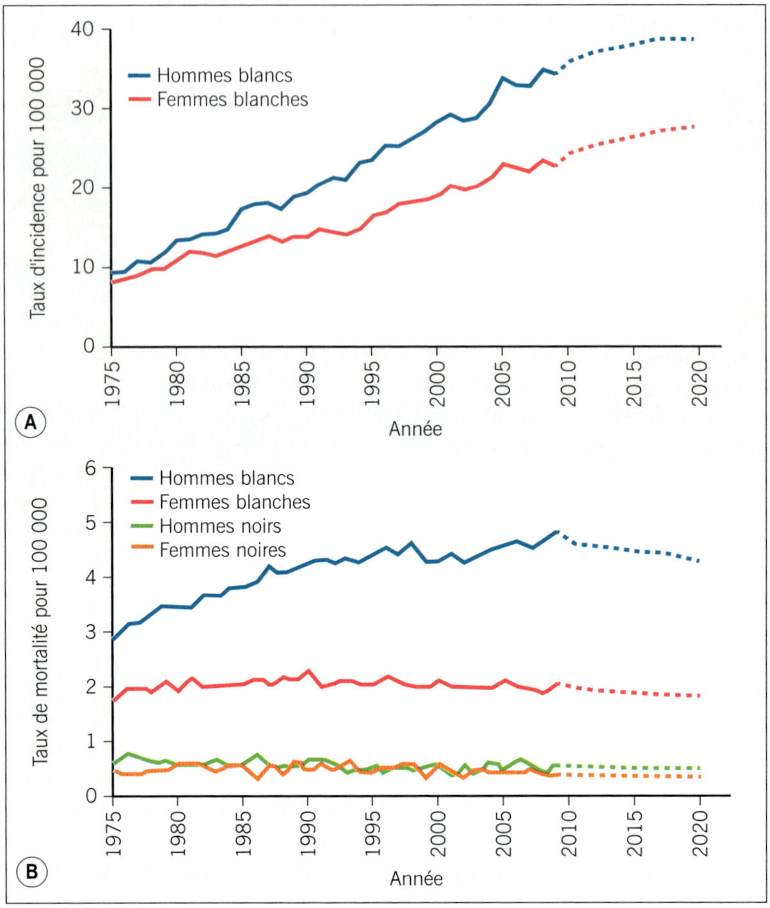

Fig. 93.3 Taux d'incidence et de mortalité par mélanome aux États-Unis pour 100 000 habitants (1975-2010, projection pour 2020). A, B Tandis que l'incidence a augmenté chez les hommes et femmes blancs durant les 4 dernières décennies, il y a eu une augmentation modeste de la mortalité chez les hommes blancs. *Données issues de www.cdc.gov/cancer/dcpc/research/articles/cancer_2020_incidence.htm.*

Clinique

• La présentation clinique des MEC varie beaucoup; bien que les règles **ABCDE** (***a**symmetry, **b**order irregularity, **c**olor variegation, **d**iameter >6 mm, **e**volution*) soient souvent utilisées dans les campagnes publiques de prévention pour aider à promouvoir la reconnaissance clinique des MEC, elles ont leurs lacunes; pour rectifier cela, la règle **EFG** (***e**levated, **f**irm, **g**rowing*) a été ajoutée pour les MEC nodulaires et amélanotiques.

• Comme les nævus banals, avec le temps ils peuvent aussi devenir plus en relief, mais ceux-ci, contrairement aux MEC nodulaires, sont mous à la palpation.

• En cas de mélanome cutané in situ (MIS), la malignité est confinée dans l'épiderme et/ou l'épithélium folliculaire du poil (fig. 93.4); tous les types de MEC (excepté le MN) peuvent avoir une phase in situ; le lentigo malin (fig. 93.5) est un type de MIS qui survient dans une peau endommagée chroniquement par le soleil et qui persiste in situ pendant des années ou des décennies.

• Il y a quatre **principaux sous-types** de MEC invasifs primitifs selon les manifestations clinicopathologiques :

- *Mélanome d'extension superficielle* (MES) (~ 60 % des mélanomes) (fig. 93.6)
- *Mélanome nodulaire* (MN; ~ 20 %) (fig. 93.7)

Tableau 93.1 Facteurs de risque de développement d'un mélanome cutané.

Facteurs génétiques
• Antécédent familial de mélanome cutané (cf. tableau 93.2) • Antécédent familial de « syndrome de cancer mixte » (cf. tableau 93.2) • Peau ayant une pigmentation légère • Tendance à brûler, incapacité à bronzer • Cheveux roux • Anomalies de la réparation de l'ADN (p. ex. xeroderma pigmentosum)
Facteurs environnementaux
• Expositions intermittentes intenses au soleil • Expositions chroniques au soleil • Résidence dans les latitudes équatoriales • PUVA (possible) • Cabines de bronzage, surtout avant l'âge de 35 ans • Immunosuppression iatrogène ou acquise
Expressions phénotypiques des interactions gène – environnement
• Nævus mélanocytaires et lentigines solaires : – Augmentation du nombre total de nævus mélanocytaires (NM) acquis >100 NM, risque relatif augmenté d'un facteur ~ 8 à 10 – Nævus mélanocytaires atypiques (NMA) >5 NMA, risque relatif augmenté d'un facteur ~ 4 à 6 • Lentigines solaires (LS) multiples – Multiples LS, risque relatif augmenté d'un facteur ~ 3 à 4 – Les risques relatifs (RR) sont multiplicatifs : p. ex. une personne avec >100 NM + >5 NMA + LS multiples a un RR de ~ 10 × 5 × 3 = 150 fois • Antécédent personnel de mélanome cutané

Tableau 93.2 Mélanome familial – syndromes dominants et subordonnés. Environ 45 % des mélanomes familiaux sont dus à une mutation héritée d'un gène prédisposant à pénétrance très importante.

Gène de susceptibilité	Syndrome	Manifestations caractéristiques (en plus du mélanome cutané)
Syndromes de mélanome dominants – mélanomes multiples et de survenue précoce + antécédent familial fort de mélanome		
*CDKN2A/p16**	Syndrome familial de nævus atypiques-mélanomes (FAMMM) Syndrome mélanome-astrocytome (SMA)	• Nombreux nævus (>50),nævus atypiques**, ≥1 parent du premier ou deuxième degré avec mélanome • Augmentation du risque de cancer pancréatique • Tumeurs du SNC (p. ex. astrocytome)
CDK4	Rare cas de syndrome FAMMM	• Présentation similaire aux patients avec mutations *CDKN2A*
BAP1	Syndrome de tumeur BAP1	• Multiples « BAPomes » – proliférations mélanocytiques atypiques qui ont une apparence clinique bénigne (p. ex. papules en dôme, souvent roses) avec en histopathologie des manifestations spitzoïdes • Mélanome uvéal • Mésothéliome, cancer à cellules rénales, autres malignités internes
Variant *MITF* (E318K)	Mélanome et syndrome de prédisposition au carcinome à cellules rénales liés à MITF	• Souvent nombre élevé de nævus atypiques • Mélanome de survenue précoce • Carcinome à cellules rénales, carcinome pancréatique

(*Suite*)

Tableau.93.2 Suite.

Gène de susceptibilité	Syndrome	Manifestations caractéristiques (en plus du mélanome cutané)
Gènes du complexe sheltérine (p. ex. *POT1*, *ACD*, *TERF2IP*)		• Mélanomes primitifs multiples et de survenue précoce • Nombreuses tumeurs malignes internes (p. ex. sein, prostate, poumon)
TERT		• Nombreux nævus atypiques (possibles) • Malignités hématolologiques et multiples types de malignités internes
Syndromes de mélanomes subordonnés dans le contexte de « syndrome de cancer mixte »		
BRCA1 et *BRCA2*	Syndrome de carcinome héréditaire du sein et ovarien (HBOC)	• Cancers des seins, des ovaires, de la prostate
TP53	Syndrome de Li-Fraumeni	• Enfance (p. ex. sarcomes, leucémies, SNC) et multiples cancers primitifs au cours de la vie (p. ex. sein, autres)
PTEN	Syndrome de Cowden/ syndrome tumoral des hamartomes PTEN (cf. tableau 52.1)	• Tricholemmomes, papules papillomateuses, lésions muqueuses, kératoses palmoplantaires • Carcinomes des seins, thyroïde, endomètre et colorectaux
RB	Rétinoblastome héréditaire	• Rétinoblastome oculaire, début précoce, souvent bilatéral • Pinéoblastome, ostéosarcome, sarcome des tissus mous
MLH1, *MSH2*, *MSH6*, *PMS2*, *EPCAM*	Syndrome de Lynch	• Cancers colorectaux, de l'endomètre, estomac, sein et autres cancers
Autres facteurs héréditaires possibles		
MC1R		• Cheveux roux, taches de rousseur, peau claire • Mélanome de l'enfance/adolescence

** Locus du gène majeur de susceptibilité à haute pénétrance associé aux mélanomes familiaux; le SMA peut être plus lié à la perte fonctionnelle du produit p14^{ARF} du gène* CDKN2A.
*** Tous les patients/familles qui ont une mutation* CDKN2A *n'ont pas des nævus nombreux/atypiques.*

  - *Mélanome lentigineux malin* (MLM ; ~ 9 %) (fig. 93.8)
  - *Mélanome lentigineux acral* (MLA ; ~ 4 %) (fig. 93.9)
- Variantes de MEC moins fréquents :
  - *Mélanome amélanotique :* les couleurs vont du rose au rouge, n'importe quel type de MEC peut être amélanotique (fig. 93.10) ; les enfants peuvent développer un MEC nodulaire amélanotique, et la lésion peut ressembler à un granulome pyogénique ou une verrue
  - Mélanome de la matrice unguéale : cf. tableau 58.3 et fig. 93.11.
  - *Mélanome muqueux :* bouche (p. ex. palais, gencive), anus > nasopharynx, larynx, vagin ; ~ 35 % sont amélanotiques
  - *Mélanomes desmoplastiques* et *neurotropiques :* nodules fermes, couleur de la peau ou roses > bruns à noirs, habituellement sur

Tableau 93.3 Critères suggérant l'avis d'un généticien pour une suspicion de syndrome de mélanome familial. Une prédisposition aux mélanomes peut être associée à d'autres tumeurs malignes et d'autres gènes de prédisposition à des cancers peuvent augmenter le risque de mélanome. Une discussion au sujet du conseil génétique doit être conduite avec les patients ayant un mélanome qui ont n'importe lequel des critères proposés dans ce tableau.

Syndrome de mélanome dominant suspecté*
• Antécédent familial, défini comme ≥ 3 membres atteints d'un côté de la famille d'un mélanome invasif ou d'un cancer du pancréas ou d'une tumeur du SNC (p. ex. astrocytome) ou d'un carcinome à cellules rénales
• ≥ 3 mélanomes invasifs primitifs, incluant un mélanome de survenue précoce (âge ≤ 45 ans)
• ≥ 2 proliférations mélanocytaires atypiques avec mutation *BAP1* (« BAPomes »)
• ≥ 1 prolifération mélanocytaire atypique avec mutation *BAP1* (« BAPomes ») + un antécédent familial de mésothéliome, méningiome, carcinome à cellules rénales et/ou mélanome uvéal
Suspicion de syndrome de mélanome subordonné**
• Antécédent personnel de mélanome + antécédent personnel/familial d'autres tumeurs malignes ce qui suggère un syndrome de cancer mixte (p. ex. sein, ovaire, prostate, pancréas, côlon cf. tableau 93.2)

* *Syndrome de cancer familial dans lequel le mélanome est le type prédominant de cancer bien que les autres cancers puissent être observés (cf. tableau 93.2).*
** *Syndrome de cancer familial dans lequel il y a un risque de mélanome moins élevé que d'autres tumeurs malignes observées dans ce syndrome (cf. tableau 93.2).*
HBOC : *hereditary breast and ovarian cancer*.

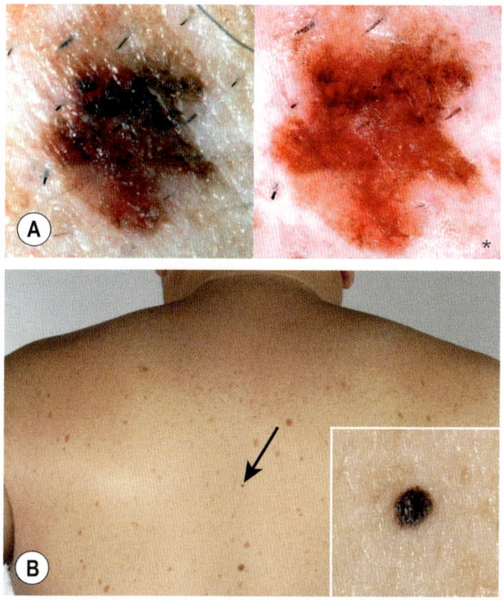

Fig. 93.4 Mélanome in situ. A Cliniquement noter l'asymétrie, l'irrégularité des bords, les variations de couleur et l'érythème (signe du « petit chaperon rouge ») ; en dermoscopie* les manifestations comprennent un réseau épais, des points et un certain nombre de globules. **B** Ce mélanome in situ mesurait moins de 3 mm de diamètre. Les petits mélanomes peuvent facilement passer inaperçus, en particulier s'ils sont moins fortement pigmentés. Cette lésion était le « vilain petit canard » en comparaison de tous les nævus du patient. La dermoscopie aide à faire un diagnostic plus précoce. *Remerciements : Claus Garbe, MD.*

des zones exposées au soleil ; peuvent apparaître de novo ou dans un lentigo malin ; une biopsie profonde est nécessaire pour le diagnostic ; une récurrence locale est un problème fréquent

– *Mélanomes oculaires* : divisés en mélanomes conjonctivaux ou uvéaux, avec une majorité de ces derniers qui ont des mutations *GNA11* ou *GNAQ* ; la perte partielle ou complète du chromosome 3 augure d'un mauvais pronostic (*BPA1* est sur son bras court)

• Le MEC est rare dans l'enfance ; les patients prépubertaires tendent à avoir des lésions amélanotiques (roses ou rouges) épaisses qui peuvent être difficiles à différencier histologiquement d'un nævus de Spitz atypique, et le pronostic est globalement favorable.

• Vérifier l'épaisseur selon Breslow (dans les zones où l'épaisseur de Breslow peut être mesurée), tous les MEC ont le même pronostic, incluant les MEC associés à la grossesse ; cependant certains types de MEC tendent à avoir un Breslow plus profond en raison d'un retard diagnostique (p. ex. amélanotiques, MLA).

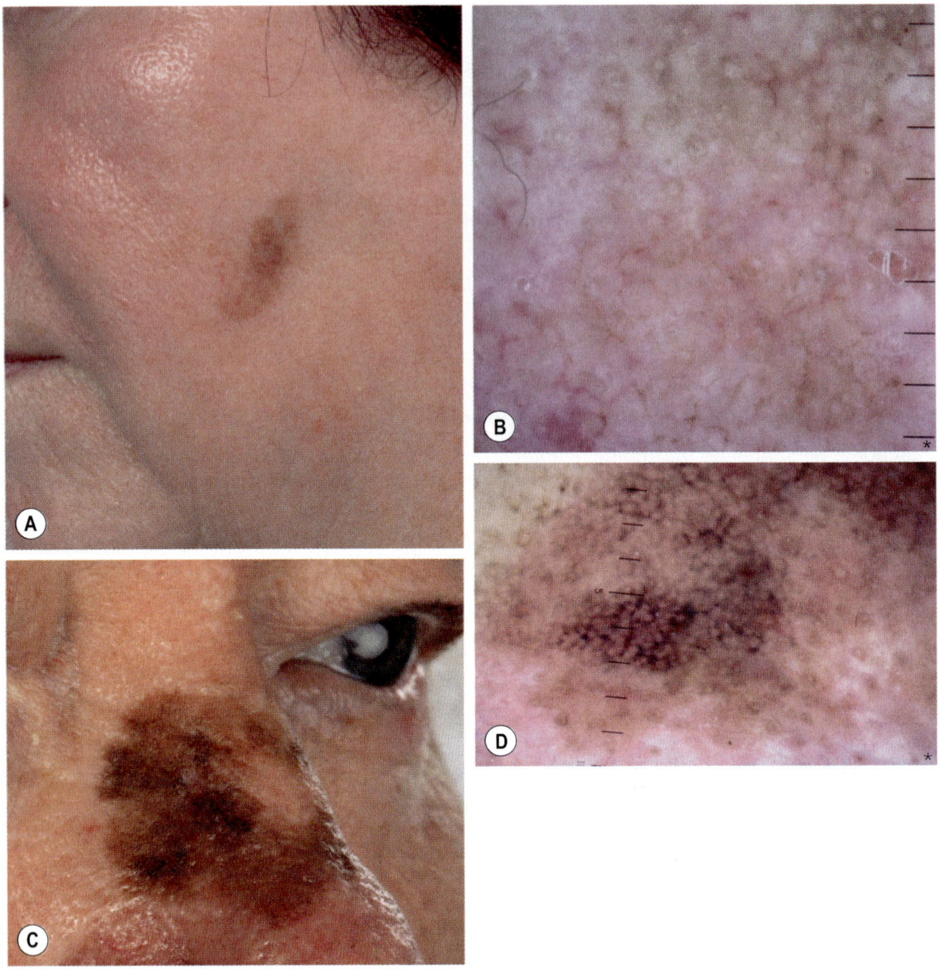

Fig. 93.5 Lentigo malin (LM). **A, C** Un LM débutant se présentant comme une pigmentation discrètement asymétrique (**A**) est comparée à une lésion plus avancée avec des variations de pigmentation apparues rapidement (**C**). **B, D** En dermoscopie*, des ouvertures folliculaires entourées d'une pigmentation annulaire sont observées, elles sont rapportées comme « cercle dans un cercle ». Les manifestations sont plus discrètes en **B** et des structures rhomboïdales peu nombreuses sont observées en **D**. *Remerciements : Claus Garbe, MD, et Jürgen Bauer, MD.*

Diagnostic

- Une détection précoce est un élément clé pour améliorer la survie. Le diagnostic repose sur une suspicion clinique (p. ex. inspection visuelle, dermoscopie), suivie d'une confirmation histopathologique.
- Le prélèvement biopsique doit avoir comme but d'enlever entièrement la lésion, y compris une profondeur suffisante pour pouvoir déterminer l'épaisseur selon Breslow (fig. 93.12); si l'on est limité par une grande taille, des échantillons représentatifs doivent être obtenus; l'évaluation est ensuite faite par un dermatopathologiste.
- Quand on fait un examen cutané du corps entier (ECCE), des signes tels que « le vilain petit canard » (une lésion pigmentée qui apparaît atypique par rapport au contexte des nævus environnants; cf. fig. 93.4B et chap. 92) et le signe du « petit chaperon rouge » peuvent se révéler utiles (cf. fig. 93.4A).
- En plus de la dermoscopie, des photographies peuvent aider au diagnostic; pour la première, la priorité est de déterminer si la lésion est mélanocytaire (tableau 93.4), puis de chercher les signes inquiétants (tableaux 93.5 et 93.6).

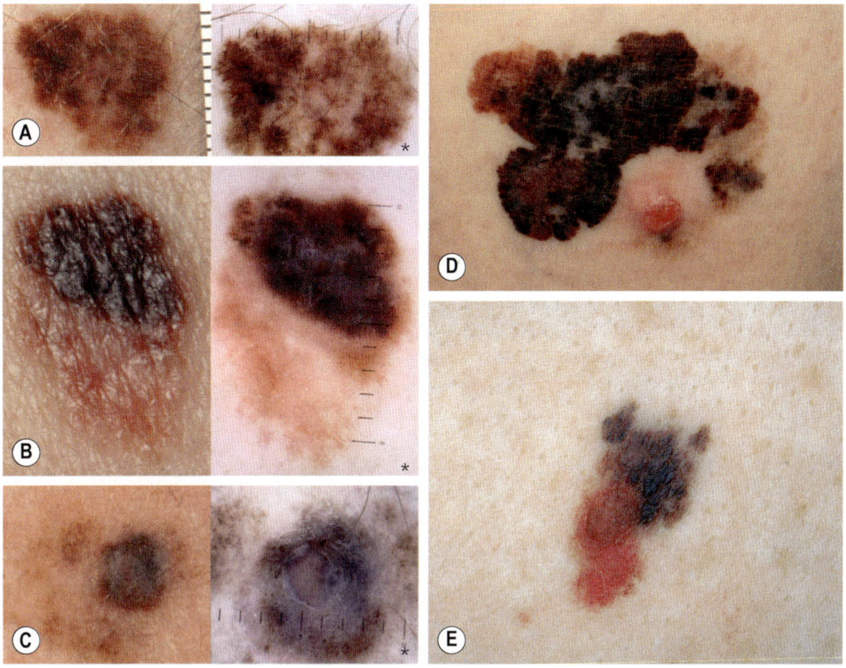

Fig. 93.6 Mélanomes à extension superficielle. **A-C** Toutes ces lésions montrent cliniquement une asymétrie due à une variation de couleur et une irrégularité du pourtour. L'épaisseur de **A-C** était < 0,50, 0,58 et 1,60 mm respectivement. En dermoscopie*, il y avait un réseau pigmentaire atypique, asymétrique, des taches irrégulières et des couleurs multiples ; en **B** et **C** un voile blanc bleu était présent. **D** Dans cette lésion plus évoluée, noter l'asymétrie, les bords irréguliers, les variations de couleur, la régression d'aspect cicatriciel de certaines zones, et une papule inférieure rose, indiquant une phase de croissance verticale. **E** Mélanome d'extension superficielle survenant dans un nævus mélanocytaire composé. Noter le pourtour irrégulier et les pigmentations variées. *Remerciements : A-C : Claus Garbe, MD, et Jürgen Bauer, MD ; D : Claus Garb, MD ; E : YDRSC.*

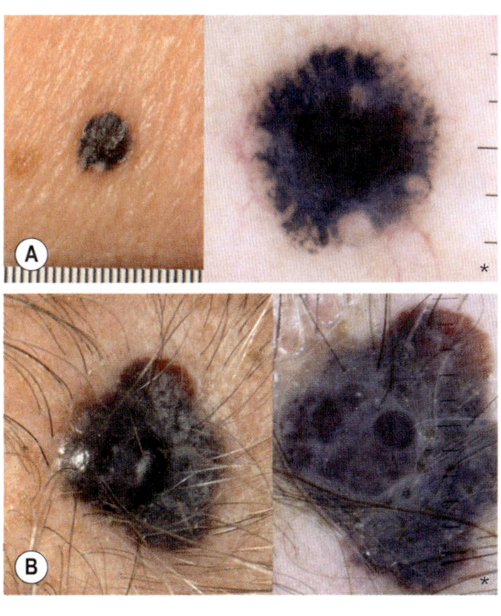

Fig. 93.7 Mélanomes nodulaires. **A** Cliniquement, papule de pigmentation noire, mesurant ~ 3 mm de diamètre avec une épaisseur de Breslow de 0,95 mm ; en dermoscopie*, réseau atypique de couleur bleue et stries. **B** Plaque de pigmentation noire du cuir chevelu avec un nodule excentré et une épaisseur de Breslow à 2,75 mm ; en dermoscopie*, multiples couleurs incluant le gris bleu. *Remerciements : Claus Garbe, MD, et Jürgen Bauer, MD.*

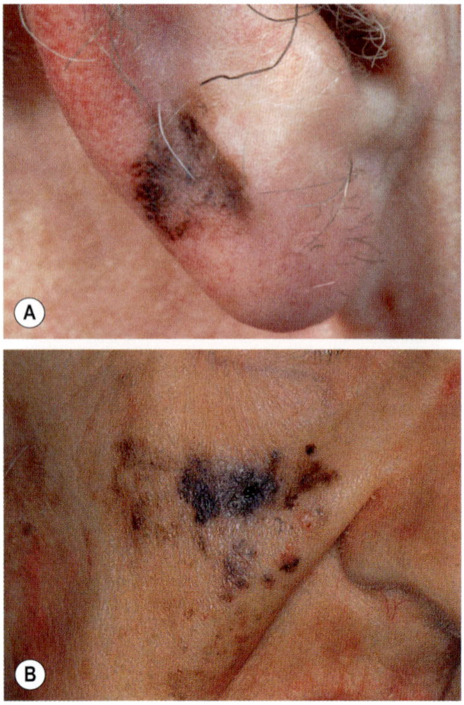

Fig. 93.8 Mélanome lentigineux malin (MLM). **A** Lésion pigmentée asymétrique du lobe de l'oreille, avec bords irréguliers et variations notables de pigmentation ; l'épaisseur de Breslow était de 0,45 mm. **B** Grande lésion triangulaire dans laquelle il y a de multiples papules et plaques marron foncé, noires, et gris bleu ; l'épaisseur de Breslow était de 1,1 mm. *Remerciements : A : Claus Garbe, MD, et Jürgen Bauer ; B : Kalman Watsky, MD.*

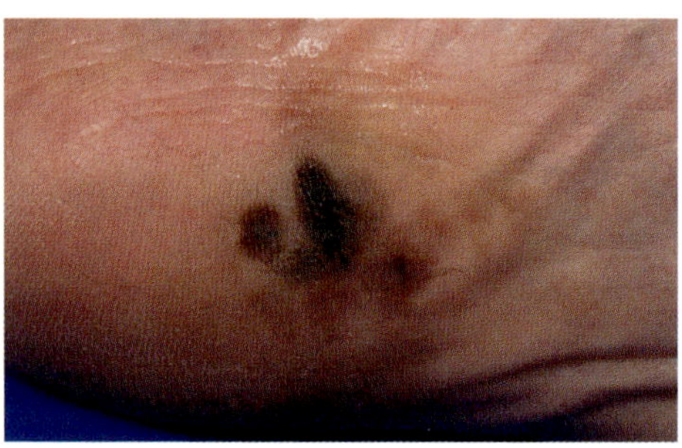

Fig. 93.9 Mélanome lentigineux acral. Lésion de la face plantaire du pied irrégulièrement pigmentée. Ces tumeurs peuvent devenir amélanotiques et passent alors facilement inaperçues ou sont diagnostiquées à tort comme verrues ou autres lésions bénignes, aboutissant souvent à un retard diagnostique significatif. Les manifestations dermoscopiques incluent une pigmentation diffuse irrégulière et un motif de crêtes parallèles. *Remerciements : Claus Garbe, MD.*

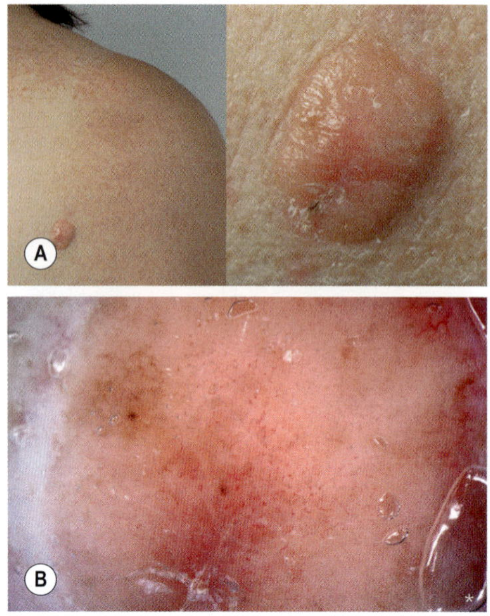

Fig. 93.10 Mélanome amélanotique. **A** Nodule couleur de la peau à rose léger sur la scapula droite d'une patiente ; l'épaisseur de Breslow était de 4 mm. **B** En dermoscopie*, certains globules pigmentés ont permis d'identifier la tumeur comme lésion mélanocytaire. Les points, les vaisseaux en pointillé et linéaires sont suggestifs d'un mélanome. *Remerciements : Claus Garbe, MD.*

- Tous les mélanomes cutanés ne présentent pas des manifestations typiques et dans les lésions récentes les manifestations cliniques peuvent être discrètes. Pour cette raison, l'inquiétude d'un patient pour une lésion particulière nécessite d'être prise en compte dans l'évaluation.
- **DD :** présenté tableau 93.7.

Pronostic et stadification

- Parmi les signes histologiques d'un MEC primitif invasif, la profondeur selon Breslow (en millimètres) est le principal élément prédictif de survie (cf. fig. 93.12) ; la présence ou l'absence d'une atteinte des ganglions lymphatiques est aussi un élément prédictif important de la survie.
- La classification TNM de l'*American Joint Committee on Cancer's* (AJCC) et le système de gradation des MEC sont détaillés tableaux 93.8 et 93.9.

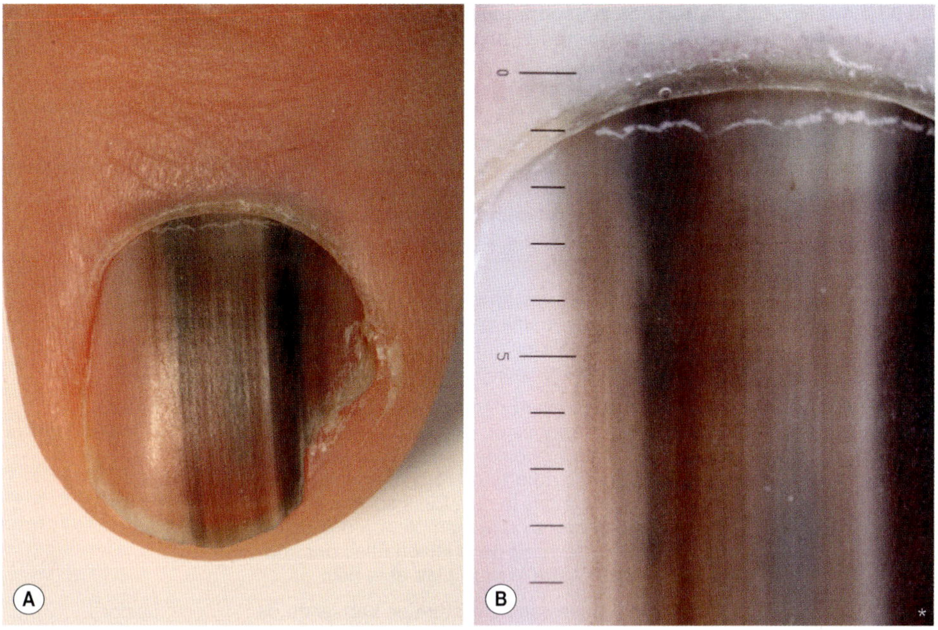

Fig. 93.11 Mélanome de la matrice unguéale. A, B Pigmentation longitudinale de la tablette de l'ongle non homogène, cliniquement (**A**) et en dermoscopie* (**B**) ; l'épaisseur de Breslow était de 0,7 mm. *Remerciements : Claus Garbe, MD, et Jürgen Bauer, MD.*

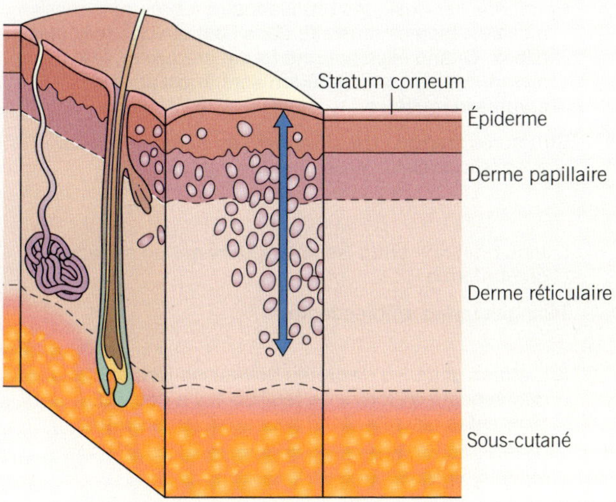

Fig. 93.12 Stadification microscopique des mélanomes cutanés : épaisseur tumorale selon Breslow (flèche verticale bleue). Méthode de Breslow : mesure en millimètres depuis le haut de la couche granuleuse de l'épiderme (ou la base de l'ulcération) jusqu'à la partie la plus profonde de la tumeur.

Tableau 93.4 Analyse des patrons dermoscopiques : algorithme pour une première étape de différenciation entre lésions mélanocytaires et non mélanocytaires.

Critères dermoscopiques	Définition	Signification diagnostique
Réseau pigmentaire – pseudo-réseau†	Réseau de lignes brunes interconnectées sur un fond de pigmentation diffuse brun clair. Sur la peau du visage, un réseau pigmentaire particulier, aussi appelé pseudo-réseau, est caractérisé par des trous de taille égale dans le réseau, correspondant aux ostiums folliculaires préexistants.	Lésion mélanocytaire
Globules agrégés	Nombreuses structures rondes ou ovales, de taille variable, plus ou moins groupées avec différents degrés de brun et gris noir. Elles doivent être différentiées des globules multiples bleu gris.	Lésion mélanocytaire
Stries	Elles ont été auparavant décrites de façon séparée comme pseudopodes et stries radiaires, mais elles sont désormais combinées en un seul terme. Elles peuvent survenir à partir du réseau mais le plus souvent ce n'est pas le cas. Elles sont bulbeuses et souvent coudées ou ressemblent à des doigts, généralement au bord de la lésion Elles ont une couleur située entre le brun clair et le noir.	Lésion mélanocytaire
Pigmentation bleue homogène‡	Pigmentation bleue sans structure en l'absence de réseau pigmentaire ou d'autres signes distinctifs locaux	Lésion mélanocytaire
Modèle parallèle	Observé dans les lésions mélanocytaires des paumes/plantes et les zones muqueuses. Sur les paumes/plantes, la pigmentation peut suivre les sillons et les crêtes des dermatoglyphes. Rarement disposée à angle droit de ces structures.	Lésion mélanocytaire
Multiples kystes de type milia	Nombreuses structures arrondies de taille variable, blanches ou jaunâtres	Kératose séborrhéique
Ouvertures de type comédon	Bouchons kératosiques brun jaunâtre à brun noir, ronds à ovales, bien circonscrits dans l'ostium des follicules pileux. Quand elles ont une forme irrégulière, les ouvertures de type comédon sont aussi appelées cryptes irrégulières.	Kératose séborrhéique
Structures marron clair de type empreintes digitales	Structures marron clair, délicates, en pseudo-réseau avec le modèle d'une empreinte digitale	Kératose séborrhéique
Disposition cérébriforme	Sillons brun noir entre les crêtes donnant un aspect cérébriforme	Kératose séborrhéique
Vaisseaux en arborisation	Télangiectasies arborescentes	Carcinome basocellulaire*
Structures en forme de feuilles	Structures gris bleu discrètes bulbeuses formant des aspects en forme de feuilles. Il y a des nids pigmentés discrets (îlots) ne venant jamais d'un réseau pigmentaire et habituellement non issus de zones pigmentées confluentes adjacentes.	Carcinome basocellulaire*
Grands nids ovoïdes bleu gris	Bien circonscrits, confluents ou presque, pigmentés, ovoïdes ou allongés, plus grands que des globules et non directement liés à une tumeur pigmentée	Carcinome basocellulaire*
Multiples globules bleu gris	Multiples globules qui doivent être différenciés des points bleu gris (mélanophages)	Carcinome basocellulaire*

(Suite)

Tableau 93.4 Suite.

Critères dermoscopiques	Définition	Signification diagnostique
Zones en forme de roue dentée	Projections radiaires bien délimitées de couleur brun clair mais parfois bleue ou grise, à partir d'un axe central souvent foncé (brun noir, noir ou bleu)	Carcinome basocellulaire*
Ulcération§	Absence d'épiderme, souvent associée à du sang coagulé, non consécutive à un traumatisme récent bien documenté	Carcinome basocellulaire*
Lacunes rouge bleu	Zones rondes ou ovales plus ou moins bien délimitées avec une coloration rougeâtre, rouge bleu ou noire	Lésion vasculaire
Zones homogènes rouge bleuâtre à rougeâtre noir	Zones homogènes, non structurées de couleur rouge bleuâtre à rouge noir	Lésion vasculaire
Aucun des critères de la liste	Absence des critères mentionnés ci-dessus	Lésion mélanocytaire

** Pour diagnostiquer un carcinome basocellulaire, la caractéristique négative de réseau pigmentaire doit être absente et une ou plusieurs des manifestations positives indiquées ici doivent être présentes.*
† Exception 1 : un réseau pigmentaire ou un pseudo-réseau pigmentaire est aussi présent dans le lentigo solaire et rarement dans la kératose séborrhéique et la kératose actinique pigmentée. Un réseau pigmentaire annulaire fin est aussi observé dans un dermatofibrome ou un mamelon accessoire (élément pour le diagnostic de dermatofibrome et de mamelon accessoire : tache blanche centrale).
‡ Exception 2 : une pigmentation bleue homogène (marque dermoscopique du nævus bleu) est aussi observée (rarement) dans certains hémangiomes et carcinomes basocellulaires et (fréquemment) dans des métastases intradermiques de mélanome.
§ Exception 3 : une ulcération est aussi observée, moins fréquemment dans des mélanomes invasifs.
Adapté de Argenziano G, Soyer HP, Chimenti S, et al. Dermoscopy of pigmented skin lesions : Results of a consensus meeting via the Internet. J Am Acad Dermatol. 2003; 48 : 679-93.

Tableau 93.5 Analyse dermoscopique des patrons : algorithme de la deuxième étape pour la différenciation entre nævus mélanocytaire et mélanome.

Critères dermoscopiques	Définition	Signification diagnostique
Manifestations globales		
Patron réticulé	Réseau pigmentaire couvrant la plus grande partie de la lésion	Nævus mélanocytaire
Patron globulaire	Nombreuses structures de taille variable, rondes ou ovales avec différentes nuances de brun et gris noir	Nævus mélanocytaire
Patron en pavage	Grandes structures agrégées de façon étroite, en quelque sorte structures de type globule, coudées ressemblant à un pavage	Nævus dermique
Patron homogène	Pigmentation diffuse, brune, gris bleu à gris noir en l'absence d'autres manifestations locales distinctives	Nævus mélanocytaire (bleu)
Patron étoilé	Stries pigmentaires radiaires au bord de la lésion	Nævus de Spitz/Reed
Patron parallèle	Pigmentation des paumes/plantes qui suit les sillons ou les crêtes, rarement disposée à angle droit de ces structures	Nævus acral/mélanome (cf. infra)

(Suite)

Tableau 93.5 Suite.

Critères dermoscopiques	Définition	Signification diagnostique
Patron à composants multiples	Combinaison de trois ou plus des patrons précédents	Mélanome
Patron non spécifique	Lésion pigmentée n'ayant pas les patrons précédents	Possible mélanome
Manifestations locales		
Réseau pigmentaire	Réseau pigmentaire typique : brun clair à brun noir avec des petits trous, uniformément espacés et des lignes fines en réseau distribuées plus ou moins régulièrement dans toute la lésion et s'affinant habituellement à la périphérie	Lésion mélanocytaire bénigne
	Réseau pigmentaire atypique : noir, brun ou gris avec des trous irréguliers et des lignes épaisses	Mélanome
Points/globules	Structures noires, brunes, rondes ou ovales, de taille variable, distribuées de façon régulière ou irrégulière dans la lésion	Si régulières, lésion mélanocytaire bénigne Si irrégulières, mélanome
Stries	Elles ont été auparavant décrites séparément comme pseudopodes ou comme stries radiaires. Les stries sont bulbeuses et souvent angulées ou en projections comme des doigts au bord de la lésion. Elles peuvent survenir à partir de structures du réseau mais le plus souvent, ce n'est pas le cas. Elles se répartissent en couleurs du brun clair au noir.	Si régulières, lésion mélanocytaire bénigne (nævus de Spitz/Reed) Si irrégulières, mélanome
Voile bleu blanchâtre	Zone irrégulière, sans structure, de pigmentation bleue confluente avec au-dessus un film blanc « en verre dépoli ». La pigmentation n'occupe pas toute la lésion et correspond habituellement à une partie cliniquement surélevée de celle-ci.	Mélanome
Zones de régression	Dépigmentation blanche d'aspect cicatriciel et/ou granules bleus comme des granules de poivre, correspondant habituellement à une partie plane de la lésion	Mélanome
Hypopigmentation	Zones de pigmentation moindre que l'ensemble de la lésion	Non spécifique
Taches	Zones noires, brunes et/ou grises, sans structure avec une distribution symétrique ou asymétrique dans la lésion	Si symétrique, lésion mélanocytaire bénigne Si asymétrique, mélanome

(Suite)

Tableau 93.5 Suite.

Critères dermoscopiques	Définition	Signification diagnostique
Manifestations liées à la localisation		
Visage	Typiquement pseudo-réseau (trous ronds, de taille égale, correspondant aux ostiums folliculaires préexistants)	Lésion mélanocytaire bénigne
	Structures annulaires-granuleuses (multiples points bleu gris entourant les ostiums folliculaires avec une apparence annulaire-granuleuse)	Mélanome
	Pseudo-réseau gris (pigmentation grise, entourant l'ostium folliculaire, formé par la confluence des structures annulaires-granuleuses)	Mélanome
	Structures rhomboïdales (pigmentation gris brun entourant l'ostium folliculaire avec une apparence rhomboïdale)	Mélanome
	Follicules pigmentés de façon asymétrique (pigmentation excentrée autour de l'ostium folliculaire)	Mélanome
Paumes/plantes	Patron parallèle (pigmentation suivant les sillons)	Nævus acral
	Patron en treillis (pigmentation suivant et traversant les sillons)	Nævus acral
	Patron fibrillaire (nombreux filaments, finement pigmentés perpendiculaires aux crêtes et sillons)	Nævus acral
	Patron en crêtes parallèles (pigmentation alignée le long des crêtes)	Mélanome

Adapté de Argenziano G, Soyer HP, Chimenti S, et al. Dermoscopy of pigmented skin lesions : Results of a consensus meeting via the Internet. J Am Acad Dermatol. 2003; 48 : 679-93.

Tableau 93.6 Définitions des critères dermoscopiques pour la liste de contrôle en trois points. La présence de plus d'un critère suggère une lésion suspecte.

Critères	Définition
Asymétrie	Distribution asymétrique des couleurs et des structures dermoscopiques
Réseau atypique*	Plus d'un type de réseau (en termes de couleur et d'épaisseur des mailles) irrégulièrement distribués dans la lésion
Structures bleu blanc†	Présence d'un type quelconque de couleur bleue et/ou blanche

** Trouvé habituellement dans les mélanomes débutants.*
† Trouvé habituellement à la fois dans les mélanomes et dans les carcinomes basocellulaires pigmentés.
Adapté de Argenziano G, Puig S, Zalaudek I, et al. Dermoscopy improves accuracy of primary care physicians to triage lesions suggestive of skin cancer. J Clin Oncol. 2006; 24 : 1877-82.

Tableau 93.7 Diagnostic différentiel des mélanomes cutanés.

En général	En fonction de la localisation
Si pigmenté • Nævus atypique (dysplasique) • Autres nævus (p. ex. noir [hypermélanotique], bleu, génital, acral, Spitz, récurrent) • Kératose séborrhéique • CBC pigmenté • Maladie de Bowen pigmentée • Hémangiome thrombosé • Dermatofibrome **Si amélanotique (rose, rouge)** • Granulome pyogénique (nodulaire) • CBC ; CSC, in situ ou invasif • Carcinome à cellule de Merkel • Nævus intradermique rose • Nævus de Spitz • Dermatofibrome • Verrue • Kératose de type lichen plan (KTLP) • Plaque isolée de psoriasis ou d'eczéma	**Lentigo malin (LM)** • Kératose actinique pigmentée • Lentigo solaire • Kératose séborrhéique maculeuse **Mélanome de la matrice unguéale** • Mélanonychie unguéale longitudinale (cf. tableau 58.2) • Pigmentation unguéale induite par des médicaments (cf. tableau 58.4) • médicament induisant une pigmentation unguéale (cf. tableau 58.4) • CSC, in situ ou invasif • Hématome sous-unguéal • Verrue **Mélanome muqueux** • Mélanose des régions muqueuses • Lac veineux (lèvre vermillon) • Tatouage d'amalgame • Angiokératome (génital) • CSC, in situ ou invasif **Mélanome lentigineux acral** • Talon noir ou paume noire ; cf. fig. 74.9 • Verrue plantaire • Tinea nigra • Callosité plantaire • Ulcère trophique

Tableau 93.8 Classification TNM des mélanomes (AJCC-2017). L'évaluation histopathologique des ganglions lymphatiques doit inclure au moins un marqueur immunohistochimique (p. ex. HMB45, Melan-A/MART-1).

Catégorie T	Épaisseur	Ulcération
Tis (mélanome in situ)	NA	NA
T1	< 0,8 mm	a. –
	< 0,8 mm 0,8–1,0 mm	b. + b. ±
T2	> 1,0–2,0 mm	a. –
		b. +
T3	> 2,0–4,0 mm	a. –
		b. +
T4	> 4,0 mm	a. –
		b. +
Catégorie N	**Nombre de ganglions lymphatiques régionaux envahis par la tumeur**	**Présence de métastases* en transit, satellites et/ou microsatellites**
N0	Pas de métastases régionales détectées	Non
N1	Un ganglion envahi par la tumeur – *ou* – métastases en transit, satellites et/ou microsatellites sans ganglions envahis par la tumeur	
N1a	Un cliniquement occulte (c.-à-d. détecté par biopsie du GS)	Non

(*Suite*)

Tableau 93.8 Suite.

Catégorie N	Nombre de ganglions lymphatiques régionaux envahis par la tumeur	Présence de métastases* en transit, satellites et/ou microsatellites
N1b	Un détecté cliniquement	Non
N1c	Pas d'atteinte de ganglion lymphatique régional	Oui
N2	Deux ou trois ganglions envahis par la tumeur – *ou* – métastases en transit, satellites et/ou microsatellites avec un ganglion envahi par la tumeur	
N2a	Deux ou trois cliniquement occultes	Non
N2b	Deux ou trois, un au moins détecté cliniquement	Non
N2c	Un cliniquement occulte ou cliniquement détecté	oui
N3	Quatre ou plus ganglions envahis par la tumeur – *ou* – métastases en transit, satellites et/ou microsatellites avec au moins deux ganglions envahis par la tumeur – *ou*- n'importe quel nombre de ganglions emmêlés sans ou avec métastases en transit, satellites et/ou microsatellites	
N3a	Quatre ou plus cliniquement occultes	Non
N3b	Quatre ou plus, au moins un détecté cliniquement, ou présence de n'importe quel nombre de ganglions emmêlés	Non
N3c	Au moins deux ganglions occultes ou cliniquement détectés et/ou présence de n'importe quel nombre de ganglions emmêlés	oui
Catégorie M	**Site anatomique**	**Taux de LDH**
M0	Pas d'évidence de métastase à distance	NA
M1a	Métastase à distance à la peau, aux tissus mous incluant le muscle et/ou un ganglion non régional	Non rapporté ou non spécifié
		(0) Non élevé
		(1) Élevé
M1b	Métastase à distance au poumon avec ou sans sites de la maladie M1a	Non rapporté ou non spécifié
		(0) Non élevé
		(1) Élevé
M1c	Métastase à distance de zones viscérales non SNC avec ou sans localisation de la maladie M1a ou M1b	Non rapporté ou non spécifié
		(0) Non élevé
		(1) Élevé
M1d	Métastase à distance du SNC avec ou sans localisations M1a, M1b ou M1c de la maladie	Non rapporté ou non spécifié
		(0) Non élevé
		(1) Élevé

* *Les métastases en transit sont à >2 cm de la lésion primitive mais pas au-delà des ganglions lymphatiques régionaux, tandis que les lésions satellites sont dans les 2 cm de la lésion primitive. Les lésions satellites peuvent être détectées cliniquement ou au microscope; ces dernières sont rapportées comme métastases microsatellites.*
GS : ganglion sentinelle; NA : non applicable.

Adapté de AJCC Cancer Staging Manual. American Joint Committee on Cancer, 8th edn. Springer, 2017 : 563-85.

Tableau 93.9 Groupement des stades de mélanome cutané (AJCC-2017).

	Survie (%)*	Stade clinique†			Stade histopathologique‡		
		T	N	M	T	N	M
0		Tis	N0	M0	Tis	N0	M0
IA	97	T1a	N0	M0	T1a	N0	M0
					T1b		
IB	93	T1b	N0	M0	T2a	N0	M0
		T2a					
IIA	82	T2b	N0	M0	T2b	N0	M0
	79	T3a			T3a		
IIB	68	T3b	N0	M0	T3b	N0	M0
	71	T4a			T4a		
IIC	53	T4b	N0	M0	T4b	N0	M0
III§		N'importe quel T, Tis	≥ N1	M0			
IIIB					T0	N1b, N1c	M0
IIIC					T0	N2b, N2c, N3b ou N3c	M0
IIIA	78				T1a/b-T2a	N1a ou N2a	M0
IIIB	59				T1a/b-T2a	N1b/c ou N2b	M0
					T2b/T3a	N1a-N2b	
IIIC	40				T1a-T3a	N2c ou N3a/b/c	M0
					T3b/T4a	Any N ≥ N1	
					T4b	N1a-N2c	
IIID					T4b	N3a/b/c	M0
IV	9-27¶	N'importe quel T	N'importe quel N	M1	N'importe quel T, Tis	N'importe quel N	M1

* *Survie approximative (%) à 5 ans, adapté de Balch et al. 2009 AJCC melanoma staging and classification. J Clin Oncol 2009; 27 : 6199-206. D'après la classification TNM 2009 de l'AJCC pour les mélanomes et avant l'avènement de la thérapie ciblée et de l'immunothérapie.*

† *La stadification clinique inclut la microstadification du mélanome primitif et l'évaluation clinique/radiologique pour des métastases. Par convention, elle peut être utilisée après excision complète du mélanome primitif avec évaluation clinique pour des métastases régionales ou à distance.*

‡ *La stadification histopathologique inclut la microstadification du mélanome primitif et une information histopathologique sur les ganglions lymphatiques régionaux après lymphadénectomie partielle ou complète. Les stades histopathologiques 0 ou IA sont des exceptions.*

§ *Il n'y a pas de sous-groupe de stade III pour la stadification clinique.*

¶ *Les niveaux de survie les plus élevés sont associés à des taux sériques de LDH normaux et les niveaux les plus bas à des taux de LDH élevés.*

Adapté de Balch CM, Gershenwald JE, Soong SJ, et al. Final version of 2009 AJCC melanoma staging and classification. J Clin Oncol. 2009; 27 : 6199-206. Reproduit avec permission de l'American Society of Clinical Oncology.

• De même que pour les autres cancers, le pronostic dépend du stade au moment du diagnostic (fig. 93.13); d'autres facteurs pronostiques de survie, indépendants, ont aussi été identifiés (tableau 93.10).

• Le test moléculaire des MEC primitifs (p. ex. profilage de l'expression de gènes) pour le pronostic est encore considéré comme expérimental.

Prise en charge

• Une fois que le diagnostic histologique de MEC a été confirmé, avant une réexcision (tableau 93.11), l'évaluation inclut anamnèse complète, ECCE et palpation de la peau environnante et des aires ganglionnaires, et détermination si oui ou non une éventuelle biopsie de

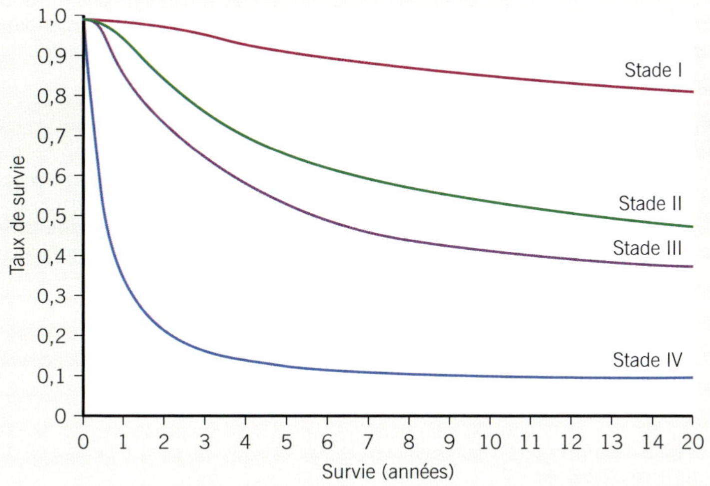

Fig. 93.13 Comparaison des courbes de survie dans les quatre stades de mélanome. *Redessiné d'après Balch CM. Melanoma of the skin. In Edge SB, Byrd DR, Compton CC, et al., eds., AJCC Cancer Staging Manual, 7th edn. New York : Springer, 2009.*

Tableau 93.10 Principaux facteurs pronostiques de survie indépendants dans les analyses multivariées.

Facteur pronostique	Commentaire
Épaisseur de la tumeur	≤ 1 mm, faible risque ; > 1 mm, mélanome à risque élevé
Ulcération	Plus mauvais pronostic si ulcération
Taux de mitoses	Plus mauvais pronostic avec ≥ 1 mitose/mm2
Âge	Plus mauvais pronostic avec un âge élevé
Sexe	Les hommes ont un plus mauvais pronostic (seulement pour la maladie localisée)
Site anatomique	Tronc, tête et cou sont associés à un plus mauvais pronostic que les membres
Nombre de ganglions lymphatiques atteints	seuils utilisés : 1, 2-3, 4 ou plus ganglions lymphatiques (cf. tableau 93.8)
Charge tumorale des ganglions lymphatiques régionaux	Des métastases ganglionnaires cliniquement décelables (palpables) ont un plus mauvais pronostic que des métastases ganglionnaires occultes (non palpables)
Site des métastases distantes	Les métastases viscérales sont associées à un plus mauvais pronostic que les métastases non viscérales (peau, sous-cutanées, ganglions lymphatiques distants)

ganglion sentinelle (BGS) doit être envisagée (tableau 93.12).

- **Biopsie du ganglion sentinelle (BGS) :**
  - Une BGS est utile comme élément de stadification et de pronostic, mais à ce jour l'utilité comme modalité thérapeutique n'a pas été établie
  - Le statut du ganglion sentinelle est un élément important pour envisager un traitement adjuvant (p. ex. inhibiteurs de points de contrôle immunitaire) pour les patients au stade III
  - Typiquement la BGS est effectuée au moment de la réexcision

Tableau 93.11 Traitement chirurgical d'un mélanome cutané primitif. Les preuves à partir des essais randomisés sont insuffisantes pour déterminer les marges optimales d'excision des mélanomes cutanés primitifs, mais de multiples comités internationaux d'experts ont produit des recommandations assez concordantes qui sont résumées ici. À noter que des efforts supplémentaires d'investigation pourraient avec le temps modifier les standards de prise en charge.

Épaisseur de la tumeur	Marges d'excision* (cm)	Commentaires
In situ	0,5	Le lentigo malin du visage doit être excisé avec des marges de 1 cm (en particulier quand les lésions ont > 1,5–2 cm de diamètre) ou traité par chirurgie micrographique de Mohs ou radiothérapie ; l'imiquimod postopératoire topique est souvent utilisé
≤ 1 mm	1,0	La chirurgie micrographique de Mohs peut être utilisée pour les mélanomes acraux et faciaux
1,01–2 mm	1,0–2,0	
> 2 mm	2,0	

** La mesure des marges d'excision doit débuter au bord le plus extérieur du site de biopsie ou de la lésion clinique, celle qui est la plus éloignée.*
Adapté de Sladden MJ, et al. Surgical excision margins for primary cutaneous melanoma. Cochrane Database Syst Rev. 2009 ; (4) : CD004855.

Tableau 93.12 Critères pour décider une biopsie du ganglion sentinelle.

Discuter la BGS
- Stade T1A : < 0,8 mm sans ulcération mais avec des caractéristiques défavorables*
- Stade T1b : < 0,8 mm avec ulcération
- Stade T1b : 0,8–1 mm avec ou sans ulcération

Discuter et proposer la BGS
- Stade > T2a : > 1 mm

** Jeune âge (< 40 ans), présence d'une invasion lymphovasculaire, positivité de la marge de biopsie profonde (en particulier si diffuse), index mitotique élevé.*
Le patient doit aussi être informé des traitements approuvés par la FDA pour le stade III de la maladie.

– Si la BGS révèle des micrométastases, alors on réalise selon la procédure standard un curage ganglionnaire complet, mais actuellement on choisit souvent à la place une surveillance clinique (incluant des échographies de l'aire ganglionnaire régionale)
– *Inconvénients :* peut entraîner un lymphœdème ; coûteux ; nécessite en général une anesthésie générale

• Une surveillance ganglionnaire par ultrasons peut aussi être choisie pour surveiller l'aire ganglionnaire régionale chez les patients qui sont éligibles pour une BGS mais qui choisissent de ne pas choisir cette procédure.

• Les imageries pour identification de métastases incluent une échographie des aires ganglionnaires ; une TDM de la poitrine, de l'abdomen et du petit bassin, ou un TEP-scan chez les sujets à haut risque ; et, en cas de symptômes, IRM crânienne ; la LDH sérique est mesurée systématiquement car influençant le pronostic (cf. tableau 93.8).

• Les **TT** additionnels, en particulier l'immunothérapie et les traitements ciblés, sont détaillés tableaux 93.13 et 93.14.

• Une fiche de suivi peut contribuer à organiser toutes ces informations pour le patient et pour le clinicien (cf. annexe).

Suivi

• Les principaux objectifs incluent l'identification des récurrences locales potentiellement curables (~ 4 % des patients ; fig. 93.14) ou les métastases régionales (p. ex. en transit, ganglionnaires ; fig. 93.15) et pour identifier un second MEC primitif (plus de 5 % des patients).

Tableau 93.13 Recommandations générales pour le traitement des mélanomes cutanés (MEC) selon le stade lors du diagnostic, en plus de la réexcision du MEC primitif.

Stade	Traitement recommandé
Stade 0 (mélanome in situ)	
• Tis	• Réexcision (cf. tableau 93.11)
Stades I et II	
• T1a < 0,8 mm (pas d'ulcération et pas d'autres éléments défavorables*)	• Réexcision (cf. tableau 93.11)
• T1a < 0,8 mm (pas d'ulcération mais (+) éléments défavorables*) • T1b < 0,8 mm (+) ulcération ou 0,8–1,0 mm ± ulcération	• Réexcision (cf. tableau 93.11) • Discussion de BGS*
• ≥ T2a (> 1,0 mm ± ulcération)	• Réexcision (cf. tableau 93.11) • Discussion et proposer BGS**
Stade III	
• Métastases lymphatiques, incluant atteinte cliniquement occulte trouvée par BGS	• Proposer un traitement adjuvant (cf. tableau 93.14) • Envisager la participation à un essai clinique
• Métastases en transit ou satellites†	*En fonction du nombre de lésions un traitement local, régional ou systémique est choisi ou peut être combiné :* • *Traitement systémique* (cf. tableau 93.14) • *Traitement local :* – Excision chirurgicale complète pour des marges saines si possible – T-VEC¶, BCG, interféron alpha ou injections d'IL-2 dans la tumeur – Imiquimod topique en crème – Envisager la radiothérapie si excision chirurgicale impossible *Traitement régional :* – Infusion/perfusion du membre isolé melphalan
Stade IV	
• Métastases cutanées ou sous-cutanées	• Dépend de la taille et du nombre des lésions (cf. supra métastases en transit)
• Métastases d'organes solides	• Traitement systémique (cf. tableau 93.14) ± chirurgie ou radiothérapie (incluant stéréotaxie)

* *Les manifestations défavorables incluent le jeune âge (< 40 ans), la présence d'une invasion lymphovasculaire, la positivité des marges de biopsie profonde (en particulier si diffuse), un taux de mitoses élevé.*
** *La BGS doit être réalisée avant ou en même temps que la réexcision.*
† *La distinction entre les métastases en transit et satellites n'est pas cliniquement nécessaire car les deux sont considérées comme des manifestations d'une affection intralymphatique et regroupées dans le nouveau système de stadification d l'AJCC.*
¶ *Traitement par virus oncolytique qui utilise un herpèsvirus génétiquement modifié pour infecter et détruire les cellules cancéreuses.*
BCG : bacille de Calmette et Guérin ; BGS : biopsie du ganglion sentinelle ; T-VEC : talimogène laherparépvec.

• Les visites doivent inclure : (1) la revue des différents systèmes en se concentrant sur les symptômes ou les atteintes des tissus mous, du foie, des poumons, du tractus gastro-intestinal et du SNC ; (2) ECCE ; (3) examen et palpation de la cicatrice/site d'excision du mélanome et de la zone avoisinante pour chercher des récidives locales ou des métastases en transit ; (4) palpation des ganglions lymphatiques ; et (5) examens de laboratoire et radiologiques selon les signes et symptômes.
• Les intervalles de surveillance durant les 3–5 premières années après le diagnostic sont

Tableau 93.14 Médicaments systémiques majeurs pour les mélanomes métastatiques – thérapies ciblées et inhibiteurs de points de contrôle immunitaire.

Ciblant la voie MAPK (cf. fig. 93.2)		**Approuvés par la FDA en juin 2021**
Inhibiteurs de BRAF (sélectifs**,**)	Dab*raf*énib***	√
	Enco*raf*énib	√
	Vemu*raf*énib	√
Inhibiteurs de MEK**	Bini*mét*inib	√
	Cobi*mét*inib	√
	Tra*mét*inib***	√
Inhibiteurs de points de contrôle immunitaire		
Anticorps anti-CTLA-4	Ipilimumab***	√
	Trémélimumab	
Anticorps anti-PD-1	Nivolumab***	√
	Pembrolizumab***	√
	Pidilizumab	
	Cémiplimab	Approuvé pour les CSC et CBC cutanés avancés
Anticorps anti-PD-L1	Atézolizumab	√
	Avélumab	Approuvé pour les carcinomes à cellule de Merkel métastatiques et les carcinomes urothéliaux
	Durvalumab	Approuvé pour les cancers de la vessie (PD-L1-positifs) et les cancers du poumon à petites cellules au stade étendu

* *Ciblant les mélanomes qui ont des substitutions d'acides aminés en position 600 dans* BRAF, *le plus fréquemment V600E et moins souvent V600D ou V600K.*
** *Pour les mélanomes qui ont des mutations* BRAF *activatrices, la combinaison d'un inhibiteur sélectif de BRAF avec un inhibiteur de MEK est recommandée pour minimiser le développement d'une résistance au médicament et les effets toxiques cutanés (cf. tableau 17.9), notablement CSC et KA éruptifs.*
*** *Dabrafénib + tramétinib, ipilimumab, nivolumab et pembrolizumab ont été approuvés pour le* ***traitement adjuvant*** *du mélanome; le péginterféron alpha 2b est aussi approuvé mais rarement utilisé.*
MAPK : *mitogen-activated protein kinase*.

compris entre 3 et 6 mois, selon le stade, en plus du nombre de mélanomes primitifs, des nævus mélanocytaires et des nævus atypiques, de même que des antécédents familiaux de mélanome; un suivi toute la vie est recommandé.

• Les patients doivent être incités à adhérer à des mesures de protection solaire; à réaliser des autoexamens à domicile; à se tenir informé du maintien de leur état de santé par ailleurs ainsi que des recommandations de bilans de cancers; et la prise orale d'une supplémentation en vitamine D si nécessaire.

• Les membres de la famille doivent être examinés par un dermatologue qui déterminera la fréquence des évaluations suivantes.

• Un conseil génétique/test à la recherche de mutations germinales doit être envisagé chez les patients suspectés d'avoir un syndrome de mélanome familial (cf. tableaux 93.2 et 93.3).

Pour plus d'information, cf. chap. 113 de *Dermatology, Fourth Edition*.

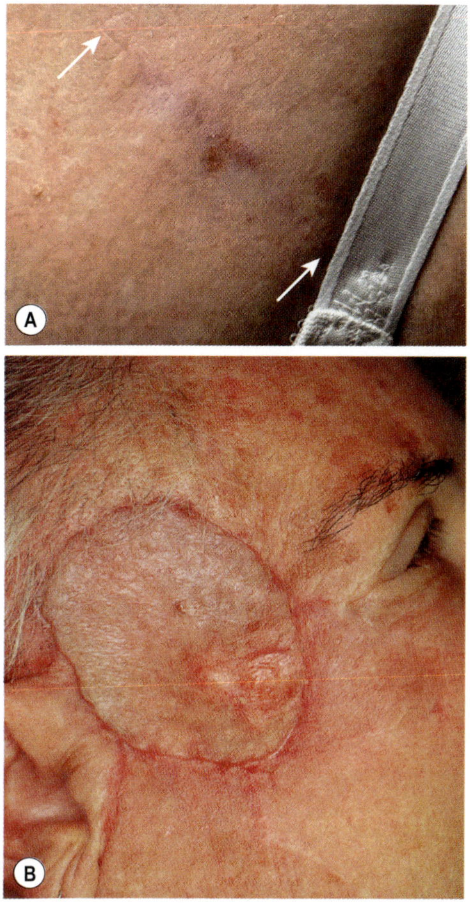

Fig. 93.14 Récurrences locales d'un mélanome cutané. **A** Récidive locale d'un mélanome in situ apparaissant au milieu d'une cicatrice d'excision (délimitée par des flèches), sur la partie droite du haut du dos d'une femme ayant un syndrome de Lynch (mutation PMS2). **B** Récurrence nodulaire amélanotique d'un mélanome desmoplastique dans la zone greffée. *Remerciements : A : Karynne O. Duncan, MD ; B : Jean L. Bolognia, MD.*

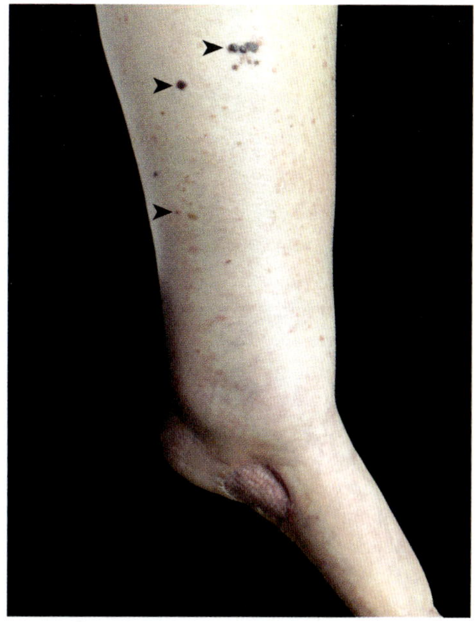

Fig. 93.15 Métastases de mélanome en transit. **A** Multiples papulonodules roses, bruns et noirs (cf. têtes de flèches) développés le long des lymphatiques de drainage après résection d'un mélanome récidivant (épaisseur de Breslow de 3,2 mm) sur la partie médiane du pied un an auparavant. Ce patient a reçu ensuite comme traitement des injections intralésionnelles de talimogène laherparépvec. *Remerciements : Karynne O. Duncan, MD.*

94 Tumeurs vasculaires et proliférations réactionnelles

Les lésions d'origine vasculaire sont classées de manière générale et, de façon relativement imparfaite, comme néoplasmes (tumeurs), malformations, proliférations réactionnelles ou télangiectasies. La croissance d'un néoplasme est largement autonome (c.-à-d. non réactionnelle). Les malformations, en général, ne sont pas activement proliférantes (cf. chap. 85). Les proliférations réactionnelles représentent une prolifération de cellules endothéliales en réponse à tel ou tel facteur (p. ex. fibrine, hypoxie, traumatisme). Les télangiectasies représentent des capillaires préexistants qui sont dilatés de façon persistante mais en l'absence d'un compartiment prolifératif (cf. chap. 87)

Néoplasmes/tumeurs

Hémangiome infantile et hémangiome congénital

- Cf. chap. 85.

Tache rubis

- Papule rouge brillant, de 1-6 mm, habituellement sur le tronc ou les membres supérieurs (fig. 94.1) ; apparaît à l'âge adulte ; au début les lésions minuscules peuvent être maculeuses.
- Dermoscopie : lacunes rouges à rouge bleuté (structures bien délimitées rondes ou ovales, rouges à rouge bleuté).

Tumeur glomique

- Papule ou nodule solitaire, douloureux, sur les membres ou dans le lit de l'ongle (en dessous de la tablette unguéale) chez de jeunes adultes (fig. 94.2).
- Une cellule glomique est une cellule contractile, périvasculaire, qui influence le diamètre du vaisseau dans un but de contrôle de la température.

Angiome en touffes

- Taches et plaques roses à rouge noir avec des papules surajoutées (fig. 94.3) qui grandissent lentement et régressent occasionnellement.
- Trouvé habituellement sur le cou ou le tronc.
- Congénital ou acquis durant l'enfance ou chez le jeune adulte.
- Sur un spectre avec l'hémangioendothéliome kaposiforme.
- Les lésions de survenue précoce peuvent être associées au phénomène de Kasabach-Merritt (coagulopathie de consommation avec diminution des plaquettes) (cf. infra).

Hémangioendothéliome kaposiforme

- Plaque ou nodule mal limité, rose à violacé (fig. 94.4) ; parfois situé profondément ; n'importe où.

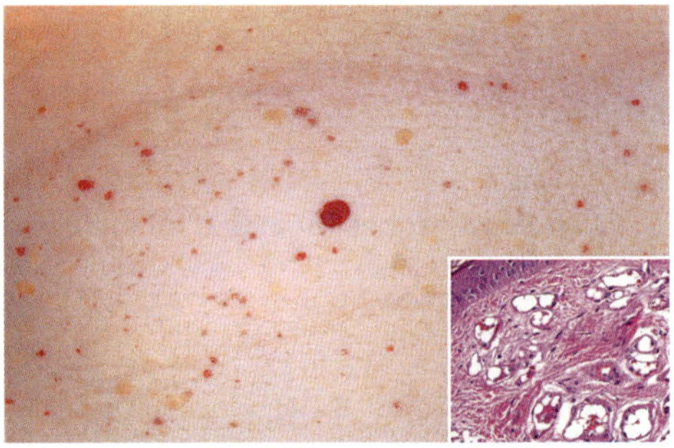

Fig. 94.1 Taches rubis. Multiples papules rouges légèrement compressibles. Histologiquement, capillaires et veinules post-capillaires congestifs s'étendant dans le derme papillaire (encart). *Remerciements : Jean L. Bolognia, MD.*

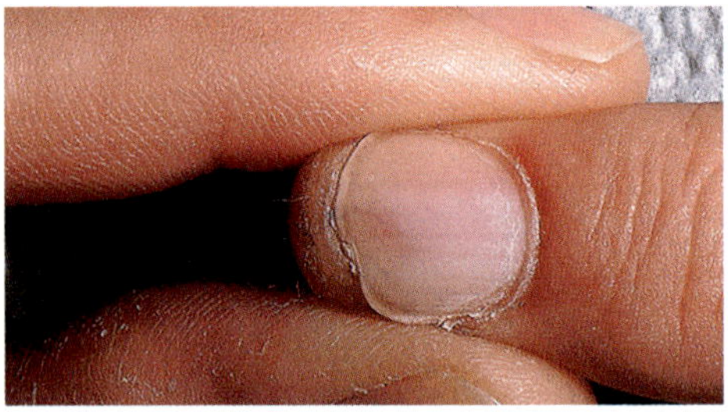

Fig. 94.2 Tumeur glomique. La lésion se présentait avec une douleur et un érythème sous-unguéal mal défini. *Remerciements : Ronald P. Rapini, MD.*

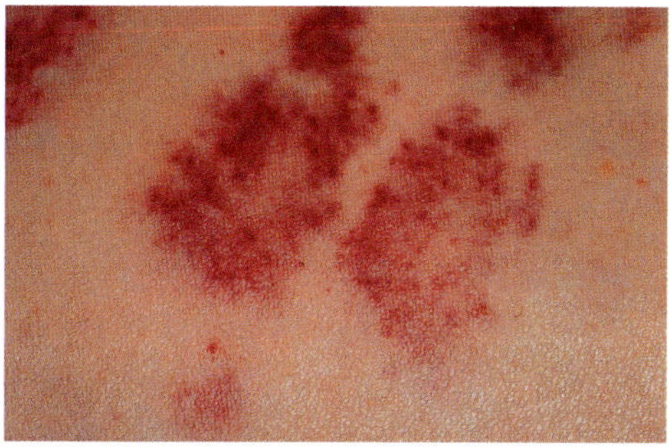

Fig. 94.3 Angiome en touffes. Taches rouges en mottes et papules surajoutées sont les manifestations cliniques typiques. *Remerciements : YDRSC.*

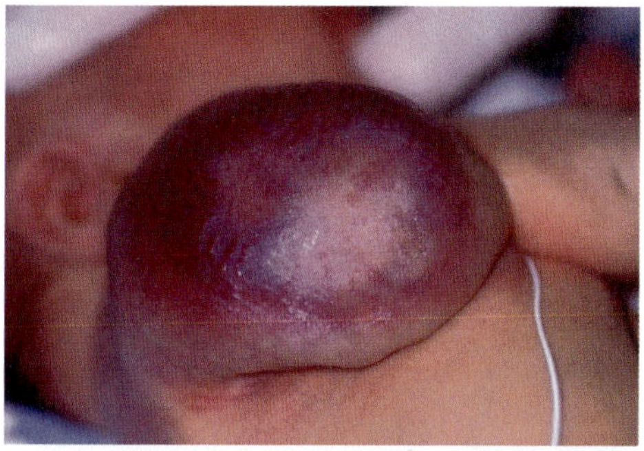

Fig. 94.4 Hémangioendothéliome kaposiforme compliqué par un phénomène de Kasabach-Merritt. Vaste masse rouge pourpre sur le haut du flanc chez un nourrisson. *Remerciements : YDRSC.*

- Peut être congénital, apparaît généralement avant l'âge de 2 ans.
- Localement agressif, persistant.
- Associé au phénomène de Kasabach-Merritt.
  - Coagulopathie thrombocytopénique, mettant la vie en danger associée à une tumeur vasculaire, habituellement un hémangioendothéliome kaposiforme ou un angiome en touffes, chez un nourrisson (*pas* un hémangiome infantile)
  - Se manifeste par une masse indurée, ecchymotique, qui s'agrandit, et qui est associée à une thrombocytopénie marquée, et une coagulopathie de consommation (cf. fig. 94.4)
  - **TT** : difficile; sirolimus (rapamycine) ou vincristine plus prednisone

Sarcome de Kaposi

- Maladie systémique multifocale; les localisations non cutanéomuqueuses incluent le tractus gastro-intestinal, les ganglions lymphatiques et les poumons.
- Quatre variantes principales : (1) hommes âgés du bassin méditerranéen ou de descendance juive ashkénaze avec des lésions sur les membres inférieurs (fig. 94.5); (2) endémique africaine; (3) iatrogénique/immunodéprimé; et (4) épidémique liée au sida (fig. 94.6).

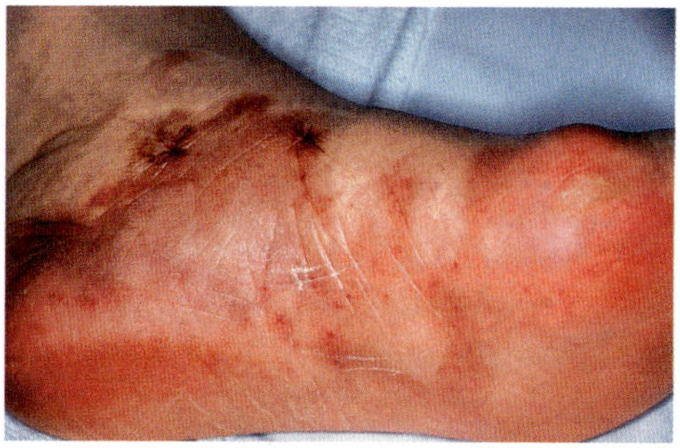

Fig. 94.5 Sarcome de Kaposi classique. Macules et nappes rouges sur la plante du pied, avec plaques violacées de la cheville. *Remerciements : Paula North, MD.*

- Taches et plaques roses à noir violet; avec le temps, peuvent devenir nodulaires.
- Peut comporter une atteinte muqueuse, p. ex. orale.
- Associé à une infection par HHV-8.
- L'histopathologie varie d'une subtile augmentation de vaisseaux en forme de fentes à des proliférations nodulaires de cellules fusiformes; HHV-8 peut être détecté dans les cellules endothéliales par immunochimie.
- **TT :** observation, excision chirurgicale, cryothérapie, destruction par laser, radiothérapie, alitrétinoïne topique, vinblastine intralésionnelle ou systémique, taxanes, anthracyclines liposomales, pomalidomide, réduction de l'immunosuppression.

Angiosarcome

- Commence par une tache ecchymotique de la tête ou du cou chez des adultes âgés avec une couleur entre rose et noir pourpre (comparable à la couleur d'une aubergine); aussi associée avec un lymphœdème (fig. 94.7) ou une peau précédemment irradiée (fig. 94.8).
- Avec le temps, des nodules et des ulcérations peuvent se développer.
- 15 % de survie à 5 ans.
- **TT :** excision large ± radiothérapie; envisager un traitement systémique avec taxanes, inhibiteurs de tyrosine-kinase (p. ex. sorafénib, pazopanib) ou bévacizumab pour les lésions les plus grandes.

Malformations (cf. chap. 85)

Malformations glomuveineuses (auparavant dénommées glomangiomes)

- Cf. chap. 85.

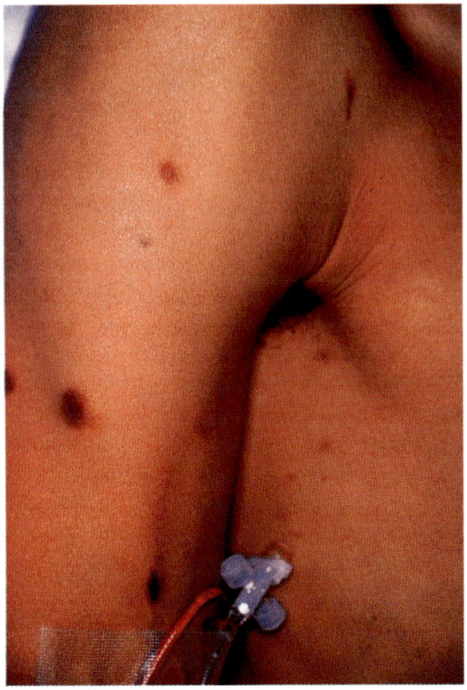

Fig. 94.6 Sarcome de Kaposi chez un patient ayant un sida. Les papules ou nodules violet rouge sont souvent ovales ou lancéolés et habituellement plus largement distribués que dans un sarcome de Kaposi classique. *Remerciements : Paula North, MD.*

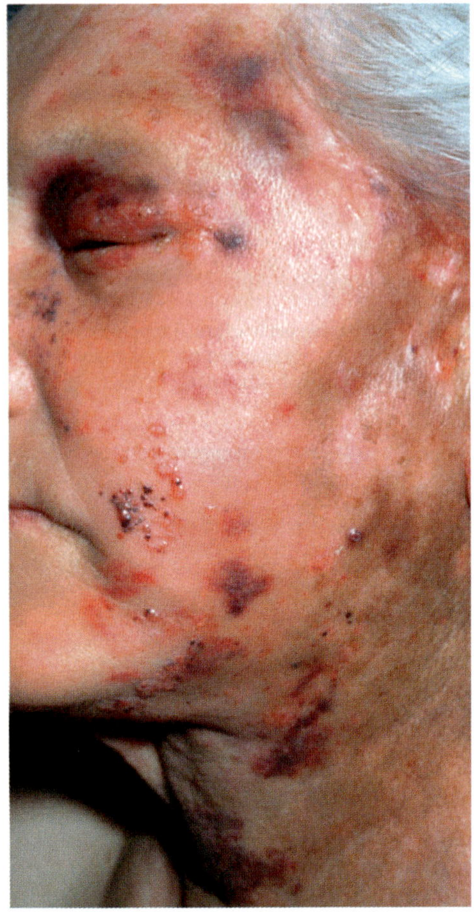

Fig. 94.7 Angiosarcome. Présence de plaques érythémateuses et hémorragiques pourpres ainsi que de vésicules groupées avec un liquide clair hémorragique (rappelant une malformation lymphatique microkystique). Il y a aussi une induration et une coloration rose de la partie gauche du visage en plus des marques d'excisions antérieures et radiothérapie. *Remerciements : Lorenzo Cerroni, MD.*

Malformation vasculaire hémosidérinique en cible (précédemment rapportée comme « hémangiome clouté »/ hémangiome hémosidérinique en cible)

- Peu fréquente, papule rouge pourpre du tronc ou des membres chez des enfants ou de jeunes adultes ; la papule peut être entourée d'une zone pâle et d'un anneau ecchymotique, créant une lésion en cible (fig. 94.9).

Proliférations réactionnelles

- Certains considèrent le granulome pyogénique, l'hyperplasie angiolymphoïde avec éosinophilie (hémangiome épithélioïde) et les hémangiomes gloméruloïdes comme des tumeurs.

Granulome pyogénique

- Papulonodule friable, rouge, de croissance rapide qui est parfois pédiculé ; souvent ulcéré et saignant, fréquent chez les enfants et jeunes adultes.
- Gencive et doigts > lèvres > visage > langue (fig. 94.10).
- Peut survenir sur la gencive des femmes enceintes (granuloma gravidarum).
- De multiples tumeurs (en particulier périunguéales) peuvent être observées en association avec des médicaments (p. ex. rétinoïdes oraux, antirétroviraux inhibiteurs de protéases, inhibiteurs de l'EGFR).
- **DD :** doit être distingué d'un mélanome achromique ou d'un nævus de Spitz.
- **TT :** excision par *shaving*, ou saucérisation suivie d'une électrochirurgie de la base sous anesthésie locale.

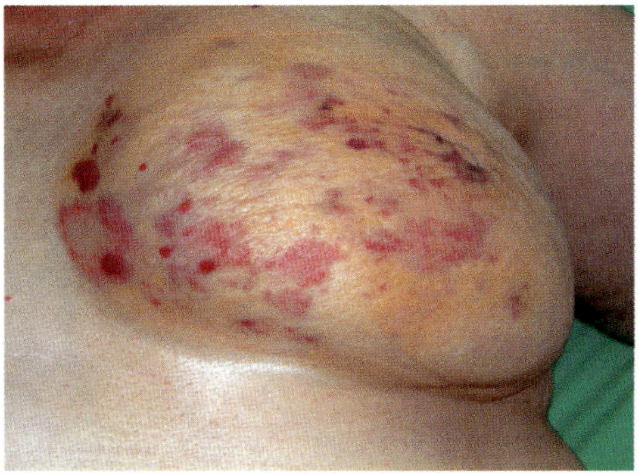

Fig. 94.8 Angiosarcome post-irradiation. Taches et plaques rouge violet de la poitrine. Le diagnostic différentiel clinicopathologique est principalement représenté par des lésions vasculaires cutanées atypiques post-irradiation, une entité qui peut constituer un précurseur d'angiosarcome post-irradiation. Le développement de plaques épaisses, plus indurées, la présence d'atypies cellulaires multicouche des vaisseaux et la positivité pour c-MYC sont en faveur d'un angiosarcome. *Remerciements : Paula North, MD.*

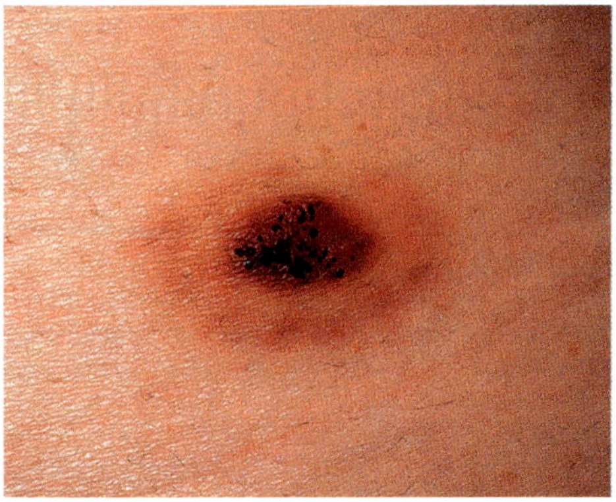

Fig. 94.9 Malformation lymphatique hémosidérinique en cible («hémangiome» clouté, hémangiome hémosidérinique en cible). Noter l'apparence ressemblant à une cible. *Remerciements : Ronald P. Rapini, MD.*

Hyperplasie angiolymphoïde avec éosinophilie (hémangiome épithélioïde)

- Nodules ou plaques roses à rouge brun, souvent multiples et groupés.
- Principalement la tête ou le cou, notamment autour des oreilles (fig. 94.11).
- Peut être douloureuse, prurigineuse ou rarement pulsatile.
- Occasionnellement, hyperéosinophilie sanguine.

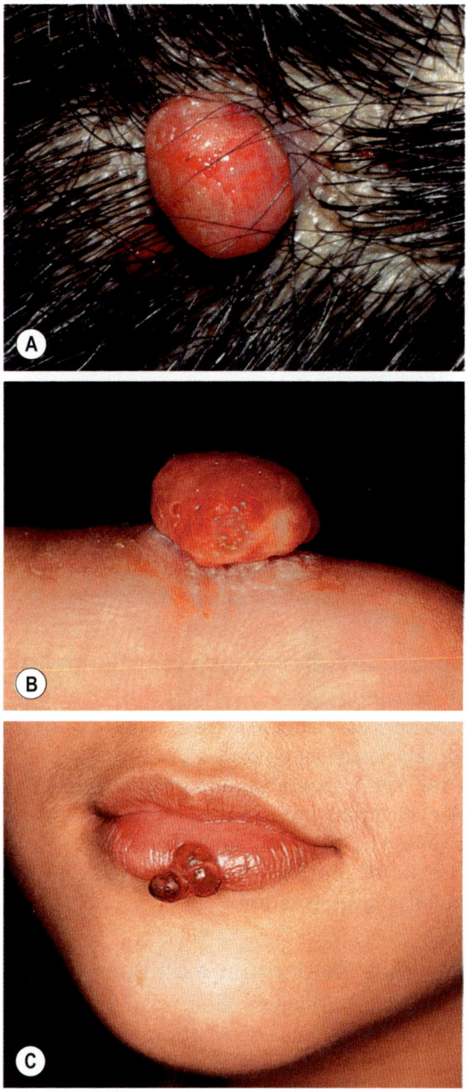

Fig. 94.10 Granulome pyogénique. A Papulonodule érodé rose rouge avec une base étroite sur le cuir chevelu. **B** Papule pédiculée sur le doigt. **C** Papules rouges groupées de la lèvre. Ces deux dernières sont sur des sites habituels. En dermoscopie, zones rouges homogènes entrecoupées par des lignes blanches. *Remerciements : A : Julie V. Schaffer, MD ; B, C : Paula North, MD.*

Hémangiomes gloméruloïdes

- Papules ou nodules fermes, rouges sur le tronc et la racine des membres.
- Associés au syndrome POEMS (*polyneuropathy, organomegaly, endocrinopathy, monoclonal gammopathy and skin findings*).

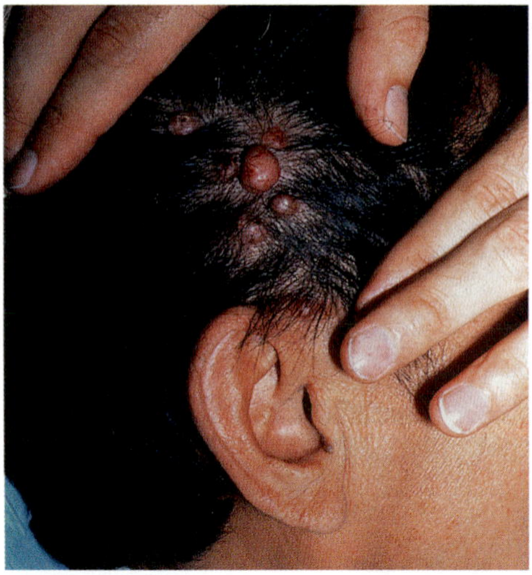

Fig. 94.11 Hyperplasie angiolymphoïde avec éosinophilie (hémangiome épithélioïde). De multiples papulonodules roses sont souvent observés sur le cuir chevelu. *Remerciements : USCDRSC.*

Angioendothéliomatose réactionnelle

- Rare, autolimitée.
- Nodules ou plaques érythémateuses, avec souvent des pétéchies ou du purpura.
- Associée à une cryoglobulinémie (type I) ou à des affections systémiques (p. ex. insuffisance rénale).
- La forme due à une athérosclérose sévère conduit à des ulcérations.

Angiomatose dermique diffuse

- Certains considèrent que c'est une variante de l'angioendothéliomatose réactionnelle.
- Ce terme a été utilisé pour décrire une lésion ulcérée dans le cadre d'une athérosclérose diffuse ou d'une occlusion vasculaire ; ces ulcérations surviennent habituellement sur les membres inférieurs et disparaissent avec la revascularisation ; moins souvent présentes sur la poitrine ou le pannus.

Télangiectasies

- Cf. chap. 87.

Angiokératomes

- Papules noir rouge qui représentent des ectasies vasculaires ; les vaisseaux sanguins atteints sont souvent situés dans la partie la plus superficielle du derme.
- Se présente le plus souvent comme multiples lésions du scrotum ou de la vulve (fig. 94.12) ou comme lésion isolée d'un membre inférieur (fig. 94.13).
- Occasionnellement les angiokératomes sont groupés (formes circonscrites et de Mibelli) ou rarement plus largement distribués (forme diffuse), en particulier dans la zone de la ceinture ; cette dernière forme est une manifestation cutanée de plusieurs maladies lysosomales de surcharge (p. ex. maladies de Fabry) (cf. chap. 52).

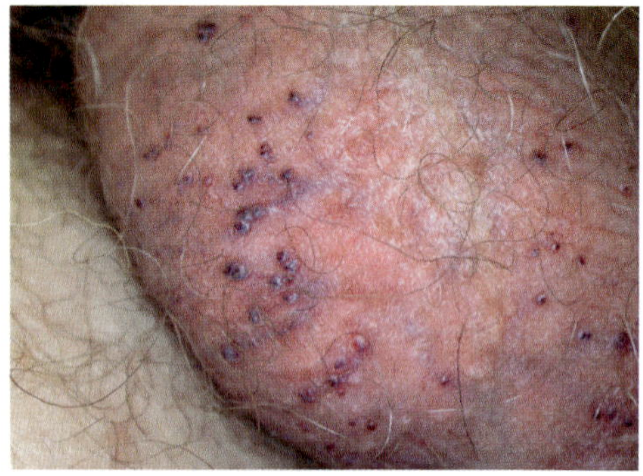

Fig. 94.12 Angiokératomes scrotaux. Ces lésions surviennent typiquement le long des vaisseaux superficiels. *Remerciements : Christopher Baker, MD, et Robert Kelly, MD.*

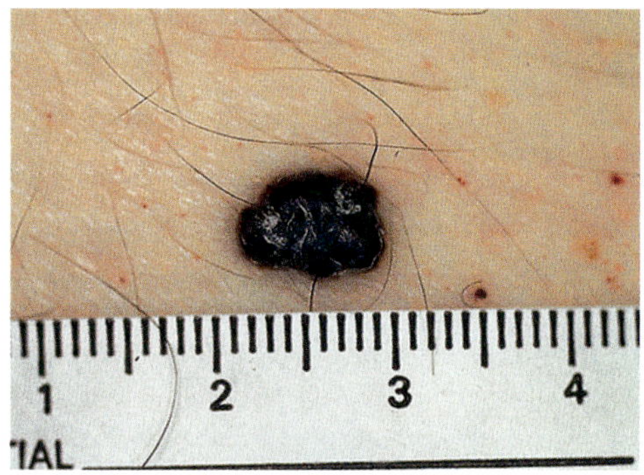

Fig. 94.13 Angiokératome solitaire. En raison de sa couleur noire, cette lésion peut ressembler à un mélanome cutané. La dermoscopie peut rapidement distinguer entre ces deux entités. *Remerciements : Jean L. Bolognia.*

Pour plus d'informations, cf. chap. 114 de *Dermatology, Fourth Edition*.

Tumeurs fréquentes des tissus mous/ Proliférations

95

Nerveuses/neuroendocrines

Neurofibrome

• Papulonodule mou, couleur de la peau à rose, souvent sur le tronc (cf. fig. 50.2).

• Compressible (la tumeur fait souvent hernie vers l'intérieur à la palpation – signe dit en « bouton de chemise ») ; il est parfois pédiculé.

• Habituellement unique chez la plupart des personnes.

• Quand il est multiple, il faut distinguer la forme linéaire (segmentaire ; en mosaïque) d'une forme généralisée (neurofibromatose de type 1) (cf. chap. 50).

• Histopathologie : ondulations, fines cellules fusiformes avec un noyau effilé dans un stroma rose.

• Le type plexiforme a été comparé à un « sac de vers » (fig. 95.1) ; il est généralement situé sur le tronc et les extrémités proximales, il est très souvent associé à la neurofibromatose de type 1 et susceptible de dégénérescence maligne (2–13 %).

Schwannome/Neurilemmome

• Papulonodule solitaire, rose jaune, mou, lisse ; généralement observé chez des adultes.

• Souvent sur les membres ou la tête (fig. 95.2).

• Asymptomatique (rarement douloureux).

• Histopathologie : tumeur encapsulée avec des foyers de noyaux fusiformes palissadiques ondulants et des foyers de stroma myxoïde.

Tumeur à cellules granuleuses

• Souvent chez l'adulte ; couleur de la peau à rouge brun ; papulonodule ferme, parfois ulcéré ou verruqueux.

• 30 % sur la langue.

• Tumeurs multiples chez 10 % des patients.

• Histopathologie : cellules polygonales avec noyau ovalaire et cytoplasme granuleux caractéristique.

Névrome traumatique

• Papulonodule(s) couleur de la peau à l'endroit d'un traumatisme préalable.

• Souvent douloureux ou « sensible » (fig. 95.3).

• Histopathologie : faisceaux disposés au hasard de cellules fusiformes avec des noyaux effilés.

Carcinome à cellules de Merkel

• Chez des adultes âgés ; nodule solitaire, de croissance rapide, de rose à rouge à violacé (fig. 95.4).

• Habituellement sur la tête ou le cou.

• La pathogenèse implique l'intégration clonale du polyomavirus des cellules de Merkel dans le génome de l'hôte dans ~ 80 % des cas ; des mutations liées aux UV chez les autres.

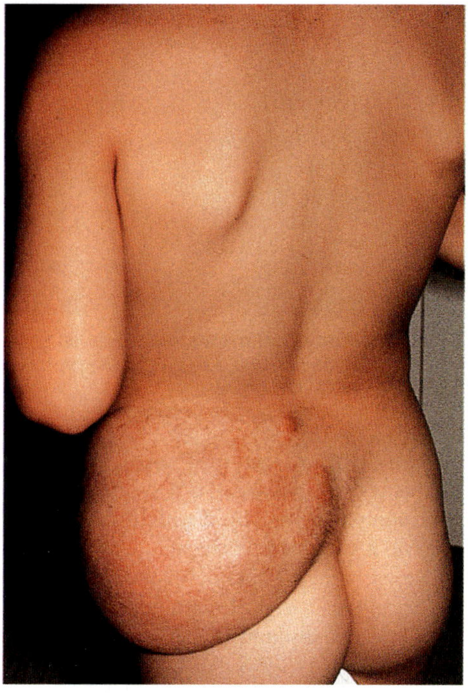

Fig. 95.1 Neurofibrome plexiforme chez un enfant qui a une neurofibromatose. Masse ressemblant à un sac avec au-dessus des taches hyperpigmentées. *Remerciements : Zsolt B. Argenyi, MD.*

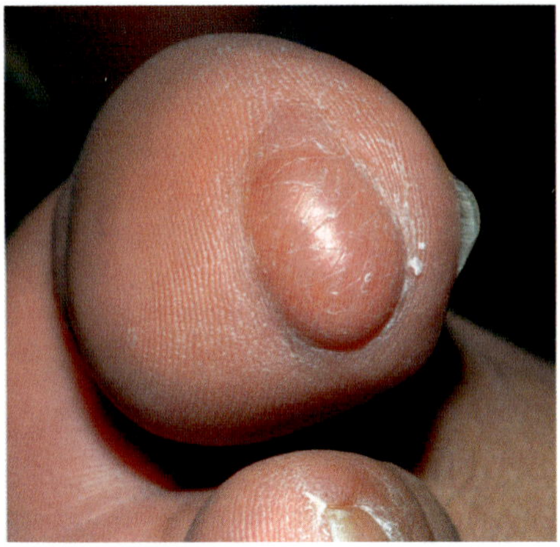

Fig. 95.2 Schwannome solitaire. Nodule couleur de la peau sur la face plantaire du gros orteil. *Remerciements : Julie V. Schaffer, MD.*

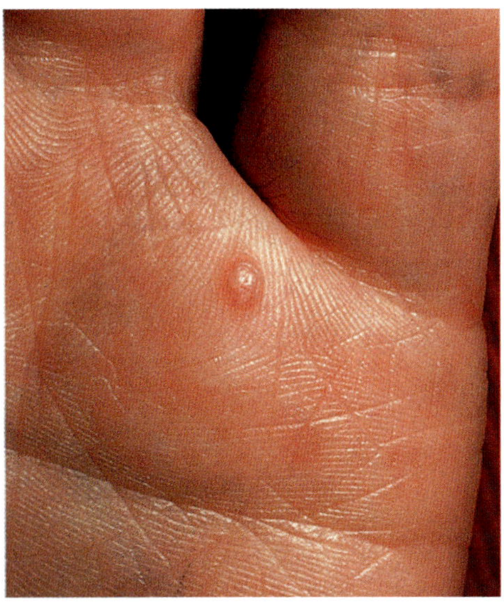

Fig. 95.3 Névrome traumatique. Papule ferme qui est apparue après une blessure par piqûre profonde. *Remerciements : Zsolt B. Argenyi, MD.*

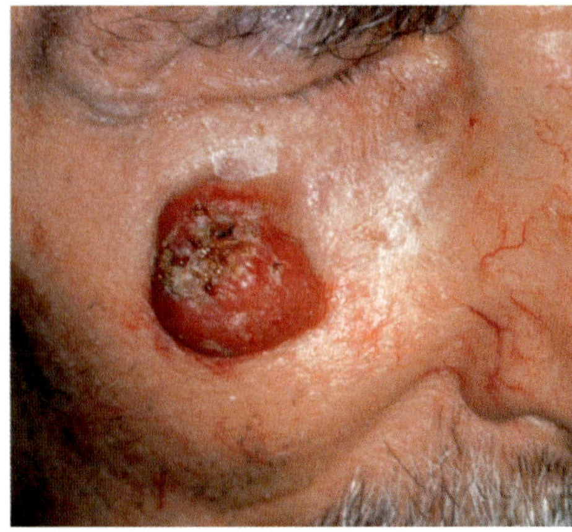

Fig. 95.4 Carcinome à cellule de Merkel (carcinome neuroendocrine primitif cutané). Nodule érythémateux érosif survenant dans la peau de la joue altérée par le soleil. *Remerciements : Lorenzo Cerroni, MD.*

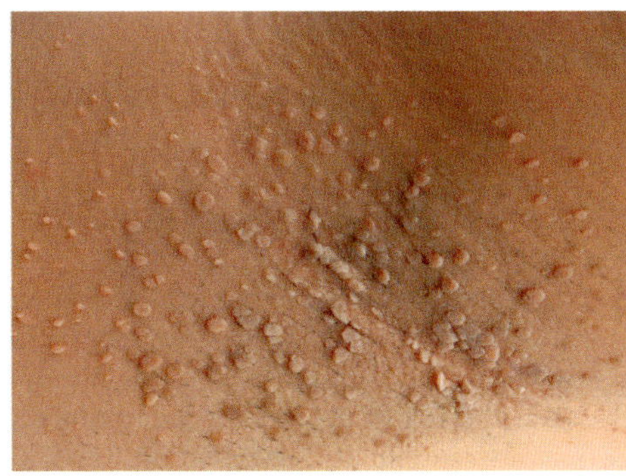

Fig. 95.5 Multiples molluscum pendulum axillaires. Les lésions ont la couleur de la peau, sont molles et pédiculées. *Remerciements : YDRSC.*

- Comportement agressif : métastases à distance dans 40 % des cas ; 70 % de survie à 5 ans si la lésion primitive a un diamètre < 2 cm ; 18 % de survie à 5 ans si métastase à distance.
- Histopathologie : îlots ou disposition trabéculaire de cellules basophiles qui, en fort grossissement, ont une chromatine qui apparaît tachetée comme « poivre et sel » ; de façon caractéristique, cytokératine 20 (CK20)-positives, facteur-1 de transcription de la thyroïde (TTF1)-négatives.
- **TT :** tenir compte de la sérologie de départ pour le polyomavirus des cellules de Merkel pour le pronostic et pour suivre la maladie ; comprend de façon optimale une excision large, accompagnée par une biopsie du ganglion sentinelle (BGS) ; un traitement adjuvant par irradiation est recommandé pour la plupart des patients (exceptions : primitif ≤ 1 cm, BGS négative, pas d'immunodépression). Pour la maladie métastatique, envisager un inhibiteur de point de contrôle immunitaire (p. ex. pembrolizumab) ou une chimiothérapie (p. ex. étoposide ou carboplatine).

Fibreuses/fibrohistiocytaires

Molluscum pendulum (acrochordon, polype fibroépithélial, fibrome mou)

- Fréquent ; papule couleur de la peau à rose ou occasionnellement hyperpigmentée, pédiculée.
- Sites de prédilection : cou, axillaire, aine (fig. 95.5).
- Peut devenir irrité ou infarci.

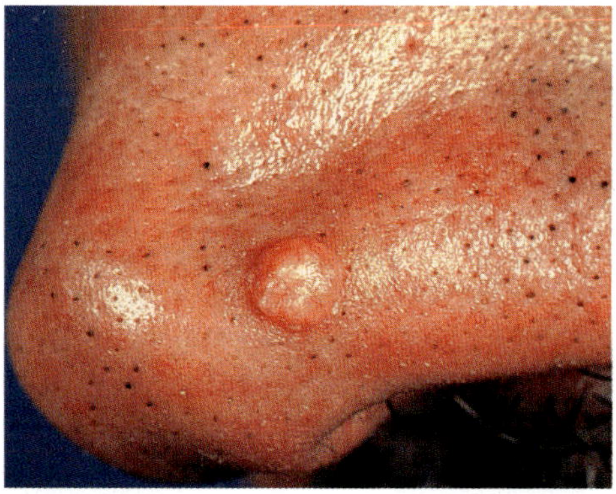

Fig. 95.6 Papule fibreuse du nez. Papule molle, en dôme, couleur de la peau. *Remerciements : NYUDSC.*

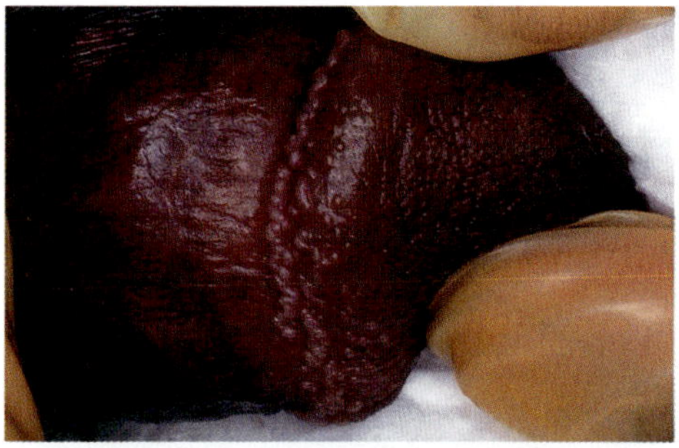

Fig. 95.7 Papules perlées du gland. Multiples petites papules blanches le long de la couronne du gland. Noter la répartition en plusieurs strates. *Remerciements : Kalman Watsky, MD.*

Angiofibrome (papule fibreuse)

• Papule solitaire, couleur de la peau à rose, brillante ; habituellement sur le nez (fig. 95.6).
• Quand ils sont multiples on doit suspecter une génodermatose (p. ex. sclérose tubéreuse, néoplasie endocrinienne multiple de type 1).
• Histopathologie : cellules fusiformes en étoiles dans un stroma hyalin avec des vaisseaux dilatés.
• **DD :** carcinome basocellulaire, nævus mélanocytaire intradermique, tumeur annexielle.

Papules perlées du gland

• Multiples, petites papules blanches à rose clair le long du sillon coronaire du gland, souvent avec une distribution en plusieurs strates (fig. 95.7).
• **TT :** rassurer.

Dermatofibrome

• Papule de 6 à 10 mm, rose (notamment chez les personnes à peau claire), brun clair ou marron (fig. 95.8 ; cf. fig. 1.16D) ; ferme ; rentre vers l'intérieur si l'on exerce une pression latérale.

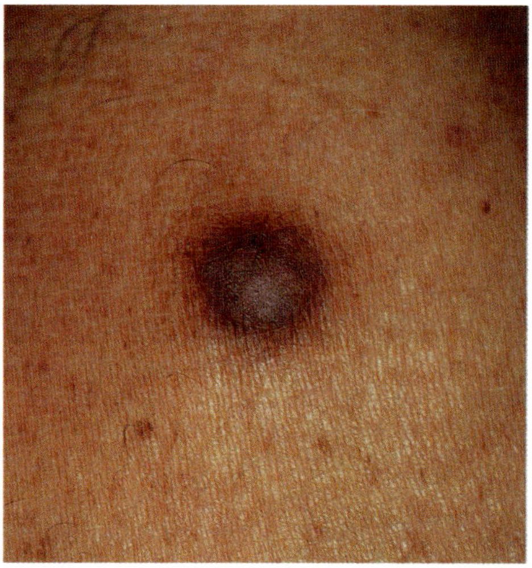

Fig. 95.8 Dermatofibrome. Papule ferme hyperpigmentée du membre inférieur. *Remerciements : Jean L. Bolognia, MD.*

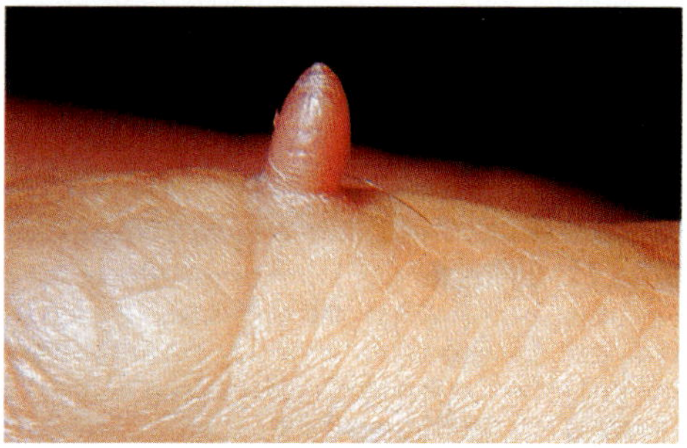

Fig. 95.9 Fibrokératome acral. Papule exophytique rose clair survenant sur la face dorsale d'un doigt. *Remerciements : NYUDSC.*

• Souvent sur les membres inférieurs : femmes > hommes.
• Fréquent ; de multiples lésions peuvent être observées chez des individus normaux mais aussi associées au lupus érythémateux et à l'immunosuppression (p. ex. infection VIH).
• Histopathologie : hyperplasie épidermique (parfois avec une induction basaloïde qui ressemble au carcinome basocellulaire) au-dessus d'une prolifération de cellules fusiformes qui enserre le collagène.
• Les aspects dermoscopiques sont montrés fig. 1.16D.

Fibrokératome acral

• Papule kératosique de 4 à 10 mm, solitaire, couleur de la peau à rose, de forme conique, avec une collerette de peau surélevée (fig. 95.9).
• Localisé sur les doigts et parfois les paumes.

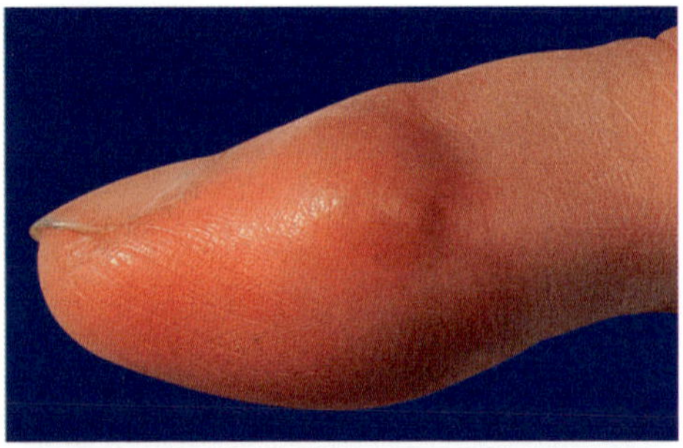

Fig. 95.10 Tumeur à cellules géantes d'une gaine tendineuse. Nodule couleur de la peau de la face latérale de l'index. *Remerciements : NYUDSC.*

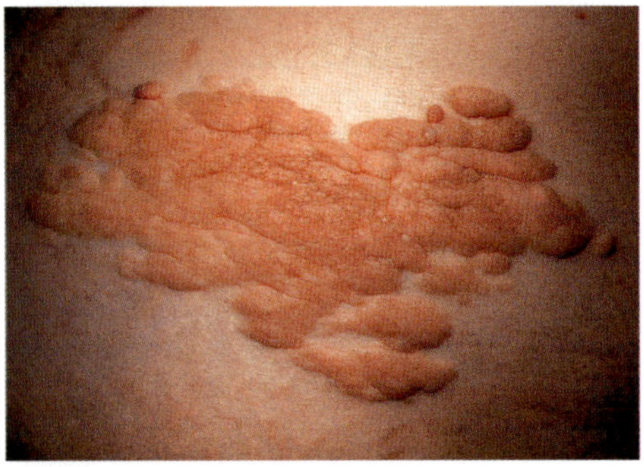

Fig. 95.11 Nævus du tissu conjonctif. Coalescence de multiples papules brun clair et de plaques sur le bas du dos. La lésion était ferme à la palpation avec histologiquement une augmentation du collagène. *Remerciements : YDRSC.*

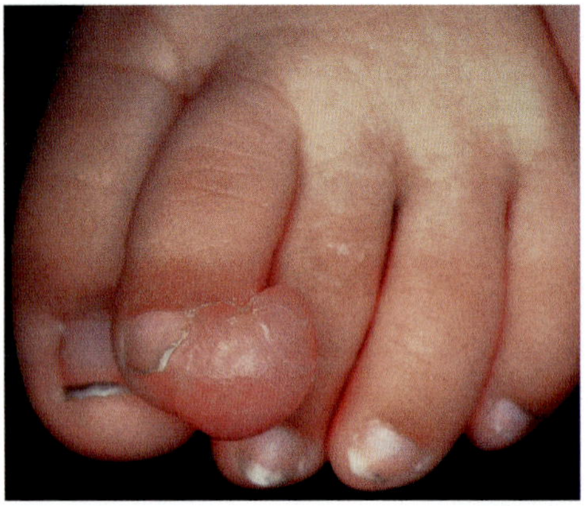

Fig. 95.12 Fibrome digital infantile. Nodule ferme, couleur de la peau de la partie dorsolatérale du 2e orteil chez un jeune enfant. *Remerciements : YDRSC.*

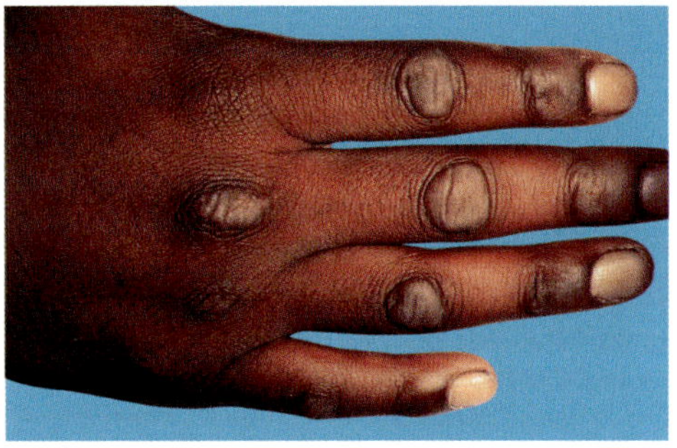

Fig. 95.13 Coussinets des phalanges. Noter la localisation sur la peau recouvrant les articulations. *Remerciements : Ronald P. Rapini, MD.*

Fibrome sclérotique

• Papule perlée ou nodule en dôme, de 2 à 9 mm chez des adultes.
• Discrète prédilection pour la tête et le cou.
• Peut être observé chez des patients ayant une maladie de Cowden.

Tumeur à cellules géantes des gaines tendineuses

• Nodule ferme (1–2 cm), généralement sur les doigts ou les orteils (fig. 95.10).
• 30 % des tumeurs récidivent localement.

Fasciite nodulaire

• Processus réactif bénin chez des jeunes adultes.
• Nodule sous-cutané grossissant rapidement (1–5 cm de diamètre).
• Communément sur la partie distale du membre supérieur.
• Parfois associée à un traumatisme.
• Histopathologie : nodule sous-cutané formé de cellules fusiformes allongées dans une matrice myxoïde.

Nævus conjonctif

• Couleur de la peau à jaune marron (plus jaune quand il est composé de façon prédominante de tissu élastique), papulonodules ou plaques fermes ; solitaires ou multiples (souvent groupés) (fig. 95.11).
• Présent à la naissance ou survenant durant l'enfance.
• Peut être associé à des génodermatoses (p. ex. sclérose tubéreuse, syndrome de Buschke-Ollendorf, syndrome Protée).
• Histopathologie : augmentation du collagène (parfois subtile) et/ou tissu élastique ; le diagnostic peut nécessiter des colorations spéciales pour les fibres élastiques et le collagène.

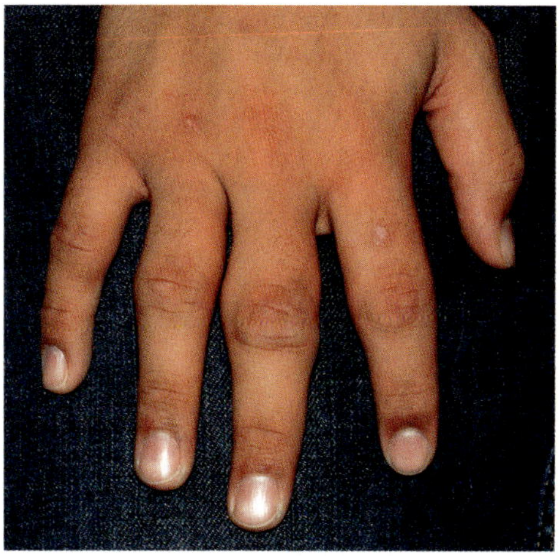

Fig. 95.14 Pachydermodactylie. Forme de fibromatose digitale caractérisée par un gonflement des parties latérales des doigts, habituellement au niveau des articulations interphalangiennes proximales des 2e et 4e doigts. *Remerciements : Julie V. Schaffer, MD.*

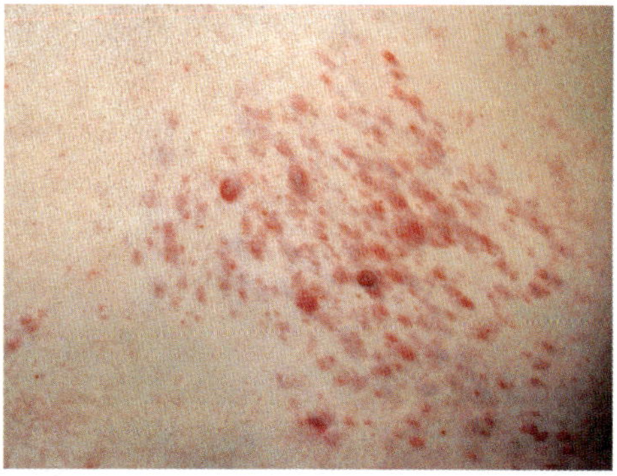

Fig. 95.15 Piloléiomyomes groupés sur le dos. Le tronc est une localisation fréquente des piloléiomyomes multiples. Les patients ayant cette présentation clinique doivent être évalués pour la possibilité d'une léiomyomatose héréditaire et d'un cancer à cellules rénales (syndrome de Reed). *Remerciements : Julie V. Schaffer, MD.*

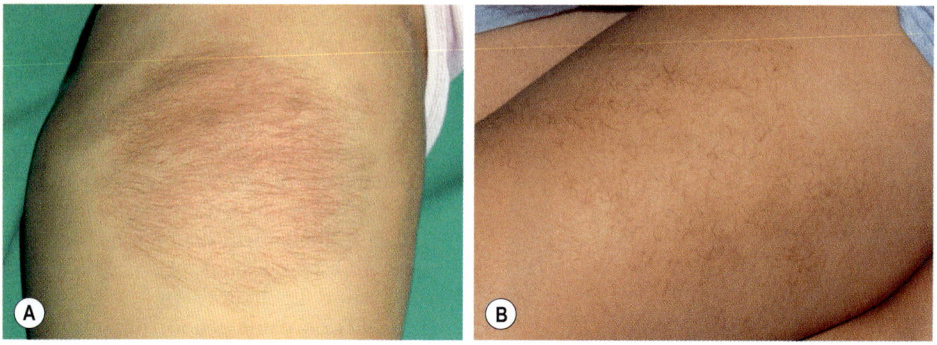

Fig. 95.16 Hamartome à cellules musculaires lisses. A Plaque hyperpigmentée avec hypertrichose qui peut être diagnostiquée à tort comme nævus mélanocytaire congénital ou moins souvent comme neurofibrome. **B** L'hamartome a parfois un aspect éclaté et il y a un chevauchement avec la mélanose (nævus) de Becker, cliniquement et histologiquement. *Remerciements : A : Antonio Torello, MD ; B : Julie V. Schaffer, MD.*

Fibrome digital infantile

- Papulonodule ferme, couleur de la peau à rose sur les doigts ou les orteils (tend à épargner le pouce et le gros orteil) (fig. 95.12).
- Solitaire ou multiple ; généralement présent avant l'âge de 1 an.
- Tend à régresser spontanément en quelques années, mais peut récidiver.

Myofibromatose infantile

- Un ou plusieurs nodules dermiques/sous-cutanés, fermes à caoutchouteux, couleur de la peau à rose à violet.
- Plus souvent sur la tête et le cou ou le tronc.
- Rare ; les lésions sont présentes à la naissance ou apparaissent durant les 2 premières années de vie.
- Les lésions cutanées peuvent être isolées ou il peut y avoir une atteinte systémique (os, gastro-intestinale, reins, poumons, cœur).
- Les tumeurs tendent à régresser spontanément.
- Histopathologie : modèle biphasique de cellules fusiformes de disposition nodulaire avec des vaisseaux en périphérie.

Fibromatoses

- La plupart des sous-types sont superficiels : (1) palmaire (maladie de Dupuytren) ; (2) plantaire (maladie de Ledderhose) ; (3) pénien (maladie de La Peyronie) ; et (4) coussinets des phalanges (fig. 95.13) ; et (5) pachydermodactylie (fig. 95.14).
- Une forme profonde : tumeur desmoïde extra-abdominale.

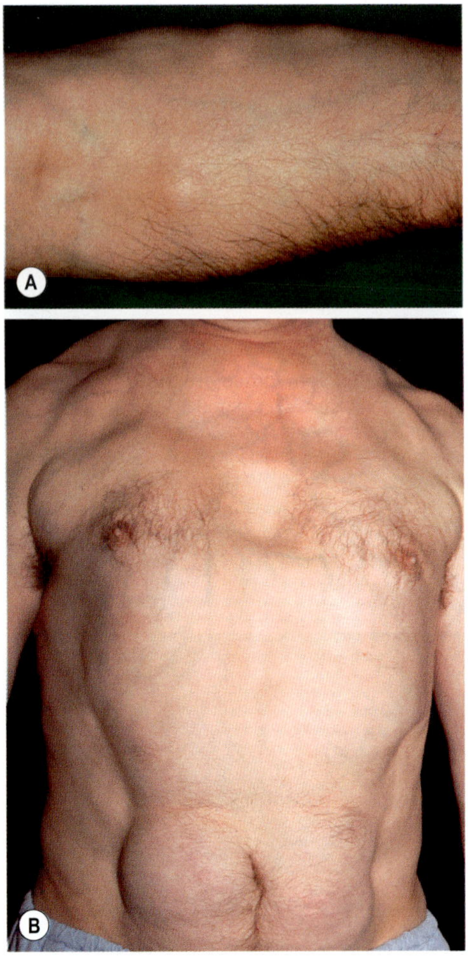

Fig. 95.17 **Lipomatoses.** **A** Lipomatose familiale multiple. Plusieurs lipomes discrets sont présents sur l'avant-bras. **B** Lipomatose bénigne symétrique (maladie de Madelung ou maladie de Launois-Bensaude). Dépôts graisseux importants de la région supraclaviculaire, des parties latérales de la poitrine et de l'abdomen. *Remerciements : A : YDRSC; B : Steven Kaddu, MD.*

• Tumeur sous forme de nodules, plaques ou cordons de croissance lente.
• La fibromatose palmaire peut entraîner des contractures en flexion, en particulier des 4e et 5e doigts (cf. chap. 81).
• La fibromatose pénienne peut entraîner des douleurs et une dysfonction érectile.

Muscles/graisse

Léiomyome

• Papules ou nodules solitaires ou multiples rouge brun, souvent groupés (fig. 95.15).
• Parfois douloureux.
• Généralement sur le tronc.
• Quand ils sont multiples, envisager l'association avec des léiomyomes utérins et un carcinome rénal à cellules papillaires rénales (syndrome de Reed : syndrome de cancer familial autosomique dominant avec mutation de la fumarate-hydratase).
• Histopathologie : faisceaux de cellules fusiformes avec un noyau en forme de cigare et des vacuoles périnucléaires.

Hamartome à cellules musculaires lisses

• Congénital ou acquis, plaque du tronc couleur de la peau à hyperpigmentée > partie proximale des membres (fig. 95.16).
• Proéminence folliculaire et hypertrichose peuvent être présentes.
• Peut être confondu avec un nævus mélanocytaire congénital.
• Appartient à un spectre clinicopathologique avec le nævus de Becker.

Lipome

• Tumeur fréquente de graisse mature; nodule sous-cutané, mou, mobile.
• Généralement sur le tronc et les membres, mais n'importe quelle localisation est possible.
• Occasionnellement douloureux.
• De multiples lésions peuvent entrer dans le cadre d'une lipomatose (p. ex. type familial; fig. 95.17) ou d'une génodermatose (p. ex. syndrome de Gardner, syndrome Protée).
• **DD :** cf. fig. 95.18.

Angiolipome

• Nodule sous-cutané, mobile, mou; souvent sur l'avant-bras de jeunes adultes.
• Souvent douloureux.

Nævus lipomateux

• Papulonodules groupés, mous, jaunes à couleur de la peau sur les hanches et/ou le haut des cuisses (fig. 95.19).
• Se développe durant l'enfance ou dans les 2 premières décennies de la vie.

Sarcome des tissus mous (tableau 95.1)

• Rare en comparaison des tumeurs bénignes des tissus mous.
• Généralement présent comme nodule profond

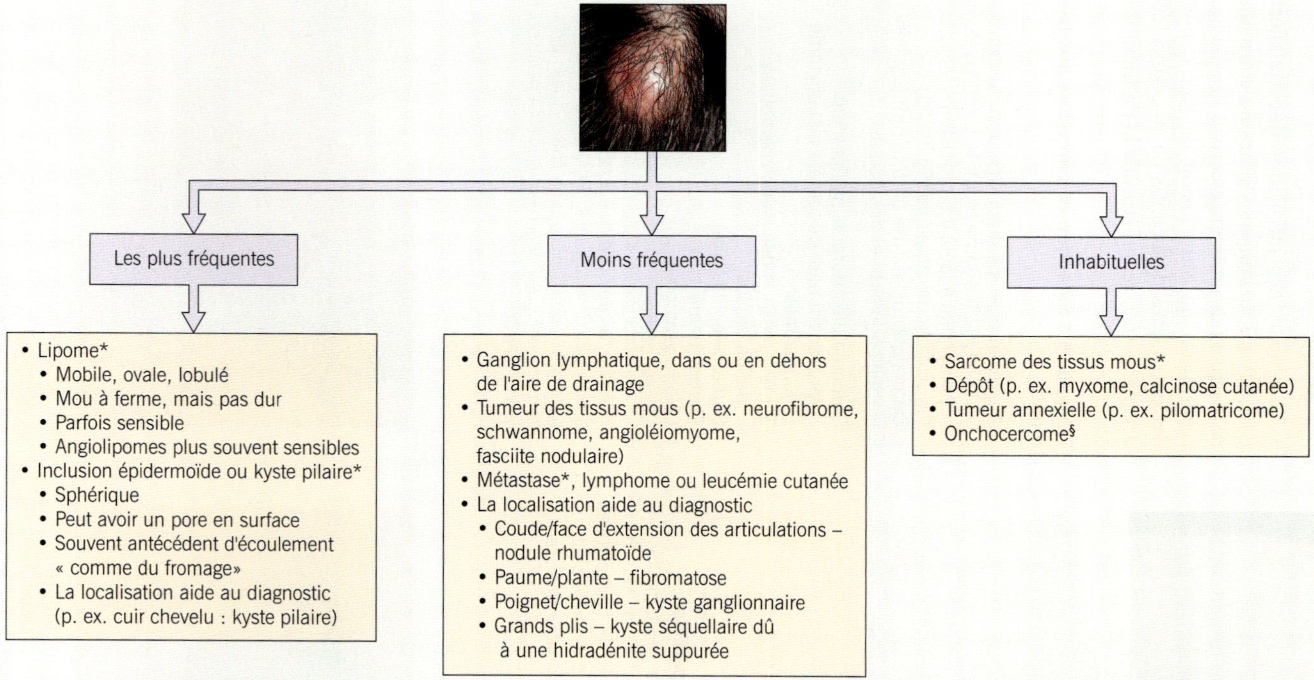

* L'échographie peut souvent permettre de distinguer la cellularité solide d'un sarcome ou d'une métastase de la graisse d'un lipome et de l'architecture d'un kyste épidermique d'inclusion.

§ Régions tropicales d'Amérique latine et d'Afrique.

Fig. 95.18 Approche d'une «masse sous-cutanée» chez l'adulte. Une biopsie au bistouri est préférée pour l'évaluation histopathologique d'un nodule sous-cutané tandis qu'une biopsie au punch suffit pour les lésions dermiques. Pour le diagnostic au lit du malade d'un kyste épidermique d'inclusion, après une anesthésie locale et une incision superficielle avec une lame #11, la kératine est exprimée.

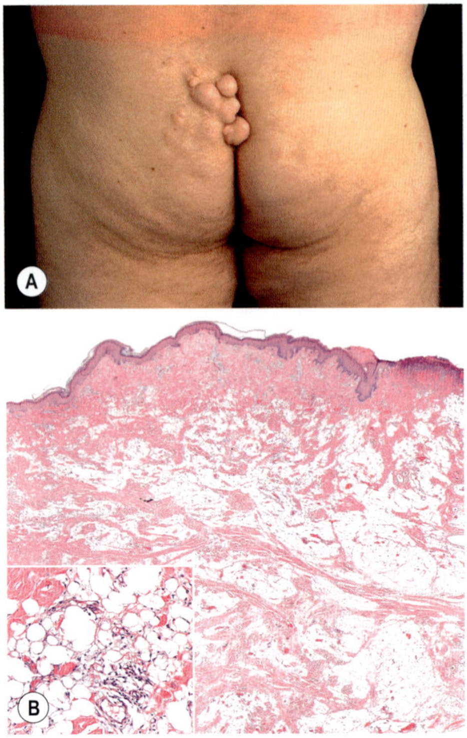

Fig. 95.19 **Nævus lipomateux superficiel.**
A Cet hamartome est caractérisé par des tumeurs groupées, molles, pédiculées, couleur de la peau. **B** En histopathologie, les groupements irréguliers, ectopiques, de cellules graisseuses matures dans le derme sont une manifestation caractéristique. *Remerciements : Steven Kaddu, MD.*

non spécifique.

- Peut occasionnellement envahir le derme.
- Le dermatofibrosarcome protubérant (DFSP) est de façon caractéristique multinodulaire (fig. 95.20).
- La plupart des DFSP ont une translocation t(17;22) qui fusionne les gènes du collagène I et des facteurs de croissance dérivés des plaquettes; l'expression de cette fusion de gènes provoque des taux élevés de facteurs de croissance dérivés des plaquettes, ce qui stimule la prolifération des

Tableau 95.1 Sélection de sarcomes des tissus mous.

Angiosarcome (peut survenir dans le cadre d'un lymphœdème et sur le cuir chevelu des personnes âgées) (cf. chap. 94)
Fibroxanthome atypique (fig. 95.21)
Dermatofibrosarcome protubérant (souvent multinodulaire; cf. fig. 95.20)
Sarcome pléomorphe indifférencié (précédemment dénommé histiocytome fibreux malin*)
Tumeur maligne des gaines nerveuses périphériques
Sarcome épithélioïde
Fibrosarcome
Léiomyosarcome
Liposarcome

** Certains anatomopathologistes considèrent que le fibroxanthome atypique (FXA) est une variante superficielle de l'histiocytome fibreux malin (HFM); les dermatologues observent des FXA plus souvent que des HFM.*

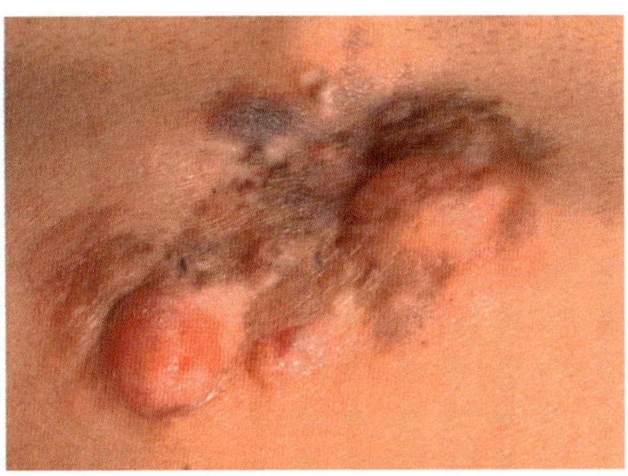

Fig. 95.20 Dermatofibrosarcome protubérant. Large plaque rose brun, ferme, multinodulaire du dos. En histopathologie, cellules fusiformes ternes, arrangées en motifs storiformes («en roue de charrette»). *Remerciements : NYUDSC.*

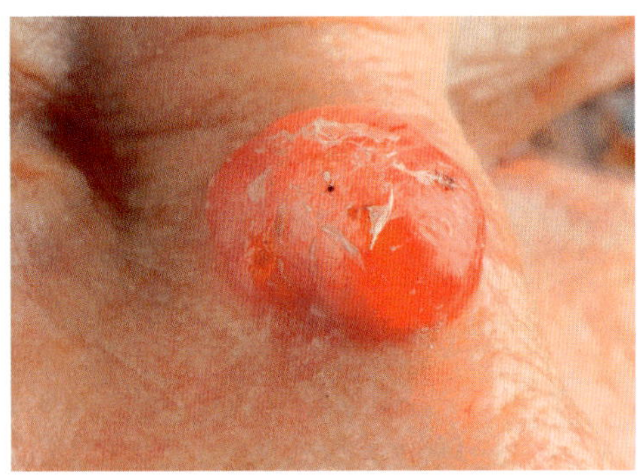

Fig. 95.21 Fibroxanthome atypique. Nodule rouge, en dôme sur le nez d'un homme âgé. *Remerciements : Lorenzo Cerroni, MD.*

fibroblastes.

Pour plus d'informations, cf. chap. 115, 116 et 117 de *Dermatology, Fourth Edition*.

Mastocytose 96

• Spectre d'affections causées par la prolifération et l'accumulation de mastocytes dans la peau et/ou d'autres tissus (tableau 96.1).
• *La mastocytose survenant dans l'enfance* est définie comme apparaissant avant la puberté, elle se développe avant l'âge de 6mois chez ~ 70 % des patients; elle a une évolution bénigne et disparaît spontanément à l'adolescence (fig. 96.1).
• *La mastocytose survenant chez l'adulte* se développe le plus souvent dans la troisième ou quatrième décennie de la vie; typiquement elle persiste et peut avoir un développement systémique (cf. fig. 96.1).
• La majorité des mastocytoses pédiatriques et adultes comporte l'activation d'une mutation somatique (touchant le plus souvent le codon 816) du gène codant le récepteur KIT (tyrosine-kinase) exprimé sur les mastocytes; une mastocytose familiale survient occasionnellement.

Tableau 96.1 Classification OMS des mastocytoses.

Mastocytose cutanée (MC)
MC maculopapuleuse/« urticaire pigmentaire » MC difuse Mastocytomes (≤3 lésions)
Mastocytose systémique (MS)
MS indolente* MS à bas bruit* MS avec néoplasme hématologique associé** MS agressive Leucémie à mastocytes
Sarcome à mastocytes (p. ex. larynx, côlon, cerveau)

** Formes de MS plus susceptibles d'avoir une atteinte cutanée.*
*** La maladie associée peut être myéloproliférative (incluant la forme de syndrome hyperéosinophilique caractérisée par le gène de fusion* FIP1L1/PDGFRA*; cf. chap. 25), myélodysplasique ou lymphoproliférative.*

Manifestations cliniques des mastocytoses cutanées

• Les patients ont souvent du prurit et peuvent avoir des épisodes de poussées urticariennes (rougeurs et gonflements) de leurs lésions de mastocytose.
• Les lésions des nourrissons et des enfants d'âge préscolaire peuvent être bulleuses en raison de la libération de protéases à partir des mastocytes groupés en amas denses.
• Le frottement fort ou l'effleurement des lésions cutanées de mastocytose cause souvent une urtication (signe de Darier) (fig. 96.2); ceci est généralement plus prononcé chez les enfants.
• Chez approximativement la moitié des patients, une poussée urticarienne se développe après avoir passé le doigt sur la peau cliniquement non atteinte (dermographisme).
• Différents types cliniques de mastocytose sont reconnus, mais des chevauchements peuvent survenir entre ces groupes.

Mastocytomes (≤3 lésions)

• Typiquement présents à la naissance ou apparaissant durant la petite enfance.
• Une à plusieurs papules, nodules ou plaques avec une couleur jaune brun à rouge brun et la texture du cuir (peau d'orange) (fig. 96.3).
• Peuvent survenir n'importe où sur la surface de la peau, y compris les zones acrales.
• Les petits mastocytomes restent souvent méconnus et sont souvent sous-représentés dans les séries de mastocytoses pédiatriques.
• **DD :** nævus mélanocytaire (p. ex. congénital, Spitz), macule café-au-lait, piqûre d'arthropode, xanthogranulome juvénile, pseudo-lymphome, impétigo bulleux.

Mastocytose cutanée maculopapuleuse, incluant l'urticaire pigmentaire

• Multiples macules, papules et/ou plaques, souvent nombreuses, brun clair à rouge brun (fig. 96.4).

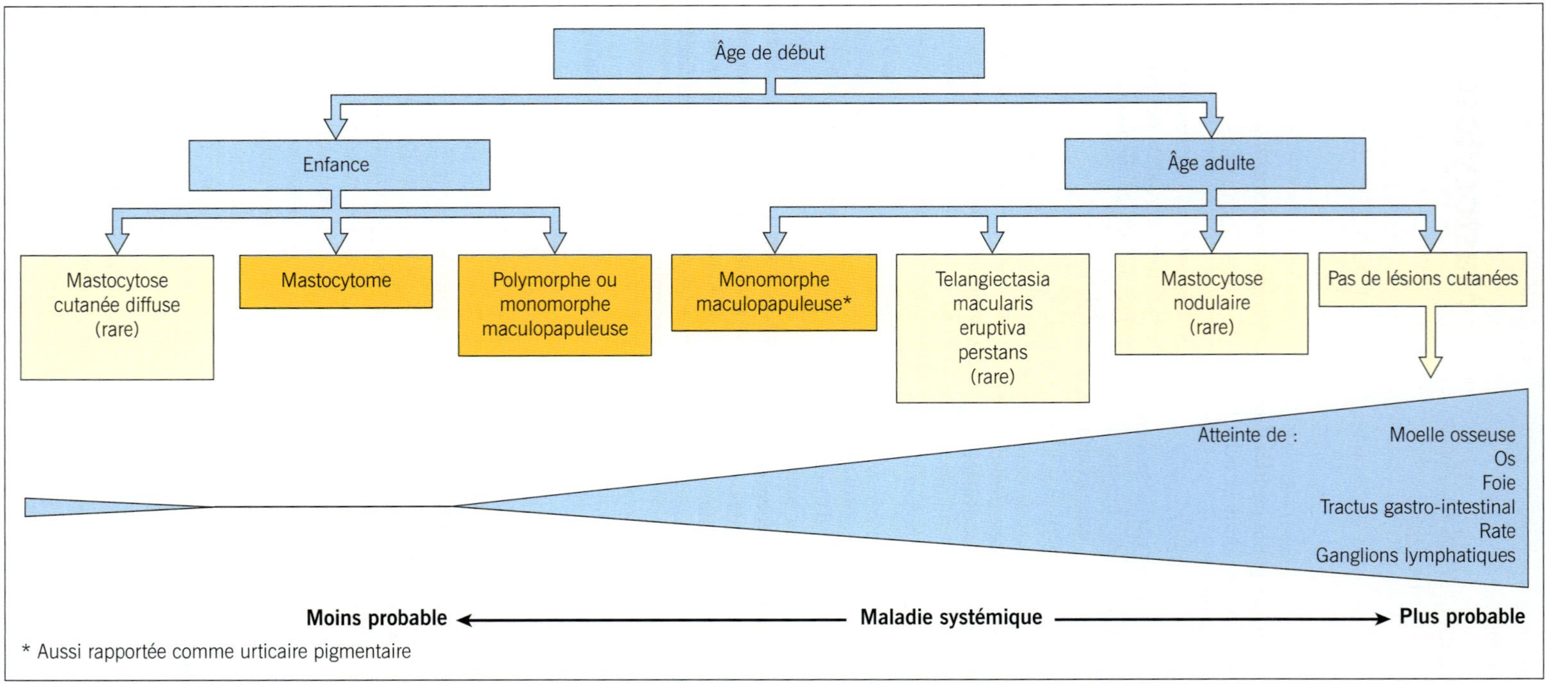

Fig. 96.1 Différences dans les présentations cliniques des mastocytoses débutant dans l'enfance ou à l'âge adulte. Les cases les plus sombres représentent les formes les plus fréquentes. *Remerciements : Michael Tharp, MD.*

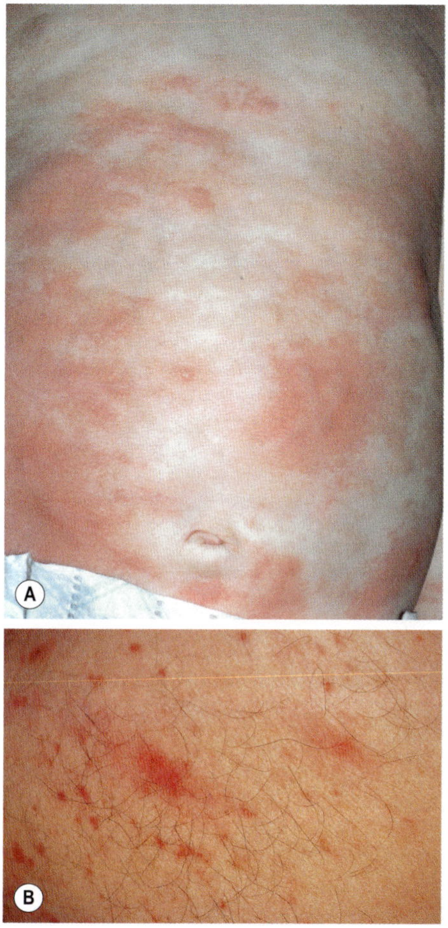

Fig. 96.2 Signe de Darier dans les mastocytoses. Un nourrisson avec une atteinte cutanée étendue (**A**) et un adulte avec des lésions maculeuses et papuleuses (**B**). *Remerciements : A : Julie V. Schaffer, MD; B : Thomas Horn, MD.*

- Deux variantes principales :
  - petites lésions monomorphes (urticaire pigmentaire) qui peuvent survenir chez les adultes ou les enfants et tendent à persister
  - polymorphe, lésions plus grandes (certaines > 1 cm) qui le plus souvent se développent dans la petite enfance et disparaissent typiquement à l'adolescence
- Principalement au tronc et aux extrémités proximales, épargnant la partie centrale du visage, les paumes et les plantes.
- Une subtile texture de cuir est habituellement évidente dans les grandes lésions, et l'hyperpigmentation est moins proéminente chez les patients qui ont une peau moins colorée.
- Des télangiectasies peuvent être observées, en particulier chez les adultes; la ***t****elangiectasia* ***m****acularis* ***e****ruptiva* ***p****erstans* (TMEP) est une variante rare de l'adulte qui comporte des macules télangiectasiques et des plaques sans hyperpigmentation notable (fig. 96.5), souvent avec un signe de Darier minime.

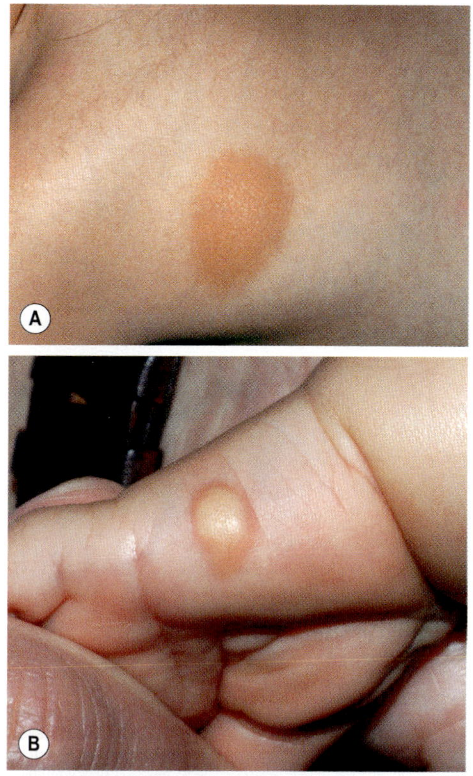

Fig. 96.3 Mastocytomes chez des nourrissons.
A Plaque brun clair avec une surface parcheminée.
B Bulle et discret anneau érythémateux dû à une urtication d'un nodule jaunâtre du poignet.
Remerciements : A : Antonio Torrelo; B : Julie V Schaffer, MD.

- **DD :** lentigines, nævus mélanocytaires; pour le TMEP, photodommage, poïkilodermie, angiomes stellaires multiples, et autres affections comportant des télangiectasies (cf. chap. 87).

Mastocytose cutanée diffuse

- Survient principalement chez les nourrissons, avec de rares observations chez des adultes.
- Il y a un épaississement pâteux généralisé de la peau avec la texture du cuir, parfois avec des plis profonds.
- Des flushs, des bulles et des érosions sont fréquents (fig. 96.6) mais la résolution spontanée survient généralement.
- **DD :** épidermolyse bulleuse, dermatoses bulleuses auto-immunes.

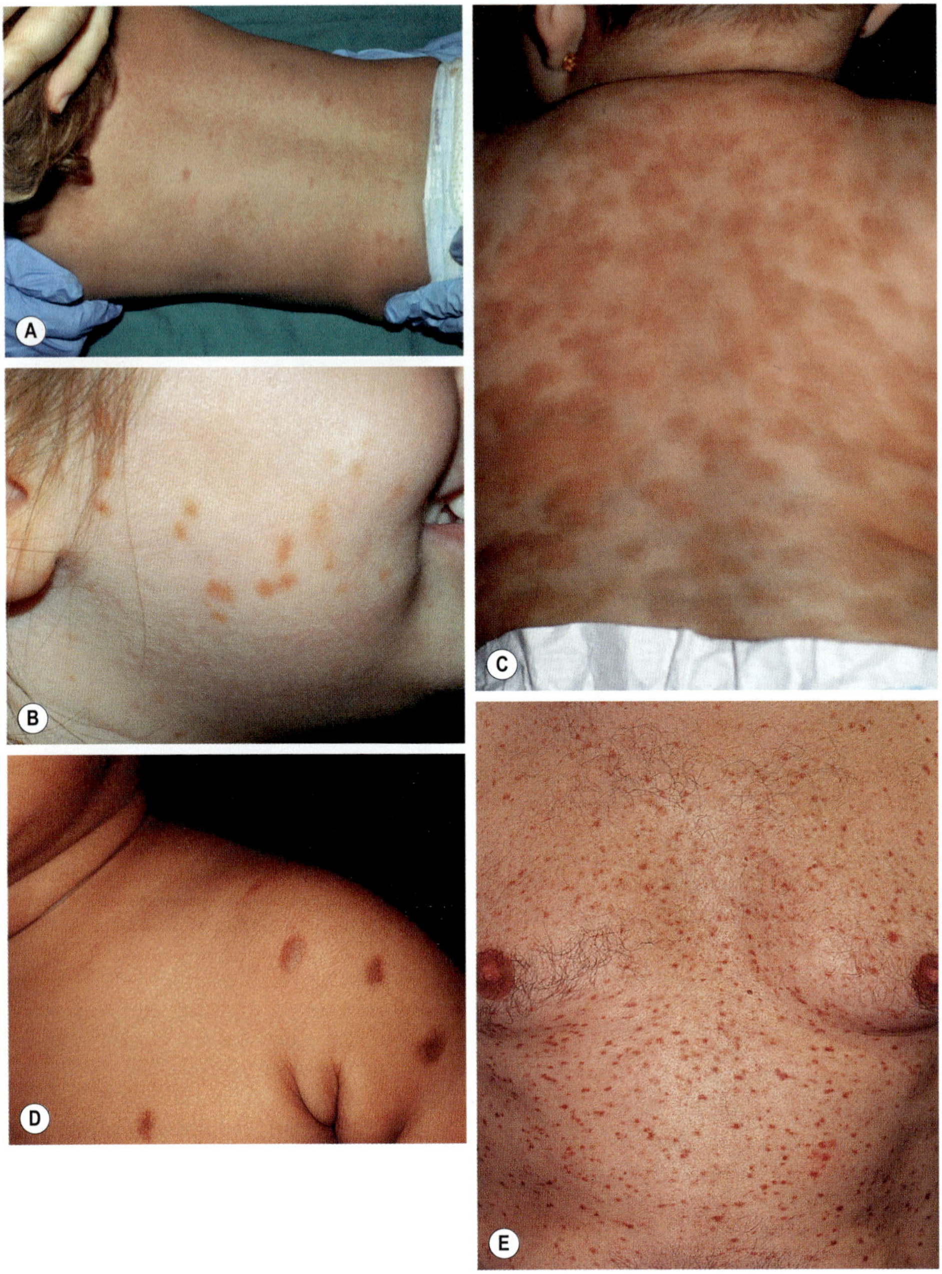

Fig. 96.4 Mastocytose cutanée maculopapuleuse (« urticaire pigmentaire »). Enfants présentant des papules en nombres et tailles variés, qui peuvent être dispersées (**A**) ou groupées (**B**), de même que des lésions polymorphes incluant des plaques (**C**) ou des papulonodules (**D**). L'importance de l'hyperpigmentation associée varie aussi. **E** Urticaire pigmentaire de l'adulte typiquement présente avec des petites macules et papules rouge brun. *Remerciements : A : Antonio Torrelo, MD ; B : Julie V. Schaffer, MD ; D, E : Michael Tharp, MD.*

Manifestations systémiques de mastocytose

• Chez les patients qui ont une grande quantité de mastocytes (p. ex. maladie cutanée étendue, grand mastocytome, atteinte extra-cutanée), la libération de médiateurs des mastocytes tels que l'histamine peut conduire à des symptômes systémiques, qui vont d'un flush à des douleurs abdominales et de la diarrhée jusqu'à des étourdissements et des syncopes (fig. 96.7).

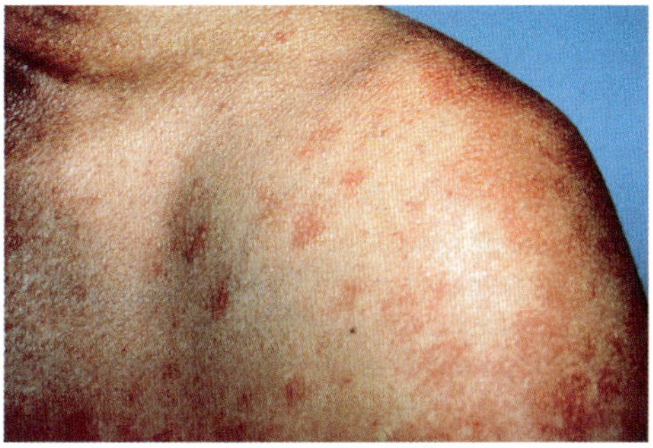

Fig. 96.5 Telangiectasia macularis eruptiva perstans. Multiples lésions composées de télangiectasies. *Remerciements : YDRSC.*

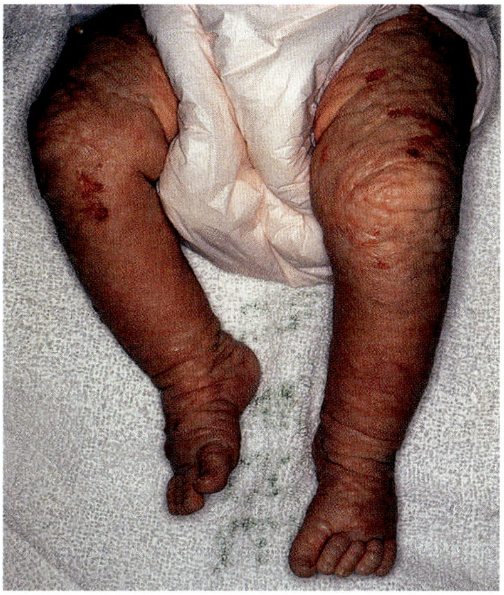

Fig. 96.6 Mastocytose cutanée diffuse chez un enfant. Peau diffusément infiltrée avec des érosions multiples et une structure parcheminée. *Remerciements : YDRSC.*

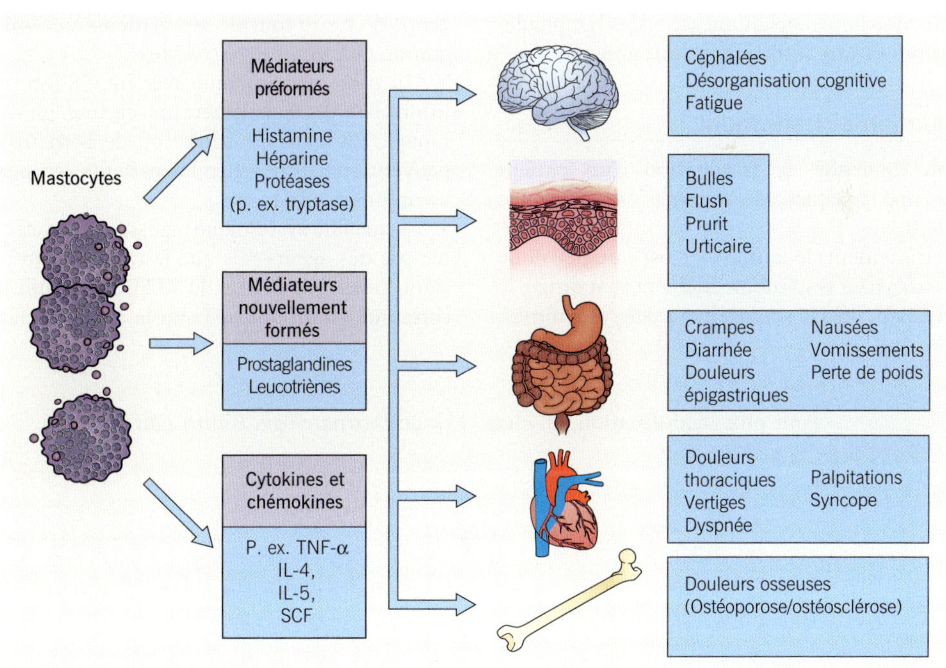

Fig. 96.7 Médiateurs des mastocytes et symptômes de mastocytose associés. SCF : *stem cell factor* (se fixe au récepteur KIT).

Tableau 96.2 Critères OMS pour le diagnostic de mastocytose systémique.

Nécessite soit un critère majeur plus un critère mineur, soit trois critères mineurs
Critère majeur
• Infiltrats multifocaux denses de mastocytes (agrégats de ≥ 15 mastocytes) dans la moelle osseuse ou les tissus extra-cutanés
Critères mineurs
• >25 % des mastocytes des échantillons de moelle osseuse ou de tissus extra-cutanés ont un aspect fusiforme ou sont atypiques d'une autre manière • Les mastocytes extra-cutanés ($CD117^{+}$) expriment CD2, CD25 ou les deux (souvent moelle osseuse ; déterminés par cytométrie de flux) • Présence de la mutation du codon 816 de *c-KIT* dans le sang, la moelle osseuse ou les tissus extra-cutanés • Les taux de tryptase sérique sont >20 ng/mL de façon persistante (sauf s'il y a une affection myéloïde, dans ce cas ce paramètre n'est pas valable)

- La maladie systémique est extrêmement rare dans la mastocytose de l'enfance.
- Bien que la moelle osseuse soit fréquemment atteinte chez les patients adultes qui ont une mastocytose cutanée, les séquelles hématologiques sont peu fréquentes (cf. tableau 96.1).
- Les critères diagnostiques de mastocytose systémique sont présentés tableau 96.2.
- Les patients ayant une mastocytose systémique (principalement adultes) développent occasionnellement une ostéoporose, une ostéosclérose, une hépatosplénomégalie, des lymphadénopathies et une infiltration du tractus GI.

Évaluation et traitement

- Une approche de l'évaluation d'un patient ayant une mastocytose cutanée est présentée fig. 96.8.
- Le traitement de la mastocytose cutanée et de la mastocytose systémique indolente est dirigé, le cas échéant, vers le soulagement des symptômes.
- Les éléments déclenchants la dégranulation des mastocytes (tableau 96.3) doivent être supprimés quand c'est possible.
- **TT :** antihistaminique(s) peu sédatif(s) H_1, souvent à des doses supérieures aux doses standards (p. ex. jusqu'à 40 mg/j de cétirizine chez l'adulte) ; l'addition d'un antihistaminique H_1 sédatif la nuit, d'un antagoniste H_2 (en particulier s'il existe des symptômes GI hauts) ou de cromoglycate de sodium (topique ou oral) peut être bénéfique.
- Une seringue d'adrénaline pour les cas d'urgence doit être fournie aux patients qui ont une grande quantité de mastocytes.
- Un traitement topique avec un CS fort ou un inhibiteur de la calcineurine et une photothérapie UVB à bande étroite ou de l'omalizumab peuvent être utiles chez les patients qui ont des symptômes réfractaires.
- La maladie systémique agressive peut être traitée par des agents tels que la midostaurine (une multikinase/inhibiteur de KIT), l'imatinib (pour certaines mutations KIT) ou la cladribine.

Pour plus d'information, cf. chap. 118 de *Dermatology, Fourth Edition*.

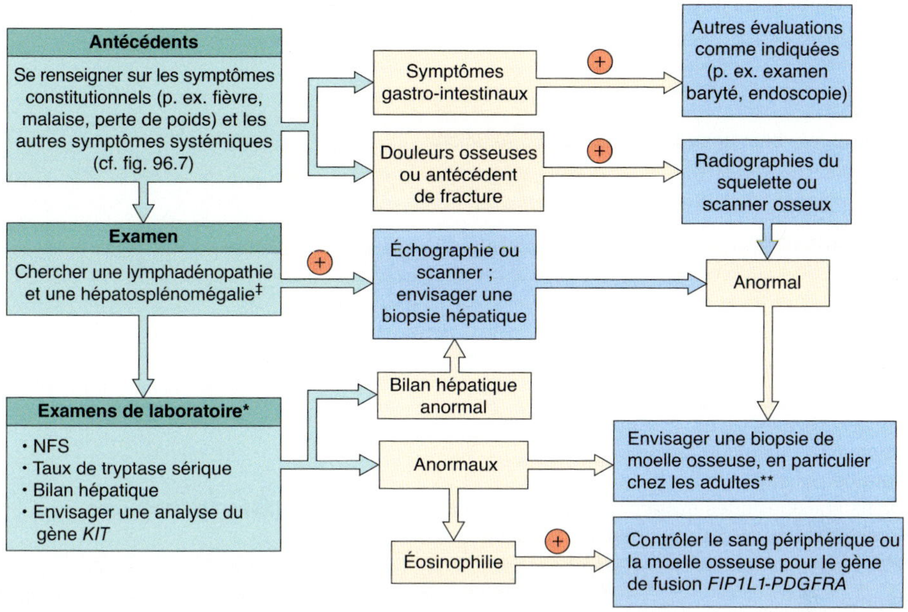

* Non typiquement nécessaire pour les patients pédiatriques qui ont un mastocytome et optionnel pour les jeunes enfants qui ont une maladie asymptomatique ou peu extensive. La détection de la mutation *KIT* dans le sang périphérique (p. ex. via une PCR spécifique d'allèle pour D816V) peut aider à identifier les personnes qui ont une augmentation du risque de mastocytose systémique et à suivre la progression de la maladie.

** Certains groupes la recommandent chez les patients qui ont une mastocytose de l'adulte, en particulier en cas de maladie cutanée étendue ou ayant des taux sériques de tryptase élevés ou en augmentation. L'évaluation de la moelle osseuse doit comporter un marquage de la tryptase, un immunophénotypage des mastocytes (p. ex. CD2, CD25), des études cytogénétiques (p. ex. pour une affection hématologique maligne associée) et une analyse de *KIT*.

‡ Une hépatosplénomégalie représente un marqueur d'atteinte systémique chez les enfants.

Fig. 96.8 Évaluation initiale des patients ayant une mastocytose cutanée. Le schéma proposé pour le diagnostic de mastocytose dans la peau nécessite les critères majeurs que sont les lésions cutanées typiques associées au signe de Darier, plus un critère mineur, ou une augmentation des mastocytes en histologie, ou une mutation *KIT* en peau lésionnelle. Les patients ayant une mastocytose systémique doivent être explorés pour une ostéoporose par un scanner DEXA.

Tableau 96.3 Stimulants potentiels de la dégranulation des mastocytes.

Physiques
• Friction • Exercice • Chaleur (p. ex. bain chaud) ou froid (p. ex. natation)
Diététiques
• Boissons chaudes • Aliments épicés • Alcool
Médicaments
• Aspirine • Anti-inflammatoires non stéroïdiens • Narcotiques (p. ex. morphine, codéine) • Anticholinergiques (p. ex. scopolamine) • Dextrométhorphane (un antitussif) • Sulfate de polymyxine B • Certains anesthésiques systémiques (p. ex. lidocaïne*, étomidate, thiopental, isoflurane) • Colorants radiographiques contenant de l'iode • Dextran (dans certaines solutions i.v.)
Allergiques
• Allergènes causant une réaction d'hypersensibilité de type immédiat chez ce patient

** Les injections locales sont sans danger.*

Lymphomes cutanés à cellules B

97

Généralités

• Les lymphomes cutanés peuvent atteindre la peau comme site exclusif d'atteinte (*lymphome primitif cutané*) ou comme résultat d'une atteinte cutanée en association avec une atteinte systémique (habituellement ganglionnaire) de lymphome (*lymphome secondaire cutané*).
• Les lymphomes primitifs cutanés sont définis comme des lymphomes présents dans la peau sans preuve d'une atteinte extra-cutanée au moment du diagnostic.
• Les lymphomes primitifs cutanés diffèrent significativement de leurs homologues ganglionnaires en termes d'histoire naturelle et ceux-ci nécessitent une approche spécialisée pour leur évaluation et leur traitement.
• Les lymphomes primitifs cutanés peuvent être issus de cellules B (LPC-CB), de cellules T (LPC-CT) ou de cellules *natural killer* (NK).
• Contrairement à la plupart des lymphomes extra-ganglionnaires, les lymphomes T sont plus fréquents dans la peau que les lymphomes B.

LPC-CB

• Les lymphomes primitifs cutanés à cellules B dérivent des lymphocytes B à différents stades de différenciation.
• Les lignées de cellules B sont identifiées par la présence de CD20 et CD79a et l'absence de marqueurs CD3.
• Les LPC-CB constituent approximativement 20-25 % de tous les lymphomes primitifs cutanés, mais il existe des variations régionales d'incidence et des types spécifiques de LPC-CB.
• Atteignent habituellement les personnes âgées des deux sexes.
• La pathogénie est inconnue mais dans certaines régions du monde, les *Borrelia* sont considérées comme pouvant jouer un rôle; une immunosuppression/dysrégulation marquée est aussi un facteur de risque.
• Une classification précise ne peut être achevée que lorsqu'une synthèse complète des données cliniques, histopathologiques, immunophénotypiques et moléculaires a été réalisée.
• Une fois le diagnostic de lymphome à cellules B porté, une stadification complète (tableau 97.1) est recommandée pour distinguer un lymphome cutané primitif et secondaire.
• La classification OMS-EORTC (*European Organization for Research and Treatment of Cancer*) fournit les bases d'une classification cohérente des patients et divise les LPC-CB en trois types majeurs (tableau 97.2).
• Les lymphomes primitifs cutanés à cellules B de la zone marginale (LPC-CB-ZM) et les lymphomes primitifs cutanés centrofolliculaires (LPC-CF) sont des lymphomes indolents avec des taux de survie à 5 ans ≥ 95 % (tableau 97.3).
• Les lymphomes primitifs cutanés diffus à grandes cellules B, de type jambe (LPC-DGCB-J) ont un comportement clinique intermédiaire, avec une estimation de la survie à 5 ans inférieure, et nécessitent un traitement plus agressif (cf. tableau 97.3).
• Une approche diagnostique du patient ayant un diagnostic suspecté de lymphome cutané B est montrée fig. 97.1.

Dyscrasies plasmocytaires, incluant le myélome multiple

• Les dyscrasies plasmocytaires incluent la gammapathie monoclonale de signification indéterminée (MGUS), le myélome peu évolutif/asymptomatique et le myélome actif/symptomatique, de même que les maladies des dépôts de chaînes légères ou de chaînes lourdes et les amyloses systémiques primaires (AL).
• Tandis que les proliférations de plasmocytes dans la peau sont inhabituelles, les affections cutanées associées ou censées être liées à une gammapathie monoclonale sont plus fréquentes (tableau 97.4).

Tableau 97.1 Investigations recommandées pour la stadification des patients qui ont un diagnostic confirmé de lymphome à cellules B atteignant la peau.

Antécédents et examen physique
• Présence/absence de symptômes « B » incluant fièvre, sueurs nocturnes, perte de poids, malaises • Examen complet des aires ganglionnaires • Palpation de l'abdomen pour chercher une hépatosplénomégalie • Examen de la cavité orale • Antécédent de transplantation d'organe et/ou d'autre immunosuppression (p. ex. VIH, iatrogène, congénitale)
Examens de laboratoire
• Numération formule sanguine complète • Biologie sérique complète dont LDH • Cytométrie de flux des cellules mononucléées du sang périphérique*
Imagerie
• Échographie de l'abdomen et des ganglions lymphatiques superficiels • TEP-TDM corps entier ou TDM corps entier*
Examens additionnels si cliniquement indiqués
• Ponction-biopsie de moelle osseuse** • Excision-biopsie des gros ganglions lymphatiques ou d'autres lésions suspectes • Analyse par PCR pour l'analyse ADN de *Borrelia* spp. des patients originaires de zones endémiques (Europe) ou ayant voyagé dans des zones endémiques

* *Non nécessaire pour les lymphomes primitifs cutanés à cellules B de la zone marginale.*
** *Bien que recommandée pour les lymphomes centrofolliculaires et tous les types de lymphomes à grandes cellules B, la biopsie de moelle osseuse est remplacée par la TEP-TDM, examen plus sensible.*
TEP : tomographie par émission de positons.

Tableau 97.2 Classification OMS-EORTC 2018 des lymphomes à cellules B avec des lésions cutanées.

- Lymphome primitif cutané à cellules B de la zone marginale (LPC-CB-ZM)*
- Lymphome primitif cutané centrofolliculaire (LPC-CF)**
- Lymphome primitif cutané diffus à grandes cellules B, de type jambe** (LPC-DGCB-J)
- Lymphome intravasculaire diffus à grandes cellules B

* *Inclut des cas précédemment désignés comme immunocytomes cutanés primitifs et plasmocytomes cutanés primitifs.*
** *Dans les rares cas qui ne peuvent pas être classés comme LPC-CF ou LPC-DGCB-J, un diagnostic de LPC-DGCB, NOS (*not otherwise specified*) peut être posé.*
Il existe de plus un diagnostic provisoire d'ulcère cutanéomuqueux EBV-positif.

Pour plus d'informations, cf. chap. 119 de *Dermatology, Fourth Edition*.

Tableau 97.3 Lymphomes primitifs cutanés à cellules B (LPC-CB) : manifestations cliniques et diagnostiques et options thérapeutiques recommandées.

Sous-type de lymphome primitif cutané à cellules B	Localisation préférentielle	Manifestations cliniques	Autres manifestations distinctives	DD	TT	Évolution
Comportement indolent						
Lymphome primitif cutané à cellules B de la zone marginale (LPC-CB-ZM)	• Membres supérieurs > inférieurs • Tronc • Occasionnellement généralisé	• Papules rouge brun multifocales asymptomatiques, plaques et nodules (fig. 97.2) • Ulcération rare ; peut évoluer vers une anétodermie • Peut survenir dans des zones d'acrodermatite chronique atrophiante (fig. 97.2C)	• Bcl-2 (+), Bcl-6 (–), CD10 (–) • Réarrangement monoclonal des gènes *IGH* • Expression intracytoplasmique monotypique des chaînes légères d'Ig (fig. 97.3) • Peut être lié à une infection à *Borrelia* dans les zones endémiques (p. ex. Europe)	• Distinguer les différents LPCCB • Processus réactionnel bénin (p. ex. infiltrat lymphocytaire de Jessner, hyperplasie lymphoïde cutanée) • Leucémie cutanée (p. ex. LLC cutanée) • Atteinte secondaire à partir d'un lymphome systémique • Métastase d'un organe solide	**Lésion solitaire ou en faible nombre (tronc, occasionnellement plus généralisée)** • Attente vigilante • RT • Excision chirurgicale • Excision chirurgicale plus RT postopératoire • Rituximab intralésionnel • CS intralésionnels **Lésions multiples à différents endroits du corps ou LPC-CF diffus avec lésions disséminées ou si localisées, sur les jambes** • CS intralésionnels • Rituximab intralésionnel • Interféron α-2a sous-cutané ou intralésionnel • Rituximab systémique • Chimiothérapie systémique plus rituximab	• Survie à 5 ans ≥ 95 % • Récidives cutanées fréquentes • Résolution occasionnellement spontanée • La progression vers une atteinte systémique est rare
Lymphome primitif cutané centrofolliculaire (LPC-CF)	• Cuir chevelu, front, tronc (notamment le dos), rarement les jambes (~ 5 %)	• Papules, plaques, ou tumeurs solitaires ou groupées, asymptomatiques, roses à couleur prune (fig. 97.4) • Peut comporter une tache érythémateuse de la peau environnante (*lymphome de Crosti*) • Ulcération non fréquente • Occasionnellement petites papules miliaires, de type acnéiformes	• Bcl-6 (+), MUM1 (–) • Habituellement Bcl-2 (–), t(14;18) (–) ; si l'un ou l'autre (+) : suspicion d'atteinte systémique • (–) réarrangement monoclonal des gènes d'Ig • (+) expression monotypique des Ig de surface			

(Suite)

Tableau 97.3 Suite.

Sous-type de lymphome primitif cutané à cellules B	Localisation préférentielle	Manifestations cliniques	Autres manifestations distinctives	DD	TT	Évolution
Comportement intermédiaire à agressif						
Lymphome primitif cutané diffus à grandes cellules B, type jambe (LPC-DGCB-J)	• Jambe • Unilatéral > bilatéral • Peut survenir n'importe où ailleurs (10-15 %)	• Nodules rouges à rouge brun, solitaire ou groupés • Observation fréquente de petites papules rouges adjacentes à des gros nodules (fig. 97.5) • Une ulcération peut survenir	• Bcl-2 (+), MUM1 (+), MYC (+) • Habituellement Bcl-6 (+) • CD10 (–) • ± réarrangement monoclonal des gènes *IGH* • (+) expression monotypique de surface et/ou intracytoplasmique des Ig	• Atteinte cutanée secondaire depuis un lymphome systémique • Infiltrats cutanés depuis LMA • Métastases d'organes solides	• Rituximab systémique • Chimiothérapie systémique plus rituximab • Envisager une RT locale pour les petites lésions solitaires	• Survie à 5 ans ~ 50 % • Atteinte extra-cutanée ~ 50 % • Multiples lésions sur les jambes = mauvais pronostic
Autres						
Lymphome intravasculaire diffus à grandes cellules B	• Taches et plaques indurées rouges à violacées, principalement du tronc et des cuisses • Les cellules CD20(+) néoplasiques sont localisées dans la lumina des vaisseaux qui sont CD31(+) et CD34(+) • ~ 25 % des cas ont une maladie cutanée limitée au moment du diagnostic, prédominance féminine ; meilleur pronostic que chez les patients qui ont une maladie systémique (p. ex. SNC, poumons)					
Provisoire						
Ulcère cutanéomuqueux EBV-positif	• Ulcération isolée nettement délimitée touchant la peau, la muqueuse oropharyngée ou le tractus GI chez des patients ayant une immunodépression liée à l'âge ou iatrogène • Typiquement autolimitée, indolente ; la réduction ou la cessation d'un traitement immunosuppresseur peut entraîner une rémission complète					

Ig : immunoglobuline ; LLC : leucémie lymphoïde chronique ; LMA : leucémie myéloïde aiguë.

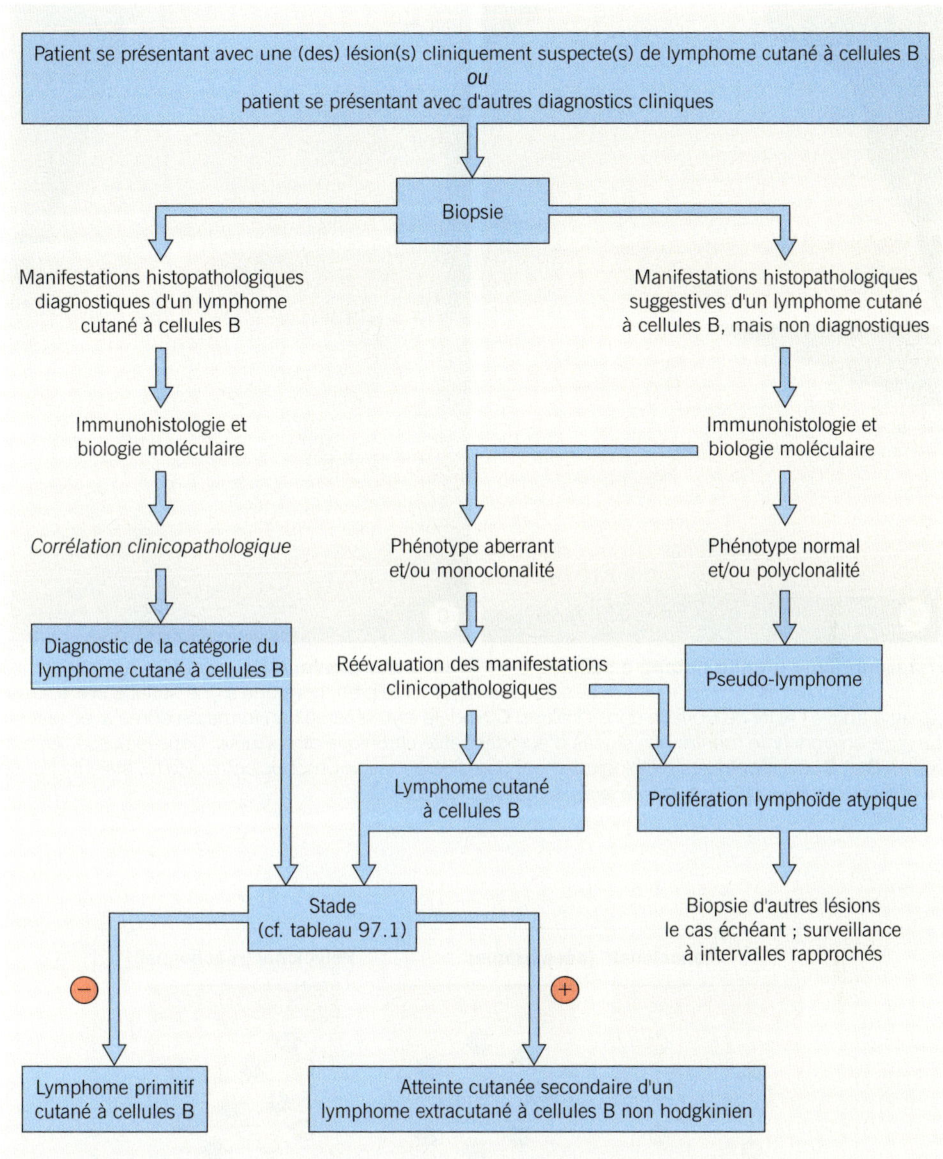

Fig. 97.1 Évaluation d'un patient avec une suspicion diagnostique de lymphome cutané à cellules B. Algorithme décrivant l'approche diagnostique du patient. *Remerciements : Lorenzo Cerroni, MD.*

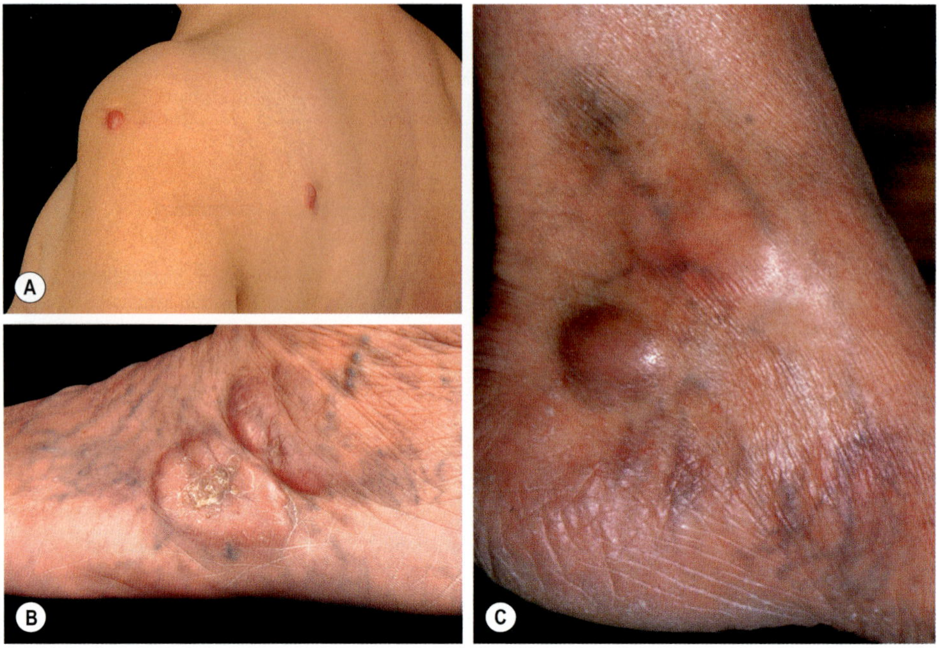

Fig. 97.2 Lymphome primitif cutané à cellules B de la zone marginale. A Deux nodules érythémateux bien circonscrits de l'épaule. **B** Deux plaques épaisses, rose violet sur le pied, dont une a une surface plane. L'analyse moléculaire a trouvé l'ADN de *Borrelia* dans l'infiltrat. **C** Nodule érythémateux en forme de dôme avec une surface lisse. La zone environnante montre des signes d'acrodermatite chronique atrophiante. Dans le passé, les tumeurs illustrées en **B** et **C**, qui montraient histologiquement une différenciation lymphoplasmocytaire, étaient classées comme immunocytomes cutanés. *Remerciements : Lorenzo Cerroni, MD.*

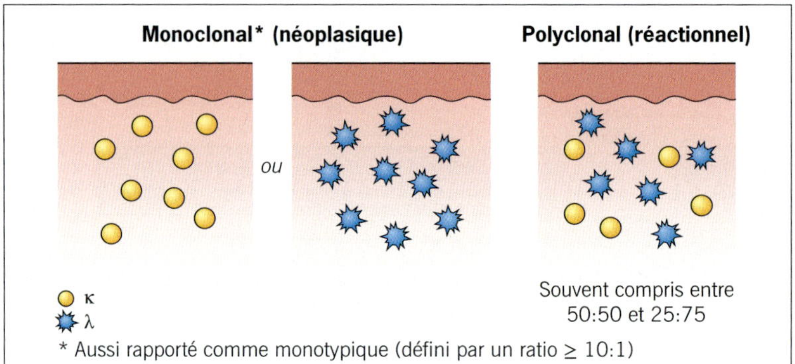

Fig. 97.3 Mode d'expression d'immunoglobulines à chaînes légères. La détection d'une expression monoclonale des immunoglobulines à chaînes légères (κ ou λ) est un élément clé du diagnostic de lymphome primitif cutané à cellules B de la zone marginale. La monoclonalité est définie par un ratio ≥ 10 :1.

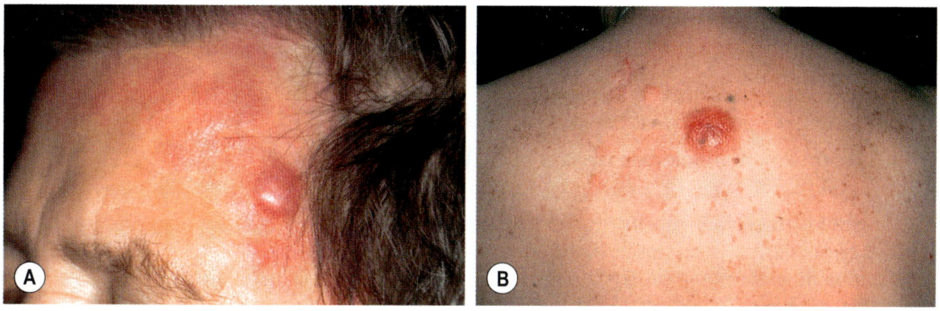

Fig. 97.4 Lymphome primitif cutané centrofolliculaire. A Nodule proéminent rose violet de la partie latérale du front avec des télangiectasies peu nombreuses. Le nodule est entouré de papules et de grandes plaques infiltrées. **B** Vaste tumeur ulcérée du haut du dos. Noter les papules érythémateuses avoisinantes, les taches, les plaques (lymphome de Crosti). *Remerciements : Lorenzo Cerroni, MD.*

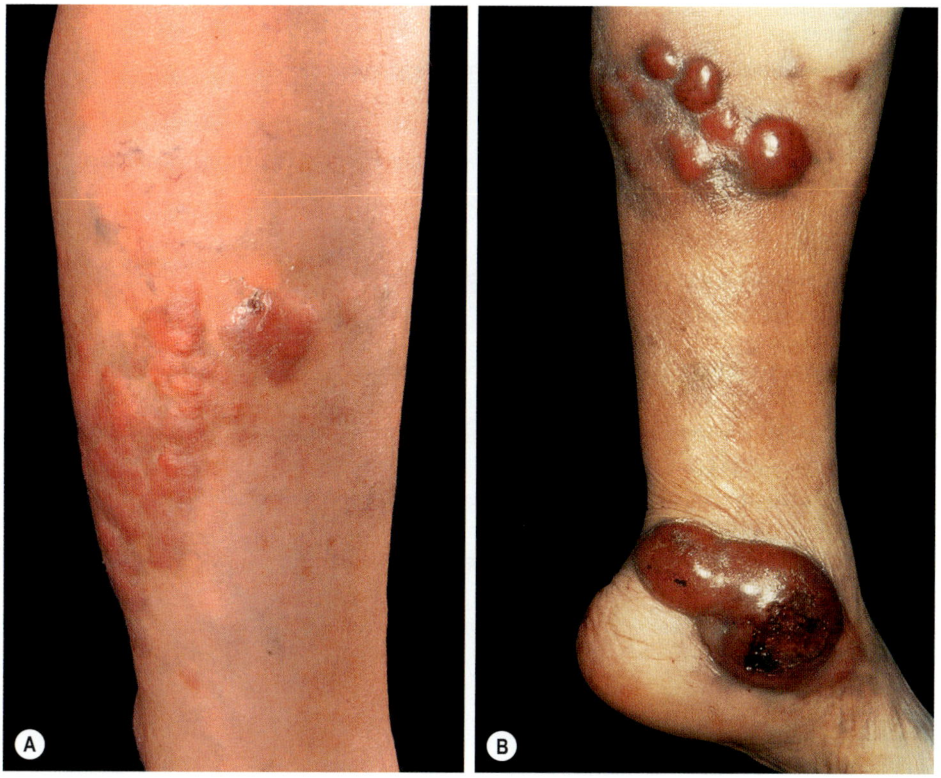

Fig. 97.5 Lymphome primitif cutané diffus à grandes cellules B, de type jambe. A Multiples papulonodules coalescents rouge brun et plaques de la jambe. **B** Multiples papulonodules rouge brun et tumeurs du bas de la jambe. *Remerciements : Lorenzo Cerroni, MD.*

Tableau 97.4 Manifestations cutanées associées à une gammapathie monoclonale.

Prolifération de cellules lymphoplasmocytaires dans la peau

- Plasmocytome cutané extra-médullaire*
- Macroglobulinémie de Waldenström cutanée (IgM)**

Dépôt de la protéine monoclonale dans la peau, par définition

- Amylose systémique primaire (chaînes légères)
- Vasculopathie cryoglobulinémique occlusive (cryoglobulines de type I)†
- Spicules hyperkératosiques (folliculaires > non folliculaires)
- Histiocytose avec stockage de cristaux
- Cristaloglobulinémie
- Papules de surcharge à IgM (macroglobulinémie cutanée)**
- Dermatose bulleuse sous-épidermique associée à une gammapathie à IgM**

Dépôt de la protéine monoclonale dans la peau fréquemment observé

- Dyscrasie plasmocytaire associée à une cutis laxa acquise, acrale ou généralisée (amyloïde et/ou IgG)
- Dyscrasie plasmocytaire associée à une angioendothéliomatose réactionnelle (cryoglobulines de type I ou amyloïde)

Presque toujours associée à une gammapathie monoclonale

- Scléromyxœdème
- Syndrome POEMS‡
- Syndrome AESOP – *adenopathy and extensive skin patch overlying a plasmacytoma*; peut coexister avec le syndrome POEMS‡
- Syndrome de Schnitzler**
- Xanthogranulome nécrobiotique

Fréquemment associé à une gammapathie monoclonale

- Xanthome plan normolipémique
- Sclérœdème (type 2)
- Angio-œdème secondaire à un déficit acquis en inhibiteur de C1-estérase
- Syndrome de Clarkson (syndrome d'hyperperméabilité capillaire)

Association significative avec une gammapathie monoclonale (au moins 15 % des cas)

- Erythema elevatum diutinum
- Dermatose pustuleuse sous-cornée (DPSC) et pemphigus à IgA de type DPSC
- Pyoderma gangrenosum

Occasionnellement associés à une gammapathie monoclonale

- Syndrome de Sweet
- Vascularite des petits vaisseaux cutanés†, incluant la vascularite à IgA de l'adulte avec gammapathie monoclonale à IgA
- Xanthome disséminé
- Épidermolyse bulleuse acquise
- Pemphigus paranéoplasique

* *Dans la classification actuelle OMS-EORTC (cf. tableau 97.2), le plasmocytome primitif cutané est classé comme lymphome primitif cutané à cellules B de la zone marginale.*

** *Une gammapathie monoclonale à IgM est présente par définition; dans le syndrome de Schnitzler, une gammapathie à IgG a été observée occasionnellement; la macroglobulinémie de Waldenström est due à un lymphome lymphoplasmatique.*

† *La vascularite cryoglobulinémique peut être secondaire à des cryoglobulines de type II.*

‡ Polyneuropathy (P), organomegaly (O), endocrinopathy (E), M-protein (M), skin changes (S) *(cf. chap. 45); le diagnostic nécessite une maladie plasmoproliférative monoclonale et neuropathie + un autre critère majeur (lésions osseuses scléreuses, maladie de Castleman, augmentation des taux sériques de VEGF) et un critère mineur (surcharge du volume extravasculaire, œdème papillaire, O, E, S, thrombocytose/polycythémie).*

Lymphomes cutanés à cellules T

98

• Les lymphomes *primitifs* cutanés sont présents dans la peau sans preuve d'une maladie extra-cutanée au moment du diagnostic.
• Les lymphomes *secondaires* cutanés sont les manifestations cutanées d'un lymphome systémique (ganglionnaire) et ne sont pas discutés ici (cf. textes d'oncologie).
• Les lymphomes primitifs cutanés peuvent être d'origine cellulaire **T** (75–80 %) ou **B** (20–25 %) et sont appelés respectivement **LPC-CT** et **LPC-CB**.
• Le terme LPC-CT est utilisé infra pour décrire un groupe hétérogène de lymphomes primitifs cutanés composé de cellules malignes T ou de cellules *natural killer* (NK) (tableaux 98.1 à 98.3).
• Comme différents types de LPC-CT, LPC-CB et éventuellement de lymphomes secondaires cutanés peuvent présenter des manifestations cliniques et histopathologiques similaires, il est impératif de combiner les données cliniques et de stadification avec les données histologiques, d'immunophénotypage et de génétique avant de faire un diagnostic définitif (classification).
• L'immunophénotypage, tel qu'il est déterminé à partir des études immunohistochimiques sur les prélèvements de peau par biopsie cutanée, peut aider à distinguer un lymphome à cellules T vs à cellules NK vs à cellules B et aider au sous-typage.
• L'analyse du réarrangement du gène du récepteur de la cellule T (TCR) est utile pour détecter la présence ou l'absence d'une population clonale T dans les échantillons cutanés prélevés par biopsie.
• La présence d'une population clonale T ne peut pas être utilisée comme un critère absolu de malignité car différentes affections bénignes peuvent aussi montrer une clonalité (p. ex. pityriasis lichénoïde et varioliforme aigu, lichen plan, dermatose purpurique pigmentée, lichen scléreux et certains pseudo-lymphomes).
• Une approche de l'évaluation d'un patient ayant un LPC-CT est présentée fig. 98.1.
• Une fois que le diagnostic de LPC-CT a été fait, le type de LPC-CT doit être déterminé.
• Parmi les différents LPC-CT (cf. tableaux 98.1 à 98.3), approximativement 65 % sont des mycosis fongoïdes (MF), des variantes de MF ou un syndrome de Sézary (SS) ; 25 % sont dans le spectre des affections lymphoprolifératives CD30^{+} (fig. 98.2) ; et les restants (10 %) sont composés d'autres entités rares.
• En général, les LPC-CT qui ont un comportement agressif (cf. tableaux 98.1 à 98.3) nécessitent une stadification plus large (tableau 98.4), l'avis d'un hémato-oncologue, et une chimiothérapie systémique ou une immunothérapie ciblée (p. ex. rituximab, brentuximab).

Mycosis fongoïde (MF)

• Le sous-type le plus fréquent de LPC-CT, représentant environ 50 % de tous les lymphomes *primitifs* cutanés.
• Le terme MF devrait être restreint au classique type « Alibert-Bazin », caractérisé par une évolution typique en taches, plaques et tumeurs (fig. 98.3).
• D'autres variantes cliniques avec un comportement similaire incluent les MF hypo et hyperpigmentés (fig. 98.3C) et les MF bulleux.
• Trois variantes cliniques rares de MF ayant des manifestations clinicopathologiques distinctives sont considérées à part, appelées MF folliculotrope (fig. 98.4), réticulose pagétoïde (fig. 98.5) et chalazodermie granulomateuse (fig. 98.6).
• Le MF classique est une maladie peu fréquente ; plus prévalente chez les hommes (> femmes), adultes âgés et Afro-Américains ; la pathogénie est inconnue.
• La présentation clinique dépend du stade au moment du diagnostic (tableaux 98.5 et 98.6), mais classiquement les patients progressent d'un stade de taches/plaques à un stade tumoral sur des années ou des décennies (cf. fig. 98.3).
• La plupart des patients ont des années de lésions cutanées non spécifiques eczémateuses ou psoriasiformes et de biopsies ne permettant

Tableau 98.1 Classification OMS-EORTC 2018 des lymphomes cutanés à cellules T.

Classification OMS-EORTC 2018	Fréquence (%)*	Survie à 5 ans spécifique à la maladie (%)*
Comportement cliniquement indolent		
Mycosis fongoïde (MF)	39	88
Variantes de mycosis fongoïde		
• MF folliculotrope	5	75
• Réticulose pagétoïde	< 1	100
• Chalazodermie granulomateuse	< 1w	100
Affections lymphoprolifératives cutanées primitives CD30-positives		
• Papulose lymphomatoïde (LyP)	12	99
• Lymphome primitif cutané anaplasique à grandes cellules (LCP-AGC)	8	95
Lymphome sous-cutané à cellules T de type panniculite	1	87
Affection lymphoproliférative primitive cutanée à cellules T petites/moyennes (provisoire)	6	100
Lymphome primitif cutané acral à cellules T CD8-positives (provisoire)	< 1	100
Comportement cliniquement agressif		
Syndrome de Sézary (SS)	2	36
Leucémie/lymphome à cellules T de l'adulte	< 1	ND
Lymphome extra-ganglionnaire à cellules NK/T type nasal	< 1	16
Lymphome cutané primitif épidermotrope agressif à cellules T CD8-positives (provisoire)	< 1	31
Lymphome primitif cutané à cellules T gamma/delta (LPC-CTGD)	< 1	11
Infection EBV chronique active	< 1	ND
Lymphome primitif cutané à cellules T périphériques (LPC-CTP), NOS	2	15

* *D'après les données incluses dans les registres hollandais et autrichien entre 2002 et 2017.*
ND : non disponibles; NOS : *not otherwise specified.*
Issu de Willemze R, Cerroni L, Berti E, et al. The 2018 update of the WHO-EORTC classification for primary cutaneous lymphomas. Blood. April 2019; 133 (16) : 703-14.

pas d'affirmer le diagnostic avant qu'un diagnostic définitif de MF ne soit posé.

• Il peut y avoir une progression graduelle ou des rechutes au même stade de la maladie; la progression vers un stade plus élevé survient habituellement après des années et de nombreux échecs thérapeutiques.

• Une atteinte extra-cutanée est extrêmement rare au stade de taches/plaques, peu fréquente au stade de plaques généralisées et plus probable avec des tumeurs étendues ou une érythrodermie.

• L'atteinte extra-cutanée concerne presque toujours initialement les ganglions lymphatiques régionaux drainant les zones d'atteinte cutanée; une atteinte viscérale peut se développer ensuite; l'atteinte de la moelle osseuse est rare.

• L'examen histopathologique de ganglions lymphatiques hypertrophiés de façon persistante peut aider à distinguer des lymphadénopathies dermatopathiques (réactionnelles) d'une atteinte par MF.

• Le traitement dépend du stade au moment du diagnostic, du statut immunitaire de l'hôte et de l'état général du patient (tableau 98.7).

Tableau 98.2 Lymphomes cutanés à cellules T (LC-CT) avec comportement clinique indolent : caractéristiques cliniques et diagnostiques, et recommandations thérapeutiques.

Caractéristiques cliniques et diagnostiques	DD	Recommandations thérapeutiques
Mycosis fongoïde		
• Progression variable de taches à plaques à un stade tumoral après des décennies (cf. fig. 98.3) • **Stade de taches :** lésions rouges de taille variable, finement squameuses avec atrophie et poïkilodermie ; prédilection pour les zones protégées du soleil • **Stade de plaques :** plaques infiltrées brun rouge squameuses, souvent annulaires, polycycliques ou en forme de fer à cheval • **Stade tumoral :** souvent dans une combinaison de taches, plaques et tumeurs ; beaucoup avec des ulcérations • $CD3^+$, $CD4^+$, $CD45RO^+$, $CD8^-$ • Occasionnellement $CD4^-$, $CD8^+$; rarement $CD4^-$, $CD8^-$	• **Dermatoses bénignes :** – Eczéma – Psoriasis – Infections mycosiques superficielles – Réactions médicamenteuses • **Affections bénignes avec caractéristiques histopathologiques suggestives de MF** : – Dermatite de contact lymphomatoïde – Réactions médicamenteuses lymphomatoïdes – Réticuloïde actinique • **Autres types de LC-CT épidermotrope**	• Cf. tableau 98.7
Variants de mycosis fongoïde		
MF folliculotrope		
• Papules folliculaires groupées, lésions acnéiformes, plaques indurées (cf. fig. 98.4) • Principalement la tête et le cou • Prurit, alopécie, mucinorrhée • Prurit souvent sévère • $CD3^+$, $CD4^+$, $CD8^-$; occasionnellement $CD30^+$	• Acné vulgaire • Chloracné • Alopécie mucineuse • Dermatite séborrhéique • Dermatite atopique	• Deux sous-groupes : 1. Comportement clinique indolent traité comme le stade de début du MF (cf. tableau 98.7) 2. Forme plus agressive nécessitant un traitement combiné (cf. tableau 98.7)
Réticulose pagétoïde		
• Tache ou plaque de progression lente, solitaire ou localisée, psoriasiforme ou hyperkératosique • Principalement des membres (cf. fig. 98.5) • Histologiquement prolifération purement intraépidermique • $CD3^+$, $CD4^+$, $CD8^-$ – *OU* – $CD3^+$, $CD4^-$, $CD8^+$; $CD30^+$ dans de nombreux cas	• Lésion isolée de psoriasis ou d'eczéma • Autres types de LC-CT	• Radiothérapie ou excision chirurgicale

(*Suite*)

Tableau 98.2 Suite.

Caractéristiques cliniques et diagnostiques	DD	Recommandations thérapeutiques
Chalazodermie granulomateuse		
• Zones circonscrites de peau pendante, atrophique, lâche (cf. fig. 98.6) • Principalement axillaires et inguinales • $CD3^+$, $CD4^+$, $CD8^-$	• Cutis laxa acquise généralisée • Pseudo-xanthome élastique	• La RT est une option
Affections lymphoprolifératives primitives cutanées CD30+		
Papulose lymphomatoïde (PLy)		
• Papules rouge marron et nodules qui peuvent développer une hémorragie centrale, une nécrose, des croûtes (fig. 98.8) • Disparaît spontanément en 3–8 semaines • Différents stades d'évolution coexistent • Peut durer des mois à > 40 ans • ~ 20 % précédés par/suivis par/associés à un autre lymphome cutané (p. ex. MF, LPC-AGC, lymphome de Hodgkin) • Le type B peut être $CD30^-$	• Pityriasis lichénoïde et varioliforme aigu (PLEVA) • Pityriasis lichénoïde chronique (PLC) • Folliculite • Si groupés, granulome de Majocchi • Piqûres d'arthropodes	• Le méthotrexate oral à petite dose (p. ex. 5–20 mg/semaine) est le traitement le plus efficace • Suivi à long terme avec risque de lymphome systémique
Lymphome cutané primitif anaplasique à grandes cellules (LPC-AGC)		
• Nodules ou tumeurs solitaires ou localisés avec souvent une ulcération (fig. 98.9) • Occasionnellement régression spontanée • $CD30^+$, $CD4^+$ >> $CD8^+$, ALK^-, EMA^-, $CD15^-$, $TIA\text{-}1^+$	• Lymphome $CD30^+$ à grandes cellules secondaire à une transformation d'un MF • Lymphome associé au VIH ou post-transplantation • Manifestations cutanées d'un LAGC systémique	• Lésions solitaires pouvant disparaître spontanément • Radiothérapie ou excision chirurgicale si nombre de lésions limité • Brentuximab vedotin, petites doses de méthotrexate, rétinoïdes, IFN-alpha ; chimiothérapie systémique quand étendu
Lymphome sous-cutané à cellules T de type panniculite (LTSC-P)		
• Nodules et plaques sous-cutanés • Membres > tronc (fig. 98.10) • ± Fièvre, fatigue, perte de poids • $CD3^+$, $CD4^-$, $CD8^+$, $CD56^-$, $\beta F1^+$ (TCR α/β^+)	• Autres types de panniculite (cf. chap. 83)	• RT pour les lésions solitaires • Traitements immunosuppresseurs les plus conservateurs (p. ex. prednisone, ciclosporine) de même qu'une combinaison de chimiothérapies

(Suite)

Tableau 98.2 Suite.

Caractéristiques cliniques et diagnostiques	DD	Recommandations thérapeutiques
Affection lymphoproliférative primitive cutanée à cellules T $CD4^+$ petites/moyennes (provisoire)		
• Le plus souvent une plaque solitaire ou une tumeur du visage, du cou, du haut du tronc • $CD3^+$, $CD4^+$, $CD8^-$, $\beta F1^+$ (TCR α/β^+), $CD30^-$, $CD56^-$; CD279/PD-1^+, $BCL66^+$, $CXCL13^+$	• Autres types de LC-CT	• Si les lésions ne disparaissent pas spontanément après biopsie, alors traiter par CS intralésionnels, excision chirurgicale, ou rarement RT
Lymphome cutané primitif acral à cellules T $CD8^+$ (provisoire)		
• Papule ou nodule solitaire, de progression lente, typiquement localisé sur l'oreille ou moins souvent sur d'autres zones acrales (p. ex. nez, pied) • $CD3^+$, $CD4^-$, $CD8^+$, $CD30^-$,TIA-1^+	• Autres types de LC-CT	• Excision chirurgicale ou radiothérapie

IFN : inteféron ; TCR : *T-cell receptor*.

Tableau 98.3 Lymphomes cutanés à cellules T (LC-CT) avec comportement clinique *agressif* : manifestations cliniques et diagnostiques ainsi que recommandations thérapeutiques.

Manifestations cliniques et diagnostiques	DD	Recommandations thérapeutiques
Syndrome de Sézary		
• Érythrodermie exfoliative (cf. fig. 98.7), lymphadénopathie et cellules malignes T clonales circulantes • Prurit intense avec lichénification • Alopécie, kératodermie palmoplantaire • $CD3^+$, $CD4^+$, $CD8^-$, $CD7^-$, $CD26^-$	• Autres syndromes érythrodermiques (cf. chap. 8) • Réticuloïde actinique	• Cf. tableau 98.7
Leucémie/lymphome adulte à cellules T		
• Associée à une infection à HTLV-1 • Plus commune au SW du Japon, des îles Caraïbes • **Variante indolente** : ressemble au MF • **Présentation aiguë** : leucémie, lymphadénopathie, hypercalcémie, lésions cutanées • $CD3^+$, $CD4^+$, $CD8^-$, $CD25^+$	**Variante indolente** • MF **Variante aiguë** • Autres lymphomes, leucémies	**Variante indolente** • Traitements dirigés vers la peau comme dans le MF (cf. tableau 98.7) **Variante aiguë** • Chimiothérapie systémique; occasionnellement zidovudine + IFN-alpha
Lymphome extra-ganglionnaire à cellules NK/T de type nasal		
• Presque toujours associé à EBV • **Type nasal :** tumeur médiofaciale destructive (fig. 98.11) • **Seulement cutanée** : plaques ulcérées ou tumeurs du tronc/des membres • $CD2^+$, CD3 $epsilon^+$, TIA-1^+, EBER-1^+, $CD56^+$, $CD4^-$, $CD8^{-/+}$	**Type nasal** • Mucormycose • Leishmaniose **Seulement cutanée** • Autres types de lymphomes cutanés	• RT pour maladie localisée • Maladie plus avancée souvent résistante à la chimiothérapie
Lymphome cutané primitif agressif épidermotrope à cellules T $CD8^+$ (provisoire)		
• Papulonodules éruptifs avec ulcération (fig. 98.12) *– OU –* • Taches et plaques kératosiques • $CD3^+$, $CD4^-$, $CD8^+$, TIA-1^+, $AF1^+$ (TCR α/β^+)	• Autres LC-CT $CD8^+$ (p. ex. réticulose pagétoïde, MF, LyP, MF, LPC-AGC)	• Chimiothérapie systémique

(*Suite*)

Tableau 98.3 Suite.

Manifestations cliniques et diagnostiques	DD	Recommandations thérapeutiques
Lymphome primitif cutané à cellules T gamma/delta (LPC-CTGD)		
• Plaques disséminées et/ou nodules ou tumeurs ulcéronécrotiques • Syndrome hémophagocytaire commun • $CD4^-$, $CD8^-$, TCR γ/δ^+, $TF1^-$ (TCR α/β^+), TIA-1^+, $CD56^+$, $CD3^+$	• Autres panniculites (cf. chap. 83)	• Maladie agressive, souvent rapidement fatale qui est résistante à la chimiothérapie avec des agents multiples
Infection chronique active à EBV		
• Deux entités avec un risque de progression vers un lymphome systémique EBV (+) à cellules T ou un lymphome à cellules NK; principalement chez les enfants asiatiques ou natifs d'Amérique latine : 1. **Affections lymphoprolifératives de type hydroa vacciniforme (HV)** : – Présentation similaire à HV (cf. chap. 73; fig. 73.9) mais peuvent avoir une atteinte plus étendue, p. ex. œdème et nodules ulcérés 2. **Hypersensibilité aux piqûres de moustiques** – Lésions ulcéronécrotiques au site des piqûres • Les deux peuvent avoir des symptômes systémiques tels que fièvre, lymphadénopathie, hépatosplénomégalie	• Autres affections avec photosensibilisation (p. ex. hydroa vacciniforme (cf. fig. 73.8), porphyries, lupus cutané) • Autres lymphomes	• Traitement des maladies cutanées similaires à HV (cf. chap. 73) • Il est recommandé d'adresser à un hématologiste
Lymphome cutané primitif à cellules T périphériques (LC-CTP), NOS		
• Diagnostic d'exclusion concernant les LC-CT qui n'entrent dans aucun des autres sous-types • Généralisé > isolé ou nodules et tumeurs localisés (fig. 98.13) • $CD4^+$, $CD30^-$, $CD56^-$	• Autres lymphomes cutanés	• Chimiothérapie systémique, mais le pronostic est mauvais

IFN : interféron; NOS : *not otherwise specified*.

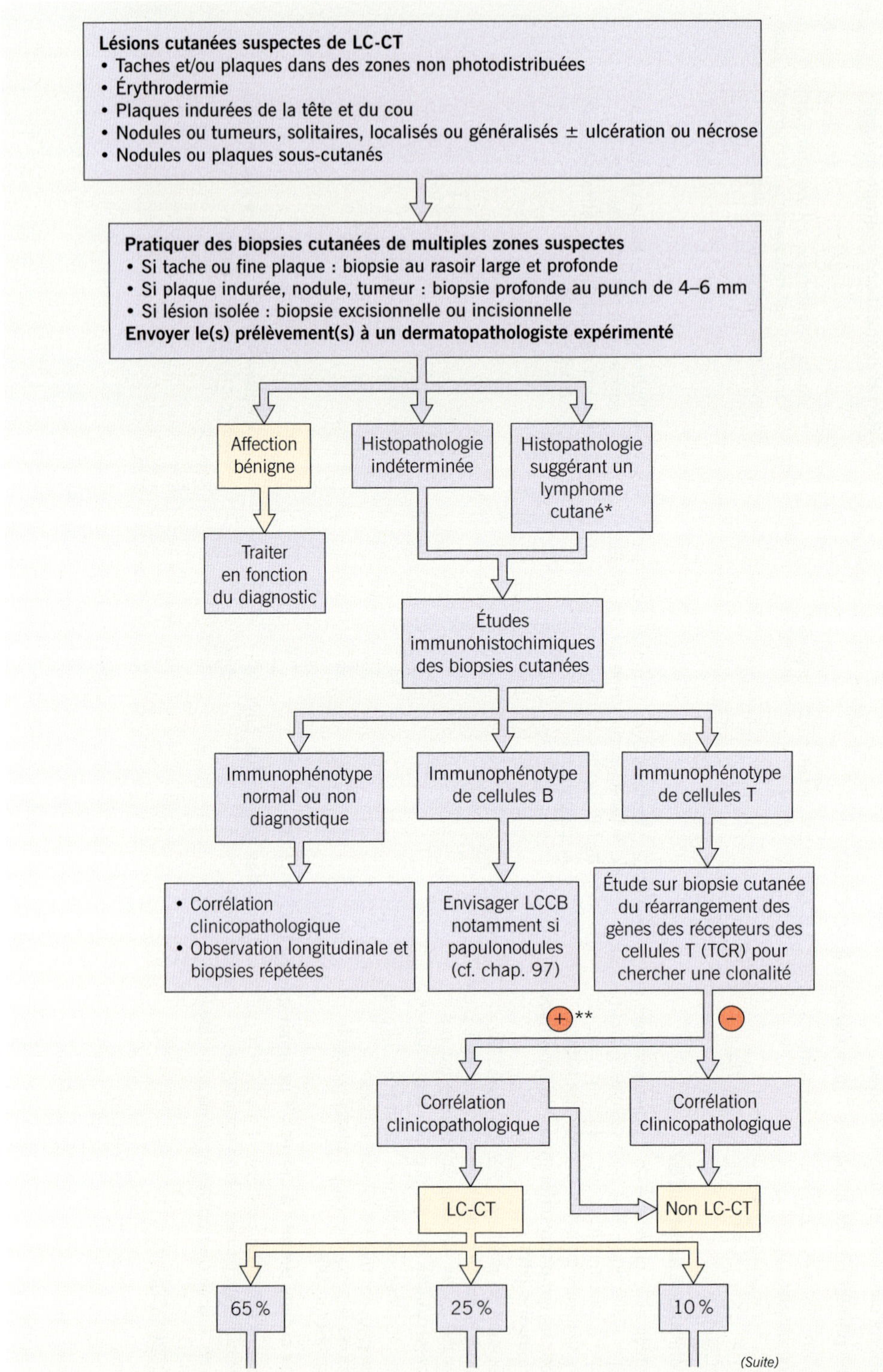

Fig. 98.1 Approche d'un patient ayant une suspicion de lymphome cutané à cellules T (LC-CT). LCCB : lymphome cutané à cellules B.

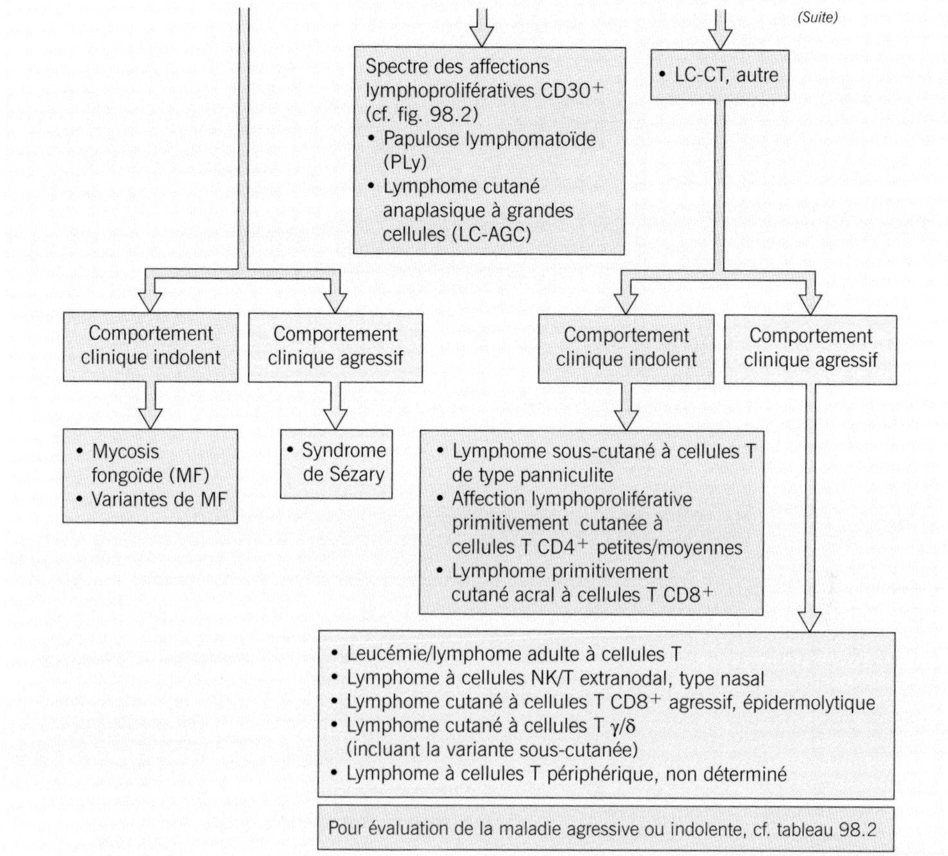

* Si manifestations classiques, cliniques et histopathologiques de MF, les études immunohistochimiques et les études de TCR peuvent ne pas être nécessaires

** La présence d'une population clonale de cellules T ne peut pas être utilisée comme un critère absolu de malignité (p. ex. pityriasis aigu lichénoïde et varioliforme, lichen plan, dermatose purpurique pigmentée)

Fig. 98.1 Suite.

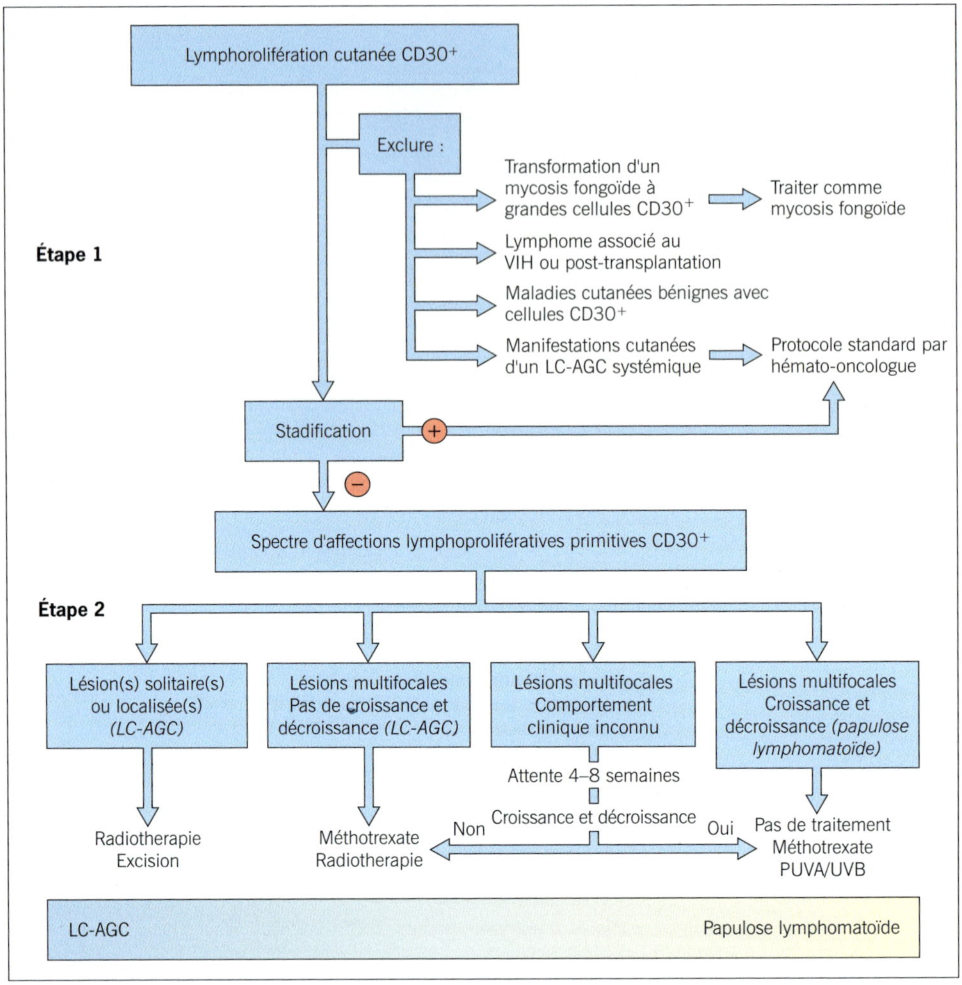

Fig. 98.2 Algorithme pour le diagnostic et le traitement des affections lymphoprolifératives cutanées primitives CD30+. Les cas désignés auparavant comme histiocytose régressive atypique, de même que les rares cas de lymphome de Hodgkin cutané primitif avec évolution clinique indolente, font aussi partie de ce spectre. À noter qu'il existe des cas rapportés de LC-AGC (lymphomes cutanés anaplasiques à grandes cellules) se développant chez des patientes qui ont eu des implants mammaires. *De : Bekkenk M, Geelen FAMJ, van Voorst Vader PC, et al. Primary and secondary cutaneous CD30-positive lymphoproliferative disorders : long term follow-up data of 219 patients and guidelines for diagnosis and treatment. A report from the Dutch Cutaneous Lymphoma Group. Blood. 2000 ; 95 : 3653-61.*

Tableau 98.4 Stadification recommandée pour les lymphomes cutanés à cellules T (LC-CT) à comportement indolent ou agressif.

LC-CT à comportement indolent
• Examen physique, incluant les ganglions lymphatiques et la recherche d'une hépatosplénomégalie par la palpation • Examens de laboratoire : NFS, ionogramme, calcium, LDH • Biopsie d'adénopathie(s) persistante(s)
LC-CT à comportement agressif
En plus de ce qui a été fait pour les formes indolentes :
• TDM vs TEP-TDM • Adresser en hémato-oncologie
Tests particuliers si cliniquement indiqués
• Détection d'une atteinte du sang périphérique (cytométrie de flux, réarrangement de gènes TCR, préparation d'une couche leucoplaquettaire pour cellules de Sézary) • Sérologie HTLV-1, analyse par Southern blot, ou PCR pour les populations à risque

TCR : *T-cell receptor* ; TEP : tomographie par émission de positons.

• Les traitements disponibles sont efficaces pour contrôler la maladie, mais ne prolongent habituellement pas la vie.

• Trois principales catégories de traitement sont disponibles : (1) traitements dirigés vers la peau ; (2) traitements biologiques systémiques ; et (3) chimiothérapies systémiques ; des traitements combinés sont aussi utilisés (tableau 98.7).

• Le pronostic dépend du stade, du type et de l'extension des lésions cutanées, et de la présence d'une maladie extra-cutanée (cf. tableau 98.5 et 98.6).

• Le taux de survie à 10 ans de la maladie est approximativement de 95 % pour le stade IA, 80 % pour le stade IB, 40 % pour le stade IIB, mais seulement 20 % pour le stade IV.

• Une évolution agressive est observée chez les patients qui ont un tissu ganglionnaire effacé, une atteinte viscérale ou la transformation en un lymphome à grandes cellules T.

• Le décès est habituellement dû à une atteinte systémique ou une infection opportuniste résultant d'une profonde immunosuppression.

Syndrome de Sézary (SS)

• Variante leucémique du MF, plus agressive de LPC-CT qui est supposée survenir à partir d'une sous-population fonctionnellement distincte de cellules T.

• Défini historiquement par la triade (1) érythrodermie ; (2) lymphadénopathies généralisées ; et (3) présence d'un clone de cellules T néoplasiques (cellules de Sézary) dans la peau, les ganglions lymphatiques et le sang périphérique (fig. 98.7).

• Le diagnostic est aidé par la présence d'un des éléments suivants : (1) compte absolu des cellules de Sézary ≥ 1 000 cellules/mm^3 ; (2) ratio CD4/CD8 ≥ 10 et/ou immunophénotype anormal, incluant la perte de CD7 (> 40 %) ou CD26 (> 30 %) en cytométrie de flux ; et (3) preuve d'une clonalité des cellules T dans le sang.

• Le SS est distingué des cas de patients qui débutent un MF classique et qui devient érythrodermique (MF érythrodermique).

• Le pronostic est généralement mauvais et la plupart des patients décèdent d'infections opportunistes dues à l'immunodépression.

• Un traitement systémique est requis, avec des traitements dirigés vers la peau qui sont parfois utilisés comme thérapeutiques adjuvantes (cf. tableau 98.7).

Pour plus d'information, cf. chap. 120 de *Dermatology, Fourth Edition*.

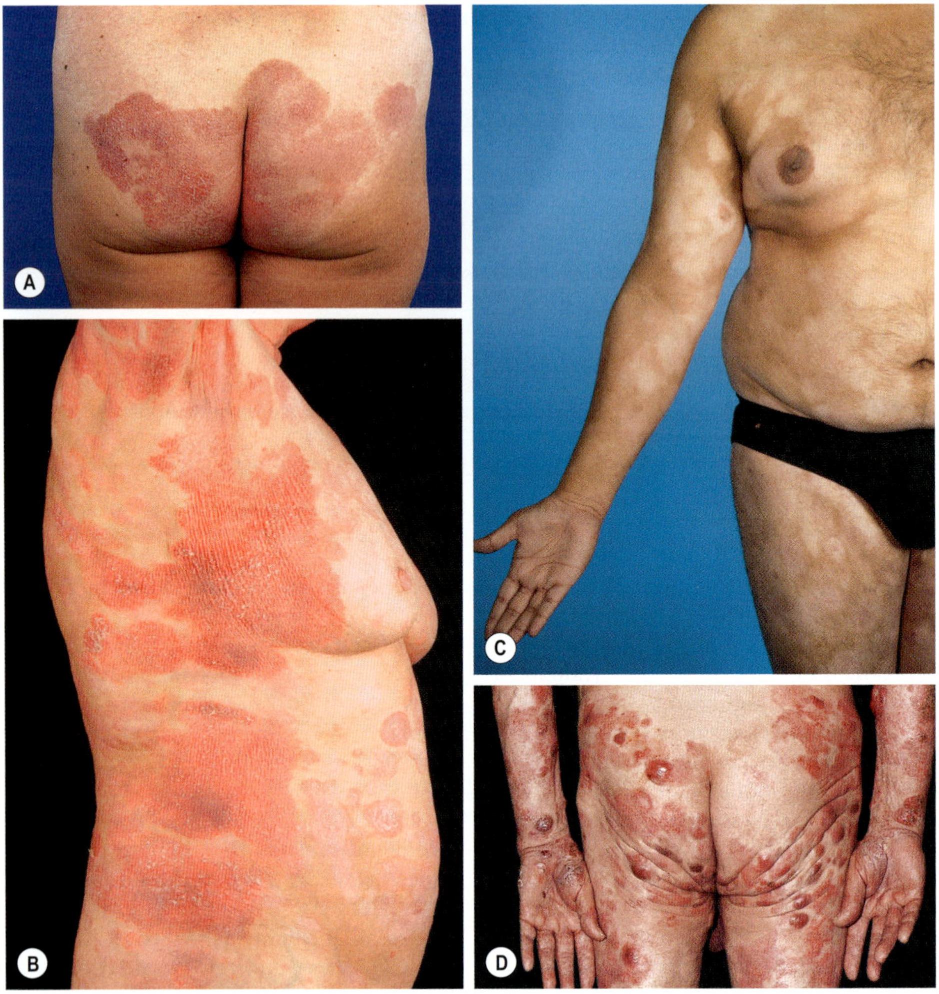

Fig. 98.3 Mycosis fongoïde (MF). A Stade de taches/plaques limitées de la maladie *(stade 1A)*. Taches des fesses, atteignant moins de 10 % de la surface cutanée. **B** Maladie en taches/plaques généralisées *(stade 1B)*. Taches/plaques étendues atteignant plus de 10 % de la surface cutanée. **C** MF hypopigmenté *(stade 1B)* avec lésions hypopigmentées généralisées de même que plaques roses à rose brun. **D** *Stade tumoral.* Multiples tumeurs cutanées en combinaison avec des taches/plaques typiques. *Remerciements : A, C, D : Rein Willemze, MD ; B : Lorenzo Cerroni, MD.*

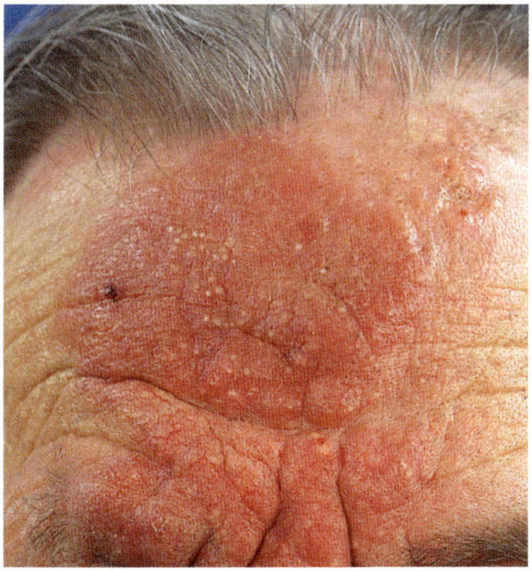

Fig. 98.4 Mycosis fongoïde folliculotrope. Plaques érythémateuses infiltrées et lésions acnéiformes du front et des sourcils et chute de cheveux concomitante. L'infiltration, l'épaississement et l'accentuation des plis cutanés sont rapportés comme « faciès léonin ». *Remerciements : Rein Willemze, MD.*

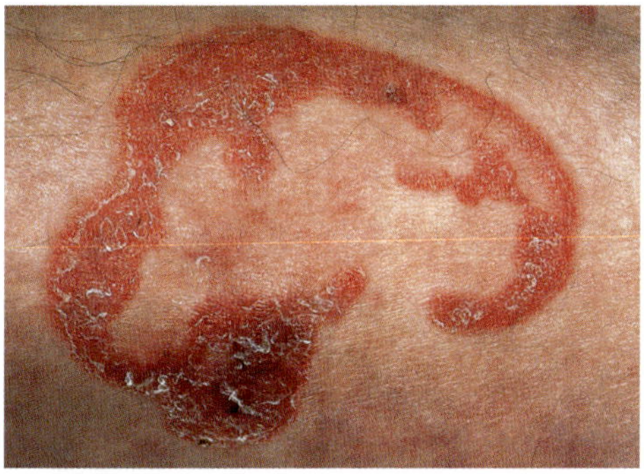

Fig. 98.5 Réticulose pagétoïde. Plaque solitaire sur le haut de la jambe gauche. *Remerciements : Rein Willemze, MD.*

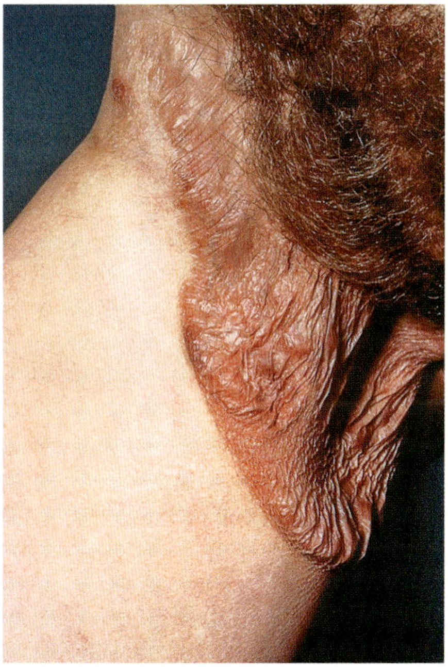

Fig. 98.6 Chalazodermie granulomateuse. Plis distendus de peau atrophique et lâches de la région inguinale droite. *Remerciements : Rein Willemze, MD.*

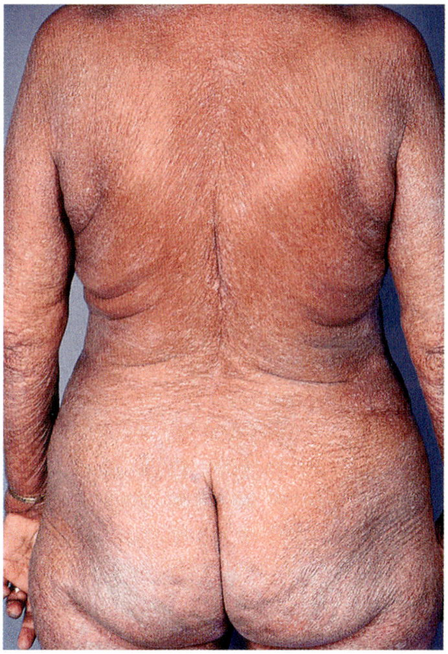

Fig. 98.7 Syndrome de Sézary. Une érythrodermie diffuse est présente. *Remerciements : Rein Willemze, MD.*

Tableau 98.5 Classification TNMB du mycosis fongoïde et du syndrome de Sézary.

T (peau)	
T_1	Tache/plaque limitée (atteignant < 10 % de la surface cutanée totale)
T_2	Taches/plaques généralisées (atteignant ≥ 10 % de la surface cutanée totale)
T_3	Tumeur(s)
T_4	Érythrodermie
N (ganglions lymphatiques)	
N_0	Pas d'hypertrophie des ganglions lymphatiques
N_1	Hypertrophie des ganglions lymphatiques, histologiquement non atteints
N_2	Hypertrophie des ganglions lymphatiques, histologiquement atteints (architecture ganglionnaire non effacée)
N_3	Hypertrophie des ganglions lymphatiques, histologiquement atteints (architecture ganglionnaire [partiellement] effacée)
M (viscères)	
M_0	Pas d'atteinte viscérale
M_1	Atteinte viscérale
B (sang)	
B_0	Pas de cellules circulantes atypiques (cellules de Sézary) (ou ≤ 5 % des lymphocytes)
B_1	Charge tumorale sanguine faible (≥ 5 % des lymphocytes sont des cellules de Sézary, mais pas B2)
B_2	Charge tumorale sanguine élevée (≥ 1 000 cellules de Sézary/µL + clone positif)

Tableau 98.6 Système de stadification clinique pour le mycosis fongoïde et le syndrome de Sézary.

Stade clinique				
IA	T_1	N_0	M_0	B_{0-1}
IB	T_2	N_0	M_0	B_{0-1}
IIA	T_{1-2}	N_{1-2}	M_0	B_{0-1}
IIB	T_3	N_{0-1}	M_0	B_{0-1}
IIIA	T_4	N_{0-2}	M_0	B_0
IIIB	T_4	N_{0-2}	M_0	B_1
IVA_1	T_{1-4}	N_{0-2}	M_0	B_2
IVA_2	T_{1-4}	N_3	M_0	B_{0-2}
IVB	T_{1-4}	N_{0-3}	M_1	B_{0-2}

Les cases ombrées soulignent les manifestations nécessaires pour les trois subdivisions du stade IV de la maladie. Par définition, les patients qui ont un syndrome de Sézary sont au stade IVA ou IVB en raison de l'atteinte hématologique.

Tableau 98.7 Traitement du mycosis fongoïde (MF) et du syndrome de Sézary (SS).

Phase prémycotique
• CS topiques ou intralésionnels ; UVB bande étroite[§] • Si le premier n'est pas efficace, PUVA[§]
Stade IA-IIA (taches/plaques)
• PUVA[§] ; HN2 • UVB bande étroite[§] (si seulement des taches) • CS topiques ou rétinoïdes topiques^ (si seulement des taches limitées/plaques fines comme traitement de 2e ligne) • RT (si lésion unique) • TSEB (si plaques épaisses généralisées)
Stade IIB (tumeurs cutanées)
• PUVA ou HN2 + radiothérapie (si seulement quelques tumeurs) • TSEB (suivie de traitements dirigés vers la peau) • Rechute : PUVA + IFN-α ; PUVA + rétinoïdes (acitrétine ; bexarotène oral*) ; traitement de 2 ligne : dénileukin diftitox*,¶ ; HDACi (vorinostat, romidepsine)* • Ajouter RT (si tumeurs persistantes) ; envisager un deuxième temps de TSEB (10-20 Gy)
Stade III (érythrodermie)
• ECP ; si non efficace, ajouter bexarotène oral, IFN-α, petites doses de MTX • Petites doses de chlorambucil et prednisone ; petites doses de méthotrexate • Si nécessaire, ajouter des traitements dirigés vers la peau (PUVA ; HN2 ; RT) • Seconde ligne de traitement : bexarotène oral* ; denileukin diftitox*,¶ ; HDACi* ; petites doses d'alemtuzumab ; mogamulizumab-kpkc
Stade IV (atteinte ganglionnaire, viscérale)
• Chimiothérapie multiagents (p. ex. CHOP) • Modificateurs de réponse biologique (denileukin diftitox¶ ; IFN-α ; rétinoïdes oraux) • Si nécessaire, ajouter des traitements dirigés vers la peau (PUVA ; HN2) • Dans des cas sélectionnés, greffe de cellules souches allogéniques (utiliser des conditionnements non myéloablatifs à intensité réduite)

§ *Pour les zones à protéger contre les UV (p. ex. la partie interne des cuisses), tenir compte du positionnement.*
^ *Bexarotene 1 % gel, tazarotène 0.1 % gel, alitrétinoïne 0.1 % gel.*
* *L'efficacité comparée aux traitements traditionnels reste à déterminer.*
¶ *N'est plus commercialisé au moment de la rédaction.*
La bis-chloronitrosurée topique (BCNU ; carmustine) est rarement utilisée aujourd'hui. À partir de séries de cas, le résiquimod topique peut être efficace aux stades IA/IIA de la maladie. Le SS nécessite un traitement systémique avec utilisation occasionnelle de traitements à visée cutanée comme traitement adjuvant (cf. les options listées pour les stades III et IV de la maladie). Les anticorps anti-PD-1 ont été utilisés pour traiter le SS dans le contexte d'une positivité PD-1. CHOP : cyclophosphamide, hydroxydaunomycine (doxorubicine), Oncovin® (vincristine) et prednisone ; ECP : *extracorporeal photopheresis* (photophérèse extracorporelle) ; HDACi : *histone deacetylase inhibitors* ; HN2 : méchlorethamine topique (moutarde azotée) ; IFN : interféron ; TSEB : *total skin electron beam*.

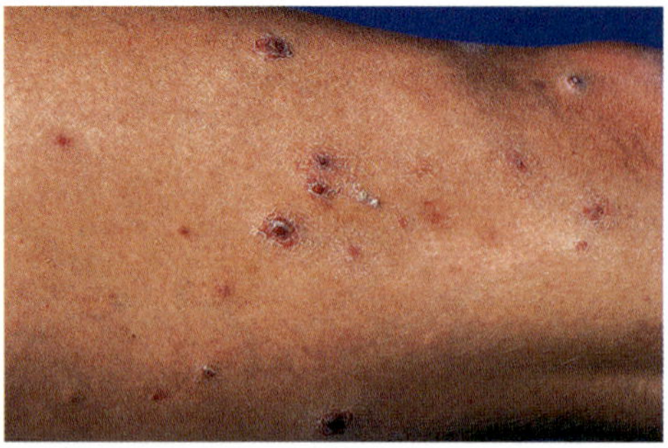

Fig. 98.8 Papulose lymphomatoïde (PLy). Présentation clinique avec des lésions cutanées papulonécrotiques à différents stades d'évolution. *Remerciements : Rein Willemze, MD.*

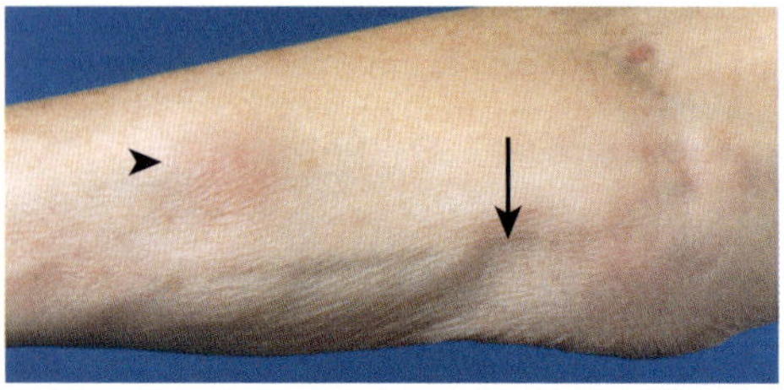

Fig. 98.10 Lymphome T sous-cutané de type panniculite (LTSC-P). Lésions cutanées nodulaires roses (tête de flèche) ainsi qu'une zone de lipoatrophie (flèche) au site d'un nodule qui s'est résorbé. *Remerciements : Rein Willemze, MD.*

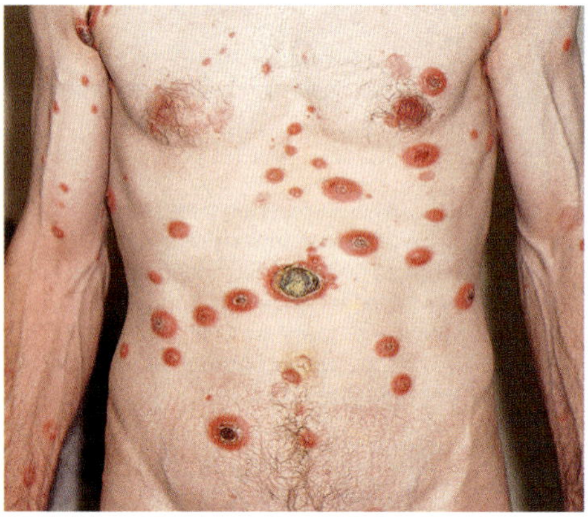

Fig. 98.12 Lymphome primitif cutané agressif, épidermotrope à cellules T CD8^{+}. Tumeurs cutanées généralisées avec une ulcération centrale. *Remerciements : Rein Willemze, MD.*

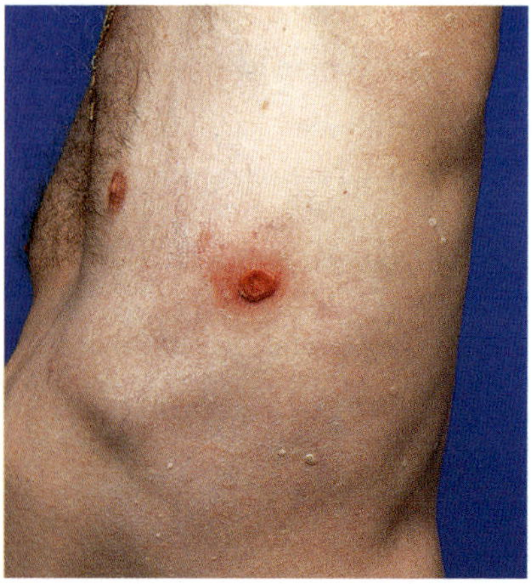

Fig. 98.9 Lymphome primitif cutané anaplasique à grandes cellules (LPC-AGC). Présentation clinique caractéristique avec une tumeur solitaire ulcérée. *Remerciements : Rein Willemze, MD.*

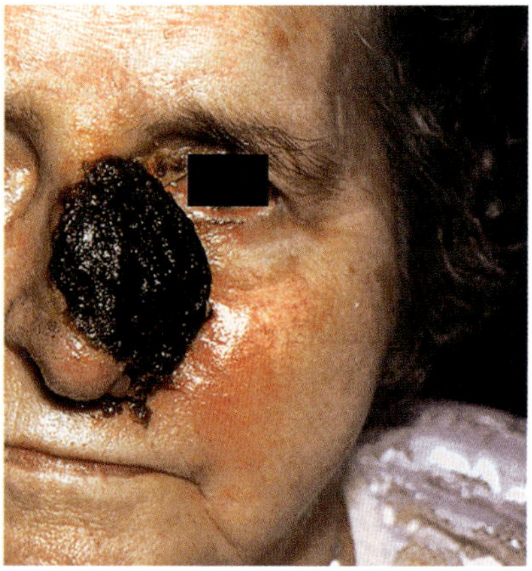

Fig. 98.11 Lymphome extra-ganglionnaire à cellules NK/T, de type nasal. Masse étendue ulcéronécrotique, considérée précédemment comme granulome médiofacial létal. *Remerciements : Rein Willemze, MD.*

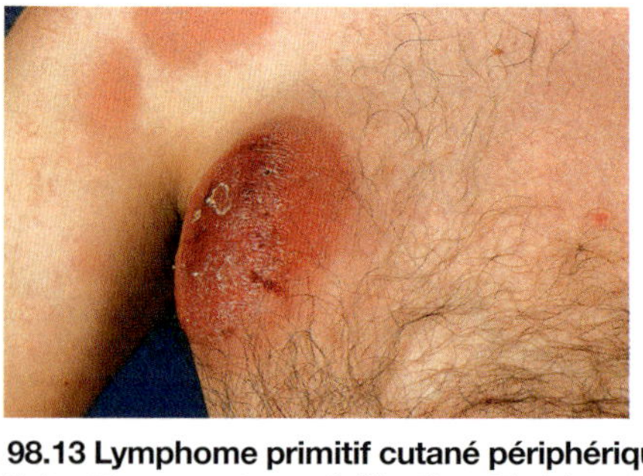

Fig. 98.13 Lymphome primitif cutané périphérique à cellules T, sans autre spécification. Nodules et tumeurs de croissance rapide. À noter : les lésions cutanées dans le coin supérieur gauche ne représentent pas des taches mais plutôt des plaques profondes, présentes depuis 2 semaines. *Remerciements : Rein Willemze, MD.*

Autres maladies lymphoprolifératives et myéloprolifératives

99

Infiltrats lymphocytaires bénins

Infiltrat lymphocytaire de Jessner

- C'est une affection bénigne limitée à la peau qui se chevauche avec d'autres entités, incluant le lupus érythémateux dermique, l'hyperplasie lymphoïde cutanée et la lucite polymorphe (LP).
- Hommes = femmes ; début typiquement à un âge moyen ; très rare chez les enfants.
- Apparaît le plus souvent sur la tête, le cou et le haut du dos sous la forme d'une ou plusieurs papules érythémateuses ou plaques (souvent annulaires) > nodules (fig. 99.1) ; pas de modifications secondaires ou de surface (telles que squames ou croûtes).
- Peut persister plusieurs semaines ou mois et disparaît typiquement spontanément en plusieurs mois ou années sans séquelles.
- Pas de manifestations systémiques.
- **DD :** cf. fig. 99.2.
- **TT :** observer et attendre est souvent une approche acceptable ; si un traitement est souhaité, envisager un CS topique (classe I) ou intralésionnel ; moins souvent, l'hydroxychloroquine est utilisée.

Hyperplasie lymphoïde cutanée (HLC) ; encore appelée « pseudo-lymphome » ou « lymphocytome cutané »

- Prolifération lymphocytaire bénigne réactionnelle considérée représenter une réaction immunologique locale exagérée à un stimulus qui en général n'est pas identifié.
- Les agents en cause ayant été rapportés incluent les piqûres d'arthropodes, les tatouages, les vaccinations, les médicaments, (p. ex. antihistaminiques, antidépresseurs, bloqueurs des récepteurs de l'angiotensine II) et, en Europe, l'infection à *Borrelia burgdorferi*.
- Se présente le plus souvent comme une ou plusieurs papules, plaques ou nodules fermes, érythémateux à violacés, sur la tête, le cou, les membres supérieurs (fig. 99.3) ; il n'y a habituellement pas de modification de surface.
- Disparaît souvent spontanément sans cicatrice.
- **DD** (cf. fig. 99.2) : infiltrat lymphocytaire de Jessner, lymphome cutané, leucémie cutanée, métastases d'organes solides et occasionnellement tumeurs annexielles.
- **TT :** CS topiques (classe I) ou intralésionnels, excision ou radiothérapie ; antibiotiques si infection à *Borrelia*.

Hématopoïèse extra-médullaire

- Observée le plus souvent chez des nouveau-nés secondairement à une dysfonction de la moelle osseuse sous-jacente ; rarement chez des adultes secondairement à une myélofibrose, d'autres affections myéloprolifératives ou après une splénectomie.
- Le plus souvent associée aux infections TORCH (*toxoplasmosis, other* [p. ex. parvovirus B19], *Rubella, cytomégalovirus, herpes*), chez les nouveau-nés.
- Se présente cliniquement sous forme de papules et nodules > plaques, érythémateux et violacés, d'ulcères ou de polypes nasaux (fig. 99.4).
- Quand elle est largement disséminée (typiquement chez des nouveau-nés), elle conduit à la présentation classique de « bébé en muffin aux myrtilles » (tableau 99.1).
- Le diagnostic est fait par l'histopathologie (infiltrat dermique d'érythrocytes immatures, leucocytes et mégacaryocytes).
- **DD :** cf. tableau 99.1 pour nouveau-nés, leucémie cutanée de l'adulte.
- **TT :** traiter la dysfonction sous-jacente de la moelle osseuse ; la résolution spontanée survient typiquement dans les cas liés à des infections virales.

Infiltrats hématopoïétiques malins

Leucémie cutanée

- Les lésions cutanées associées avec des leucémies aussi bien aiguës que chroniques peuvent être (1) des lésions cutanées *non spécifiques* réactionnelles (tableau 99.2) ou (2) des infiltrats *spécifiques*, appelés « leucémie cutanée ».

• La leucémie cutanée se présente typiquement comme des papules ou nodules fermes, violacés (fig. 99.5) ; moins souvent du purpura, des ulcères, et rarement des bulles ; les lésions peuvent être hémorragiques, dues à la thrombocytopénie.
• Touche principalement la tête, le cou, le tronc et les zones de cicatrices ou de traumatismes.

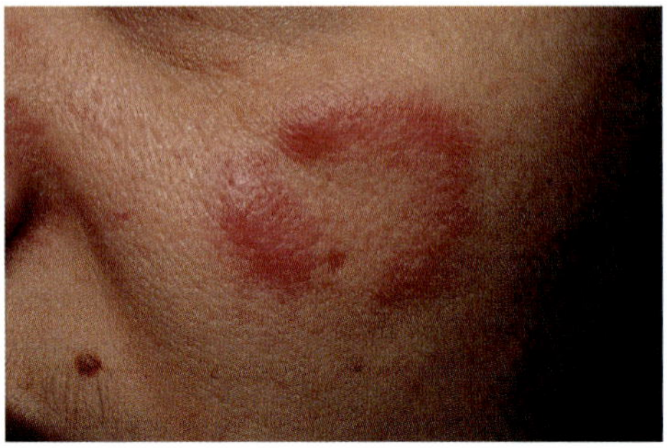

Fig. 99.1 Infiltrat lymphocytaire de Jessner. Plaque érythémateuse annulaire du visage, avec effacement central. *Remerciements : YDRSC.*

• Des présentations de leucémie cutanée moins fréquentes sont les chloromes, l'hyperplasie gingivale.
• Chez la plupart des patients qui ont une leucémie aiguë, les lésions cutanées (si elles sont présentes) apparaissent au moment du diagnostic ou d'une récidive.
• Occasionnellement, la leucémie cutanée se manifeste avant l'apparition de la leucémie dans les frottis de sang périphérique (« leucémie cutanée aleucémique ») ; rarement, elle précède l'atteinte apparente de la moelle osseuse de plusieurs mois.
• **DD :** la liste est longue car les présentations cliniques de leucémie cutanée sont variées, mais elles peuvent inclure des lymphomes cutanés, des emboles infectieux, des vascularites, des éruptions médicamenteuses, le syndrome de Sweet et d'autres affections neutrophiliques, une hématopoïèse extra-médullaire.
• **TT :** traiter la leucémie sous-jacente.

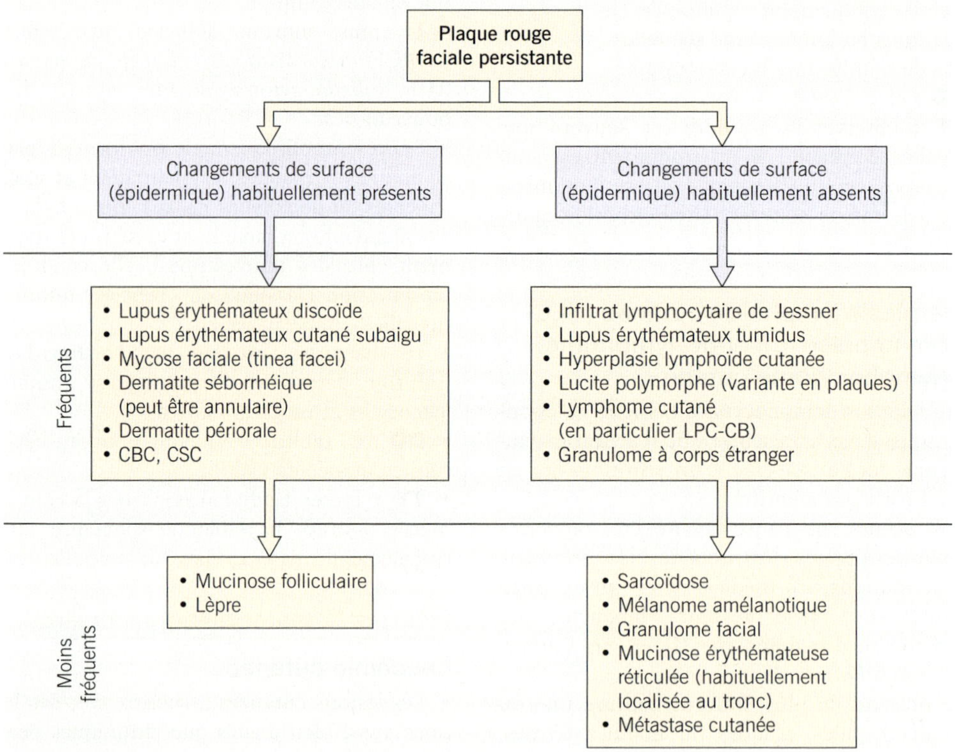

Fig. 99.2 Diagnostic différentiel d'une plaque faciale, rouge, persistante. LPC-CB : lymphome primitif cutané à cellules B.

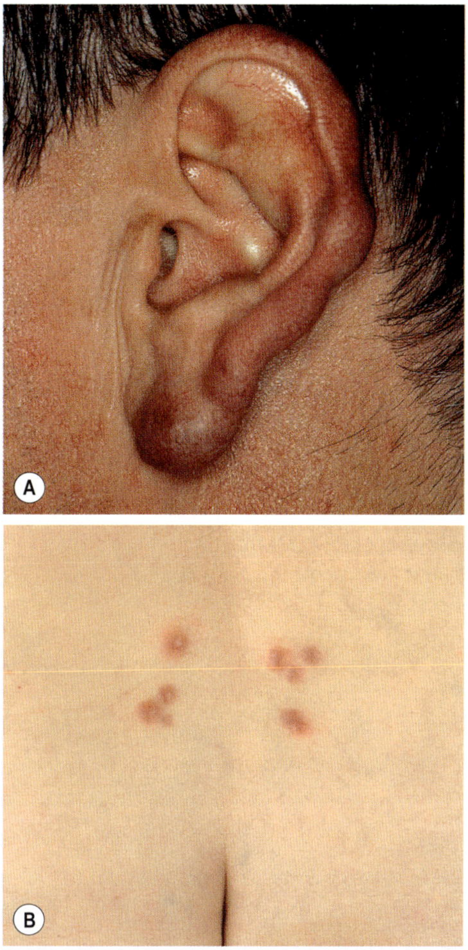

Fig. 99.3 Hyperplasie cutanée lymphoïde (pseudo-lymphome de la peau, lymphocytome cutané). A Papulonodules violets de l'hélix et du lobe de l'oreille (de cause inconnue). **B** Multiples papules rouge brun aux sites d'application de *Hirudo medicinalis* (sangsues médicinales). *Remerciements : A : YDRSC ; B : Cesare Massone, MD.*

Maladie de Hodgkin (MH, lymphome de Hodgkin)

• La MH **primitive cutanée** ou cutanée isolée est très inhabituelle ; typiquement présente sous forme d'un ou plusieurs nodules ulcérés et suivant habituellement une évolution plus lente, avec un pronostic similaire à celui des patients à un stade précoce de MH.

• La MH **secondaire** cutanée survient chez les patients qui ont une maladie systémique évoluée, elle constitue la vaste majorité des cas de MH cutanée et a un pronostic prévisible plus mauvais.

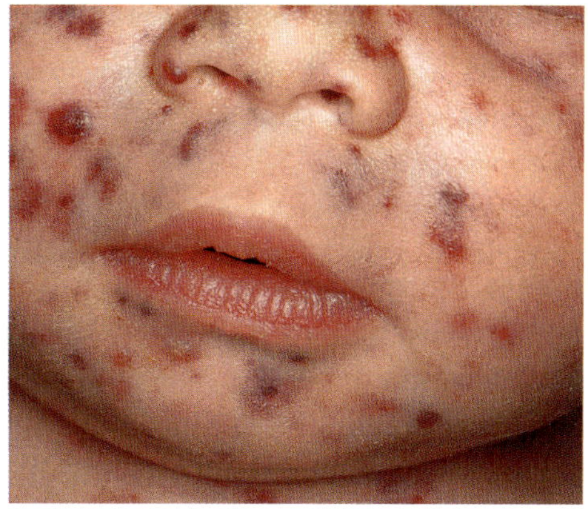

Fig. 99.4 Hématopoïèse extra-médullaire. « Bébé en muffin aux myrtilles » secondaire à une rubéole congénitale. *Remerciements : Eugen Mirrer, MD.*

• La MH **secondaire** cutanée se présente habituellement par l'apparition rapide de papulonodules et de plaques, multiples, disséminés, souvent sur le tronc (fig. 99.6), avec des localisations distales qui atteignent les ganglions lymphatiques.

Tableau 99.1 Diagnostic différentiel du « bébé en muffin aux myrtilles ».

Hématopoïèse extra-médullaire disséminée
- Infections prénatales
- TORCH
  - Rubéole congénitale
  - Cytomégalovirus
  - Toxoplasmose
- Coxsackievirus
- Parvovirus
- Anémies prénatales chroniques et sévères
- Anémies hémolytiques sévères
  - Sphérocytose congénitale
  - Maladie hémolytique Rhésus
  - Incompatibilité ABO
- Syndrome transfuseur-transfusé entre jumeaux
- Hémorragie fœtomaternelle chronique
- Saignement interne sévère (p. ex. intracrânien)
- Myélodysplasie, leucémie congénitale

Leucémie cutanée congénitale
Neuroblastome néonatal
Histiocytose langerhansienne congénitale
Rhabdomyosarcome congénital à cellules alvéolaires
Hémangiomatose, autres lésions vasculaires (p. ex. lymphangio-endothéliomatose multifocale, malformations glomuveineuses)

TORCH : *toxoplasmosis, other agents, Rubella, cytomegalovirus and herpes simplex virus*.

Tableau 99.2 Affections « inflammatoires » associées à des leucémies aiguës ou chroniques.

Affection	Leucémies associées
Dermatoses neutrophiliques	
Syndrome de Sweet	LMA > LMC, leucémie à tricholeucocytes, LCN > LLA, LLC
Pyoderma gangrenosum*	LMA, LMC, leucémie à tricholeucocytes > LLA, LLC
Hidradénite eccrine neutrophilique	LMA >> LLA, LMC, LLC
Érythèmes réactionnels	
Réactions exagérées aux arthropodes (dermatose éosinophilique associée à des affections hématologiques)	LLC > autres affections hématologiques, infection à EBV chronique, active (cf. tableau 98.3)
Érythrodermie	LLC†
Vascularite	
Périartérite noueuse	Leucémie à tricholeucocytes >> LLMC
Vascularite (petits vaisseaux/leucocytoclasique)	Leucémie à tricholeucocytes, LLC > LMMA, LLA
Erythema elevatum diutinum	Leucémie à tricholeucocytes, LLC
Panniculite	
Érythème noueux**	LMA, LMC, LLMC
Autres panniculites‡	Leucémie à tricholeucocytes, LMA, LLMC
Autre	
Pemphigus paranéoplasique	LLC

* *Notamment bulleux.*
† *Beaucoup représentent probablement un syndrome de Sézary.*
** *Cas cliniques isolés ; peuvent survenir en même temps qu'un syndrome de Sweet.*
‡ *Incluant le syndrome de Sweet sous-cutané.*
LCN : leucémie chronique à neutrophiles ; LLA : leucémie lymphoblastique aiguë ; LLC : leucémie lymphoïde chronique ; LMA : leucémie myéloïde aiguë ; LMMA : leucémie myélomonocytaire aiguë ; LMMC : leucémie myélomonocytaire chronique ; LMC : leucémie myéloïde chronique.

Lymphome angio-immunoblastique à cellules T (LAM-CT)

• Un lymphome périphérique à cellules T dont les cellules d'origine sont des cellules folliculaires *T helper*.

• Unique en ce qu'il se présente de façon caractéristique *brutalement* à un stade avancé par de la fièvre, une perte de poids, des sueurs, une lymphadénopathie, une hépatosplénomégalie, et une éruption diffuse morbilliforme, prurigineuse mimant une infection virale ou une éruption médicamenteuse.

• Les autres manifestations systémiques incluent une gammapathie polyclonale, des autoanticorps, une anémie hémolytique, une thrombocytopénie et une hyperéosinophilie.

• L'éruption morbilliforme et les lymphadénopathies croissent et décroissent, rendant la suspicion et le diagnostic de cette affection maligne encore plus incertains.

• L'évolution habituelle est agressive, avec un mauvais pronostic (survie médiane < 3 ans) ; survie prolongée possible dans plus de 30 % des cas.

• **DD :** lymphadénopathies réactionnelles dues à des infections virales ; éruption médicamenteuse, incluant DRESS, mononucléose infectieuse ou autres maladies systémiques inflammatoires.

• **TT :** chimiothérapie systémique et transplantation de cellules souches allogéniques ont été utilisées mais la réponse et le pronostic sont mauvais.

Granulomatose lymphomatoïde (GLY)

• Affection lymphoproliférative rare, associée à EBV, angiocentrique/destructrice qui atteint principalement les poumons, la peau et le système nerveux (moins souvent les reins et le tractus gastro-intestinal).

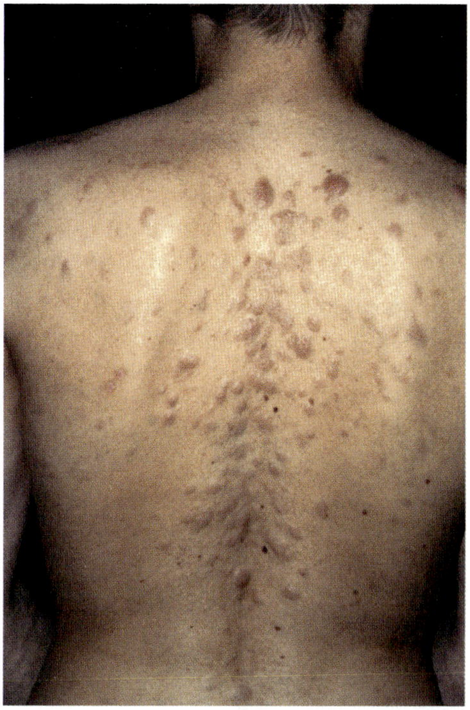

Fig. 99.5 Leucémie cutanée. Multiples papules rouge brun et plaques chez un patient qui a une leucémie myéloïde aiguë. *Remerciements : Cesare Massone, MD.*

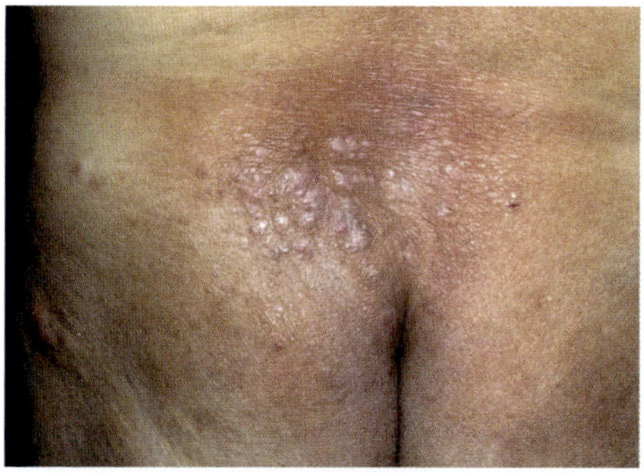

Fig. 99.6 Lymphome de Hodgkin cutané. Papulonodules roses à rouge marron dans une plaque érythémateuse fine ; noter la plus grande tumeur de la hanche. *Remerciements : Lorenzo Cerroni, MD.*

• Bien que précédemment classée comme processus réactionnel, chez de nombreux patients elle représente une forme de lymphome à grandes cellules B.

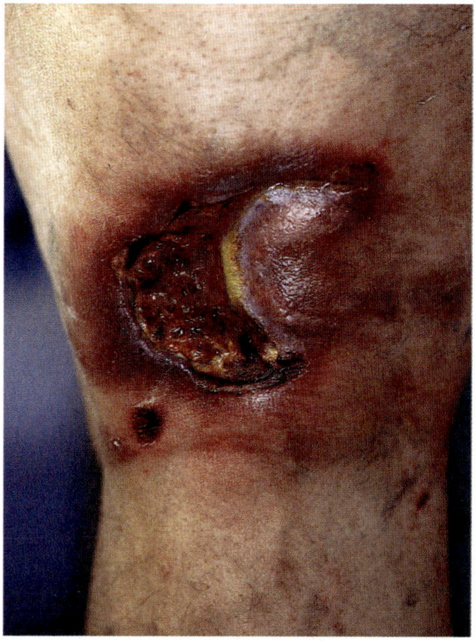

Fig. 99.7 Granulomatose lymphomatoïde. Plaque violacée, ulcérée du creux poplité. *Remerciements : Jean L. Bolognia, MD.*

• La GLY peut être divisée en grades 1, 2, ou 3 selon la proportion de grandes cellules lymphoïdes CD20(+).

• Le plus souvent observée chez des adultes ; hommes > femmes ; peut survenir dans le cadre d'une dysfonction immunitaire (p. ex. transplantation rénale, infection VIH, syndrome de Wiskott-Aldrich).

• Se manifeste fréquemment par de la toux, une dyspnée, des douleurs de la poitrine, de la fièvre, une perte de poids, un malaise, des arthralgies et myalgies.

• Les lésions cutanées nodulaires et ulcérées sont présentes chez ~ 25-50 % des patients (fig. 99.7) ; une éruption exanthémateuse apparaît rarement.

• A typiquement une évolution agressive, fatale, avec un taux de mortalité à 5 ans de 60-90 %.

• **DD :** autres lymphomes cutanés, infections (p. ex. tuberculose), pyoderma gangrenosum, vascularite des vaisseaux de moyen calibre, granulomatose avec polyangéite, sarcoïdose.

• **TT :** rituximab, chimiothérapie multimédicamenteuse, ou peut-être interféron-α dans les stades précoces de la maladie.

Pour plus d'informations, cf. chap. 121 de *Dermatology, Fourth Edition*.

100 Métastases cutanées

• Relativement rares à l'exception des cancers du sein et des métastases de mélanomes.
• Peuvent être le signe révélateur de la malignité.
• Souvent associées à un mauvais pronostic.
• Globalement, les cancers du sein sont ceux qui métastasent le plus à la peau et les cancers de la prostate ceux qui donnent le plus rarement des métastases cutanées (tableau 100.1).
• Métastases cutanées les plus habituelles : chez les femmes – carcinomes du sein, mélanome; chez les hommes – mélanome, carcinome spinocellulaire de la tête, du cou, du poumon, et carcinome colique (tableau 100.2).
• En général, morphologie non spécifique : papulonodule(s) ferme(s), mobile(s), non douloureux, souvent de la couleur de la peau à rose ou brun rouge et parfois ulcéré(s) (fig. 100.1 et 100.2).
• Les autres aspects cliniques peuvent être caractéristiques d'un type particulier de malignité (tableau 100.3).
• Les métastases de mélanome vont du rose au bleu, au noir et peuvent se développer le long de vaisseaux lymphatiques de drainage entre le site primitif et les ganglions lymphatiques régionaux (appelées métastases en transit; AJCC stade III) ou à des sites distants (AJCC stade IV) (fig. 100.2).
• La localisation des métastases cutanées est généralement près de la tumeur primitive, notamment quand il y a secondairement une diffusion intralymphatique (p. ex. carcinome spinocellulaire de la tête et du cou, ou carcinome du sein).

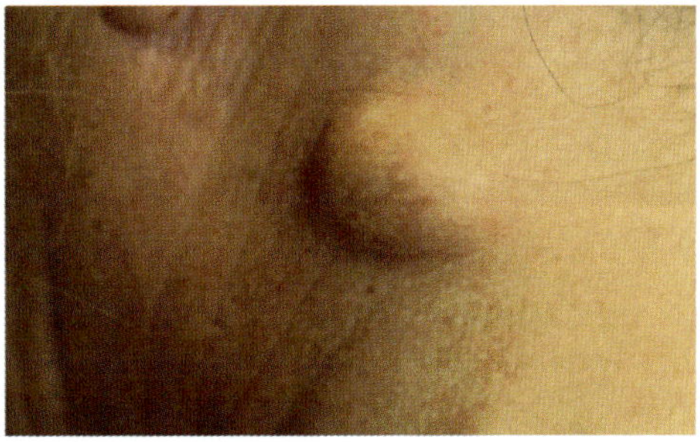

Fig. 100.1 Métastase cutanée sur le cou d'un adénocarcinome à petites cellules du poumon. Le nodule de la couleur de la peau peut ressembler cliniquement à un kyste épidermoïde ou un lipome mais en étant plus ferme à la palpation. *Remerciements : Ian Odell, MD.*

Tableau 100.1 Pourcentages de patients avec cancer métastatique qui ont des métastases cutanées.

Affection maligne primitive	Patients avec une affection maligne métastatique (*n* = 4020)	Patients ayant des métastases cutanées (*n* = 420; 10 %)
Mélanome	172	77 (45 %)
Sein	707	212 (30 %)
Carcinome spinocellulaire de la tête et du cou (p. ex. laryngé, oral)	221	29 (13 %)
Côlon/rectum	413	18 (4,5 %)
Poumons	802	21 (2,5 %)
Prostate	207	0

Adapté de Lookingbill DP, Spangler N, Helm KF. Cutaneous metastases in patients with metastatic carcinoma : A retrospective study of 4020 patients. J Am Acad Dermatol. 1993; 29 (2 Pt 1) : 228-36.

Tableau 100.2 Classement des affections malignes sous-jacentes chez les patients ayant des métastases cutanées – hommes vs femmes.

Affections malignes primitives	**Hommes avec métastases cutanées (*n* = 127)**	**Affections malignes primitives**	**Femmes avec métastases cutanées (*n* = 300)**
Mélanome	41 (32 %)	Sein	212 (70 %)
Carcinome spinocellulaire de la tête et du cou	21 (16.5 %)	Mélanome	36 (12 %)
Poumons	15 (12 %)		
Côlon/rectum	14 (11 %)		

Adapté de Lookingbill DP, Spangler N, Helm KF. Cutaneous metastases in patients with metastatic carcinoma : A retrospective study of 4 020 patients. J Am Acad Dermatol. 1993; 29 (2 Pt 1) : 228-36.

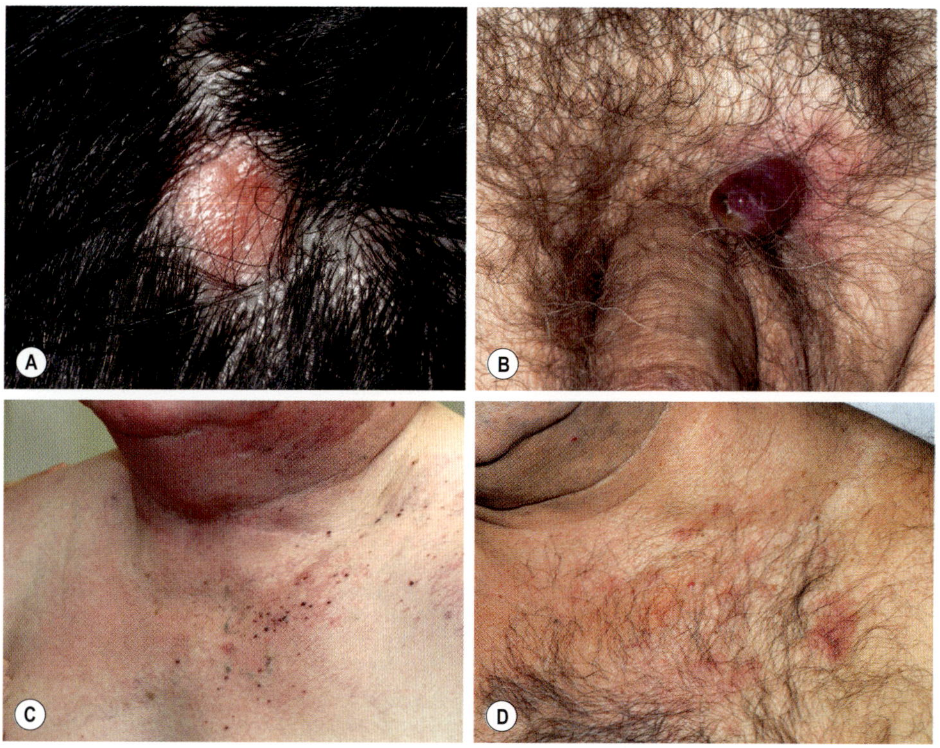

Fig. 100.2 Métastases cutanées. A Nodule rose du cuir chevelu avec alopécie associée due à une métastase d'un carcinome du poumon (alopécie néoplasique). **B** Nodule rouge pourpre dû à une métastase d'un carcinome à cellules rénales ; de telles lésions peuvent être confondues avec des tumeurs vasculaires. **C** Multiples petites papules violet foncé à noir sur la partie gauche du cou et de la poitrine dues à un mélanome métastasique. **D** Papules roses et plaques de la poitrine dues à des métastases d'un adénocarcinome du côlon. Le patient avait été adressé pour traitement d'une dermatite. *Remerciements : A : Lorenzo Cerroni, MD ; B : Edward Cowen ; C : Christopher Bunick, MD ; D : Kalman Watsky, MD.*

Tableau 100.3 Présentation clinique des métastases cutanées et corrélations histologiques. Une personne peut avoir un mélange de plusieurs types. Occasionnellement, les métastases cutanées ont un type de distribution zostériforme et peuvent ressembler à des dermatoses incluant eczéma, vascularite et érythème annulaire centrifuge. Elles peuvent aussi mimer de façon manifeste des kystes épidermoïdes ou pilaires ou des angiosarcomes, de même que des tumeurs cutanées, incluant des cancers cutanés non-mélanomes, des lipomes, des tumeurs à cellules granuleuses ou des angiosarcomes.

Type	Description clinique	Histologie	Affection maligne primitive associée
Nodules dermiques ou sous-cutanés	Petites lésions miliaires jusqu'à grandes tumeurs ; simples ou multiples	Cellules tumorales infiltrantes entre les faisceaux de fibres collagènes ou remplaçant le derme ; une grenz zone est souvent présente	Présentation la plus fréquente ; n'importe quel type
Carcinome inflammatoire (carcinome érysipéloïde)	Tache érythémateuse avec bordure qui s'étend ; ressemble à un érysipèle	Cellules tumorales dans les vaisseaux lymphatiques dilatés	Sein >> poumon, ovaire, prostate, GI, autres
En cuirasse	Morphéiforme ou sclérodermoïde, selon l'extension ; induration avec aspect en peau d'orange	Fibrose avec infiltration de cellules tumorales	Sein >> poumon, GI, reins, autres
Carcinome télangiectasique	Papules rouge violacé	Cellules tumorales dans les vaisseaux sanguins superficiels et agglutination intravasculaire des hématies	Sein
Maladie de Paget*	Taches étendues depuis l'aréole ou le mamelon, ressemblant à une dermatite	Grandes cellules épithéliales atypiques avec un cytoplasme abondant, pâles, organisées en unités solitaires ou groupées en petits amas dans toutes les couches de l'épiderme	Sein
Alopécie néoplasique	Nodules ou plaques du cuir chevelu associés à une alopécie	Cordons de cellules tumorales entre les faisceaux de fibres collagènes	Sein > poumon, rein, autres
De type granulome pyogénique	Nodules de croissance rapide ressemblant à des tumeurs vasculaires (en particulier à des granulomes pyogéniques)	Cellules néoplasiques en cordons et lobules mêlées à des hémorragies proéminentes et des espaces « pseudo-vasculaires »	Carcinome à cellules claires du rein, carcinome hépatocellulaire > autres

** Les lésions de maladie de Paget extra-mammaire montrent des signes histopathologiques similaires à ceux d'une maladie de Paget du sein, mais elles représentent habituellement (> 75 % des patients) des adénocarcinomes cutanés primitifs (cf. tableau 60.6) ; une affection viscérale maligne sous-jacente est plus probable quand il y a une atteinte périanale.*

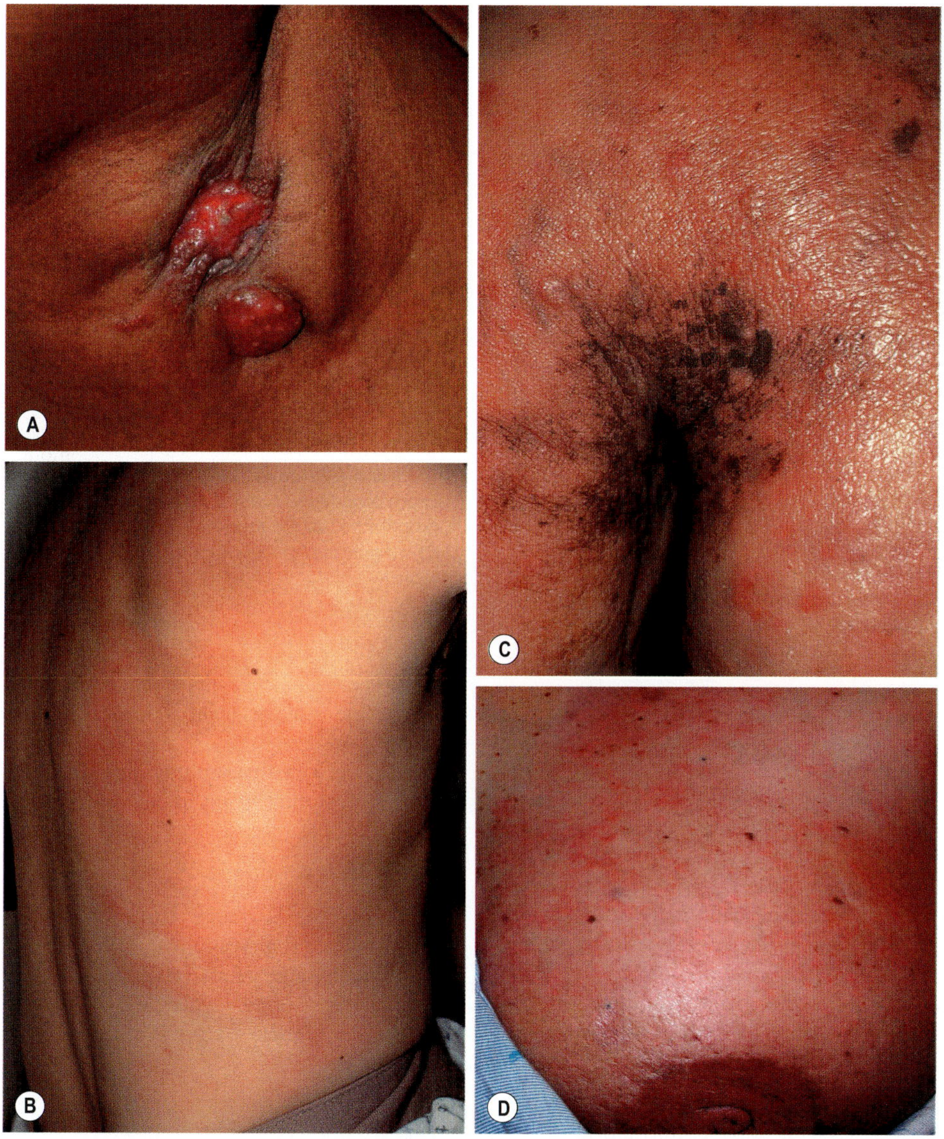

Fig. 100.3 Différentes présentations de métastases cutanées d'un cancer du sein. A Nodules érythémateux érodés de la zone axillaire. **B** Forme inflammatoire (carcinome érysipéloïde) avec taches érythémateuses qui peuvent initialement être diagnostiquées à tort comme cellulite infectieuse. **C** Forme principalement en cuirasse avec induration manifeste et apparence en peau d'orange en plus des papulonodules. **D** Aspect mixte – érythème réticulé d'un carcinome érysipéloïde ainsi qu'apparence en peau d'orange près de l'aréole. *Remerciements : A, D : Matthew B. Zook, MD, et Stuart R. Lessin, MD; B, C : YDRSC.*

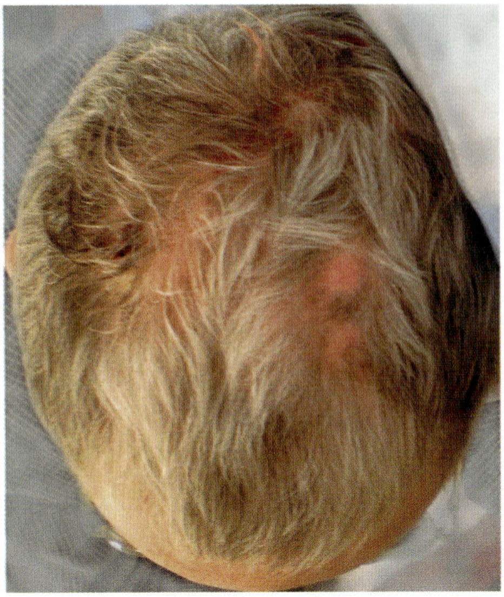

Fig. 100.4 Alopécie néoplasique secondaire à un carcinome du sein métastatique. Plaques érythémateuses, indurées, d'alopécie cicatricielle du cuir chevelu. *Remerciements : Joslyn S. Kirby, MD.*

Carcinome du sein métastatique

• Peut avoir un aspect clinique distinctif (fig. 100.3) : (1) *carcinome érysipéloïde* – érythème surélevé, bien limité qui ressemble à un érysipèle ou une cellulite ; (2) *carcinome télangiectasique* – télangiectasies et papules rouges ; et (3) *carcinome en cuirasse* – commence sur la poitrine par une induration avec un aspect en peau d'orange rappelant une sclérodermie.

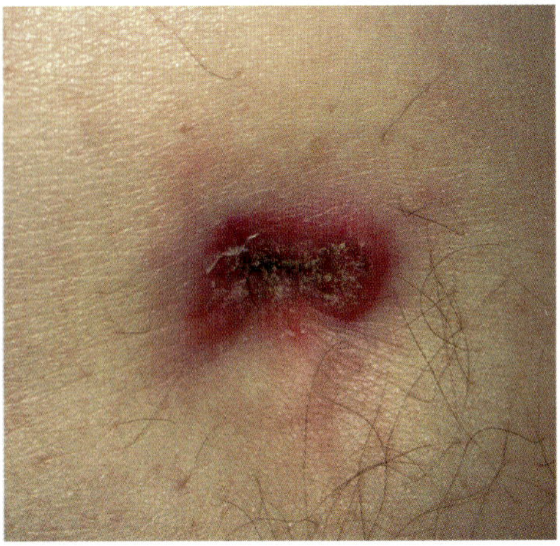

Fig. 100.5 Métastase cutanée d'un carcinome du côlon. Nodule de sœur Marie-Joseph se présentant comme une plaque rose avec squames-croûtes. *Remerciements : Matthew B. Zook, MD, et Stuart R. Lessin, MD.*

Alopécie néoplasique

• Alopécie cicatricielle du cuir chevelu (fig. 100.4).
• Associée à des carcinomes du sein, du poumon, de l'estomac et du rein.

Nodule de sœur Marie-Joseph

• Papule rose à rouge brun, ombilicale ou périombilicale (fig. 100.5).
• Originellement décrit en association avec un carcinome gastrique.
• Peut être associé à n'importe quelle malignité abdominale.

Pour plus d'information, cf. chap. 122 de *Dermatology, Fourth Edition*.

Annexes

Échelle des phototypes cutanés de Fitzpatrick		
Phototype cutané	**Couleur de la peau**	**Réponse aux irradiations UV**
I	Blanche	Brûle toujours, ne bronze pas
II	Blanche	Brûle facilement, bronze avec difficulté
III	Beige	Brûle modérément, bronze progressivement
IV	Brune	Brûle rarement, bronze facilement
V	Brun foncé	Brûle très rarement, bronze très facilement
VI	Noire	Ne brûle jamais, devient plus foncée

Détermination du FPS (facteur de protection solaire)

- 10 personnes
- Peau de type I ou II
- Irradiation : lampe qui reproduit le spectre solaire
- Procédure : déterminer la DEM (dose érythémale minimale) en peau protégée par un protecteur solaire topique* et en peau non protégée

  FPS = DEM en peau protégée/DEM en peau non protégée
- Pour tester la substantivité – après application et avant la détermination de la DEM :

  Résistance à l'eau (40) : 2 × 20 min d'immersion dans l'eau (bain à remous)†

  Résistance à l'eau (80) : 4 × 20-min d'immersion dans l'eau (bain à remous)†

** La protection solaire est appliquée à 2 mg/cm².*
† Séchage à l'air entre les immersions.

Relation entre le FPS (facteur de protection solaire) et le blocage des rayonnements produisant un érythème	
FPS	**Blocage des rayonnements produisant un érythème (%)**
10	90
15	92,5
20	95
40	97,5

Règles proposées par la FDA (2019) pour les écrans solaires – Exigences concernant la protection et l'étiquetage contre les ultraviolets B (UVB) et ultraviolets A (UVA)

Protection vis-à-vis des ultraviolets B (UVB)

- Augmenter le FPS (facteur de protection solaire) étiqueté maximum de 50+ à 60+
- Permettre la vente de produits de protection solaire formulés jusqu'à un FPS de 80

Protection vis-à-vis des ultraviolets A (UVA)

- Nécessité pour tout produit de protection solaire ayant un FPS de ≥ 15 ou plus d'être à SPECTRE LARGE
- Nécessité pour tous les topiques de protections solaires à SPECTRE LARGE ayant un FPS ≥ 15 : que lorsque le FPS augmente, alors il en soit de même pour l'ampleur de la protection contre les UVA
- Nécessité que les topiques de protection solaire de SPECTRE LARGE apportent une protection adéquate contre les UVA
  - Longueur d'onde critique d'absorbance UV ≥ 370 nm (90 % de l'aire sous la courbe)
  - Ratio UVA1/UV ≥ 0,7

▶

Règles proposées par la FDA (2019) pour les écrans solaires – Exigences concernant la protection et l'étiquetage contre les ultraviolets B (UVB) et ultraviolets A (UVA)
Substantivité*
• RÉSISTANT A L'EAU (40 min) ou RÉSISTANT À L'EAU (80 min) • Ne pas utiliser les indications suivantes « WATERPROOF », « ÉCRAN TOTAL », « PROTECTION DE 24 HEURES », « RÉSISTANT À LA SUEUR »
Étiquetages supplémentaires
• Inclut la liste alphabétique de tous les ingrédients actifs sur la partie avant de l'emballage • Si le FPS de la protection solaire est < 15, il doit être suivi d'une alerte concernant les cancers cutanés/le vieillissement cutané : « Passer du temps au soleil augmente votre risque de cancer cutané et de vieillissement précoce de la peau. Ce produit a montré seulement une aide à la prévention des brûlures solaires, pas des cancers cutanés ou du vieillissement cutané précoce » • Nécessité d'une police de caractères et d'un emplacement permettant que les termes FPS, SPECTRE LARGE et RÉSISTANT A L'EAU soient évidents sur l'étiquetage • De façon optionnelle : si un produit de protection solaire a un FPS ≥ 15 *et* est à SPECTRE LARGE, on peut considérer que le produit peut contribuer à réduire le risque de cancer cutané et le risque de vieillissement cutané prématuré, quand il est utilisé régulièrement comme indiqué et en association avec d'autres mesures de protection solaire

** Ces modifications ont été proposées et mises en œuvre dans la réglementation finale de la FDA en 2011 pour « Labelling and effectiveness testing : sunscreen drugs products for over the counter human use ».*

La sécurité des ingrédients actifs et les présentations sont indiquées dans le tableau suivant. FPS : facteur de protection solaire. *Modifié d'après Department of Heath and Human Services/Food and Drug Administration. Sunscreen drug products for over-the-counter human use. Federal Register 2019 ; 84 : 6204-75.*

Règles proposées par la FDA (2019) pour le statut GRASE des topiques de protection solaire (ingrédients actifs et posologies)

	GRASE	Non GRASE	Données insuffisantes pour un classement comme GRASE
Ingrédients actifs dans les produits protégeant du soleil	Oxyde de zinc Dioxyde de titane	Acide para-aminobenzoïque* Salicylate de trolamine*	Avobenzone, cinoxate, dioxybenzone, ensulizole, homosalate, méradimate, octinoxate, octisalate, octocrylène, oxybenzone, padimate O, sulisobenzone
Présentations^	Lotions, crèmes, pommades, huiles, gels, beurres, pâtes, sticks, sprays^^	Associations topiques de protection solaire et répulsifs anti-insectes**	Poudres

^ Les lingettes, serviettes, lotions corporelles, shampooings et autres formes galéniques sont classés comme « nouveaux médicaments » car la FDA n'a pas encore reçu d'informations à propos de leur efficacité et de leur innocuité.
^^ Les sprays sont approuvés comme GRASE mais nécessitent d'être testés sur les restrictions concernant la taille des particules pour éviter une toxicité par inhalation, les tests d'inflammabilité et les exigences concernant les informations de sécurité associées.
** Non actuellement commercialisé aux États-Unis.*
*** Les données suggèrent que l'association de certains ingrédients des topiques de protection solaire avec certains insecticides peut augmenter l'absorption d'un ou des deux composants. Le CDC recommande, si l'on doit appliquer un protecteur solaire et un répulsif contre les insectes, d'appliquer d'abord le protecteur solaire, puis le répulsif contre les insectes.*

Chacun des 16 ingrédients actifs approuvés a été assigné à une des trois catégories : (1) GRASE (*generally recognized as safe and effective*) ; (2) non GRASE ; ou (3) données insuffisantes pour affirmer un classement positif en GRASE. Pour le troisième groupe, la FDA a besoin d'informations additionnelles pour déterminer si ces topiques de protection solaire contenant ces ingrédients, avec les dosages, sont GRASE, à noter que cela ne signifie pas que la FDA ait conclu que ces topiques solaires sont dangereux. *Adapté de Department of Health and Human Services/Food and Drug administration. Sunscreen drug products for over-the-counter human use. Federal Register 2019 ; 84 : 6204-75.*

Répulsifs contre les insectes fréquemment utilisés	
Répulsifs conventionnels dans la classification EPA	
DEET (*N, N-diethyl-3-methylbenzamide*)*	Effectif contre un large éventail d'arthropodes
	Longue antériorité de leur utilisation
Picaridine (KBR 3023)	Bonnes preuves pour les moustiques
	Peu d'études montrent un effet répulsif contre les tiques
Répulsifs biopesticides dans la classification EPA	
IR3535 (*3-[N-butyl-N-acetyl]-aminopropionic acid, ethyl ester*)	Bonnes preuves pour les moustiques dans certaines, mais pas toutes, les études
	Peut d'études montrent un effet repellent contre les tiques
p-Menthane-3,8-diol†	Bonnes preuves pour les moustiques
	Peu d'études montrent un effet répulsif contre les tiques
Botaniques (p. ex. huile de soja, citronnelle, huile de neem, huile de fenouil, géraniol)	Il y a une demande des consommateurs pour des répulsifs «naturels»
	Les meilleures preuves publiées concernent l'huile de neem
	L'absence de preuves n'est pas forcément la preuve d'un manque d'efficacité, mais les preuves disponibles actuellement suggèrent qu'elles sont inférieures aux répulsifs synthétiques énumérés ci-dessus

** Il y a un plateau d'efficacité à 30 % avec les produits à action prolongée, et des concentrations élevées doivent généralement être évitées. Comme les protecteurs solaires nécessitent souvent des applications itératives et pas le DEET, les produits combinant ces ingrédients ne sont pas recommandés*

† L'ingrédient actif de l'huile d'eucalyptus citronnée; l'utilisation chez des enfants avant l'âge de 3 ans n'est pas recommandée.

Classement des glucocorticostéroïdes topiques communément utilisés selon leur puissance[1]
Classe 1 (très puissants)
• Clobétasol propionate gel, pommade, crème, lotion, mousse, spray et shampooing à 0,05 % • Bétaméthasone dipropionate gel* et pommade* à 0,05 % • Diflorasone diacétate pommade* à 0,05 % • Fluocinonide crème à 0,1 % • Flurandrénolide ruban à 4 µg/cm² • Halobétasol propionate pommade et crème à 0,05 %
Classe 2 (puissance élevée)
• Amcinonide pommade à 0,1 % • Bétaméthasone dipropionate crème*, lotion*, gel et pommade à 0,05 % • Clobétasol propionate solution («pour le cuir chevelu») à 0,05 % • Désoximétasone pommade et crème à 0,25 % et gel à 0,05 % • Diflorasone diacétate pommade et crème* à 0,05 % • Fluocinonide gel, pommade, crème et solution à 0,05 % • Halcinonide pommade, crème et solution à 0,1 % • Mométasone furoate pommade à 0,1 % • Triamcinolone acétonide pommade à 0,5 %
Classe 3 (puissance élevée)
• Amcinonide crème et lotion à 0,1 % • Bétaméthasone dipropionate crème et lotion à 0,05 % • Bétaméthasone valérate pommade à 0,1 % • Diflorasone diacétate crème à 0,05 % • Fluticasone propionate pommade à 0,005 % • Triamcinolone acétonide pommade à 0, 1 % et crème à 0,5 %

[1] NDT. Toutes les molécules et présentations indiquées ici ne sont pas disponibles en France.

Classement des glucocorticostéroïdes topiques communément utilisés selon leur puissance
Classe 4 (puissance moyenne)
• Bétaméthasone valérate mousse à 0,12 % • Désoximétasone crème à 0,05 % • Fluocinolone acétonide pommade à 0,025 % • Flurandrénolide pommade à 0,05 % • Hydrocortisone valérate pommade à 0,2 % • Mométasone furoate crème et lotion à 0,1 % • Triamcinolone acétonide pommade (Kenalog®) et crème à 0,1 % ou spray à 0,2 %
Classe 5 (puissance moyenne)
• Bétaméthasone dipropionate lotion à 0,05 % • Bétaméthasone valérate crème et lotion à 0,1 % • Clocortolone pivalate crème à 0,1 % • Fluocinolone acétonide crème à 0,025 % ou huile et shampooing à 0,01 % • Fluticasone propionate crème et lotion à 0,05 % • Flurandrénolide crème et lotion à 0,05 % • Hydrocortisone butyrate pommade, crème et lotion à 0,1 % • Hydrocortisone probutate crème à 0,1 % • Hydrocortisone valérate crème à 0,2 % • Prednicarbate pommade et crème à 0,1 % • Triamcinolone acétonide pommade à 0,025 % et lotion à 0,1 %
Classe 6 (puissance faible)
• Alclométasone dipropionate pommade et crème à 0,05 % • Triamcinolone acétonide crème à 0, 1 % (Aristocort®) • Bétaméthasone valérate lotion à 0,1 % • Désonide gel, pommade, crème, lotion et mousse à 0,05 % • Fluocinolone acétonide crème et solution à 0,01 % • Triamcinolone acétonide crème et lotion à 0,025 %
Classe 7 (puissance faible)
• Topiques contenant de l'hydrocortisone, de la dexaméthasone ou de la prednisolone

* *Véhicule optimisé.*

Instructions pour les pansements humides ouverts
1. Utiliser une seule épaisseur de coton blanc fin provenant de tissus tels qu'une taie d'oreiller, un mouchoir ou un drap de lit. Ne pas utiliser une serviette ou un gant de toilette.
2. Placer le tissu dans (selon ce qui est recommandé) : • Eau douce chaude • Solution Domeboro® (un paquet dilué dans l'eau et gardé au réfrigérateur, puis amené à température ambiante).
3. Exprimer l'excès d'eau, ne pas essorer.
4. Étaler le tissu pour recouvrir les zones rouges, prurigineuses avec le pansement humide – **appliquer en une seule (1) couche.** Ne pas appliquer autre chose par-dessus, comme un pansement.
5. Laisser le pansement humide sur la peau pendant 10-15 minutes.
6. Enlever le tissu humide, et laisser la peau à l'air sec. Quand la peau est sèche, appliquer le corticostéroïde prescrit.
7. Vous pouvez avoir froid si vous avez couvert de grandes surfaces de votre corps. Si vous traitez le corps entier, alors placez les pansements d'un côté du corps en même temps.

Les pansements ouverts humides amènent de la fraîcheur par évaporation continue de l'eau. Ils sont utilisés pour diminuer la rougeur, le prurit, la sensation de brûlure et le suintement des lésions cutanées. Ils peuvent vous aider à améliorer le confort. À faire 2 à 3 fois/j.

Classes de corticostéroïdes
Groupe 1 : molécules non méthylées, le plus souvent non halogénées (auparavant A, D2 et budésonide)
Budésonide* Cortisone acétate Fludrocortisone acétate *Hydrocortisone^* Hydrocortisone acéponate Hydrocortisone acétate^ *Hydrocortisone-17-butyrate* Hydrocortisone-21-butyrate Méthylprednisolone acéponate Méthylprednisolone acétate Prednisolone Prednisone *Tixocortol pivalate* Triamcinolone
Groupe 2 : molécules halogénées avec une structure C_{16}/C_{17} cis cétal/diol (auparavant B)
Amcinonide Désonide Fluocinolone acétonide Fluocinonide Halcinonide *Triamcinolone acétonide*
Groupe 3 : molécules halogénées et molécules C_{16} méthylées (auparavant C, D1)
Aclométasone dipropionate Bétaméthasone Bétaméthasone-17-valérate Bétaméthasone dipropionate Bétaméthasone-disodium phosphate *Clobétasone butyrate* Clobétasol propionate Désoximétasone Dexaméthasone Dexaméthasone-disodium phosphate Fluocortolone Fluticasone propionate Mométasone furoate

** L'isomère R du budésonide peut provoquer une réaction croisée avec les acétonides du groupe 2.*
^ Disponible sans prescription aux États-Unis.

La plupart des réactions allergiques sont dues aux corticostéroïdes du groupe 1. Les patch-tests suggérés pour le dépistage quand on soupçonne une allergie de contact à un CS topique sont indiqués en italique ; tous à l'exception de l'hydrocortisone figurent dans les séries pour dépistage de l'*American contact Dermatitis Society*.

Considérations spéciales pour l'utilisation des corticostéroïdes et antihistaminiques durant la grossesse	
Corticostéroïdes	
Topiques	• L'utilisation excessive de produits de puissance élevée peut entraîner une absorption systémique, les corticostéroïdes halogénés peuvent traverser le placenta ; ils peuvent aussi accroître lu risque déjà important de vergetures • Les corticostéroïdes qui ont un métabolisme cutané amélioré (p. ex. mométasone furoate, prednicarbate et méthylprednisolone acéponate) peuvent aussi être pris en considération

Considérations spéciales pour l'utilisation des corticostéroïdes et antihistaminiques durant la grossesse	
Systémiques	• La prednisolone est le corticostéroïde systémique de choix pour les indications dermatologiques car il est largement inactivé dans le placenta (mère/fœtus = 10/1) • Durant le 1er trimestre, en particulièrement entre les semaines 8 et 11, il y a une discrète augmentation (débattue) du risque de fente labiale/palatine notamment si des fortes doses sont prescrites et pour > 10 jours ; durant la même période, une longue durée de traitement apparaît sûre si les dosages sont < 10-15 mg/j • Si l'utilisation est prolongée et s'étend tard dans la gestation, la croissance fœtale doit être surveillée et le risque d'une insuffisance surrénalienne chez le nouveau-né doit être considéré
Antihistaminiques	
Systémiques	• Durant le 1er trimestre, les agents sédatifs classiques (p. ex. chlorphéniramine, clémastine, diméthindène) sont préférés • Durant les 2e et 3e trimestres, si un agent non sédatif est nécessaire, la loratadine et la cétirizine sont considérées comme sûres

Remerciements : Christina M. Ambros-Rudolph, MD.

Doses de médicaments systémiques le plus souvent utilisés en dermatologie	
Corticostéroïdes	
Durée	Exemples de trois scénarios
• Court terme	*Dermatite allergique de contact sévère (p. ex. poison oak)* Prednisone 60 mg chaque matin × 5–7 jours, 40 mg × 5–7 jours, 20 mg × 5–7 jours Chez des enfants, commencer par ~ 1 mg/kg de prednisolone et diminuer de la même façon 15–21 jours
• Moyen terme (nécessite une surveillance pour une ostéopénie)	*DRESS* Prednisone 1 mg/kg chaque matin puis diminuer sur ~ 3–4 mois, en suivant la numération des éosinophiles périphériques et toute valeur anormale de laboratoire ou atteinte systémique (de même que l'examen cutané)
• Long terme (nécessite une surveillance pour une ostéopénie)	*Pemphigoïde bulleuse, modérée à sévère* Prednisone 0,5–1 mg/kg chaque matin, puis diminuer sur ~ 7–9 mois, p. ex. quand on atteint 1 mg/kg/j, diminuer par 5 mg tous les 10 jours ; quand on atteint 30 mg/j, passer à 1 jour/2 et diminuer de 2,5 mg tous les 14 jours jusqu'à atteindre 5 mg tous les 2 jours
Rétinoïdes	
Acitrétine	10–50 mg/j, en fonction de l'affection
Isotrétinoïne	Acné 0,5–1 mg/kg/j^, une dose cumulative de 120–150 mg/kg est souvent atteinte
Antipaludéens	
Chloroquine	Adultes : 125–250 mg/j, jusqu'à 2,3 mg/kg de poids corporel actuel/j Enfants : < 2,3 mg/kg de poids corporel actuel/j
Hydroxychloroquine	Adultes : 200 mg/j 2 fois/j jusqu'à 5 mg/kg de poids corporel actuel/j (prendre la valeur la plus faible) Enfants : ≤ 5 mg/kg de poids corporel actuel/j avec un maximum de 400 mg/j
Immunosuppresseurs	
Azathioprine	Dose empirique après vérification du niveau de thiopurine-méthyltransférase (TPMT)* : 0,5 mg/kg/j (niveau de TPMT 5–13,7 U) 1,5 mg/kg/j (niveau de TPMT 13,7–19 U) 2,5 mg/kg/j (niveau de TPMT > 19 U)

Doses de médicaments systémiques le plus souvent utilisés en dermatologie	
Émulsion de ciclosporine	Pour le psoriasis, <6–12 mois d'utilisation continue : 2,5–5 mg/kg/j ; diminuer à 3 mois par 1 mg/kg/j toutes les 2 semaines si toléré
Méthotrexate	5–25 mg (pour les enfants 0,2–0,7 mg/kg) 1 fois/semaine, en fonction de la maladie et de la sévérité
Mycophénolate mofétil	1 500–3 000 mg (pour les enfants 30–50 mg/kg)/j, divisé en 2 doses
Rituximab	375 mg/m²/semaine pendant 3–4 semaines – *ou* – 1 g à J0 et J14 répétés dans 4 mois ou plus selon les taux d'anticorps antidesmogléine
Autres	
Aprémilast	30 mg 2 fois/j si pas d'insuffisance rénale ; titrage à la hausse recommandé à partir de 10 mg/j
Colchicine	0,5 ou 0,6 mg 2 à 3 fois/j
Dapsone	50–200 mg/j (pour les enfants 1–2 mg/kg/j)
IgIV	Les doses, la durée et le calendrier des injections varient selon la maladie, p. ex. total par cycle mensuel de 2 g/kg sur 2–5 jours dans la dermatomyosite
Spironolactone	Pour l'acné vulgaire ou l'hidradénite suppurée : 50–200 mg/j Pour l'hirsutisme ou la perte de cheveux féminine : 100–200 mg/j • Habituellement prescrit en doses fractionnées, 2 fois/j • Souvent utilisé en combinaison avec des contraceptifs oraux • Une réponse clinique peut requérir plus de 3 mois
Thalidomide	25–100 mg/j, peut être diminué à 1 jour/2 en fonction de la maladie

^ On commence généralement avec ≤ 0,5 mg/kg le 1er mois, et des doses initiales plus basses et une progression plus lente pour les patients qui ont une acné inflammatoire plus sévère (en particulier chez des garçons adolescents).
** Contre-indiqué si taux de TPMT <5 U.*

Les recommandations de surveillance sont disponibles en ligne.

Utilisation de l'iodure de potassium (KI)
Solution saturée d'iodure de potassium (SSKI)
• 1 000 mg/mL • Les compte-gouttes sont fournis avec des étalonnages pour : 1. 0,3 mL (300 mg)* 2. 0,6 mL (600 mg) • Chez les adultes et les enfants âgés, la dose habituelle est = 300 mg p.o. 3 fois/j, en débutant à 150–300 mg 3 fois/j • Chez les nourrissons et les jeunes enfants, la dose habituelle est de 150 mg p.o. 3 fois/j • Le SSIK doit être dilué dans de l'eau ou un jus de fruit pour essayer de minimiser l'arrière-goût amer • Une cristallisation peut survenir aux basses températures, mais un réchauffement et un secouage dissolvent les cristaux ; jeter la solution si la couleur devient jaune brun
Effets indésirables du SSIK
• Aigus – nausées, éructations acides, salivation excessive, urticaire, angio-œdème, vascularite des petits vaisseaux cutanés • Chroniques – hypertrophie des glandes salivaires et lacrymales, éruption acnéiforme, iododermie, hypothyroïdie, hyperkaliémie, parfois hyperthyroïdie

** 0,3 mL = 10 gouttes du compte-gouttes calibré fourni avec le SSIK.*

Agents biologiques			
	Médicaments	**Présentations**	**Doses**
Inhibiteurs de TNF	Adalimumab	Seringues préremplies de 10–80 mg Auto-injecteur de 40 mg	Psoriasis : dose de charge de 80 mg s.c., puis 40 mg s.c. à J8, puis 40 mg 1 semaine/2 Hidradénite suppurée (âge ≥ 12 ans et ≥ 60 kg) : Dose de charge de 160 mg s.c., puis 80 mg à J15, puis 40 mg/semaine débutant à J29
	Certolizumab	Seringue préremplie de 200 mg	Psoriasis : 400 mg s.c. semaines 0, 2, 4 ; puis 200–400 mg 1 semaine/2
	Golimumab	Seringue préremplie ou auto-injecteur de 50 mg	Arthrite psoriasique : 50 mg s.c./mois
	Étanercept	Seringues préremplies de 25–50 mg Auto-injecteurs de 50 mg Flacons à usage multiple de 25 mg	Adultes : 25–50 mg 2 fois/semaine × 3 mois, puis 50 mg/semaine Enfants (âge ≥ 4 ans) : 0,8 mg/kg/semaine (maximum 50 mg)
	Infliximab		3–10 (le plus souvent 5) mg/kg en perfusion i.v. lente semaines 0, 2, 6, 8, puis toutes les 8 semaines
Inhibiteurs d'IL-12/23	Guselkumab	Seringue préremplie de 100 mg	100 mg s.c. semaines 0, 4, 8 et toutes les 8 semaines
	Risankizumab	Seringue préremplie de 75 mg	150 mg s.c. semaines 0 et 4 et tous les 3 mois
	Tildrakizumab	Seringue préremplie de 100 mg	100 mg s.c. semaines 0, 4, et toutes les 12 semaines
	Ustékinumab	Seringues préremplies de 45 et 90 mg Flacon unidose de 45 mg Solution i.v.	Psoriasis (âge ≥ 12 ans) : 90 mg (si > 100 kg), 45 mg (si 60–100 kg), ou 0,75 mg/kg (si < 60 kg) s.c. semaines 0 et 4, puis toutes les 12 semaines
Inhibiteurs d'IL-17	Brodalumab	Seringues préremplies de 210 mg	210 mg s.c. 1 semaine/2
	Ixékizumab	Seringues préremplies/auto-injecteurs de 80 mg	160 mg s.c. dose de charge, puis 80 mg 1 semaine/2 × 12 semaines, puis 80 mg/mois
	Sécukinumab	Seringues préremplies de 150 mg/auto-injecteurs	300 mg s.c. par semaine × 5 semaines, puis toutes les 4 semaines
Dupilumab		Adultes et adolescents (âge ≥ 12 ans et ≥ 60 kg) : 600 mg s.c. semaine 0, puis 300 mg 1 semaine/2 Adolescents < 60 kg : 400 mg s.c. semaine 0, puis 200 mg 1 semaine/2	

Examens de laboratoire recommandés pour les patients recevant des immunomodulateurs ciblés pour psoriasis	
Avant le traitement	**Durant le traitement**
Test cutané à la tuberculine*/*interferon-γ release assay*** et/ou (p. ex. si immunosuppression ou antécédent de tuberculose) radiographie pulmonaire NFS, CMP Profils sérologiques des virus de l'hépatite B et C Envisager un test VIH	Test cutané à la tuberculine annuel*/*interferon-γ release assay*** et/ou radiographie des poumons NFS ou CMP tous les 3–12 mois (ou comme cliniquement indiqués)

** 5 mm d'induration considéré comme positif.*
*** P. ex. QuantiFERON® TB Gold ou T-SPOT®.TB.*

Un historique médical et un examen physique complets doivent aussi être réalisés, avec une attention particulière pour les antécédents/risques/symptômes/signes de tuberculose, d'autres infections chroniques, malignités, troubles neurologiques et maladies cardiaques (en particulier insuffisance cardiaque congestive chez les patients recevant des inhibiteurs de TNF-α). CMP : *comprehensive metabolic panel* (inclut des tests des fonctions hépatiques).

Critères de classification des lupus érythémateux systémiques des SLICC* (2012)	
Critères cliniques	**Critères immunologiques**
• Lupus cutané aigu^ ou subaigu • Lupus cutané chronique^^ • Ulcères oraux ou du nez • Alopécie non cicatricielle • Arthrite (synovite atteignant >2 articulations) • Sérite (p. ex. pleurale ou péricardique) • Rénaux (protéinurie ≥500 mg/24 heures *OU* cylindres hématiques) • Neurologiques (p. ex. convulsions, psychose, mononévrite multiplex, myélite) • Anémie hémolytique • Leucopénie (<4000/mm³) *OU* • lymphopénie (<1000/mm³) • Thrombocytopénie (<100000/mm³)	• Ac antinoyaux (AAN) (au-dessus de l'intervalle de référence du laboratoire) • Anti-ds-ADN (au-dessus de l'intervalle de référence du laboratoire) • Anti-Sm positifs • Positivité des anticorps antiphospholipides (p. ex. présence d'anticoagulant lupique, fausse positivité des réagines plasmatiques rapides, titres moyens ou élevés d'anticorps anticardiolipides, ou positivité des anticorps anti-β_2-glycoprotéines I) • Complément abaissé (C3, C4, CH50) • Test de Coombs direct (en l'absence d'anémie hémolytique)
• Les critères pour la classification des LES incluent : ≥**4** critères (au moins 1 critère clinique et 1 critère immunologique) *OU* une néphropathie lupique prouvée par la biopsie avec soit la positivité des AAN, soit anti-ds-ADN	

** SLICC : Systemic Lupus International Collaborating Clinics.*
^ Inclut des éruptions malaires (mais pas des lésions discoïdes), un lupus bulleux, une variante de LES de type nécrolyse épidermique toxique, une éruption maculopapuleuse de lupus, une éruption photosensible de lupus (en l'absence de dermatomyosite).
^^ Lésions discoïdes (localisées ou généralisées), lupus hypertrophique, panniculite lupique, lupus muqueux, LE tumidus, engelures lupiques, lupus discoïde/chevauchement avec lichen plan.

Ces critères révisés sont considérés être plus pertinents et incorporer de nouvelles informations immunologiques. Ils n'ont pas été testés dans le but de diagnostiquer le LES. *Adapté de Petri M et al. Arthritis Rheum 2012 ; 64 : 2677.*

MÉLANOME CUTANÉ : FICHE DE PRISE EN CHARGE

Classification TNM des mélanomes de l'AJCC – 2017		
Catégorie T	**Épaisseur**	**Ulcération**
Tis (mélanome in situ)	NA	NA
T1	< 0,8 mm	a. –
	< 0,8 mm 0,8-1,0 mm	b. + b. ±
T2	> 1,0-2,0 mm	a. –
		b. +
T3	> 2,0-4,0 mm	a. –
		b. +
T4	> 4,0 mm	a. –
		b. +
Catégorie N	**Nombre de ganglions lymphatiques régionaux envahis par la tumeur**	**Présence de métastases en transit, satellites et/ou microsatellites**
N0	Pas de métastases régionales détectées	Non
N1	Un ganglion envahi par la tumeur – *ou* – métastases en transit, satellites et/ou microsatellites sans ganglions envahis par la tumeur	
N1a	Un cliniquement occulte (c.-à-d. détecté par biopsie du GS)	Non
N1b	Un détecté cliniquement	Non
N1c	Pas d'atteinte de ganglion lymphatique régional	Oui
N2	Deux ou trois ganglions envahis par la tumeur – *ou* – métastases en transit, satellites et/ou microsatellites avec un ganglion envahi par la tumeur	
N2a	Deux ou trois cliniquement occultes	Non
N2b	Deux ou trois, un au moins détecté cliniquement	Non
N2c	Un cliniquement occulte ou cliniquement détecté	oui
N3	Quatre ou plus ganglions envahis par la tumeur – *ou* – métastases en transit, satellites et/ou microsatellites avec au moins deux ganglions envahis par la tumeur – *ou*- n'importe quel nombre de ganglions emmêlés sans ou avec métastases en transit, satellites et/ ou microsatellites	
N3a	Quatre ou plus cliniquement occultes	Non
N3b	Quatre ou plus, au moins un détecté cliniquement, ou présence de n'importe quel nombre de ganglions emmêlés	Non
N3c	Au moins deux ganglions occultes ou cliniquement détectés et/ou présence de n'importe quel nombre de ganglions emmêlés	oui
Catégorie M	**Site anatomique**	**Taux de LDH**
M0	Pas d'évidence de métastase à distance	NA
M1a	Métastase à distance à la peau, aux tissus mous incluant le muscle et/ou un ganglion non régional	Non rapporté ou non spécifié (0) Non élevé (1) Élevé
M1b	Métastase à distance au poumon avec ou sans sites de la maladie M1a	Non rapporté ou non spécifié (0) Non élevé (1) Élevé
M1c	Métastase à distance de zones viscérales non SNC avec ou sans localisation de la maladie M1a ou M1b	Non rapporté ou non spécifié (0) Non élevé (1) Élevé
M1d	Métastase à distance du SNC avec ou sans localisations M1a, M1b ou M1c de la maladie	Non rapporté ou non spécifié (0) Non élevé (1) Élevé

Groupement des stades de mélanome cutané de l'AJCC – 2017							
	Survie (% à 5 ans)	**Stade clinique**			**Stade histopathologique**		
		T	**N**	**M**	**T**	**N**	**M**
0		Tis	N0	M0	Tis	N0	M0
IA	97	T1a	N0	M0	T1a T1b	N0	M0
IB	93	T1b	N0	M0	T2a	N0	M0
		T2a					
IIA	82	T2b	N0	M0	T2b	N0	M0
	79	T3a			T3a		
IIB	68	T3b	N0	M0	T3b	N0	M0
	71	T4a			T4a		
IIC	53	T4b	N0	M0	T4b	N0	M0
III		N'importe quel T, Tis	≥ N1	M0			
IIIB					T0	N1b, N1c	M0
IIIC					T0	N2b, N2c, N3b ou N3c	M0
IIIA	78				T1a/b-T2a	N1a ou N2a	M0
IIIB	59				T1a/b-T2a	N1b/c ou N2b	M0
					T2b/T3a	N1a-N2b	
IIIC	40				T1a-T3a	N2c ou N3a/b/c	M0
					T3b/T4a	Any N ≥ N1	
					T4b	N1a-N2c	
IIID					T4b	N3a/b/c	M0
IV	9-27*	N'importe quel T	N'importe quel N	M1	N'importe quel T, Tis	N'importe quel N	M1

**D'après la classification TNM 2009 de l'AJCC pour les mélanomes et avant l'avènement de la thérapie ciblée et de l'immunothérapie.*

Critères pour décider une biopsie du ganglion sentinelle
Discuter la BGS • Stade T1A : < 0,8 mm sans ulcération mais avec des caractéristiques défavorables* • Stade T1b : < 0,8 mm avec ulcération • Stade T1b : 0,8-1 mm avec ou sans ulcération **Discuter et proposer la BGS** • Stade > T2a : > 1 mm
** Jeune âge (< 40 ans), présence d'une invasion lymphovasculaire, positivité de la marge de biopsie profonde (en particulier si diffuse), index mitotique élevé.*

Nom du patient : ....

Date de la biopsie initiale : ....

Localisation de la lésion : ....

Diagnostic histologique : ....

- Épaisseur de Breslow : ....
- Ulcération : ....+....................ou....................–..............
- Mitoses/mm² : ....
- Marges : ....
- Autre : ....

Classification TNM : ....

Stade (clinique) : ....

Stade (pathologique) : ....

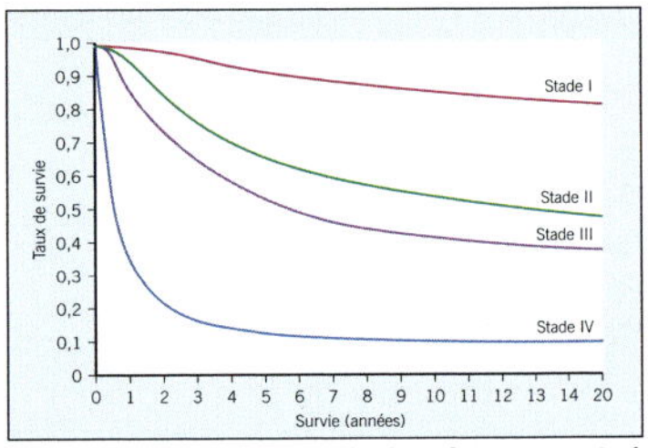

Comparaison des courbes de survie dans les quatre stades de mélanome.

Traitement chirurgical d'un mélanome cutané primitif		
Épaisseur de la tumeur	**Marges d'excision (cm)**	**Commentaires**
In situ	0,5	Le lentigo malin du visage doit être excisé avec des marges de 1 cm (en particulier quand les lésions ont > 1,5-2 cm de diamètre) ou traité par chirurgie micrographique de Mohs ou radiothérapie ; l'imiquimod postopératoire topique est souvent utilisé
≤ 1 mm	1,0	La chirurgie micrographique de Mohs peut être utilisée pour les mélanomes acraux et faciaux
1,01-2 mm	1,0-2,0	
> 2 mm	2,0	

Plan de travail :

☐ Réexcision avec........ cm de marge
☐ Adresser pour BGS et réexcision
☐ Adresser à l'oncologue
☐ NFS, LFT, LDH ☐ TDM thoracique, abdominale, pelvienne
☐ Radiographies thoraciques ☐ TEP/TDM
☐ Échographie :..
☐ IRM :...
☐ Autre : ....

Index

A

Abcès, 601
Abus sexuel chez l'enfant, diagnostic différentiel, 787
Acanthome
à cellules claires, 913
à grandes cellules, 914
fissuré, 776
Acariens, 744
Acides gras essentiels, 388
Acné, 264–273
chéloïdienne, 284, 545
options thérapeutiques, 295
de contact, 266
et anomalies endocriniennes, 266
excoriée, 53, 264
fulminans, 266
induite par des médicaments, 267
infantile, 266
inflammatoire, 264
néonatale, 259, 266
pathogénie, 265
post-adolescence, 264
traitement, 269
vulgaire
diagnostic différentiel, 270
traitement, 271
Acrochordon, 978
Acrocyanose, 773
Acrodermatite
continue, 59
papuleuse infantile, 702
Acrokératose verruciforme, 914
Acropustulose infantile, 262
Actinomycose, 613
Adénome sébacé, 924
Affection pigmentaire réticulée liée à l'X, 537
Agammaglobulinémie, 449
Albinisme oculocutané, 507
classification, 509
Alcaptonurie, 481
Alezzandrini (syndrome d'), 505
Alopécie
androgénétique, 540
approche diagnostique, 542
cicatricielle centrale centrifuge, 543
de traction, 546
fibrosante frontale, 544
induite par des médicaments, 541
mucineuse, 359
néoplasique, 1026
non cicatricielle, 540
postopératoire, 541
psoriasique, 543
Amélanose, 503
Amibes libres (infections par), 724
Amibiase, 724
Ampoule, 254
Amylose
cutanée localisée, 363
maculeuse, 44
systémique, 360
Anacardiaceae, 121
Anagène (phase), 27
Analogues de la vitamine D_3, 65
Anaplasmose, 635
Anatomie génitale, 586
Anétodermie, 827
Angioendothéliomatose réactionnelle, 976
Angiofibrome, 979
Angiokératome, 976
Angiolipome, 982
Angiomatose dermique diffuse, 976
Angiome
en touffes, 972
plan, 861
stellaire, 889
Angio-œdème, 135–141
diagnostic, 141
héréditaire, 140
Angiosarcome, 973
Anhidrose, 300
Ankylostomiase, 731
Anodynie, 47, 589
Anogénitales
(affections dermatologiques inflammatoires), 588
(affections dermatologiques malignes et prémalignes), 594
(infections dermatologiques), 592
(maladies bulleuses), 591
(maladies systémiques), 587
Anorexie, 391
Anthrax, 601, 610
Antiphospholipides (syndrome des anticorps), 185, 191, 315
Antirétroviraux, 667
effets indésirables cutanés, 670
Aphtes, 579
Aplasie cutanée congénitale, 493
classification, 498
Appendice pré-auriculaire, 493
Apposition, 22, 25
Arachnides, 742
Araignées, 744
Arsenic, 771
Arthrite
psoriasique, 59, 62
réactive, 62, 64
rhumatoïde, 346
manifestations cutanées, 348
Aspergillose, 655
Ataxie-télangiectasie, 448, 893
Athlètes (infections cutanées chez les), 778
Atrophie
cutanée, 8, 131
maculeuse varicelliforme cutanée, 831
papillaire centrale, 574
Atrophodermie folliculaire, 831
Automutilations, 55
Autosensibilisation, 650

B

Bactériémie, 607
Balanite chronique oblitérante, 341
Bande amniotique, 500
Bannayan-Riley-Ruvalcaba (syndrome de), 480, 936
Bartonella (maladies humaines causées par), 614
Bazex (syndrome de), 413
Bean (syndrome de), 864
Beau (lignes de), 567
Bébé
collodion, 429
en muffin aux myrtilles (diagnostic différentiel), 1019
Becker
(mélanose de), 552
(nævus de), 931
Behçet (maladie de), 217
critères diagnostiques, 220
manifestations systémiques, 219
Béribéri, 382
Bernardinelli-Seip (syndrome de), 848
Bier (taches de), 894
Bilharziose, 728
Biopsie
du ganglion sentinelle, 968
cutanée, 13
stérile, 25

Biothérapies, 67
Birt-Hogg-Dubé (syndrome de), 480
Blaschko (lignes de), 468, 470
Blastomycose, 658
Blessure marine, 744
Bloom (syndrome de), 764
Bonnet-Dechaume-Blanc (syndrome de), 869
Botryomycose, 604
Bouche (maladies systémiques), 575
Boulimie, 391
Bourneville (sclérose tubéreuse de), 455–467, 511
critères diagnostiques, 467
prise en charge, 467
Bowen (maladie de), 897
Breslow (épaisseur tumorale selon), 958–959
Brocq (pseudo-pelade de), 546
Bromhidrose, 300
Bronzage, 749
Brucellose, 615
Brûlure
appréciation de l'étendue, 770
associée à l'IRM, 770
associée à la fluoroscopie, 770
buccale, 47
thermique, 768
traitement, 769
vulvaire, diagnostic, 597
Bulles
de friction, 254
de succion, 259
des comas, 255
œdémateuse, 254
retardées post-brûlures, 255
Bullose diabétique, 254
Buschke-Löwenstein (tumeur de), 678
Buschke-Ollendorff (syndrome de), 823

C

Calcification cutanée, affections liées, 375
Calcinose cutanée
dystrophique, 374
iatrogène et idiopathique, 376
métastatique, 375
Calciphylaxie, 376
Callosité, 774
Candida, 650
Candidose
anogénitale, 592
congénitale, 260
cutanéomuqueuse chronique, 450
cutanéomuqueuse, traitement, 654
néonatale, 261
orale, 651
systémique, 654
Canitie, 503
Capillarite, 191
Capsaïcine, 44
Carcinome
annexiel microkystique, 925
basocellulaire, 902
à haut risque, 906
options thérapeutiques, 907
du sein métastatique, 1026
microkystique annexiel, 928
sébacé, 924
spinocellulaire, 583, 900
à haut risque, 906
in situ, 678, 897
options thérapeutiques, 907
stades, 905
verruqueux, 583, 678
Carney (complexe de), 935
Caroténodermie, 386, 391
Cellulite, 603
disséquante, 545
éosinophilique, 207
Chagas (maladie de), 724
Charbon cutané, 610
Chédiak-Higashi (syndrome de), 448, 510
Chéilite, 579
diagnostic différentiel, 133
granulomateuse, 581
Chéloïde, 824
Cheveux
laineux, 546
(modification de coloration non intentionnelle des), 774
Chikungunya, 709
CHILD (syndrome), 432
Chimiothérapie (éruption), 180
Chimique (exposition), 771
Chloracné, 267
Choc toxique, 605
définitions, 608
streptococcique, 607
Cholestase intra-hépatique de la grossesse, 223
Chondrodermatite nodulaire de l'hélix, 775
Chromhidrose, 300
Chromoblastomycose, 654
Churg-Strauss (syndrome de), 203
Cicatrice hypertrophique, 824
Cicatrisation des plaies, 881
Clostridium (infections cutanées à), 607
Clouston (syndrome de), 486
CLOVES (syndrome), 870
Cobb (syndrome de), 869
Coccidioïdomycose, 659
Cockayne (syndrome de), 764
Colite ulcéreuse, 408
Collagénose perforante réactionnelle, 812
Coloration anormale, 520
Complément (anomalies du), 454
Condylome acuminé, 676
Connectivite mixte, 347
Conradi-Hünermann-Happle (syndrome de), 432
Corne, 774
cutanée, 912
Corps étranger (réactions à), 809
Corynebacterium (infections cutanées à), 608
Coupure volontaire, 55
Cowden (maladie de), 935
Cowden (syndrome de), 479–480
Cowpox, 708
Crohn (maladie de), 408
cutanée, 806
Cronkhite-Canada (syndrome de), 936
Cryoglobulines, classification, 188
Cryptococcose, 655, 659
Cuir chevelu brûlant, 47
Curth-Macklin (ichtyose hystrix de), 427
Cutis
laxa, 818
étiologies, 822
marmorata telangiectatica congenita, 864
verticis gyrata, 826
Cylindrome, 925, 928
Cysticercose, 730
Cytodiagnostic, 21, 24
Cytomégalovirus, 695
Cytostéatonécrose, 838

D

Dactylite bulleuse distale, 604
Darier (maladie de), 442, 570
Déficit
d'adhésion des leucocytes, 448
immunitaire
combiné sévère, 448
commun variable, 449
primitif, 447–454
biologie, 453
manifestations cutanées, 448
multiple en carboxylase, 382
Délire parasitaire, 54
Démangeaisons neuropathiques, 39
Démarcation pigmentaire, 536
Demodex, 27
Dengue, 709
Dénutrition protéinoénergétique, 379
Dépigmentation, 503
Dépilation, 550
Dermatillomanie, 50
Dermatite
actinique chronique, 754
annulaire lichénoïde, 96
atopique, 97–108
caractéristiques diagnostiques, 98
complications, 101
déclencheurs, 98
diagnostic différentiel, 99
manifestations associées, 100
plan de prise en charge, 108
traitement, 104
auto-immune à la progestérone, 224
d'autosensibilisation, 110
de contact
allergique, 18, 116
irritative, 115
aiguë, 18
métaux lourds, 775

systémique, 119
toxiques, 775
de stase, 110
des chaufferettes, 768
des mains, 117, 127–128
des nageurs, 729
des paupières, 131, 134
des pieds, 127, 129
des plis, 127
du siège, 127
diagnostic différentiel, 132
factice, 55
flagellée aux champignons, 527
granulomateuse
interstitielle, 803
palissadique
et neutrophilique, 803
réactive, 803
manifestations cliniques, 802
herpétiforme, 241
infectieuse, 114
eczémateuse, 111
périorificielle, 274–281
séborrhéique, 109
Dermatofibrome, 979
Dermatomyosite, 316–325
approche diagnostique chez l'adulte, 317
autoanticorps, 321
diagnostic différentiel, 322
inflammatoire, classification, 316
manifestations cutanées, 319
recherche d'une malignité, 322
Dermatopathie pigmentaire réticulée, 537
Dermatophytose, 641
des mains, 644
des pieds, 642
faciale, 647
inguinale, 592, 644
traitement, 648
Dermatose
acantholytique transitoire, 752
bulleuse à IgA linéaires, 241
induite par des médicaments, 245
cendrée, 94
due aux plantes, 120
éosinophilique, 207–210
neutrophilique, 211–220
fébrile aiguë, 211
non infectieuse, 212
papuleuse noire, 911
paranéoplasique, 413
perforante acquise, 812
photoaggravée, 754
plantaire juvénile, 114, 129
professionnelle, 119, 125
purpurique pigmentée, 191
Dermographisme, 137
Dermoscopie, 19–20
Désalignement unguéal, 567
Diabète, associations dermatologiques, 417
Dialysés (dermatose bulleuse des), 372
Différenciation
apocrine/eccrine des tumeurs bénignes et malignes, 925
sébacée des tumeurs bénignes et malignes, 924
DiGeorge (syndrome de), 448
Dilution pigmentaire, 503
Dirofilariose, 731
Doigt surnuméraire rudimentaire, 500
Donovanose, 717
traitement, 721
Douleur vulvaire, diagnostic, 597
Dowling-Degos (maladie de), 537
Dracunculose, 731
Dupuytren (maladie de), 825
Duvet, 550
Dyschromatose, 520, 531
Dysesthésie, 39–49
du cuir chevelu, 47
traitement, 46
Dyskératose congénitale, 537
Dysmorphophobie, 50
Dysplasie ectodermique, 485–486
Dysraphisme spinal, approche diagnostique, 496
Dystrophie médiane de l'ongle, 568

E

Ecchymose, 184
Échinococcose, 730
Ecthyma, 599
gangréneux, 612
Eczéma
craquelé, 109
dysidrosique, 112
nummulaire, 112
Eczema herpeticum, 684
EEC (syndrome), 486
Effluvium télogène, 540
causes, 543
Ehlers-Danlos (syndrome d'), 817
principaux types, 819
Ehrlichiose, 635
Élastolyse du derme moyen, 829
Élastose
calcifiante perforante, 815
perforante serpigineuse, 812
Emboles de cholestérol, 186
Encéphalite herpétique, 684
Encéphalocèle, 489
Engelure, 771, 773
Entérobiase, 731
Enterovirus (infections à), 698
Éphélides, 931
Épidermodysplasie verruciforme, 678
Épidermolyse
bulleuse, 247–253
acquise, 239
sites de formation des bulles, 248
sous-types, 249
staphylococcique aiguë, 605
Épilation, 550
Epstein-Barr (virus d')
atteintes lymphoprolifératives, 693
manifestations cliniques, 693
Érosions génitales, causes, 598
Éruption
atopique de la grossesse, 222
cutanée aiguë, 18
lichénoïde actinique estivale, 96
médicamenteuse, 172
causes, 177
des plis, 131
fixe, 167
lichénoïde, 89
morbilliforme, 30
polymorphe de la grossesse, 221
Érysipèle, 601
Érysipéloïde, 610
Erythema
ab igne, 537, 768
elevatum diutinum, 200
gyratum repens, 142, 145, 413
Érythème
annulaire centrifuge, 142
chronique migrant, 144
dyschromique persistant, 94
figuré, 142–148
induré, 625, 836
causes, 842
recommandations thérapeutiques, 843
marginé, 142
migrant, 144
noueux, 836
causes, 842
recommandations thérapeutiques, 843
polymorphe, 149
facteurs déclenchants, 152
variétés phénotypiques, 151
toxique
de la chimiothérapie, 182
du nouveau-né, 257
Érythermalgie, 888
Érythrasma, 592, 608
Érythrodermie, 81–88
causes chez l'adulte, 82
causes chez les nouveau-nés et les enfants, 86
ichtyosiforme congénitale, 429
bulleuse, 426
idiopathique, 82
médicaments associés, 81
stratégies thérapeutiques chez l'adulte, 87
Érythrokératodermie variable, 432
Érythromélalgie, 888
Érythroplasie, 582
Escarres, 875
classification, 882
sites fréquents, 880
Exanthème
infection VIH primitive, 663
latérothoracique unilatéral, 702
viral, 31
approche diagnostique, 699
Exostose sous-unguéale, 569

F

Fabry (maladie de), 482
Faciès léonin, 357
Fanconi (anémie de), 462, 537
Fasciite
  à éosinophiles, 337
  nécrosante, 605
    algorithme, 606
  nodulaire, 980
Favus, 650
Fente médiane, 492
Fibrofolliculome, 923, 926
Fibrokératome acral, 979
Fibromatose, 981
  hyaline juvénile, 826
Fibrome
  après morsure, 577
  digital infantile, 981
  sclérotique, 980
Fibrose systémique néphrogénique, 337
Fièvre, 29–38
  hémorragique, 704
  périodique, 37
    héréditaire, 38
  pourprée des Montagnes Rocheuses, 631
Filariose, 727
Flegel (maladie de), 914
Fluoroscopie, 770
Flushs
  causes, 888
  évaluation, 889
Fogo selvagem, 229
Folliculite
  à *Candida*, 285
  à *Demodex*, 27, 285
  à dermatophytes, 285
  à germes Gram-négatifs, 285
  à herpès simplex, 285
  à HSV, 684
  à *Pityrosporum*, 285
  à *Staphylococcus aureus*, 285
  bactérienne, 599
  classification, 282
  décalvante, 546
  du jacuzzi, 285
  éosinophilique
    associée au sida, 285
    pustuleuse de la petite enfance, 262
  induite par les médicaments, 285
  négative en cultures, 285
  par irritation, 285
  profonde, 284
  pustuleuse éosinophilique, 285
  superficielle, 282, 285
    approche clinique, 283
Fordyce (grains de), 574
Fourmis de feu, 746–747
Fox-Fordyce (maladie de), 301
Frey (syndrome de), 299
Froid (exposition au), 770
Furoncle, 601

G

Gale, 733–735
  croûteuse, 733
  lésions cutanées, 735
  norvégienne, 733
  raclage, 24
  traitements, 737
Galli-Galli (maladie de), 537
Gammapathie monoclonale (manifestations cutanées), 1000
Ganglion sentinelle (biopsie du), 967
Gardner (syndrome de), 480
Gelure, 770
Gianotti-Crosti (syndrome de), 702
Gingivite desquamative, 575
  diagnostic différentiel, 578
Glandes
  apocrines, 298
  eccrines, 298, 922
Gleich (syndrome de), 141
Gliome nasal, 489
Glomangiome, 973
Glossite
  atrophique, 581
  médiane rhomboïde, 574
Gnathostomiase, 730
Goltz (syndrome de), 473
Gomme tuberculeuse, 625
Gonococcie, 711
  manifestations cliniques, 719
Gorham-Stout (maladie de), 866
Gougerot et Carteaud (papillomatose confluente et réticulée de), 537
Goutte, 365
Graham-Little (syndrome de), 545
Granulomatose
  avec polyangéite, 203
  éosinophilique avec polyangéite, 203
  lymphomatoïde, 1020
  orofaciale, 581
Granulome
  à corps étranger, 807
  annulaire, 801
    élastolytique à cellules géantes, 803
  facial, 207
  glutéal infantile, 654
  inguinal, 717
    traitement, 721
  pyogénique, 974
Griscelli (syndrome de), 510
Grossesse, 221–227
  modifications physiologiques, 224, 227
  prurit, 225
Grover (maladie de), 752

H

Haber (syndrome de), 537
Hailey-Hailey (maladie de), 442
HAIR-AN (syndrome), 560
Halo-nævus, 945
Hamartome à cellules musculaires lisses, 982
Hay-Wells (syndrome de), 486
Hébra (eczéma marginé de), 644
Hémangioendothéliome kaposiforme, 972
Hémangiome
  épithélioïde, 975
  gloméruloïde, 975
  infantile, 850
    complications, 853
    traitement, 856
    variantes, 857
Hématome sous-unguéal, 566, 778
Hématopoïèse extra-médullaire, 1017
Hème (voie de biosynthèse de l'), 369
Hémochromatose, 386
Hémorragies en flammèches, 569
Hépatites A, B et C, manifestations cutanées, 709
Hermansky-Pudlak (syndrome de), 510
Herpès
  gladiatorum, 684
  néonatal, 262
Herpèsvirus, 680–697
Hidradénite
  neutrophile eccrine, 302
  palmoplantaire idiopathique, 302
  suppurée, 289
Hidradénome, 928
  papillifère, 925
Hidrocystome
  apocrine, 919
  eccrine, 919
Hippocratisme digital, 572
Hirsutisme, 550, 553–560
  agents systémiques, 560
  anomalies endocriniennes, 560
  idiopathique, 555
  score modifié de Ferriman-Gallwey, 554
  tumoral, 555
Histiocytome
  éruptif généralisé, 791
  nodulaire progressif, 794
Histiocytose
  à cellules de Langerhans, 789
  à cellules indéterminées, 792
  céphalique bénigne, 791
  non langerhansienne, 789
  sinusale avec adénopathies massives, 793
Histoplasmose, 660
Hodgkin (maladie de), 1019
Homocystinurie, 823
Hurley (maladie de)
  stade I, 297
  stade II, 297
  stade III, 297
Hutchinson-Gilford (progéria de), 483
Hyalinose systémique infantile, 826
Hyalohyphomycose, 655
Hydroa vacciniforme, 754
Hydroxyde de potassium, 21

Hyperandrogénie, 550
Hypercoagulabilité. *Voir* Thrombophilie
Hyperhidrose, 298
hypothalamique secondaire, 299
Hyperkératose lenticulaire, 914
Hyperlipidémie, 800
Hyperlipidémie (types principaux d'), 795
Hypermélanose, 520
nævoïde linéaire et en tourbillons, 525
Hyperpigmentation, 520–539
dermique, 520
diffuse, 523
épidermique, 520
lignes de Blaschko, 525
linéaire, 525, 533
post-inflammatoire, 530
maculeuse réticulée primitive, 537
médicaments, 523
et substances chimiques, 528
pathologique, approche diagnostique, 521
post-inflammatoire, 520, 522
réticulée, 530, 537
Hyperplasie
angiolymphoïde avec éosinophilie, 975
congénitale des surrénales non classique, 555
gingivale, 579
lymphoïde cutanée, 1017
sébacée, 924, 927
Hypertension veineuse chronique, signes cutanés, 112
Hyperthécose ovarienne, 555
Hypertrichose, 550–560
cervicale antérieure, 552
généralisée, 550
approche diagnostique, 551
lanugineuse acquise, 413
localisée, 550, 552
nævoïde, 552
options thérapeutiques, 559
spinale, 552
ulnaire, 552
Hypertriglycéridémie, 796
Hypertrophie gingivale, 575
causes, 579
Hypohidrose, 300
Hypomélanose, 503
capillaire, 518
héréditaire, 507
idiopathique en gouttes, 518
maculeuse progressive du tronc, 518
phylloïde, 512
post-inflammatoire, 512
Hypopigmentation
approche diagnostique, 504
en mosaïque, 511
linéaire, diagnostic différentiel, 512
nævoïde linéaire, 511
pathologique, approche diagnostique, 503
Hypoplasie dermique en aires, 473

I

Ichtyose
arlequin, 432
en confettis, 427
épidermolytique, 426
lamellaire, 429
récessive liée à l'X, 424
vulgaire, 424
Impétigo, 599
bulleux, 261
herpétiforme, 59
Incontinentia pigmenti, 262, 473
Index de pression systolique, 873
Infection(s)
à cytomégalovirus, manifestations cliniques, 695
à dermatophytes, diagnostic différentiel, 652
à herpèsvirus 6 et 7, manifestations cliniques, 696
à herpèsvirus 8, manifestations cliniques, 697
à *Vibrio vulnificus*, 617
fongiques profondes, 654
Gram-négatives, 615
rickettsiennes, épidémiologie, 633
rickettsiennes, manifestations dermatologiques, 632
sexuellement transmissibles, 710–722
sporotrichoïdes, traitement, 657
staphylococciques, 602
streptococcique périanale et vulvovaginale, 592
streptococciques, 602
VIH, 663–671
Inflammation, 14
Insectes, 742, 746
Intertrigo streptococcique, 601
Ito (nævus de), 933

J

Jambe rouge, 113
Jessner (infiltrat lymphocytaire de), 1017
Joue mâchée chronique, 577

K

Kaposi (sarcome de), 697, 973
Kaposi-Juliusberg (syndrome de), 103
Kawasaki (maladie de), 32, 37
Kératodermie, 436–441
palmoplantaire héréditaire
acquise, 438
diffuse, 438
focale, 438
ponctuée, 438
Kératolyse
exfoliante, 302
ponctuée, 609
Kératose
actinique, 895
options thérapeutiques, 899
folliculaire décalvante spinulosique, 833
folliculaire inversée, 912
lichénoïde chronique, 96
lichénoïde solitaire, 913
pilaire, 100
atrophiante, 833
séborrhéique, 911
KID (syndrome), 432
Kitamura (acropigmentation réticulée de), 537
Klippel-Trenaunay (syndrome de), 869
Koebner (phénomène de), 95
Koïlonychie, 572
Kwashiorkor, 379, 382
Kyste, 917–921
à duvets, 919
cutané bronchogénique, 497
de l'ouraque, 497
dermoïde, 489
digital myxoïde, 919
du canal omphalomésentérique, 497
du tractus thyréoglosse, 497
épidermique, 917
d'inclusion, 917
ganglionnaire, 920
muqueux digital, 919
pilaire, 918
pilonidal, 918
sébacé, 917
synovial, 920
tricholemmal, 918

L

Lac veineux, 893
Langue
géographique, 574
scrotale, 574
villeuse, 574
Lanugo, 550
Larva migrans cutanée, 726
Legius (syndrome), 462
Léiomyome, 982
Leishmaniose, 723
Lentigines
multiples, 935
solaires, 750
Lentiginose centrofaciale, 935
Lentigo
simplex, 931
solaire, 931
LEOPARD (syndrome), 462, 935
Lèpre, 26, 516, 619
classification, 621
diagnostic différentiel, 626
séquelles, 624

Leser-Trélat (signe de), 413, 911
Lésions
élémentaires, 4
secondaires, 9
Leucémie
affections inflammatoires associées, 1020
cutanée, 1017
Leucodermie, 503
associée au mélanome, 517
chimique, 517
en gouttes, diagnostic différentiel, 511
Leuconychie
apparente, 571
vraie, 567
Leuco-œdème, 574
Leucoplasie, 582
Lèvres vermillon, croûtes hémorragiques, 232
Lichen
aureus, 191
nitidus, 90
actinique, 96
plan, 89, 570
pilaire, 544
variantes, 91
scléreux, 340, 515
options thérapeutiques, 344
scrofulosorum, 625
simplex chronique, 40
spinulosus, 95
striatus, 90
Lignes de démarcation pigmentaire, 525
Lipoatrophie, 844
Lipodermatosclérose, 836
Lipodystrophie, 844–848
Lipoïdoprotéinose, 365
Lipome, 982
Livedo réticulé, 773
bases anatomiques, 886
causes, 887
Loase, 731
Loeys-Dietz (syndrome de), 823
Loupe, 918
Lucite polymorphe, 754
Lupus
engelures, 308, 773
érythémateux, 303–315
chronique, 515
cutané
aigu, 312
chronique, 303
classification, 304
subaigu, 308
néonatal, 311
traitement, 309
discoïde, 303, 545
induit par des médicaments, 303
systémique, 315
éruption bulleuse, 313
évaluation, 307
manifestations cutanées (non spécifiques), 305
tumidus, 306
vulgaire, 625
Lyme (borréliose de), 146
options thérapeutiques, 147
Lymphœdème, 880
congénital, 866
secondaire, 883
Lymphogranulose vénérienne, 716
manifestations cliniques, 722
traitement, 721
Lymphome
angio-immunoblastique
à cellules T, 1020
cutané
à cellules B
évaluation, 997
classification, 994
investigations, 994
à cellules T, 1001–1016
agressif, 1006
approche, 1008
classification, 1002
indolent, 1003
stadification, 1011
anaplasique à grandes cellules, 1010
primitif cutané à cellules B, 993
diagnostic, 995
options thérapeutiques, 995
Lymphoproliférations cutanées primitives CD30⁺ (algorithme pour le diagnostic et le traitement des), 1010

M

Macule
angiospastique, 894
café-au-lait, 931
mélanotique anogénitale, 931
mélanotique conjonctivale, 931
mélanotique labiale, 931
Madura (pied de), 655
Maffucci (syndrome de), 865
Majocchi (granulome de), 642
Mal perforant, 874
Maladie(s)
auto-inflammatoires, 351
bulleuses auto-immunes, 229
cardiaques, manifestations cutanées, 406
de surcharge, 365–367
du greffon contre l'hôte, 396–402
aiguë, 396
chronique, 396, 400
manifestations cutanéomuqueuses, 399
facteurs de risque, 397
gastro-intestinales, manifestations cutanées, 407
granulomateuse chronique, 448
hépatiques, manifestations cutanées, 410
perforantes, 813
diagnostic différentiel, 814
pulmonaires, manifestations cutanées, 404
rénales, manifestations cutanées, 412
sérique, 161
surrénaliennes, manifestations dermatologiques, 420
thyroïdiennes, manifestations dermatologiques, 419
Malakoplakie, 615
Malformations
artérioveineuses, 869
glomuveineuses, 865, 973
lymphatiques, 865
vasculaires, 861
veineuses, 864
évaluation, 867
Malnutrition, 379–380
Maltraitance
sur enfants, 780
diagnostic différentiel, 787
sur personnes âgées, 786
Mamelon
du jogger, 778
surnuméraire, 500
Marasme, 379, 382
Marfan (syndrome de), 823
Masse nasale, 492
Mastocytes
médiateurs, 989
stimulants de la dégranulation, 992
Mastocytome, 985
Mastocytose, 985–992
classification OMS, 985
cutanée
diffuse, 987
évaluation initiale, 991
maculopapuleuse, 985
systémique, critères diagnostiques, 990
McCune-Albright (syndrome de), 462
Médicaments (réaction cutanée aux), 159–183
sévère, 161
manifestations, 175
Mégalencéphalie – malformation capillaire, 864
Mégalérythème épidémique, 701
Mélanocytose dermique, 933
Mélanome
classification TNM, 964
cutané, 950–971
diagnostic différentiel, 964
facteurs de risque, 953
groupement des stades, 966
primitif, traitement chirurgical, 968
d'extension superficielle, 952
familial, 953, 955
lentigineux acral, 954
lentigineux malin, 954
nodulaire, 952
unguéal, règle ABCDEF, 563
Mélanonychie longitudinale, 562
causes, 563
Mélanose
neurocutanée, 946
pustuleuse néonatale transitoire, 257
Mélasma, 521
options thérapeutiques, 527

Mélioïdose, 615
Melkersson-Rosenthal (syndrome de), 581
Méningococcémie, 35
aiguë, 611
chronique, 611
Menkès (maladie de), 391
Méralgie paresthésique, 45
Merkel (carcinome à cellule de), 977
Métastases cutanées, 1022–1026
présentation clinique, 1024
Métaux lourds (exposition à des), 774
Méthotrexate, 67
Meyerson (nævus de), 943
Microscope à fond noir, 27
Miliaire, 300
cristalline, 257
rouge, 257
Milium multiple, affections associées, 918
Milium colloïde, 366
Minéraux, 388
Molluscum
contagiosum, 703
traitement, 706
pendulum, 978
Monilethrix, 546
Monkeypox, 708
Mononucléose infectieuse, 693
Morbihan (maladie du), 266
Morphée
approche thérapeutique, 338
circonscrite, 339
généralisée, 339
linéaire, 340
mixte, 340
pan-sclérotique, 340
Morpions, 736
traitements, 739
Morsicatio buccarum, 577
Morsure
de chien ou de chat, 744
de rat, 615
Morve, 615
Mosaïcisme, traits autosomiques dominants, 475
Mosaïques cutanées, 468–478
Mucha-Habermann (maladie de), 72
Mucinose, 355–359
cutanée autorésolutive, 358
du lupus cutané, 358
érythémato-réticulée, 358
folliculaire, 359
papuleuse, 355
papulonodulaire, 358
Mucite induite, 577
Mucocèle, 577, 919
Mucopolysaccharidose, 367
Muguet, 651
Muir-Torre (syndrome de), 479, 482
Mycétome, 655
actinomycosique, 613, 618
Mycobactéries
atypiques, 620, 626
maladie cutanée, 619
Mycobacterium marinum, 629
Mycoses opportunistes, manifestations cutanées, 655
Mycosis fongoïde, 1001
classification TNMB, 1014
hypopigmenté, 513
stadification, 1014
traitement, 1015
Myiase
cutanée, 741
furonculoïde, 741
Myofibromatose infantile, 981
Myxœdème
généralisé, 357
prétibial, 356

N

Naegeli-Franceschetti-Jadassohn (syndrome de), 537
Nævus
agminé, 943
anémique, 894
bleu, 940
comédonien, 916
conjonctif, 980
dépigmenté, 512
en cocarde, 943
en éclipse, 943
épidermique, 468, 914
inflammatoire verruqueux linéaire, 916
lentigineux tacheté, 946
lipomateux, 982
mélanocytaire
acquis, 932
atypique, 937
commun, 937
biopsie, 938
congénital, 945
géant, 949
récurrent, 943
sébacé, 924
Nécrobiose lipoïdique, 803
Nécrolyse épidermique toxique, 149
Nécrose cutanée induite par les anticoagulants, 161
Néoplasie intra-épithéliale anogénitale, 585
Netherton (syndrome de), 432
Neurilemmome, 977
Neurofibromatose
de type 1, 455–456
critères diagnostiques, 460
principales manifestations cliniques, 456
prise en charge, 463
de type 2, 462
Neurofibrome, 977
Neutral lipid storage disease with ichthyosis, 432
NEVIL, 916
Névralgie post-herpétique, 684
Névrome traumatique, 977
Nez, destruction ou déformation, 205
NICH, 860
Nicolas-Favre (maladie de), 716
Nocardiose cutanée, 618
Nodules
des trayeurs, 708
douloureux de l'oreille, 775
élastotiques des oreilles, 776
fibreux, 778
Noonan (syndrome de), 462
Notalgie paresthésique, 44

O

Obésité, 391
Œdème
aigu hémorragique du nourrisson, 200
médiofacial, 274
solide du visage, 266
Ofuji (papulo-érythrodermie de), 207
Onchocercose, 516, 727
Ongle
anatomie, 562
anomalies induites pas des médicaments, 566
incarné, 562
règle ABCDEF (mélanome), 563
traitement des affections fréquentes, 561
vert, 567
Onychocryptose, 562
Onychogryphose, 568
Onycholyse, 564
causes, 565
Onychomadèse, 568
Onychomycose à dermatophytes, 644
Onychorrhexie, 564
Onychoschizie, 564
Or (éruptions cutanées associées à une exposition à l'), 775
Orf, 708
Orodynie, 47
Orteil du joueur de tennis, 778
Ossification, algorithme pour l'évaluation, 377
Ostéome
cutané, 376
miliaire du visage, 376
Ota (nævus de), 933
Otite externe, 612

P

Paget (maladie de) extra-mammaire, 594
Panaris herpétique, 684
Panniculite, 834–843
à prédominance infantile, 838
associée à une dermatomyosite, 841
au froid, 773, 838
classification, 834
déficit en α_1-antitrypsine, 836
histiocytaire cytophagique, 841
induite par une infection, 836
localisations les plus fréquentes, 835
lupique, 307
lupus érythémateux, 836

lymphome à cellules T, 841
nodulaire migrante subaiguë, 841
pancréatique, 841
post-stéroïdes, 838
septale, 17
Pansements pour plaies, 884–885
Papillomatose
confluente et réticulée, 913
orale floride, 583
Papillomavirus humains, 672–679
manifestations cliniques, 672
Papule
faciale multiple, approche diagnostique, 929
fibreuse, 979
perlée du gland, 979
piézogénique, 827
Papulose bowénoïde, 678
Paracoccidioïdomycose, 660
Parakératose granulaire, 77, 80
Parapsoriasis, 72
Paronychie
aiguë, 566
chronique, 566
Parvovirus B19, 701
Pasini et Pierini (atrophodermie de), 828
Patch-tests, 122
Pathomimie, 55
Paume noire, 775
Pédiculose
corporelle, 738
du cuir chevelu, 735
pubienne, 736
Pelade, 541
ongles piquetés, 570
Pellagre, 382, 389
Pemphigoïde
bulleuse, 235
échelle thérapeutique, 237
gravidique, 221
muqueuse, 236
Pemphigus, 228–234
à IgA, 234
érythémateux, 229
foliacé, 229
induit par des médicaments, 234
paranéoplasique, 233, 413
végétant, 228
vulgaire, 228
Périartérite noueuse cutanée, 205
Perniose, 771, 773
Peste, 615
Pétéchie, 184
Peutz-Jeghers (syndrome de), 935
PHACE(S) (syndrome), critères diagnostiques, 856
Phacomatose pigmentovasculaire, 864
Phæohyphomycose, 655
Phénylcétonurie, 483
Photoallergie, 752, 760
Photodermatose, 749–767
classification, 752
indices diagnostiques, 765
Photosensibilité, 760
Photothérapie, 66
Phototoxicité, 752, 760
Photovieillissement, 750
Phytophotodermatose, 760
Pian, 613
Piébaldisme, 507
Pied d'athlète, 129, 642
Piedra
blanche, 641
noire, 641
Pigmentation
flagellée à la bléomycine, 525
réticulée du visage et du cou, 537
Pili torti, 546
Pilomatricome, 923, 926
Pinta, 613
Piqûre, 742–748
d'insecte, 207
marine, 744
Pityriasis
alba, 100, 513
lichénoïde chronique, 72
lichénoïde et varioliforme aigu, 72
rosé, 18, 75
rotunda, 77
rubra pilaire, 77
classification, 79
versicolor, 516, 640
traitement, 641
Plantes (réaction aux), 125
Plis interdigitaux des orteils (infection Gram-négative), 611
POEMS (syndrome), 413
Poils terminaux, 550
Poison
ivy, 121, 126
oak, 126
sumac, 126
Poliose, 503
Polyangéite microscopique, 204
Poyarthrite rhumatoïde, 346
manifestations cutanées, 348
Polychondrite chronique récidivante, 347
Polydactylie rudimentaire, 500
Polyneuropathie des petites fibres, 46
Porokératose, 913–914
Porome, 925, 928
Porphyrie
cutanée tardive, 368
érythropoïétique congénitale, 372
variegata, 372
Poux
de corps, 738
de pubis, 736, 739
de tête, 735
traitements, 738
Poxvirus (infections à), 708
Propranolol, 859
Protée (syndrome de), 870
Protoporphyrie érythropoïétique, 371
Prurigo
actinique, 754
nodulaire, 41
pigmenté, 537
Prurit, 39–49
anal, 47
anogénital, diagnostic, 596
aquagénique, 39
brachioradial, 44
généralisé, 45
post-herpétique, 684
scrotal, 47
traitement, 46
vulvaire, 47
diagnostic, 596
Pseudo-cellulite, causes, 604
Pseudo-folliculite de la barbe, 284
approche thérapeutique, 294
méthodes de rasage, 294
Pseudo-kyste du pavillon de l'oreille, 920
Pseudo-lymphome, 1017
Pseudomonas (traitement des infections à), 613
Pseudo-pelade, 546
Pseudo-porphyrie, 372
médicaments responsables, 371
Pseudo-xanthome élastique, 817
diagnostic différentiel, 821
prise en charge, 821
Psoriasis, 57–71
annulaire, 59
biothérapies, 67
chronique en plaques, 57
en gouttes, 57
érythrodermique, 59
exanthématique, 59
inversé, 60
linéaire, 57
ongles piquetés, 570
palmoplantaire, 59
pustuleux, 59, 571
traitement, 64
type Von Zumbusch, 59
Psychotropes, 52
Pterygium dorsal, 567
Puces, 746–747
Punaises de lit, 746–747
Purpura, 184–193
réticulé, 186
télangiectasique annulaire, 191
thrombotique thrombocytopénique, 186
Pustulose
céphalique néonatale, 259, 266
exanthématique aiguë généralisée, 29, 167
Pyoderma gangrenosum, 213
évaluation, 218
ulcéreux, critères diagnostiques, 218
variantes cliniques, 217
Pyodermite, 261
Pyomyosite, 605

R

Radiculopathie, 42
Ramsay-Hunt (syndrome de), 688
RASopathies, 462
Raynaud (phénomène de), 331, 773
diagnostic différentiel, 335
manifestations, 334

Réduves, 747
Reed (nævus de), 942
Reiter (maladie de), 62, 64
Rendu-Osler (maladie de), 891
Réticulohistiocytome à cellules
géantes, 792
Réticulohistiocytose multicentrique, 792
Rhinophyma, 275
Rhinosclérome, 615
RICH, 860
Rickettsiose, 631
traitement, 639
Rosacée, 274–281
diagnostic différentiel, 278
érythémato-télangiectasique, 278
fulminante, 274
granulomateuse, 274
oculaire, 275, 278
papulopustuleuse, 278
soins de la peau, 280
traitement, 279
Rosaï-Dorfmann (maladie de), 793
Rougeole, 698
Rowell (syndrome de), 314
Rubéole, 701

S

SAPHO, 220
Sarcoïdose, 513, 801
Sarcome des tissus mous, 982, 984
Sarcoptes (cycle de vie des), 736
Scarlatine, 607
Schamberg (maladie de), 191
Schistosomiase, 728
Schnitzler (syndrome de), 140
Schönlein-Henoch (purpura de), 194
Schwannome, 977
Sclérème du nouveau-né, 838
Sclérodermie
localisée, 338
systémique, 326, 515
classification clinique, 328
manifestations cutanées
fréquentes, 329
profil des anticorps, 333
Sclérœdème, 355
Scléromyxœdème, 355
Scorbut, 382, 389
SCORTEN (score), 157
Scrofuloderme, 623
Scrotodynie, 47, 586
Sébacéome, 924
Sébopsoriasis, 60, 109
Septicémie, 607
Sézary (syndrome de), 1011
classification TNMB, 1014
stadification, 1014
traitement, 1015
Shulman (syndrome de), 337
Siemens (ichtyose bulleuse de), 427
Sinus
dentaire, 576
pilonidal, 918
Sjögren (syndrome de), 346
critères, 350
Sjögren-Larsson (syndrome de), 432
Sneddon-Wilkinson (maladie de), 61
Sœur Marie-Joseph (nodule de), 1026
Sparganose, 731
Spiradénome, 925
Spirochète, 27
Spitz (nævus de), 941
Sporotrichose, 657
Sport (dermatoses liées au), 776
Stéatocystome, 919
Stevens-Johnson (syndrome de), 149
Still (maladie de), 346
Stomatite
de contact, 581
nicotinique, 581
Stomies, manifestations
cutanées, 409
Strongyloïdose, 731
Stuccokératose, 911
Sturge-Weber (syndrome de), 862
Sweet (syndrome de), 211
critères diagnostiques, 214
manifestations systémiques, 214
Sycosis, 291
Sycosis dermatophytique
de la barbe, 647
Syndrome(s)
babouin, 131
carcinoïde, 413
d'épidermolyse staphylococcique
aiguë, 605
de brûlures buccales, 47
de cancers familiaux, 416
de choc toxique, 605
définitions, 608
streptococcique, 607
de cuir chevelu brûlant, 47
de déficit constitutionnel
de la réparation des
mésappariements, 462
de douleurs génitales
dysesthésiques, 586
de fièvre périodique héréditaire, 38
de la peau cartonnée, 337
de malnutrition par carence, 382
de néoplasies endocriniennes
multiples, 479, 481
de pan-épidermolyse apoptotique
aiguë, 314
des anticorps antiphospholipides, 185,
191, 315
des cheveux anagènes caducs, 547
des hamartomes multiples, 870
des ongles jaunes, 572
des ovaires polykystiques, 555
des pieds chauds à *Pseudomonas*, 612
du *blue rubber bleb nevus*, 864
du court-circuit digestif, 220
du glucagonome, 413
dysesthésique anogénital, 47
dysesthésique régional, 47
hyperéosinophilique, 209–210
hyper-IgE, 451
hyper-IgM, 449
inflammatoire de reconstitution
immunitaire, 665
maladies cutanées pouvant
s'exacerber, 669
lipodystrophique, 845
mains-pieds-bouche, 698
métabolique, critères
diagnostiques, 419
papulopurpurique gants et
chaussettes, 701
trophique trigéminé, 41
Syphilis, 710
congénitale, 717
diagnostic différentiel, 718
endémique, 613
histoire naturelle, 711
manifestations cliniques, 712
récente, recommandations
thérapeutiques, 718
secondaire, 543, 715
tardive, 715
transmission materno-fœtale, 716
Syringocystadénome papillifère, 925, 928
Syringome, 925, 927
chondroïde, 928

T

Tache
café au lait, 462
mongolique, 933
rubis, 972
saumonée, 861
Talon noir, 775
Teigne, 23
du cuir chevelu, 647
Télangiectasies, 889
causes, 890
cuticulaires, 572
généralisées essentielles, 891
hémorragiques héréditaires, 891
atteinte systémique, 893
Télogène (phase), 27
Thrombocytopénie induite par
l'héparine avec thrombose, 161
Thrombophilie, 192
Tige pilaire
anomalies, 546, 548
causes de nodules, 643
Tinea
incognito, 642
nigra, 641
Tiques, 748
dures, 742
Tissu conjonctif (atrophies du), 827–833
TORCH, 695
Toxicomanie, 780
complications infectieuses, 782
signes cutanéomuqueux, 781
Toxiques (exposition à des), 774
Toxoplasmose, 726
Trachyonychie, 569
Tragus accessoire, 493
Tréponématose, 516

Triatomes réduviidés, 746
Trichilemmome, 923
Trichinose, 731
Trichoblastome, 923
Trichodiscome, 923
Trichodysplasie spinulosique, 709
Trichoépithéliome, 926
 desmoplastique, 923
Trichofolliculome, 923, 926
Trichogramme, 26
Trichomégalie des cils, 552
Trichomycose axillaire, 610
Trichonodose, 546
Trichorrhexie, 546
Trichoscopie, 547
Trichothiodystrophie, 432
Trichotillomanie, 53, 541
Trouble obsessionnel-compulsif, 50
Trypanosomiase
 africaine, 724
 américaine, 724
Tuberculides papulonécrotiques, 625
Tuberculose
 cutanée, 622
 miliaire, 625
 orificielle, 625
Tularémie, 615
Tumeur
 à cellules géantes des gaines tendineuses, 980
 à cellules granuleuses, 977
 de l'infundibulum folliculaire, 923, 926
 glomique, 972
 mixte, 925, 928
 proliférante pilaire, 923
Tungose, 740
Typhoïde, 615
Typhus, 631

U

Ulcérations génitales, 598, 721
Ulcère, 871–885
 artériel, 874
 de jambe, causes, 872
 diabétique, 874
 neuropathique, 874
 veineux, 871
  chronique, traitement, 878
Ulérythème ophryogène, 832–833
Unité folliculo-sébacée-apocrine, 922
Urticaire, 18, 135–141, 167
 annulaire géante, 30
 au froid, 138, 773
 cholinergique, 138
 chronique, 138
 de contact, 140
 induite, 137
 pigmentaire, 985
 polymorphe, 30
 retardée à la pression, 137
 solaire, 140, 754
UV
 exposition aiguë, 749
 exposition chronique, 750

V

Vaccine, 708
Varicelle, 689
Variole, 708
Vascularite, 194–206
 à ANCA, 201, 202
 cryoglobulinémique, 201
 cutanée, 161
  approche diagnostique, 206
  classification, 195
  des petits vaisseaux, 194
 des petits vaisseaux, 17
 des vaisseaux de moyen calibre, 205
 des vaisseaux de petit et moyen calibre, 201
 nodulaire, 836
 urticarienne, 200
Vasculopathie livédoïde, 190
Vergetures, 827
Verrue
 orale, 675
 palmaire, 673
 plane, 675
 plantaire, 673
 vulgaire, 673
Vers parasitaires, 731
Vibrio vulnificus, 615
VIH
 affections cutanéomuqueuses, 664
 réplication dans les lymphocytes $CD4^+$, 671
Virilisation, 550
Virus
 herpès simplex, 680
  infections orolabiales et génitales, 681
  néonatal, 684
  oculaire, 684
 varicelle-zona, 680
  manifestations cliniques, 689
Vitamine D, 379
 production cutanée, 392
Vitiligo, 503
 atteinte oculaire, 505
 distribution, 506
 généralisé, 505
 segmentaire, 505
Vulvodynie, 47, 586
Vulvovaginite cyclique, 589

W

Waardenburg (syndrome de), 509
Waldenström (purpura hypergammaglobulinémique de), 192
Wells (syndrome de), 207
Werner (syndrome de), 485
West Nile, 709
Wilson (maladie de), 386
Wiskott-Aldrich (syndrome de), 448

X

Xanthélasma, 798
Xanthogranulome
 juvénile, 789
 nécrobiotique, 792
Xanthome
 associé à une hyperlipidémie, 796
 disseminé, 793
 distribution, 796
 éruptif, 796
  affections sous-jacentes, 800
 gammapathie monoclonale, 799
 normolipémique, 799
 papuleux, 794
 plan, 798
 tendineux, 798
 tubéreux, 797
 verruciforme, 799
Xeroderma pigmentosum, 764, 935

Z

Zona, 680, 689
 auditif, 688
 disséminé, 682
Zoon (balanite/vulvite de), 588
Zygomycose, 655

Elsevier Masson S.A.S
65, rue Camille-Desmoulins,
92130 Issy-les-Moulineaux

Dépôt Légal : octobre 2023

Composition : Straive

Imprimé en Pologne par Dimograf